Princípios de Farmacologia

A Base Fisiopatológica da Farmacologia

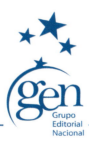

O GEN | Grupo Editorial Nacional – maior plataforma editorial brasileira no segmento científico, técnico e profissional – publica conteúdos nas áreas de ciências da saúde, exatas, humanas, jurídicas e sociais aplicadas, além de prover serviços direcionados à educação continuada e à preparação para concursos.

As editoras que integram o GEN, das mais respeitadas no mercado editorial, construíram catálogos inigualáveis, com obras decisivas para a formação acadêmica e o aperfeiçoamento de várias gerações de profissionais e estudantes, tendo se tornado sinônimo de qualidade e seriedade.

A missão do GEN e dos núcleos de conteúdo que o compõem é prover a melhor informação científica e distribuí-la de maneira flexível e conveniente, a preços justos, gerando benefícios e servindo a autores, docentes, livreiros, funcionários, colaboradores e acionistas.

Nosso comportamento ético incondicional e nossa responsabilidade social e ambiental são reforçados pela natureza educacional de nossa atividade e dão sustentabilidade ao crescimento contínuo e à rentabilidade do grupo.

Princípios de Farmacologia

A Base Fisiopatológica da Farmacologia

David E. Golan, MD, PhD
Editor in Chief

Armen H. Tashjian, Jr., MD
Deputy Editor

Ehrin J. Armstrong, MD, MSc
April W. Armstrong, MD, MPH
Associate Editors

Revisão Técnica
Lenita Wannmacher
Médica pela Universidade Federal do Rio Grande do Sul (UFRGS). Mestre em Medicina pela UFRGS.
Professora Jubilada de Farmacologia Clínica da UFRGS e da Universidade de Passo Fundo (UPF).
Autora de cinco livros de Farmacologia Clínica.

Tradução
Maria de Fátima Azevedo
(Capítulos 1 a 4, 6 a 8, 21, 23, 27, 29, 32, 33, 35, 36, 38 a 41, 44, 49, 50, 52 e 54)
Patricia Lydie Voeux
(Capítulos 5, 9 a 20, 22, 24 a 26, 28, 30, 33, 34, 37, 42, 43, 45 a 48, 51 e 53)

Terceira edição

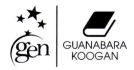

GUANABARA KOOGAN

■ **Atendimento ao cliente: (11) 5080-0751 | faleconosco@grupogen.com.br**

■ Traduzido de:
Principles of Pharmacology: The Pathophysiologic Basis of Drug Therapy, Third Edition
Copyright © 2012 Lippincott Williams & Wilkins
All rights reserved.
2001 Market Street
Philadelphia, PA 19103 USA
LWW.com
Published by arrangement with Lippincott Williams & Wilkins, Inc., USA.
Lippincott Williams & Wilkins/Wolters Kluwer Health did not participate in the translation of this title.
ISBN: 978-1-4511-1805-6

■ Direitos exclusivos para a língua portuguesa
Copyright © 2014, 2021 (5ª impressão) by
EDITORA GUANABARA KOOGAN LTDA.
Uma editora integrante do GEN | Grupo Editorial Nacional
Travessa do Ouvidor, 11
Rio de Janeiro – RJ – CEP 20040-040
www.grupogen.com.br

■ Capa: Bruno Sales

■ Editoração eletrônica: Edel

■ Ficha catalográfica

P952

    Princípios de farmacologia: a base fisiopatológica da farmacoterapia/editor-chefe David E. Golan, co-editor Armen H. Tashjian, Jr., editores associados Ehrin J. Armstrong, revisão técnica Lenita Wannmacher; traduzido por Patricia Lydie Voeux, Maria de Fátima Azevedo. – [3. ed.] – [Reimpr.]. – Rio de Janeiro: Guanabara Koogan, 2021.
    il.

    Tradução de: Principles of pharmacology: the pathophysiologic basis of drug therapy,
    ISBN 978-85-277-2365-7

    1. Farmacologia. 2. Fisiopatologia. 3. Quimioterapia. I. Golan, David E.

13-07459   CDD: 615.1
                                                  CDU: 615.1

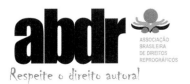

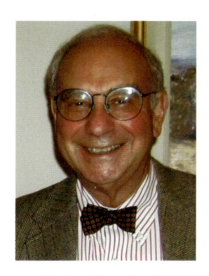

A Armen H. Tashjian, Jr. (1932-2009)
Amigo, mentor, colega.
O farmacologista dos farmacologistas.
Seu espírito vive em nós e nesta obra.
Os autores

Colaboradores

Gail K. Adler, MD, PhD
Associate Professor of Medicine
Harvard Medical School
Associate Physician
Division of Endocrinology, Diabetes
    and Hypertension
Department of Medicine
Brigham and Women's Hospital
Boston, Massachusetts

Ali Alikhan, MD
Resident, Department of Dermatology
Mayo Clinic
Rochester, Minnesota

Seth L. Alper, MD, PhD
Professor of Medicine
Harvard Medical School
Renal Division and Molecular and
    Vascular Medicine Division
Department of Medicine
Beth Israel Deaconess Medical Center
Boston, Massachusetts

April W. Armstrong, MD, MPH
Assistant Professor of Dermatology
Director, Dermatology Clinical
    Research Unit
Director, Teledermatology Program
University of California Davis Health
    System
Davis, California

Ehrin J. Armstrong, MD, MSc
Clinical Fellow in Cardiology
University of California, San Francisco
San Francisco, California

Sarah R. Armstrong, MS, DABT
Senior Scientist
Cambridge Environmental, Inc.
Cambridge, Massachusetts

Ramy A. Arnaout, MD, DPhil
Instructor in Pathology
Harvard Medical School
Associate Director, Clinical
    Microbiology
Department of Pathology
Beth Israel Deaconess Medical Center
Boston, Massachusetts

Alireza Atri, MD, PhD
Clinical Instructor in Neurology
Harvard Medical School
Assistant in Neurology
Massachusetts General Hospital
Boston, Massachusetts
Deputy Director
Geriatric Research, Education and
    Clinical Center
Bedford, Massachusetts

Jerry Avorn, MD
Professor of Medicine
Harvard Medical School
Chief, Division of
    Pharmacoepidemiology
Brigham and Women's Hospital
Boston, Massachusetts

Quentin J. Baca, PhD
MD Candidate, Harvard-MIT MD-PhD
    Program
Department of Biological Chemistry
    and Molecular Pharmacology
Harvard Medical School
Boston, Massachusetts

David A. Barbie, MD
Assistant Professor of Medicine
Harvard Medical School
Associate Physician
Department of Medical Oncology
Dana-Farber Cancer Institute
Boston, Massachusetts

Robert L. Barbieri, MD
Kate Macy Ladd Professor of
    Obstetrics, Gynecology and
    Reproductive Biology
Department of Obstetrics, Gynecology
    and Reproductive Biology
Harvard Medical School
Chairman, Department of Obstetrics and
    Gynecology
Brigham and Women's Hospital
Boston, Massachusetts

Miles Berger, MD, PhD
Resident, Department of Anesthesiology
Duke University Medical Center
Durham, North Carolina

Mallar Bhattacharya, MD, MSc
Clinical Instructor of Medicine
University of California, San
    Francisco
San Francisco, California

Lauren K. Buhl, MB
PhD Candidate
Department of Brain and Cognitive
    Sciences
Massachusetts Institute of
    Technology
Cambridge, Massachusetts
MD Candidate
Division of Health Sciences and
    Technology
Harvard Medical School
Boston, Massachusetts

Cindy Chambers, MAS, MPH
MD Candidate
University of California, Davis
Sacramento, California

Michael S. Chang, MD
Fellowship Director
Adult and Pediatric Spine Surgery
Sonoran Spine Center
Phoenix, Arizona

Lily Cheng, BS
Co-author for Drug Summary Tables
MD Candidate
University of California, Davis
Sacramento, California

William W. Chin, MD
Bertarelli Professor in Translational
    Medical Science
Executive Dean for Research
Harvard Medical School
Professor of Medicine
Brigham and Women's Hospital
Boston, Massachusetts

Deborah Yeh Chong, MD
Assistant Professor
Department of Ophthalmology
University of Texas Southwestern
    Medical School
Dallas, Texas

Janet Chou, MD
Instructor, Department of Pediatrics
Harvard Medical School
Assistant in Medicine
Department of Immunology
Children's Hospital Boston
Boston, Massachusetts

David E. Clapham, MD, PhD
Aldo R. Castañeda Professor of
  Cardiovascular Research
Professor of Neurobiology
Harvard Medical School
Chief, Basic Cardiovascular Research
Department of Cardiology
Children's Hospital Boston
Boston, Massachusetts

Donald M. Coen, PhD
Professor of Biological Chemistry and
  Molecular Pharmacology
Harvard Medical School
Boston, Massachusetts

David E. Cohen, MD, PhD
Robert H. Ebert Associate Professor of
  Medicine and Health Sciences and
  Technology
Director, Harvard-Massachusetts
  Institute of Technology Division of
  Health Sciences and Technology
Harvard Medical School
Director of Hepatology
Division of Gastroenterology,
  Hepatology and Endoscopy
Department of Medicine
Brigham and Women's Hospital
Boston, Massachusetts

Michael W. Conner, DVM
Vice President
Safety Assessment
Theravance, Inc.
South San Francisco, California

Susannah B. Cornes, MD
Assistant Professor, Department of
  Neurology
University of California, San Francisco
Department of Neurology
UCSF Medical Center
San Francisco, California

John P. Dekker, MD, PhD
Resident, Department of Pathology
Massachusetts General Hospital
Boston, Massachusetts

George D. Demetri, MD
Associate Professor of Medicine
Department of Medical Oncology
Harvard Medical School

Director, Ludwig Center at Dana-
  Farber/Harvard Cancer Center
Department of Experimental
  Therapeutics and Medical Oncology
Dana-Farber Cancer Institute
Boston, Massachusetts

**Catherine Dorian-Conner, PharmD,
  PhD**
Consultant in Toxicology
Half Moon Bay, California

David M. Dudzinski, MD, JD
Clinical Fellow in Medicine
Harvard Medical School
Fellow, Department of Cardiology
Massachusetts General Hospital
Boston, Massachusetts

Stuart A. Forman, MD, PhD
Associate Professor of Anaesthesia
Harvard Medical School
Boston, Massachusetts

David A. Frank, MD, PhD
Associate Professor of Medicine
Harvard Medical School
Associate Professor
Departments of Medicine and Medical
  Oncology
Dana-Farber Cancer Institute
Boston, Massachusetts

Joshua M. Galanter, MD
Fellow, Department of Medicine
University of California, San Francisco
San Francisco, California

Rajesh Garg, MD
Assistant Professor of Medicine
Harvard Medical School
Associate Physician
Division of Endocrinology, Diabetes
  and Hypertension
Department of Medicine
Brigham and Women's Hospital
Boston, Massachusetts

David E. Golan, MD, PhD
Professor of Biological Chemistry and
  Molecular Pharmacology
Professor of Medicine
Dean for Graduate Education
Special Advisor for Global Programs
Harvard Medical School
Scholar and Founding Member, The
  Academy at Harvard Medical School
Physician, Hematology Division,
  Brigham and Women's Hospital and
  Dana-Farber Cancer Institute
Department of Biological Chemistry
  and Molecular Pharmacology,
  Department of Medicine

Harvard Medical School
Boston, Massachusetts

Mark A. Goldberg, MD
Associate Professor of Medicine
Harvard Medical School
Boston, Massachusetts
Senior Vice President
Clinical Development
Genzyme Corporation
Cambridge, Massachusetts

Laura C. Green, PhD, DABT
Senior Scientist and President
Cambridge Environmental, Inc.
Cambridge, Massachusetts

Edmund A. Griffin, Jr
Resident Physician
Department of Psychiatry
Columbia University
New York State Psychiatric Institute
New York, New York

Robert S. Griffin, MD
Resident, Department of Anesthesia,
  Critical Care, and Pain Medicine
Massachusetts General Hospital
Boston, Massachusetts

F. Peter Guengerich, PhD
Professor, Department of
  Biochemistry
Vanderbilt University School of
  Medicine
Nashville, Tennessee

Brian B. Hoffman, MD
Professor of Medicine
Harvard Medical School
Physician, Department of Medicine
VA Boston Healthcare System
Boston, Massachusetts

David C. Hooper, MD
Professor of Medicine
Harvard Medical School
Chief, Infection Control Unit
Massachusetts General Hospital
Boston, Massachusetts

David L. Hutto, DVM, PhD, DACVP
Senior Director, Drug Safety
Eisai, Inc.
Andover, Massachusetts

Louise C. Ivers, MD, MPH, DTM&H
Assistant Professor of Medicine
Harvard Medical School
Associate Physician
Department of Medicine
Brigham and Women's Hospital
Boston, Massachusetts

Daniel Kahne, PhD
Professor of Chemistry and Chemical
Biology
Harvard University
Cambridge, Massachusetts

Ursula B. Kaiser, MD
Associate Professor of Medicine
Harvard Medical School
Chief, Division of Endocrinology,
Diabetes and Hypertension
Brigham and Women's Hospital
Boston, Massachusetts

Lloyd B. Klickstein, MD, PhD
Head of Translational Medicine
New Indication Discovery Unit
Novartis Institutes for Biomedical
Research
Cambridge, Massachusetts

Alexander E. Kuta, PhD
Vice President, Regulatory Affairs
AMAG Pharmaceuticals
Lexington, Massachusetts

Joseph C. Kvedar, MD
Associate Professor
Department of Dermatology
Harvard Medical School
Dermatologist
Department of Dermatology
Massachusetts General Hospital
Boston, Massachusetts

Robert S. Langer, ScD
David H. Koch Institute Professor
Departments of Chemical Engineering
and Bioengineering
Massachusetts Institute of Technology
Cambridge, Massachusetts
Senior Research Associate
Children's Hospital Boston
Boston, Massachusetts

Stephen C. Lazarus, MD
Professor of Medicine
Division of Pulmonary and Critical Care
Medicine
Director, Training Program in
Pulmonary and Critical Care Medicine
University of California, San Francisco
San Francisco, California

Benjamin Leader, MD, PhD
Chief Executive Officer
ReproSource
Woburn, Massachusetts

Eng H. Lo, PhD
Professor of Neuroscience
Harvard Medical School

Director, Neuroprotection Research
Laboratory
Departments of Radiology and
Neurology
Massachusetts General Hospital
Boston, Massachusetts

Daniel H. Lowenstein, MD
Professor, Department of Neurology
University of California, San Francisco
Director, UCSF Epilepsy Center
UCSF Medical Center
San Francisco, California

Tania Lupoli, AM
PhD Candidate
Department of Chemistry and Chemical
Biology
Harvard University
Cambridge, Massachusetts

Peter R. Martin, MD
Professor, Departments of Psychiatry
and Pharmacology
Vanderbilt University
Director, Division of Addiction
Psychiatry and Vanderbilt Addiction
Center
Vanderbilt University Medical Center
Nashville, Tennessee

Thomas Michel, MD, PhD
Professor of Medicine (Biochemistry)
Harvard Medical School
Senior Physician in Cardiovascular
Medicine
Department of Medicine
Brigham and Women's Hospital
Boston, Massachusetts

Keith W. Miller, MA, DPhil
Edward Mallinckrodt Professor of
Pharmacology
Department of Anaesthesia
Harvard Medical School
Pharmacologist, Department of
Anesthesia, Critical Care and Pain
Medicine
Massachusetts General Hospital
Boston, Massachusetts

Zachary S. Morris, PhD
MD Candidate, Harvard-MIT MD-PhD
Program
Department of Pathology
Harvard Medical School
Boston, Massachusetts

Joshua D. Moss, MD
Assistant Professor of Medicine
Heart Rhythm Center
University of Chicago Medical Center
Chicago, Illinois

Dalia S. Nagel, MD
Clinical Instructor, Department of
Ophthalmology
Mount Sinai School of Medicine
Attending Physician
Department of Ophthalmology
Mount Sinai Hospital
New York, New York

Robert M. Neer, MD
Associate Professor of Medicine
Harvard Medical School
Endocrine Unit, Department of
Medicine
Massachusetts General Hospital
Boston, Massachusetts

Sachin Patel, MD, PhD
Assistant Professor, Departments of
Psychiatry and Molecular Physiology
and Biophysics
Vanderbilt University Medical Center
Nashville, Tennessee

Thomas P. Rocco, MD
Associate Professor of Medicine
Harvard Medical School
Cardiovascular Division, Brigham and
Women's Hospital
Boston, Massachusetts
Cardiology Section, VA Boston
Healthcare System
West Roxbury, Massachusetts

Bryan L. Roth, MD, PhD
Michael Hooker Distinguished
Professor
Department of Pharmacology
University of North Carolina Chapel
Hill Medical School
Chapel Hill, North Carolina

Edward T. Ryan, MD
Associate Professor of Medicine
Harvard Medical School
Associate Professor of Immunology and
Infectious Diseases
Harvard School of Public Health
Director, Tropical Medicine
Massachusetts General Hospital
Boston, Massachusetts

Marvin Ryou, MD
Instructor in Medicine
Harvard Medical School
Advanced Endoscopy/Gastrointestinal
Interventional Fellow
Division of Gastroenterology
Brigham and Women's Hospital
Gastrointestinal Unit
Massachusetts General Hospital
Boston, Massachusetts

Joshua M. Schulman, MD
Resident, Department of Dermatology
University of California, San Francisco
San Francisco, California

Daniel M. Scott, PhD
Director of Chemistry
Pharmaceutical CMC Management
Biogen Idec, Inc.
Cambridge, Massachusetts

Charles N. Serhan, PhD
Simon Gelman Professor of Anaesthesia
    (Biochemistry and Molecular
    Pharmacology)
Department of Anesthesiology,
    Perioperative and Pain Medicine
Harvard Medical School
Director, Center for Experimental
    Therapeutics and Reperfusion Injury
Brigham and Women's Hospital
Boston, Massachusetts
Helen Marie Shields, MD
Professor of Medicine
Harvard Medical School
Physician, Department of Medicine
Beth Israel Deaconess Medical Center
Boston, Massachusetts

Steven E. Shoelson, MD, PhD
Professor of Medicine
Harvard Medical School
Associate Director of Research, Section
    Head, Cellular and Molecular
    Physiology
Joslin Diabetes Center
Boston, Massachusetts

Aimee Der-Huey Shu, MD
Assistant Professor, Departments
    of Medicine and Obstetrics and
    Gynecology
Division of Endocrinology
Columbia University Medical Center
New York, New York

David G. Standaert, MD, PhD
Professor, Department of Neurology
University of Alabama at Birmingham
Director, Division of Movement
    Disorders
University Hospital
Birmingham, Alabama

Gary R. Strichartz, PhD
Professor of Biological Chemistry and
    Molecular Pharmacology
Harvard Medical School
Vice-Chairman for Research,
    Department of Anesthesiology

Brigham and Women's Hospital
Boston, Massachusetts

Robert M. Swift, MD, PhD
Professor of Psychiatry and Human
    Behavior
Center for Alcohol and Addiction Studies
Brown University
Associate Chief of Staff for Research
Providence Veterans Administration
    Medical Center
Providence, Rhode Island

Cullen Taniguchi, MD, PhD
Resident, Department of Radiation
    Oncology
Stanford University
Stanford, California

*Armen H. Tashjian, Jr., MD
Professor of Biological Chemistry and
    Molecular Pharmacology, *emeritus*
Harvard Medical School
Professor of Toxicology, *emeritus*
Harvard School of Public Health
Department of Genetics and Complex
    Diseases
Harvard School of Public Health
Boston, Massachusetts
*deceased

Charles Russell Taylor, MD
Associate Professor of Dermatology
Harvard Medical School
Director of Phototherapy and Staff
    Dermatologist
Department of Dermatology
Massachusetts General Hospital
Boston, Massachusetts

John L. Vahle, DVM, PhD, DACVP
Research Fellow, Department of
    Toxicology and Pathology
Lilly Research Laboratories
Indianapolis, Indiana

Anand Vaidya, MD
Research Fellow in Medicine
    (Endocrinology)
Harvard Medical School
Division of Endocrinology, Diabetes,
    and Hypertension
Brigham and Women's Hospital
Boston, Massachusetts

Andrew J. Wagner, MD, PhD
Instructor, Department of Medicine
Harvard Medical School
Medical Oncologist
Center for Sarcoma and Bone Oncology

Dana-Farber Cancer Institute
Boston, Massachusetts

Suzanne Walker, PhD
Professor of Microbiology and
    Molecular Genetics
Harvard Medical School
Boston, Massachusetts

Ryan R. Walsh, MD, PhD
Instructor, Department of
    Neurology
University of Alabama at
    Birmingham
University of Alabama at
    Birmingham Hospital
Birmingham, Alabama

Liewei Wang, MD, PhD
Associate Professor, Department
    of Molecular Pharmacology and
    Experimental Therapeutics
Mayo Clinic College of Medicine
Rochester, Minnesota

Richard M. Weinshilboum, MD
Professor, Department of Molecular
    Pharmacology and Experimental
    Therapeutics
Mayo Clinic College of Medicine
Rochester, Minnesota

Freddie M. Williams, MD
Senior Cardiologist
Wellmont CVA Heart Institute
Kingsport, Tennessee

Clifford J. Woolf, MD, BCh, PhD
Professor of Neurology and
    Neurobiology
Harvard Medical School
Director, F.M. Kirby Neurobiology
    Center
Children's Hospital Boston
Boston, Massachusetts

Jacob Wouden, MD
Radiologist, Washington Hospital
    Medical Staff
Washington Hospital Healthcare
    Group
Fremont, California

Robert W. Yeh, MD, MSc
Instructor in Medicine
Harvard Medical School
Interventional Cardiologist
Department of Medicine
Massachusetts General Hospital
Boston, Massachusetts

Apresentação

"Numa noite tal como esta,
Medeia as ervas mágicas apanhou
porque o velho Tesão fizesse voltar a mocidade."

William Shakespeare
O Mercador de Veneza (Ato 5, Cena 1)

A demanda dos seres humanos por medicamentos para aliviar o sofrimento, para curar doenças e até para retardar o envelhecimento é muito antiga e pessoal. Na verdade, o objetivo decisivo da medicina personalizada é atender essa demanda individual. A identificação da substância certa para o paciente certo na dose e na frequência de administração corretas promete revolucionar o tratamento das doenças à medida que melhora a segurança da substância. A farmacologia – disciplina que procura descrever as ações das substâncias nos sistemas vivos – começa a fornecer algumas respostas para essas questões tão antigas.

Minha carreira como pesquisador médico e professor na Harvard Medical School e como líder de um grupo de descoberta de substâncias em uma indústria farmacêutica tem sido focalizada na participação fundamental da farmacologia em todos os campos da medicina. O estudo da farmacologia é essencial para a compreensão dos mecanismos de ação de substâncias prescritas para o tratamento de doenças, assim como para o entendimento das variações das importantes propriedades das substâncias de um indivíduo para outro. Essas propriedades incluem variações na absorção das substâncias, distribuição tecidual, metabolismo e excreção, além das possíveis interações sinergísticas, antagonistas e de outra natureza das associações medicamentosas (como ocorre com uma frequência cada vez maior).

Esta obra, já consagrada e aprovada pelos leitores, recebeu, nesta terceira edição, atualização substancial e minuciosa revisão. *Princípios de Farmacologia | A Base Fisiopatológica da Farmacoterapia* é fruto da necessidade dos estudantes de medicina e de outras áreas da saúde e foi criada graças aos esforços e à inspiração dos alunos e do corpo docente da Harvard Medical School. Essa busca por conhecimento é atendida com sucesso. Os capítulos são bem escritos e organizados, com muitas atualizações e revisões. Há novas seções sobre farmacogenômica e terapia com proteínas nesta terceira edição. Trata-se de uma exposição clara e magistral dos princípios da farmacologia. A ênfase dada aos mecanismos farmacológicos, fisiológicos e fisiopatológicos torna esta obra indispensável para alunos, pesquisadores e profissionais de saúde. Ao material didático é acrescido um toque prático graças à apresentação de casos clínicos relevantes para o sistema fisiológico e fisiopatológico discutido. As ilustrações e as tabelas são precisas e bem desenhadas.

É com considerável tristeza que menciono a recente morte do Dr. Armen H. Tashjian, um dos autores e editores originais de *Princípios de Farmacologia | A Base Fisiopatológica da Farmacoterapia*. O legado de cuidado, entusiasmo e pensamento crítico de Armen é evidente na obra e era direcionado para o atendimento das demandas de estudantes e professores.

Esta contribuição do Dr. Golan e colaboradores proporcionará às futuras gerações de estudantes e professores uma base forte para a prática terapêutica da medicina e das outras profissões da saúde. Desse modo, *Princípios de Farmacologia | A Base Fisiopatológica da Farmacoterapia* contribuirá para a assistência a incontáveis pacientes, hoje e no futuro.

William W. Chin, MD
Bertarelli Professor in Translational Medical Science
Executive Dean for Research Harvard Medical School
Professor of Medicine Brigham and Women's Hospital
Boston, Massachusetts

Prefácio

Os autores são muito gratos pelas muitas sugestões dos leitores da primeira e da segunda edição de *Princípios de Farmacologia | A Base Fisiopatológica da Farmacoterapia*. A terceira edição incorpora muitas alterações que refletem a evolução rápida da farmacologia e do desenvolvimento de substâncias medicinais. Acreditamos que essas atualizações continuarão a contribuir para o aprendizado e o ensino da farmacologia em todo o mundo.

Dentre as principais características desta edição, destacam-se:

- Aproximadamente 450 *figuras coloridas* em todo o livro. Todas foram atualizadas e coloridas e mais de 50 figuras são novas ou foram modificadas substancialmente para realçar os avanços na compreensão dos mecanismos fisiológicos, fisiopatológicos e farmacológicos. Como nas duas primeiras edições, a colaboração de um único ilustrador garantiu a uniformidade que propicia a compreensão e ajuda o leitor a fazer a conexão entre as áreas da farmacologia
- Acréscimo de novos *elementos pedagógicos* para incrementar o aprendizado, inclusive a inclusão de ícones no texto para indicar as respostas às questões do caso clínico apresentado no início de cada capítulo
- Reorganização dos capítulos na *Parte 1 | Princípios Fundamentais de Farmacologia*. Além das interações entre substâncias e receptores, farmacodinâmica, farmacocinética, metabolismo das substâncias e toxicidade das substâncias, a farmacogenômica é agora comentada na primeira seção desta obra com o propósito de completar um arcabouço conceitual dos princípios básicos da farmacologia que formam a base dos capítulos subsequentes
- Atualização abrangente das 37 *tabelas de resumo farmacológico*. Nessas tabelas, que sempre foram muito populares com os leitores, são apresentados grupos e classes de substâncias de acordo com o mecanismo de ação com suas aplicações clínicas, seus efeitos adversos graves e comuns, suas contraindicações e suas considerações terapêuticas
- Atualização meticulosa de todos os capítulos, incluindo os novos fármacos aprovados pela FDA durante o ano de 2010. Demos ênfase especial aos mecanismos recém-descobertos

e revisados que aprimoram nossa compreensão da fisiologia, da fisiopatologia e da farmacologia do sistema relevante. As partes contêm bastante material novo e atualizado, especialmente os capítulos sobre efeitos tóxicos das substâncias, farmacogenômica, farmacologia adrenérgica, farmacologia da analgesia, farmacologia da drogadição, farmacologia do pâncreas endócrino, farmacologia do metabolismo mineral dos ossos, farmacologia da síntese da parede celular de bactérias e micobactérias, farmacologia dos eicosanoides, farmacologia da imunossupressão, base do desenvolvimento e da regulação das substâncias e proteinoterapia.

Como na segunda edição, recrutamos novos colaboradores que acrescentaram vigor e profundidade ao grupo preexistente, e a equipe editorial revisou meticulosamente todos os capítulos com o propósito de uniformizar o estilo, a apresentação e a fluidez do texto.

Com extremo pesar informamos o falecimento do Dr. Armen H. Tashjian Jr., o autor e editor mais antigo das outras edições desta obra. A carreira do Dr. Armen foi longa e notável, com grandes feitos em termos de pesquisa e ensino. Foi muito reconhecido nos campos da farmacologia, da toxicologia, da endocrinologia e da biologia celular. Seu laboratório fez numerosas contribuições para a compreensão da regulação dos hormônios hipofisários e homeostase do cálcio. Igualmente extraordinários foram sua orientação e seu cuidado com duas gerações de cientistas e médicos. Dr. Armen trouxe para a nossa obra amor pela ciência e pela medicina, conhecimentos enciclopédicos, apetite voraz por livros, entusiasmo contagiante pela descoberta de substâncias, apreciação absurda pelo rigor analítico bem como, calor e prazer genuíno pelo contato com as pessoas. Seu espírito vive nos corações e na memória de seus familiares, amigos, alunos e colegas nesta e nas futuras edições desta obra.

David E. Golan, MD
Ehrin J. Armstrong, MD, MSc
April W. Armstrong, MD, MPH

Prefácio à Primeira Edição

Este livro representa uma nova abordagem ao ensino do curso de farmacologia do primeiro ou do segundo ano em medicina. O livro, intitulado *Princípios de Farmacologia | A Base Fisiopatológica da Farmacoterapia*, difere, em vários aspectos, dos livros convencionais sobre o assunto. O *Princípios de Farmacologia* fornece uma compreensão da ação dos fármacos na estrutura da fisiologia, bioquímica e fisiopatologia humanas. Cada seção do livro apresenta a farmacologia de determinado sistema fisiológico ou bioquímico, como o sistema cardiovascular ou a cascata da inflamação. Os capítulos em cada seção apresentam a farmacologia de um aspecto específico do sistema em questão, como tônus vascular ou eicosanoides. Cada capítulo oferece um caso clínico, ilustrando a relevância do sistema em estudo; a seguir, discute a bioquímica, a fisiologia e a fisiopatologia do sistema e, por fim, apresenta os fármacos e as classes de fármacos que ativam ou inibem o sistema através de sua interação com alvos moleculares e celulares específicos. Nesse esquema, as ações terapêuticas e adversas dos fármacos são consideradas na estrutura do mecanismo de ação do fármaco. A fisiologia, a bioquímica e a fisiopatologia são ilustradas por figuras claras e concisas, e a farmacologia é descrita mostrando os alvos no sistema sobre os quais atuam vários fármacos e classes de fármacos. O assunto referente ao caso clínico é discutido em pontos apropriados na descrição do sistema. As orientações atuais da farmacologia molecular e humana são introduzidas em capítulos sobre os modernos métodos de descoberta e de liberação de fármacos, bem como em um capítulo de farmacogenômica.

Essa abordagem apresenta diversas vantagens. Acreditamos que os estudantes irão utilizar o texto não apenas para aprender sobre farmacologia, mas também para rever aspectos essenciais da fisiologia, da bioquímica e da fisiopatologia. Os estudantes irão aprender a farmacologia dentro de uma estrutura conceitual, que propicia o aprendizado com base nos mecanismos mais do que na memorização mecânica, e que também permite a rápida incorporação de novos fármacos e classes de fármacos em seus conhecimentos. Por fim, irão aprender farmacologia dentro de um formato que integra as ações dos fármacos desde o nível de um alvo molecular específico até o nível do paciente como ser humano.

A redação e a edição deste livro dependeram da estreita colaboração entre estudantes e o corpo docente da Escola de Medicina de Harvard em todos os aspectos da produção, desde a coautoria de capítulos individuais por professores e alunos até o processo de edição do manuscrito final, também efetuado por estudantes e professores. Ao todo, 43 alunos e 39 professores da HMS colaboraram na redação dos 52 capítulos do livro. Esse plano de desenvolvimento uniu o entusiasmo e a perspectiva de alunos autores com a experiência e a competência dos professores autores, proporcionando uma apresentação abrangente e consistente da moderna farmacologia baseada nos mecanismos.

David E. Golan, MD, PhD
Armen H. Tashjian, Jr., MD
Ehrin J. Armstrong, MD, MSc
Joshua M. Galanter, MD
April W. Armstrong, MD
Ramy A. Arnaout, MD, DPhil
Harris S. Rose, MD
Founding Editors

Agradecimentos

Os autores são muito gratos ao apoio expressado pelos estudantes e pelo corpo docente de faculdades de todo o mundo pelo encorajamento e pelas valiosas sugestões.

Stuart Fergusson continuou seu trabalho exemplar como assistente executivo, controlando todos os aspectos da coordenação do projeto, inclusive a apresentação dos manuscritos dos capítulos, múltiplas revisões editoriais, coordenação da criação e revisão das figuras e entrega do manuscrito final. Somos extremamente gratos por sua dedicação incansável a este projeto.

Rob Duckwall foi simplesmente excelente na elaboração das figuras coloridas. A padronização e a coloração das imagens nesta obra refletem sua criatividade e experiência como ilustrador médico. Seu projeto gráfico é excelente e um acréscimo fantástico a nossa obra.

Liz Allison proporcionou suporte e orientação constantes em todos os aspectos deste projeto. Seus conselhos oportunos e perspicazes foram essenciais para o término bem-sucedido desta edição.

Quentin Baca e Sylvan Baca renderizaram eletronicamente as imagens da capa deste livro. Somos muito gratos por sua criatividade e habilidade.

Desejamos expressar nosso reconhecimento à equipe de publicação, editoração e produção da editora LWW. Susan Rhyner liderou a elaboração e a execução desta nova edição. Keith Donnellan se mostrou um gestor de projeto muito efetivo, e com bom humor, atenção aos detalhes e organização fabulosa, ele conseguiu que o processo de produção fluísse tranquilamente. Stacey Sebring e Kelley Squazzo foram fabulosos no controle de produção desta obra de acabamento primoroso.

David Golan deseja agradecer os muitos docentes, estudantes e agentes administrativos cujo apoio e compreensão foram cruciais para o término deste projeto. Os profissionais do laboratório do Dr. Golan e os docentes do Department of Biological Chemistry and Molecular Pharmacology da Harvard Medical School e da Hematology Division no Brigham and Women's Hospital e do Dana-Forber Cancer Institute foram amáveis e muito colaborativos durante todo o projeto. Os reitores Jeffrey Flier e Richard Mills foram extremamente encorajadores e compreensivos. Laura, Liza e Sarah ajudaram muito em muitos estágios críticos deste projeto e foram fontes constantes de suporte e carinho.

Ehrin Armstrong deseja expressar seu apreço por April por tornar a vida divertida e significativa. Ele também agradece as divisões de Cardiologia na University of California, San Francisco, e a Davis por oferecer seu tempo de pesquisa durante seu período como *fellow*.

April Armstrong deseja agradecer a Ehrin por ser o melhor amigo dela e lhe proporcionar alegrias todos os dias. April também agradece o apoio e a orientação do Dr. Fu-Tong Liu, pois sua dedicação à pesquisa e sua ética ímpar foram inspiradoras. Ela também agradece o afeto e o suporte da irmã Amy, da mãe Susan e da avó Chen Xiao Chun.

Os créditos que identificam a fonte original de figuras ou tabelas emprestadas ou adaptadas de material com direitos autorais e o reconhecimento do uso de material sem direitos autorais foram reunidos em uma lista ao final do livro. Agradecemos a todos pela permissão de uso desse material.

Material Suplementar

Este livro conta com o seguinte material suplementar:

■ Ilustrações da obra em formato de apresentação (restrito a docentes)

■ O acesso ao material suplementar é gratuito. Basta que o leitor se cadastre e faça seu *login* em nosso *site* (www.grupogen.com.br), clicando em GEN-IO no *menu* superior do lado direito.

■ *O acesso ao material suplementar online fica disponível até seis meses após a edição do livro ser retirada do mercado.*

■ Caso haja alguma mudança no sistema ou dificuldade de acesso, entre em contato conosco (gendigital@grupogen.com.br).

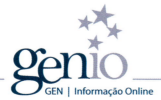

GEN-IO (GEN | Informação Online) é o ambiente virtual de aprendizagem do GEN | Grupo Editorial Nacional

Sumário

Princípios de Farmacologia

A Base Fisiopatológica da Farmacologia

Parte 1

Princípios Fundamentais de Farmacologia

1

Interações Fármaco-Receptor

Zachary S. Morris e David E. Golan

▶ Introdução

Por que determinado fármaco afeta a função cardíaca, enquanto outro altera o transporte de íons específicos nos rins? Por que o *ciprofloxacino* mata efetivamente as bactérias, porém por vezes prejudica o paciente? Essas perguntas podem ser respondidas inicialmente examinando-se a interação entre determinado fármaco e seu alvo molecular específico, considerando-se, então, o papel dessa ação em um contexto fisiológico mais amplo. Este capítulo enfoca os detalhes moleculares das interações fármaco-receptor, enfatizando a variedade de receptores existentes e seus mecanismos moleculares. Essa discussão fornece base conceitual para a ação dos numerosos fármacos e classes de fármacos considerados neste livro. Serve também como base para o Capítulo 2, que analisa as relações quantitativas entre as interações fármaco-receptor e o efeito farmacológico.

   Embora os fármacos possam, teoricamente, ligar-se a quase qualquer tipo de alvo tridimensional, a maioria deles produz seus efeitos desejados (terapêuticos) pela interação seletiva com moléculas-alvo, que desempenham importantes papéis nas funções fisiológica e fisiopatológica. Em muitos casos, a seletividade da ligação do fármaco a receptores também estabelece os efeitos indesejáveis (adversos) da medicação. Em geral, os *fármacos* são moléculas que interagem com componentes mo-leculares específicos de um organismo, produzindo alterações bioquímicas e fisiológicas dentro desse organismo. Os *receptores* são macromoléculas que, por sua ligação a determinado fármaco, medeiam essas alterações bioquímicas e fisiológicas.

▶ Conformação e química dos fármacos e dos receptores

Por que o imatinibe atua especificamente sobre a tirosina quinase do receptor BCR-Abl, e não sobre outras moléculas? A resposta a essa pergunta e a compreensão da razão pela qual determinado fármaco liga-se a um receptor específico podem ser encontradas na estrutura e nas propriedades químicas das duas moléculas. Na presente seção são discutidos os determinantes básicos da estrutura dos receptores e a química da ligação fármaco-receptor. A discussão prioriza as interações dos fármacos, pequenas moléculas orgânicas, com receptores-alvo, que consistem principalmente em macromoléculas (especialmente proteínas); entretanto, muitos desses princípios também se aplicam às interações de produtos terapêuticos à base de proteína com seus alvos moleculares (ver Capítulo 53).

   Como muitos receptores de fármacos humanos e microbianos consistem em proteínas, é conveniente proceder a uma revisão dos quatro principais níveis de estrutura das proteí-

CASO

Decidido a aproveitar sua recente aposentadoria, o Sr. B fez questão de passar a jogar tênis o maior número de vezes possível no ano passado. Nos últimos 3 meses, entretanto, começou a sentir crescente fadiga. Além disso, hoje em dia, não consegue mais terminar uma refeição, apesar de seu apetite particularmente voraz. Preocupado e imaginando o que esses sintomas significavam, o Sr. B marcou uma consulta com seu médico. No momento do exame físico, o médico percebeu aumento no baço, que se estendia até cerca de 10 cm abaixo do arco costal esquerdo; nos demais aspectos, o exame físico do Sr. B encontrava-se dentro dos limites normais. O exame de sangue revelou aumento na contagem total de leucócitos (70.000 células/mm^3), com aumento absoluto no número de neutrófilos, bastonetes, metamielócitos e mielócitos, porém sem células blásticas (células precursoras indiferenciadas). A análise citogenética das células em metáfase demonstrou que 90% das células mieloides do Sr. B apresentavam o cromossomo Filadélfia (indicando uma translocação entre os cromossomos 9 e 22), o que confirmou o diagnóstico de leucemia mieloide crônica. O médico iniciou o tratamento com *imatinibe*, inibidor altamente seletivo da proteína de fusão BCR-Abl tirosina quinase, codificada pelo cromossomo Filadélfia. No mês seguinte, as células contendo esse cromossomo desapareceram por completo do

sangue circulante, e o Sr. B começou a sentir-se bem o suficiente para competir em um torneio tenístico de *seniores*. Ele continua tomando imatinibe diariamente, e as contagens hematológicas estão totalmente normais. O Sr. B não sente mais fadiga. Ele não tem certeza do que o futuro lhe reserva, porém está feliz por ter tido a chance de aproveitar sua aposentadoria de maneira saudável.

Questões

1. Como o imatinibe interrompe a atividade da proteína de fusão BCR-Abl tirosina quinase do receptor?

2. Ao contrário do imatinibe, a maioria das terapias mais antigas de leucemia mieloide crônica (como a interferona-α) provoca significativos efeitos adversos "gripais". Por que essas abordagens terapêuticas produzem tais efeitos em quase todos os pacientes, enquanto (como no caso do Sr. B) o imatinibe o faz em pouquíssimos?

3. Por que o imatinibe é uma terapia seletiva para leucemia mieloide crônica? Essa seletividade relaciona-se com a ausência de efeitos adversos associada à terapia com imatinibe?

4. Como a proteína BCR-Abl influencia as vias de sinalização?

---

nas (Figura 1.1). Em seu nível mais básico, as proteínas compõem-se de longas cadeias de aminoácidos, cujas sequências são determinadas pelas sequências do DNA que codificam as proteínas. A sequência de aminoácidos de uma proteína é conhecida como *estrutura primária*. Após a síntese de uma longa cadeia de aminoácidos sobre um ribossomo, muitos deles começam a interagir com aminoácidos adjacentes na cadeia polipeptídica. Essas interações, normalmente mediadas por pontes de hidrogênio, resultam na *estrutura secundária* da proteína, formando conformações bem definidas, como hélice α, lâminas β pregueadas e barril β. Em consequência de sua apresentação altamente organizada, essas estruturas com frequência acondicionam-se de modo firme entre si, definindo ainda mais a forma global da proteína. A *estrutura terciária* resulta da interação dos aminoácidos mais distais entre si ao longo de uma única cadeia de aminoácidos. Essa interação inclui pontes de hidrogênio e a formação de ligações iônicas, bem como a ligação covalente de átomos de enxofre para formar pontes dissulfeto intramoleculares. Por fim, os polipeptídios podem sofrer oligomerização, formando estruturas mais complexas. A conformação que resulta da interação de polipeptídios separados é denominada *estrutura quaternária*.

As diferentes porções que compõem a estrutura de uma proteína em geral apresentam afinidades distintas pela água, e essa característica tem um efeito adicional sobre a forma da proteína. Como tanto o meio extracelular quanto o intracelular são compostos primariamente de água, os segmentos proteicos *hidrofóbicos* estão com frequência recolhidos ao interior da proteína ou protegidos da água por sua inserção em membranas de dupla camada lipídica. Em contrapartida, os segmentos *hidrofílicos* por vezes se localizam na superfície externa da proteína. Concluído todo esse processo de torção e dobramento, cada proteína assume uma forma peculiar que determi-

na sua função, sua localização no corpo, sua relação com as membranas celulares e as interações de ligação com fármacos e outras macromoléculas.

O *sítio de ligação* refere-se ao local em que o fármaco se liga ao receptor. Cada sítio tem características químicas singulares, determinadas pelas propriedades específicas dos aminoácidos que o compõem. A estrutura tridimensional, a forma e a reatividade do sítio, bem como a estrutura inerente, a forma e a reatividade do fármaco, determinam a orientação do fármaco em relação ao receptor e estabelecem a intensidade de ligação entre essas moléculas. A ligação fármaco-receptor resulta de múltiplas interações químicas entre as duas moléculas, algumas das quais são bastante fracas (como as forças de van der Waals), enquanto outras são extremamente fortes (como a ligação covalente). A soma dessas interações proporciona a especificidade da interação fármaco-receptor global. A favorabilidade de uma interação fármaco-receptor é designada como *afinidade* do fármaco com seu sítio de ligação no receptor. Esse conceito é discutido mais detalhadamente no Capítulo 2. A química do ambiente em que ocorrem essas interações – como hidrofobicidade, hidrofilicidade e pK_a dos aminoácidos próximos ao sítio de ligação – também pode afetar a afinidade da interação fármaco-receptor. As principais forças que contribuem para essa afinidade são descritas adiante e na Tabela 1.1.

As *forças de van der Waals*, resultantes da polaridade induzida em uma molécula a partir da mudança de densidade de seus elétrons, em resposta à proximidade de outra molécula, proporcionam uma força de atração fraca aos fármacos e seus receptores. Essa polaridade induzida constitui um componente onipresente nas interações moleculares. As *pontes de hidrogênio* têm força substancial e são muito importantes na associação fármaco-receptor. Esse tipo de ligação é mediado pela interação entre átomos de polarização positiva (como o

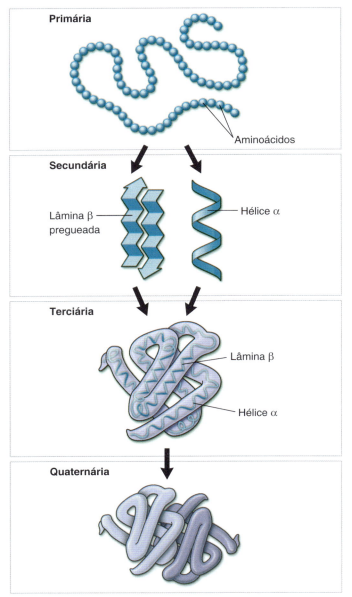

FIGURA 1.1 Níveis de estrutura das proteínas. A estrutura de uma proteína pode ser dividida em quatro níveis de complexidade, conhecidos como estruturas *primária*, *secundária*, *terciária* e *quaternária*. A estrutura primária é determinada pela sequência de aminoácidos que compõem a cadeia polipeptídica. A estrutura secundária é determinada pela interação de átomos de hidrogênio de carga positiva com átomos de oxigênio de carga negativa em carbonos da mesma cadeia polipeptídica. Essas interações resultam em diversos padrões secundários característicos de conformação da proteína, incluindo a hélice α e a lâmina β pregueada. A estrutura terciária é determinada por interações de aminoácidos que estão relativamente distantes no arcabouço da proteína. Essas interações, que incluem ligações iônicas e ligações de dissulfeto covalentes (entre outras), conferem às proteínas a sua estrutura tridimensional característica. A estrutura quaternária é determinada pelas interações de ligação entre duas ou mais subunidades proteicas independentes.

hidrogênio, que é covalentemente fixado a mais átomos eletronegativos, por exemplo, nitrogênio ou oxigênio) e átomos de polarização negativa (como oxigênio, nitrogênio ou enxofre, que é ligado de modo covalente a átomos menos eletronegativos, por exemplo, carbono e hidrogênio). As *interações iônicas*, que ocorrem entre átomos de cargas opostas, são mais fortes do que as pontes de hidrogênio, porém menos fortes do

que as *ligações covalentes*, as quais resultam do compartilhamento de um par de elétrons entre dois átomos em diferentes moléculas. As interações covalentes são tão fortes que, na maioria dos casos, apresentam-se essencialmente irreversíveis. A Tabela 1.1 indica o mecanismo de interação e a força relativa de cada um desses tipos de ligação. Conforme assinalado, o ambiente onde ocorre a interação entre fármacos e receptores também afeta a favorabilidade da ligação. O *efeito hidrofóbico* refere-se ao mecanismo pelo qual as propriedades singulares do solvente universal, a água, intensificam a interação de uma molécula hidrofóbica com um sítio de ligação hidrofóbico.

A ligação fármaco-receptor raramente é produzida por um único tipo de interação; na verdade, é uma combinação dessas interações que proporciona ao fármaco e a seu receptor as forças necessárias para formar um complexo fármaco-receptor estável. Em geral, a maioria das interações fármaco-receptor é constituída por múltiplas forças fracas. Por exemplo, o imatinibe estabelece numerosas interações por meio de forças de van der Waals e pontes de hidrogênio com o sítio de ligação do ATP na BCR-Abl tirosina quinase. A soma dessas forças relativamente fracas cria uma forte interação (alta afinidade) entre esse fármaco e seu receptor (Figura 1.2). As interações iônicas e hidrofóbicas exercem força a maior distância que as interações de van der Waals e as pontes de hidrogênio, por isso são frequentemente críticas para iniciar a associação entre um fármaco e seu receptor.

Embora relativamente raras, as interações covalentes entre um fármaco e seu receptor representam um caso especial. Com frequência, a formação de uma ligação covalente é essencialmente irreversível, e nesses casos o fármaco e o receptor formam um complexo inativo. Para readquirir sua atividade, a

TABELA 1.1 Força relativa das ligações entre receptores e fármacos.		
TIPO DE LIGAÇÃO	**MECANISMO**	**FORÇA DA LIGAÇÃO**
van der Waals	A mudança de densidade de elétrons em áreas de uma molécula, ou em uma molécula como um todo, resulta na geração de cargas positivas ou negativas transitórias. Essas áreas interagem com áreas transitórias de carga oposta em outra molécula	+
Hidrogênio	Os átomos de hidrogênio ligados a nitrogênio ou oxigênio tornam-se mais positivamente polarizados, possibilitando sua ligação a átomos de polarização mais negativa, como oxigênio, nitrogênio ou enxofre	+ +
Iônica	Os átomos com excesso de elétrons (ou seja, com carga negativa global) são atraídos por átomos com deficiência de elétrons (ou seja, com carga positiva global)	+ + +
Covalente	Dois átomos em ligação compartilham elétrons	+ + + +

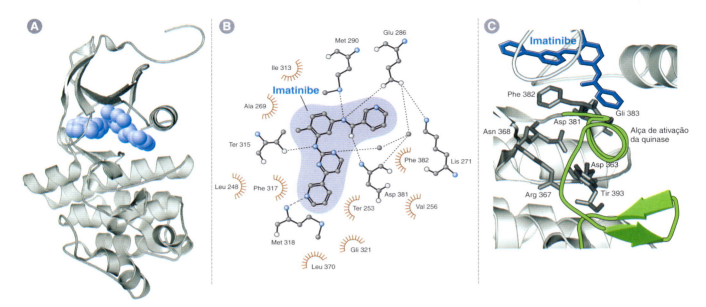

FIGURA 1.2 Base estrutural da inibição enzimática específica: interação do imatinibe com a BCR-Abl quinase. A. A porção quinase da BCR-Abl tirosina quinase é mostrada em formato de fita (*cinza*). Um análogo do imatinibe, inibidor específico da BCR-Abl tirosina quinase, é mostrado na forma de modelo espacial (*azul*). **B.** Diagrama detalhado das interações intermoleculares entre o fármaco (*azul*) e os resíduos de aminoácidos da proteína BCR-Abl. As pontes de hidrogênio estão indicadas por linhas tracejadas, enquanto as interações de van der Waals (indicadas por halos ao redor do nome do aminoácido e sua posição na sequência da proteína) são mostradas para nove aminoácidos com cadeias laterais hidrofóbicas. **C.** A interação do fármaco (*azul*) com a proteína BCR-Abl (*cinza*) inibe a fosforilação de uma alça de ativação crítica (*fita verde*), impedindo, assim, a atividade catalítica.

célula precisa sintetizar uma nova molécula de receptor a fim de substituir a proteína inativada; por outro lado, a molécula do fármaco, que também faz parte do complexo inativo, não está disponível para inibir outras moléculas do receptor. Os fármacos que modificam seus receptores-alvo (em geral enzimas) por meio desse mecanismo são algumas vezes denominados *substratos suicidas*.

A estrutura molecular de um fármaco determina as propriedades físicas e químicas que contribuem para sua ligação específica ao receptor. Os fatores importantes incluem hidrofobicidade, estado de ionização (pK_a), conformação e estereoquímica da molécula do fármaco. Eles se combinam para estabelecer a complementaridade do fármaco com o sítio de ligação. Os sítios de ligação dos receptores são altamente específicos, e pequenas alterações no fármaco podem surtir acentuado efeito sobre a afinidade da interação fármaco-receptor. Por exemplo, a *estereoquímica* do fármaco tem grande impacto sobre a força de ligação da interação. A *varfarina* é sintetizada e administrada como mistura racêmica (mistura contendo 50% da molécula dextrógira e 50% da levógira); todavia, o enantiômero S é quatro vezes mais potente do que o enantiômero R, em virtude de uma interação mais forte da forma S com seu sítio de ligação na vitamina K epóxido redutase. A estereoquímica também pode afetar a toxicidade nos casos em que um enantiômero de determinado fármaco produz o efeito terapêutico desejado, enquanto o outro enantiômero, efeito tóxico indesejável, talvez devido à interação com um segundo receptor ou a seu metabolismo com uma espécie tóxica. Embora seja algumas vezes difícil para os laboratórios farmacêuticos sintetizar e purificar enantiômeros individuais em larga escala, alguns dos fármacos atualmente comercializados são produzidos como enantiômeros individuais nos casos em que um dos enantiômeros tem maior eficácia e/ou menor toxicidade do que sua imagem especular.

Impacto da ligação do fármaco ao receptor

Como a ligação do fármaco produz uma alteração bioquímica e/ou fisiológica no organismo? No caso dos receptores com atividade enzimática, o sítio de ligação do fármaco é frequentemente o *sítio ativo* onde uma transformação enzimática é catalisada. Por conseguinte, a atividade catalítica da enzima é inibida por fármacos que impedem a ligação do substrato ao sítio ou que o modificam de modo covalente. Nos casos em que o sítio de ligação não é o sítio ativo da enzima, os fármacos podem produzir mudança ao impedir a ligação de ligantes endógenos aos sítios de ligação de seus receptores. Entretanto, em numerosas interações fármaco-receptor, a ligação de um fármaco a seu receptor resulta em mudança na conformação do receptor. A alteração da forma do receptor pode afetar sua função, aumentando, inclusive, a afinidade do fármaco com o receptor. Essa interação é designada, em geral, como *adaptação induzida*, visto que a conformação do receptor é modificada de modo a melhorar a qualidade da interação de ligação.

O princípio da adaptação induzida sugere que a ligação fármaco-receptor pode exercer profundos efeitos sobre a conformação do receptor. Ao induzir alterações nessa conformação, muitos fármacos não apenas melhoram a qualidade da interação de ligação, como também alteram a ação do receptor. A mudança de forma induzida pelo fármaco é algumas vezes idêntica àquela produzida pela ligação de um ligante endógeno. Por exemplo, todos os *análogos* exógenos da *insulina* estimulam o receptor de insulina na mesma intensidade, apesar de suas sequências de aminoácidos serem ligeiramente diferentes. Em outros casos, a ligação do fármaco altera a forma do receptor, tornando-o mais ou menos funcional do que o normal. Por exemplo, a ligação do imatinibe à BCR-Abl tirosina quinase faz com que a proteína assuma uma conformação enzimaticamente inativa, inibindo, assim, a atividade quinase do receptor.

Outra maneira de descrever o princípio da adaptação induzida é considerar o fato de que muitos receptores ocorrem em múltiplos estados de conformação – por exemplo, estado inativo (ou fechado), ativo (ou aberto) e dessensibilizado (ou inativado) –, e o fato de que a ligação de um fármaco ao receptor estabiliza uma ou mais dessas conformações. Os modelos quantitativos que incorporam esses conceitos das interações fármaco-receptor são discutidos no Capítulo 2.

Efeitos das membranas sobre as interações fármaco-receptor

A estrutura do receptor também determina onde a proteína localiza-se em relação aos limites celulares, como a membrana plasmática. As proteínas com grandes domínios hidrofóbicos são capazes de residir na membrana plasmática, em virtude do elevado conteúdo de lipídios desta. Muitos receptores transmembrana apresentam domínios lipofílicos assentados na membrana e domínios hidrofílicos que residem nos espaços intra e extracelular. Outros receptores de fármacos, incluindo diversos reguladores da transcrição (também denominados *fatores de transcrição*), só apresentam domínios hidrofílicos e podem residir no citoplasma, no núcleo ou em ambos.

Assim como a estrutura do receptor determina sua localização em relação à membrana plasmática, *a estrutura de um fármaco afeta sua capacidade de ter acesso ao receptor.* Por exemplo, muitos fármacos altamente hidrossolúveis são incapazes de atravessar a membrana plasmática e ligar-se a moléculas-alvo situadas no citoplasma. Em contrapartida, certos fármacos hidrofílicos que são capazes de atravessar canais transmembrana (ou que usam outros mecanismos de transporte) podem ter rápido acesso a receptores citoplasmáticos. Os fármacos altamente lipofílicos, como muitos hormônios esteroides, conseguem, muitas vezes, atravessar o ambiente lipídico hidrofóbico da membrana plasmática sem canais ou transportadores especiais, tendo consequentemente acesso a alvos intracelulares.

A capacidade dos fármacos de alterar a forma dos receptores faz com que a ligação de um fármaco a seu receptor na superfície celular afete funções no interior das células. Muitos receptores proteicos na superfície celular apresentam domínios extracelulares ligados a moléculas efetoras intracelulares por domínios do receptor que se estendem pela membrana plasmática. Em alguns casos, a mudança na forma do domínio extracelular pode alterar a conformação dos domínios do receptor que atravessam a membrana e/ou que são intracelulares, resultando em alteração na função do receptor. Em outros casos, os fármacos podem estabelecer ligações cruzadas entre os domínios extracelulares de duas moléculas receptoras, formando um complexo receptor dimérico que ativa moléculas efetoras no interior da célula.

Todos esses fatores – estrutura do fármaco e do receptor, forças químicas que influenciam a interação entre eles, solubilidade do fármaco na água e na membrana plasmática e função do receptor no seu ambiente celular – conferem substancial *especificidade* às interações entre fármacos e seus receptores-alvo. Este livro apresenta numerosos exemplos de fármacos que podem ter acesso e ligar-se a receptores de modo a induzir uma mudança da conformação destes, produzindo consequentemente um efeito bioquímico ou fisiológico. Esse princípio sugere que, uma vez adquirido o conhecimento da estrutura de um receptor, pode-se, teoricamente, projetar um fármaco capaz de interromper ou melhorar a atividade desse receptor. Atual-

mente existem muitas pesquisas em andamento com o objetivo de aumentar a eficácia e reduzir a toxicidade dos fármacos mediante a alteração de sua estrutura, de modo que possam ligar-se mais seletivamente a seus alvos. Esse processo, conhecido como *planejamento racional de fármacos*, propiciou o desenvolvimento de agentes sobremaneira seletivos, como os antivirais inibidores de protease e o antineoplásico imatinibe. Essa abordagem no desenvolvimento de fármacos é discutida com mais detalhes no Capítulo 49.

► Determinantes moleculares e celulares da seletividade dos fármacos

Um fármaco ideal deveria interagir apenas com um alvo molecular que produzisse o efeito terapêutico desejado, não com alvos moleculares capazes de provocar efeitos adversos. Embora esse fármaco ainda não tenha sido descoberto (*i. e.*, todos os fármacos de uso clínico atual têm o potencial de produzir efeitos indesejáveis, bem como efeitos terapêuticos), os farmacologistas podem tirar proveito de diversos determinantes da *seletividade* dos fármacos em uma tentativa de atingir essa meta. A seletividade quanto à ação de um fármaco pode ser obtida ao menos por duas categorias de mecanismos: a especificidade de subtipos de receptores quanto ao tipo celular, e a especificidade do acoplamento receptor–efetor quanto ao tipo celular.

Embora numerosos receptores potenciais de fármacos estejam amplamente distribuídos entre diversos tipos de células, alguns são mais limitados em sua distribuição. A administração sistêmica de fármacos que interagem com esses receptores localizados pode resultar em efeito terapêutico altamente seletivo. Por exemplo, os fármacos cujos alvos consistem em processos universais, como a síntese de DNA, tendem a causar efeitos adversos tóxicos significativos; é o caso de numerosos agentes quimioterápicos atualmente disponíveis para o tratamento do câncer. Outros fármacos cujos alvos consistem em processos que se restringem a determinado tipo de célula, como a produção de ácido no estômago, podem ter menos efeitos adversos. O imatinibe é um fármaco extremamente seletivo, visto que a proteína BCR-Abl não é expressa nas células normais (não cancerosas). Em geral, *quanto mais restrita a distribuição celular do receptor-alvo de determinado fármaco, maior a probabilidade de o fármaco ser seletivo.*

De modo semelhante, embora muitos tipos diferentes de células expressem o mesmo alvo molecular para determinado fármaco, o efeito desse fármaco pode diferir nos vários tipos celulares, devido a mecanismos diferenciais de acoplamento receptor–efetor ou a exigências diferenciais do alvo do fármaco nos inúmeros tipos de células. Por exemplo, embora os canais de cálcio regulados por voltagem sejam universalmente expressos no coração, as células do marca-passo cardíaco são relativamente mais sensíveis aos efeitos dos agentes bloqueadores dos canais de cálcio do que as células musculares ventriculares cardíacas. Esse efeito diferencial é atribuído ao fato de que a propagação do potencial de ação depende principalmente da ação dos canais de cálcio nas células do marca-passo cardíaco, enquanto os canais de sódio são mais importantes que os de cálcio nos potenciais de ação das células musculares ventriculares. Em geral, *quanto maior a diferença nos mecanismos de acoplamento receptor–efetor entre os vários tipos de células que expressam determinado alvo molecular para um fármaco, mais seletivo este tende a ser.*

► Principais tipos de receptores de fármacos

Tendo em vista a grande diversidade de moléculas de fármacos, seria, aparentemente, muito provável que as interações entre fármacos e seus alvos moleculares fossem igualmente diversas. Isso, em parte, é verdade. Com efeito, *a maioria das interações fármaco-receptor atualmente elucidadas podem ser classificadas em seis grandes grupos.* Estes compreendem as interações entre fármacos e canais iônicos transmembrana, receptores transmembrana acoplados a proteínas G intracelulares, receptores transmembrana com domínios citosólicos enzimáticos, receptores intracelulares, incluindo enzimas, reguladores da transcrição e proteínas estruturais, enzimas extracelulares e receptores de adesão de superfície celular (Figura 1.3). A Tabela 1.2 fornece um resumo de cada tipo principal de interação.

Saber se determinado fármaco ativa ou inibe seu alvo e com que intensidade ele o faz fornecem valiosas informações sobre a interação. Embora a *farmacodinâmica* (estudo dos efeitos dos fármacos sobre o corpo humano) seja considerada em detalhes no próximo capítulo, é conveniente citar de modo sucinto as principais relações farmacodinâmicas entre fármacos e seus alvos antes de examinar os mecanismos moleculares das interações fármaco-receptor. *Os agonistas são moléculas que, pela ligação a seus alvos, produzem uma alteração na atividade destes. Os agonistas plenos* ligam-se a seus alvos, ativando-os até o grau máximo possível. Por exemplo, a acetilcolina liga-se ao receptor nicotínico de acetilcolina e induz uma alteração de conformação no canal iônico associado ao receptor, de um estado não condutor para um estado totalmente condutor. Os *agonistas parciais* produzem uma resposta submáxima por meio da ligação a seus alvos. Os *agonistas inversos* causam inativação de alvos constitutivamente ativos. Os *antagonistas inibem a capacidade de ativação (ou inativação) de seus alvos por agonistas fisiológicos ou farmacológicos.* Os fármacos que bloqueiam diretamente o sítio de ligação de um agonista fisiológico são denominados *antagonistas competitivos*; os que se ligam a outros sítios na molécula do alvo e que, portanto, impedem a alteração de conformação necessária para a ativação (ou inativação) do receptor podem ser *antagonistas não competitivos* (ver Capítulo 2). Visto que o mecanismo de cada interação fármaco-receptor é delineado nas várias seções que se seguem, convém considerar, em nível estrutural, como podem ser produzidos esses diferentes efeitos farmacodinâmicos.

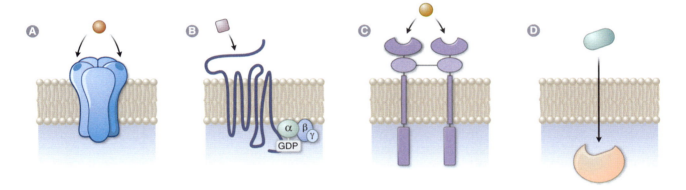

FIGURA 1.3 Quatro principais tipos de interações entre fármacos e receptores. As interações fármaco-receptor podem ser divididas, em sua maioria, em quatro grupos. **A.** O fármaco pode ligar-se a canais iônicos que se estendem pela membrana plasmática, produzindo uma alteração na condutância do canal. **B.** Os receptores hepta-helicoidais que se estendem pela membrana plasmática estão acoplados funcionalmente a proteínas G intracelulares. Os fármacos podem influenciar as ações desses receptores mediante sua ligação à superfície extracelular ou à região transmembrana do receptor. **C.** Os fármacos podem ligar-se ao domínio extracelular de um receptor transmembrana e causar uma alteração de sinalização no interior da célula, por meio de ativação ou inibição de um domínio intracelular enzimático (boxe retangular) da molécula do receptor. **D.** Os fármacos podem espalhar-se pela membrana plasmática e ligar-se a receptores citoplasmáticos ou nucleares. Trata-se frequentemente da via utilizada por fármacos lipofílicos (p. ex., que se ligam a receptores de hormônios esteroides). Alternativamente, os fármacos podem inibir enzimas no espaço extracelular, sem a necessidade de atravessar a membrana plasmática (*não ilustrado*).

TABELA 1.2 Seis principais tipos de interações fármaco-receptor.

TIPO DE RECEPTOR	LOCAL DE INTERAÇÃO FÁRMACO-RECEPTOR	LOCAL DA AÇÃO RESULTANTE
Canal iônico transmembrana	Extracelular, intracanal ou intracelular	Citoplasma
Transmembrana ligado à proteína G intracelular	Extracelular ou intramembrana	Citoplasma
Transmembrana com domínio citosólico enzimático	Extracelular	Citoplasma
Intracelular	Citoplasma ou núcleo	Citoplasma ou núcleo
Enzima extracelular	Extracelular	Extracelular
Adesão	Extracelular	Extracelular

Canais iônicos transmembrana

A passagem de íons e de outras moléculas hidrofílicas pela membrana plasmática é necessária para numerosas funções celulares. Esses processos são regulados por canais transmembrana especializados. São diversas as funções dos *canais iônicos*, incluindo neurotransmissão, condução cardíaca, contração muscular e secreção, consideradas fundamentais. Por conseguinte, os fármacos cuja ação é direcionada para os canais iônicos podem exercer impacto significativo sobre as principais funções orgânicas.

São utilizados três mecanismos principais na regulação da atividade dos canais iônicos transmembrana. Em alguns canais, a condutância é controlada pela ligação do ligante ao canal. Em outros, essa condutância é regulada por mudanças de voltagem ao longo da membrana plasmática. Em outros, ainda, a condutância é controlada pela ligação do ligante a receptores de membrana plasmática que estão de algum modo fixados ao canal. O primeiro grupo de canais é conhecido como *regulado por ligante*, o segundo, como *regulado por voltagem*, e o terceiro, como *regulado por segundo mensageiro*. A Tabela 1.3 fornece um resumo do mecanismo de ativação e da função de cada tipo de canal.

Em geral, os canais são altamente seletivos para os íons que conduzem. Assim, a propagação do potencial de ação nos neurônios do sistema nervoso central e do sistema nervoso periférico, por exemplo, ocorre em consequência da estimulação sincrônica de canais iônicos regulados por voltagem, que permitem a passagem seletiva de íons Na^+ para o interior da célula. Quando o potencial de membrana nesse neurônio torna-se suficientemente positivo, ocorre abertura dos canais de Na^+ regulados por voltagem, possibilitando um grande influxo de íons sódio extracelulares, que despolarizam ainda mais a célula. O papel dos canais seletivos para íons na geração e na propagação do potencial de ação é discutido no Capítulo 7.

A maioria dos canais iônicos compartilha alguma semelhança estrutural, independentemente de sua seletividade iônica, magnitude de condutância ou de seus mecanismos de ativação (regulação) ou inativação. Eles tendem a ser macromoléculas de forma tubular constituídas por certo número de subunidades proteicas que atravessam a membrana plasmática. O *domínio de ligação do ligante* pode ser extracelular, localizado dentro do canal, ou intracelular, enquanto o domínio que interage com outros receptores ou moduladores é, com mais frequência, intracelular. A estrutura do receptor nicotínico de acetilcolina (ACh) foi estabelecida por resolução atômica, fornecendo um exemplo da estrutura de um importante canal iônico regulado por ligante. Esse receptor é constituído de cinco subunidades, e cada uma atravessa a membrana plasmática (Figura 1.4). Duas delas foram designadas como α; cada uma contém um único sítio de ligação extracelular para a ACh. No estado livre (sem ligante) do receptor, o canal encontra-se ocluído por cadeias laterais de aminoácidos e, dessa maneira, impede a passagem de íons. A ligação de duas moléculas de acetilcolina ao receptor induz uma alteração da conformação deste, que abre o canal e torna possível a condutância de íons.

Embora o receptor nicotínico de ACh pareça assumir apenas dois estados, aberto ou fechado, muitos canais iônicos são capazes de assumir outros. Assim, por exemplo, alguns canais iônicos podem tornar-se *refratários* ou *inativados*. Nesse estado, a permeabilidade do canal não pode ser alterada durante certo período de tempo, conhecido como período refratário do canal. O canal de sódio regulado por voltagem sofre um ciclo de ativação, que resulta em abertura, fechamento e inativação. Durante o período de inativação (refratário), ele não pode ser

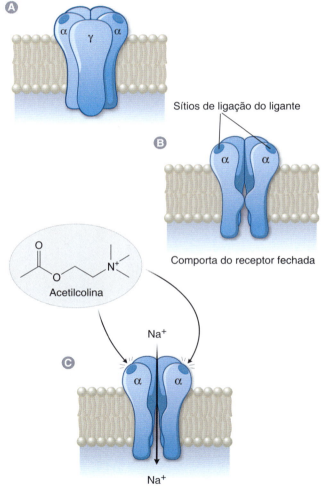

FIGURA 1.4 Receptor nicotínico de acetilcolina regulado por ligante. A. O receptor de acetilcolina (ACh) da membrana plasmática é composto de cinco subunidades – duas α, uma β, uma γ e uma δ. **B.** A subunidade γ foi removida para apresentar a estrutura esquemática interna do receptor, demonstrando que ele forma um canal transmembrana. Na ausência de ACh, a comporta do receptor está fechada, e os cátions (mais especificamente íons de sódio [Na^+]) são incapazes de atravessar o canal. **C.** Quando a ACh liga-se a ambas as unidades α, o canal se abre, e o sódio pode transmitir seu gradiente de concentração para dentro da célula.

TABELA 1.3 Três tipos principais de canais iônicos.		
TIPO DE CANAL	**MECANISMO DE ATIVAÇÃO**	**FUNÇÃO**
Regulado por ligante	Ligação do ligante ao canal	Alteração da condutância iônica
Regulado por voltagem	Alteração no gradiente de voltagem transmembrana	Alteração da condutância iônica
Regulado por segundo mensageiro	Ligação do ligante ao receptor transmembrana com domínio citosólico acoplado à proteína G, resultando em geração de segundo mensageiro	O segundo mensageiro regula a condutância iônica do canal

reativado durante alguns milissegundos, mesmo se o potencial de membrana retornar para uma voltagem que normalmente estimula a abertura do canal. Alguns fármacos ligam-se com diferentes afinidades a estados diversos do mesmo canal iônico. Essa *ligação dependente do estado* é importante no mecanismo de ação de alguns anestésicos locais e agentes antiarrítmicos, conforme discutido nos Capítulos 11 e 23, respectivamente.

Os anestésicos locais e os benzodiazepínicos constituem duas importantes classes de fármacos que atuam por alteração na condutância dos canais iônicos. Os primeiros bloqueiam a condutância dos íons sódio pelos canais de sódio regulados por voltagem nos neurônios que transmitem a informação de dor da periferia para o sistema nervoso central, impedindo, assim, a propagação do potencial de ação e, consequentemente, a percepção de dor (nocicepção). Os segundos também atuam sobre o sistema nervoso, porém por mecanismo diferente. Esses fármacos inibem a neurotransmissão no sistema nervoso central ao potencializar a capacidade do transmissor ácido gama-aminobutírico (*GABA*) de aumentar a condutância de íons cloreto pelas membranas neuronais, fazendo com que o potencial de membrana afaste-se ainda mais de seu limiar para ativação.

Receptores transmembrana acoplados à proteína G

Os *receptores acoplados à proteína G* representam a classe mais abundante de receptores no corpo humano. Eles se encontram expostos na superfície extracelular da membrana, atravessam-na e apresentam regiões intracelulares que ativam uma classe singular de moléculas de sinalização denominadas *proteínas G*. (Estas são assim designadas em virtude de sua ligação aos nucleotídios de guanina, GTP e GDP.) Os meca-

nismos de sinalização acoplados à proteína G estão envolvidos em numerosos processos importantes, incluindo visão, olfação e neurotransmissão.

Os receptores conectados a essa proteína apresentam sete regiões transmembrana dentro de uma única cadeia polipeptídica. Cada região consiste em uma única hélice α, e essas hélices estão dispostas em um modelo estrutural característico, que se assemelha em todos os membros dessa classe de receptores. O domínio extracelular dessa classe de proteínas contém habitualmente a região de ligação do ligante, apesar de alguns receptores acoplados à proteína G unirem ligantes dentro do domínio transmembrana do receptor. As proteínas G apresentam subunidades α e βγ com ligações não covalentes no estado de repouso. A estimulação do receptor acoplado à proteína G faz com que seu domínio citoplasmático ligue-se e ative uma proteína G próxima, enquanto a subunidade α da proteína G troca GDP por GTP. A seguir, a subunidade α-GTP dissocia-se da subunidade βγ, e a α ou βγ difunde-se ao longo do folheto interno da membrana plasmática para interagir com diversos efetores diferentes, como a adenilciclase, a fosfolipase C, diversos canais iônicos e outras classes de proteínas. Os sinais mediados pelas proteínas G são habitualmente interrompidos pela hidrólise do GTP a GDP, catalisada pela atividade inerente de GTPase da subunidade α (Figura 1.5).

Uma das principais funções das proteínas G consiste em ativar a produção de *segundos mensageiros*, isto é, moléculas de sinalização que transmitem o sinal fornecido pelo primeiro mensageiro – normalmente um ligante endógeno ou um fármaco exógeno – a efetores citoplasmáticos (Figura 1.6). A via mais comum associada às proteínas G é a ativação de ciclases, como a adenilciclase, que catalisa a produção do segundo mensageiro, o 3′,5′-monofosfato de adenosina cíclico (AMPc), e a guanililciclase, que catalisa a produção do 3′,5′-monofosfato

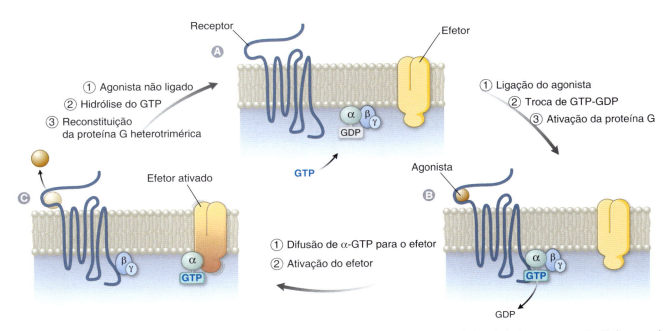

FIGURA 1.5 **Ativação de uma proteína G mediada por receptor e sua resultante interação com efetores. A.** No estado de repouso, as subunidades α e γ de uma proteína G estão associadas entre si, e o GDP está ligado à subunidade α. **B.** A ligação de um ligante extracelular (agonista) ao receptor acoplado à proteína G determina a troca de GDP por GTP na subunidade α. **C.** A subunidade βγ dissocia-se da subunidade α, que se difunde para interagir com proteínas efetoras. A interação da subunidade α associada ao ATP com um efetor ativa esse efetor. Em alguns casos (*não ilustrados*), a subunidade βγ também pode ativar proteínas efetoras. Dependendo do subtipo de receptor e da isoforma específica de Gα, a Gα também pode inibir a atividade de uma molécula efetora. A subunidade α tem atividade intrínseca de GTPase, que resulta em hidrólise do GTP a GDP. Isso leva à reassociação da subunidade α com a subunidade βγ, dando início a um novo ciclo.

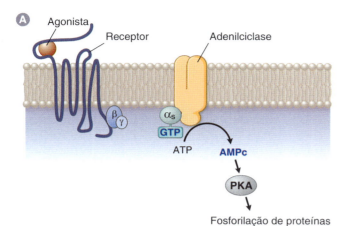

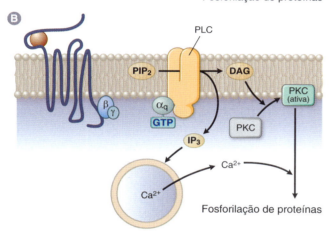

FIGURA 1.6 Ativação de adenilciclase (AC) e fosfolipase C (PLC) por proteínas G. As proteínas G podem interagir com vários tipos diferentes de moléculas efetoras. O subtipo de proteína Gα que é ativado frequentemente determina o efetor a ser ativado pela proteína G. Duas das subunidades mais comuns de Gα são Gα$_s$ e Gα$_q$, que estimulam a adenilciclase e a fosfolipase C, respectivamente. **A.** Quando estimulada pela Gα$_s$, a adenilciclase converte o ATP em AMP cíclico (AMPc). A seguir, o AMPc ativa a proteinoquinase A (PKA), que fosforila diversas proteínas citosólicas específicas. **B.** Quando estimulada pela Gα$_q$, a fosfolipase C (PLC) cliva o fosfolipídio de membrana fosfatidilinositol-4,5-difosfato (PIP$_2$) em diacilglicerol (DAG) e inositol-1,4,5-trifosfato (IP$_3$). O DAG difunde-se na membrana para ativar a proteinoquinase C (PKC), que, a seguir, fosforila proteínas celulares específicas. O IP$_3$ estimula a liberação de Ca^{2+} do retículo endoplasmático para o citosol. A liberação de cálcio também estimula eventos de fosforilação de proteínas, que levam a alterações na ativação das mesmas. Apesar de não estarem ilustradas aqui, as subunidades βγ das proteínas G também podem afetar determinadas cascatas de transdução de sinais celulares.

de guanosina cíclico (GMPc). De maneira adicional, as proteínas G podem ativar a enzima fosfolipase C (PLC), que, entre outras funções, desempenha um papel essencial no processo de regulação da concentração de cálcio intracelular. Após ativação por uma proteína G, a PLC cliva o fosfolipídio de membrana, o fosfatidilinositol-4,5-difosfato (PIP$_2$), produzindo os segundos mensageiros diacilglicerol (DAG) e inositol-1,4,5-trifosfato (IP$_3$). O IP$_3$ deflagra a liberação de Ca^{2+} das reservas intracelulares, aumentando acentuadamente a concentração citosólica de Ca^{2+} e ativando eventos moleculares e celulares distais. O DAG ativa a proteinoquinase C, que, a seguir, medeia outros eventos moleculares e celulares, entre eles a contração do músculo liso e o transporte iônico transmembrana. Todos esses eventos são dinamicamente regulados, de modo que as diferentes etapas nas vias envolvidas são ativadas e inativadas com características cinéticas.

TABELA 1.4 Principais proteínas G e exemplos de suas ações.

PROTEÍNA G	AÇÕES
G estimuladora (G$_s$)	Ativa os canais de Ca^{2+} e a adenilciclase
G inibitória (G$_i$)	Ativa os canais de K$^+$; inibe a adenilciclase
G$_o$	Inibe os canais de Ca^{2+}
G$_q$	Ativa a fosfolipase C
G$_{12/13}$	Diversas interações com transportadores de íons

Já foi identificado um grande número de isoformas da proteína Gα, exibindo, cada uma, efeitos singulares sobre seus alvos. Algumas incluem a proteína G estimuladora (G$_s$), a inibitória (G$_i$), a G$_q$, a G$_o$ e a G$_{12/13}$. A Tabela 1.4 fornece exemplos de efeitos dessas isoformas. O funcionamento diferencial dessas proteínas G, algumas das quais podem acoplar-se de diferentes maneiras ao mesmo receptor em tipos celulares distintos, é provavelmente importante na seletividade potencial de fármacos futuros. As subunidades βγ das proteínas G também podem atuar como moléculas de segundos mensageiros, embora suas ações não estejam totalmente caracterizadas.

O grupo dos receptores β-adrenérgicos constitui uma importante classe da família dos receptores acoplados à proteína G. Entre estes, os mais extensamente estudados foram designados como β$_1$, β$_2$ e β$_3$. Conforme será discutido de modo mais pormenorizado no Capítulo 10, os receptores β$_1$ atuam no controle da frequência cardíaca; os β$_2$, no relaxamento do músculo liso; e os β$_3$, na mobilização da energia das células adiposas. Cada um desses receptores é estimulado pela ligação de catecolaminas endógenas, como a *epinefrina* e a *norepinefrina*, ao domínio extracelular do receptor. A ligação da *epinefrina* induz uma alteração na conformação do receptor, ativando proteínas G associadas ao domínio citoplasmático dele. A forma ativada da proteína G (*i. e.*, ligada ao GTP) aciona a adenilciclase, resultando em aumento dos níveis intracelulares de AMPc e em efeitos celulares distais. A Tabela 1.5 fornece algumas das várias localizações teciduais e ações dos receptores β-adrenérgicos.

TABELA 1.5 Localização tecidual e ação dos receptores β-adrenérgicos.

RECEPTOR	LOCALIZAÇÃO TECIDUAL	AÇÃO
β$_1$	Nódulo SA do coração	Aumenta a frequência cardíaca
	Músculo cardíaco	Aumenta a contratilidade
	Tecido adiposo	Aumenta a lipólise
β$_2$	Músculo liso brônquico	Dilata os bronquíolos
	Músculo liso gastrintestinal	Provoca constrição dos esfíncteres e relaxa a parede intestinal
	Útero	Relaxa a parede uterina
	Bexiga	Relaxa a bexiga
	Fígado	Aumenta a gliconeogênese e a glicólise
	Pâncreas	Aumenta a liberação de insulina
β$_3$	Tecido adiposo	Aumenta a lipólise

Receptores transmembrana com domínios citosólicos enzimáticos

A terceira classe importante de alvos celulares para fármacos consiste em receptores transmembrana que transformam uma interação de ligação com ligantes extracelulares em uma ação intracelular por meio da ativação de um domínio enzimático ligado. Esses receptores desempenham diversos papéis em um conjunto de processos fisiológicos, incluindo metabolismo, crescimento e diferenciação celulares. Os receptores que têm um domínio enzimático intracelular podem ser divididos em cinco classes principais, com base em seu mecanismo citoplasmático de ação (Figura 1.7). Todos esses receptores consistem em proteínas que atravessam uma única vez a membrana, ao contrário do modelo que a atravessa sete vezes, encontrado em receptores acoplados à proteína G. Muitos receptores com domínios citosólicos enzimáticos formam dímeros ou complexos de múltiplas subunidades para a transdução de seus sinais.

Vários desses modificam proteínas pela adição ou remoção de grupos de fosfato ou de resíduos de aminoácidos específicos. *A fosforilação é um mecanismo onipresente de sinalização de proteínas.* A grande carga negativa dos grupos de fosfato pode alterar de maneira drástica a estrutura tridimensional de uma proteína e, consequentemente, modificar a atividade dela. Além disso, a fosforilação é um processo facilmente reversível, o que lhe possibilita atuar de modo específico no tempo e no espaço.

Receptores com tirosina quinases

O maior grupo de receptores transmembrana com domínios citosólicos enzimáticos é o dos que apresentam tirosina quinase. Eles transferem sinais de numerosos hormônios e fatores de crescimento por meio da fosforilação de resíduos de tirosina na cauda citoplasmática do receptor. Isso leva ao recrutamento e à fosforilação subsequente da tirosina de diversas moléculas sinalizadoras citosólicas.

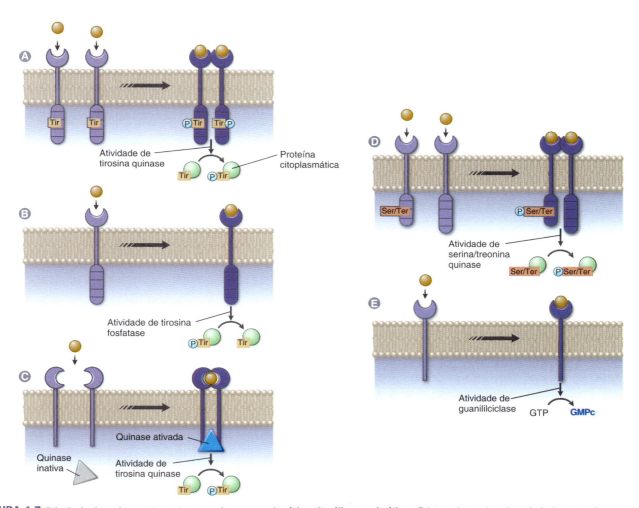

FIGURA 1.7 Principais tipos de receptores transmembrana com domínios citosólicos enzimáticos. Existem cinco categorias principais nas quais se enquadram esses receptores. **A.** O maior grupo é constituído pelos receptores com tirosina quinases. Após ativação induzida pelo ligante, eles sofrem dimerização e "transfosforilam" resíduos de tirosina no receptor e, com frequência, em proteínas-alvo citosólicas. O receptor de insulina e a proteína BCR-Abl fornecem exemplos de receptores com tirosina quinases. **B.** Alguns receptores podem atuar como tirosina fosfatases. Estes "desfosforilam" resíduos de tirosina em outros receptores transmembrana ou em proteínas citosólicas. Muitas células do sistema imune apresentam receptores desse tipo. **C.** Alguns receptores associados à tirosina quinase carecem de um domínio enzimático definitivo, porém a ligação do ligante ao receptor desencadeia a ativação de proteínas quinases associadas ao receptor (denominadas *tirosina quinases não receptoras*), que, em seguida, "fosforilam" resíduos de tirosina em certas proteínas citosólicas. **D.** Os receptores com serina/treonina quinases "fosforilam" resíduos de serina e de treonina em determinadas proteínas-alvo citosólicas. Os membros da superfamília de receptores do TGF-β pertencem a essa categoria. **E.** Os receptores com guanililciclase dispõem de um domínio citosólico que catalisa a formação do GMPc a partir do GTP. O receptor do peptídio natriurético tipo B é um dos receptores de guanililciclase bem caracterizados.

O receptor de insulina faz parte desse grupo e é bem caracterizado. Constitui-se de duas subunidades α extracelulares, ligadas de modo covalente a duas subunidades β que atravessam a membrana. A ligação da insulina às subunidades α resulta em uma mudança na conformação das subunidades β adjacentes, determinando a aproximação das subunidades β entre si no lado intracelular da membrana. A proximidade das duas subunidades β promove uma reação de "transfosforilação", em que uma subunidade β fosforila a outra ("autofosforilação"). A seguir, os resíduos de tirosina fosforilados atuam para recrutar outras proteínas citosólicas, conhecidas como proteínas do substrato do receptor de insulina (IRS). O diabetes melito tipo 2 pode, em alguns casos, estar associado a defeitos na sinalização pós-receptor de insulina; por conseguinte, o conhecimento das vias de sinalização desse receptor é relevante no planejamento potencial da terapia racional. O mecanismo de sinalização dos receptores de insulina é discutido de modo mais pormenorizado no Capítulo 30.

Tendo em vista que as tirosina quinases receptoras desempenham um importante papel no crescimento e na diferenciação celulares, não é surpreendente que a ocorrência de mutações de "ganho de função" nesses receptores (i. e., mutações que induzem uma atividade *independente de ligante* dessas moléculas) possa resultar em crescimento descontrolado das células e câncer. No caso apresentado na Introdução, é possível identificar que a leucemia mieloide crônica está associada ao cromossomo Filadélfia, que resulta de uma translocação recíproca entre os braços longos dos cromossomos 9 e 22. O cromossomo mutante codifica uma tirosina quinase receptora constitutivamente ativa, designada como proteína BCR-Abl (BCR e Abl são as abreviaturas para *break-point cluster region* – região de agrupamento de quebra – e *Abelson*, respectivamente, as duas regiões cromossômicas que sofrem translocação com alta frequência nessa forma de leucemia). A atividade constitutiva dessa enzima resulta na "fosforilação" de diversas proteínas citosólicas, levando à perda da regulação do crescimento das células mieloides e ao desenvolvimento de leucemia mieloide crônica. O imatinibe bloqueia a atividade da BCR-Abl ao neutralizar sua capacidade de fosforilar substratos. Trata-se do primeiro exemplo de um fármaco dirigido especificamente para tirosina quinases receptoras, e seu sucesso está estimulando o desenvolvimento de diversos fármacos capazes de atuar por mecanismos semelhantes.

Receptores com tirosina fosfatases

Assim como os receptores com tirosina quinases fosforilam os resíduos de tirosina de proteínas citoplasmáticas, os receptores com tirosina fosfatases removem grupos de fosfato de resíduos de tirosina específicos. Em alguns casos, isso pode constituir um exemplo de convergência de receptores (discutido adiante), em que os efeitos diferenciais de dois tipos de receptores podem anular-se um ao outro. Todavia, os que detêm tirosina fosfatases também apresentam novos mecanismos de sinalização. Muitos são encontrados em células imunes, nas quais regulam a ativação destas. Esses receptores são abordados com mais detalhes no Capítulo 45.

Receptores associados à tirosina quinase

Os receptores associados à tirosina quinase formam uma família distinta de proteínas que, embora careça de atividade catalítica inerente, recruta proteínas de sinalização citosólicas ativas por meio de um processo dependente de ligante. Essas proteínas citosólicas são também denominadas (de modo um tanto confuso) *tirosina quinases não receptoras*. A ativação de receptores de superfície celular associados à tirosina quinase pelo ligante induz o agrupamento dos receptores. Esse evento recruta proteínas citoplasmáticas, que são então ativadas para fosforilar outras proteínas nos resíduos de tirosina. Por conseguinte, o efeito distal é muito semelhante ao das tirosina quinases receptoras, exceto que os receptores associados à tirosina quinase dependem de uma quinase não receptora para a fosforilação das proteínas-alvo. Dentre exemplos importantes desse tipo de receptores destacam-se os receptores de citocinas e vários outros no sistema imune, apresentados minuciosamente no Capítulo 45.

Receptores com serina/treonina quinases

Alguns receptores transmembrana conseguem catalisar a fosforilação de resíduos serina ou treonina em substratos proteicos citoplasmáticos. Os ligantes desses receptores são, tipicamente, membros da superfamília do fator transformador de crescimento β (TGF-β). Muitos receptores de serina/treonina quinases são mediadores importantes de crescimento e diferenciação celulares e já foram implicados na evolução do câncer e nas metástases. Além disso, várias serina/treonina quinases não receptoras são essenciais à transdução de sinais intracelulares. Muitos agentes terapêuticos direcionados para as serina/treonina quinases estão sendo desenvolvidos. Alguns já receberam a aprovação da Food and Drug Administration (FDA), como o *everolimo*, e muitos estão em vários estágios de desenvolvimento clínico ou pré-clínico. Determinados fármacos, como *sorafenibe*, têm como alvo tirosina quinases, assim como serina/treonina quinases.

Receptores com guanililciclases

Conforme ilustrado na Figura 1.6, a ativação dos receptores acoplados à proteína G pode causar a liberação de subunidades da Gα, o que, por sua vez, altera a atividade de adenilciclase e guanililciclases. Ao contrário, receptores com guanililciclases não têm nenhuma proteína G intermediária. Em vez disso, a ligação do ligante estimula a atividade intrínseca de guanililciclase do receptor, em que o GTP é convertido em GMPc. Esta é a menor família de receptores transmembrana. O peptídio natriurético de tipo B, um hormônio secretado pelos ventrículos em resposta à sobrecarga de volume, atua por meio de um receptor com guanililciclase. Uma versão recombinante do ligante peptídico nativo, a *nesiritida*, foi aprovada para o tratamento da insuficiência cardíaca descompensada, conforme será exposto no Capítulo 20.

Receptores intracelulares

A membrana plasmática torna-se uma barreira especial aos fármacos que têm receptores intracelulares. Muitas dessas substâncias são pequenas ou lipofílicas, portanto conseguem atravessar a membrana plasmática por difusão. Outras demandam transportadores proteicos especializados para difusão facilitada ou transporte ativo para dentro da célula. *Enzimas* são alvos citosólicos comuns para os fármacos. Muitos que as têm como alvo produzem seu efeito mediante alteração da produção enzimática de sinalizadores críticos ou moléculas metabólicas. A epóxido redutase da vitamina K, enzima citosólica envolvida na modificação pós-translacional de resíduos glutamato em certos fatores da coagulação, é alvo do anticoagulante *varfarina*. Muitos inibidores lipofílicos de *mo-*

léculas de transdução de sinais citosólicas estão em fase de desenvolvimento, incluindo fármacos cujos alvos consistem em mediadores da apoptose (morte celular programada) ou da inflamação.

Os fatores reguladores da transcrição são receptores citosólicos importantes, que atuam como alvos para fármacos lipofílicos. Todas as proteínas no organismo são codificadas pelo DNA. A transcrição deste em RNA e a translação do RNA em proteínas são controladas por um conjunto distinto de moléculas. A transcrição de muitos genes é regulada, em parte, pela interação entre moléculas de sinalização lipossolúveis e fatores reguladores da transcrição. Devido ao papel fundamental desempenhado pelo controle da transcrição em muitos processos biológicos, os *reguladores da transcrição* (também denominados *fatores de transcrição*) constituem os alvos de alguns fármacos importantes. Os *hormônios esteroides* formam uma classe de fármacos lipofílicos que têm a capacidade de sofrer rápida difusão através da membrana plasmática e exercer suas ações mediante ligação a fatores da transcrição em citoplasma ou núcleo (Figura 1.8).

Assim como a forma de um fator de transcrição determina a quais fármacos ele se ligará, ela também estabelece o local onde o fator de transcrição se fixará no genoma e quais moléculas coativadoras ou correpressoras se ligarão ao fator. Por meio de ativação ou inibição da transcrição, alterando, dessa maneira, as concentrações intracelulares ou extracelulares de produtos gênicos específicos, os fármacos dirigidos para os fatores de transcrição podem causar profundo efeito sobre a função celular. As respostas celulares a esses fármacos e os efeitos que decorrem delas nos tecidos e sistemas orgânicos estabelecem ligações entre a interação molecular fármaco-receptor e os efeitos do fármaco sobre o organismo como um todo. Como a transcrição gênica é um processo relativamente lento (pode levar minutos ou horas) e duradouro, os fármacos cujos alvos consistem em fatores de transcrição necessitam, com frequência, de maior período de tempo para o início de sua ação; além disso, surtem efeitos mais prolongados que os fármacos que alteram processos transitórios, como a condução de íons (segundos a minutos).

As *proteínas estruturais* são outra classe importante de alvos citosólicos de fármacos. Por exemplo, os alcaloides da vinca (antimitóticos) ligam-se a monômeros de tubulina e evitam a polimerização dessa molécula em microtúbulos. Tal inibição impede a divisão celular na metáfase, tornando os alcaloides da vinca agentes antineoplásicos valiosos. Outras substâncias ligam-se ao RNA ou aos ribossomos e são relevantes para a quimioterapia antineoplásica e antimicrobiana. Graças ao avanço continuado da terapêutica de interferência no RNA (RNAi), esses alvos estão adquirindo cada vez mais importância. No futuro, talvez a tecnologia RNAi possibilite aos médicos modificarem com facilidade os níveis de expressão de transcritos gênicos específicos. Todavia, desafios técnicos de formulação de veículos para esses agentes atingirem seus alvos limitam atualmente sua utilidade em aplicações especializadas.

Enzimas extracelulares

Muitos receptores importantes de fármacos são enzimas cujos sítios ativos estão localizados fora da membrana plasmática. O ambiente extracelular é constituído por um meio de proteínas e moléculas de sinalização. Enquanto muitas dessas proteínas desempenham um papel estrutural, outras são utilizadas na comunicação da informação entre células. Por conseguinte, as enzimas que modificam as moléculas que medeiam esses sinais importantes podem influenciar processos fisiológicos, como vasoconstrição e neurotransmissão. Um exemplo dessa classe de receptores é a *enzima conversora de angiotensina* (ECA), que converte a angiotensina I no poderoso vasoconstritor angiotensina II. Os *inibidores da ECA* são fármacos que impedem essa conversão enzimática e que, portanto, reduzem a pressão arterial, entre outros efeitos (ver Capítulo 20). Outro exemplo é a *acetilcolinesterase*, que degrada a acetilcolina após liberação desse neurotransmissor dos neurônios colinérgicos. Os *inibidores da acetilcolinesterase* aumentam de modo significativo a neurotransmissão nas sinapses colinérgicas ao impedir a degradação do neurotransmissor nesses locais (ver Capítulo 9).

Receptores de adesão da superfície celular

Com frequência, as células precisam interagir diretamente com outras células para o desempenho de funções específicas ou a comunicação de informações. Algumas dessas funções incluem a formação dos tecidos e a migração das células imunes para um local de inflamação. A região de contato entre duas células é denominada *adesão*, e as interações de adesão entre células são mediadas por pares de *receptores de adesão* sobre as superfícies de cada célula. Em muitos casos, vários desses pares receptor–contrarreceptor combinam-se para assegurar uma adesão firme, e os reguladores intracelulares controlam

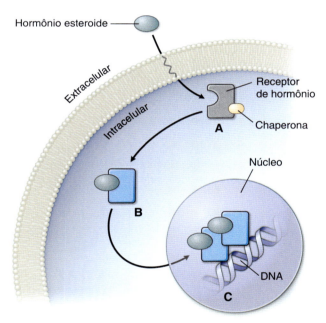

FIGURA 1.8 Ligação de molécula lipofílica a fator de transcrição intracelular. A. As pequenas moléculas lipofílicas podem difundir-se através da membrana plasmática e ligar-se a fatores de transcrição intracelulares. Este exemplo mostra a ligação de um hormônio esteroide a um receptor de hormônio citosólico, embora alguns receptores pertencentes a essa classe possam localizar-se no núcleo antes da ligação do ligante. **B.** A ligação do ligante desencadeia uma mudança na conformação do receptor (e, frequentemente, a dissociação de uma proteína repressora chaperona), que determina o transporte do complexo ligante-receptor para o núcleo. No interior do núcleo, esse complexo sofre tipicamente dimerização. Na figura, a forma ativa do receptor é um homodímero (dois receptores idênticos ligados entre si); todavia, pode haver também a formação de heterodímeros (como o receptor de hormônio tireoidiano e o retinoide X). **C.** O complexo ligante-receptor dimerizado conecta-se ao DNA e, a seguir, pode recrutar coativadores e correpressores (*não ilustrados aqui*). Esses complexos alteram a taxa de transcrição gênica, resultando em alteração (para cima ou para baixo) na expressão das proteínas celulares.

a atividade dos receptores de adesão ao modificar sua afinidade ou moderar sua expressão e localização sobre a superfície celular. Inúmeros receptores de adesão envolvidos na resposta inflamatória são alvos interessantes para inibidores seletivos. Os inibidores de uma classe específica de receptores de adesão, conhecidos como *integrinas*, foram recentemente incluídos na clínica, e esses fármacos estão sendo estudados no tratamento de diversas afecções, como inflamação, esclerose múltipla e câncer (ver Capítulo 45).

▶ Processamento de sinais decorrentes de interações fármaco-receptor

Muitas células são continuamente bombardeadas por inúmeros estímulos, alguns estimuladores e outros inibitórios. De que maneira elas integram esses sinais, produzindo uma resposta coerente? As proteínas G e outros segundos mensageiros parecem proporcionar pontos importantes de integração. Conforme assinalado, foi identificado um número relativamente pequeno de segundos mensageiros, e é pouco provável que muitos ainda sejam descobertos. Por conseguinte, constituem possível mecanismo interessante capaz de fornecer às células um conjunto de pontos em comum para os quais numerosos estímulos externos podem convergir, produzindo efeito celular coordenado (Figura 1.9).

As concentrações de íons proporcionam outro ponto de integração para os efeitos celulares, visto que podem resultar da atividade integrada de *múltiplas* correntes iônicas, que tanto aumentam quanto diminuem a concentração do íon no interior da célula. Por exemplo, o estado contrátil de uma célula muscular lisa constitui uma função da concentração intracelular de íons cálcio, determinada por várias condutâncias diferentes de Ca^{2+}, as quais incluem extravasamento de íons cálcio na célula e correntes de cálcio para dentro e para fora do citoplasma através de canais especializados na membrana plasmática e no retículo endoplasmático liso.

Como a magnitude da resposta celular é, com frequência, consideravelmente maior que a do estímulo que produziu a resposta, as células parecem ter a capacidade de amplificar os efeitos da ligação do receptor. As proteínas G são excelente exemplo de amplificação de sinais. A ligação do ligante a um receptor acoplado a elas serve para ativar uma única molécula dessas proteínas. A seguir, essa molécula pode ligar-se a numerosas moléculas efetoras e ativá-las, como a adenililciclase, as quais podem, então, produzir um número ainda maior de moléculas de segundos mensageiros (neste exemplo, AMPc). Outro exemplo de amplificação de sinais é o "Ca^{2+} de deflagração", em que um pequeno influxo de Ca^{2+} através dos canais de Ca^{2+} regulados por voltagem na membrana plasmática "deflagra" a liberação de maiores quantidades de Ca^{2+} no citoplasma, a partir das reservas intracelulares.

▶ Regulação celular das interações fármaco-receptor

A ativação (ou a inibição) de um receptor induzida por fármacos em geral tem impacto duradouro sobre a resposta subsequente do receptor à ligação do fármaco. Os mecanismos que medeiam esses efeitos são importantes, uma vez que impedem a estimulação excessiva que poderia levar à lesão celular ou afetar adversamente o organismo como um todo. Muitos fármacos apresentam redução dos efeitos com o decorrer do tempo; esse fenômeno é conhecido como *taquifilaxia*. Em termos farmacológicos, o receptor e a célula tornam-se *dessensibilizados* à ação do fármaco. Os mecanismos de dessensibilização podem ser divididos em dois tipos: dessensibilização *homóloga*, em que ocorre diminuição dos efeitos de agonistas em apenas um tipo de receptor, e dessensibilização *heteróloga*, em que se verifica diminuição coordenada dos efeitos de agonistas em dois ou mais tipos de receptores. Acredita-se que o segundo tipo seja causado por uma alteração induzida pelo fármaco em um ponto comum de convergência nos mecanismos de ação dos receptores envolvidos, como molécula efetora compartilhada.

Muitos receptores apresentam dessensibilização. Por exemplo, a resposta celular à estimulação repetida dos receptores β-adrenérgicos pela epinefrina diminui de maneira uniforme com o decorrer do tempo (Figura 1.10). A dessensibilização desses receptores é mediada pela fosforilação induzida pela

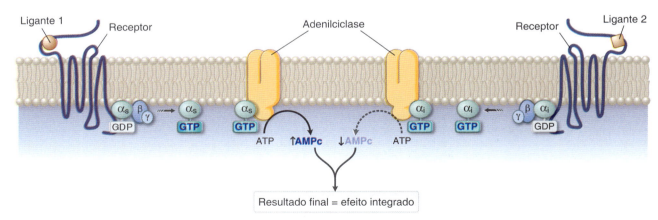

FIGURA 1.9 Convergência de sinalização de dois receptores. A transdução de cascatas de sinalização intracelulares utiliza um número limitado de mecanismos. Em alguns casos, isso propicia a convergência, na qual dois receptores diferentes exercem efeitos opostos, tendendo a negar-se na célula. Por exemplo, dois receptores diferentes acoplados à proteína G podem ser estimulados por ligantes distintos. O receptor ilustrado à esquerda está acoplado à $G\alpha_s$, proteína G que estimula a adenililciclase a catalisar a formação de AMPc. O que aparece à direita está acoplado à $G\alpha_i$, proteína G que inibe a adenililciclase. Quando ambos são ativados de modo simultâneo, podem atenuar ou até mesmo neutralizar um ao outro, como mostra a figura. Algumas vezes, a sinalização por uma via pode alternar quando os dois receptores são ativados de modo sequencial.

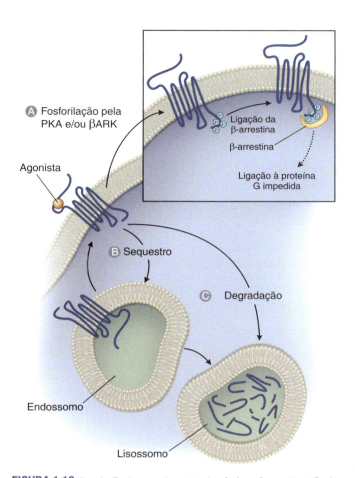

A Fosforilação pela PKA e/ou βARK

Agonista

Ligação da β-arrestina

β-arrestina

Ligação à proteína G impedida

B Sequestro

C Degradação

Endossomo

Lisossomo

FIGURA 1.10 Regulação dos receptores β-adrenérgicos. Os receptores β-adrenérgicos ligados a agonistas ativam proteínas G, que, a seguir, estimulam a atividade da adenilciclase. **A.** A estimulação repetida ou persistente do receptor pelo agonista produz fosforilação de aminoácidos na extremidade C-terminal do receptor pela proteinoquinase A (PKA) e/ou pelo receptor β-adrenérgico com quinase (βARK). A seguir, a β-arrestina liga-se ao domínio fosforilado do receptor e bloqueia a ligação da G_s, com consequente diminuição da atividade da adenilciclase (efetor). **B.** A ligação da β-arrestina também leva ao sequestro do receptor em compartimentos endossômicos, neutralizando efetivamente a atividade de sinalização do β-adrenérgico. A seguir, o receptor pode ser reciclado e reintroduzido na membrana plasmática. **C.** A ocupação prolongada do receptor pelo agonista pode levar a infrarregulação do receptor e eventual degradação. As células também podem diminuir o número de receptores de superfície por meio da inibição da transcrição ou da tradução do gene que codifica o receptor (*não ilustrado*).

TABELA 1.6 Mecanismos de regulação dos receptores.	
MECANISMO	**DEFINIÇÃO**
Taquifilaxia	Administração repetida da mesma dose de um fármaco que resulta em redução do efeito deste com o decorrer do tempo
Dessensibilização	Diminuição da capacidade de um receptor de responder à estimulação por um fármaco ou ligante
Homóloga	Diminuição da resposta a um único tipo de receptor
Heteróloga	Diminuição da resposta a dois ou mais tipos de receptores
Inativação	Perda da capacidade de um receptor de responder à estimulação por um fármaco ou ligante
Refratariedade	Após estimulação de um receptor, é necessário certo período de tempo para que a próxima interação fármaco-receptor produza efeito
Infrarregulação	Interação fármaco-receptor repetida ou persistente que acarreta a remoção do receptor dos locais onde poderiam ocorrer interações fármaco-receptor subsequentes

estimulados. Conforme exposto, os canais de sódio regulados por voltagem, que medeiam a descarga de potenciais de ação neuronais, estão sujeitos a períodos refratários. Após a abertura do canal induzida pela despolarização da membrana, o canal de sódio regulado por voltagem fecha-se espontaneamente e não pode ser reaberto durante algum tempo (denominado *período refratário*). Essa propriedade inerente do canal determina a taxa máxima com que os neurônios podem ser estimulados e transmitir a informação.

O efeito da ligação fármaco-receptor também pode ser influenciado por alterações induzidas pelo fármaco no número de receptores sobre uma célula ou no seu interior. Exemplo de mecanismo molecular pelo qual o número de receptores pode ser modificado é a *infrarregulação*, no qual a estimulação prolongada do receptor pelo ligante induz a endocitose dos receptores pela célula e seu sequestro em vesículas endocíticas. Tal sequestro impede o contato dos receptores com ligantes, acarretando dessensibilização celular. Quando cessa o estímulo que levou ao sequestro dos receptores, estes podem ser reciclados para a superfície celular, tornando-se novamente funcionais (Figura 1.10). As células também podem ter a capacidade de alterar o nível de síntese dos receptores e, assim, regular o número de receptores disponíveis para ligação de fármacos. O sequestro de receptores e a alteração em sua síntese ocorrem em maior escala de tempo que a fosforilação e também exercem efeitos mais prolongados. A Tabela 1.6 fornece um resumo dos mecanismos pelos quais os efeitos das interações fármaco-receptor podem ser regulados.

▶ Fármacos que não se enquadram no modelo de fármaco-receptor

Embora muitos fármacos interajam com um dos tipos básicos de receptores anteriormente delineados, outros atuam por mecanismos não mediados por receptores. Dois exemplos são os diuréticos osmóticos e os antiácidos.

epinefrina da cauda citoplasmática do receptor. Essa fosforilação promove a ligação da β-arrestina ao receptor; por sua vez, esta inibe a capacidade do receptor de estimular a proteína G_s. Na presença de níveis mais baixos de G_s ativada, a adenilciclase produz menos AMPc. Sendo assim, os ciclos repetidos de ligação ligante-receptor resultam em efeitos celulares cada vez menores. Há mecanismos celulares que causam efeitos ainda mais profundos, impedindo por completo a estimulação do receptor pelo ligante. Esse fenômeno, denominado *inativação*, também pode resultar da fosforilação do receptor; neste caso, ela bloqueia totalmente a atividade de sinalização do receptor ou redunda na remoção deste da superfície celular.

Outro mecanismo passível de afetar a resposta celular causada pela ligação fármaco-receptor é denominado *refratariedade*. Os receptores que assumem estado refratário após ativação necessitam de certo período de tempo para serem novamente

Os diuréticos controlam o equilíbrio hídrico no corpo ao alterar os níveis relativos de absorção e secreção de água e íons nos rins. Muitos atuam sobre canais iônicos. Entretanto, uma classe de diuréticos altera o equilíbrio da água e dos íons não por sua ligação a canais iônicos ou a receptores acoplados à proteína G, mas pela modificação direta da osmolaridade nos néfrons. O açúcar *manitol*, secretado no lúmen do néfron, aumenta a osmolaridade da urina a ponto de a água ser removida do sangue peritubular para o lúmen. Esse desvio de líquido serve para aumentar o volume de urina, ao mesmo tempo que diminui o volume sanguíneo.

Os antiácidos são utilizados no tratamento da doença por refluxo gastresofágico e da doença ulcerosa péptica. Ao contrário dos agentes antiúlcera que se ligam a receptores envolvidos na produção fisiológica de ácido gástrico, os antiácidos atuam de modo inespecífico ao absorver o ácido gástrico ou neutralizá-lo quimicamente. Dentre esses agentes, destacam-se as bases, como $NaHCO_3$ e $Mg(OH)_2$.

▶ Conclusão e perspectivas

Apesar de os detalhes moleculares das interações fármaco-receptor demonstrarem amplas variações entre fármacos de diferentes classes e receptores de tipos diversos, os seis principais mecanismos de ação descritos neste capítulo servem como paradigmas dos princípios de farmacodinâmica. A capacidade de classificar os fármacos com base em seus mecanismos de ação simplifica o estudo da farmacologia, visto que tais mecanismos em geral podem ser associados a seus níveis de ação celular, tecidual, orgânica e sistêmica. Por sua vez, torna-se mais fácil entender como determinado fármaco é capaz de mediar seus efeitos terapêuticos e seus efeitos indesejáveis ou adversos em um paciente. Atualmente, o desenvolvimento de fármacos tem como meta principal a identificação daqueles que sejam sobremaneira seletivos, planejando moléculas direcionadas para alvos específicos responsáveis pela doença. Com o progresso nos conhecimentos relativos ao desenvolvimento de fármacos e à base genética e fisiopatológica da doença, médicos e cientistas com certeza aprenderão a combinar a especificidade *molecular* de um fármaco com a especificidade *genética* e *fisiopatológica* de seu alvo para desenvolver terapias cada vez mais seletivas.

Agradecimentos

Agradecemos a Christopher W. Cairo e Joseph B. Simon por suas valiosas contribuições para este capítulo nas duas edições anteriores desta obra.

Leitura sugerida

Alexander SP, Mathie A, Peters JA. Guide to receptors and channels. 3rd ed. *Br J Pharmacol* 2008;153 (Suppl 2):S1–S209. (*Resumo sucinto dos alvos moleculares de fármacos, organizado por tipos de receptores.*)

Berg JM, Tymoczko JL, Stryer L. *Biochemistry*. 6th ed. New York: WH Freeman and Company; 2006. (*Contém informações estruturais sobre receptores, especialmente proteínas G.*)

Lagerstorm MC, Schloth HB. Structural diversity of G protein-coupled receptors and significance for drug discovery. *Nat Rev Drug Discov* 2008; 7: 339-357. (*Discute as cinco famílias de receptores acoplados à proteína G com vista a futuro desenvolvimento de fármacos.*)

Pratt WB, Taylor P, eds. *Principles of drug action: the basis of pharmacology*. 3rd ed. New York: Churchill Livingstone; 1990. (*Contém uma discussão detalhada das interações fármaco-receptor.*)

Whitehead KA, Langer R, Anderson DG. Knocking down barriers: advances in siRNA delivery. *Nat Rev Drug Discov* 2009; 8:129-138. (*Enfatiza os sucessos prévios e os desafios remanescentes no desenvolvimento de terapêutica de interferência de RNA.*)

Zhang J, Yang PL, Gray NS. Targeting cancer with small molecule kinase inhibitions. Nat Rev Cancer 2009; 9:28-39. (*Discute a desregulação das proteínas quinases no câncer e nas moléculas-alvo de fármacos, como imatinibe.*)

2
Farmacodinâmica

Quentin J. Baca e David E. Golan

▶ Introdução

Utiliza-se o termo *farmacodinâmica* para descrever os efeitos de um fármaco no corpo. Tipicamente, essa descrição é feita em termos quantitativos. No capítulo anterior, foram consideradas as interações moleculares pelas quais os agentes farmacológicos exercem seus efeitos. Este capítulo trata da integração de tais ações em um efeito exercido sobre o organismo como um todo. É importante descrever os efeitos de um fármaco em termos quantitativos para estabelecer as faixas de doses apropriadas para os pacientes e comparar potência, eficácia e segurança de um fármaco em relação a outro.

▶ Ligação fármaco-receptor

O estudo da farmacodinâmica baseia-se no conceito da ligação fármaco-receptor. Quando um fármaco ou um ligante endógeno (p. ex., um hormônio ou um neurotransmissor) liga-se a seu receptor, pode ocorrer uma resposta como consequência dessa interação. Se já existir um número suficiente de receptores ligados (ou "ocupados") sobre uma célula ou no seu interior, o efeito cumulativo dessa "ocupação" pode tornar-se aparente na célula. Em algum momento, todos os receptores podem estar ocupados, o que torna possível observar uma resposta máxima (receptores de reserva são uma exceção; ver adiante). No caso de a resposta ser desencadeada em muitas células, observa-se o efeito no órgão ou até mesmo no paciente. Entretanto, todo esse processo começa com a ligação do fármaco ou do ligante a um receptor (para o propósito dessa discussão, os termos *fármaco* e *ligante* serão utilizados como sinônimos neste capítulo). Por conseguinte, seria útil dispor de um modelo que descrevesse de modo acurado a ligação de um fármaco a um receptor para prever o efeito do fármaco nos níveis molecular, celular, tecidual (órgão) e orgânico de maneira geral (paciente). Esta seção apresenta esse modelo.

Considere-se o caso mais simples, em que o receptor encontra-se livre (desocupado) ou reversivelmente ligado a um fármaco (ocupado). Esse caso pode ser descrito da seguinte maneira:

$$L + R \underset{k_{livre}}{\overset{k_{ligado}}{\rightleftarrows}} LR \qquad \text{Equação 2.1}$$

em que L é o ligante (fármaco), R é o receptor livre, e LR, o complexo fármaco-receptor. Em equilíbrio, a fração de receptores em cada um desses estados depende da constante de dissociação, K_d, em que $K_d = k_{livre}/k_{ligado}$. K_d é uma propriedade intrínseca de qualquer par fármaco-receptor. Apesar de variar com a temperatura, a temperatura do corpo humano é relativamente constante, portanto pode-se estabelecer que a K_d é uma constante para cada combinação fármaco-receptor.

De acordo com a lei de ação das massas, a relação entre receptor livre e receptor ligado pode ser descrita da seguinte maneira:

$$K_d = \frac{[L][R]}{[LR]} \text{ , rearranjado para } [LR] = \frac{[L][R]}{K_d} \quad \text{Equação 2.2}$$

em que $[L]$ é a concentração de ligante livre, $[R]$ é a concentração de receptor livre, e $[LR]$, a concentração de complexo ligante-receptor. Como K_d é uma constante, é possível deduzir algumas propriedades importantes relativas à interação fármaco-receptor a partir dessa equação. Em primeiro lugar, à medida que aumenta a concentração de ligante, a de receptores ligados também aumenta. Em segundo lugar, e de modo não tão evidente, à medida que a concentração de receptores livres

📎 CASO

Almirante X, 66 anos de idade, é um comandante de submarino aposentado, com histórico de tabagismo de 70 pacotes de cigarros por ano (dois maços por dia durante 35 anos) e histórico familiar de coronariopatia. Embora normalmente ignore os conselhos de seus médicos, toma pravastatina prescrita para reduzir o nível de colesterol, bem como ácido acetilsalicílico para diminuir o risco de oclusão da artéria coronária.

Um dia, enquanto trabalhava em sua carpintaria, ele começou a sentir aperto no tórax. A sensação tornou-se rapidamente dolorosa e começou a irradiar-se pelo braço esquerdo. O almirante ligou para o Serviço de Emergência, e uma ambulância o transportou até o pronto-socorro mais próximo. Uma vez concluída a avaliação, constatou-se que ele estava sofrendo um infarto do miocárdio anterior. Como não podia ser transferido para um hospital com uma unidade de cateterismo cardíaco nos 90 min seguintes à chegada ao pronto-socorro, e por não ter nenhuma contraindicação específica para a terapia trombolítica (como hipertensão não controlada, histórico de acidente vascular cerebral ou cirurgia recente), o médico iniciou a terapia com um agente trombolítico, a alteplase (tPA), e um anticoagulante, heparina.

Devido a seus índices terapêuticos baixos, doses inadequadas de ambos os fármacos podem produzir consequências ter-

ríveis (hemorragia e morte); por esse motivo, o Almirante X foi rigorosamente monitorado, e o efeito farmacológico da heparina era determinado periodicamente por meio do tempo de tromboplastina parcial ativado (TTPA). Os sintomas do Almirante X diminuíram nas horas seguintes, embora tenha permanecido no hospital para monitoramento. Recebeu alta depois de 4 dias, e os medicamentos prescritos incluíam pravastatina, ácido acetilsalicílico, atenolol, lisinopril e clopidogrel para prevenção secundária de infarto do miocárdio.

💡 Questões

1. Como a potência e a eficácia de um fármaco podem ser determinadas por meio da interação molecular entre ele e seu receptor?

2. Por que o fato de um fármaco ter baixo índice terapêutico significa que o médico deve ter maior cuidado em sua administração?

3. Que propriedades de certos fármacos, como o ácido acetilsalicílico, possibilitam sua administração sem monitoramento dos níveis plasmáticos, enquanto outros fármacos, como a heparina, exigem esse tipo de controle?

---

aumenta (p. ex., como pode ocorrer em estados de doença ou ante exposição repetida a determinado fármaco), a de receptores ligados também. Por conseguinte, *existe a possibilidade de aumento do efeito de um fármaco em consequência de aumento na concentração do ligante ou do receptor*.

Entretanto, a discussão ao longo deste capítulo admitirá que a concentração do total de receptores é uma constante, de modo que $[LR] + [R] = [R_o]$. Isso possibilita ordenar a Equação 2.2 da seguinte maneira:

$$[R_o] = [R] + [LR] = [R] + \frac{[L][R]}{K_d}$$

$$= [R]\left(1 + \frac{[L]}{K_d}\right) \qquad \text{Equação 2.3}$$

Resolvendo $[R]$ e fazendo as devidas substituições na Equação 2.2 a partir da Equação 2.3, produz-se:

$$[LR] = \frac{[R_o][L]}{[L] + K_d}, \text{ rearranjado para}$$

$$\frac{[LR]}{[R_o]} = \frac{[L]}{[L] + K_d} \qquad \text{Equação 2.4}$$

Observe que o lado esquerdo dessa equação, $[LR]/[R_o]$, representa a fração de todos os receptores disponíveis ligados ao ligante.

A Figura 2.1 mostra duas representações gráficas da Equação 2.4 para a ligação de dois fármacos hipotéticos ao mesmo receptor. Esses gráficos são conhecidos como *curvas de ligação fármaco-receptor*. Na Figura 2.1A consta um gráfico linear, enquanto na Figura 2.1B, o mesmo gráfico em escala semilogarítmica. Como as respostas aos fármacos ocorrem ao longo de uma ampla faixa de doses (concentrações), o gráfico

semilog é frequentemente utilizado para apresentar dados de ligação fármaco–receptor. As duas interações fármaco-receptor caracterizam-se por diferentes valores de K_d; neste caso, $K_{dA} < K_{dB}$.

Na Figura 2.1, a ligação fármaco-receptor máxima dá-se quando $[LR]$ é igual a $[R_o]$, ou $[LR]/[R_o] = 1$. Também se constata que, de acordo com a Equação 2.4, quando $[L] = K_d$, então $[LR]/[R_o] = K_d/2K_d = 1/2$. Por conseguinte, K_d *pode ser definida como a concentração de ligante em que 50% dos receptores disponíveis estão ocupados*.

▶ Relações dose-resposta

A farmacodinâmica de um fármaco pode ser quantificada pela relação entre a dose (concentração) do mesmo e a resposta do organismo (do paciente) a ele. O esperado é que essa relação esteja estreitamente vinculada à relação de ligação fármaco-receptor, e isso de fato ocorre para muitas combinações desse tipo. Sendo assim, neste estágio da discussão, convém admitir que *a resposta a um fármaco é proporcional à concentração de receptores ligados (ocupados) pelo fármaco*. Essa pressuposição pode ser quantificada mediante a equação:

$$\frac{\text{Resposta}}{\text{Resposta máx}} = \frac{[DR]}{[R_o]} = \frac{[D]}{[D] + K_d} \qquad \text{Equação 2.5}$$

em que $[D]$ é a concentração do fármaco livre, $[DR]$ a concentração do complexo fármaco-receptor, $[R_o]$ a concentração total de receptores e K_d a constante de dissociação de equilíbrio para a interação fármaco-receptor. (Observe que o lado direito da Equação 2.5 equivale à Equação 2.4, sendo $[L]$ substituído por $[D]$.) A generalização dessa pressuposição é examinada adiante.

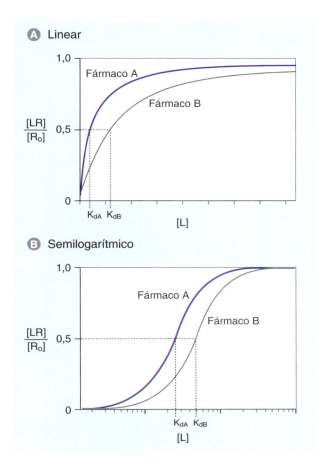

FIGURA 2.1 Curvas de ligação ligante-receptor. A. Gráfico linear de ligação fármaco-receptor para dois fármacos com valores distintos de K_d. **B.** Gráfico semilogarítmico da mesma ligação fármaco-receptor. K_d é a constante de dissociação em equilíbrio para determinada interação fármaco-receptor – um valor mais baixo de K_d indica interação fármaco-receptor *mais firme* (de maior afinidade). Em virtude dessa relação, o Fármaco A, que apresenta K_d mais baixa, se ligará a maior proporção de receptores totais do que o Fármaco B em qualquer concentração de fármaco. Observe que K_d corresponde à concentração do ligante [L] em que 50% dos receptores estão ligados (ocupados) pelo ligante. [L] é a concentração de ligante (fármaco) livre (não ligado), [LR] é a concentração de complexos ligante-receptor, e R_o é a concentração total de receptores ocupados e desocupados. Logo, [LR]/[R₀]é a *ocupação fracionária* de receptores, ou a fração de receptores totais ocupados (ligados) pelo ligante.

Existem dois tipos principais de relações dose-resposta – gradual e quantal. A diferença entre eles é que o primeiro descreve o efeito de várias doses de um fármaco sobre um indivíduo, enquanto o segundo mostra esse efeito sobre uma população.

Relações dose-resposta graduais

A Figura 2.2 mostra curvas graduadas de dose-resposta para dois fármacos hipotéticos que produzem a mesma resposta biológica. As curvas são apresentadas em escalas linear e semilog. Assemelham-se, quanto à forma, àquelas da Figura 2.1, em concordância com a pressuposição de que a resposta é proporcional à ocupação dos receptores.

Dois parâmetros importantes – potência e eficácia – podem ser deduzidos a partir da curva dose-resposta graduada. A *potência* (EC_{50}) de um fármaco refere-se à *concentração em que ele produz 50% de sua resposta máxima*. A *eficácia* ($E_{máx.}$) refere-se à *resposta máxima produzida pelo fármaco*. De acordo com a pressuposição anterior, a eficácia pode ser

considerada o estado em que a sinalização mediada pelo receptor torna-se máxima, de modo que qualquer quantidade adicional do fármaco não produzirá nenhuma resposta adicional. Esse estado, em geral, é alcançado quando todos os receptores estão ocupados pelo fármaco. Entretanto, alguns fármacos são capazes de produzir resposta máxima quando menos de 100% de seus receptores estão ocupados; os receptores remanescentes podem ser denominados *receptores de reserva*. Esse conceito é discutido de modo mais detalhado adiante. Observe mais uma vez que a curva de dose-resposta gradual da Figura 2.2 exibe estreita semelhança com a curva de ligação fármaco-receptor da Figura 2.1, em que K_d é substituída por EC_{50}, e R_o é substituído por $E_{máx.}$.

Relações dose-resposta quantais

Tais relações representam graficamente a fração da população que responde a determinada dose de um fármaco como função da dose desse fármaco. As relações dose-resposta quantais

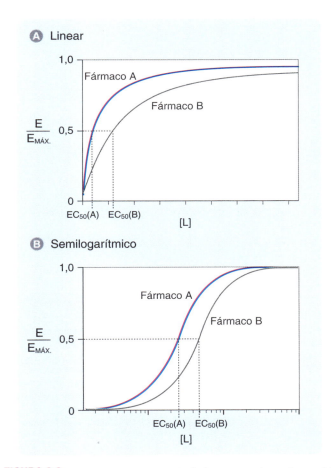

FIGURA 2.2 Curvas dose-resposta graduais. Essas curvas demonstram o efeito de um fármaco como função de sua concentração. **A.** Gráfico linear de curvas dose-resposta graduais para dois fármacos. **B.** Gráfico semilogarítmico das mesmas curvas. Observe a estreita semelhança com a Figura 2.1: a fração de receptores ocupados [LR]/[R₀] foi substituída pelo efeito fracionário $E/E_{máx.}$, em que E é uma resposta quantificável a determinado fármaco (p. ex., elevação da pressão arterial). EC_{50} é a potência do fármaco ou a concentração em que o mesmo produz 50% de seu efeito máximo. Nesta figura, o Fármaco A é mais potente do que o Fármaco B, visto que produz metade do efeito máximo em uma concentração mais baixa. Os Fármacos A e B exibem a mesma eficácia (resposta máxima ao fármaco). Observe que a potência e a eficácia não estão intrinsecamente relacionadas – um fármaco pode ser extremamente potente, porém ter pouca eficácia, e vice-versa. [L] é a concentração do fármaco, E é o efeito, $E_{máx.}$ é a eficácia, e EC_{50}, a potência.

descrevem as concentrações de um fármaco que produzem certo efeito em uma população. A Figura 2.3 fornece um exemplo de curvas de dose-resposta quantais. Devido a diferenças nas respostas biológicas entre indivíduos, os efeitos de um fármaco são observados ao longo de uma faixa de doses. As respostas são definidas em termos de presentes ou ausentes (*i. e., quantais,* e não *graduais*). Parâmetros finais, como "sono/sem sono" ou "estar vivo dentro de 12 meses/não estar vivo dentro de 12 meses" são exemplos de respostas quantais; em contrapartida, as relações de dose-resposta graduais são produzidas utilizando respostas de grandeza escalar, como mudança na pressão arterial ou na frequência cardíaca. O objetivo é generalizar um resultado para uma população, mais do que examinar o efeito de diferentes doses do fármaco sobre um indivíduo.

Os tipos de respostas que podem ser examinados com a relação dose-resposta quantal incluem efetividade (efeito terapêutico), toxicidade (efeito adverso) e letalidade (efeito letal). As doses que produzem essas respostas em 50% de uma população são conhecidas como *dose efetiva mediana* (ED$_{50}$), *dose tóxica mediana* (TD$_{50}$) e *dose letal mediana* (LD$_{50}$), respectivamente.

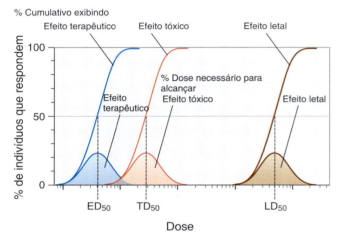

% Cumulativo exibindo

FIGURA 2.3 Curvas dose-resposta quantais. Essas curvas demonstram o efeito médio de um fármaco, como função de sua concentração, em determinado grupo de indivíduos. Tipicamente, a população é observada quanto à ocorrência ou não de uma resposta (p. ex., sono ou ausência de sono) e, a seguir, o resultado obtido é utilizado para representar graficamente a porcentagem de indivíduos que respondem a cada dose do fármaco. As relações dose-resposta quantais são úteis para prever os efeitos de um fármaco quando administrado a uma população, bem como para determinar as doses tóxicas e as letais dentro desse grupo. Tais doses são denominadas ED$_{50}$ (dose em que 50% dos indivíduos apresentam resposta terapêutica a um fármaco), TD$_{50}$ (dose em que 50% dos indivíduos exibem resposta tóxica) e LD$_{50}$ (dose em que 50% dos indivíduos morrem). Observe que a ED$_{50}$ é a dose em que 50% dos indivíduos respondem a um fármaco, enquanto a EC$_{50}$ (conforme descrito na figura anterior) é a dose em que um fármaco produz metade do efeito máximo em um indivíduo.

▶ Interações fármaco-receptor

Muitos receptores de fármacos podem ser categorizados em dois estados de conformação, em equilíbrio reversível entre si, denominados *estado ativo* e *estado inativo*. Vários fármacos atuam como ligantes desses receptores e afetam a probabilidade de estes se encontrarem preferencialmente em uma dessas duas conformações. As propriedades farmacológicas dos fármacos baseiam-se, com frequência, em seus efeitos sobre o estado de seus receptores cognatos. Um fármaco que, após sua ligação ao receptor, favorece a conformação ativa desse receptor é denominado *agonista*; por outro lado, um fármaco que impede a ativação do receptor pelo agonista é designado *antagonista*. Alguns não se enquadram exatamente nessa definição simples; esses fármacos incluem os *agonistas parciais* e os *agonistas inversos*. As seções que se seguem descrevem essas classificações farmacológicas de maneira mais detalhada.

Agonistas

Agonista é uma molécula que se liga a um receptor e estabiliza-o em determinada conformação (em geral na conformação ativa). Quando ligado por um agonista, um receptor típico tem mais tendência a encontrar-se em sua conformação ativa do que inativa. Dependendo do receptor, os agonistas podem ser fármacos ou ligantes endógenos. A Equação 2.6 fornece um modelo conveniente para compreender a relação entre ligação do agonista e ativação do receptor:

$$D + R \rightleftarrows D + R^*$$
$$\downarrow\uparrow \qquad\qquad \downarrow\uparrow \qquad\qquad \text{**Equação 2.6**}$$
$$DR \rightleftarrows DR^*$$

em que D e R são as concentrações do fármaco e do receptor não ligados (livres), respectivamente, DR é a concentração do complexo agonista-receptor, e R^* indica a conformação ativa do receptor. Para a maioria dos pacientes e dos agonistas, R^* e DR são espécies instáveis que têm apenas uma existência breve, sendo quantitativamente insignificantes em comparação com R e DR^*. Por isso, na maioria dos casos, a Equação 2.6 é simplificada para:

$$D + R \rightleftarrows DR^* \qquad\qquad \text{**Equação 2.7**}$$

Observe que a Equação 2.7 é idêntica à 2.1, utilizada para análise da ligação fármaco-receptor. Isso sugere que, para a maioria dos receptores, a ligação do agonista é proporcional à ativação do receptor. Todavia, alguns receptores apresentam estabilidade limitada nas conformações R^* e/ou DR; nesses casos, é preciso reexaminar a Equação 2.6 (ver adiante).

A Equação 2.6 também pode ser empregada para ilustrar quantitativamente os conceitos de potência e eficácia. Conforme assinalado anteriormente, a potência é a concentração de agonista necessária para produzir metade do efeito máximo, enquanto a eficácia é o efeito máximo do agonista. Admitindo que um receptor não esteja ativo, a não ser que permaneça ligado a um fármaco (*i. e., R** é insignificante em comparação com DR^*), a Equação 2.8 proporciona uma descrição quantitativa da potência e da eficácia:

$$D + R \underset{k_{livre}}{\overset{k_{ligado}}{\rightleftarrows}} DR \underset{k_\beta}{\overset{k_\alpha}{\rightleftarrows}} DR^* \qquad \text{**Equação 2.8**}$$
$$\qquad\quad \text{Potência} \qquad\quad \text{Eficácia}$$

Nesta equação, k_α é a constante de velocidade de ativação do receptor, e k_β é a constante de velocidade de desativação do mesmo. A equação demonstra a relação entre a potência ($K_d = k_{livre}/k_{ligado}$) e a ligação do agonista ($D + R \rightleftarrows DR$), bem como a relação entre a eficácia (k_a/k_b) e a mudança de conformação necessária para a ativação do receptor (DR $\rightleftarrows$ DR^*). Essas relações são intuitivas se for considerado que os fármacos mais potentes são aqueles que têm maior afinidade com seus receptores (K_d mais baixa), enquanto os mais eficazes são os que produzem ativação de maior proporção de receptores.

Antagonistas

Antagonista é uma molécula que inibe a ação de um agonista, mas que não exerce nenhum efeito na ausência deste. A Figura 2.4 fornece uma abordagem para a classificação dos vários tipos de antagonistas. Estes podem ser divididos em antagonistas de receptores e antagonistas sem receptores. Os *antagonistas de receptores* ligam-se ao sítio ativo (sítio de ligação do agonista) ou a um sítio alostérico de um receptor. A ligação do antagonista ao sítio ativo impede a ligação do agonista ao receptor, enquanto a ligação do antagonista a um sítio alostérico altera a K_d para a ligação do agonista ou impede a mudança de conformação necessária para a ativação do receptor. Os antagonistas de receptores também podem ser divididos em *reversíveis* e *irreversíveis*, isto é, os que se ligam a seus receptores de modo reversível e os que se ligam irreversivelmente. A Figura 2.5 ilustra os efeitos gerais desses tipos de antagonistas sobre a ligação dos agonistas; as seções que se seguem apresentam uma descrição mais detalhada desse tópico.

O *antagonista sem receptores* não se liga ao receptor do agonista; entretanto, inibe a capacidade do agonista de iniciar uma resposta. Em nível molecular, essa inibição pode ocorrer por meio da inibição direta do agonista (p. ex., utilizando anticorpos), de uma molécula localizada distalmente na via de ativação, ou da ativação de uma via que se opõe à ação do agonista. Tais antagonistas podem ser classificados em químicos e em fisiológicos. Os *antagonistas químicos* inativam o agonista antes de ele ter a oportunidade de atuar (p. ex., mediante neutralização química); os *fisiológicos* produzem efeito fisiológico oposto àquele induzido pelo agonista.

A seção que se segue trata dos antagonistas competitivos dos receptores e dos não competitivos. Os antagonistas sem receptores também são examinados de modo sucinto adiante.

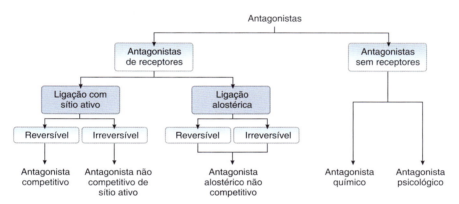

FIGURA 2.4 Classificação dos antagonistas. Estes podem ser categorizados com base em sua ligação a um sítio do receptor para o agonista (antagonistas de receptores) ou na interrupção da sinalização do complexo agonista-receptor por outros meios (antagonistas sem receptores). Os antagonistas de receptores podem ligar-se ao sítio do agonista (ativo) ou a um sítio alostérico no receptor; em ambos os casos, não afetam a atividade basal do receptor (*i. e.*, a atividade do receptor na ausência do agonista). Os antagonistas de receptores no sítio do agonista (ativo) impedem a ligação do agonista ao receptor. Quando o antagonista compete com o ligante por sua ligação ao sítio agonista, é denominado *antagonista competitivo*; altas concentrações do agonista podem superar esse tipo de antagonismo. Os antagonistas não competitivos no sítio do agonista ligam-se de modo covalente ou com afinidade muito alta a esse sítio, de modo que até mesmo concentrações elevadas do agonista são incapazes de ativar o receptor. Os antagonistas de receptores em sítio alostérico ligam-se ao receptor em um local distinto do sítio agonista. Não competem diretamente com o agonista pela ligação ao receptor, porém alteram a K_d para a ligação do agonista ou inibem a resposta do receptor a tal ligação. Em geral, concentrações elevadas do agonista não são capazes de reverter o efeito de um antagonista alostérico. Os antagonistas sem receptores são divididos em duas categorias: os químicos, que sequestram o agonista e, por conseguinte, impedem a interação deste com o receptor, e os fisiológicos, que induzem uma resposta fisiológica oposta àquela do agonista, porém por um mecanismo molecular que não envolve o receptor.

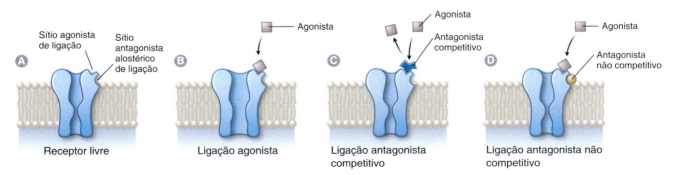

FIGURA 2.5 Tipos de antagonistas dos receptores. Ilustração esquemática das diferenças entre antagonistas nos sítios agonista (ativo) e alostérico. **A.** O receptor inativo não ligado. **B.** O receptor ativado pelo agonista. Observe a mudança de conformação induzida no receptor pela ligação do agonista, por exemplo, a abertura de um canal iônico transmembrana. **C.** Os antagonistas no sítio agonista ligam-se ao sítio agonista do receptor, porém este não é ativado; tais agentes bloqueiam a ligação do agonista ao receptor. **D.** Os antagonistas alostéricos ligam-se a um sítio alostérico (distinto do sítio agonista), por isso impedem a ativação do receptor, mesmo se o agonista estiver ligado a ele.

Antagonistas competitivos dos receptores

Um *antagonista competitivo* liga-se reversivelmente ao sítio de um receptor. Ao contrário do agonista, que também empreende essa ligação, o antagonista competitivo não estabiliza a conformação necessária para a ativação do receptor. Logo, ele bloqueia a ligação do agonista a seu receptor, enquanto mantém este em sua conformação inativa. A Equação 2.9 é uma modificação da Equação 2.7, que incorpora o efeito de um antagonista competitivo (*A*).

$$AR \rightleftarrows A + D + R \rightleftarrows DR*$$
Equação 2.9

Nesta equação, uma fração das moléculas livres do receptor (*R*) é incapaz de formar um complexo fármaco (agonista)-receptor (*DR**), visto que a ligação do receptor ao antagonista resulta na formação de um complexo antagonista-receptor (*AR*). Com efeito, a formação desse complexo estabelece uma segunda reação de equilíbrio, que compete com o equilíbrio da ligação agonista-receptor. Observe que *AR* é incapaz de sofrer mudança de conformação para o estado ativo (*R**) do receptor.

A análise quantitativa leva à seguinte equação para a ligação de um agonista (*D*) ao receptor, quando há um antagonista competitivo (*A*):

$$\frac{[DR]}{[R_o]} = \frac{[D]}{[D] + K_d\left(1 + \dfrac{[A]}{K_A}\right)}$$
Equação 2.10

A Equação 2.10 assemelha-se à Equação 2.4, exceto que a K_d efetiva foi aumentada por um fator de $(1 + [A]/K_A)$, em que K_A é a constante de dissociação para a ligação do antagonista ao receptor (*i. e.*, $K_A = [A][R]/[AR]$). Como o aumento da K_d equivale a diminuição de potência, *a ocorrência de um antagonista competitivo (A) diminui a potência de um agonista (D) por um fator de (1 + [A]/K_A).* Apesar de a potência de um agonista diminuir à medida que aumenta a concentração do antagonista competitivo, a eficácia do agonista não é afetada. Isso se deve ao fato de que a concentração do agonista [D] pode ser aumentada para contrapor-se ao antagonista ("superá-lo"), "eliminando" ou revertendo, assim, o efeito deste. A Figura 2.6A mostra o efeito de um antagonista competitivo sobre a relação dose-resposta do agonista. Observe que o primeiro tem o efeito de desviar a curva dose-resposta do segundo para a direita, causando redução de potência do agonista, porém mantendo sua eficácia.

A *pravastatina*, fármaco utilizado no caso descrito no início do capítulo para reduzir o nível de colesterol do almirante, é um exemplo de antagonista competitivo. Ela se enquadra na classe de inibidores da HMG-CoA redutase (estatinas) dentre os fármacos hipolipêmicos. A HMG-CoA redutase é uma enzima que catalisa a redução da HMG-CoA, que constitui a etapa limitadora da velocidade na biossíntese do colesterol. A semelhança entre as estruturas químicas das estatinas e a HMG-CoA possibilita a ligação da molécula de estatina ao sítio ativo da HMG-CoA redutase, impedindo, assim, a ligação da HMG-CoA. A inibição dessa enzima diminui a síntese endógena de colesterol, portanto diminui os níveis de colesterol do paciente. Essa inibição é reversível, visto que não há formação de ligações covalentes entre a estatina e a enzima. Para discussão mais detalhada da pravastatina e de outros inibidores da HMG-CoA redutase, ver Capítulo 19.

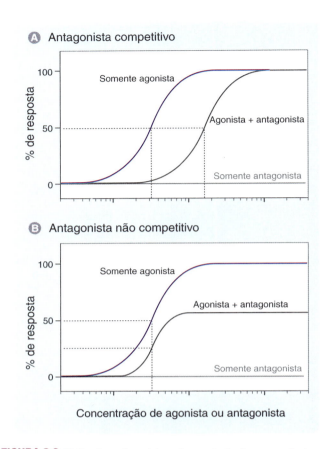

FIGURA 2.6 Efeitos dos antagonistas sobre a relação dose-resposta do agonista. Os antagonistas competitivos e os não competitivos têm diferentes efeitos sobre a potência (a concentração do agonista que produz metade da resposta máxima) e a eficácia (a resposta máxima a um agonista). **A.** O antagonista competitivo diminui a potência do agonista sem afetar a eficácia deste. **B.** O antagonista não competitivo reduz a eficácia do agonista. Conforme a ilustração, a maioria dos antagonistas não competitivos alostéricos não afeta a potência do agonista.

Antagonistas não competitivos dos receptores

Os *antagonistas não competitivos* podem ligar-se ao sítio ativo ou a um sítio alostérico de um receptor (Figura 2.4). Os que se ligam ao sítio ativo podem fazê-lo de modo covalente ou com afinidade muito alta; em ambos os casos, a ligação é efetivamente irreversível. Como um antagonista irreversivelmente ligado ao sítio ativo não pode ser "deslocado", mesmo com altas concentrações do agonista, ele exibe antagonismo não competitivo.

O antagonista alostérico não competitivo atua ao impedir a ativação do receptor, mesmo quando o agonista está ligado ao sítio ativo. Esse tipo de antagonista exibe antagonismo não competitivo, independentemente da reversibilidade de sua ligação, visto que não atua ao competir com o agonista por sua ligação ao sítio ativo, mas ao impedir a ativação do receptor. Entretanto, a reversibilidade da ligação do antagonista é importante, uma vez que o efeito de um antagonista irreversível não diminui, mesmo quando o fármaco livre (não ligado) é eliminado do organismo, enquanto o efeito de um antagonista reversível pode ser "eliminado" com o decorrer do tempo, à medida que se dissocia do receptor (ver Equação 2.9).

Um receptor ao qual está ligado um antagonista não competitivo não pode mais ser ativado pela ligação de um agonista. Por conseguinte, a resposta máxima (eficácia) do agonista é reduzida. Uma diferença característica entre antagonistas competitivos e não competitivos é que os competitivos reduzem a potência do agonista, enquanto os não competitivos, a eficácia. Essa diferença pode ser explicada com base no fato de que um antagonista competitivo compete continuamente por sua ligação ao receptor, diminuindo de maneira efetiva a afinidade do receptor por seu agonista, sem limitar o número de receptores disponíveis. Em contrapartida, um antagonista não competitivo remove receptores funcionais do sistema, limitando, assim, o número de receptores disponíveis. A Figura 2.6A e B compara os efeitos de antagonistas competitivos e não competitivos sobre a relação dose-resposta do agonista.

O *ácido acetilsalicílico* é um exemplo de antagonista não competitivo. Esse agente acetila de modo irreversível a ciclo-oxigenase, enzima responsável pela produção de tromboxano A_2 nas plaquetas. Na ausência de tal produção, ocorre inibição da agregação plaquetária. Como a inibição é irreversível, e as plaquetas são incapazes de sintetizar novas moléculas de ciclo-oxigenase, os efeitos de uma dose única de ácido acetilsalicílico persistem por 7 a 10 dias (tempo necessário para a produção de novas plaquetas pela medula óssea), embora o fármaco livre seja depurado muito mais rápido do organismo.

Antagonistas sem receptores

Os antagonistas sem receptores podem ser classificados em químicos e em fisiológicos. Os *químicos* inativam o agonista específico ao modificá-lo ou sequestrá-lo, de modo que ele não se torna mais capaz de ligar-se ao receptor e ativá-lo. A *protamina* é um exemplo de antagonista químico; essa proteína básica liga-se estequiometricamente às *heparinas* ácidas, classe de anticoagulantes, inativando-as (ver Capítulo 22). Devido a esse antagonismo químico, a protamina pode ser utilizada para interromper rapidamente os efeitos da heparina.

Os *fisiológicos* ativam ou bloqueiam de maneira mais comum um receptor que medeia uma resposta fisiologicamente oposta àquela do receptor do agonista. Assim, por exemplo, no tratamento do hipertireoidismo, os *antagonistas β-adrenérgicos* são utilizados como antagonistas fisiológicos para reverter o efeito de taquicardia do hormônio tireoidiano endógeno. Embora esse hormônio não produza seu efeito de taquicardia via estimulação β-adrenérgica, o bloqueio de tal estimulação pode, entretanto, aliviar a taquicardia causada pelo hipertireoidismo (ver Capítulos 10 e 27).

Agonistas parciais

Agonista parcial *é uma molécula que se liga ao sítio ativo de um receptor, mas só produz uma resposta parcial, mesmo quando todos os receptores estão ocupados (ligados) por ele.* A Figura 2.7A mostra uma série de curvas dose-resposta para vários agonistas plenos e parciais. Cada um atua por meio de sua ligação ao mesmo sítio no receptor muscarínico de acetilcolina (ACh). Observe que o butil trimetilamônio (TMA) não é apenas mais potente do que os derivados de cadeia mais longa na estimulação da contração muscular, como também mais eficaz do que alguns dos derivados (p. ex., as formas heptila e octila) na produção de maior resposta máxima. Por esse motivo, o butil TMA é um *agonista pleno* no receptor muscarínico de ACh, enquanto o derivado octila é um *agonista parcial*.

Como os agonistas parciais e os plenos ligam-se ao mesmo sítio no receptor, aqueles podem reduzir a resposta produzida por estes. Dessa maneira, os agonistas parciais podem atuar

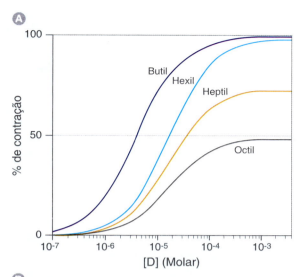

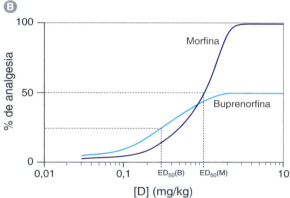

FIGURA 2.7 Curvas dose-resposta de agonistas plenos e parciais. Existem muitos casos em que fármacos que atuam no sítio agonista do mesmo receptor produzem diferentes efeitos máximos. **A.** Vários derivados alquila do trimetilamônio estimulam os receptores muscarínicos de acetilcolina (ACh), causando contração muscular no intestino, porém produzem respostas máximas diferentes, mesmo quando todos os receptores estão ocupados. Neste exemplo, os derivados butil e hexil trimetilamônio são agonistas plenos – apesar de terem potências diferentes, ambos são capazes de produzir resposta máxima. Os agonistas que produzem apenas resposta parcial, como os derivados heptil e octil, são denominados *agonistas parciais*. Observe que as curvas dose-resposta dos agonistas parciais formam um platô em valores abaixo daqueles dos agonistas plenos. A ACh atua como agonista pleno nesse sistema (*não ilustrado*). **B.** Os agonistas parciais podem ser mais ou menos potentes que os plenos. Neste caso a buprenorfina ($ED_{50} = 0,3$ mg/kg) é mais potente que a morfina ($ED_{50} = 1,0$ mg/kg), embora não consiga atingir a mesma resposta máxima do agonista pleno. A buprenorfina é prescrita na prática clínica para o tratamento da dependência de opioides, quando é desejável usar um agonista parcial menos eficaz em produzir dependência do que opioides como morfina ou heroína. As baixas concentrações do agonista parcial buprenorfina ligam-se firmemente ao receptor opioide e inibem de modo competitivo a ligação dos opioides mais eficazes. Doses muito elevadas de buprenorfina mostram a redução paradoxal do efeito analgésico que resultaria das interações com menor afinidade da substância com os receptores de opioides não mu (*não ilustrados*).

como antagonistas competitivos. Por essa razão, são algumas vezes denominados *antagonistas parciais* ou até mesmo *agonistas-antagonistas mistos*.

É interessante considerar como um agonista poderia produzir uma resposta abaixo da máxima se um receptor só pode existir no estado ativo ou inativo. Essa é uma área de pesquisa atual, para a qual foram aventadas diversas hipóteses. Lembre-se de que a Equação 2.6 foi simplificada na Equação 2.7 com base na pressuposição de que R e $DR*$ são muito mais estáveis do que $R*$ e DR. Mas o que poderia ocorrer se um fármaco (vamos chamá-lo de agonista parcial) pudesse estabilizar a DR, bem como a $DR*$? Nesse caso, a adição do agonista parcial resultaria na estabilização de alguns receptores na forma DR e de alguns na forma $DR*$. Com a ocupação integral dos receptores, alguns estariam no estado ativo e outros no inativo, e a eficácia do fármaco se tornaria reduzida em comparação com a de um agonista pleno (que estabiliza apenas $DR*$). Nessa formulação, um antagonista puro liga-se preferencialmente ao estado inativo do receptor; um agonista pleno liga-se de preferência ao estado ativo do receptor, e um agonista parcial liga-se com afinidade comparável aos estados tanto ativo quanto inativo do receptor.

Uma segunda hipótese formulada para a ação dos agonistas parciais é que um receptor pode exibir múltiplas conformações $DR*$, cada uma com atividade intrínseca diferente. Dependendo das conformações particulares do receptor ligadas pelo agonista, pode-se observar uma fração do efeito máximo possível quando um agonista parcial liga-se a 100% dos receptores. Esse pode ser o caso dos denominados *moduladores seletivos dos receptores de estrogênio* (MSRE), como o *raloxifeno* e o *tamoxifeno* (ver Capítulo 29). O raloxifeno atua como agonista parcial nos receptores de estrogênio presentes no osso e como antagonista nos receptores de estrogênio na mama. A estrutura cristalina do raloxifeno ligado ao receptor de estrogênio, quando comparada com a do estrogênio ligado ao receptor de estrogênio, revela que sua cadeia lateral inibe o alinhamento de uma hélice α do receptor de estrogênio no sítio ativo (ver Figura 29.8). Isso pode resultar em inibição de alguns efeitos finais do receptor de estrogênio, enquanto outros efeitos são mantidos. Em nível fisiológico, esse efeito seria observado como atividade agonista parcial no osso (ver Figura 29.7).

Um estudo recente de agonistas parciais que atuam em canais iônicos regulados por ligantes sugeriu que é possível a existência de um terceiro modelo, no qual o receptor exige alteração "indutora" da conformação antes de sua ativação. Nesse modelo, embora um agonista parcial possa ligar-se com alta afinidade ao receptor, é menos eficiente que um agonista pleno na indução da alteração da conformação do receptor. Visto que essa alteração conformacional é essencial à ativação do receptor, este permanecerá mais tempo na conformação aberta, e um agonista parcial será menos eficaz que um pleno.

A potência relativa de agonistas parciais e agonistas plenos é clinicamente relevante (Figura 2.7B). Um agonista parcial com afinidade elevada por seu receptor (p. ex., buprenorfina) seria mais potente, embora menos eficaz do que um agonista pleno com menor afinidade pelo mesmo receptor (p. ex., morfina). Essa característica é potencializada clinicamente quando o agonista parcial buprenorfina é prescrito para o tratamento de dependência de opioide. A buprenorfina, com sua elevada afinidade pelo receptor opioide mu, pode ser administrada para competir com os outros opioides consumidos pelo paciente e pode, portanto, ajudar a evitar recidivas. Tem de ser prescrita com extrema cautela para pacientes dependentes de opioides do tipo agonista pleno (p. ex., heroína ou morfina), porque consegue competir com esses opioides e pode provocar sinais e sintomas de abstinência.

Outro exemplo de agonista parcial é o *pindolol*, fármaco frequentemente classificado como antagonista β-adrenérgico (ver Capítulo 10). Todavia, na realidade, o pindolol exibe propriedades de agonista parcial, e pode ter valor clínico em virtude da resposta intermediária que produz. Embora a frequência cardíaca e a pressão arterial em repouso não sejam tão reduzidas pelo pindolol quanto por outros antagonistas β-adrenérgicos puros, ele inibe de modo efetivo os aumentos potencialmente perigosos da frequência cardíaca e da pressão arterial que de outro modo poderiam ocorrer com estimulação simpática (p. ex., exercício físico) em pacientes com doença cardiovascular.

Agonistas inversos

A ação dos agonistas inversos pode ser compreendida considerando mais uma vez a Equação 2.6. Conforme assinalado anteriormente, em alguns casos, os receptores podem apresentar estabilidade inerente no estado $R*$. Nessa circunstância, existe uma atividade intrínseca ("tônus") do sistema receptor, mesmo na ausência de um ligante endógeno ou de um agonista exógeno administrado. *Um agonista inverso atua de modo a abolir essa atividade intrínseca (constitutiva) do receptor livre (não ocupado).* Os agonistas inversos podem atuar por meio de sua ligação ao receptor na forma DR (inativa) e de sua estabilização. Isso desativa os receptores que se encontravam na forma $R*$ na ausência do fármaco. A importância fisiológica dos receptores que têm estabilidade inerente no estado $R*$ está sendo investigada, e receptores com mutações que os tornam constitutivamente ativos podem vir a ser alvos interessantes para abordagens com agonistas inversos.

Considerem-se as semelhanças e as diferenças entre as ações dos agonistas inversos e dos antagonistas competitivos. Ambos atuam no sentido de reduzir a atividade de um receptor. Se há um agonista pleno, tanto os antagonistas competitivos quanto os agonistas inversos têm, como ação, reduzir a potência do agonista. Entretanto, convém lembrar que um antagonista competitivo não exerce nenhum efeito na ausência do agonista, enquanto um agonista inverso desativa os receptores constitutivamente ativos na ausência do agonista. Utilizando as Equações 2.6 até 2.9 como modelos, esses conceitos podem ser resumidos da seguinte maneira: *os agonistas plenos estabilizam $DR*$, os parciais estabilizam tanto DR quanto $DR*$ (ou formas alternadas de $DR*$ ou formas "relevantes" de DR), os agonistas inversos estabilizam DR, e os antagonistas competitivos "estabilizam" R (ou AR) ao impedir a ligação dos agonistas plenos, parciais e inversos ao receptor.*

Receptores de reserva

Convém lembrar que, com base na pressuposição inicial sobre a ligação fármaco-receptor, é necessária a ocupação de 100% dos receptores para que um agonista exerça seu efeito máximo. Agora, considere-se a possibilidade de uma resposta máxima com ocupação de menos de 100% dos receptores.

A Figura 2.8 mostra o exemplo de uma curva de ligação fármaco-receptor e o de uma curva dose-resposta que ilustram essa situação. Nesse exemplo, obtém-se efeito máximo em uma dose de agonista mais baixa do que a necessária para saturação dos receptores, isto é, EC_{50} é menor do que K_d para esse sistema. Esse tipo de discrepância entre a curva de ligação fármaco-receptor e a curva dose-resposta é devido à existência de *receptores de reserva*. Acredita-se que pelo menos dois mecanismos moleculares sejam responsáveis pelo fenômeno do

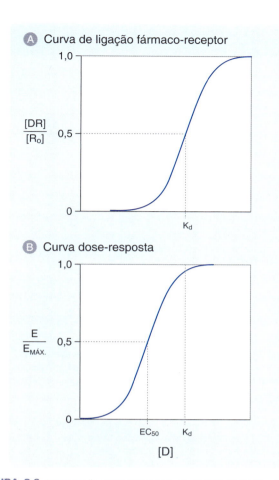

FIGURA 2.8 Comparação entre uma curva de ligação fármaco-receptor e uma curva dose-resposta na presença de receptores de reserva. Na ausência destes, é comum uma estreita correlação entre a curva de ligação fármaco-receptor e a curva dose-resposta – a ligação de uma quantidade adicional do fármaco ao receptor produz aumento da resposta, e EC_{50} é aproximadamente igual a K_d. Entretanto, em situações com receptores de reserva, verifica-se metade da resposta máxima quando menos da metade de todos os receptores está ocupada (o termo *reserva* indica que não há necessidade de ocupação de todos os receptores pelo fármaco para produzir resposta plena). **A.** Curva de ligação fármaco-receptor. **B.** Curva dose-resposta do mesmo fármaco, em presença de receptores de reserva. Observe que a resposta máxima ocorre em uma concentração de agonista mais baixa do que a ligação máxima, e $EC_{50} < K_d$. Essas duas relações confirmam a ocorrência de receptores de reserva. D é o fármaco, R é o receptor, e $[DR]/[R_o]$ é a ocupação fracionária do receptor. E é a resposta (efeito), $E_{máx.}$ é a resposta máxima (eficácia), e $E/E_{máx.}$ é a resposta fracionária. EC_{50} é a potência, e K_d é a constante de dissociação em equilíbrio para a ligação fármaco-receptor.

antagonista, o antagonista não competitivo liga-se a receptores que não são necessários para produzir resposta máxima; por conseguinte, não há diminuição da eficácia do agonista. Entretanto, a potência do agonista é afetada, visto que esta é proporcional à fração de receptores disponíveis que devem estar ocupados para produzir 50% da resposta. O antagonista não competitivo reduz o número de receptores disponíveis, aumentando, assim, a fração de receptores que precisam estar ligados em qualquer concentração do agonista para produzir a mesma resposta. Em altas concentrações do antagonista, o antagonista não competitivo liga-se não apenas aos receptores de "reserva", mas também aos necessários para produzir a resposta máxima, e ocorre redução tanto da eficácia quanto da potência do agonista. A Figura 2.9 ilustra esse conceito.

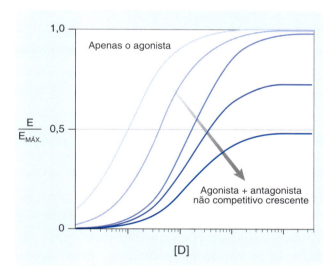

FIGURA 2.9 Efeito de um antagonista não competitivo sobre a curva dose-resposta de um agonista em presença de receptores de reserva. Em um sistema com ausência de receptores de reserva, um antagonista não competitivo produz diminuição da eficácia em todas as concentrações do antagonista (ver Figura 2.6B). Entretanto, em um sistema com receptores de reserva, a potência encontra-se diminuída, porém a eficácia não é afetada em baixas concentrações do antagonista, visto que um número suficiente de receptores desocupados está disponível para gerar resposta máxima. À medida que concentrações crescentes do antagonista ligam-se de modo não competitivo a um número cada vez maior de receptores, o antagonista acaba ocupando todos os receptores de "reserva", e verifica-se também redução da eficácia.

receptor de reserva. Primeiro, é possível que o receptor permaneça ativado após a saída do agonista, possibilitando a ativação de vários receptores por uma molécula de agonista. Segundo, as vias de sinalização celulares descritas no Capítulo 1 poderiam propiciar amplificação significativa de um sinal relativamente pequeno, e a ativação de apenas alguns receptores seria suficiente para produzir resposta máxima. Este último mecanismo aplica-se, por exemplo, ao caso de muitos receptores acoplados à proteína G; a ativação de uma única molécula de $G\alpha_s$ pode estimular a adenilciclase a catalisar a formação de dúzias de moléculas de AMPc.

Receptores de reserva alteram o efeito de um antagonista não competitivo sobre o sistema. Em baixas concentrações do

▶ Conceitos em terapêutica

Índice terapêutico e janela terapêutica

A *janela terapêutica* é a faixa de doses (concentrações) de um fármaco que produz resposta terapêutica, sem efeitos adversos inaceitáveis (toxicidade), em uma população de pacientes. Para fármacos que apresentam pequena janela terapêutica, é preciso efetuar estreito monitoramento de seus níveis plasmáticos, a fim de manter uma dose efetiva, sem ultrapassar o nível passível de provocar toxicidade. O próximo capítulo discutirá algumas das técnicas empregadas em terapia clínica para manter as concentrações plasmáticas dos fármacos dentro da janela terapêutica.

TABELA 2.1 Resumo da ação dos agonistas e antagonistas.

CLASSES DE AGONISTAS

Classe agonista	Ação
Agonista pleno	Ativa o receptor com eficácia máxima
Agonista parcial	Ativa o receptor, mas não com eficácia máxima
Agonista inverso	Inativa o receptor constitutivamente ativo

CLASSES DE ANTAGONISTAS

Classe de antagonistas	Efeitos sobre a potência do agonista	Efeitos sobre a eficácia do agonista	Ação
Antagonista competitivo	Sim	Não	Liga-se reversivelmente ao sítio ativo do receptor; compete com a ligação do agonista a esse sítio
Antagonista não competitivo no sítio ativo	Não	Sim	Liga-se irreversivelmente ao sítio ativo do receptor; impede a ligação do agonista a esse sítio
Antagonista alostérico não competitivo	Não	Sim	Liga-se de modo reversível ou irreversível a um sítio diferente do sítio ativo do receptor; impede a mudança de conformação necessária para a ativação do receptor pelo agonista

A janela terapêutica pode ser quantificada pelo *índice terapêutico* (IT) (algumas vezes denominado *razão terapêutica*), que costuma ser definido como:

$$\text{Índice Terapêutico (IT)} = \frac{TD_{50}}{ED_{50}} \qquad \text{Equação 2.11}$$

em que TD_{50} é a dose do fármaco que produz resposta tóxica em 50% da população, e ED_{50} é a dose do fármaco terapeuticamente efetiva em 50% da população. O IT fornece um único número que quantifica a margem de segurança relativa de um fármaco em determinada população. Um alto valor de IT representa uma janela terapêutica grande (ou "larga") (p. ex., uma diferença de mil vezes entre as doses terapêuticas e tóxicas), enquanto um IT pequeno indica uma janela terapêutica pequena (ou "estreita") (p. ex., uma diferença de duas vezes entre as doses terapêuticas e tóxicas).

O potencial de toxicidade associado ao uso da heparina e do tPA no caso apresentado no início deste capítulo é indicado pelos baixos IT desses fármacos. Por exemplo, a dose de heparina capaz de provocar sangramento significativo em um paciente é, com frequência, menos de duas vezes a dose necessária para obter efeito terapêutico; por conseguinte, a heparina pode ser definida como fármaco de índice terapêutico inferior a dois. Por esse motivo, nos pacientes tratados com heparina, é preciso determinar o TTPA, marcador da cascata da coagulação, a cada 8 a 12 h. O elevado IT do ácido acetilsalicílico indica sua relativa segurança. Observe que o efeito farmacológico da heparina foi monitorado periodicamente no caso descrito, enquanto o ácido acetilsalicílico pôde ser administrado sem a necessidade de monitorar seus níveis plasmáticos.

▶ Conclusão e perspectivas

A farmacodinâmica é o estudo quantitativo dos efeitos dos fármacos sobre o organismo. Foram desenvolvidas várias ferramentas para comparar a eficácia e a potência dos fármacos, incluindo as relações dose-resposta graduais e quantais. As graduais são utilizadas para examinar os efeitos de várias doses de um fármaco sobre um indivíduo, enquanto as quantais, para examinar os efeitos de várias doses de um fármaco sobre uma população. A janela terapêutica e o índice terapêutico são empregados para comparar as concentrações de fármacos que produzem efeitos terapêuticos e efeitos tóxicos (adversos).

No estudo da farmacodinâmica, os fármacos podem ser divididos em duas classes gerais – agonistas e antagonistas. A maioria dos agonistas possibilita a manutenção da conformação de um receptor no estado ativo, enquanto os antagonistas impedem a ativação do receptor pelos agonistas. Os antagonistas são ainda classificados de acordo com a localização molecular de seu efeito (i. e., receptores ou não receptores), o sítio onde se ligam ao receptor (i. e., sítio ativo ou sítio alostérico) e o modo de sua ligação ao receptor (i. e., reversível ou irreversível). A Tabela 2.1 fornece um resumo dos vários tipos de agonistas e antagonistas descritos neste capítulo.

A elucidação da base molecular da ativação de receptores por agonistas plenos e agonistas parciais provavelmente possibilitará a descoberta de novos fármacos. Recentemente, por exemplo, constatou-se que a ativação persistente de alguns receptores acoplados à proteína G (GPCR) exige a ligação de um agonista e de uma proteína G ao GPCR. Esse conhecimento pode ser útil na elaboração de novos fármacos que modulem a função de GPCR específicos com maior seletividade.

Agradecimentos

Agradecemos a Harris S. Rose por sua valiosa contribuição para este capítulo nas duas edições anteriores desta obra.

Leitura sugerida

Cowan A, Doxey JC, Harry EJ. The animal pharmacology of buprenorphine, an oripavine analgesic agent. *Br J Pharmacol* 1977;60:547-554. (*Propicia uma demonstração experimental da variação da potência e da eficácia de agonistas plenos e parciais.*)

Lape R, Colquhoun D, Sivilotti LG. On the nature of partial agonism in the nicotinic receptor superfamily. *Nature* 2008;454:722-727. (*Um estudo recente que sugere um novo modelo de mecanismo dos efeitos dos agonistas parciais.*)

Leff P. The two-state model of receptor activation. *Trends Pharmacol Sci* 1995;16:89-97. (*Fornece a base teórica para a Equação 2.6; discute o tratamento quantitativo das interações fármaco-receptor.*)

Pratt WB, Taylor P, eds. *Principles of drug action: the basis of pharmacology.* 3rd ed. New York: Churchill Livingstone; 1990. (*Contém uma discussão detalhada de farmacodinâmica.*)

Sprang SR. Binding the receptor at both ends. *Nature* 2011; 469:172-173. (*Resumo do novo achado de que a ativação persistente de alguns GPCR exige ligação de agonistas e de proteína G ao receptor.*)

3

Farmacocinética

Quentin J. Baca e David E. Golan

▶ Introdução

Até mesmo a mais promissora das terapias farmacológicas fracassará em estudos clínicos se o fármaco for incapaz de alcançar seu órgão-alvo em concentração suficiente para exercer efeito terapêutico. Muitas características que tornam o corpo humano resistente a danos causados por invasores estranhos e substâncias tóxicas também limitam a capacidade de os fármacos modernos combaterem os processos patológicos no paciente. O reconhecimento dos numerosos fatores que afetam a capacidade de um fármaco atuar em determinado paciente, bem como da natureza dinâmica desses fatores com o transcorrer do tempo, é de suma importância para a prática clínica da medicina.

Todos os fármacos devem satisfazer exigências mínimas para ter efetividade clínica. Um fármaco, para ser bem-sucedido, precisa atravessar as barreiras fisiológicas no corpo a fim de limitar o acesso das substâncias estranhas. A *absorção* dos fármacos pode ocorrer por meio de vários mecanismos desenvolvidos para explorar ou romper essas barreiras. Uma vez absorvido, o fármaco utiliza sistemas de *distribuição* dentro do organismo, como os vasos sanguíneos e linfáticos, para alcançar seu órgão-alvo em concentração apropriada. A capacidade do fármaco de ter acesso a seu alvo também é limitada por diversos processos que ocorrem no paciente. Estes são amplamente divididos em duas categorias: o *metabolismo*, em que o organismo inativa o fármaco mediante degradação enzimática (primariamente no fígado), e a *excreção*, em que o fármaco é eliminado do corpo (principalmente pelos rins e pelo fígado, bem como pelas fezes). Este capítulo apresenta uma visão geral dos processos farmacocinéticos de absorção, distribuição, metabolismo e excreção (frequentemente abreviados como *ADME*; Figura 3.1), com ênfase conceitual em princípios básicos que, quando aplicados a uma situação incomum, devem possibilitar ao estudante ou ao médico entender a base farmacocinética da terapia farmacológica.

▶ Barreiras fisiológicas

Um fármaco precisa vencer certas barreiras físicas, químicas e biológicas para alcançar seus locais de ação moleculares e celulares. O revestimento epitelial do trato gastrintestinal e de

CASO

Sr. W, de 66 anos, é um consultor de tecnologia que viaja frequentemente para fora do país como parte de seu trabalho na indústria de telecomunicações. O único problema clínico que apresenta consiste em fibrilação atrial crônica, e ele toma *varfarina* como único medicamento há bastante tempo. Na última noite de uma viagem de consultoria no exterior, ele participou de um grande jantar no qual foram servidos *kebabs* e outros alimentos que o Sr. W não costuma comer. No dia seguinte, ele apresentou diarreia aquosa, fétida e profusa. O médico estabeleceu o diagnóstico de diarreia do viajante e prescreveu *sulfametoxazol-trimetoprima* por 7 dias.

O Sr. W já estava totalmente restabelecido após 2 dias do início dos antibióticos e, 4 dias depois (enquanto ainda tomava os medicamentos), encontrou alguns clientes em outro farto jantar. Ele e seus convidados ficaram embriagados, e, ao sair do restaurante, o Sr. W tropeçou e caiu no meio-fio. No dia seguinte, seu joelho direito estava muito edemaciado, exigindo avaliação em um setor de emergência. O exame físico e os estudos

de imagem foram compatíveis com moderada hemartrose do joelho direito. Os exames laboratoriais revelaram acentuada elevação da relação normalizada internacional (INR), medida padronizada do tempo de protrombina, que, nesse contexto clínico, é um marcador substituto para o nível plasmático de varfarina. O médico de plantão alertou o Sr. W de que seu nível de varfarina encontrava-se na faixa supraterapêutica (tóxica), e que esse efeito devia-se, provavelmente, a interações medicamentosas adversas envolvendo a varfarina, os antibióticos utilizados e o recente consumo excessivo de álcool.

💡 Questões

1. Como um paciente com níveis terapêuticos bem estabelecidos de um medicamento de uso contínuo subitamente desenvolve manifestações clínicas de toxicidade farmacológica?

2. Essa situação poderia ter sido evitada? Se a resposta for afirmativa, como?

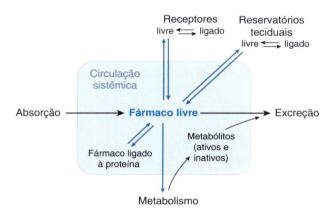

FIGURA 3.1 Absorção, distribuição, metabolismo e excreção (ADME) dos fármacos. Os princípios básicos de farmacocinética afetam a quantidade de fármaco livre que finalmente alcançará o sítio-alvo. Para produzir efeito, o fármaco precisa ser absorvido e, a seguir, distribuído até seu alvo antes de ser metabolizado e excretado. Em qualquer momento, o fármaco livre na circulação sistêmica encontra-se em equilíbrio com os reservatórios teciduais, as proteínas plasmáticas e o sítio-alvo (que em geral consiste em receptores); apenas a fração do fármaco que consegue ligar-se a receptores específicos terá efeito farmacológico. Observe que o metabolismo de um fármaco pode resultar em metabólitos tanto ativos quanto inativos; os ativos também podem exercer efeito farmacológico sobre os receptores-alvo ou, algumas vezes, sobre outros receptores.

outras membranas mucosas é um tipo de barreira; são também encontradas outras barreiras após a penetração do fármaco no sangue e nos vasos linfáticos. A maioria dos fármacos deve distribuir-se do sangue para tecidos locais, processo que pode ser impedido por determinadas estruturas, como a barreira hematencefálica. Tipicamente, os fármacos abandonam o compartimento intravascular pelas vênulas pós-capilares, onde existem lacunas entre as células endoteliais através das quais o fármaco pode passar. A distribuição de um fármaco ocorre principalmente por difusão passiva, cuja velocidade é afetada por condições iônicas e celulares locais. A presente

seção descreve as principais barreiras físicas, químicas e biológicas para o transporte dos fármacos no corpo, bem como as propriedades destes que afetam sua capacidade de superar tais barreiras.

Membranas biológicas

Todas as células humanas apresentam membrana lipídica com duas camadas, as quais consistem principalmente em fosfolipídios, esteróis (sobretudo colesterol) e glicolipídios. A natureza anfifílica dos lipídios da membrana e os ambientes aquosos intra e extracelular fazem com que a membrana adote uma estrutura com um centro hidrofóbico e duas superfícies hidrofílicas. Além dos componentes lipídicos, as membranas biológicas contêm proteínas transmembrana (que as atravessam) e proteínas que só estão expostas na superfície extra ou intracelular. A dupla camada lipídica da membrana semipermeável forma uma barreira ao transporte de moléculas e tem implicações significativas para a terapia medicamentosa.

Transporte através da membrana

O centro hidrofóbico de uma membrana biológica representa importante barreira para o transporte dos fármacos. Pequenas moléculas não polares, como os hormônios esteroides, são capazes de difundir-se facilmente através das membranas. Entretanto, a difusão passiva é ineficaz para o transporte de muitos fármacos e moléculas grandes e polares. Algumas proteínas transmembrana pertencentes à superfamília do *carreador humano ligado a solutos* (*SLC, solute-linked carrier*) – a qual inclui 43 famílias de proteínas, como as do *transportador de ânions orgânicos* (*OAT, organic anion transporter*) e do *transportador de cátions orgânicos* (*OCT, organic cation transporter*) – possibilitam o transporte de fármacos e moléculas polares através da membrana. Determinadas proteínas carreadoras transmembrana podem ser específicas para um fármaco e moléculas endógenas relacionadas; após ligação do fármaco à superfície extracelular da proteína, esta sofre mudança em sua conformação, que pode não depender de energia (*difusão facilitada*) ou exigir a entrada desta (*transporte ativo*). Essa mudança de conformação torna possível ao fármaco ligado acessar o interior da célula, onde sua molécula é liberada da proteína. De modo alternativo, alguns fármacos ligam-se a receptores específicos da superfície celular e deflagram um processo denominado *endocitose*, em que a membrana celular envolve a molécula para formar uma vesícula, a partir da qual o fármaco é subsequentemente liberado no interior da célula.

Difusão através da membrana

Na ausência de outros fatores, um fármaco penetrará em uma célula até que as concentrações intra e extracelular dele sejam iguais. A velocidade de difusão depende do gradiente de concentração do fármaco através da membrana e da espessura, área e permeabilidade desta. De acordo com a lei de difusão de Fick, o fluxo efetivo de um fármaco através da membrana é:

$$\text{Fluxo} = \frac{(C2 - C1) \times (\text{Área} \times \text{Permeabilidade})}{\text{Espessura}_{\text{da membrana}}} \quad \text{Equação 3.1}$$

em que $C1$ e $C2$ são as concentrações intra e extracelular do fármaco, respectivamente. Essa definição aplica-se a uma situação ideal, em que não há fatores complicadores, como gradientes iônicos, de pH e de cargas através da membrana. Todavia, *in vivo*, esses fatores adicionais afetam a habilidade de um fármaco para penetrar nas células. Por exemplo, a concentração maior do fármaco fora da célula normalmente tende a favorecer sua entrada efetiva nela; porém, se tanto o interior da célula quanto o fármaco tiverem cargas negativas, é possível que essa entrada seja impedida. Ao contrário, uma célula cujo interior tem carga negativa pode favorecer a entrada de um fármaco de carga positiva.

A difusão efetiva de fármacos ácidos e básicos através das membranas com dupla camada lipídica também pode ser afetada por um fenômeno associado à carga conhecido como *sequestro pelo pH*, que depende da constante dissociação ácida (pK_a) do fármaco e do gradiente de pH através da membrana. Fármacos ácidos fracos, como fenobarbital e ácido acetilsalicílico, predominam em forma protônica, neutra, no ambiente altamente ácido do estômago. Essa forma não carregada pode atravessar as duplas camadas lipídicas da mucosa gástrica, acelerando a absorção do fármaco (Figura 3.2). A seguir, o fármaco ácido fraco adquire forma com carga elétrica negativa no ambiente mais básico do plasma, pois cede seu íon hidrogênio, e essa forma tem menor probabilidade de sofrer difusão retrógrada através da mucosa gástrica. Em seu conjunto, esses equilíbrios sequestram efetivamente o fármaco no interior do plasma.

Em termos quantitativos, a pK_a de um fármaco representa o valor de pH em que metade do fármaco encontra-se em sua forma iônica. A equação de Henderson-Hasselbalch descreve a relação entre a pK_a de um fármaco A ácido ou básico e o pH do meio biológico contendo esse fármaco:

$$pK_a = \text{pH} + \log \frac{[HA]}{[A^-]} \quad \text{Equação 3.2}$$

em que HA é a forma protonada do fármaco A. Por exemplo, considere o caso hipotético de um fármaco ácido fraco com pK_a 4. No estômago, cujo pH é aproximadamente 1, a Equação 3.2 transforma-se em:

$$pK_{a_{\text{fármaco}}} = \text{pH}_{\text{estômago}} + \log \frac{[HA]}{[A^-]},$$

que pode ser simplificada para

$$3 = \log \frac{[HA]}{[A^-]},$$

e finalmente:

$$1.000 = \frac{[HA]}{[A^-]}.$$

No estômago, a forma protônica do fármaco (HA) encontra-se em uma concentração 1.000 vezes maior do que a forma ionizada (A^-), e 99,9% do fármaco está na forma neutra. Inversamente, no plasma, cujo pH é 7,4, mais de 99,9% do fármaco está em forma ionizada (Figura 3.2).

Sistema nervoso central

O sistema nervoso central (SNC) representa um desafio especial para a terapia farmacológica. Ao contrário da maioria das outras regiões anatômicas, está particularmente bem isolado de substâncias estranhas. A *barreira hematencefálica* utiliza junções estreitas, especializadas em impedir a difusão passiva da maioria dos fármacos da circulação sistêmica para a circulação cerebral. Por conseguinte, os fármacos destinados a atuar no SNC devem ser suficientemente pequenos e hidrofóbicos para atravessar com facilidade as membranas biológicas, ou devem utilizar as proteínas de transporte existentes na barreira hematencefálica para penetrar nas estruturas centrais. Os fármacos hidrofílicos que não conseguem ligar-se a proteínas de transporte facilitado ou ativo na barreira hematencefálica são incapazes de penetrar no SNC. É possível transpor a barreira hematencefálica utilizando infusão intratecal do fármaco, em

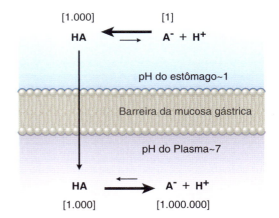

FIGURA 3.2 Sequestro pelo pH através de duplas camadas lipídicas. No exemplo ilustrado, considere um fármaco hipotético com $pK_a = 4$. Embora seja um ácido fraco, está predominantemente em forma protônica (HA) no ambiente superácido do estômago. Se o pH do estômago for de aproximadamente 1, para cada 1.001 moléculas de fármaco, 1.000 moléculas estarão em forma neutra e apenas 1 estará ionizada com carga negativa (A^-). A forma protônica e neutra do fármaco é capaz de difundir-se através da barreira mucosa gástrica para o sangue. Como o plasma sanguíneo tem pH de cerca de 7 (na realidade, é 7,4), e o fármaco tem pKa 4, a maior parte deste se encontra, agora, na forma ionizada (com carga negativa): para cada 1.001 moléculas do fármaco, apenas uma está em forma protônica (e neutra), enquanto 1.000 estão ionizadas (e com carga negativa). A forma do fármaco com carga negativa perde a capacidade de difundir-se através das duplas camadas lipídicas da mucosa gástrica, e ele se encontra efetivamente sequestrado no plasma.

que este é diretamente liberado no líquido cefalorraquidiano (LCR). Embora essa abordagem possa ser empregada no tratamento da meningite infecciosa ou carcinomatosa, a via intratecal não é prática para fármacos que precisam ser regularmente administrados ao paciente.

▶ Absorção

O corpo humano apresenta obstáculos excepcionais à invasão de microrganismos. O tegumento tem uma camada externa queratinizada e defensinas no epitélio. As membranas mucosas são protegidas por depuração mucociliar na traqueia, secreção de lisozima nos ductos lacrimais, secreção ácida no estômago e básica no duodeno. Esses mecanismos inespecíficos de defesa constituem barreiras para a absorção de fármacos e podem limitar sua chegada a certos órgãos-alvo. A *biodisponibilidade*, ou a fração do fármaco administrado que alcança a circulação sistêmica, dependerá da via de administração do fármaco, de sua forma química e de certos fatores específicos do paciente – como transportadores e enzimas gastrintestinais e hepáticos.

Em termos quantitativos, a biodisponibilidade é definida da seguinte maneira:

$$\text{Biodisponibilidade} = \frac{\text{Quantidade de fármaco que chega à circulação sistêmica}}{\text{Quantidade de fármaco administrada}} \quad \text{Equação 3.3}$$

Essa definição de biodisponibilidade baseia-se no fato importante de que *a maioria dos fármacos alcança seus sítios de ação moleculares e celulares diretamente a partir da circulação sistêmica*. Os fármacos de administração intravenosa são injetados diretamente na circulação sistêmica; para estes, a quantidade administrada equivale à quantidade que alcança a circulação, e sua biodisponibilidade é, por definição, igual a 1. Em contrapartida, a absorção gastrintestinal incompleta e o metabolismo hepático de "primeira passagem" (ver adiante) tipicamente fazem com que a biodisponibilidade de um fármaco de administração oral seja menor que 1 (Figura 3.3).

Vias de administração e seus fundamentos

Novos fármacos são planejados e testados em forma posológica administrada por uma via específica. As vias de administração são escolhidas para tirar proveito das moléculas de transporte e de outros mecanismos que possibilitem a entrada do fármaco nos tecidos corporais. Esta seção discute as vantagens e desvantagens da administração de fármacos pelas vias enterais (oral e retal) e parenterais (todas que não são enterais), por exemplo, as que atravessam mucosas e a transdérmica (Tabela 3.1).

Enteral

A administração enteral por via oral constitui a mais simples das vias de administração de fármacos. Porém, expõe o fármaco a ambientes ácido (estômago) e básico (duodeno) rigorosos, passíveis de limitar sua absorção. Essa via oferece muitas vantagens ao paciente: possibilita fácil e conveniente autoadministração de fármacos orais, e a deglutição tem menos tendência do que outros métodos a causar infecções sistêmicas como complicação do tratamento.

Um fármaco administrado por via oral deve permanecer estável durante sua absorção pelo epitélio do trato gastrintestinal. As junções das células epiteliais gastrintestinais dificultam o

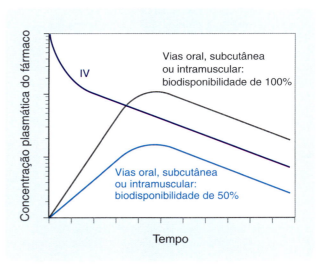

FIGURA 3.3 Biodisponibilidade após administração de dose única de um fármaco. Se administrado por via intravenosa, torna-se imediatamente disponível na circulação. É distribuído então por outros compartimentos corporais (Figura 3.7) e eliminado por meio de cinética de primeira ordem (Figura 3.6). Ao contrário, as outras vias de administração (p. ex., oral, subcutânea e intramuscular) resultam na entrada mais lenta do fármaco no sangue. Além disso, devem levar em conta a biodisponibilidade – por exemplo, muitos fármacos administrados por via oral são absorvidos de modo incompleto ou sofrem metabolismo de primeira passagem no fígado. Se um fármaco tiver biodisponibilidade de 100%, a quantidade total que alcançará a circulação sistêmica será a mesma para todas as vias de administração; entretanto, o pico de concentração plasmática do fármaco demandará maior período de tempo para ser alcançado quando o fármaco for administrado por vias não intravenosas. Se a biodisponibilidade de uma forma posológica oral, subcutânea ou intramuscular for inferior a 100%, será necessário aumentar a dose do fármaco para que a quantidade total que alcançará a circulação sistêmica seja igual à de uma dose intravenosa. Observe que a quantidade total de fármaco que alcança a circulação sistêmica pode ser medida, ao integrar o gráfico da *área sob a curva (ASC)* da concentração plasmática do fármaco *versus* tempo.

transporte através do epitélio intacto. Na verdade, as substâncias ingeridas (como os fármacos) devem, em geral, atravessar a membrana celular tanto na superfície apical quanto na basal, para alcançar o sangue circulante. A eficiência desse processo é determinada pelo tamanho e pelo caráter hidrofóbico do fármaco e, algumas vezes, pela presença de carreadores por intermédio dos quais o fármaco pode entrar e/ou sair da célula. *Em geral, os fármacos hidrofóbicos e neutros atravessam as membranas celulares de modo mais eficiente do que os fármacos hidrofílicos ou com carga elétrica, a não ser que a membrana contenha uma molécula carreadora que facilite a passagem das substâncias hidrofílicas.*

Após atravessar o epitélio gastrintestinal, os fármacos são transportados pelo sistema porta até o fígado antes de passar para a circulação sistêmica. Enquanto a circulação porta protege o corpo dos efeitos sistêmicos de toxinas ingeridas, entregando-as ao fígado para destoxificação, esse sistema pode complicar a liberação de fármacos. Todos os fármacos administrados por via oral estão sujeitos ao *metabolismo de primeira passagem* no fígado. Nesse processo, as enzimas hepáticas podem inativar uma fração do fármaco ingerido. Qualquer fármaco que sofra metabolismo de primeira passagem significativo precisa ser administrado em quantidade suficiente para assegurar a presença de uma concentração efetiva na circulação sistêmica, a partir da qual possa alcan-

TABELA 3.1 Vias de administração de fármacos.

VIA	VANTAGENS	DESVANTAGENS
Enteral (p. ex., administração oral de ácido acetilsalicílico)	Simples, de baixo custo, conveniente, indolor e não causadora de infecção	O fármaco exposto ao ambiente GI e ao metabolismo de primeira passagem requer absorção GI, e sua liberação no local de ação farmacológica é lenta
Parenteral (p. ex., administração intravenosa de morfina)	Rápida liberação no sítio de ação farmacológica, alta biodisponibilidade, sem risco de metabolismo de primeira passagem ou inativação em ambiente GI adverso	Efeito irreversível; potencialidade de produzir infecção, dor, medo; necessidade de pessoal técnico experiente
Transmucosa (p. ex., administração respiratória de beclometasona)	Rápida liberação no sítio de ação farmacológica, não sujeita ao metabolismo de primeira passagem ou a ambientes adversos do trato GI, frequentemente indolor, simples e conveniente, baixa indutora de infecção, liberação direta nos tecidos afetados (p. ex., brônquios)	Existem poucos fármacos disponíveis para administração por essa via
Transdérmica (p. ex., aplicação de adesivo de nicotina)	Simples, conveniente, indolor, excelente para administração contínua ou prolongada, não sujeita a metabolismo de primeira passagem ou ambientes adversos do trato GI	Exige fármaco altamente lipofílico, liberação lenta no sítio de ação farmacológica; pode provocar irritação

GI = gastrintestinal.

çar o órgão-alvo. Fármacos administrados por vias não enterais não estão sujeitos ao metabolismo hepático de primeira passagem.

Parenteral

A administração parenteral, que consiste na introdução direta de um fármaco na circulação sistêmica, no líquido cefalorraquidiano, em tecido vascularizado ou em outro espaço tecidual, supera imediatamente as barreiras capazes de limitar a eficiência dos fármacos administrados por via oral (Tabela 3.2). A administração tecidual resulta em uma velocidade de início de ação do fármaco que difere entre os vários tecidos do corpo, dependendo da velocidade de fluxo sanguíneo para o tecido. A administração subcutânea (SC) de um fármaco no tecido adiposo pouco vascularizado resulta em início de ação mais lento do que a injeção em espaços intramusculares (IM) bem vascularizados. Os fármacos apenas solúveis em soluções oleosas são frequentemente administrados por via intramuscular. Sua introdução direta na circulação venosa [por via intravenosa (IV)] ou arterial [intra-arterial (IA)] ou no líquido cefalorraquidiano [intratecal (IT)] faz com que o fármaco alcance mais rapidamente o órgão-alvo. Diferentemente das injeções subcutâneas e intramusculares, a injeção intravenosa não é limitada na quantidade de fármaco que pode ser liberada. As infusões contínuas desse tipo também têm a vantagem de uma liberação controlada do fármaco.

A administração parenteral pode envolver várias desvantagens potenciais, incluindo maior risco de infecção e necessidade de administração por um profissional de saúde. A velocidade de início de ação dos fármacos administrados por essa via é frequentemente rápida, resultando em aumento potencial da toxicidade quando esses fármacos são administrados com muita rapidez ou em doses incorretas. Tais desvantagens devem ser confrontadas com as vantagens da administração parenteral (como velocidade de início da ação e controle da dose liberada) e a urgência da indicação da terapia farmacológica.

Membrana mucosa

A administração de fármacos através de membranas mucosas pode proporcionar potencialmente rápida absorção, baixa incidência de infecção e conveniência na autoadministração, além de evitar o ambiente gastrintestinal adverso e o metabolismo de primeira passagem. Os epitélios sublingual, ocular, pulmonar, nasal, retal, urinário e do trato reprodutor foram todos utilizados para administração de fármacos em gotas, comprimidos de rápida dissolução, aerossóis e supositórios (entre outras formas farmacêuticas). As mucosas são muito vascularizadas, possibilitando ao fármaco penetrar rapidamente na circulação sistêmica e alcançar seu órgão-alvo em tempo mínimo. Os fármacos também podem ser administrados diretamente no órgão-alvo, o que torna seu início de ação praticamente instantâneo. Esse aspecto constitui vantagem em situações críticas, como asma aguda, em que certos fármacos (p. ex., agonistas β-adrenérgicos) são administrados diretamente nas vias respiratórias por aerossóis.

TABELA 3.2 Vias de administração parenteral de fármacos.

VIA PARENTERAL	VANTAGENS	DESVANTAGENS
Subcutânea (p. ex., administração de lidocaína)	Início lento; pode ser utilizada para administração de fármacos em solução oleosa	Início lento; pequenos volumes
Intramuscular (p. ex., administração de haloperidol)	Início intermediário; pode ser utilizada para administração de fármacos em solução oleosa	Pode afetar exames laboratoriais (creatinoquinase), acarretar hemorragia intramuscular e dor local
Intravenosa (p. ex., administração de morfina)	Início rápido; liberação controlada do fármaco	Toxicidade do fármaco relacionada com seu pico de concentração
Intratecal (p. ex., administração de metotrexato)	Evita a barreira hematencefálica	Infecção; necessidade de profissional altamente experiente

Transdérmica

Um número limitado de fármacos é tão lipofílico que atravessa a pele por difusão passiva, fazendo dela uma via de administração a ser considerada. Os fármacos administrados por via transcutânea são absorvidos a partir da pele e dos tecidos subcutâneos diretamente para o sangue. Essa via de administração é ideal para um fármaco que precisa ser administrado de modo lento e contínuo por longo período. Não oferece risco de infecção, e a administração é simples e conveniente. O sucesso dos adesivos transdérmicos de nicotina, estrógeno e escopolamina demonstra a utilidade potencial dessa via de administração (para mais detalhes sobre via transdérmica, ver Capítulo 54).

Fatores locais, regionais e sistêmicos que afetam a absorção

A velocidade e a magnitude de absorção de um fármaco são influenciadas por fatores locais, regionais e sistêmicos. De modo geral, uma dose alta e/ou administrada rapidamente resulta em concentração local elevada da substância. Um amplo gradiente de concentração entre o local da administração e o tecido circundante promove a distribuição do fármaco para o tecido próximo e/ou para a vasculatura. Qualquer fator que reduza o gradiente de concentração no local da administração diminui a força motriz do gradiente e pode reduzir a quantidade de fármaco a ser distribuída para os tecidos locais. O fluxo sanguíneo regional exerce o maior efeito nesse aspecto; em uma região com alta perfusão, as moléculas do fármaco que penetram nesse compartimento são rapidamente removidas. Esse efeito mantém a concentração do fármaco em baixos níveis no compartimento, possibilitando que a força propulsora para a entrada de novas moléculas do fármaco no compartimento permaneça alta (ver Equação 3.1). Por exemplo, os anestésicos gerais voláteis são administrados por inalação. Os pulmões são bem irrigados, e o anestésico é removido deles com rapidez para a circulação sistêmica. O fármaco não se acumula na circulação local, mantendo-se, assim, um gradiente de concentração que promove a difusão para o sangue (ver Capítulo 16). Nos indivíduos com elevada massa corporal, tanto a área de superfície absortiva como os volumes teciduais maiores disponíveis para distribuição tendem a remover a substância do local da administração e aumentar a velocidade e a magnitude da absorção do fármaco. A velocidade de absorção de um fármaco influencia a concentração local da substância (inclusive sua concentração plasmática) e o período de ação da mesma (Figura 3.4).

▶ Distribuição

Embora a absorção do fármaco constitua pré-requisito para atingir níveis plasmáticos adequados desse fármaco, ele também precisa alcançar seu órgão ou órgãos-alvo em concentrações terapêuticas para exercer o efeito desejado sobre determinado processo fisiopatológico. A distribuição de um fármaco ocorre primariamente por meio do sistema circulatório, enquanto o sistema linfático contribui com um componente menor. Uma vez absorvido na circulação sistêmica, o fármaco é então capaz de alcançar qualquer órgão-alvo (com a possível exceção dos compartimentos santuários, como o cérebro e os testículos). A concentração do fármaco no plasma é tipicamente utilizada para definir e monitorar seus níveis terapêuticos, visto que é difícil medi-los no órgão-alvo. Mesmo em casos em que a

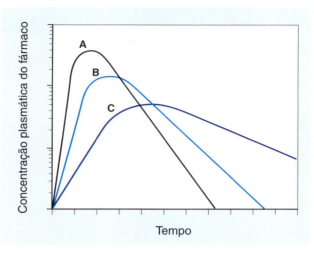

FIGURA 3.4 Efeito da velocidade de absorção sobre o pico plasmático e o período de ação do fármaco. O período em que transcorrerá a ação e o pico plasmático de um fármaco podem ser afetados de maneira acentuada por sua velocidade de absorção. Neste exemplo, três fármacos com biodisponibilidade, volume de distribuição e depuração idênticos são administrados em doses exatamente iguais. Eles exibem diferentes taxas de absorção – o fármaco A é absorvido rapidamente, o C tem absorção lenta, enquanto a velocidade de absorção do fármaco B situa-se entre as dos outros dois fármacos. O fármaco A alcança o pico plasmático máximo, visto que todo o fármaco é absorvido antes que possa ocorrer eliminação significativa. O fármaco C é absorvido lentamente e nunca alcança concentração plasmática elevada; entretanto, persiste no plasma por mais tempo do que os fármacos A ou B, visto que sua absorção continua durante a fase de eliminação. Convém assinalar que os fármacos hipotéticos (A, B e C) poderiam ser o mesmo fármaco administrado por três vias diferentes. Por exemplo, a curva A poderia representar a administração intravenosa de glicocorticoides; a curva B, injeção intramuscular de depósito; e a curva C, formulação subcutânea de liberação ultralenta do mesmo fármaco.

concentração plasmática de um fármaco representa medida relativamente precária de sua concentração tecidual, seu efeito no tecido-alvo com frequência correlaciona-se bem com sua concentração plasmática.

Órgãos e tecidos variam de modo acentuado em sua capacidade de captar diferentes tipos de fármacos (Tabela 3.3), bem como na proporção de fluxo sanguíneo sistêmico que recebem (Tabela 3.4). Por outro lado, esses fatores afetam a concentração do fármaco no plasma e determinam a quantidade que precisa ser administrada para atingir a concentração plasmática desejada. A capacidade de tecidos não vasculares e proteínas plasmáticas captarem o fármaco e/ou ligarem-se a ele deve ser considerada para configurar regimes de doses que alcancem níveis terapêuticos do fármaco.

Volume de distribuição

O *volume de distribuição* (V_d) descreve a proporção de fármaco que se divide entre o plasma e os compartimentos teciduais. Em termos quantitativos, V_d representa o volume de líquido necessário para conter a quantidade total do fármaco absorvido no corpo, em uma concentração equivalente à do plasma no estado de equilíbrio dinâmico:

$$V_d = \frac{\text{Dose}}{[\text{Fármaco}]_{\text{plasma}}} \qquad \text{Equação 3.4}$$

O volume de distribuição é uma extrapolação do volume com base na concentração de fármaco no plasma, não se trata de volume físico. Desta maneira, V_d é baixo para fármacos

TABELA 3.3 Distribuição dos fármacos em diferentes compartimentos corporais.

COMPARTIMENTO	EXEMPLOS
Água corporal total	Pequenas moléculas hidrossolúveis (p. ex., etanol)
Água extracelular	Moléculas hidrossolúveis maiores (p. ex., manitol)
Plasma sanguíneo	Moléculas altamente ligadas às proteínas plasmáticas, moléculas muito grandes, moléculas altamente carregadas (p. ex., heparina)
Tecido adiposo	Moléculas altamente lipossolúveis (p. ex., diazepam)
Osso e dentes	Certos íons (p. ex., fluoreto, estrôncio)

TABELA 3.4 Fluxo sanguíneo tecidual total e normalizado para peso em adulto.

ÓRGÃO PERFUNDIDO	FLUXO SANGUÍNEO (mℓ/min)	MASSA DO ÓRGÃO (kg)	FLUXO SANGUÍNEO NORMALIZADO (mℓ/min/kg)
Fígado	1.700	2,5	680
Rins	1.000	0,3	3.333
Cérebro	800	1,3	615
Coração	250	0,3	833
Gordura	250	10,0	25
Outros (músculo etc.)	1.400	55,6	25
Total	5.400	70,0	–

principalmente retidos no compartimento vascular e alto para fármacos que sofrem ampla distribuição em músculo, tecido adiposo e outros compartimentos não vasculares. Para fármacos cuja distribuição é acentuadamente alta, o volume de distribuição é, com frequência, muito maior do que o volume de água corporal total, refletindo as baixas concentrações do fármaco no compartimento vascular, no estado de equilíbrio dinâmico. Numerosos fármacos apresentam volumes de distribuição muito grandes, como, por exemplo, a amiodarona (4.620 ℓ para uma pessoa de 70 kg), a azitromicina (2.170 ℓ), a cloroquina (9.240 ℓ) e a digoxina (645 ℓ), entre outros.

A capacidade do sangue e de vários órgãos e tecidos de captar e reter um fármaco depende tanto do volume (massa) do tecido quanto da densidade de sítios de ligação específicos e inespecíficos para o fármaco nesse tecido. Um fármaco captado em grandes quantidades por tecidos corporais como o adiposo e o músculo será amplamente removido da circulação no estado de equilíbrio dinâmico. Na maioria dos casos, esses tecidos precisam estar saturados para que os níveis plasmáticos dos fármacos possam aumentar o suficiente a ponto de afetar o órgão-alvo. Assim, considerando dois fármacos de potência igual, aquele que tiver distribuição mais alta entre os tecidos corporais, em geral, necessitará de dose inicial maior para estabelecer concentração plasmática terapêutica do que aquele que tiver distribuição mais baixa.

Ligação às proteínas plasmáticas

A capacidade do músculo e do tecido adiposo de se ligarem a um fármaco aumenta a tendência desse fármaco de difundir-se do sangue para compartimentos não vasculares. Porém, essa tendência pode ser contrabalançada, em certo grau, pela ligação do fármaco às proteínas plasmáticas. A albumina, proteína plasmática mais abundante (com concentração de cerca de 4 g/dℓ), é responsável pela maioria das ligações dos fármacos. Muitos se ligam com baixa afinidade a ela por meio de forças hidrofóbicas e eletrostáticas. A ligação às proteínas plasmáticas tende a reduzir a disponibilidade de um fármaco para difusão ou transporte até seu órgão-alvo, visto que, em geral, apenas a forma livre ou não ligada do fármaco é capaz de propagar-se através das membranas (Figura 3.5).

A ligação às proteínas plasmáticas também pode reduzir o transporte dos fármacos em compartimentos não vasculares (p. ex., o tecido adiposo e o músculo). Como um fármaco altamente ligado a elas tende a permanecer na vasculatura, frequentemente apresenta volume de distribuição relativamente baixo (em geral, 7 a 8 ℓ para um indivíduo de 70 kg).

Teoricamente, a ligação a tais proteínas poderia ser importante como mecanismo em algumas interações medicamentosas. A coadministração de dois ou mais fármacos que se ligam a elas pode resultar em uma concentração plasmática da forma livre acima do esperado de um ou de ambos os fármacos, quando competem entre si pelos mesmos sítios de ligação nessas proteínas. A concentração aumentada de fármaco livre é capaz de, eventualmente, causar efeitos terapêuticos e/ou tóxicos aumentados do fármaco. Nesses casos, é possível deduzir que será necessário ajustar o esquema de dosagem de uma ou de ambas as substâncias, de modo que a concentração de fármaco livre retorne à sua faixa terapêutica. Na prática, entretanto, tem sido difícil demonstrar interações medicamentosas clinicamente significativas ocasionadas por competição de dois fármacos por sua ligação às proteínas plasmáticas, talvez devido à depuração aumentada dos fármacos livres quando deslocados de seus sítios de ligação nessas proteínas (ver adiante).

Modelagem da cinética e da termodinâmica da distribuição dos fármacos

A maioria dos fármacos presentes na circulação sistêmica (compartimento intravascular) distribui-se rapidamente para outros compartimentos do corpo. Essa *fase de distribuição* acarreta acentuada diminuição da concentração plasmática do fármaco pouco depois de sua administração por injeção intravenosa única em bolo. Mesmo quando o fármaco já está equilibrado entre seus reservatórios teciduais, sua concentração plasmática continua declinando em virtude da eliminação do fármaco do corpo. Entretanto, tal concentração declina de modo mais lento durante a fase de eliminação, devido, em parte, a um "reservatório" de fármaco nos tecidos que pode difundir-se novamente para o sangue, a fim de substituir o que foi eliminado (Figuras 3.6 e 3.7).

A tendência de um fármaco de ser captado pelos tecidos adiposo e muscular durante a fase de distribuição determina um conjunto de equilíbrios dinâmicos entre as concentrações nos vários compartimentos corporais. Conforme ilustrado na Figura 3.8, o rápido declínio da concentração plasmática de um fármaco, observado após a administração de injeção em bolo intravenosa, pode ser estimado com uso de um modelo de quatro compartimentos, constituídos por sangue, tecidos altamente vascularizados, tecido muscular e tecido adiposo. O compartimento altamente vascularizado é o primeiro compartimento extravascular no qual a concentração do fármaco

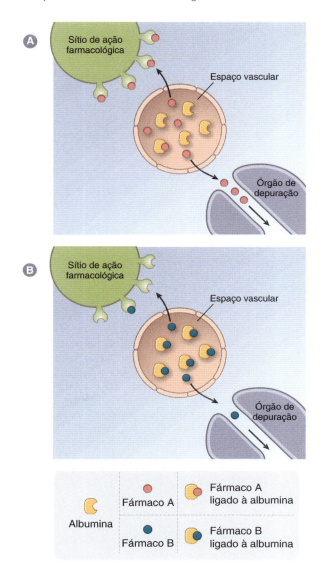

FIGURA 3.5 Ligação às proteínas e sequestro do fármaco. Um fármaco ligado à albumina ou a outras proteínas plasmáticas é incapaz de difundir-se do espaço vascular para os tecidos circundantes. **A.** Os fármacos que não se ligam às proteínas plasmáticas sofrem, de maneira visível, rápida difusão (mostrada aqui na forma do Fármaco A nos tecidos). Isso resulta em alto nível de ligação ao local de ação farmacológica (em geral receptores) e em alta taxa de eliminação (representada pelo fluxo através de um órgão de depuração). Dentre esses fármacos destacam-se paracetamol, aciclovir, nicotina e ranitidina. **B.** Em contrapartida, para os fármacos que exibem altos níveis de ligação às proteínas plasmáticas (mostrados aqui na forma do Fármaco B), é necessário concentração plasmática total mais elevada para assegurar concentração adequada do fármaco livre (não ligado) na circulação. Caso contrário, apenas pequena fração do fármaco poderá sofrer difusão no espaço extravascular, e poucos receptores estarão ocupados. Dentre esses fármacos, destacam-se amiodarona, fluoxetina, naproxeno e varfarina. *É preciso ressaltar que a ligação às proteínas plasmáticas constitui apenas uma das numerosas variáveis que determinam a distribuição dos fármacos.* Tamanho molecular, afinidade por lipídios e intensidade do metabolismo de um fármaco são outros parâmetros importantes que precisam ser considerados quando se estuda a farmacocinética.

aumenta, visto que o elevado fluxo sanguíneo recebido favorece *cineticamente* a entrada do fármaco nesse local. Entretanto, o tecido muscular e o adiposo frequentemente exibem maior *capacidade* de captar o fármaco do que o compartimento altamente vascularizado, visto que o tecido adiposo acumula maior quantidade de fármaco em velocidade mais lenta.

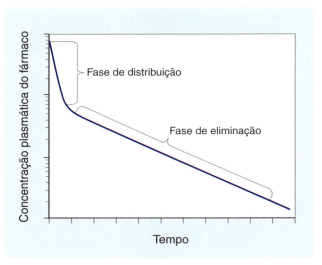

FIGURA 3.6 Distribuição e eliminação dos fármacos após administração intravenosa. Logo após a administração intravenosa de um fármaco, sua concentração plasmática declina rapidamente, à medida que o fármaco presente no compartimento vascular distribui-se para outros compartimentos do corpo. Esse rápido declínio é seguido de um declínio mais lento enquanto o fármaco é metabolizado e excretado do corpo. Tanto sua distribuição quanto sua eliminação exibem cinética de primeira ordem, demonstrada pela cinética linear em um gráfico semilogarítmico.

A capacidade de captação de um fármaco por um compartimento e a velocidade de fluxo sanguíneo para esse compartimento também afetam a taxa de saída de fármacos. Estes tendem a sair em primeiro lugar do compartimento altamente vascularizado, seguido do tecido muscular e, por fim, do adiposo. Um padrão complexo e dinâmico de mudança nas concentrações sanguíneas pode se desenvolver, sendo específico para cada fármaco. O padrão também pode ser específico para o paciente, dependendo de fatores como tamanho, idade e nível de condicionamento físico. Por exemplo, um paciente de mais idade tem menos massa muscular esquelética do que um mais jovem, o que diminui a contribuição da captação muscular para as mudanças observadas na concentração plasmática de um fármaco. O efeito oposto é observado em um atleta, que apresenta massa muscular maior e também fluxo sanguíneo muscular proporcionalmente maior. Como terceiro exemplo, um indivíduo obeso exibe maior capacidade de captação de um fármaco no tecido adiposo.

▶ Metabolismo

Diversos órgãos têm a capacidade de metabolizar em certo grau os fármacos, por meio de reações enzimáticas discutidas no Capítulo 4. Assim, rins, trato gastrintestinal, pulmões, pele e outros órgãos contribuem para o metabolismo de fármacos sistêmicos. Porém, o fígado contém diversidade e quantidade de enzimas metabólicas em larga escala, de modo que a maior parte do metabolismo dos fármacos ocorre nesse órgão. A capacidade do fígado de modificar os fármacos depende da quantidade de fármaco que penetra nos hepatócitos. Fármacos altamente hidrofóbicos podem penetrar de imediato nas células (inclusive nos hepatócitos), e o fígado metaboliza preferencialmente os hidrofóbicos. Entretanto, contém numerosos transportadores da superfamília de carreadores humanos ligados a solutos (CLS), que também possibilitam a entrada

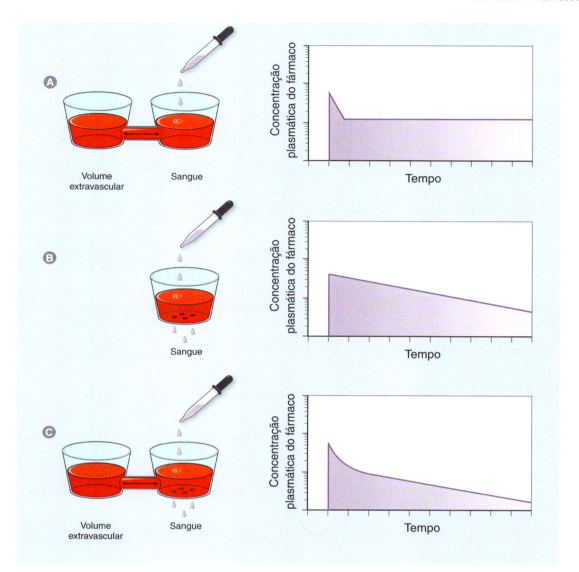

FIGURA 3.7 Modelo esquemático de distribuição e eliminação de fármacos. Pode-se utilizar um modelo farmacocinético de dois compartimentos para descrever a distribuição e a eliminação dos fármacos após administração de dose intravenosa única. A concentração do fármaco aumenta rapidamente à medida que é adicionado ao primeiro compartimento. **A.** Na ausência de eliminação, essa elevação inicial é seguida de rápido declínio para um novo platô, quando o fármaco equilibra-se (distribui-se) entre os dois compartimentos. **B.** Se a distribuição do fármaco for limitada ao volume sanguíneo, a concentração plasmática declinará de modo mais lento à medida que o fármaco for eliminado do corpo. Em ambos os casos, enquanto a concentração do fármaco no plasma diminui, as forças que impulsionam a distribuição (**A**) e a eliminação (**B**) diminuem, e a quantidade absoluta de fármaco distribuída ou eliminada por unidade de tempo diminui. Por conseguinte, as cinéticas de distribuição e eliminação aparecem como linhas retas em um gráfico semilogarítmico, definindo a *cinética de primeira ordem*. Observe que a meia-vida de eliminação de um fármaco é geralmente mais longa que a meia-vida de sua distribuição. **C.** Quando a distribuição e a eliminação de um fármaco ocorrem simultaneamente, o declínio da concentração plasmática do fármaco com o decorrer do tempo é representado pela soma dos dois processos. Observe que a curva em **C** é a soma dos dois processos de primeira ordem mostrados em **A** e **B**. Na ilustração à esquerda, o volume no compartimento "sangue" representa a concentração plasmática da substância; o volume no compartimento "volume extravascular" representa a concentração tecidual da substância; o conta-gotas acima do compartimento "sangue" representa a absorção da substância para a circulação sistêmica, e as gotas abaixo do compartimento "sangue" representam a eliminação da substância por metabolismo e excreção.

de alguns fármacos hidrofílicos nos hepatócitos. As enzimas hepáticas têm a propriedade de modificar quimicamente uma gama de substituintes nas moléculas dos fármacos, tornando-os inativos ou facilitando sua eliminação. Essas modificações são designadas, em seu conjunto, como *biotransformação*. As reações de biotransformação são classificadas em dois tipos: *reações de oxidação/redução* e *reações de conjugação/hidrólise*. (Embora as reações de biotransformação sejam frequentemente denominadas reações de *Fase I* e *Fase II*, os termos mais precisos são *oxidação/redução* e *conjugação/hidrólise*; ver Capítulo 4.)

Reações de oxidação/redução

As reações de oxidação/redução modificam a estrutura química de um fármaco; tipicamente, um grupo polarizado é adicionado ou encoberto. O fígado contém enzimas que facilitam cada uma dessas reações. O *sistema enzimático do citocromo P450* microssomal, a via mais comum no fígado, medeia um grande número de reações oxidativas. Alguns fármacos podem ser administrados em forma inativa (*profármacos*) e alterados metabolicamente para a forma ativa mediante reações de oxidação/redução no fígado. Essa estratégia pode

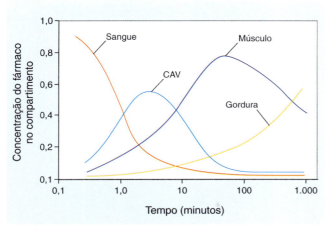

FIGURA 3.8 Modelo de distribuição dos fármacos em quatro compartimentos. Após administração de injeção intravenosa em bolo, o fármaco é liberado em vários tecidos a partir da circulação sistêmica. No início, sua concentração é maior no compartimento vascular (sangue); entretanto, logo em seguida, a concentração sanguínea cai rapidamente à medida que o fármaco distribui-se para os diferentes compartimentos teciduais. Os tecidos altamente vascularizados (i. e., supridos pela maior fração do débito cardíaco) são em geral os primeiros a acumular o fármaco. Entretanto, os compartimentos teciduais também variam em sua capacidade de captação. Como a massa do compartimento muscular é maior que a do compartimento altamente vascularizado (CAV), o compartimento muscular tem maior capacidade de captação. Entretanto, como os músculos recebem menos sangue do que o compartimento vascular, tal efeito só se manifesta quando o fármaco começa a distribuir-se para o CAV. O compartimento mais precariamente vascularizado é o tecido adiposo; todavia, é o que exibe maior capacidade de acumular fármacos. O pico do fármaco nesse compartimento não é tão alto quanto aquele observado no compartimento muscular, porque quantidade significativa do fármaco foi eliminada por metabolismo e excreção antes de o compartimento adiposo começar a acumulá-lo. Uma vez concluída a administração de um fármaco, observa-se o padrão inverso – ele deixa em primeiro lugar o compartimento altamente vascularizado e, a seguir, os compartimentos muscular e adiposo, respectivamente. O fármaco neste exemplo é o tiopental, barbitúrico usado na indução da anestesia geral.

facilitar a biodisponibilidade oral, diminuir a toxicidade gastrintestinal e/ou prolongar a meia-vida de eliminação de um fármaco.

Reações de conjugação/hidrólise

As reações de conjugação/hidrólise hidrolisam um fármaco ou conjugam-no com uma molécula grande e polar, a fim de inativá-lo ou, normalmente, aumentar sua solubilidade e excreção na urina ou na bile. Em certas ocasiões, a hidrólise ou a conjugação podem resultar em ativação metabólica de profármacos. Em geral, os grupos mais adicionados incluem glicuronato, sulfato, glutationa e acetato.

Conforme descrito de maneira mais detalhada no próximo capítulo, os efeitos das reações de oxidação/redução e de conjugação/hidrólise sobre determinado fármaco também dependem da presença de outros fármacos tomados concomitantemente pelo paciente. Certas classes de fármacos, como os barbitúricos, são poderosos indutores de enzimas que medeiam reações de oxidação/redução; outros são capazes de inibir tais enzimas. A compreensão dessas *interações medicamentosas* constitui pré-requisito essencial para a dosagem apropriada de associações de fármacos.

Médicos e pesquisadores começaram a elucidar o importante papel das diferenças genéticas entre indivíduos no que concerne aos vários transportadores e enzimas responsáveis pela

absorção, distribuição, excreção e, particularmente, pelo metabolismo dos fármacos. Por exemplo, o complemento de enzimas do citocromo P450 no fígado de um indivíduo determina a taxa e a extensão com que esse indivíduo pode metabolizar numerosos agentes terapêuticos. Esse tópico é discutido minuciosamente no Capítulo 6.

▶ Excreção

As reações de oxidação/redução e de conjugação/hidrólise aumentam a afinidade aquosa de um fármaco hidrofóbico e seus metabólitos, possibilitando-lhes serem excretados por uma via comum final com fármacos intrinsecamente hidrofílicos. Os fármacos e seus metabólitos são, em sua maioria, eliminados do corpo por excreção renal e biliar. A excreção renal é o mecanismo mais comum de eliminação de fármacos e baseia-se na natureza hidrofílica de um fármaco ou seu metabólito. Apenas um número relativamente pequeno de fármacos é excretado primariamente na bile ou pelas vias respiratórias ou dérmicas. Muitos fármacos administrados oralmente sofrem absorção incompleta pelo trato gastrintestinal superior, e o fármaco residual é então eliminado por excreção fecal.

Excreção renal

O fluxo sanguíneo renal representa cerca de 25% do fluxo sanguíneo sistêmico total, assegurando contínua exposição de qualquer fármaco presente no sangue aos rins. A taxa de eliminação dos fármacos pelos rins depende do equilíbrio das taxas de filtração, secreção e reabsorção (Figura 3.9). A arteríola aferente introduz no glomérulo tanto o fármaco livre (não ligado) quanto o ligado às proteínas plasmáticas. Entretanto, apenas a forma livre do fármaco é filtrada no túbulo renal. Logo, o fluxo sanguíneo renal, a taxa de filtração glomerular e a ligação do fármaco às proteínas plasmáticas afetam a quantidade de fármaco que penetra nos túbulos, no nível do glomérulo. O aumento do fluxo sanguíneo, da taxa de filtração glomerular, e a diminuição da ligação às proteínas plasmáticas causam excreção mais rápida dos fármacos. A excreção renal desempenha papel notável na depuração de numerosos fármacos, como, por exemplo, *vancomicina, atenolol* e *ampicilina*. *Esses fármacos podem acumular-se até níveis tóxicos em pacientes com comprometimento da função renal e em idosos (que frequentemente manifestam algum grau de comprometimento renal).*

A concentração urinária do fármaco aumenta no túbulo proximal devido à difusão passiva das moléculas de fármaco sem carga elétrica, à difusão facilitada de moléculas com carga ou sem carga e à secreção ativa de moléculas aniônicas e catiônicas do sangue para o espaço urinário. Em geral, os mecanismos secretórios não são específicos para fármacos; com efeito, a secreção tira proveito das semelhanças moleculares entre o fármaco e substâncias de ocorrência natural, como ânions orgânicos (transportados por proteínas da família dos OAT – *organic anion transporter*) e cátions orgânicos (transportados por proteínas da família dos OCT – *organic cation transporter*). A penicilina é um exemplo de fármaco eliminado, em grande parte, por transporte ativo no túbulo proximal. A extensão da ligação às proteínas plasmáticas parece exercer efeito relativamente pequeno sobre a secreção do fármaco no túbulo proximal, visto que os transportadores altamente eficientes que medeiam a secreção tubular ativa removem com rapidez o fár-

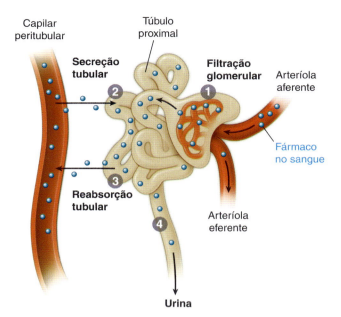

FIGURA 3.9 **Filtração, secreção e reabsorção dos fármacos no rim.** Os fármacos podem ser (1) filtrados no glomérulo renal, (2) secretados no túbulo proximal, (3) reabsorvidos a partir do lúmen tubular e transportados de volta ao sangue, e (4) excretados na urina. O equilíbrio relativo das taxas de filtração, secreção e reabsorção é o que determina a cinética de eliminação dos fármacos pelos rins. O aumento do fluxo sanguíneo, da taxa de filtração glomerular, e a diminuição da ligação às proteínas plasmáticas ocasionam excreção mais rápida do fármaco, visto que todas essas alterações resultam em aumento da filtração do fármaco no glomérulo. Alguns fármacos, como a penicilina, são secretados ativamente no túbulo proximal. Embora a reabsorção possa diminuir a taxa de eliminação dos fármacos, muitos sofrem sequestro pelo pH no túbulo distal, portanto são excretados eficientemente na urina. Quanto aos fármacos que dependem do rim para sua eliminação, podem alcançar concentrações plasmáticas mais altas em virtude de comprometimento da função renal, induzindo modificação em sua dose e na frequência de sua administração.

maco livre (não ligado) dos capilares peritubulares, alterando, portanto, o equilíbrio entre o fármaco livre e o fármaco ligado às proteínas nesses locais.

A concentração urinária de um fármaco pode declinar com sua reabsorção nos túbulos proximais e distais. Esta é limitada primariamente por *sequestro pelo pH*, conforme descrito anteriormente. O líquido tubular renal é ácido no túbulo proximal e além dele, o que tende a favorecer o sequestro da forma iônica das bases fracas. Como essa região do túbulo contém proteínas transportadoras que diferem daquelas encontradas nos segmentos anteriores do néfron, as formas iônicas de um fármaco resistem à reabsorção por difusão facilitada, com consequente aumento de sua excreção. A reabsorção de fármacos no túbulo pode ser intensificada ou inibida por um ajuste químico do pH urinário. A mudança na velocidade do fluxo urinário através dos túbulos também pode alterar a taxa de reabsorção de fármacos. Um aumento do débito urinário tende a diluir a concentração do fármaco no túbulo e o tempo durante o qual pode ocorrer difusão facilitada; ambos os efeitos podem diminuir a reabsorção de fármacos. Por exemplo, o ácido acetilsalicílico é um ácido fraco, excretado pelos rins. Sua *superdosagem* é tratada pela administração de bicarbonato de sódio para alcalinizar a urina (e, assim, sequestrar o ácido acetilsalicílico no túbulo) e pelo aumento do fluxo urinário (diluindo a concentração tubular do fármaco). Ambas as manobras clínicas resultam em eliminação mais rápida do fármaco.

Excreção biliar

A reabsorção de fármacos também desempenha importante papel na excreção biliar. Alguns são secretados pelo fígado na bile por intermédio de membros da superfamília de transportadores do *conjunto de ligação do ATP* (*ABC* – *ATP binding cassette*), que inclui sete famílias de proteínas, como a de *resistência a múltiplos fármacos* (*MDR*, *multidrug resistance*). Como o ducto biliar desemboca no trato gastrintestinal no duodeno, esses fármacos devem passar por toda a extensão do intestino delgado e do intestino grosso antes de serem eliminados. Em muitos casos, sofrem *circulação êntero-hepática*, em que são reabsorvidos no intestino delgado, subsequentemente retidos na circulação porta e, a seguir, na circulação sistêmica. Certos fármacos, como hormônios esteroides, digoxina e alguns agentes quimioterápicos para o câncer, são excretados, em grande parte, na bile.

▶ Aplicações clínicas da farmacocinética

As interações dinâmicas entre absorção, distribuição, metabolismo e excreção de um fármaco determinam sua concentração plasmática e estabelecem sua capacidade de alcançar o órgão-alvo em concentração efetiva. Com frequência, a duração desejada da terapia farmacológica é maior do que a que pode ser obtida por dose única, tornando necessário o uso de múltiplas doses para proporcionar concentrações plasmáticas relativamente constantes do fármaco dentro dos limites de sua eficácia e toxicidade. Os resultados dos estudos clínicos de fármacos em fase de desenvolvimento, bem como a experiência clínica com fármacos aprovados pela Food and Drug Administration (FDA), sugerem que sejam alcançados níveis-alvo do medicamento no plasma de um paciente de constituição média. Entretanto, a farmacocinética e outras diferenças entre pacientes (como doença instaurada e perfil farmacogenético) também devem ser consideradas no planejamento do esquema posológico de um fármaco ou associação de fármacos para determinado paciente.

Depuração

A depuração de um fármaco é o parâmetro farmacocinético que limita de modo mais significativo o tempo de ação do medicamento nos alvos moleculares, celulares e orgânicos. Pode ser conceituada de duas maneiras complementares: em primeiro lugar, como a taxa de eliminação de um fármaco do corpo em relação à concentração plasmática dele; alternativamente, como a taxa do fármaco da qual o plasma teria de ser depurado para justificar a cinética da mudança observada na quantidade total do fármaco no corpo, partindo do princípio de que todo o fármaco no corpo está presente na mesma concentração que a do plasma. Por conseguinte, a depuração é expressa em unidades de volume/tempo, como a seguir:

$$\text{Depuração} = \frac{\text{Metabolismo} + \text{Excreção}}{[\text{Fármaco}]_{\text{plasma}}} \qquad \text{Equação 3.5}$$

em que o metabolismo e a excreção são expressos na forma de taxas (quantidade/tempo).

Apesar de o metabolismo e a excreção serem processos fisiológicos distintos, o parâmetro farmacológico final é equivalente – redução dos níveis circulantes do fármaco ativo. Assim, ambos são frequentemente designados, em seu conjunto, como *mecanismos de depuração*, e os princípios de depuração podem ser aplicados aos dois:

$$\text{Depuração}_{total} = \text{Depuração}_{renal} + \text{Depuração}_{hepática}$$

$$+ \text{Depuração}_{outra} \qquad \text{Equação 3.6}$$

Cinética do metabolismo e da excreção

A taxa de metabolismo e excreção de um fármaco por um órgão é limitada pela taxa de fluxo sanguíneo desse órgão. A maioria dos fármacos exibe *cinética de primeira ordem* quando utilizada em doses terapêuticas padrões, isto é, a quantidade de fármaco metabolizada ou excretada em certa unidade de tempo é diretamente proporcional à concentração do fármaco na circulação sistêmica nesse exato momento. Como os mecanismos de depuração da maioria dos fármacos não estão saturados em circunstâncias normais, os aumentos na concentração plasmática de um fármaco são contrabalançados por aumentos na taxa de metabolismo e excreção (ver Equação 3.5). A taxa de eliminação de primeira ordem (em que a eliminação inclui tanto o metabolismo quanto a excreção) segue a cinética de Michaelis-Menten:

$$E = \frac{V_{máx} \times C}{K_m + C} \qquad \text{Equação 3.7}$$

em que $V_{máx}$ é a taxa máxima de eliminação do fármaco, K_m é a concentração do fármaco na qual a taxa de eliminação é ½ $V_{máx}$, C é a concentração do fármaco no plasma, e E é a taxa de eliminação (Figura 3.10). Como a eliminação é habitualmente um processo de primeira ordem, um gráfico semilogarítmico da concentração plasmática do fármaco *versus* tempo mostra uma linha reta durante a fase de eliminação (ver Figura 3.6).

Um pequeno número de fármacos (p. ex., fenitoína) e substâncias de uso abusivo (p. ex., etanol) exibem *cinética de saturação*, em que os mecanismos de depuração tornam-se saturados na concentração terapêutica da substância ou em concentração próxima a ela. Quando ocorre saturação, a taxa de depuração não consegue aumentar com concentrações plasmáticas crescentes do fármaco ou da substância (*cinética de ordem zero*). Isso talvez resulte em concentrações plasmáticas perigosamente elevadas, que podem causar efeitos tóxicos (ou até mesmo letais).

O grau de contribuição de um órgão para a depuração de um fármaco é quantificado por sua *razão de extração*, que compara os níveis do fármaco no plasma imediatamente antes de sua entrada e logo após sua saída do órgão:

$$\text{Extração} = \frac{C_{entrada} - C_{saída}}{C_{entrada}} \qquad \text{Equação 3.8}$$

em que C é a concentração. Espera-se que um órgão que contribui substancialmente para a depuração de fármacos tenha razão de extração maior (mais próxima de 1) do que um órgão que não participa de maneira significativa na depuração de fármacos (mais próxima de zero). Por exemplo, a razão de extração do fígado apresenta-se elevada para os fármacos com substancial metabolismo de primeira passagem, enquanto a razão de extração do cérebro apresenta-se do mesmo modo para os barbitúricos intravenosos, utilizados para rápida indução da anestesia geral (ver Capítulo 16).

Meia-vida

Ao diminuir a concentração do fármaco ativo no sangue, o metabolismo e a excreção reduzem o tempo durante o qual ele é capaz de atuar sobre o órgão-alvo. A *meia-vida de eliminação* de um fármaco é definida como *o tempo durante o qual sua concentração no plasma diminui para a metade de seu valor original*. O conhecimento dessa informação torna possível ao médico calcular a frequência de doses necessária para manter a concentração plasmática do fármaco dentro da faixa terapêutica (ver adiante). Existem muitos fatores que confundem potencialmente em qualquer situação clínica, e é conveniente aqui considerar o caso mais simples. Como os fármacos são, em sua maioria, eliminados de acordo com a cinética de primeira ordem, o corpo pode ser considerado com frequência como um único compartimento, com volume equivalente ao volume de distribuição. Nesse modelo, a meia-vida ($t_{1/2}$) de eliminação depende apenas do volume de distribuição e da depuração do fármaco:

$$t_{1/2} = \frac{0{,}693 \times V_d}{\text{Depuração}} \qquad \text{Equação 3.9}$$

em que V_d é o volume de distribuição e 0,693 é uma aproximação de ln 2.

Sendo assim, todos os fatores anteriormente delineados que afetam o volume de distribuição e a depuração de um fármaco também afetam a meia-vida deste. A diminuição em sua depuração ou o aumento em seu volume de distribuição tendem a prolongar a meia-vida de eliminação, potencializando, portanto, o efeito do fármaco sobre o órgão-alvo. A meia-vida deve ser considerada com cuidado no planejamento de qualquer esquema posológico, visto que os efeitos de um fármaco com meia-vida longa podem durar vários dias. Por exemplo, a meia-vida da cloroquina é de mais de 1 semana, e a da amiodarona, mais de 1 mês.

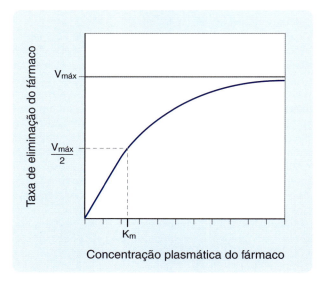

FIGURA 3.10 Cinética de Michaelis-Menten. Em geral, a eliminação de um fármaco obedece à cinética de Michaelis-Menten (de primeira ordem). A taxa de eliminação aumenta à medida que a concentração plasmática aumenta, até que os mecanismos de eliminação fiquem saturados e alcancem uma taxa de eliminação máxima ($V_{máx}$) em concentrações plasmáticas altas. K_m (constante de Michaelis-Menten) é a concentração do fármaco em que sua taxa de eliminação é 1/2 $V_{máx}$.

Fatores que alteram a meia-vida

É preciso levar em conta as alterações fisiológicas e patológicas do volume de distribuição para determinar a dose apropriada de um fármaco, bem como o intervalo entre as doses (Tabela 3.5). Com o processo de envelhecimento, a massa muscular esquelética diminui, o que pode reduzir o volume de distribuição. Em contrapartida, um indivíduo obeso apresenta aumento na capacidade de captação de um fármaco pelo tecido adiposo, e, para um fármaco que se distribui na gordura, pode ser necessário administrar uma dose mais alta a fim de alcançar níveis plasmáticos terapêuticos. Como terceiro exemplo, se a dose de um fármaco for baseada no peso corporal, porém o compartimento de tecido adiposo não captar esse fármaco, poderão ser alcançados níveis potencialmente tóxicos em uma pessoa obesa. Por fim, alguns fármacos podem distribuir-se de preferência em espaços líquidos patológicos, como ascite ou derrame pleural, causando toxicidade a longo prazo se a dose não for ajustada de acordo.

Os processos fisiológicos e patológicos também são capazes de afetar a depuração dos fármacos. Por exemplo, as enzimas do citocromo P450 responsáveis pelo metabolismo dos fármacos no fígado podem ser induzidas, aumentando a taxa de inativação dos fármacos, ou inibidas, diminuindo-a. As enzimas P450 específicas são induzidas por alguns fármacos (como *carbamazepina*, *fenitoína*, *prednisona* e *rifampicina*) e inibidas por outros (como *cimetidina*, *ciprofloxacino*, *diltiazem* e *fluoxetina*). Consulte a Tabela 4.3, em que há extensa lista de indutores e inibidores de enzimas específicas. A falência de um órgão constitui outro fator crítico na determinação dos esquemas posológicos apropriados. Assim, a insuficiência hepática pode alterar a função das enzimas hepáticas e também diminuir a excreção biliar. A redução do débito cardíaco diminui a quantidade de sangue que alcança os órgãos de depuração. A insuficiência renal diminui a excreção dos fármacos, devido à redução da filtração e secreção deles nos túbulos renais (ver Boxe 3.1). Em resumo, *insuficiências hepática, cardíaca e renal podem, não necessariamente em conjunto, levar à redução da capacidade de inativação ou eliminação de um fármaco, aumentando, assim, sua meia-vida de eliminação.*

TABELA 3.5 Fatores que afetam a meia-vida de um fármaco.

FATORES QUE AFETAM A MEIA-VIDA	EFEITO MAIS COMUM SOBRE A MEIA-VIDA
Efeitos sobre o volume de distribuição	
Envelhecimento (diminuição da massa muscular → diminuição da distribuição)	Diminuição
Obesidade (aumento da massa adiposa → aumento da distribuição)	Aumento
Líquido patológico (aumento da distribuição)	Aumento
Efeitos sobre a depuração	
Indução do citocromo P450 (aumento do metabolismo)	Diminuição
Inibição do citocromo P450 (diminuição do metabolismo)	Aumento
Insuficiência cardíaca (diminuição da depuração)	Aumento
Insuficiência hepática (diminuição da depuração)	Aumento
Insuficiência renal (diminuição da depuração)	Aumento

Dosagem terapêutica e intervalo entre doses

Cada um dos princípios básicos de farmacocinética – absorção, distribuição, metabolismo e excreção – influencia o planejamento do esquema posológico eficaz de um fármaco. A absorção determina a via ou vias potenciais de administração e ajuda a definir a dose ideal do fármaco. Em geral, um fármaco que sofre acentuada absorção – evidenciada por sua alta biodisponibilidade – necessita de uma dose mais baixa do que a de um fármaco pouco absorvido. (Todavia, é importante assinalar que o determinante de maior relevância da dose de um fármaco é a *potência* deste; ver Capítulo 2.) Em contrapartida, um fármaco de alta distribuição – evidenciada por grande volume de distribuição – necessita de uma dose maior. A taxa de eliminação influencia a meia-vida do medicamento, portanto determina a frequência de doses necessária para manter níveis plasmáticos terapêuticos do fármaco.

Em geral, *a dosagem terapêutica de um fármaco procura manter seu pico plasmático abaixo da concentração tóxica, e a concentração mínima acima de seu nível minimamente efetivo* (Figura 3.11). Isso pode ser obtido de modo mais eficiente mediante liberação contínua do fármaco IV (infusão contínua), SC (bomba de infusão contínua ou implante), VO (comprimidos de liberação prolongada) e outras vias de administração, conforme descrito com pormenores no Capítulo 54. Todavia, em muitos casos, o esquema posológico também deve levar em consideração a conveniência do paciente. Podem-se administrar doses pequenas e frequentes (habitualmente VO) para obter variação mínima na concentração plasmática do fármaco no estado de equilíbrio dinâmico, porém essa estratégia sujeita o paciente à inconveniência de uma administração frequente do medicamento. As doses administradas com menos frequência exigem quantidades mais elevadas e resultam em maiores flutuações nos níveis máximo e mínimo do fármaco; esse tipo de esquema é mais conveniente para o paciente, mas também tem mais tendência a causar problemas, devido a níveis excessivos (tóxicos) ou insuficientes (subterapêuticos) do fármaco (Figura 3.12).

Os esquemas posológicos ótimos, em geral, mantêm a concentração plasmática do fármaco no estado de equilíbrio dinâmico dentro da janela terapêutica. Como esse estado de equilíbrio é alcançado quando a taxa de aporte do fármaco é igual à sua eliminação, a concentração do medicamento em tal estado é afetada por biodisponibilidade, depuração, dose e intervalo entre as doses (frequência de administração):

$$C_{\text{equilíbrio dinâmico}} = \frac{\text{Biodisponibilidade} \times \text{Dose}}{\text{Intervalo}_{\text{entre doses}} \times \text{Depuração}} \quad \text{Equação 3.10}$$

em que C é a concentração plasmática do fármaco.

Imediatamente após iniciar terapia farmacológica, a taxa de entrada do fármaco no corpo ($k_{interna}$) é muito maior do que a taxa de eliminação ($k_{externa}$); como consequência, sua concentração no sangue aumenta. Supondo que a eliminação siga a cinética de primeira ordem, a taxa de eliminação também se eleva à medida que a concentração plasmática do fármaco aumenta, porque essa taxa é proporcional à concentração plasmática. O estado de equilíbrio dinâmico é alcançado quando as duas taxas ($k_{interna}$ e $k_{externa}$) tornam-se iguais. Como $k_{interna}$ é uma constante, *a abordagem para o estado de equilíbrio dinâmico é governada pela $k_{externa}$, a taxa combinada de todos os mecanismos de depuração de fármacos.* ($k_{externa}$ também pode ser denominada k_e, isto é, taxa combinada de eliminação de fármacos.) Na maioria dos esquemas posológicos, os níveis

BOXE 3.1 Fundamentação para tomada de decisão terapêutica: uso de medicamentos na doença renal crônica (DRC) por Vivian Gonzalez Lefebre e Robert H. Rubin

Muitos medicamentos são excretados pelos rins, e a redução da depuração renal que acompanha a doença renal crônica exige, com frequência, ajustes posológicos ou uso de outro fármaco. Considere o seguinte cenário.

O Sr. R tem 59 anos de idade e apresenta diabetes melito, hipertensão arterial e DRC (depuração de creatinina < 10 mℓ/min). Ele faz hemodiálise há 5 anos. Certa noite, foi internado com febre e hipotensão. A origem presumida da infecção foi o cateter venoso central usado para a hemodiálise. As amostras de sangue para culturas foram coletadas do cateter venoso central e de um local periférico. A coloração de Gram da ponta do cateter revelou cocos gram-positivos, e foi iniciado tratamento empírico com vancomicina e gentamicina. A cultura identificou *Staphylococcus aureus* meticilina-resistente (MRSA).

A doença renal pode promover muitas alterações fisiológicas que influenciam a farmacocinética dos medicamentos. Por exemplo, em pacientes com edema, derrame pleural ou ascite ocorre aumento do volume de distribuição de substâncias muito hidrossolúveis ou de fármacos que se ligam às proteínas plasmáticas. *A consequência farmacológica mais importante na insuficiência renal é seu efeito na depuração renal.* As concentrações plasmáticas de medicamentos com índices terapêuticos estreitos e eliminados predominantemente por via renal (p. ex., gentamicina, metotrexato) podem atingir níveis tóxicos persistentes se forem administradas as doses usuais para um paciente com insuficiência renal. Assim sendo, as doses desses fármacos têm de ser reduzidas de modo proporcional ao comprometimento renal. A função renal costuma ser avaliada pela depuração da creatinina. O uso dos níveis plasmáticos dessa substância como medida funcional do estado renal pode levar a erro, porque a redução da massa muscular é capaz de fazer com que esses níveis caiam e fiquem na faixa da normalidade em pacientes idosos ou debilitados com insuficiência renal leve a moderada. A pressuposição de que tais pacientes apresentam função renal normal pode resultar em superdosagens graves e acúmulo tóxico dos medicamentos no corpo.

A insuficiência renal também modifica a farmacodinâmica de alguns medicamentos. É mais provável que sais de potássio, diuréticos poupadores de potássio, anti-inflamatórios não esteroides (AINE) e inibidores da enzima conversora da angiotensina (IECA) provoquem hiperpotassemia em pacientes com disfunção renal. Os diuréticos tiazídicos tendem a não ser efetivos quando a taxa de filtração glomerular é inferior a 30 mℓ/min porque precisam ser secretados pelos rins para atuar na membrana luminal dos túbulos renais. Ver no Capítulo 20 a revisão da fisiologia e da farmacologia dos diuréticos.

Como a doença renal do Sr. R influencia a escolha e a posologia de um esquema seguro e eficaz de antibióticos para tratar sua infecção? As complicações infecciosas provocam morbidade substancial e constituem causa comum de morte de pacientes dialisados. Microrganismos gram-positivos, inclusive *S. aureus*, são responsáveis pela maioria das infecções relacionadas com cateter. Visto que a septicemia é uma emergência terapêutica, o tratamento empírico deve ser instituído até chegarem os resultados das culturas. A terapia pode ser modificada posteriormente, de acordo com os resultados das culturas e dos antibiogramas. Nesse caso, o tratamento empírico consiste em vancomicina e gentamicina (cobertura ampla contra microrganismos gram-positivos e gram-negativos). A gentamicina, um aminoglicosídio, é prescrita frequentemente para tratar infecções causadas por bacilos gram-negativos. É eliminada pelos rins e efetivamente removida por hemodiálise. Em geral, é administrada logo após uma sessão de hemodiálise. No caso do Sr. R, a gentamicina seria interrompida assim que as culturas revelassem MRSA. A vancomicina (glicopeptídio tricíclico) é o antibiótico de escolha para infecções causadas por MRSA. É eliminada pelos rins, mas, ao contrário da gentamicina, não é removida por hemodiálise convencional. Nos indivíduos com função renal normal, o intervalo entre as doses de vancomicina é de 12 h. Na doença renal grave, como neste caso, os níveis terapêuticos de vancomicina mantêm-se por 7 dias após uma dose intravenosa, tornando possível o tratamento ambulatorial conveniente depois que o paciente ficar hemodinamicamente estável.

---

de fármacos acumulam-se depois de cada dose sucessiva, e o estado de equilíbrio dinâmico só é alcançado quando a quantidade de medicamento que entra no sistema é igual à que está sendo removida (ver Figura 3.11). Em nível clínico, é preciso lembrar-se desse princípio ao modificar o esquema posológico, visto que devem ocorrer pelo menos quatro a cinco meias-vidas de eliminação para que seja alcançado o novo estado de equilíbrio dinâmico.

A concentração plasmática no estado de equilíbrio dinâmico também pode ser alterada pela adição de outro fármaco ao esquema de tratamento de um paciente. No caso do Sr. W, a adição de sulfametoxazol-trimetoprima inibiu o metabolismo da varfarina, diminuindo a taxa de depuração desta e fazendo com que a concentração no estado de equilíbrio dinâmico atingisse 1️⃣ níveis supraterapêuticos. Esse efeito foi exacerbado pela intoxicação aguda do Sr. W por etanol, que também inibe o metabolismo da varfarina. Pressupondo que o peso corporal do Sr. W seja aproximadamente 70 kg, que esteja tomando 5 mg

de varfarina a cada 24 h e que a biodisponibilidade da varfarina seja 0,93, é possível calcular então a concentração plasmática inicial da substância no estado de equilíbrio dinâmico da seguinte maneira:

$$C_{\text{equilíbrio dinâmico}} = \frac{0,93 \times 5 \text{ mg}}{24 \text{ h} \times 0,192 \text{ }\ell/\text{h}} = 1,01 \text{ mg}/\ell$$

em que o valor de depuração de 0,192 ℓ/h é determinado a partir da meia-vida e do volume de distribuição do fármaco (ver Equações 3.9 e 3.10). Quando a depuração da varfarina foi reduzida pela adição de sulfametoxazol-trimetoprima e etanol, a concentração plasmática da substância no estado de equilíbrio dinâmico aumentou, atingindo níveis tóxicos. Essa situação poderia ter sido evitada pela determinação da INR do Sr. W alguns dias após o acréscimo do sulfametoxazol-trimetoprima (e, se necessário, ajuste da dose de varfarina) e pela recomen- 2️⃣ dação de que o Sr. W evitasse o consumo de etanol enquanto tomasse a varfarina.

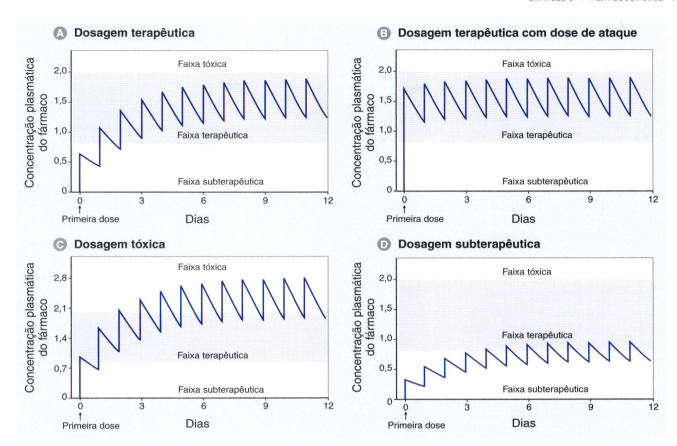

FIGURA 3.11 Dosagens terapêuticas, subterapêuticas e tóxicas de um fármaco. Do ponto de vista clínico, as concentrações de um fármaco no plasma podem ser divididas em faixas subterapêuticas, terapêuticas e tóxicas. A maioria dos esquemas de dosagem tem por objetivo manter o fármaco em concentrações dentro da faixa terapêutica (descrita como *janela terapêutica*). **A.** Em geral, as primeiras doses são subterapêuticas até haver equilíbrio do fármaco em sua concentração de estado de equilíbrio dinâmico (são necessárias aproximadamente quatro meias-vidas de eliminação para atingir esse estado de equilíbrio). A dosagem apropriada e o intervalo entre doses resultam em níveis terapêuticos do fármaco em estado de equilíbrio dinâmico, e as concentrações máxima e mínima permanecem dentro da janela terapêutica. **B.** Se a dose inicial (de ataque) for maior do que a dose de manutenção, o fármaco atingirá concentrações terapêuticas mais rapidamente. A magnitude da dose de ataque é determinada pelo volume de distribuição do fármaco. **C.** Doses de manutenção excessivas ou maior frequência de doses acarretam acúmulo e toxicidade do fármaco. **D.** Doses de manutenção ou frequência de doses insuficientes ocasionam concentrações subterapêuticas do fármaco no estado de equilíbrio dinâmico. Nos quatro painéis, o fármaco é administrado 1 vez/dia, distribui-se de modo muito rápido pelos vários compartimentos corporais e é eliminado de acordo com a cinética de primeira ordem.

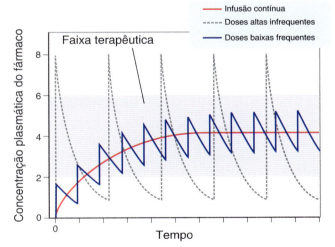

FIGURA 3.12 Flutuações na concentração de um fármaco no estado de equilíbrio dinâmico na dependência do intervalo entre as doses. Pode-se obter a mesma concentração plasmática média de um fármaco no estado de equilíbrio dinâmico com o uso de uma variedade de doses e intervalos entre doses diferentes. No exemplo apresentado, a mesma quantidade total de um fármaco é administrada por três esquemas de administração diferentes: infusão contínua, doses baixas frequentes e doses altas infrequentes. A curva contínua representa o efeito da infusão contínua do fármaco. A administração descontínua deste resulta em flutuações acima e abaixo da curva de infusão contínua. Observe que os três esquemas apresentam a mesma concentração plasmática média do fármaco no estado de equilíbrio dinâmico (4 mg/ℓ), enquanto os esquemas descontínuos resultam em valores máximos e mínimos acima e abaixo da concentração-alvo. Se esses valores máximos e mínimos estiverem acima ou abaixo dos limites da janela terapêutica (como no esquema de doses altas infrequentes), o desfecho clínico poderá ser afetado adversamente. Por esse motivo, os esquemas com doses baixas frequentes são, em geral, mais eficazes e mais bem toleradas. Todavia, essa preocupação deve ser ponderada com a conveniência dos esquemas de doses menos frequentes (p. ex., 1 vez/dia) (e a melhor adesão do paciente a tais esquemas).

Dose de ataque

Após a administração de um fármaco por qualquer via, sua concentração plasmática aumenta inicialmente. A seguir, sua distribuição do compartimento vascular (sanguíneo) para os tecidos corporais resulta em diminuição de sua concentração sérica. A taxa e a extensão dessa redução são significativas para fármacos com altos volumes de distribuição. Se a dose administrada não levar em conta esse volume de distribuição, considerando apenas o volume sanguíneo, os níveis terapêuticos do fármaco não serão alcançados com rapidez. São administradas, com frequência, doses iniciais (de ataque) de um fármaco para compensar sua distribuição nos tecidos. Essas doses podem ser muito mais altas do que as necessárias se o medicamento fosse retido no compartimento intravascular. As doses de ataque podem ser utilizadas para obter níveis terapêuticos do fármaco (*i. e.*, níveis na concentração desejada no estado de equilíbrio dinâmico) com apenas uma ou duas doses:

$$Dose_{ataque} = V_d \times C_{estado\ de\ equilíbrio\ dinâmico} \qquad \text{Equação 3.11}$$

em que V_d é o volume de distribuição, e C é a concentração plasmática desejada no estado de equilíbrio dinâmico.

Na ausência de uma dose de ataque, são necessárias quatro a cinco meias-vidas de eliminação para que um fármaco alcance o equilíbrio entre sua distribuição tecidual e a concentração plasmática. O uso de uma dose de ataque contorna esse processo, visto que proporciona quantidade suficiente do medicamento para atingir concentrações apropriadas (terapêuticas) no sangue e nos tecidos depois da administração de apenas uma ou duas doses. Por exemplo, a *lidocaína* apresenta volume de distribuição de 77 ℓ em uma pessoa de 70 kg. Pressupondo a necessidade de uma concentração plasmática no estado de equilíbrio dinâmico de 3,5 mg/ℓ para controlar as arritmias ventriculares, a dose de ataque apropriada de lidocaína para essa pessoa pode ser calculada da seguinte maneira:

$$Dose_{ataque} = 77\ ℓ \times 3,5\ mg/ℓ = 269,5\ mg$$

Dose de manutenção

Após serem atingidas concentrações em equilíbrio dinâmico no plasma e nos tecidos, as doses subsequentes só precisam repor a quantidade de substância perdida por metabolismo e excreção. A velocidade de administração da dose de manutenção de uma substância depende da eliminação desta, segundo o princípio de que a *velocidade de aporte = velocidade de saída no equilíbrio dinâmico*:

$$Dose_{manutenção} = Depuração \times C_{estado\ de\ equilíbrio\ dinâmico} \quad \text{Equação 3.12}$$

A administração de uma dose em velocidade maior que a calculada deverá fornecer um aporte do fármaco maior do que sua depuração, podendo ocorrer acúmulo nos tecidos até atingir níveis tóxicos. No caso do Sr. W, a dose de manutenção calculada para a varfarina é a seguinte:

$$Dose_{manutenção} = 0,192\ ℓ/h \times 1,01\ mg/ℓ$$
$$= 0,194\ mg/h = 4,65\ mg/dia$$

Sendo assim, a dose de manutenção apropriada para o Sr. W é 4,65 mg/dia. Como a biodisponibilidade da varfarina é de apenas 93%, o Sr. W deve tomar 5 mg/dia para manter uma concentração plasmática adequada no estado de equilíbrio dinâmico. (Observe também que, como a varfarina apresenta baixo índice terapêutico, e a presença de níveis tóxicos do fármaco pode resultar em hemorragia potencialmente fatal, a atividade biológica da substância deve ser cuidadosamente monitorada por medida periódica da INR.)

Em um pequeno número de fármacos, a capacidade do corpo de eliminá-los (p. ex., mediante metabolismo hepático) pode tornar-se saturada em níveis plasmáticos terapêuticos ou apenas ligeiramente supraterapêuticos. Nesses casos, a cinética de eliminação pode mudar de primeira ordem para ordem zero (também denominada *cinética de saturação*; ver anteriormente). A administração contínua de um fármaco resulta em seu rápido acúmulo no plasma, e as concentrações podem atingir níveis tóxicos (Figura 3.13).

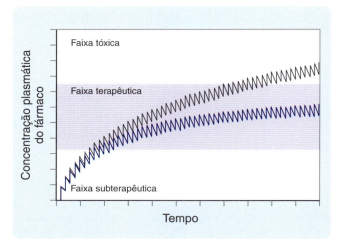

FIGURA 3.13 **Cinética de saturação e toxicidade dos fármacos.** A eliminação dos fármacos segue, em geral, a cinética de primeira ordem de Michaelis-Menten, aumentando à medida que a concentração plasmática também aumenta. Com a administração de uma dose ótima, a concentração plasmática do medicamento no estado de equilíbrio dinâmico permanece dentro da faixa terapêutica (*curva inferior*). Entretanto, uma dose excessiva pode saturar a capacidade do corpo de eliminar o fármaco, sobrepujando, por exemplo, o sistema hepático de enzimas do citocromo P450. Nesse caso, a taxa de eliminação não aumenta com o aumento de sua concentração plasmática (*i. e.*, a eliminação obedece mais a uma cinética de ordem zero do que a uma de primeira ordem). A administração contínua do fármaco resulta em seu acúmulo, e sua concentração plasmática pode atingir níveis tóxicos (*curva superior*).

▶ Conclusão e perspectivas

Este capítulo forneceu uma visão geral dos processos farmacocinéticos de absorção, distribuição, metabolismo e excreção (ADME). A compreensão dos fatores que determinam a capacidade de um fármaco de atuar em determinado paciente e da natureza mutável desses fatores com o decorrer de tempo é de suma importância para o uso seguro e eficaz da terapia farmacológica. É importante considerar as equações-chave que governam as relações entre dose, depuração e concentração plasmática de um fármaco (Tabela 3.6) diante de tomadas de decisão terapêutica sobre esquemas farmacológicos.

Atualmente, a aplicabilidade clínica da farmacocinética baseia-se principalmente nos efeitos de fármacos observados em determinada população. Entretanto, existem variações quase infinitas, tanto primárias quanto secundárias, e essas variações influenciam os efeitos da farmacoterapia. Por exemplo, são observadas diferenças bem definidas na farmacocinética entre indivíduos de diferentes idades, sexo, massa corporal, níveis de condicionamento físico, etnia, constituição genética e estados mórbidos. Em se tratando de alguns fármacos, os progressos em seu monitoramento terapêutico possibilitaram a determinação de suas concentrações plasmáticas em tempo real. A *farmacogenômica* realizou uma revolução ainda mais extraordinária na farmacocinética. Futuramente, a farmacoterapia poderá envolver a administração de fármacos especificamente desenvolvidos para o paciente que irá tomá-los. O conhecimento da constituição genômica de um indivíduo tornará viável às terapias farmacológicas explorarem pontos fortes e compensarem fraquezas em inúmeras variáveis específicas do paciente. Esse tópico é discutido no Capítulo 6.

Agradecimentos

Agradecemos a John C. LaMattina por sua valiosa contribuição nas duas edições anteriores desta obra.

Leitura sugerida

Godin DV. Pharmacokinetics: disposition and metabolism of drugs. In: Munson PL, ed. *Principles of pharmacology*. New York: Chapman & Hall; 1995. (*Um excelente texto de apresentação, esse capítulo aborda os vários aspectos da farmacocinética com muitos exemplos de fármacos específicos.*)

Klassen CD, Lu H. Xenobiotic transporters: ascribing function from gene knockout and mutation studies. *Toxicol Sci* 2008; 101:186-196. (*Revisões de funções biológicas das superfamílias de transportadores – ABC e SLC – que medeiam a captação celular e o efluxo de fármacos e outras moléculas.*)

Pratt WB, Taylor P, eds. *Principles of drug action: the basis of pharmacology*. 3rd ed. New York: Churchill Livingstone; 1990, Chapters 3 and 4. (*Esse texto apresenta, de modo abrangente, os princípios da farmacocinética e a farmacocinética em si.*)

Ress DC, Johnson E, Lewinson O. ABC transporters: the power to change. *Nat Rev Mol Cell Biol* 2009; 10:218-227. (*Revisão dos mecanismos moleculares da superfamília de transportadores ABC.*)

TABELA 3.6 Resumo das relações farmacocinéticas essenciais.

$$\text{Concentração inicial} = \frac{\text{Dose de ataque}}{\text{Volume de distribuição}}$$

$$\text{Concentração no estado de equilíbrio dinâmico} = \frac{\text{Fração absorvida} \times \text{Dose de manutenção}}{\text{Intervalo entre as doses} \times \text{Depuração}}$$

$$\text{Meia-vida de eliminação} = \frac{0,693 \times \text{Volume de distribuição}}{\text{Depuração}}$$

4
Metabolismo dos Fármacos

Cullen Taniguchi e F. Peter Guengerich

► Introdução

Nossos tecidos são expostos todos os dias a *xenobióticos* – substâncias estranhas não encontradas naturalmente no corpo. Os fármacos são, em sua maioria, xenobióticos utilizados para modular funções corporais com fins terapêuticos. Eles e outras substâncias químicas ambientais que penetram no organismo são modificados por uma enorme variedade de enzimas. As transformações bioquímicas efetuadas por essas enzimas podem alterar o composto, tornando-o benéfico, prejudicial ou simplesmente ineficaz. Os processos pelos quais as reações bioquímicas alteram os fármacos no corpo são designados, em seu conjunto, como *metabolismo* ou *biotransformação dos fármacos*.

O capítulo anterior introduziu a importância da depuração renal na farmacocinética dos fármacos. Embora as reações bioquímicas que modificam os fármacos, convertendo-os em formas passíveis de excreção renal, constituam parte essencial do metabolismo dos fármacos, tal metabolismo abrange mais do que essa função. A biotransformação pode alterá-los de quatro maneiras:

- Um *fármaco ativo* pode ser convertido em um *fármaco inativo*
- Um *fármaco ativo* pode ser convertido em um *metabólito ativo* ou *tóxico*
- Um *profármaco inativo* pode ser convertido em um *fármaco ativo*
- Um *fármaco não passível de excreção* pode ser convertido em um *metabólito passível de excreção* (p. ex., aumentando a depuração renal ou biliar).

Este capítulo descreve os principais processos de metabolismo dos fármacos. Após a apresentação do caso, o capítulo for-

nece uma visão geral dos locais de metabolismo dos fármacos, enfocando principalmente o fígado. A seguir, são discutidos os dois tipos principais de biotransformação, denominados, com frequência, *reações de fase I* e *de fase II*, embora a terminologia seja imprecisa e implique, de modo incorreto, uma ordem cronológica das reações. (Além disso, utiliza-se algumas vezes o termo *fase III* para descrever o processo de transporte dos fármacos, produzindo ainda mais confusão.) Neste capítulo, são empregadas as expressões *oxidação/redução* e *conjugação/hidrólise* para descrever esses processos de modo mais acurado. O capítulo termina com uma discussão dos fatores que podem resultar em diferenças no metabolismo dos fármacos entre indivíduos distintos.

► Locais de metabolismo dos fármacos

O fígado é o principal órgão de metabolismo dos fármacos. Esse fato evidencia-se de maneira proeminente no fenômeno conhecido como *efeito de primeira passagem*. Com frequência, os fármacos administrados por via oral são absorvidos no trato gastrintestinal (GI) e transportados diretamente até o fígado por meio da circulação porta (Figura 4.1). Assim, o fígado tem a oportunidade de metabolizá-los antes de alcançarem a circulação sistêmica, portanto antes de atingirem seus órgãos-alvo. É preciso considerar o efeito de primeira passagem quando se planejam esquemas posológicos, visto que, se o metabolismo hepático for extenso, a quantidade de fármaco que alcançará o tecido-alvo será muito menor do que a quantidade (dose) administrada por via oral (ver Capítulo 3). Certos fármacos são inativados de modo tão eficiente em sua primeira passagem pelo fígado que não podem ser administrados por via oral, devendo-

CASO

Srta. B é uma mulher caucasiana de 32 anos de idade que, nos últimos 5 dias, queixou-se de dor de garganta e dificuldade na deglutição. O exame físico revela lesões brancas e de aspecto cremoso sobre a língua, identificadas como candidíase oral, uma infecção fúngica. Seu histórico inclui atividade sexual com diversos parceiros, uso inconstante de preservativo e administração contínua de anticoncepcionais orais durante os últimos 14 anos. O quadro sugere diagnóstico de infecção pelo HIV-1, confirmado pela análise com reação em cadeia da polimerase (PCR). Srta. B apresenta baixa contagem de células T CD4, por isso se inicia imediatamente um esquema padrão de fármacos anti-HIV, que inclui o inibidor da protease saquinavir. A candidíase oral regride com um agente antifúngico tópico. A despeito da terapia agressiva, as contagens de células CD4 continuam a diminuir, e, vários meses depois, a paciente procura o médico com fadiga e tosse persistente. Um exame mais detalhado leva ao diagnóstico de tuberculose.

 Questões

1. Um dos fármacos de primeira linha no tratamento da tuberculose é a rifampicina, que diminui a eficiência dos inibidores da protease do HIV. Qual é o mecanismo envolvido nessa interação medicamentosa?
2. A isoniazida é outro fármaco comumente utilizado no tratamento da tuberculose. Por que a origem étnica da Srta. B dá a seu médico motivo para preocupar-se ao considerar o uso desse fármaco?
3. Quais interações alimentares devem ser levadas em consideração ao prescrever medicamentos para o tratamento da infecção da Srta. B?

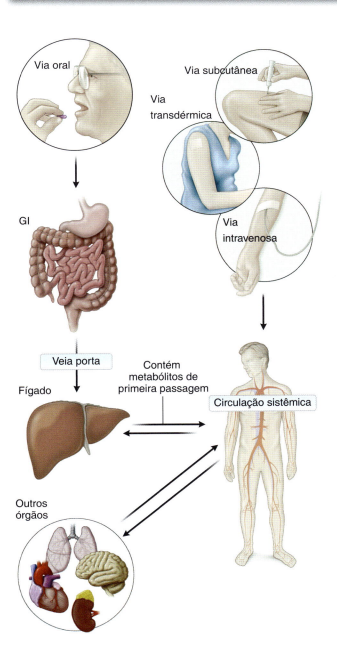

se utilizar a via parenteral. Um deles é o agente antiarrítmico lidocaína, cuja biodisponibilidade é de apenas 3% quando administrado por via oral.

Embora o fígado seja quantitativamente o órgão mais importante no metabolismo dos fármacos, todos os tecidos do corpo são capazes de metabolizá-los, em certo grau. Os locais ativos em particular incluem pele, pulmões, trato gastrintestinal e rins. O trato gastrintestinal merece menção especial, visto que, à semelhança do fígado, pode contribuir para o efeito de primeira passagem mediante o metabolismo dos fármacos administrados por via oral antes que alcancem a circulação sistêmica.

▶ Vias de metabolismo dos fármacos

Fármacos e outros xenobióticos sofrem biotransformação antes de serem excretados. Muitos produtos farmacêuticos são lipofílicos, o que possibilita ao fármaco atravessar as membranas celulares, como as encontradas na mucosa intestinal ou no tecido-alvo. Infelizmente, a mesma propriedade química que aumenta a biodisponibilidade dos fármacos também pode dificultar sua excreção renal, visto que a depuração pelo rim exige que esses fármacos tornem-se mais hidrofílicos, de modo que possam ser dissolvidos na urina aquosa. Por conseguinte, as reações de biotransformação frequentemente aumentam a hidrofilia dos compostos para torná-los mais passíveis de excreção renal.

As reações de biotransformação são classicamente divididas em dois tipos principais: oxidação/redução (fase I) e conjugação/hidrólise (fase II). Em geral, as reações de oxidação transformam o fármaco em metabólitos mais hidrofílicos pela

FIGURA 4.1 Circulação porta e efeito de primeira passagem. Os fármacos administrados por via oral (VO) são absorvidos pelo trato gastrintestinal (GI) e, a seguir, liberados no fígado pela veia porta. Essa via possibilita ao fígado metabolizá-los antes de alcançarem a circulação sistêmica, processo responsável pelo *efeito de primeira passagem.* Por outro lado, os fármacos administrados por vias intravenosa (IV), transdérmica ou subcutânea penetram diretamente na circulação sistêmica e podem atingir seus órgãos-alvo antes de sofrer modificação hepática. O efeito de primeira passagem apresenta implicações importantes para a biodisponibilidade; a formulação oral de um fármaco que sofre extenso metabolismo de primeira passagem deve ser administrada em dose muito maior do que a intravenosa equivalente do mesmo fármaco.

adição de ou exposição a grupos funcionais polares, como grupos hidroxila (-OH) ou amina (-NH$_2$) (Tabela 4.1). Com frequência, esses metabólitos são farmacologicamente inativos e podem ser secretados sem qualquer modificação adicional. Entretanto, alguns produtos de reações de oxidação e redução necessitam de modificações adicionais antes de serem excretados. As reações de conjugação (fase II) modifi-

cam os compostos por meio da ligação de grupos hidrofílicos, como o ácido glicurônico, criando conjugados mais polares (Tabela 4.2). É importante assinalar que essas reações ocorrem independentemente das reações de oxidação/redução, e que as enzimas envolvidas nas reações de oxidação/redução e de conjugação/hidrólise frequentemente competem pelos substratos.

TABELA 4.1 Reações de oxidação e redução.

CLASSE DE REAÇÃO	FÓRMULA ESTRUTURAL	FÁRMACOS REPRESENTATIVOS
I. Oxidações dependentes do citocromo P450		
1. Hidroxilação alifática		Barbitúricos Digitoxina Ciclosporina
2. Hidroxilação aromática		Propranolol Fenitoína
3. N-desalquilação		Metanfetamina Lidocaína
4. O-desalquilação		Codeína
5. S-oxidação		Fenotiazina Cimetidina
6. N-oxidação		Quinidina
7. Dessulfuração		Tiopental
8. Formação de epóxido		Carbamazepina
II. Oxidações independentes do citocromo P450		
1. Desidrogenação dos alcoóis/aldeídos		Etanol Piridoxina
2. Desaminação oxidativa		Histamina Norepinefrina
3. Descarboxilação		Levodopa
III. Reduções		
1. Redução nitro		Nitrofurantoína Cloranfenicol
2. Desalogenação		Halotano Cloranfenicol
3. Redução carbonil		Metadona Naloxona

TABELA 4.2 Reações de hidrólise e conjugação.

CLASSE DE REAÇÃO	FÓRMULA ESTRUTURAL	FÁRMACOS REPRESENTATIVOS
I. Hidrólise		
1. Hidrólise de éster		Procaína Ácido acetilsalicílico Succinilcolina
2. Hidrólise de amida		Procainamida Lidocaína Indometacina
3. Hidrólise de epóxido		Carbamazepina (metabólito epóxido)
II. Conjugação		
1. Glicuronidação		Diazepam Digoxina Ezetimiba
2. Acetilação		Isoniazida Sulfonamidas
3. Conjugação com glicina		Ácido salicílico
4. Conjugação com sulfato		Estrona Metildopa
5. Conjugação com glutationa (e processamento a ácidos mercaptúricos)		Ácido etacrínico Ácido dicloroacético Paracetamol (metabólito) Clorambucila
6. N-metilação		Metadona Norepinefrina
7. O-metilação		Catecolaminas
8. S-metilação		Tiopurinas

Reações de oxidação/redução

As reações de oxidação envolvem enzimas associadas a membranas, expressas no retículo endoplasmático (RE) dos hepatócitos e, em menor grau, de células de outros tecidos. As enzimas que catalisam essas reações de fase I são tipicamente oxidases. São, em sua maioria, *hemeproteínas mono-oxigenases* da classe do *citocromo P450*. As enzimas do citocromo P450 (algumas vezes abreviadas CYP) são também conhecidas como oxidases microssomais de função mista e são envolvidas no metabolismo de aproximadamente 75% de todos os fármacos utilizados hoje. (O termo P450 refere-se à característica de pico de absorção em 450 nm dessas hemeproteínas quando se ligam ao monóxido de carbono.)

O resultado de uma reação de oxidação que depende do citocromo P450 é o seguinte:

$$\text{Fármaco} + O_2 + NADPH + H^+ \rightarrow$$
$$\text{Fármaco-OH} + H_2O + NADP^+ \qquad \text{Equação 4.1}$$

A reação prossegue quando a substância liga-se ao citocromo P450 oxidado (Fe^{3+}) para formar um complexo, depois reduzido em duas etapas sequenciais de oxirredução (Figura 4.2A). A nicotinamida adenina dinucleotídeo fosfato (NADPH) doa

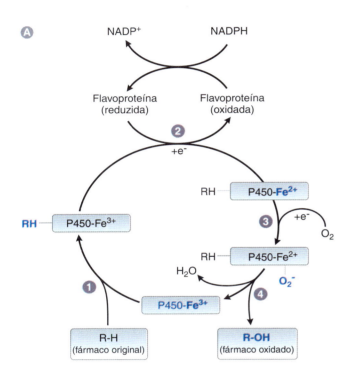

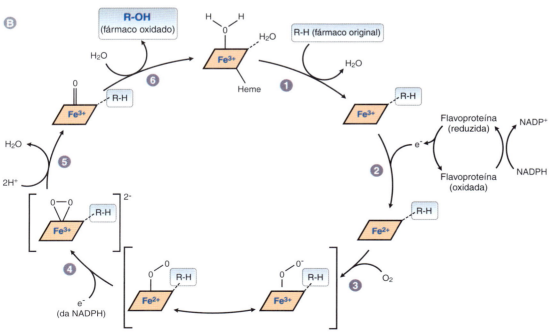

FIGURA 4.2 Oxidação de fármacos mediada pelo citocromo P450. Muitas reações de metabolismo dos fármacos envolvem um sistema de enzimas microssomais hepáticas P450, que catalisam a oxidação dos fármacos. **A.** De modo global, a reação envolve uma série de etapas de oxidação/redução, em que a fração da enzima P450 que contém ferro atua como transportadora de elétrons para transferir elétrons da NADPH para o oxigênio molecular. A seguir, o oxigênio reduzido é transferido para o fármaco, resultando em um grupo -OH adicional sobre o fármaco oxidado (por esse motivo, as enzimas P450 são algumas vezes designadas, de modo coloquial, como "pistolas de oxigênio" ou até mesmo "maçarico da natureza"). A adição do grupo -OH ocasiona aumento da hidrofilia do fármaco e taxa aumentada de sua excreção. **B.** O mecanismo detalhado da reação P450 pode ser dividido em seis etapas: (1) o fármaco forma um complexo com o citocromo P450 oxidado; (2) a NADPH doa um elétron à flavoproteína redutase, que reduz o complexo P450-fármaco; (3 e 4) o oxigênio une-se ao complexo, e a NADPH doa outro elétron, criando o complexo oxigênio ativado-P450-substrato; (5) o ferro é oxidado, com perda de água; e (6) forma-se o produto oxidado do fármaco. Existem numerosas enzimas P450, e cada uma tem uma especificidade ligeiramente diferente para substratos (como fármacos). Cinco das enzimas P450 humanas (1A2, 2C9, 2C19, 2D6 e 3A4) são responsáveis por aproximadamente 95% do metabolismo oxidativo dos fármacos.

os elétrons nas duas etapas via uma flavoproteína redutase. Na primeira etapa, o elétron doado reduz o complexo citocromo P450-fármaco. Na segunda, o elétron reduz o oxigênio molecular para formar um complexo oxigênio-citocromo P450-fármaco ativado. Por fim, à medida que o complexo torna-se mais ativo graças ao rearranjo, o átomo de oxigênio reativo é transferido para o fármaco, resultando na formação de um produto oxidado de fármaco e na reciclagem do citocromo P450 oxidado no processo. O mecanismo dessas reações é mostrado na Figura 4.2B.

A maioria das oxidases hepáticas do citocromo P450 apresenta ampla especificidade de substrato (Tabela 4.1). Isso se deve, em parte, ao oxigênio ativado do complexo, que é um potente agente oxidante e reage com vários tipos de substrato. As enzimas do citocromo P450 são, às vezes, designadas "P450" seguido do número da família de enzimas P450, da letra maiúscula da subfamília e de um número adicional para identificar a enzima específica (p. ex., P450 3A4). Muitas enzimas P450 exibem especificidades parcialmente superpostas que, em seu conjunto, possibilitam ao fígado reconhecer e metabolizar uma gama de xenobióticos.

Em seu conjunto, as reações mediadas pelo P450 respondem por mais de 95% das biotransformações oxidativas. Outras vias também podem oxidar moléculas lipofílicas. Exemplo pertinente de uma via oxidativa não P450 é a via da *álcool desidrogenase*, que oxida os álcoois a seus derivados aldeídicos como parte do processo global de excreção. Essas enzimas constituem a base da toxicidade do metanol. Este é oxidado pela álcool desidrogenase a formaldeído, que causa considerável dano a alguns tecidos. O nervo óptico mostra-se particularmente sensível ao formaldeído, e a toxicidade do metanol pode causar cegueira.

Outra enzima não P450 importante é a *monoamina oxidase (MAO)*, responsável pela oxidação de compostos endógenos que contêm amina, como as catecolaminas e a tiramina (ver Capítulo 10), e de alguns xenobióticos, incluindo fármacos.

Reações de conjugação/hidrólise

As reações de conjugação e hidrólise proporcionam um segundo conjunto de mecanismos destinados a modificar os compostos para sua excreção (Figura 4.3). Embora a hidrólise de fármacos que contêm éster e amida seja algumas vezes incluída entre as reações de fase I (na antiga terminologia), a bioquímica da hidrólise está mais estreitamente relacionada com a conjugação do que com a oxidação/redução. Os substratos dessas reações englobam tanto metabólitos de reações de oxidação (p. ex., epóxidos) quanto compostos que já contêm grupos químicos apropriados para conjugação, como hidroxila (-OH), amina (-NH$_2$) ou carboxila (-COOH). Esses substratos são acoplados a metabólitos endógenos (p. ex., ácido glicurônico e seus derivados, ácido sulfúrico, ácido acético, aminoácidos e o tripeptídio glutationa) por enzimas de transferência, em reações que envolvem com frequência intermediários de alta energia (Tabela 4.2). As enzimas de conjugação e de hidrólise localizam-se tanto no citosol quanto no retículo endoplasmático dos hepatócitos (e de outros tecidos). Na maioria dos casos, o processo de conjugação torna o fármaco mais polar. Praticamente todos os produtos conjugados são farmacologicamente inativos, com algumas exceções importantes (p. ex., glicuronídio de morfina).

Algumas reações de conjugação são clinicamente relevantes no caso dos recém-nascidos, que ainda não desenvolveram plenamente a capacidade de realizar esse conjunto de reações.

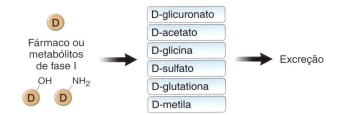

FIGURA 4.3 Reações de conjugação. Nessas reações, um fármaco (representado por D) ou metabólitos desse fármaco (representados por D-OH e D-NH$_2$) são conjugados a um componente endógeno. O ácido glicurônico, um açúcar, é em geral o grupo mais conjugado a fármacos, porém as conjugações com acetato, glicina, sulfato, glutationa e grupos metila também são comuns. A adição de um desses componentes torna o metabólito do fármaco mais hidrofílico e, com frequência, aumenta a excreção do fármaco. (A metilação é uma exceção importante, visto que não aumenta a hidrofilia dos fármacos.) Os mecanismos de transporte também desempenham importante papel na eliminação de fármacos e seus metabólitos.

A UDP-glicuronil transferase (UDPGT) é responsável pela conjugação da bilirrubina no fígado, facilitando sua excreção. A deficiência de desenvolvimento dessa enzima no nascimento coloca os lactentes em risco de ter icterícia neonatal, que resulta da elevação dos níveis séricos de bilirrubina não conjugada. A icterícia neonatal representa um problema, visto que recém-nascidos não só apresentam atividade subdesenvolvida dessa enzima, como também uma barreira hematencefálica ainda não desenvolvida. A bilirrubina não conjugada, insolúvel em água e muito lipofílica, liga-se com facilidade ao cérebro desprotegido do recém-nascido e tem a capacidade de provocar lesão significativa do sistema nervoso central. Essa condição patológica é conhecida como encefalopatia por bilirrubina, ou *kernicterus*. A hiperbilirrubinemia neonatal (não conjugada) pode ser corrigida com fototerapia (comprimento de luz: 450 nm) que converte a bilirrubina circulante em isômero excretado mais rapidamente. Outro tratamento efetivo consiste na administração de doses pequenas do barbitúrico *fenobarbital*, que suprarregula de modo intenso a expressão da enzima UDPGT, reduzindo, assim, os níveis séricos de bilirrubina não conjugada. Isso ilustra o tema recorrente: a compreensão do metabolismo da substância pode ajudar a prever as interações medicamentosas adversas e as potencialmente vantajosas.

É importante assinalar que as reações de conjugação e de hidrólise não constituem, necessariamente, a última etapa de biotransformação. Como a conjugação desses componentes altamente polares ocorre no interior da célula, eles frequentemente precisam atravessar as membranas celulares por transporte ativo para serem excretados. (Pode ocorrer também transporte ativo do fármaco original.) Além disso, alguns produtos de conjugação podem sofrer metabolismo adicional.

Transporte de fármacos

Embora muitos fármacos sejam lipofílicos o suficiente para atravessar de maneira passiva as membranas celulares, sabe-se hoje que muitos também precisam ser transportados ativamente para o interior das células. Esse fato produz consequências significativas para biodisponibilidade oral (transporte nos enterócitos ou excreção ativa no lúmen intestinal), metabolismo hepático (transporte nos hepatócitos para metabolismo enzimático e excreção na bile) e depuração renal (transporte nas células tubulares proximais e excreção no lúmen tubular). Tais processos são mediados por diversas moléculas importantes. A *proteína de resistência a múltiplos fármacos*

1 (MDR1, *multidrug resistance protein 1*) ou *P-glicoproteí-na*, membro da família ABC de transportadores de efluxo, transporta ativamente compostos de volta ao lúmen intestinal. Esse processo limita a biodisponibilidade oral de vários fármacos importantes, incluindo digoxina e inibidores da protease do HIV-1. Com frequência, o metabolismo dos fármacos na circulação porta (*i. e.*, efeito de primeira passagem) exige o transporte de compostos nos hepatócitos por meio da família de proteínas do *polipeptídio transportador de ânions orgânicos* (OATP, *organic anion transporting polypeptide*) e *transportador de cátions orgânicos* (OCT, *organic cation transporter*). Esses transportadores são particularmente relevantes no metabolismo de vários inibidores redutase (estatinas) da 3-hidroxi-3-metilglutaril coenzima A (HMG-CoA), utilizados no tratamento da hipercolesterolemia. Por exemplo, o metabolismo do inibidor da HMG-CoA redutase, a pravastatina, depende do transportador OATP1B1, que transporta o fármaco nos hepatócitos. Acredita-se que a captação do fármaco nos hepatócitos por meio do OATP1B1 seja a etapa que limita a velocidade no processo de depuração da pravastatina. A captação desta em sua primeira passagem pelo fígado também representa vantagem potencial, visto que mantém o fármaco fora da circulação sistêmica, a partir da qual poderia ser captado pelas células musculares, causando efeitos tóxicos, como rabdomiólise. A família de *transportadores de ânions orgânicos* (*OAT*) é responsável pela secreção renal de muitas substâncias aniônicas clinicamente importantes, como os antibióticos betalactâmicos, os anti-inflamatórios não esteroides (AINE) e os antivirais análogos de nucleosídios.

Indução e inibição

O uso do fenobarbital para evitar icterícia neonatal demonstra que o metabolismo dos fármacos pode ser influenciado pelos níveis de expressão das enzimas metabolizadoras. Embora algumas enzimas P450 sejam constitutivamente ativas, outras podem ser induzidas ou inibidas por diferentes compostos. A indução ou a inibição podem ser incidentais (efeito adverso de um fármaco) ou deliberadas (efeito desejado da terapia).

O mecanismo primário da indução da enzima P450 é o aumento da expressão da enzima principalmente por transcrição aumentada, embora possa haver menor participação de aumento da translação e redução da degradação. A indução das enzimas P450 por uma gama de fármacos reflete a biologia dos receptores xenobióticos que atuam como sistema de vigilância do corpo para metabolizar compostos potencialmente tóxicos. Fármacos, poluentes ambientais, compostos químicos industriais e até mesmo alimentos podem penetrar nos hepatócitos e ligar-se a vários receptores xenobióticos diferentes, como receptor de pregnano X (PXR), receptor de androstano constitutivamente ativo (CAR) e receptor de aril-hidrocarboneto (AhR) (Figura 4.4). Essas moléculas são receptores nucleares de hormônios. Quando um composto xenobiótico liga-se ao receptor e ativa-o, o complexo é translocado para o núcleo e, aí, liga-se aos promotores de várias enzimas de biotransformação, acarretando aumento da expressão das enzimas P450. Por um mecanismo semelhante, a ativação do receptor nuclear de hormônio também pode aumentar a expressão dos transportadores de fármacos que ajudam na depuração dos compostos do corpo, como MDR1 e OATP1.

A indução das enzimas P450 tem múltiplas consequências. *Em primeiro lugar*, o fármaco pode aumentar seu próprio metabolismo. Por exemplo, a *carbamazepina*, um antiepiléptico, não apenas induz a 3A4 do P450, como também é metabolizada por essa enzima. Logo, a carbamazepina acelera seu próprio metabolismo por meio da indução de 3A4 do P450. *Em segundo lugar*, um fármaco pode aumentar o metabolismo de outro fármaco coadministrado. Por exemplo, a 3A4 do P450 é responsável pelo metabolismo de mais de 50% de todos os fármacos clinicamente prescritos. Se um desse tipo for

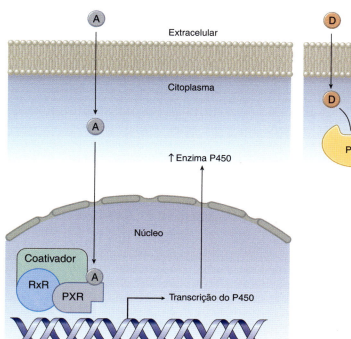

FIGURA 4.4 Conceituação de indução e inibição do P450. Os fármacos tanto podem induzir a expressão quanto inibir a atividade das enzimas P450. Alguns são capazes de induzir a síntese delas (*painel da esquerda*). Nesse exemplo, o fármaco A ativa o receptor de pregnano X (PXR), que sofre heterodimerização com o receptor de retinoide X (RxR) e forma um complexo com coativadores, dando início à transcrição da enzima P450. Pode ocorrer também indução por meio do receptor de androstano constitutivamente ativo (CAR) ou do receptor de aril hidrocarboneto (AhR) (*não ilustrado*). O fármaco D penetra na célula e é hidroxilado por uma enzima P450 (*painel da direita*). Esta pode ser inibida por um segundo fármaco que atua como inibidor competitivo (*fármaco C*) ou irreversível (*fármaco I*). O mecanismo pelo qual um fármaco inibe as enzimas P450 não é necessariamente previsível com base na estrutura química do fármaco; ele só pode ser determinado de modo experimental. Além disso, os metabólitos dos fármacos A, C e I podem desempenhar um papel na indução e na inibição das enzimas (*não ilustrados*).

coadministrado com a carbamazepina, seu metabolismo também será aumentado. Essa situação pode ser problemática, visto que o aumento da atividade da 3A4 do P450 pode reduzir as concentrações do fármaco a níveis inferiores aos terapêuticos, se administradas doses convencionais desses fármacos. No caso da Srta. B, a administração de *rifampicina* com a terapia anti-HIV pode ser prejudicial, visto que essa substância induz a 3A4 do P450, aumentando, assim, o metabolismo de inibidores da protease, como o saquinavir. *Em terceiro lugar*, a indução das enzimas do P450 ou de algumas das outras enzimas de biotransformação pode resultar na produção de níveis tóxicos dos metabólitos reativos dos fármacos, produzindo lesão tecidual ou outros efeitos adversos.

Assim como certos compostos podem induzir as enzimas P450, outros são capazes de inibi-las. *Uma importante consequência da inibição de enzimas é a redução do metabolismo dos fármacos metabolizados pela enzima inibida.* Essa inibição pode fazer com que os níveis do fármaco alcancem concentrações tóxicas e também pode prolongar a presença do fármaco ativo no corpo.

A inibição enzimática pode ser obtida de diversas maneiras (Figura 4.4). Por exemplo, o *cetoconazol*, agente antifúngico amplamente utilizado, apresenta um nitrogênio que se liga ao ferro heme no sítio ativo das enzimas P450; essa ligação impede o metabolismo de fármacos coadministrados por inibição competitiva. Um exemplo de inibição irreversível é o secobarbital, barbitúrico que alquila e inativa permanentemente o complexo P450. Em certas ocasiões, a inibição das enzimas P450 pode produzir vantagem terapêutica. Por exemplo, o *ri*-

tonavir (inibidor da protease) é extremamente eficaz contra o HIV, mas provoca efeitos adversos gastrintestinais significativos que limitam seu uso terapêutico como tratamento crônico. Todavia, como é um potente inibidor de P450 3A4, pode ser usado clinicamente em doses inferiores ao limiar dos efeitos adversos gastrintestinais (mas suficientemente elevadas para inibir P450 3A4. Essa inibição "reforça" as concentrações efetivas de outros inibidores da protease (IP) metabolizados por essa isoforma de P450. Por exemplo, o lopinavir não consegue atingir níveis terapêuticos quando utilizado como agente único, em virtude de seu extenso metabolismo de primeira passagem; entretanto, sua coadministração com ritonavir possibilita-lhe alcançar concentrações terapêuticas.

Os transportadores de fármacos também podem ser induzidos ou inibidos por outros fármacos. Assim, por exemplo, os antibióticos macrolídeos são capazes de inibir o MDR1, e essa inibição pode levar a níveis séricos elevados de fármacos, como a digoxina, excretados pelo MDR1. Este também tem sua transcrição regulada por PXR. Como consequência, os fármacos que induzem a suprarregulação das enzimas P450 pela via do PXR (p. ex., P450 3A4) aumentam concomitantemente a transcrição do transportador MDR1.

A Tabela 4.3 fornece uma lista detalhada de compostos capazes de inibir ou induzir as enzimas P450 comuns. Essa lista não mostra todos os compostos existentes, apenas dá ênfase a medicamentos de uso comum metabolizados pelas mesmas enzimas P450. Novos fármacos estão sendo testados quanto a suas interações medicamentosas, tanto *in vitro* (em laboratório) como em ensaios clínicos, conforme exigência da FDA.

TABELA 4.3 Alguns substratos farmacológicos, inibidores e indutores das enzimas do citocromo P450.

ENZIMA P450	SUBSTRATOS	INIBIDORES	INDUTORES
P450 3A4	**Agentes anti-HIV**	**Agentes antifúngicos (azólicos)**	**Agentes anti-HIV**
	Indinavir	Cetoconazol	Efavirenz
	Nelfinavir	Itraconazol	Nevirapina
	Ritonavir	**Agentes anti-HIV**	**Antiepilépticos**
	Saquinavir	Delavirdina	Carbamazepina
	Antibióticos macrolídeos	Indinavir	Fenitoína
	Claritromicina	Ritonavir	Fenobarbital
	Eritromicina	Saquinavir	Oxcarbazepina
	Benzodiazepinas	**Antibióticos macrolídeos**	**Rifamicinas**
	Alprazolam	Claritromicina	Rifabutina
	Midazolam	Eritromicina	Rifampicina
	Triazolam	Troleandomicina (não azitromicina)	Rifapentina
	Bloqueadores dos canais do cálcio	**Bloqueadores dos canais de cálcio**	**Outros**
	Diltiazem	Diltiazem	Erva-de-são-joão
	Felodipino	Verapamil	
	Nifedipino	**Outros**	
	Verapamil	Cimetidina	
	Estatinas	Mifepristona	
	Atorvastatina	Nefazodona	
	Lovastatina	Norfloxacino	
	Imunossupressores	Suco de toranja (*grapefruit*)	
	Ciclosporina		
	Tacrolimo		
	Outros		
	Loratadina		
	Losartana		
	Quinidina		
	Sildenafila		

(continua)

TABELA 4.3 Alguns substratos farmacológicos, inibidores e indutores das enzimas do citocromo P450. (*continuação*)

ENZIMA P450	SUBSTRATOS	INIBIDORES	INDUTORES
P450 2D6	**Agentes antiarrítmicos** Flecainida Mexiletina Propafenona **Antagonistas β-adrenérgicos** Alprenolol Bufuralol Carvedilol Metoprolol Pembutolol Propranolol Timolol **Antidepressivos tricíclicos** Amitriptilina Clomipramina Desipramina Imipramina Nortriptilina **Antipsicóticos** Haloperidol Perfenazina Risperidona **Inibidores da recaptação de 5-HT** Fluoxetina Paroxetina **Inibidores da recaptação de 5-HT e norepinefrina** Venlafaxina **Opioides** Codeína Dextrometorfano	**Agentes antiarrítmicos** Amiodarona Quinidina **Antidepressivos tricíclicos** Clomipramina **Antipsicóticos** Haloperidol **Inibidores da recaptação de 5-HT** Fluoxetina Paroxetina	Nenhum identificado
P450 2C19	**Antidepressivos tricíclicos** Clomipramina Imipramina **Inibidores da bomba de prótons** Lansoprazol Omeprazol Pantoprazol **Outros** Clopidogrel Propranolol R-varfarina	**Inibidores da bomba de prótons** Omeprazol **Outros** Fluoxetina Ritonavir Sertralina	Noretindrona Prednisona Rifampicina
P450 2C9	**Agentes anti-inflamatórios não esteroides (AINE)** Ibuprofeno Suprofeno **Antagonistas do receptor de angiotensina II** Irbesartana Losartana **Outros** S-varfarina Tamoxifeno	**Agentes antifúngicos (azólicos)** Fluconazol Miconazol **Outros** Amiodarona Fenilbutazona	Rifampicina Secobarbital
P450 2E1	**Anestésicos gerais** Enflurano Halotano Isoflurano Metoxiflurano Sevoflurano **Outros** Etanol Paracetamol	Dissulfiram	Etanol Isoniazida
P450 1A2	**Antidepressivos tricíclicos** Amitriptilina Clomipramina Imipramina **Outros** Clozapina R-varfarina Tacrina	**Quinolonas** Ciprofloxacino Enoxacino Norfloxacino Ofloxacino **Outros** Fluvoxamina	Carne grelhada no carvão Fenobarbital Insulina Omeprazol Rifampicina Tabaco Vegetais da família das crucíferas

Metabólitos ativos e tóxicos

O conhecimento das vias pelas quais os agentes terapêuticos são metabolizados pode afetar a escolha do fármaco prescrito para determinada situação clínica. Isso se aplica tanto à situação em que o metabólito é ativo, quando o agente administrado pode atuar como *profármaco*, quanto à situação em que o fármaco apresenta *metabólitos tóxicos* (ver Capítulo 5).

Os profármacos são compostos inativos metabolizados pelo corpo em suas formas terapêuticas ativas. Exemplo de profármaco é o *tamoxifeno*, modulador seletivo dos receptores de estrogênio; ele apresenta pouca atividade até sofrer hidroxilação, produzindo 4-hidroxitamoxifeno, metabólito 30 a 100 vezes mais ativo do que o composto original. Outro exemplo é o *losartana*, antagonista dos receptores de angiotensina II; a potência desse fármaco aumenta 10 vezes com a oxidação de seu grupo álcool para ácido carboxílico pela P450 2C9.

A estratégia de ativação seletiva de profármacos pode ser utilizada com benefício terapêutico na quimioterapia do câncer. Um exemplo é o emprego de *mitomicina C*, composto de ocorrência natural, ativado a um poderoso agente alquilante do DNA após ser *reduzido* por várias enzimas, incluindo uma *redutase* do citocromo P450. A mitomicina C mata de maneira seletiva as células cancerosas hipóxicas na parte central de tumores sólidos, visto que: (1) essas células apresentam níveis elevados da redutase do citocromo P450, que ativa a mitomicina C; e (2) a reoxidação do fármaco é inibida em condições hipóxicas.

Outros exemplos de metabólitos tóxicos, incluindo o caso importante do *paracetamol*, são discutidos no Capítulo 5.

▶ Fatores individuais que afetam o metabolismo dos fármacos

Devido a diversos fatores, as velocidades das reações de biotransformação podem variar acentuadamente de uma pessoa para outra. Entre esses fatores, os mais importantes são discutidos a seguir.

Farmacogenômica

Os efeitos da variabilidade genética sobre o metabolismo dos fármacos constituem importante parte da nova ciência da farmacogenômica (ver Capítulo 6). Determinadas populações exibem polimorfismos ou mutações em uma ou mais enzimas do metabolismo de fármacos, modificando a velocidade de algumas dessas reações e eliminando outras por completo. Essas diferenças farmacogenéticas precisam ser levadas em conta na tomada de decisões terapêuticas e na prescrição de doses dos medicamentos. Pesquisas atuais utilizam novas tecnologias (p. ex., análise SNP, *microchips* gênicos) para compreender como diferenças genéticas nas enzimas do metabolismo de fármacos influenciam a resposta dos pacientes a várias substâncias. Essas abordagens já são muito empregadas na elaboração de fármacos e estão começando a ser aplicadas na prática clínica. Por exemplo, a maioria das companhias farmacêuticas evita a criação de uma substância que seja metabolizada por uma enzima extremamente polimórfica porque esses polimorfismos resultam em grande variabilidade de resposta de um indivíduo para outro.

Outro importante exemplo clínico de variabilidade farmacogenética envolve a enzima plasmática colinesterase. Um em cada 2.000 caucasianos é portador de uma alteração genética nessa enzima, que metaboliza um relaxante muscular, a *succinilcolina* (entre outras funções). Essa forma alterada da enzima

apresenta redução de afinidade pela succinilcolina de cerca de 1.000 vezes, ocasionando eliminação mais lenta e em circulação prolongada do fármaco ativo. Caso seja alcançada concentração plasmática de succinilcolina suficientemente alta, podem ocorrer paralisia respiratória e morte, a não ser que o paciente receba suporte com respiração artificial até que ocorra a depuração do fármaco.

Situação semelhante é provável com *isoniazida*, um dos fármacos considerados no tratamento da tuberculose da Srta. B. A variabilidade genética, na forma de traço autossômico recessivo disseminado, que resulta em diminuição da síntese de uma enzima, causa retardo do metabolismo desse fármaco em certos subgrupos da população dos EUA. A enzima em questão é a *N*-acetiltransferase, que inativa a isoniazida por uma reação de acetilação (conjugação). O fenótipo de "acetilador lento" é expresso em 45% dos indivíduos brancos e negros nos EUA e por alguns europeus que vivem em altas latitudes norte. O fenótipo de "acetilador rápido" é encontrado em mais de 90% dos asiáticos e nos inuítes dos EUA. Os níveis sanguíneos de isoniazida estão de quatro a seis vezes mais elevados nos acetiladores lentos do que nos rápidos. Além disso, já que o fármaco livre atua como inibidor das enzimas P450, os acetiladores lentos estão mais sujeitos a interações medicamentosas adversas. Caso a Srta. B expresse o fenótipo de acetilador lento, e sua dose de isoniazida não seja diminuída com base nesse fato, a adição dessa substância a seu esquema posológico poderá potencialmente produzir efeito tóxico.

Um terceiro exemplo é o *clopidogrel*, antiplaquetário que promove a passagem do sangue nos vasos sanguíneos após AVC ou angioplastia coronariana. A perda da eficácia desse fármaco resulta em reestenose ou recidiva da trombose do vaso sanguíneo ou do *stent*, frequentemente com consequências graves. O clopidogrel é um profármaco metabolizado em sua forma ativa pelas enzimas P450, inclusive P450 2C19. Recentemente, polimorfismos da enzima P450 2C19 foram associados à redução do efeito antiplaquetário e aumento da morbidade cardiovascular. Além disso, como muitos inibidores da bomba de prótons também são metabolizados pela enzima P450 2C19, a administração concomitante de clopidogrel e um desses medicamentos de uso comum pode acarretar redução dos níveis plasmáticos de clopidogrel ativo.

Raça e etnia

Alguns aspectos genéticos de raça e/ou etnia afetam o metabolismo dos fármacos. Em particular, as diferenças observadas nas ações de fármacos entre raças/etnias têm sido atribuídas a polimorfismos em genes específicos. Por exemplo, a P450 2D6 é funcionalmente inativa em 8% dos caucasianos, porém em apenas 1% dos asiáticos. Além disso, os afro-americanos exibem alta frequência de um alelo da P450 2D6, que codifica uma enzima com atividade diminuída. Essas observações são clinicamente relevantes, visto que a P450 2D6 é responsável pelo metabolismo oxidativo de cerca de 20% dos fármacos – incluindo muitos antagonistas β-adrenérgicos e antidepressivos tricíclicos – e pela conversão da codeína em morfina.

Em alguns casos, um polimorfismo no gene-alvo constitui a base de diferenças étnicas observadas na ação de determinados fármacos. A atividade da enzima epóxido redutase de vitamina K (ERVK), alvo do anticoagulante *varfarina*, é afetada por polimorfismos de nucleotídios simples (PNS), que tornam um indivíduo mais ou menos sensível à varfarina e que determinam a administração de doses mais baixas ou mais altas do fármaco, respectivamente. Em um estudo, foi constatado que certas populações asiático-americanas apresentavam haplótipos (combinações herdadas de polimorfismos SNP) associados a sensibilidade aumentada à varfarina, enquanto populações afro-americanas exibiam haplótipos associados a aumento da resistência a tal substância. Talvez o exemplo mais proeminente de terapia baseada em polimorfismo genético seja a associação de *dinitrato de isossorbida* e *hidralazina* em dose fixa. Foi relatado que essa associação de vasodilatadores produz redução de 43% na taxa de mortalidade de afro-americanos com insuficiência cardíaca. Embora a base bioquímica desse efeito não seja conhecida, esses dados clínicos demonstram que os polimorfismos genéticos merecem consideração essencial na escolha do tratamento e das doses de um fármaco.

Idade e sexo

O metabolismo dos fármacos também pode diferir entre indivíduos como resultado de diferenças de idade e sexo. Muitas reações de biotransformação são mais lentas tanto em crianças de pouca idade quanto em indivíduos idosos. Ao nascerem, os recém-nascidos são capazes de efetuar muitas das reações oxidativas, mas não todas elas; todavia, a maioria desses sistemas enzimáticos envolvidos no metabolismo de fármacos amadurece gradualmente no decorrer das primeiras 2 semanas de vida e durante toda a infância. É interessante lembrar que a icterícia neonatal resulta de uma deficiência da enzima de conjugação da bilirrubina, a UDPGT. Outro exemplo de deficiência de enzima de conjugação associada a risco de toxicidade em lactentes é a denominada *síndrome cinzenta do recém-nascido*. As infecções por *Haemophilus influenzae* em lactentes eram antigamente tratadas com o antibiótico *cloranfenicol*; a excreção desse fármaco exige transformação oxidativa, seguida de reação de conjugação. O metabólito de oxidação do cloranfenicol é tóxico; se esse metabólito não sofrer conjugação, seus níveis poderão aumentar no plasma, alcançando concentrações tóxicas. Como consequência da presença de níveis tóxicos do metabólito, os recém-nascidos podem sofrer choque e colapso circulatório, produzindo a palidez e a cianose que deram o nome a essa síndrome.

No indivíduo idoso, observa-se diminuição geral de sua capacidade metabólica. Consequentemente, é preciso um cuidado especial na prescrição de fármacos para esse segmento da população. O declínio da capacidade metabólica observado nos idosos tem sido atribuído à redução relacionada com a idade de massa hepática, fluxo sanguíneo hepático e, possivelmente, atividade das enzimas hepáticas. Outra consideração terapêutica é que os idosos frequentemente ingerem muitos medicamentos, com consequente aumento do risco de interações medicamentosas.

Há algumas evidências de diferenças no metabolismo de fármacos em ambos os sexos, embora os mecanismos envolvidos não estejam bem elucidados, e os dados obtidos de animais de laboratório não sejam particularmente esclarecedores. Ocasionalmente, tem sido relatada diminuição na oxidação de etanol, estrógenos, benzodiazepínicos e salicilatos nas mulheres em comparação aos homens, a qual pode estar relacionada com os níveis de hormônios androgênicos.

Dieta e ambiente

Tanto a dieta quanto o ambiente podem alterar o metabolismo dos fármacos ao induzir ou inibir as enzimas do sistema P450. Exemplo interessante é o suco de toranja (*grapefruit*). Os derivados do psoraleno e os flavonoides encontrados nesse suco inibem tanto a P450 3A4 quanto o MDR1 no intestino delgado. A inibição da enzima diminui significativamente o metabolis-

mo de primeira passagem de fármacos coadministrados que também são metabolizados por essa enzima, enquanto a inibição do MDR1 aumenta de modo substancial a absorção de fármacos coadministrados que são substratos para efluxo por essa enzima. O *efeito do suco de toranja* é importante quando esse suco é ingerido com fármacos metabolizados por essas enzimas. Tais fármacos incluem alguns inibidores da protease, antibióticos macrolídeos, inibidores da hidroximetil glutaril CoA redutase (estatinas) e bloqueadores dos canais de cálcio. O *saquinavir* é um dos inibidores da protease metabolizado pela P450 3A4 e exportado pelo MDR1. No caso descrito no início deste capítulo, a Srta. B deveria ter sido alertada quanto ao fato de que a ingestão simultânea de suco de toranja e saquinavir pode resultar inadvertidamente em níveis séricos tóxicos do inibidor da protease.

Os fitoterápicos também exercem efeitos significativos no sistema P450. Um exemplo é a *erva-de-são-joão*, fitoterápico popular usado para estabilização do humor. Muitos estudos observacionais constataram que o hipérico consegue induzir a expressão de P450 e, assim, reduzir a eficácia de outras substâncias. Componentes de plantas e condimentos também inibem P450. Um exemplo é a piperina (composto químico essencial da pimenta-do-reino), que comprovadamente inibe P450 3A4 e a proteína MDR em modelos animais. A importância clínica desse efeito ainda não foi determinada.

Como muitas substâncias endógenas utilizadas nas reações de conjugação derivam, em última análise, da dieta (e também necessitam de energia para a produção dos cofatores apropriados), a nutrição pode afetar o metabolismo dos fármacos ao alterar o reservatório dessas substâncias disponíveis para as enzimas de conjugação. A exposição a poluentes pode, de modo semelhante, produzir efeitos radicais sobre o metabolismo dos fármacos; um exemplo é a indução das enzimas P450 mediada por AhR, ocasionada por hidrocarbonetos aromáticos policíclicos presentes na fumaça do cigarro.

Interações medicamentosas metabólicas

Os fármacos potencialmente afetam biodisponibilidade oral, ligação às proteínas plasmáticas, metabolismo hepático e excreção renal de fármacos coadministrados. Entre as categorias de interações medicamentosas, os efeitos sobre a biotransformação têm importância clínica especial. O conceito de indução e inibição das enzimas P450 já foi introduzido. Situação clínica comum que precisa levar em consideração esse tipo de interação medicamentosa é a prescrição de determinados antibióticos a mulheres em uso de contracepção hormonal. Por exemplo, a indução enzimática pelo antibiótico *rifampicina* faz com que a contracepção hormonal à base de estrógeno seja ineficaz em doses convencionais, visto que a rifampicina induz a P450 3A4, que é a principal enzima envolvida no metabolismo do componente estrogênico comum, o 17α-etinilestradiol. Nessa situação, é necessário recomendar outros métodos de contracepção durante o tratamento com rifampicina. A Srta. B deve ser alertada dessa interação se a rifampicina for acrescentada ao esquema terapêutico. A erva-de-são-joão, um fitoterápico, também produz indução da P450 3A4, e, por conseguinte, apresenta efeito semelhante sobre a contracepção hormonal à base de estrógeno. Outro fenômeno associado à indução enzimática é a *tolerância*, que pode ocorrer quando um fármaco induz seu próprio metabolismo e, dessa maneira, diminui sua eficácia com o decorrer do tempo (ver a discussão anterior sobre a carbamazepina, bem como a discussão da tolerância no Capítulo 18).

Como os fármacos são frequentemente prescritos em associação a outros produtos farmacêuticos, deve-se dispensar cuidadosa atenção aos metabolizados pelas mesmas enzimas hepáticas. A administração concomitante de dois ou mais fármacos metabolizados pela mesma enzima resultará, em geral, em níveis séricos mais elevados dos medicamentos. Os mecanismos de interação medicamentosa podem envolver inibição competitiva dos substratos, inibição alostérica ou inativação enzimática irreversível; em qualquer um dos casos, pode-se verificar elevação aguda dos níveis de fármacos, induzindo, possivelmente, resultados deletérios. Por exemplo, a *eritromicina* é metabolizada pela P450 3A4, porém o metabólito nitrosoalcano resultante pode formar um complexo com a P450 3A4 e inibir a enzima. Essa inibição pode levar a interações medicamentosas potencialmente fatais. Exemplo notável é a interação entre a eritromicina e a *cisaprida*, fármaco que estimula a motilidade do trato GI. As concentrações tóxicas de cisaprida podem inibir os canais de potássio HERG no coração e, assim, induzir arritmias cardíacas potencialmente fatais; por esse motivo, a cisaprida foi retirada do mercado em 2000. Antes de sua retirada, era frequentemente bem tolerada como agente único. Entretanto, como a cisaprida é metabolizada pela P450 3A4, quando a atividade dessa enzima é comprometida em decorrência da administração concomitante de eritromicina ou de outro inibidor enzimático, as concentrações séricas de cisaprida podem aumentar e alcançar níveis associados à indução de arritmias. Em outros casos, as interações medicamentosas podem ser benéficas. Por exemplo, conforme assinalado, a ingestão de *metanol* (componente do álcool metílico) pode resultar em cegueira ou morte, visto que seus metabólitos (formaldeído, agente utilizado no embalsamamento, e ácido fórmico, componente do veneno de formiga) são altamente tóxicos. Um tratamento para o envenenamento por metanol consiste na administração de *etanol*, que compete com o metanol pela oxidação mediada pela álcool desidrogenase (e, em menor grau, pela P450 2D1). A consequente demora na oxidação possibilita a depuração renal do metanol antes que possa haver formação de seus subprodutos tóxicos no fígado.

Doenças que afetam o metabolismo dos fármacos

Muitos estados mórbidos podem afetar a velocidade e a extensão do metabolismo de fármacos no corpo. Como o fígado constitui o principal local de biotransformação, várias doenças hepáticas comprometem significativamente o metabolismo dos fármacos. Hepatite, cirrose, câncer, hemocromatose e esteatose hepática podem comprometer as enzimas do citocromo P450 e outras enzimas hepáticas cruciais para o metabolismo dos fármacos. Como consequência desse metabolismo mais lento, os níveis das formas ativas de muitos fármacos podem atingir valores mais altos do que o desejado, causando efeitos tóxicos. Por conseguinte, talvez seja necessário reduzir as doses de muitos fármacos em pacientes com hepatopatia.

A doença cardíaca concomitante também pode afetar o metabolismo dos fármacos. A intensidade do metabolismo de muitos fármacos, como o antiarrítmico lidocaína e o opioide morfina, depende da liberação de fármacos no fígado por meio da corrente sanguínea. Como o fluxo sanguíneo está comumente comprometido na doença cardíaca, é preciso atentar para o potencial de níveis supraterapêuticos de fármacos em pacientes com insuficiência cardíaca. Além disso, alguns agentes anti-hipertensivos reduzem de modo seletivo o fluxo sanguíneo para o fígado e, assim, podem aumentar a meia-vida de um fármaco como a lidocaína, resultando em níveis potencialmente tóxicos.

O hormônio tireoidiano regula o metabolismo basal do corpo, que, por sua vez, afeta o metabolismo dos fármacos. O hipertireoidismo pode aumentar a intensidade do metabolismo de alguns fármacos, enquanto o hipotireoidismo pode ter o efeito oposto. Acredita-se também que outras afecções, como doença pulmonar, disfunção endócrina e diabetes, afetem o metabolismo dos fármacos, porém os mecanismos envolvidos nesses efeitos ainda não estão totalmente elucidados.

▶ Conclusão e perspectivas

Neste capítulo, foram revistos diversos aspectos do metabolismo dos fármacos, incluindo sítios de biotransformação, transporte e metabolismo enzimático dos fármacos nesses locais e fatores individuais passíveis de afetar essas reações. O caso da Srta. B ilustra as implicações clínicas do metabolismo dos fármacos, incluindo as possíveis influências da etnia e das interações medicamentosas sobre a terapia farmacológica. A compreensão do metabolismo dos fármacos e, em particular, da interação desses fármacos dentro do corpo possibilita a aplicação dos princípios de biotransformação ao planejamento e ao uso da terapia. À medida que a farmacogenômica e o planejamento racional de fármacos liderarem a pesquisa farmacológica no futuro, a melhor compreensão da biotransformação também deverá contribuir para um tratamento farmacológico das doenças mais individualizado, eficaz e seguro. Esse tópico é discutido no Capítulo 6.

Leitura sugerida

Burchard EG, Ziv E, Coyle N *et al.* The importance of race and ethnic background in biomedical research and practice. *N Engl J Med* 2003;348:1170-1175. (*A compreensão atual sobre a variabilidade étnica em resposta à administração de fármacos.*)

Fura A. Role of pharmacologically active metabolites in drug discovery and development. *Drug Discov Today* 2006;11:133-142. (*Mais detalhes sobre o papel dos metabólitos ativos na atividade dos fármacos.*)

Guengerich FP. Cytochrome P450s, drugs, and diseases. *Mol Interv* 2003;3:194-204. (*Revisão do sistema P450, seu papel no metabolismo dos fármacos e os efeitos das doenças nesse metabolismo.*)

Ho RH, Kim RB. Transporters and drug therapy: implications for drug disposition and disease. *Clin Pharmacol Ther* 2005;78: 260-277. (*Revisão do papel crucial desempenhado pelos transportadores no metabolismo de fármacos.*)

Kliewer SA, Goodwin B, Willson TM. The nuclear pregnane X receptor: a key regulator of xenobiotic metabolism. *Endocr Rev* 2002;23:687-702. (*Revisão da indução via PXR.*)

Mega JL, Close SL, Wiviott SD *et al.* Cytochrome P450 polymorphisms and response to clopidogrel. *N Engl J Med* 2009;360:354-362. (*Exemplo de polimorfismos genéticos e a eficácia clínica de clopidogrel.*)

Wienkers L, Pearson P, eds. *Handbook of drug metabolism.* 2nd ed. New York: Marcel Dekker; 2009. (*Coleção de capítulos sobre aspectos do metabolismo de fármacos.*)

Wilke RA, Lin DW, Roden DW *et al.* Identifying genetic risk factors for serious adverse reactions: current progress and challenges. *Nat Rev Drug Discov* 2007;6:904-916. (*Revisão do estado atual do uso da genética na predição de reações adversas.*)

Wilkinson GR. Drug metabolism and variability among patients in drug response. *N Engl J Med* 2005;352:2211-2221. (*Excelente revisão básica do sistema P450 e das interações medicamentosas.*)

Zhang D, Zhu M, Humphreys WG, eds. *Drug metabolism in drug design and development: basic concepts and practice.* Hoboken, NJ: John Wiley & Sons; 2007. (*O metabolismo e sua influência no desenvolvimento de novos produtos farmacêuticos.*)

Zhou S, Gao Y, Jiang W *et al.* Interactions of herbs with cytochrome P450. *Drug Metab Rev* 2003;35:35-98. (*Revisão de interações com fitomedicamentos envolvendo o sistema P450.*)

5
Toxicidade dos Fármacos

Michael W. Conner, Catherine Dorian-Conner, Laura C. Green,
Sarah R. Armstrong, Cullen Taniguchi, Armen H. Tashjian Jr. e David E. Golan

▶ Introdução

À semelhança de muitas intervenções clínicas, o uso de fármacos para benefício terapêutico está sujeito à lei das consequências não pretendidas. Estas – denominadas *efeitos colaterais*, *efeitos adversos* ou *efeitos tóxicos* – constituem uma função dos mecanismos de ação dos fármacos, da magnitude da dose, das características e do estado de saúde do paciente. Assim, os princípios de farmacologia apresentados nos capítulos anteriores também se aplicam à farmacotoxicologia. Muitos capítulos subsequentes contêm tabelas de resumo farmacológico que listam, entre outras propriedades, os efeitos adversos específicos que podem ser causados por fármacos. O presente capítulo trata dos mecanismos subjacentes a esses efeitos.

De modo geral, os efeitos adversos incluem desde os comuns e relativamente benignos até os que representam sério risco de lesão orgânica ou morte. Entretanto, mesmo os primeiros podem causar considerável desconforto e levar o paciente a evitar o medicamento ou reduzir seu uso. Além disso, em geral, o tipo e o risco de efeitos adversos dependem da *margem de segurança* entre a dose necessária do fármaco para ser eficaz e a dose que provoca efeitos indesejáveis. Quando a margem de segurança é grande, a reação (efeito tóxico) resul-

ta principalmente de superdosagem; quando pequena ou inexistente, os efeitos adversos podem manifestar-se com doses terapêuticas. Esses princípios aplicam-se também aos fármacos de venda não sujeita a prescrição, como o paracetamol e o ácido acetilsalicílico. Convém observar que as margens de segurança constituem uma função não apenas do fármaco, mas também do paciente, visto que a genética ou outras características – polimorfismos de enzimas que destoxificam metabólitos deletérios, comorbidades ou redução das reservas funcionais em órgão-chave – tornam os pacientes mais ou menos capazes de defender-se contra reações adversas. Este é um motivo pelo qual, sendo todas as outras variáveis iguais, novos medicamentos precisam ser iniciados nas menores doses provavelmente terapêuticas.

A toxicidade dos fármacos é de suma importância no desenvolvimento destes (ver Capítulos 49 e 50). No início do desenvolvimento, os estudos pré-clínicos e clínicos são realizados para avaliar potência, seletividade, perfis farmacocinéticos e metabólicos e toxicidade dos compostos. Antes da comercialização, as agências reguladoras responsáveis pela aprovação do fármaco procedem a uma revisão dos dados dos testes e decidem se os benefícios do medicamento superam seus ris-

CASO

Sra. G, professora de piano com 80 anos de idade, vinha sentindo dor progressivamente intensa na perna direita, cuja duração compreendia um período de 5 a 10 anos. Apesar da dor e fadiga crescentes, continuava dando aulas em seu estúdio. Seus exames de imagem revelaram osteoartrite grave do quadril direito. Uma substituição eletiva do mesmo, com prótese articular, foi planejada para a paciente. A substituição total do quadril foi efetuada sem complicações imediatas.

Nos primeiros dias após a cirurgia, Sra. G recebeu heparina de baixo peso molecular e varfarina como profilaxia contra trombose venosa profunda. Seis dias após a operação, apareceu uma dor excruciante na área da cirurgia. O exame físico revelou edema da parte lateral do quadril direito e da nádega. O hemograma completo acusou perda significativa de sangue (queda do hematócrito de 35 para 25%), e a Sra. G foi novamente levada ao centro cirúrgico para evacuação de um grande hematoma que se formou ao redor da prótese articular. Embora este não parecesse infectado macroscopicamente, as culturas de amostras do hematoma foram positivas para *Staphylococcus aureus*.

Como é difícil tratar com sucesso infecções de próteses articulares sem sua remoção, Sra. G recebeu um curso agressivo de 12 semanas de antibióticos combinados, com administração de vancomicina intravenosa e rifampicina oral durante 2 semanas, seguidas de ciprofloxacino e rifampicina orais durante dez semanas. A paciente tolerou as primeiras 2 semanas de antibióticos sem qualquer complicação. Entretanto, 36 h após a substituição da vancomicina pelo ciprofloxacino, Sra. G desenvolveu febre alta de 39,4° e fraqueza extrema. A aspiração do quadril

revelou apenas uma quantidade escassa de líquido cor de palha (*i. e.*, não purulento). Então, Sra. G foi internada para observação rigorosa.

Doze horas após sua admissão, surgiu um exantema maculopapular extenso no tórax, nas costas e nos membros. O ciprofloxacino e a rifampicina foram suspensos, e reiniciou-se a vancomicina. Gradualmente, no decorrer das 72 h seguintes, a temperatura voltou ao normal, e o exantema começou a desaparecer. A cultura do aspirado do quadril direito foi negativa. A Sra. G continuou recebendo vancomicina como monoterapia nas 4 semanas seguintes sem qualquer incidente; a rifampicina também foi reiniciada sem qualquer incidente, e, por fim, o curso de antibióticos de 12 semanas foi finalizado com uma associação de sulfametoxazol-trimetoprima e rifampicina.

Quatro meses após a cirurgia do quadril, a Sra. G voltou a dar aulas de piano e está realizando progresso lento, porém contínuo, em seu programa de reabilitação.

 Questões

1. Como a febre alta, a fraqueza e o exantema cutâneo da Sra. G provavelmente representaram reação medicamentosa ao ciprofloxacino?
2. Qual a justificativa para a coadministração de heparina de baixo peso molecular e varfarina no período pós-operatório imediato?
3. Houve relação de causa e efeito entre a administração dos anticoagulantes profiláticos e a complicação hemorrágica potencialmente fatal da Sra. G?

cos. Uma vez comercializado, e após exposição de inúmeros pacientes ao fármaco, o aparecimento de tipos ou frequências inesperados de efeitos adversos pode determinar reavaliação do medicamento, de modo que seu uso passe a ser restrito a grupos específicos de pacientes ou que seja retirado totalmente do mercado (como no caso do anti-inflamatório não esteroide *rofecoxibe* e do antidiabético *troglitazona*).

Neste capítulo, são discutidas inicialmente as categorias de reações adversas dos fármacos que resultam de ativação ou inibição inapropriadas do alvo pretendido do fármaco (*efeitos adversos no alvo*) ou de alvos não pretendidos (*efeitos adversos fora do alvo*). Os efeitos fenotípicos dessas reações farmacológicas são discutidos em níveis fisiológico, celular e molecular. Neste capítulo (e em todo o livro) são também ilustrados princípios gerais e exemplos específicos. O desenvolvimento de estratégias terapêuticas racionais frequentemente requer compreensão de mecanismos de ação e de efeitos adversos dos fármacos.

▶ Mecanismos de toxicidade dos fármacos

A possibilidade de um fármaco causar mais prejuízo do que benefício a determinado paciente depende de muitos fatores, incluindo idade, constituição genética, condições preexistentes, dose do fármaco administrado e outros fármacos já em uso. Por

exemplo, indivíduos muito idosos ou crianças muito pequenas podem ser mais suscetíveis aos efeitos tóxicos, devido às diferenças dependentes da idade no perfil farmacocinético ou nas enzimas envolvidas no metabolismo dos fármacos. Conforme discutido no Capítulo 4, fatores genéticos podem determinar características individuais no metabolismo dos fármacos, na atividade dos receptores ou nos mecanismos de reparo. Pode haver maior tendência a reações medicamentosas adversas em pacientes com condições preexistentes, como disfunção hepática ou renal e, naturalmente, em pacientes alérgicos a fármacos específicos. Os medicamentos usados concomitantemente podem produzir confusão tanto na eficácia quanto na toxicidade, em especial quando compartilham ou modulam as mesmas vias metabólicas ou os mesmos transportadores. As interações medicamentosas com suplementos também constituem causa importante, porém frequentemente pouco reconhecida, de toxicidade dos fármacos. As interações medicamentosas e as interações entre fármacos e fitoterápicos serão discutidas, posteriormente, neste capítulo. A determinação clínica da toxicidade de um fármaco nem sempre pode ser direta: conforme observado no caso da Sra. G, por exemplo, é possível que um paciente tratado com antibiótico para combater infecção desenvolva febre alta, exantema cutâneo e morbidade significativa, devido à recidiva da infecção ou, em vez disso, à reação adversa ao antibiótico.

Embora um espectro de efeitos adversos possa estar associado ao uso de qualquer fármaco ou classe de fármacos, é útil conceituar os mecanismos de farmacotoxicidade com base em vários paradigmas gerais:

- Efeitos adversos *no alvo*, que resultam da ligação do fármaco a seu receptor pretendido, porém em concentração inapropriada, com cinética subótima ou no tecido incorreto (Figura 5.1)
- Efeitos adversos *fora do alvo*, causados pela ligação do fármaco a um alvo ou receptor não pretendido (Figura 5.1)
- Efeitos adversos mediados pelo sistema imune (Figura 5.2)
- Respostas idiossincrásicas cujo mecanismo não é conhecido.

Esses mecanismos são discutidos adiante. Convém observar que muitos fármacos podem ter efeitos direcionados para o alvo e fora dele, e que os efeitos adversos observados em pacientes podem ser causados por múltiplos mecanismos.

Efeitos no alvo

Um conceito importante na toxicidade de substâncias é o fato de que um efeito adverso pode representar exagero da ação farmacológica desejada, devido a alterações na exposição à substância (Figura 5.1). Isso é possível em consequência de um erro deliberado ou acidental na dose, alterações na farmacocinética da substância (p. ex., em virtude de doença hepática ou renal ou de interações com outros fármacos) ou alterações

na farmacodinâmica da interação fármaco-receptor, modificando a resposta farmacológica (mudanças na quantidade de receptores). Todas essas alterações podem acarretar aumento da concentração efetiva do fármaco e, portanto, aumento da resposta biológica. Como os efeitos no alvo são mediados pelo mecanismo da ação desejada do fármaco, são compartilhados com frequência por todos os membros da classe terapêutica; logo, são também conhecidos como *efeitos de classe*.

Um importante conjunto de efeitos adversos no alvo pode ocorrer em consequência da interação do fármaco ou de um de seus metabólitos com receptor apropriado, porém em tecidos diferentes daqueles afetados pela doença que está sendo tratada. Muitos alvos de fármacos são expressos em mais de um tipo celular ou tecidual. Por exemplo, o anti-histamínico *difenidramina* é um antagonista do receptor H$_1$ utilizado para reduzir os efeitos da liberação de histamina em condições alérgicas. A difenidramina também atravessa a barreira hematencefálica e antagoniza os receptores H$_1$ no sistema nervoso central, resultando em sonolência. Esse efeito adverso (colateral) levou ao desenvolvimento dos antagonistas dos receptores H$_1$ de segunda geração, que não atravessam a barreira hematencefálica e que, portanto, não provocam sonolência. Notavelmente, o primeiro desses antagonistas, a *terfenadina*, produziu um efeito fora do alvo (interação com canais de potássio cardíacos) que acarretou efeito colateral diferente e grave – risco aumentado de morte cardíaca. Esse exemplo será discutido mais adiante neste capítulo.

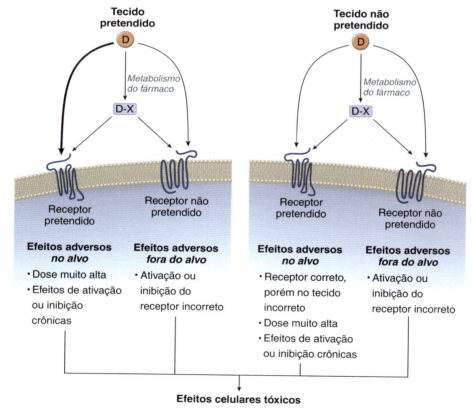

FIGURA 5.1 Efeitos adversos dos fármacos no alvo e fora do alvo. O fármaco D pretende modular a função de um receptor específico (*receptor pretendido*) em determinado tecido (*tecido pretendido*). Os efeitos adversos no alvo no tecido pretendido podem ser causados por uma dose supraterapêutica do fármaco ou pela ativação ou inibição crônica do receptor pretendido pelo fármaco D ou seu metabólito D-X. Os mesmos efeitos no alvo podem ocorrer em um segundo tecido (*tecido não pretendido*); além disso, o receptor pretendido pode mediar um efeito adverso, visto que o fármaco está atuando em um tecido para o qual não foi planejado. Ocorrem efeitos fora do alvo quando o fármaco e/ou seus metabólitos modulam a função de um alvo (*receptor não pretendido*) para o qual não foram planejados.

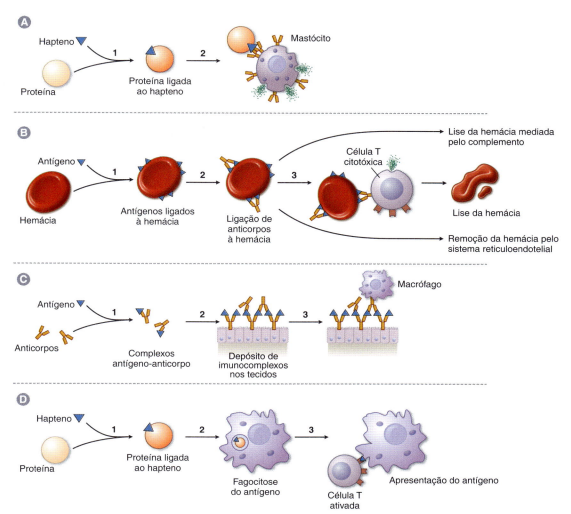

FIGURA 5.2 Mecanismos de reações de hipersensibilidade. A. Ocorrem reações de hipersensibilidade tipo I quando um hapteno liga-se a uma proteína (1). O antígeno estabelece ligações cruzadas com anticorpos IgE na superfície de um mastócito, resultando em perda de grânulos pela célula (2). Os mastócitos liberam histamina e outros mediadores da inflamação. **B.** Ocorrem reações de hipersensibilidade tipo II quando um antígeno liga-se à superfície de uma célula sanguínea circulante, habitualmente uma hemácia (1). A seguir, os anticorpos contra o antígeno ligam-se à superfície da hemácia (2), atraindo células T citotóxicas (3), que liberam mediadores que lisam a hemácia. A ligação do anticorpo a esta também pode estimular diretamente a lise das hemácias mediada pelo complemento e sua remoção pelo sistema reticuloendotelial. **C.** Ocorrem reações de hipersensibilidade tipo III quando os anticorpos ligam-se a toxina solúvel, que atua como antígeno (1). A seguir, os complexos antígeno-anticorpo depositam-se nos tecidos (2), atraindo os macrófagos (3) e dando início a uma sequência de reações mediadas pelo complemento (não ilustrada). **D.** Reações de hipersensibilidade tipo IV acontecem quando um hapteno liga-se a uma proteína (1), e esta é fagocitada por uma célula de Langerhans (2). Esta célula migra para um linfonodo regional, onde apresenta o antígeno a uma célula T, ativando-a (3).

Os anestésicos locais, como *lidocaína* e *bupivacaína*, fornecem um segundo exemplo de efeito adverso no alvo. Eles foram desenvolvidos para impedir a transmissão de impulsos axônicos por meio do bloqueio dos canais de sódio nas membranas neuronais, próximo ao local de injeção. Esse bloqueio, seguido de superdosagem ou administração inapropriada (p. ex., administração intravascular), pode resultar em tremores, convulsões e morte. Tais efeitos fora do alvo são discutidos de modo mais detalhado no Capítulo 11.

O *haloperidol*, agente antipsicótico, produz efeito benéfico mediante o bloqueio dos receptores D_2 mesolímbicos e mesocorticais. Uma consequência do bloqueio desses receptores na hipófise consiste em aumento da secreção de prolactina, produzindo, em alguns casos, amenorreia, galactorreia, disfunção sexual e osteoporose. Esses efeitos fora do alvo são discutidos no Capítulo 13.

Algumas vezes, os efeitos adversos no alvo revelam funções importantes do alvo biológico. Exemplo notável desse fenômeno é a administração de inibidores de hidroximetil-gutaril coenzima A (HMG-CoA) redutase (as denominadas *estatinas*), utilizados clinicamente para diminuir os níveis de colesterol. O tecido-alvo pretendido desses fármacos é o fígado, onde inibem a HMG-CoA redutase, enzima que limita a velocidade na síntese de isoprenoides. Um efeito adverso raro do tratamento com estatinas é a toxicidade muscular, incluindo rabdomiólise e miosite. Tal efeito ressalta o papel fisiológico da HMG-CoA redutase na regulação da modificação pós-translacional de várias proteínas musculares por meio de um processo que envolve lipídios, denominado *geranil-geranilação*. As estatinas, como exemplo de fármacos que provocam lesão do músculo esquelético, também serão discutidas mais adiante neste capítulo.

Efeitos fora do alvo

Ocorrem quando um fármaco interage com alvos não pretendidos. Alguns fármacos, de fato, são tão seletivos que interagem com um único alvo molecular. Exemplo notável desse tipo de efeito é fornecido pela interação de numerosos compostos com canais de potássio I_{Kr} cardíacos. (Como o gene humano relacionado *ether-à-go-go* [hERG] codifica uma unidade do canal I_{Kr}, esses canais são também denominados *canais hERG*.) A inibição das correntes de potássio transportadas pelos canais I_{Kr} pode levar a repolarização tardia dos miócitos cardíacos (Capítulo 23). Por sua vez, tal repolarização pode resultar em aumentos de frequência cardíaca corrigida por intervalo QT (QTc), arritmias cardíacas, incluindo *torsade de pointes*, e morte súbita. O anti-histamínico *terfenadina* foi um dos primeiros exemplos de compostos que interferem nas correntes dos canais de potássio cardíacos, produzindo arritmias potencialmente fatais. Esse fármaco foi planejado para evitar a sonolência, efeito adverso dos antagonistas dos receptores H_1 de primeira geração (ver discussão anterior). A observação de aumento na incidência de mortes por arritmias cardíacas em pacientes usando terfenadina ocasionou sua retirada do mercado e induziu esforços vigorosos para compreender como impedir esses eventos. Os levantamentos realizados mostraram que, embora muitos compostos inibam o canal hERG, aqueles com metade da concentração inibitória máxima (IC_{50}) de mais de 30 vezes a concentração plasmática na dose terapêutica recomendada ($C_{máx.}$, ajustada para a ligação às proteínas) apresentam baixo risco de causar prolongamento do QTc e arritmias cardíacas. Posteriormente, foi descoberto que o metabólito ativo da terfenadina, a *fexofenadina*, inibe apenas de maneira fraca o canal de hERG, de modo que, hoje em dia, a fexofenadina é comercializada como anti-histamínico mais seguro.

Como numerosos compostos têm a capacidade de interferir nos canais de potássio cardíacos, todos os novos candidatos a fármacos são avaliados quanto a seu potencial de interagir com esses canais promíscuos. Em ensaio do hERG, o efeito potencial de compostos sobre as correntes de potássio cardíacas em seres humanos é medido em um sistema *in vitro* que utiliza células transfectadas com o gene humano relacionado *ether-à-go-go* (hERG). Além do ensaio do hERG, o potencial de alteração da eletrofisiologia cardíaca é avaliado em um modelo animal não roedor (Capítulo 49). Como requisito para a aprovação de sua comercialização, os novos fármacos também são avaliados clinicamente quanto à sua capacidade de prolongar o QTc em seres humanos. Os compostos que aumentam o QTc acima de um valor determinado com exposição próxima àquela necessária para produzir o efeito terapêutico são considerados como tendo algum risco de produzir arritmias. O controle positivo usado na maioria desses estudos "completos" do QTc é, principalmente, o *moxifloxacino*, antibiótico que aumenta o QTc em doses clínicas, mas que está associado a baixo risco de arritmogênese.

Os enantiômeros (isômeros especulares) de um fármaco também podem produzir efeitos fora do alvo. Conforme descrito no Capítulo 1, os receptores de fármacos são, em especial, sensíveis ao arranjo tridimensional dos átomos na molécula do fármaco; por conseguinte, frequentemente são capazes de diferenciar os enantiômeros de um fármaco. Exemplo trágico e bem conhecido desse fenômeno ocorreu com a administração da *talidomida* racêmica (mistura dos enantiômeros [R] e [S]) na década de 1960 para tratamento do enjoo matinal em gestantes. Enquanto o enantiômero (R) da talidomida era um sedativo eficaz, o enantiômero (S) era um potente teratógeno, que provocou graves defeitos congênitos, como amelia (ausência de membros) e vários graus de focomelia em número estimado de 10.000 recém-nascidos em 46 países (mas não nos EUA, graças a Frances Kelsey da Food and Drug Administration [FDA], que duvidou da segurança da talidomida). O uso de fármacos em mulheres grávidas será discutido mais adiante neste capítulo (ver Teratogênese devida à terapia farmacológica e Boxe 5.1).

A probabilidade de diferenças farmacológicas significativas entre enantiômeros levou a FDA a avaliar esses compostos como entidades clínicas separadas. Quando é possível demonstrar que uma única preparação enantiomérica de um fármaco apresenta melhores propriedades farmacológicas do que uma versão racêmica, o enantiômero purificado pode ser aprovado como novo fármaco. Por exemplo, o inibidor racêmico da bomba de prótons, o *omeprazol*, e seu enantiômero (S), o *esomeprazol* ([S]-omeprazol), são comercializados como fármacos separados.

Outro efeito comum fora do alvo é a ativação não pretendida de diferentes subtipos de receptores. Por exemplo, o receptor β_1-adrenérgico é expresso no coração, e sua ativação aumenta a frequência cardíaca e a contratividade miocárdica. Receptores β_2-adrenérgicos estreitamente relacionados são expressos principalmente em células musculares lisas das vias respiratórias e da vasculatura, e a ativação desses receptores β_2 provoca relaxamento do músculo liso e dilatação desses tecidos (Capítulo 10). Os usos clínicos dos antagonistas dos receptores β-adrenérgicos (os denominados β-*bloqueadores*) são frequentemente direcionados para o receptor β_1, a fim de controlar a frequência cardíaca e reduzir a demanda de oxigênio do miocárdio em pacientes com angina ou insuficiência cardíaca. Todavia, alguns antagonistas desses receptores não são totalmente seletivos e também podem antagonizar o receptor β_2. Sendo assim, os antagonistas não seletivos dos receptores β-adrenérgicos estão contraindicados para pacientes com asma, visto que esses fármacos podem causar inadvertidamente broncoconstrição por meio de antagonismo dos receptores β_2. De modo semelhante, o uso de agonistas β_2 inalados no tratamento da asma, particularmente em altas doses, pode produzir aumento da frequência cardíaca.

O segundo efeito fora do alvo devido à ativação não pretendida de diferentes subtipos de receptores é a valvopatia causada pelo agente anorético *fenfluramina*. O principal mecanismo de ação desse fármaco parece envolver liberação de serotonina (5-hidroxitriptamina [5-HT]) e inibição da recaptação da 5-HT em áreas do cérebro que regulam o comportamento alimentar. Entretanto, o composto também ativa os receptores 5-HT_{2B}, induzindo proliferação de miofibroblastos nas valvas atrioventriculares. Além disso, pode ocorrer desenvolvimento de hipertensão pulmonar, ocasionando, em alguns casos, a morte. Em virtude desse efeito adverso, a fenfluramina foi retirada do mercado (ver *Toxicidade cardiovascular induzida por fármacos*).

Os potenciais efeitos fora do alvo de alguns fármacos podem ser explorados em camundongos ou ratos de laboratório geneticamente modificados, nos quais o receptor-alvo pretendido sofre deleção (às vezes apenas em tecidos específicos). Se o fármaco afetar de alguma maneira esses roedores, outros alvos além do pretendido devem estar envolvidos.

Os efeitos fora do alvo de determinados fármacos e seus metabólicos podem ser estabelecidos apenas empiricamente, ressaltando a importância de testes extensos tanto em experimentos pré-clínicos quanto em estudos clínicos. Apesar desses testes, certas toxicidades raras dos fármacos são descobertas apenas quando se dá exposição em população muito maior do que a exigida para estudos clínicos. Por exemplo, as *fluoroquinolonas*, classe de antibióticos de amplo espectro derivados do ácido nalidíxico, apresentam toxicidade mínima nos estudos pré-clínicos e ensaios clínicos. Entretanto, o uso clínico mais amplo desses fármacos levou a relatos de anafilaxia, prolongamento do intervalo QTc e cardiotoxicidade potencial, tendo como consequência a retirada do mercado de dois fármacos dessa classe, *temafloxacino* e *grepafloxacino*. O uso de outra fluoroquinolona, *trovafloxacino*, está significativamente restrito por causa de sua hepatotoxicidade imprevista. Em comparação, *ciprofloxacino* e *levofloxacino* são, em geral, bem tolerados e utilizados com frequência no tratamento de infecções bacterianas. Contudo, conforme observado no caso descrito na introdução do capítulo, até mesmo esses agentes podem ocasionalmente provocar grave reação de hipersensibilidade.

Toxicidade idiossincrásica

Reações medicamentosas idiossincrásicas são efeitos adversos que aparecem de modo imprevisível em fração muito pequena de pacientes, por motivos desconhecidos. Esses efeitos não se manifestam nos testes realizados antes da comercialização, seja em animais de laboratório, seja em pacientes. O estudo sistemático de variações nas respostas dos pacientes a diferentes fármacos pode ajudar a elucidar a genética ou outros mecanismos subjacentes às reações medicamentosas idiossincrásicas. O aparecimento de lesão idiossincrásica produzindo disfunção orgânica permanente e/ou morte, mesmo quando rara, por vezes determina a retirada do fármaco do mercado, precisamente porque não é possível identificar populações de pacientes suscetíveis.

▶ Contextos da toxicidade dos fármacos

Superdose de fármacos

O médico e alquimista suíço Paracelsus assinalou, há quase 500 anos, que "todas as substâncias são venenos; não existe nenhuma que não seja veneno. A dose correta é que diferencia um veneno de um remédio". Em alguns casos, como na tentativa de suicídio, a superdose de um fármaco é intencional. Entretanto, a maioria dos casos de superdose ocorre de modo acidental. Estima-se que eventos adversos de fármacos em decorrência de erros de dosagem afetem cerca de 775.000 pessoas por ano, com custo hospitalar anual associado de 1,5 a 5,5 bilhões de dólares. Esse custo significativo tanto para o paciente quanto para o sistema de assistência à saúde motivou esforços sistemáticos para minimizar erros na prescrição e nas práticas de dosagem.

Interações medicamentosas

À medida que a população envelhece, e múltiplos medicamentos são prescritos a um número crescente de pacientes, o potencial de interações medicamentosas aumenta. Foram identificadas numerosas interações adversas, cujos mecanismos frequentemente envolvem efeitos farmacocinéticos ou farmacodinâmicos. As interações entre fármacos e fitoterápicos também constituem importante subgrupo de interações medicamentosas.

Interações medicamentosas farmacocinéticas

As interações farmacocinéticas surgem quando um fármaco modifica absorção, distribuição, metabolismo ou excreção de outro fármaco, alterando, assim, a concentração desse fármaco ativo no organismo. Conforme discutido no Capítulo 4, alguns fármacos podem inibir ou induzir as enzimas hepáticas do citocromo P450. Quando dois fármacos são metabolizados pela mesma enzima P450, a inibição competitiva ou irreversível dessa enzima pode provocar aumento na concentração plasmática do segundo fármaco. Por outro lado, a indução de uma enzima P450 específica por um fármaco pode resultar em diminuição das concentrações plasmáticas de outros fármacos metabolizados pela mesma enzima. O antifúngico *cetoconazol* é um potente inibidor da enzima 3A4 do citocromo P450 (CYP3A4). A coadministração de fármacos também metabolizados pela CYP3A4 pode produzir diminuição do metabolismo desses fármacos e aumento de seus níveis plasmáticos. Se o fármaco coadministrado tiver baixo índice terapêutico, é possível ocorrer toxicidade. Em virtude da potente inibição da CYP3A4, o cetoconazol é frequentemente utilizado em estudos clínicos planejados para avaliar a importância das interações medicamentosas farmacocinéticas.

Além de alterar a atividade das enzimas P450, os fármacos podem afetar o transporte de outros fármacos para dentro e para fora dos tecidos. Segundo o que foi abordado no Capítulo 4, a *P-glicoproteína* (Pgp), codificada pelo gene de resistência a múltiplos fármacos 1 (MDR1), é uma bomba de efluxo que transporta fármacos para o lúmen intestinal. A administração de um fármaco que a inibe ou que é substrato dela pode acarretar aumento nas concentrações plasmáticas de outros fármacos normalmente bombeados para fora do corpo por esse mecanismo. Como a Pgp também atua no transporte de fármacos através da barreira hematencefálica, os compostos que a inibem podem afetar o transporte de fármacos no SNC. Outros transportadores, como o *polipeptídio transportador de ânions orgânicos 1 (OATP1)*, medeiam a captação de fármacos nos hepatócitos para seu metabolismo, bem como o transporte de fármacos através do epitélio tubular dos rins para excreção; ambos os mecanismos promovem a depuração do fármaco do corpo. As interações de um fármaco ou de um de seus metabólitos com essas classes de transportadores podem ocasionar concentrações plasmáticas inapropriadamente altas de outros fármacos processados pelo mesmo transportador.

Às vezes, uma interação farmacocinética pode ser desejável. Por exemplo, como a *penicilina* é depurada por secreção tubular nos rins, a meia-vida de eliminação desse fármaco pode ser aumentada se for administrado de modo concomitante com *probenecida*, inibidor do transporte tubular renal. Um segundo exemplo é fornecido pela combinação do *imipeném*, antibiótico de amplo espectro, com a *cilastatina*, inibidor seletivo de uma dipeptidase da borda em escova renal (desidropeptidase I). Como o imipeném é rapidamente inativado pela desidropeptidase I, a coadministração dele com cilastatina é usada para obter concentrações plasmáticas terapêuticas do antibiótico.

Um fármaco que se liga às proteínas plasmáticas, como a albumina, pode deslocar um segundo fármaco da mesma proteína, aumentando sua concentração plasmática livre e, consequentemente, sua biodisponibilidade para tecidos-alvo e tecidos não alvo. Esse efeito pode ser intensificado em uma situação na qual os níveis circulantes de albumina estão baixos, como em insuficiência hepática, desnutrição (síntese diminuída de albumina) ou síndrome nefrótica (excreção aumentada de albumina).

Interações medicamentosas farmacodinâmicas

As interações farmacodinâmicas surgem quando um fármaco modifica a resposta dos tecidos-alvo ou não alvo a outro fármaco. Podem ocorrer interações farmacodinâmicas tóxicas quando dois fármacos ativam vias complementares, resultando em efeito biológico exagerado. Esse tipo de interação é observado com a coadministração de *sildenafila* (para disfunção erétil) e *nitroglicerina* (para angina de peito). A sildenafila inibe a fosfodiesterase tipo 5 (PDE5) e, portanto, prolonga a ação do GMP cíclico (GMPc), enquanto a nitroglicerina estimula a guanilil ciclase a aumentar os níveis de GMPc no músculo liso vascular. A coexposição aos dois fármacos eleva o GMPc a grau ainda maior, aumentando o risco de hipotensão grave (Capítulo 21).

Um segundo exemplo consiste na coadministração de agentes antitrombóticos. Após cirurgia de substituição de quadril, os pacientes são tratados com varfarina profilática durante várias semanas para impedir o desenvolvimento de trombose venosa profunda no pós-operatório. Como as concentrações plasmáticas de varfarina podem não alcançar um nível terapêutico durante vários dias, algumas vezes a heparina de baixo peso molecular e a varfarina são administradas concomitantemente durante esse período. Entretanto, conforme observado no caso da Sra. G, pode ocorrer sangramento significativo se os efeitos da heparina e da varfarina forem sinérgicos, produzindo níveis supraterapêuticos de anticoagulação.

Interações entre fármacos e fitoterápicos

A segurança e a eficácia de um fármaco também podem ser alteradas pela coexposição a vários produtos não farmacêuticos, como alimentos, bebidas, fitoterápicos ou suplementos dietéticos. Muitos fitoterápicos consistem em misturas complexas de compostos biologicamente ativos, e sua segurança e efetividade raramente foram testadas em estudos controlados. O largo uso de fitoterápicos não regulamentados entre o público deve conduzir o médico a investigar o uso desses produtos pelo paciente.

A literatura apresenta diversos relatos de falha terapêutica de fármacos tomados com fitoterápicos, assim como alguns que apontam toxicidade. Por exemplo, a preparação *ginkgo biloba* (da árvore do mesmo nome) inibe a agregação plaquetária. O uso concomitante de ginkgo e de *anti-inflamatórios não esteroides (AINE)*, que também inibem a agregação plaquetária, pode aumentar o risco de sangramento. Os produtos de *Echinacea* contêm alcaloides que podem causar depleção das reservas hepáticas de glutationa, aumentando o risco de toxicidade do paracetamol. Em combinação com *inibidores seletivos da recaptação da serotonina*, a erva-de-são-joão pode causar síndrome serotoninérgica leve.

Mecanismos celulares de toxicidade: apoptose e necrose

As células dispõem de vários mecanismos para evitar ou reparar lesões, e ocorre toxicidade quando essas defesas são sobrepujadas. Em alguns casos, a toxicidade pode ser minimizada a curto prazo, porém agressões repetidas (p. ex., as que levam à

fibrose) finalmente são capazes de comprometer a função dos órgãos.

As respostas celulares primárias a um fármaco potencialmente tóxico estão ilustradas na Figura 5.3A, B, usando o hepatócito como exemplo. Dependendo da gravidade da agressão tóxica, uma célula pode sofrer *apoptose* (morte celular programada) ou *necrose* (morte celular não controlada). No processo de apoptose, a célula sofre autodestruição ordenada pela atividade coordenada de diversas proteínas específicas. A apoptose pode ser benéfica quando elimina células lesionadas sem lesão do tecido circundante. A inibição desse processo é comum em muitas células cancerosas.

Se a agressão tóxica for tão grave a ponto de impedir a morte celular ordenada, a célula sofre *necrose*. Esta se caracteriza por digestão enzimática do conteúdo celular, desnaturação das proteínas celulares e ruptura das membranas. Enquanto as células apoptóticas sofrem morte celular com inflamação e ruptura mínimas do tecido adjacente, as células necróticas atraem células inflamatórias e podem causar lesão das células adjacentes sadias.

Toxicidade dos órgãos e tecidos

A maioria dos capítulos deste livro contém tabelas que apresentam efeitos adversos graves e comuns dos fármacos discutidos no capítulo. Aqui, consideram-se os mecanismos gerais de lesão e reparo relacionados com efeitos tóxicos dos fármacos nos principais sistemas orgânicos.

Este capítulo não pretende catalogar todas as possíveis lesões de cada órgão ou sistema orgânico, visto que a gama de toxicidade orgânica e tecidual associada a fármacos é tão grande que torna impossível discutir todas as toxicidades específicas de todos os fármacos em um único capítulo. Por esse motivo, são apresentados alguns exemplos específicos de lesão para demonstrar as características gerais da farmacotoxicidade.

Respostas imunes deletérias e imunotoxicidade

A estimulação do sistema imune desempenha um papel na toxicidade de vários fármacos e classes de fármacos. Estes podem ser responsáveis por reações imunes (reações clássicas de tipo I até tipo IV), síndromes que simulam algumas características das respostas imunes (síndrome do homem vermelho) e exantemas cutâneos (erupções), incluindo afecções graves e potencialmente fatais, como síndrome de Stevens-Johnson e necrólise epidérmica tóxica. Os fármacos também podem comprometer a função normal do sistema imune (imunotoxicidade), resultando em efeitos secundários, como risco aumentado de infecção.

É possível que alguns fármacos sejam reconhecidos pelo sistema imune como substâncias estranhas. Os que consistem em pequenas moléculas, com massa inferior a 600 dáltons, não são imunogênicos diretos, mas podem atuar como *haptenos*, em que o fármaco liga-se (por vezes, de modo covalente) a uma proteína no corpo e, em seguida, torna-se capaz de deflagrar uma resposta imune. Se um fármaco for grande o suficiente (p. ex., um peptídio ou uma proteína terapêuticos), será capaz de ativar diretamente o sistema imune. Os dois mecanismos imunes principais pelos quais os fármacos podem provocar lesão são as *respostas de hipersensibilidade* (respostas alérgicas) e as *reações autoimunes*.

As respostas de hipersensibilidade são classicamente divididas em quatro tipos (Figura 5.2), cujos mediadores e manifestações clínicas constam na Tabela 5.1. É necessária exposição prévia a uma substância para a ocorrência de cada tipo de reação.

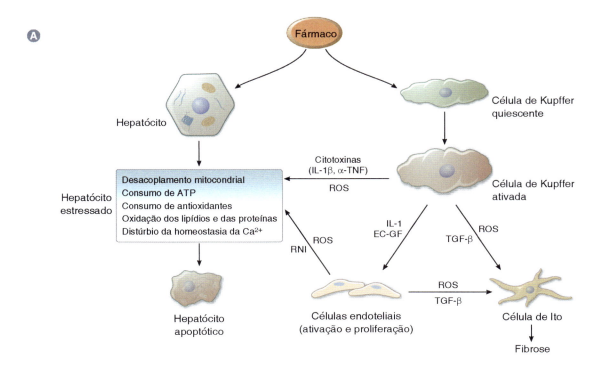

FIGURA 5.3 **Lesões subtóxica e tóxica dos hepatócitos em resposta a doses moderadas e altas de um fármaco. A. Lesão subtóxica.** Doses moderadas de um fármaco potencialmente tóxico ativam as células de Kupffer e são metabolizadas pelos hepatócitos. O estresse resultante destes pode ser exacerbado pelos efeitos de espécies reativas de oxigênio (ROS) e intermediários reativos do nitrogênio (RNI) elaborados pelas células endoteliais ativadas. Em consequência, podem ocorrer apoptose dos hepatócitos e ativação das células de Ito, ocasionando fibrose. **B. Lesão tóxica.** Doses altas de um fármaco tóxico são metabolizadas pelos hepatócitos a metabólitos reativos, que podem induzir lesão celular. Os fatores de ativação quimiotáticos liberados pelos hepatócitos lesionados ativam as células de Kupffer e as endoteliais, que elaboram ROS e RNI tóxicos. O resultado dessa cascata tóxica é necrose dos hepatócitos. EC-GF, fator de crescimento das células endoteliais; IL-1, interleucina-1; IL-1β, interleucina-1β; LPO, peroxidação lipídica; LTB4, leucotrieno B4; TGF-β, fator transformador do crescimento β; α-TNF, fator de necrose tumoral α.

TABELA 5.1 Tipos de reações de hipersensibilidade.				
CLASSIFICAÇÃO	**DESENCADEANTES PRIMÁRIOS**	**MEDIADORES PRIMÁRIOS**	**EXEMPLOS DE SINAIS E SINTOMAS**	**EXEMPLOS DE FÁRMACOS**
Hipersensibilidade de tipo imediato ou tipo I (humoral)	IgE de ligação a antígenos nos mastócitos	Histamina e serotonina	Erupção cutânea e urticária, broncoconstrição, hipotensão e choque	Penicilina
Citotoxicidade celular dependente de anticorpo ou tipo II (humoral)	IgG e complemento ligados à célula de ligação do antígeno	Neutrófilos, macrófagos e células *natural killer*	Hemólise	Cefotetana
Doença por imunocomplexos ou tipo III (humoral)	IgG e complemento ligados a antígeno solúvel	Neutrófilos, macrófagos e células *natural killer*; espécies reativas de oxigênio e quimiocinas	Vasculite cutânea	Mitomicina C
Hipersensibilidade de tipo tardio ou tipo IV (mediada por células)	Antígeno em associação à proteína do complexo principal de histocompatibilidade (MHC) na superfície de células apresentadoras de antígeno	Linfócitos T citotóxicos, macrófagos e citocinas	Exantemas maculares e falência de órgãos	Sulfametoxazol

Adaptada da Tabela 2, Bugelski PJ. Genetic aspects of immune-mediated adverse drug effects. *Nat Rev Drug Discov* 2005; 4:59-69.

A resposta de hipersensibilidade *tipo I* (*hipersensibilidade imediata* ou *anafilaxia*) resulta da produção de IgE após exposição a um antígeno, que pode ser uma proteína estranha, como o agente trombolítico derivado de bactéria, a *estreptoquinase*, ou uma proteína endógena modificada por um *hapteno* para se tornar imunogênica. Fragmentos de *penicilina* – na formulação a ser administrada ou formados *in vivo* – podem atuar como haptenos e ativar o sistema imune. A exposição subsequente ao antígeno provoca exocitose dos grânulos dos mastócitos, com liberação de mediadores inflamatórios, como histamina e leucotrienos, que promovem broncoconstrição, vasodilatação e inflamação. As respostas de hipersensibilidade tipo I manifestam-se, na pele, como *reação de pápula e eritema*. Podem surgir sintomas de "febre do feno", como conjuntivite e rinite, nas vias respiratórias superiores, e broncoconstrição asmática nas vias respiratórias inferiores (Capítulo 47).

A resposta de hipersensibilidade *tipo II* (*hipersensibilidade citotóxica dependente de anticorpos*) ocorre quando um fármaco liga-se a células, habitualmente hemácias, e é reconhecido por um anticorpo, em geral IgG. Este desencadeia a lise da célula por fixação do complemento, fagocitose pelos macrófagos ou citólise por células T citotóxicas. As respostas adversas tipo II são raras, mas comuns a diversos fármacos, incluindo penicilina e *quinidina*.

Respostas de hipersensibilidade *tipo III* (*hipersensibilidade mediada por imunocomplexos*) manifestam-se quando há formação de anticorpos, normalmente IgG ou IgM, contra antígenos solúveis. Os complexos antígeno-anticorpo depositam-se em tecidos, como rins, articulações e endotélio vascular pulmonar, provocando lesão e iniciando uma resposta inflamatória, a *doença do soro*, em que ocorre ativação dos leucócitos e do complemento dos tecidos. Por exemplo, a hipersensibilidade tipo III pode ser causada pela administração de *antivenenos*, isto é, proteínas séricas equinas obtidas pela inoculação, em um cavalo, do veneno a ser neutralizado. Exemplos de outros fármacos que podem estar associados a risco de doença do soro são *bupropiona* e *cefaclor*.

A resposta de hipersensibilidade *tipo IV* (*hipersensibilidade de tipo tardio*) resulta da ativação das células T_H1 e T citotóxicas. Com mais frequência, manifesta-se como *dermatite de contato*, quando uma substância atua como hapteno e liga-se a proteínas do hospedeiro. A primeira exposição normalmente não produz resposta, mas exposições dérmicas subsequentes podem ativar as células de Langerhans que migram para os linfonodos locais e ativam as células T. Em seguida, estas retornam à pele e desencadeiam uma resposta imune. As respostas mais conhecidas de hipersensibilidade tipo IV incluem reações ao contato com a planta *Toxicodendron radicans* e desenvolvimento de alergia ao látex. A exposição repetida a um agente reconhecido pelo sistema imune como substância estranha pode desencadear resposta imune maciça. Essa "tempestade de citocinas" pode resultar em febre, hipotensão e até mesmo falência de órgãos. Por conseguinte, os médicos devem considerar a possibilidade de reações imunes a todos os fármacos administrados, inclusive àqueles que se mostraram seguros em populações mais amplas. No caso apresentado no início deste capítulo, a Sra. G teve febre e exantema provavelmente causados por uma reação de hipersensibilidade mediada pelas células T ao ciprofloxacino. Uma vez identificado o problema, e com a interrupção do ciprofloxacino, cessaram a febre e o exantema.

Ocorre *autoimunidade* quando o sistema imune do organismo ataca suas próprias células (ver Capítulo 45). Diversos fármacos e várias outras substâncias químicas podem desencadear esse tipo de reação. A *metildopa* pode causar anemia hemolítica ao deflagrar reação autoimune contra os antígenos *rhesus* (fatores Rh). Vários outros fármacos, como *hidralazina*, *isoniazida* e *procainamida*, podem causar síndrome semelhante ao lúpus ao induzir a produção de anticorpos dirigidos contra a mieloperoxidase (hidralazina e isoniazida) ou o DNA (procainamida).

A *síndrome do homem vermelho* é observada em pequena porcentagem de pacientes aos quais se administram fármacos intravenosos, como o antibiótico *vancomicina*. A reação é causada pelo efeito direto desses fármacos sobre os mastócitos, desencadeando a ruptura de grânulos nessas células. Diferentemente das reações tipo I, essa ação na síndrome do homem vermelho é independente da presença de IgE pré-formada ou complemento. Tal síndrome associa-se ao aparecimento de pápulas cutâneas e urticária (semelhantes àquelas observadas nas reações tipo I); entretanto, trata-se, com frequência, de um fenômeno relativamente localizado, que acomete pescoço, braços e parte superior do tronco. Raramente essa síndrome evolui para toxicidade grave, como angioedema e hipotensão. Ela também tem sido denominada *reação anafilactoide*, em virtude de sua semelhança com a anafilaxia (reação tipo I). Como a síndrome do homem vermelho inicia-se pela ação direta de um fármaco sobre os mastócitos, surge tipicamente durante a infusão (p. ex., infusões de vancomicina são frequentemente administradas por um período de 60 min). A síndrome em geral tem sua gravidade diminuída ou desaparece após reduzir a velocidade de infusão ou suspendê-la. Também pode ser reduzida com o uso profilático de anti-histamínicos, e sua gravidade pode diminuir com administrações intravenosas repetidas. Além de vancomicina, *ciprofloxacino, anfotericina B, rifampicina* e *teicoplanina* podem causar essa reação. A síndrome do homem vermelho também se associa a determinados excipientes usados em formulações intravenosas, como *Cremophor,* excipiente para *paclitaxel* e *ciclosporina.*

É possível ocorrerem *exantemas cutâneos* após a administração de diversos fármacos; em geral esses exantemas são diagnosticados como eritema multiforme. As condições mais graves (algumas vezes potencialmente fatais), conhecidas como *síndrome de Stevens-Johnson* e *necrólise epidérmica tóxica*, foram relatadas com o uso de barbitúricos, sulfonamidas, antiepilépticos (*fenitoína, carbamazepina*), agentes anti-inflamatórios não esteroides (*ibuprofeno, celecoxibe, valdecoxibe*), *alopurinol* e outros fármacos. A patogenia da síndrome de Stevens-Johnson não está totalmente elucidada, porém a aparência morfológica da inflamação das mucosas e da pele, com desenvolvimento de bolhas e separação da epiderme da derme, é compatível com uma etiologia imune. Pode existir relação temporal entre a administração de um fármaco e o desenvolvimento de lesões cutâneas, porém alguns casos de síndrome de Stevens-Johnson são idiopáticos ou relacionados com infecção. Por esse motivo, nem todos os casos dessa síndrome podem ser atribuídos à exposição a um fármaco.

A *imunotoxicidade* ou lesão do sistema imune pode ocorrer como efeito adverso de tratamento farmacológico ou como propósito específico de terapia. Os agentes citotóxicos usados na quimioterapia do câncer são planejados para matar as células neoplásicas em proliferação, porém também provocam lesão das células normais em proliferação na medula óssea, nos tecidos linfoides, no intestino e nos folículos pilosos em concentrações do fármaco necessárias para sua eficácia. No caso desses agentes, existe, em geral, pouca margem de segurança para o prejuízo dos tecidos normais, e o tratamento bem-sucedido depende de maior sensibilidade das células cancerosas em comparação com os tecidos normais. Com frequência, a terapia com agentes citotóxicos para os leucócitos é acompanhada de risco aumentado de infecção. Pode-se elevar a margem entre efeitos adversos e efeitos terapêuticos com o uso de fármacos que estimulam a produção de leucócitos (*filgrastim*).

Talvez seja apropriado direcionar o tratamento para o sistema imune quando a doença é exacerbada por alguma resposta imune deletéria (Capítulo 45). Por exemplo, corticosteroides inalados podem ser prescritos para controlar os sintomas em pacientes que apresentam exacerbações graves e frequentes de doença pulmonar obstrutiva crônica (Capítulo 47). Entretanto, com a inibição das respostas imunes a microrganismos patogênicos, esse tratamento também está associado a um risco aumentado de pneumonia.

Algumas imunoterapias são direcionadas para tipos específicos de células no sistema imune e associam-se a risco aumentado de infecções graves. O *rituximabe* é um anticorpo monoclonal (mAb) direcionado contra as células B (CD20-positivas), envolvidas na patogenia do linfoma não Hodgkin (células B CD20-positivas malignas) e da artrite reumatoide (células B CD-20-positivas produtoras de anticorpos). Foram observados dois efeitos adversos potencialmente graves com o uso do rituximabe: a leucoencefalopatia multifocal progressiva (LMP), infecção causada por um poliomavírus, o vírus JC (JCV), e a reativação da hepatite B com potencial de hepatite fulminante. Esses agentes infecciosos geralmente se encontram em forma latente nos pacientes antes do tratamento com rituximabe, porém a perda da imunocompetência em decorrência do tratamento possibilita a expressão dessas infecções graves. De modo semelhante, o *efalizumabe* é um anticorpo monoclonal cujo alvo é a CD11a, a subunidade α do antígeno 1 associado à função leucocitária (LFA-1), expressa em todos os leucócitos. O efalizumabe, ao diminuir a expressão da CD11a na superfície celular e inibir a ligação da LFA-1 à molécula de adesão intercelular 1 (ICAM-1), impede a adesão dos leucócitos e atua como imunoterapia efetiva para a psoríase. Entretanto, como a CD11a também é expressa na superfície de células B, monócitos, neutrófilos, células *natural killer* e outros leucócitos, o efalizumabe pode afetar inclusive a ativação, a adesão, a migração e a destruição dessas células. À semelhança do rituximabe, o efalizumabe tem sido associado à LMP; esse efeito adverso grave provocou sua retirada do mercado em 2009. Foi observado aumento semelhante na frequência de LMP em pacientes tratados com *natalizumabe* para esclerose múltipla. Esse fármaco liga-se à subunidade α4 das integrinas α4β1 e α4β7 expressas na superfície de todos os leucócitos, exceto os neutrófilos; ao inibir a adesão dos leucócitos mediada pela subunidade α4 às células-alvo, o fármaco impede qualquer recrutamento e ativação adicionais dos leucócitos.

Hepatotoxicidade induzida por fármacos

Conforme descrito no Capítulo 4, muitos fármacos são metabolizados no fígado, e alguns desses metabólitos podem causar lesão hepática. Exemplo clinicamente significativo é o *paracetamol*, amplamente usado como analgésico e antipirético. Em sua faixa posológica terapêutica, ele é metabolizado predominantemente por glicuronidação e sulfatação, resultando em metabólitos prontamente excretados; uma pequena fração da dose também é excretada em sua forma inalterada. Entretanto, como mostra a Figura 5.4, o paracetamol também pode ser oxidado a uma espécie reativa e potencialmente tóxica, a *N-acetil-p-benzoquinoneimina* (*NAPQI*). A glutationa pode conjugar-se com a NAPQI e, assim, destoxificá-la, porém a superdosagem de paracetamol provoca depleção das reservas de glutationa (o que também pode ocorrer em outras condições), deixando a NAPQI livre para atacar proteínas celulares e mitocondriais, resultando finalmente em necrose dos hepatócitos. A administração do antídoto *N-acetilcisteína* (*NAC*) no momento apropriado (cerca de 10 h após a superdosagem de paracetamol) produz a restauração das reservas de glutationa, podendo impe-

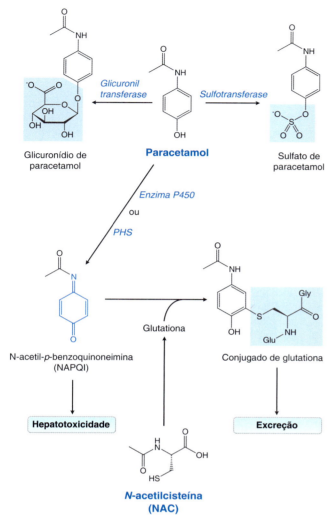

FIGURA 5.4 Mecanismo da intoxicação por paracetamol e seu tratamento.
O paracetamol em doses terapêuticas não é tóxico, porém um metabólito formado quando do uso de doses supraterapêuticas pode causar hepatotoxicidade potencialmente letal. Em condições normais, o paracetamol é metabolizado principalmente por glicuronidação (cerca de 55 a 60%) e sulfatação (cerca de 30 a 35%), e 5% ou menos são excretados na forma inalterada. Os 5 a 10% restantes são oxidados a um intermediário reativo, a N-acetil-p-benzoquinoneimina (NAPQI). Essa oxidação é catalisada por enzimas do citocromo P450 (CYP), principalmente a CYP2E1, bem como pela CYP3A4 e CYP1A2, e pela prostaglandina H sintase (PHS). Em doses terapêuticas, a NAPQI reage rapidamente com a glutationa formando um metabólito atóxico prontamente excretado. Entretanto, em condições de superdosagem, a formação de NAPQI ultrapassa a produção de glutationa, possibilitando que a NAPQI livre ataque as proteínas mitocondriais e celulares. Se esse processo não for controlado, poderão ocorrer necrose dos hepatócitos e insuficiência hepática aguda. A administração do antídoto N-acetilcisteína (NAC) no momento apropriado pode salvar a vida do pacientes (dentro de cerca de 10 h após a superdosagem de paracetamol), visto que a NAC reage diretamente com a NAPQI e também atua como precursor para a glutationa.

dir a ocorrência de insuficiência hepática e morte. Esse exemplo ressalta a importância da *dose*: embora o paracetamol seja usado com segurança por milhões de indivíduos diariamente, o mesmo fármaco, quando tomado em excesso, é responsável por cerca de 50% dos casos de insuficiência hepática aguda nos EUA.

A hepatotoxicidade inesperada constitui o motivo mais frequente das retiradas de fármacos do mercado nos EUA. Como muitos casos de hepatite fulminantes após terapia farmacoló-

gica são idiossincrásicos – isto é, o mecanismo pelo qual o paciente desenvolve lesão hepática não é conhecido –, é difícil identificar os pacientes sob risco. Em alguns casos, a impossibilidade de determinar o mecanismo ou mecanismos responsáveis pela lesão hepática deve-se à incapacidade de reproduzir a lesão em animais de laboratório. Outro desafio é o fato de que pode não ser possível prever a ocorrência de hepatotoxicidade com base nos estudos pré-clínicos, visto que os compostos que a exibem de maneira significativa em estudos de animais nas doses próximas à exposição terapêutica prevista em seres humanos geralmente são eliminados. Mais um fator que complica a prevenção da hepatotoxicidade é os estudos clínicos de um fármaco tipicamente incluírem milhares de pacientes, embora um risco de hepatotoxicidade induzida por fármaco na faixa de 1 em 10.000 a 1 em 100.000 pacientes seja preocupação suficiente para a retirada do fármaco. Em outras palavras, muitos estudos clínicos são demasiadamente pequenos, ou foram planejados com critérios de exclusão que não são mantidos após a comercialização do fármaco, a fim de detectar riscos inaceitáveis de hepatotoxicidade. Por exemplo, a retirada do mercado da *troglitazona*, agente sensibilizante da insulina, só ocorreu quando foi constatado que aproximadamente 1 em 10.000 pacientes tratados com esse fármaco falecia de insuficiência hepática aguda.

As atividades de certas enzimas no soro (alanina aminotransferase [ALT], aspartato aminotransferase [AST], fosfatase alcalina [ALP] e bilirrubina são usadas com frequência para monitorar o potencial de hepatotoxicidade nos pacientes. O melhor preditor de resultado para a hepatotoxicidade induzida por fármaco consiste na combinação de lesão hepatocelular (indicada por aumento na atividade sérica de ALT, AST e ALP) com diminuição da função hepática (indicada por níveis elevados de bilirrubina). A elevação dos níveis séricos de ALT em > 3 vezes o limite superior dos valores de referência, aliada à elevação do nível sérico de bilirrubina de > 2 vezes o limite superior do valor de referência, está associada a uma taxa de mortalidade de pelo menos 10%. Esse preditor tornou-se conhecido como regra de "Hy", em homenagem ao hepatologista Hyman Zimmerman.

Toxicidade renal induzida por fármacos

O rim constitui importante via de eliminação de muitos fármacos e seus metabólitos. A nefrotoxicidade pode manifestar-se como alterações da hemodinâmica renal, lesão e obstrução tubulares, nefropatia glomerular e nefrite intersticial. A insuficiência renal progressiva, caracterizada por aumentos crescentes dos níveis séricos de creatinina, pode resultar em perda de função de uma quantidade suficiente de néfrons. Exemplos de classes de fármacos passíveis de provocar insuficiência renal incluem certos antibióticos, AINE, agentes antineoplásicos, imunomoduladores e inibidores da enzima conversora de angiotensina (ECA). A seguir são descritos os mecanismos de nefrotoxicidade causados pelo antibiótico aminoglicosídio *gentamicina* e pelo agente antifúngico *anfotericina B*. A lesão renal constitui efeito adverso comum do tratamento com ambos os agentes.

A *gentamicina* provoca lesão renal em parte devido à inibição das hidrolases lisossômicas (esfingomielinases, fosfolipases) nos túbulos proximais do rim, resultando em acúmulo de estruturas lamelares eletrondensas contendo fosfolipídios não degradados nos lisossomos. Esse processo é denominado fosfolipidose renal. A ruptura dos lisossomos produz morte celular na forma *de necrose tubular aguda*. A lesão tubular causada pela gentamicina e por outros antibióticos aminoglicosídios é reversível com a interrupção do tratamento, contanto que a lesão inicial não seja muito grave.

A *anfotericina B* provoca lesão das membranas celulares dos fungos ao interagir com o ergosterol e formar poros na membrana através dos quais o potássio sai, resultando em morte celular. A lesão renal induzida pela anfotericina parece ocorrer por um mecanismo semelhante, com ligação inicial do fármaco a esteróis nas membranas das células epiteliais dos túbulos renais. Como o mecanismo responsável pela eficácia do fármaco é compartilhado pelo mecanismo responsável por sua toxicidade, a margem entre a exposição necessária para uma atividade antifúngica e aquela que provoca lesão renal é pequena, ocasionando alta frequência de lesão renal em pacientes tratados com anfotericina B. Foram desenvolvidas formulações lipossomais do fármaco na tentativa de reduzir essa toxicidade e aumentar sua meia-vida plasmática. Quando a lesão inicial não é muito grave, a interrupção do tratamento com anfotericina frequentemente resulta em recuperação da função renal.

Os *meios de contraste* radiológicos são administrados por via intra-arterial ou intravenosa para definição radiográfica da vasculatura em determinados órgãos, como coração e cérebro. Esses agentes parecem causar lesão renal por toxicidade direta das células epiteliais dos túbulos renais e por constrição dos vasos retos, provocando diminuição do fluxo sanguíneo medular renal. A nefrotoxicidade dos meios de contraste radiológicos está relacionada com a dose, e os pacientes com redução preexistente do fluxo sanguíneo medular – devido, por exemplo, a insuficiência renal, depleção do volume intravascular, insuficiência cardíaca, diabetes melito ou uso de diuréticos ou AINE – correm maior risco.

Neurotoxicidade induzida por fármacos

A neurotoxicidade induzida por fármacos está frequentemente mais associada a uso de agentes quimioterápicos para o câncer. Na maioria dos casos, manifesta-se nos nervos periféricos, porém o sistema nervoso central também pode ser afetado. A neuropatia periférica tem sido associada ao uso de alcaloides da vinca (p. ex., *vincristina*, *vimblastina*), taxanos (p. ex., *paclitaxel*) e compostos de platina (p. ex., *cisplatina*). A neuropatia provocada por alcaloides da vinca e por taxanos está diretamente relacionada com o mecanismo primário de ação desses fármacos, que consiste em ruptura dos microtúbulos (ver Capítulo 38). Nos nervos periféricos, acredita-se que essa ruptura resulte em alteração do tráfego axônico e neuropatia tanto sensorial quanto motora. Os compostos que contêm platina podem exercer efeitos tóxicos diretos sobre os nervos periféricos.

Toxicidade do músculo esquelético induzida por fármacos

As classes de fármacos associadas a lesão do músculo esquelético incluem inibidores da HMG-CoA redutase (*estatinas*), corticosteroides (*dexametasona, betametasona, prednisolona, hidrocortisona*) e *zidovudina* (*AZT* ou *ZDV*). A miopatia induzida por estatinas parece estar relacionada com a inibição da geranil-geranilação de várias proteínas musculares. A lesão muscular induzida por corticosteroides é complexa, envolvendo alteração do metabolismo dos carboidratos, diminuição da síntese proteica e alterações da função mitocondrial que reduzem a capacidade oxidativa. Pacientes tratados com corticosteroides podem apresentar fraqueza, atrofia, mialgia e diminuição microscópica do tamanho das fibras musculares. Essa lesão é reversível, embora lentamente. A compreensão da patogenia da miopatia induzida pela zidovudina é complicada, em virtude da capacidade do HIV – infecção viral para a qual a zidovudina é administrada – de induzir miopatia na ausência de terapia farmacológica. Todavia, a melhora da função muscular observada com a interrupção da zidovudina e a demonstração independente de miopatia induzida por zidovudina em roedores sugerem que o próprio fármaco provoca miopatia, pelo menos em alguns pacientes. O mecanismo da miopatia associada à zidovudina não está bem elucidado, porém acredita-se que o acúmulo do fármaco no músculo esquelético, a ruptura das cristas mitocondriais e a diminuição da fosforilação oxidativa atuem nesse sentido.

Toxicidade cardiovascular induzida por fármacos

Foram reconhecidos três mecanismos principais de toxicidade cardiovascular induzida por fármacos. Em primeiro lugar, conforme discutido anteriormente, muitos fármacos interagem com os canais de potássio cardíacos, causando prolongamento do QTc, repolarização tardia e arritmias cardíacas. Em segundo lugar, alguns fármacos são diretamente tóxicos para os miócitos cardíacos. Um agente antineoplásico antraciclínico, a *doxorrubicina*, liga-se de maneira intensa ao ferro; na presença de oxigênio, o ferro pode deslocar-se ciclicamente entre os estados de ferro (II) e ferro (III), acarretando produção de espécies reativas de oxigênio (ROS). Essas ROS promovem citotoxicidade e morte dos miócitos cardíacos, que apresentam baixa atividade dos sistemas enzimáticos antioxidantes. A cardiotoxicidade, resultando em insuficiência cardíaca e arritmias, frequentemente constitui a toxicidade que limita a dose em pacientes tratados com esse fármaco. Em terceiro lugar, conforme assinalado anteriormente, alguns fármacos são tóxicos para as valvas cardíacas. O análogo da anfetamina, *fenfluramina*, exerce seu efeito anorético desejado ao aumentar a liberação de serotonina e diminuir sua captação. A fenfluramina e seu metabólito, norfenfluramina, ligam-se também com alta afinidade aos receptores 5-HT$_{2B}$. Essa ligação nas valvas cardíacas ativa as vias mitogênicas, induzindo proliferação dos miofibroblastos valvares que formam placas mixoides nas valvas atrioventriculares, produzindo insuficiência valvar e morte em alguns pacientes. A atividade da fenfluramina nos receptores 5-HT$_{2B}$ também pode aumentar a resistência vascular e remodelar o sistema arterial pulmonar, ocasionando desenvolvimento de hipertensão pulmonar. Devido à gravidade potencial dessas toxicidades cardiovasculares, existe um esforço combinado para evitar a seleção de compostos para desenvolvimento de fármacos capazes de provocar prolongamento significativo do intervalo QTc ou afinidade de ligação pelos receptores 5-HT$_{2B}$.

Toxicidade pulmonar induzida por fármacos

Os efeitos adversos nos pulmões variam desde exacerbações agudas e reversíveis dos sintomas asmáticos até lesão crônica caracterizada por remodelagem e/ou fibrose. A obstrução reversível das vias respiratórias pode estar associada à terapia com agonistas β, enquanto se observa a ocorrência de lesão crônica em alguns pacientes que recebem o agente quimioterápico *bleomicina* ou o fármaco antiarrítmico *amiodarona*. A resposta à lesão após dano celular é determinada, em grande parte, pela capacidade de regeneração do órgão-alvo. Agressões repetidas ao pulmão, particularmente às células epiteliais que revestem as vias respiratórias de condução e os alvéolos, podem ser seguidas de regeneração. Ciclos repetidos de lesão epitelial podem induzir depósito excessivo de colágeno e proteínas da matriz extracelular em septos e espaços alveolares, causando *fibrose*. A fibrose pulmonar manifesta-se por perda de função. A bleomicina e a amiodarona estão contraindicadas para pacientes com doença do parênquima pulmonar, visto que ambas podem causar fibrose pulmonar.

Carcinogênese devida à terapia farmacológica

Os fármacos (e outros agentes) que podem causar câncer são denominados *carcinógenos*. De modo mais geral, um *carcinógeno* é uma agressão química, física ou biológica que provoca tipos específicos de lesão do DNA (esses agentes são denominados *iniciadores*) ou facilita a proliferação de células com mutações pré-cancerosas (esses agentes são conhecidos como *promotores*). Os *iniciadores* atuam por meio de lesão do DNA, interferindo em sua replicação ou seus mecanismos de reparo. São, em sua maioria, espécies reativas, que modificam de modo covalente a estrutura do DNA, impedindo sua replicação acurada e, se não houver reparo ou se este for incorreto, resulta em uma ou mais mutações. Se a mutação ou mutações afetarem um ou mais genes que controlam a regulação do ciclo celular, poderá haver transformação neoplásica. A carcinogênese é um processo complexo, que envolve múltiplas alterações genéticas e epigenéticas e que habitualmente se estende por vários anos ou décadas.

Na maioria das áreas terapêuticas, evita-se o uso de compostos capazes de provocar lesão direta do DNA. Todavia, a lesão do DNA e/ou a interferência em seu reparo constituem o efeito terapêutico desejado de numerosos agentes usados no tratamento das neoplasias.

A lesão das células sanguíneas progenitoras normais constitui importante efeito adverso no alvo de agentes alquilantes citotóxicos utilizados na quimioterapia do câncer (*clorambucila*, *ciclofosfamida*, *melfalana*, *mostardas nitrogenadas* e *nitrosoureias*). Esses fármacos podem causar mielodisplasia e/ou leucemia mieloide aguda (LMA). Com efeito, 10 a 20% dos casos de LMA nos EUA surgem secundariamente ao tratamento de outros cânceres com esses agentes antineoplásicos.

O *tamoxifeno*, modulador do receptor de estrogênio não genotóxico, constitui tratamento efetivo para pacientes com câncer de mama sensíveis ao estrogênio. Todavia, esse fármaco também aumenta o risco de alguns tumores. Embora seja um antagonista dos receptores de estrogênio nas mamas, atua como *agonista parcial* em outros tecidos que expressam o receptor de estrogênio, em especial o útero. Logo, um efeito adverso do tratamento de câncer de mama com tamoxifeno pode consistir no desenvolvimento de câncer endometrial. Os novos moduladores dos receptores de estrogênio, como o *raloxifeno*, não estimulam os receptores de estrogênio uterinos, portanto podem ser usados no tratamento ou na prevenção do câncer de mama com menor risco de câncer endometrial (ver Capítulo 29).

As bulas de produtos descrevem a avaliação pré-clínica de cada fármaco na seção intitulada "Carcinogênese, Mutagênese, Comprometimento da Fertilidade". Nessa seção, não é raro encontrar descrições de estudos realizados em roedores que sugerem o potencial carcinogênico dos fármacos. Como os fármacos desenvolvidos tipicamente não são mutágenos (salvo as exceções assinaladas anteriormente), os tumores relacionados com tratamento, observados nesses estudos longitudinais

de roedores submetidos a altas doses do fármaco, em geral são atribuídos a mecanismos não genotóxicos (epigenéticos). Para avaliar se os achados em roedores representam risco para a população-alvo de pacientes, é importante compreender o mecanismo pelo qual esses tumores ocorrem. Por exemplo, o *omeprazol*, inibidor da bomba de prótons, provoca tumores das células enterocromafínicas-símiles (ECL) gástricas em roedores. O desenvolvimento desses tumores resulta de um aumento persistente e dose-relacionado da gastrina, que é secundário ao efeito desejado do composto (diminuição da secreção de ácido). Entretanto, a exposição necessária para a elevação prolongada da gastrina e a formação de tumores em roedores é muito maior que a exposição necessária para a eficácia do fármaco nos pacientes. Além disso, as elevações da gastrina observadas em pacientes são de baixa magnitude e não persistentes. Sendo assim, os achados carcinogênicos em estudos de roedores não são considerados como sinal de risco para o desenvolvimento de tumores em pacientes.

Teratogênese devida à terapia farmacológica

Os fármacos administrados a gestantes podem afetar adversamente o feto. A *teratogênese* refere-se à indução de defeitos estruturais no feto, e um *teratógeno* é uma substância capaz de induzir esses defeitos. A exposição do feto a qualquer substância é determinada por absorção, distribuição, metabolismo e excreção maternas do fármaco e pela capacidade de o teratógeno ativo atravessar a placenta. Essas questões são discutidas de modo mais detalhado no Boxe 5.1.

Fármacos que talvez exerçam poucos efeitos adversos sobre a mãe podem causar dano substancial no feto. Como o desenvolvimento do feto é, em termos cronológicos, precisamente programado, o efeito teratogênico de qualquer substância depende da fase de desenvolvimento em que ocorre a exposição. Nos seres humanos, a *organogênese* geralmente ocorre entre a terceira e oitava semanas de gestação, e é durante esse período que os teratógenos exercem seus efeitos mais profundos. Antes da terceira semana, os compostos tóxicos produzem, em sua maioria, morte do embrião e aborto espontâneo, ao passo que, depois da organogênese, os compostos teratogênicos podem afetar o crescimento e a maturação funcional dos órgãos, porém não afetam o plano básico de desenvolvimento. Por exemplo, o *ácido retinoico* (vitamina A) apresenta significativa toxicidade teratogênica no alvo. Ele ativa os receptores retinoides nucleares (RAR) e os receptores X retinoides (RXR), que regulam diversos eventos essenciais da transcrição durante o desenvolvimento. Tendo em vista a gravidade dos defeitos congênitos que podem ocorrer, as mulheres em uso de agonistas dos RAR/RXR, como a isotretinoína, para o tratamento da acne devem assinar formulários de consentimento esclarecedores exigidos pela FDA para demonstrar que estão cientes do risco de defeitos congênitos graves relacionados com o uso do fármaco.

Outro exemplo de efeito teratogênico no alvo é a exposição *in utero* do feto a inibidores da ECA. Embora estes não estivessem anteriormente contraindicados no primeiro trimestre de gravidez, dados recentes indicam que a exposição do feto durante esse período aumenta de maneira significativa os riscos de malformações dos sistemas cardiovascular e nervoso central. Os inibidores da ECA podem causar um conjunto de afecções, incluindo oligoidrâmnio, retardo do crescimento intrauterino, displasia renal, anúria e insuficiência renal, refletindo a importância da via da angiotensina sobre o desenvolvimento e a função renais.

BOXE 5.1 Aplicação para a tomada de decisão terapêutica: uso de fármacos durante a gravidez

A prescrição de fármacos a mulheres grávidas ou que podem engravidar requer avaliação de risco-benefício tanto para a mãe quanto para o feto. Entretanto, muitos fármacos não foram estudados sistematicamente em populações de gestantes, de modo que essas avaliações de relação risco-benefício podem ser incertas. A FDA classifica os fármacos em cinco "categorias de gravidez", com base em dados de estudos realizados em animais de laboratório, observações de estudos epidemiológicos bem controlados (ou a falta deles) e/ou relatos de casos. Essas categorias aparecem nas bulas e são apresentadas adiante. Observe que as categorias não representam estritamente uma escala de acordo com o risco; embora os fármacos da categoria A sejam, em especial, os mais seguros para uso durante a gravidez, e os fármacos da categoria X estejam, como o próprio nome sugere, contraindicados, os incluídos na categoria B – para os quais, por definição, os dados obtidos de seres humanos são limitados ou inadequados – não são necessariamente "quase tão seguros" quanto os da categoria A.

Categoria A
Estudos adequados e bem controlados não conseguiram demonstrar qualquer risco para o feto no primeiro trimestre de gravidez (e não há evidências de risco nos outros dois trimestres).

Categoria B
Estudos de reprodução em animais não conseguiram demonstrar qualquer risco para o feto, porém não foi conduzido nenhum estudo adequado e bem controlado em gestantes.

Categoria C
Estudos de reprodução em animais demonstraram efeito adverso sobre o feto, e não existem estudos adequados e bem controlados nos seres humanos; entretanto, os benefícios potenciais podem justificar o uso do fármaco em gestantes, apesar dos riscos potenciais.

Categoria D
Há evidências positivas de risco para o feto humano com base em dados de reações adversas provenientes de estudos de investigação e de pesquisa pós-comercialização, ou de experiência em humanos, porém os benefícios potenciais podem justificar o uso do fármaco em gestantes, apesar dos riscos.

Categoria X
Estudos realizados em animais ou em seres humanos demonstraram a ocorrência de anormalidades fetais e/ou há evidências positivas de risco para o feto humano, com base em dados de reações adversas de experiências de pesquisa ou pós-comercialização, e os riscos envolvidos no uso do fármaco em gestantes claramente superam os benefícios potenciais.

Os fármacos da categoria X incluem não apenas os teratógenos, mas também os medicamentos cujo uso não é apropriado em gestantes. Por exemplo, as estatinas pertencem a essa categoria, visto que o aumento fisiológico normal nos níveis séricos de colesterol durante a gravidez não deve ser suprimido.

Apesar de sua longa história de uso, as categorias continuam sendo fonte de confusão, até mesmo em certas ocasiões na própria FDA. Por exemplo, o antibiótico *tigeciclina* é classificado na categoria D, porém a ausência de dados controlados em seres humanos indica que esse fármaco deveria ser incluído na categoria C. De modo mais geral, a classificação dos fármacos para gravidez pela FDA, como qualquer outro esquema, não é perfeita e pode não identificar as nuanças de algumas situações relacionadas especificamente com o fármaco e a paciente. Por esse motivo, o médico também deve recorrer a seu próprio julgamento, tendo em mente as seguintes questões:

- Quais os riscos tanto para o feto quanto para a mãe de *não* tratar a doença para a qual o fármaco está sendo considerado?
- O fármaco atravessa a placenta? Com base em peso molecular, carga, caráter hidrofóbico e/ou potencial de transporte mediado por carreador, é possível que atravesse a placenta?
- Existe alguma justificativa farmacológica para o modo como o fármaco possa afetar o feto (p. ex., por efeitos sobre organogênese, desenvolvimento e função dos órgãos ou complicação no parto) quando a ele exposto?

Quando apropriado, os fármacos que demonstram efetividade no tratamento de doença da paciente devem ser continuados. Para minimizar o risco fetal, devem ser prescritos na menor dose terapêutica, levando em consideração alterações metabólicas e fisiológicas que ocorrem durante a gravidez.

▶ Princípios para tratamento dos pacientes com toxicidade induzida por fármacos

O tratamento da toxicidade induzida por fármacos pode incluir: redução ou eliminação da exposição ao fármaco; administração de tratamentos específicos baseados no antagonismo ao mecanismo de ação do fármaco ou na alteração de seu metabolismo; e/ou medidas de suporte.

A redução da exposição a um agente terapêutico em um paciente que apresenta efeitos adversos pode parecer natural, porém nem sempre representa a escolha correta. O aparecimento de um efeito adverso durante a terapia não significa necessariamente que seja causado pelo fármaco, apesar da relação temporal entre o início do tratamento e o aparecimento do efeito adverso. Embora esse efeito tenha ocorrido mais provavelmente em consequência do uso do fármaco, os riscos de sua interrupção precisam ser avaliados em relação aos benefícios de sua continuação. Obviamente, a interrupção da terapia é uma escolha correta quando os efeitos adversos foram anteriormente associados ao fármaco e são potencialmente fatais, como a anafilaxia causada por um antibiótico betalactâmico. É desnecessário dizer, entretanto, que, para esses pacientes, qualquer tratamento futuro com essa classe de antibióticos estaria contraindicado. Os efeitos adversos irreversíveis e/ou cuja gravidade tende a aumentar com o tratamento continuado também podem motivar a decisão apropriada de interromper o tratamento. Entretanto, muitos efeitos adversos são considerados toleráveis e reversíveis. Dependendo da gravidade da doença tratada, é possível que o benefício global para o paciente seja maior com o tratamento farmacológico do que sem ele. Um exemplo dessa situação é a leucopenia que ocorre com frequência em pacientes submetidos à quimioterapia com agentes citotóxicos. Por conseguinte, a decisão de interromper ou reduzir o tratamento pode ser complexa e, com frequência, exige avaliação de muitos fatores que afetam a saúde imediata e a longo prazo do paciente.

Os tratamentos destinados a neutralizar os efeitos adversos produzidos por determinado fármaco baseiam-se, com frequência, no antagonismo de sua atividade farmacodinâmica ou na interferência dos efeitos relacionados com a sua farmacocinética. O antagonismo da atividade farmacológica de um fármaco constitui abordagem útil para as superdosagens de opioides, benzodiazepínicos e inibidores da acetilcolinesterase (AChE). A interferência nos efeitos tóxicos dos metabólitos de um fármaco constitui abordagem útil ao tratamento da toxicidade do paracetamol. Esses exemplos serão brevemente discutidos a seguir.

Em termos conceituais, o tratamento mais simples da superdosagem de um fármaco consiste na administração de um antagonista capaz de bloquear a ação do fármaco que, direta ou indiretamente, resulta em ativação suprafisiológica de um receptor. Por exemplo, uma superdosagem de opioides pode ser tratada com *naloxona*, antagonista farmacológico do receptor de opioides. Ligando-se competitivamente aos receptores opioides, a naloxona impede ou reverte os efeitos tóxicos dos opioides naturais ou sintéticos, os quais incluem depressão respiratória, sedação e hipotensão. Esse fármaco começa a agir com rapidez e é superpotente; com efeito, se não for observada nenhuma melhora clínica dentro de 10 min após a administração de doses dele até 10 mg, devem-se considerar um diagnóstico diferente ou múltiplas entidades tóxicas. A naloxona apresenta meia-vida relativamente curta, de modo que precisa ser administrada a cada uma a quatro horas para proporcionar antagonismo adequado dos receptores enquanto o opioide está sendo depurado.

O *flumazenil*, antagonista farmacológico do receptor de GABA$_A$ (benzodiazepínico), é utilizado no tratamento da superdosagem de benzodiazepínicos. Ele atua por inibição competitiva nos receptores de benzodiazepínicos no sistema nervoso central, revertendo de modo completo ou parcial os efeitos sedativos desses fármacos. À semelhança da naloxona, o flumazenil começa a agir com rapidez e é superpotente; seus efeitos devem ser observados dentro de cinco minutos após a administração de uma dose de no máximo 3 mg. Também tem meia-vida curta (de aproximadamente uma hora) e precisa ser administrado a intervalos frequentes para proporcionar antagonismo adequado dos receptores enquanto o benzodiazepínico está sendo depurado.

Pode-se utilizar também o antagonismo farmacológico quando o agente tóxico não é um agonista direto, porém aumenta indiretamente a concentração do ligante natural de um receptor. Os inibidores da AChE produzem concentração suprafisiológica de acetilcolina na fenda sináptica e toxíndrome característica de excesso colinérgico – bradicardia, miose, hipersalivação, sudorese, diarreia, vômitos, broncoconstrição, fraqueza, paralisia respiratória e convulsões. Embora seja algumas vezes possível restaurar a atividade da AChE, o tratamento de sua inibição depende, em geral, da administração de um agente anticolinérgico, como a *atropina*. Esta, que antagoniza o receptor muscarínico de acetilcolina, restaura o equilíbrio co-

linérgico e impede a broncoconstrição, causa mais comum de morte em pacientes expostos a inibidores da AChE.

Conforme assinalado anteriormente, uma das consequências da superdosagem de paracetamol consiste na depleção da glutationa intracelular pelo metabólito do fármaco, a *N*-acetil-*p*-benzoquinoneimina (NAPQI). É possível repor as reservas de glutationa pela administração de *N-acetilcisteína* (NAC), precursor metabólico da glutationa (Figura 5.4). Além da terapia de suporte (lavagem gástrica e/ou carvão ativado), a NAC é administrada por via oral ou intravenosa dentro de 8 a 10 h após a ingestão de uma dose potencialmente hepatotóxica de paracetamol para evitar ou diminuir a lesão hepática.

Por fim, pode-se fornecer uma terapia de suporte em caso de toxicidade induzida por fármacos. Exemplo disso é a administração de líquidos intravenosos a pacientes com lesão renal, a fim de manter um fluxo sanguíneo renal adequado. Em caso de lesão renal grave, a hemodiálise pode tornar-se necessária até a recuperação da função renal. Outro exemplo é o tratamento da supressão da medula óssea que resulta da administração de agentes citotóxicos na quimioterapia do câncer. O *filgrastim*, fator de estimulação de colônias de granulócitos (G-CSF) humano recombinante, pode ser utilizado para estimular a produção de leucócitos e fornecer terapia de suporte até a recuperação da produção endógena de leucócitos da medula óssea com o término da terapia citotóxica.

▶ Conclusão e perspectivas

Este capítulo apresentou uma abordagem baseada em mecanismos para compreender a toxicidade farmacológica e forneceu exemplos para ilustrar esses princípios nos sistemas orgânicos de maior importância. As metas no desenvolvimento de fármacos continuam sendo a descoberta de compostos ao mesmo tempo efetivos e altamente seletivos, portanto com menos probabilidade de causar efeitos graves ou indesejáveis fora do alvo terapêutico. Os desafios do futuro residem particularmente na compreensão da base da variabilidade das respostas terapêuticas e tóxicas às substâncias. Em uma tentativa de prever quais populações de pacientes serão mais suscetíveis a determinada reação farmacológica adversa, uma das abordagens em avaliação consiste em identificar correlações entre polimorfismos de nucleotídios simples (SNP) individuais e possíveis reações adversas, comparando os SNP dos pacientes que apresentam reações adversas com os indivíduos que não as apresentam. A identificação de pacientes com variantes genéticas do alvo molecular (e alvos estreitamente relacionados) de um fármaco também pode fornecer informações úteis sobre os indivíduos com mais tendência a apresentar efeitos adversos.

Prever a eficácia e a segurança de um fármaco em determinado paciente continua sendo um desafio para o médico. A decisão quanto ao uso de terapia farmacológica exige o conhecimento dos benefícios e riscos potenciais dessa terapia. Além disso, os médicos têm a responsabilidade de comunicar esses riscos e benefícios ao paciente, de modo que possa ser considerada toda a gama de opções terapêuticas. Um dos maiores desafios para o médico é saber onde encontrar essas informações. As fontes incluem a literatura científica, o rótulo do produto, as comunicações diretas entre paciente e médico e a revisão dos dados pré-clínicos e clínicos preparados pela FDA durante sua revisão de uma New Drug Application (NDA; ver Capítulo 50).

TABELA 5.2 Recursos on-line para informações sobre toxicidade farmacológica.		
TIPO DE INFORMAÇÃO	**FONTE**	**WEBSITE**
Bulas de produtos	Physician's Desk Reference Fabricante do medicamento	http://csi.micromedex.com/Login.asp Vários *websites* do fabricante
Agências reguladoras	U.S. Food and Drug Administration European Medicines Agency (EMEA)	http://www.fda.gov/ http://www.emea.europa.eu/
Banco de dados do governo	National Library of Medicine National Toxicology Program Tox Net	http://www.ncbi.nim.nih.gov/pubmed/ http://ntp.niehs.nih.gov/ http://toxnet.nlm.nih.gov/
Banco de dados comerciais	Pharmapendium Medscape DiscoveryGate	http://www.pharmapendium.com/ http://www.medscape.com/ http://www.discoverygate.com

As principais informações sobre toxicidade, tanto pré-clínicas como clínicas, são fornecidas na bula do produto, cujas revisões a respeito podem ser efetuadas à medida que eventos adversos graves são atribuídos ao fármaco durante a vigilância pós-comercialização, e cabe ao médico consultar a versão mais atualizada da bula do produto. Advertências sobre consequências graves também podem ser transmitidas por meio de comunicações diretas aos médicos, e o *website* da FDA pode ser consultado para medidas regulamentares relacionadas com a segurança de um fármaco. O *website* da European Medicines Agency (EMEA) contém informações sobre medidas regulamentares para medicamentos comercializados na Europa. A Tabela 5.2 fornece uma lista de algumas fontes *on-line* que podem ser consultadas para informações mais detalhadas sobre toxicidade farmacológica. Boas fontes de informações detalhadas sobre toxicidade pré-clínica e eventos adversos clínicos são documentos preparados por farmacologista da FDA (pré-clínico) e revisor médico (clínico) como parte da revisão da NDA.

Agradecimentos

Agradecemos a Vivian Gonzalez Lefebre e a Robert H. Rubin por suas valiosas contribuições nas duas primeiras edições desta obra.

Leitura sugerida

Agranat I, Caner H, Caldwell J. Putting chirality to work: the strategy of chiral switches. *Nat Rev Drug Discov* 2002;1:753–768. (*Resumo das propriedades enantioméricas específicas de fármacos e as estratégias para troca de formulações aquirais para quirais.*)

Bugelski PJ. Genetic aspects of immune-mediated adverse drug effects. *Nat Rev Drug Discov* 2005;4:59–69. (*Resumo de efeitos adversos imunomediados, inclusive informações detalhadas de mecanismos.*)

Cooper WO, Hernandez-Diaz S, Arbogast PG, et al. Major congenital malformations after first-trimester exposure to ACE inhibitors. *N Engl J Med* 2006;354:2443–2451. (*Relato recente de efeitos teratogênicos dos inibidores da ECA.*)

Elangbam CS. Current strategies in the development of anti-obesity drugs and their safety concerns. *Vet Pathol* 2009; 46: 10-24. (*Apresenta exemplos de criação de medicamentos orientada pelo conhecimento dos mecanismos de toxicidade.*)

Fujimoto K, Kumagai K, Ito K, Arakawa S, Ando Y, Oda S, Yamamoto T, Manabe A. Sensitivity of liver injury in heterozygous Sod2 knockout mice treated with troglitazone or acetaminophen. *Toxicol Pathol* 2009;37:193–200. (*Demonstra o uso de animais geneticamente modificados no estudo dos mecanismos de toxicidade.*)

Knowles SR, Uetrecht J, Shear NH. Idiosyncratic drug reactions. *Lancet* 2000;356:1587–1591. (*Revisão dos mecanismos das reações idiossincráticas, dando ênfase aos metabólitos tóxicos.*)

Koop R. Combinatorial biomarkers: from early toxicology assays to patient population profiling. *Drug Discov Today* 2005;10:781–788. (*Uso de biomarcadores para testes pré-clínicos e clínicos iniciais.*)

Liebler DC, Guengerich FP. Elucidating mechanisms of drug-induced toxicity. *Nat Rev Drug Discov* 2005;4:410–420. (*Apresenta o conceito de uma abordagem baseada em mecanismo da farmacotoxicidade.*)

Navarro VJ, Senior JR. Drug-related hepatotoxicity. *N Engl J Med* 2006;354:731–739. (*Resumo das abordagens farmacogenômicas para compreensão e previsão de hepatotoxicidade de fármacos.*)

Owczarek J, Jasin´ska M, Orszulak-Michalak D. Drug-induced myopathies: an overview of the possible mechanisms. *Pharmacol Rep* 2005;57:23–34. (*Revisão dos mecanismos que resultam em efeitos tóxicos na musculatura esquelética.*)

6
Farmacogenômica

Liewei Wang e Richard M. Weinshilboum

▶ Introdução

Embora os agentes farmacológicos modernos possam ser usados para tratar ou controlar doenças que variam da hipertensão à infecção pelo vírus da imunodeficiência humana (HIV), existem grandes variações individuais em resposta à farmacoterapia. Essas variações vão desde reações adversas que podem colocar a vida em perigo até a grave ausência de eficácia terapêutica. Muitos fatores são capazes de influenciar o fenótipo de resposta ao fármaco, como idade, sexo e doença subjacente, mas a variação genética também merece destaque. As diferenças genéticas individuais que codificam os alvos dos fármacos, seus transportadores ou as enzimas que catalisam seu metabolismo podem afetar profundamente o sucesso ou o fracasso da farmacoterapia.

A farmacogenética é o estudo do papel da hereditariedade na variação da resposta aos fármacos. A convergência dos recentes avanços na ciência da genômica e dos progressos igualmente surpreendentes na farmacologia molecular resultou na evolução da farmacogenética para a farmacogenômica. A promessa da farmacogenética-farmacogenômica é a possibilidade de que o conhecimento da sequência de DNA de um paciente seja usado para aprimorar a farmacoterapia, maximizando a eficácia do fármaco e reduzindo a incidência de reações adversas. Assim sendo, a farmacogenética e a farmacogenômica representam um aspecto importante do desejo de "personalizar" ou "individualizar" a medicina – nesse caso, a terapia medicamentosa. Este capítulo descreve os princípios da farmacogenética e da farmacogenômica, bem como os desenvolvimentos recentes nessa disciplina. São apresentados muitos exemplos-chave, em que o conhecimento da farmacogenética-farmacogenômica pode ajudar a individualizar a farmacoterapia.

▶ Fisiologia

Variação genômica e farmacogenômica

O genoma humano contém cerca de três bilhões de nucleotídios. De acordo com estimativas atuais, dispõe de aproximadamente 25.000 genes, que, por junção alternativa (*alternative splicing*) e modificação pós-translacional, podem codificar 100.000 proteínas ou mais. Duas pessoas quaisquer diferem, em média, em cerca de 1 nucleotídio em cada 1.000 de seu genoma, totalizando uma diferença média entre indivíduos de 3 milhões de pares de bases em todo o genoma. A maioria dessas diferenças é chamada de *polimorfismos de nucleotídio único* ou *SNP* (pronuncia-se *snip*), nos quais um nucleotídio é trocado por outro em determinada posição. Os SNP e outras diferenças na sequência de DNA podem ocorrer em qualquer parte do genoma, tanto nas regiões codificadoras quanto nas não codificadoras. Se um SNP troca o aminoácido codificado, é chamado de SNP codificador não sinônimo (cSNP). As outras diferenças na sequência de DNA incluem inserções, deleções, duplicações e reorganizações, às vezes de apenas um ou poucos nucleotídios, mas ocasionalmente de genes inteiros ou segmentos maiores de DNA que englobam muitos genes. As diferenças funcionalmente significantes da sequência de DNA tendem a ocorrer nos genes, seja em suas sequências codificadoras ou em promotores, facilitadores, sítios de junção ou outras sequências que controlam a transcrição do gene ou a estabilidade do mRNA. Juntas, essas diferenças formam a individualidade genética de cada pessoa. Parte dessa individualidade afeta o modo como cada uma responderá à farmacoterapia.

CASO

Robert H, 66 anos, está retirando a neve com uma pá em uma manhã de inverno, em Minnesota, quando escorrega e cai sobre uma placa de gelo. Imediatamente, sente dor no quadril esquerdo e não consegue ficar de pé. Ele é levado ao hospital, onde as radiografias mostram uma fratura do quadril. No dia seguinte, é realizada cirurgia, e Robert é transferido para um hospital de reabilitação 3 dias depois. Menos de 24 h após a admissão do Sr. H nesse hospital, tem início uma súbita dor torácica pleurítica. Ele é levado ao serviço de emergência, onde uma tomografia computadorizada com contraste intravenoso mostra um êmbolo pulmonar. Robert é tratado com heparina e anticoagulado com varfarina em dose inicial de 5 mg/dia, tendo como meta um índice de normalização internacional (RNI) de 2,0 a 3,0. O Sr. H retorna ao hospital de reabilitação e é encaminhado ao médico local. A nova medida do RNI mostra um valor de 6,2, que está associado a risco aumentado de hemorragia. Robert não faz uso de outro medicamento que possa interferir nos níveis plasmáticos de varfarina. O médico recomenda que ele pare de tomar a varfarina durante 2 dias. Após várias tentativas de ajustar a dose do medicamento, o Sr. H chega, por fim, a um RNI estável de 2,5 com o uso diário de 1 mg de varfarina.

Questões

1. Que mecanismos moleculares podem ser responsáveis pela aparente sensibilidade do Sr. H à varfarina?
2. Que informação laboratorial adicional poderia ajudar na anticoagulação desse paciente?
3. Essa informação teria ajudado na escolha da dose inicial de varfarina para o Sr. H?

▶ Farmacologia

O conceito de que a herança genética pode ser um determinante de extrema relevância da variação individual na resposta ao fármaco surgiu há meio século. Originou-se nas observações clínicas de diferenças surpreendentes entre pacientes quanto às suas respostas a doses "usuais" de um fármaco. Essas observações, além dos estudos com gêmeos e famílias que mostraram variações hereditárias nas concentrações plasmáticas dos fármacos e em outros parâmetros farmacocinéticos, levaram ao nascimento da farmacogenética. Muitos daqueles exemplos originais de variação farmacogenética e muitos dos exemplos atuais mais surpreendentes estão associados à *farmacocinética* – fatores que influenciam a concentração do fármaco que alcança o(s) alvo(s). No entanto, exemplos de variação farmacogenética no alvo do fármaco, denominados *fatores farmacodinâmicos*, também são descritos com frequência.

Variação nas enzimas de metabolismo dos fármacos | Farmacocinética

A variação hereditária nas enzimas que catalisam o metabolismo dos fármacos é o fator mais comum responsável pela variação farmacogenética na resposta aos medicamentos. As enzimas associadas ao metabolismo dos fármacos são analisadas no Capítulo 4. Existem duas amplas categorias em que se enquadram: catalisadoras das reações de fase I (reações funcionais que costumam incluir oxidação ou redução) e catalisadoras das reações de fase II (em geral, reações de conjugação que acrescentam grupos, como o ácido glicurônico, que aumentam a solubilidade e, portanto, a excreção do fármaco). As reações das fases I e II não ocorrem necessariamente nessa ordem, e os intermediários metabólicos resultantes de ambos os tipos de reações podem ser farmacologicamente ativos. Na verdade, alguns medicamentos são administrados como profármacos inativos que devem passar pelo metabolismo de fase I e/ou fase II antes que possam exercer seu efeito farmacológico.

Os polimorfismos genéticos são comuns em enzimas que catalisam o metabolismo dos fármacos, e foram encontrados polimorfismos clinicamente significativos em quase todas as principais enzimas associadas às reações das fases I e II (Tabela 6.1). Dois exemplos "clássicos" são as variações hereditárias na hidrólise enzimática da *succinilcolina*, relaxante muscular de ação curta, pela enzima butirilcolinesterase (BChE, também conhecida como colinesterase sérica), e na acetilação enzimática de fármacos como a *isoniazida*, usada no tratamento da tuberculose (ver Capítulo 34). Os pacientes com variações na BChE apresentam diminuição da taxa de metabolismo da succinilcolina e de seus análogos, resultando em paralisia prolongada após exposição ao fármaco. Uma enzima geneticamente polimórfica da fase II, N-acetiltransferase 2 (NAT2), catalisa a acetilação da isoniazida. Os pacientes tratados com essa medicação podem ser classificados como *aceltiladores lentos*, que metabolizam a isoniazida demoradamente e têm altos níveis sanguíneos do fármaco, ou *acetiladores rápidos*, que a metabolizam de modo acelerado e têm baixos níveis sanguíneos do fármaco. Estudos familiares demonstraram que a velocidade de biotransformação da isoniazida é hereditária.

O fenótipo de acetilador lento está associado à toxicidade causada pelo acúmulo excessivo do fármaco; são exemplos o lúpus induzido por hidralazina e procainamida e a neurotoxicidade induzida por isoniazida. Embora hoje o anti-hipertensivo *hidralazina* seja raramente usado no tratamento da hipertensão, esse fármaco ressurgiu recentemente como um dos dois princípios ativos do BiDil, uma associação farmacológica aprovada para o tratamento de pacientes com insuficiência cardíaca sintomática. É interessante notar que a U.S. Food and Drug Administration (FDA) aprovou o BiDil apenas para uso em pacientes descendentes de africanos, presumivelmente em razão de uma diferença genética na resposta a esse fármaco associada à etnia.

Os exemplos iniciais da farmacogenética, como aqueles representados por BChE e NAT2, serviram como estímulo para a busca de outros. A maioria dos exemplos da segunda geração continua sendo associada à farmacocinética e reconhecida por observações clínicas – frequentemente por respostas adversas aos fármacos. Na maioria das vezes foram estudados pela administração de um "fármaco de prova" a um grupo de participantes, seguida pela medida das concentrações plasmáticas ou urinárias do fármaco e/ou metabólito, ou pela análise direta de

TABELA 6.1 Exemplos de polimorfismos genéticos e metabolismo dos fármacos.	
ENZIMA	**FÁRMACO, CLASSE OU COMPOSTO AFETADO**
Enzima da fase I (oxidação/redução)	
CYP1A2	Paracetamol, cafeína, propranolol
CYP1B1	Estrógenos
CYP2A6	Halotano, nicotina
CYP2B6	Ciclofosfamida
CYP2C8	Paclitaxel, ácido retinoico
CYP2C9	Anti-inflamatórios não esteroides, fenitoína, varfarina
CYP2C19	Omeprazol, fenitoína, propranolol
CYP2D6	Antidepressivos, antagonistas β-adrenérgicos, codeína, debrisoquina, dextrometorfano
CYP2E1	Paracetamol, etanol
CYP3A5	Bloqueadores dos canais de cálcio, ciclosporina, dapsona, etoposídeo, lidocaína, lovastatina, macrolídeos, midazolam, quinidina, esteroides, tacrolimo, tamoxifeno
Enzima da fase II (conjugação)	
N-Acetiltransferase 1	Sulfametoxazol
N-Acetiltransferase 2	Dapsona, hidralazina, isoniazida, procainamida, sulfonamidas
Sulfotransferase (SULT)	Paracetamol, dopamina, epinefrina, estrógenos
Catecol-O-metiltransferase	Catecolaminas, levodopa, metildopa
Histamina N-metiltransferase	Histamina
Tiopurina S-metiltransferase	Azatioprina, mercaptopurina, tioguanina
UDP-glucuronosiltransferases	Andrógenos, ibuprofeno, irinotecano, morfina, naproxeno

uma enzima que metaboliza o fármaco em tecido de fácil acesso como a hemácia (p. ex., uma série de enzimas metiltransferase). Dois exemplos prototípicos que se tornaram "ícones" farmacogenéticos são os polimorfismos genéticos do *citocromo P450 2D6 (CYP2D6)* e da *tiopurina S-metiltransferase (TPMT)*. Em vista das implicações clínicas desses polimorfismos, a FDA, no *Guidance on Pharmacogenomic Data*, publicado em 2003, citou o CYP2D6 e a TPMT como exemplos de biomarcadores farmacogenômicos.

O CYP2D6 é um membro da família do citocromo P450 (CYP) de enzimas microssomais, metabolizadoras de fármacos na fase I. CYP2D6 contribui para o metabolismo de inúmeros medicamentos, inclusive antidepressivos, antiarrítmicos e analgésicos. Seu polimorfismo foi descrito originalmente por dois laboratórios distintos que estudaram dois tipos diferentes de fármacos de prova, o anti-hipertensivo *debrisoquina* e o ocitócico *esparteína*. A frequência da distribuição da razão metabólica urinária de debrisoquina, a razão entre o fármaco original e seu metabólito oxidado, é ilustrada na Figura 6.1A em uma população do norte da Europa. Na extremidade direita da figura é mostrado um grupo de "metabolizadores fracos" da debrisoquina, indivíduos homozigotos para alelos (genes) recessivos que codificam enzimas com atividade reduzida ou pela deleção do gene CYP2D6; no meio da figura é mostrado o grande grupo de "metabolizadores extensos", indivíduos heterozigotos ou homozigotos para o alelo do "tipo selvagem";

e na extremidade esquerda há um pequeno grupo de "metabolizadores ultrarrápidos", alguns com múltiplas cópias do gene *CYP2D6*.

Vários mecanismos genéticos moleculares são responsáveis pela variação na atividade da enzima CYP2D6, incluindo cSNP não sinônimos, deleção e duplicação de genes; alguns metabolizadores ultrarrápidos podem ter até 13 cópias do gene. Estima-se que 5 a 10% dos caucasianos sejam metabolizadores fracos de CYP2D6. Ao contrário, entre habitantes do leste da Ásia a frequência do fenótipo de metabolizador fraco é de apenas 1 a 2%. O fenótipo do metabolizador ultrarrápido, raro na maioria das populações caucasianas, tem uma frequência de 3% em espanhóis e de até 13% em etíopes. Essas diferenças étnicas podem ter implicações médicas importantes, porque o CYP2D6 metaboliza muitos medicamentos prescritos com frequência, inclusive o bloqueador β-adrenérgico *metoprolol*, o neuroléptico *haloperidol*, os opioides *codeína* e *dextrometorfano* e os antidepressivos *fluoxetina*, *imipramina* e *desipramina*, entre muitos outros (Tabela 6.1). Portanto, os metabolizadores fracos do CYP2D6 podem sofrer efeito adverso quando tratados com doses padronizadas de agentes como o metoprolol, que são inativados pelo CYP2D6, enquanto a codeína é relativamente ineficaz em metabolizadores fracos porque depende do metabolismo catalisado por CYP2D6 para formar morfina, opioide mais potente. Por outro lado, os metabolizadores ultrarrápidos podem exigir doses incomumente altas de fármacos inativados pelo CYP2D6, mas essas mesmas pessoas podem

A **Farmacogenética de CYP2D6**

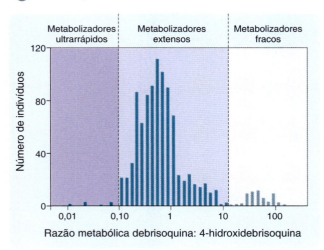

B **Dispositivo AmpliChip CYP450**

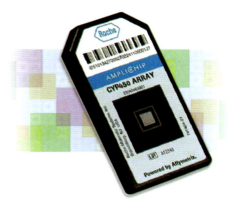

FIGURA 6.1 Farmacogenética do CYP2D6. A. Frequência de distribuição da razão metabólica da debrisoquina, cujo metabolismo é catalisado pelo citocromo P450 2D6 (CYP2D6) para formar seu metabólito 4-hidroxi. Os dados de 1.011 suecos são representados como a razão dos metabólitos na urina. A maioria das pessoas metaboliza extensamente a debrisoquina, ao passo que alguns têm metabolismo ultrarrápido, e outros, fraco. **B.** O dispositivo AmpliChip CYP450 pode ser usado para determinar genótipos variantes de genes do citocromo P450 que influenciam o metabolismo do fármaco.

ter "superdosagem" de codeína, com depressão respiratória ou mesmo parada respiratória em resposta às doses "*standard*". Em um caso trágico, um lactente cuja mãe era metabolizadora rápida de CYP2D6 morreu quando esta foi medicada com uma dose usual de codeína. Ele morreu devido à *superdosagem* de morfina no leite materno.

Os polimorfismos genéticos de *CYP2D6* também são importantes para a eficácia do *tamoxifeno*, agente prescrito no combate ao câncer de mama. Ele bloqueia o receptor de estrogênio (ER) em aproximadamente 60% das pacientes com câncer de mama ER-positivo. Todavia, o tamoxifeno é um profármaco que demanda ativação metabólica para formar 4-hidroxitamoxifeno e 4-hidroxi-N-desmetiltamoxifeno (endoxifeno) (Figura 6.2A). Esses metabólitos são antagonistas dos ER quase 100 vezes mais potentes do que o tamoxifeno. Como resultado, as pacientes metabolizadoras lentas de CYP2D6 (Figura 6.1) são relativamente incapazes de formar os metabólitos 4-hidroxi

A

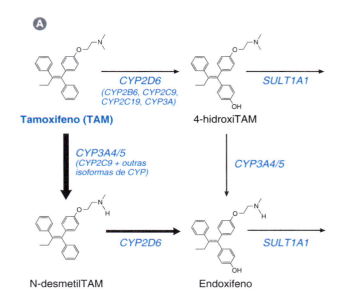

B

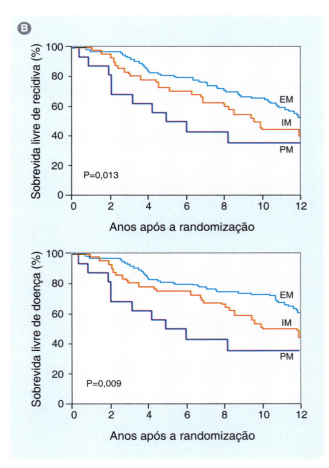

FIGURA 6.2 Farmacogenética do tamoxifeno. A. O tamoxifeno é metabolizado por duas vias de citocromo P450, com a formação de 4-hidroxitamoxifeno (4-hidroxiTAM) e endoxifeno. Posteriormente esses metabólitos são metabolizados por sulfotransferase (SULT) 1A1 (não ilustrada). Variações genéticas em CYP2D6 influenciam o metabolismo do tamoxifeno. **B.** Curvas de Kaplan-Meier mostrando a influência do estado de "metabolizador" CYP2D6 na sobrevida de mulheres com câncer de mama positivo para receptor de estrogênio [ER-positivo] que foram tratadas com tamoxifeno. As pacientes metabolizadoras extensas (EM) de tamoxifeno apresentaram taxas superiores de sobrevida sem recidiva e de sobrevida sem doença, em comparação com metabolizadoras intermediárias (IM) e metabolizadoras lentas (PM).

ativos de tamoxifeno. Elas apresentam desfechos piores em termos de recorrência do que as metabolizadoras rápidas (Figura 6.2B). Além disso, se as metabolizadoras rápidas forem medicadas concomitantemente com antidepressivos que são bons substratos para CYP2D6, serão menos beneficiadas pela terapia com tamoxifeno do que as metabolizadoras lentas não medicadas com substâncias que competem com o tamoxifeno pelo metabolismo catalisado por CYP2D6.

No passado, o genótipo de um indivíduo para *CYP2D6* e muitos outros genes codificadores das enzimas que metabolizam fármacos era inferido a partir do fenótipo (p. ex., a razão metabólica urinária que pode ser determinada por análise da excreção urinária de um metabólito específico após a administração de um fármaco de prova) (Figura 6.1A). Como exposto adiante, agora a determinação do genótipo depende cada vez mais de testes baseados em DNA realizados com dispositivos como o *chip* mostrado na Figura 6.1B.

A tiopurina S-metiltransferase (TPMT) é outro exemplo de polimorfismo genético importante e clinicamente essencial para o metabolismo do fármaco. Esse exemplo também serviu como significativo sistema de modelo farmacogenético. A TPMT catalisa a S-metilação de fármacos tiopurina, como a *6-mercaptopurina* e a *azatioprina* (Capítulo 38). Entre outras indicações, esses agentes citotóxicos e imunossupressores são usados para tratar leucemia linfoblástica aguda da infância e doença intestinal inflamatória. Embora as tiopurinas sejam fármacos úteis, têm um índice terapêutico estreito (*i. e.*, a diferença entre as doses tóxica e terapêutica é pequena), e alguns pacientes sofrem mielossupressão induzida por tiopurina que pode ser fatal.

Em caucasianos, o alelo variante mais comum da TPMT é o *TPMT*3A*; sua frequência aproximada é de 5%; assim, 1 em cada 300 indivíduos tem duas cópias desse alelo. O *TPMT*3A* é o principal responsável pela distribuição de frequência trimodal do nível de atividade da TPMT na hemácia mostrada na Figura 6.3. Ele tem dois cSNP não sinônimos, um no éxon 7 e outro no éxon 10 (Figura 6.3). A presença do *TPMT*3A* causa diminuição surpreendente dos níveis teciduais da proteína TPMT. Os mecanismos responsáveis por tal diminuição incluem degradação acelerada de TPMT*3A e agregação de TPMT*3A intracelular, provavelmente ocasionada por dobramento anômalo da proteína. Consequentemente, fármacos como a 6-MP são mal metabolizados e podem alcançar níveis tóxicos. *Indivíduos homozigotos para TPMT*3A estão mais sujeitos a mielossupressão com risco de morte quando tratados com doses padrões de fármacos tiopurina.* Esses pacientes devem receber uma dose cerca de 10 a 15 vezes menor do que a convencional. Há diferenças étnicas espantosas na frequência de alelos variantes para TPMT. Por exemplo, o *TPMT*3A* é raramente observado em populações do leste da Ásia, enquanto o *TPMT*3C*, que tem apenas o éxon 10 SNP, é a variante mais comum.

Em vista de seu significado clínico, a TPMT foi o primeiro exemplo selecionado pela FDA para audiências públicas sobre a inclusão de informações farmacogenéticas nas bulas dos fármacos. Pelo mesmo motivo, o teste clínico para polimorfismos genéticos da TPMT está disponível em grande escala. O fenômeno de mudanças acentuadas no nível de uma proteína em consequência da alteração de apenas um ou dois de seus aminoácidos foi observado de maneira repetida em muitos outros genes de significado farmacogenético, e é uma explicação comum para os efeitos funcionais de cSNP não sinônimos.

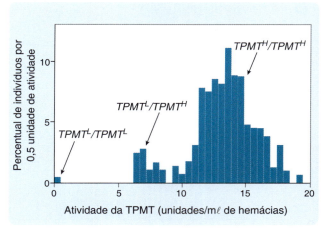

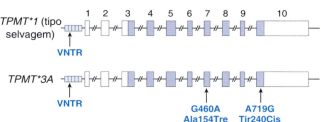

FIGURA 6.3 Farmacogenética da TPMT. Frequência de distribuição da atividade da tiopurina S-metiltransferase (TPMT) nas hemácias de 298 caucasianos sem parentesco. *TPMT^L* indica um alelo ou alelos para o traço de baixa atividade, ao passo que *TPMT^H* refere-se ao alelo do "tipo selvagem" (*TPMT*1*) para atividade elevada. A distribuição de frequência trimodal observada para atividade da TPMT de hemácias decorre principalmente do efeito do *TPMT*3A*, o alelo variante mais comum para baixa atividade em uma população caucasiana. *TPMT*1* e *TPMT*3A* diferem em dois polimorfismos de nucleotídio único (SNP) não sinônimo, um no éxon 7 e outro no éxon 10. VNTR (*variable number tandem repeat*) corresponde ao número de variáveis repetidas (cópias) que se dispõem uma atrás da outra.

Os polimorfismos genéticos de BChE, NAT2, CYP2D6 e TPMT comportam-se como traços mendelianos monogênicos (de um único gene), assim como muitos outros exemplos iniciais da farmacogenética. No entanto, agora a farmacogenética-farmacogenômica ultrapassou as características farmacocinéticas monogênicas, e o foco inclui cada vez mais a variação funcional e clinicamente significante em alvos do fármaco e também em enzimas que o metabolizam. A variação também pode incluir múltiplos genes que influenciam tanto a farmacocinética quanto a farmacodinâmica.

Variação nos alvos dos fármacos | Farmacodinâmica

Os fármacos geralmente exercem seus efeitos interagindo com proteínas específicas do alvo. Portanto, variações genéticas nessas proteínas ou nas vias de sinalização subsequentes a elas podem influenciar o desfecho da farmacoterapia (Tabela 6.2). Além disso, a variação nos alvos do fármaco pode ser resultante de variação no DNA da linhagem germinativa ou, no caso do câncer, no DNA somático presente no tumor. Exemplo de variação genética do alvo de um fármaco no DNA da linhagem germinativa é uma classe de fármacos usados no tratamento da asma. Como abordado no Capítulo 47, o antiasmático *zileutona* diminui a inflamação das vias respiratórias mediante inibição da enzima *5-lipo-oxigenase*, codificada pelo gene *ALOX5*.

TABELA 6.2 Exemplos de polimorfismos genéticos e alvos dos fármacos.

PROTEÍNA	CLASSE DE FÁRMACO AFETADO (EXEMPLO)
5-Lipo-oxigenase	Zileutona
Enzima de conversão da angiotensina (ECA)	Inibidores da ECA (lisinopril)
Apolipoproteína E	Estatinas (pravastatina)
Receptor β_2-adrenérgico	Agonistas β-adrenérgicos (albuterol)
Receptor do fator de crescimento epidérmico	Gefitinibe
Receptor da sulfonilureia	Tolbutamida
Complexo 1 da vitamina K epóxido redutase	Varfarina

Alterações na 5-lipo-oxigenase mostram que a variação em muitas áreas de um gene pode afetar a função das proteínas. O significado funcional dos cSNP não sinônimos – e sua capacidade de alterar a quantidade de proteína expressa – foi destacado na seção anterior sobre farmacogenética da TPMT. Não obstante a isso, os polimorfismos nas regiões reguladoras, como o promotor do gene, podem influenciar a transcrição e assim alterar a expressão das proteínas. O promotor do gene *ALOX5* exibe variação no número de repetições seriadas da sequência GGGCGG. Essas sequências repetidas ligam-se ao complexo do fator de transcrição Sp1, que suprarregula a transcrição de *ALOX5*.

O alelo *ALOX5* mais comum contém cinco repetições e está presente em aproximadamente 77% dos genes *ALOX5*. Consequentemente, cerca de 94% da população tem pelo menos uma cópia do alelo com cinco repetições. As variantes de alelos mais comuns contêm quatro e três repetições, e suas frequências aproximadas são de 17% e 4%, respectivamente. Em vista do aumento da ligação de Sp1, a impressão que se tem é de que as pessoas detentoras do alelo com cinco repetições expressam mais 5-lipo-oxigenase. É interessante notar que parece não haver relação entre a presença ou a ausência do alelo de cinco repetições e a gravidade da asma na população, isto é, esse polimorfismo do promotor de *ALOX5* não parece afetar o processo da doença propriamente dito. No entanto, em ensaios de um inibidor da 5-lipo-oxigenase relacionado com a zileutona, só responderam ao fármaco os participantes que tinham pelo menos uma cópia do alelo de cinco repetições. Esse resultado sugere que é improvável os compostos semelhantes à zileutona serem úteis para os 6% da população que não têm o alelo com cinco repetições, e que a identificação desse subgrupo possibilita o uso de outros medicamentos mais eficazes. *Esse exemplo também ilustra um princípio importante: o polimorfismo no alvo de um fármaco não precisa causar doença para influenciar o tratamento dela.*

Exemplos de variação genética em um alvo do fármaco no DNA somático (tumor) são mutações com ganho de função no gene que codifica o *receptor do fator de crescimento epidérmico (EGFR)* (também conhecido como *HER1* ou *ErbB1*) em pacientes com câncer pulmonar de células não pequenas (CPNPC). Em 2004, dois grupos relataram que, em pacientes com CPNPC, a resposta ao *gefitinibe*, inibidor do EGFR, era fortemente influenciada por essas mutações do DNA somático; isto é, indivíduos com variação da sequência na parte do gene que codifica o sítio de ligação do ATP desse receptor da tirosina quinase apresentaram resposta mais favorável ao tratamento com gefitinibe do que os pacientes sem mutações. É frequente a superexpressão do EGFR nesses tumores, e vários fármacos cujo alvo é esse receptor foram testados clinicamente. Já se sabia que os pacientes com CPNPC oriundos do leste da Ásia apresentavam resposta mais favorável ao tratamento com gefitinibe do que os pacientes caucasianos, e um dos dois estudos originais constatou mutações somáticas do *EGFR* em 15 dentre 58 tumores selecionados de modo aleatório em pacientes japoneses, mas em apenas 1 dentre 61 nos EUA – ilustrando, mais uma vez, notáveis diferenças étnicas nos efeitos farmacogenéticos. O exemplo do gefitinibe pode representar o futuro da oncologia, no qual se poderão considerar mutações/polimorfismos somáticos e da linhagem germinativa antes de iniciar um programa terapêutico. Esse exemplo e o exemplo do *ALOX5* também mostram que a variação farmacodinâmica-farmacogenética (*i. e.*, variação dos genes que codificam alvos do fármaco) pode ter a mesma importância, se não maior, que a variação farmacocinética-farmacogenética representada pelo CYP2D6 e TPMT. A Tabela 6.2 lista vários polimorfismos em genes codificadores das proteínas-alvo do fármaco que foram associados à variação na resposta ao fármaco.

Farmacogenética-farmacogenômica baseada em vias

Todos os exemplos anteriores, *CYP2D6*, *TPMT*, *ALOX5* e *EGFR*, estão associados à variação farmacogenética clinicamente significante em razão da variação de sequência em um único gene (*i. e.*, herança monogênica). No entanto, também é possível que múltiplos genes codificadores de proteínas que influenciam tanto a farmacocinética quanto a farmacodinâmica modifiquem o fenótipo de resposta ao fármaco. Um dos melhores exemplos desse tipo de situação é o anticoagulante *varfarina*. Ele é um dos anticoagulantes orais mais prescritos na América do Norte e na Europa (ver Capítulo 22). No entanto, apesar da existência de um exame laboratorial de uso universal para acompanhar o efeito da varfarina sobre a coagulação (RNI), reações adversas graves – incluindo hemorragia e trombose indesejada – ainda complicam o tratamento com essa medicação. Tais complicações são ilustradas pelo caso do Sr. H no início deste capítulo: após uma dose *standard* de varfarina, a RNI elevou-se para 6,2, nível associado ao aumento do risco de hemorragia.

Por que isso ocorreu? Em primeiro lugar, é preciso lembrar que a varfarina é uma mistura racêmica. A varfarina-S é três a cinco vezes mais potente do que a varfarina-R, e é metabolizada predominantemente pela isoforma do citocromo P450 *CYP2C9*. CYP2C9 é um gene altamente polimórfico, e os alelos variantes *CYP2C9*2* (Arg144Cis) e *CYP2C9*3* (Ile358Leu) estão associados a apenas 12% e 5%, respectivamente, do nível de atividade enzimática observado com o alelo do tipo selvagem (*CYP2C9*1*). Os pacientes que têm esses alelos variantes necessitam de doses reduzidas de varfarina para obter efeito anticoagulante, e esses mesmos indivíduos correm maior risco de hemorragia durante o tratamento com a medicação. No entanto, essa variação farmacocinética-farmacogenética não explica a maior parte da variação na dose terapêutica da varfarina em pacientes que usam esse anticoagulante poderoso, mas que pode ser perigoso.

O alvo molecular da varfarina só foi identificado em 2004. O gene que o codifica, o *complexo 1 da vitamina K epóxido redutase (VKORC1)*, também foi clonado naquele ano. Quando o gene *VKORC1* foi sequenciado em diversos pacientes, embora não tenham sido encontrados cSNP não sinônimos, foi observada uma série de haplótipos (combinações de SNP em um único cromossomo) associados à dose de varfarina necessária. Em um estudo, pacientes com haplótipos de *VKORC1* associados à necessidade de baixa dose receberam uma dose de manutenção média de varfarina correspondente a cerca de metade daquela necessária em indivíduos com haplótipos associados à necessidade de alta dose. Vários estudos subsequentes confirmaram que o haplótipo *VKORC1* está associado a cerca de 25 a 30% da variação na dose de manutenção de varfarina, enquanto 5 a 15% podem ser explicados pelo genótipo *CYP2C9*. Os papéis de CYP2C9 e VKORC1 na farmacocinética e na farmacodinâmica da varfarina são mostrados de maneira esquemática na Figura 6.4. Como os genes codificadores dessas duas proteínas contribuem para a variação da resposta ao fármaco, a genotipagem de *CYP2C9* e a haplotipagem de *VKORC1* representam estratégias potencialmente úteis para determinar a dose inicial de varfarina para o Sr. H. Uma análise recente de dados combinados de mais de 5.000 pacientes de todo o planeta anticoagulados com varfarina e genotipados para *CYP2C9* e *VKORC1* mostrou que o acréscimo dos dados de genótipo para as variáveis clínicas resultou em melhor previsão da necessidade posológica de varfarina do que um algoritmo que só utilizava dados clínicos como idade, dieta e peso corporal.

A varfarina é um exemplo notável de uma situação em que os dados farmacocinéticos-farmacogenéticos mostraram-se inadequados para translação clínica, porque esses dados explicaram pouco sobre a variação na dose terapêutica. No entanto, quando foram determinados os polimorfismos de *CYP2C9* e os haplótipos de *VKORC1*, tornou-se possível avaliar a variação genética no metabolismo e no alvo do fármaco e ultrapassar a farmacogenética monogênica representada por NAT2, CYP2D6 e TPMT. Portanto, a varfarina reproduz, provavelmente de maneira simplificada, o tipo de modelo farmacogenético-farmacogenômico poligênico, baseado na via, que pode tornar-se cada vez mais comum no futuro.

Reações idiossincrásicas aos fármacos

Outro modo pelo qual a variação genética poderia influenciar a farmacoterapia está relacionado com as reações idiossincrásicas. Esses efeitos são diferentes dos exemplos descritos neste capítulo porque não advêm de diferenças no metabolismo ou nos alvos do fármaco. Ao contrário, parecem resultar de interações entre o medicamento e um aspecto peculiar da fisiologia do paciente. Excelente exemplo é proporcionado por uma reação de hipersensibilidade grave associada ao *abacavir*, inibidor da transcriptase reversa e importante agente no combate ao vírus da imunodeficiência humana (HIV). Em 2002 foi relatado que *HLA-B*5701* estava associado à hipersensibilidade induzida por abacavir. Esses relatos foram confirmados em 2008 pelos resultados de um grande estudo duplo cego, no qual o teste de profármaco para *HLA-B*5701* praticamente eliminou as reações de hipersensibilidade a esse medicamento muito útil, embora potencialmente perigoso para os portadores do alelo *HLA-B*5701*.

Por definição, é difícil ou impossível prever os efeitos idiossincrásicos. No futuro, entretanto, informações obtidas por pesquisas genômicas, proteômicas e metabólicas poderão ser úteis no desenvolvimento de identificações farmacogenômicas de interações medicamentosas imprevistas. No momento, infelizmente, não é possível prever os efeitos idiossincrásicos.

Farmacogenética-farmacogenômica moderna

A conclusão do Projeto Genoma Humano e o aperfeiçoamento permanente do projeto 1.000 Genomas indicam o caminho para os desenvolvimentos futuros em farmacogenética e farmacogenômica nessa era "pós-genômica". A aplicação de modernas técnicas de análise genômica, como os GWAS (*genome-wide association studies*), associada ao enfoque crescente nas vias farmacocinéticas – que incluem genes codificadores de todas as enzimas metabolizadoras de fármacos e de transportadores que poderiam afetar a concentração final do fármaco que alcança o alvo (i. e., farmacocinética), junto com genes que codificam o alvo do fármaco e as vias de sinalização após o alvo (i. e., farmacodinâmica) –, representam o futuro para esse aspecto da "medicina individualizada".

Alcançando o objetivo da farmacoterapia realmente personalizada e transportando o conhecimento genômico para a prática clínica, rapidamente será necessária a aplicação clínica de tecnologias de genotipagem de alto desempenho. Excelente exemplo envolve o uso de GWAS na identificação de um biomarcador genômico para a miopatia induzida por estatina. Os hipolipemiantes inibidores da HMG-CoA (p. ex., *sinvastatina*, *atorvastatina*) (ver Capítulo 19) estão entre os medicamentos mais prescritos em todo o planeta. Embora as estatinas sejam geralmente muito seguras, em raros casos causam miopatia

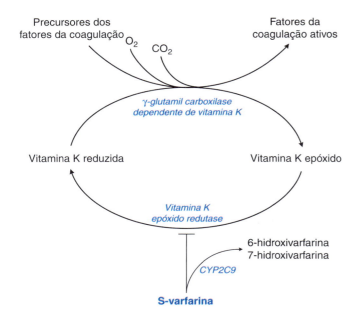

FIGURA 6.4 Farmacocinética e farmacodinâmica da varfarina. A vitamina K é um cofator necessário para a γ-carboxilação pós-translacional de resíduos glutamato em alguns precursores do fator da coagulação (ver Capítulo 22). Essa vitamina é oxidada em epóxido inativo em consequência da reação de carboxilação. A enzima vitamina K epóxido redutase (VKORC1) converte o epóxido inativo na forma reduzida ativa da vitamina K. A varfarina atua como anticoagulante, inibindo a VKORC1 e, assim, impedindo a regeneração da vitamina K reduzida. A S-varfarina é metabolizada em 6-hidroxivarfarina e 7-hidroxivarfarina pelo citocromo P450 2C9 (CYP2C9).

grave associada a rabdomiólise e insuficiência renal. Em uma tentativa de prever e impedir essa grave reação adversa, o grupo colaborativo SEARCH realizou um GWAS no qual cerca de 300.000 SNP ao longo do genoma foram identificados, usando DNA de 85 pacientes que apresentaram formas graves de miopatia induzida por estatina e de 90 indivíduos-controle que não apresentaram essa reação. Os resultados, vistos na Figura 6.5, mostraram que rs4363657, um único polimorfismo (SNP) localizado no gene *SLCO1B1* no cromossomo 12, tinha forte associação à miopatia (valor de p 4×10^{-9}). A razão de chances (*odds ratio*) para risco de miopatia em indivíduos homozigotos para o nucleotídio variante no SNP foi de 16,9, e estimou-se que mais de 60% dos casos de miopatia nesse estudo de 12.064 pacientes estavam associados a tal polimorfismo de nucleotídio único. O gene *SLCO1B1* codifica um transportador aniônico orgânico que medeia a captação de estatina pelo fígado; pacientes homozigotos para essa variante apresentam maiores níveis plasmáticos de estatina, portanto tendem a desenvolver rabdomiólise com qualquer dose do fármaco. Esse exemplo é, sem dúvida, uma das primeiras aplicações das técnicas genômicas em farmacogenômica.

Farmacogenômica e ciência da regulação

Para que a farmacoterapia torne-se individualizada, é preciso não apenas compreender a ciência da farmacogenética e da farmacogenômica e desenvolver tecnologias de ponta para detectar e analisar os dados da sequência de DNA, mas também transpor o conhecimento para a clínica. Esse processo de translação exigirá a participação ativa da FDA e da indústria farmacêutica, que desenvolve praticamente todos os novos fármacos. Em 2003, a FDA publicou um guia preliminar relativo aos dados farmacogenômicos, aprovado em 2005. Também iniciou uma série de audiências públicas em relação à incorporação de dados farmacogenômicos às bulas. Essas audiências começaram com os fármacos tiopurina e a TPMT e foram seguidas de audiências sobre o polimorfismo genético no *UGT1A1*, gene que codifica uma enzima da fase II participante da biotransformação do antineoplásico irinotecano. Audiências públicas sobre *CYP2C9*, *VKORC1* e varfarina resultaram na reformulação de bulas de tamoxifeno e *CYP2D6*.

A atenção dada à farmacogenética-farmacogenômica pela FDA vem causando impacto na indústria farmacêutica, sobretudo no contexto da infeliz sucessão de eventos que ocasionaram a retirada do mercado de *rofecoxibe* (Vioxx), inibidor da COX-2, por motivo de segurança. Não está claro se a farmacogenética teve um papel na doença cardiovascular induzida pelo Vioxx que acarretou sua retirada do mercado. No entanto, é quase certo que a farmacogenética poderia contribuir para a vigilância pós-venda, não apenas para ajudar a evitar reações adversas, mas também para indicar fármacos de "resgate" que poderiam ser benéficos para grupos de pacientes selecionados com base na variação genética de resposta ao fármaco. A última situação foi destacada por relatos de que um polimorfismo do receptor β_1-adrenérgico influencia a resposta ao antagonista β_1-adrenérgico *bucindolol* – tanto *in vitro* quanto em pacientes com insuficiência cardíaca. Inicialmente, esse β-antagonista fracassou em um ensaio clínico que não incluía genotipagem, provavelmente porque apenas pacientes com o genótipo do β_1-adrenorreceptor do tipo selvagem tiveram a resposta clínica desejada.

▶ Conclusão e perspectivas

A farmacogenética e a farmacogenômica abarcam o estudo das maneiras pelas quais a variação da sequência do DNA afeta a resposta individualizada de pacientes aos medicamentos. O objetivo da farmacogenética e da farmacogenômica é maximizar a eficácia e minimizar a toxicidade, com base no conhecimento da constituição genética dos indivíduos. Embora muitos outros fatores além da herança influenciem diferenças na resposta dos pacientes aos fármacos, os últimos 50 anos mostraram que a

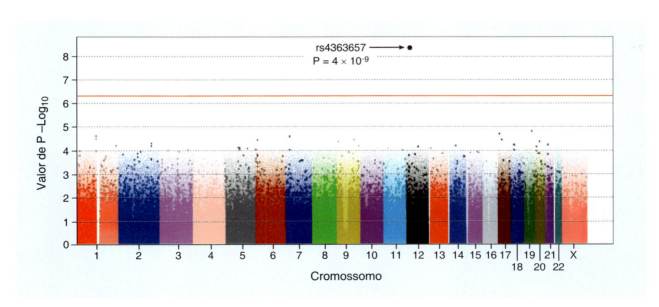

FIGURA 6.5 **Estudo de associação genômica de miopatia induzida por estatina.** No primeiro estudo de associação genômica de resposta a medicamentos, os pacientes que apresentaram miopatia enquanto faziam uso de estatina foram comparados a controles que não a apresentaram. A associação estatística de miopatia com cada polimorfismo de nucleotídio único (SNP) foi plotada em relação à localização cromossômica do polimorfismo. O GWAS revelou um único polimorfismo altamente associado (valor de $p = 4 \times 10^{-9}$) com a ocorrência de miopatia. A seta aponta para o polimorfismo no gene *SLCO1B1*, que codifica um transportador aniônico orgânico que medeia a captação hepática de estatinas. Os pacientes com essa variante apresentaram níveis plasmáticos mais elevados de estatinas para cada dose administrada das mesmas.

genética é um fator importante responsável pela variação na ocorrência de reações adversas ao fármaco ou na incapacidade de determinados pacientes alcançarem a resposta terapêutica desejada. A farmacogenética evoluiu durante esses 50 anos, partindo dos exemplos clássicos, como CYP2D6 e TPMT, para incluir situações mais complexas como as representadas pela farmacogenética da varfarina, fármaco que apresenta tanto a variação farmacocinética quanto a farmacodinâmica e a farmacogenética. Essa área da ciência médica genômica também enfrenta desafios únicos em sua translação para a clínica. No entanto, não pode mais haver dúvida de que a farmacogenética e a farmacogenômica serão aplicadas à medicina clínica com amplitude e profundidade crescentes e que, por fim, aumentarão a capacidade de individualizar a farmacoterapia.

Leitura sugerida

Broder S, Venter JC. Sequencing the entire genomes of free-living organisms: the foundation of pharmacology in the new millennium. *Ann Rev Pharmacol Toxicol* 2000;40:97-132. (*Panorama do sequenciamento de genoma e possíveis implicações da diversidade genética para a farmacologia.*)

Drazen JM, Yandava CN, Dube L et al. Pharmacogenetic association between *ALOX5* promoter genotype and the response to antiasthma treatment. *Nat Med* 1999;22:168-171. (*Estudo original que mostrou diferentes respostas farmacológicas em pessoas com polimorfismos distintos do gene ALOX5.*)

Evans WE, McLeod HL. Pharmacogenomics – drug disposition, drug targets, and side effects. *N Engl J Med* 2003;348:538-549. (*Revisão que descreve a integração da genômica com a farmacogenética.*)

Mallal S, Phillips E, Carosi G et al. HLA-B*5701 screening for hypersensitivity to abacavir. *N Engl J Med* 2008;358:568-579. (*Ensaio randomizado e duplo-cego de um biomarcador genético para uma resposta adversa idiossincrásica a fármaco.*)

Rieder MJ, Reiner AP, Gage BF et al. Effect of *VKORC1* haplotypes on transcriptional regulation and warfarin dose. *N Engl J Med* 2005;352:2285-2293. (*Descrição de haplótipos de VKORC1, genótipos de CYP2C9 e sua relação com a dose de varfarina.*)

The SEARCH Collaborative Group. SLCO1B1 variants and statin-induced myopathy–a genomewide study. *N Engl J Med* 2008;359:789-799. (*O primeiro estudo de identificação de genes envolvidos em doença humana com relação a uma resposta a fármaco.*)

Wang L, Weinshilboum RM. Pharmacogenomics: candidate gene identification, functional validation and mechanisms. *Hum Mol Genet* 2008;17:R174–R179. (*Panorama da evolução da farmacogenética em farmacogenômica com a incorporação de técnicas de identificação de genes envolvidos em doença humana.*)

Weinshilboum RM, Wang L. Pharmacogenetics and pharmacogenomics: development, science and translation. *Annu Rev Genomics Hum Genet* 2006;7:223-245. (*Revisão da variação farmacogenômica, farmacodinâmica e farmacocinética, assim como dos desafios na transposição desses dados científicos para a prática clínica.*)

Parte 2

Princípios de Neurofarmacologia

Seção 2A

Princípios Fundamentais de Neurofarmacologia

7

Princípios de Excitabilidade Celular e Transmissão Eletroquímica

Lauren K. Buhl, John Dekker e Gary R. Strichartz

▶ Introdução

A comunicação celular é essencial para o funcionamento efetivo de qualquer organismo multicelular complexo. O principal modo de comunicação *intercelular* é a transmissão de sinais químicos, tais como os neurotransmissores e os hormônios. Nos tecidos excitáveis, como nervos e músculos, a comunicação *intracelular* rápida depende da propagação de sinais elétricos – potenciais de ação – ao longo da membrana plasmática da célula. Ambas as transmissões, química e elétrica, envolvem comumente o movimento de íons através da membrana plasmática, que separa a célula de seu meio ambiente, ou através das membranas de organelas internas, como o retículo endoplasmático ou as mitocôndrias. Os movimentos iônicos podem modificar diretamente a concentração citoplasmática de íons, como o Ca^{2+}, e são reguladores essenciais de processos bioquímicos e fisiológicos, como fosforilação, secreção e contração. Também modificam o potencial elétrico através da membrana por meio do fluxo de íons, regulando, dessa maneira, diversas funções *dependentes de voltagem*, como a abertura de outros canais iônicos. Alguns desses eventos são breves, com durações e ações de vários milissegundos (0,001 s). Outros podem levar muitos segundos, produzindo consequências bioquímicas – como a fosforilação de proteínas – que talvez persistam por vários minutos ou horas. Mesmo a expressão gênica pode ser regulada por mudanças nas concentrações de íons, resultando em alterações a longo prazo na fisiologia, no crescimento, na diferenciação e na morte celular.

Muitas substâncias modificam a sinalização química ou elétrica, ao aumentar ou diminuir a excitabilidade celular e a transmissão elétrica. Para apreciar como essas substâncias atuam, o presente capítulo explica as bases eletroquímicas subjacentes a tais fenômenos. Esses princípios gerais são aplicáveis a muitas áreas da farmacologia, incluindo aquelas discutidas nos Capítulos 9 a 11 (Seção 2B), Capítulos 12 a 18 (Seção 2C) e Capítulo 23.

▶ Excitabilidade celular

A *excitabilidade* refere-se à capacidade de uma célula gerar e propagar *potenciais de ação* elétricos. As células neuronais, cardíacas, musculares lisas, do músculo esquelético e muitas células endócrinas apresentam essa propriedade excitável. Os potenciais de ação podem propagar-se por longas distâncias, como nos axônios dos nervos periféricos, que os conduzem por vários metros, ou podem estimular a atividade em células de tamanho muito menor, como os interneurônios de 30 a 50 μm de diâmetro, contidos no interior de um único gânglio autonômico. A função dos potenciais de ação difere, dependendo das células em que ocorrem. As ondas de propagação desses potenciais transportam a informação codificada com fidelidade ao longo dos axônios, percorrendo longas distâncias. No interior de uma célula pequena, os potenciais de ação excitam de uma só vez toda a célula, causando aumento dos íons intracelulares (como o Ca^{2+}), seguido de rápida liberação

CASO

Durante uma viagem de negócios ao Japão, Karl comparece a um jantar em sua honra em um restaurante especializado em peixe fugu. Ele fica impressionado porque ouviu falar que esse prato especial não existe nos EUA e que se trata de uma iguaria apreciada e cara no Japão.

Antes de terminar o jantar, Karl nota uma estranha e deliciosa sensação de formigamento e dormência na boca e ao redor dos lábios. Seus anfitriões ficam satisfeitos que ele esteja experimentando o efeito desejado da ingestão do peixe fugu.

Karl fica fascinado e um tanto receoso diante dos efeitos tóxicos potenciais da neurotoxina (tetrodotoxina) do fugu, como descritos por seus anfitriões, cientes dessa característica. Entretanto, eles lhe asseguram que o chefe *sushi* desse restauran-te de categoria está totalmente licenciado para preparar o peixe e certificado pelo governo.

Karl sente-se aliviado ao acordar no dia seguinte sem qualquer sinal de fraqueza ou paralisia. Entretanto, decide que polidamente recusará qualquer tipo de fruto do mar até o final de sua viagem, e, em vez disso, pedirá *Kobe beef*.

 Questões

1. Qual o mecanismo molecular de ação da tetrodotoxina?
2. Qual o efeito da tetrodotoxina sobre o potencial de ação neuronal?

---

de moléculas transmissoras químicas ou hormônios. A seguir, essas substâncias químicas dirigem-se para receptores específicos, de localização próxima ou distante da célula que as libera, efetuando a *transmissão química*, discutida na segunda parte deste capítulo.

A excitabilidade celular é, fundamentalmente, um evento elétrico. Por conseguinte, é necessário compreender a eletricidade básica para explicar os processos biológicos de excitabilidade e transmissão sináptica. As seções a seguir fornecem princípios básicos de eletricidade aplicados a dois componentes celulares importantes – a membrana plasmática e os canais iônicos seletivos.

Lei de Ohm

A magnitude de uma corrente (I, medida em ampères) que flui entre dois pontos é determinada pela diferença de potencial (V, medida em volts) entre esses dois pontos e a resistência ao fluxo da corrente (R, medida em ohms):

I = V/R   **Equação 7.1a**

Por exemplo, a corrente pode fluir do compartimento extracelular para o intracelular em resposta a uma diferença de potencial (também conhecida como diferença de voltagem) através da membrana plasmática. A voltagem pode ser considerada como uma energia potencial ou a propensão de partículas carregadas fluírem de uma área para outra. A resistência é o obstáculo a esse fluxo. Uma resistência diminuída possibilita maior fluxo de íons, portanto uma corrente aumentada (a corrente tem unidades de carga/tempo). Quando essa relação, conhecida como lei de Ohm, é aplicada às membranas biológicas, como a membrana plasmática, a resistência elétrica é frequentemente substituída por sua recíproca, a condutância (g, medida em recíproca de Ohms, ou Siemens [S]):

I = gV   **Equação 7.1b**

Para simplificar, assume-se que todos os elementos de resistência na membrana celular comportam-se de "maneira ôhmica", isto é, sua relação de corrente-voltagem (I-V) é descrita pelas Equações 7.1a, b. Neste caso, a relação I-V é linear, sendo a inclinação determinada pela condutância, g. A Figu-ra 7.1 representa a corrente transmembrana (I) medida em diferentes potenciais transmembrana (V) em uma célula hipotética. A inclinação da curva I-V representa a condutância. Dentro de uma perspectiva conceitual, a corrente aumenta quando a voltagem aumenta, visto que maior voltagem resulta em maior diferença de energia potencial entre o lado interno e o externo da célula, o que, por sua vez, favorece uma taxa aumentada de movimento de cargas através da membrana.

A convenção empregada na maioria dos textos e neste capítulo é a de que a voltagem através de uma membrana é expressa como a diferença entre os potenciais intracelular e extracelular ($V_m = V_{int} - V_{ext}$). Para a maioria das células normais, V é negativa quando a célula está em repouso ($V_{int} < V_{ext}$). A membrana é denominada *hiperpolarizada* quando V é mais negativa do que em repouso, e é dita *despolarizada* quando V é mais positiva do que em repouso. A corrente é definida de modo convencional em relação à direção de fluxo das cargas positivas. O movimento de cargas positivas de den-

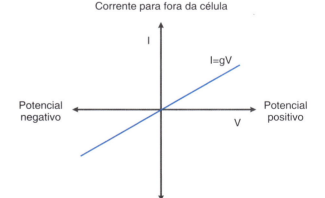

FIGURA 7.1 Lei de Ohm. A lei de Ohm declara haver uma relação linear entre corrente (*I*) e voltagem (*V*), e que a inclinação formada por *I* versus *V* produz a condutância (*g*). Por convenção, a corrente para fora da célula é um fluxo de cargas positivas do interior da célula para fora. O potencial transmembrana é definido pela diferença de potencial (voltagem) entre o lado interno e o externo da célula. Para a maioria das células, o potencial de repouso em seu interior é negativo em relação ao exterior. A condutância, *g*, é a recíproca da resistência.

tro para fora é denominado corrente para fora da célula, e esta é representada graficamente por valores positivos. A carga positiva que se desloca de fora para dentro é denominada corrente para dentro da célula, sendo representada graficamente por valores negativos. O movimento de cargas negativas é definido de modo oposto. Note que o efluxo de cátions K^+ é eletricamente equivalente ao influxo de ânions Cl^-; ambos são correntes para fora da célula.

Canais iônicos

Como a corrente flui, de fato, através de uma membrana celular? As membranas biológicas são compostas de uma dupla camada lipídica, na qual estão mergulhadas algumas proteínas e à qual outras proteínas estão ligadas (Figura 7.2). As membranas lipídicas puras são praticamente impermeáveis à maioria das substâncias polares ou com cargas, tendo, assim, alta resistência intrínseca. A partir de uma perspectiva elétrica, a dupla camada lipídica também atua como capacitor, separando cargas entre os íons extra e intracelulares. Para possibilitar a passagem de íons que transportam uma corrente elétrica, existem canais iônicos que ampliam a membrana. A maioria deles discrimina entre os vários tipos de íons e permanece fechada até que sinais específicos determinem sua abertura, mostrando suas respectivas propriedades de seletividade iônica e de abertura/fechamento. Considerando uma perspectiva elétrica, um conjunto de canais iônicos forma um condutor variável – proporciona muitas condutâncias individuais para o fluxo de íons entre os ambientes extra e intracelular. A magnitude da condutância global depende da fração de canais no estado aberto e da condutância dos canais individuais abertos.

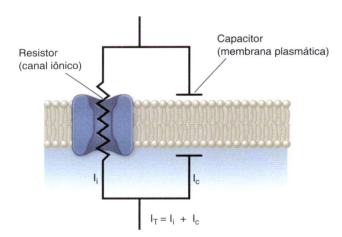

FIGURA 7.2 Modelo de circuito elétrico da membrana celular. A membrana celular pode ser representada como um circuito elétrico simples, contendo um resistor e um capacitor. Os canais iônicos seletivos funcionam como resistores (idênticos a condutores), através dos quais os íons podem fluir ao longo de seu gradiente eletroquímico. A dupla camada lipídica atua como capacitor, mantendo uma separação de cargas entre os espaços extracelular e intracelular. Esse circuito (designado como *RC*, ou circuito *resistor-capacitor*) modifica o momento entre o fluxo de cargas através da membrana (corrente) e o potencial transmembrana (voltagem), visto que a dupla camada lipídica, ao atuar como capacitor, armazena parte da carga que atravessa a membrana. É necessário tempo para armazenar essa carga; por conseguinte, a mudança inicial de voltagem associada a uma etapa da corrente é lenta. À medida que o capacitor (dupla camada lipídica) é preenchido com cargas, e a mudança de voltagem aumenta, maior quantidade da carga passa através do resistor até que seja alcançado um novo estado de equilíbrio dinâmico, e a relação corrente-voltagem torne-se mais linear. (I_C, corrente do capacitor; I_i, corrente iônica; I_T, corrente total.)

Seletividade dos canais, equação de Nernst e potencial de repouso

A relação I-V hipotética apresentada na Figura 7.1 não explica, por si só, o comportamento elétrico da maioria das células na realidade. Se uma célula se comportasse de acordo com a Equação 7.1, a diferença de potencial através da membrana seria zero na ausência de uma corrente aplicada externamente. Em vez disso, a maioria das células mantém uma diferença de potencial negativa através de suas membranas plasmáticas. Essa diferença de voltagem é mais pronunciada nas células neuronais e nas ventriculares cardíacas, em que é possível registrar um potencial de repouso (a diferença de voltagem através da membrana na ausência de estímulos externos) de –60 a –80 mV. O potencial de repouso resulta de três fatores: distribuição desigual de cargas positivas e negativas em cada lado da membrana plasmática; diferença nas permeabilidades seletivas da membrana aos vários cátions e ânions; ação geradora de bombas ativas (que necessitam de energia) e passivas que ajudam a manter os gradientes iônicos. Os efeitos desses três fatores inter-relacionados podem ser mais bem explicados com um exemplo.

Considere-se a situação em que há apenas íons potássio (K^+) e ânions ligados a proteínas (A^-) no interior da célula, sem outros íons fora dela (Figura 7.3). Se essa membrana celular for permeável apenas ao potássio, ocorrerá um fluxo de K^+ para fora da célula, enquanto A^- permanecerá no interior. O fluxo de íons K^+ para fora da célula deve-se a um *gradiente químico*, isto é, o efluxo de K^+ é favorecido porque a concentração de K^+ no interior da célula é maior que aquela fora da célula. Um efluxo potencial do ânion, A^-, é também favorecido pelo seu gradiente químico, porém a ausência de canais transmembrana permeáveis ao A^- impede o fluxo desse ânion através da membrana. Devido a essa permeabilidade seletiva ao K^+, cada íon K^+ que sai da célula deixa uma carga negativa efetiva (um íon A^-) no interior dela e acrescenta uma carga positiva efetiva (um íon K^+) ao seu exterior. Essa separação de cargas através da membrana cria um potencial de membrana negativo.

Se não fosse estabelecido um potencial de membrana negativo com a saída de K^+ da célula, os íons K^+ continuariam saindo até que a concentração extracelular de K^+ fosse igual à sua concentração intracelular. Entretanto, o estabelecimento de uma diferença de voltagem cria uma *força eletrostática* que eventualmente impede o efluxo efetivo de K^+ (Figura 7.3B). Logo, o gradiente elétrico (V_m) e o gradiente químico "puxam" os íons K^+ em direções opostas; o primeiro favorece um fluxo de íons K^+ para dentro da célula, enquanto o segundo favorece um fluxo de íons K^+ para fora dela. Essas forças se combinam para criar um *gradiente eletroquímico*, igual à soma do gradiente elétrico e do gradiente químico. *O gradiente eletroquímico transmembrana é a força propulsora efetiva para o movimento de íons através dos canais nas membranas biológicas.*

Em consequência do gradiente eletroquímico, a concentração extracelular de K^+ não se equilibra com a concentração intracelular. Em vez disso, estabelece-se um equilíbrio em que a força eletrostática que "puxa" os íons K^+ de volta para o interior da célula é balanceada exatamente pelo gradiente químico que favorece o efluxo de K^+. O potencial elétrico em que esse equilíbrio ocorre, para qualquer íon X que permeie, é uma função da carga do íon (z), da temperatura (T) e das concentrações

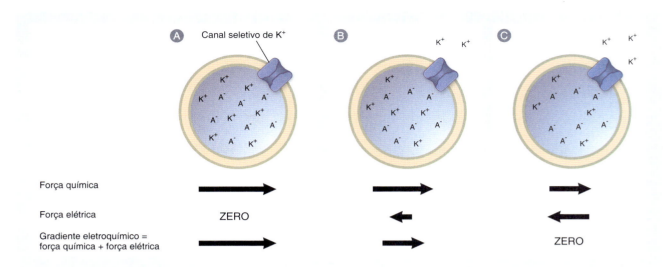

FIGURA 7.3 **Base eletroquímica do potencial de membrana em repouso. A.** Considere o protótipo de uma célula que inicialmente contém concentrações iguais de íons potássio (K⁺) intracelulares e ânions que não permeiam (A⁻). Pressuponha também que os íons só podem sair da célula através de um único canal seletivo para o K⁺. Neste caso, existe um forte gradiente químico para a saída tanto de K⁺ quanto de A⁻ da célula, porém não há nenhuma força elétrica favorecendo o fluxo de íons, visto que a soma elétrica das cargas intracelulares é zero. **B.** K⁺ começa a sair da célula através do canal seletivo para K⁺, porém A⁻ permanece no interior da célula, visto que não possui nenhuma via de saída. Sendo assim, o gradiente químico de K⁺ através da membrana torna-se menor. À medida que K⁺ abandona a célula, a carga negativa efetiva de A⁻ que permanece no interior da célula produz um potencial de membrana negativo, o qual exerce uma força elétrica que desfavorece o efluxo de K⁺. A direção dessa força é oposta à do gradiente químico; em consequência, o gradiente eletroquímico total (a soma da força química e da força elétrica) é menor do que o gradiente químico isolado. **C.** Quando o gradiente elétrico é igual e oposto ao gradiente químico, o sistema encontra-se em equilíbrio, e não ocorre nenhum fluxo efetivo de íons. A voltagem resultante da separação de cargas em equilíbrio é designada como *potencial de Nernst*.

intra e extracelulares do íon. Essa relação é expressa na *equação de Nernst*:

$$V_x = V_{int} - V_{ext} = \frac{RT}{zF} \ln \frac{[X]_{ext}}{[X]_{int}}$$ **Equação 7.2**

em que V_x é o potencial transmembrana alcançado por uma membrana seletivamente permeável ao íon X em equilíbrio (*i. e.*, o *potencial de Nernst* para esse íon), $V_{int} - V_{ext}$ é a diferença de voltagem transmembrana, RT/zF é uma constante para determinada temperatura e carga (esse número é simplificado para 26,7 mV para uma carga de +1 a uma temperatura de 37°C), e $[X]_{ext}$ e $[X]_{int}$ são as concentrações extra e intracelulares, respectivamente, do íon X. A força propulsora eletroquímica sobre o íon X é igual à diferença entre o real potencial de membrana e o potencial de Nernst para esse íon, $V_m - V_x$.

O terceiro determinante do potencial de membrana em repouso é a ação das bombas iônicas ativas e passivas que movem os íons através da membrana. Essas bombas estabelecem a concentração de íons no lado interno e no lado externo da célula e atuam como geradores de corrente em rede ao mover carga em rede através da membrana, o que se denomina *transporte eletrogênico*. Numerosas bombas desempenham importante papel fisiológico na manutenção dos gradientes iônicos: essas incluem a bomba de Na⁺/K⁺ dependente de ATP (que expulsa três íons Na⁺ para cada dois íons K⁺ que penetram na célula) e o trocador de Na⁺/Ca²⁺ (que expulsa um Ca²⁺ para cada três íons Na⁺ que penetram na célula). A ação coordenada dessas bombas regula rigorosamente as concentrações intra e extracelulares de todos os cátions e ânions de importância biológica. Conhecendo os valores dessas concentrações iônicas, é

possível calcular os potenciais de Nernst para esses cátions e ânions em temperatura fisiológica e, portanto, o valor do potencial transmembrana em que a força propulsora efetiva para cada íon é igual a zero (Tabela 7.1).

As diferenças entre as concentrações extra e intracelulares dos quatro principais íons são atribuíveis a variações na extensão do transporte de cada um – mediadas por bombas e trocadores na membrana plasmática – e a variações na permeabilidade da membrana para cada íon – mediadas por canais seletivos para cada espécie iônica. As permeabilidades relativas da membrana neuronal em repouso aos íons são: K⁺ >> Cl⁻ > Na⁺ >> Ca²⁺. Como o K⁺ é o íon que mais permeia em condições de repouso, o potencial de membrana em repouso aproxima-se mais estreitamente do potencial de Nernst para o K⁺ (cerca de –90 mV). Na realidade, as permeabilidades fracas a outras espécies iônicas elevam o potencial de membrana em repouso acima daquele para o K⁺. Por conseguinte, apesar de o K⁺ ser o íon que mais permeia, a permeabilidade aos outros íons e a ação das bombas "eletrogênicas" também contribuem para o potencial de repouso global da membrana. No estado de equilíbrio dinâmico, que descreve o verdadeiro potencial de membrana em repouso (Figura 7.4), V_m não é igual ao potencial de Nernst para qualquer um dos íons individuais, e cada espécie iônica experimenta uma força eletroquímica efetiva. Em outras palavras, $(V_m - V_{ion})$ não é zero, e ocorrem pequenos fluxos iônicos. A soma algébrica dessas correntes para dentro e para fora da célula é pequena e equilibrada por correntes das bombas eletrogênicas ativas, de modo que não há nenhuma corrente *efetiva* através da membrana em repouso. Foi estimado que até 25% de toda a energia celular em tecidos excitáveis são consumidos na manutenção dos gradientes iônicos através das membranas celulares.

TABELA 7.1 Potenciais de equilíbrio de Nernst para os principais íons.				
ÍON	CONCENTRAÇÃO EXTRACELULAR	CONCENTRAÇÃO INTRACELULAR	EQUAÇÃO DE NERNST PARA ÍONS	POTENCIAL DE NERNST PARA ÍONS
Na^+	145 mM	15 mM	26,7 ln (145/15)	V_{Na^+} = + 61 mV
K^+	4 mM	140 mM	26,7 ln (4/140)	V_{K^+} = − 95 mV
Cl^-	122 mM	4,2 mM	− 26,7 ln (122/4,2)	V_{Cl^-} = − 90 mV
Ca^{2+}	1,5 mM	≈ 1 × 10^{-5} mM	26,7/2 ln (1,5/1 × 10^{-5})	$V_{Ca^{2+}}$ = + 159 mV

Os valores calculados para o potencial de Nernst são típicos do músculo esquelético de mamífero. Muitas células humanas apresentam gradientes iônicos transmembrana semelhantes.

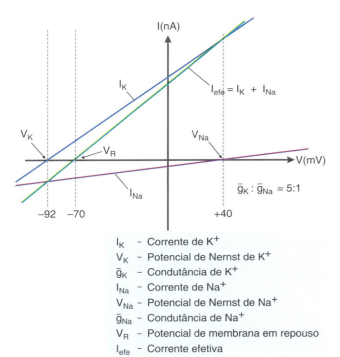

I_K – Corrente de K^+
V_K – Potencial de Nernst de K^+
$\bar{g}_K$ – Condutância de K^+
I_{Na} – Corrente de Na^+
V_{Na} – Potencial de Nernst de Na^+
$\bar{g}_{Na}$ – Condutância de Na^+
V_R – Potencial de membrana em repouso
I_{efe} – Corrente efetiva

FIGURA 7.4 Contribuição relativa do K^+ e do Na^+ para o potencial de membrana em repouso. As permeabilidades relativas da membrana a K^+, Na^+ e outros íons e os potenciais de Nernst (equilíbrio eletroquímico) desses íons determinam, em seu conjunto, o potencial de membrana em repouso. No exemplo apresentado, a condutância do K^+ é cinco vezes a do Na^+ (mostrada pelas inclinações das linhas *I versus V* para I_K e I_{Na}, respectivamente). Isto é, a membrana é cinco vezes mais permeável ao K^+ do que ao Na^+. A corrente de K^+ é descrita pela I_K [$I_K = \bar{g}_K$ (V − V_K)], enquanto a corrente de Na^+ é descrita pela I_{Na} [$I_{Na} = \bar{g}_{Na}$ (V − V_{Na})]. (Neste exemplo, $\bar{g}_K$ e $\bar{g}_{Na}$ são as condutâncias constantes em todas as voltagens.) A I_{efe}, corrente efetiva da membrana, é a soma dessas duas correntes ($I_{efe} = I_K + I_{Na}$). O potencial de membrana em "repouso" (V_R) é o valor de V em que a I_{efe} é igual a zero. Neste exemplo, observe que V_R está próximo a V_K, porém não é maior. Isso se deve ao fato de que, embora K^+ seja o principal determinante do potencial de repouso, a corrente de Na^+ menor despolariza V_R para um valor mais positivo do que V_K.

Equação de Goldman

O exemplo apresentado na Figura 7.3 mostra uma situação em que apenas uma espécie iônica flui através da membrana plasmática. Na realidade, muitas células têm canais diferentes seletivos para íons distintos, os quais, em seu conjunto, contribuem para o potencial de membrana em repouso global. Quando o potencial de repouso é determinado por duas ou mais espécies de íons, a influência de cada espécie é estabelecida por suas concentrações no interior e no exterior da célula e pela permeabilidade relativa da membrana a esse íon. Em termos quantitativos, tal relação é expressa pela *equação de Goldman-Hodgkin-Katz*:

$$V_m = \frac{RT}{F} \ln \frac{P_K[K^+]_o + P_{Na}[Na^+]_o + P_{Cl}[Cl^-]_i}{P_K[K^+]_i + P_{Na}[Na^+]_i + P_{Cl}[Cl^-]_o} \quad \text{Equação 7.3}$$

em que P_x é a permeabilidade da membrana ao íon x. (P_x é expressa como fração, sendo a permeabilidade máxima indicada pelo valor 1.) Essencialmente, essa expressão estabelece que quanto maior o gradiente de concentração de determinado íon e maior a permeabilidade da membrana a esse íon, maior o seu papel na determinação do potencial de membrana. No caso extremo, quando a permeabilidade a determinado íon é exclusivamente dominante, a equação de Goldman reverte para a equação de Nernst para esse íon. Por exemplo, se $P_K >> P_{Cl}$, P_{Na}, a equação transforma-se em

$$V_m = \frac{RT}{F} \ln \frac{[K^+]_o}{[K^+]_i}$$

De modo alternativo, se P_{Na} exceder acentuadamente P_K, P_{Cl}, logo $V_m \sim V_{Na}$, e a membrana estará fortemente despolarizada. Esse importante conceito estabelece uma ligação entre as mudanças na permeabilidade dos canais iônicos e as alterações no potencial de membrana. *Toda vez que um canal iônico seletivo estiver no estado aberto, o potencial de membrana será substituído pelo potencial de Nernst para esse íon.* A contribuição relativa de determinado canal para o potencial de membrana global depende da extensão do fluxo de íons através desse canal. As mudanças dependentes do tempo na permeabilidade da membrana ao Na^+ e ao K^+ (e, nas células cardíacas, ao Ca^{2+}) são responsáveis pela principal característica diferencial dos tecidos eletricamente excitáveis – o potencial de ação.

Potencial de ação

De acordo com a lei de Ohm, a passagem de pequena quantidade de corrente pela membrana celular produz mudança da voltagem através dela, alcançando novo valor em estado de equilíbrio dinâmico, determinado pela resistência da membrana (descrito anteriormente). O período de tempo dessa mudança de voltagem é estabelecido pelo produto da resistência r_m e pela capacitância c_m da membrana, com taxa constante igual a $[r_m \times c_m]^{-1}$. (A capacitância da membrana resulta de um isolante – o cerne de hidrocarboneto dos fosfolipídios na membrana – entre dois condutores – as soluções iônicas em ambos os lados da membrana [ver Figura 7.2]. Os capacitores armazenam cargas em ambas as superfícies e necessitam de tempo para que essas cargas sejam alteradas.) Se a mudança de potencial estimulado for menor do que o valor *limiar*, a voltagem da membrana se modificará uniformemente e retornará a seu valor de repouso quando a corrente estimulante for interrompida (Figura 7.5A). Por outro lado, se a voltagem da membrana mudar positivamente para um nível acima do valor limiar, ocorrerá um evento dramático: a voltagem se elevará rapidamente até um valor de cerca de +50 mV e, a seguir, cairá para seu valor de repouso de aproximadamente –80 mV (Figura 7.5B). Esse evento "supra-limiar" é conhecido como *potencial de ação* (PA). É importante ressaltar que um grande estímulo hiperpolarizante não pode iniciar um PA (Figura 7.5C).

Na maioria dos neurônios, o equilíbrio entre os canais de Na^+ e de K^+ regulados por voltagem regula o PA. (Em células cardíacas, os canais de Ca^{2+} regulados por voltagem também estão envolvidos na regulação do PA; ver Capítulo 23.) Os canais de Na^+ regulados por voltagem conduzem uma corrente para dentro da célula, que a despolariza no início do PA. Os canais de K^+ regulados por voltagem conduzem uma corrente para fora da célula, que a repolariza no final do PA, preparando-a para o próximo evento excitatório. A Figura 7.6 mostra as relações de corrente-voltagem (I-V) para o canal de Na^+ regulado por voltagem e o canal de K^+ "em repouso". A condutância total da membrana para o Na^+ é o produto da condutância de um único canal de Na^+ aberto, do número total de canais de Na^+ e da probabilidade de um canal de Na^+ individual estar aberto, P_o. *O elemento-chave para a excitabilidade da membrana é a dependência de voltagem de P_o,* conforme mostrado na Figura 7.6A. As despolarizações rápidas da membrana para –50 mV ou acima determinam a abertura dos canais de Na^+, com probabilidade que aumenta para um valor máximo de 1,0, em torno de zero milivolt. A probabilidade de abertura do canal representa a fração de todos os canais de Na^+ que se abrem em resposta a um único degrau de voltagem. Por exemplo, em potenciais muito negativos (como –85 mV), praticamente nenhum canal de Na^+ está aberto; como a membrana é despolarizada até 0 mV, a maioria ou todos os canais de Na^+ se abrem, e as despolarizações rápidas para –25 mV abrem cerca da metade dos canais de Na^+. Essas são as relações que ocorrem quando uma despolarização constante é imposta à membrana (em um processo chamado *fixação da tensão elétrica*). Quando a breve despolarização de um PA estimula a membrana, menos canais de Na^+ têm tempo para atingir o estado aberto, e uma grande reserva de canais fechados confere margem de segurança para a transmissão de impulso.

Convém lembrar que a corrente iônica é o produto da condutância iônica (g) por uma diferença de potencial. Para os íons, a diferença de potencial é igual à força propulsora eletroquímica, $V_m - V_x$, em que V_x é o potencial de Nernst para o íon específico. Para a corrente de Na^+, por exemplo:

$$I_{Na} = g_{Na}(V_m - V_{Na})$$

ou

$$I_{Na} = \bar{g}_{Na}P_o(V_m - V_{Na}) \qquad \text{**Equação 7.4**}$$

Aqui, $\bar{g}_{Na}$ é a condutância da membrana para o Na^+ quando todos os canais de Na^+ estão abertos, e P_o é, como anteriormente, a probabilidade de abertura de qualquer canal individual de Na^+. A ilustração gráfica dessa equação é mostrada na Figura 7.6B, n qual a corrente de Na^+ para uma membrana "totalmente ativada" é descrita pela linha reta que passa com inclinação positiva através de V_{Na}. Se a condutância do Na^+ não dependesse da voltagem (i. e., se a g_{Na} fosse sempre igual a $\bar{g}_{Na}$), essa linha se estenderia para além da faixa de voltagem negativa, conforme mostrado por sua extrapolação em linha tracejada. Todavia, a dependência de voltagem da P_o (Figura 7.6A) faz com que a verdadeira condutância de Na^+, g_{Na}, seja dependente da voltagem, resultando em real desvio da I_{Na} dessa teórica condição "totalmente ativada". Por conseguinte, despolarizações crescentes a partir do estado de repouso (p. ex., produzidas pela aplicação de um estímulo) resultam em correntes de Na^+ para dentro da célula, que, a princípio, tornam-

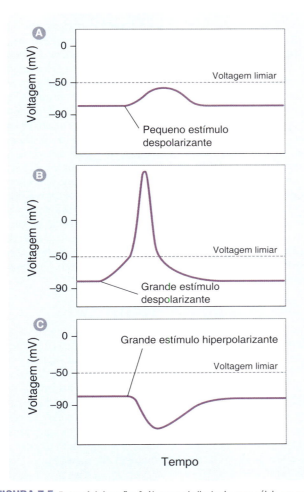

FIGURA 7.5 Potencial de ação. A. No exemplo ilustrado, uma célula em repouso apresenta potencial de membrana de cerca de –80 mV. Se lhe for aplicado um pequeno estímulo despolarizante (p. ex., um estímulo que abre alguns canais de Ca^{2+} regulados por voltagem), a membrana se despolarizará lentamente em resposta ao influxo de íons Ca^{2+}. Após o término do estímulo e o fechamento dos canais de Ca^{2+}, ela retornará a seu potencial de repouso. O período de tempo da mudança de voltagem é determinado pela capacitância da membrana (ver Figura 7.2). **B.** Se for aplicado maior estímulo despolarizante à célula, de modo que o potencial de membrana exceda sua voltagem "limiar", a membrana se despolarizará rapidamente para cerca de +50 mV e, a seguir, retornará a seu potencial de repouso. Esse evento é conhecido como *potencial de ação*; sua magnitude, fase temporal e forma são determinadas pelos canais de Na^+ e de K^+ regulados por voltagem, que se abrem em resposta à despolarização da membrana. **C.** Em comparação, a aplicação de um estímulo hiperpolarizante a uma célula não gera um potencial de ação, independentemente da magnitude da hiperpolarização.

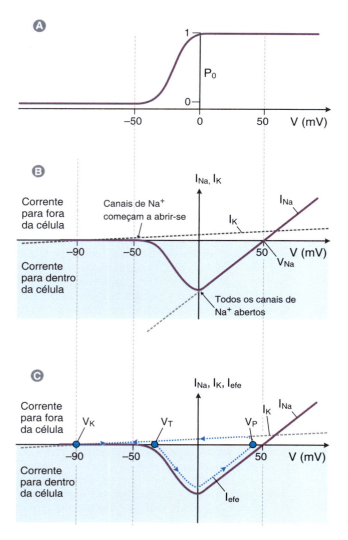

FIGURA 7.6 Dependência de voltagem da atividade dos canais. A. A P_0, isto é, a probabilidade de abertura de um canal de Na^+ individual regulado por voltagem, é uma função de voltagem da membrana (*V*). Em voltagens mais negativas do que −50 mV, existe uma probabilidade muito baixa de abertura de um canal de sódio regulado por voltagem. Em voltagens mais positivas do que −50 mV, essa probabilidade começa a aumentar e aproxima-se de 1 (*i. e.*, probabilidade de 100% de abertura) em 0 mV. Essas probabilidades também podem ser generalizadas para uma população de canais de Na^+ regulados por voltagem, de modo que praticamente 100% deles na membrana abrem-se com 0 mV. **B.** A corrente de Na^+ através de uma membrana (I_{Na}) é uma função da dependência de voltagem dos canais de Na^+ que transportam a corrente. Em voltagens mais negativas do que −50 mV, a corrente de Na^+ é zero. À medida que a voltagem aumenta acima de −50 mV, os canais de Na^+ começam a abrir-se, e inicia-se uma corrente de Na^+ crescente (negativa) para dentro da célula. O fluxo de Na^+ máximo para dentro da célula é alcançado em 0 mV, quando todos os canais estão abertos. À medida que a voltagem continua a aumentar acima de 0 mV, a corrente de Na^+ continua para dentro da célula, porém diminui, visto que o potencial intracelular cada vez mais positivo opõe-se ao fluxo dos íons Na^+ de carga positiva para dentro da célula. A corrente de Na^+ é zero em V_{Na} (o potencial de Nernst para o Na^+), um vez que, nessa voltagem, os gradientes elétricos e químicos para o fluxo de Na^+ estão em equilíbrio. Em voltagens mais positivas do que V_{Na}, a corrente de Na^+ ocorre para fora da célula (positiva). A linha tracejada indica a relação que existiria entre a corrente de Na^+ e a voltagem se a probabilidade de abertura dos canais de Na^+ não fosse dependente da voltagem. A corrente de potássio que flui através dos "canais de extravasamento" de K^+ independentes da voltagem é mostrada pela linha tracejada (I_K). **C.** A soma das correntes de Na^+ (I_{Na}) e de K^+ (I_K) da membrana plasmática demonstra três pontos-chave de transição no gráfico I-V (*indicados por círculos em azul*) em que a corrente efetiva é zero. O primeiro desses pontos ocorre em um potencial de membrana de −90 mV, em que V = V_K. Nessa voltagem, um pequeno aumento no potencial (*i. e.*, uma pequena despolarização) resulta em uma corrente de K^+ para fora da célula (positiva) que faz com que o potencial de membrana retorne para V_K. O segundo ponto ocorre em V_{limiar}, a voltagem limiar (V_T). Nesta, $I_{Na} = −I_K$; a despolarização adicional resulta na abertura de maior número de canais de Na^+ dependentes de voltagem e em uma corrente negativa efetiva (para dentro da célula), que inicia o potencial de ação. O terceiro ponto ocorre em V_{pico}, a voltagem pico (V_P). Nesta, a transição acontece de uma corrente negativa efetiva para uma corrente positiva efetiva (para fora da célula). Com a inativação dos canais de Na^+, a corrente positiva efetiva é dominada pela I_K, e o potencial de membrana retorna para V_K (*i. e.*, a membrana é repolarizada).

se maiores à medida que ocorre abertura de maior número de canais, e, a seguir, tornam-se menores quando V_m aproxima-se de V_{Na} (Figura 7.6B).

Os canais de potássio conduzem correntes para fora da célula, que se opõem às ações despolarizantes de correntes de Na^+ para dentro da célula. Embora existam muitos tipos de canais de K^+ com diversas propriedades "reguladoras", apenas dois precisam ser considerados para apreciar o papel desses canais na excitabilidade. Eles consistem nos canais de "extravasamento" independentes da voltagem e nos canais "retificadores tardios" regulados por voltagem. Os *canais de extravasamento* são canais de K^+ que contribuem para o potencial de membrana em repouso pela permanência de seu estado aberto em toda a faixa negativa de potenciais de ação. A corrente de K^+ que flui através desses canais é mostrada pela linha tracejada na Figura 7.6B; para esses canais, a corrente de K^+ dá-se para fora da célula para todas $V_m > V_K$.

A soma de I_{Na} e $I_{K(extravasamento)}$ é representada pela linha tracejada azul na Figura 7.6C. Três pontos importantes nessa linha definem três aspectos críticos do PA. A corrente iônica efetiva (I_{efe}) é zero nos três pontos. Em primeiro lugar, em repouso, $V_m ≈ V_K$. Nessa condição, pequenas e transientes despolarizações da membrana causadas por estímulos "externos" resultam em correntes efetivas para fora da célula a partir de condutân-

cias iônicas que repolarizam a membrana de volta a seu estado de repouso quando cessa o estímulo externo. Em segundo lugar, com $V_m = V_T$, as correntes de potássio para fora da célula são equilibradas por correntes de sódio para dentro dela, e a corrente efetiva também é zero. Todavia, nessa condição, até mesmo uma pequena despolarização adicional produzirá uma corrente efetiva para dentro da célula, que despolarizará ainda mais a membrana, acarretando maior corrente para dentro da célula e maior despolarização adicional da membrana. *Essa alça de retroalimentação positiva constitui a fase de elevação do PA*. Logo, o PA ocorre em resposta a qualquer despolarização rápida além de V_T, definida como *potencial limiar*. Em terceiro lugar, V_p é o potencial no pico do PA. Quando V_m alcança essa despolarização máxima, o sinal da corrente efetiva migra de dentro para fora da célula, e, em consequência, a membrana começa a ser repolarizada.

Os canais de K^+ (*retificadores tardios*) regulados por voltagem contribuem para a fase de repolarização rápida do PA. Embora a despolarização da membrana os abra, eles se abrem e fecham mais lentamente do que os canais de Na^+ em resposta à despolarização. Sendo assim, a corrente de Na^+ para dentro da célula domina a fase inicial (de despolarização) do PA, enquanto a corrente de K^+ para fora da célula domina a fase tardia (de repolarização) (Figura 7.7). Essa é a razão pela qual o PA caracteriza-se por uma rápida despolarização inicial (produzida pela corrente de Na⁺ rápida para dentro da célula), seguida de repolarização prolongada (causada por uma corrente de K⁺ mais lenta e mais sustentada para fora da célula).

A característica final que determina a excitabilidade da membrana é, em resposta à sua despolarização, a duração limitada de abertura dos canais de Na⁺. Após sua abertura em resposta à despolarização rápida da membrana, a maioria dos canais de Na⁺ passam para um estado fechado, durante o qual estão *inativos* (*i. e.*, impedidos de abertura subsequente). A recuperação do estado de inativação só ocorre quando a membrana é repolarizada; como resultado, os canais de Na⁺ retornam ao estado de repouso fechado, a partir do qual podem abrir-se em resposta a um estímulo. Essa inativação da condutância de Na⁺, associada ao decréscimo lento da condutância do K⁺ regulada por voltagem, produz alterações dinâmicas na excitabilidade da membrana. Depois de apenas um PA, existe menor número de canais de Na⁺ disponíveis para abrir-se (*i. e.*, $\bar{g}_{Na}$ é temporariamente menor), ocorre abertura de maior número de canais de K⁺ (*i. e.*, g_K é maior), as correntes iônicas correspondentes modificam-se, e V_T *é mais positiva do que antes do PA*. Uma membrana excitável encontra-se no denominado *estado refratário* durante esse período, que se estende logo após o PA até o retorno das condições de inativação rápida da g_{Na} e inativação lenta da g_K a seus valores em repouso. Os estímulos despolarizantes lentos são incapazes de induzir um PA, mesmo quando a membrana atinge o potencial limiar definido por um estímulo despolarizante rápido, devido ao acúmulo de canais de Na⁺ inativados durante o estímulo despolarizante lento.

A propriedade de inativação dos canais de Na⁺ é importante para o conceito de *bloqueio dependente de uso*, como discutido nos Capítulos 11 e 23. Além disso, em condições patológicas, as células expressam canais de Na⁺ que são parcialmente inativados, portanto continuam a carrear uma corrente para dentro da célula após o término do PA. Essas correntes podem ser adequadas para elevar o potencial de membrana acima do V_T e, então, induzir deflagração repetitiva. Doenças como miotonia e dor neuropática parecem surgir desse tipo de expressão modificada dos canais de Na⁺.

Farmacologia dos canais iônicos

Muitas substâncias atuam diretamente sobre os canais iônicos, produzindo mudanças na excitabilidade da membrana. Por exemplo, os anestésicos locais são injetados em altas concentrações para bloquear os canais de Na⁺ nos neurônios periféricos e espinais; esse bloqueio inibe a propagação do PA e impede a transmissão sensorial (p. ex., dor) por esses nervos (Capítulo 11). Em concentrações muito mais baixas, tais anestésicos e agentes antiarrítmicos estruturalmente semelhantes atuam de maneira sistêmica para suprimir os PA anormais no coração e tratar a dor neuropática e algumas formas de miotonia (ver Capítulo 23). Fármacos que bloqueiam os canais de K⁺ são utilizados no tratamento de certos tipos de arritmias cardíacas; no futuro, poderão ser utilizados para superar déficits de condução nervosa secundários a distúrbios desmielinizantes, como esclerose múltipla e lesão da medula espinal. Os canais de cálcio são bloqueados diretamente por alguns fármacos utilizados no tratamento da hipertensão; esses agentes atuam por relaxamento do músculo liso vascular e redução da resistência vascular sistêmica. Algumas afecções cardíacas também são tratadas com bloqueadores seletivos dos canais de Ca²⁺ cardíacos (Capítulo 21). Bloqueadores altamente potentes e seletivos de determinada classe de canais de Ca²⁺ neuronais foram purificados a partir do veneno de um molusco marinho (*Conus* sp.) e administrados no líquido cerebrospinal para tratamento de casos graves de dor neuropática. *Tetrodotoxina*, a neurotoxina do peixe fugu, do caso introdutório, bloqueia grande parte dos canais de Na⁺ regulados por voltagem com alta afinidade. Como consequência, a tetrodotoxina pode inibir a propagação do PA no sistema nervoso, ocasionando paralisia fatal se ingerida em quantidades suficientes. As funções dos canais iônicos também podem ser modificadas indiretamente por fármacos, por meio da modulação farmacológica dos receptores que regulam os canais, conforme descrito adiante.

Transmissão eletroquímica

Os neurônios comunicam-se entre si e com outros tipos de células por meio da liberação regulada de pequenas moléculas ou peptídios, conhecidos como *neurotransmissores*. Estes po-

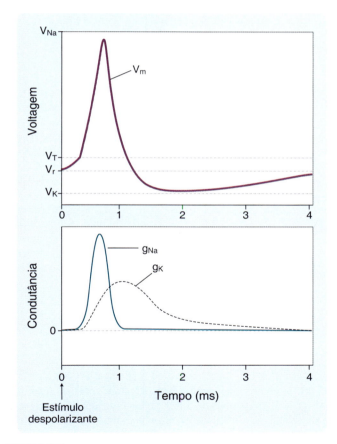

FIGURA 7.7 Fases temporais das condutâncias do Na⁺ e do K⁺ dependentes da voltagem. Durante o decurso de um potencial de ação, a voltagem transmembrana (V_m) a princípio aumenta rapidamente de V_T para V_{Na}; a seguir, diminui abaixo de V_T e aproxima-se mais lentamente da V_K. A forma e a duração do potencial de ação podem ser explicadas pelas fases temporais diferenciais das correntes de Na⁺ e K⁺ dependentes da voltagem. Em resposta a um estímulo despolarizante, a condutância do Na⁺ (g_{Na}) aumenta rapidamente, devido à abertura rápida dos canais de Na⁺ regulados por voltagem; a seguir, diminui, em virtude da inativação dos canais de Na⁺. A condutância do K⁺ (g_K) aumenta concomitantemente com a g_{Na}, porém leva mais tempo para atingir sua condutância máxima, porque existe uma taxa constante mais lenta para a abertura dos canais de K⁺ dependentes de voltagem. Por fim, a g_K é maior do que a g_{Na}, e a membrana repolariza-se. (V_{Na}, V_K, potenciais de Nernst para o Na⁺ e o K⁺, respectivamente; V_r, potencial de membrana em repouso; V_T, potencial limiar para o disparo do potencial de ação.)

dem ser liberados na circulação, a partir da qual são capazes de atuar em órgãos distantes ou difundir-se apenas por uma curta distância, agindo sobre células-alvo justapostas em conexões especializadas denominadas *sinapses*. Por conseguinte, a transmissão sináptica integra sinais elétricos (mudanças de voltagem na membrana plasmática da célula pré-sináptica) com sinais químicos (liberação de neurotransmissor pela célula pré-sináptica e ligação subsequente do transmissor a receptores existentes na membrana da célula pós-sináptica). Por esse motivo, a transmissão sináptica é frequentemente designada como *transmissão eletroquímica*.

A sequência geral de processos essenciais à transmissão eletroquímica é a seguinte (Figura 7.8):

1. Os neurotransmissores são sintetizados por enzimas citoplasmáticas e armazenados no neurônio. Entre os mais comuns estão acetilcolina, norepinefrina, ácido gama-aminobutírico (GABA), glutamato, dopamina e serotonina. Os neurônios são, em sua maioria, especializados na liberação de apenas um tipo de neurotransmissor, e essa especialização é determinada, em grande parte, pelas enzimas sintéticas expressas no neurônio. Após sua síntese, os neurotransmissores são ativamente transportados do citoplasma para o interior de vesículas intracelulares (frequentemente denominadas *vesículas sinápticas*), nas quais atingem altas concentrações. O enchimento dessas vesículas é efetuado pela atividade coordenada de diversas proteínas da membrana vesicular. Na maioria dos casos, um transportador dependente de ATP bombeia prótons do citoplasma para dentro da vesícula, criando, assim, um gradiente de prótons através da membrana da vesícula. A energia eletroquímica nesse gradiente é utilizada para fornecer aos transportadores especializados de neurotransmissores a energia necessária para o transporte ativo das moléculas neurotransmissoras do citoplasma para o interior da vesícula. As vesículas repletas de neurotransmissores sofrem um processo iniciador e fixam-se sobre a "zona ativa" da membrana plasmática da terminação pré-sináptica, estrutura celular especializada na liberação de neurotransmissores.

2. Quando a voltagem limiar é alcançada no neurônio, um PA é iniciado e propagado ao longo da membrana axônica até a terminação nervosa pré-sináptica.

3. A despolarização da membrana da terminação nervosa provoca a abertura dos canais de Ca^{2+} dependentes de voltagem e o influxo de Ca^{2+} através desses canais para a terminação nervosa pré-sináptica. Em muitos neurônios, esse influxo de Ca^{2+} é regulado por canais de Ca^{2+} do tipo P/Q ($Ca_v 2,1$) ou do tipo N ($Ca_v 2,2$).

4. Na terminação nervosa pré-sináptica, a rápida elevação da concentração citosólica de Ca^{2+} livre é sentida pelo conjunto de proteínas especializadas, provocando a fusão das vesículas repletas de neurotransmissores com a membrana plasmática pré-sináptica (ver regulação da vesícula sináptica, na seção seguinte).

Após a fusão da vesícula, ocorre liberação do neurotransmissor na fenda sináptica.

5. O neurotransmissor liberado difunde-se pela fenda sináptica, onde pode ligar-se a duas classes de receptores na membrana pós-sináptica:

a. *Receptores ionotrópicos*, que, regulados por ligante, abrem canais que possibilitam o fluxo de íons através da membrana pós-sináptica. Em milissegundos, esse fluxo de íons acarreta *potenciais pós-sinápticos excitatórios* ou *inibitórios*.

b. *Receptores metabotrópicos* (p. ex., receptores acoplados à proteína G), que produzem ativação das cascatas de sinalização de segundos mensageiros intracelulares. Esses eventos de sinalização podem então modular a função dos canais de íons, ocasionando mudanças no potencial pós-sináptico, embora a fase temporal dessas alterações seja mais lenta (em geral, de segundos a vários minutos).

Alguns neurotransmissores também podem ligar-se a uma terceira classe de receptores na membrana *pré-sináptica,* conhecida como *autorreceptores*, uma vez que regulam a liberação de neurotransmissores.

6. Os potenciais pós-sinápticos excitatórios (PPSE) e os potenciais pós-sinápticos inibitórios (PPSI) propagam-se passivamente (*i. e.*, sem a geração de um PA) ao longo da membrana da célula pós-sináptica. Um grande número de PPSE pode somar-se, fazendo com que o potencial da membrana pós-sináptica exceda a voltagem limiar (V_T). Quando isso ocorre, um PA pode ser produzido na célula pós-sináptica. (Esse processo não é mostrado na Figura 7.8.)

7. A estimulação da célula pós-sináptica termina com remoção do neurotransmissor, dessensibilização do receptor pós-sináptico ou combinação de ambas. A remoção do neurotransmissor ocorre mediante dois mecanismos:

a. Degradação do neurotransmissor por enzimas na fenda sináptica.

b. Captação do neurotransmissor por transportadores específicos para a terminação pré-sináptica (ou para células gliais circundantes), que finaliza a ação sináptica e torna possível a reciclagem do neurotransmissor em vesículas sinápticas na preparação de um novo evento de liberação.

8. Para os receptores metabotrópicos acoplados à proteína G na célula pós-sináptica, o término da resposta a um estímulo transmissor também depende das enzimas intracelulares que inativam os segundos mensageiros (p. ex., fosfodiesterases que convertem o AMPc em seu metabólito inativo AMP).

O protótipo da sinapse química é o da junção neuromuscular (ver Figura 9.4 para mais detalhes). Nessa junção, ramos terminais do axônio motor situam-se em uma depressão sináptica na superfície das células musculares. Quando o neurônio dispara, ocorre liberação de acetilcolina (ACh) das terminações do neurônio motor. A ACh liberada difunde-se pela *fenda sináptica*, ligando-se a receptores ionotrópicos regulados por ligante situados na membrana muscular pós-sináptica. Essa ligação da ACh a seus receptores produz aumento transitório na probabilidade de abertura dos canais iônicos associados ao receptor. O poro dos canais é igualmente permeável ao Na^+ e ao K^+, e esses canais apresentam um *potencial de reversão* (*i. e.*, potencial em que não há fluxo de corrente efetiva através do canal) de aproximadamente 0 mV (a média dos potenciais de Nernst para Na^+ e K^+). A corrente efetiva para dentro da célula que passa por esses canais abertos despolariza a membrana celular muscular. Embora esse *potencial de placa motora* particular seja grande

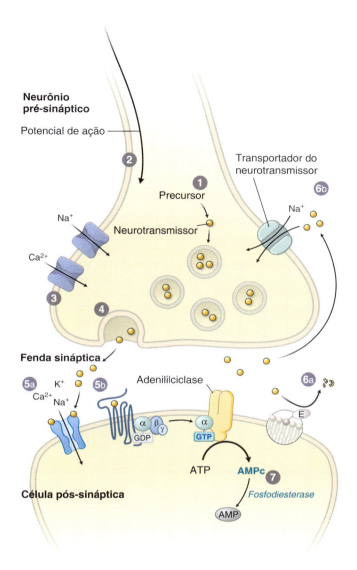

FIGURA 7.8 **Etapas na transmissão sináptica.** A transmissão sináptica pode ser dividida em uma série de etapas que acopla a despolarização elétrica do neurônio pré-sináptico com a sinalização química entre as células pré-sinápticas e pós-sinápticas. **1.** O neurônio sintetiza o neurotransmissor a partir de precursores e armazena-o em vesículas. **2.** Um potencial de ação que se propaga pelo neurônio despolariza a terminação nervosa pré-sináptica. **3.** A despolarização da membrana ativa os canais de Ca^{2+} dependentes de voltagem, possibilitando a entrada de Ca^{2+} na terminação nervosa pré-sináptica. **4.** O aumento do Ca^{2+} citosólico torna possível a fusão da vesícula com a membrana plasmática do neurônio pré-sináptico, com liberação subsequente do neurotransmissor na fenda sináptica. **5.** O neurotransmissor difunde-se pela fenda sináptica e liga-se a um de dois tipos de receptores pós-sinápticos. **5a.** A ligação do neurotransmissor a receptores ionotrópicos provoca a abertura dos canais e mudanças na permeabilidade da membrana pós-sináptica a íons. Isso também pode resultar em mudança no potencial da membrana pós-sináptica. **5b.** A ligação do neurotransmissor a receptores metabotrópicos na célula pós-sináptica ativa cascatas de sinalização intracelulares; o exemplo mostra a ativação da proteína G, ocasionando formação do AMPc pela adenilil ciclase. Por sua vez, essa cascata de sinalização pode ativar outros canais iônicos seletivos. **6.** O término do sinal é efetuado mediante a remoção do transmissor da fenda sináptica. **6a.** O transmissor pode ser degradado por enzimas (*E*) na fenda sináptica. **6b.** Alternativamente, o transmissor pode ser reciclado na célula pré-sináptica por transportadores de recaptação. **7.** O término do sinal também pode ser efetuado por enzimas (como a fosfodiesterase), que degradam as moléculas de sinalização intracelulares pós-sinápticas (como o AMPc).

o suficiente para estimular um PA no músculo, sua magnitude é incomum, visto que os potenciais pós-sinápticos excitatórios são, em sua maioria, de magnitude insuficiente para estimular um PA. É mais comum ocorrerem concomitantemente diversos potenciais pós-sinápticos excitatórios neuronais dentro de um curto período de tempo (cerca de 10 ms), e em sinapses espaçadas, para que a despolarização pós-sináptica alcance o valor limiar para disparar um PA.

A discussão que se segue ressalta as etapas em processos básicos da neurotransmissão que podem ser modificados por agentes farmacológicos.

Regulação da fenda sináptica

As terminações nervosas contêm dois tipos de vesículas secretoras: pequenas *vesículas sinápticas de cerne claro* e grandes *vesículas sinápticas de cerne denso*. As vesículas claras armazenam e secretam pequenos neurotransmissores orgânicos, como acetilcolina, GABA, glicina e glutamato. As vesículas densas têm propensão maior para conter neurotransmissores peptídicos ou amínicos. Essas vesículas maiores assemelham-se aos grânulos secretores das células endócrinas, visto que sua liberação não é limitada a zonas ativas da célula pré-sináptica. A liberação das vesículas granulares também tende a ocorrer mais após uma série de impulsos (estimulação contínua ou rítmica) do que após um único PA. Logo, as vesículas menores de cerne claro estão envolvidas na transmissão química rápida, enquanto as vesículas maiores de cerne denso, implicadas na sinalização lenta, moduladora ou distante.

No decorrer dos últimos anos, foram identificadas muitas das proteínas que controlam o movimento das vesículas sinápticas. A *sinapsina* é uma proteína com afinidade dinâmica pelas vesículas sinápticas e também se liga à actina. Essa ligação possibilita que a sinapsina conecte as vesículas ao citoesqueleto actínico citoplasmático nas terminações nervosas. Visto que a sinapsina é um substrato importante para várias proteínas quinases, inclusive aquelas reguladas por AMPc e Ca^{2+}/calmodulina, acredita-se que esses segundos mensageiros atuam na liberação de neurotransmissores por meio do controle da disponibilidade de vesículas sinápticas para a exocitose dependente de Ca^{2+}. Receptores proteicos de ligação ao fator solúvel sensível a N-etilmaleimida (SNARE), existentes na membrana das vesículas (sinaptobrevina) e na membrana plasmática pré-sináptica (sintaxina e SNAP-25), proporcionam a força motriz para a exocitose independente de Ca^{2+} e regulada por Ca^{2+} de vesículas (Figura 7.9). Determinadas neurotoxinas, como a toxina tetânica e a botulínica (Capítulo 9), parecem atuar por meio de clivagem seletiva de SNARE e consequente inibição da exocitose das vesículas sinápticas. As proteínas associadas aos SNARE, tais como sinaptotagmina e complexina, são essenciais para a sensibilidade ao Ca^{2+} da liberação das vesículas. Aliadas a sinapsina, SNARE e outras proteínas recentemente descobertas envolvidas na liberação de neurotransmissores, as proteínas associadas aos SNARE podem tornar-se futuros alvos para o controle farmacológico da transmissão sináptica.

Receptores pós-sinápticos

Numerosos agentes neurofarmacológicos atuam nos receptores pós-sinápticos. Essas proteínas de membrana integrais são divididas em duas classes: *ionotrópicas* e *metabotrópicas*.

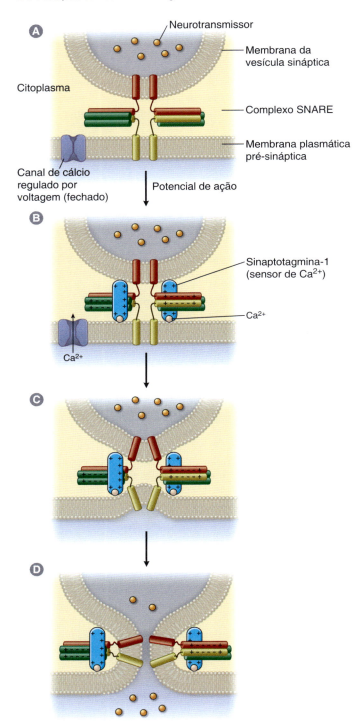

FIGURA 7.9 Modelo atual de liberação de neurotransmissor. A. As vesículas sinápticas são fixadas próximo à membrana plasmática do neurônio pré-sináptico por várias interações entre proteínas. As mais importantes dessas interações envolvem as proteínas SNARE encontradas na membrana da vesícula sináptica e na membrana plasmática. As proteínas SNARE incluem sinaptobrevina (*em vermelho*), sintaxina-1 (*em amarelo*) e SNAP-25 (*em verde*). Os canais de Ca²⁺ controlados por voltagem estão localizados na membrana plasmática, muito próximo a esses complexos SNARE. Isso facilita a percepção da entrada de Ca²⁺ por proteínas de ligação do Ca²⁺ (sinaptotagmina-1, *em azul*) localizadas na membrana plasmática pré-sináptica e/ou na membrana da vesícula sináptica. **B-D.** Os canais de cálcio regulados por voltagem abrem-se em resposta a um potencial de ação, possibilitando a entrada de Ca²⁺ na célula. O aumento do Ca²⁺ intracelular deflagra a ligação da sinaptotagmina-1 ao complexo SNARE e a fusão da membrana da vesícula sináptica com a membrana plasmática, liberando moléculas de neurotransmissores para a fenda sináptica. Outras proteínas (como Munc18-1, Munc13-1 e complexina-1) também participam na regulação da fusão das vesículas sinápticas (*não ilustrada*).

Os receptores ionotrópicos, como os receptores nicotínicos de acetilcolina e os receptores de GABA do tipo "A", são quase sempre compostos de quatro a cinco subunidades que oligomerizam na membrana, formando um canal regulado por ligante. A ligação de uma (ou, algumas vezes, duas) molécula de ligante ao receptor conduz a uma alteração conformacional alostérica, que abre o poro do canal. As subunidades que compõem o mesmo receptor funcional frequentemente diferem entre diversos tecidos, e, em consequência, a farmacologia molecular detalhada dos receptores depende dos tecidos. Por exemplo, embora a acetilcolina seja o transmissor endógeno de todos os receptores nicotínicos colinérgicos, vários agonistas (ou antagonistas) sintéticos ativam (ou inibem) seletivamente esses receptores no músculo esquelético, nos gânglios autônomos ou no sistema nervoso central (ver Capítulo 9).

De modo semelhante, os receptores metabotrópicos são diversos. Embora a maioria consista em receptores acoplados à proteína G, seus domínios extracelulares e citoplasmáticos diferem significativamente. Essas diferenças possibilitam o desenvolvimento de agonistas (ou antagonistas), que ativam (ou inibem) subtipos específicos de receptores metabotrópicos.

Metabolismo e recaptação dos transmissores

A alteração do metabolismo do neurotransmissor proporciona um mecanismo importante de intervenção farmacológica na sinapse. Os dois principais tipos de intervenção envolvem a inibição da degradação do neurotransmissor e o antagonismo da recaptação do neurotransmissor. A acetilcolinesterase, enzima responsável pela degradação da acetilcolina, é um exemplo do primeiro tipo de alvo farmacológico. Os *inibidores da acetilcolinesterase* constituem a base do tratamento da miastenia *gravis* (ver Capítulo 9).

Os transportadores que facilitam a recaptação do neurotransmissor a partir da fenda sináptica para o interior da célula pré-sináptica são ainda de maior importância. Como são cruciais para o término da transmissão sináptica, sua inibição exerce efeitos profundos. Por exemplo, os efeitos psicotrópicos da *cocaína* provêm da capacidade dessa substância de inibir a recaptação de dopamina e norepinefrina no cérebro, enquanto o benefício terapêutico dos antidepressivos, como a *fluoxetina*, resulta da inibição da recaptação seletiva de serotonina (ver Capítulo 14). Como os transportadores da recaptação tendem a ser específicos quanto ao substrato, pode-se antecipar o possível desenvolvimento de novos fármacos direcionados de maneira seletiva para outros subtipos específicos de transportadores.

▶ Conclusão e perspectivas

A excitabilidade celular é um componente crucial da comunicação intercelular. A base fundamental desse componente reside nos gradientes eletroquímicos estabelecidos por bombas de íons através da dupla camada lipídica da membrana plasmática. Os canais iônicos seletivos possibilitam a regulação seletiva da permeabilidade da membrana a diferentes espécies iônicas, viabilizando uma mudança na voltagem da membrana acoplada a um estímulo químico ou resposta. O potencial de ação, tipo especial de resposta estereotipada encontrada nas células excitáveis, é possível devido às propriedades dependentes de voltagem dos canais de Na^+ e K^+.

Os processos básicos da transmissão eletroquímica fornecem o substrato para a modulação farmacológica da excitação e da comunicação celulares; esses tópicos são considerados com mais detalhes em todo este livro.

Agradecimentos

Agradecemos a Michael Ty por sua valiosa contribuição para este capítulo nas duas primeiras edições desta obra.

Leitura sugerida

Nestler EJ, Hyman SE, Malenka RC. *Molecular neuropharmacology: a foundation for clinical neuroscience*. 2nd ed. New York: McGraw-Hill Professional; 2008. (*Uma visão geral de neurofarmacologia*.)

Rizo J, Rosenmund C. Synaptic vesicle fusion. *Nat Struct Mol Biol* 2008; 15:665-674. (*Revisão dos mecanismos que regulam a fusão da fenda sináptica*.)

Rizzoli SO, Betz WJ. Synaptic vesicle pools. *Nat Rev Neurosci* 2005; 6:57-69. (*Avanços na biologia das vesículas sinápticas*.)

Sutton MA, Schuman EM. Partitioning the synaptic landscape: distinct microdomains for spontaneous and spike-triggered neurotransmission. *Sci Signal* 2009; 2: pe 19. (*Recente pesquisa sobre a regulação da transmissão sináptica*.)

8

Princípios de Fisiologia e Farmacologia do Sistema Nervoso

Joshua M. Galanter, Susannah B. Cornes e Daniel H. Lowenstein

▶ Introdução

O sistema nervoso contém mais de 10 bilhões de neurônios. A maioria forma milhares de conexões sinápticas, conferindo-lhe complexidade diferente daquela observada em qualquer outro sistema orgânico. As interações entre os circuitos neuronais medeiam funções que incluem desde reflexos primitivos até linguagem, humor e memória. Para desempenhá-las, os neurônios individuais que compõem o sistema nervoso precisam estar organizados em redes funcionais, as quais são, por sua vez, organizadas em unidades anatômicas maiores.

O capítulo anterior reviu a fisiologia de neurônios individuais, descrevendo a transmissão elétrica dentro de um neurônio e a transmissão química de um neurônio para outro. Este capítulo trata dos sistemas neuronais e examina dois níveis de organização. Em primeiro lugar, apresenta a organização anatômica macroscópica do sistema nervoso para contextualizar os locais de ação dos agentes farmacológicos que atuam sobre ele. Em segundo lugar, apresenta os principais padrões de conectividade neuronal (os denominados *tratos neuronais*), visto que o conhecimento das maneiras pelas quais as células neuronais estão organizadas para transmitir, processar e modular sinais

facilita a compreensão mais profunda das ações dos fármacos nesses tratos. Este capítulo também discute os principais tipos de neurotransmissores, bem como a barreira hematencefálica. Tais conceitos funcionais e metabólicos têm consequências farmacológicas importantes para os fármacos que atuam sobre o sistema nervoso.

▶ Neuroanatomia

Estrutural e funcionalmente, o sistema nervoso pode ser dividido em componentes periférico e central. O *sistema nervoso periférico* inclui todos os nervos que conectam o sistema nervoso central aos locais somáticos e viscerais. Funcionalmente, é dividido em *sistema nervoso autônomo* (involuntário) e *sistema nervoso sensorial e somático* (voluntário).

O *sistema nervoso central (SNC)* é composto de cérebro, diencéfalo, cerebelo, tronco encefálico e medula espinal, e transmite e processa sinais recebidos do sistema nervoso periférico; o processamento resulta em respostas formuladas e retransmitidas à periferia. O SNC é responsável por funções importantes, como percepção – incluindo processamento sensorial, auditivo e visual –, estado de vigília, linguagem e consciência.

CASO

Sra. P é uma mulher de 66 anos de idade com história de 4 anos de doença de Parkinson, que tem se agravado. Essa doença é um distúrbio neurológico que resulta da degeneração progressiva dos neurônios nigroestriatais, que utilizam dopamina como neurotransmissor. A doença provoca tremor em repouso, rigidez, dificuldade em iniciar o movimento e instabilidade postural.

Durante a consulta com seu médico, a Sra. P registra uma queixa incomum: "Parece que o Sinemet não funciona muito bem quando o tomo durante as refeições." A Sra. P explica que, recentemente, começou uma nova dieta "pobre em carboidratos", aumentando a ingestão de proteínas. Preocupada, ela pergunta: "Essa dieta poderia estar relacionada com isso?"

O médico explica que a levodopa, componente do Sinemet, ajuda a repor uma substância química no cérebro produzida em quantidades insuficientes, devido à perda de certos neurônios nessa doença. Embora muitos fatores possam levar à diminuição da eficácia desse medicamento, o médico da Sra. P confirma sua suspeita de que a dieta rica em proteínas pode,

com efeito, interferir na capacidade do fármaco de alcançar o cérebro. Ele recomenda que ela reduza a ingestão de proteínas e, se necessário, tome uma dose mais alta de Sinemet após uma refeição rica em proteína.

Em sua visita de retorno ao médico, a Sra. P diz que se sente feliz, ao anunciar que seu medicamento agora está mais efetivo, pois ela passou a ingerir menos proteína.

💡 Questões

1. Onde está localizado o trato nigroestriatal? Como a degeneração de um grupo específico de neurônios resulta em sintomas específicos como aqueles observados na doença de Parkinson?
2. Por que a levodopa é utilizada no tratamento da doença de Parkinson, e qual a relação desse composto com a dopamina?
3. Por que o consumo de proteína interfere na ação da levodopa?
4. Por que o Sinemet contém tanto levodopa como carbidopa?

Anatomia do sistema nervoso periférico

O sistema nervoso autônomo regula as respostas involuntárias do músculo liso e do tecido glandular. Por exemplo, controla tônus vascular, frequência e contratilidade cardíacas, constrição das pupilas, sudorese, salivação, piloereção ("pele de galinha"), contração uterina, motilidade gastrintestinal (GI) e função da

bexiga. É dividido em sistema nervoso *simpático*, responsável pelas respostas de "luta ou fuga", e em sistema nervoso *parassimpático*, responsável pelas respostas de "repouso e digestão". O sistema nervoso periférico sensorial e somático transporta sinais sensoriais da periferia para o SNC e sinais motores do SNC para o músculo estriado; esses sinais regulam o movimento voluntário (Figura 8.1).

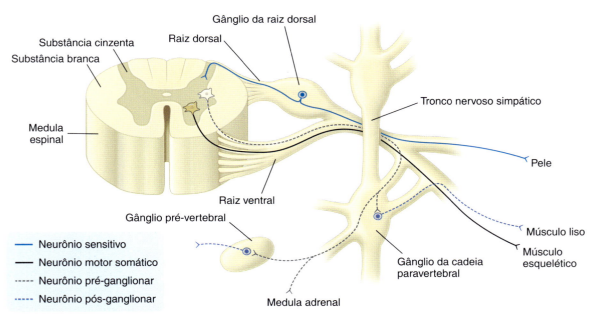

FIGURA 8.1 Organização do sistema nervoso periférico. O sistema nervoso periférico constitui-se de componentes sensoriais, motores somáticos e autônomos. Os neurônios sensoriais (*linha azul sólida*) surgem principalmente em pele ou articulações, exibem corpos celulares e núcleos nos gânglios da raiz dorsal e projetam-se em neurônios localizados no corno dorsal da medula espinal. Os neurônios motores somáticos (*linha preta sólida*) surgem no corno ventral da medula espinal, saem pelas raízes ventrais e unem-se a fibras de neurônios sensoriais para formar nervos espinais que, a seguir, inervam a musculatura esquelética. O componente autônomo do sistema nervoso periférico consiste em um sistema de dois nervos, denominados neurônios *pré-ganglionar* e *pós-ganglionar,* respectivamente. Os neurônios pré-ganglionares simpáticos (*linha cinzenta tracejada*) surgem no corno ventral dos segmentos torácico e lombar da medula espinal e projetam-se em neurônios pós-ganglionares nos gânglios paravertebrais e pré-vertebrais. Os neurônios pós-ganglionares simpáticos (*linha azul tracejada*) inervam muitos órgãos, incluindo o músculo liso. A medula adrenal também é inervada por neurônios pré-ganglionares do sistema nervoso simpático (ver Figura 8.2). Os neurônios pré-ganglionares parassimpáticos (*não ilustrados*) surgem em núcleos do tronco encefálico e segmentos sacrais da medula espinal e projetam-se em neurônios pós-ganglionares, em gânglios localizados próximo aos órgãos inervados.

Sistema nervoso autônomo

As fibras nervosas autônomas interagem com seus órgãos-alvo por uma via de dois neurônios. O primeiro neurônio origina-se no tronco encefálico ou na medula espinal e é denominado *neurônio pré-ganglionar*. Este faz sinapse fora da medula espinal com um *neurônio pós-ganglionar*, que inerva o órgão-alvo. Conforme discutido adiante, a localização anatômica dessas conexões difere para os neurônios das divisões simpática e parassimpática do sistema nervoso autônomo.

Anatomia do sistema nervoso simpático

O sistema nervoso simpático é também conhecido como *sistema toracolombar*, visto que suas fibras pré-ganglionares originam-se do primeiro segmento torácico ao segundo ou terceiro segmento lombar da medula espinal (Figura 8.2). Especificamente, os corpos celulares dos nervos pré-ganglionares surgem das colunas *intermediolaterais* na medula espinal. Esses nervos abandonam a medula nas raízes ventrais de cada nível vertebral e fazem conexões sinápticas com neurônios

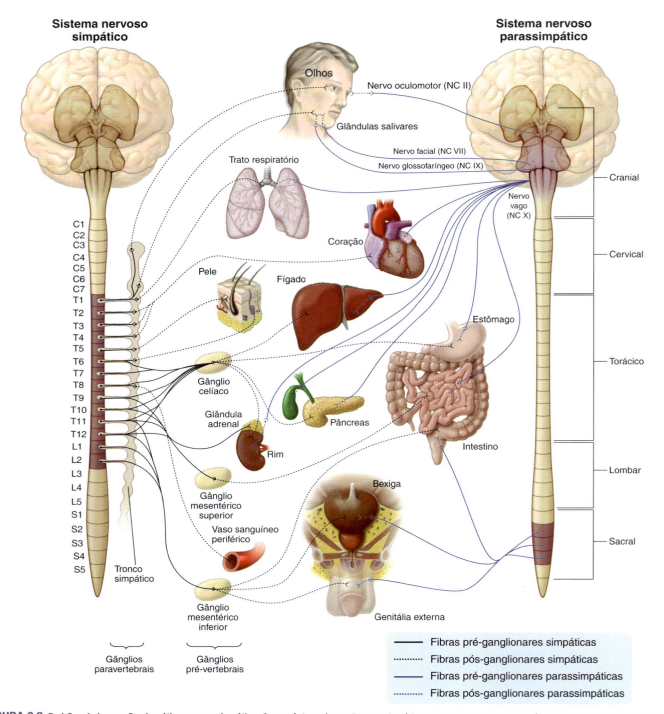

FIGURA 8.2 Padrões de inervação simpática e parassimpática. Os neurônios pré-ganglionares simpáticos surgem nos segmentos torácico e lombar da medula espinal. Esses neurônios projetam-se em neurônios pós-ganglionares nos gânglios situados próximo à medula espinal, mais notavelmente os gânglios paravertebrais, e nos gânglios pré-vertebrais localizados próximo à aorta. Em geral, os gânglios parassimpáticos situam-se próximo aos órgãos que inervam. Por conseguinte, os neurônios pré-ganglionares parassimpáticos, que surgem em núcleos do tronco encefálico e segmentos sacrais da medula espinal, são geralmente longos e projetam-se em neurônios pós-ganglionares curtos.

pós-ganglionares nos gânglios simpáticos. A maioria dos gânglios simpáticos localiza-se na cadeia simpática, que consiste em 25 pares de gânglios interconectados situados de cada lado da coluna vertebral. Os primeiros três gânglios, denominados *gânglio cervical superior*, *gânglio cervical médio* e *gânglio cervical inferior*, enviam suas fibras pós-ganglionares pelos nervos cranianos e espinais cervicais. O gânglio cervical superior inerva pupila, glândulas salivares e glândulas lacrimais, bem como vasos sanguíneos e glândulas sudoríparas em cabeça e face (Figura 8.2). Os neurônios pós-ganglionares que surgem nos gânglios cervicais médio e inferior, bem como nos torácicos, inervam o coração e os pulmões. As fibras que surgem dos gânglios paravertebrais remanescentes inervam glândulas sudoríparas, músculos pilomotores e vasos sanguíneos de músculo esquelético e pele por todo o corpo.

Os neurônios pós-ganglionares que inervam o trato GI até o colo sigmoide, incluindo o fígado e o pâncreas, originam-se dos gânglios localizados anteriormente à aorta, nas origens dos vasos sanguíneos celíaco, mesentérico superior e mesentérico inferior (Figura 8.2). Por conseguinte, esses gânglios, conhecidos em seu conjunto como *gânglios pré-vertebrais*, são denominados *gânglio celíaco*, *gânglio mesentérico superior* e *gânglio mesentérico inferior*, respectivamente. Ao contrário dos gânglios paravertebrais, os pré-vertebrais apresentam longas fibras pré-ganglionares e fibras pós-ganglionares curtas.

A *medula adrenal* encontra-se no interior das glândulas adrenais, localizadas na superfície superior dos rins. Ela contém células neuroendócrinas pós-sinápticas (Figura 8.2). Ao contrário dos neurônios pós-ganglionares simpáticos, que sintetizam e liberam norepinefrina, as células neuroendócrinas da medula adrenal sintetizam primariamente epinefrina (85%) e liberam esse neurotransmissor na corrente sanguínea, em lugar de fazê-lo em sinapses de um órgão-alvo específico (Capítulo 10).

A atividade do sistema nervoso simpático é modulada por numerosos agentes farmacológicos. Conforme discutido no Capítulo 10, o sistema nervoso simpático apresenta uma distribuição de tipos de receptores adrenérgicos específica para órgãos. Essa expressão específica de receptores possibilita aos fármacos modular seletivamente a atividade simpática. Por exemplo, certos agonistas simpáticos, como o *salbutamol*, podem dilatar seletivamente os bronquíolos, enquanto determinados antagonistas simpáticos, como o *metoprolol*, podem diminuir seletivamente a frequência e a contratilidade cardíacas.

Anatomia do sistema nervoso parassimpático

Quase todos os gânglios parassimpáticos localizam-se nos órgãos que inervam ou em sua proximidade. As fibras pré-ganglionares do sistema nervoso parassimpático originam-se no tronco encefálico ou nos segmentos sacrais da medula espinal; logo, o sistema parassimpático é também denominado *sistema craniossacral* (Figura 8.2). Em alguns casos, os neurônios pré-ganglionares parassimpáticos podem percorrer quase um metro antes de fazer sinapse com seus alvos pós-ganglionares. As fibras nervosas pré-ganglionares do nervo craniano (NC) III, o *nervo oculomotor*, surgem de uma região do tronco encefálico denominada *núcleo de Edinger-Westphal*, e inervam a pupila, estimulando sua constrição. A região bulbar do cérebro contém núcleos para as fibras nervosas parassimpáticas nos nervos cranianos VII, IX e X. As fibras parassimpáticas no nervo facial (NC VII) estimulam a secreção salivar pelas glândulas submaxilares e sublinguais, bem como a produção de lágrimas pela glândula lacrimal. As fibras parassimpáticas no nervo craniano IX, o *nervo glossofaríngeo*, estimulam a glândula parótida. O

nervo craniano X, denominado *nervo vago*, fornece inervação parassimpática para os principais órgãos do tórax e do abdome, incluindo coração, árvore traqueobrônquica, rins e sistema GI até o colo proximal. Os nervos parassimpáticos que se originam na região sacral da medula espinal inervam a parte restante do colo, a bexiga e a genitália.

A atividade do sistema nervoso parassimpático é modulada por numerosos agentes farmacológicos. Por exemplo, o *betanecol* é um parassimpaticomimético que promove a motilidade dos tratos GI e urinário.

Os antagonistas da atividade parassimpática incluem a *atropina*, fármaco utilizado localmente para dilatar as pupilas ou sistemicamente para aumentar a frequência cardíaca, e o *ipratrópio*, fármaco utilizado para dilatar os bronquíolos. Esses agentes, bem como outros fármacos, são discutidos no Capítulo 9.

Sistemas motor e sensorial periféricos

As fibras do sistema nervoso somático inervam diretamente seus alvos, os músculos estriados (Figura 8.1). Os neurônios de primeira ordem do córtex motor enviam projeções que cruzam na parte inferior do bulbo e descem pela medula espinal (trato corticoespinal lateral) antes de fazerem sinapse com os neurônios de segunda ordem nos *cornos ventrais* da medula espinal. As projeções dos neurônios de segunda ordem saem pelas *raízes ventrais* e conectam-se com as *raízes dorsais*, que carreiam fibras nervosas sensoriais para formar os *nervos espinais*. Estes saem da coluna vertebral através dos forames intervertebrais e, a seguir, separam-se em nervos periféricos. Os componentes somáticos dos nervos periféricos inervam diretamente os músculos. Estes são inervados em uma *distribuição miotômica*, isto é, os neurônios que se originam de determinado nível na raiz ventral da medula espinal (p. ex., C6) inervam músculos específicos (p. ex., músculos flexores do antebraço).

Os neurônios sensoriais têm corpos celulares nos *gânglios da raiz dorsal*. As terminações dos nervos sensoriais situam-se na pele e nas articulações e penetram na medula espinal pelas *raízes dorsais*. Os neurônios para a sensação de vibração e posição (propriocepção) ascendem pelas *colunas dorsais* ipsilaterais da medula espinal e fazem sinapse com neurônios secundários na região bulbar inferior contralateral. Os neurônios sensoriais que carreiam as sensações de dor e temperatura fazem sinapse com neurônios secundários no *corno posterior* da medula espinal e, depois, cruzam na medula espinal para ascender no trato espinotalâmico contralateral. Tanto o trato espinotalâmico como os tratos dorsais da coluna conectam-se com neurônios de terceira ordem no tálamo, parte do diencéfalo (ver adiante) antes de chegar finalmente ao córtex somatossensorial. A informação sensorial é codificada em uma *distribuição por dermátomos*, isto é, áreas cutâneas (p. ex., a face lateral do antebraço e da mão) que recebem estímulos providos por neurônios que se originam em determinado nível da raiz dorsal da medula espinal (p. ex., C6).

A atividade do sistema nervoso somático é modulada por diversos agentes farmacológicos. Por exemplo, os antagonistas da atividade da junção neuromuscular, como *pancurônio*, são utilizados para induzir paralisia durante a cirurgia. Em contrapartida, os fármacos que aumentam a atividade da junção neuromuscular, como *edrofônio* e *neostigmina*, são utilizados no diagnóstico e tratamento da miastenia *gravis*, doença autoimune caracterizada por diminuição da estimulação do músculo esquelético na junção neuromuscular. Esses agentes, bem como outros fármacos, são discutidos no Capítulo 9.

Anatomia do sistema nervoso central

O SNC é dividido, anatomicamente, em sete regiões principais: *hemisférios cerebrais*, *diencéfalo*, *cerebelo*, *mesencéfalo*, *ponte*, *bulbo* e *medula espinal* (Figura 8.3). O mesencéfalo, a ponte e o bulbo são, em seu conjunto, conhecidos como *tronco encefálico*, e juntos conectam a medula espinal com o cérebro, o diencéfalo e o cerebelo.

Cérebro

Os hemisférios cerebrais constituem a maior divisão do cérebro humano. Essas estruturas contêm diversas subdivisões, incluindo *córtex cerebral*, sua *substância branca* subjacente e *núcleos da base* (Figura 8.4). Tais hemisférios são divididos em lados esquerdo e direito, conectados pelo *corpo caloso*.

O córtex cerebral é responsável pelas funções de alto nível, incluindo percepção sensorial, planejamento e ordenação das funções motoras e cognitivas, como raciocínio abstrato e linguagem. É dividido, anatômica e funcionalmente, em lobos *frontal*, *temporal*, *parietal* e *occipital* (Figura 8.4A). Apresenta sub-regiões com funções específicas. Por exemplo, a estimulação de parte do giro pré-central, situado no lobo frontal, induz função motora periférica (movimento), e a ablação dessa estrutura inibe o movimento.

Do ponto de vista farmacológico, o córtex cerebral constitui um sítio de ação de numerosos fármacos, algumas vezes como parte de seu mecanismo de ação intencional e, outras vezes, como efeito adverso. Os *barbitúricos* e os *benzodiazepínicos* (Capítulo 12) são hipnóticos e sedativos comumente prescritos

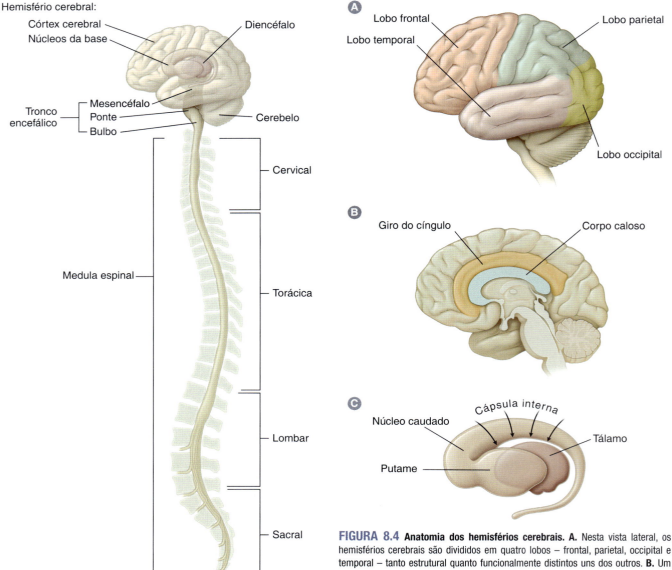

FIGURA 8.3 Organização anatômica do sistema nervoso central. O sistema nervoso central é dividido em sete regiões principais: hemisférios cerebrais, diencéfalo (tálamo), cerebelo, mesencéfalo, ponte, bulbo e medula espinal. Os hemisférios cerebrais incluem o córtex cerebral, a substância branca subjacente (*não ilustrada*) e os núcleos da base. O mesencéfalo, a ponte e o bulbo, juntos, formam o tronco encefálico. A medula espinal é ainda dividida em partes cervical, torácica, lombar e sacral.

FIGURA 8.4 Anatomia dos hemisférios cerebrais. A. Nesta vista lateral, os hemisférios cerebrais são divididos em quatro lobos – frontal, parietal, occipital e temporal – tanto estrutural quanto funcionalmente distintos uns dos outros. **B.** Um corte sagital dos hemisférios cerebrais mostra o corpo caloso e o giro do cíngulo. O corpo caloso conecta os hemisférios esquerdo e direito e coordena suas ações. O giro do cíngulo faz parte do sistema límbico e apresenta localização imediatamente superior ao corpo caloso. **C.** Os núcleos da base incluem o núcleo caudado e o putame, que em conjunto são conhecidos como *estriado*, e o globo pálido (medialmente ao putame, *não ilustrado*). O tálamo situa-se medialmente aos núcleos da base. As setas indicam a trajetória dos neurônios na cápsula interna, feixe de substância branca que transporta comandos motores do córtex para a medula espinal.

que potencializam a ação dos neurotransmissores inibitórios no córtex. Acredita-se também que os *anestésicos gerais* (Capítulo 16) têm efeitos sobre o córtex cerebral.

A substância branca cerebral, que inclui o corpo caloso (Figura 8.4B), transmite sinais entre o córtex e outras áreas do sistema nervoso central e de uma área do córtex para outra. Consiste basicamente em axônios mielinizados que, a exemplo de outras áreas do cérebro, apresentam rede vascular associada de pequenas artérias, veias e capilares. É ao redor desses pequenos vasos que as células inflamatórias acumulam-se em doenças como esclerose múltipla, e as pequenas arteríolas são particularmente acometidas pela hipertensão sistêmica.

Os núcleos da base consistem em três núcleos profundos de substância cinzenta (Figura 8.4C), incluindo *núcleo caudado* e *putame* – em conjunto conhecidos como *estriado* – e o *globo pálido*. De modo geral, tais núcleos ajudam a iniciar e controlar ações corticais. Essas ações incluem não apenas o movimento voluntário, como também o comportamento e certos aspectos rudimentares da cognição. As regiões dos núcleos da base responsáveis pelo movimento asseguram a execução das ações voluntárias, enquanto os movimentos irrelevantes são inibidos. Conforme observado no caso da Sra. P, a doença de Parkinson é causada pela degeneração de uma via dopaminérgica que surge na *substância negra* no mesencéfalo (ver adiante) e termina no estriado (daí o seu nome: via ou *trato nigroestriatal*). Essa degeneração impede que os núcleos da base iniciem adequadamente a atividade motora – resultando em diminuição do movimento voluntário e tremor não intencional – e leva ao afeto diminuído ("embotado") característico da doença de Parkinson. A *levodopa*, componente do medicamento Sinemet tomado pela Sra. P, atua sobre o estriado para melhorar essas manifestações clínicas da doença (Capítulo 13).

Uma borda ou "limbo" ao redor do córtex, que tem funções "mais antigas" e mais básicas, é, em sentido amplo, denominada *sistema límbico*. Esse sistema compõe-se de *giro do cíngulo* (Figura 8.4B), *formação hipocampal* (incluindo *hipocampo* e estruturas circundantes) e *amígdalas*. Essas estruturas são responsáveis por emoções, comportamento social, controle autônomo, percepção da dor e memória. Por exemplo, a perda de memória associada à doença de Alzheimer é causada pela degeneração da formação hipocampal. Na atualidade, existem apenas alguns fármacos que atuam especificamente sobre o sistema límbico, embora muitos agentes que afetam essa região do cérebro estejam em fase de desenvolvimento. Deve-se assinalar que muitas drogas de uso abusivo (Capítulo 18) estimulam a via de recompensa do cérebro, que inclui o *nucleus accumbens* e suas projeções no sistema límbico.

Diencéfalo

O diencéfalo é dividido em *tálamo* e *hipotálamo*. O tálamo, composto de vários núcleos distintos, localiza-se medialmente no cérebro e inferiormente ao córtex cerebral. Alguns núcleos do tálamo ligam vias sensoriais da periferia para o córtex cerebral. Outros atuam como conexões entre os núcleos da base e o córtex. O tálamo não é um simples transmissor de sinais; em vez disso, filtra e modula a informação sensorial, determinando, em parte, quais sinais alcançarão a percepção consciente.

O hipotálamo localiza-se ventralmente ao tálamo. Controla o sistema nervoso autônomo, a hipófise e os comportamentos essenciais, como fome e termorregulação. As vias descendentes do hipotálamo medial regulam neurônios pré-ganglionares autônomos no bulbo e na medula espinal. Em geral, acredita-se que o efeito anti-hipertensivo da *clonidina* seja mediado por sua ação sobre os receptores presentes em neurônios do tronco encefálico controlados pelo hipotálamo (Capítulo 10). Outros neurônios que se originam no hipotálamo medial secretam hormônios diretamente na circulação sistêmica (p. ex., a *vasopressina* das terminações axônicas na neuro-hipófise) ou em um sistema porta que, por sua vez, controla a secreção de hormônios pela adeno-hipófise (Capítulo 26). O hipotálamo também inicia comportamentos complexos em resposta a fome, extremos de temperatura, sede e momento do dia.

Cerebelo

Situa-se inferiormente à extremidade posterior do cérebro e dorsalmente ao tronco encefálico. Compõe-se de três regiões funcionalmente distintas: *verme cerebelar* central, *hemisférios cerebelares* laterais e pequeno *lóbulo floculonodular* (Figura 8.5). O cerebelo tem um padrão relativamente bem definido de conexões neurais, recebendo influxos de ampla variedade de fontes e enviando respostas primariamente para as áreas motoras do córtex cerebral, através do tálamo. O cerebelo coordena o movimento voluntário no espaço e no tempo, mantém o equilíbrio, controla os movimentos oculares e desempenha um papel em aprendizagem motora (p. ex., na coordenação mão-olho) e certas funções cognitivas, como o controle temporal de eventos repetitivos e a linguagem. Foram planejados poucos fármacos capazes de afetar primariamente o cerebelo. Entretanto, diversos agentes, notavelmente o álcool e certos fármacos antiepilépticos, são tóxicos para o cerebelo. Esses agentes atingem particularmente o verme cerebelar, que controla o equilíbrio.

Tronco encefálico

O mesencéfalo, a ponte e o bulbo, em conjunto, são conhecidos como *tronco encefálico*. Este conecta a medula espinal ao tálamo e ao córtex cerebral. É organizado com o mesencéfalo no limite superior, com o bulbo, no limite inferior, estando a ponte entre ambos (Figura 8.3). As vias de substância branca que interconectam medula espinal, cerebelo, tálamo, núcleos da base e córtex cerebral seguem seu trajeto através dessa pequena região do cérebro. Além disso, o tronco encefálico dá origem à maioria dos *nervos cranianos*. Alguns desses nervos são con-

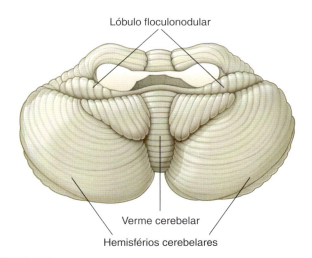

Lóbulo floculonodular

Verme cerebelar

Hemisférios cerebelares

FIGURA 8.5 Anatomia do cerebelo. O cerebelo é dividido em hemisférios cerebelares (lateralmente), verme (medialmente) e pequeno lóbulo floculonodular. A área imediatamente acima desse lóbulo no desenho é um corte transversal dos pedúnculos cerebelares.

dutos para as sensações de cabeça e face, incluindo audição, equilíbrio e paladar. Os nervos cranianos também controlam a resposta motora aos músculos esqueléticos de mastigação, expressão facial, deglutição e movimento ocular. O tronco encefálico ainda regula a descarga parassimpática para glândulas salivares e íris.

O bulbo contém vários centros de controle essenciais à vida, incluindo aqueles que dirigem a descarga dos núcleos autônomos, marca-passos que regulam a frequência cardíaca e a respiração e os que controlam ações reflexas, como tosse e vômito. Diversas estruturas de transmissão na ponte também desempenham um papel (em associação ao mesencéfalo) na regulação de funções vitais, como a respiração. A base da ponte é composta de tratos de substância branca que conectam o córtex cerebral e o cerebelo. Os neurônios na *substância cinzenta periaquedutal*, particularmente no mesencéfalo, emitem projeções descendentes para a medula espinal que modulam a percepção da dor (Capítulo 17).

Existem grupos de neurônios que se projetam difusamente através do tronco encefálico, do hipotálamo e da base circundante do cérebro. Esses núcleos, que incluem *locus ceruleus*, *núcleo da rafe* e alguns outros, compreendem o *sistema ativador reticular*, responsável por consciência e regulação do sono. Cada núcleo utiliza um sistema diferente de neurotransmissores (ver adiante), portanto várias classes de medicamentos podem exercer efeitos nesse sistema. Por exemplo, é por meio desses núcleos que os anti-histamínicos provocam sedação, e os estimulantes como a cocaína aumentam o estado de vigília.

Medula espinal

É a divisão mais caudal do sistema nervoso central. Estende-se da base do tronco encefálico (bulbo), no nível da primeira vértebra cervical, até a primeira vértebra lombar. A exemplo do cérebro, a medula espinal é organizada em tratos de substância branca e regiões de substância cinzenta. Os tratos de substância branca conectam a periferia e a medula espinal com as divisões mais rostrais do SNC, enquanto a substância cinzenta forma as colunas nucleares que se localizam no centro da medula espinal, com o formato de "H" (Figura 8.6).

Os neurônios na medula espinal podem ser definidos por sua localização espacial em relação à substância cinzenta em formato "H". Esses neurônios incluem neurônios sensoriais localizados nos cornos dorsais do "H", neurônios motores situados nos cornos ventrais do "H" e interneurônios espinais. Os neurônios sensoriais transmitem a informação da periferia para as divisões mais rostrais do SNC pela coluna dorsal ou pelos tratos espinotalâmicos. Os neurônios motores transmitem comandos provenientes das áreas motoras centrais do córtex e do tronco encefálico, os quais descendem pelo trato corticoespinal até os músculos periféricos. Os interneurônios conectam os neurônios sensoriais e motores e são responsáveis pela mediação de reflexos, como os reflexos tendinosos profundos, coordenando a ação de grupos musculares opostos. Como a medula espinal transporta sinais sensoriais – incluindo sensação de dor – para o sistema nervoso central, trata-se de importante alvo para fármacos analgésicos, como os opioides (Capítulo 17).

Organização celular do sistema nervoso

A organização celular dos sistemas nervosos autônomo e periférico envolve um número limitado de neurônios que estabelecem poucas conexões. Por exemplo, a informação somática e

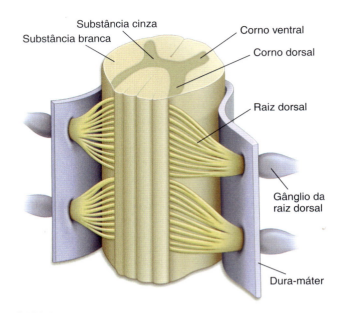

FIGURA 8.6 Anatomia da medula espinal. A medula espinal apresenta uma região de substância cinzenta em formato de "H", que inclui cornos dorsais e ventrais. O corno dorsal é responsável pela transmissão sensorial para o cérebro, enquanto o corno ventral, pela transmissão motora para o músculo esquelético. A substância branca transporta sinais entre as divisões mais rostrais do SNC.

Labels: Substância cinza · Substância branca · Corno ventral · Corno dorsal · Raiz dorsal · Gânglio da raiz dorsal · Dura-máter

sensorial é transmitida diretamente entre a medula espinal e a periferia. Os nervos autônomos são ligeiramente mais complexos, visto que o sinal deve sofrer transmissão sináptica entre neurônios pré e pós-ganglionar. Entretanto, em ambos os casos existem poucas conexões neuronais auxiliares, e ocorre pouca ou nenhuma modificação da informação.

Em contrapartida, a organização celular do sistema nervoso central é muito mais complexa. A informação não é apenas transmitida de uma área para outra; em vez disso, os neurônios centrais recebem sinais de numerosas fontes e distribuem amplamente seus próprios axônios. Alguns neurônios fazem sinapse com outros milhares de neurônios. Além disso, nem toda conexão simpática é excitatória (i. e., destinada a despolarizar o neurônio pós-sináptico). Algumas são inibitórias (i. e., destinadas a hiperpolarizar o neurônio pós-sináptico). Outros neurônios que se projetam em um neurônio-alvo podem modular a excitabilidade relativa da célula, afetando a resposta do neurônio pós-sináptico a outros sinais. A complexidade gerada por essa variabilidade é necessária para a execução dos numerosos e complexos processos realizados pelo cérebro.

Embora o SNC apresente imensa complexidade em nível de conectividade neuronal, são utilizados três formatos principais para organizar os neurônios em unidades funcionais no sistema nervoso: os *sistemas neuronais de trato longo*, os *circuitos locais* e os *sistemas divergentes de fonte única* (Figura 8.7). O sistema nervoso periférico é organizado exclusivamente como um sistema de trato longo, enquanto o sistema nervoso central utiliza os três formatos.

Organização neuronal de trato longo

A organização neuronal de trato longo envolve vias neurais que conectam áreas distantes do sistema nervoso entre si (Figura 8.7A). Trata-se da organização utilizada pelo sistema ner-

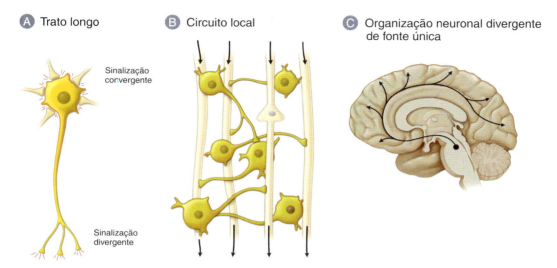

A Trato longo **B** Circuito local **C** Organização neuronal divergente de fonte única

Sinalização convergente

Sinalização divergente

FIGURA 8.7 **Organização celular do sistema nervoso central.** O SNC apresenta três formatos principais de organização. **A.** Os neurônios de trato longo atuam como transmissores entre a periferia e as áreas superiores do SNC. Eles recebem sinais de muitos neurônios diferentes (sinalização convergente) e fazem sinapse com numerosos neurônios de modo distal (sinalização divergente). **B.** Os neurônios de circuito local exibem formato estrutural complicado, disposto em camadas, que inclui neurônios tanto excitatórios quanto inibitórios. Esses circuitos são utilizados para o processamento da informação. **C.** Os neurônios divergentes de fonte única originam-se tipicamente em um núcleo no tronco encefálico e constituem-se de terminações axônicas que inervam milhares de neurônios, habitualmente no córtex cerebral.

voso periférico, que, no sistema nervoso central, é importante para a transmissão de sinais de uma região para outra.

No sistema nervoso periférico, os sinais são transmitidos com pouca modificação. Os neurônios sensoriais respondem a estímulos, como toque, temperatura, pressão, vibração e substâncias químicas nocivas, e, se a despolarização da membrana inicial for suficientemente forte, transmitem um potencial de ação diretamente para a medula espinal. Nesta, fazem sinapse diretamente com neurônios motores somáticos, formando arcos reflexos, e com neurônios espinais ascendentes, que transmitem a informação para níveis superiores. Os neurônios motores transportam a informação diretamente da medula espinal através das raízes ventrais e projetam-se diretamente nas placas motoras terminais dos músculos por eles inervados. Os tratos axônicos longos dos neurônios sensoriais e motores periféricos são reunidos em feixes e seguem seu trajeto como nervos periféricos.

Conforme descrito anteriormente, os neurônios pré-ganglionares do sistema nervoso autônomo formam conexões sinápticas com neurônios pós-ganglionares em gânglios de localização pré-vertebral, paravertebral ou nas proximidades dos órgãos viscerais inervados. Em geral, o neurônio pré-ganglionar estabelece conexões sinápticas com até milhares de neurônios pós-ganglionares, organização denominada *sinalização divergente*. Embora esta resulte em algum processamento e modificação da informação, o sistema nervoso autônomo geralmente não modifica de maneira apreciável os sinais neurais.

Ao contrário dos neurônios das vias periféricas, os neurônios nos sistemas de tratos longos do SNC não apenas transmitem sinais, como também os integram e modificam. Eles exibem sinalização divergente, como os neurônios autônomos, mas também recebem conexões sinápticas de muitos neurônios superiores (*sinalização convergente*). O SNC utiliza neurotransmissores tanto excitatórios quanto inibitórios para localizar um sinal, estratégia conhecida como *sinalização central-circundante*. Por exemplo, a percepção sensorial no SNC pode localizar com precisão um sinal por meio da ativação de neurônios corticais que mapeiam uma área do corpo e da inibição de neurônios que mapeiam áreas circundantes.

Organização neuronal de circuito local

Os *neurônios de circuito local mantêm conectividade primariamente dentro da área imediata*. Em geral, são responsáveis pela *modulação* da transmissão de sinais (Figura 8.7B). Os neurônios do córtex cerebral estão organizados em camadas, habitualmente em número de seis. Enquanto a informação flui para uma camada e sai de uma camada diferente pelas conexões de trato longo, as ligações entre as camadas processam os sinais e interpretam os influxos. As conexões sinápticas locais podem ser tanto excitatórias quanto inibitórias, assegurando a transmissão de apenas determinados padrões de influxos. Por exemplo, a informação que se origina nos neurônios do gânglio geniculado lateral penetra no córtex visual primário através de uma conexão de trato longo denominada *trato óptico*. Em uma área do córtex destinada a perceber linhas, os neurônios de saída só serão excitados se os de entrada ativarem um padrão particular, designando, neste caso, uma linha em determinada orientação. O sinal de saída pode então servir como influxo para outra área do cérebro, que reconhece formas. Se essa área receber um padrão apropriado de linhas proveniente das fontes adequadas, poderá reconhecer determinado objeto, como a grade de um jogo da velha.

Organização neuronal divergente de fonte única

Os núcleos no tronco encefálico, no hipotálamo e no prosencéfalo basal seguem a *organização em circuito divergente de fonte única* (Figura 8.7C), em que *os neurônios que se originam de um núcleo inervam numerosas células-alvo*. Como a organização neuronal divergente de fonte única envolve a ação de sinais de ampla variedade de neurônios, é também comumente designada como *sistema difuso de organização*. Em lugar de estimular diretamente seus alvos, os neurônios divergentes em geral exercem influência moduladora ao utilizar neurotransmissores – normalmente aminas biogênicas (ver adiante) – que atuam sobre receptores acoplados à proteína G. Esses receptores alteram o potencial em repouso e a condutância dos canais iônicos das membranas neuronais nas quais estão localizados, modificando, assim, a facilidade de despolarização de tais neurônios. Os neurônios que formam circuitos divergentes de fonte única geralmente não apresentam bainha de mielina, visto que suas influências moduladoras variam no decorrer de minutos ou horas, em vez de em frações de segundo. Além disso, seus axônios são altamente ramificados, possibilitando conexões sinápticas com grande número de neurônios-alvo.

Os principais sistemas neuronais divergentes de fonte única estão resumidos na Tabela 8.1. Incluem neurônios dopaminérgicos pigmentados, que dão origem à *substância negra*, inervam amplamente o estriado e são responsáveis pela regulação da atividade de neurônios que controlam ações voluntárias (Figura 8.8A). Especificamente, os neurônios no trato nigroestriatal excitam vias distais que iniciam o movimento, enquanto inibem vias que o suprimem. O trato nigroestriatal sofre degeneração na doença de Parkinson, explicando, assim, o motivo pelo qual a Sra. P apresenta insuficiência de movimento. Outros neurônios dopaminérgicos mediais à substância negra projetam-se no córtex pré-frontal e influenciam os processos de pensamento.

Outro exemplo de circuito divergente de fonte única é o núcleo noradrenérgico na ponte, denominado *locus ceruleus* (Figura 8.8B). Os neurônios que se originam nesse núcleo inervam amplamente o córtex cerebral e o cerebelo, mantêm vigilância e são responsivos a estímulos inesperados. Assim, drogas como a *cocaína*, que inibe a recaptação de catecolaminas, como a norepinefrina, podem ativar esse sistema e causar hipervigilância (Capítulo 18).

Os neurônios que se originam nos *núcleos da rafe*, no tronco encefálico caudal, utilizam o neurotransmissor *serotonina* e são responsáveis pela modulação de sinais de dor na medula espinal e no *locus ceruleus* (Figura 8.8B). Outros neurônios que se originam nos núcleos da rafe inervam amplamente o prosencéfalo, modulando as respostas dos neurônios no córtex. Os neurônios serotoninérgicos regulam o estado de vigília e

o sono, e foi aventada a hipótese de que a disfunção do sistema serotoninérgico pode constituir causa de depressão. Como os antidepressivos bloqueiam a recaptação de serotonina, essa classe de fármacos pode ativar a via serotoninérgica dos núcleos da rafe (Capítulo 14).

Três outros núcleos importantes que inervam de modo amplo o córtex são o *núcleo basal de Meynert*, o *núcleo pedunculopontino* e o *núcleo tuberomamilar*. O núcleo basal e o núcleo pedunculopontino utilizam a *acetilcolina* como neurotransmis-

Ⓐ Vias dopaminérgicas e colinérgicas

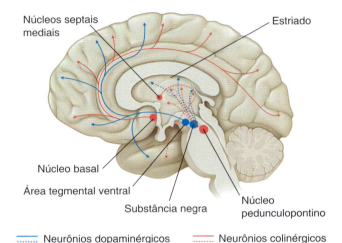

Ⓑ Vias noradrenérgicas e serotoninérgicas

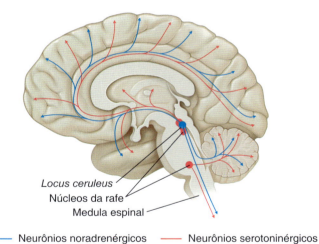

TABELA 8.1 Sistemas neuronais divergentes de fonte única.

ORIGEM	NEUROTRANSMISSOR	FUNÇÕES
Substância negra (mesencéfalo)	Dopamina	Possibilita o movimento voluntário; a emoção, o pensamento, o armazenamento da memória
Locus ceruleus (ponte)	Norepinefrina	Vigilância; capacidade de responder a estímulos inesperados
Núcleos da rafe (bulbo, ponte e mesencéfalo)	Serotonina	Percepção de dor; respostas dos neurônios corticais; humor (?)
Núcleo basal de Meynert	Acetilcolina	Estado de alerta
Núcleo pedunculopontino	Acetilcolina	Ciclo de sono/vigília
Núcleo tuberomamilar (hipotálamo)	Histamina	Reatividade do prosencéfalo

FIGURA 8.8 Sistemas neuronais difusos. A. Os neurônios dopaminérgicos (*azul*) surgem na substância negra e na área tegmental ventral e projetam-se para o estriado e o córtex cerebral, respectivamente. Esses neurônios estão associados à iniciação do movimento e às vias de recompensa do cérebro. Os neurônios colinérgicos (*vermelho*) originam-se no núcleo basal, no núcleo pedunculopontino e nos núcleos septais mediais. Projetam-se amplamente pelo cérebro e são responsáveis pela manutenção do ciclo de sono-vigília e pela regulação da transmissão sensorial. **B.** Os neurônios noradrenérgicos (*azul*) originam-se no *locus ceruleus* e inervam todo o cérebro. São responsáveis pela manutenção do estado de alerta. Os neurônios serotoninérgicos (*vermelho*) surgem nos núcleos da rafe e projetam-se para o diencéfalo, os núcleos da base e, através do mesencéfalo, para os hemisférios cerebrais, bem como no cerebelo e na medula espinal. Acredita-se que os neurônios serotoninérgicos desempenhem um papel na modulação de afeto e dor.

sor (Figura 8.8A). O primeiro projeta-se no córtex e regula o estado de alerta, enquanto o segundo controla os ciclos de sono-vigília e a reatividade. No prosencéfalo basal, as células que recebem influxos do núcleo pedunculopontino sofrem degeneração em várias doenças, incluindo a doença de Alzheimer. O núcleo tuberomamilar utiliza o neurotransmissor *histamina* (ver adiante) e pode ajudar a manter a reatividade por meio de suas ações sobre o prosencéfalo. A sonolência induzida pelos anti-histamínicos de primeira geração – antagonistas dos receptores H_1 de histamina utilizados no tratamento de alergias (Capítulo 43) – pode ser causada pela inibição da transmissão envolvendo os neurônios do núcleo tuberomamilar.

► Neurofisiologia

Neurotransmissores

O sistema nervoso periférico utiliza apenas dois neurotransmissores: acetilcolina e norepinefrina (Figura 8.9). Em contrapartida, o SNC utiliza não apenas ampla variedade de pequenas moléculas neurotransmissoras, incluindo acetilcolina e norepi-

nefrina (Tabela 8.2), mas também numerosos *peptídios neuroativos*. Estes podem ser transmitidos concomitantemente com os pequenos neurotransmissores e, em geral, desempenham papel neuromodulador.

As pequenas moléculas de neurotransmissores podem ser organizadas em várias categorias amplas, com base em sua estrutura e função (Figura 8.10). A primeira categoria, constituída por neurotransmissores *aminoácidos*, inclui *glutamato*, *aspartato*, *GABA* e *glicina*. Os neurotransmissores *aminas biogênicas*, que derivam de aminoácidos descarboxilados, incluem *dopamina*, *norepinefrina*, *epinefrina*, *serotonina* e *histamina*. A *acetilcolina*, que não é aminoácido nem amina biogênica, é utilizada como neurotransmissor tanto no SNC quanto no sistema nervoso periférico. As purinas *adenosina* e *trifosfato de adenosina* (ATP) também são empregadas na neurotransmissão central, embora suas funções não tenham sido estudadas com tanto detalhe quanto as de outros neurotransmissores. Recentemente, foi constatado que o gás lipossolúvel *óxido nítrico* (NO), que exerce muitos efeitos nos tecidos periféricos, atua como neurotransmissor passível de difusão no SNC.

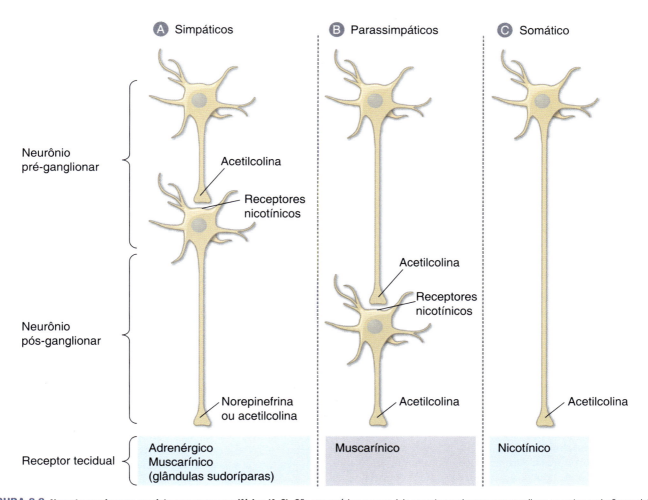

FIGURA 8.9 Neurotransmissores no sistema nervoso periférico (A-C). São necessários apenas dois neurotransmissores para mediar a neurotransmissão no sistema nervoso periférico. A acetilcolina é liberada por neurônios pré-ganglionares simpáticos e parassimpáticos, neurônios pós-ganglionares parassimpáticos, neurônios motores somáticos e neurônios pós-ganglionares simpáticos que inervam as glândulas sudoríparas. Todos os outros neurônios pós-ganglionares simpáticos liberam norepinefrina. A acetilcolina estimula os receptores nicotínicos de acetilcolina nos neurônios pós-ganglionares simpáticos e parassimpáticos e na junção neuromuscular. Também estimula os receptores muscarínicos de acetilcolina nas glândulas sudoríparas e nos tecidos inervados por neurônios pós-ganglionares parassimpáticos. A norepinefrina estimula os receptores α- e β-adrenérgicos nos tecidos (à exceção das glândulas sudoríparas) inervados por neurônios pós-ganglionares simpáticos.

TABELA 8.2 Neurotransmissores de pequenas moléculas no sistema nervoso central.

NEUROTRANSMISSOR	SUBTIPO DE RECEPTOR	MODELO DO RECEPTOR	MODELO DO RECEPTOR
GABA	$GABA_A$ $GABA_B$	Ionotrópico Metabotrópico	↓AMPc ↑Condutância do Cl^- ↑Condutância de K^+, Cl^-
Glicina	Subunidades α, β	Ionotrópico	↑Condutância do Cl^-
Glutamato, aspartato	AMPA Cainato NMDA mGlu (1 a 7)	Ionotrópico Ionotrópico Ionotrópico Metabotrópico	↑Condutância de Na^+, K^+ ↑Condutância de Na^+, K^+ ↑Condutância de Na^+, K^+, Ca^{2+} ↓AMPc ↑IP_3/DAG/Ca^{2+}
Dopamina	D1, D5 D2, D3, D4	Metabotrópico Metabotrópico	↑AMPc ↓AMPc; ↑ K^+, ↓condutância do Ca^{2+}
Norepinefrina	α_1 α_2 β_1, β_2, β_3	Metabotrópico Metabotrópico Metabotrópico	↑IP_3/DAG/Ca^{2+} ↓AMPc; ↑K^+, ↓condutância do Ca^{2+} ↑ AMPc
Serotonina	$5\text{-}HT_1$ $5\text{-}HT_2$ $5\text{-}HT_3$ $5\text{-}HT_{4\text{-}7}$	Metabotrópico Metabotrópico Ionotrópico Metabotrópico	↓AMPc; ↑condutância do K^+ ↑IP_3/DAG/Ca^{2+} ↑Condutância de Na^+, K^+ ↑AMPc
Histamina	H_1 H_2 H_3	Metabotrópico Metabotrópico Desconhecido	↑ IP_3/DAG/Ca^{2+} ↑AMPc Desconhecido
Acetilcolina	Nicotínico Muscarínico	Ionotrópico Metabotrópico	↑Condutância de Na^+, K^+, Ca^{2+} ↑IP_3/DAG/Ca^{2+} ↓AMPc; ↑condutância do K^+
Adenosina	P_1 P_{2X} P_{2Y}	Metabotrópico Ionotrópico Metabotrópico	↓AMPc; ↓Ca^{2+}, ↑condutância do K^+ ↑Condutância de Ca^{2+}, K^+, Na^+ ↑IP_3/DAG/Ca^{2+}

Os neurotransmissores podem ser organizados em várias categorias, incluindo aminoácidos, aminas biogênicas, acetilcolina, adenosina e óxido nítrico. Cada neurotransmissor pode ligar-se a um ou mais receptores. À exceção do receptor de NO, intracelular (não mostrado), todos os outros receptores de moléculas pequenas localizam-se na superfície celular. Estes podem ser ionotrópicos ou metabotrópicos. O mecanismo de ação de cada receptor está indicado. Além dos neurotransmissores de pequenas moléculas, foram identificados mais de 50 peptídios neuroativos. Os receptores AMPA, cainato e NMDA foram designados após os agonistas que seletivamente os ativam. AMPA = α-amino-3-hidróxi-5-metil-4-ácido isoxazoledrônico; NMDA = N-metil-D-aspartato; AMPc = adenosina-3',5'-monofosfato cíclico; DAG = diacilglicerol; IP_3 = inositol-1,4,5-trifosfato.

Aminoácidos neurotransmissores

Constituem os principais neurotransmissores excitatórios e inibitórios do SNC. São utilizados dois tipos: os ácidos, glutamato e aspartato, primariamente excitatórios, e os neutros, GABA e glicina, primariamente inibitórios. Glutamato, aspartato e glicina são alfa-aminoácidos, que também constituem unidades de construção na síntese de proteínas. O glutamato é o principal neurotransmissor excitatório, que atua sobre receptores tanto ionotrópicos (canais iônicos regulados por ligantes) quanto metabotrópicos (acoplados à proteína G) (Capítulo 12). A excitação excessiva de certos receptores de glutamato constitui um dos mecanismos pelos quais a lesão isquêmica provoca morte neuronal. Por esse motivo, tais receptores representam importante alvo para pesquisa farmacêutica. Entretanto, até o momento, dispõe-se de poucos agentes terapêuticos de uso clínico que se ligam seletivamente a receptores de glutamato. *Felbamato*, prescrito para o tratamento de epilepsia refratária, inibe o receptor de glutamato NMDA e, assim, inibe a atividade neuronal excessiva associada às crises epilépticas. Infelizmente, seu uso é limitado por efeitos adversos como mielossupressão e insuficiência hepática (Capítulo 15). GABA, também discu-

tido no Capítulo 12, é o principal neurotransmissor inibitório no SNC. Várias classes de agentes terapêuticos, notavelmente barbitúricos e benzodiazepínicos, ligam-se a receptores de GABA e, por meio de mecanismos alostéricos, potencializam o efeito do GABA endógeno.

Aminas biogênicas

Juntamente com a acetilcolina são utilizadas pelos sistemas neuronais difusos para modular funções complexas do sistema nervoso central, como estado de alerta e consciência. No sistema nervoso periférico, a norepinefrina é liberada por neurônios pós-ganglionares simpáticos, produzindo resposta simpática. A medula adrenal é um tecido neuroendócrino que libera a amina biogênica epinefrina na circulação, em resposta ao estresse.

Todas as aminas biogênicas são sintetizadas a partir de precursores de aminoácidos. Com base neles, podem ser divididas em três categorias. As catecolaminas (dopamina, norepinefrina e epinefrina) são derivadas da tirosina. A indolamina serotonina é sintetizada a partir do triptofano. A *histamina* é formada a partir da histidina. Essas três categorias são descritas de modo sucinto adiante.

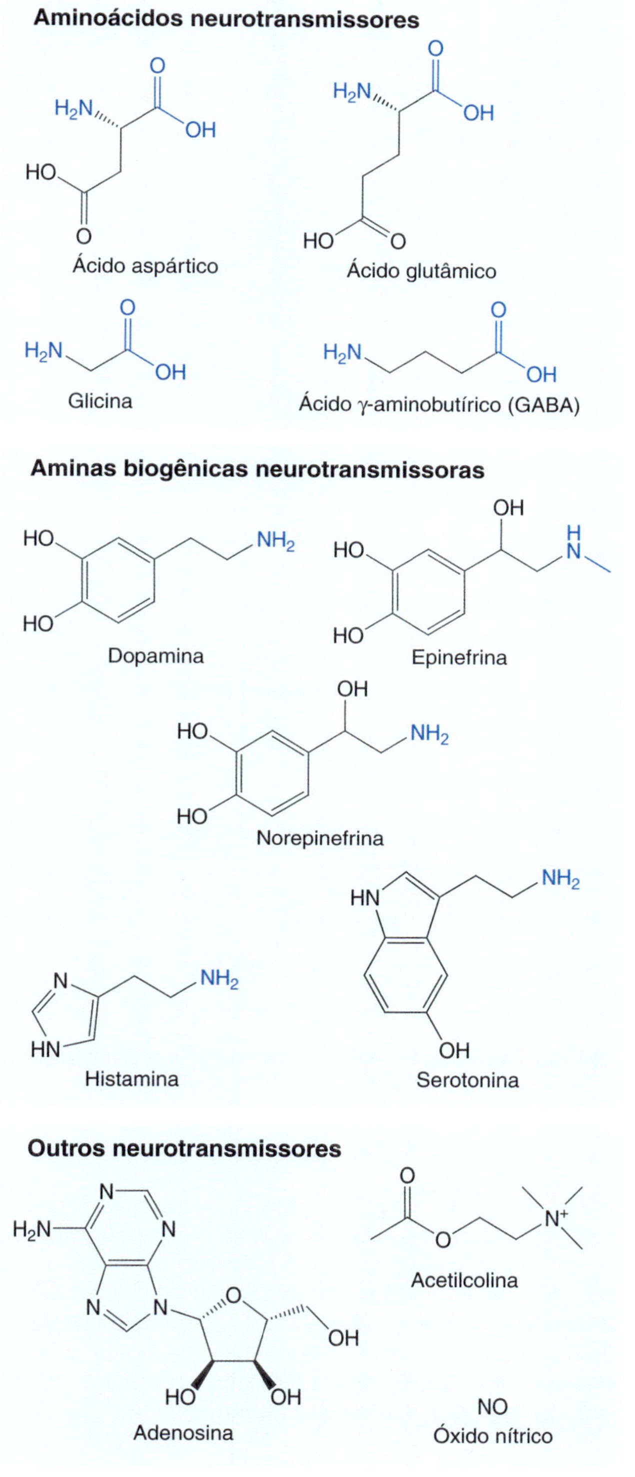

Aminoácidos neurotransmissores

Ácido aspártico

Ácido glutâmico

Glicina

Ácido γ-aminobutírico (GABA)

Aminas biogênicas neurotransmissoras

Dopamina

Epinefrina

Norepinefrina

Histamina

Serotonina

Outros neurotransmissores

Adenosina

Acetilcolina

NO
Óxido nítrico

FIGURA 8.10 Estruturas dos neurotransmissores de pequenas moléculas. Os principais neurotransmissores de pequenas moléculas podem ser divididos em duas amplas categorias. Os aminoácidos constituem os principais neurotransmissores excitatórios (glutamato e aspartato) e inibitórios (glicina e ácido γ-aminobutírico) no SNC. Seus grupos amino e ácido carboxílico são mostrados em azul. As aminas biogênicas são os principais neurotransmissores moduladores do SNC. A metade amina é mostrada em azul. Dopamina, norepinefrina e epinefrina compartilham um grupo catecol; histamina apresenta um grupo imidazol; e serotonina, um grupo indol. Acetilcolina (neurotransmissor nos sistemas moduladores difusos do SNC), adenosina e óxido nítrico (NO) não se enquadram em nenhuma categoria estrutural. A ordem de ligação é 2,5 para a ligação nitrogênio-oxigênio no NO, com força intermediária entre uma ligação dupla e uma tripla.

Todas as catecolaminas derivam da tirosina, em uma série de reações bioquímicas (Figura 8.11). Em primeiro lugar, a tirosina é oxidada a L-di-hidroxifenilalanina (L-DOPA). A seguir, a L-DOPA é descarboxilada a dopamina. No caso da Sra. P, a L-DOPA (levodopa) é um dos componentes do medicamento utilizado para compensar a perda de neurônios dopaminérgicos na substância negra. (A dopamina não constitui agente terapêutico efetivo na doença de Parkinson, visto que não atravessa a barreira hematencefálica; ver adiante.) Os receptores dopaminérgicos centrais têm sido alvo de ampla variedade de agentes terapêuticos. Por exemplo, tanto os precursores da dopamina quanto os agonistas diretos do receptor de dopamina são utilizados no tratamento da doença de Parkinson, conforme discutido no Capítulo 13. Os antagonistas dos receptores de dopamina têm sido empregados com sucesso no tratamento dos sintomas psicóticos da esquizofrenia; esse assunto também é discutido no Capítulo 13. Certas substâncias que causam dependência, como cocaína e anfetaminas, podem ativar vias de recompensa do cérebro, que dependem da neurotransmissão dopaminérgica, como consta no Capítulo 18.

A dopamina é sintetizada a partir da tirosina e da L-DOPA no citoplasma; a seguir, é transportada em vesículas sinápticas. Nos neurônios dopaminérgicos, a dopamina contida nas vesículas sinápticas é liberada como neurotransmissor. Nos neurônios adrenérgicos e noradrenérgicos, é convertida em norepinefrina no interior das vesículas sinápticas pela enzima dopamina-β-hidroxilase. Em um pequeno número de neurônios e na medula adrenal, a norepinefrina é então transportada de volta ao citoplasma, onde é metilada a epinefrina. O Capítulo 10 trata da farmacologia dos agentes cujos alvos consistem nos receptores adrenérgicos periféricos, incluindo tanto agonistas, como broncodilatadores e vasopressores, quanto antagonistas, como anti-hipertensivos. Várias classes de agentes terapêuticos atuam sobre os receptores adrenérgicos centrais. A *clonidina* é um agonista parcial que atua sobre receptores α₂-pré-sinápticos. Alguns *antidepressivos* aumentam a concentração sináptica de norepinefrina mediante bloqueio de sua recaptação (*antidepressivos tricíclicos [ATC]*), enquanto outros aumentam o reservatório intracelular de norepinefrina disponível para liberação sináptica por meio da inibição de sua degradação química (*inibidores da monoamina oxidase [IMAO]*).

A *5-hidroxitriptamina* (5-HT, também conhecida como *serotonina*) é formada a partir do aminoácido triptofano por oxidação enzimática na posição 5, seguida de descarboxilação enzimática. Essa sequência de reações assemelha-se àquela utilizada na síntese de dopamina, embora as enzimas envolvidas nas reações sejam diferentes (Figura 8.12). A neurotransmissão serotoninérgica serve de alvo para diversas classes de fármacos. Os antidepressivos tricíclicos, que bloqueiam a recaptação de norepinefrina, também bloqueiam a recaptação de serotonina. *Os inibidores seletivos da recaptação de serotonina (ISRS)*, que atuam de modo mais seletivo sobre os transportadores de recaptação de serotonina, também são utilizados no tratamento da depressão. O papel dos neurônios serotoninérgicos na depressão e as várias terapias para a doença que atuam sobre a neurotransmissão serotoninérgica são discutidos de modo mais pormenorizado no Capítulo 14.

A histamina é formada por descarboxilação do aminoácido histidina. Atua como neurotransmissor difuso no SNC e também participa na manutenção do estado de vigília via núcleo tuberomamilar do hipotálamo e na sensação de náusea via área postrema no assoalho do quarto ventrículo. Poucas substâncias terapêuticas são intencionalmente direcionadas para a neuro-

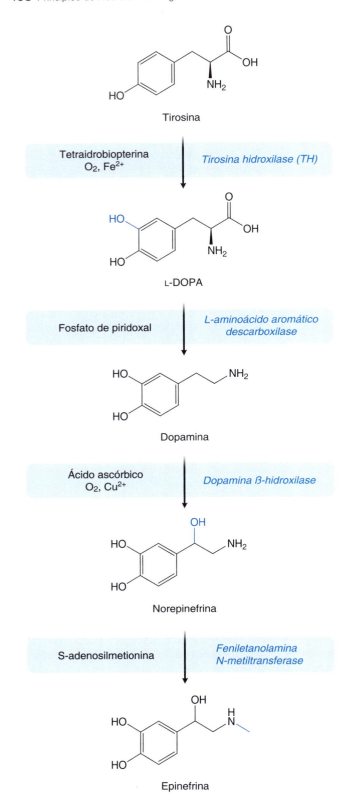

FIGURA 8.11 Síntese das catecolaminas. Todas as catecolaminas são sintetizadas a partir da tirosina. As reações enzimáticas sequenciais resultam de hidroxilação da tirosina para formar L-DOPA, descarboxilação da L-DOPA para formar dopamina, hidroxilação da dopamina para formar norepinefrina e metilação da norepinefrina para formar epinefrina. Dependendo das enzimas (*em letras azuis*) expressas em determinado tipo de neurônio pré-sináptico, a sequência de reações pode ser interrompida em qualquer uma das últimas três etapas, de modo que dopamina, norepinefrina ou epinefrina podem constituir o produto sintetizado e utilizado como neurotransmissor.

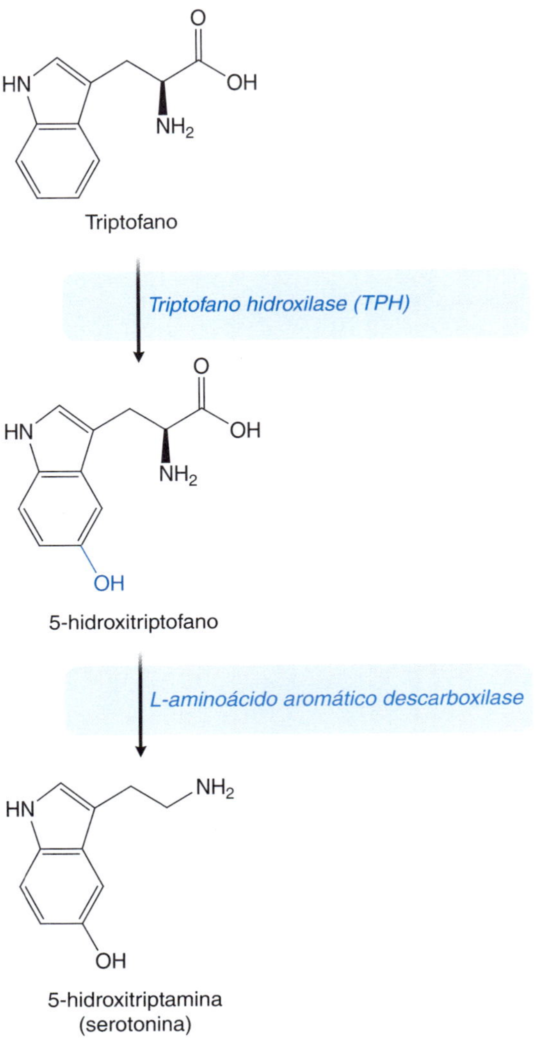

FIGURA 8.12 Síntese da 5-hidroxitriptamina (serotonina). O triptofano é inicialmente oxidado pelo triptofano hidroxilase (TPH) e, a seguir, descarboxilado pela L-aminoácido aromático descarboxilase, produzindo serotonina.

transmissão histaminérgica central. A maioria das substâncias desta classe atua nos receptores histamínicos H_1 periféricos, nos quais a histamina medeia a resposta inflamatória a estímulos alérgicos, ou nos receptores H_2, no tratamento da úlcera péptica (Capítulos 43 e 46). Os anti-histamínicos de ação periférica são, às vezes, prescritos com propósito de sedação ou como antieméticos, devido à sua ação nos substratos neuroanatômicos centrais mencionados anteriormente.

Outros neurotransmissores de pequenas moléculas

A acetilcolina desempenha um importante papel na neurotransmissão periférica. Na junção neuromuscular, é utilizada por neurônios motores somáticos para despolarizar o músculo estriado. No sistema nervoso autônomo, ela é o neurotransmissor empregado por todos os neurônios pré-ganglionares e por neurônios pós-ganglionares parassimpáticos. As múltiplas funções da acetilcolina no sistema nervoso periférico estimularam o desenvolvimento de ampla variedade de fármacos, tendo como alvo a neurotransmissão colinérgica periférica. Esses agentes incluem paralisantes musculares, que interferem na neurotransmissão, na placa motora terminal, inibidores da acetilcolinesterase, que aumentam a concentração local de acetilcolina ao interferir na degradação metabólica do neurotransmissor, e agonistas e antagonistas específicos de receptores.

No SNC, a acetilcolina atua como neurotransmissor de sistema difuso. À semelhança das aminas biogênicas, acredita-se que ela regule o sono e o estado de vigília. A *donepezila*, inibidor reversível da acetilcolinesterase que atua nas sinapses colinérgicas centrais, ajuda a "avivar" pacientes com demência (Capítulo 9). Os agentes anticolinérgicos periféricos podem causar bloqueio colinérgico central, portanto resultar em efeitos adversos significativos. Por exemplo, o agente antimuscarínico *escopolamina* pode causar sonolência, amnésia, fadiga e sono sem sonhos. Em contrapartida, os agonistas colinérgicos, como a *pilocarpina*, podem induzir efeitos adversos de reatividade cortical e estado de alerta.

Os neurotransmissores *purinérgicos*, adenosina e trifosfato de adenosina, desempenham um papel na neurotransmissão central. Essa função é mais evidente nos efeitos da *cafeína*, antagonista competitivo nos receptores de adenosina, produzindo leve sensação estimulante. Neste caso, os receptores de adenosina, localizados em neurônios noradrenérgicos *pré-sinápticos,* atuam para inibir a liberação de norepinefrina. O antagonismo desses receptores de adenosina pela cafeína faz com que a liberação de norepinefrina não seja inibida, produzindo os efeitos estimulantes característicos do fármaco.

O óxido nítrico, que tem gerado grande interesse como vasodilatador periférico, atua no cérebro como neurotransmissor. Ao contrário dos outros neurotransmissores de pequenas moléculas, difunde-se através da membrana neuronal e liga-se a seus receptores no interior da célula-alvo. Acredita-se que os receptores de óxido nítrico residam em neurônios pré-sinápticos, possibilitando-lhe atuar como mensageiro retrógrado. Enquanto os efeitos vasodilatadores periféricos do óxido nítrico constituem um alvo para muitos agentes terapêuticos, nenhum deles exerce ações como neurotransmissor central.

Neuropeptídios

Os peptídios neuroativos constituem a última classe importante de neurotransmissores. Muitos também exercem ações endócrinas, autócrinas e parácrinas. Os principais exemplos de famílias de peptídios neuroativos são *opioides*, *taquicininas*, *secretinas*, *insulinas* e *gastrinas*. Também englobam os fatores de liberação e inibição dos hormônios hipofisários, como *hormônio de liberação da corticotrofina (CRH)*, *hormônio de liberação das gonadotrofinas (GnRH)*, *hormônio de liberação da tireotrofina (TRH)*, *hormônio de liberação do hormônio do crescimento (GRH)* e *somatostatina*. A família de peptídios opioides abrange *encefalinas*, *dinorfinas* e *endorfinas*. Os receptores de opioides, amplamente distribuídos em áreas da medula espinal e do cérebro envolvidas na sensação de dor, constituem os principais alvos farmacológicos dos analgésicos opioides, como a morfina (Capítulo 17), e de algumas drogas de abuso, como a heroína (Capítulo 18).

Barreira hematencefálica

No caso da Sra. P, foi administrada L-DOPA, precursor imediato da dopamina, em lugar do próprio neurotransmissor. Ao contrário da L-DOPA, que tem a capacidade de passar do sangue para o tecido cerebral, onde atua, por exemplo, no tratamento da doença de Parkinson da Sra. P, a dopamina é incapaz de cruzar essa fronteira. A razão dessa exclusão é a existência de um filtro seletivo, denominado *barreira hematencefálica*, que regula o transporte de muitas moléculas do sangue para o cérebro (Figura 8.13). Essa barreira protege o tecido cerebral de substâncias tóxicas que circulam no sangue, bem como de neurotransmissores, como epinefrina, norepinefrina, glutamato e dopamina, que exercem efeitos sistêmicos nos tecidos do corpo, mas que se ligariam a receptores no SNC, causando efeitos indesejáveis, se seu acesso fosse liberado.

A base estrutural da barreira hematencefálica resulta na estrutura singular da microcirculação cerebral. Na maioria dos tecidos, existem pequenas lacunas, denominadas *fenestrações*, entre as células endoteliais que revestem a microvasculatura. Essas lacunas possibilitam a difusão de moléculas de água e pequenas moléculas através do revestimento sem qualquer resistência, enquanto impedem a filtração de grandes moléculas e células. No SNC, as células endoteliais formam junções firmes,

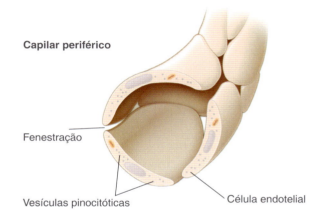

Capilar periférico

Fenestração

Vesículas pinocitóticas

Célula endotelial

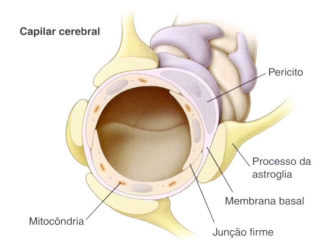

Capilar cerebral

Pericito

Processo da astroglia

Membrana basal

Mitocôndria

Junção firme

FIGURA 8.13 Características dos capilares no sistema nervoso central em comparação com a vasculatura periférica. Na periferia, as células endoteliais capilares apresentam lacunas (denominadas *fenestrações*) entre elas e utilizam vesículas pinocitóticas intracelulares para facilitar o transporte transcapilar de líquido e moléculas solúveis. Em contrapartida, os vasos do SNC são selados por junções firmes existentes entre as células endoteliais. As células apresentam menos vesículas pinocitóticas e são circundadas por pericitos e processos da astroglia. Além disso, as células endoteliais capilares no SNC apresentam mais mitocôndrias do que as células endoteliais nos vasos sistêmicos; essas mitocôndrias podem refletir as necessidades energéticas das células endoteliais do SNC para o transporte de certas moléculas no SNC e de outras moléculas fora dele.

que impedem a difusão de pequenas moléculas através da parede vascular. Além disso, ao contrário das células endoteliais periféricas, as células endoteliais do SNC geralmente não apresentam vesículas pinocitóticas para transporte do líquido do lúmen do vaso sanguíneo para o espaço extracelular. Além disso, os vasos sanguíneos no SNC são recobertos por processos celulares derivados da *astroglia*. Tais processos desempenham importante papel no transporte seletivo de certos nutrientes do sangue para os neurônios centrais.

Na ausência de um mecanismo de transporte seletivo, a barreira hematencefálica geralmente exclui as substâncias hidrossolúveis. Em contrapartida, as substâncias lipofílicas, incluindo gases lipossolúveis importantes, como o oxigênio e o dióxido de carbono, podem difundir-se através das membranas endoteliais. O coeficiente de partição óleo/água fornece bom indicador da facilidade com que uma pequena molécula pode penetrar no SNC. As substâncias lipofílicas com altos coeficientes de partição óleo-água podem difundir-se através da barreira hematencefálica, enquanto as hidrofílicas com baixos coeficientes de partição óleo-água são tipicamente excluídas (Figura 8.14).

Muitos nutrientes hidrofílicos importantes, como a glicose e vários dos aminoácidos, não seriam capazes de atravessar a barreira hematencefálica sem a existência de transportadores específicos. Por exemplo, a glicose é transportada através da barreira por um *transportador de hexose*, que possibilita ao nutriente deslocar-se ao longo de seu gradiente de concentração, em um processo denominado *difusão facilitada*. Os aminoácidos são transportados por três transportadores diferentes: um para grandes aminoácidos neutros, como valina e fenilalanina; um para aminoácidos neutros menores e aminoácidos polares, como glicina e glutamato, respectivamente; e um terceiro para alanina, serina e cisteína. A L-DOPA é transportada pelo transportador dos aminoácidos neutros grandes, porém a própria dopamina é excluída pela barreira hematencefálica. Por esse motivo, administra-se L-DOPA em lugar de dopamina em pacientes com doença de Parkinson. Entretanto, após refeição com alto teor de proteína, o transportador pode ser sobrepujado, e, em consequência, o transporte de L-DOPA pode tornar-se ineficaz. Isso explica a queixa da Sra. P de que seu medicamento tornou-se menos efetivo quando começou a seguir uma dieta rica em proteínas. A barreira hematencefálica também contém diversos canais iônicos, que asseguram a manutenção das concentrações de íons no cérebro em níveis homeostáticos.

Assim como determinados nutrientes hidrofílicos vitais têm acesso ao tecido cerebral por meio de transportadores específicos, muitos compostos lipofílicos potencialmente tóxicos podem ser excluídos do cérebro por uma classe de proteínas conhecidas como *transportadores de resistência a múltiplos fármacos* (*MDR, multiple drug resistance*). Esses transportadores bombeiam compostos hidrofóbicos para fora do cérebro, de volta ao lúmen dos vasos sanguíneos. (Observe que são encontrados transportadores MDR em muitos tipos de células, nas quais desempenham um importante papel em processos como resistência das células tumorais a agentes quimioterápicos.) Uma *barreira hematencefálica metabólica* contribui com uma camada de proteção contra compostos tóxicos; essa barreira é mantida por enzimas que metabolizam compostos transportados nas células endoteliais do SNC. Uma dessas enzimas, a *L-aminoácido aromático descarboxilase* (algumas vezes denominada *DOPA descarboxilase*), metaboliza L-DOPA periférica a dopamina, incapaz de atravessar a barreira hematencefálica. Por esse motivo, a medicação da Sra. P inclui um segundo componente, a carbidopa, inibidor da DOPA descarboxilase. A carbidopa assegura que a L-DOPA não seja metabolizada a dopamina na periferia antes de cruzar a barreira hematencefálica. É importante mencionar que a carbidopa não consegue atravessar a barreira hematencefálica, portanto não interfere na conversão da L-DOPA a dopamina no SNC.

► Conclusão e perspectivas

Este capítulo descreve a organização anatômica das divisões periférica e central do sistema nervoso, a transmissão e o processamento de sinais elétricos e químicos pelos neurônios, os principais neurotransmissores usados pelos neurônios no SNC e a estrutura e o funcionamento da barreira hematencefálica. Embora este capítulo introduza alguns fármacos específicos como exemplos, seu foco está nos princípios gerais de anatomia e neurotransmissão, importantes para a compreensão da ação de todos os agentes farmacológicos que influenciam o sistema nervoso. Os capítulos remanescentes desta seção discutirão sistemas neurotransmissores e agentes específicos que atuam sobre os sistemas nervosos periférico e central. Assim, os Capítulos 9 e 10 descrevem os sistemas colinérgicos e adrenérgicos periféricos, enquanto o Capítulo 11 discute a produção de anestesia local pela inibição da transmissão elétrica através de neurônios periféricos e espinais. O Capítulo 12 descreve a neurotransmissão excitatória e inibitória central. Embora poucos agentes terapêuticos atualmente disponíveis utilizem a neurotransmissão glutamatérgica, duas classes principais de fármacos, os benzodiazepínicos e os barbitúricos, afetam a neurotransmissão GABAérgica ao potencializar o efeito do GABA no receptor $GABA_A$. O Capítulo 13 discute os sistemas dopaminérgicos e descreve de modo mais detalhado o conceito – introduzido neste capítulo – de que alguns dos sintomas que caracterizam a doença de Parkinson podem ser

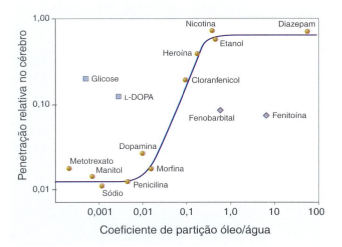

FIGURA 8.14 Capacidade relativa de compostos do sangue de penetrar no cérebro. Em geral, existe uma correlação entre o coeficiente de partição óleo/água de um composto e sua capacidade de penetrar no cérebro a partir da circulação sistêmica. Transportadores específicos facilitam a entrada de certos compostos (*quadrados*) no cérebro, como a glicose (transportador de glicose) e a L-DOPA (transportador de L-aminoácidos neutros grandes). Os transportadores também bombeiam certos compostos para fora do SNC (*losangos*), como fenobarbital e fenitoína. A barreira hematencefálica metabólica, que consiste em várias das enzimas envolvidas no metabolismo de fármacos, também limita a concentração de certos agentes no SNC.

aliviados por fármacos que aumentam a transmissão dopaminérgica. O Capítulo 13 também explica como a inibição da transmissão dopaminérgica pode aliviar alguns dos sintomas da esquizofrenia, considerando que a dopamina possa desempenhar algum papel nessa doença. O Capítulo 14 trata dos fármacos que modificam o afeto, isto é, as manifestações externas do humor. Esses agentes incluem os antidepressivos, que bloqueiam a recaptação ou inibem o metabolismo das aminas biogênicas norepinefrina e serotonina, bem como o "estabilizador do humor", o lítio, que se acredita que afete uma via de transdução de sinais. O Capítulo 15 explora a farmacologia da neurotransmissão elétrica anormal, incluindo a ação dos bloqueadores de canais, como a *fenitoína*, que bloqueiam a propagação de potenciais de ação, inibindo, portanto, muitos tipos de convulsões. O Capítulo 16 descreve a farmacologia dos anestésicos gerais, cujo mecanismo de ação continua sendo área de investigação ativa. O Capítulo 17 discute a farmacologia da analgesia, incluindo agonistas dos receptores opioides e analgésicos não opioides. O Capítulo 18, por fim, trata da farmacologia das substâncias que causam dependência.

Leitura sugerida

Blumenfeld H. *Neuroanatomy through clinical cases*. 2nd ed. Sunderland, MA: Sinauer Associates, Inc.; 2010. (*Exaustiva revisão de neuroanatomia humana, com ênfase na correlação clínica; inclui muitos casos clínicos exemplares.*)

Squire LR, Berg D, Bloom F, du Lac S, Ghosh A. *Fundamental neuroscience*. 3rd ed. Academic Press; 2008. (*Completo livro-texto contendo detalhada informação sobre neuroanatomia humana e neurofisiologia.*)

Princípios de Farmacologia dos Sistemas Nervosos Autônomo e Periférico

9

Farmacologia Colinérgica

Alireza Atri, Michael S. Chang e Gary R. Strichartz

▶ Introdução

A farmacologia colinérgica trata das propriedades do neuro-transmissor *acetilcolina* (ACh). As funções das vias colinérgicas são complexas, porém envolvem geralmente a junção neuromuscular (JNM), o sistema nervoso autônomo e o sistema nervoso central. Apesar das numerosas e importantes ações fisiológicas da ACh, as aplicações terapêuticas atuais dos fármacos colinérgicos e anticolinérgicos são limitadas, devido à natureza ubíqua e complicada das vias colinérgicas e, portanto, à dificuldade inerente em efetuar uma intervenção farmacológica específica sem provocar efeitos adversos. Todavia, medicamentos com alvos colinomiméticos e ações anticolinérgicas apresentam aplicação clínica disseminada em virtude de seus efeitos sobre o cérebro (particularmente sobre a cognição e o comportamento), a junção neuromuscular, o coração, os olhos, os pulmões e os tratos geniturinário e gastrintestinal.

Outros capítulos relevantes que discutem as aplicações da farmacologia colinérgica são os Capítulos 17, 46 e 47.

▶ Bioquímica e fisiologia da neurotransmissão colinérgica

A síntese, o armazenamento e a liberação da acetilcolina obedecem a uma sequência semelhante de etapas em todos os neurônios colinérgicos. Os efeitos específicos da ACh em de-terminada sinapse colinérgica são determinados, em grande parte, pelo tipo de receptor de ACh presente nessa sinapse. Os receptores colinérgicos são divididos em duas classes principais: os *muscarínicos* (mAChR), ligados à proteína G e expressos nas sinapses terminais de todas as fibras pós-ganglionares parassimpáticas e de algumas fibras pós-ganglionares simpáticas, nos gânglios autônomos e no SNC; e os *nicotínicos* (nAChR), canais iônicos regulados por ligantes e concentrados pós-sinapticamente em numerosas sinapses autônomas excitatórias e pré-sinapticamente no SNC. A *acetilcolinesterase* (AChE), enzima responsável pela degradação da acetilcolina, é também importante alvo farmacológico. Nesta seção, a descrição da bioquímica de cada um desses alvos farmacológicos é seguida de uma discussão dos efeitos fisiológicos da acetilcolina na junção neuromuscular, no sistema nervoso autônomo e no SNC.

Síntese da acetilcolina

A acetilcolina é sintetizada em uma única etapa a partir da colina e da acetil coenzima A (acetil-CoA) pela enzima *colina acetiltransferase* (*ChAT*):

$$\text{Acetil coenzima A + Colina} \xrightarrow{\text{ChAT}}$$

$$\text{Acetilcolina + Coenzima A + H}_2\text{O} \qquad \text{Equação 9.1}$$

No SNC, a colina utilizada na síntese de acetilcolina origina-se de uma de três fontes. Cerca de 35 a 50% da colina produzi-

CASO

No ano de 1744, os colonos da Virgínia capturaram Opechancanough, chefe guerreiro dos índios Powhatans e tio de Pocahontas. Opechancanough era considerado um mestre estrategista e tinha a reputação de ser um guerreiro impiedoso. Entretanto, um correspondente da colônia forneceu um retrato diferente do chefe capturado: "As fadigas excessivas que ele enfrentou debilitaram seu organismo; sua carne tornou-se flácida, os tendões perderam seu tônus e sua elasticidade; e suas pálpebras estavam tão pesadas que ele não conseguia enxergar, a não ser que fossem levantadas por seus ajudantes... Era incapaz de andar; porém seu espírito, erguendo-se acima de seu corpo destroçado, ainda comandava [seus seguidores] da maca em que era transportado por seus índios." Enquanto Opechancanough ainda se encontrava em uma prisão em Jamestown, descobriu-se que, depois de um período de inatividade, ele conseguiu levantar-se sozinho do chão e ficar em pé.

Acredita-se que a história de Opechancanough forneça a primeira descrição documentada da miastenia *gravis*, doença neuromuscular decorrente da produção autoimune de anticorpos dirigidos contra os receptores colinérgicos na junção neuromuscular. Em 1934, quase dois séculos depois, a médica inglesa Mary Broadfoot Walker encontrou vários pacientes com sintomas semelhantes de fraqueza muscular, que a fizeram lembrar-se dos sintomas de pacientes com envenenamento por tubocurare. Confiante em seus achados, a Dra. Walker administrou um antídoto, a fisostigmina, a seus pacientes imobilizados. Os resultados foram surpreendentes – em poucos minutos, os pacientes foram capazes de levantar-se e andar pelo quarto. A Dra. Walker descobriu, assim, a primeira medicação verdadeiramente efetiva para a miastenia *gravis*. Apesar da importância dessa descoberta, Dra. Walker foi largamente ridicularizada pela comunidade científica, porque o tratamento melhorou os sintomas da miastenia *gravis* de modo bem mais rápido e efetivo do que se poderia acreditar. Somente muitos anos depois a comunidade científica aceitou seus achados.

💡 Questões

1. Por que o envenenamento por tubocurare e a miastenia *gravis* produzem sintomas semelhantes?

2. Como a fisostigmina melhora os sintomas da miastenia *gravis*?

3. Por que é perigoso administrar fisostigmina a todo paciente com fraqueza muscular?

4. Quais os outros usos terapêuticos da fisostigmina?

---

da pela acetilcolinesterase na fenda sináptica (ver Figura 9.1 e adiante) são transportados de volta à terminação axônica, onde constituem aproximadamente metade da colina usada na síntese de ACh. As reservas plasmáticas de colina também podem ser transportadas até o cérebro, como parte da fosfatidilcolina lipídica, então metabolizada a colina livre. (A incorporação da colina em fosfatidilcolina é essencial, visto que a própria colina é incapaz de atravessar a barreira hematencefálica.) A colina também é armazenada em fosfolipídios, na forma de fosforilcolina, a partir da qual pode ser utilizada, quando necessário.

A acetil-CoA utilizada na reação de síntese provém principalmente da glicólise e é produzida, em última análise, pela enzima piruvato desidrogenase. Embora a síntese de acetil-CoA ocorra na membrana interna das mitocôndrias, a colina acetiltransferase localiza-se no citoplasma. Foi aventada a hipótese de que o citrato atua como carreador da acetil-CoA da mitocôndria para o citoplasma, onde é liberado pela citrato liase.

A etapa limitadora de velocidade na síntese de ACh não é mediada pela colina acetiltransferase, mas pela disponibilidade do substrato colina, que depende da captação de colina no neurônio. Existem dois processos responsáveis pelo transporte da colina. O primeiro consiste na difusão facilitada de baixa afinidade (K_m = 10 a 100 μM). Esse sistema não é saturável e é encontrado nas células que sintetizam fosfolipídios que contêm colina, como o epitélio da córnea. O segundo processo, de maior importância, consiste em um sistema de transporte de alta afinidade e dependente de sódio (K_m = 1 a 5 μM), encontrado especificamente nas terminações nervosas colinérgicas. Como o transportador de alta afinidade é facilmente saturado (em concentrações de colina de > 10 μM), ele estabelece um limite superior para o suprimento de colina na síntese de ACh. Esse transportador, como componente limitador de velocidade, constitui-se alvo para vários fármacos anticolinérgicos (p. ex., *hemicolínio-3*, ver Figura 9.1).

Armazenamento e liberação da acetilcolina

Uma vez sintetizada no citoplasma, a ACh é transportada até o interior de vesículas sinápticas para armazenamento. A energia necessária para esse processo é fornecida por uma ATPase que bombeia prótons para dentro da vesícula. O transporte de prótons para fora dela (*i. e.*, a favor do gradiente de concentração de H^+) está acoplado à captação de ACh para dentro da vesícula (*i. e.*, contra o gradiente de concentração de ACh) por meio de um canal antiportador de ACh-H^+. Este representa um alvo para alguns fármacos anticolinérgicos, como o *vesamicol*, e sua inibição resulta em déficit de armazenamento e liberação subsequente de ACh (Figura 9.1). Além da ACh, as vesículas colinérgicas contêm ATP e proteoglicanos de heparam sulfato, ambos os quais servem como contraíons para a ACh. Ao neutralizar a carga positiva da ACh, essas moléculas dispersam as forças eletrostáticas que de outro modo impediriam o acondicionamento denso da ACh dentro da vesícula. (O ATP liberado também atua como neurotransmissor, por meio de receptores purinérgicos, inibindo a liberação de ACh e de norepinefrina das terminações nervosas autônomas.)

A liberação de ACh na fenda sináptica ocorre por meio da fusão da vesícula sináptica com a membrana plasmática. O processo depende da despolarização da terminação axônica e da abertura dos canais de cálcio dependentes de voltagem. O aumento na concentração intracelular de Ca^{2+} facilita a ligação da sinaptotagmina às proteínas do complexo SNARE, que, em seu conjunto, medeiam a fixação e a fusão da vesícula à membrana. Como resultado, o conteúdo da vesícula é liberado na forma de separados "quanta" na fenda sináptica (ver Capítulo 7).

Dois estoques de ACh desempenham papéis distintos durante o processo de liberação da acetilcolina. Um dos estoques, conhecido como compartimento de "depósito", consiste em

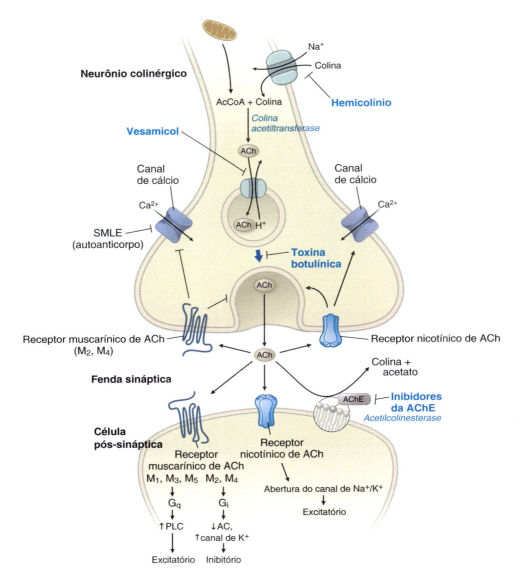

FIGURA 9.1 Vias de síntese, armazenamento, liberação e degradação da acetilcolina e agentes farmacológicos que atuam sobre essas vias. A colina é transportada até a terminação nervosa colinérgica pré-sináptica por um cotransportador de Na⁺ colina de alta afinidade. Este é inibido pelo hemicolínio. A enzima citosólica colina acetiltransferase catalisa a formação da acetilcolina (ACh) a partir da acetil coenzima A (AcCoA) e colina. A ACh recém-sintetizada é acondicionada (juntamente com ATP e proteoglicanos) em vesículas para seu armazenamento. O transporte da ACh para o interior da vesícula é mediado por um antiportador de H⁺–ACh, inibido pelo vesamicol. As vesículas que contêm ACh fundem-se com a membrana plasmática quando os níveis intracelulares de cálcio aumentam em resposta a um potencial de ação pré-sináptico, liberando o neurotransmissor na fenda sináptica. A síndrome miastênica de Lambert-Eaton (SMLE) resulta da produção de um autoanticorpo que bloqueia o canal de Ca^{2+} pré-sináptico. A toxina botulínica impede a exocitose das vesículas pré-sinápticas, bloqueando, assim, a liberação de ACh. A acetilcolina difunde-se na fenda sináptica e liga-se a receptores pós e pré-sinápticos. Os receptores de acetilcolina são divididos em nicotínicos e muscarínicos. Os nicotínicos são canais iônicos regulados por ligantes, permeáveis a cátions, enquanto os muscarínicos são acoplados à proteína G e alteram as vias de sinalização da célula, incluindo a ativação da fosfolipase C (PLC), a inibição da adenilciclase (AC) e a abertura dos canais de K⁺. Os receptores nicotínicos pós-sinápticos e os receptores muscarínicos M_1, M_3 e M_5 são excitatórios; os receptores muscarínicos M_2 e M_4 pós-sinápticos são inibitórios. Os receptores nicotínicos pré-sinápticos intensificam a entrada de Ca^{2+} no neurônio pré-sináptico, aumentando, assim, a fusão das vesículas e a liberação de ACh. Os receptores muscarínicos M_2 e M_4 pré-sinápticos inibem a entrada de Ca^{2+} no neurônio pré-sináptico, diminuindo, assim, a fusão das vesículas e a liberação de ACh. A acetilcolina na fenda sináptica é degradada pela acetilcolinesterase (AChE) ligada à membrana em colina e acetato. Existem numerosos inibidores da AChE; os anticolinesterásicos clinicamente relevantes são, em sua maioria, inibidores competitivos da enzima.

vesículas situadas próximo à membrana plasmática da terminação axônica. A despolarização axônica provoca a rápida liberação de ACh dessas vesículas. O compartimento de "reserva" serve para repor o compartimento de depósito, à medida que este está sendo utilizado. É necessária uma taxa adequada de mobilização do compartimento de reserva para manter a liberação de ACh durante um período prolongado de tempo. Desses dois estoques, o compartimento de depósito é o primeiro a ser reabastecido por vesículas carregadas de ACh recém-sintetiza-

da; esse processo desloca algumas das vesículas mais antigas do compartimento de depósito para o de reserva.

Receptores colinérgicos

Uma vez liberada na fenda sináptica, a ACh liga-se a uma de duas classes de receptores, localizados habitualmente sobre a superfície da membrana da célula pós-sináptica. Os *receptores muscarínicos* (*mAChR*) são acoplados à proteína G (GPCR) com sete domínios transmembrana, enquanto os *receptores nicotínicos* (*mAChR*) são canais iônicos regulados por ligantes. *Embora os muscarínicos sejam sensíveis ao mesmo neurotransmissor dos nicotínicos, essas duas classes de receptores colinérgicos compartilham pouca semelhança estrutural.*

Receptores muscarínicos

A transmissão colinérgica muscarínica ocorre principalmente nos gânglios autônomos, em órgãos-alvo inervados pela divisão parassimpática do sistema nervoso autônomo e no SNC. Os receptores muscarínicos pertencem à mesma família de vários outros receptores de superfície celular (como os adrenérgicos), que fazem transdução de sinais através da membrana celular e interagem com proteínas de ligação de GTP. Como todos os efeitos da ativação dos receptores muscarínicos ocorrem por meio das ações dessa proteína G, existe um período de latência de pelo menos 100 a 250 ms associado a respostas muscarínicas à ativação do receptor. (Em contrapartida, os canais nicotínicos apresentam latências da ordem de 5 ms.)

A ativação da proteína G pela ligação de agonista aos receptores muscarínicos pode exercer vários efeitos diferentes sobre as células, entre eles inibição da adenilciclase (por meio da G_i) e estimulação da fosfolipase C, ambas mediadas por uma subunidade α da proteína G. (Ver Capítulo 1, para descrição desses mecanismos de sinalização.) A ativação muscarínica também influencia os canais iônicos por meio de moléculas de segundos mensageiros. O efeito predominante dessa estimulação dos mAChR é o aumento da abertura de canais específicos de potássio (canais de K^+ retificados pela proteína G internamente modificada ou GIRK), com consequente hiperpolarização da célula. Esse efeito é mediado pela subunidade $\beta\gamma$ de uma proteína G (G_o), que se liga ao canal e aumenta sua probabilidade de estar aberto.

Nas células, foram detectados e isolados cinco cDNA distintos para os receptores muscarínicos humanos, denominados M_1-M_5. Esses tipos de receptores formam dois grupos funcionalmente distintos. Os receptores M_1, M_3 e M_5 estão acoplados a proteínas G responsáveis pela estimulação da fosfolipase C. Por outro lado, os receptores M_2 e M_4 estão acoplados a proteínas G responsáveis pela inibição da adenilciclase e pela ativação dos canais de K^+. Os receptores de cada grupo funcional podem ser diferenciados com base em suas respostas a antagonistas farmacológicos (Tabela 9.1). Em geral, o receptor M_1 é expresso nos neurônios corticais e gânglios autônomos; os receptores M_2, no músculo cardíaco, e os receptores M_3, em músculo liso e tecido glandular. Como a estimulação de M_1, M_3 e M_5 facilita a excitação da célula, enquanto a estimulação de M_2 e M_4 suprime a excitabilidade celular, existe uma correlação previsível entre o subtipo de receptor e o efeito da ACh sobre a célula. Os vários subtipos de receptores muscarínicos são responsáveis por grande parte da diversidade das respostas celulares aos agonistas dos mAChR.

TABELA 9.1 Características dos subtipos de receptores colinérgicos.

RECEPTOR	LOCALIZAÇÕES TÍPICAS	RESPOSTAS	MECANISMO	AGONISTA PROTÓTIPO	ANTAGONISTA PROTÓTIPO
Muscarínico M_1	Gânglios autônomos	Potencial pós-sináptico excitatório (PPSE) tardio	$G_{q/11} \rightarrow$ PLC $\rightarrow \uparrow IP_3 +$ $\uparrow$ DAG $\rightarrow \uparrow Ca^{2+} + \uparrow$ PKC	Oxotremorina	Pirenzepina
	SNC	Complexas: pelo menos despertar, atenção, analgesia	–	–	–
Muscarínico M_2	Coração: nódulo SA	Alentecimento da despolarização espontânea; hiperpolarização	$\beta\gamma$ da proteína G $\rightarrow$ inibição da AC e $\uparrow$ abertura dos canais de K^+	–	AF–DX 117
	Coração: nódulo AV	$\downarrow$ Velocidade de condução	–	–	–
	Coração: átrio	$\downarrow$ Período refratário; $\downarrow$ força contrátil	–	–	–
	Coração: ventrículo	Ligeira $\downarrow$ da contratilidade	–	–	–
Muscarínico M_3	Músculo liso	Contração	Igual a M_1	–	Hexa-hidrosila difenidol
Muscarínico M_4	SNC	–	Igual a M_2	–	Himbacina
Muscarínico M_5	SNC	–	Igual a M_1	–	–
Nicotínico N_M	Músculo esquelético na junção neuro-muscular (JNM)	Despolarização da placa terminal; contração do músculo esquelético	Abertura dos canais de Na^+/K^+	Feniltrimetilamônio	Tubocurarina
Nicotínico N_N	Gânglios autônomos	Despolarização e disparo do neurônio pós-ganglionar	Abertura dos canais de Na^+/K^+	Dimetilfenilpiperazínio	Trimetafana
	Medula suprarrenal	Secreção de catecolaminas	–	–	–
	SNC	Complexas: pelo menos despertar, atenção, analgesia	–	–	–

Os receptores colinérgicos são divididos em nicotínicos e muscarínicos. Todos os nicotínicos são canais seletivos de cátions regulados por ligantes, enquanto os muscarínicos são receptores transmembrana ligados à proteína G. Existem agonistas e antagonistas farmacológicos específicos para a maioria das subclasses, embora, hoje em dia, esses agentes sejam, em sua maioria, apenas usados para fins experimentais.

Receptores nicotínicos

A transmissão colinérgica nicotínica resulta da ligação da ACh ao nAChR (Figura 9.2). Esse fenômeno é conhecido como *condutância direta regulada por ligante*. A ligação de duas moléculas de ACh a um nAChR desencadeia mudança na conformação do receptor, criando um poro seletivo para cátions monovalentes através da membrana celular. Os canais abertos do nAChR ativado são igualmente permeáveis aos íons K^+ e Na^+. (Como o potencial de repouso da membrana aproxima-se do potencial de Nernst para o K^+ e está bem abaixo do potencial de Nernst para o Na^+, o íon predominante que passa pelo nACR aberto é o Na^+.) Entretanto, a existência de permeabilidade relativamente pequena aos íons Ca^{2+} resulta em elevações significativas da $[Ca^{2+}]$ intracelular. Por conseguinte, quando abertos, esses canais produzem uma corrente efetiva de entrada de Na^+ que despolariza a célula. A estimulação de múltiplos nAChR pode despolarizar a célula o suficiente para produzir potenciais de ação e abrir os canais de cálcio dependentes de voltagem. Esta última ação e a entrada direta de Ca^{2+} através do poro do nAChR podem acarretar a ativação de diversas vias de sinalização intracelulares.

Como a ACh dissocia-se rapidamente das moléculas receptoras no estado ativo, e a acetilcolinesterase degrada rapidamente a ACh livre (não ligada) na fenda sináptica (ver adiante), a despolarização mediada pelos nAChR é breve (< 10 ms). Embora a ligação simultânea de duas moléculas de ACh seja requerida para a abertura dos canais, não é necessário que ambas se dissociem para que o canal abra-se novamente; a ligação de uma segunda molécula de ACh a um receptor que ainda apresenta uma molécula de ACh ligada pode, mais uma vez, resultar na abertura do canal. A cinética de ligação do nAChR e da abertura dos canais é apresentada de modo detalhado na Figura 9.3.

Quanto à sua estrutura, o receptor nicotínico de acetilcolina é constituído por cinco subunidades, tendo, cada uma delas, massa de aproximadamente 40 quilodáltons (Figura 9.2A). Foram identificados vários tipos de subunidades no nAChR, designados como α, β, γ, δ e ε. Todas essas subunidades compartilham 35 a 50% de homologia entre si. Cada receptor na JNM é composto de duas subunidades α, uma subunidade β, uma δ e uma γ ou ε. (A forma $\alpha_2\beta\varepsilon\delta$ domina na junção neuromuscular do músculo esquelético maduro, enquanto a forma $\alpha_2\beta\gamma\delta$ é expressa no músculo embrionário.) As moléculas agonistas ligam-se a uma bolsa hidrofóbica produzida entre cada subunidade α e a subunidade adjacente complementar – constituindo a base estrutural para a ligação de duas moléculas de ACh a cada receptor. A mudança na conformação das subunidades α, induzida pela ligação da ACh, desencadeia as alterações globais no poro que possibilitam o fluxo de íons através do receptor (*i. e.*, que abrem o canal).

Além de simples abertura e fechamento em resposta à ligação da ACh, os receptores nicotínicos modulam suas respostas a vários perfis de concentração de acetilcolina. Eles reagem de modo diferente a pulsos distintos e breves de ACh, em comparação com a situação em que o neurotransmissor está presente continuamente. Conforme assinalado anteriormente, em condições normais, o canal fechado em estado de repouso responde a uma dupla ligação de ACh abrindo-se de modo transitório, e a baixa afinidade do receptor com a ACh provoca rápida dissociação da ACh do receptor e o retorno deste à sua conformação em repouso. Em comparação, a exposição contínua do receptor à ACh faz com que ele sofra mudança, assumindo conformação "dessensibilizada", em que o canal permanece fechado. O

A Estrutura global

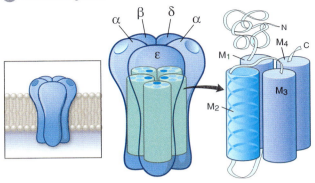

B Sítio de ligação da acetilcolina

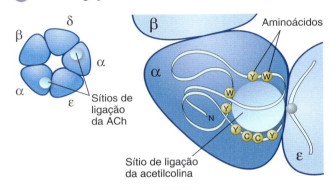

C Canal iônico

FIGURA 9.2 Biologia estrutural do receptor nicotínico de acetilcolina. A. Estrutura global do receptor nicotínico de acetilcolina (tipo N_M) e suas cinco subunidades ($\alpha_2\beta\varepsilon\delta$). Cada subunidade é composta de uma proteína transmembrana que apresenta quatro regiões α-helicoidais hidrofóbicas (M_1, M_2, M_3, M_4), atravessando a membrana de um lado ao outro. Os grandes domínios N-terminais hidrofílicos de duas subunidades α contêm o sítio de ligação da acetilcolina. **B.** Sítio de ligação da acetilcolina visto de cima (*detalhe*: aumento menor). Os aminoácidos marcados do domínio hidrofílico da subunidade α são particularmente importantes na ligação da acetilcolina. A mudança de conformação que resulta da ligação de duas moléculas de acetilcolina abre o canal. **C.** Os domínios M_2 das cinco subunidades estão voltados para o interior da proteína e, em seu conjunto, formam o canal transmembrana (*detalhe*). Três anéis carregados negativamente de cinco aminoácidos (um de cada subunidade M_2) atraem íons de carga positiva através do canal. No centro, um anel de leucina sem carga (*roxo*) participa no fechamento do canal iônico, quando o receptor torna-se dessensibilizado à acetilcolina.

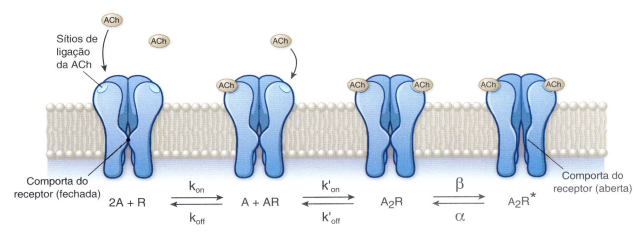

FIGURA 9.3 Cinética da ligação do receptor nicotínico de acetilcolina e abertura do canal. Cada transição entre os estados de ligação do receptor e abertura do canal é totalmente reversível, e não há necessidade de passar por todas as conformações possíveis antes de retornar a determinado estado. Por exemplo, um receptor com dois ligantes associados pode perder um deles e, a seguir, adquirir outro, retornando a seu estado inicial, sem precisar dissociar-se de ambos os ligantes. A, ligante (ACh); R, receptor nicotínico de ACh (fechado); R*, receptor nicotínico de ACh (aberto); K_{on}, constante da taxa para associação (ligação) da primeira molécula de ACh ao receptor; K'_{on}, constante da taxa para associação da segunda molécula de ACh ao receptor; K_{off}, constante da taxa para dissociação da primeira molécula de ACh do receptor; K'_{off}, constante da taxa para dissociação da segunda molécula de ACh do receptor; β, constante da taxa de abertura do canal após a ligação de ambas as moléculas de ACh; α, constante da taxa de fechamento do canal. Observe que a abertura e o fechamento do canal são eventos muito mais lentos do que a ligação da ACh ao receptor.

estado dessensibilizado caracteriza-se, também, por acentuado aumento da afinidade do receptor com a ACh, de modo que esta permanece ligada a ele por um período de tempo relativamente longo. Essa ligação prolongada retarda a conversão do receptor a seu estado do repouso não estimulado.

Os receptores colinérgicos nicotínicos presentes nos gânglios autônomos e no sistema nervoso central (denominados N_2 ou N_N) assemelham-se aos receptores na JNM (N_1 ou N_M), exceto pelo fato de as subunidades nos receptores N_N consistirem exclusivamente em subunidades α e β. Entretanto, para complicar a situação, foram detectados nove tipos diferentes de subunidades α (α_2 a α_{10}) e três tipos de subunidades β (β_2 a β_4) nos tecidos neuronais. (α_1 e β_1 referem-se a tipos distintos de subunidades encontrados na JNM.) Essa diversidade de combinações de subunidades α e β é responsável pelas respostas variáveis do SNC e dos nAChR autônomos aos agentes farmacológicos. Os nAChR pré-sinápticos no SNC modulam a liberação da própria ACh e de outros neurotransmissores excitatórios e inibitórios. Esse efeito pode envolver a elevação da [Ca^{2+}] dentro das terminações, resultando na inativação dos canais neuronais de cálcio.

Degradação da acetilcolina

Para que a acetilcolina seja útil na neurotransmissão rápida e repetida, deve existir um mecanismo que limite seu período de ação. A degradação da ACh é essencial não apenas para impedir a ativação indesejável dos neurônios ou das células musculares adjacentes, mas também para assegurar o momento apropriado de sinalização nas células pós-sinápticas. Em geral, uma única molécula do receptor é capaz de distinguir entre dois eventos sequenciais de liberação pré-sinápticos, visto que a degradação da ACh na fenda sináptica ocorre mais rapidamente do que a ativação do nAChR.

As enzimas coletivamente conhecidas como *colinesterases* são responsáveis pela degradação da acetilcolina. Os dois tipos, a *AChE* e a *butirilcolinesterase* (*BuChE*, também conhecida

como pseudocolinesterase ou colinesterase inespecífica), estão amplamente distribuídos pelo corpo. A AChE é indispensável para a degradação da ACh e tem a capacidade de hidrolisar cerca de 4×10^5 moléculas de ACh por molécula de enzima por minuto. Em virtude de seu tempo de renovação de 150 μs, a colinesterase é uma das enzimas hidrolíticas mais eficientes conhecidas. A AChE concentra-se na membrana pós-sináptica, e a colina liberada sob sua ação é eficientemente transportada de volta à terminação pré-sináptica. A BuChE desempenha um papel secundário na degradação da ACh. Evidências recentes sugerem que essa enzima pode atuar ainda menos no desenvolvimento neural inicial como correguladora da ACh (pode hidrolisar a ACh, porém em uma taxa bem mais lenta do que a AChE) e pode estar envolvida na patogenia da doença de Alzheimer. Devido a sua importância central na transmissão colinérgica, foi desenvolvida uma classe de fármacos conhecidos como inibidores da acetilcolinesterase, cujo alvo é a AChE.

Efeitos fisiológicos da transmissão colinérgica

Junção neuromuscular

A acetilcolina constitui o principal neurotransmissor na junção neuromuscular (Figura 9.4). A ligação da ACh liberada pelos neurônios motores α aos receptores nicotínicos na membrana da célula muscular resulta em despolarização da placa motora terminal. A extensão da despolarização depende da quantidade de ACh liberada na fenda sináptica. Essa liberação é de natureza quântica, isto é, a ACh é liberada em quantidades discretas pelo neurônio motor pré-sináptico. Cada *quantum* de ACh corresponde ao conteúdo de uma única vesícula sináptica e provoca pequena despolarização na placa motora, denominada *potencial da placa motora em miniatura* (*PPMM*). Em condições de repouso, são detectados PPMM esporádicos na placa motora terminal, correspondendo a um baixo nível basal de liberação não estimulada de ACh, que decorre da fusão espontânea da vesícula com a membrana pré-sináptica do axônio motor. Em contrapartida, a chegada de um potencial de ação à

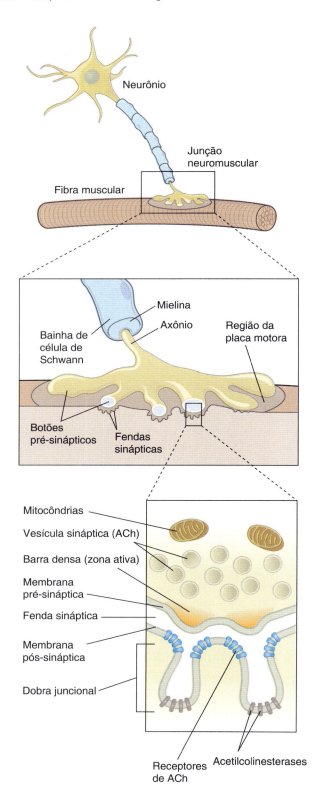

FIGURA 9.4 Junção neuromuscular (JNM). Na junção neuromuscular, os neurônios motores inervam um grupo de fibras musculares. A área das fibras inervadas por um neurônio motor individual é designada como região da *placa motora*. Múltiplas terminações pré-sinápticas estendem-se a partir do axônio do neurônio motor. Quando tal neurônio é despolarizado, suas vesículas sinápticas fundem-se com a membrana pré-sináptica, liberando ACh na fenda sináptica. Os receptores de ACh da junção neuromuscular são exclusivamente nicotínicos, e a estimulação desses receptores acarreta despolarização da membrana da célula muscular e geração de um potencial da placa motora.

terminação do axônio motor provoca fusão de uma quantidade muito maior de vesículas (até milhares) com a membrana neuronal e liberação da ACh. Na placa motora terminal, o resultado consiste em despolarização relativamente grande, denominada *potencial da placa motora* (*PPM*) (Figura 9.5). A magnitude do PPM é mais do que suficiente para deflagrar um potencial de ação de propagação através da fibra muscular, produzindo, assim, uma única contração ou "abalo muscular".

A acetilcolina não apenas deflagra a contração muscular como seu efeito primário na JNM, como também modula sua própria ação nesse sítio. Os receptores colinérgicos pré-sinápticos, localizados na terminação axônica do neurônio motor, respondem à ligação da ACh *facilitando* a mobilização das vesículas sinápticas do compartimento de reserva para o de depósito. Essa alça de retroalimentação positiva, em que a liberação de ACh estimula sua liberação adicional, é necessária para assegurar uma liberação suficiente de ACh sob estimulação de alta frequência do nervo (cerca de 100 Hz). Apesar desse mecanismo, o débito de ACh por impulso nervoso declina rapidamente durante a estimulação de alta frequência persistente. Felizmente, como ocorre liberação de excesso de ACh, e os receptores de ACh também estão presentes em excesso, existe grande margem de segurança. Somente quando 50% ou mais dos receptores pós-sinápticos são dessensibilizados declina a tensão muscular, observada durante a estimulação tetânica (fenômeno conhecido como *fadiga tetânica*).

É importante assinalar que o bloqueio seletivo dos receptores colinérgicos pré-sinápticos moduladores por antagonistas, como o *hexametônio*, impede a facilitação e provoca rápida fadiga tetânica que ocorre sob condições normais em outras circunstâncias (Figura 9.6).

Efeitos autônomos

A neurotransmissão através dos gânglios autônomos é complicada, visto que vários tipos distintos de receptores contribuem para as alterações complexas observadas nos neurônios pós-ganglionares. A resposta pós-sináptica generalizada a impulsos pré-sinápticos pode ser dividida em quatro componentes distintos (Figura 9.7). *O evento primário na resposta ganglionar pós-sináptica consiste em rápida despolarização mediada pelos receptores nicotínicos de ACh no neurônio pós-ganglionar.* O mecanismo assemelha-se àquele observado na JNM, em que uma corrente de entrada desencadeia um potencial pós-sináptico excitatório (PPSE) quase imediato, de 10 a 50 ms de duração. Tipicamente, a amplitude desse PPSE é de apenas alguns milivolts, e muitos desses eventos devem somar-se para que a membrana celular pós-sináptica alcance o limiar para disparar um potencial de ação (Figura 9.7A). Os outros três eventos da transmissão ganglionar modulam esse sinal primário e são conhecidos como PPSE lento, PPSI (potencial pós-sináptico inibitório) e PPSE lento tardio. O *PPSE lento*, que ocorre depois de uma latência de 1 segundo, é mediado por receptores muscarínicos M_1 de ACh. A duração desse efeito é de 10 a 30 segundos (Figura 9.7C). O PPSI é, em grande parte, produto da estimulação dos receptores dopaminérgicos e α-adrenérgicos pelas catecolaminas (*i. e.*, dopamina e norepinefrina) (ver Capítulo 10), embora alguns PPSI em uma pequena quantidade de gânglios sejam mediados por receptores muscarínicos M_2. Em geral, a latência e a duração dos PPSI variam entre aquelas dos PPSE rápido e lento. O *PPSE lento tardio* é mediado por uma diminuição da condutância de potássio induzida pela

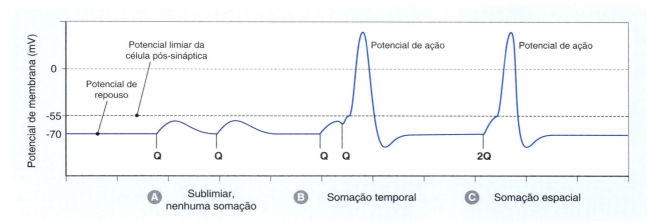

FIGURA 9.5 Liberação quântica de acetilcolina e contração muscular. A contração muscular depende do acúmulo de uma concentração suficiente de acetilcolina na placa motora terminal para despolarizar o músculo além do potencial limiar (em geral, de cerca de −55 mV). Após a ocorrência de despolarização local, há geração de um potencial de ação autopropagador, que pode disseminar-se ao longo da fibra muscular, resultando em contração muscular. **A.** Como uma única vesícula colinérgica libera seus conteúdos na JNM, ocorre pequena despolarização (Q), também conhecida como potencial da placa motora em miniatura (PPMM), na região local do músculo. Esse PPMM é insuficiente para gerar um potencial de ação. Quando uma quantidade suficiente de vesículas colinérgicas libera seu conteúdo na JNM, seja em rápida sucessão (**B**) ou de modo simultâneo (**C**), ocorre despolarização suficiente (denominada potencial da placa motora ou PPM), de modo que o limiar da placa motora terminal para a geração de um potencial de ação é superado, ocorrendo contração muscular. Um potencial de ação isolado provoca um abalo muscular, enquanto uma sequência de potenciais de ação pode produzir contração sustentada do músculo. Observe que, embora esse exemplo utilize dois PPMM para maior simplicidade, são necessários, na realidade, muito mais do que dois PPMM para alcançar despolarização em nível limiar. Nesta figura, o eixo X corresponde ao tempo.

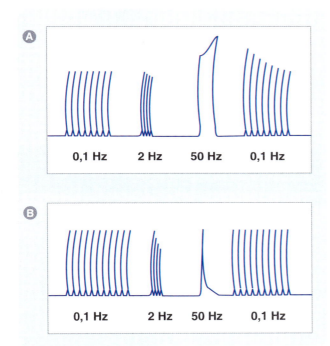

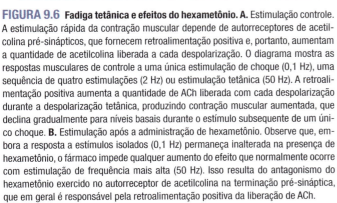

FIGURA 9.6 Fadiga tetânica e efeitos do hexametônio. A. Estimulação controle. A estimulação rápida da contração muscular depende de autorreceptores de acetilcolina pré-sinápticos, que fornecem retroalimentação positiva e, portanto, aumentam a quantidade de acetilcolina liberada a cada despolarização. O diagrama mostra as respostas musculares de controle a uma única estimulação de choque (0,1 Hz), uma sequência de quatro estimulações (2 Hz) ou estimulação tetânica (50 Hz). A retroalimentação positiva aumenta a quantidade de ACh liberada com cada despolarização durante a despolarização tetânica, produzindo contração muscular aumentada, que declina gradualmente para níveis basais durante o estímulo subsequente de um único choque. **B.** Estimulação após a administração de hexametônio. Observe que, embora a resposta a estímulos isolados (0,1 Hz) permaneça inalterada na presença de hexametônio, o fármaco impede qualquer aumento do efeito que normalmente ocorre com estimulação de frequência mais alta (50 Hz). Isso resulta do antagonismo do hexametônio exercido no autorreceptor de acetilcolina na terminação pré-sináptica, que em geral é responsável pela retroalimentação positiva da liberação de ACh.

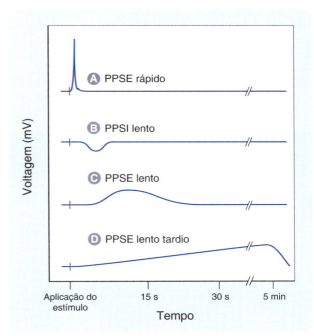

FIGURA 9.7 Quatro tipos de sinais sinápticos em um gânglio autônomo. A resposta dos gânglios autônomos à neurotransmissão é um evento complexo, mediado por vários tipos diferentes de neurotransmissores e receptores, em diversas escalas distintas de tempo. **A.** O principal modo de neurotransmissão é o potencial de ação, produzido por um potencial pós-sináptico excitatório (PPSE) suficientemente forte (supralimiar). O PPSE rápido é mediado pela ação da acetilcolina em receptores nicotínicos pós-sinápticos de ACh. **B.** O potencial pós-sináptico inibitório (PPSI) lento é uma resposta de hiperpolarização da membrana. Acredita-se que essa resposta seja mediada por vários tipos diferentes de receptores pós-sinápticos, incluindo receptores dopamínicos moduladores e receptores α-adrenérgicos, bem como receptores muscarínicos M_2 de ACh. **C.** O PPSE lento é mediado por receptores muscarínicos M_1, apresentando latência de cerca de 1 segundo após uma despolarização inicial e duração de 10 a 30 segundos. **D.** O PPSE lento tardio ocorre em questão de minutos após um evento de despolarização. Essa resposta excitatória pode ser mediada por peptídios liberados concomitantemente com a acetilcolina.

estimulação dos receptores por transmissores peptídicos (*i. e.*, angiotensina, substância P e hormônio de liberação do hormônio luteinizante). Acredita-se que o PPSE lento tardio, de vários minutos de duração, desempenhe um papel na regulação a longo prazo da sensibilidade dos neurônios pós-sinápticos à despolarização repetitiva.

Uma consequência farmacológica desse complexo padrão de despolarização dos gânglios autônomos é o fato de que os fármacos seletivos para o PPSI, o PPSE lento e o PPSE lento tardio não são, em geral, capazes de eliminar a transmissão ganglionar. Em vez disso, só alteram a eficiência da transmissão. Por exemplo, a *metacolina*, agonista dos receptores muscarínicos, apresenta efeitos moduladores sobre os gânglios autônomos que se assemelham à estimulação dos PPSE lentos (ver adiante). O bloqueio da transmissão excitatória através dos gânglios autônomos depende da inibição dos nAChR que medeiam os PPSE rápidos.

O efeito global do bloqueio ganglionar é complexo e depende do predomínio relativo do tônus simpático e parassimpático dos vários órgãos-alvo (Tabela 9.2). Por exemplo, o coração é influenciado, em repouso, principalmente pelo sistema parassimpático, cujo efeito tônico consiste em diminuir a frequência cardíaca. Por conseguinte, o bloqueio dos gânglios autônomos que inervam o coração com doses moderadas a altas do agente antimuscarínico *atropina* resulta em bloqueio da alentecimento vagal do nó sinoatrial, portanto em *taquicardia* relativa. Convém assinalar que, em baixas doses, predominam os efeitos estimuladores parassimpáticos centrais da atropina, ocasionando inicialmente *bradicardia* antes de sua ação vagolítica periférica. Em contrapartida, os vasos sanguíneos são inervados apenas pelo sistema simpático. Como o efeito normal da estimulação simpática consiste em produzir vasoconstrição, o bloqueio ganglionar acarreta vasodilatação. Entretanto, é importante perceber que as respostas descritas anteriormente ignoram a presença dos receptores muscarínicos de ACh em muitos dos órgãos-alvo. Quando estimulados diretamente por agentes colinérgicos, esses receptores frequentemente medeiam uma resposta que suprime a resposta produzida pelo bloqueio ganglionar. Em geral, os efeitos cardiovasculares efetivos esperados do bloqueio muscarínico produzido por doses clínicas de atropina em um adulto sadio com estado hemodinâmico normal são taquicardia discreta, com ou sem rubor da pele, sem ação profunda sobre a pressão arterial.

Os subtipos de receptores muscarínicos expressos em músculo liso visceral, músculo cardíaco, glândulas secretoras e células endoteliais medeiam respostas altamente diversas à estimulação colinérgica. Esses efeitos estão listados de modo detalhado na Tabela 9.3. Em geral, tais efeitos nos órgãos-alvo tendem a predominar sobre as influências ganglionares, isto é, no caso de agentes colinérgicos de administração sistêmica, a resposta global assemelha-se àquela produzida por estimulação direta desses sítios efetores pós-ganglionares e, com frequência, difere daquela causada apenas por estimulação ganglionar.

Efeitos sobre o SNC

As funções da ACh no SNC incluem modulação do sono, estado de vigília, aprendizagem e memória; supressão da dor em nível da medula espinal; e funções essenciais em plasticidade neural, desenvolvimento neural inicial, imunossupressão e epilepsia. Embora essas últimas duas décadas tenham melhorado a compreensão da diversidade das subunidades e das propriedades moleculares dos receptores nicotínicos neuronais, ainda existem questões importantes acerca das distribuições anatômicas e dos papéis funcionais dos diferentes subtipos de receptores neuronais no SNC, bem como acerca de suas alterações

---

TABELA 9.2 Efeitos do bloqueio ganglionar autônomo sobre os tecidos.

LOCAL	TÔNUS PREDOMINANTE	EFEITOS DO BLOQUEIO GANGLIONAR
Arteríolas	Simpático (adrenérgico)	Vasodilatação; ↑ fluxo sanguíneo periférico; hipotensão
Veias	Simpático (adrenérgico)	Vasodilatação; acúmulo de sangue; ↓ retorno venoso; ↓ débito cardíaco
Coração	Parassimpático (colinérgico)	Taquicardia
Íris	Parassimpático (colinérgico)	Midríase (dilatação da pupila)
Músculo ciliar	Parassimpático (colinérgico)	Cicloplegia (foco para visão ao longe)
Trato gastrintestinal	Parassimpático (colinérgico)	↓ Tônus e motilidade; constipação intestinal; ↓ secreções
Bexiga	Parassimpático (colinérgico)	Retenção urinária
Glândulas salivares	Parassimpático (colinérgico)	Xerostomia (boca seca)
Glândulas sudoríparas	Simpático (colinérgico)	Anidrose (ausência de sudorese)

TABELA 9.3 Efeitos da acetilcolina sobre os receptores muscarínicos nos tecidos periféricos.

TECIDO	EFEITOS DA ACETILCOLINA
Vasculatura (células endoteliais)	Liberação de ácido nítrico e vasodilatação
Íris (músculo esfíncter da pupila)	Contração e miose
Músculo ciliar	Contração e acomodação da lente para visão de perto
Glândulas salivares e lacrimais	Secreções ralas e aquosas
Brônquios	Constrição; ↑ secreções
Coração	Bradicardia; ↓ velocidade de condução, bloqueio AV com doses altas, discreta ↓ na contratilidade
Trato gastrintestinal	↑ Tônus, secreções; relaxamento dos esfíncteres
Bexiga	Contração do músculo detrusor; relaxamento do esfíncter
Glândulas sudoríparas	Diaforese
Trato reprodutor, masculino	Ereção
Útero	Variável

na presença de doença e durante o uso abusivo de nicotina, como ocorre no tabagismo.

Como parte do *sistema de ativação reticular* ascendente, os neurônios colinérgicos desempenham importante papel no despertar e na atenção (ver Figura 8.8). Os níveis de ACh em todo o cérebro aumentam durante o estado de vigília e o sono REM, enquanto diminuem durante os estados de inatenção e sono não REM/de ondas lentas (SWS, *slow-wave sleep*). Durante o estado de vigília ou despertar, todas as projeções colinérgicas dos núcleos pedunculopontino, tegmental lateral e basal de Meynert (NBM) estão ativas. Como o NBM projeta-se difusamente pelo córtex e pelo hipocampo (ver Figura 8.8), sua ativação provoca aumento global dos níveis de ACh. A acetilcolina potencializa de modo acentuado os efeitos excitatórios de outros estímulos para suas células-alvo corticais, sem afetar a atividade basal desses neurônios, efeito que provavelmente se origina da modulação da liberação de neurotransmissores excitatórios. Acredita-se que esse estado melhore a capacidade de tais neurônios de processar impulsos aferentes. Para o cérebro como um todo, o resultado consiste em um estado intensificado de responsividade.

A ligação colinérgica com os processos da memória é sustentada por evidências obtidas de diversos modelos experimentais. Enquanto os níveis elevados de ACh durante o estado de vigília parecem beneficiar os processos de codificação da memória, a consolidação das memórias explícitas episódicas, mediadas pelo hipocampo, beneficia-se do SWS, quando os níveis de ACh alcançam seu valor mínimo. Ao manter níveis de ACh artificialmente elevados durante o SWS (p. ex., pela administração de um inibidor da AChE), é possível interromper a consolidação da aprendizagem e memórias episódicas explícitas recém-adquiridas. Os conhecimentos atuais sobre a interação entre ACh, sono e memória são os seguintes. Em estados de vigília, a ACh impede a interferência no hipocampo durante a aprendizagem inicial ao suprimir a recuperação de memórias previamente armazenadas (para impedir sua interferência na nova codificação); todavia, a liberação dessa supressão é necessária para possibilitar a consolidação de novas memórias. Durante o sono (em particular, durante o SWS), são necessários níveis mais baixos de ACh para a consolidação apropriada das memórias recém-adquiridas, devido à necessidade de transmissão excitatória mais forte por retroalimentação para reativar memórias para consolidação em áreas neocorticais do cérebro. Por conseguinte, pode ser útil lembrar que é preciso dormir, visto que o sono é necessário para lembrar ou, pelo menos, para lembrar melhor.

A importância clínica da ACh na função cognitiva é ilustrada pela fisiopatologia e pelo tratamento da doença de Alzheimer (DA) e de outras demências neurodegenerativas, incluindo a demência difusa com corpúsculos de Lewy (CLD) e a doença de Parkinson com demência (DPD). As demências neurodegenerativas e a lesão cerebral provocam disfunção colinérgica central. Os pacientes com essas afecções manifestam déficits cognitivos, funcionais e de comportamento que estão, pelo menos parcialmente, relacionados com déficits colinérgicos e passíveis de tratamento sintomático com medicamentos procolinérgicos. Um exemplo é o tratamento sintomático da DA com inibidores da acetilcolinesterase.

A acetilcolina também desempenha um papel na modulação da dor por meio da inibição da transmissão nociceptiva espinal. Os neurônios colinérgicos localizados na medula ventromedial rostral emitem processos para a lâmina superficial do corno dorsal em todos os níveis da medula espinal, onde estão localizados neurônios secundários em vias sensoriais aferentes. Acredita-se que a ACh liberada pelos neurônios colinérgicos liga-se a receptores muscarínicos de ACh localizados em neurônios sensoriais secundários específicos para a transmissão da dor, resultando em supressão do disparo de potenciais de ação nessas células e, consequentemente, em analgesia (ver Capítulo 17). No contexto clínico, as propriedades analgésicas da ACh podem ser demonstradas mediante injeção de inibidores da AChE no líquido cerebrospinal.

Estudos recentes sugerem que a ACh também possa exercer efeitos sobre o SNC não relacionados com seu papel como neurotransmissor. Foi observado que ela inibe o crescimento de neuritos. Durante as fases iniciais do desenvolvimento neural, quando esse crescimento é essencial, ocorre aumento dos níveis de AChE. A presença de ACh em botões de membros e miótomos de pintos sugere outras funções morfogenéticas para ela. A lesão de neurônios colinérgicos do rato durante o desenvolvimento acarreta anormalidades corticais, incluindo crescimento e posicionamento aberrantes dos dendritos das células piramidais, alteração da conectividade cortical e defeitos cognitivos grosseiros. Esses achados anormais são observados na síndrome alcoólica fetal e na síndrome de Rett, ambas apresentando redução dramática da quantidade de neurônios colinérgicos no cérebro. Há também algumas evidências de papel imunomodulador da ACh, visto que muitas células do sistema imune liberam-na e apresentam receptores de acetilcolina. Por fim, foram identificadas mutações nos genes do receptor nicotínico de ACh, responsáveis pela epilepsia do lobo frontal noturna autossômica dominante (ELFNAD); esse marco na pesquisa da epilepsia constitui a primeira demonstração de que a ocorrência de alterações em um canal iônico regulado por ligante pode causar epilepsia.

► Classes e agentes farmacológicos

A manipulação farmacológica da transmissão colinérgica teve sucesso limitado, em virtude das ações complexas da ACh que dificultam a obtenção de efeitos seletivos. Por exemplo, muitos agentes colinérgicos são capazes de estimular e bloquear os receptores colinérgicos por meio de um processo conhecido como bloqueio despolarizante (ver adiante). Por conseguinte, apenas uma fração relativamente pequena dos numerosos agentes colinérgicos e anticolinérgicos descobertos no século passado é utilizada na prática clínica. Esses fármacos são usados principalmente para:

- Modulação da motilidade gastrintestinal
- Xerostomia (boca seca)
- Glaucoma
- Cinetose (e como antieméticos)
- Doenças neuromusculares, como a miastenia *gravis* e a síndrome de Eaton-Lambert
- Bloqueio neuromuscular agudo e reversão durante a cirurgia
- Bloqueio ganglionar durante a dissecção da aorta
- Distonias (p. ex., torcicolo), cefaleia e síndromes dolorosas
- Reversão da bradicardia mediada pelo vago
- Midríase
- Doença pulmonar obstrutiva crônica, como broncodilatadores
- Espasmos vesicais e incontinência urinária
- Efeitos cosméticos sobre as linhas cutâneas e rugas
- Tratamento da doença de Alzheimer, disfunção cognitiva e demência.

As ligeiras variações observadas nas propriedades farmacológicas dos agentes colinérgicos e anticolinérgicos individuais são responsáveis por notáveis diferenças em sua utilidade terapêutica. A seletividade relativa de ação dos agentes de maior utilidade depende de fatores tanto farmacodinâmicos quanto farmacocinéticos, incluindo diferenças inerentes na afinidade de ligação dos receptores, biodisponibilidade, localização tecidual e resistência à degradação. Por sua vez, essas variações provêm da estrutura molecular e da carga elétrica do fármaco. Por exemplo, a estrutura da *pirenzepina* possibilita a ligação do fármaco aos receptores muscarínicos M_1 (localizados nos gânglios autônomos) com maior afinidade do que aos receptores M_2 e M_3 (situados em órgãos-alvo parassimpáticos). Em consequência, o efeito predominante do fármaco nas doses clinicamente utilizadas consiste em bloqueio ganglionar (ver Tabela 9.1). De modo semelhante, o acréscimo de um grupo metila à acetilcolina produz a *metacolina*, mais resistente à degradação pela AChE, apresentando, portanto, efeito de maior duração. Os fármacos com carga elétrica, como a muscarina, geralmente não atravessam as barreiras da membrana. A absorção deles através da mucosa intestinal (GI) e da barreira hematencefálica é significativamente comprometida, a não ser que existam carreadores específicos disponíveis para transportá-los. Sendo assim, esses fármacos tipicamente exercem pouco ou nenhum efeito sobre o SNC. Em contrapartida, os agentes lipofílicos apresentam excelente penetração no sistema nervoso central. Como exemplo, em virtude de sua alta penetração no SNC, a *fisostigmina* constitui o fármaco de escolha para o tratamento dos efeitos da superdosagem de anticolinérgicos sobre esse sistema.

A discussão que se segue está organizada de acordo com os mecanismos envolvidos. Para cada classe de fármacos, a seletividade de agentes individuais dentro da classe é utilizada como base para explicar os usos terapêuticos de cada agente.

Inibidores da síntese, do armazenamento e da liberação de acetilcolina

Os fármacos que inibem a síntese, o armazenamento ou a liberação de ACh passaram a ter aplicação clínica recentemente (Figura 9.1). O *hemicolínio-3* bloqueia o transportador de alta afinidade da colina, por isso impede a captação da colina necessária para a síntese de ACh. O *vesamicol* bloqueia o antiportador de ACh-H^+ utilizado para transportar a ACh nas vesículas, impedindo, assim, o armazenamento de acetilcolina. Todavia, ambos os compostos são utilizados apenas em pesquisa. A *toxina botulínica A*, produzida por *Clostridium botulinum*, degrada a SNAP-25, portanto impede a fusão da vesícula sináptica com a membrana da terminação axônica (pré-sináptica). Hoje em dia, essa propriedade indutora de paralisia é empregada no tratamento de várias doenças associadas a aumento do tônus muscular, como torcicolo, acalasia, estrabismo, blefarospasmo e outras distonias focais. A toxina botulínica também foi aprovada para o tratamento estético de linhas faciais ou rugas e é usada no tratamento de várias cefaleias e síndromes dolorosas (p. ex., por administração intratecal no líquido cerebrospinal). Como degrada uma proteína comum ao mecanismo de fusão vesicular sináptica em múltiplos tipos de terminações nervosas, ela exerce efeito geral sobre a liberação de muitos neurotransmissores diferentes, e não apenas da ACh.

Inibidores da acetilcolinesterase

Os agentes pertencentes a essa classe ligam-se à AChE e inibem-na, elevando, assim, a concentração de ACh endógena liberada na fenda sináptica. A ACh acumulada ativa, subsequentemente, receptores colinérgicos adjacentes. Os fármacos incluídos nessa classe são também designados como agonistas dos receptores de ACh *de ação indireta*, visto que geralmente não os ativam de modo direto. É importante assinalar que poucos inibidores da AChE também exercem ação direta. Por exemplo, a *neostigmina*, carbamato quaternário, não apenas bloqueia a AChE, como também se liga aos nAChR na junção neuromuscular, ativando-os.

Classes estruturais

Todos os agonistas colinérgicos de ação indireta interferem na função da AChE por meio de sua ligação ao sítio ativo da enzima. Existem três classes químicas desses agentes: alcoóis simples com um grupo amônio quaternário; ésteres do ácido carbâmico de alcoóis que apresentam grupos de amônio quaternário ou terciário; e derivados orgânicos do ácido fosfórico (Figura 9.8). A diferença funcional mais importante entre essas classes é sua farmacocinética.

O *edrofônio* é um álcool simples que inibe a AChE por meio de sua associação reversível com o sítio ativo da enzima. Devido à natureza não covalente da interação entre o álcool e a AChE, o complexo enzima-inibidor persiste por apenas 2 a 10 min, ocasionando bloqueio relativamente rápido, porém totalmente reversível.

Os ésteres do ácido carbâmico, a *neostigmina* e a *fisostigmina*, são hidrolisados pela AChE, com consequente formação de ligação covalente lábil entre o fármaco e a enzima. Todavia, *a velocidade com que essa reação ocorre é muitas ordens de magnitude mais lenta que a da ACh*. O complexo enzima-inibidor resultante apresenta meia-vida de aproximadamente 15 a 30 min, o que corresponde a uma inibição efetiva de 3 a 8 h de duração.

Os organofosforados, como o *di-isopropil fluorofosfato*, apresentam estrutura molecular que se assemelha ao estado de transição formado na hidrólise de carboxil éster. Esses compostos são hidrolisados pela AChE, porém o complexo enzimático fosforilado resultante é extremamente estável e dissocia-se com meia-vida de centenas de horas. Além disso, o complexo enzima-organofosforado está sujeito ao processo conhecido como *envelhecimento*, em que as ligações de oxigênio-fósforo no inibidor sofrem ruptura espontânea a favor de ligações mais fortes entre a enzima e o inibidor. Quando ocorre envelhecimento, a duração da inibição da AChE aumenta ainda mais. Por conseguinte, a inibição pelos organofosforados é essencialmente irreversível, e o organismo precisa sintetizar novas moléculas de AChE para restaurar a atividade da enzima. Entretanto, se forem administrados nucleófilos potentes (como a *pralidoxima*) antes da ocorrência de envelhecimento, será possível recuperar a função enzimática da AChE inibida.

Aplicações clínicas

Os inibidores da acetilcolinesterase apresentam diversas aplicações clínicas: aumento da transmissão na junção neuromuscular; aumento do tônus parassimpático; e aumento da atividade colinérgica central (p. ex., para o tratamento dos sintomas da DA).

Em virtude de sua capacidade de aumentar a atividade da ACh endógena, os AChE são particularmente úteis em doenças da junção neuromuscular, nas quais o principal defeito consiste em uma quantidade insuficiente de ACh ou de AChR. Na mias-

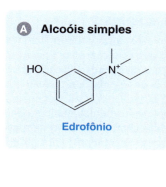

A Alcoóis simples

Edrofônio

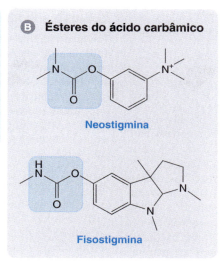

B Ésteres do ácido carbâmico

Neostigmina

Fisostigmina

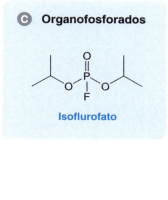

C Organofosforados

Isoflurofato

FIGURA 9.8 Classes estruturais de inibidores da acetilcolinesterase. Os inibidores da acetilcolinesterase (AChE) são divididos em três classes estruturais. **A.** Os alcoóis simples, como o edrofônio, apresentam meia-vida curta de inibição da AChE. Esse álcool é utilizado no diagnóstico da miastenia *gravis* e de outras doenças da junção neuromuscular. **B.** Os ésteres do ácido carbâmico são hidrolisados pela AChE. Isso resulta na formação de ligação covalente entre o éster do ácido carbâmico (*dentro do boxe*) e a AChE, e, consequentemente, em meia-vida longa de inibição dessa enzima. A neostigmina é usada no tratamento da miastenia *gravis* e, durante ou após a cirurgia, para reverter a paralisia induzida por antagonistas dos receptores nicotínicos de acetilcolina. A fisostigmina, em virtude de sua boa penetração no SNC, constitui o agente de escolha para o tratamento do envenenamento anticolinérgico. **C.** Os organofosforados formam uma ligação fósforo-carbono extremamente estável com a AChE. Isso resulta em inativação irreversível dessa enzima. Em consequência, muitos organofosforados são extremamente tóxicos.

tenia *gravis*, são produzidos autoanticorpos contra os receptores N_M. Esses anticorpos induzem a internalização de tais receptores e bloqueiam a capacidade da ACh de ativá-los. Em consequência, os pacientes com miastenia *gravis* apresentam fraqueza significativa (lembre-se da descrição do Chefe Opechancanough no caso apresentado na introdução). A síndrome de Eaton-Lambert também se caracteriza por fraqueza muscular; todavia, esse distúrbio é causado por autoanticorpos produzidos contra os canais de Ca^{2+}. Tanto a entrada pré-sináptica de Ca^{2+} quanto a liberação subsequente de ACh em resposta à despolarização das terminações axônicas são atenuadas. Determinados agentes anticolinérgicos, como a tubocurarina, também causam fraqueza ou paralisia, visto que atuam como antagonistas competitivos no nAChR, impedindo a ligação da ACh ao receptor e causando bloqueio não despolarizante da transmissão colinérgica. Os inibidores da acetilcolinesterase (como a fisostigmina usada no caso descrito na introdução) melhoram essas três afecções, aumentando a concentração de ACh endógena liberada na junção neuromuscular e, consequentemente, a sinalização da acetilcolina.

Como a ligação da ACh aos receptores N_M resulta em despolarização das células musculares, os inibidores da AChE não são efetivos para reverter a ação de agentes que provocam paralisia ao induzir uma despolarização sustentada, como a succinilcolina (ver adiante). Com efeito, inibidores de AChE em doses suficientemente altas podem exacerbar a fraqueza e a paralisia já existentes, devido ao bloqueio despolarizante. Logo, é de suma importância que se estabeleça a causa da fraqueza muscular antes de iniciar o tratamento. Os inibidores da AChE de ação curta, como o edrofônio, são ideais para fins diagnósticos desse tipo. O *edrofônio* diminui a fraqueza quando o bloqueio é atribuível a agonistas competitivos do AChR ou a certas doenças, como a miastenia *gravis* ou a síndrome de Eaton-Lambert. Em contrapartida, se houver maior redução da força muscular com a administração de edrofônio, será possível suspeitar de bloqueio despo-

larizante. A meia-vida curta desse agente assegura que a exacerbação desta última condição só durará uma quantidade mínima de tempo. Para o tratamento crônico da miastenia *gravis*, os inibidores da AChE de ação mais longa, como *piridostigmina*, *neostigmina* e *ambenônio*, constituem os agentes preferidos.

Os inibidores da AChE medeiam outros efeitos terapêuticos ao potencializar as ações parassimpáticas nos tecidos-alvo. A aplicação tópica desses inibidores na córnea diminui a pressão intraocular ao facilitar o efluxo de humor aquoso. O principal efeito dos inibidores da AChE sobre o sistema gastrintestinal é aumentar a motilidade do músculo liso, provocada pelo aumento da transmissão ganglionar no plexo de Auerbach, embora esses agentes também produzam aumento da secreção de ácido gástrico e saliva. A neostigmina, fármaco mais popular para essa aplicação, é tipicamente usado para alívio da distensão abdominal. O emprego de anticolinesterásicos para reverter o envenenamento por agentes anticolinérgicos também está bem estabelecido. O agente de escolha para essa indicação é geralmente a *fisostigmina*; sua estrutura de amina terciária possibilita seu rápido acesso ao cérebro e à medula espinal, onde pode neutralizar os efeitos da toxicidade anticolinérgica sobre o SNC.

Os inibidores da acetilcolinesterase também são usados no tratamento dos sintomas da DA e de outras afecções que provocam demência (p. ex., doença de Parkinson com demência, demência difusa com corpúsculos de Lewy, demência vascular isquêmica), traumatismo cerebral (p. ex., lesão traumática do cérebro) e disfunção cognitiva (p. ex., disfunção cognitiva associada a esclerose múltipla e esquizofrenia). *Tacrina*, *donepezila*, *rivastigmina* e *galantamina* estão indicadas para o tratamento da DA leve a moderada; a donepezila tem outra indicação fornecida na bula e aprovada pela Food and Drug Administration (FDA) para o tratamento da DA grave; e a rivastigmina foi aprovada pela FDA para o tratamento da doença de Parkinson com demência. Tanto nos estudos de eficiência clínica a curto prazo (24 a 52 semanas) como nos a longo prazo, esses inibidores da AChE demonstraram efeitos benéficos modestos na redução da progressão dos sintomas cognitivos, funcionais e comportamentais na DA. Apesar das diferenças farmacocinéticas e nos mecanismos desses fármacos (Tabela 9.4), não são observadas quaisquer diferenças significativas quanto à sua eficácia no tratamento da DA. Por exemplo, a rivastigmina é um inibidor da colinesterase "pseudoirreversível", visto que forma um complexo de carbamoilato lábil com a AChE (e com a BuChE), inativando a enzima até a ruptura da ligação covalente. A rivastigmina está disponível como preparação oral para administração 2 vezes/dia e, mais recentemente, como adesivo transdérmico com aplicação única ao dia. A galantamina é um inibidor reversível da AChE, bem como um ligante não potencializador do receptor nicotínico. Todos esses fármacos exibem farmacocinética linear; seu tempo para alcançar a concentração plasmática máxima ($T_{máx}$) e suas meias-vidas de eliminação estão prolongados nos pacientes idosos.

Com titulação apropriada, esses medicamentos são, em geral, bem tolerados e apresentam perfil favorável de efeitos adversos (com exceção da tacrina, que hoje em dia é raramente usada, devido a relatos de hepatotoxicidade). Embora esses medicamentos sejam um tanto seletivos para a AChE do SNC, os efeitos adversos mais comuns – incluindo náuseas, vômitos, anorexia, flatulência, fezes de consistência mole, diarreia e cólica abdominal – estão relacionados com os efeitos colinomiméticos periféricos sobre o trato GI. O adesivo transdérmico de rivastigmina também pode causar irritação da pele, vermelhidão ou exantema no local de sua aplicação. Os efeitos adversos dos inibidores da AChE podem ocorrer em 5 a 20% dos pacientes, são habitualmente leves e transitórios e estão relacionados com a dose e a taxa de escalonamento da dose. Para as preparações orais, os efeitos adversos GI dos inibidores da AChE podem ser minimizados pela administração do fármaco depois de uma refeição ou em associação a memantina, bloqueador dos canais de NMDA indicado para o tratamento da DA moderada a grave. No caso da rivastigmina transdérmica, os efeitos adversos podem ser minimizados pela aplicação do adesivo em um local diferente a cada dia. Esses medicamentos também podem aumentar o risco de síncope, particularmente em indivíduos suscetíveis e com superdosagem. O uso de tais fármacos está contraindicado para pacientes com doença cardíaca instável ou grave, epilepsia não controlada ou doença ulcerosa péptica ativa.

Agonistas dos receptores

Todos os agonistas dos receptores colinérgicos ligam-se ao sítio de ligação da ACh desses receptores. Podem ser divididos em agentes seletivos para receptores muscarínicos e receptores nicotínicos, embora seja observada alguma reatividade cruzada com praticamente todos esses agentes. Os agonistas dos receptores muscarínicos são usados clinicamente no diagnóstico da asma e como mióticos (agentes que provocam constrição da pupila). Os dos receptores nicotínicos, para indução de paralisia muscular.

Agonistas dos receptores muscarínicos

Os agentes dessa classe são divididos estruturalmente em ésteres de colina e alcaloides (Figura 9.9). Os ésteres de colina são moléculas de carga elétrica e altamente hidrofílicas, pouco absorvidas por via oral e não distribuídas de modo eficiente no SNC. Eles incluem acetilcolina, metacolina, carbacol e betanecol (Tabela 9.5). A acetilcolina não é administrada no contexto clínico em virtude de suas amplas ações e hidrólise extremamente rápida pela AChE e pela pseudocolinesterase.

A *metacolina* é pelo menos três vezes mais resistente do que a ACh à hidrólise pela AChE. Trata-se de um agente relativamente seletivo para os receptores colinérgicos muscarínicos cardiovasculares, e apresenta pouca afinidade com os receptores colinérgicos nicotínicos. Embora possa estimular os receptores expressos no tecido cardiovascular, a magnitude de sua resposta é imprevisível. Esse fato tem limitado seu uso como vasodilatador ou *vagomimético* cardíaco (i. e., fármaco que imita a resposta cardíaca à estimulação do nervo vago [parassimpático], que em geral envolve bradicardia, diminuição da contratilidade e reflexos simpáticos compensatórios). Hoje em dia, a metacolina é usada apenas no diagnóstico da asma; nessa aplicação, a hiper-reatividade brônquica característica da asma produz uma resposta de broncoconstrição exagerada aos parassimpaticomiméticos (ver Capítulo 47).

Tanto o carbacol quanto o betanecol mostram-se resistentes às colinesterases, visto que, nesses fármacos, o grupo acetil-éster da ACh é substituído por um grupo carbamoil (Figura 9.9). Essa resistência à AChE aumenta sua duração de ação e proporciona o tempo necessário para sua distribuição em áreas de menor fluxo sanguíneo. O *carbacol* apresenta ação nicotínica aumentada em relação a outros ésteres de colina. Esse fármaco não pode ser usado de modo sistêmico, visto que sua ação nicotínica nos gânglios autônomos resulta em respostas imprevisíveis. Com efeito, é empregado principalmente como agente miótico tópico, em geral no tratamento do glaucoma. A apli-

TABELA 9.4 Características farmacocinéticas e de mecanismo da donepezila, da rivastigmina e da galantamina.

FÁRMACO	BIODISPONIBILIDADE (%)	$T_{MÁX}$ (h)	MEIA-VIDA DE ELIMINAÇÃO (h)	METABOLISMO HEPÁTICO	INIBIÇÃO REVERSÍVEL DA AChE	OUTROS EFEITOS COLINOMIMÉTICOS
Donepezila	100	3 a 5	60 a 90	Sim	Sim	
Rivastigmina	40	0,8 a 1,8	2	Não	Não*	BuChEI
Galantamina	85 a 100	0,5 a 1,5	5 a 8	Sim	Sim	Agonista dos nAChR

*A rivastigmina é um inibidor "pseudoirreversível" da AChE e do BuChE.
$T_{máx}$ = tempo para alcançar a concentração plasmática máxima; AChE = acetilcolinesterase; BuChEI = inibidor da butirilcolinesterase; agonista nAChR = ligante não potencializador do receptor nicotínico.

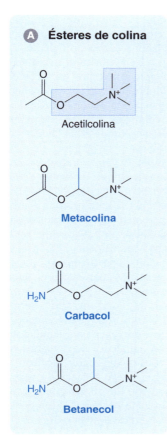

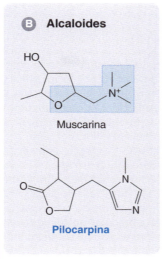

FIGURA 9.9 Classes estruturais dos agonistas dos receptores muscarínicos. Os agonistas dos receptores muscarínicos são divididos em ésteres de colina e alcaloides. **A.** Todos os ésteres de colina são moléculas com carga elétrica que, portanto, têm pouca penetração no SNC. A metacolina, altamente resistente à AchE, é usada no diagnóstico da asma. O carbacol apresenta atividade nos receptores tanto nicotínicos quanto muscarínicos; é utilizado apenas topicamente para o tratamento do glaucoma. O betanecol é altamente seletivo para os receptores muscarínicos; é usado para promover a motilidade GI e vesical. Os grupos nas moléculas dos fármacos que diferem da acetilcolina estão indicados em azul. **B.** Os alcaloides apresentam estruturas altamente variáveis; alguns exibem excelente penetração no SNC. A muscarina, o protótipo dos agonistas dos receptores muscarínicos, é um alcaloide estruturalmente semelhante à acetilcolina (*áreas dentro do boxe*). Até recentemente, a pilocarpina era o único agonista alcaloide dos receptores muscarínicos empregado clinicamente. A pilocarpina é usada no tratamento da xerostomia (boca seca) em pacientes com síndrome de Sjögren e em síndromes de pós-radiação. A cevimelina, agonista dos receptores M_1 e M_3, também é efetiva na xerostomia da síndrome de Sjögren (*não ilustrada*).

cação local do fármaco à córnea produz constrição da pupila (miose) e redução da pressão intraocular.

O *betanecol* é quase totalmente seletivo para os receptores muscarínicos. Trata-se de um fármaco de escolha para promover a motilidade dos tratos GI e urinário, particularmente para a retenção urinária pós-operatória, pós-parto e relacionada com fármacos, bem como para bexiga neurogênica hipotônica.

Diferentemente dos ésteres de colina, os alcaloides variam de maneira acentuada em sua estrutura. Alguns são anfipáticos, enquanto outros, altamente carregados. São, em sua maioria, aminas terciárias, embora alguns sejam aminas quaternárias com nitrogênios protonados ou permanentemente carregados, substituindo o N no centro da colina da ACh. A natureza anfipática dos alcaloides aminas terciárias possibilita sua absorção pela mucosa GI e sua penetração no SNC. A *muscarina* é um exemplo de alcaloide amina quaternária que apresenta baixa biodisponibilidade em virtude de sua natureza permanentemente carregada.

A maioria dos alcaloides tem valor principalmente na pesquisa farmacológica. O mais utilizado em clínica é a *pilocarpina*, agente miótico e sialagogo (agente indutor de saliva) empregado no tratamento da xerostomia (ressecamento da boca em consequência da secreção salivar reduzida). A *cevimelina*, agonista dos receptores M_1 e M_3, é utilizada no tratamento da xerostomia da síndrome de Sjögren.

Agonistas dos receptores nicotínicos

A *succinilcolina* é um éster de colina com alta afinidade com os receptores nicotínicos e resistente à AChE. É utilizada para induzir paralisia durante a cirurgia por meio de *bloqueio despolarizante*. Esse efeito pode ser produzido por qualquer *agonista* direto dos nAChR, visto que tais fármacos ativam os canais colinérgicos e provocam despolarização da membrana celular. Para ocasionar bloqueio despolarizante, o agente deve persistir na junção neuroefetora e ativar continuamente os canais dos receptores nicotínicos. Observe que esse efeito difere do padrão de despolarização observado na geração de um potencial de ação padrão ou potencial de placa motora, em que a ACh está presente na junção neuroefetora por breve período de tempo.

O padrão global consiste em curto período de excitação, que se manifesta por fasciculações disseminadas nas células musculares, seguidas de paralisia flácida. Esta ocorre por duas razões. Em primeiro lugar, os canais colinérgicos abertos mantêm a membrana celular em condição despolarizada, produzindo inativação dos canais de sódio regulados por voltagem, de modo que estes não podem abrir-se para sustentar potenciais

TABELA 9.5 Propriedades farmacológicas relativas dos ésteres de colina.

ÉSTER	SUSCETIBILIDADE À AChE	ATIVIDADE CARDÍACA	ATIVIDADE GI	ATIVIDADE URINÁRIA	ATIVIDADE OCULAR (TÓPICA)	ANTAGONISMO DA ATROPINA	ATIVIDADE NICOTÍNICA
Acetilcolina	+++	++	++	++	+	+++	++
Metacolina	+	+++	++	++	+	+++	+
Carbacol	–	+	+++	+++	++	+	+++
Betanecol	–	±	+++	+++	++	+++	–

Observe que todas as ações são mediadas por receptores muscarínicos, com exceção da atividade nicotínica. "–" indica atividade insignificante. "±" indica atividade imprevisível.

de ação adicionais. Em segundo lugar, os nAChR ligados a agonistas sofrem dessensibilização, impedindo sua abertura e resposta a qualquer outro agonista adicional subsequentemente administrado. Por causa desse mecanismo, *qualquer agonista dos nAChR, incluindo a ACh, tem a capacidade de produzir bloqueio despolarizante em concentrações suficientemente altas.* Em geral, o bloqueio despolarizante com succinilcolina é utilizado apenas para curtas durações, uma vez que a despolarização prolongada pode acarretar desequilíbrio eletrolítico potencialmente fatal (causado por prolongamento do influxo de Na^+ e efluxo de K^+). A Tabela 9.6 compara os efeitos dos agentes bloqueadores da JNM despolarizantes e não despolarizantes.

O conceito de bloqueio despolarizante aplica-se a *todos* os receptores colinérgicos e *não se limita estritamente à JNM.* Por exemplo, esse mecanismo responde pela supressão paradoxal da atividade parassimpaticomimética nos gânglios autônomos por níveis elevados de agonistas, como a nicotina, que são seletivos para os receptores nicotínicos. O potencial de indução de bloqueio despolarizante é parcialmente responsável pelos efeitos imprevisíveis dos agonistas dos nAChR. Embora os agonistas dos receptores muscarínicos também possam causar bloqueio despolarizante nos gânglios autônomos, esse efeito é obscurecido pelas respostas parassimpaticomiméticas observadas em outros sítios neuroefetores.

Os efeitos tóxicos dos agentes e venenos colinérgicos são descritos no Boxe 9.1.

Antagonistas dos receptores

Os antagonistas dos AChR atuam por sua ligação direta ao sítio agonista, bloqueando competitivamente a estimulação do receptor pela ACh endógena ou pela administração exógena de agonistas do receptor.

Antagonistas dos receptores muscarínicos

Os compostos anticolinérgicos que atuam sobre os receptores muscarínicos são utilizados para produzir efeito parassimpaticolítico nos órgãos-alvo. Esses compostos, ao bloquear o tônus colinérgico normal, possibilitam o predomínio das respostas simpáticas (Tabela 9.2). Os anticolinérgicos mais comumente encontrados são alcaloides de ocorrência natural ou compostos de amônio quaternário sintéticos. Os alcaloides são relativamente seletivos para a atividade antagonista nos receptores muscarínicos, enquanto os compostos sintéticos também exibem antagonismo significativo nos receptores nicotínicos.

O protótipo dos antagonistas dos receptores muscarínicos é a *atropina*, alcaloide natural encontrado na planta *Atropa belladonna* ou beladona. O nome beladona deriva do italiano, que significa *mulher bonita* – durante o Renascimento, as mulheres na Itália costumavam ingerir ou aplicar extratos ou sucos dos frutos dessa planta aos olhos para produzir dilatação das pupilas, considerada um padrão de beleza na época. A atropina é usada clinicamente para induzir midríase (dilatação da pupila) nos exames oftalmológicos, reverter a bradicardia sinusal sintomática, inibir o excesso de salivação e de secreção de muco durante a cirurgia, impedir os reflexos vagais induzidos pelo traumatismo cirúrgico dos órgãos viscerais e anular os efeitos do envenenamento muscarínico de certos cogumelos (ver Boxe 9.1). Em virtude de sua atividade marginal nos receptores nicotínicos, são necessárias doses extremamente altas de atropina para produzir qualquer efeito na JNM. De modo semelhante, como os receptores nicotínicos são basicamente responsáveis pela transmissão excitatória nos gânglios autônomos, a atropina ocasiona bloqueio parcial nesses sítios apenas quando administrada em doses relativamente altas.

A *escopalamina* (*butilbrometo de hioscina*), amina terciária, difere da atropina por seus efeitos significativos sobre o SNC. É frequentemente usada para prevenção e tratamento da cinetose, como antiemético e, em situações de cuidados paliativos, como adjuvante de medicamentos para conforto do paciente terminal, a fim de ocasionar leve sedação e controle das secreções orais. Foi desenvolvido um sistema de adesivo transdérmico para obter absorção lenta e longa duração de seu efeito sobre a cinetose, evitando, ao mesmo tempo, rápida elevação dos níveis plasmáticos e ocorrência dos efeitos adversos indesejáveis no SNC (p. ex., comprometimento anterógrado de nova aprendizagem e codificação de memórias, inatenção e redução da velocidade psicomotora). A escopalamina também pode ser utilizada para aliviar náuseas, particularmente as associadas à quimioterapia, e pode ser administrada por via intravenosa durante procedimentos nos quais convém minimizar as secreções orais.

A *metilescopalamina* e o *glicopirrolato* são antimuscarínicos aminas quaternárias com baixa penetração no SNC, utilizados por seus efeitos periféricos para diminuir as secreções orais, tratar a doença ulcerosa péptica, reduzir os espasmos GI e, no caso do glicopirrolato, impedir a ocorrência de bradicardia durante procedimentos cirúrgicos. Ambos os fármacos exercem efeitos anticolinérgicos cognitivos e sobre o SNC, tardios, porém mensuráveis. A *pirenzepina*, seletiva para os receptores M_1 e M_4, constitui alternativa para os antagonistas

TABELA 9.6 Comparação dos agentes bloqueadores da JNM não despolarizantes e despolarizantes.		
EFEITO	**NÃO DESPOLARIZANTES**	**DESPOLARIZANTES**
Efeito da administração prévia de um agente bloqueador da JNM competitivo	Aditivo	Efeito antagonista
Efeito da administração prévia de um agente bloqueador da JNM despolarizante	Nenhum efeito ou antagonista	Nenhum efeito ou aditivo
Efeito sobre a placa motora terminal	Limiar de ativação elevado para a ACh; nenhuma despolarização	Parcial; despolarização persistente
Efeito excitatório inicial sobre o músculo	Nenhum	Fasciculações transitórias
Resposta muscular à estimulação tetânica durante o bloqueio parcial	Contração pouco sustentada	Contração bem sustentada

BOXE 9.1 Toxicidade colinérgica

Os efeitos tóxicos dos agentes colinérgicos constituem uma função de seu mecanismo de ação (p. ex., estimulação muscarínica *versus* nicotínica), sua dose e duração de exposição, sua via de absorção, sua penetração no SNC e seu metabolismo.

Toxicidade colinérgica muscarínica

A toxicidade aguda por agentes muscarínicos diretos resulta, com frequência, da ingestão de cogumelos tóxicos (p. ex., cogumelos do gênero *Inocybe*) e de fármacos como a pilocarpina. Tipicamente, os efeitos adversos da estimulação muscarínica excessiva manifestam-se dentro de 15 a 30 min e consistem em náuseas, vômitos, diarreia, sudorese, hipersalivação, rubor cutâneo, taquicardia reflexa (algumas vezes bradicardia) e broncoconstrição. A intoxicação por esses agentes pode ser tratada com bloqueio competitivo administrando-se atropina.

Toxicidade colinérgica nicotínica

A toxicidade aguda por nicotina, que frequentemente resulta da ingestão de cigarros e inseticidas, produz efeitos adversos sobre o SNC, a placa motora do músculo esquelético e o sistema cardiovascular. Essa toxicidade pode causar hiperexcitação do SNC (convulsões evoluindo para o coma e a parada respiratória), bloqueio por despolarização do músculo esquelético (parada respiratória) e anormalidades cardiovasculares (hipertensão e arritmias). Uma quantidade tão pequena quanto 40 mg de nicotina (equivalente a 1 mg de nicotina líquida pura ou à quantidade de nicotina encontrada em dois cigarros comuns) pode ser fatal, particularmente em lactentes. O tratamento, incluindo fármacos antiepilépticos e ventilação mecânica, é determinado pelos sintomas. A atropina pode ser usada para neutralizar a estimulação parassimpática.

Envenenamento por inibidores da colinesterase

A toxicidade aguda dos inibidores da colinesterase resulta, com frequência, da exposição a pesticidas organofosforados. Essas exposições continuam representando importante ameaça às crianças e aos habitantes dos países em desenvolvimento. Inicialmente, predominam os sinais de toxicidade muscarínica, como vômito, diarreia, sudorese profusa, hipersalivação, miose e broncoconstrição. Com frequência, esses sinais são rapidamente seguidos de sinais de toxicidade nicotínica, como confusão e convulsões devido à hiperexcitação do SNC, além de comprometimento respiratório em decorrência do bloqueio neuromuscular despolarizante. O tratamento consiste em assistência de emergência dos sinais vitais – em especial, manutenção da integridade respiratória –, descontaminação, tratamento sintomático com atropina e tratamento para regenerar a enzima ativa a partir do complexo organofosforado-colinesterase (principalmente nas junções neuromusculares do músculo esquelético; a pralidoxima não penetra prontamente no SNC) com administração de pralidoxima (PAM). O tempo é o fator essencial para maximizar a possibilidade de recuperação, e pode ser necessário o uso de grandes doses de atropina em alguns casos (p. ex., quando a toxicidade é causada por agentes potentes, como o paration e os agentes químicos dos nervos); são administrados 1 a 2 mg de atropina IV a cada 5 a 15 min até que sinais de seu efeito (como reversão da miose e do ressecamento da boca) apareçam e sejam mantidos. Pode ser necessária a administração repetida da atropina por várias horas ou dias, dependendo da meia-vida de eliminação do organofosforado.

Os exemplos de uso incorreto de agentes químicos colinérgicos incluem o uso do gás de nervos Sarin na década de 1980 pelo Iraque contra civis curdos e tropas iranianas e, em 1995, por um terrorista japonês em atentado no metrô de Tóquio. O *Sarin*, que pertence a uma classe de agentes de nervos conhecidos como agentes "G", a qual também inclui o tabun e o soman, é um gás incolor e inodoro com grande potência tóxica; apenas 0,5 mg de Sarin é letal para adultos. O fator tempo é de máxima importância no reconhecimento de uma exposição, a fim de que seja provida rápida descontaminação de acordo com protocolos para materiais perigosos e administração de atropina e pralidoxima. Quando é possível antecipar uma exposição a agentes de nervos, pode-se efetuar profilaxia com piridostigmina ou fisostigmina (p. ex., administradas profilaticamente a algumas tropas norte-americanas na guerra do Golfo).

---

dos receptores H_2 no tratamento da doença ulcerosa péptica (ver Capítulo 46).

O *ipratrópio*, composto de amônio quaternário sintético, é mais efetivo do que os agonistas β-adrenérgicos no tratamento da doença pulmonar obstrutiva crônica, porém menos efetivo no tratamento da asma (ver Capítulo 47). Recentemente, foi constatado que o *tiotrópio* apresenta eficácia semelhante e, possivelmente, superior à do ipratrópio como broncodilatador no tratamento da doença pulmonar obstrutiva crônica.

Alguns fármacos antimuscarínicos são usados no tratamento da incontinência urinária e da síndrome da bexiga hiperativa. A estimulação muscarínica provoca o esvaziamento ao produzir contração do músculo detrusor e relaxamento do trígono da bexiga e músculo do esfíncter. Os antimuscarínicos produzem os efeitos opostos ao promover o relaxamento do músculo detrusor e a contração do esfíncter da bexiga. Os antimuscarínicos atualmente aprovados para o tratamento da bexiga hiperativa são *oxibutinina*, *propantelina*, *terodilina*, *tolterodina*, *fesoterodina*, *tróspio*, *darifenacina* e *solifenacina*. Entre esses fármacos, oxibutinina, propantelina, tolterodina, fesoterodina e tróspio são antagonistas inespecíficos dos receptores muscarínicos, enquanto darifenacina e solifenacina, antagonistas seletivos dos receptores M_3. Cada um parece ter eficácia clínica semelhante. Os ensaios clínicos realizados sugerem que a tolterodina pode causar menos ressecamento da boca do que a oxibutinina, e que os fármacos M_3 seletivos mais recentes, darifenacina e solifenacina, podem acarretar menos ressecamento da boca e constipação intestinal do que os agentes não seletivos.

A atropina, obtida do extrato de beladona, foi um dos primeiros fármacos usados no tratamento dos sintomas da doença de Parkinson (DP). Os antimuscarínicos ainda são empregados algumas vezes para melhorar o tremor e a rigidez em pacientes com DP. Esses medicamentos incluem *amantadina*, *biperideno*, *benztropina*, *prociclidina* e *triexifenidil*. Apesar de sua utilidade no tratamento do tremor e da rigidez relacionados com a DP, o *uso de antimuscarínicos no idoso e em pacientes com suscetibilidade cognitiva deve ser evitado*, devido ao alto risco de efeitos adversos potenciais (ver Boxe 9.2). A *benztropina* e o *triexifenidil* também são comumente usados no tratamento dos sintomas extrapiramidais e da acatisia associados aos neurolépticos; acredita-se que esses efeitos adversos sejam decorrentes de um desequilíbrio das vias dopaminérgicas e colinérgicas em consequência do antagonismo excessivo da dopamina induzido por neurolépticos.

A toxicidade dos antimuscarínicos causa muita morbidade e comprometimento funcional à população geriátrica (ver Boxe 9.2). Dependendo da dose, esses agentes, como a atropina e a escopolamina, podem provocar bradicardia e sedação com níveis baixos a médios de bloqueio muscarínico e taquicardia e hiperexcitação do SNC – com delírio, alucinações e convulsões – em níveis mais altos de bloqueio. Outros efeitos adversos podem incluir visão embaçada (cicloplegia e midríase), boca seca, íleo, retenção urinária, rubor e febre, agitação e taquicardia. Os medicamentos antimuscarínicos estão contraindicados para pacientes com glaucoma. Os pacientes com glaucoma de ângulo fechado, que pode ser precipitado em pacientes com câmaras anteriores superficiais, correm particularmente risco. Os antimuscarínicos também devem ser utilizados com cautela em pacientes que apresentam hipertrofia prostática e naqueles com demência ou comprometimento cognitivo. A toxicidade dos antimuscarínicos é considerada perigosa em lactentes e crianças, extremamente sensíveis aos efeitos adversos hipertérmicos causados por superdosagem. O tratamento sintomático pode ser resfriamento controlado e uso de fármacos antiepilépticos, porém pode ser também necessária a administração lenta de pequenas doses de fisostigmina por via intravenosa.

A toxicidade ganglionar parassimpática, pelo uso de altas doses de antimuscarínicos quaternários e bloqueadores ganglionares de ação curta, como trimetafana, resulta em bloqueio autônomo e hipotensão ortostática grave. Os efeitos podem ser tratados com neostigmina, e a hipotensão pode exigir tratamento com simpaticomiméticos, como a fenilefrina.

Antagonistas dos receptores nicotínicos

Os antagonistas seletivos dos receptores nicotínicos são usados principalmente para produzir *bloqueio neuromuscular não despolarizante* (*competitivo*) durante procedimentos cirúrgicos. Os bloqueadores não despolarizantes da junção neuromuscular (JNM), como a *tubocurarina*, atuam ao antagonizar diretamente os receptores nicotínicos de ACh, impedindo, assim, a ligação da ACh endógena e a despolarização subsequente das células musculares. Isso resulta em paralisia flácida, cuja apresentação assemelha-se à paralisia da miastenia *gravis*. Na escolha de um agente específico, o principal fator considerado é sua duração de ação – incluindo desde agentes com duração de ação muito longa (*d-tubocurarina, pancurônio*) até os de duração intermediária (*vecurônio, rocurônio*) e compostos rapidamente degradados (*mivacúrio*). Como os receptores nicotínicos são expressos tanto nos gânglios autônomos quanto na JNM, os agentes bloqueadores não despolarizantes frequentemente apresentam efeitos adversos variáveis associados ao bloqueio ganglionar. Tanto a paralisia muscular quanto o bloqueio autônomo podem ser revertidos pela administração de inibidores da AChE.

Em casos especiais, compostos com atividade de antagonista relativamente seletiva nos nAChR podem ser usados para induzir bloqueio autônomo. Os efeitos desse bloqueio foram discutidos anteriormente e estão relacionados de modo detalhado na Tabela 9.2. Com mais frequência, a *mecamilamina* e o *trimetafana* são administrados quando se deseja bloqueio ganglionar. O único uso atual desses agentes consiste no tratamento da hipertensão em pacientes com dissecção aórtica aguda, visto que ambos os fármacos reduzem a pressão arterial, enquanto atenuam simultaneamente os reflexos simpáticos que normalmente causariam elevação deletéria da pressão no local da dissecção.

▶ Conclusão e perspectivas

Existem duas classes principais de receptores colinérgicos – nicotínicos e muscarínicos. Os nicotínicos são canais regulados

---

BOXE 9.2 Efeitos adversos potenciais dos fármacos com propriedades anticolinérgicas em pacientes geriátricos e pacientes com comprometimento cognitivo

Os efeitos adversos anticolinérgicos associados a fármacos são potencialmente perigosos em pacientes idosos, particularmente naqueles com comprometimento cognitivo, causando morbidade significativa nessa população. Os efeitos anticolinérgicos aditivos de medicamentos podem comprometer a segurança dos pacientes geriátricos, visto que muitos fármacos de uso comum apresentam pelo menos um pequeno grau de atividade anticolinérgica; os indivíduos idosos e, em particular, aqueles com comprometimento cognitivo são notavelmente sensíveis ao bloqueio colinérgico (devido à hipofunção e à disfunção colinérgica central no envelhecimento e na demência, respectivamente); e a polifarmácia é uma prática comum na população geriátrica. Os efeitos adversos dos agentes anticolinérgicos no idoso podem incluir encefalopatia aguda (delírio, estado confusional), quedas, retenção urinária, constipação intestinal e exacerbação e descompensação de déficits cognitivos, funcionais e comportamentais subjacentes (particularmente em pacientes com demência), podendo exigir maiores cuidados e hospitalização. Convém assinalar que muitos medicamentos de venda livre apresentam efeitos anticolinérgicos. Por exemplo, um medicamento comum que provoca confusão e disfunção cognitiva no indivíduo idoso e nos indivíduos com comprometimento cognitivo é a *difenidramina*, anti-histamínico com propriedades anticolinérgicas, que também é frequentemente usado como hipnótico, isoladamente ou em associação com o paracetamol. Médicos e farmacêuticos devem estar atentos para minimizar a polifarmácia na população geriátrica e monitorar e prevenir os efeitos adversos anticolinérgicos associados aos medicamentos. A adaptação dos critérios de Beers a fármacos potencialmente inapropriados para pacientes idosos identifica grande quantidade de medicamentos comuns (muitos com propriedades anticolinérgicas), classes de fármacos e medicamentos específicos em pacientes com determinadas condições, cujos riscos podem ultrapassar os benefícios potenciais em pessoas com mais de 65 anos de idade.

por ligantes, que necessitam da ligação direta de duas moléculas de acetilcolina para sua abertura. Esses receptores incluem todos os receptores colinérgicos na junção neuromuscular (N_M) e predominam nos gânglios autônomos (N_N). Por conseguinte, as funções colinérgicas principais mediadas pelo nAChR consistem em contração do músculo esquelético e atividade autonômica. As principais aplicações dos agentes farmacológicos dirigidos aos nAChR são: bloqueio neuromuscular por antagonistas competitivos e bloqueadores despolarizantes; bloqueio ganglionar, que resulta em respostas dos órgãos efetores opostas àquelas produzidas pelo tônus autônomo normal.

Os receptores muscarínicos são receptores acoplados à proteína G, os quais se ligam à acetilcolina e iniciam sinalização por meio de diversas vias intracelulares. Esses receptores estão expressos nos gânglios autônomos e nos órgãos efetores, onde medeiam uma resposta parassimpática. Os agonistas e os antagonistas dos receptores muscarínicos são usados principalmente para modular respostas autonômicas dos órgãos efetores. Tanto receptores nicotínicos quanto muscarínicos são onipresentes no SNC, onde os efeitos da acetilcolina consistem em analgesia, despertar e atenção. As funções relativas dos mAChR e dos nAChR no cérebro e na medula espinal ainda não estão totalmente elucidadas, e os fármacos mais efetivos para o SNC atualmente disponíveis aumentam a transmissão colinérgica endógena ao inibir a ação da acetilcolinesterase, a enzima que hidrolisa a ACh.

Embora a farmacologia colinérgica seja uma área relativamente bem definida, com diversos agentes seletivos para seus receptores, a especificidade de ação dos vários agentes continua sendo aprimorada. A descoberta da diversidade de subtipos de receptores muscarínicos poderá levar ao desenvolvimento de agentes específicos para determinados subtipos expressos em um padrão tecidual próprio. De modo semelhante, a elucidação do papel da diversidade de subunidades dos receptores nicotínicos no SNC poderá impelir o desenvolvimento de agentes mais seletivos capazes de modular a atividade desses subtipos de receptores. Na atualidade, os inibidores da acetilcolinesterase são amplamente usados na prática clínica e constituem o padrão no tratamento da DA e de outras demências.

Os inibidores da AChE atualmente disponíveis proporcionam benefício sintomático modesto, e vários agonistas nicotínicos e muscarínicos estão em fase de desenvolvimento clínico para o tratamento da disfunção cognitiva e da DA. Os receptores nicotínicos também podem ser alvos de futuras abordagens no tratamento da epilepsia.

Leitura sugerida

Andersson KE. Antimuscarinics for treatment of overactive bladder. *Lancet Neurol* 2004;3:46-53. (*Revisão da fisiopatologia da bexiga hiperativa e da farmacologia.*)

Atri A, Shaughnessy LW, Locascio JJ, Growdon JH. Long-term course and effectiveness of combination therapy in Alzheimer disease. *Alzheimer Dis Assoc Disord* 2008;22:209-221. (*Revisão dos dados relativos à eficácia clínica de medicações anti-DA, incluindo inibidores AChE, e avaliação do impacto a longo prazo dessas medicações no curso da DA.*)

Atri A, Sherman S, Norman KA et al. Blockade of central cholinergic receptors impairs new learning and increases proactive interference in a word paired-associate memory task. *Behav Neurosci* 2004;118:223-236. (*Revisão das bases teóricas e experimentais das influências colinérgicas no aprendizado e na memória e os efeitos do bloqueio central nos processos cognitivos.*)

Bertrand D, Elmslie F, Hughes E et al. The CHRNB2 mutation I312M is associated with epilepsy and distinct memory deficits. *Neurobiol Dis* 2005;20:799-804. (*Revisão do papel das alterações nos receptores nicotínicos de ACh na epilepsia genética.*)

Caccamo A, Fisher A, LaFerla FM. M1 agonists as a potential disease-modifying therapy for Alzheimer's disease. *Curr Alzheimer Res* 2009;6:112-117. (*Discussão sobre o papel e o direcionamento das pesquisas futuras para agonistas M1 no tratamento da DA.*)

Dani JA, Bertrand D. Nicotinic acetylcholine receptors and nicotinic cholinergic mechanisms of the central nervous system. *Ann Rev Pharmacol Toxicol* 2007;47:699-729. (*Uma revisão meticulosa e agradável, com muitas citações.*)

Fick DM, Cooper JW, Wade WE, Waller JL, Maclean JR, Beers MH. Updating the Beers criteria for potentially inappropriate medication use in older adults: results of a US consensus panel of experts. *Arch Intern Med* 2003;163:2716-2724. (*Recomendações sobre medicamentos que devem ser evitados em idosos.*)

Jann MW, Shirly KL, Small GW. Clinical pharmacokinetics and pharmacodynamics of cholinesterase inhibitors. *Clin Pharmacokinet* 2002;41:719-739. (*Revisão da farmacologia clínica dos inibidores orais da colinesterase.*)

RESUMO FARMACOLÓGICO: Capítulo 9 | Farmacologia Colinérgica.

FÁRMACO	APLICAÇÕES CLÍNICAS	EFEITOS ADVERSOS *GRAVES* E COMUNS	CONTRAINDICAÇÕES	CONSIDERAÇÕES TERAPÊUTICAS
Inibidores da síntese, do armazenamento e da liberação da acetilcolina *Mecanismo – inibem a síntese, o armazenamento ou a liberação da acetilcolina*				
Hemicolínio-3 **Vesamicol**	Nenhuma (usados apenas experimentalmente)	Não aplicáveis		O hemicolínio-3 bloqueia o transportador de alta afinidade da colina, portanto impede a captação de colina necessária para a síntese de ACh O vesamicol bloqueia o antiportador de ACh-H⁺ utilizado para o transporte da ACh até as vesículas Ambos os compostos são apenas utilizados em pesquisa
Toxina botulínica	Distonias focais Torcicolo Acalasia Estrabismo Blefarospasmo Síndromes dolorosas Rugas Hiperidrose	*Arritmias cardíacas, síncope, hepatotoxicidade, anafilaxia* Dor no local de injeção, dispepsia, disfagia, fraqueza muscular, dor no pescoço, ptose das pálpebras, febre	Hipersensibilidade à toxina botulínica Infecção no local de injeção	A toxina botulínica, produzida por *Clostridium botulinum*, degrada a sinaptobrevina, portanto impede a fusão da vesícula sináptica com a membrana da terminação axônica (pré-sináptica)
Inibidores da degradação da acetilcolina *Mecanismo – inibem a acetilcolinesterase (AChE) por meio de sua ligação ao sítio ativo da enzima*				
Edrofônio **Neostigmina** **Piridostigmina** **Ambenônio** **Fisostigmina**	Diagnóstico de miastenia *gravis*, síndrome de Eaton-Lambert e distúrbios que resultam em fraqueza muscular (edrofônio) Agente de motilidade urinária e gastrintestinal, glaucoma, doenças da junção neuromuscular, como miastenia *gravis* (neostigmina, piridostigmina, ambenônio) Reversão da toxicidade anticolinérgica ou paralisia induzida na cirurgia (fisostigmina)	*Convulsões, broncospasmo, arritmias cardíacas, bradicardia, parada cardíaca* Hipotensão ou hipertensão, salivação, lacrimejamento, diaforese, vômitos, diarreia, miose	Obstrução intestinal ou urinária mecânica Uso concomitante de ésteres de colina ou bloqueadores neuromusculares despolarizantes Doença cardiovascular	O edrofônio é de ação curta (2 a 10 min); em virtude de seu rápido início de ação, mostra-se útil no diagnóstico de fraqueza muscular Para o tratamento crônico da miastenia *gravis*, são preferidos os inibidores da colinesterase de ação longa, como piridostigmina, neostigmina e ambenônio A neostigmina também apresenta efeito de agonista colinérgico direto nos receptores N$_M$ A aplicação tópica de inibidores da colinesterase à córnea diminui a pressão intraocular ao facilitar o efluxo de humor aquoso A estrutura não polar torna a fisostigmina útil para o tratamento da toxicidade anticolinérgica do SNC
Di-isopropil fluorofosfato	Não aplicável (algumas vezes encontrado como toxina)	*Paralisia respiratória* Bradicardia, broncospasmo, fasciculações, cãibras musculares, fraqueza, depressão do SNC, agitação, confusão, delírio, coma, broncorreia, salivação, lacrimejamento, diaforese, vômitos, diarreia, miose	Não aplicável	Composto organofosforado utilizado como inseticida, substrato para produção de armas químicas de organofosforados (gases dos nervos) e, antigamente, medicamento miótico tópico em oftalmologia
Tacrina **Donepezila** **Rivastigmina** **Galantamina**	Doença de Alzheimer leve a moderada Demência	Diarreia, náuseas, vômitos, cólicas, anorexia, sonhos vívidos	Anormalidades das provas de função hepática associadas ao tratamento (contraindicação para a tacrina)	Tacrina, donepezila, rivastigmina e galantamina produzem benefícios sintomáticos modestos na doença de Alzheimer A rivastigmina afeta tanto a acetilcolinesterase quanto a butirilcolinesterase pela formação de um complexo carbamoilato com as enzimas A galantamina também atua como ligante não potencializador dos receptores nicotínicos

Agonistas dos receptores muscarínicos
Mecanismo – Estimulam a atividade dos receptores muscarínicos

Fármaco	Usos terapêuticos	Efeitos adversos	Contraindicações	Considerações
Metacolina	Diagnóstico da asma	*Dispneia* Tontura, cefaleia, prurido, irritação da garganta	Ataque cardíaco ou acidente vascular encefálico recentes Aneurisma da aorta Hipertensão não Controlada	A metacolina é altamente resistente à acetilcolinesterase; é relativamente seletiva para os receptores colinérgicos muscarínicos cardiovasculares
Carbacol **Betanecol** **Cevimelina** **Pilocarpina**	Glaucoma (carbacol) Agente de motilidade do trato urinário (betanecol) Xerostomia na síndrome de Sjögren (cevimelina e pilocarpina)	Sudorese, tremores, náuseas, tontura, polaciúria, rinite (formulações orais)	Irite aguda ou glaucoma após extração de catarata Glaucoma de ângulo estreito (de ângulo fechado)	O carbacol exerce ação nicotínica aumentada em comparação com outros ésteres de colina; o carbacol não pode ser usado sistemicamente, em virtude de sua ação nicotínica imprevisível nos gânglios autônomos; a aplicação de carbacol à córnea resulta em constrição das pupilas (miose) e redução da pressão intra-ocular O betanecol é quase totalmente seletivo para os receptores muscarínicos A pilocarpina e a cevimelina (um agonista M_1 e M_3) são usadas no tratamento da xerostomia na síndrome de Sjögren

Agonistas dos receptores nicotínicos
Mecanismo – Estimulam a abertura do canal do receptor nicotínico de ACh e produzem despolarização da membrana celular; a succinilcolina persiste na junção neuroefetora e ativa continuamente os canais dos receptores nicotínicos, resultando em inativação dos canais de sódio regulados por voltagem, de modo que eles não podem abrir-se para sustentar potenciais de ação adicionais (algumas vezes designado como "bloqueio despolarizante")

Fármaco	Usos terapêuticos	Efeitos adversos	Contraindicações	Considerações
Succinilcolina (brometo de suxametônio)	Indução de bloqueio neuromuscular em cirurgia Intubação	*Bradiarritmia, parada cardíaca, arritmias cardíacas, hipertermia maligna, rabdomiólise, depressão respiratória* Rigidez muscular, mialgia, elevação da pressão intraocular	História pessoal ou familiar de hipertermia maligna Miopatias do músculo esquelético Lesão do neurônio motor superior Denervação extensa do músculo esquelético	Em virtude de sua curta duração de ação, a succinilcolina constitui o fármaco de escolha para a paralisia durante a intubação Provoca fasciculações transitórias

Antagonistas dos receptores muscarínicos
Mecanismo – Antagonizam seletivamente os receptores muscarínicos

Fármaco	Usos terapêuticos	Efeitos adversos	Contraindicações	Considerações
Atropina	Superdosagem de anticolinesterásicos Bradicardia sintomática aguda Pré-medicação para procedimento anestésico Salivação e secreção de muco em excesso durante a cirurgia Antídoto para envenenamento por cogumelos	*Arritmias cardíacas, coma, depressão respiratória, elevação da pressão intraocular* Taquicardia, constipação intestinal, xerostomia, visão embaçada	Glaucoma de ângulo estreito	Alcaloide de ocorrência natural encontrado na planta *Atropa belladonna* Atividade principalmente muscarínica, efeito nicotínico marginal Mais efetiva para reversão da atividade colinérgica exógena do que endógena
Escopolamina	Cinetose Náuseas e vômitos	*Alteração da frequência cardíaca, psicose induzida por fármaco* Sonolência, xerostomia, visão embaçada	Glaucoma de ângulo estreito	Efeitos significativos sobre o SNC Administrada por adesivo transdérmico
Pirenzepina **Metilescopolamina** **Glicopirrolato**	Doença ulcerosa péptica Bradicardia induzida cirurgicamente ou pelo vago (glicopirrolato)	*Arritmia cardíaca, hipertermia maligna, anafilaxia, convulsão* Constipação intestinal, xerostomia, retenção urinária, diminuição da sudorese	Obstrução gastrintestinal Glaucoma de ângulo estreito	Agentes alternativos ou aditivos para o tratamento padrão da doença ulcerosa péptica A metilescopolamina e o glicopirrolato exercem efeitos anticolinérgicos tardios, porém mensuráveis, sobre o SNC e a cognição

(continua)

RESUMO FARMACOLÓGICO: Capítulo 9 | Farmacologia Colinérgica. (continuação)

FÁRMACO	APLICAÇÕES CLÍNICAS	EFEITOS ADVERSOS GRAVES E COMUNS	CONTRAINDICAÇÕES	CONSIDERAÇÕES TERAPÊUTICAS
Ipratrópio Tiotrópio	Doença pulmonar obstrutiva crônica (DPOC) Asma	*Íleo paralítico, anafilaxia, edema orofaríngeo* Gosto anormal na boca, xerostomia (*spray* nasal)	Hipersensibilidade ao ipratrópio ou tiotrópio	O ipratrópio é mais efetivo do que os agonistas β-adrenérgicos no tratamento da DPOC, porém é menos efetivo no tratamento da asma Em comparação com o ipratrópio, foi constatado que o tiotrópio apresenta eficácia semelhante e, possivelmente, superior como broncodilatador no tratamento da DPOC
Oxibutinina Propantelina Terodilina Tolterodina Fesoterodina Tróspio Darifenacina Solifenacina	Bexiga com hiper-reflexia e hiperativa Incontinência urinária de urgência	Constipação intestinal, diarreia, náuseas, ressecamento da boca, eritema no local de aplicação, prurido, retenção urinária	Glaucoma de ângulo estreito, retenção gástrica, retenção urinária	Oxibutinina, propantelina, tolterodina, fesoterodina e tróspio são antagonistas inespecíficos dos receptores muscarínicos, enquanto darifenacina e solifenacina são antagonistas seletivos dos receptores M_3 A tolterodina pode causar menos ressecamento da boca do que a oxibutinina, e os agentes M_3 seletivos mais recentes, a darifenacina e a solifenacina, podem causar menos ressecamento da boca e constipação intestinal do que os agentes não seletivos

Antagonistas dos receptores nicotínicos

Mecanismo – Antagonizam seletivamente os receptores nicotínicos, impedindo, assim, a ligação da ACh endógena e a despolarização subsequente das células musculares (algumas vezes designado como "bloqueio não despolarizante")

FÁRMACO	APLICAÇÕES CLÍNICAS	EFEITOS ADVERSOS GRAVES E COMUNS	CONTRAINDICAÇÕES	CONSIDERAÇÕES TERAPÊUTICAS
Pancurônio Tubocurarina Vecurônio Rocurônio Mivacúrio	Indução do bloqueio neuromuscular em cirurgia Intubação (mivacúrio)	*Hipertensão, taquiarritmia, apneia, broncospasmo, insuficiência respiratória* Salivação, rubor (mivacúrio)	Hipersensibilidade a pancurônio, tubocurarina, vecurônio, rocurônio ou mivacúrio	O pancurônio e a tubocurarina são agentes de ação longa; o vecurônio e o rocurônio, de ação intermediária; o mivacúrio, de ação curta Os agentes bloqueadores não despolarizantes apresentam efeitos adversos variáveis associados ao bloqueio ganglionar, que podem ser revertidos pela administração de inibidores da AChE
Trimetafana Mecamilamina	Hipertensão em pacientes com dissecção aórtica aguda	*Íleo paralítico, retenção urinária, parada respiratória, síncope* Hipotensão ortostática, dispepsia, diplopia, sedação	Contraindicações de trimetafana: asfixia, insuficiência respiratória não corrigida, recém-nascido com risco de íleo paralítico ou meconial, choque Contraindicações da mecamilamina: insuficiência coronariana, glaucoma, infarto recente do miocárdio, estenose pilórica, insuficiência renal, pacientes tratados com sulfonamidas	Mecamilamina e trimetafana são administrados quando se deseja bloqueio ganglionar; esses fármacos reduzem a pressão arterial enquanto atenuam simultaneamente os reflexos simpáticos que normalmente causariam elevação deletéria da pressão no local da dissecção aórtica

10
Farmacologia Adrenérgica

Brian B. Hoffman e Freddie M. Williams

▶ Introdução

A farmacologia adrenérgica envolve o estudo dos agentes que atuam sobre vias mediadas pelas catecolaminas endógenas: norepinefrina, epinefrina e dopamina. O sistema nervoso simpático constitui a principal fonte de produção e liberação dessas catecolaminas. A sinalização por meio dos receptores de catecolaminas medeia diversos efeitos fisiológicos: aumento da frequência e da força da contração cardíaca, modificação da resistência periférica do sistema arterial, inibição da liberação de insulina, estimulação da liberação hepática de glicose e aumento da liberação de ácidos graxos livres pelos adipócitos.Os fármacos direcionados para a síntese, o armazenamento, a liberação e a recaptação de norepinefrina e epinefrina ou cujos alvos diretos consistem nos receptores pós-sinápticos desses transmissores são frequentemente administrados no tratamento de muitas doenças importantes, como hipertensão, choque, asma e angina. Este capítulo analisa a base bioquímica e fisiológica da ação adrenérgica e, em seguida, descreve a ação das diferentes classes de fármacos adrenérgicos.

▶ Bioquímica e fisiologia da função adrenérgica

O sistema nervoso autônomo contribui para a homeostasia por intermédio da ação combinada de seus ramos simpático e parassimpático. As catecolaminas são os principais transmissores da sinalização simpática. A discussão que se segue trata da bioquímica da ação das catecolaminas, desde a síntese até o metabolismo e a ativação dos receptores. Em seguida, são descritas as funções fisiológicas das catecolaminas endógenas, epinefrina, norepinefrina e dopamina, com ênfase na especificidade de expressão dos receptores em diferentes sistemas orgânicos.

Síntese, armazenamento e liberação das catecolaminas

As catecolaminas são sintetizadas por modificações químicas sequenciais do aminoácido tirosina. Essa síntese ocorre principalmente nas terminações nervosas simpáticas e nas células cromafínicas. A epinefrina é sintetizada predominantemente

CASO

A Sra. S vinha sentindo-se deprimida havia vários anos. Fizera uso de inúmeros medicamentos na tentativa de aliviar seus sentimentos de desesperança e falta de motivação, porém nada pareceu ajudar. Em 1960, entretanto, seu médico prescreveu iproniazida, um novo medicamento que parecia estar surtindo efeito em muitos casos de depressão. Ele explicou que os pesquisadores acreditavam que o fármaco exercia efeitos benéficos na depressão ao inibir uma enzima existente no cérebro, denominada monoamina oxidase (MAO). A MAO é uma das enzimas responsáveis pela degradação das catecolaminas. Como a iproniazida era um fármaco novo, seus efeitos adversos potenciais ainda não estavam bem definidos, de modo que o médico aconselhou a Sra. S a comunicar qualquer efeito diferente que poderia surgir em decorrência do medicamento.

Esperançosa, porém sem expectativa de qualquer mudança significativa, a Sra. S. iniciou a medicação. Dentro de algumas semanas, começou a sentir-se motivada e tornou-se ativa pela primeira vez em 20 anos. Exultante diante daquela nova sensação de energia, ela recuperou sua vida passada como *socialite* e resolveu oferecer uma recepção com queijos e vinhos em grande estilo. Convidou os melhores e mais ilustres da cidade, esperando uma noite de sucesso. Quando se levantou para agradecer a presença dos convidados, a Sra. S celebrou com um grande gole de seu favorito Chianti 1954. No final da festa,

sentiu uma forte dor de cabeça e náuseas. Lembrando-se da recomendação de seu médico, pediu a um amigo que a levasse imediatamente ao hospital mais próximo. No serviço de emergência, o médico de plantão registrou uma pressão arterial de 230/160 mmHg. Constatando que a Sra. S estava apresentando uma emergência hipertensiva, o médico administrou rapidamente fentolamina (antagonista dos receptores α-adrenérgicos). A pressão arterial da Sra. S normalizou-se rapidamente, e, na investigação clínica subsequente, o médico identificou uma nova, e agora famosa, interação entre fármaco e alimento envolvendo os inibidores da MAO. Essa interação adversa potencial é compartilhada por alguns outros inibidores da MAO; pesquisas mais recentes sobre subtipos de inibidores da MAO reversíveis e seletivos minimizaram essa interação.

💡 Questões

1. Quais enzimas metabolizam as catecolaminas? Quais as especificidades das isoformas dessas enzimas para as várias catecolaminas?
2. Qual a explicaçõo em termos de mecanismo para a interação dos inibidores da MAO com vinho tinto e queijo envelhecido?
3. Como a fentolamina baixou a pressão arterial da Sra. S?

---

nas células cromafínicas da medula suprarrenal; os neurônios simpáticos produzem a norepinefrina como seu principal neurotransmissor (Figura 10.1). Precursor da síntese de catecolaminas, a tirosina é transportada para dentro dos neurônios por meio de um transportador de aminoácidos aromáticos que utiliza o gradiente de Na^+ através da membrana neuronal para concentrá-la (o que ocorre também com a fenilalanina, o triptofano e a histidina). A primeira etapa na síntese das catecolaminas, a oxidação da tirosina a *di-hidroxifenilalanina* (*DOPA*), é mediada pela enzima *tirosina hidroxilase* (TH). Esta é a enzima limitadora de velocidade no processo de síntese das catecolaminas. DOPA é convertida em dopamina por uma descarboxilase de aminoácidos aromáticos, relativamente inespecífica. Em seguida, a dopamina é hidroxilada pela *dopamina-β-hidroxilase*, produzindo norepinefrina. Nos tecidos que produzem epinefrina, a norepinefrina é, em seguida, metilada em seu grupo amino pela *feniletanolamina-N-metiltransferase* (PNMT). A expressão desta na medula suprarrenal depende, em grande parte, das altas concentrações de cortisol que circulam na medula pelas veias que drenam no córtex suprarrenal.

A conversão da tirosina em dopamina ocorre no citoplasma. A dopamina é transportada em vesículas sinápticas por um antiportador de prótons helicoidal que atravessa 12 vezes a membrana, denominado *transportador vesicular de monoaminas* (TVMA). No interior das vesículas, a dopamina é convertida em norepinefrina pela dopamina β-hidroxilase.

Existem três transportadores vesiculares distintos, que diferem em especificidade de substrato e localização. O *TVMA1* e o *TVMA2* (este último também conhecido como Captação 2 [Figura 10.2]) transportam serotonina (5-HT), histamina e todas as catecolaminas, porém diferem em sua expressão, visto que *TVMA1* é expresso na periferia (glândulas adrenais, gânglios simpáticos), e *TVMA2*, principalmente no sistema ner-

voso central (SNC). O transportador vesicular de acetilcolina (TAChV) é expresso nos neurônios colinérgicos, incluindo os nervos motores (ver Capítulo 9). Esses antiportadores utilizam o gradiente de prótons gerado por uma $H^±$-ATPase na membrana vesicular para concentrar a dopamina no interior da vesícula. As concentrações de norepinefrina dentro da vesícula podem alcançar 100 mM. Para estabilizar a pressão osmótica decorrente do elevado gradiente de concentração para a norepinefrina através da membrana vesicular, acredita-se que a norepinefrina se condense com o ATP. Consequentemente, ocorre liberação concomitante de ATP e norepinefrina no processo de exocitose da vesícula.

Nas células da medula suprarrenal, a norepinefrina é transportada ou difunde-se das vesículas de volta para o citoplasma, onde a PNMT converte-a em epinefrina. Em seguida, esta é novamente transportada para dentro das vesículas para armazenamento até sua liberação posterior por exocitose. A natureza não seletiva do TVMA1 e do TVMA2 tem consequências farmacológicas importantes, conforme discutido adiante.

A ativação do sistema nervoso simpático e a liberação subsequente de catecolaminas são iniciadas por sinais que se originam em um conjunto de áreas de processamento no SNC, particularmente no sistema límbico. Esses neurônios do sistema nervoso central projetam axônios que fazem sinapse em neurônios pré-ganglionares simpáticos nas colunas intermediolaterais da medula espinal. Os axônios pré-ganglionares projetam-se para os gânglios simpáticos. Os neurônios pré-ganglionares utilizam a acetilcolina como neurotransmissor para ativar os receptores nicotínicos de acetilcolina (ACh), que consistem em canais seletivos de cátions que despolarizam a membrana neuronal, portanto geram potenciais pós-sinápticos nos neurônios pós-ganglionares. Os bloqueadores ganglionares como *hexametônio* e *mecamilamina* bloqueiam o receptor

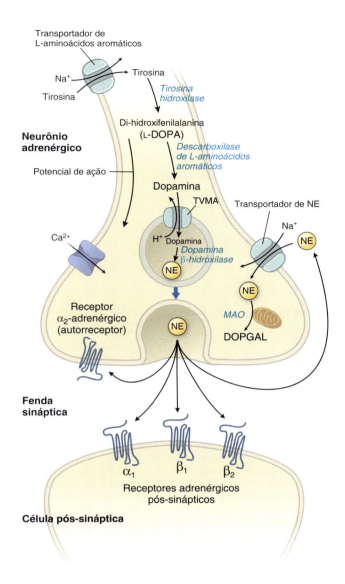

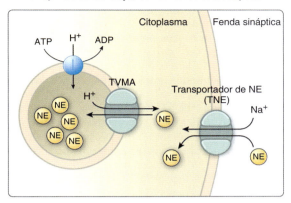

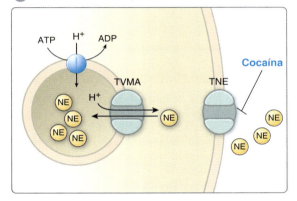

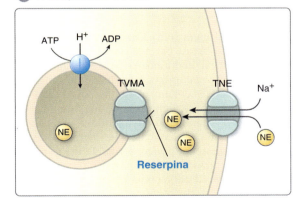

FIGURA 10.1 Vias de síntese, armazenamento, liberação e recaptação das catecolaminas. As catecolaminas endógenas, dopamina, norepinefrina e epinefrina, são todas sintetizadas a partir da tirosina. A etapa limitadora de velocidade no processo de síntese, a oxidação da tirosina citoplasmática em di-hidroxifenilalanina (L-DOPA), é catalisada pela enzima tirosina hidroxilase. A seguir, a descarboxilase de L-aminoácidos aromáticos converte a L-DOPA em dopamina. O transportador vesicular de monoaminas (TVMA) transloca a dopamina (e outras monoaminas) para dentro das vesículas sinápticas. Nos neurônios adrenérgicos, a dopamina-β-hidroxilase intravesicular converte a dopamina em norepinefrina (NE). Em seguida, esta é armazenada na vesícula até sua liberação. Nas células da medula suprarrenal, a norepinefrina retorna ao citosol, onde a feniletanolamina-N-metiltransferase (PNMT) converte a norepinefrina em epinefrina. A seguir, esta é transportada de volta à vesícula para seu armazenamento (*não ilustrado*). A α-metiltirosina inibe a tirosina hidroxilase, enzima limitadora de velocidade no processo de síntese das catecolaminas (*não ilustrada na figura*). A norepinefrina liberada pode estimular os receptores α_1-, β_1- ou β_2-adrenérgicos pós-sinápticos ou os autorreceptores α_2-adrenérgicos pré-sinápticos. Ela também pode ser captada em terminações pré-sinápticas pelo transportador de NE seletivo. A NE no citoplasma do neurônio pré-sináptico pode ser ainda captada em vesículas sinápticas pelo TVMA (*não ilustrado*) ou degradada a 3,4-di-hidroxifenilglicoaldeído (DOPGAL; ver Figura 10.3) pela monoamina oxidase (MAO) associada à mitocôndria.

FIGURA 10.2 Mecanismos de ação da cocaína e da reserpina. A. A norepinefrina (NE) liberada na fenda sináptica pode ser captada no citoplasma do neurônio pré-sináptico pelo transportador de NE (TNE) seletivo, cotransportador de Na^+-NE. A NE citoplasmática é concentrada em vesículas sinápticas pelo transportador vesicular de monoaminas (TVMA) não seletivo, antiportador de H^+-monoaminas. Uma H^+-ATPase utiliza a energia da hidrólise do ATP para concentrar prótons nas vesículas sinápticas, gerando, assim, um gradiente de H^+ transmembrana. Esse gradiente é utilizado pelo TVMA para impulsionar o transporte de monoaminas na vesícula sináptica. **B.** A cocaína inibe o transportador de NE, possibilitando a permanência da NE liberada na fenda sináptica por maior período de tempo. Por meio desse mecanismo, a cocaína potencializa a neurotransmissão nas sinapses adrenérgicas. **C.** A reserpina inibe o transportador vesicular de monoaminas, impedindo o reenchimento das vesículas sinápticas com NE e acarretando finalmente a depleção do neurotransmissor na terminação adrenérgica. Por meio desse mecanismo, a reserpina inibe a neurotransmissão nas sinapses adrenérgicas.

nicotínico de ACh ganglionar, sem exercer efeitos significativos sobre os receptores de ACh no sistema musculoesquelético (ver Capítulo 9). Os axônios pós-ganglionares simpáticos formam varicosidades ou conexões *en passant* com órgãos-alvo. A chegada de um potencial de ação nessas terminações abre os canais de Ca^{2+} neuronais regulados por voltagem, e o consequente influxo de Ca^{2+} deflagra o processo de exocitose das vesículas sinápticas que contêm catecolaminas. Várias substâncias novas – incluindo peptídios de caramujos do mar – bloqueiam esses canais de Ca^{2+}; a *ziconotida* é um exemplo de fármaco dessa classe, haja vista sua eficácia no tratamento da dor intensa (ver Capítulo 17). A norepinefrina sofre rápida difusão das terminações nervosas simpáticas e regula localmente as respostas dos tecidos-alvo (p. ex., tônus do músculo liso) por meio da ativação dos receptores adrenérgicos expressos nesses tecidos. (Uma exceção é representada pelas glândulas sudoríparas, cujas terminações nervosas simpáticas utilizam a ACh como transmissor.)

É importante observar que os receptores adrenérgicos também são expressos em terminações nervosas simpáticas; eles podem atuar como mecanismo autorregulador para modular a extensão da liberação de neurotransmissor.

Recaptação e metabolismo das catecolaminas

Quando uma molécula de catecolamina exerce seu efeito em um receptor pós-sináptico, a resposta é interrompida por um destes três mecanismos: recaptação da catecolamina para o neurônio pré-sináptico; metabolismo da catecolamina em metabólito inativo; e difusão da catecolamina a partir da fenda sináptica. Os dois primeiros mecanismos exigem proteínas de transporte ou enzimas específicas, portanto constituem alvos para intervenção farmacológica.

A recaptação de catecolaminas no citoplasma neuronal é mediada por um transportador seletivo de catecolaminas (p. ex., *transportador de norepinefrina* ou *TNE*), também conhecido como Captação 1 (Figura 10.2). Cerca de 90% da norepinefrina liberada é captada por esse processo (reciclados); o restante sofre metabolismo local ou difunde-se para o sangue. A Captação 1 é um simportador que utiliza o gradiente do influxo de Na^+ para concentrar as catecolaminas no citoplasma das terminações nervosas simpáticas, limitando, dessa maneira, a resposta pós-sináptica e possibilitando aos neurônios reciclar o transmissor para liberação subsequente. No interior da terminação nervosa, as catecolaminas podem ser ainda mais concentradas em vesículas sinápticas pelo TVMA, mesmo transportador utilizado no transporte da dopamina na vesícula para a síntese de catecolaminas. Por conseguinte, *o reservatório de catecolaminas disponível para liberação provém de duas fontes: as moléculas sintetizadas de novo e as recicladas pela recaptação neuronal.*

O metabolismo das catecolaminas envolve duas enzimas: a MAO e a *catecol-O-metiltransferase* (*COMT*) (Figura 10.3). A MAO é uma enzima mitocondrial expressa na maioria dos neurônios. Ocorre em duas isoformas, a MAO-A e a MAO-B. Ambas exibem algum grau de especificidade de ligante: a MAO-A degrada preferencialmente serotonina, norepinefrina e dopamina, enquanto a MAO-B degrada dopamina mais rapidamente do que serotonina e norepinefrina. Conforme indicado no caso clínico, os inibidores da MAO mostram-se eficazes no tratamento da depressão. A isoforma MAO-A é responsável pela detoxificação de substâncias presentes no queijo e no vinho antes de alcançarem a circulação geral. A COMT é uma enzima citosólica expressa principalmente no fígado.

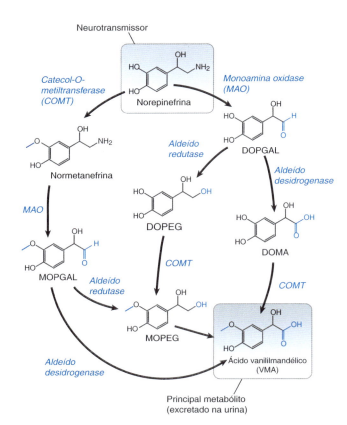

FIGURA 10.3 Metabolismo da norepinefrina. A norepinefrina é degradada a metabólitos por duas enzimas principais. A catecol-O-metiltransferase (COMT) é uma enzima citosólica de ampla distribuição; no fígado, é particularmente importante no metabolismo das catecolaminas circulantes. A monoamina oxidase (MAO), que se localiza na superfície externa das mitocôndrias, é encontrada em muitos neurônios monoaminérgicos (incluindo adrenérgicos). COMT, MAO, aldeído redutase e aldeído desidrogenase metabolizam as catecolaminas em múltiplos intermediários (abreviados como DOPGAL, MOPGAL, DOPEG, DOMA e MOPEG), eventualmente excretados. O ácido vanililmandélico (VMA) é o principal metabólito excretado na urina.

Receptores de catecolaminas

Os receptores adrenérgicos (também denominados *adrenorreceptores*) são seletivos para norepinefrina e epinefrina. A dopamina em concentrações suprafisiológicas também pode ativar alguns adrenorreceptores. Estes foram divididos em três classes principais, denominadas α_1, α_2 e β (Tabela 10.1). Cada uma apresenta três subtipos: α_{1A}, α_{1B} e α_{1D}; α_{2A}, α_{2B} e α_{2C}; e β_1, β_2 e β_3, membros da superfamília de receptores acoplados à proteína G (ver Capítulo 1).

Receptores α_1 e α_2-adrenérgicos

O protótipo do mecanismo de sinalização dos receptores α_1 envolve vias mediadas pela proteína G_q, que ativam a fosfolipase C. Essa enzima cliva o fosfatidilinositol-4,5-bifosfato, produzindo inositol trifosfato (IP_3, que mobiliza as reservas intracelulares de Ca^{2+}) e diacilglicerol (DAG, que ativa a proteinoquinase C). Esses receptores também podem sinalizar por meio de outras vias proximais. Além disso, as vias de sinalização distais ativadas por eles podem ser extremamente complexas em algumas células. Os alvos distais incluem canais de Ca^{2+} tipo L, canais de K^+, vários membros das vias de proteinoquinase ativada por mitógeno (PAM) e uma variedade de outras quinases, incluindo a fosfatidilinositol-3-quinase. Os inúmeros subtipos de receptores α_1 provavelmente diferem quanto à capacidade de ativar as vias de sinalização distais.

Os receptores α_1 são expressos no músculo liso vascular, no músculo liso do trato geniturinário, no músculo liso intestinal, na próstata, no coração, no fígado e em outros tipos de células. Nas células musculares lisas vasculares, a estimulação de tais receptores α_1 aumenta a $[Ca^{2+}]$ intracelular – por meio da liberação das reservas endógenas de Ca^{2+} e pelo influxo de Ca^{2+} do líquido extracelular –, ocasionando a ativação da calmodulina, a fosforilação da cadeia leve de miosina, o aumento da interação actina-miosina e a contração muscular (ver Capítulo 21). Por conseguinte, os receptores α_1 são importantes para mediar o aumento da resistência vascular periférica, o que pode elevar a pressão arterial e redistribuir o fluxo sanguíneo. Embora os antagonistas desses receptores α_1 pareçam atraentes no tratamento da hipertensão, na prevenção das complicações advindas desta sua eficácia clínica permanece incerta. A ativação dos receptores α_1 provoca contração do músculo liso geniturinário; foi constatada a eficácia clínica dos antagonistas de tais receptores α_1 no tratamento sintomático da hipertrofia prostática benigna (HPB) (ver adiante).

Os receptores α_2-adrenérgicos ativam G_i, proteína G inibitória. Ela exerce múltiplas ações de sinalização, como inibição da adenilciclase (diminuindo, portanto, os níveis de AMPc), ativação dos canais de K^+ retificadores de influxo acoplados à proteína G (causando hiperpolarização da membrana) e inibição dos canais de Ca^{2+} neuronais. Cada um desses efeitos tende a diminuir a liberação de neurotransmissor do neurônio-alvo. Os receptores α_2 são encontrados tanto em neurônios pré-sinápticos quanto nas células pós-sinápticas. *Os receptores α_2 pré-sinápticos atuam como autorreceptores para mediar a inibição da transmissão simpática por retroalimentação.* Os receptores α_2 também são expressos nas plaquetas e nas células β do pâncreas, onde medeiam a agregação plaquetária e inibem a liberação de insulina, respectivamente. Essas últimas observações provocaram o desenvolvimento de agentes inibidores seletivos dos receptores α_2. Entretanto, a principal aplicação farmacológica desses receptores α_2 tem sido no tratamento da hipertensão. Seus agonistas α_2 atuam em locais do SNC para diminuir a descarga simpática na periferia, resultando em menor liberação de norepinefrina nas terminações nervosas simpáticas, portanto diminuindo a contração do músculo liso vascular.

Receptores β-adrenérgicos

Os receptores β-adrenérgicos são divididos em três subclasses, denominadas β_1, β_2 e β_3 (Tabela 10.1). As três ativam uma proteína G estimuladora, a G_s. Esta ativa a adenilciclase, provocando aumento dos níveis intracelulares de AMPc. Esse aumento ativa proteinoquinases (particularmente a proteinoquinase A), que fosforilam proteínas celulares, incluindo canais iônicos. A natureza das diferenças de sinalização entre os subtipos de receptores β-adrenérgicos não está bem esclarecida, visto que todos parecem acoplar-se de modo eficiente à G_s. Foi sugerido que a especificidade pode ser conferida pela composição das subunidades da proteína G encontrada no complexo receptor. Por conseguinte, a seletividade farmacológica parece residir na distribuição tecidual específica de cada subtipo de receptor β-adrenérgico e, possivelmente, na ativação de vias de sinalização distais específicas de cada tecido.

Os receptores β_1-adrenérgicos estão localizados principalmente no coração e nos rins. Nos rins, são encontrados principalmente nas células justaglomerulares renais, onde a ativação do receptor provoca a liberação de renina (ver Capítulo 20). A estimulação dos receptores β_1 cardíacos provoca aumento tanto no inotropismo (força da contração) quanto no cronotropismo (frequência cardíaca). O efeito inotrópico é mediado pela fosforilação aumentada dos canais de Ca^{2+}, incluindo os canais de cálcio no sarcolema e fosfolamban no retículo sarcoplasmático (ver Capítulo 24). O aumento do cronotropismo resulta de um aumento mediado pelos receptores β_1 na taxa de despolarização de fase 4 das células marca-passo do nó sinoatrial. Ambos os efeitos contribuem para o aumento do débito cardíaco (lembre-se que débito cardíaco = frequência cardíaca × volume sistólico). A ativação dos receptores β_1 também aumenta a velocidade de condução no nó atrioventricular (AV), visto que o aumento da entrada de Ca^{2+} estimulado pelos receptores β_1 aumenta a taxa de despolarização das células do nó AV.

Os receptores β_2-adrenérgicos são expressos no músculo liso, no fígado e no músculo esquelético. No músculo liso, sua ativação estimula a proteína G_s, a adenilciclase, o AMPc e a proteinoquinase A. Esta fosforila diversas proteínas contráteis, particularmente a quinase da cadeia leve de miosina. A fosfo-

TABELA 10.1 Ações dos receptores adrenérgicos.

SUBTIPO DE RECEPTOR	MEDIADORES DA SINALIZAÇÃO	TECIDO	EFEITOS
α_1	$G_q/G_i/G_0$	Músculo liso vascular	Contração
		Músculo liso geniturinário	Contração
		Músculo liso intestinal	Relaxamento
		Coração	↑ Inotropismo e excitabilidade
		Fígado	Glicogenólise e gliconeogênese
α_2	G_i/G_0	Células β do pâncreas	↓ Secreção de insulina
		Plaquetas	Agregação
		Nervo	↓ Liberação de norepinefrina
		Músculo liso vascular	Contração
β_1	G_s	Coração	↑ Cronotropismo e inotropismo
		Coração	↑ Velocidade de condução do nó AV
		Células justaglomerulares renais	↑ Secreção de renina
β_2	G_s	Músculo liso	Relaxamento
		Fígado	Glicogenólise e gliconeogênese
		Músculo esquelético	Glicogenólise e captação de K^+
β_3	G_s	Tecido adiposo	Lipólise

rilação desta diminui sua afinidade com cálcio-calmodulina, ocasionando relaxamento do aparelho contrátil. As evidências disponíveis também sugerem que a ativação dos receptores β_2-adrenérgicos pode relaxar o músculo liso brônquico pela ativação dos canais de K^+ independente de G_s. O efluxo aumentado de K^+ produz hiperpolarização das células musculares lisas brônquicas, portanto se opõe à despolarização necessária para produzir contração. Nos hepatócitos, a ativação da cascata de sinalização da G_s desencadeia uma série de eventos de fosforilação intracelulares, que resultam em ativação da glicogênio-fosforilase e catabolismo do glicogênio. Por conseguinte, o resultado da estimulação dos hepatócitos pelos receptores β_2-adrenérgicos consiste em aumento dos níveis plasmáticos de glicose. No músculo esquelético, a ativação dessas mesmas vias de sinalização estimula a glicogenólise e promove a captação de K^+.

Recentemente, foi descoberto que os receptores β_3-adrenérgicos são expressos especificamente no tecido adiposo. A estimulação desses receptores β_3 ocasiona aumento da lipólise. Essa ação fisiológica influenciou a especulação de que os agonistas β_3 poderiam ser úteis no tratamento de obesidade, diabetes melito não insulinodependente e outras indicações potenciais, porém é preciso ainda desenvolver esses agentes farmacológicos seletivos para uso clínico.

Regulação da resposta dos receptores

A capacidade de os agonistas dos receptores iniciarem o processo de sinalização distal é proporcional à quantidade de receptores ativados. Logo, mudanças na densidade dos receptores existentes na superfície celular alterarão a eficácia aparente de um agonista. Consequentemente, tanto as alterações a curto prazo (dessensibilização) quanto as a longo prazo (infrarregulação) na quantidade de receptores adrenérgicos funcionais são importantes na regulação da resposta tecidual (ver Figura 1.10).

Quando um agonista ativa o receptor adrenérgico, a dissociação das proteínas G heterotriméricas produz sinalização distal, bem como um mecanismo de retroalimentação negativa que limita as respostas dos tecidos. O acúmulo de subunidades $\beta\gamma$ na membrana recruta uma *quinase do receptor acoplado à proteína G* (GRK), que fosforila o receptor nos resíduos da extremidade C-terminal, os quais atuam como alvos importantes de proteínas inativadoras. De modo alternativo, a proteinoquinase A e a proteinoquinase C podem fosforilar proteínas G. O estado fosforilado de uma proteína G pode ligar-se a outra proteína, denominada β-*arrestina*, que inibe estericamente a interação receptor-proteína G, silenciando de maneira efetiva a sinalização do receptor. Em uma escala temporal maior, o complexo receptor-β-arrestina é sequestrado por um mecanismo dependente de clatrina em um compartimento endocítico para internalização, processo denominado *infrarregulação*. Cada um desses processos é importante na regulação da responsividade do tecido a curto ou longo prazos. De modo um tanto paradoxal, evidências recentes sugerem que as β-arrestinas podem estimular (em lugar de suprimir) novas vias de sinalização que envolvem a ativação de tirosinoquinases e pequenas proteínas de ligação de GTP.

Efeitos fisiológicos e farmacológicos das catecolaminas endógenas

As catecolaminas endógenas, epinefrina e norepinefrina, atuam como agonistas nos receptores α e β-adrenérgicos. Em concentrações suprafisiológicas, a dopamina também pode atuar como agonista nesses receptores α e β. O efeito global de cada catecolamina é complexo e depende da concentração do agente e da expressão dos receptores específicos do tecido.

Epinefrina

A epinefrina é um agonista nos receptores α e β-adrenérgicos. *Em baixas concentrações, apresenta efeitos predominantemente β_1 e β_2, ao passo que, em concentrações mais altas, seus efeitos α_1 tornam-se mais pronunciados.* A epinefrina, ao atuar nos receptores β_1, aumenta a força de contração e o débito cardíacos, com consequente aumento no consumo de oxigênio do coração e elevação da pressão arterial sistólica. A vasodilatação mediada pelos receptores β_2 provoca diminuição da resistência periférica e redução da pressão arterial diastólica. A estimulação de tais receptores β_2 também aumenta o fluxo sanguíneo do músculo esquelético, relaxa o músculo liso brônquico e aumenta as concentrações de glicose e ácidos graxos livres no sangue. Todos esses efeitos β_1 e β_2 constituem componentes da resposta de "luta ou fuga". A epinefrina foi utilizada no tratamento da crise asmática aguda pouco depois de sua descoberta, há mais de 100 anos; na atualidade, outros fármacos com maior seletividade pelos receptores β_2 são usados com mais frequência no tratamento da asma. A epinefrina continua sendo um fármaco de escolha no tratamento da anafilaxia. A injeção local dessa medicação provoca vasoconstrição e prolonga a ação dos anestésicos locais; por exemplo, é frequentemente usada em associação a um anestésico local em odontologia. Não é efetiva por VO, devido ao extenso metabolismo de primeira passagem. A epinefrina tem rápido início e breve duração de ação quando injetada por via intravenosa. As consequências adversas de infusões intravenosas rápidas são aumento da excitabilidade cardíaca seguida de arritmias cardíacas e elevação excessiva da pressão arterial.

Norepinefrina

A norepinefrina é um agonista nos receptores α_1 e β_1, porém exerce relativamente pouco efeito nos receptores β_2. Devido à ausência de ação β_2 nestes, a administração sistêmica de norepinefrina aumenta não apenas a pressão arterial sistólica (efeito β_1), como também a diastólica e a resistência periférica total. A norepinefrina é usada no tratamento farmacológico da hipotensão em pacientes com choque distributivo, mais frequentemente devido a sepse.

Dopamina

Embora a dopamina seja um neurotransmissor proeminente do SNC, sua administração sistêmica tem poucos efeitos sobre ele, visto que não atravessa prontamente a barreira hematencefálica. A dopamina ativa um ou mais subtipos de receptores de catecolaminas nos tecidos periféricos, e o efeito predominante depende da concentração local do composto. Em baixas doses (< 2 μg/kg por min), uma infusão intravenosa contínua de dopamina atua predominantemente sobre os receptores dopaminérgicos D1 nos leitos vasculares renal, mesentérico e coronariano. Esses receptores ativam a adenilciclase nas células musculares lisas vasculares, com consequente aumento dos níveis de AMPc e vasodilatação. Com maior velocidade de infusão (2 a 10 μg/kg por min), a dopamina atua como agente inotrópico positivo por meio da ativação dos receptores β_1-adrenérgicos. Com velocidades ainda mais altas de infusão (> 10 μg/kg por min), ela atua sobre os receptores α_1-adrenérgicos vasculares, causando vasoconstrição. A dopamina é utilizada no tratamento do choque, particularmente nos estados de choque causados por baixo débito cardíaco e acompanhados de comprometimento da função renal, resultando em oligúria. Todavia, sua eficácia na proteção dos rins ainda não foi claramente demonstrada.

► Classes e agentes farmacológicos

É possível efetuar intervenção farmacológica em cada uma das principais etapas de síntese, armazenamento, recaptação, metabolismo e ativação dos receptores das catecolaminas. A discussão que se segue apresenta as diversas classes de agentes por ordem de suas ações sobre as vias adrenérgicas, desde a síntese do neurotransmissor até a ativação do receptor.

Inibidores da síntese de catecolaminas

Os inibidores da síntese de catecolaminas apresentam utilidade clínica limitada, visto que inibem de modo inespecífico a formação de todas as catecolaminas (ver Figura 10.1). A α-*metiltirosina* é um análogo estrutural da tirosina, transportada nas terminações nervosas, onde inibe a tirosina hidroxilase, primeira enzima na via de biossíntese das catecolaminas. Esse agente é usado, ocasionalmente, no tratamento da hipertensão associada ao feocromocitoma (tumor de células enterocromafínicas da medula suprarrenal, que produz norepinefrina e epinefrina). Entretanto, seu uso clínico é limitado, visto que provoca hipotensão ortostática significativa e sedação, e muitos outros fármacos anti-hipertensivos estão disponíveis para essa indicação.

Inibidores do armazenamento das catecolaminas

As catecolaminas originam-se de dois reservatórios – a síntese *de novo* e a reciclagem do transmissor. Um agente capaz de inibir o armazenamento das catecolaminas nas vesículas pode ter dois efeitos. A curto prazo, pode aumentar a liberação efetiva de catecolaminas das terminações sinápticas, simulando, dessa maneira, a estimulação simpática (*"simpaticomimético"*). Entretanto, em um período mais longo de tempo, o agente causa depleção do reservatório de catecolaminas disponíveis, portanto atua como *simpaticolítico* (inibidor da atividade simpática) (Figura 10.4).

A *reserpina* liga-se firmemente ao antiportador vesicular, TVMA (ver Figuras 10.1 e 10.2). O fármaco provoca inibição irreversível do TVMA, resultando em vesículas que perdem a capacidade de concentrar e armazenar norepinefrina e dopamina. Em baixas doses, a reserpina provoca extravasamento do neurotransmissor no citoplasma, onde a catecolamina é destruída pela MAO. Em altas doses, essa taxa de extravasamento pode ser alta o suficiente para superar a MAO no neurônio pré-sináptico. Nessas condições, existe alta concentração de transmissor no citoplasma neuronal, e o transmissor pode passar do plasma para o espaço sináptico por meio do TNE que atua de modo inverso. O efluxo de catecolaminas apresenta efeito simpaticomimético transitório. Como a inibição do TVMA pela reserpina é irreversível, novas vesículas de armazenamento precisam ser sintetizadas e transportadas até a terminação nervosa para restaurar a função vesicular apropriada. A fase de recuperação pode requerer dias a semanas após a interrupção da administração de reserpina. Esta também pode ser

utilizada experimentalmente para avaliar se determinado fármaco precisa ser concentrado nas terminações pré-sinápticas para exercer sua ação. No passado, a reserpina era empregada no tratamento da hipertensão. Entretanto, tendo em vista a natureza irreversível de sua ação e sua associação a depressão grave, a reserpina deixou de ser um agente interessante, pois na atualidade existem fármacos mais seguros e mais eficazes para o tratamento da hipertensão. Todavia, tem havido algum interesse na possibilidade de que a reserpina seja um fármaco útil no tratamento da hipertensão quando usada em doses mais baixas do que aquelas associadas à depressão grave.

A *tiramina* é uma amina presente na dieta, normalmente metabolizada pela MAO no trato gastrintestinal e no fígado. Em pacientes que fazem uso de inibidores da MAO (IMAO; ver adiante), a tiramina é absorvida no intestino, transportada pelo sangue e captada pelos neurônios simpáticos, onde é

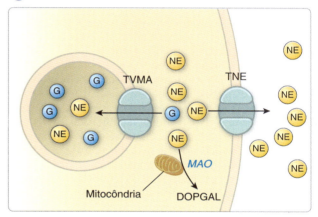

Ⓐ Efeito agudo de um simpaticomimético indireto

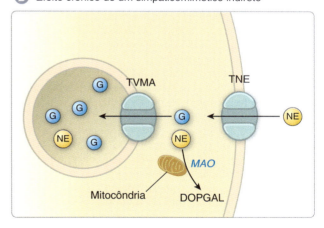

Ⓑ Efeito crônico de um simpaticomimético indireto

FIGURA 10.4 Efeitos agudos e crônicos de simpaticomiméticos indiretos. Os simpaticomiméticos indiretos exercem efeitos diferentes sobre a descarga simpática, dependendo de sua administração aguda ou crônica. **A.** Administrado de modo agudo, um simpaticomimético indireto, como a guanetidina (G), desloca a norepinefrina (NE) armazenada nas vesículas sinápticas dos neurônios adrenérgicos. Isso resulta em efluxo maciço de norepinefrina através do transportador de NE que atua de modo reverso; o consequente transbordamento de norepinefrina na sinapse provoca acentuada estimulação simpática. **B.** Administrado cronicamente, um simpaticomimético indireto, como a guanetidina (G), concentra-se nas vesículas sinápticas e substitui a norepinefrina. Além disso, a monoamina oxidase (MAO) degrada o pequeno reservatório de norepinefrina que permanece no citoplasma. Ambos os efeitos contribuem para a diminuição da estimulação simpática.

transportada para dentro das vesículas sinápticas pelo TVMA. Por meio desse mecanismo, um estímulo agudo com grandes quantidades de tiramina pode causar deslocamento agudo da norepinefrina vesicular e liberação não vesicular maciça de norepinefrina das terminações nervosas pela reversão do TNE. Alimentos fermentados, como vinho tinto e queijo envelhecido, apresentam altas concentrações de tiramina; este foi o motivo pelo qual, no caso descrito na introdução, a Sra. S sofreu crise hipertensiva pouco depois de sua festa com queijos e vinhos. Embora a própria tiramina seja pouco retida nas vesículas sinápticas, seu metabólito hidroxilado, a *octopamina* (cuja síntese é catalisada pela dopamina-β-hidroxilase vesicular), pode ser armazenado em altas concentrações nas vesículas. Em condições de tratamento crônico com IMAO e ingestão dietética modesta de tiramina, a norepinefrina pode ser gradualmente substituída pela octopamina nas vesículas de armazenamento. Como a octopamina tem pouca atividade agonista na maioria dos receptores adrenérgicos de mamíferos, as respostas pós-sinápticas à estimulação simpática podem diminuir gradualmente, provocando, por fim, o desenvolvimento de hipotensão postural.

À semelhança da tiramina, a *guanetidina* é ativamente transportada pelo TNE nos neurônios, onde se concentra nas vesículas transmissoras e desloca a norepinefrina, resultando em sua depleção gradual (Figura 10.4). À semelhança da octopamina, a guanetidina não é um agonista nos receptores adrenérgicos pós-sinápticos, de modo que sua liberação vesicular após estimulação simpática não desencadeia resposta pós-sináptica. No passado, a guanetidina era utilizada no tratamento da hipertensão não controlada. Ela inibe os nervos simpáticos cardíacos, ocasionando redução do débito cardíaco, e bloqueia a vasoconstrição mediada pelo simpático, resultando em diminuição da pré-carga cardíaca. A inibição dessas respostas simpáticas pela guanetidina pode acarretar o desenvolvimento de hipotensão sintomática após realização de exercício físico ou permanência na posição ortostática (hipotensão postural).

O *guanadrel* também atua como falso neurotransmissor. A exemplo da guanetidina, esse fármaco pode ser usado no tratamento da hipertensão, porém não constitui mais um agente de primeira linha. O perfil de efeitos adversos do guanadrel assemelha-se ao da guanetidina.

A *anfetamina* exerce várias ações adrenérgicas: desloca as catecolaminas endógenas das vesículas de armazenamento (de modo semelhante à tiramina); inibe de maneira fraca a MAO; e bloqueia a recaptação de catecolaminas mediada por TNE e TDA. Apesar de sua ligação aos receptores adrenérgicos pós-sinápticos, a anfetamina tem pouca ação agonista nos receptores α ou β-adrenérgicos. Ela exerce efeitos acentuados sobre o comportamento, incluindo aumento do estado de alerta, diminuição da fadiga, depressão do apetite e insônia. Por isso, tem sido usada no tratamento da depressão e da narcolepsia (episódios recorrentes de sonolência e sono durante as horas do dia), bem como na supressão do apetite. Seus efeitos adversos podem ser consideráveis, incluindo fadiga e depressão após o período de estimulação central.

A *efedrina*, a *pseudoefedrina* e a *fenilpropanolamina* são agentes estruturalmente relacionados, que têm alguma capacidade de ativar várias respostas adrenérgicas. A fenilpropanolamina foi retirada do mercado como medicamento de venda livre nos EUA devido a preocupações quanto a uma associação com hemorragia cerebral. Tem sido usada clinicamente para o tratamento da hipotensão persistente. Uma fonte vegetal de efedrina (e de vários isômeros) denominada *ma huang*

foi usada no tratamento da asma na China durante pelo menos 2.000 anos. A pseudoefedrina é amplamente empregada como descongestionante de venda livre e é encontrada em medicamentos para resfriado.

O *metilfenidato*, análogo estrutural da anfetamina, é amplamente usado em psiquiatria para tratamento do transtorno de déficit de atenção e hiperatividade (TDAH) em crianças; acredita-se que seu principal efeito esteja relacionado com aumento da atenção.

A anfetamina pode causar dependência psicológica e fisiológica, bem como tolerância. Pode provocar paranoia e alucinações. A *metanfetamina* (*"crank"* ou "cristal") é uma importante droga de abuso. Ver o Capítulo 14 para uma descrição mais detalhada da farmacologia da anfetamina e de substâncias relacionadas.

Inibidores da recaptação de catecolaminas

Os inibidores da recaptação de catecolaminas podem exercer efeito simpaticomimético agudo e poderoso, prolongando o tempo de permanência do neurotransmissor liberado na fenda sináptica. A *cocaína* é um potente inibidor do TNE; diferentemente de outros inibidores da captação (como a imipramina e a fluoxetina), ela elimina essencialmente o transporte de catecolaminas (ver Figura 10.2). É usada ocasionalmente como anestésico local, com base em sua atividade independente da inibição dos potenciais de ação neuronais (ver Capítulo 11); além disso, nesse contexto, a cocaína promove vasoconstrição em virtude de sua capacidade de inibir a captação de norepinefrina. É uma substância controlada com alto potencial de uso abusivo; em virtude de seu emprego nesse sentido, tem sido um grande problema de saúde pública (ver Capítulo 18).

Os *antidepressivos tricíclicos* (*ATC*) inibem a recaptação de norepinefrina mediada pelo TNE nas terminações pré-sinápticas, possibilitando, assim, o acúmulo de norepinefrina na fenda sináptica. Em virtude de seu importante papel no tratamento da depressão, os ATC e outros inibidores da recaptação são descritos de modo mais detalhado no Capítulo 14.

Inibidores do metabolismo das catecolaminas

Os *inibidores da monoamina oxidase* (*IMAO*) impedem a desaminação secundária das catecolaminas transportadas para as terminações pré-sinápticas ou captadas em tecidos como o fígado. Na ausência de metabolismo, ocorre maior acúmulo de catecolaminas nas vesículas pré-sinápticas para liberação durante cada potencial de ação. A maioria dos IMAO é oxidada pela MAO a intermediários reativos, que atuam, então, como inibidores irreversíveis da MAO. Os agentes não seletivos dessa classe (*i. e.*, agentes que inibem tanto a MAO-A quanto a MAO-B) incluem *fenelzina*, *iproniazida* (o fármaco usado no caso apresentado na introdução) e *tranilcipromina*. Os inibidores seletivos incluem a *clorgilina*, seletiva para a MAO-A, e a *selegilina*, seletiva para a MAO-B. *Brofaromina*, *befloxatona* e *moclobemida* são inibidores reversíveis mais recentes da MAO-A.

À semelhança dos antidepressivos tricíclicos, os IMAO são usados no tratamento da depressão. A selegilina também foi aprovada para tratamento da doença de Parkinson; seu mecanismo de ação pode incluir tanto a potencialização da dopamina nos neurônios nigroestriatais remanescentes quanto a diminuição da formação de intermediários neurotóxicos. Conforme assinalado anteriormente, os pacientes em uso de IMAO devem evitar o consumo de certos alimentos fermentados que contêm grandes quantidades de tiramina e outras monoaminas, visto que os IMAO bloqueiam a desaminação oxidativa dessas monoaminas no trato gastrintestinal e no fígado, possibilitando sua entrada na circulação e desencadeando crise hipertensiva.

⚡2 O uso concomitante de IMAO e inibidores seletivos da recaptação de serotonina (ISRS) também está contraindicado, visto que podem precipitar a *síndrome serotoninérgica*, caracterizada por inquietação, tremores, convulsões e, possivelmente, coma seguido de morte. Isso também pode ocorrer com o uso concomitante de outros fármacos, como a meperidina. Os inibidores reversíveis da MAO-A podem ter menos tendência a provocar efeitos adversos e interações medicamentosas. Os IMAO e os ISRS também são discutidos nos Capítulos 13 e 14.

Agonistas dos receptores

Devido à importância dos receptores adrenérgicos na mediação do tônus vascular, do tônus do músculo liso e da contratilidade cardíaca, os agonistas e antagonistas seletivos desses receptores constituem a base da terapia para hipertensão, asma, cardiopatia isquêmica, insuficiência cardíaca e outras condições. Na discussão que se segue, os agentes estão organizados de acordo com sua especificidade pelos subtipos de receptores (ver Tabela 10.1 para um panorama dos subtipos de receptores importantes).

Agonistas α-adrenérgicos

Os agonistas adrenérgicos α_1-seletivos aumentam a resistência vascular periférica, portanto mantêm ou elevam a pressão arterial. Esses fármacos também podem causar bradicardia sinusal por meio da ativação de respostas vagais reflexas mediadas por barorreceptores. Os agonistas α_1 de administração sistêmica, como a *metoxamina*, têm aplicação clínica limitada, mas são algumas vezes usados no tratamento do choque. Diversos agonistas α_1 de administração tópica, como *fenilefrina*, *oximetazolina* e *tetra-hidrozolina*, são utilizados nos medicamentos de venda livre Afrin® e Visine® (e outros) para produzir contração do músculo liso vascular no alívio sintomático de congestão nasal e hiperemia oftálmica. A oximetazolina também é um agonista efetivo nos receptores α_2. Infelizmente, o uso extenso desses medicamentos é frequentemente acompanhado de lesão da mucosa nasal e possível hipersensibilidade de rebote e retorno dos sintomas. A fenilefrina também é administrada por via intravenosa no tratamento do choque.

A *clonidina* é um agonista dos receptores α_2 que produz redução da pressão arterial por meio de sua ação nos centros vasomotores do tronco encefálico, suprimindo a descarga simpática na periferia. As evidências que sustentam sua capacidade de diminuir desfechos cardiovasculares adversos em pacientes com hipertensão são muito limitadas. A clonidina tem utilidade restrita no alívio dos sintomas de abstinência de etanol e opioides. Os efeitos adversos consistem em bradicardia causada pela diminuição da atividade simpática e aumento da atividade vagal, bem como boca seca e sedação. Como a ativação do sistema nervoso simpático constitui importante mecanismo para manter a pressão arterial em posição ortostática, o tratamento com esse fármaco também pode ser complicado pela ocorrência de hipotensão postural.

Outros agonistas α_2 de ação central incluem os agentes raramente utilizados *guanabenzo* e *guanfacina*. Esses fármacos apresentam perfil de efeitos adversos semelhante ao da clonidina. A *dexmedetomidina* é um agonista dos receptores α_2 cuja capacidade de produzir sedação tem sido explorada como efeito benéfico em pacientes cirúrgicos, visto que a sedação induzida por esse fármaco não se associa a depressão respiratória adicional. A supressão da atividade do sistema nervoso simpático por esse fármaco ajuda a evitar as flutuações da pressão arterial em pacientes cirúrgicos, cuidadosamente monitorados por anestesistas durante procedimentos cirúrgicos. A dexmedetomidina também apresenta propriedades analgésicas. Observe que os efeitos de sedação e diminuição da atividade simpática mediados por α_2 representam efeitos adversos da clonidina no contexto do tratamento ambulatorial da hipertensão, porém constituem efeitos benéficos dessa substância no contexto controlado do paciente cirúrgico.

A α-*metildopa* é um precursor (profármaco) do agonista α_2, α-metilnorepinefrina. As enzimas endógenas catalisam o metabolismo da metildopa a metilnorepinefrina, e a α-metilnorepinefrina é então liberada pela terminação nervosa adrenérgica, onde pode atuar em nível pré-sináptico como agonista α_2. Essa ação resulta em diminuição da descarga simpática do SNC e consequente redução da pressão arterial em pacientes hipertensos. Como o uso da α-metildopa pode estar associado a ocorrência rara de hepatotoxicidade, anemia hemolítica autoimune e efeitos adversos sobre o SNC, esse fármaco é empregado muito raramente no tratamento da hipertensão nos EUA, com uma exceção – existe uma considerável experiência com a metildopa como agente anti-hipertensivo durante a gravidez, e essa medicação continua sendo usada como fármaco de escolha em tal situação.

Agonistas β-adrenérgicos

A estimulação dos receptores β_1-adrenérgicos provoca aumento da frequência cardíaca e da força de contração do músculo cardíaco, resultando em aumento do débito cardíaco, enquanto a estimulação dos receptores β_2-adrenérgicos causa relaxamento do músculo liso vascular, brônquico e gastrintestinal. O *isoproterenol* é um agonista β não seletivo. Esse fármaco diminui a resistência vascular periférica e a pressão arterial diastólica (efeito β_2), enquanto a pressão arterial sistólica permanece inalterada ou ligeiramente elevada (efeito β_1). Como o isoproterenol é um agente inotrópico positivo (aumenta a contratilidade cardíaca) e cronotrópico (aumenta a frequência cardíaca), ocorre aumento do débito cardíaco. Pode ser usado para aliviar a broncoconstrição na asma (efeito β_2). Entretanto, como é um ativador não seletivo dos receptores β_1 e β_2-adrenérgicos, seu uso para alívio da broncoconstrição é frequentemente acompanhado de efeitos adversos cardíacos. Por conseguinte, o emprego desse fármaco na asma foi suplantado por agonistas β_2-seletivos mais recentes (ver adiante). Ocasionalmente, o isoproterenol pode ser usado para estimular a frequência cardíaca em situações de emergência de bradicardia profunda, tipicamente com a expectativa de colocação de um marca-passo cardíaco elétrico.

O efeito global da *dobutamina* depende dos efeitos diferenciais dos dois estereoisômeros contidos na mistura racêmica (ver Capítulo 1 para uma discussão dos estereoisômeros). O isômero (−) atua como agonista α_1 e β_1 fraco, enquanto o isômero (+), como antagonista α_1 e agonista β_1 potente. As propriedades de agonista α_1 e de antagonista anulam-se efetivamente quando se administra a mistura racêmica, e o resultado clínico observado é aquele produzido por um agonista β_1 seletivo. A dobutamina apresenta efeitos inotrópicos mais proeminentes do que os cronotrópicos, resultando em aumento da contratilidade e do débito cardíaco. Pode ser administrada por via intravenosa no tratamento urgente da insuficiência cardíaca grave. É também usada como agente diagnóstico, juntamente com exames de imagem do coração, na investigação de cardiopatia isquêmica.

Os agonistas β_2-seletivos mostram-se valiosos no tratamento da asma. Esses fármacos representam um avanço farmacológico em relação à epinefrina (agonista em todos os receptores adrenérgicos) e ao isoproterenol (agonista nos receptores β_1 e β_2), visto que seus efeitos são mais limitados nos tecidos não alvos. É particularmente importante que esses fármacos seletivos tenham capacidade limitada de estimular os receptores β_1-adrenérgicos no coração, portanto capacidade limitada de produzir efeitos cardíacos adversos. A especificidade para o pulmão, mais do que para o coração ou outros tecidos periféricos, foi potencializada pela administração desses fármacos geralmente como aerossóis inalados nos pulmões. A administração direta nos pulmões diminui a quantidade do fármaco que alcança a circulação sistêmica, limitando mais uma vez a ativação dos receptores β_1 cardíacos e dos receptores β_2 do músculo esquelético. Os efeitos mais importantes desses agentes consistem em relaxamento do músculo liso brônquico e diminuição da resistência das vias respiratórias. Entretanto, os agonistas β_2-seletivos não são totalmente específicos para os receptores β_2 das vias respiratórias, e os efeitos adversos podem incluir tremor do músculo esquelético (por estimulação β_2) e taquicardia (por estimulação β_1).

O *metaproterenol* é o protótipo dos agonistas β_2-seletivos. É usado no tratamento da doença obstrutiva das vias respiratórias e do broncospasmo agudo. A *terbutalina* e o *salbutamol* são dois outros agentes dessa classe que apresentam eficácia e duração de ação semelhantes. O *salmeterol* é um agonista β_2 de ação longa, cujos efeitos duram cerca de 12 h. A utilidade clínica dos agonistas β_2-seletivos é discutida de modo mais pormenorizado no Capítulo 47.

Antagonistas dos receptores

Existe um amplo espectro de estados mórbidos que respondem à modulação da atividade dos receptores adrenérgicos, e os antagonistas dos receptores α e β-adrenérgicos estão entre os fármacos mais usados na prática clínica.

Antagonistas α-adrenérgicos

Os antagonistas α-adrenérgicos bloqueiam a ligação das catecolaminas endógenas aos receptores α_1 e α_2-adrenérgicos. Esses agentes provocam vasodilatação, redução da pressão arterial e diminuição da resistência periférica. O reflexo barorreceptor procura habitualmente compensar a queda da pressão arterial, resultando em aumentos reflexos da frequência cardíaca e do débito cardíaco.

A *fenoxibenzamina*, importante ferramenta laboratorial desde a década de 1950, é um agente alquilante que bloqueia irreversivelmente tanto os receptores α_1 quanto os α_2. Além disso, inibe a captação de catecolaminas tanto nas terminações nervosas adrenérgicas quanto nos tecidos extraneuronais. Em virtude de seus numerosos efeitos diretos e indiretos sobre o sistema nervoso simpático e os tecidos-alvo, a fenoxibenzamina, outrora utilizada no tratamento da hipertensão e da hiperplasia prostática benigna (HPB), é, hoje em dia, raramente usada na prática clínica. Alguns médicos usam a fenoxibenzamina no pré-operatório para preparar pacientes com feocromocitoma para cirurgia, na esperança de diminuir as complicações cirúr-

gicas. Foi constatado que a fenoxibenzamina provoca tumores em animais de laboratório, embora as implicações desses agentes nos seres humanos ainda não estejam bem esclarecidas.

A *fentolamina* é um antagonista não seletivo e reversível dos receptores α-adrenérgicos. Esse fármaco também pode ser usado no manejo pré-operatório do feocromocitoma. A fentolamina foi o fármaco ideal para uso no caso descrito na introdução, visto que bloqueou a vasoconstrição mediada pelos receptores α-adrenérgicos que causou a hipertensão da Sra. S. Todavia, a maioria dos médicos tem pouca experiência clínica com a fentolamina, e outros fármacos são empregados com mais frequência no tratamento da hipertensão grave.

A *prazosina* tem afinidade 1.000 vezes maior com os receptores α_1 do que com os α_2. Seu bloqueio seletivo de receptores α_1 em arteríolas e veias resulta em diminuição da resistência vascular periférica e dilatação dos vasos venosos (de capacitância). Este último efeito diminui o retorno venoso ao coração. Devido a essa redução da pré-carga cardíaca, a prazosina tem pouca tendência a aumentar o débito e a frequência cardíacos. É um fármaco anti-hipertensivo. Como os pacientes podem apresentar acentuada hipotensão postural e síncope com a primeira dose, a medicação é, em geral, prescrita inicialmente em uma dose muito pequena e titulada para doses mais altas, dependendo da resposta clínica. Quando usada dessa maneira, a hipotensão postural é incomum, presumivelmente como resultado do desenvolvimento de tolerância (por um mecanismo que ainda não está bem esclarecido). Outros agentes dessa classe incluem a *terazosina* e a *doxazosina*; esses fármacos apresentam meia-vida mais longa do que a prazosina, possibilitando dosagem menos frequente. Os antagonistas dos receptores α_1 não costumam ser utilizados clinicamente no tratamento da hipertensão, visto que estudos comparativos sugeriram que outros medicamentos anti-hipertensivos podem ser mais efetivos, como os diuréticos.

Como os receptores α_1-adrenérgicos medeiam a contração do músculo liso tanto geniturinário quanto vascular, alguns antagonistas α_1 tiveram aplicação clínica no tratamento sintomático da hiperplasia prostática benigna (HPB). Os antagonistas dos receptores α_1-adrenérgicos podem ser mais eficazes do que a finasterida (inibidor da 5α-redutase; ver Capítulo 29) no tratamento clínico da HPB. Além disso, seu início de ação é relativamente rápido, enquanto o dos inibidores da 5α-redutase é, em geral, retardado em vários meses ou mais. Conforme assinalado anteriormente, existem três subtipos de receptor α_1: α_{1A}, α_{1B} e α_{1D}. As evidências indicam uma expressão preferencial do receptor α_{1A} no músculo liso geniturinário. A *tansulosina* é um antagonista relativamente seletivo dos receptores α_{1A}; todavia, sua seletividade é modesta, visto que o fármaco liga-se com afinidade aproximadamente seis vezes maior com os receptores α_{1A} do que com os α_{1B}. O aumento da seletividade da tansulosina pelos receptores α_{1A} pode diminuir a incidência de hipotensão ortostática em comparação com aquela associada à prazosina e a outros subtipos não seletivos que antagonizam os receptores α_1-adrenérgicos. Todavia, essa vantagem modesta só foi demonstrada com o uso de pequenas doses de tansulosina.

O bloqueio seletivo dos autorreceptores α_2 por fármacos como a *ioimbina* resulta em liberação aumentada de norepinefrina, com estimulação subsequente de receptores β_1 cardíacos e receptores α_1 da vasculatura periférica. Os antagonistas α_2-seletivos também provocam aumento da liberação de insulina por meio de bloqueio dos receptores α_2 nas ilhotas do pâncreas, suprimindo a secreção de insulina. A ioimbina tem sido usada no tratamento da disfunção erétil com base em dados muito limitados que sugerem possível eficácia clínica.

Antagonistas β-adrenérgicos

Os antagonistas β-adrenérgicos bloqueiam as ações cronotrópicas e inotrópicas positivas das catecolaminas endógenas nos receptores β_1, resultando em diminuição da frequência cardíaca e da contratilidade do miocárdio. Esses fármacos reduzem a pressão arterial em pacientes hipertensos, porém geralmente não a diminuem em indivíduos normotensos. O uso de bloqueadores dos receptores β-adrenérgicos a longo prazo provoca queda da resistência vascular periférica, embora o mecanismo desse efeito permaneça incerto. Tanto a diminuição da resistência vascular periférica quanto a do débito cardíaco contribuem para o efeito anti-hipertensivo desses fármacos. Os antagonistas não seletivos dos receptores β-adrenérgicos também bloqueiam os receptores β_2 no músculo liso brônquico, podendo causar broncoconstrição potencialmente fatal em pacientes com asma. Além disso, o bloqueio não seletivo dos receptores β pode mascarar os sintomas de hipoglicemia em pacientes diabéticos. Por essas razões, foram desenvolvidos inibidores seletivos dos receptores β_1-adrenérgicos.

Os antagonistas farmacológicos dos receptores β-adrenérgicos podem ser divididos em antagonistas β não seletivos, antagonistas β não seletivos com ação concomitante como antagonistas α_1, agonistas parciais β-adrenérgicos e antagonistas β_1-seletivos (Tabela 10.2). Não foram desenvolvidos clinicamente bloqueadores seletivos dos receptores β_2-adrenérgicos, visto que não existe nenhuma indicação óbvia para o antagonismo seletivo desses receptoresβ.

Propranolol, *nadolol* e *timolol* não fazem nenhuma distinção entre os receptores β_1 e β_2 em suas afinidades de ligação. Essa característica está na origem do termo "β-bloqueadores não seletivos". Em doses clínicas, esses fármacos não bloqueiam os receptores α. Os β-bloqueadores não seletivos têm sido usados durante muitos anos no tratamento de hipertensão e angina. Embora βestejam relativamente contraindicados para pacientes com asma, esses fármacos frequentemente são bem tolerados em pacientes com doença pulmonar obstrutiva crônica (DPOC), e sua administração pode ser iniciada de modo cauteloso em muitos desses pacientes, se houver indicação absoluta (p. ex., doença arterial coronária). O nadolol também é eficaz na prevenção do sangramento de varizes esofágicas em pacientes com cirrose. É farmacologicamente apropriado para essa indicação em virtude de sua meia-vida longa, possibilitando administração 1 vez/dia; além disso, como é excretado principalmente por eliminação renal sem metabolismo hepático, não há necessidade de ajuste da dose na presença de insuficiência hepática. O *pembutolol* é outro fármaco que pertence a essa classe. Uma formulação ocular de timolol é utilizada no tratamento do glaucoma; mesmo quando administrado ao olho, sua absorção sistêmica pode ser alta o suficiente para causar efeitos adversos em pacientes suscetíveis. O *levobunolol* e o *carteolol* são outros β-bloqueadores não seletivos indicados para administração em gotas oftálmicas no tratamento do glaucoma.

O *labetalol* e o *carvedilol* bloqueiam os receptores α_1, β_1 e β_2. O labetalol apresenta dois centros quirais; o fármaco clinicamente usado é uma combinação de estereoisômeros que apresentam diferentes propriedades farmacológicas. Como o efeito e o metabolismo desses isômeros podem variar entre pacientes, a proporção relativa de bloqueio α_1 *versus* β é variável. O bloqueio dos receptores α_1 tende a diminuir a resistência

TABELA 10.2 Seletividade de alguns antagonistas dos receptores β-adrenérgicos.

FÁRMACO	OBSERVAÇÕES
Antagonistas β-adrenérgicos não seletivos	
Propranolol	Meia-vida curta
Nadolol	Meia-vida longa
Timolol	Lipofílico, alta penetração no SNC
Antagonistas β e α_1 não seletivos	
Labetalol	Também agonista parcial nos receptores β_2
Carvedilol	Meia-vida intermediária
Agonistas parciais β-adrenérgicos	
Pindolol	β não seletivo
Acebutolol	β_1-seletivo
Antagonistas adrenérgicos β_1-seletivos	
Esmolol	Meia-vida curta (3 a 4 min)
Metoprolol	Meia-vida intermediária
Atenolol	Meia-vida intermediária
Celiprolol	Também agonista nos receptores β_2
SNC = sistema nervoso central.	

periférica; o bloqueio β também contribui para redução da pressão arterial, conforme assinalado anteriormente. Dispõe-se de uma formulação intravenosa de labetalol para reduzir a pressão arterial em pacientes com emergências hipertensivas. A hepatite medicamentosa constitui efeito adverso imprevisível e idiossincrásico do labetalol. Embora o carvedilol também seja eficaz no tratamento ambulatorial da hipertensão, grande parte do interesse por esse fármaco decorre de sua eficácia no tratamento da insuficiência cardíaca com diminuição da função sistólica.

O *pindolol* é um agonista parcial dos receptores β_1 e β_2. O fármaco bloqueia a ação da norepinefrina endógena nos receptores β_1 e mostra-se útil no tratamento da hipertensão. Como agonista parcial, o pindolol também provoca estimulação parcial dos receptores β_1, resultando em menor redução global da frequência cardíaca em repouso e da pressão arterial, em comparação com aquela produzida por antagonistas β puros. O *acebutolol* é um agonista parcial nos receptores β_1-adrenérgicos; todavia, não exerce nenhum efeito sobre os receptores β_2. Também é usado no tratamento da hipertensão. Embora se tenha sugerido que os agonistas parciais possam ter menos tendência a causar efeitos adversos em pacientes com bradicardia, as vantagens clínicas de fármacos pertencentes a essa categoria ainda não estão bem definidas.

Esmolol, metoprolol, atenolol e *betaxolol* são antagonistas adrenérgicos β_1-seletivos. A meia-vida de eliminação constitui a principal característica que diferencia esses agentes. O esmolol apresenta meia-vida extremamente curta (3 a 4 min), enquanto o metoprolol e o atenolol têm meias-vidas intermediárias (4 a 9 h). Em virtude de sua meia-vida curta, o esmolol pode ser mais seguro em pacientes instáveis que necessitam de bloqueio β. É metabolizado rapidamente por esterases. Estudos clínicos realizados demonstraram que alguns bloqueadores β, incluindo o metoprolol, prolongam a expectativa de vida de pacientes com insuficiência cardíaca leve a moderada, bem como de pacientes que sobreviveram ao primeiro infarto de miocárdio (ver Capítulo 25). O *nebivolol* é um novo antagonista adrenérgico β_1-seletivo que tem a propriedade adicional de promover vasodilatação por meio da liberação de óxido nítrico das células endoteliais.

Muitos dos principais efeitos adversos dos antagonistas β-adrenérgicos representam uma extensão previsível de seus efeitos farmacológicos. Consistem em agravamento da broncoconstrição em pacientes com asma, redução do débito cardíaco em pacientes com insuficiência cardíaca descompensada ou comprometimento potencial da recuperação da hipoglicemia em pacientes diabéticos que fazem uso de insulina. Embora os antagonistas adrenérgicos β_1-seletivos tenham menos tendência a bloquear os receptores β_2 no músculo liso brônquico, a seletividade desses fármacos é modesta e pode não constituir proteção clinicamente confiável contra os efeitos adversos. Com a administração crônica de antagonistas dos receptores β, podem ocorrer adaptações farmacológicas que deixarão as células hipersensíveis às catecolaminas se o fármaco for interrompido subitamente.

▶ Conclusão e perspectivas

A farmacologia adrenérgica abrange fármacos que atuam essencialmente em cada etapa da neurotransmissão adrenérgica, desde a síntese de catecolaminas até a estimulação dos receptores α e β. Outros fármacos, como os bloqueadores dos canais de Ca^{2+} tipo L, interferem nas respostas efetoras ativadas por esses receptores. Novos fármacos estão sendo desenvolvidos para inibir seletivamente as vias efetoras distais ativadas pelos receptores adrenérgicos. Os fármacos descritos neste capítulo constituem a base da terapia de hipertensão, angina, insuficiência cardíaca, choque, asma, feocromocitoma e outras afecções. Fundamentando-se no conhecimento de seus mecanismos moleculares e celulares de ação e em como essas ações afetam os processos da neurotransmissão adrenérgica, é possível antecipar as ações farmacológicas benéficas desses fármacos, bem como muitos de seus efeitos adversos importantes. Apesar da identificação de nove subtipos de receptores adrenérgicos – três em cada uma das principais classes –, as implicações farmacológicas dessas descobertas, no que concerne ao desenvolvimento de novos fármacos seletivos para os subtipos de receptores, podem não ter sido totalmente exploradas. Por conseguinte, a relevância clínica desses subtipos ainda não foi totalmente estabelecida; o desenvolvimento de agonistas e antagonistas mais seletivos poderá conduzir a terapias mais efetivas (e menos tóxicas).

Agradecimentos

Agradecemos a Timothy J. Turner por suas valiosas contribuições para as duas primeiras edições desta obra.

Leitura sugerida

DeWire SM, Ahn S, Lefkowitz RJ, Shenoy SK. Beta-arrestins and cell signaling. *Annu Rev Physiol* 2007; 69:483-510. (*Revisão dos novos mecanismos de sinalização via sete receptores transmembrana.*)

Rosenbaum DM, Rasmussen SG, Kobilka BK. The structure and function of G protein-coupled receptors. *Nature* 2009; 459:356-363. (*Revisão detalhada da estrutura dos receptores adrenérgicos.*)

RESUMO FARMACOLÓGICO: Capítulo 10 I Farmacologia Adrenérgica.

FÁRMACO	APLICAÇÕES CLÍNICAS	EFEITOS ADVERSOS *GRAVES* E COMUNS	CONTRAINDICAÇÕES	CONSIDERAÇÕES TERAPÊUTICAS
Inibidores da síntese de catecolaminas *Mecanismo – inibição da tirosina hidroxilase, enzima que limita a velocidade na via de biossíntese das catecolaminas*				
α-metiltirosina	Hipertensão associada ao feocromocitoma	Hipertensão ortostática, sedação	Hipersensibilidade à α-metiltirosina	Raramente utilizada
Inibidores do armazenamento das catecolaminas *Mecanismo – inibição do armazenamento das catecolaminas nas vesículas, resultando em aumento a curto prazo na liberação de catecolaminas das terminações sinápticas, porém com depleção a longo prazo do reservatório disponível de catecolaminas*				
Reserpina	Hipertensão	*Arritmias cardíacas, hemorragia gastrintestinal, trombocitopenia, transtorno de ansiedade de sonhar, impotência, depressão psicótica* Tontura, congestão nasal	Doença gastrintestinal ativa Depressão, terapia com eletrochoque Insuficiência renal	Inibe irreversivelmente o TVMA, resultando em perda da capacidade das vesículas de concentrar e armazenar norepinefrina e dopamina Usada experimentalmente para avaliar se o efeito de um fármaco requer sua concentração nas terminações pré-sinápticas Raramente empregada como agente terapêutico, devido à sua ação irreversível e associação com depressão psicótica
Guanetidina Guanadrel	Hipertensão	*Doença renal, apneia* Hipotensão ortostática, retenção hídrica, tontura, visão embaçada, impotência	Terapia com IMAO Insuficiência cardíaca Feocromocitoma	A guanetidina concentra-se nas vesículas transmissoras e desloca a norepinefrina, ocasionando sua depleção gradual; o guanadrel apresenta mecanismo de ação semelhante ao da guanetidina A inibição dos nervos simpáticos cardíacos provoca redução do débito cardíaco; a inibição da resposta simpática acarreta hipotensão sintomática após o exercício físico
Anfetamina Metilfenidato	Transtorno de déficit de atenção-hiperatividade (TDAH) Narcolepsia (somente a anfetamina)	*Hipertensão, taquiarritmias, síndrome de Gilles de la Tourette, convulsões, transtorno psicótico com uso prolongado* Inquietação, humor disfórico, fadiga de rebote, potencial de dependência, perda do apetite, irritabilidade, disfunção erétil	Doença cardiovascular avançada Glaucoma Hipertireoidismo Terapia com IMAO Hipertensão grave	A anfetamina e o metilfenidato deslocam as catecolaminas endógenas das vesículas de armazenamento, inibem fracamente a MAO e bloqueiam a recaptação de catecolaminas mediada pelo TNE e TDA; podem ocorrer dependência e tolerância
Pseudoefedrina	Rinite alérgica Congestão nasal	*Fibrilação atrial, extrassístoles ventriculares, isquemia do miocárdio* Hipertensão, taquiarritmia, congestão de rebote, insônia	Doença cardiovascular avançada Terapia com IMAO Hipertensão grave	Utilizada como descongestionante de venda livre; frequentemente encontrada em medicamentos para resfriados e em supressores do apetite A efedrina e a fenilpropanolamina têm uso restrito nos EUA
Inibidores da recaptação de catecolamina *Mecanismo – inibição da recaptação de catecolaminas mediada pelo transportador de norepinefrina (TNE), potencializando a ação das catecolaminas*				
Cocaína Imipramina Amitriptilina	Ver Resumo farmacológico: Capítulo 11 Ver Resumo farmacológico: Capítulo 14			

(continua)

RESUMO FARMACOLÓGICO: Capítulo 10 I Farmacologia Adrenérgica. *(continuação)*

FÁRMACO	APLICAÇÕES CLÍNICAS	EFEITOS ADVERSOS *GRAVES* E COMUNS	CONTRAINDICAÇÕES	CONSIDERAÇÕES TERAPÊUTICAS
Inibidores da monoamina oxidase (MAO) *Mecanismo – inibição da MAO, aumentando os níveis de catecolaminas por meio do bloqueio da degradação destas*				
Fenelzina **Iproniazida** **Tranilcipromina** **Clorgilina** **Brofaromina** **Befloxatona** **Meclobemida** **Selegilina**	Ver Resumo farmacológico: Capítulo 14			
Agonistas α₁-adrenérgicos *Mecanismo – ativam seletivamente os receptores α₁-adrenérgicos para aumentar a resistência vascular periférica*				
Metoxamina	Hipotensão, choque	*Bradicardia (reflexo vagal), batimento ectópico ventricular* Hipertensão, vasoconstrição, náuseas, cefaleia, ansiedade	Hipertensão grave	Uso clínico muito limitado no tratamento do choque
Fenilefrina **Oximetazolina** **Tetra-hidrozolina**	Hiperemia oftálmica Congestão nasal Hipotensão (somente a fenilefrina)	*Arritmias cardíacas, hipertensão* Cefaleia, insônia, nervosismo, congestão nasal de rebote	Glaucoma de ângulo estreito Hipertensão grave ou taquicardia (contraindicação para a forma IV da fenilefrina)	Utilizadas nos medicamentos de venda livre Afrin® e Visine® (e outros) para alívio da congestão nasal e hiperemia oftálmica; o uso desses fármacos é frequentemente acompanhado de rebote dos sintomas A fenilefrina também é administrada por via intravenosa no tratamento do choque
Agonistas α₂-adrenérgicos *Mecanismo – ativação seletiva dos autorreceptores α₂-adrenérgicos centrais, inibindo a descarga simpática do SNC*				
Clonidina **Dexmedetomidina** **Guanabenzo** **Guanfacina** **Metildopa**	Hipertensão Abstinência de opioides (somente a clonidina) Dor do câncer (somente a clonidina) Sedação de pacientes cirúrgicos e de UTI (somente a dexmedetomidina)	*Bradicardia, insuficiência cardíaca, hepatotoxicidade (metildopa), anemia hemolítica autoimune (metildopa)* Hipotensão, constipação intestinal, xerostomia, sedação, tontura	Terapia com inibidores da MAO e doença hepática ativa (contraindicações para o uso da metildopa)	A clonidina é usada no tratamento da hipertensão e dos sintomas associados à abstinência de opioides A metildopa constitui o fármaco de escolha para o tratamento da hipertensão durante a gravidez
Agonistas β-adrenérgicos *Mecanismo – ativação dos receptores β-adrenérgicos*				
Isoproterenol **Dobutamina** **Metaproterenol** **Terbutalina** **Salbutamol** **Salmeterol**	Ver Resumo farmacológico: Capítulo 24 Ver Resumo farmacológico: Capítulo 47			

Antagonistas α-adrenérgicos

Mecanismo – bloqueio da ligação das catecolaminas endógenas aos receptores α$_1$ e α$_2$-adrenérgicos, causando vasodilatação, redução da pressão arterial e diminuição da resistência periférica

Fármaco	Aplicações terapêuticas	Efeitos adversos	Contraindicações	Observações
Fenoxibenzamina **Fentolamina**	Hipertensão e sudorese associadas ao feocromocitoma	*Convulsões* Hipotensão postural, taquicardia, palpitações, xerostomia, sedação, miose, ausência de ejaculação	Hipotensão grave Doença arterial coronariana (fentolamina)	A fenoxibenzamina bloqueia irreversivelmente os receptores α$_1$ e α$_2$ A fentolamina é um antagonista reversível e não seletivo dos receptores α-adrenérgicos Usadas no tratamento pré-operatório do feocromocitoma
Prazosina **Terazosina** **Doxazosina**	Hipertensão Hiperplasia prostática benigna	*Pancreatite, hepatotoxicidade, lúpus eritematoso sistêmico* Hipotensão postural pronunciada com a primeira dose, palpitações, dispepsia, tontura, sedação, aumento da frequência urinária, congestão nasal	Hipersensibilidade a prazosina, terazosina ou doxazosina	Prazosina, terazosina e doxazosina são antagonistas não seletivos dos subtipos de receptores α$_1$, nas arteríolas e nas veias Em geral, não ocorre taquicardia reflexa Devido ao potencial de hipotensão postural grave, a primeira dose é geralmente prescrita em pequena quantidade ao deitar (para assegurar que o paciente permanecerá em decúbito) A terazosina e a doxazosina apresentam meias-vidas mais longas que a prazosina Os antidepressivos tricíclicos podem aumentar o risco de hipotensão postural
Tansulosina	Hiperplasia prostática benigna	Iguais aos da prazosina, exceto por provocar menos hipotensão postural	Hipersensibilidade à tansulosina	A tansulosina é um antagonista seletivo do subtipo de receptor α$_{1A}$, que exibe maior especificidade para o músculo liso do trato geniturinário; por conseguinte, está associada a menor incidência de hipotensão ortostática
Ioimbina	Impotência orgânica e psicogênica	Broncospasmo, nervosismo, tremor, ansiedade, agitação, elevação da pressão arterial, antidiurese	Inflamação crônica dos órgãos sexuais e da próstata Uso concomitante com fármacos que alteram o humor Úlceras gástricas e duodenais Gravidez Pacientes psiquiátricos Doença renal e hepática	A ioimbina é um antagonista α$_2$-seletivo que provoca aumento da liberação de norepinefrina, estimulando os receptores β$_1$ cardíacos e os α$_1$ vasculares periféricos Ocasiona também aumento da liberação de insulina, devido ao bloqueio dos receptores α$_2$ nas ilhotas pancreáticas

Antagonistas β-adrenérgicos

Mecanismo – bloqueio dos receptores β-adrenérgicos; essa classe de fármacos pode ser dividida em antagonistas β não seletivos, antagonistas β e β$_1$ não seletivos, agonistas parciais e antagonistas β$_1$-seletivos

Fármaco	Aplicações terapêuticas	Efeitos adversos	Contraindicações	Observações
Propranolol **Nadolol** **Timolol** **Pembutolol** **Levobunolol** **Carteolol**	Hipertensão Angina Insuficiência cardíaca Feocromocitoma Glaucoma (formulações oculares de timolol, levobunolol e carteolol)	*Broncospasmo, bloqueio atrioventricular, bradiarritmias* Sedação, diminuição da libido, mascaramento dos sintomas de hipoglicemia, depressão, dispneia, sibilos	Asma brônquica ou doença pulmonar obstrutiva crônica Choque cardiogênico Insuficiência cardíaca descompensada Bloqueio AV de segundo e terceiro graus Bradicardia sinusal grave	Propranolol, nadolol e timolol bloqueiam igualmente os receptores β$_1$ e β$_2$ O propranolol é extremamente lipofílico; sua concentração no SNC é alta o suficiente para resultar em sedação e diminuição da libido Utiliza-se formulação ocular de timolol no tratamento do glaucoma
Labetalol **Carvedilol**	Hipertensão Angina	Iguais aos do propranolol Além disso, o labetalol pode causar hepatotoxicidade	Iguais às do propranolol	Labetalol e carvedilol bloqueiam os receptores α$_1$, β$_1$ e β$_2$ O labetalol pode causar lesão hepática; é preciso monitorar as provas de função hepática
Pindolol **Acebutolol**	Hipertensão Angina	Iguais aos do propranolol	Iguais às do propranolol	O pindolol é um agonista parcial dos receptores β$_1$ e β$_2$; é preferido para pacientes hipertensos que apresentam bradicardia ou diminuição da reserva cardíaca O acebutolol é um agonista parcial nos receptores adrenérgicos β$_1$, porém carece de efeito nos receptores β$_2$
Esmolol **Metoprolol** **Atenolol** **Betaxolol** **Nebivolol**	Hipertensão Angina Insuficiência cardíaca Crise tireotóxica (esmolol)	Iguais aos do propranolol, exceto que provocam menos broncospasmo	Iguais às do propranolol	Esmolol, metoprolol e atenolol são antagonistas adrenérgicos β$_1$-seletivos O esmolol apresenta meia-vida extremamente curta (3 a 4 min); por conseguinte é usado para bloqueio β de emergência, como em crise tireotóxica O nebivolol tem a propriedade adicional de promover vasodilatação por meio da liberação de óxido nítrico das células endoteliais

11

Farmacologia dos Anestésicos Locais

Joshua M. Schulman e Gary R. Strichartz

► Introdução

A palavra *anestesia* provém diretamente do grego *an*, que significa sem, e *aisthesis*, que significa sensação. Os *anestésicos locais* (*AL*) referem-se a um conjunto de substâncias químicas localmente aplicadas, com estruturas moleculares semelhantes, capazes de inibir a percepção das sensações (sobretudo da dor) e de impedir o movimento. Os anestésicos locais são utilizados em uma variedade de situações, desde sua aplicação tópica para queimaduras e pequenos cortes, até injeções durante tratamento dentário e bloqueios epidural e intratecal ("espinal") durante procedimentos obstétricos e cirurgia de grande porte.

A *cocaína*, primeiro anestésico local, provém das folhas do arbusto coca (*Erythroxylon coca*). Foi isolada pela primeira vez em 1860 por Albert Niemann, que observou seus poderes de produzir entorpecimento. Em 1886, Carl Koller a introduziu na prática clínica como anestésico oftalmológico tópico. Entretanto, suas propriedades de dependência e toxicidade estimularam a pesquisa de substitutos.

A *procaína*, o primeiro desses substitutos, foi sintetizada em 1905. Conhecida comercialmente como Novocaína®, continua sendo utilizada, embora com menos frequência do que alguns AL desenvolvidos mais recentemente.

Os anestésicos locais exercem seu efeito por meio do bloqueio dos canais de sódio regulados por voltagem, inibindo, assim, a propagação dos potenciais de ação ao longo dos neurônios (ver Capítulo 7). Ao inibir a propagação do potencial de ação, impedem a transmissão da informação para o sistema nervoso central (SNC) e a partir dele. As ações dos AL não são seletivas para as fibras de dor; esses fármacos também podem bloquear outras fibras sensoriais, bem como fibras motoras e autônomas, e potenciais de ação nos músculos esquelético e cardíaco. Esse bloqueio não seletivo pode servir para outras funções úteis (ver Capítulo 23) ou constituir uma fonte de toxicidade.

► Fisiologia da nocicepção

A *nocicepção* refere-se à ativação das fibras nervosas sensoriais primárias (nociceptores) por estímulos nocivos, isto é, que potencialmente provocam lesão tecidual; são temperaturas elevadas, perturbações mecânicas intensas e substâncias

CASO

EM, de 24 anos de idade, é um estudante de pós-graduação em Química. Certa tarde, enquanto trabalhava no laboratório, derramou um béquer de ácido fluorídrico na capela. Apesar do reflexo de retirar imediatamente a mão, algum líquido atingiu as pontas dos dedos de sua mão esquerda. Minutos depois, EM começou a sentir dor pungente, com aumento de intensidade, seguida de ardor e de dor latejante. Conhecendo a natureza corrosiva do ácido, ele começou a lavar as mãos com água e uma solução de sulfato de magnésio (o magnésio atua como quelante para os íons fluoreto tóxicos). Ligou também para o serviço de emergência e foi levado a um pronto-atendimento.

A médica residente verificou que o ácido penetrou nos leitos ungueais dos dedos afetados, e que EM está sentindo intensa dor. Ela o elogia por sua conduta apropriada no momento oportuno e decide tratá-lo com gliconato de cálcio (outro agente quelante do fluoreto) para neutralizar o ácido fluorídrico remanescente, juntamente com um *bloqueio nervoso digital* para reduzir a dor. Injetou lidocaína sem epinefrina nos dedos e, em seguida, gliconato de cálcio.

Inicialmente, EM percebeu um alívio da ardência, embora a dor leve mais tempo para diminuir. Uma vez efetuados os curativos das feridas, ele já não percebeu nenhuma sensação nos dedos. No decorrer das 2 semanas seguintes, as feridas cicatrizaram espontaneamente, e a dor, que agora está bem controlada com ibuprofeno, desapareceu. EM conseguiu voltar a se dedicar ao trabalho no laboratório, porém esse contratempo com grave lesão o afetou de maneira imprevista: agora ele planeja cursar Medicina.

Questões

1. Por que EM apresenta inicialmente dor pungente antes da dor de localização imprecisa, e por que a dor latejante cede mais rapidamente do que a dor indistinta após a administração de lidocaína?

2. Por que a epinefrina é algumas vezes administrada com lidocaína, e por que não o foi neste caso?

3. Qual o mecanismo de ação da lidocaína? A que classe de fármacos ela pertence?

químicas adstringentes. Os nociceptores apresentam terminações nervosas livres localizadas na pele, em tecidos profundos e nas vísceras. Os corpos celulares deles se localizam nos gânglios da raiz dorsal, próximo à medula espinal, ou no gânglio trigeminal para inervação da face (Figura 11.1). Os nociceptores transmitem impulsos da periferia para o corno dorsal da medula espinal, onde a informação é subsequentemente processada por meio de um circuito sináptico e transmitida a diversas partes do cérebro. Por conseguinte, são os primeiros na cadeia de neurônios responsáveis pela percepção

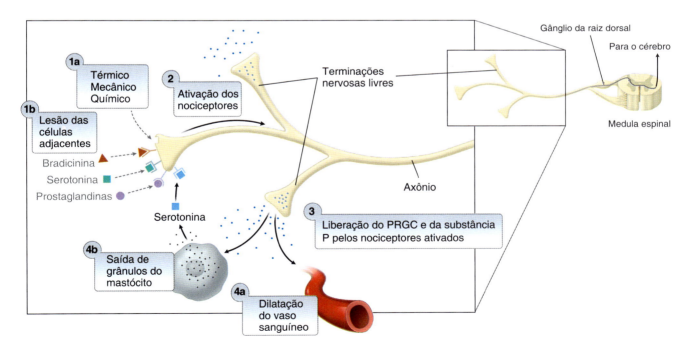

FIGURA 11.1 Ativação dos nociceptores. Os nociceptores transmitem a informação da dor utilizando uma variedade de mecanismos. Alguns receptores transformam estímulos nocivos (térmicos, mecânicos ou químicos) em potenciais elétricos. Outros são estimulados por substâncias liberadas quando células adjacentes sofrem lesão (bradicinina, serotonina, prostaglandinas). A liberação de K^+ das células adjacentes lesionadas despolariza diretamente as membranas dos nociceptores. Todos esses estímulos causam a eles "sensibilização", diminuindo o limiar para a ativação. **1a.** Um estímulo nocivo acarreta a ativação dos nociceptores e a geração de potenciais de ação (**2**). **1b.** A lesão simultânea das células adjacentes causa sensibilização dos nociceptores. **3.** Os nociceptores ativados liberam substâncias, incluindo a substância P e o peptídio relacionado com o gene da calcitonina (PRGC), que contribuem para maior sensibilização e que iniciam respostas inflamatórias para promover a cicatrização. Por exemplo: **4a.** A dilatação de um vaso sanguíneo ocasiona o recrutamento de leucócitos para a área; e **4b.** A saída de grânulos dos mastócitos libera histamina e serotonina, aumentando, assim, a sensibilização.

da dor. Como eles, entre outras fibras sensoriais, transmitem a informação ao cérebro, são denominados *neurônios aferentes*.

A lesão tecidual constitui o principal estímulo para a ativação dos nociceptores. Estes não transmitem informações acerca de uma brisa sobre a pele ou um toque firme (os nervos que desempenham essa função são denominados *mecanorreceptores táteis* ou *de baixo limiar*). Na verdade, os nociceptores são ativados quando, por exemplo, alguém coloca a mão sobre um fogão quente ou fecha uma porta sobre os dedos (ou derrama ácido sobre eles). Os nociceptores apresentam receptores em suas membranas celulares para substâncias, como a *bradicinina*, liberadas quando células adjacentes sofrem lesão. Esses receptores de transdução convertem os estímulos nocivos em "correntes geradoras", que despolarizam o neurônio e podem resultar em potenciais de ação (Figura 11.1; ver também Capítulo 7).

Para os estímulos sensoriais cuja intensidade está acima do limiar do nociceptor (p. ex., acima de determinada temperatura), a frequência de geração de potenciais de ação aumenta à medida que cresce a intensidade do estímulo. Se os impulsos nos aferentes nociceptivos forem suficientemente frequentes, serão percebidos como "dolorosos". Em uma resposta de circuito local (ou segmental), os axônios dos aferentes nociceptivos também se conectam de maneira indireta, por meio de interneurônios na medula espinal, com neurônios eferentes (motores), que, então, seguem seu percurso até a periferia, produzindo movimento muscular. O movimento de afastar de imediato a mão após tocar um fogão quente, resposta mais complexa do que a resposta de circuito local descrita anteriormente, é iniciado, entretanto, desse modo por nociceptores e mediado por circuitos espinais.

Transmissão da sensação de dor

Em sua forma mais simples, os neurônios são compostos de dendritos, um corpo celular e um axônio. Os axônios transmitem a informação ao longo do neurônio a partir do corpo celular ou das terminações nervosas livres para os dendritos, que fazem sinapse com outros neurônios. Dependendo do diâmetro dos axônios e de seu estado de mielinização, são classificados em *fibras A*, *fibras B* ou *fibras C*. As fibras A e B são mielinizadas, enquanto as fibras C, desmielinizadas (Tabela 11.1). A mielina é constituída pelas membranas celulares de células de sustentação no sistema nervoso, incluindo células de Schwann no sistema nervoso periférico e oligodendrócitos no SNC. Essas membranas envolvem muitas vezes os axônios neuronais, formando uma bainha de isolamento elétrico que recobre aproximadamente 99% do axônio, exceto nos locais interrompidos pelos nós de Ranvier, e que aumenta acentuadamente a velocidade de transmissão dos impulsos.

As fibras mais importantes para a percepção da dor são os axônios dos nociceptores aferentes, incluindo as fibras classificadas de maneira anatômica como fibras $A\delta$ e *fibras C*. Os nociceptores compreendem aferentes *térmicos,* ativados normalmente em temperaturas acima de 45°C (calor nocivo, fibras C) ou abaixo de 5°C (frio nocivo, fibras $A\delta$), nociceptores *mecânicos de alto limiar,* que transmitem exclusivamente informações indicando força lesiva sobre a pele (fibras $A\delta$ e algumas fibras $A\beta$), e nociceptores *polimodais,* ativados por estímulos térmicos, químicos e mecânicos (fibras C).

Primeira dor e segunda dor

As fibras $A\delta$ mielinizadas transmitem impulsos com velocidade muito maior do que as fibras C desmielinizadas (Figura 11.2). A fibra $A\delta$ transmite impulsos ao longo de seu axônio a uma velocidade de 5 a 25 metros por segundo (m/s), enquanto as fibras C, a uma velocidade de aproximadamente 1 m/s. A transmissão de impulsos é mais lenta nas fibras C porque estas não são mielinizadas.

As fibras $A\delta$ transmitem a denominada *primeira dor*. Esta é transmitida rapidamente, é de natureza aguda (semelhante a uma alfinetada) e é percebida como altamente localizada no corpo. A densidade dessas fibras apresenta-se alta nas pontas dos dedos das mãos, na face e nos lábios, porém relativamente baixa nas costas. Tais fibras necessitam de um estímulo mais fraco do que as fibras C para sua excitação.

Os nociceptores das fibras C são frequentemente polimodais, o que significa que uma única fibra pode ser ativada por estímulos térmicos, químicos e mecânicos nocivos. Os impulsos nessas fibras são responsáveis pela denominada *segunda*

TIPO DE FIBRA	MIELINIZADA	DIÂMETRO (µM)	VELOCIDADE DE CONDUÇÃO (m/s)	FUNÇÃO	SENSIBILIDADE À LIDOCAÍNA
$A\alpha$, $A\beta$	Sim	6 a 22	10 a 85	Motora e propriocepção (pressão, toque, posição)	+, ++
$A\gamma$	Sim	3 a 6	15 a 35	Tônus muscular	++++
$A\delta$	Sim	1 a 4	5 a 25	Primeira dor e temperatura	++++
B	Sim	< 3	3 a 15	Vasomotora, visceromotora, sudomotora, pilomotora	+++
C (simpática)	Não	0,3 a 1,3	0,7 a 1,3	Vasomotora, visceromotora, sudomotora, pilomotora	++
C (raiz dorsal)	Não	0,4 a 1,2	0,1 a 2,0	Segunda dor e temperatura	++

TABELA 11.1 Tipos de fibras nervosas periféricas.

Cada tipo de fibra nervosa periférica é responsável pela transmissão de uma ou mais modalidades específicas. Por exemplo, os nociceptores (fibras $A\delta$ e fibras C da raiz dorsal) são responsáveis pela transmissão da dor e pelas sensações de temperatura. Essas fibras não são ativadas por pressão, toque leve ou mudanças de posição. A mielina é um isolante que possibilita a condução mais rápida dos impulsos ao longo dos axônios. As fibras C desmielinizadas apresentam velocidade de condução mais lenta do que as mielinizadas. Os diferentes tipos de fibras são afetados pelos anestésicos locais com sensibilidades distintas.

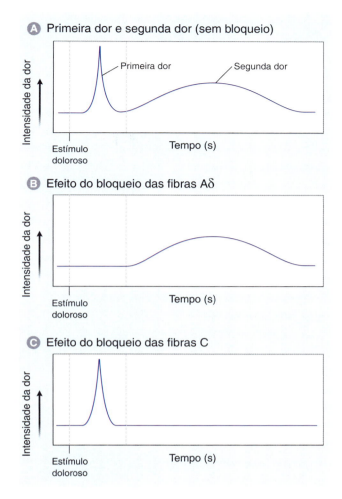

FIGURA 11.2 Primeira dor e segunda dor. A primeira dor, transmitida por fibras Aδ, é aguda e altamente localizável. A segunda dor, transmitida pelas fibras C, é de aparecimento mais lento, mais indistinta e de maior duração (**A**). Pode-se evitar a primeira dor por bloqueio seletivo das fibras Aδ (**B**), enquanto a segunda dor pode ser evitada por bloqueio seletivo das fibras C (**C**). Como as fibras Aδ são mais suscetíveis do que as fibras C ao bloqueio por anestésicos locais, a primeira dor frequentemente desaparece em concentrações de anestésico mais baixas do que as necessárias para eliminar a segunda dor.

dor, cujo aparecimento é mais lento, porém a duração é maior; é indistinta, latejante ou em forma de queimação, pode ser localizada apenas difusamente e perdura após a cessação do estímulo. No caso apresentado anteriormente, EM sentiu de início uma primeira dor em ardência, transmitida pelas fibras Aδ mielinizadas, e, mais tarde, uma segunda dor em queimação e latejante, transmitida pelas fibras C desmielinizadas. Esses impulsos podem ter sido gerados pela ativação direta dos canais iônicos sensores de ácido nos nociceptores e por substâncias liberadas da pele, que ativaram de modo secundário os receptores nas terminações dos nociceptores.

Percepção da dor

Os impulsos produzidos na pele pela ativação dos nociceptores são conduzidos até o corno dorsal da medula espinal. No corno dorsal, os nociceptores formam sinapses com interneurônios e com neurônios de segunda ordem. Estes seguem seu trajeto nas áreas laterais da medula espinal e projetam-se principalmente para o tálamo, estrutura de substância cinzenta logo aci-

ma do tronco encefálico. O tálamo compõe-se de células que se projetam para o córtex somatossensorial do lobo parietal e para outras áreas do córtex (Figura 11.3). A percepção da dor é um processo complexo, que normalmente resulta da ativação de aferentes não nociceptivos, bem como nociceptivos, e que pode ser alterado, dependendo da situação, do estado mental da pessoa e de outros fatores. O SNC utiliza projeções eferentes no cérebro e na medula espinal para modular os sinais nociceptivos de entrada e modificar, assim, a percepção da dor (ver Capítulo 17). Por exemplo, um atleta concentrado em uma partida importante pode não sentir intensamente a dor de uma lesão até o final da partida. Seu cérebro modula o efeito da entrada, de modo que o mesmo estímulo é menos doloroso em certos momentos do que em outros.

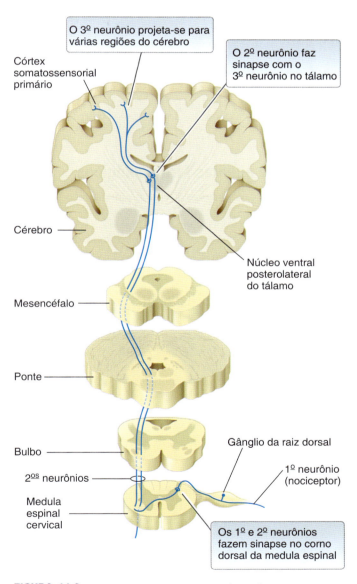

FIGURA 11.3 Vias da dor. Os nociceptores primários (1º) apresentam corpos celulares no gânglio da raiz dorsal e fazem sinapse com neurônios aferentes secundários (2º) no corno dorsal da medula espinal. Os aferentes primários utilizam o neurotransmissor glutamato. Os secundários seguem seu trajeto nas áreas laterais da medula espinal e, por fim, alcançam o tálamo, onde fazem sinapse com neurônios aferentes terciários (3º). O processamento da dor é complexo, e os aferentes 3º têm muitos destinos, incluindo o córtex somatossensorial (localização da dor) e o sistema límbico (aspectos emocionais da dor).

Analgesia e anestesia

Os termos *analgésico* e *anestésico* têm significados diferentes. Os *analgésicos* são inibidores específicos das vias de *dor*, enquanto os *anestésicos locais* são inibidores *inespecíficos* das vias sensoriais periféricas (incluindo as da dor), motoras e autonômicas. Os analgésicos exercem suas ações em receptores específicos nos nociceptores primários e no SNC (ver Capítulo 17). Por exemplo, os analgésicos opioides ativam os receptores de opioides, que sinalizam as células para aumentar a condutância do potássio nos neurônios pós-sinápticos e diminuir a entrada de cálcio nos neurônios pré-sinápticos. Por meio desses mecanismos, a excitabilidade pós-sináptica e a liberação pré-sináptica de transmissores são reduzidas, de modo que a sensação de dor não é transmitida tão efetivamente ao cérebro (ou no seu interior). É importante ter em mente que a transmissão de outras sensações e da informação motora não é afetada.

Os anestésicos locais atuam por um mecanismo diferente. Esses agentes inibem a condução de potenciais de ação em todas as fibras nervosas aferentes e eferentes, em geral no sistema nervoso periférico. Logo, a dor e outras modalidades sensoriais não são transmitidas de modo efetivo ao cérebro, tampouco os impulsos motores e autônomos aos músculos e órgãos-alvo na periferia.

► Classes e agentes farmacológicos

Os anestésicos locais podem ser estruturalmente classificados em *AL com ligação éster* ou *AL com ligação amida*. Como todos compartilham propriedades semelhantes, a seção seguinte enfatiza os princípios gerais da farmacologia dos AL. Os anestésicos locais específicos são discutidos no final deste capítulo.

Química dos anestésicos locais

Todos os anestésicos locais apresentam três domínios estruturais: um grupo aromático, um grupo amina e uma ligação éster ou amida unindo esses dois grupos (Figura 11.4). Conforme discutido adiante, a estrutura do grupo aromático influencia a hidrofobicidade do fármaco, enquanto a natureza do grupo amina influencia a carga no fármaco. Ambas as características definem velocidade de início, potência, duração de ação e efeitos adversos de determinado anestésico local.

Grupo aromático

Todos os anestésicos locais contêm um grupo aromático que confere à molécula grande parte de seu caráter hidrofóbico. O acréscimo de substituintes alquila no anel aromático ou no nitrogênio amino aumenta a hidrofobicidade desses fármacos.

As membranas biológicas apresentam interior hidrofóbico, em virtude de sua estrutura de bicamada lipídica. A hidrofobicidade de um AL afeta a facilidade com que o fármaco atravessa as membranas das células nervosas para alcançar seu alvo, que se encontra no *lado citoplasmático do canal de sódio regulado por voltagem* (Figura 11.5). As moléculas com baixa hidrofobicidade distribuem-se de maneira muito precária na membrana, visto que sua solubilidade na bicamada lipídica é baixíssima; essas moléculas ficam restritas, em grande parte, ao ambiente aquoso polar. À medida que a hidrofobicidade de uma série de fármacos aumenta, a concentração na membrana e a perme-

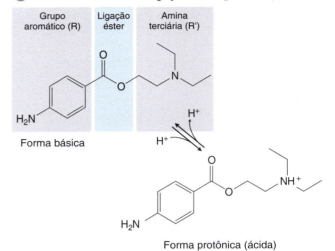

Ⓐ Anestésico local com ligação éster (procaína)

Forma básica

Forma protônica (ácida)

Ⓑ Anestésico local com ligação amida (lidocaína)

Forma básica

Forma protônica (ácida)

FIGURA 11.4 Protótipos dos anestésicos locais. A procaína (**A**) e a lidocaína (**B**) são protótipos dos anestésicos locais com ligação éster e amida, respectivamente. Os anestésicos locais têm um grupo aromático em uma das extremidades e uma amina na outra extremidade da molécula; esses dois grupos estão conectados por uma ligação éster (-RCOOR') ou amida (-RHNCOR'). Em solução com pH alto, o equilíbrio entre as formas básica (neutra) e ácida (com carga) de um anestésico local favorece a forma básica. Em pH baixo, a forma ácida. Em pH intermediário (fisiológico), são observadas concentrações quase iguais das formas básica e ácida. Em geral, os anestésicos locais com ligação éster são facilmente hidrolisados a ácido carboxílico (RCOOH) e a um álcool (HOR') na presença de água e esterases. Em comparação, as amidas são mais estáveis em solução. Em consequência, os anestésicos locais com ligação amida geralmente apresentam maior duração de ação do que os anestésicos locais com ligação éster.

abilidade correlacionada dos fármacos através da membrana celular também aumentam. Todavia, em determinada hidrofobicidade, essa relação é invertida, e um aumento adicional da hidrofobicidade resulta em diminuição da permeabilidade. Esse comportamento um tanto paradoxal deve-se ao fato de que as moléculas muito hidrofóbicas distribuem-se fortemente na membrana celular, onde permanecem. As mesmas forças hidrofóbicas poderosas que as concentram na membrana celular causam sua dissociação muito lenta a partir desse compartimento. *Para ser efetivo, um anestésico local deve distribuir-se e difundir-se através da membrana e, por fim, dissociar-se*

A Anestésico local pouco hidrofóbico

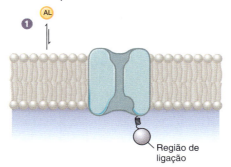

B Anestésico local moderadamente hidrofóbico

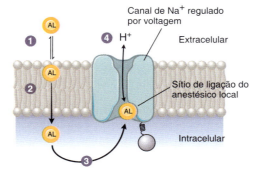

C Anestésico local extremamente hidrofóbico

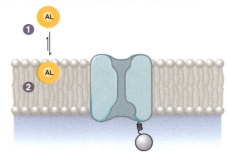

FIGURA 11.5 Hidrofobicidade, difusão e ligação do anestésico local. Os anestésicos locais (AL) atuam por meio de sua ligação ao lado citoplasmático (intracelular) do canal de Na^+ regulado por voltagem. A hidrofobicidade de um anestésico local é que determina a eficiência de sua difusão através das membranas lipídicas e a intensidade de sua ligação ao canal de Na^+, governando, assim, sua potência. **A.** Os AL pouco hidrofóbicos são incapazes de atravessar eficientemente a bicamada lipídica: (1) o AL neutro não pode sofrer adsorção ou penetrar na membrana celular neuronal, visto que é muito estável na solução extracelular e apresenta energia de ativação muito alta para penetrar na membrana hidrofóbica. **B.** Os AL moderadamente hidrofóbicos são os agentes mais efetivos: (1) o AL neutro sofre adsorção no lado extracelular da membrana celular neuronal; (2) ele se difunde através da membrana celular para o lado citoplasmático; (3) o AL difunde-se e liga-se a seu sítio de ligação no canal de sódio regulado por voltagem; e (4) uma vez ligado, pode passar de sua forma neutra para a protônica por meio da ligação e liberação de prótons. **C.** Os AL extremamente hidrofóbicos são retidos na bicamada lipídica: (1) o AL neutro sofre adsorção na membrana celular neuronal (2), onde fica tão estabilizado que não consegue dissociar-se dela ou atravessá-la.

dela; os compostos que têm mais tendência a sofrer esses processos apresentam hidrofobicidade moderada.

O sítio de ligação do AL no canal de sódio também contém resíduos hidrofóbicos. Por conseguinte, os fármacos mais hidrofóbicos ligam-se de modo mais firme ao sítio-alvo, au-

mentando a potência do fármaco. Entretanto, conforme já assinalado, devido à necessidade prática de difusão do fármaco através de várias membranas para alcançar o sítio-alvo, os AL com hidrofobicidade moderada constituem as formas clinicamente mais efetivas. Além disso, os fármacos com hidrofobicidade excessiva apresentam solubilidade limitada no ambiente aquoso ao redor de um nervo, e até mesmo as moléculas que se dissolvem permanecem na primeira membrana encontrada; dessa maneira, nunca alcançam o sítio alvo (apesar de sua alta afinidade por esse sítio).

Grupo amina

O grupo amina de uma molécula de anestésico local pode existir na forma protônica (com carga positiva) ou na forma não protônica (neutra) ou base.

O pK_a é o pH em que as concentrações de uma base e seu ácido conjugado são iguais. Os AL são bases fracas, e seus valores de pK_a variam de cerca de 8 a 10. Sendo assim, no pH fisiológico de 7,4, tanto a forma protônica quanto a neutra coexistem em quantidades substanciais em solução. À medida que o valor de pK_a de um fármaco aumenta, uma fração maior de moléculas na solução encontra-se na forma protônica em pH fisiológico (ver Capítulo 1). As reações que conferem ou retiram prótons são muito rápidas em solução (10^3 s^{-1}) e muito lentas enquanto os fármacos estão nas membranas ou ligados às proteínas.

As formas neutras dos AL atravessam as membranas com mais facilidade do que as formas com cargas positivas. Todavia, estas se ligam com afinidade mais alta ao sítio-alvo de ligação dos fármacos. Esse sítio está localizado no poro do canal de sódio regulado por voltagem e é acessível pela entrada intracelular citoplasmática do canal. Esta é a razão pela qual as bases fracas moderadamente hidrofóbicas são tão efetivas como anestésicos locais. Em pH fisiológico, uma fração significativa das moléculas de base fraca encontra-se na forma neutra; em virtude de sua hidrofobicidade moderada, essas moléculas podem atravessar rapidamente as membranas para penetrar nas células nervosas. Uma vez no interior da célula, o fármaco então é capaz de adquirir rapidamente um próton, assumir uma carga positiva e ligar-se ao canal de sódio.

De modo surpreendente, a principal via pela qual os prótons alcançam os anestésicos locais é o poro do canal de Na^+. À medida que o pH extracelular torna-se mais ácido, existe maior probabilidade de que o fármaco assuma a forma protônica no seu sítio de ligação no canal. Uma vez nessa forma, o fármaco dissocia-se muito mais lentamente do canal. O pH no interior da célula não exerce efeito importante sobre o estado protônico das moléculas de fármaco já ligadas ao canal; acredita-se que essa ausência de efeito seja atribuída à orientação do fármaco, o que bloqueia efetivamente o acesso de H^+ a partir do interior da célula. Alguns fármacos não ionizáveis, como a benzocaína, são permanentemente neutros, mas ainda têm a capacidade de bloquear os canais de sódio. Entretanto, o bloqueio é fraco e rapidamente reversível e não depende do pH extracelular.

Mecanismo de ação dos anestésicos locais

Considerações anatômicas

O nervo periférico é composto de uma coleção de diferentes tipos de fibras nervosas (fibras A, B, e C), circundadas por três membranas protetoras ou "bainhas": o epineuro, o perineuro e o endoneuro. As moléculas de anestésicos locais devem atravessar essas bainhas, que apresentam as mesmas barreiras limitantes de permeação das membranas das células nervosas consideradas anteriormente, para que possam finalmente alcançar as membranas neuronais, bloqueando a condução (Figura 11.6). As bainhas são compostas de tecido conectivo e membranas celulares. Os AL são injetados fora da bainha mais externa, o epineuro, para evitar a lesão mecânica do nervo causada pela agulha; todavia, a principal barreira à penetração do AL no nervo é o perineuro, tecido semelhante ao epitélio que enfaixa os axônios em fascículos separados. Convém lembrar que os AL afetam não apenas os nociceptores, mas também outras fibras nervosas aferentes e eferentes, somáticas e autonômicas. Todas podem estar contidas em um nervo periférico, e a condução nelas pode ser bloqueada pelos anestésicos locais. Se o nervo for comparado a uma estrada de múltiplas pistas, cada tipo de fibra poderá ser considerado como uma pista nessa estrada. Um bloqueio em toda a estrada (*i. e.*, o bloqueio por um anestésico local) interromperá o tráfego em todas as pistas, em ambas as direções. Esta é a razão pela qual, no caso descrito na introdução, EM teve não apenas perda da sensação de dor, mas também bloqueio mais completo de toda a sensação nos dedos da mão.

Em geral, as regiões mais proximais do corpo (ombro, coxa) são inervadas por axônios que seguem um trajeto relativamente superficial no nervo periférico, enquanto as regiões mais distais (mãos, pés) são inervadas por axônios que seguem um trajeto mais próximo ao centro do nervo. Como os anestésicos locais são aplicados fora de um nervo periférico, externamente ao epineuro, os axônios que inervam áreas mais proximais são em geral os primeiros a serem alcançados pelo anestésico local

que se difunde radialmente no nervo. Consequentemente, *na progressão anatômica do bloqueio funcional, as áreas proximais são bloqueadas antes das áreas distais*. Por exemplo, se for aplicado um bloqueio nervoso ao plexo braquial, o ombro e o braço serão bloqueados antes do antebraço, da mão e dos dedos.

Durante o início da anestesia local, os diferentes tipos de fibras dentro de um nervo periférico também são bloqueados em momentos distintos, em virtude de sua sensibilidade intrínseca ao bloqueio. A sequência geral de ocorrência de déficits funcionais é a seguinte: primeira dor, segunda dor, temperatura, tato, propriocepção (pressão, posição ou estiramento) e, por fim, tônus da musculatura esquelética e tensão voluntária. Esse fenômeno é designado como *bloqueio funcional diferencial*. No caso apresentado na introdução, a primeira dor de EM foi bloqueada antes da segunda dor, e o bloqueio de ambas precedeu a perda de outras modalidades sensoriais. Clinicamente, se um paciente ainda for capaz de sentir a dor aguda de uma alfinetada, é pouco provável que o grau de anestesia seja suficiente para bloquear a transmissão da segunda dor de longa duração.

Como a função motora constitui com frequência a última habilidade a ser perdida, é possível que alguns AL bloqueiem a nocicepção, com relativamente pouco efeito sobre a transmissão motora. A concentração de anestésico local necessária para bloquear impulsos sensoriais sem induzir um grande bloqueio motor varia para os diferentes agentes. Por exemplo, com a lidocaína, é difícil bloquear as fibras Aδ sem também bloquear as fibras motoras Aγ (Tabela 11.1); em contrapartida, a bupivacaína epidural pode produzir bloqueio sensorial em baixas concentrações, sem bloqueio motor significativo. Por esse motivo, a bupivacaína epidural diluída é frequentemente usada durante o trabalho de parto, visto que alivia a dor, enquanto ainda possibilita a deambulação da parturiente.

Canal de sódio regulado por voltagem

Os anestésicos locais impedem a transmissão de impulsos pelo bloqueio de canais de sódio individuais nas membranas neuronais. O canal de sódio existe em três principais estados de conformação: aberto, inativo e em repouso. Ao passar do estado de repouso para o aberto, o canal também passa por várias conformações "fechadas" transitórias. O potencial de repouso da membrana neuronal é de –60 a –70 mV. Nesse potencial, os canais estão em equilíbrio entre o estado de repouso (a maioria) e o estado inativo (a minoria). Durante um potencial de ação, os canais em repouso passam para as conformações fechadas e, por fim, abrem-se por um breve período para possibilitar a entrada de íons sódio na célula. Esse influxo de sódio resulta em despolarização da membrana. Depois de alguns milissegundos, o canal aberto sofre espontaneamente mudança de sua conformação para o estado inativo. Isso interrompe o influxo de sódio, com repolarização da membrana.

O estado inativo do canal retorna lentamente ao estado de repouso na membrana repolarizada. O tempo necessário para efetuar essa transição determina, em grande parte, a duração do período refratário. Durante o período refratário absoluto, existe uma quantidade tão pequena de canais de Na^+ no estado de repouso que, mesmo se todos fossem simultaneamente ativados para o estado aberto, o limiar não seria alcançado. Por conseguinte, nenhum potencial de ação novo pode ser gerado durante esse período (Figura 11.7A).

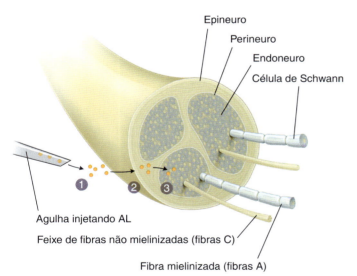

FIGURA 11.6 Anatomia do nervo periférico. 1. Os anestésicos locais (AL) são injetados ou aplicados fora do epineuro do nervo periférico (a bainha mais externa de tecido conectivo contendo vasos sanguíneos, tecido adiposo, fibroblastos e mastócitos). **2.** As moléculas de AL devem atravessar o epineuro para alcançar o perineuro, outra membrana epitelial, que organiza as fibras nervosas em fascículos. O perineuro é a camada mais difícil para penetração dos anestésicos locais, devido à presença de junções firmes entre suas células. **3.** Em seguida, os AL penetram no endoneuro, que envolve as fibras mielinizadas e não mielinizadas, as células de Schwann e os capilares. Apenas os AL que atravessaram essas três bainhas podem alcançar as membranas neuronais onde residem os canais de sódio regulados por voltagem. Clinicamente, é preciso aplicar uma alta concentração de anestésico local, visto que apenas uma fração das moléculas alcançará o sítio-alvo.

Legendas da figura:
Epineuro
Perineuro
Endoneuro
Célula de Schwann
Agulha injetando AL
Feixe de fibras não mielinizadas (fibras C)
Fibra mielinizada (fibras A)

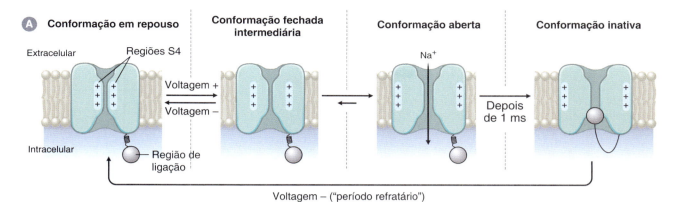

FIGURA 11.7 Ligação de um anestésico local a diferentes conformações (estados) do canal de sódio. A. O canal de sódio é composto de uma cadeia polipeptídica com quatro unidades repetitivas. Uma região, conhecida como região S4, contém muitos aminoácidos de carga positiva (lisina e arginina). Esses resíduos conferem ao canal sua dependência de voltagem. Em repouso, o poro encontra-se fechado. Quando a membrana é despolarizada, os resíduos com carga movem-se em resposta à mudança no campo elétrico. Isso resulta em diversas mudanças de conformação (estados fechados intermediários), que culminam na abertura do canal. Depois de cerca de 1 ms (tempo de abertura do canal), a "região de ligação" de 3 a 4 aminoácidos tampa o canal aberto, produzindo conformação inativa. Esta só retorna ao estado de repouso quando a membrana é repolarizada; tal mudança de conformação envolve o retorno da região S4 à sua posição original e a expulsão da região de ligação. O tempo necessário para o canal retornar do estado inativo ao estado de repouso é conhecido como *período refratário*, durante o qual o canal de sódio é incapaz de ser ativado. **B.** A ligação de um anestésico local (AL) altera as propriedades das formas intermediárias assumidas pelos canais de sódio. Estes, em qualquer uma das conformações (em repouso, fechada, aberta ou inativa), podem ligar-se a moléculas de anestésicos locais, embora o estado em repouso tenha baixa afinidade pelo AL, enquanto os outros três estados, alta. O AL pode dissociar-se do complexo canal-AL em qualquer estado de conformação, ou o canal pode sofrer mudanças de conformação enquanto associado à molécula de AL. Por fim, o complexo canal-AL deve dissociar-se, e o canal de sódio, retornar ao estado de repouso para se tornar ativado. A ligação do anestésico local estende o período refratário, incluindo o tempo necessário para a dissociação da molécula de AL do canal de sódio e para o retorno do canal ao estado de repouso.

Hipótese do receptor modulado

Os diferentes estados de conformação do canal de sódio ligam-se aos anestésicos locais com afinidades distintas. Esse conceito é conhecido como *hipótese do receptor modulado* (Figura 11.7B e Tabela 11.2).

Os anestésicos locais exibem maior afinidade pelos estados fechado e inativo do canal de sódio do que pelo estado em repouso. Embora o AL se ligue a um sítio no poro do canal, o mecanismo molecular de inibição do canal envolve não apenas a oclusão física do poro, como também a restrição das etapas de conformação subjacentes à ativação do canal. A ligação de um fármaco aos estados fechados que ocorrem durante o processo de ativação sequencial parece limitar as mudanças de conformação do canal de sódio, de modo que este, quando ligado a um fármaco, não pode sofrer toda a série de transformações necessárias para sua abertura.

Para reabrir um canal ligado a um fármaco, o AL precisa dissociar-se do canal, portanto possibilitar-lhe o retorno a seu

TABELA 11.2 Hipótese do receptor modulado.

ESTADO DO CANAL	AFINIDADE PELO ANESTÉSICO LOCAL	EFEITO RELATIVO SOBRE O CANAL
Em repouso	Baixa	Impede a abertura do canal (apenas em altas concentrações de AL)
Fechado (vários)	Alta	Impede a abertura do canal (principal efeito)
Aberto	Alta	Bloqueia o poro do canal (efeito menor)
Inativo	Alta	Estende o período refratário (principal efeito)

O canal de sódio regulado por voltagem pode assumir várias conformações diferentes. Os anestésicos locais (AL) apresentam afinidades distintas por essas conformações; tais afinidades alteram a cinética de ativação do canal (ver Figura 11.7).

estado de repouso. Essa dissociação (cuja velocidade varia entre os diferentes AL) é mais lenta do que a recuperação normal da conformação inativa do canal para a de repouso na ausência de AL. Logo, os anestésicos locais estendem o período refratário do neurônio em cerca de 50 a 100 vezes ao retardar o retorno do canal inativo ao estado de repouso. Na presença de altas concentrações de AL, uma quantidade suficiente de canais em repouso permanece ligada ao fármaco (bloqueada), impedindo, assim, a condução do impulso. Com efeito, essa é a situação que provavelmente ocorre durante o bloqueio clínico completo de um nervo periférico.

Inibição tônica e fásica

A afinidade diferencial dos anestésicos locais pelos estados distintos do canal de sódio regulado por voltagem produz uma consequência farmacológica importante: o grau de inibição da corrente de sódio pelo AL depende da frequência de impulsos no nervo. Quando existe um longo intervalo entre os potenciais de ação, o nível de inibição de cada impulso é igual, e a inibição é denominada tônica. Entretanto, quando o intervalo entre os potenciais de ação é curto, a dissociação do fármaco entre os impulsos é incompleta, e a quantidade de canais ligados aumenta a cada impulso sucessivo; a inibição é denominada fásica ou dependente do uso (Figura 11.8).

Acontece *inibição tônica* quando o tempo entre os potenciais de ação é longo em comparação com o tempo necessário para a dissociação do AL do canal de sódio. Por exemplo, se antes da chegada de um potencial de ação for estabelecido um equilíbrio em que 5% dos canais de sódio estejam ligados a moléculas de anestésico local, com a chegada de um potencial de ação, os outros 95% dos canais estarão disponíveis para abrir-se e, subsequentemente, passar para o estado inativo. Durante o impulso de breve duração, alguns desses canais se tornam ligados por moléculas de anestésico local. Entretanto, durante o período de tempo relativamente longo antes da chegada do próximo impulso na região exposta ao AL, o AL ligado pode dissociar-se do canal de sódio, possibilitando o retorno deste ao estado de repouso. Sendo assim, antes da chegada do próximo potencial de ação, o equilíbrio de ligação de 5% é restabelecido. O próximo potencial de ação será bloqueado no mesmo grau do anterior.

Ocorre *inibição fásica* quando não há tempo suficiente entre os potenciais de ação para que esse equilíbrio seja restabelecido. Os que chegam rapidamente induzem a abertura dos canais de sódio em repouso e, a seguir, sua inativação, e os AL se ligarão a alguns desses canais. Entretanto, como não existe tempo suficiente entre os impulsos para que se dê a dissociação de todos os complexos de AL-canal de sódio recém-formados, apenas alguns dos canais conseguem retornar ao estado de repouso. Com a chegada de cada potencial de ação, ocorre bloqueio de uma quantidade cada vez maior de canais, até que seja alcançado novo estado de equilíbrio de ligação AL-canal de sódio. Este é o fenômeno da inibição fásica ou dependente do uso. À medida que o AL se liga a uma quantidade maior de canais, uma quantidade cada vez menor fica disponível para se abrir com a chegada do próximo potencial de ação. Em consequência, *a condução de potenciais de ação é cada vez mais inibida em frequências mais altas de impulsos.*

A importância clínica desse fenômeno é que a lesão ou o traumatismo teciduais provocam descarga espontânea dos nociceptores na área prejudicada. Por conseguinte, a aplicação de um anestésico local tende a bloquear os nociceptores locais de maneira fásica, inibindo a transmissão da dor em maior grau do que a transmissão de outros impulsos sensoriais ou motores locais bloqueados apenas tonicamente.

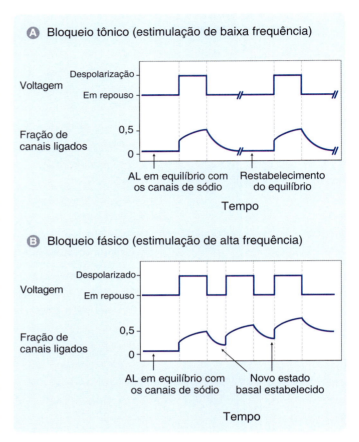

FIGURA 11.8 Inibições tônica e fásica (dependente do uso). A. No bloqueio tônico, ocorrem despolarizações com baixa frequência, e há tempo suficiente entre elas para o restabelecimento do equilíbrio de ligação das moléculas de anestésico local (AL) aos vários estados do canal de sódio. Quando acontece despolarização, os canais em repouso (com baixa afinidade pelo AL) são convertidos em canais abertos e canais inativos (ambos com alta afinidade pelo AL). Logo, dá-se um aumento na quantidade de canais ligados ao AL. Com o término da despolarização, há tempo suficiente antes da próxima despolarização para o restabelecimento do equilíbrio entre moléculas de AL e canais de sódio, e praticamente todos os canais retornam ao estado de repouso e não ligado. **B.** No bloqueio fásico, ocorrem despolarizações com alta frequência, e não há tempo suficiente entre elas para o restabelecimento do equilíbrio. Depois de cada uma, é estabelecido novo estado basal, no qual existe maior quantidade de canais ligados ao AL do que no estado basal anterior, resultando finalmente em falha da condução. Como a estimulação de alta frequência dos nociceptores ocorre em áreas de lesão tecidual, o bloqueio fásico (dependente do uso) faz com que os nociceptores com descarga ativa sejam inibidos mais efetivamente do que as fibras nervosas que só apresentam descarga ocasional. A dependência de frequência do bloqueio fásico depende da velocidade de dissociação do AL de seu sítio de ligação no canal.

Outros receptores para anestésicos locais

Além de bloquear os canais de sódio, os AL podem exercer uma gama de outros efeitos bioquímicos e fisiológicos. Eles podem interagir com canais de potássio, de cálcio, canais regulados por ligantes (como o receptor nicotínico de acetilcolina), canais de receptores de potencial transitório (RPT) e vários receptores acoplados à proteína G (incluindo receptores muscarínicos colinérgicos, β-adrenérgicos, e receptores da substância P).

Os anestésicos locais também podem desacoplar algumas proteínas G de seus receptores de superfície celular e, assim, inibir a transdução de sinais. Na maioria dos casos, esses efeitos não são significativos, visto que os AL apresentam menor afinidade por esses outros receptores do que pelo canal de sódio. Entretanto, para alguns tipos de anestésicos locais em determinadas situações clínicas, esses alvos alternativos podem produzir consequências terapêuticas e tóxicas importantes.

Por exemplo, na anestesia espinal, injeta-se alta concentração de anestésico local no líquido cerebrospinal, a partir do qual o AL se difunde para a medula espinal. Os neuropeptídios (como a *substância P*) e os neurotransmissores orgânicos pequenos (como o *glutamato*) medeiam a transmissão de impulsos nociceptivos entre os neurônios aferentes primários e secundários no corno dorsal da medula espinal (ver anteriormente). Evidências de estudos *in vivo* e *in vitro* indicam que os receptores da substância P (NK-1) e da bradicinina (B2) e os receptores ionotrópicos regulados por ligante para o glutamato (receptores de AMPA e NMDA; ver o Capítulo 12) são todos inibidos diretamente pelos anestésicos locais. Combinado com a ação analgésica que resulta do efeito de bloqueio do AL sobre o canal de sódio, o resultado global consiste em aumento significativo do limiar para a dor.

Farmacocinética dos anestésicos locais

Absorção sistêmica

Após administração por injeção ou aplicação tópica, os AL difundem-se para seus locais de ação. As moléculas de anestésicos locais também são captadas pelos tecidos locais e removidas do local de administração pela circulação sistêmica. A quantidade de anestésico local que penetra na circulação sistêmica e a potência do AL determinam a toxicidade sistêmica do agente. De maneira ideal, a absorção sistêmica é minimizada para evitar toxicidade desnecessária. A vascularidade do local de injeção, a concentração do fármaco, a coadministração de um vasoconstritor e as propriedades da solução injetada (como sua viscosidade) influenciam a velocidade e a extensão da absorção sistêmica dos anestésicos locais. A absorção é maior a partir dos tecidos densamente perfundidos ou após múltiplas administrações. Por exemplo, a administração intratecal de anestésico local vaporizado resulta em absorção sistêmica rápida e quase completa, devido ao contato do AL com o parênquima pulmonar altamente perfundido.

Com frequência, são administrados vasoconstritores (como a epinefrina) com muitos anestésicos locais de ação curta ou média. Esses agentes adjuvantes reduzem o fluxo sanguíneo no local de injeção, produzindo contração dos músculos lisos dos vasos e, consequentemente, diminuindo a taxa de remoção do AL. Por meio desse efeito, os vasoconstritores aumentam a concentração do anestésico ao redor do nervo e também diminuem a concentração máxima alcançada na circulação sistêmica. O primeiro efeito potencializa a duração de ação do AL, enquanto o segundo reduz a toxicidade sistêmica do fármaco. Entretanto, a vasoconstrição também pode ocasionar hipoxia e lesão teciduais se o suprimento de oxigênio para a área for excessivamente reduzido. Logo, *os vasoconstritores não são utilizados quando administrados AL nas extremidades, em virtude da circulação limitada nessas áreas.* No caso apresentado na introdução, EM recebeu lidocaína sem epinefrina para evitar a hipoxia tecidual nos dedos das mãos.

Distribuição

Os anestésicos locais desviados para a circulação sistêmica seguem pelo sistema venoso até o leito capilar dos pulmões. Estes têm grande capacidade de ligação de AL e expressam vias de biotransformação local, capazes de metabolizar os AL com ligação amida, limitando, dessa maneira, o impacto do fármaco sobre o cérebro e outros órgãos.

Na circulação, os AL ligam-se reversivelmente a duas proteínas plasmáticas principais: a glicoproteína ácida α-1 (proteína de fase aguda) e a albumina. Eles também podem ligar-se às hemácias. A ligação às proteínas plasmáticas diminui à medida que o pH diminui, sugerindo que a forma neutra liga-se a essas proteínas com maior afinidade. A ligação tecidual, em grande parte como resultado da captação e distribuição pelas membranas, ocorre no local de injeção, bem como em outros. Quanto maior a hidrofobicidade do agente, maior o grau de ligação tecidual.

O volume de distribuição (V_d) indica a extensão com que um fármaco se distribui pelos tecidos a partir da circulação sistêmica. Para uma mesma quantidade de fármaco administrado, um AL menos hidrofóbico (p. ex., procaína) apresenta concentração plasmática mais alta (*i. e.*, ocorre menor armazenamento nos tecidos), portanto V_d menor. Um AL mais hidrofóbico (p. ex., bupivacaína) tem concentração plasmática mais baixa (*i. e.*, ocorre maior armazenamento nos tecidos), portanto V_d maior. Os anestésicos locais com V_d maior são eliminados mais lentamente. (Ver Capítulo 3 para uma discussão detalhada da relação inversa entre o V_d e a meia-vida de eliminação de um fármaco.)

Metabolismo e excreção

Os AL com ligação éster são metabolizados por esterases (pseudocolinesterases) teciduais e plasmáticas. Esse processo é rápido (da ordem de minutos), e os produtos resultantes são excretados pelos rins.

Os AL com ligação amida são principalmente metabolizados no fígado por enzimas do citocromo P450. As três principais vias de metabolismo hepático são hidroxilação aromática, N-desalquilação e hidrólise da amida. Os metabólitos dos AL com ligação amida retornam à circulação e são excretados pelos rins. A ocorrência de alterações na perfusão hepática ou na velocidade máxima das enzimas hepáticas pode modificar a taxa de metabolismo desses agentes. O metabolismo torna-se mais lento em pacientes com cirrose ou outras doenças hepáticas, e, nesse tipo de paciente, a administração de uma dose padrão de AL com ligação amida pode resultar em toxicidade. Além disso, é provável ocorrer algum metabolismo extra-hepático dos AL com ligação amida, como, por exemplo, nos pulmões e nos rins.

Administração dos anestésicos locais

O método de administração dos anestésicos locais pode determinar tanto o efeito terapêutico quanto a extensão da toxicidade sistêmica. A seguir, esta seção fornece uma visão geral dos métodos mais comuns de administração de anestésicos locais.

Anestesia tópica

Os anestésicos tópicos proporcionam alívio da dor a curto prazo quando aplicados às mucosas ou à pele. O fármaco deve atravessar a barreira epidérmica, e o principal obstáculo para alcançar as terminações das fibras Aδ e das fibras C é constituído pelo estrato córneo (camada mais externa da epiderme). Após atravessá-la, os anestésicos locais são rapidamente absorvidos na circulação, aumentando o risco de toxicidade sistêmica. Antes de suturar pequenos cortes, utiliza-se algumas vezes uma mistura de tetracaína, epinefrina (epinefrina) e cocaína, conhecida como *TAC*. Devido a uma preocupação relativa à toxicidade e/ou dependência da cocaína com essa formulação, hoje em dia são empregadas alternativas como *EMLA* (ver adiante). Pode-se administrar *lidocaína* na forma de adesivo aplicado à pele, equivalente a 1 dia de ação, para suprimir a dor que surge de locais cutâneos ou do músculo subjacente.

Anestesia infiltrativa

A anestesia infiltrativa é utilizada para anestesiar determinada área da pele (ou superfície mucosa) por meio de injeção. O anestésico local é administrado por vias intradérmica ou subcutânea, frequentemente em vários locais próximos à área a ser anestesiada. Essa técnica produz entorpecimento de modo mais rápido do que a anestesia tópica, visto que o agente não precisa atravessar a epiderme. Entretanto, a injeção pode ser dolorosa, em virtude da ardência da solução, habitualmente mantida em pH ácido para que o fármaco esteja em forma solúvel ionizada. A neutralização da solução pela adição de bicarbonato de sódio pode reduzir a dor da injeção. Os anestésicos locais utilizados com mais frequência para anestesia infiltrativa são *lidocaína*, *procaína* e *bupivacaína*. O uso de AL injetáveis para procedimentos dentários é discutido no Boxe 11.1.

Bloqueio de nervos periféricos

O bloqueio de nervos periféricos pode ser subdividido em bloqueio nervoso menor e bloqueio nervoso maior. Por exemplo, o bloqueio nervoso menor para uma extremidade distal pode envolver o nervo radial, enquanto o bloqueio nervoso maior para todo o braço deve envolver o plexo braquial. Em ambos os casos, os anestésicos locais são habitualmente injetados por via percutânea. A quantidade injetada é extremamente maior do que a necessária para bloquear impulsos em um nervo isolado sem bainha *in vitro,* visto que o anestésico deve atravessar várias camadas de membranas antes de alcançar o sítio-alvo

(conforme já discutido), e a maior parte do fármaco distribui-se para outros locais, na gordura perineural e no músculo, ou é removida pela circulação local. Sendo assim, apenas uma pequena fração do fármaco injetado alcança realmente a membrana do nervo. A escolha do anestésico depende, tipicamente, da duração de ação desejada. A epinefrina ajuda a prolongar a duração de ação do bloqueio de nervos periféricos (mas também pode causar hipoxia tecidual, conforme descrito anteriormente).

Bloqueios do plexo braquial são particularmente úteis nos membros superiores, visto que todo o braço pode ser anestesiado. Outros bloqueios periféricos úteis incluem bloqueios intercostais para a parede abdominal anterior, bloqueios do plexo cervical para cirurgia do pescoço e bloqueios dos nervos ciático e femoral para partes distais dos membros inferiores. No caso descrito na introdução, foi administrado um bloqueio nervoso digital, que é um tipo de bloqueio periférico.

Bloqueio nervoso central

Esse tipo de bloqueio, em que o fármaco é injetado próximo à medula espinal, inclui tanto a anestesia epidural quanto a intratecal (espinal). Os efeitos iniciais resultam principalmente do bloqueio de impulsos nas raízes espinais; entretanto, nas fases mais avançadas, o anestésico penetra no interior da medula espinal, onde pode atuar. A *bupivacaína* mostra-se particularmente útil como anestésico epidural durante o trabalho de parto, visto que, em baixas concentrações, produz alívio adequado da dor, sem bloqueio motor significativo. Relatos sobre a cardiotoxicidade dessa substância acarretaram a redução de seu uso em altas concentrações (> 0,5% peso/volume), embora as soluções diluídas empregadas em obstetrícia raramente sejam tóxicas. Fármacos mais novos e quimicamente semelhantes, como a *ropivacaína* e a *levobupivacaína*, podem ser mais seguros.

BOXE 11.1 Anestésicos locais em odontologia

A odontologia moderna depende da ação de anestésicos locais: sem controle adequado da dor, os pacientes não poderiam submeter-se confortavelmente à maioria dos procedimentos dentários. Por conseguinte, não é surpreendente que os AL sejam os fármacos mais empregados nessa área.

Com frequência, um agente anestésico injetável e um anestésico tópico são utilizados nos procedimentos dentários; o primeiro bloqueia a sensação da dor durante o procedimento (e, algumas vezes, após o término), enquanto o segundo possibilita a penetração indolor da agulha quando se administra o agente injetável.

Os anestésicos tópicos são aplicados à mucosa e penetram de 2 a 3 milímetros de profundidade. Como precisam difundir-se além dessa distância, utilizam-se concentrações relativamente altas; é preciso ter cuidado para evitar sua toxicidade local e sistêmica. Benzocaína e lidocaína – dois anestésicos tópicos de uso comum – são insolúveis em água e pouco absorvidas na circulação, diminuindo a probabilidade de toxicidade sistêmica.

Os anestésicos injetados são administrados na forma de anestesia infiltrativa local ou bloqueio de campo ou nervoso. Na infiltração local, a solução anestésica é depositada no local onde será efetuado o procedimento dentário. A solução banha as terminações nervosas livres nesse local, bloqueando a percepção da dor. Nos bloqueios de campo

e nervoso, a solução é depositada mais próximo ao longo do nervo, distante do local de incisão. Essas técnicas são utilizadas quando há necessidade de anestesiar regiões maiores da boca.

Numerosos anestésicos injetados são empregados na prática odontológica, e a escolha do agente para determinado procedimento reflete diversos fatores, como velocidade de início, duração de ação e propriedades vasodilatadoras do agente. A lidocaína é o anestésico injetado mais amplamente utilizado; é notável por sua rápida velocidade de início, longa duração de ação e incidência extremamente baixa de reação alérgica. A mepivacaína é menos vasodilatadora do que a maioria dos outros anestésicos locais, o que possibilita sua administração sem vasoconstritor. Em virtude dessa propriedade, é apropriada para odontologia pediátrica, visto que é "eliminada" da área de administração de modo mais rápido do que muitos agentes administrados com vasoconstritores. Em consequência, a mepivacaína proporciona um período relativamente curto de anestesia dos tecidos moles, minimizando o risco de traumatismo inadvertido causado pela própria pessoa ao morder ou mastigar o tecido anestesiado. A bupivacaína é um anestésico mais potente e de ação mais longa do que a lidocaína e a mepivacaína. É usada para procedimentos dentários prolongados, bem como para o controle da dor pós-operatória.

Anestesia regional intravenosa

Esse tipo de anestesia local é também denominado bloqueio de Bier. Um torniquete e uma faixa elástica distal são aplicados a um membro elevado, ocasionando sua exsanguinação parcial. Em seguida, o torniquete é insuflado, e a faixa, removida. Injeta-se então o AL em uma veia da extremidade para produzir anestesia local, e o torniquete impede sua toxicidade sistêmica ao limitar o fluxo sanguíneo pela extremidade. A anestesia regional intravenosa é algumas vezes utilizada para cirurgia de braço e de mão.

Principais toxicidades

Os anestésicos locais podem exercer muitos efeitos tóxicos potenciais, incluindo efeitos sobre os tecidos locais, a vasculatura periférica, o coração e o SNC. São também possíveis reações de hipersensibilidade. A administração de um fármaco a uma área definida limita habitualmente os efeitos adversos sistêmicos, porém é importante considerar essas toxicidades potenciais sempre que se administra um anestésico local.

Os AL podem causar irritação local, e o músculo esquelético parece muito sensível a tal reação. Os níveis plasmáticos de creatinoquinase apresentam-se elevados após a injeção intramuscular de AL, indicando lesão das células musculares. Esse efeito é habitualmente reversível, e a regeneração muscular é completa dentro de poucas semanas após a injeção.

Os anestésicos locais podem exercer efeitos graves sobre o SNC. Esses agentes são moléculas anfipáticas pequenas, capazes de atravessar rapidamente a barreira hematencefálica. A princípio, os AL produzem sinais de excitação do sistema nervoso central, como tremores, zumbido, calafrios, abalos musculares e, algumas vezes, convulsões generalizadas. Essa excitação é seguida de depressão. Foi formulada a hipótese de que, inicialmente, os anestésicos locais bloqueiam de modo seletivo vias inibitórias no córtex cerebral, resultando na fase excitatória da toxicidade do SNC. À medida que a concentração de AL aumenta no sistema, todas as vias neuronais – excitatórias, bem como inibitórias – são bloqueadas, ocasionando depressão do SNC. Por fim, pode ocorrer morte por insuficiência respiratória.

Os anestésicos locais exercem efeitos complexos sobre a vasculatura periférica. Por exemplo, de início a lidocaína provoca vasoconstrição; todavia, mais tarde, produz vasodilatação. Essas ações bifásicas podem ser atribuídas a efeitos separados sobre o músculo liso vascular e sobre os nervos simpáticos que inervam as arteríolas de resistência. O músculo liso brônquico também é afetado de modo bifásico. No começo, os anestésicos locais causam broncoconstrição; todavia, posteriormente, produzem relaxamento brônquico. O evento inicial pode refletir a liberação induzida pelo AL de íons cálcio das reservas intracelulares no citoplasma, enquanto o efeito tardio pode ser causado pela inibição dos canais de sódio e de cálcio da membrana plasmática pelo AL (ver adiante).

Os efeitos cardíacos dos AL são complexos, em virtude de suas ações sobre diferentes alvos moleculares, incluindo os canais de Na^+, K^+ e Ca^{2+}. Um efeito inicial consiste na redução da velocidade de condução do potencial de ação cardíaco através dos tecidos de condução e nodais. Os AL, em concentrações muito baixas, podem atuar como fármacos antiarrítmicos, devido a sua capacidade de prevenir a taquicardia e a fibrilação ventriculares (trata-se de um exemplo de bloqueio dependente do uso; ver anteriormente). Por exemplo, a lidocaína atua tan-to como anestésico local quanto como antiarrítmico de classe I (ver Capítulo 23). Os anestésicos locais também produzem redução da contratilidade cardíaca (efeito inotrópico negativo) dependente da dose. O mecanismo desse efeito não está totalmente elucidado, mas pode ser produzido pela liberação lenta de cálcio do retículo sarcoplasmático mediada pelo AL, com consequente redução das reservas disponíveis de cálcio para impulsionar as contrações subsequentes. Os AL também podem inibir diretamente os canais de cálcio na membrana plasmática. A combinação da redução das reservas intracelulares de cálcio e da diminuição da entrada deste pode acarretar a redução da contratilidade miocárdica.

Recentemente foi constatado que as emulsões lipídicas injetadas na circulação podem reverter rapidamente a toxicidade cardíaca dos AL sistêmicos, como a bupivacaína. Esse achado foi demonstrado em modelos animais de toxicidade dos anestésicos locais, bem como em vários relatos de casos clínicos de reanimação bem-sucedida após parada cardíaca causada por superdosagem de anestésicos locais.

A hipersensibilidade aos anestésicos locais é rara. Esse efeito adverso manifesta-se, em geral, como dermatite alérgica ou asma. A hipersensibilidade induzida por AL ocorre quase exclusivamente com os AL de ligação éster. Por exemplo, o ácido para-aminobenzoico (PABA), metabólito da procaína, é um alergênio conhecido (bem como o agente ativo em muitos filtros solares).

Agentes individuais

Uma vez discutidas as propriedades gerais dos anestésicos locais, esta seção trata dos anestésicos individuais de uso clínico atual, dando ênfase às diferenças na potência e na meia-vida desses agentes.

Anestésicos locais com ligação éster

Procaína

A *procaína* (Novocaína®) é um AL de ação curta com ligação éster. Em virtude de sua baixa hidrofobicidade, é rapidamente removido do local de administração pela circulação, resultando em pouco sequestro do fármaco no tecido local que circunda o nervo. Na corrente sanguínea, a procaína é degradada com rapidez por pseudocolinesterases plasmáticas, e os metabólitos são subsequentemente excretados na urina. A baixa hidrofobicidade desse agente também resulta em sua rápida dissociação do sítio de ligação no canal de sódio, o que explica sua potência reduzida.

A procaína é usada principalmente na anestesia infiltrativa e em procedimentos dentários. Em certas ocasiões, é empregada em bloqueios nervosos diagnósticos. Seu uso para bloqueio de nervos periféricos é raro, devido à sua baixa potência, ao seu início lento e à sua curta duração de ação. Entretanto, o homólogo da procaína de ação curta e rapidamente hidrolisado, a *2-clorprocaína* (Nesacaína®), é popular como anestésico obstétrico, algumas vezes administrado como anestesia epidural logo antes do parto para controlar a dor.

Um dos metabólitos da procaína é o PABA, composto necessário para a síntese de purina e de ácidos nucleicos por algumas bactérias. As sulfonamidas antibacterianas são análogos estruturais do PABA que inibem competitivamente a síntese de um metabólito essencial na biossíntese do ácido fólico (ver Capítulo 32). O PABA em excesso pode reduzir a eficiência das sulfonamidas, portanto exacerbar as infecções bacterianas. Conforme assinalado anteriormente, o PABA também é um alergênio.

Tetracaína

A *tetracaína* é um AL com ligação éster, de ação duradoura e altamente potente. Seu período prolongado de ação resulta de sua alta hidrofobicidade – a tetracaína apresenta um grupo butila ligado a seu grupo aromático –, o que possibilita a permanência do fármaco no tecido que circunda um nervo por longo período de tempo. A hidrofobicidade da tetracaína também promove interação prolongada com seu sítio de ligação no canal de sódio, determinando maior potência do que a da lidocaína e a da procaína. A tetracaína é usada principalmente na anestesia espinal e tópica. Seu metabolismo efetivo é lento, apesar do potencial de rápida hidrólise por esterases, visto que é liberada apenas gradualmente dos tecidos para a corrente sanguínea.

Cocaína

A *cocaína*, protótipo e único AL de ocorrência natural, apresenta uma ligação éster. Tem potência média (metade da potência da lidocaína) e duração média de ação. Sua estrutura é ligeiramente incomum para os anestésicos locais. A amina terciária faz parte de uma estrutura cíclica complexa à qual está fixado um grupo éster secundário.

Os principais usos terapêuticos da cocaína são em anestesia oftálmica e como parte do anestésico tópico TAC (tetracaína, epinefrina [adrenalina], cocaína; ver anteriormente). À semelhança da prilocaína (ver adiante), apresenta acentuada ação vasoconstritora, que resulta da inibição da captação de catecolaminas nas terminações sinápticas do sistema nervoso periférico e do sistema nervoso central (ver Capítulo 10). A inibição desse sistema de captação também constitui o mecanismo do potencial cardiotóxico pronunciado da cocaína e da "excitação" associada a seu uso. A cardiotoxicidade e a euforia limitam o valor da cocaína como anestésico local.

Anestésicos locais com ligação amida

Lidocaína e prilocaína

A *lidocaína*, AL mais comumente usado e administrado no caso de EM apresentado na introdução, é um fármaco com ligação amida de hidrofobicidade moderada. Apresenta rápido início e duração média de ação (cerca de 1 a 2 h), com potência moderada. É composta de dois grupos metila em seu anel aromático, os quais aumentam sua hidrofobicidade em relação à procaína e reduzem sua velocidade de hidrólise.

Esse agente apresenta um valor relativamente baixo de pK_a, e uma grande fração do fármaco encontra-se presente na forma neutra em pH fisiológico. Essa propriedade possibilita sua rápida difusão através das membranas e um rápido bloqueio. A duração de ação da lidocaína baseia-se em dois fatores: sua hidrofobicidade moderada e sua ligação amida. A ligação amida impede a degradação do fármaco pelas esterases, enquanto a hidrofobicidade possibilita-lhe permanecer próximo à área de administração (*i. e.*, no tecido local) por muito tempo. A hidrofobicidade também torna possível a ligação mais firme da lidocaína, em comparação à procaína, ao sítio de ligação do AL no canal de sódio, aumentando sua potência. Os efeitos vasoconstritores da epinefrina coadministrada podem estender substancialmente a duração de ação da lidocaína.

A lidocaína é usada em anestesia infiltrativa, bloqueio de nervos periféricos e anestesia epidural, espinal e tópica. É também administrada como antiarrítmico de classe I. O mecanismo da ação antiarrítmica consiste no bloqueio dos canais de sódio nos miócitos cardíacos. Em virtude de seu metabolismo lento na circulação, a lidocaína é um agente antiarrítmico útil (ver

Capítulo 23). Os AL com ligação amida mais potentes, como a bupivacaína, ligam-se de maneira muito firme aos canais de sódio cardíacos para atuar como agentes antiarrítmicos úteis; esses fármacos causam bloqueio de condução ou taquiarritmias (ver adiante).

A lidocaína sofre metabolismo no fígado, onde inicialmente perde o grupo alquila fixado ao nitrogênio terciário por ação de enzimas do citocromo P450 (ver Capítulo 4). Subsequentemente sofre hidrólise e hidroxilação. Os metabólitos da cocaína exercem atividade anestésica apenas fraca.

Os efeitos tóxicos da lidocaína manifestam-se principalmente no SNC e no coração. Os efeitos adversos podem incluir sonolência, zumbido, abalo muscular e até mesmo convulsões. Ocorrem depressão do SNC e cardiotoxicidade com níveis plasmáticos elevados do fármaco.

A *prilocaína* assemelha-se à lidocaína, exceto por suas atividades vasoconstritora e anestésica local. Como não exige a administração concomitante de epinefrina para prolongar sua duração de ação, esse fármaco constitui boa escolha para pacientes nos quais a epinefrina está contraindicada.

Bupivacaína

A *bupivacaína* é um AL com ligação amida de longa duração de ação. É altamente hidrofóbica (portanto, muito potente) em decorrência de um grupo butila fixado ao nitrogênio terciário. A bupivacaína diluída, administrada como anestesia epidural, tem mais efeito sobre a nocicepção do que sobre a atividade locomotora. Essa propriedade, somada à longa duração de ação e à alta potência do fármaco, torna-o útil no bloqueio espinal, epidural e de nervos periféricos, bem como na anestesia infiltrativa. A bupivacaína é metabolizada no fígado, onde sofre N-desalquilação por enzimas do citocromo P450. Tem sido amplamente usada em baixas concentrações para anestesia no trabalho de parto e no pós-operatório, visto que proporciona 2 a 3 h de alívio da dor sem o bloqueio motor imobilizante. Entretanto, por causa de sua cardiotoxicidade em concentrações mais altas, não é mais utilizada com tanta frequência para esses propósitos. (O fármaco bloqueia os canais de sódio do miócito cardíaco durante a sístole, porém sua dissociação é muito lenta durante a diástole. Em consequência, pode deflagrar arritmias por meio da promoção de vias de reentrada.)

Como a bupivacaína contém um centro quiral, ocorre em uma mistura racêmica de enantiômero R e enantiômeros S especulares. Os enantiômeros R e S apresentam afinidades diferentes pelo canal de sódio e, consequentemente, diferentes efeitos cardiovasculares. O enantiômero S foi separado e comercializado como *levobupivacaína*, mais segura e menos cardiotóxica, assim como seu correspondente estruturalmente homólogo, a *ropivacaína*.

Articaína

A *articaína* é um AL relativamente recente, com ligação amida e várias características estruturais interessantes. Em primeiro lugar, com a *prilocaína*, é singular entre os anestésicos locais, em virtude de seu grupo amina secundário. (Praticamente todos os outros AL apresentam um grupo amina terciário.) Em segundo lugar, a articaína é estruturalmente ímpar, visto que contém um grupo éster ligado a um anel tiofeno; a presença desse grupo significa que a articaína pode ser parcialmente metabolizada no plasma pelas colinesterases, assim como no fígado. Seu rápido metabolismo no plasma pode minimizar sua toxicidade potencial. A articaína é atualmente utilizada em odontologia, na qual está se tornando um agente cada vez mais popular, e também poderá ter aplicações adicionais com a realização de mais estudos sobre suas propriedades clínicas.

EMLA

A *EMLA* (mistura eutética de anestésico local) é uma combinação de lidocaína e prilocaína administrada topicamente como creme ou adesivo. É clinicamente útil, visto que apresenta maior concentração de anestésico local por gota em contato com a pele do que as preparações tópicas convencionais. Mostra-se efetiva em diversas situações, como punção venosa, canulação arterial, punção lombar e procedimentos dentários, particularmente em crianças que têm pavor da dor das injeções.

▶ Conclusão e perspectivas

Os anestésicos locais são vitais para a prática da medicina e da cirurgia por sua capacidade de produzir bloqueio regional da sensação da dor. Suas ações clínicas envolvem o bloqueio dos neurônios de dor, denominados nociceptores. Estes são neurônios aferentes, cujos axônios são classificados em fibras Aδ ou C. Os anestésicos locais bloqueiam todos os tipos de fibras nervosas que percorrem os nervos periféricos, incluindo as fibras dos nociceptores, agindo nos canais de sódio regulados por voltagem nas membranas neuronais. Os AL atuam sobre os canais de sódio do lado citoplasmático da membrana.

Em geral, os anestésicos locais apresentam um grupo aromático ligado a uma amina ionizável por uma ligação éster ou amida. Essa estrutura é comum a quase todos os AL e contribui para sua função. Tanto a hidrofobicidade, atribuída, em grande parte, ao anel aromático e a seus substituintes, quanto a capacidade de ionização (pK$_a$) da amina determinam a potência do AL e a cinética da ação anestésica local. As moléculas com valores de pK$_a$ de 8 a 10 (bases fracas) são as mais efetivas como anestésicos locais. A forma neutra pode atravessar as membranas, alcançando o sítio de ligação do AL no canal de sódio, enquanto a forma protônica está disponível para ligar-se com alta afinidade ao sítio-alvo.

O canal de sódio ocorre em três estados: aberto, inativo e em repouso. Existem também várias formas "fechadas" transitórias entre os estados de repouso e aberto. Os anestésicos locais ligam-se fortemente às conformações fechada, aberta e inativa do canal de sódio. Essa ligação inibe o retorno do canal ao estado de repouso, prolonga o período refratário e inibe a transmissão de potenciais de ação.

Os anestésicos locais parecem exercer efeitos além da inibição dos canais de sódio nas fibras nervosas. Alguns desses efeitos adicionais proporcionam uma promessa terapêutica e podem levar potencialmente a outras indicações dos AL. Por exemplo, foi relatado que eles afetam cicatrização de feridas, inflamação, trombose, lesão cerebral induzida por hipoxia/isquemia e hiperatividade brônquica. Os AL também estão sendo pesquisados para uso no controle da dor crônica e neuropática, como aquela observada em pacientes com neuropatia diabética, neuralgia pós-herpética, queimaduras, câncer e acidente vascular encefálico. O desenvolvimento de AL de ação ultralonga (cujos efeitos podem estender-se por vários dias) continua sendo investigado; esses estudos envolvem a alteração da estrutura do AL em nível molecular, o uso de uma variedade de sistemas de liberação do fármaco e a descoberta de novas classes de bloqueadores do impulso neuronal.

Por fim, uma área promissora de descoberta atual envolve AL específicos para nociceptores. Alguns desses agentes experimentais ligam-se a determinados subtipos de canais de sódio expressos preferencialmente nas fibras Aδ ou C. Outros são anestésicos com carga que tipicamente não se difundem através das membranas celulares neuronais; a coadministração desses anestésicos com agentes que ativam canais iônicos encontrados preferencialmente nos nociceptores (como o TRPV1) possibilita à molécula do anestésico atravessar a membrana dos nociceptores através desses canais abertos por uma modalidade específica. Os AL específicos de nociceptores têm o potencial de bloquear a percepção da dor sem afetar a sinalização motora e autônoma ou outra sinalização neuronal, portanto podem ser úteis em inúmeras situações clínicas.

Leitura sugerida

Berde CB, Strichartz GR. Local anesthetics. In: Miller RD, et al, eds. *Miller's anesthesia.* 7th ed. Philadelphia: Elsevier Churchill Livingstone; 2009. (*Um resumo mecanicista mais completo e, basicamente, clínico.*)

Crystal CS, McArthur TJ, Harrison B. Anesthetic and procedural sedation techniques for wound management. *Emerg Med Clin North Am* 2007;25:41–71. (*Revisão orientada clinicamente que discute como administrar anestésicos locais em diversos locais anatômicos.*)

McLure HA, Rubin AP. Review of local anaesthetic agents. *Minerva Anestesiol* 2005;71:59–74. (*Discussão de conceitos gerais e agentes individuais.*)

Suzuki S, Gerner P, Colvin AC, Binshtok AM. C-fiber-selective peripheral nerve blockade. *Open Pain J* 2009;2:24–29. (*Pesquisas recentes sobre agentes que podem ter seletividade para fibras C.*)

RESUMO FARMACOLÓGICO: Capítulo 11 | Farmacologia dos Anestésicos Locais.

FÁRMACO	APLICAÇÃO CLÍNICA	EFEITOS ADVERSOS *GRAVES* E COMUNS	CONTRAINDICAÇÕES	CONSIDERAÇÕES TERAPÊUTICAS
Anestésicos locais com ligação éster *Mecanismo – inibição dos canais de sódio regulados por voltagem nas membranas excitáveis*				
Procaína 2- Cloroprocaína	Anestesia infiltrativa Anestesia obstétrica, administração epidural antes do parto (2-cloroprocaína)	*Parada cardíaca e hipotensão em consequência da absorção sistêmica excessiva, depressão ou excitação do SNC* Dermatite de contato	Utilizar a anestesia epidural com extrema cautela em pacientes com doença neurológica, deformidades espinais, septicemia ou hipertensão grave	A hidrofobicidade baixa da procaína possibilita a rápida remoção do fármaco de seu local de administração através da circulação, mas também é responsável por sua baixa potência e meia-vida curta O excesso de PABA (metabólito da procaína) pode reduzir a eficiência das sulfonamidas
Tetracaína	Anestesia tópica Anestesia espinal	*Iguais aos da procaína* Além disso, ceratoconjuntivite induzida pelo fármaco	Infecção localizada no local da aplicação tópica	A alta hidrofobicidade confere maior duração de ação e maior potência; a tetracaína é mais potente do que a lidocaína e a procaína Não injetar grandes doses em pacientes com bloqueio cardíaco
Cocaína	Anestésico local das mucosas e oftálmico Diagnóstico da pupila da síndrome de Horner	*Acelera a aterosclerose coronariana, taquicardia, convulsões* Depressão ou excitação do SNC, ansiedade	Hipersensibilidade a produtos contendo cocaína	Potência média (metade daquela da lidocaína), duração média de ação, ação vasoconstritora pronunciada, cardiotóxica A cardiotoxicidade e a euforia limitam o valor da cocaína como anestésico local
Anestésicos locais com ligação amida *Mecanismo – inibição dos canais de sódio regulados por voltagem nas membranas celulares excitáveis*				
Lidocaína	Anestesia infiltrativa Bloqueio de nervos periféricos Anestesia epidural, espinal e tópica Antiarrítmico de classe I	*Parada cardíaca e respiratória, arritmias, diminuição da contratilidade do miocárdio, metemoglobinemia, convulsões* Zumbido, tontura, parestesias, tremor, sonolência, hipotensão, irritação cutânea, constipação intestinal	Hipersensibilidade a anestésicos locais com ligação amida Metemoglobinemia congênita ou idiopática	A lidocaína apresenta rápido início de ação, duração média de ação (cerca de 1 a 2 h) e potência moderada, devido à sua hidrofobicidade moderada Pode ser necessária a administração concomitante de epinefrina para prolongar sua duração de ação
Prilocaína	Anestesia infiltrativa dentária e bloqueio nervoso	*Iguais aos da lidocaína*	Iguais às da lidocaína	A prilocaína não necessita de epinefrina para prolongar sua duração de ação, tornando-a boa escolha para pacientes nos quais a epinefrina está contraindicada
Bupivacaína	Anestesia infiltrativa, regional, epidural e espinal Bloqueio nervoso simpático	*Iguais aos da lidocaína* Além disso, cardiotoxicidade em concentrações mais altas	Infecção no local da anestesia espinal Contraindicada para uso em anestesia espinal na presença de septicemia, hemorragia grave, choque ou arritmias como bloqueio cardíaco completo	Altamente hidrofóbica, alta potência, longa duração de ação A cardiotoxicidade em concentrações mais altas limita seu uso O enantiômero R e o enantiômero S apresentam diferentes afinidades pelo canal de sódio, portanto diferentes efeitos cardiovasculares; o enantiômero S é a levobupivacaína; seu homólogo estrutural é a ropivacaína
Articaína	Anestesia dentária Anestesia epidural, espinal e regional	*Iguais aos da lidocaína*	Infecção no local da injeção (particularmente em sítios de punção lombar) Choque	A aplicação clínica atual da articaína é, em grande parte, na odontologia
EMLA (mistura eutética de lidocaína e prilocaína)	Anestésico local tópico para a pele intacta normal, mucosas e procedimentos dentários	*Iguais aos da lidocaína*	Hipersensibilidade a anestésicos locais com ligação amida	*Administração tópica como creme, swab ou adesivo* Clinicamente útil, devido à maior concentração de anestésico local por gota em contato com o tecido do que as preparações tópicas convencionais

Seção 2C

Princípios de Farmacologia do Sistema Nervoso Central

12

Farmacologia da Neurotransmissão GABAérgica e Glutamatérgica

Stuart A. Forman, Janet Chou, Gary R. Strichartz e Eng H. Lo

▶ Introdução

Os neurotransmissores inibitórios e excitatórios regulam quase todos os processos comportamentais, incluindo consciência, sono, aprendizagem, memória e todas as sensações. Os neurotransmissores inibitórios e excitatórios também estão envolvidos em diversos processos patológicos, como a epilepsia e a neurotoxicidade associada ao acidente vascular encefálico. As interações entre os canais iônicos, os receptores que regulam esses canais e os neurotransmissores de aminoácidos do sistema nervoso central (SNC) constituem a base molecular desses processos. O presente capítulo discorrerá sobre a fisiologia, a

fisiopatologia e a farmacologia da neurotransmissão pelo *ácido γ-aminobutírico* (GABA) e pelo *glutamato*. Em conjunto, essas moléculas constituem os dois neurotransmissores de aminoácidos mais importantes no SNC.

▶ Visão geral da neurotransmissão GABAérgica e glutamatérgica

O SNC apresenta altas concentrações de determinados aminoácidos que se ligam a receptores pós-sinápticos, atuando, portanto, como neurotransmissores inibitórios ou excitató-

CASO

Sr. B, um homem de 70 anos de idade, passou a apresentar transtorno do sono. Ele se lembrou de que, para sua irmã, foi prescrito fenobarbital, um barbitúrico, para controlar as crises epilépticas dela, e que essas substâncias também são prescritas algumas vezes como soníferos. Decidiu tomar apenas "alguns comprimidos" com uma pequena quantidade de bebida alcoólica para ajudá-lo a dormir. Pouco depois, ao perceber que o Sr. B não apresentava quase nenhuma reação, sua irmã o levou às pressas ao serviço de emergência. Ao ser examinado, foram observadas dificuldade em despertar o paciente e disartria, bem como marcha instável e redução de atenção e memória. A frequência respiratória era de cerca de seis respirações superficiais por minuto. Em seguida, o paciente foi intubado para protegê-lo de uma possível aspiração do conteúdo gástrico. Administrou-se carvão ativado por meio de uma sonda nasogástrica para limitar qualquer absorção adicional de feno-barbital. O Sr. B também recebeu bicarbonato de sódio IV para alcalinizar a urina até um pH de 7,5 com o objetivo de facilitar a excreção renal do fármaco. Três dias depois, o Sr. B estava suficientemente recuperado para retornar para casa.

 Questões

1. Quais são os sinais de intoxicação por barbitúricos, e como esses sinais são explicados pelo mecanismo de ação desses fármacos?
2. De que maneira os barbitúricos atuam para controlar as crises epilépticas e para induzir o sono?
3. Como a idade do paciente afeta o grau de depressão do SNC causada pelos barbitúricos?
4. Qual a interação entre os barbitúricos e o etanol que resulta em profunda depressão do SNC e respiratória?

---

rios. Das duas classes principais de aminoácidos neuroativos, o ácido γ-aminobutírico (GABA) é o principal aminoácido inibitório, enquanto o glutamato é o principal aminoácido excitatório.

Os neurotransmissores de aminoácidos produzem respostas inibitórias ou excitatórias ao alterar a condutância de um ou mais canais iônicos seletivos. Os neurotransmissores inibitórios induzem uma corrente de saída efetiva, hiperpolarizando, em geral, a membrana. Por exemplo, os neurotransmissores inibitórios podem abrir os canais de K^+ ou os canais de Cl^-, induzindo o efluxo de K^+ ou o influxo de Cl^-, respectivamente. Ambos os tipos de movimento iônico – a perda de cátions intracelulares ou o ganho de ânions intracelulares – resultam em hiperpolarização da membrana e diminuição da resistência da membrana (Figura 12.1), deslocando ainda mais o potencial de membrana abaixo de seu valor limiar e reduzindo a capacidade das correntes internas de despolarizar a membrana, respectivamente.

Por outro lado, um neurotransmissor excitatório pode abrir um canal específico de cátions, como o canal de sódio, causando, dessa maneira, um influxo efetivo de íons sódio que despolariza a membrana. De modo alternativo, pode ocorrer uma resposta excitatória (despolarizante) quando um neurotransmissor induz o fechamento de "canais permeáveis" de potássio, reduzindo o fluxo de saída de íons potássio (ver Capítulo 7). Em ambos os exemplos, convém observar que os neurotransmissores de aminoácidos excitatórios produzem uma corrente efetiva de entrada.

Os agentes farmacológicos que modulam a neurotransmissão GABAérgica, incluindo as *benzodiazepinas* e os *barbitúricos*, formam classes de fármacos de grande importância química. Em contrapartida, os agentes farmacológicos cujo alvo consiste na neurotransmissão glutamatérgica continuam sendo, em grande parte, experimentais. Por conseguinte, a maior parte da discussão se concentra na fisiologia e na farmacologia GABAérgicas, enquanto a fisiopatologia e a farmacologia da neurotransmissão glutamatérgica são descritas no final do capítulo.

Ⓐ Efeitos de neurotransmissores inibitórios

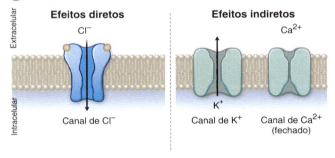

Ⓑ Efeitos de neurotransmissores excitatórios

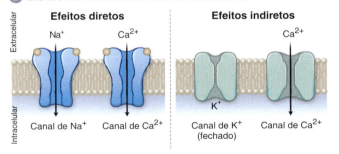

FIGURA 12.1 Efeitos de neurotransmissores inibitórios e excitatórios sobre as condutâncias iônicas. A. Os neurotransmissores inibitórios *hiperpolarizam* as membranas ao induzir uma corrente efetiva de saída, ao promover um influxo de ânions (p. ex., abrindo um canal de Cl^-) ou um efluxo de cátions (p. ex., abrindo um canal de K^+). A abertura de canais de cloreto ou potássio também diminui a resistência da membrana, portanto, reduz a resposta ΔV_m para correntes excitatórias, um processo denominado *shunting*. A diminuição da resistência da membrana resulta em menor responsividade (*i. e.*, menor alteração de V_m por mudança na corrente), visto que $\Delta V_m = \Delta i_m \times r_m$, em que V_m é o potencial de membrana, i_m é a corrente excitatória e r_m é a resistência da membrana. **B.** Os neurotransmissores excitatórios *despolarizam* as membranas ao induzir uma corrente efetiva de entrada, tanto por aumentar a corrente de entrada (p. ex., abrindo um canal de Na^+ ou de Ca^{2+}) ou por reduzir a corrente de saída (p. ex., fechando um canal de K^+). O fechamento do canal de potássio, independentemente das alterações no potencial de repouso da membrana, também aumenta a resistência da membrana em repouso e torna a célula mais responsiva a correntes pós-sinápticas excitatórias.

▶ Fisiologia da neurotransmissão GABAérgica

O GABA atua como principal neurotransmissor inibitório no SNC desenvolvido dos mamíferos. As membranas celulares da maioria dos neurônios e dos astrócitos do SNC de vertebrados expressam receptores de GABA, que diminuem a excitabilidade neuronal por meio de vários mecanismos. Em decorrência de sua distribuição disseminada, os receptores de GABA influenciam muitos circuitos e funções neurais. Os fármacos que modulam os receptores de GABA afetam reatividade e atenção, formação da memória, ansiedade, sono e tônus muscular. A modulação da sinalização GABA também constitui importante mecanismo no tratamento da hiperatividade neuronal focal ou disseminada na epilepsia.

Metabolismo do GABA

A síntese do GABA é mediada pela *descarboxilase do ácido glutâmico* (DAG), que catalisa a descarboxilação do glutamato a GABA nas terminações nervosas GABAérgicas (Figura 12.2A). Por conseguinte, a quantidade de GABA presente no tecido cerebral correlaciona-se com a quantidade de *DAG* funcional. A *DAG* exige a presença de fosfato de piridoxal (vitamina B$_6$) como cofator. O GABA é acondicionado em vesículas pré-sinápticas por um transportador (*TVGA*), que é o mesmo transportador expresso nas terminações nervosas que liberam a glicina, outro neurotransmissor inibitório. Em resposta a um potencial de ação e à elevação pré-sináptica de Ca^{2+} intracelular, ocorre liberação de GABA na fenda sináptica pela fusão das vesículas contendo GABA com a membrana pré-sináptica.

O término da ação do GABA na sinapse depende de sua remoção do espaço extracelular. Os neurônios e a glia captam o GABA por meio de *transportadores de GABA* (TGA) específicos. Foram identificados quatro *TGA*, de *TGA-1* a *TGA-4*, exibindo, cada um deles, uma distribuição característica no SNC. No interior das células, a enzima mitocondrial amplamente distribuída *GABA transaminase* (GABA-T) catalisa a conversão do GABA em semialdeído succínico (SAS), que é oxidado subsequentemente a ácido succínico pela SAS desidrogenase, entrando, em seguida, no ciclo de Krebs, no qual é transformado em α-cetoglutarato. A seguir, a GABA-T regenera o glutamato a partir do α-cetoglutarato (Figura 12.2A).

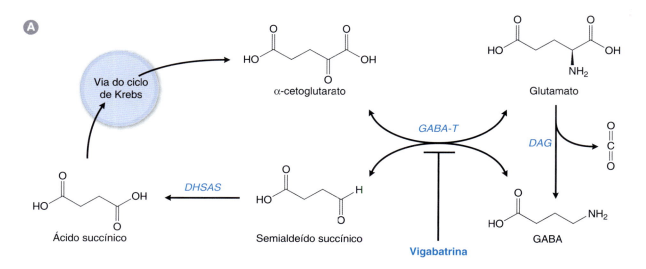

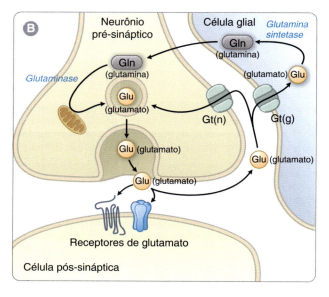

FIGURA 12.2 Síntese e metabolismo de glutamato e GABA. A. A síntese e o metabolismo do glutamato estão entrelaçados com a síntese e o metabolismo do GABA. Em uma via de síntese do glutamato, o α-cetoglutarato produzido pelo ciclo de Krebs atua como substrato para a enzima GABA transaminase (GABA-T), que transamina de modo redutivo o α-cetoglutarato intraneuronal em glutamato. A mesma enzima também converte o GABA em semialdeído succínico. De modo alternativo, o glutamato é convertido em GABA pela enzima descarboxilase do ácido glutâmico (DAG), transformando o principal neurotransmissor excitatório no principal transmissor inibitório. A GABA-T é irreversivelmente inibida por vigabatrina; por meio do bloqueio da conversão do GABA em semialdeído succínico, esse fármaco aumenta a quantidade disponível de GABA para liberação nas sinapses inibitórias. GABA-T, GABA transaminase; DHSAS, desidrogenase do semialdeído succínico; DAG, descarboxilase do ácido glutâmico. **B.** Os transportadores de glutamato presentes nos neurônios [Gt(n)] e nas células gliais [Gt(g)] sequestram o glutamato (Glu) da fenda sináptica para suas respectivas células. Na célula glial, a enzima glutamina sintetase transforma o glutamato em glutamina (Gln). Em seguida, a glutamina é transferida para o neurônio, que a converte novamente em glutamato por intermédio da glutaminase associada às mitocôndrias.

Receptores do GABA

O GABA medeia seus efeitos neurofisiológicos pela ligação aos receptores de GABA. São dois os tipos de receptores do GABA. Os *receptores ionotrópicos* (GABA$_A$ e GABA$_C$), que são proteínas de membrana de múltiplas subunidades, as quais se ligam ao GABA e abrem um canal iônico de cloreto intrínseco. E os *receptores metabotrópicos* (GABA$_B$), que são receptores heterodiméricos acoplados à proteína G, que afetam as correntes iônicas neuronais por meio de segundos mensageiros.

Receptores ionotrópicos de GABA: GABA$_A$ e GABA$_C$

Os receptores de GABA mais abundantes no SNC consistem nos receptores de ionotrópicos de *GABA$_A$*, que são membros da superfamília de canais iônicos regulados por neurotransmissores rápidos. Essa superfamília inclui receptores nicotínicos de acetilcolina (RnACh) periféricos e neuronais, receptores de serotonina tipo 3A/B (5-HT$_{3A/B}$) e receptores de glicina. À semelhança de outros membros dessa superfamília, os receptores GABA$_A$ são glicoproteínas transmembrana pentaméricas, cuja montagem forma um poro iônico central circundado por cinco subunidades, tendo cada uma delas quatro domínios que atravessam a membrana de um lado ao outro (Figura 12.3A). Atualmente, foram identificadas 16 subunidades diferentes do receptor GABA$_A$ (α1-6, β1-3, γ1-3, δ, ε, π, θ). O número de canais iônicos pentaméricos que poderiam ser formados pelas possíveis combinações das 16 subunidades é muito grande; entretanto, foram identificadas apenas cerca de 20 combinações diferentes de subunidades nos receptores GABA$_A$ nativos. É importante assinalar que os receptores contendo diferentes combinações de subunidades exibem distribuições distintas em níveis celular e tecidual, e cada vez mais há evidências de que diferentes subtipos de receptores GABA$_A$ desempenham papéis distintos em circuitos neurais específicos. Os receptores GABA$_A$ sinápticos consistem, em sua maioria, em duas subunidades α, duas subunidades β e uma subunidade γ. Foram também identificados receptores GABA$_A$ "extrassinápticos" em dendritos, axônios e corpos celulares neuronais. Com frequência, esses receptores contêm uma subunidade δ ou ε em lugar da subunidade γ.

As cinco subunidades dos receptores GABA$_A$ circundam um poro iônico central seletivo para o cloreto, que se abre na presença de GABA. GABA e outros agonistas ligam-se a dois sítios, que estão localizados em porções extracelulares do complexo receptor-canal, na interface entre as subunidades α e β. Os receptores GABA$_A$ também contêm vários sítios moduladores, nos quais ocorre ligação de outros ligantes endógenos e/ou fármacos (Figura 12.3B). Em muitos casos, a presença desses sítios e o impacto da ligação do ligante dependem da composição de subunidades do receptor.

A ligação de duas moléculas de GABA, uma a cada um dos sítios agonistas do receptor, é seguida de ativação do canal do receptor GABA$_A$ (Figura 12.3). As *correntes pós-sinápticas inibitórias* (CPSI) rápidas são respostas ativadas por súbitas e muito breves (de alta frequência) descargas de GABA nas sinapses. A captação pelo TGA remove o GABA da sinapse em menos de 1 ms; as CPSI são desativadas em aproximadamente 12 a 20 ms, uma velocidade que é determinada tanto pelo fechamento do canal iônico do receptor GABA$_A$ quanto pela dissociação do GABA de seu receptor. A ocupação prolongada dos sítios agonistas pelo GABA também leva à *dessensibilização* do receptor GABA$_A$, uma transição ao estado inativo

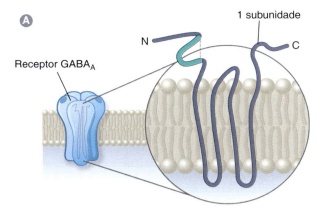

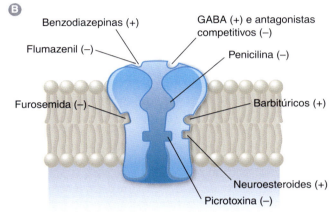

FIGURA 12.3 Representação esquemática do receptor GABA$_A$. A. Estrutura pentamérica do receptor GABA$_A$. Cada uma das cinco subunidades constitui um de três subtipos predominantes: α, β ou γ. A ativação exige a ligação simultânea de duas moléculas de GABA ao receptor, uma a cada um dos dois sítios de ligação na interface das subunidades α e β. Cada subunidade do receptor GABA$_A$ apresenta quatro regiões que atravessam a membrana de um lado a outro e uma alça de cisteína no domínio N-terminal extracelular (*indicado pelo segmento azul e por uma linha tracejada*). **B.** Sítios de ligação de fármacos no receptor GABA$_A$. Para a maioria das localizações exatas indicadas de modo esquemático nessa figura, a evidência atual é amplamente indireta. (+) indica agonista ou ação moduladora alostérica no receptor GABA$_A$; (−) indica ação antagonista competitiva ou não competitiva.

ligado ao agonista (Figura 12.4). Durante o disparo súbito (ou "fásico"), a membrana nervosa pré-sináptica libera *quanta* (cerca de 1 mM) de GABA por exocitose das vesículas sinápticas, resultando em *potenciais pós-sinápticos inibitórios* (PPSI) transitórios, de grande amplitude. Baixos níveis de GABA também podem produzir uma corrente inibitória basal em muitos neurônios. Estudos recentes sugerem que as correntes inibitórias basais são causadas pela ativação de receptores GABA$_A$ extrassinápticos, ativados por baixas concentrações micromolares de GABA, que se difundem em líquido cerebrospinal e espaços intersticiais.

Como a concentração interna de cloreto $[Cl^-]_{in}$ de neurônios maduros é mais baixa que a concentração extracelular de Cl^- $[Cl^-]_{ext}$, a ativação dos canais seletivos de cloreto (condutância crescente) desloca a voltagem transmembrana neuronal para o potencial de equilíbrio do Cl^- (E_{Cl} cerca de − 70 mV). Esse fluxo de Cl^- *hiperpolariza* ou estabiliza a célula pós-sináptica próximo a seu potencial de repouso normal da membrana (V_m cerca de − 65 mV), reduzindo a probabilidade de que estímulos excitatórios possam iniciar potenciais de ação. Os canais de Cl^-

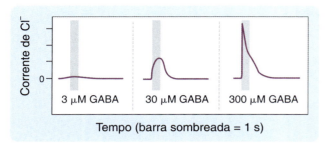

FIGURA 12.4 Efeitos do GABA sobre a condutância do cloreto mediada por GABA$_A$. Concentrações crescentes de GABA induzem correntes maiores de Cl⁻ e dessensibilização mais rápida do receptor. Esse último fenômeno pode ser observado na forma de um rápido declínio a partir do pico de corrente durante uma exposição contínua a 300 μM de GABA (*painel da direita*). Em cada painel, a barra sombreada indica o período de 1 segundo durante o qual foi aplicado o GABA. Embora as terminações pré-sinápticas individuais liberem GABA por períodos muito mais curtos, o GABA cumulativo liberado de numerosos elementos pré-sinápticos, estimulado por sequências de potenciais de ação invasores, pode persistir por vários segundos.

abertos atenuam a mudança de potencial de membrana produzida por correntes sinápticas excitatórias, um efeito denominado *shunting*. Esse processo fornece a explicação molecular para os efeitos inibitórios da sinalização do GABA por meio dos receptores GABA$_A$. (Nos neurônios imaturos, como os encontrados em recém-nascidos, o gradiente de íons Cl⁻ é revertido, dada uma diferença nas bombas de transporte dos íons Cl⁻, de modo que os íons Cl⁻ fluem para fora da célula, estabelecendo uma *corrente de entrada despolarizando*, portanto, a membrana, em vez de hiperpolarizá-la. Em consequência desse processo, é importante assinalar que fármacos que ativam ou potencializam os receptores GABA$_A$ terão uma ação excitatória no indivíduo muito jovem, em lugar do efeito inibitório exercido em uma fase posterior de seu desenvolvimento.)

O papel molecular dos receptores GABA$_A$ nos neurônios é condizente com suas conhecidas funções fisiológicas em doença do SNC e sua farmacologia. Os fármacos que inibem os receptores GABA$_A$ produzem convulsões em animais, e a ocorrência de mutações em subunidades do receptor GABA$_A$, que compromete a ativação em nível molecular, está associada a epilepsias humanas herdadas. Por outro lado, as substâncias endógenas ou exógenas que intensificam a ativação dos receptores

GABA$_A$ reduzem a excitabilidade neuronal e podem comprometer numerosas funções do SNC. Evidências recentes indicam que os receptores GABA$_A$ também são expressos no epitélio das vias respiratórias. A ativação desses receptores pode aumentar o relaxamento do músculo liso (broncodilatação), eventualmente representando um futuro tratamento para a asma.

Determinados esteroides endógenos, conhecidos como *neuroesteroides*, modulam de modo alostérico a atividade dos receptores GABA$_A$. Os hormônios esteroides desoxicorticosterona e progesterona são metabolizados no cérebro para produzir pregnenolona, desidroepiandrosterona (DHEA), 5α-di-hidrodesoxicorticosterona (DHDOC), 5α-tetra-hidrodesoxicorticosterona (THDOC) e alopregnanolona. Em lugar de atuar por meio de receptores nucleares, como o fazem numerosos hormônios esteroides, os neuroesteroides alteram a função dos receptores GABA$_A$ por meio de sua ligação a sítios alostéricos na proteína do receptor, produzindo um aumento na ativação do receptor GABA$_A$. Acredita-se que a DHDOC e a THDOC modulem a atividade cerebral durante o estresse. As variações menstruais da alopregnanolona, um metabólito da progesterona, contribuem para a epilepsia perimenstrual (catamenial). A sulfatação da pregnenolona e da DHEA resulta em neuroesteroides que *inibem* os receptores GABA$_A$. Outra substância endógena que intensifica a atividade dos receptores GABA$_A$ é a *oleamida*, uma amida de ácido graxo encontrada no líquido cerebrospinal de animais com privação do sono. A injeção de oleamida em animais normais induz o sono, em parte pela potencialização dos receptores GABA$_A$.

Outro grupo de receptores GABA ionotrópicos, o *GABA$_C$*, é formado por três subunidades não encontradas nos receptores GABA$_A$ (ρ1–3). Os receptores GABA$_C$ também são canais pentaméricos de cloreto regulados por ligantes, cuja distribuição no SNC limita-se basicamente à retina. Os receptores GABA$_C$ exibem propriedades farmacológicas distintas, que diferem daquelas da maioria dos receptores GABA$_A$. No momento atual, não há disponível um fármaco próprio para os receptores GABA$_C$.

Receptores metabotrópicos de GABA: GABA$_B$

Os receptores *GABA$_B$* são receptores acoplados à proteína G, expressos em concentrações mais baixas que os receptores GABA$_A$ e encontrados principalmente na medula espinal (Figura 12.5). Atuam como heterodímeros de subunidades

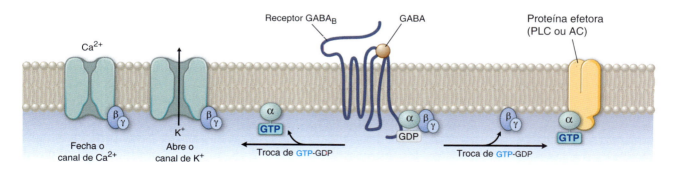

FIGURA 12.5 Sinalização distal do receptor GABA$_B$. A ativação do receptor GABA$_B$ altera as proteínas G citoplasmáticas que, a seguir, dissociam-se em subunidades α e βγ, ligando-se esta última diretamente aos canais de K⁺ ou de Ca²⁺ (*seta para a esquerda*). As subunidades α liberadas ligam-se a sistemas de segundos mensageiros, como a adenilciclase (AC) ou a fosfolipase C (PLC) (*seta para a direita*). O efluxo aumentado de K⁺ resulta em potenciais pós-sinápticos inibitórios lentos e de longa duração. O influxo reduzido de Ca²⁺ pode ser responsável pela capacidade dos autorreceptores GABA$_B$ de inibir a liberação pré-sináptica de neurotransmissor. O receptor GABA$_B$ atua como heterodímero obrigatório de subunidades GABA$_{B1}$ e GABA$_{B2}$, em que cada uma delas consiste em um receptor acoplado à proteína G que atravessa sete vezes a membrana (*não ilustrado*).

GABA$_{B1}$ e GABA$_{B2}$. O receptor GABA$_B$ interage com proteínas G heterotriméricas, levando à dissociação de sua subunidade βγ, que ativa diretamente os canais de K$^+$ e inibe a abertura dos canais Ca^{2+} regulados por voltagem (Figura 12.5). (A ativação dos receptores GABA$_B$ também leva à supressão da adenilciclase e à redução concomitante do AMPc, porém isso parece ter apenas efeitos mínimos sobre a excitabilidade celular.) Nas sinapses GABAérgicas, os receptores GABA$_B$ são expressos em níveis pré-sináptico e pós-sináptico. Os "autorreceptores" pré-sinápticos modulam a liberação do neurotransmissor ao reduzir o influxo de Ca^{2+}, enquanto os receptores GABA$_B$ pós-sinápticos produzem PPSI lentos a partir da ativação dos canais de K$^+$ "retificadores internos" ativados pela proteína G (GIRKS). As taxas mais lentas de ativação e desativação das correntes de GABA$_B$, em comparação com as correntes de GABA$_A$, decorrem dos mecanismos de transdução de sinais de segundos mensageiros relativamente lentos.

A ativação dos canais de K$^+$ por proteínas G acopladas ao GABA$_B$ inibe a descarga neuronal, visto que o K$^+$ apresenta um potencial de equilíbrio próximo a −70 mV. Por conseguinte, o aumento da condutância do K$^+$, à semelhança da condutância aumentada de Cl$^-$, impulsiona a voltagem transmembrana neuronal para potenciais de "repouso", reduz a frequência de iniciação de potenciais de ação e desvia correntes excitatórias.

▶ Classes e agentes farmacológicos que afetam a neurotransmissão GABAérgica

Os agentes farmacológicos que atuam na neurotransmissão GABAérgica afetam o metabolismo do GABA ou a atividade de seu receptor. A maioria dos agentes farmacológicos que afetam a neurotransmissão GABAérgica atua sobre o receptor GABA$_A$ ionotrópico. Os receptores GABA$_A$ podem ser regulados por diversas classes de fármacos, que interagem com os sítios de ligação do GABA ou com sítios alostéricos (Figura 12.3). Os agentes terapêuticos que ativam os receptores GABA$_A$ são usados para sedação, ansiólise, hipnose (anestesia geral), neuroproteção após a ocorrência de acidente vascular encefálico ou traumatismo cranioencefálico e controle da epilepsia. Vários outros agentes são utilizados para fins puramente experimentais (Tabela 12.1).

Inibidores do metabolismo do GABA

A *tiagabina* é um inibidor competitivo dos transportadores de GABA nos neurônios e na glia, em que pode atuar seletivamente sobre o TGA-1. A principal indicação clínica da tiagabina reside no tratamento da epilepsia. Ao inibir a recaptação do GABA, a tiagabina aumenta as concentrações de GABA tanto sinápticas quanto extrassinápticas. O resultado consiste

---

TABELA 12.1 Lista parcial de agentes que modulam a transmissão GABAérgica.

CLASSE DE FÁRMACOS	MECANISMO SUPOSTO	EFEITOS
Síntese de GABA		
Alilglicina	Inibe a descarboxilase do ácido glutâmico	Convulsivante
Isoniazida	Inibe a piridoxal quinase (efeito antivitamina B$_6$)	Convulsivante em altas doses
Liberação de GABA		
Toxina tetânica	Inibe a liberação de GABA e glicina	Convulsivante
Metabolismo do GABA		
Tiagabina	Inibe TAG-1	Anticonvulsivante
Vigabatrina	Inibe a GABA transaminase	Anticonvulsivante
Agonistas dos receptores GABA$_A$		
Muscimol	Agonista dos receptores GABA$_A$	Simula a psicose
Gaboxadol	Agonista dos receptores GABA$_A$	Anticonvulsivante
Antagonistas dos receptores GABA$_A$		
Bicuculina	Antagonista competitivo	Convulsivante
Gabazina	Antagonista competitivo	Convulsivante
Picrotoxina	Antagonista não competitivo, bloqueador dos poros, provoca oclusão do canal de cloreto	Convulsivante
Moduladores dos receptores GABA$_A$		
Benzodiazepinas	Potencializam a ligação do GABA	Anticonvulsivantes, ansiolíticos
Barbitúricos	Aumentam a eficácia do GABA, agonistas fracos	Anticonvulsivantes, anestésicos
Agonistas dos receptores GABA$_B$		
Baclofeno	Agonista dos receptores GABA$_B$	Relaxante muscular

em agonismo inespecífico dos receptores GABA ionotrópicos e metabotrópicos, sendo os principais efeitos observados nos receptores GABA$_A$.

A tiagabina, um medicamento oral de absorção rápida, com biodisponibilidade de 90%, liga-se em grandes proporções às proteínas. Seu metabolismo é hepático, principalmente pela CYP3A4. A tiagabina não induz as enzimas do citocromo P450, porém seu metabolismo é influenciado pelo uso concomitante de indutores ou de inibidores da CYP3A4. Os efeitos adversos da tiagabina são os produzidos por alta atividade do GABA, incluindo confusão, sedação, amnésia e ataxia. A tiagabina potencializa a ação dos moduladores dos receptores GABA$_A$, como etanol, benzodiazepinas e barbitúricos.

O γ-vinil GABA (vigabatrina) é um "inibidor suicida" da GABA transaminase (GABA-T, ver Figura 12.2). Sua administração bloqueia a conversão do GABA em semialdeído succínico, resultando em concentrações intracelulares elevadas de GABA e aumento da liberação sináptica de GABA. A exemplo do efeito da tiagabina, o aumento da função dos receptores GABA pelo γ-vinil GABA não é seletivo, uma vez que as concentrações de GABA estão aumentadas onde haja liberação de GABA, incluindo a retina.

A vigabatrina é usada no tratamento da epilepsia e está sendo investigada para o tratamento de adição a substâncias, transtorno do pânico e transtorno obsessivo-compulsivo. Os efeitos adversos do γ-vinil GABA consistem em sonolência, confusão e cefaleia. Foi relatado que o fármaco provoca defeitos bilaterais dos campos visuais associados a atrofia difusa irreversível da camada periférica de fibras nervosas da retina. Esse efeito adverso parece resultar do acúmulo do fármaco nos nervos retinianos.

Agonistas e antagonistas dos receptores GABA$_A$

Os agonistas como *muscimol* e *gaboxadol* ativam o receptor GABA$_A$ por meio de sua ligação direta ao sítio de ligação do GABA. O muscimol, derivado de cogumelos alucinógenos da espécie *Amanita muscaria*, é um agonista integral em muitos subtipos de receptores GABA$_A$. É utilizado principalmente como ferramenta de pesquisa. O muscimol purificado (bem como outros agonistas dos receptores GABA$_A$) não provoca alucinações, que provavelmente são causadas por outros fatores presentes em *Amanita muscaria*. O gaboxadol em altas concentrações é um agonista parcial nos receptores GABA$_A$ sinápticos; em baixas concentrações, o gaboxadol ativa seletivamente os receptores extrassinápticos que contêm as subunidades α4, β3 e δ. O gaboxadol foi inicialmente aprovado para o tratamento de epilepsia e ansiedade, porém sua administração em doses terapêuticas foi associada à ocorrência de ataxia e sedação. As doses mais baixas de gaboxadol, que ativam os receptores extrassinápticos, induzem sono de ondas lentas em animais de laboratório. Os ensaios em humanos com gaboxadol para o tratamento da insônia foram interrompidos em 2007, por causa de preocupações sobre certos efeitos adversos, como alucinações, desorientação, sonambulismo e dormir ao volante.

A *bicuculina* e a *gabazina* são antagonistas competitivos, que se ligam aos sítios do GABA nos receptores GABA$_A$. A *picrotoxina* é um inibidor não competitivo dos receptores GABA$_A$, que bloqueia o poro iônico. Todos esses antagonistas do GABA$_A$ produzem convulsões epilépticas e são utilizados exclusivamente para pesquisa; eles também ilustram a importância da atividade tônica dos receptores GABA$_A$ na manutenção de um estado de excitabilidade relativamente normal do SNC.

Moduladores dos receptores GABA$_A$

Benzodiazepinas e barbitúricos são moduladores dos receptores GABA$_A$, que atuam em sítios de ligação alostéricos, aumentando a neurotransmissão GABAérgica (Figura 12.3B). As *benzodiazepinas* produzem efeitos sedativos, hipnóticos, miorrelaxantes, amnésicos e ansiolíticos. Em doses altas, podem causar hipnose e estupor. Entretanto, quando administrados em monoterapia, esses fármacos raramente provocam depressão fatal do SNC. Os *barbitúricos* constituem um grande grupo de fármacos apresentados pela primeira vez na metade do século 20 e que continuam sendo usados, embora com frequência diminuída, para o controle da epilepsia, como agentes indutores de anestesia geral e para o controle da hipertensão intracraniana.

Benzodiazepinas

As *benzodiazepinas* são fármacos de alta afinidade e altamente seletivos, que se ligam a um único sítio dos receptores GABA$_A$ contendo as subunidades α1, α2, α3 ou α5 e uma subunidade γ. Em estudos moleculares, foi constatado que a potência desses fármacos correlaciona-se com sua hidrofobia. Todavia, eles se ligam em grandes proporções às proteínas plasmáticas, como a albumina, e a hidrofobia aumenta a ligação às proteínas, e reduz, portanto, a concentração livre e o transporte do fármaco pela barreira hematencefálica. Por conseguinte, as benzodiazepinas ligadas em grandes proporções às proteínas podem ser menos potentes *in vivo*, embora exibam maior potência nos estudos moleculares. Além disso, em determinados estados clínicos associados a baixos níveis de albumina, como na hemodiluição aguda ou disfunção hepática, pode-se observar um notável aumento na potência clínica das benzodiazepinas.

As benzodiazepinas atuam como moduladores alostéricos positivos, potencializando a regulação dos canais dos receptores GABA$_A$ na presença de GABA (Figura 12.6). *Aumentam a frequência de abertura dos canais* na presença de baixas concentrações de GABA, e, em concentrações de GABA semelhantes às observadas nas sinapses, *a desativação do receptor é prolongada. Ambas as ações resultam em aumento efetivo do influxo de Cl$^-$*. Além disso, os receptores GABA$_A$ no estado aberto apresentam maior afinidade pelo GABA que no estado fechado, de modo que a capacidade das benzodiazepinas de favorecer a abertura do canal resulta, secundariamente, em uma afinidade agonista aparentemente maior.

As benzodiazepinas não ativam os receptores GABA$_A$ nativos na ausência de GABA, porém ativam efetivamente determinados receptores mutantes e potencializam a ativação máxima por agonistas parciais, indicando que atuam como *agonistas alostéricos positivos fracos* (Figura 12.7). Esse mecanismo é compatível com a localização conhecida do sítio de ligação das benzodiazepinas na interface entre os domínios externos das subunidades α e γ. Esse sítio é um homólogo estrutural dos dois sítios agonistas do GABA nas interfaces entre as subunidades β e α.

Em estudos de dose-resposta do GABA, as benzodiazepinas deslocam a curva de resposta para a esquerda, aumentando a potência aparente do GABA em até três vezes (Figura 12.6B). Trata-se de um efeito alostérico menor que o produzido por outros moduladores, como os barbitúricos ou outros anestésicos gerais (ver etomidato, adiante). A eficácia limitada das benzodiazepinas é acompanhada de redução do potencial de superdosagem fatal. Entretanto, a margem de segurança diminui quando as benzodiazepinas são coadministradas com álcool ou outros sedativos/hipnóticos.

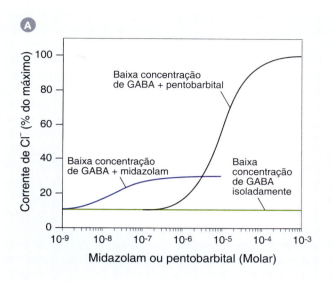
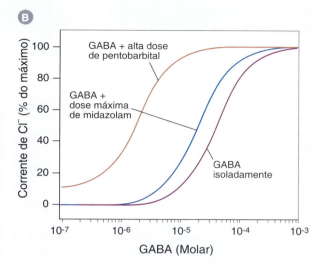

FIGURA 12.6 **Efeitos de benzodiazepinas e barbitúricos sobre a atividade dos receptores GABA$_A$. A.** Tanto as benzodiazepinas quanto os barbitúricos aumentam a ativação dos receptores GABA$_A$ (medida experimentalmente pela corrente de Cl⁻), porém com potência e eficácia diferentes. O midazolam (um benzodiazepínico) aumenta em cerca de três vezes a corrente evocada por 10 μM de GABA. Em contrapartida, o barbitúrico anestésico pentobarbital aumenta a corrente evocada por 10 μM de GABA em grau muito maior (próximo ao da resposta máxima de GABA), porém seu efeito máximo exige concentrações acima de 100 μM. Por conseguinte, as benzodiazepinas como o midazolam são moduladores de alta potência e baixa eficácia da atividade dos receptores GABA$_A$, enquanto os barbitúricos, como o pentobarbital, são moduladores de baixa potência e alta eficácia. **B.** Outra maneira de comparar a eficácia de benzodiazepinas e barbitúricos consiste em medir o grau com que esses fármacos aumentam a sensibilidade dos receptores GABA$_A$ ao GABA. O midazolam, em concentrações efetivas máximas, desloca modestamente a curva de concentração de GABA-resposta para a esquerda, reduzindo a CE$_{50}$ (aumentando a potência) do GABA em cerca de duas vezes. Por outro lado, o pentobarbital em altas doses produz um desvio muito maior para a esquerda, reduzindo a CE$_{50}$ do GABA em cerca de 20 vezes. O pentobarbital em altas concentrações também ativa diretamente os receptores GABA$_A$, mesmo na ausência de GABA (observe a corrente de Cl⁻ não zero em 10⁻⁷M de GABA). Em contraste, as benzodiazepinas não exibem atividade agonista direta.

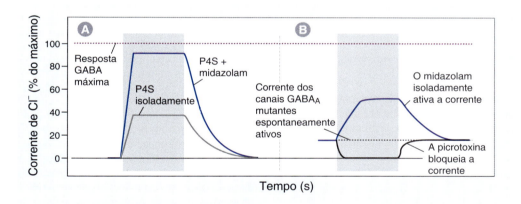

FIGURA 12.7 **Evidências de que as benzodiazepinas aumentam a probabilidade de abertura dos canais do receptor GABA$_A$. A.** Quando os receptores GABA$_A$ são ativados com o uso de concentrações saturantes do agonista parcial P4S, o midazolam aumenta o pico de corrente. Isso indica que a eficácia do P4S (a probabilidade da abertura máxima do canal) aumenta pela adição de midazolam. **B.** Os receptores GABA$_A$ que contêm uma única mutação pontual são espontaneamente ativos, o que pode ser demonstrado pela perda de corrente causada pela picrotoxina (um antagonista não competitivo dos receptores GABA$_A$). Quando esses receptores mutantes são expostos ao midazolam, a quantidade de corrente aumenta, indicando que o midazolam influencia diretamente a abertura dos receptores GABA$_A$. Esse efeito não é observado nos canais do tipo selvagem, que só exibem raras aberturas espontâneas.

Aplicações clínicas

As benzodiazepinas são utilizadas como potencializadores do sono, ansiolíticos, sedativos, antiepilépticos e relaxantes musculares, bem como para tratamento dos sintomas de abstinência do etanol (Tabela 12.2). As benzodiazepinas exercem efeito ansiolítico ao inibir as sinapses no sistema límbico, uma região do SNC que controla o comportamento emocional e se caracteriza por alta densidade de receptores GABA$_A$. As ben-

zodiazepinas, como *diazepam* e *alprazolam*, são usadas para aliviar a ansiedade grave e crônica, bem como a ansiedade associada a algumas formas de depressão e esquizofrenia. Dado o potencial de desenvolvimento de tolerância, dependência e adição, seu uso deve ser intermitente. Em situações de cuidados agudos, como na preparação do paciente para procedimentos invasivos, o *midazolam* é frequentemente usado como ansiolítico/sedativo/amnésico de início rápido e ação curta. As ben-

TABELA 12.2 Usos clínicos e duração de ação relativa de várias benzodiazepinas.		
BENZODIAZEPINA	**USOS CLÍNICOS**	**DURAÇÃO DE AÇÃO**
Clorazepato	Transtornos de ansiedade, convulsões	Ação curta (3 a 8 h)
Midazolam	Pré-anestésico, anestésico geral IV	Ação curta (3 a 8 h)
Alprazolam	Transtornos de ansiedade, fobias	Ação intermediária (11 a 20 h)
Lorazepam	Transtornos de ansiedade, estado de mal epiléptico, anestésico geral IV	Ação intermediária (11 a 20 h)
Clordiazepóxido	Transtornos de ansiedade, abstinência de álcool	Ação longa (1 a 3 dias)
Clonazepam	Convulsões	Ação longa (1 a 3 dias)
Diazepam	Transtorno de ansiedade, estado de mal epiléptico, relaxante muscular, anestésico geral IV, abstinência de álcool	Ação longa (1 a 3 dias)
Triazolam	Insônia	Ação curta (3 a 8 h)
Estazolam	Insônia	Ação intermediária (11 a 20 h)
Temazepam	Insônia	Ação intermediária (11 a 20 h)
Flurazepam	Insônia	Ação longa (1 a 3 dias)
Quazepam	Insônia	Ação longa (1 a 3 dias)
IV = intravenoso.		

zodiazepinas são frequentemente usadas como sedativos para procedimentos desconfortáveis e de curta duração associados a dor aguda mínima, como a endoscopia. Entretanto, quando associados a opioides, pode ocorrer potencialização sinérgica de sedação e depressão respiratória. Quando administradas antes de anestesia geral, as benzodiazepinas reduzem a necessidade de agentes hipnóticos.

Muitas benzodiazepinas, incluindo *estazolam*, *flurazepam*, *quazepam*, *temazepam*, *triazolam* e *zolpidem*, são prescritas para o tratamento da insônia, porque facilitam o início do sono e também aumentam a duração total do sono. Além disso, alteram a proporção dos vários estágios do sono: aumentam a duração do sono sem movimento ocular rápido (NREM) do estágio 2 (o sono leve que normalmente compreende aproximadamente metade do tempo do sono) e diminuem a duração do sono REM (o período caracterizado por sonhos frequentes) e o sono de ondas lentas (o nível mais profundo de sono). Após uso prolongado, esses efeitos podem diminuir, por causa do desenvolvimento de tolerância. No indivíduo sadio, as benzodiazepinas em doses hipnóticas induzem alterações respiratórias comparáveis às observadas durante o sono natural, porém não provocam alterações cardiovasculares significativas. Os pacientes com doença pulmonar ou cardiovascular podem apresentar depressão respiratória ou cardiovascular significativa, dada a depressão medular causada por doses normalmente

terapêuticas desses fármacos. Os pacientes que sofreram lesão cerebral em decorrência de acidente vascular encefálico ou traumatismo cranioencefálico também podem ser profundamente sedados com esses fármacos.

As benzodiazepinas sedativas diferem quanto à sua velocidade de início, duração dos efeitos e tendência a causar insônia de rebote quando suspensos. Por exemplo, *flurazepam*, de ação longa, facilita o início e a manutenção do sono e aumenta sua duração. Apesar de não provocar insônia de rebote significativa, sua meia-vida de eliminação longa (cerca de 74 h) e o acúmulo dos metabólitos ativos podem causar sedação diurna. O *triazolam*, de início rápido, também diminui o tempo necessário para o início do sono. Recomenda-se a administração intermitente e não crônica desse fármaco, para diminuir a insônia de rebote associada a sua interrupção. O *zolpidem* é singular entre os sedativos usados para a insônia, visto que interage seletivamente com os receptores $GABA_A$ que contêm subunidades $\alpha 1$. Essa seletividade está associada a uma redução das ações ansiolíticas e de relaxamento muscular, porém a tolerância e a amnésia persistem como efeitos adversos potenciais.

As benzodiazepinas também apresentam efeitos antiepilépticos. O *clonazepam* é frequentemente usado para essa indicação, uma vez que os efeitos anticonvulsivantes desse fármaco não são acompanhados de comprometimento psicomotor significativo. Os fármacos usados no tratamento da epilepsia são discutidos de modo mais pormenorizado no Capítulo 15.

As benzodiazepinas reduzem a espasticidade do músculo esquelético ao aumentar a atividade dos interneurônios inibitórios na medula espinal. O *diazepam* é usado para aliviar os espasmos musculares causados por traumatismo físico, bem como a espasticidade muscular vinculada a distúrbios degenerativos neuromusculares, como a esclerose múltipla. As altas doses necessárias para produzir esses efeitos também causam frequentemente sedação.

Farmacocinética e metabolismo

As benzodiazepinas podem ser administradas pelas vias oral, transmucosa, intravenosa e intramuscular. A natureza lipofílica das benzodiazepinas explica sua absorção rápida e completa. Embora esses fármacos e seus metabólitos ativos estejam ligados às proteínas plasmáticas, eles não competem com outros fármacos a elas associados. As benzodiazepinas são metabolizadas por enzimas microssômicas hepáticas do citocromo P450, especificamente pela CYP3A4, e, em seguida, são excretadas na urina, sob a forma de glicuronídios ou metabólitos oxidados. A administração prolongada de benzodiazepinas não induz significativamente a atividade das enzimas hepáticas envolvidas no metabolismo de fármacos. Entretanto, outros fármacos que inibem a atividade da CYP3A4 (p. ex., cetoconazol e antibióticos macrolídeos) podem intensificar os efeitos das benzodiazepinas, enquanto os fármacos que induzem a CYP3A4 (p. ex., rifampicina, omeprazol, nifedipino) podem reduzir a sua eficiência. Os pacientes com comprometimento da função hepática, incluindo indivíduos idosos e indivíduos muito jovens, podem apresentar efeitos prolongados após a administração de benzodiazepinas. Alguns metabólitos das benzodiazepinas (p. ex., *desmetildiazepam*) permanecem farmacologicamente ativos e sofrem depuração mais lenta que o fármaco original.

Efeitos adversos

Os efeitos adversos das benzodiazepinas estão principalmente relacionados com seus efeitos terapêuticos em situações indesejáveis: amnésia, sedação excessiva e ataxia. Em pacientes com insônia, os efeitos adversos raros, porém algumas vezes perigosos, do zolpidem e de outras benzodiazepinas incluem sonambulismo, dormir ao volante e durante as refeições. A segurança relativa das benzodiazepinas provém de sua eficácia limitada na modulação dos receptores GABA$_A$. Altas doses de benzodiazepinas raramente provocam morte, a não ser que sejam administradas com outros fármacos ou substâncias, como etanol, depressores do SNC, analgésicos opioides ou antidepressivos tricíclicos. O aumento da depressão do SNC observado com o uso concomitante de etanol e benzodiazepinas decorre de efeitos sinérgicos sobre os receptores GABA$_A$ e da inibição da CYP3A4 mediada pelo etanol. Esse efeito é observado quando o etanol é consumido rapidamente, diminuindo a depuração das benzodiazepinas.

A superdosagem de benzodiazepinas pode ser revertida pelo uso do antagonista *flumazenil*. Embora tendo efeitos clínicos mínimos, ele antagoniza os efeitos das benzodiazepinas, uma vez que com elas compete pela ocupação dos sítios de alta afinidade nos receptores GABA$_A$ (Figura 12.3B). Em pacientes com dependência de benzodiazepinas, o flumazenil pode causar uma síndrome de abstinência grave. Esse fármaco não bloqueia os efeitos de barbitúricos ou etanol.

Tolerância e dependência

O uso crônico de benzodiazepinas leva ao desenvolvimento de tolerância, que se manifesta por redução na eficácia das benzodiazepinas e também dos barbitúricos. Modelos animais sugerem que a tolerância às benzodiazepinas resulte da expressão diminuída dos receptores GABA$_A$ nas sinapses. Outro mecanismo proposto para a tolerância observada envolve o desacoplamento do sítio de ligação das benzodiazepinas do sítio do GABA. A interrupção súbita das benzodiazepinas após administração crônica pode resultar em uma síndrome de abstinência caracterizada por confusão, ansiedade, agitação e insônia.

Barbitúricos

Os locais do SNC afetados pelos *barbitúricos* são disseminados e incluem medula espinal, tronco encefálico (núcleo cuneiforme, substância negra, sistema de ativação reticular) e cérebro (córtex, tálamo, cerebelo). Os barbitúricos reduzem a excitabilidade neuronal basicamente por aumentar a inibição mediada por GABA via receptores GABA$_A$. A transmissão GABAérgica intensificada pelos barbitúricos no tronco encefálico suprime o sistema de ativação reticular (discutido no Capítulo 8), causando sedação, amnésia e perda da consciência. O aumento da transmissão GABAérgica nos neurônios motores da medula espinal relaxa os músculos e suprime os reflexos. Não foi demonstrada nenhuma seletividade dos subtipos de receptores GABA$_A$ contendo combinações específicas de subunidades para os barbitúricos. A estequiometria dos sítios de ligação dos barbitúricos nos receptores GABA$_A$ permanece incerta.

Os barbitúricos anestésicos *tiopental*, *pentobarbital* e *metoexital* atuam como agonistas nos receptores GABA$_A$ e também como potencializadores da resposta dos receptores ao GABA. Os barbitúricos anticonvulsivantes, como o *fenobarbital*, produzem agonismo muito menos direto sobre os receptores GABA$_A$ nativos. A ativação direta dos receptores GABA$_A$ não é mediada pelos sítios de ligação do GABA, porém depende de sítios específicos de barbitúricos nas subunidades β.

Em concentrações clinicamente relevantes de barbitúricos, o grau de hiperpolarização da membrana consequente da ativação direta dos receptores GABA$_A$ é muito menor que o decorrente do aumento de agonismo do GABA. *A principal ação dos barbitúricos consiste em potencializar a eficácia do GABA ao aumentar o tempo de abertura dos canais de Cl⁻, possibilitando, assim, um influxo muito maior de íons Cl⁻ para cada canal ativado* (Figura 12.6A). Isso leva a um maior grau de hiperpolarização e à diminuição da excitabilidade da célula-alvo. A ação potencializadora dos barbitúricos para o GABA é maior que a das benzodiazepinas (Figura 12.6B). As ações dos barbitúricos de ativação direta e de potencialização do GABA podem estar associadas a diferentes sítios de ligação ou, como foi demonstrado no caso do etomidato (ver adiante), podem refletir ações em uma única classe de sítios. De acordo com sua eficácia relativa de potencialização do GABA, as superdosagens das benzodiazepinas de baixa eficácia são profundamente sedativas, porém raramente perigosas, enquanto a superdosagem de barbitúricos pode provocar hipnose profunda ou coma, depressão respiratória e morte, se não for instituída terapia de suporte.

Os barbitúricos afetam não apenas os receptores GABA$_A$, mas também aqueles envolvidos na neurotransmissão excitatória. Os barbitúricos diminuem a ativação do receptor AMPA pelo glutamato (ver Figura 12.8B), reduzindo, assim, tanto a despolarização da membrana quanto a excitabilidade neuronal.

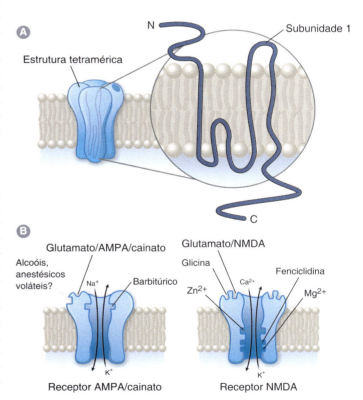

FIGURA 12.8 Representação esquemática dos receptores ionotrópicos de glutamato. A. Todos os três receptores ionotrópicos de glutamato consistem em complexos tetraméricos compostos das mesmas subunidades (denominados *homoméricos*) ou por subunidades diferentes (denominados *heteroméricos*). A estrutura à direita mostra uma subunidade do receptor de glutamato ionotrópico, que atravessa três vezes a membrana e apresenta uma curva em grampo que, quando justaposta a curvas homólogas das outras três subunidades, forma o revestimento do poro do canal iônico. **B.** São mostrados os principais sítios de ligação dos receptores de glutamato ionotrópicos das classes AMPA/cainato e NMDA. Embora haja evidências indiretas sobre a localização de muitos dos sítios de ligação de fármacos que estão esquematicamente indicados nesse diagrama, o local definitivo desses sítios ainda não foi estabelecido.

Em concentrações anestésicas, o pentobarbital também diminui a atividade dos canais de Na$^+$ dependentes de voltagem, inibindo a descarga neuronal de alta frequência.

Aplicações clínicas

Antes da descoberta das benzodiazepinas, os efeitos sedativos/hipnóticos dos barbitúricos eram comumente usados no tratamento de insônia ou ansiedade. As benzodiazepinas substituíram, em grande parte, os barbitúricos na maioria das situações clínicas, visto que elas são mais seguras, provocam menos tolerância, apresentam menos sintomas de abstinência e induzem efeitos menos profundos nas enzimas envolvidas no metabolismo de fármacos. Os barbitúricos ainda são utilizados para indução da anestesia geral, como agentes antiepilépticos e para neuroproteção (Tabela 12.3).

Barbitúricos lipossolúveis, como *tiopental*, *metoexital* e *pentobarbital*, são usados para indução da anestesia geral. Esses fármacos penetram rapidamente no cérebro após administração intravenosa e, em seguida, redistribuem-se para os tecidos de menor perfusão. Essa redistribuição distante do SNC resulta em curta duração de ação do fármaco após a administração de uma injeção única intravenosa de bolo. Os barbitúricos anestésicos também são discutidos no Capítulo 16.

Barbitúricos como o *fenobarbital* atuam como antiepilépticos efetivos. Conforme discutido no Capítulo 15, as convulsões caracterizam-se por neurônios do SNC de rápida despolarização que disparam repetidamente potenciais de ação. Os barbitúricos reduzem a atividade epiléptica ao aumentar a inibição sináptica mediada pelo GABA e inibir a transmissão excitatória mediada pelo receptor AMPA. O fenobarbital é usado no tratamento das crises focais e tônico-clônicas, em concentrações que produzem sedação mínima.

A supressão profunda da atividade neuronal pelos barbitúricos pode produzir silêncio eletroencefalográfico, conhecido como coma barbitúrico. Esse estado está associado à redução

significativa do consumo de oxigênio pelo cérebro e do fluxo sanguíneo cerebral. Esses efeitos podem proteger o cérebro da lesão isquêmica em condições patológicas associadas a redução do suprimento de oxigênio (p. ex., hipoxia, anemia profunda, choque, edema cerebral) ou a aumento da demanda de oxigênio (p. ex., estado de mal epiléptico). Para produzir coma barbitúrico, a administração intravenosa direta é seguida de infusão (ou de múltiplas injeções IV diretas adicionais) para manter a concentração do fármaco no SNC em níveis terapêuticos.

Farmacocinética e metabolismo

À semelhança das benzodiazepinas, os barbitúricos podem ser administrados pelas vias oral ou intravenosa. A administração oral pode estar associada a significativo metabolismo de primeira passagem e redução da biodisponibilidade. O *metoexital* também pode ser absorvido por via transmucosa. A capacidade de um barbitúrico de atravessar a barreira hematencefálica e penetrar no SNC é determinada, em grande parte, por sua lipossolubilidade. Por conseguinte, o término dos efeitos agudos do fármaco sobre o SNC depende principalmente de sua redistribuição a partir do cérebro, em primeiro lugar para áreas de alta perfusão, como a circulação esplâncnica, em seguida para a musculatura esquelética e, por fim, para o tecido adiposo pouco perfundido. Como resultado, a administração intravenosa em bolo de um barbitúrico que se redistribui rapidamente produz apenas um efeito de curta duração sobre o SNC. Dada a elevada capacidade de captação do tecido adiposo, a administração crônica dos barbitúricos lipofílicos pode ter um efeito prolongado, resultando em grande volume de distribuição e meia-vida de eliminação prolongada.

Os barbitúricos sofrem extenso metabolismo hepático antes de sua excreção renal. As enzimas do citocromo P450 que metabolizam os barbitúricos são CYP3A4, CYP3A5 e CYP3A7. O uso crônico de barbitúricos suprarregula acentuadamente a expressão dessas enzimas, acelerando, dessa maneira, seu metabolismo (e contribuindo para o desenvolvimento de tolerância) e de outros substratos dessas enzimas. Por conseguinte, o uso de barbitúricos pode aumentar o metabolismo de outros sedativos/hipnóticos, bem como de benzodiazepinas, fenitoína, digoxina, contraceptivos orais, hormônios esteroides, sais biliares, colesterol e vitaminas D e K, embora a presença simultânea de barbitúricos com esses agentes diminuam a sua biotransformação. Os pacientes idosos (que frequentemente apresentam comprometimento da função hepática) e os pacientes com doença hepática grave apresentam redução na depuração dos barbitúricos; até mesmo doses normais de sedativos/hipnóticos podem ter efeitos significativamente maiores sobre o SNC nesses pacientes, como ocorreu com o Sr. B. no caso apresentado na introdução. Como os compostos ácidos, como o fenobarbital, são excretados mais rapidamente na urina alcalina, a administração de bicarbonato de sódio IV aumenta a depuração.

Efeitos adversos

A multiplicidade de locais de ação dos barbitúricos, juntamente com sua baixa seletividade e alta eficácia para intensificar a ativação dos receptores GABA$_A$, contribui para o índice terapêutico relativamente baixo desses fármacos. Diferentemente dos benzodiazepinas, os barbitúricos em altas doses podem causar depressão fatal respiratória e do SNC. Os barbitúricos anestésicos, como o pentobarbital, tendem mais a induzir depressão profunda do SNC que os anticonvulsivantes, como o fenobarbital (Tabela 12.4). Além disso, conforme exemplifica-

---

TABELA 12.3 Usos clínicos e duração relativa de ação de vários barbitúricos.

BARBITÚRICO	USOS CLÍNICOS	DURAÇÃO DE AÇÃO
Metoexital	Indução da anestesia e manutenção a curto prazo	Ação ultracurta (5 a 15 min)
Tiopental	Indução da anestesia e manutenção a curto prazo, tratamento de emergência de convulsões	Ação ultracurta (5 a 15 min)
Amobarbital	Insônia, sedação pré-operatória, tratamento de emergência de convulsões	Ação curta (3 a 8 h)
Pentobarbital	Insônia, sedação pré-operatória, tratamento de emergência de convulsões	Ação curta (3 a 8 h)
Secobarbital	Insônia, sedação pré-operatória, tratamento de emergência de convulsões	Ação curta (3 a 8 h)
Fenobarbital	Tratamento das convulsões, estado de mal epiléptico	Ação longa (dias)

A duração de ação de um barbitúrico é determinada pela rapidez com que o fármaco é redistribuído do cérebro para outros compartimentos menos vasculares, particularmente para o músculo e a gordura.

TABELA 12.4 Comparação entre pentobarbital e fenobarbital.		
	PENTOBARBITAL	**FENOBARBITAL**
Vias de administração	Oral, IM, IV, retal	Oral, IM, IV
Duração de ação	Ação curta (1 a 4 h)	Ação longa (dias)
Supressão da atividade neuronal espontânea	Sim	Mínima
Atividade do receptor GABA_A	Significativa: aumenta a eficácia do GABA por meio de aumento do tempo de abertura do canal de Cl⁻ Mínima: ativação direta do receptor GABA_A	Aumenta a eficácia do GABA por meio do aumento do tempo de abertura do canal de Cl⁻
Atividade do receptor de glutamato	Antagonista não competitivo no receptor AMPA (2 a 3× mais potente que o fenobarbital)	Antagonista não competitivo no receptor AMPA
Usos terapêuticos	Sedação pré-operatória Tratamento emergencial de convulsões	Anticonvulsivante
IM = intramuscular; IV = intravenoso.		

do pelo caso do Sr. B., a administração concomitante de barbitúricos e de outros depressores do SNC, frequentemente o etanol, resulta em depressão do SNC mais grave que a causada por barbitúricos isoladamente.

Tolerância e dependência
O uso incorreto repetido e extenso dos barbitúricos induz tolerância e dependência física. A administração prolongada de barbitúricos aumenta a atividade das enzimas do citocromo P450 e acelera o metabolismo dos barbitúricos, contribuindo, assim, para o desenvolvimento de tolerância aos barbitúricos e tolerância cruzada a benzodiazepinas, outros sedativos/hipnóticos e etanol. Em dependentes físicos, a retirada do barbitúrico resulta em uma síndrome de abstinência farmacológica, caracterizada por tremores, ansiedade, insônia e excitabilidade do SNC. Se não forem tratados, esses sinais de abstinência podem evoluir para convulsões e parada cardíaca.

Etomidato, propofol e alfaxalona
Etomidato, *propofol* e *alfaxalona* são fármacos usados para indução da anestesia geral. Etomidato e propofol são também discutidos no Capítulo 16. À semelhança dos barbitúricos, esses anestésicos intravenosos atuam basicamente nos receptores GABA_A. O etomidato mostra-se particularmente útil durante a indução da anestesia em pacientes hemodinamicamente instáveis. O propofol constitui o agente mais amplamente utilizado para indução da anestesia nos EUA. É usado tanto para indução da anestesia em injeção única intravenosa de bolo quanto para manutenção da anestesia por infusão intravenosa contínua. A alfaxalona é um *esteroide neuroativo*, que raramente é utilizado na prática clínica.

Mecanismos de ação
À semelhança dos barbitúricos, etomidato, propofol e alfaxalona aumentam a ativação dos receptores GABA_A pelo GABA e, em altas concentrações, podem atuar como agonistas. No caso

do etomidato, ambas as ações exibem estereosseletividade semelhante. A análise quantitativa indica que ambas as ações são produzidas pela ligação do etomidato a um único conjunto de dois sítios alostéricos idênticos por receptor. Não se sabe se existe um mecanismo semelhante para as ações de propofol e alfaxalona.

Etomidato e propofol atuam de modo seletivo nos receptores GABA_A que contêm subunidades β2 e β3. Com base em experimentos realizados em animais *knock-in* (técnica que introduz uma mutação em um gene-alvo, cuja função é alterada, mas não eliminada), em que as subunidades β3 são expressas como transgenes, verificou-se que os receptores que contêm β3 são os mais importantes para a hipnose e o relaxamento muscular associados à anestesia geral. A alfaxalona exibe pouca seletividade entre os receptores GABA_A sinápticos, porém é mais potente nos receptores extrassinápticos que contêm subunidades δ.

Farmacocinética e metabolismo
Tanto o etomidato quanto o propofol induzem anestesia rapidamente após injeção intravenosa de bolo. A exemplo dos barbitúricos, esses fármacos hidrofóbicos atravessam rapidamente a barreira hematencefálica. O efeito de uma dose intravenosa de bolo sobre o SNC dura apenas vários minutos, uma vez que a redistribuição para músculo e outros tecidos diminui rapidamente as concentrações do fármaco no SNC. O propofol apresenta volume de distribuição extremamente grande, de modo que podem ser utilizadas infusões contínuas prolongadas sem causar aumentos significativos na depuração aparente do fármaco. O metabolismo do etomidato e do propofol é essencialmente hepático.

Efeitos adversos
O etomidato inibe a síntese de cortisol e aldosterona. Acredita-se que a supressão da produção de cortisol contribua para a taxa de mortalidade entre pacientes em estado crítico que recebem infusões prolongadas de etomidato, e a administração de glicocorticoides exógenos mostra-se efetiva na prevenção dessa complicação. Em geral, o etomidato é apenas usado para a indução da anestesia em dose única, e não para a manutenção da anestesia. É também utilizado raramente em doses subhipnóticas para tratamento de tumores metastáticos produtores de cortisol.

A principal toxicidade do propofol como anestésico geral consiste na depressão de débito cardíaco e tônus vascular. Observa-se a ocorrência de hipotensão em pacientes hipovolêmicos ou em muitos pacientes idosos, que dependem do tônus vascular para manter a pressão sanguínea. O propofol é formulado em uma emulsão lipídica, e tem sido relatada hiperlipidemia em pacientes que receberam infusões prolongadas para sedação.

Tendo por base modelos celulares e animais, há evidências crescentes de que os moduladores positivos dos receptores GABA_A resultam em neurotoxicidade e aumento da apoptose. O mecanismo sugerido para essa toxicidade, que não é observada em animais adultos, envolve o fato de que os receptores GABA_A são excitatórios em alguns neurônios fetais e neonatais (ver anteriormente), resultando em excitotoxicidade na presença de determinados fármacos. Esses dados levaram à preocupação concernente à possibilidade de dano em cérebro de fetos e recém-nascidos humanos expostos a anestésicos gerais. Existem estudos clínicos em andamento para avaliar a importância clínica dessa toxicidade.

Agonistas e antagonistas dos receptores GABA$_B$

O *baclofeno* é o único composto de uso clínico atual cuja ação é direcionada para os receptores GABA$_B$. Foi inicialmente sintetizado como análogo do GABA e submetido à triagem por sua ação antiespástica antes da descoberta dos receptores GABA$_B$. Subsequentemente, constatou-se que baclofeno é agonista seletivo dos receptores GABA$_B$. É usado principalmente no tratamento da espasticidade associada a doenças dos neurônios motores (p. ex., esclerose múltipla) ou da lesão da medula espinal. O baclofeno VO mostra-se efetivo para a espasticidade leve. A espasticidade grave pode ser tratada com baclofeno intratecal, em doses bem menores que as necessárias à administração por vias sistêmicas. O baclofeno, ao ativar os receptores metabotrópicos de GABA na medula espinal, estimula os segundos mensageiros distais, que atuam sobre os canais de Ca^{2+} e K$^+$. Apesar de ser prescrito basicamente para o tratamento da espasticidade, as observações clínicas sugerem que ele também module dor e cognição; além disso, o fármaco está sendo investigado como terapia para a dependência de substâncias ilícitas.

O baclofeno sofre absorção lenta após administração oral; as concentrações plasmáticas máximas são alcançadas depois de 90 min. O fármaco apresenta um volume de distribuição modesto e não atravessa prontamente a barreira hematencefálica. O baclofeno é depurado da circulação principalmente na urina, em forma não modificada; cerca de 15% do fármaco são metabolizados pelo fígado antes de sua excreção na bile. A meia-vida de eliminação é de cerca de 5 h em pacientes com função renal normal, e o fármaco geralmente é administrado 3 vezes/dia. Após injeção e infusão intratecais, são observados efeitos espasmolíticos depois de 1 h, que alcançam um pico dentro de 4 h.

Os efeitos adversos do baclofeno incluem sedação, sonolência e ataxia. Eles são agravados quando baclofeno é tomado com outros sedativos. Reduções da função renal podem precipitar toxicidade, devido à elevação dos níveis do fármaco. A superdosagem de baclofeno pode produzir visão embaçada, hipotensão, depressão cardíaca e respiratória e coma.

Aparentemente, não há desenvolvimento de tolerância ao baclofeno oral. Em contrapartida, as necessidades posológicas após a instituição do baclofeno intratecal frequentemente aumentam nos primeiros 1 a 2 anos. A interrupção da terapia com baclofeno, particularmente a infusão intratecal, pode precipitar hiperespasticidade aguda, rabdomiólise, prurido, delírio e febre. A retirada do fármaco também resultou em falência de múltiplos órgãos, anormalidade da coagulação, choque e morte. Se os sintomas de abstinência persistirem, os tratamentos considerados efetivos abrangem a administração de benzodiazepinas, propofol, opioides por via intratecal e reinstituição do bacofleno.

Usos de substâncias sem prescrição que alteram a fisiologia do GABA

Etanol

O etanol atua como ansiolítico e sedativo, por causar depressão do SNC, porém com toxicidade potencial significativa. O etanol parece exercer seus efeitos ao atuar sobre múltiplos alvos, incluindo os receptores GABA$_A$ e de glutamato. O etanol aumenta o influxo de Cl$^-$ mediado por GABA$_A$ e inibe os efeitos excitatórios do glutamato nos receptores NMDA. O etanol interage de modo sinérgico com outros sedativos, hipnóticos, antidepressivos, ansiolíticos, anticonvulsivantes e opioides.

A tolerância e a dependência de etanol estão associadas a alterações dos receptores GABA$_A$. Em modelos animais, a administração crônica de etanol atenua a potencialização mediada pelo etanol do influxo de Cl$^-$ induzido pelo GABA no córtex cerebral e no cerebelo. Ocorre tolerância aguda ao etanol sem alteração na quantidade de receptores GABA$_A$, porém a exposição crônica ao etanol altera a expressão das subunidades dos receptores GABA$_A$ no córtex e no cerebelo. As alterações na composição de subunidades dos receptores GABA$_A$ podem ser responsáveis pelas mudanças observadas na função do receptor associadas ao uso crônico de etanol.

Outros mecanismos propostos para o desenvolvimento de tolerância ao etanol incluem modificações pós-translacionais dos receptores GABA$_A$ e alterações nos sistemas de segundos mensageiros, como alterações nos padrões de expressão de diferentes isoformas da proteinoquinase C (PKC). A suprarregulação da expressão dos receptores NMDA, que ocorre com o consumo prolongado do etanol, pode responder pela hiperexcitabilidade associada à abstinência do etanol.

As benzodiazepinas, como *diazepam* e *clordiazepóxido*, reduzem tremores, agitação e outros efeitos da abstinência aguda de álcool. O uso desses medicamentos em um paciente que está apresentando abstinência por uso abusivo crônico de álcool também pode evitar o desenvolvimento de convulsões por abstinência (*delirium tremens*).

Hidrato de cloral, ácido γ-hidroxibutírico e flunitrazepam

O *hidrato de cloral* é um sedativo-hipnótico mais antigo que raramente é utilizado, hoje em dia, no tratamento da insônia. Em certas ocasiões, tem sido administrado a indivíduos incapacitados contra sua própria vontade; por exemplo, para facilitar a perpetração de um crime. O *ácido γ-hidroxibutírico* (GHB) é um isômero do GABA que tem utilidade clínica como sedativo e no tratamento da narcolepsia. Entretanto, é usado mais amplamente de modo ilícito como droga recreativa ou para "estupro de encontro marcado". Há evidências recentes de que o GHB atua, em parte, por meio da ativação dos receptores GABA$_B$; todavia, trata-se também de uma molécula endógena que pode atuar como neurotransmissor em outros receptores que ainda não foram identificados. À semelhança dos barbitúricos, o GHB em altas doses pode provocar sedação profunda e coma, e seus efeitos são exacerbados pelo etanol. O *flunitrazepam* (Rohypnol®) é um benzodiazepínico de ação rápida, que pode causar amnésia e, portanto, impedir que o indivíduo se lembre de acontecimentos que ocorreram sob a influência da substância. Foi também relatado que essa substância facilita o "estupro de encontro marcado".

► Fisiologia da neurotransmissão glutamatérgica

Existem sinapses glutamatérgicas por todo o SNC. A ligação do glutamato a seus receptores desencadeia respostas neuronais excitatórias associadas à ativação dos neurônios motores; respostas sensoriais agudas, incluindo o desenvolvimento de uma sensação aumentada de dor (hiperalgesia); alterações sinápticas envolvidas em certos tipos de formação da memória; e neurotoxicidade cerebral decorrente de isquemia cerebral, bem como déficits funcionais em consequência de lesão da medula espinal. Embora as aplicações clínicas da farmacologia do glutamato sejam atualmente limitadas, a previsão é que a farmacologia do glutamato se torne uma área cada vez mais importante da neurofarmacologia.

Metabolismo do glutamato

A síntese do glutamato ocorre por duas vias distintas. Em uma, o α-cetoglutarato formado no ciclo de Krebs é transaminado a glutamato nas terminações nervosas do SNC, uma etapa que está diretamente ligada à conversão do GABA (Figura 12.2A). De modo alternativo, a glutamina produzida e secretada pelas células da glia é transportada nas terminações nervosas e convertida em glutamato pela *glutaminase* (Figura 12.2B).

O glutamato é liberado por exocitose das vesículas contendo o transmissor, por um processo dependente de cálcio. O glutamato é removido da fenda sináptica por transportadores de recaptação do glutamato, que estão localizados nas terminações nervosas pré-sinápticas e na membrana plasmática das células gliais. Esses transportadores são dependentes de Na^+ e exibem alta afinidade pelo glutamato. Nas células gliais, a enzima *glutamina sintetase* converte o glutamato em glutamina, que é reciclada em terminações nervosas adjacentes para nova conversão em glutamato. A glutamina gerada nas células gliais também pode entrar no ciclo de Krebs e sofrer oxidação; o α-cetoglutarato resultante penetra nos neurônios para repor o α-cetoglutarato consumido durante a síntese de glutamato (Figura 12.2B).

Receptores do glutamato

À semelhança dos receptores GABA, os receptores de glutamato são divididos em subgrupos *ionotrópicos* e *metabotrópicos*.

Receptores ionotrópicos de glutamato

Os receptores ionotrópicos de glutamato medeiam as respostas sinápticas excitatórias rápidas. Esses receptores consistem em canais seletivos de cátions constituídos de múltiplas subunidades que, com a sua ativação, possibilitam o fluxo de íons Na^+, K^+ e, em alguns casos, Ca^{2+} pelas membranas plasmáticas. Acredita-se que os receptores ionotrópicos de glutamato sejam tetrâmeros compostos de diferentes subunidades, contendo, cada uma dessas subunidades, domínios helicoidais que atravessam três vezes a membrana, além de uma sequência curta que forma o poro do canal quando ocorre a montagem de todo o tetrâmero (Figura 12.8A).

Existem três subtipos principais de canais de íons regulados pelo glutamato, classificados de acordo com a sua ativação pelos agonistas seletivos *AMPA*, *cainato* e *NMDA*. A diversidade dos receptores ionotrópicos deriva de diferenças na sequência de aminoácidos, em decorrência da junção (*splicing*) alternativa do mRNA e edição pós-transcricional do mRNA, bem como do uso de diferentes combinações de subunidades para formar os receptores (Tabela 12.5).

Os *receptores AMPA* (ácido α-amino-3-hidroxi-5-metil-4-isoxazol propiônico) estão localizados em todo o SNC, particularmente no hipocampo e córtex cerebral. Foram identificadas quatro subunidades dos receptores AMPA (GluR1–GluR4) (Tabela 12.5). A ativação do receptor AMPA resulta principalmente no influxo de Na^+ (bem como em certo efluxo de K^+), de modo que esses receptores podem regular a despolarização pós-sináptica excitatória rápida nas sinapses glutamatérgicas (Figura 12.8B). Embora a maioria dos receptores AMPA no SNC tenha uma baixa permeabilidade ao Ca^{2+}, a ausência de certas subunidades (como GluR2) no complexo do receptor aumenta a permeabilidade do canal ao Ca^{2+}. A entrada de cálcio pelos receptores AMPA pode desempenhar um papel nas alterações a longo prazo do fenótipo neuronal, bem como na lesão neuronal durante o acidente vascular encefálico.

Os *receptores de cainato* são expressos em todo o SNC, particularmente em hipocampo e cerebelo. Foram identificadas cinco subunidades do receptor de cainato (Tabela 12.5). À semelhança dos receptores AMPA, os receptores de cainato possibilitam o influxo de Na^+ e o efluxo de K^+ por meio de canais e apresentam cinética rápida de ativação e desativação. A combinação de subunidades no complexo do receptor de cainato também determina se o canal é permeável ao Ca^{2+}. Experimentos utilizando agentes seletivos do receptor levaram ao estabelecimento de funções específicas para os receptores de cainato de diferentes regiões do SNC.

Os *receptores NMDA* (N-metil-D-aspartato) são expressos principalmente em hipocampo, córtex cerebral e medula espinal. Esses receptores consistem em complexos transmembrana oligoméricos compostos de múltiplas subunidades. A ativação do receptor NMDA, que exige a ligação simultânea de glutamato e glicina, abre um canal que possibilita o efluxo de K^+, bem como influxo de Na^+ e Ca^{2+} (Figura 12.8B). Nos

TABELA 12.5 Classificação dos subtipos de receptores ionotrópicos de glutamato.

SUBTIPO DE RECEPTOR IONOTRÓPICO DE GLUTAMATO	SUBUNIDADES	AGONISTAS	AÇÕES
AMPA	GluR1 GluR2 GluR3 GluR4	Glutamato ou AMPA	Aumento do influxo de Na^+ e Ca^{2+}, aumento do efluxo de K^+ (Observe que os receptores com GluR2 apresentam canais iônicos com permeabilidade diminuída ao Ca^{2+})
Cainato	GluR5 GluR6 GluR7 KA1 KA2	Glutamato ou cainato	Aumento do influxo de Na^+, aumento do efluxo de K^+
NMDA	NR1 NR2A NR2B NR2C NR2D	Glutamato ou NMDA e glicina e despolarização da membrana	Aumento do influxo de Ca^{2+}, aumento do efluxo de K^+

receptores NMDA que estão ocupados pelo glutamato e pela glicina, os íons Mg^{2+} bloqueiam o poro do canal na membrana em repouso (Figura 12.8B). É necessária a despolarização da membrana concomitantemente com a ligação do agonista para remover esse bloqueio de Mg^{2+} dependente de voltagem. A despolarização da membrana pós-sináptica que remove o bloqueio do receptor NMDA ligado ao Mg^{2+} pode ser produzida por sequências de potenciais de ação pós-sinápticos ou pela ativação de receptores AMPA/cainato nas regiões adjacentes da membrana. Por conseguinte, os receptores NMDA diferem dos outros receptores ionotrópicos de glutamato em dois aspectos importantes – exigem a ligação de múltiplos ligantes para a ativação do canal, e sua regulação depende de uma atividade pré-sináptica mais intensa que a necessária para abrir os receptores AMPA ou cainato.

Receptores metabotrópicos de glutamato

Os *receptores metabotrópicos de glutamato* (mGluR) consistem em uma proteína de domínio transmembrana que atravessa sete vezes a membrana, acoplada por meio de proteínas G a vários mecanismos efetores (Figura 12.9). Existem pelo menos oito subtipos de receptores metabotrópicos de glutamato; cada um deles pertence a um de três grupos (grupos I, II e III), de acordo com sua homologia de sequência, mecanismo de transdução de sinais e farmacologia (Tabela 12.6).

Os receptores do grupo I provocam excitação neuronal por meio da ativação da fosfolipase C (PLC) e da liberação de Ca^{2+} mediada por IP_3, ou por ativação da adenilciclase e produção de AMPc. (A diferença decorre do acoplamento de diferentes proteínas G aos receptores.) Os receptores dos grupos II e III inibem a adenilciclase e diminuem a produção de AMPc (Tabela 12.6). Subsequentemente, essas vias de segundos mensageiros regulam os fluxos iônicos de outros canais. Assim, por exemplo, a ativação dos receptores metabotrópicos de glutamato em hipocampo, neocórtex e cerebelo aumenta as taxas de descarga neuronal ao inibir uma corrente de K^+ hiperpolarizante. Os mGluR pré-sinápticos, como os receptores dos grupos II e III no hipocampo, podem atuar como autorreceptores inibitórios, que inibem os canais de Ca^{2+} pré-sinápticos, limitando, assim, a liberação pré-sináptica de glutamato. (Existem também receptores colinérgicos ionotrópicos pré-sinápticos no SNC, que atuam para modular a liberação de glutamato.)

TABELA 12.6 Subtipos de receptores metabotrópicos de glutamato (mGluR) e suas ações.

GRUPO	SUBTIPO	AÇÕES
I	mGluR1	Ativa a adenilciclase → aumenta o AMPc (mGluR1 apenas)
	mGluR5	Aumenta a atividade da PLC → hidrólise de PIP_2 → aumenta IP_3 e DAG → aumenta os níveis de Ca^{2+}, estimula a PKC. Inibe os canais de K^+
II	mGluR2	Inibe a adenilciclase → diminui o AMPc
	mGluR3	Inibe os canais de Ca^{2+} sensíveis à voltagem
III	mGluR4	Ativa os canais de K^+
	mGluR6	Inibe a adenilciclase → diminui o AMPc
	mGluR7	Inibe os canais de Ca^{2+} sensíveis à voltagem
	mGluR8	

Os mGluR do grupo I ativam a adenilciclase e a fosfolipase C (PLC), enquanto os mGluR dos grupos II e III inibem a adenilciclase. Os efeitos distais dos mGluR sobre os canais iônicos são complexos e variados. São citadas algumas das principais ações sobre os canais iônicos. Observe que as ações dos receptores do grupo I geralmente são excitatórias, enquanto as dos receptores dos grupos II e III são, em geral, inibitórias.

▶ Fisiopatologia e farmacologia da neurotransmissão glutamatérgica

Em condições fisiológicas, a finalização da ativação dos receptores de glutamato ocorre por meio da recaptação do transmissor por transportadores pré-sinápticos e gliais, difusão do transmissor para fora da fenda sináptica ou dessensibilização do receptor. Conforme é descrito adiante, a liberação aumentada ou a recaptação diminuída de glutamato em estados patológicos podem resultar em um ciclo de retroalimentação positiva, envolvendo níveis intracelulares aumentados de Ca^{2+}, lesão celular e maior liberação de glutamato. Em seu conjunto, esses processos podem levar à ocorrência de *excitotoxicidade*,

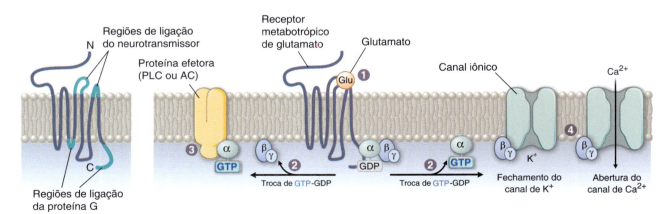

FIGURA 12.9 Representação esquemática e sinalização distal dos receptores metabotrópicos de glutamato. *Painel da esquerda:* os receptores metabotrópicos de glutamato consistem em proteínas que atravessam sete vezes a membrana de um lado ao outro, com um sítio de ligação de ligante extracelular e um sítio de ligação intracelular de proteína G. *Painel da direita:* **1 e 2.** A ligação de um ligante ao receptor metabotrópico de glutamato resulta na associação do GTP à subunidade α da proteína G. Em seguida, a subunidade α associada ao GTP dissocia-se do dímero βγ. **3.** A $G_α$ e a $G_{βγ}$ podem, então, ativar proteínas efetoras, como a adenilciclase (AC) e a fosfolipase C (PLC). **4.** As subunidades de $G_{βγ}$ também podem abrir ou fechar diretamente os canais.

definida como a ocorrência de morte neuronal causada por excitação celular excessiva.

A excitotoxicidade foi arrolada como mecanismo fisiopatológico em muitas doenças, incluindo síndromes neurodegenerativas, acidente vascular encefálico e traumatismo, hiperalgesia e epilepsia. Embora as implicações clínicas da interrupção da excitotoxicidade permaneçam limitadas, espera-se que o melhor conhecimento da excitotoxicidade induzida pelo glutamato possa levar ao desenvolvimento de novas abordagens para o tratamento dessas doenças.

Doenças neurodegenerativas

A ocorrência de níveis elevados de glutamato desregulado (*i. e.*, excitotoxicidade) foi mencionada em doença de Huntington, doença de Alzheimer e esclerose lateral amiotrófica (ELA). Na ELA, os neurônios motores sofrem degeneração em corno ventral da medula espinal, tronco encefálico e córtex motor, resultando em fraqueza e atrofia dos músculos esqueléticos. A patogenia dessa doença e as razões do padrão seletivo de neurodegeneração permanecem incertas, porém os mecanismos atualmente propostos para explicar a morte celular na ELA incluem excitotoxicidade e estresse oxidativo. As áreas do SNC acometidas na ELA expressam diversas populações de receptores AMPA e NMDA, bem como transportadores de recaptação do glutamato. Os pacientes com ELA apresentam comprometimento dos transportadores de glutamato em medula espinal e córtex motor. Esses transportadores de glutamato anormais possibilitam o acúmulo de concentrações elevadas de glutamato na fenda sináptica, levando, possivelmente, à morte dos neurônios motores por excitotoxicidade.

Os receptores NMDA podem mediar a sobrevida ou a morte dos neurônios, o que depende de o receptor ser sináptico ou extrassináptico. A ativação dos receptores NMDA sinápticos promove a sobrevida das células por suprarregulação da CaM quinase e ativação de determinadas vias de sinalização de proteinoquinase ativada por mitógeno (PKMA). A expressão subsequente de fatores de crescimento (p. ex., BDNF) modula alvos pós-translacionais e provoca alterações fenotípicas a longo prazo por meio de modificação transcricional nos neurônios-alvo. Em contrapartida, a estimulação excessiva dos receptores NMDA extrassinápticos inativa a via da CREB e promove a apoptose neuronal.

O *riluzol* é um bloqueador dos canais de sódio regulados por voltagem que prolonga a sobrevida e diminui a evolução da doença na ELA. Embora o mecanismo exato de ação permaneça incerto, o riluzol aparentemente atua, em parte, por reduzir a condutância do Na^+, diminuindo, assim, a liberação de glutamato. Além disso, pode antagonizar diretamente os receptores NMDA.

A excitotoxicidade em decorrência da liberação excessiva de glutamato também foi citada na progressão da demência na doença de Alzheimer. A *memantina* é um antagonista não competitivo dos receptores NMDA, utilizado no tratamento da dessa doença. Em estudos clínicos, a memantina diminui a velocidade de deterioração clínica em pacientes com doença de Alzheimer moderada a grave.

Na doença de Parkinson, a redução da transmissão dopaminérgica para o estriado resulta em hiperativação das sinapses glutamatérgicas no SNC. A neurotransmissão glutamatérgica excessiva contribui para os sinais clínicos da doença de Parkinson, conforme discutido no Capítulo 13. A *amantadina* é um bloqueador não competitivo dos canais dos receptores NMDA, cuja ação se assemelha à da memantina. Embora a amantadi-

na não seja um tratamento efetivo quando usada como único medicamento, a associação da amantadina com *levodopa* diminui em 60% a gravidade da discinesia observada na doença de Parkinson. Entretanto, não se sabe ao certo se o efeito da amantadina provém exclusivamente do bloqueio dos receptores NMDA.

Acidente vascular encefálico e traumatismo

No acidente vascular encefálico isquêmico, a interrupção do fluxo sanguíneo para o cérebro é responsável pelos déficits iniciais no suprimento de oxigênio e metabolismo da glicose que desencadeiam a excitotoxicidade (Figura 12.10). No acidente vascular encefálico hemorrágico, são encontradas concentrações elevadas de glutamato no sangue que extravasa para o cérebro. Na lesão cranioencefálica traumática, a ruptura direta das células cerebrais pode liberar reservas intracelulares altas de glutamato e K^+ no espaço extracelular restrito.

Quando os transmissores excitatórios, como o glutamato, tornam-se desequilibrados, a despolarização disseminada da membrana e a elevação das concentrações intracelulares de Na^+ e Ca^{2+} propagam-se, e mais glutamato é liberado dos neurônios adjacentes. A elevação dos níveis de glutamato ativa os canais acoplados aos receptores NMDA e AMDA permeáveis ao Ca^{2+}. Por fim, o consequente acúmulo de Ca^{2+} intracelular

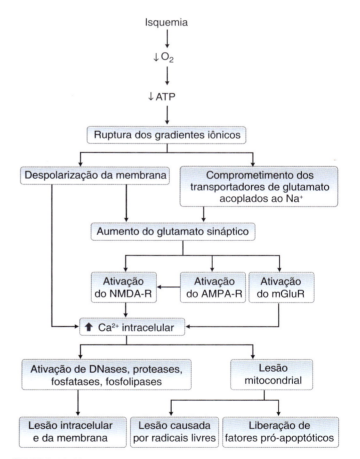

FIGURA 12.10 Papel dos receptores de glutamato na excitotoxicidade. Embora ocorra uma multiplicidade de processos celulares lesivos em consequência dos níveis diminuídos de ATP, como resultado do comprometimento do metabolismo oxidativo ou da lesão superoxidativa dos neutrófilos ativados que invadem uma região isquêmica, apenas os processos mediados pelo glutamato estão indicados nesta figura.

ativa numerosas enzimas de degradação dependentes de Ca^{2+} (p. ex., DNAses, proteases, fosfatases, fosfolipases), levando à morte celular neuronal.

Embora o receptor NMDA altamente permeável ao Ca^{2+} tenha sido considerado, a princípio, o maior fator contribuinte na morte celular neuronal causada pela sobrecarga de Ca^{2+}, os receptores AMPA também foram citados no processo. Os ensaios clínicos de antagonistas dos receptores NMDA e AMPA em pacientes com acidente vascular encefálico não foram bem-sucedidos até o momento e, em alguns casos, levaram a efeitos semelhantes à esquizofrenia, comprometimento da memória e reações neurotóxicas. A futura pesquisa farmacológica deverá ser orientada para o desenvolvimento e o uso de fármacos com menos efeitos adversos, como o antagonista não competitivo dos receptores NMDA, a *memantina*, ou fármacos direcionados para subunidades específicas do complexo de receptores NMDA ou AMPA.

O glutamato liberado durante dano cerebral isquêmico ou traumático também pode ativar os receptores metabotrópicos. Em modelos animais de acidente vascular encefálico, o antagonismo farmacológico do subtipo de receptor mGluR1 facilita a recuperação e a sobrevida dos neurônios do hipocampo e também impede a perda de memória e a perda motora causadas pelo traumatismo. Esses achados sugerem que a subunidade mGluR1 possa representar outro alvo para intervenção farmacológica futura (Figuras 12.10 e 12.11).

Hiperalgesia

A hiperalgesia refere-se a uma percepção elevada de dor, frequentemente causada por estímulos que, em condições normais, produzem pouca ou nenhuma dor. A hiperalgesia ocorre na presença de lesão nervosa periférica, inflamação, cirurgia e certas doenças, como o diabetes. Embora a hiperalgesia seja, na maioria dos casos, revertida ao ser controlada a fisiopatologia de base, ela pode persistir, mesmo na ausência de uma fonte orgânica identificada, resultando em dor crônica, que é fisicamente incapacitante e psicologicamente debilitante.

Há evidências acumuladas de que a transmissão glutamatérgica contribui para o desenvolvimento e/ou a manutenção da hiperalgesia. Os receptores NMDA aumentam a transmissão sináptica entre fibras aferentes nociceptivas e neurônios do corno dorsal da medula espinal. Conforme discutido no Capítulo 17, a hiperalgesia experimental frequentemente envolve um fenômeno denominado *sensibilização central*, em que estímulos nociceptivos repetidos na periferia levam a respostas pós-sinápticas excitatórias progressivamente crescentes em neurônios de dor pós-sinápticos no corno dorsal superficial. Um mecanismo pelo qual essa potencialização sináptica ocorre envolve os receptores NMDA pós-sinápticos que, quando submetidos a estimulação crônica, aumentam a força das conexões excitatórias entre neurônios pré e pós-sinápticos nos circuitos de dor espinais. Por sua vez, o influxo de Ca^{2+} pelos receptores NMDA ativados atua em quinases localizadas especiais para efetuar uma mudança induzida por fosforilação das subunidades do receptor AMPA, possibilitando a entrada de maiores quantidades de Ca^{2+} por meio dos receptores AMPA. Os níveis intracelulares aumentados de Ca^{2+} também ativam os fatores de transcrição sensíveis ao Ca^{2+}, como a CREB, e induzem alterações na síntese de proteínas pelos ribossomos localizados exatamente nas terminações sinápticas.

Os antagonistas experimentais dos receptores NMDA podem impedir e reverter a sensibilização central nesses pacientes. Entretanto, muitos desses antagonistas também inibem uma

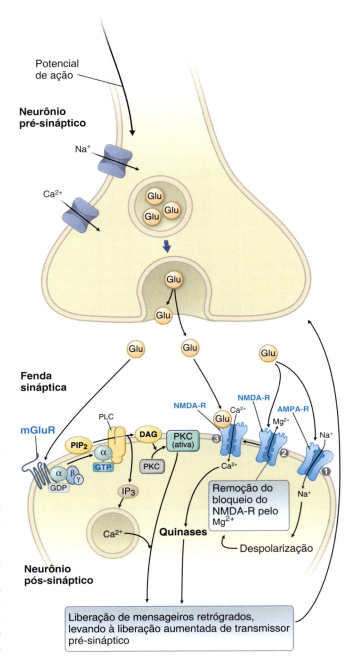

FIGURA 12.11 Interações entre as classes de receptores metabotrópicos, AMPA e NMDA de glutamato. Os potenciais de ação despolarizam a membrana plasmática dos neurônios pré-sinápticos, levando à abertura dos canais de Ca^{2+} regulados por voltagem e, por fim, à liberação de glutamato na fenda sináptica. Os estudos têm proposto um papel fisiológico "tônico" para a ativação do receptor metabotrópico de glutamato (mGluR) durante a estimulação de baixa frequência dos neurônios pós-sinápticos pelo glutamato. Em contrapartida, a estimulação pré-sináptica de alta frequência ativa de modo "fásico" os receptores AMPA (*1*) e, dessa maneira, induz a despolarização prolongada da membrana, que é necessária para remover o bloqueio dos receptores NMDA pelo Mg^{2+} (*2*). A seguir, o receptor NMDA ativado, livre de Mg^{2+} (*3*), é capaz de ativar quinases distais, independentemente do mGluR. As quinases associadas às densidades pós-sinápticas, que atuam para fixar os receptores ionotrópicos à membrana, fosforilam as subunidades do receptor AMPA e, assim, produzem uma mudança na composição do receptor (*não ilustrada*). AMPA-R = receptor AMPA; DAG = diacilglicerol; IP_3 = inositol-1,4,5-trifosfato; mGluR = receptor metabotrópico de glutamato; NMDA-R = receptor NMDA; PIP_2 = fosfatidilinositol-4,5-bifosfato; PKC = proteinoquinase C; PLC = fosfolipase C.

ampla gama de vias sinápticas excitatórias rápidas no SNC. Por esse motivo, o desenvolvimento atual de fármacos para os receptores NMDA está direcionado para a administração intra-espinal ou extradural de antagonistas dos receptores NMDA, a fim de limitar os efeitos do fármaco sobre o corno dorsal da medula espinal. A alta densidade de receptores de cainato nos neurônios sensoriais também pode modular a liberação de transmissores, proporcionando outro alvo farmacológico futuro para o alívio da dor crônica.

Epilepsia

As convulsões podem resultar da estimulação excessiva das vias glutamatérgicas, começando com uma ativação excessiva dos receptores AMPA e progredindo para a hiperativação dos receptores NMDA. Em modelos animais, a inibição da ativação dos receptores AMPA impede o início das convulsões, enquanto os antagonistas dos receptores NMDA diminuem a intensidade e a duração das convulsões. A *lamotrigina*, um fármaco utilizado no tratamento das crises focais refratárias (ver Capítulo 15), estabiliza o estado inativado do canal de Na^+ regulado por voltagem e, portanto, diminui a excitabilidade da membrana, a quantidade de potenciais de ação em um surto, a liberação de glutamato e a ativação dos receptores de glutamato. O *felbamato* é outro agente antiepiléptico que exerce uma variedade de ações, incluindo inibição dos receptores NMDA. Dada a ocorrência de anemia aplásica e hepatotoxicidade associadas, seu uso é restrito a pacientes com convulsões refratárias.

▶ Conclusão e perspectivas

O GABA e o glutamato constituem os principais neurotransmissores inibitório e excitatório do SNC, respectivamente. Os fármacos que atuam sobre a neurotransmissão GABAérgica potencializam, em sua maioria, a atividade GABAérgica e deprimem, portanto, as funções do SNC. A modulação da transmissão GABAérgica pode ocorrer em nível pré ou pós-sináptico. Os fármacos que atuam em sítios pré-sinápticos são principalmente direcionados para a síntese, a degradação e a recaptação do GABA. Os fármacos de ação pós-sináptica afetam diretamente os receptores GABA, por meio da ocupação do sítio de ligação do GABA ou por um mecanismo alostérico. Cada um dos três principais tipos de receptores GABA apresenta uma farmacologia distinta. O receptor $GABA_A$ constitui o alvo da maior quantidade de fármaco, incluindo agonistas do sítio de ligação do GABA, benzodiazepinas, barbitúricos, anestésicos gerais e esteroides neuroativos. No momento atual, os receptores $GABA_B$ constituem o alvo de apenas alguns agentes terapêuticos, que são utilizados no tratamento da espasticidade. Recentemente, foi constatado que os receptores $GABA_B$ influenciam a dor, a cognição e o comportamento de dependência de modo que está havendo interesse crescente por fármacos que modulam esses receptores. Ainda não foram desenvolvidos agentes farmacológicos tendo como alvo os receptores $GABA_C$.

Para melhorar a segurança e reduzir os efeitos adversos, incluindo ataxia, tolerância e dependência física, o desenvolvimento de novos ansiolíticos e sedativos tem sido enfocado para compostos de baixa eficácia (p. ex., benzoadiazepínicos), bem como para compostos com atividade seletiva nos subtipos de receptores $GABA_A$. Modelos animais com mutação seletiva de subunidades dos receptores $GABA_A$ revelaram a obtenção de sedação/hipnose por meio aumento na atividade dos receptores que contêm subunidades $\alpha1$. Em contrapartida, a ansiólise é produzida pela modulação dos receptores contendo $\alpha2$ ou $\alpha3$, enquanto a amnésia está associada a receptores que contêm $\alpha5$. Há também evidências de farmacologia e fisiologia distintas para os receptores $GABA_A$ sinápticos que contêm diferentes subunidades β.

Devido ao papel potencial da neurotransmissão excitatória em diversos processos patológicos, como doenças neurodegenerativas, acidente vascular encefálico, traumatismo, hiperalgesia e epilepsia, os receptores de glutamato tornaram-se alvos importantes para o desenvolvimento de fármacos. A diversidade dos receptores de glutamato e de suas subunidades representa uma vantagem potencial para o desenvolvimento de antagonistas seletivos para determinado subtipo de receptor. No futuro, antagonistas altamente específicos dos subtipos de receptores de glutamato poderão proteger potencialmente o SNC no acidente vascular encefálico, impedir a ocorrência de hiperalgesia após traumatismo tecidual e tratar as crises epilépticas.

Embora os receptores de neurotransmissores representem os alvos tradicionais para o desenvolvimento de fármacos, estudos experimentais recentes sugerem que as proteínas de arcabouço como alvo farmacológico também podem constituir uma área promissora para o tratamento do acidente vascular encefálico e de outras doenças. As proteínas citoesqueléticas pós-sinápticas, como a proteína de densidade pós-sináptica 95 (PSD-95), constituem uma importante parte da estrutura de arcabouço dos dendritos, e a PSD-95 medeia a sinalização intracelular que ocorre após a ativação do receptor de glutamato. No contexto da excitotoxicidade, a PSD-95 pode amplificar o sinal inicial de NMDA para cascatas deletérias de produção de óxido nítrico. O bloqueio da PSD-95 reduz a lesão cerebral isquêmica após acidente vascular encefálico experimental induzido em ratos. No momento atual, um ensaio clínico está sendo conduzido para avaliar esta abordagem como terapia do acidente vascular encefálico isquêmico.

Leitura sugerida

Aarts M, Liu Y, Liu L, Besshoh S, Arundine M, Gurd JW, Wang YT, Salter MW, Tymianski M. Treatment of ischemic brain damage by perturbing NMDA receptor-PSD-95 protein interactions. *Science* 2002;298:846-850. (*Proteínas estruturais como alvos terapêuticos na excitotoxicidade por glutamato e na dor neuropática.*)

Besancon E, Guo S, Lok J, Tymianski M, Lo EH. Beyond NMDA and AMPA glutamate receptors: emerging mechanisms for ionic imbalance and cell death in stroke. *Trends Pharmacol Sci* 2008;29:268-275. (*Essa revisão expande os conceitos tradicionais de excitotoxicidade de modo a incluir mecanismos recém-descobertos de morte celular.*)

Foster AC, Kemp JA. Glutamateand GABA-based CNS therapeutics. *Curr Opin Pharmacol* 2006;6:7-17. (*Resumo geral das estratégias farmacológicas na neurotransmissão GABAérgica e glutamatérgica.*)

Herd MD, Belelli D, Lambert JJ. Neurosteroid modulation of synaptic and extrasynaptic $GABA_A$ receptors. *Pharmacol Ther* 2007;116:20-34. (*Revisão da fisiologia dos neuroesteroides e suas interações com receptores de $GABA_A$.*)

Lo EH, Dalkara T, Moskowitz MA. Mechanisms, challenges and opportunities in stroke. *Nat Rev Neurosci* 2003;4:399-415. (*Avanços na fisiopatologia da excitotoxicidade no acidente vascular cerebral.*)

Mizuta K, Xu D, Pan Y, Comas G, Sonett JR, Zhang Y, Paettieri RA Jr, Yang J, Emala CW Sr. $GABA_A$ receptors are expressed and facilitate relaxation in airway smooth muscle. *Am J Physiol Lung Cell Mol Physiol* 2008;294:L1206–L1216. (*Assinala um papel para os receptores de $GABA_A$ no tônus das vias respiratórias.*)

Olsen RW, Sieghart W. $GABA_A$ receptors: subtypes provide diversity of function and pharmacology. *Neuropharmacology* 2008;56:141-148. (*Revisão de diferentes subtipos de receptores de $GABA_A$ e suas funções fisiológicas e terapêuticas.*)

RESUMO FARMACOLÓGICO: Capítulo 12 | Farmacologia da Neurotransmissão GABAérgica e Glutamatérgica.

FÁRMACO	APLICAÇÕES CLÍNICAS	EFEITOS ADVERSOS *GRAVES* E COMUNS	CONTRAINDICAÇÕES	CONSIDERAÇÕES TERAPÊUTICAS
Inibidores do metabolismo do GABA *Mecanismo – Inibem TGA-1 (tiagabina) ou GABA transaminase (vigabatrina)*				
Tiagabina	Convulsões focais e tônico-clônicas (terapia adjuvante)	*Morte súbita inexplicada* Confusão, sedação, tontura, depressão, psicose, irritação gastrintestinal	Hipersensibilidade à tiagabina	Potencializa a atividade do GABA ao bloquear sua recaptação nos neurônios pré-sinápticos A tiagabina potencializa a ação dos moduladores dos receptores GABA$_A$, como etanol, benzodiazepinas e barbitúricos
Vigabatrina	Convulsões focais e tônico-clônicas (terapia adjuvante)	*Atrofia da retina, angioedema* Fadiga, cefaleia, ataxia, ganho de peso	Hipersensibilidade à vigabatrina	Bloqueia a conversão de GABA em semialdeído succínico, resultando em concentrações intracelulares elevadas de GABA e aumento da liberação sináptica de GABA A transferência pela barreira hematencefálica é lenta, e o fármaco é depurado principalmente por excreção renal, com meia-vida de 5 a 6 h
Agonistas e antagonistas dos receptores GABA$_A$ *Mecanismo – Ativação direta do receptor GABA$_A$ (muscimol, gaboxadol), antagonismo competitivo no receptor GABA$_A$ (bicuculina, gabazina), antagonismo não competitivo no receptor GABA$_A$ (picrotoxina)*				
Muscimol	Nenhuma (usado apenas experimentalmente)	Não aplicável	Não aplicável	Derivado de cogumelos alucinógenos da espécie *Amanita muscaria*
Gaboxadol	Em fase de investigação	Não aplicável	Não aplicável	Agente em fase de investigação para o tratamento da insônia
Bicuculina Gabazina Picrotoxina	Nenhuma (utilizadas apenas experimentalmente)	Não aplicável	Não aplicável	Produzem convulsões epilépticas

Moduladores dos receptores GABA_A: benzodiazepinas

Mecanismo – Agonistas alostéricos fracos do receptor GABA_A, que atuam no sentido de aumentar a frequência de abertura do receptor e potencializar os efeitos do GABA (todos à exceção do flumazenil). Antagonista das benzodiazepinas (flumazenil)

Fármaco	Aplicações	Efeitos adversos graves e comuns	Contraindicações	Considerações
De ação curta: Clorazepato Midazolam Triazolam Zolpidem **De ação intermediária:** Alprazolam Estazolam Lorazepam Temazepam **De longa ação:** Clordiazepóxido Clonazepam Diazepam Flurazepam Quazepam	Convulsões focais e tônico-clônica (diazepam, lorazepam, midazolam) Crises de ausência (clonazepam) Estado de mal epiléptico (midazolam, lorazepam) Indução de amnésia (midazolam, lorazepam, diazepam) Ansiedade (clorazepato, alprazolam, lorazepam, clordiazepóxido, clonazepam, diazepam) Abstinência de álcool (clorazepato, clordiazepóxido, diazepam) Insônia (triazolam, zolpidem, lorazepam, estazolam, temazepam, flurazepam, quazepam)	*Depressão respiratória, apneia, dessaturação em pacientes pediátricos, agitação* Sonolência excessiva, cefaleia, fadiga	Glaucoma agudo de ângulo estreito Glaucoma de ângulo aberto não tratado	Metabolizados pela P450 3A4 e excretados na urina como glicuronídios ou metabólitos oxidados Os níveis de benzodiazepinas são diminuídos por carbamazepina ou fenobarbital Pacientes com comprometimento da função hepática, incluindo o idoso e o muito jovem, podem apresentar efeitos prolongados após a administração de benzodiazepinas O zolpidem não é tecnicamente um benzodiazepínico, porém liga-se ao mesmo sítio das benzodiazepinas nos receptores GABA_A
Flumazenil	Reversão da atividade das benzodiazepinas	*Convulsões, arritmias cardíacas* Tontura, visão embaçada, diaforese, agitação	Paciente ao qual se administra um benzodiazepínico para hipertensão intracraniana ou estado de mal epiléptico Paciente com grave superdosagem de antidepressivo tricíclico	Em pacientes com dependência de benzodiazepinas, o flumazenil pode induzir síndrome de abstinência grave

Moduladores dos receptores GABA_A: barbitúricos

Mecanismo – Potencializam a atividade de GABA nos receptores GABA_A. Em altas concentrações, atuam como agonistas diretos nos receptores GABA_A. Podem antagonizar também o receptor AMPA

Fármaco	Aplicações	Efeitos adversos graves e comuns	Contraindicações	Considerações
Metoexital Pentobarbital Tiopental Secobarbital Amobarbital	Indução e manutenção da anestesia (metoexital, tiopental) Insônia (pentobarbital, tiopental) Estado de mal epiléptico (pentobarbital, amobarbital) Elevação da pressão intracraniana (tiopental) Insônia (secobarbital, amobarbital)	*Síndrome de Stevens-Johnson, supressão da medula óssea, hepatotoxicidade, osteopenia* Sedação, ataxia, confusão, tontura, diminuição da libido, depressão	Porfiria Disfunção hepática grave Doença respiratória	Os barbitúricos lipossolúveis penetram rapidamente no cérebro após administração intravenosa e, em seguida, são redistribuídos para tecidos menos bem perfundidos O uso crônico de indutores da P450 3A4, como fenitoína e rifampicina, intensifica o metabolismo dos barbitúricos; por outro lado, os inibidores da P450 3A4, como cetoconazol, eritromicina, cimetidina e certos ISRS, podem reduzir o metabolismo dos barbitúricos, aumentando os efeitos sedativos
Fenobarbital	Epilepsia refratária, particularmente convulsões focais e tônico-clônicas Insônia	*Iguais aos de outros barbitúricos*	Iguais às de outros barbitúricos	O fenobarbital é um dos poucos barbitúricos que sofre depuração tanto renal quanto hepática Cerca de 25% de uma dose de fenobarbital são depurados em forma inalterada na urina, enquanto o fígado metaboliza os 75% restantes

(continua)

RESUMO FARMACOLÓGICO: Capítulo 12 | Farmacologia da Neurotransmissão GABAérgica e Glutamatérgica (continuação)

FÁRMACO	APLICAÇÕES CLÍNICAS	EFEITOS ADVERSOS GRAVES E COMUNS	CONTRAINDICAÇÕES	CONSIDERAÇÕES TERAPÊUTICAS
Outros moduladores dos receptores GABA$_A$ *Mecanismo – Modulação dos canais iônicos regulados por ligantes (mecanismo mais provável)*				
Etomidato	Indução da anestesia	*Depressão cardiovascular e respiratória, reação no local de injeção, mioclonia*	Hipersensibilidade ao etomidato	Provoca depressão cardiopulmonar mínima, possivelmente por causa da ausência de efeitos sobre o sistema nervoso simpático
Propofol	Indução e manutenção da anestesia Sedação de pacientes em ventilação mecânica	*Depressão cardiovascular e respiratória* Reação no local de injeção	Hipersensibilidade ao propofol	Particularmente útil em procedimentos de cirurgia de curta duração, em decorrência de sua rápida eliminação Foi relatado o desenvolvimento de tolerância ao propofol em pacientes pediátricos que recebem anestésicos frequentes (diariamente) para radioterapia, possivelmente dada a depuração aumentada, mais que a redução da sensibilidade no receptor GABA$_A$
Alfaxolona	Nenhuma (utilizada apenas experimentalmente)	*Não aplicável*	Porfiria	A alfaxalona é um esteroide neuroativo, porém raramente é usada na prática clínica
Agonista dos receptores GABA$_B$ *Mecanismo – Ativa o receptor metabotrópico GABA$_B$*				
Baclofeno	Espasticidade	*Coma, convulsões, morte após suspensão abrupta* Constipação intestinal, sonolência	Hipersensibilidade ao baclofeno	A depuração é principalmente renal em forma inalterada, e cerca de 15% do fármaco são metabolizados pelo fígado antes de sua excreção na bile A retirada do baclofeno, particularmente sob infusão intratecal, pode precipitar hiperespasticidade aguda, rabdomiólise, prurido, delírio e febre

Antagonistas dos receptores NMDA e outros agentes que afetam a neurotransmissão glutamatérgica

Mecanismo – Antagonizam o receptor NMDA (riluzol, memantina, amantadina, felbamato). Bloqueiam os canais de sódio regulados por voltagem (riluzol, lamotrigina, felbamato)

Fármaco	Aplicações	Efeitos	Contraindicações	Mecanismo/Observações
Riluzol	Esclerose lateral amiotrófica (ELA)	*Neutropenia, parada cardíaca, hepatotoxicidade, depressão respiratória* Hipertensão, taquicardia, artralgias	Hipersensibilidade ao riluzol	Acredita-se que o riluzol bloqueie os canais de sódio regulados por voltagem (reduzindo, assim, a condutância do sódio) e diminua a liberação de glutamato por antagonismo direto nos receptores NMDA Prolonga a sobrevida e diminui a evolução da doença na ELA
Memantina	Doença de Alzheimer	Hipertensão, constipação intestinal, tontura, cefaleia	Hipersensibilidade à memantina	Antagonista não competitivo do receptor NMDA Retarda a taxa de evolução clínica da doença de Alzheimer moderada para grave
Amantadina	Doença de Parkinson Profilaxia e infecção por *influenza A*	*Síndrome neuroléptica maligna, ideação suicida* Hipotensão ortostática, edema, insônia, alucinações	Hipersensibilidade à amantadina	Antagonista não competitivo do receptor NMDA
Lamotrigina	Convulsões focais e tônico-clônicas Crises de ausência atípicas Transtorno bipolar	*Síndrome de Stevens-Johnson, necrólise epidérmica tóxica, supressão da medula óssea, necrose hepática, amnésia, angioedema* Exantema, ataxia, sonolência, visão embaçada	Hipersensibilidade à lamotrigina	A lamotrigina bloqueia os canais de sódio regulados por voltagem, reduzindo, assim, a condutância do sódio A lamotrigina constitui uma alternativa útil para a fenitoína e a carbamazepina no tratamento das convulsões focais e crises tônico-clônicas A lamotrigina também é efetiva no tratamento das crises de ausência atípicas; constitui o terceiro fármaco de escolha para o tratamento das crises de ausência depois de etossuximida e ácido valproico
Felbamato	Epilepsia refratária, particularmente convulsões focais e tônico-clônicas	*Anemia aplásica, depressão da medula óssea, insuficiência hepática, síndrome de Stevens-Johnson* Fotossensibilidade, irritação gastrintestinal, marcha anormal, tontura	Discrasia sanguínea Doença hepática	O felbamato apresenta ações complexas além do antagonismo dos receptores NMDA e do bloqueio dos canais de sódio (ver Capítulo 15) O felbamato carece dos efeitos comportamentais observados com o uso dos outros antagonistas NMDA O felbamato é um agente antiepiléptico extremamente potente, que apresenta o benefício adicional de carecer de efeitos sedativos Tem sido associado a vários casos de anemia aplásica fatal e insuficiência hepática, e seu uso limita-se a pacientes com epilepsia refratária extremamente refratária

13

Farmacologia da Neurotransmissão Dopaminérgica

David G. Standaert e Ryan R. Walsh

▶ Introdução

A dopamina (DA) é um neurotransmissor catecolamínico, que constitui um alvo terapêutico para alguns dos distúrbios importantes do sistema nervoso central (SNC), incluindo doença de Parkinson e esquizofrenia. A DA também é um precursor dos outros neurotransmissores catecolamínicos, a norepinefrina e a epinefrina. O mecanismo envolvido na neurotransmissão das catecolaminas apresenta diversos componentes, que são compartilhados entre os membros da classe, incluindo enzimas de biossíntese e metabolismo. Há ainda componentes que são especializados para membros individuais da classe, abrangendo bombas de recaptação e receptores pré e pós-sinápticos. Este capítulo apresenta os princípios subjacentes aos tratamentos atuais das doenças que envolvem, direta ou indiretamente, alterações na neurotransmissão dopaminérgica. Começa com uma discussão sobre a bioquímica e a biologia celular da neurotransmissão dopaminérgica e a localização dos principais sistemas DA no cérebro. Após a descrição desses princípios básicos, o capítulo discute a fisiologia, a fisiopatologia e a farmacolo-gia da *doença de Parkinson*, que resulta da perda específica de neurônios em um desses sistemas DA, e da *esquizofrenia*, que atualmente é tratada, em parte, com fármacos que inibem a neurotransmissão dopaminérgica.

▶ Bioquímica e biologia celular da neurotransmissão dopaminérgica

A *dopamina* pertence à família de *catecolaminas* de neurotransmissores. Além da dopamina, essa família inclui a *norepinefri-na* (NE) e a *epinefrina* (EPI). Como o próprio nome sugere, a estrutura básica das catecolaminas consiste em um catecol (3,4-di-hidroxibenzeno) conectado a um grupo amina por uma ponte etil (Figura 13.1A). No Capítulo 8 foi ressaltado que as vias catecolaminérgicas no cérebro apresentam uma organização "divergente de fonte única", uma vez que surgem de pequenos grupos de neurônios catecolamínicos, que dão origem a proje-ções amplamente divergentes. As catecolaminas do SNC mo-dulam a função da neurotransmissão de ponto a ponto e afetam processos complexos, como o humor, a atenção e a emoção.

CASO

Sr. S, um homem de 55 anos de idade, procura seu médico após perceber um tremor na mão direita, que apareceu gradualmente nesses últimos meses. Constatou que ele consegue manter a mão imóvel enquanto se concentra nela, mas que o tremor reaparece rapidamente se ele se distrai. Sua caligrafia tornou-se pequena e difícil de ler, e ele está tendo dificuldade em usar o *mouse* do computador. A esposa queixa-se que ele deixou de sorrir e que o seu rosto tornou-se inexpressivo. Declara também que o marido está andando mais lentamente e que tem dificuldade em acompanhar o ritmo dos passos dela. Ao vê-lo entrar no consultório, o médico do Sr. S percebe que ele está andando curvado, com marcha curta e desajeitada. Ao exame físico, o médico constata que o Sr. S apresenta aumento do tônus e rigidez em roda dentada nos membros superiores, particularmente do lado direito; além disso, é significativamente mais lento que o normal na execução de movimentos alterna-

dos rápidos. O médico conclui que os sinais e sintomas do Sr. S representam, mais provavelmente, os estágios iniciais da doença de Parkinson e prescreve, então, uma prova terapêutica de levodopa.

Questões

1. De que maneira a perda seletiva dos neurônios dopaminérgicos resulta em sintomas como os observados no Sr. S?
2. Qual será o efeito da levodopa sobre a evolução da doença do Sr. S?
3. Como a resposta do Sr. S à levodopa se modificará com o passar do tempo?
4. A levodopa constitui a melhor escolha para o Sr. S nesse estágio da doença?

O aminoácido neutro *tirosina* é o precursor de todas as catecolaminas (Figura 13.1B). A maior parte da tirosina é obtida da dieta, e uma pequena proporção também pode ser sintetizada no fígado a partir da *fenilalanina*. A primeira etapa na síntese da DA consiste na conversão da tirosina em *L-DOPA* (L-3,4-di-hidroxifenilalanina ou levodopa) por oxidação da posição 3 no anel de benzeno. Essa reação é catalisada pela enzima *tirosina hidroxilase* (TH), uma ferro-enzima (que contém ferro) constituída de quatro subunidades idênticas, tendo, cada uma delas, aproximadamente 60 kDa. Além do Fe^{2+}, a TH também necessita do cofator tetra-hidrobiopterina, que é oxidada a di-hidrobiopterina durante a reação. É importante assinalar que a oxidação da tirosina a L-DOPA constitui a etapa que limita a velocidade na produção não apenas da DA, mas também de todos os neurotransmissores de catecolaminas.

A próxima e última etapa na síntese de DA consiste na conversão da L-DOPA em DA pela enzima *aminoácido aromático descarboxilase* (AADC). A AADC cliva o grupo carboxila do carbono α da cadeia lateral de etilamina, liberando dióxido de carbono. A AADC requer o cofator fosfato de piridoxal. Embora a AADC seja algumas vezes designada como "DOPA descarboxilase", é indiscriminada em sua capacidade de clivar grupos carboxila a partir dos carbonos α de todos os aminoácidos aromáticos e está envolvida na síntese de transmissores não catecóis, como a serotonina. A AADC, abundante no cérebro, é expressa por neurônios dopaminérgicos, mas também está presente em células não dopaminérgicas e na glia. Além disso, a AADC é expressa em quase todos os tipos celulares do corpo.

Nos neurônios dopaminérgicos, o produto final da via de síntese das catecolaminas é a dopamina. Nas células que secretam a catecolamina NE, a DA é convertida em NE pela enzima *dopamina β-hidroxilase*. Em outras células, a NE pode ser convertida subsequentemente em epinefrina pela *feniletanolamina N-metiltransferase*. Os neurônios dopaminérgicos carecem de ambas as enzimas, porém é importante ter em mente toda a via de biossíntese das catecolaminas, visto que a manipulação farmacológica da biossíntese de DA também pode alterar a produção de NE e de EPI. No Capítulo 10 há uma discussão mais completa das últimas duas etapas na síntese de NE e EPI.

Armazenamento, liberação, recaptação e inativação de dopamina

A DA é sintetizada da tirosina no citoplasma do neurônio e, a seguir, é transportada ao interior de vesículas secretoras para armazenamento e liberação (Figura 13.2). São necessárias duas bombas moleculares separadas para o transporte da DA nas vesículas sinápticas. Uma ATPase de prótons concentra prótons na vesícula, criando um gradiente eletroquímico caracterizado por pH intravesicular baixo (*i. e.*, concentração elevada de prótons) e por um interior eletropositivo da vesícula. Esse gradiente é explorado por um antiportador de prótons, o *transportador vesicular de monoaminas* (TVMA), que possibilita o deslocamento de prótons a favor do gradiente (para fora da vesícula), enquanto simultaneamente efetua o transporte de DA para dentro da vesícula contra seu gradiente de concentração. Com a estimulação da célula nervosa, as vesículas de armazenamento de DA fundem-se com a membrana plasmática de modo dependente de Ca^{2+}, liberando DA na fenda sináptica. Na fenda, a DA pode ligar-se tanto a receptores de DA pós-sinápticos quanto a autorreceptores de DA pré-sinápticos (ver adiante).

Há vários mecanismos para remover a DA sináptica e interromper o sinal produzido pelo neurotransmissor. A maior parte da DA liberada na fenda sináptica é transportada de volta à célula pré-sináptica por uma proteína transmembrana de 12 domínios, o *transportador de dopamina* (TDA). O TDA pertence à família de bombas de recaptação de catecolaminas. A recaptação da DA envolve o transporte do neurotransmissor contra seu gradiente de concentração e, por conseguinte, requer uma fonte de energia. Por esse motivo, o TDA acopla a recaptação de dopamina com o cotransporte de Na^+ ao longo de seu gradiente de concentração no interior da célula. Com efeito, tanto o Na^+ quanto o Cl^- são cotransportados com a DA para dentro da célula. Como o gradiente de Na^+ é mantido pela bomba de Na^+/K^+-ATPase, a recaptação de DA depende, indiretamente, da presença de uma bomba de Na^+/K^+ funcional. A DA captada no interior da célula pré-sináptica pode ser reciclada em vesículas para uso subsequente na neurotransmissão (pelo TVMA), ou pode ser degradada pela ação das enzimas *monoamina oxidase* (*MAO*) ou *catecol-O-metiltransferase* (*COMT*) (Figura 13.3).

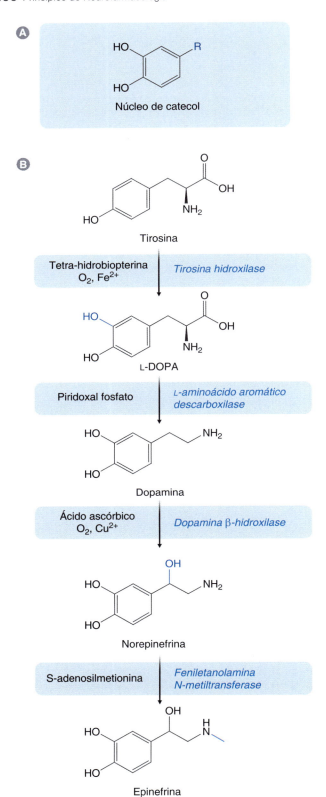

FIGURA 13.1 Síntese das catecolaminas. A. As catecolaminas consistem em um núcleo de catecol com uma cadeia lateral de etilamina (*grupo R*). O grupo R é a etilamina na dopamina, a hidroxietilamina na norepinefrina e a N-metil hidroxietilamina na epinefrina. **B.** A dopamina é sintetizada do aminoácido tirosina por uma série de reações em etapas. Nas células que contêm dopamina β-hidroxilase, a dopamina pode ser ainda convertida em norepinefrina; nas células que também contêm feniletanolamina N-metiltransferase, a norepinefrina pode ser convertida em epinefrina.

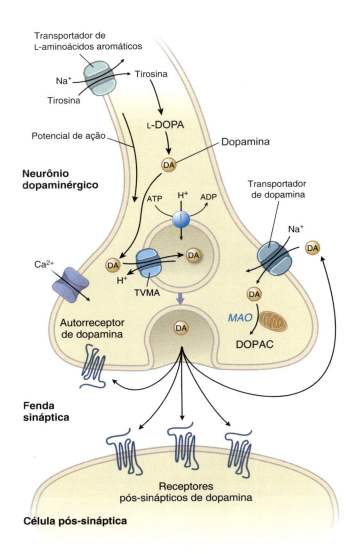

FIGURA 13.2 Neurotransmissão dopaminérgica. A dopamina (DA) é sintetizada no citoplasma e transportada para vesículas secretoras por ação de um antiportador de prótons de monoaminas não seletivo (TVMA), que é impulsionado pelo gradiente eletroquímico criado por uma ATPase de prótons. Com a estimulação da célula nervosa, a DA é liberada na fenda sináptica, na qual o neurotransmissor pode estimular receptores de dopamina pós-sinápticos e autorreceptores de dopamina pré-sinápticos. A DA é transportada para fora da fenda sináptica pelo transportador de dopamina (TDA) seletivo acoplado ao Na⁺. A DA citoplasmática é novamente transportada dentro de vesículas secretoras pelo TVMA ou degradada pela enzima monoamina oxidase (MAO).

A MAO é uma enzima-chave cuja função consiste em finalizar a ação das catecolaminas tanto no cérebro quanto na periferia. A MAO é encontrada em duas isoformas: a MAO-A, que é expressa no cérebro, bem como na periferia; e a MAO-B, que se concentra no SNC. Ambas as isoformas da MAO podem degradar a dopamina, bem como uma ampla variedade de compostos monoamínicos. Em condições normais, a MAO-B é responsável pelo catabolismo da maior parte da dopamina do SNC. As diferentes funções desempenhadas pelas isoformas da MAO são terapeuticamente importantes. A inibição seletiva da MAO-B é utilizada para aumentar a função da dopamina no

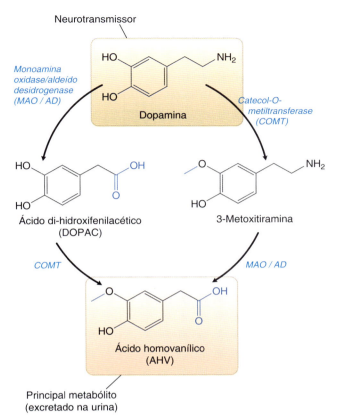

FIGURA 13.3 Metabolismo das catecolaminas. A dopamina é metabolizada a ácido homovanílico (AHV) por meio de uma série de reações. A dopamina é oxidada a ácido di-hidroxifenilacético (DOPAC) pela ação sequencial das enzimas monoamina oxidase (MAO) e aldeído desidrogenase (AD). A seguir, a catecol-O-metiltransferase (COMT) oxida o DOPAC em AHV. De modo alternativo, a dopamina é metilada a 3-metoxitiramina pela COMT e, em seguida, oxidada em AHV por MAO e AD. O AHV, o metabólito mais estável da dopamina, é excretado na urina.

SNC, e geralmente é bem tolerada. Por outro lado, a inibição da MAO-A retarda a degradação de todas as catecolaminas centrais e periféricas; conforme assinalado no Capítulo 10, a inibição da MAO-A pode levar a uma toxicidade potencialmente fatal quando combinada com agentes que liberam catecolaminas, como o simpaticomimético de ação indireta, a *tiramina*, encontrado em certos vinhos e queijos.

A DA sináptica que não é captada na célula pré-sináptica pode difundir-se para fora da fenda sináptica ou ser degradada pela ação da COMT. A COMT é expressa em cérebro, fígado, rim e coração; inativa as catecolaminas pela adição de um grupo metila ao grupo hidroxila na posição 3 do anel benzeno. No SNC, a COMT é expressa principalmente pelos neurônios. A ação sequencial de COMT e MAO degrada a DA ao metabólito estável, o *ácido homovanílico* (AHV), que é excretado na urina (Figura 13.3).

Receptores de dopamina

Os receptores de dopamina são membros da família de proteínas receptoras acopladas à proteína G. As propriedades dos receptores de dopamina foram originalmente classificadas com base em seu efeito sobre a formação do AMP cíclico (AMPc): a ativação dos receptores de classe D1 leva ao aumento do AMPc, enquanto a ativação dos receptores da classe D2 inibe a produção de AMPc (Figura 13.4). Estudos subsequentes

levaram à clonagem das proteínas receptoras, revelando cinco receptores distintos, codificados, cada um deles, por um gene separado. Todos os receptores de DA conhecidos exibem a estrutura típica dos receptores acoplados à proteína G, com sete domínios transmembrana. A classe *D1* contém dois receptores de dopamina (D1 e D5), enquanto a classe *D2* contém três receptores (D2, D3 e D4). Existem duas formas alternativas da proteína D2, $D2_S$ (*i. e.*, curta) e $D2_L$ (*i. e.*, longa), que representam variantes de junção alternativas do mesmo gene; sua diferença reside na terceira alça citoplasmática, que afeta a interação com a proteína G, mas não a ligação à dopamina.

As cinco proteínas receptoras diferentes de dopamina apresentam distribuições distintas no cérebro (Figura 13.5). Ambos os receptores D1 e D2 são expressos em altos níveis no *estriado* (núcleo caudado e putame), no qual desempenham um papel no controle motor dos *núcleos da base*, bem como no *nucleus accumbens* (ver Capítulo 18) e *tubérculo olfatório*. Os receptores D2 também são expressos em altos níveis nos *lactótrofos* da adeno-hipófise, nos quais regulam a secreção de prolactina (ver Capítulo 26). Acredita-se que os receptores D2 desempenhem um papel na *esquizofrenia*, visto que muitos medicamentos antipsicóticos exibem alta afinidade por esses receptores (ver adiante), embora a localização dos receptores D2 envolvidos ainda não tenha sido elucidada. Os receptores D3 e D4 estão estrutural e funcionalmente relacionados com os receptores D2 e também podem estar envolvidos na patogenia da esquizofrenia. Os receptores D3 estão expressos em altos níveis no *sistema límbico*, incluindo o *nucleus accumbens* e o tubérculo olfatório, enquanto os receptores D4 foram localizados em *córtex frontal*, *diencéfalo* e tronco encefálico. Os receptores D5 distribuem-se esparsamente e são expressos em baixos níveis, principalmente em *hipocampo, tubérculo olfatório* e *hipotálamo*.

A regulação da formação de AMPc constitui a característica que define as classes de receptores de dopamina, porém os receptores dopamínicos também podem afetar outros aspectos da função celular, dependendo de sua localização e ligação a sistemas de segundos mensageiros. Os receptores de dopamina são expressos, em sua maioria, sobre a superfície de neurônios pós-sinápticos nas sinapses dopaminérgicas. A densidade desses receptores é estreitamente controlada por meio da inserção e da remoção reguladas das proteínas do receptor de dopamina da membrana pós-sináptica. Os receptores de DA também são expressos em nível pré-sináptico, nas terminações dos neurônios dopaminérgicos. Os receptores de dopamina pré-sinápticos, cuja maior parte pertence à classe D2, atuam como *autorreceptores*. Esses autorreceptores percebem o fluxo excessivo de dopamina a partir da sinapse e reduzem o tônus dopaminérgico, diminuindo a síntese de DA no neurônio pré-sináptico e reduzindo a taxa de descarga neuronal e a liberação de dopamina. Ocorre inibição da síntese de DA por meio da infrarregulação da atividade da TH dependente de AMPc, enquanto o efeito inibitório sobre a liberação de DA e a descarga neuronal deve-se, em parte, a um mecanismo distinto que envolve a modulação dos canais de K^+ e de Ca^{2+}. O aumento da abertura dos canais de K^+ resulta em maior corrente que hiperpolariza o neurônio, de modo que é preciso maior despolarização para alcançar o limiar de disparo. A diminuição da abertura dos canais de Ca^{2+} resulta em níveis reduzidos de Ca^{2+} intracelular. Como o Ca^{2+} é necessário para o tráfego da vesícula sináptica e a sua fusão com a membrana pré-sináptica, a diminuição dos níveis intracelulares de Ca^{2+} resulta em liberação reduzida de dopamina.

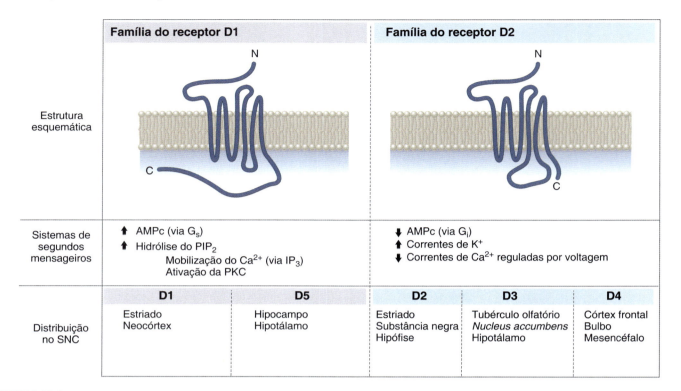

FIGURA 13.4 Famílias de receptores de dopamina. Os cinco subtipos de receptores de dopamina (D1 a D5) podem ser classificados em duas grandes famílias de receptores. A família do receptor D1 apresenta uma longa cauda C-terminal e uma alça citoplasmática curta entre as hélices transmembrana 5 e 6, enquanto a família do receptor D2 apresenta uma cauda C-terminal curta e uma longa alça citoplasmática entre as hélices 5 e 6. A estimulação da família D1 é excitatória, com aumento dos níveis de AMPc e Ca^{2+} intracelular e ativação da proteinoquinase C (PKC). A estimulação da família D2 é inibitória, com diminuição dos níveis de AMPc e Ca^{2+} intracelular e hiperpolarização da célula. Os cinco subtipos de receptores exibem padrões distintos de distribuição no sistema nervoso central. No subtipo de receptor D2, existem as isoformas $D2_S$ e $D2_L$ (*não ilustradas*). IP_3 = inositol trifosfato; PIP_2 = fosfatidilinositol-4,5-bifosfato.

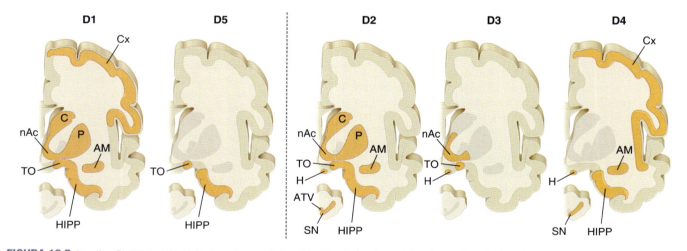

FIGURA 13.5 Localização dos receptores de dopamina no cérebro. A localização dos cinco subtipos de receptores de dopamina no cérebro humano, determinada pela localização dos mRNA dos receptores em regiões correspondentes do cérebro do rato, é mostrada em cor de *laranja* em corte coronal. Ambos os receptores D1 e D2 localizam-se em núcleo caudado e putame (o estriado), *nucleus accumbens*, corpo amigdaloide, tubérculo olfatório e hipocampo. Além disso, os receptores D1 são encontrados no córtex cerebral, enquanto os receptores D2 estão presentes em substância negra, área tegmental ventral e hipotálamo. AM = corpo amigdaloide; C = núcleo caudado; Cx = córtex cerebral; H = hipotálamo; HIPP = hipocampo; nAc = *nucleus accumbens*; TO = tubérculo olfatório; P = putame; SN = substância negra; ATV = área tegmental ventral.

Vias centrais de dopamina

Os neurônios dopaminérgicos centrais originam-se, em sua maior parte, em áreas distintas do cérebro, como mostra a Figura 13.6 (ver também Figura 8.8), e apresentam projeções divergentes. Três vias principais podem ser distinguidas. O maior

trato da DA no cérebro é o sistema *nigroestriatal*, que contém cerca de 80% da DA do cérebro. Esse trato projeta-se rostralmente dos corpos celulares para a *parte compacta* da *substância negra* até as terminações que inervam significativamente o núcleo caudado e o putame, dois núcleos que, em seu conjunto, são denominados *estriado*. O estriado é assim denominado

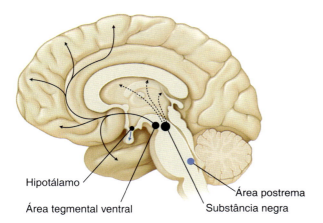

Hipotálamo

Área postrema

Área tegmental ventral

Substância negra

FIGURA 13.6 Vias centrais de dopamina. Os neurônios dopaminérgicos têm origem em alguns dos núcleos específicos no cérebro. Os neurônios que se originam no hipotálamo e se projetam para a eminência média (*seta azul*) são tonicamente ativos e inibem a secreção de prolactina. Os neurônios que se projetam da substância negra para o estriado (*setas em pontilhado*) regulam o movimento. Acredita-se que os neurônios dopaminérgicos que se projetam da área tegmental ventral para o sistema límbico e o córtex pré-frontal (*setas pretas cheias*) desempenham papéis na regulação do humor e do comportamento. A área postrema contém uma alta densidade de receptores de dopamina, e a estimulação desses receptores ativa os centros do vômito do cérebro.

pela aparência listrada dos tratos de fibras brancas que correm por ele; a substância negra é assim designada pela pigmentação negra que resulta da decomposição da DA em melanina. Os neurônios dopaminérgicos do sistema nigroestriatal estão envolvidos na estimulação do movimento intencional. Sua degeneração resulta em anormalidades do movimento, que são características da doença de Parkinson.

Medialmente à substância negra, existe uma área de corpos celulares dopaminérgicos no mesencéfalo, denominada *área tegmental ventral* (ATV). A ATV exibe projeções amplamente divergentes que inervam muitas áreas do prosencéfalo, mais notavelmente o córtex cerebral, o *nucleus accumbens* e outras estruturas límbicas. Esses sistemas desempenham um papel importante e complexo (que ainda está pouco elucidado) na motivação, no pensamento orientado para metas, na regulação do afeto e no reforço positivo (recompensa). O comprometimento dessas vias pode estar envolvido no desenvolvimento da *esquizofrenia*; conforme é discutido mais adiante, o bloqueio da neurotransmissão dopaminérgica pode levar a uma remissão dos sintomas psicóticos. (No Capítulo 18 há uma discussão mais completa sobre a via da recompensa.)

Os corpos celulares que contêm DA nos *núcleos arqueado* e *paraventricular* do hipotálamo projetam axônios para a eminência média do hipotálamo. Esse sistema é conhecido como via *tuberoinfundibular*. A dopamina é liberada por esses neurônios na circulação porta que conecta a eminência média com a adeno-hipófise e inibe intensamente a liberação de prolactina pelos lactótrofos da hipófise.

Uma quarta estrutura anatômica, a *área postrema* localizada no assoalho do quarto ventrículo, também constitui um alvo para a terapia dopaminérgica. A área postrema contém apenas uma quantidade modesta de neurônios dopamínicos intrínsecos, porém uma alta densidade de receptores de dopamina (principalmente da classe D2). A área postrema é um dos *órgãos circunventriculares* que atuam como quimiorreceptores sanguíneos. Diferentemente do restante do cérebro, os vasos sanguíneos nos

órgãos circunventriculares são fenestrados, possibilitando uma comunicação entre o sangue e o SNC (*i. e.*, os órgãos circunventriculares estão "fora" da barreira hematencefálica [BHE]). A estimulação dos receptores de DA na área postrema ativa os centros do vômito do cérebro e constitui uma das causas de *vômito*. Os fármacos que bloqueiam os receptores D2 de dopamina são usados no tratamento da náuseas e dos vômitos.

A ocorrência de um distúrbio em qualquer um desses sistemas dopaminérgicos pode resultar em doença. Dois desses exemplos são: a doença de Parkinson, que surge em decorrência de uma desregulação da neurotransmissão dopaminérgica; e a esquizofrenia, que também resulta de uma neurotransmissão dopaminérgica anormal. Essas duas doenças e as intervenções farmacológicas utilizadas no seu tratamento são discutidas adiante. Como a manipulação farmacológica dos sistemas dopaminérgicos nem sempre é específica de determinado sistema, é possível prever muitos dos efeitos adversos dos fármacos que atuam sobre esses sistemas, com base em seus efeitos nos outros sistemas dopaminérgicos.

▶ Dopamina e o controle do movimento: doença de Parkinson

Fisiologia das vias nigroestriatais

Os núcleos da base desempenham um papel fundamental na regulação do movimento voluntário e constituem o local da patologia da doença de Parkinson. Os núcleos da base não se conectam diretamente com os neurônios motores espinais e, por conseguinte, não controlam diretamente os movimentos individuais dos músculos. Em vez disso, parecem atuar ao auxiliar a aprendizagem dos padrões coordenados de movimento e ao facilitar a execução dos padrões motores aprendidos. A dopamina desempenha um papel central na operação desse sistema, incluindo a sinalização quando movimentos desejados são executados com sucesso e impulsionando o processo de aprendizagem.

Do ponto de vista anatômico, os núcleos da base formam uma alça reentrante ao receber impulsos do córtex cerebral, processando essa informação no contexto do influxo dopaminérgico da substância negra e devolvendo a informação ao córtex por meio do tálamo. O circuito interno dos núcleos da base é constituído de vários componentes. O estriado (núcleo caudado e putame) constitui o núcleo de influxo primário do sistema, enquanto a parte interna do globo pálido e a parte reticulada da substância negra são os núcleos de descarga. São interconectados por dois internúcleos, o núcleo subtalâmico e a parte externa do globo pálido.

Grande parte do processamento da informação efetuado pelos núcleos da base ocorre no estriado. Os impulsos corticais para essa estrutura são excitatórios e utilizam o glutamato como transmissor. O estriado também é o alvo da via nigroestriatal dopaminérgica. Os neurônios no estriado são de vários tipos. Em sua maioria, são neurônios "espinhosos médios". Essas células são crivadas com espinhos que recebem impulsos de axônios corticoestriatais. Esses neurônios espinhosos médios liberam o transmissor inibitório GABA e emitem suas projeções para dois alvos distais, formando as *vias direta* e *indireta* (Figura 13.7). O estriado também contém várias populações pequenas, porém importantes, de interneurônios, incluindo neurônios que liberam acetilcolina. Esses interneurônios participam na intercomunicação entre as vias direta e indireta.

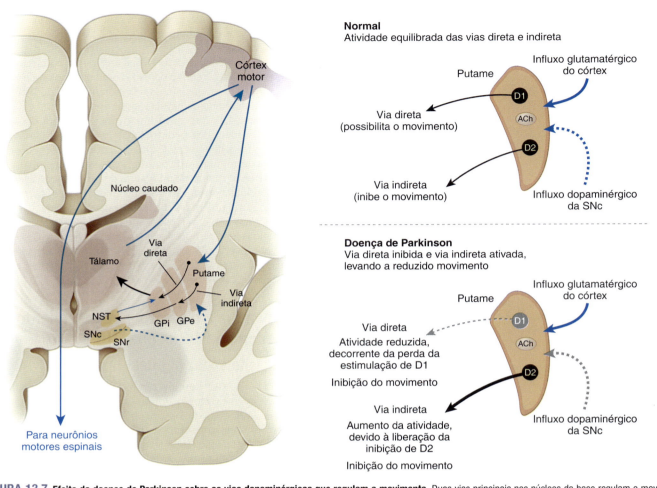

FIGURA 13.7 **Efeito da doença de Parkinson sobre as vias dopaminérgicas que regulam o movimento.** Duas vias principais nos núcleos da base regulam o movimento: a via indireta, que inibe o movimento, e a via direta, que possibilita a realização de movimento. A dopamina inibe a via indireta e estimula a via direta, produzindo uma tendenciosidade efetiva que possibilita o movimento voluntário. As vias excitatórias são mostradas em *azul,* e as vias inibitórias, em *preto.* A via direta emite sinais do putame para GPi, tálamo e córtex, enquanto a via indireta emite sinais do putame para GPe, NST e GPi, tálamo e córtex. GPi, segmento interno do globo pálido; GPe, segmento externo do globo pálido; SNc, parte compacta da substância negra; SNr, parte reticulada da substância negra; NST, núcleo subtalâmico. *Detalhe:* os neurônios das vias direta e indireta no putame recebem influxos do sistema dopaminérgico nigroestriatal (*seta azul pontilhada*) e dos sistemas glutamatérgicos corticais (*seta azul cheia*), processam esses influxos no contexto de influências colinérgicas locais (*ACh*) e transmitem o efluxo GABAérgico (*não ilustrado*). A degeneração dos neurônios dopaminérgicos na substância negra resulta em estimulação deficiente da via direta (que possibilita o movimento) e inibição insuficiente da via indireta (que inibe o movimento). O resultado final consiste em uma escassez de movimento. A *seta cinza pontilhada* indica redução de atividade causada pela estimulação deficiente, enquanto a *seta preta espessa* indica aumento de atividade produzida pela inibição insuficiente.

O equilíbrio de atividade entre as vias direta e indireta regula o movimento. A via direta, formada por neurônios estriatais que expressam principalmente receptores D1 de dopamina, projeta-se diretamente para a saída dos núcleos da base, o segmento interno do *globo pálido*. Estes últimos neurônios inibem intensamente o tálamo que, por sua vez, envia projeções excitatórias ao córtex, que dão início ao movimento. Dessa maneira, a ativação da via direta desinibe o tálamo, isto é, *a ativação da via direta estimula o movimento*. A via indireta, formada por neurônios estriatais que expressam predominantemente receptores D2, projeta-se para o segmento externo do globo pálido, que, por sua vez, inibe neurônios no *núcleo subtalâmico*. Os neurônios no núcleo subtalâmico são neurônios glutamatérgicos excitatórios que se projetam para o segmento interno do globo pálido. Em consequência dessa via de múltiplas etapas, a ativação da via indireta desinibe os neurônios do núcleo subtalâmico, que, por outro lado, estimulam os neurônios no segmento interno do globo pálido para inibir o tálamo, isto é, *a ativação da via indireta inibe o movimento*.

A expressão diferencial dos receptores D1 e D2 nas duas vias leva a diferentes efeitos da estimulação dopaminérgica. A presença de níveis aumentados de dopamina no estriado tende a ativar neurônios que expressam D1 na via direta, enquanto inibe os neurônios da via indireta que expressam D2. Observe que ambos os efeitos promovem o movimento. O efeito oposto é observado na doença de Parkinson, um estado de deficiência de dopamina: a via direta apresenta uma redução de atividade, enquanto a via indireta encontra-se hiperativa, resultando em diminuição do movimento.

Naturalmente, esse modelo de função dos núcleos da base está muito simplificado, porém tem sido útil para desenvolver uma compreensão mais profunda do modo pelo qual os núcleos da base atuam. Uma importante dedução feita com base nesse modelo é a de que, na doença de Parkinson, a via indireta (e, em particular, o núcleo subtalâmico) deve estar hiperativa. Essa previsão foi comprovada diretamente por registros elétricos *in vivo* realizados em pacientes com doença de Parkinson. Além disso, tratamentos cirúrgicos voltados para o núcleo subtalâmico, como estimulação cerebral profunda nesse local, são, hoje em dia, frequentemente utilizados no tratamento da doença de Parkinson quando a abordagem farmacológica é inadequada.

Fisiopatologia

Na doença de Parkinson, há perda seletiva de neurônios dopaminérgicos na *parte compacta da substância negra* (Figura 13.7). A extensão da perda é profunda, com destruição de pelo menos 70% dos neurônios quando aparecem pela primeira vez os sintomas; com frequência, observa-se uma perda de 95% dos neurônios na necropsia. A destruição desses neurônios resulta nas características motoras fundamentais da doença: bradicinesia ou lentidão dos movimentos; rigidez, uma resistência ao movimento passivo dos membros; comprometimento do equilíbrio postural, que predispõe a quedas; e tremor característico quando os membros estão em repouso.

Os mecanismos subjacentes à destruição dos neurônios da DA na substância negra na doença de Parkinson ainda não estão totalmente elucidados. Foram implicados tanto fatores ambientais quanto influências genéticas. Em 1983, o desenvolvimento inesperado de doença de Parkinson em usuários do opioide sintético meperidina (ver Capítulo 17) levou ao reconhecimento do primeiro agente que provoca diretamente a doença de Parkinson e à prova mais definitiva de que fatores ambientais podem causar essa doença. Esses indivíduos, que eram jovens e saudáveis nos demais aspectos, desenvolveram repentinamente sintomas parkinsonianos graves, que responderam à levodopa. Todos os casos foram relacionados com um único lote contaminado de meperidina que tinha sido sintetizada em um laboratório improvisado. Foi constatado que o contaminante era a *1-metil-4-fenil-1,2,3,6-tetra-hidropiridina* (MPTP), que se forma como impureza na síntese da meperidina quando sua produção é efetuada por um período demasiado longo e em temperatura muito alta. Estudos realizados em primatas não humanos mostraram que a MPTP é oxidada no cérebro a MPP$^+$ (1-metil-4-fenil-piridínio), que é seletivamente tóxico para os neurônios da substância negra. Apesar dessas pesquisas extensas, não parece existir nenhuma quantidade significativa de MPTP no meio ambiente comum, e a própria MPTP não constitui o fator etiológico da maioria dos casos de doença de Parkinson. Entretanto, pode haver outros fatores ambientais que tenham um efeito mais sutil sobre o desenvolvimento da doença, como exposição a certos pesticidas.

Pesquisas recentes estabeleceram que determinados fatores genéticos contribuem para a doença de Parkinson. Os mais bem estudados exemplos são famílias com mutações ou hiperexpressão da proteína α-sinucleína, levando a formas autossômicas dominantes da doença de Parkinson. Embora a função dessa proteína não esteja bem esclarecida, ela parece estar envolvida na formação de vesículas de neurotransmissores e na liberação de dopamina no cérebro. Foram identificados pelo menos quatro outros genes como causa de doença de Parkinson em uma ou mais famílias. Essas descobertas genéticas forneceram indícios importantes na biologia da doença de Parkinson e possibilitaram o desenvolvimento de tipos de drosófilas e camundongos transgênicos, que servem de plataforma para o desenvolvimento de novos tratamentos. Embora essas descobertas genéticas tenham proporcionado um maior discernimento da biologia da doença de Parkinson, é importante assinalar que todas as diferentes causas genéticas identificadas até o momento respondem por menos de 10% dos casos, e que a maioria dos casos continua sendo de causa desconhecida. A etiologia da doença de Parkinson na maioria dos pacientes é provavelmente multifatorial, com contribuições de fatores tanto genéticos quanto ambientais.

Classes e agentes farmacológicos

A doença de Parkinson é um distúrbio progressivo. A perda dos neurônios dopaminérgicos provavelmente começa uma década ou mais antes do aparecimento efetivo dos sintomas, e essa perda continua de modo inexorável. Todos os tratamentos atualmente disponíveis são, em sua maioria, *sintomáticos,* o que significa dizer que eles tratam os sintomas, porém não alteram o processo degenerativo subjacente. Os tratamentos sintomáticos são muito úteis e podem restaurar a função e a qualidade de vida durante muitos anos, porém a evolução da doença leva, finalmente, a uma crescente dificuldade no controle dos sintomas. Além disso, algumas manifestações da doença de Parkinson não respondem bem aos medicamentos atuais, particularmente o comprometimento cognitivo e a demência que caracterizam os estágios avançados da doença e resultam da extensão do processo mórbido do sistema dopaminérgico para outras áreas do cérebro. A meta de grande parte da pesquisa atual consiste em desenvolver tratamentos *neuroprotetores* e *neurorrestauradores,* capazes de retardar ou eliminar a necessidade de tratamento sintomático e evitar as complicações tardias da doença.

A maioria das intervenções farmacológicas atualmente utilizadas na doença de Parkinson visa à restauração dos níveis da DA no cérebro. Em geral, os medicamentos empregados no manejo da doença de Parkinson podem ser divididos em precursores da DA, agonistas dos receptores de DA e inibidores da degradação de DA. Os tratamentos não dopaminérgicos disponíveis, como agentes anticolinérgicos que modificam a função dos interneurônios estriatais, desempenham um papel menor, porém ainda útil.

Precursores de dopamina

A *levodopa* foi utilizada pela primeira vez no tratamento da doença de Parkinson há mais de 30 anos e continua sendo o tratamento mais efetivo para a doença. A própria DA não é apropriada, visto que é incapaz de atravessar a BHE. Entretanto, o precursor imediato da DA, a L-DOPA (levodopa), é rapidamente transportado por meio da BHE pelo transportador de aminoácidos neutros (ver Capítulo 8). Uma vez no SNC, a L-DOPA é convertida em dopamina pela enzima AADC. Por conseguinte, a L-DOPA deve competir com outros aminoácidos neutros por seu transporte por meio da BHE, e sua disponibilidade no SNC pode ser comprometida por refeições proteicas recentes (ver o Caso descrito na introdução no Capítulo 8).

A levodopa administrada por via oral é rapidamente convertida em dopamina pela AADC no trato gastrintestinal. Esse processo metabólico diminui a quantidade de levodopa capaz de alcançar a barreira hematencefálica para seu transporte ao SNC, bem como aumenta os efeitos adversos periféricos que resultam da geração de dopamina na circulação periférica (predominantemente náuseas, por causa da ligação dessa dopamina aos receptores na área postrema). Quando a levodopa é administrada isoladamente, apenas 1 a 3% da dose administrada alcançam o SNC em sua forma inalterada. Para reforçar os níveis de levodopa disponíveis para o cérebro e reduzir os efeitos adversos do metabolismo periférico da levodopa, ela quase sempre é administrada em associação a *carbidopa,* um inibidor da AADC (Figura 13.8). *A carbidopa impede efetivamente a conversão da levodopa em DA na periferia.* O aspecto importante é que, como a carbidopa não é capaz de atravessar a BHE, ela não interfere na conversão da levodopa em DA no SNC. A carbidopa aumenta a fração da levodopa administrada por via oral disponível no SNC de 1 a 3% (na ausência de carbidopa) para 10% (com carbidopa), possibilitando uma redução significativa na dose de levodopa e uma diminuição na incidência de efeitos adversos periféricos.

Muitos pacientes com doença de Parkinson apresentam uma notável melhora sintomática com a associação de levodopa e carbidopa, particularmente na fase inicial da doença. Com efeito, a obtenção de uma melhora sintomática após o início do tratamento com levodopa é considerada diagnóstica da doença de Parkinson. Todavia, com o passar do tempo, a eficiência da levodopa declina. O uso contínuo resulta tanto em tolerância quanto em sensibilização ao medicamento, que se manifesta por um drástico estreitamento da janela terapêutica. À medida que o paciente continua tomando levodopa, ele necessita de uma quantidade maior do fármaco para produzir uma melhora clinicamente significativa dos sintomas. Esses pacientes desenvolvem flutuações na função motora, que incluem períodos de congelamento e aumento da rigidez, conhecidos como períodos "desligados" (*off*), alternando com períodos de movimento normal ou até mesmo discinético, conhecidos como períodos "ligados" (*on*). Esses períodos "ligados" ocorrem, em geral, pouco após a administração de levodopa/carbidopa, quando um grande bolo de dopamina é liberado no estriado. Os períodos "ligados" podem ser inicialmente controlados pelo uso de doses menores do medicamento, embora isso aumente a probabilidade de períodos "desligados". Os períodos "desligados" tendem a ocorrer quando os níveis plasmáticos de levodopa declinam, e podem ser compensados por aumento da dose de levodopa ou da frequência de doses administradas. Com a evolução da doença, o controle desses sintomas torna-se cada vez mais difícil.

O efeito adverso mais significativo da levodopa consiste na tendência a causar *discinesias* ou movimentos rítmicos incontroláveis de cabeça, tronco e membros. Esses movimentos aparecem em pelo menos metade de todos os pacientes dentro de 5 anos após o início do fármaco e, em geral, agravam-se com a evolução da doença. À semelhança do fenômeno de "liga/desliga" (*on/off*), as discinesias estão habitualmente associadas à dose de levodopa, ocorrendo principalmente nos momentos de concentração plasmática máxima de levodopa. Por conseguinte, as discinesias também podem ser controladas inicialmente pelo uso de doses menores de levodopa, administradas a intervalos mais frequentes. Infelizmente, à medida que a doença evolui, o tratamento contínuo leva a um agravamento das discinesias e do fenômeno de "liga/desliga", a ponto de que um ou outro estejam quase sempre presentes.

Embora as discinesias e as flutuações da função motora induzidas pela levodopa sejam complexas e pouco elucidadas, acredita-se que pelo menos dois fatores possam contribuir para esses efeitos adversos. Em primeiro lugar, a destruição contínua dos neurônios dopaminérgicos com a evolução da doença de Parkinson resulta na incapacidade crescente do estriado de armazenar efetivamente a dopamina e também diminui a capacidade das terminações dopaminérgicas de tamponar as concentrações sinápticas de dopamina. Em segundo lugar, o tratamento crônico com levodopa parece produzir adaptações nos neurônios pós-sinápticos no estriado. Em condições normais, as concentrações de dopamina nas sinapses estriatais são rigorosamente reguladas. As grandes flutuações da concentração de dopamina produzidas pela administração intermitente de levodopa oral induzem alterações na expressão dos receptores de dopamina na superfície celular e nos eventos de sinalização pós-receptor. Essas adaptações pós-sinápticas alteram a sensibilidade da célula aos níveis sinápticos de dopamina,

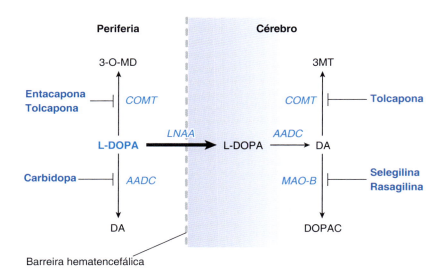

FIGURA 13.8 **Efeitos de carbidopa, inibidores da COMT e inibidores da MAO-B sobre o metabolismo periférico e central da levodopa.** A levodopa (L-DOPA) administrada por via oral é metabolizada nos tecidos periféricos e no trato gastrintestinal (GI) por L-aminoácido aromático descarboxilase (AADC), catecol-O-metiltransferase (COMT) e monoamina oxidase A (MAO-A; *não ilustrada*). Esse metabolismo diminui consideravelmente a dose efetiva de levodopa disponível para o cérebro e aumenta substancialmente os efeitos adversos periféricos do fármaco. A carbidopa é um inibidor da AADC que não tem a capacidade de atravessar a barreira hematencefálica. Quando se administra levodopa em associação a carbidopa, uma maior fração da levodopa torna-se disponível para o cérebro. Por conseguinte, é necessária uma dose menor de levodopa para obter eficácia clínica, e o fármaco apresenta menos efeitos adversos graves na periferia. Ao inibir a COMT na periferia, a entacapona e a tolcapona aumentam, de modo semelhante, a fração de levodopa periférica disponível para o cérebro. A L-DOPA é transportada por meio da barreira hematencefálica pelo transportador de L-aminoácidos neutros (LNAA) e metabolizada à dopamina (DA) pela AADC. No interior do cérebro, a DA é metabolizada por COMT e MAO-B. Tolcapona (um inibidor da COMT) e selegilina e rasagilina (inibidores seletivos da MAO-B) aumentam a eficiência do tratamento com levodopa ao inibir o metabolismo da DA no cérebro. 3-O-MD = 3-O-metilDOPA; DOPAC = ácido di-hidroxifenilacético; 3MT = 3-metoxitiramina.

acentuando ainda mais as respostas associadas a concentrações altas (período "ligado", discinesia) e baixas (período "desligado", acinesia) do transmissor.

O declínio previsível de eficácia e o aumento dos efeitos adversos que resultam do tratamento prolongado com levodopa levaram a discussões sobre o momento apropriado para se iniciar o tratamento da doença de Parkinson com levodopa e sobre os méritos relativos de retardar o uso desse fármaco nos estágios iniciais da doença. Estudos recentes sugeriram que pode haver vantagens no tratamento inicial com fármacos diferentes da levodopa, em especial os agonistas do receptor de dopamina (ver adiante); todavia, essas alternativas podem levar a efeitos adversos mais graves que os da levodopa, pelo menos em alguns pacientes. Além disso, a maioria dos pacientes inicialmente tratados com outros fármacos geralmente necessita de tratamento com levodopa em algum momento. A levodopa continua sendo o tratamento mais eficaz para doença de Parkinson, e sua administração deve ser iniciada tão logo outras terapias sejam ineficazes no controle efetivo dos sintomas parkinsonianos. Outras demoras no tratamento com levodopa estão associadas à taxa reduzida de controle dos sintomas e ao aumento da mortalidade.

Agonistas dos receptores de dopamina

Outra estratégia para aumentar a neurotransmissão dopaminérgica consiste em utilizar diretamente como alvo o receptor de DA pós-sináptico mediante o uso de agonistas dos receptores de DA. Os primeiros fármacos dessa classe foram derivados do esporão do centeio, como a *bromocriptina* (agonista D2) e a *pergolida* (D1 e D2); todavia, foi constatado que esses agentes induzem efeitos adversos, incluindo fibrose de valvas cardíacas. Por conseguinte, eles foram abandonados, em grande parte, a favor de agonistas diferentes do esporão do centeio, como o *pramipexol* (D3>D2) e o ropinirol (D3>D2).

Os agonistas dos receptores de DA, como classe, apresentam várias vantagens. Como se trata de moléculas não peptídicas, esses fármacos não competem com a levodopa ou com outros aminoácidos neutros pelo seu transporte por meio da BHE. Além disso, como não necessitam de conversão enzimática pela AADC, permanecem efetivos em uma fase avançada da evolução da doença de Parkinson. Todos os agonistas dos receptores de dopamina de uso atual apresentam meias-vidas mais longas que a da levodopa, possibilitando o uso menos frequente de doses e propiciando uma resposta mais uniforme aos medicamentos.

A principal limitação ao uso dos agonistas dos receptores de dopamina é sua tendência a induzir efeitos adversos indesejáveis, que podem incluir náuseas, edema periférico e hipotensão. Todos os agonistas da dopamina também podem produzir vários efeitos adversos cognitivos, incluindo sedação excessiva, sonhos vívidos e alucinações, particularmente em pacientes idosos. Os agonistas dos receptores de dopamina também podem desencadear sintomas da *síndrome de desregulação dopaminérgica*, em que os pacientes apresentam comprometimento no controle dos impulsos. As manifestações comuns consistem em jogo patológico, gasto excessivo, ingestão compulsiva de alimentos e hipersexualidade. Esses comportamentos podem ser socialmente destrutivos e exigem a interrupção do uso dos medicamentos.

Estudos recentes examinaram o uso do pramipexol e do ropinirol como monoterapia inicial para doença de Parkinson. Acreditava-se que, como os agonistas da dopamina apresentam meias-vidas mais longas que a da levodopa, eles pudessem ter menos tendência a induzir períodos "desligados". Esses estudos mostraram que o uso dos agonistas dos receptores de dopamina como tratamento inicial para doença de Parkinson retarda o início dos períodos "desligados" e as discinesias; entretanto, observa-se também uma taxa aumentada de efeitos adversos em comparação com o tratamento inicial com levodopa. No momento atual, muitos médicos fazem uso de agonistas da dopamina como tratamento inicial da doença de Parkinson, particularmente em indivíduos mais jovens.

Inibidores do metabolismo de dopamina

Uma terceira estratégia que vem sendo utilizada no tratamento da doença de Parkinson envolve a inibição da degradação da DA. Os inibidores tanto da MAO-B (a isoforma da MAO que predomina no estriado) quanto da COMT têm sido utilizados como adjuvantes da levodopa na prática clínica (Figura 13.8). A *selegilina* é um inibidor da MAO que, em concentrações baixas, é seletiva para a MAO-B. Esse fármaco não interfere no metabolismo periférico das monoaminas pela MAO-A e evita os efeitos tóxicos da tiramina de origem dietética e de outras aminas simpaticomiméticas associadas ao bloqueio não seletivo da MAO (ver Capítulo 14). Uma desvantagem da selegilina é que esse fármaco forma um metabólito potencialmente tóxico, a anfetamina, que pode causar insônia e confusão, particularmente no indivíduo idoso. A *rasagilina*, um inibidor mais recente da MAO-B que não forma metabólitos tóxicos, foi recentemente aprovada nos EUA. Tanto a rasagilina quanto a selegilina melhoram a função motora na doença de Parkinson quando utilizadas como monoterapia, e ambas podem aumentar a eficiência do tratamento com levodopa. Houve também interesse na questão da possibilidade dos inibidores da MAO de limitar a formação de radicais livres reativos associada ao catabolismo da dopamina, alterando, portanto, a taxa de evolução da doença. Os estudos iniciais das propriedades protetoras potenciais da selegilina não foram conclusivos. Estudos mais recentes com rasagilina têm sido mais promissores, porém ainda não comprovaram um efeito modificador da doença.

A *tolcapona* e a *entacapona* inibem a COMTe, por conseguinte, a degradação da levodopa, bem como a da DA. A tolcapona é um agente altamente lipossolúvel, que pode atravessar a BHE, enquanto a entacapona distribui-se apenas na periferia. Ambos os fármacos diminuem o metabolismo periférico da levodopa e a tornam, portanto, mais disponível para o SNC. A tolcapona tem a propriedade adicional de atravessar efetivamente a barreira hematencefálica e de inibir a COMT central e periférica. Em ensaios clínicos, constatou-se que tanto a tolcapona quanto a entacapona reduzem os períodos "desligados" associados a níveis plasmáticos diminuídos de levodopa. Embora o efeito central da tolcapona constitua uma vantagem (Figura 13.8), houve diversos relatos de hepatotoxicidade fatal associada a seu uso, de modo que ela precisa ser utilizada com muita cautela. Por conseguinte, na prática, a entacapona constitui o inibidor da COMT mais amplamente utilizado.

Farmacologia não dopaminérgica na doença de Parkinson

Amantadina, triexifenidil e benztropina são fármacos que não afetam claramente as vias dopaminérgicas, sendo, entretanto, efetivos no tratamento da doença de Parkinson. A *amantadina* foi desenvolvida e comercializada principalmente como agente antiviral para reduzir o tempo e a gravidade das infecções pelo vírus *influenza* A (ver Capítulo 37). Todavia, nos pacientes com doença de Parkinson, a amantadina é empregada no tratamento das discinesias induzidas por levodopa, que surgem tardiamente na evolução da doença. Acredita-se que o mecanismo pelo qual a amantadina diminui a discinesia envolva o bloqueio dos receptores NMDA excitatórios. O *triexifenidil* e *benztropina* são antagonistas dos receptores muscarínicos que reduzem o tônus colinérgico no SNC. Diminuem mais o tremor que a bradicinesia e, consequentemente, são mais efetivos no tratamento de pacientes em que o tremor constitui a principal manifestação clínica da doença de Parkinson. Acredita-se que esses agentes anticolinérgicos atuem ao modificar as ações dos interneurônios colinérgicos estriatais, que regulam as interações dos neurônios das vias direta e indireta. Além disso, causam uma variedade de efeitos adversos anticolinérgicos, que podem incluir boca seca, retenção urinária e, o mais importante, comprometimento da memória e cognição.

Tratamento de pacientes com doença de Parkinson

O tratamento de pacientes com doença de Parkinson é um processo individualizado, que precisa levar em consideração não apenas a extensão dos sintomas, mas também idade, ocupação, atividades e incapacidades percebidas do paciente. No momento atual, não existe nenhum exame laboratorial capaz de confirmar especificamente o diagnóstico; na verdade, o diagnóstico baseia-se na anamnese e no exame físico, juntamente com exames laboratoriais para excluir outros diagnósticos possíveis. Nos pacientes com doença inicial, pode ser apropriado recomendar uma abordagem não farmacológica de tratamento, ressaltando a importância do exercício físico e da modificação do estilo de vida. Quase todos os pacientes acabam necessitando de tratamento farmacológico. Nos pacientes com sintomas discretos, pode-se considerar o uso de inibidores da MAO-B, amantadina ou medicações anticolinérgicas. Quando os sintomas são mais avançados, indica-se a terapia dopaminérgica. A levodopa constitui o tratamento mais efetivo; todavia, muitos pacientes mais jovens são tratados inicialmente com um agonista da dopamina, na esperança de retardar o início das flutuações motoras. A doença avançada com flutuações exige polifarmácia, incluindo frequentemente levodopa, agonistas da dopamina, entacapona, inibidores da MAO-B e amantadina. É importante estar atento para o aparecimento de sintomas cognitivos e efeitos adversos, que podem exigir uma modificação da abordagem terapêutica.

▶ Dopamina e transtornos do pensamento: esquizofrenia

Fisiopatologia

A esquizofrenia é um transtorno do pensamento, caracterizado por um ou mais episódios de psicose (comprometimento do sentido da realidade). Os pacientes podem manifestar transtornos da percepção, pensamento, fala, emoção e/ou atividade física. Os sintomas esquizofrênicos são divididos em duas amplas categorias. Os *sintomas positivos* envolvem o aparecimento de funções anormais, como delírios (crenças distorcidas ou falsas e interpretação incorreta das percepções), *alucinações* (percepções anormais, particularmente auditivas), *fala desorganizada* e *comportamento catatônico*. Os *sintomas negativos* envolvem a redução ou perda das funções normais; incluem *embotamento afetivo* (diminuição na gama ou na intensidade

da expressão emocional), *alogia* (diminuição na fluência da fala) e *nolição* (diminuição da iniciativa de decidir por um comportamento em função de motivações). Os critérios da American Psychiatric Association para esquizofrenia estão relacionados no Boxe 13.1.

Em geral, a esquizofrenia começa a afetar indivíduos no final da adolescência e início da segunda década de vida. O transtorno acomete igualmente ambos os sexos. Nos EUA, cerca de 4,75 milhões de indivíduos sofrem de esquizofrenia, e são diagnosticados 100 mil a 150 mil novos casos anualmente. Foi demonstrado um componente genético da doença, porém a taxa de concordância entre gêmeos idênticos é de apenas 50%. Por conseguinte, a esquizofrenia parece ter uma etiologia multifatorial, com componentes tanto genéticos quanto ambientais.

O modelo mais comumente citado para explicar a patogenia da esquizofrenia é a *hipótese dopaminérgica*, pela qual a doença é causada por níveis elevados e desregulados de neurotransmissão de DA no cérebro. Essa hipótese surgiu da observação empírica de que o tratamento com antagonistas dos receptores de DA, especificamente antagonistas D2, alivia vários dos sintomas da esquizofrenia em muitos dos pacientes com a doença, mas não em todos. A hipótese da DA é sustentada por várias outras observações clínicas. Em primeiro lugar, alguns pacientes que fazem uso de substâncias que aumentam os níveis de DA ou que ativam os receptores de dopamina no SNC, incluindo *anfetaminas*, *cocaína* e *apomorfina*, desenvolvem um estado esquizofreniforme, que desaparece quando a dose da substância é reduzida. Em segundo lugar, as alucinações constituem um efeito adverso conhecido do tratamento da doença de Parkinson com levodopa. Por fim, os pesquisadores conseguiram correlacionar os níveis diminuídos do metabólito da DA, e, consequentemente, os níveis diminuídos de DA, com melhora clínica em alguns sintomas esquizofrênicos.

Acredita-se que a desregulação da neurotransmissão dopaminérgica na esquizofrenia ocorra em locais anatômicos específicos do cérebro. O *sistema mesolímbico* é um trato dopaminérgico que se origina na área tegmental ventral e se projeta para o *nucleus accumbens* no estriado ventral, partes do corpo amigdaloide e hipocampo, bem como outros componentes do sistema límbico. Esse sistema está envolvido no desenvolvimento das emoções e da memória, e alguns aventaram a hipótese de que a hiperatividade mesolímbica constitua o fator responsável pelos sintomas positivos da esquizofrenia. Essa hipótese é sustentada pela tomografia por emissão de pósitrons (PET) do cérebro de pacientes apresentando os sinais mais precoces da esquizofrenia; as imagens da PET mostram alterações no fluxo sanguíneo do sistema mesolímbico, que representam alterações no nível de funcionamento desse sistema. Os neurônios dopaminérgicos do *sistema mesocortical* originam-se na área tegmental ventral e projetam-se para regiões do córtex cerebral, particularmente o córtex pré-frontal. Como o córtex pré-frontal é responsável por atenção, planejamento e comportamento motivado, foi formulada a hipótese de que o sistema mesocortical possa desempenhar um papel nos sintomas negativos da esquizofrenia.

Entretanto, todas as evidências que apontam para a DA na patogenia da esquizofrenia são circunstanciais, e muitas delas são conflitantes. As alterações nos níveis de DA, principalmente nos sistemas mesolímbico e mesocortical, poderiam refletir simplesmente consequências distais de um processo patológico em uma via que ainda não foi descoberta. Uma hipótese envol-

BOXE 13.1 Critérios para esquizofrenia (do Manual Diagnóstico e Estatístico de Transtornos Mentais, 4ª edição, texto revisado)

A. Sintomas característicos: dois (ou mais) dos seguintes sintomas, cada um deles presente por um período significativo durante 1 mês (ou menos quando tratados com sucesso):
1. Delírios
2. Alucinações
3. Discurso desorganizado (p. ex., mudança frequente de um assunto para outro ou incoerência)
4. Comportamento amplamente desorganizado ou catatônico
5. Sintomas negativos (*i. e.,* embotamento afetivo, alogia ou nolição)

Nota: apenas um sintoma do Critério A é necessário quando os delírios são bizarros ou as alucinações consistem em vozes que comentam o comportamento ou os pensamentos do indivíduo, ou se houver duas ou mais vozes conversando entre si.

B. Disfunção social/ocupacional: durante um período significativo desde o início da perturbação, uma ou mais áreas importantes do funcionamento, como trabalho, relações interpessoais ou cuidados pessoais, estão acentuadamente abaixo do nível alcançado antes do início (ou quando o início ocorre na infância ou na adolescência, incapacidade de alcançar o nível esperado de realização interpessoal, acadêmica ou ocupacional).

C. Duração: os sinais contínuos da perturbação persistem por um período mínimo de 6 meses, o qual deve incluir pelo menos 1 mês de sintomas (ou menos, se forem tratados com sucesso) que preencham o Critério A (*i. e.,* sintomas da fase ativa), podendo incluir períodos de sintomas prodrômicos ou residuais. Durante esses períodos prodrômicos ou residuais, os sinais da perturbação podem manifestar-se apenas por sintomas negativos ou por dois ou mais sintomas relacionados no Critério A, presentes de uma forma atenuada (p. ex., crenças estranhas, experiências perceptuais incomuns).

D. Exclusão de transtorno esquizoafetivo e transtorno do humor: o transtorno esquizoafetivo e o transtorno do humor com características psicóticas foram excluídos, visto que (1) nenhum episódio depressivo maior, maníaco ou misto ocorreu concomitantemente com os sintomas da fase ativa; ou (2) se os episódios de humor ocorreram durante os sintomas da fase ativa, sua duração total foi breve em relação à duração dos períodos ativo e residual.

E. Exclusão de substância/condição médica geral: o transtorno não é atribuível aos efeitos fisiológicos diretos de uma substância (p. ex., uma substância de uso abusivo, um medicamento) ou uma condição clínica geral.

F. Relação com um transtorno global do desenvolvimento: se houver um histórico de transtorno autista ou de outro transtorno global do desenvolvimento, o diagnóstico adicional de esquizofrenia é estabelecido apenas se também for constatada a presença de delírios ou alucinações proeminentes por um período mínimo de 1 mês (ou menos, se forem tratados com sucesso).

Classificação da evolução longitudinal (pode ser aplicada apenas 1 ano após o aparecimento inicial dos sintomas da fase ativa):

Episódica com sintomas residuais entre os episódios (os episódios são definidos pelo reaparecimento de sintomas psicóticos proeminentes); além disso, especifique se houver sintomas negativos proeminentes

Episódica sem sintomas residuais entre os episódios

Contínua (presença de sintomas psicóticos proeminentes durante todo o período de observação); além disso, especifique a ocorrência de sintomas negativos proeminentes

Episódio único em remissão parcial; além disso, especifique se houver sintomas negativos proeminentes

Episódio único em remissão completa

---

vendo esse processo de nível proximal sugere que a existência de um desequilíbrio na neurotransmissão glutamatérgica desempenhe um importante papel na esquizofrenia. Esse modelo é corroborado pela observação de que a fenciclidina (PCP) (ver Capítulo 18), um antagonista dos receptores NMDA, provoca sintomas semelhantes aos da esquizofrenia. Com efeito, a síndrome observada em pacientes que fazem uso crônico de PCP – que consiste em sintomas psicóticos, alucinações visuais e auditivas, desorganização do pensamento, embotamento do afeto, isolamento, retardo psicomotor e estado de ausência de motivação – apresenta componentes dos sintomas positivos e negativos da esquizofrenia. Com frequência, os neurônios dopaminérgicos e os glutamatérgicos excitatórios formam conexões sinápticas recíprocas, o que poderia explicar a eficácia dos antagonistas dos receptores de DA na esquizofrenia. Mesmo se essa hipótese for correta, não se dispõe, no momento atual, de tratamentos aplicáveis a esquizofrenia capazes de atuar nos receptores de glutamato. O glutamato é o principal transmissor excitatório no cérebro, e são necessárias pesquisas adicionais para identificar fármacos suficientemente seletivos para emprego na esquizofrenia, com um perfil de efeitos adversos aceitável.

Classes e agentes farmacológicos

Embora a base biológica da esquizofrenia permaneça controvertida, diversos fármacos mostram-se efetivos no tratamento da doença. Quando bem-sucedidos, esses medicamentos podem levar a uma remissão da psicose e possibilitar a integração do paciente na sociedade. Entretanto, apenas raramente os pacientes retornam totalmente a seu estado pré-mórbido. Os fármacos usados no tratamento da psicose são frequentemente denominados *neurolépticos* ou *antipsicóticos*. Embora esses termos sejam frequentemente empregados como sinônimos, eles têm diferenças pequenas, ainda que importantes, em sua conotação. O termo *neuroléptico* ressalta as ações neurológicas do fármaco, que se manifestam comumente como efeitos adversos do tratamento. Esses efeitos adversos, frequentemente denominados *efeitos extrapiramidais*, resultam do bloqueio dos receptores de DA nos núcleos da base e consistem nos sintomas parkinsonianos de lentidão, rigidez e tremor. O termo *antipsicótico* denota a capacidade desses fármacos de abolir a psicose e de aliviar a desorganização do pensamento nos pacientes esquizofrênicos. Os antipsicóticos podem ainda ser divididos em *antipsicóticos típicos*, isto é, fármacos mais antigos com ações proeminentes no receptor D2, e *antipsicóticos atípicos*, que constituem uma geração mais nova de fármacos com antagonismo D2 menos proeminente e, consequentemente, poucos efeitos extrapiramidais.

Agentes antipsicóticos típicos

A história dos agentes antipsicóticos típicos remonta à aprovação da *clorpromazina*, em 1954. A aprovação foi baseada em observações da eficiência do fármaco na esquizofrenia, porém com pouca compreensão de seu mecanismo de ação. Na década de 1960, quando o papel da DA no cérebro ficou mais esclarecido, a capacidade dos antipsicóticos típicos de bloquear a neurotransmissão dopaminérgica no SNC foi elucidada pela primeira vez. Estudos de analogia, conduzidos na década de 1980, demonstraram que tanto a eficácia terapêutica quanto os efeitos adversos extrapiramidais dos antipsicóticos típicos correlacionam-se diretamente com a afinidade desses fármacos pelos receptores D2. Como ilustrado na Figura 13.9, os fármacos com maior afinidade pelos receptores D2, conforme indicado por constantes de dissociação mais baixas, tendem a exigir doses menores para controlar os sintomas psicóticos e aliviar a esquizofrenia.

Mecanismo de ação

Apesar de os antipsicóticos típicos bloquearem os receptores D2 em todas as vias dopaminérgicas do SNC, seu mecanismo de ação como agentes antipsicóticos parece envolver o anta-

gonismo dos receptores D2 mesolímbicos e, possivelmente, mesocorticais. Conforme descrito, uma hipótese formulada sustenta que os sintomas positivos da esquizofrenia correlacionam-se com a hiperatividade do sistema mesolímbico, e o antagonismo dos receptores de dopamina mesolímbico poderia aliviar esses sintomas. Os agentes antipsicóticos típicos são relativamente menos efetivos no controle dos sintomas negativos da esquizofrenia. Essa falta relativa de eficácia no tratamento dos sintomas negativos pode estar relacionada com a hipótese de que os sintomas negativos correlacionam-se com hipoatividade dos neurônios mesocorticais, visto que não é de esperar que a ação antagonista dos antipsicóticos possa corrigir a hipoatividade dopaminérgica. Muitos dos efeitos adversos dos antipsicóticos típicos são provavelmente mediados pela ligação desses fármacos aos receptores D2 nos núcleos da base (via nigroestriatal) e na hipófise (ver adiante).

Os antipsicóticos típicos são divididos em várias classes estruturais, das quais as mais proeminentes são as *fenotiazinas* e as *butirofenonas* (Figura 13.10). A *clorpromazina* é o protótipo das fenotiazinas, enquanto o *haloperidol* é a butirofenona mais amplamente utilizada. Apesar de diferenças na estrutura e na atividade pelos receptores D2, todos os antipsicóticos típicos apresentam eficácia clínica semelhante em doses padrão. Em geral, as fenotiazinas alifáticas (como a clorpromazina) são antagonistas menos potentes nos receptores D2 que butirofenonas, *tioxantenos* (que têm o nitrogênio no núcleo de fenotiazina substituído por um carbono) ou fenotiazinas funcionalizadas

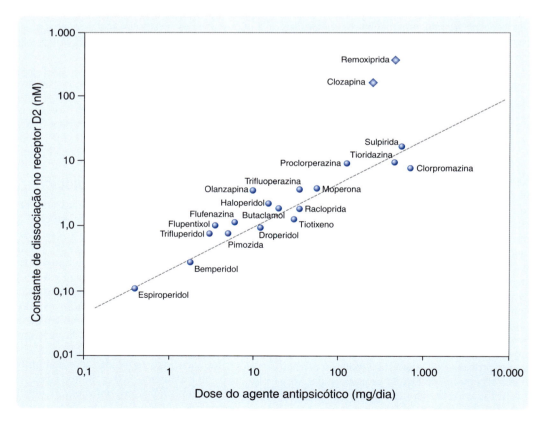

FIGURA 13.9 **Potência antipsicótica dos antagonistas dos receptores de dopamina.** Em pelo menos três ordens de magnitude, a dose clinicamente efetiva dos antipsicóticos típicos é proporcional à constante de dissociação dos fármacos nos receptores D2. (Observe que uma constante maior de dissociação representa uma afinidade menor de ligação.) Os antipsicóticos atípicos, como a clozapina e a remoxiprida (*losangos azuis*) são exceções a essa regra; esses fármacos exercem efeitos clínicos em uma dose mais baixa que a prevista por suas constantes de dissociação. Os pontos de dados representam a constante de dissociação média (média obtida de vários estudos) na dose clinicamente efetiva mais comum. A *linha tracejada* representa o melhor ajuste para os dados de todos os antipsicóticos típicos (*círculos azuis*).

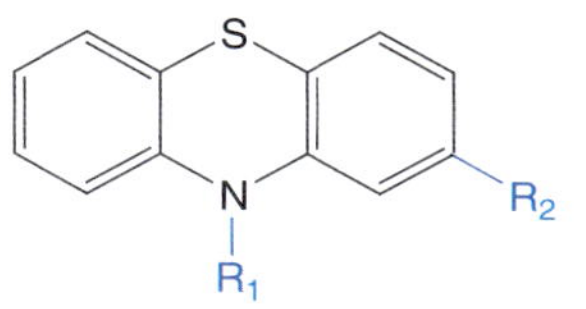

Esqueleto da fenotiazina

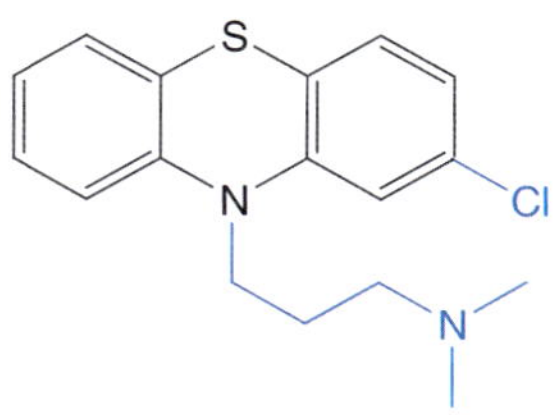

Clorpromazina

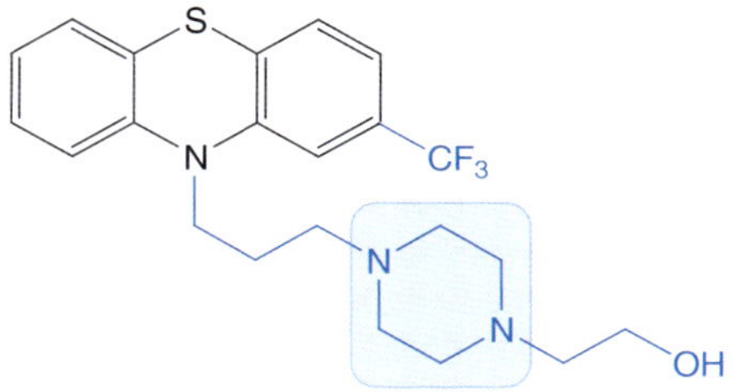

Flufenazina

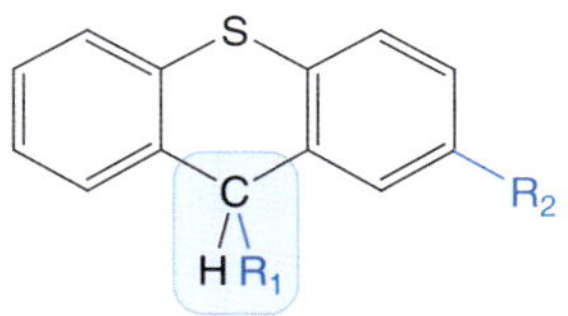

Esqueleto do tioxanteno

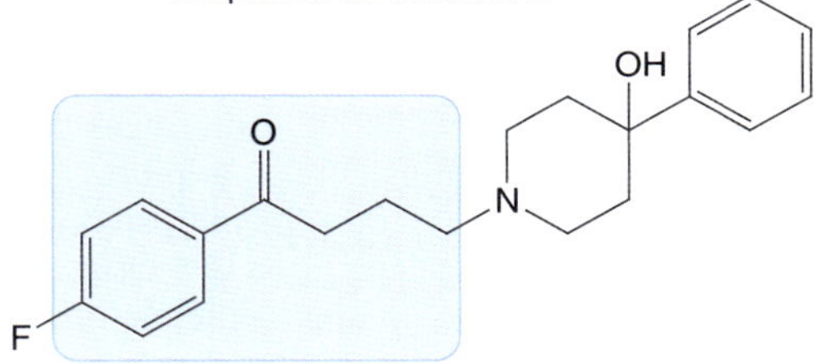

Haloperidol (uma butirofenona)

FIGURA 13.10 Estruturas químicas dos antipsicóticos típicos. A estrutura das fenotiazinas baseia-se em um esqueleto comum, com dois grupos funcionais variáveis. A clorpromazina, o primeiro antipsicótico aprovado, apresenta grupos laterais aminopropil (R_1) e cloreto (R_2) substituíveis. As fenotiazinas piperazina-substituídas (*no boxe azul*), como a flufenazina, são significativamente mais potentes que as fenotiazinas alifático-substituídas, como a clorpromazina. A quarta estrutura representa o esqueleto de um tioxanteno, em que ocorre substituição do nitrogênio da fenotiazina por um carbono (*no boxe azul*). Conforme ilustrado pela estrutura do haloperidol, as butirofenonas (*no boxe azul*) são estruturalmente distintas das fenotiazinas e dos tioxantenos.

com um derivado piperazina (como a *flufenazina*). Para todos esses fármacos, pode-se ajustar a dose clínica para levar em consideração a afinidade de ligação do receptor D2 *in vitro*, de modo que a eficácia não seja afetada pela potência em doses clinicamente úteis. Todavia, a potência dos antipsicóticos típicos é fundamental na determinação do perfil de efeitos adversos dos fármacos.

Efeitos adversos

Os efeitos adversos dos agentes antipsicóticos típicos podem ser divididos em duas amplas categorias: os produzidos por ação antagonista nos receptores D2 de dopamina fora dos sistemas mesolímbico e mesocortical (efeitos direcionados ao alvo); e os causados por ação antagonista inespecífica em outros tipos de receptores (efeitos fora do alvo). Dada a ampla distribuição dos receptores de dopamina, não é surpreendente que os antagonistas dos receptores dopamínicos tenham ampla gama de efeitos adversos direcionados ao alvo. Conforme observado, os mais proeminentes desses efeitos são frequentemente designados como *efeitos extrapiramidais*. Na medida em que a estimulação endógena dos receptores D2 de dopamina inibe a via indireta nos núcleos da base, o antagonismo dos receptores D2 por agentes antipsicóticos típicos pode desinibir a via indireta e induzir, portanto, sintomas parkinsonianos. Esses sintomas podem ser algumas vezes tratados com fármacos não dopaminérgicos para a doença de Parkinson, como a amantadina e agentes anticolinérgicos. Os agentes dopaminérgicos são frequentemente ineficazes, em decorrência da alta afinidade dos antagonistas pelo receptor D2 e visto que, quando usados nessa situação, os agentes dopaminérgicos podem causar recidiva dos sintomas da esquizofrenia.

O efeito adverso mais grave dos antipsicóticos típicos é a denominada *síndrome neuroléptica maligna* (SNM), uma síndrome rara, porém potencialmente fatal, caracterizada por catatonia, estupor, febre e instabilidade autonômica; ocorrem mioglobinemia e morte em cerca de 10% desses casos. A SNM está mais comumente associada aos fármacos antipsicóticos típicos que apresentam alta afinidade pelos receptores D2, como o haloperidol. Pode ser também observada em pacientes com doença de Parkinson que interrompem subitamente os medicamentos dopaminérgicos, ressaltando a importância da dopamina na etiologia da SNM. Acredita-se que os sintomas surjam, pelo menos em parte, das ações dos antipsicóticos sobre os sistemas dopaminérgicos no hipotálamo, que são essenciais para a capacidade do corpo de controlar a temperatura.

O tratamento com agentes antipsicóticos e outros antagonistas da dopamina também pode causar movimentos anormais, uma condição conhecida como *discinesia tardia*. Essa afecção é observada mais frequentemente após tratamento prolongado com fármacos que apresentam alta afinidade pelo receptor D2, como o haloperidol. Em certas ocasiões, incide em pacientes após tratamento a curto prazo, e sua ocorrência foi relatada após uma dose única de um antagonista do receptor D2. A síndrome caracteriza-se por movimentos estereotipados, involuntários e repetitivos da musculatura facial, dos braços e do tronco. O mecanismo exato não é conhecido, porém acredita-se que envolva uma hipersensibilidade adaptativa dos receptores D2 no estriado, que, por sua vez, resulta em atividade dopaminérgica excessiva. Os agentes antiparkinsonianos podem exacerbar a discinesia tardia, e a interrupção desses fármacos pode amenizar os sintomas. A administração de altas doses de antipsicóticos típicos de alta potência pode suprimir temporariamente o distúrbio, presumivelmente ao superar a resposta adaptativa nos neurônios estriatais; todavia, em tratamento a longo prazo, pode ocorrer agravamento dos sintomas. Em muitos casos, a interrupção de todos os antipsicóticos típicos leva a uma reversão lenta das adaptações estriatais, com consequente melhora nos sintomas da discinesia tardia. Alguns pacientes, no entanto, apresentam um distúrbio do movimento permanente e irreversível.

Acredita-se que alguns efeitos adversos dos antipsicóticos típicos sejam causados pela sua ação antagonista nos receptores de dopamina na hipófise, em que a dopamina inibe intensamente a secreção de *prolactina*. O antagonismo dos receptores D2 aumenta a secreção de prolactina, resultando em amenorreia, galactorreia e teste falso-positivo para gravidez em mulheres, causando, ainda, ginecomastia e diminuição da libido nos homens.

Outros efeitos adversos dos antipsicóticos típicos resultam do antagonismo inespecífico dos receptores muscarínicos e α-adrenérgicos. O antagonismo das vias muscarínicas periféricas provoca efeitos anticolinérgicos, incluindo boca seca, constipação intestinal, dificuldade na micção e perda da acomodação (ver Capítulo 9). O antagonismo α-adrenérgico pode causar hipotensão ortostática e, nos homens, ausência de ejaculação. Pode ocorrer também sedação, por causa da inibição das vias α-adrenérgicas centrais no sistema de ativação reticular. Quando a sedação interfere na função normal durante o uso crônico de antipsicóticos, ela é considerada um efeito adverso; entretanto, no paciente agudamente psicótico, pode constituir parte do espectro desejado de ação do fármaco.

Os perfis de efeitos adversos dos antipsicóticos típicos dependem de sua potência. Os fármacos de alta potência (cujas doses clínicas são de apenas alguns miligramas) tendem a ter poucos efeitos sedativos e a causar menos hipotensão postural que os fármacos com menor potência (i. e., fármacos que exigem doses altas para obter um efeito terapêutico). Por outro lado, os antipsicóticos típicos de potência mais baixa tendem a causar menos efeitos adversos extrapiramidais. Essas observações podem ser explicadas pelo fato os fármacos de alta potência apresentarem alta afinidade pelos receptores D2 e serem, portanto, mais seletivos em sua ação. Por conseguinte, esses fármacos têm mais tendência a causar efeitos adversos mediados pelos receptores D2 (i. e., efeitos extrapiramidais) e menos efeitos adversos mediados pelos receptores muscarínicos e α-adrenérgicos (i. e., efeitos anticolinérgicos, sedação e hipotensão postural). Por outro lado, os antipsicóticos típicos de baixa potência não se ligam tão firmemente aos receptores D2 e provocam menos efeitos extrapiramidais, enquanto sua menor seletividade resulta em efeitos anticolinérgicos e antiadrenérgicos mais proeminentes.

Farmacocinética, metabolismo e interações medicamentosas

À semelhança de muitos fármacos ativos no SNC, os antipsicóticos típicos são altamente lipofílicos. Em parte por causa dessa característica, os antipsicóticos típicos tendem a ser metabolizados no fígado e a exibir alta ligação às proteínas plasmáticas e alto metabolismo de primeira passagem. Em geral, esses fármacos se apresentam em formas farmacêuticas orais ou intramusculares. Estas últimas são úteis no tratamento de pacientes agudamente psicóticos, que podem representar perigo a si próprios ou aos outros, enquanto as formulações orais são geralmente usadas para tratamento crônico. As meias-vidas de eliminação dos antipsicóticos típicos são erráticas, visto que suas cinéticas de eliminação seguem, em geral, um padrão multifásico e não são estritamente de primeira ordem. Todavia, em geral, as meias-vidas da maioria dos antipsicóticos típicos são da ordem de 1 dia, e a prática comum consiste em esquema de uma dose ao dia.

Dois fármacos, *haloperidol* e *flufenazina*, estão disponíveis como ésteres de decanoato. Esses fármacos altamente lipofílicos são injetados por via intramuscular, em que são lentamente hidrolisados e liberados. Como éster de decanoato, esses fármacos têm ação longa, podendo ser administrados a cada 3 a 4 semanas. Essas formulações são particularmente úteis no tratamento de pacientes com adesão precária ao tratamento.

Como os antipsicóticos típicos são antagonistas nos receptores de dopamina, é lógico que esses fármacos devam interagir proeminentemente com fármacos antiparkinsonianos, que atuam por meio do aumento das concentrações sinápticas de dopamina (levodopa) ou por estimulação direta dos receptores de dopamina (agonistas da dopamina). Os antipsicóticos inibem a ação de ambas as classes de fármacos, e a administração de antipsicóticos típicos a pacientes com doença de Parkinson frequentemente leva a um agravamento acentuado dos sintomas parkinsonianos. Além disso, os antipsicóticos típicos potencializam os efeitos sedativos dos benzodiazepínicos e dos anti-histamínicos de ação central. Como se trata de efeitos farmacodinâmicos, que resultam da ligação inespecífica dos antipsicóticos típicos a receptores colinérgicos e adrenérgicos, os antipsicóticos típicos de baixa potência tendem a manifestar efeitos sedativos mais pronunciados que os agentes de alta potência.

Agentes antipsicóticos atípicos

Os denominados antipsicóticos atípicos apresentam eficácia e perfil de efeitos adversos que diferem dos antipsicóticos típicos. Os seis principais antipsicóticos atípicos são *risperidona, clozapina, olanzapina, quetiapina, ziprasidona* e *aripiprazol*. Todos esses fármacos são mais efetivos que os antipsicóticos típicos no tratamento dos sintomas "negativos" da esquizofrenia. Além disso, comparações diretas de risperidona com haloperidol mostraram que a risperidona é mais efetiva no combate dos sintomas positivos da esquizofrenia e na prevenção de uma recidiva da fase ativa da doença. Os antipsicóticos atípicos produzem sintomas extrapiramidais significativamente mais discretos que os antipsicóticos típicos.

Os antipsicóticos atípicos apresentam afinidade relativamente baixa pelos receptores D2; ao contrário dos antipsicóticos típicos, sua afinidade pelos receptores D2 não se correlaciona com sua dose clinicamente efetiva (Figura 13.9). Foram formuladas três hipóteses principais para explicar essa discrepância. A hipótese 5-HT2 sustenta que a ação antagonista no receptor 5-HT2 de serotonina (ver Capítulo 14) ou a ação antagonista em ambos os receptores 5-HT2 e D2 são críticas para o efeito antipsicótico dos agentes antipsicóticos atípicos. Essa hipótese baseia-se no achado de que todos os antipsicóticos atípicos aprovados pela agência americana Food and Drug Administration (FDA) são antagonistas de alta afinidade dos receptores 5-HT2. Entretanto, ainda não ficou claro como o antagonismo 5-HT2 contribui para o efeito antipsicótico. O segundo modelo, a hipótese D4, baseia-se no achado de que muitos dos antipsicóticos atípicos também são antagonistas do receptor D4 de dopamina. Esse modelo sugere que o antagonismo D4 seletivo, ou uma combinação de antagonismo D2 e D4, é crítico para o mecanismo de ação dos agentes antipsicóticos atípicos. Entretanto, a quetiapina não atua como antagonista dos receptores D4, de modo que a hipótese D4 não pode explicar o mecanismo de ação de todos os antipsicóticos atípicos. A hipótese final sustenta que os antipsicóticos atípicos exibem um perfil mais leve de efeitos adversos, por causa de sua dissociação relativamente rápida do receptor D2. Conforme descrito no Capítulo 2, a afinidade de ligação (K_d) de uma substância é igual à razão entre sua velocidade de dissociação do receptor (k_{dis}) e sua velocidade de associação ao receptor (k_{as}):

$$D + R \xrightarrow{\;k_{as}\;} DR \xrightarrow{\;k_{dis}\;} D + R$$

$$K_d = \frac{k_{dis}}{k_{as}}$$

Equação 13.1

Em decorrência de suas taxas rápidas de dissociação, os antipsicóticos atípicos ligam-se mais transitoriamente aos receptores D2 que os antipsicóticos típicos. Isso pode fazer com que os antipsicóticos atípicos inibam a vigorosa liberação de baixo nível de dopamina que pode ocorrer no sistema mesolímbico. Entretanto, os fármacos seriam deslocados por um excesso de dopamina, como o que poderia ocorrer no estriado durante a iniciação do movimento. Por conseguinte, os efeitos adversos extrapiramidais seriam minimizados.

Os antipsicóticos atípicos compreendem um conjunto de fármacos estruturalmente distintos. Seus perfis de ligação aos receptores também diferem, conforme indicado no resumo farmacológico. Conforme observado, todos esses agentes exibem propriedades antagonistas combinadas nos receptores D2 de dopamina e nos receptores 5-HT$_2$ de serotonina, e a maioria também atua como antagonista dos receptores D4 de dopamina. A clozapina apresenta uma farmacologia distinta; o fármaco liga-se aos receptores D1 a D5, bem como aos receptores 5-HT$_2$, e também bloqueia os receptores α_1-adrenérgicos, H1 e muscarínicos. A clozapina tem sido utilizada terapeuticamente em pacientes cujo tratamento com outros fármacos antipsicóticos falhou, seja por falta de eficácia ou pelo surgimento de efeitos adversos intoleráveis. A clozapina não tem sido utilizada como fármaco de primeira linha, dado um risco pequeno, porém significativo, de agranulocitose (aproximadamente 0,8% por ano) e convulsões. A administração de clozapina exige monitoramento frequente das contagens de leucócitos e acompanhamento rigoroso.

Embora os antipsicóticos atípicos sejam aprovados principalmente para uso na esquizofrenia e em outros transtornos psicóticos primários, eles também têm sido usados no tratamento da psicose associada à doença de Parkinson e à demência. Na doença de Parkinson, a quetiapina demonstrou ser particularmente útil, visto que ela não parece agravar as manifestações motoras da doença. Os agentes atípicos também podem ser utilizados no tratamento de pacientes com demência, embora os estudos epidemiológicos realizados tenham mostrado que esse uso está associado a um risco aumentado de acidente vascular encefálico e doença vascular cerebral; por conseguinte, os riscos e os benefícios dos tratamentos nessas situações precisam ser cuidadosamente avaliados.

▶ Conclusão e perspectivas

Os tratamentos para doença de Parkinson e esquizofrenia modulam a neurotransmissão dopaminérgica no SNC. Na doença de Parkinson, a degeneração dos neurônios dopaminérgicos que se projetam para o estriado é responsável pelos sintomas motores, incluindo tremor em repouso, rigidez e bradicinesia. Nessa doença, a via direta – que possibilita o movimento – não está estimulada o suficiente, enquanto a via indireta – que inibe o movimento – encontra-se desinibida. O tratamento farmacológico da doença de Parkinson depende de agentes capazes de aumentar a liberação de dopamina ou de ativar os receptores de dopamina no núcleo caudado e putame e, dessa maneira, ajudar a restaurar o equilíbrio entre as vias direta e indireta.

A esquizofrenia é tratada pela inibição dos receptores de dopamina em vários locais no sistema límbico. A fisiopatologia da esquizofrenia não está totalmente elucidada, e essa falta de conhecimento acerca de sua etiologia limita o desenvolvimento racional de fármacos. Entretanto, a eficiência clínica dos vários agentes antipsicóticos tem fornecido indícios úteis. Em particular, a farmacologia dos agentes antipsicóticos típi-

cos formou a base do modelo de dopamina da esquizofrenia, de acordo com o qual os níveis desregulados de dopamina no cérebro desempenham um papel na fisiopatologia da doença. A eficiência dos agentes antipsicóticos atípicos, que afetam a função de vários tipos diferentes de receptores, ressaltou o fato de que a hipótese da dopamina é uma simplificação. Os agentes atípicos representam uma nova modalidade interessante para o tratamento da esquizofrenia, uma vez que produzem menos efeitos extrapiramidais e, para alguns sintomas da doença, são mais efetivos que os antipsicóticos típicos.

Os avanços no tratamento da doença de Parkinson e da esquizofrenia estão direcionados ao desenvolvimento de agentes mais seletivos dentro das classes atuais de fármacos e a uma elucidação maior da fisiopatologia subjacente desses distúrbios. Novos agonistas dos receptores de dopamina com maior seletividade, particularmente os que se ligam aos receptores D1, poderão, em breve, proporcionar um tratamento mais efetivo da doença de Parkinson, com menos efeitos adversos. De forma semelhante, o desenvolvimento de novos antipsicóticos com seletividade aumentada para receptores específicos poderá expandir as opções terapêuticas no tratamento da esquizofrenia. Como a doença de Parkinson resulta da morte dos neurônios dopaminérgicos, muitos esforços estão sendo atualmente envidados no desenvolvimento de fármacos neuroprotetores capazes de retardar a progressão da doença. Pesquisas adicionais sobre o possível papel de um déficit de glutamato na fisiopatologia da esquizofrenia poderão levar a novas formas terapêuticas para esse transtorno. O desenvolvimento de agonistas seletivos dos receptores de glutamato, por exemplo, poderá, algum dia, complementar ou até mesmo substituir o uso dos antagonistas dos receptores de dopamina. Outro progresso importante no tratamento da esquizofrenia provavelmente resultará da elucidação de modelos para o mecanismo dos antipsicóticos atípicos, possibilitando o desenvolvimento racional de fármacos mais efetivos.

Agradecimentos

Agradecemos a Joshua M. Galanter por sua valiosa contribuição nas duas edições anteriores desta obra.

Leitura sugerida

Albin RL, Young AB, Penney JB. The functional anatomy of basal ganglia disorders. *Trends Neurosci* 1989;12:366-375. (*Um artigo clássico que descreve o conceito de vias "diretas" e "indiretas".*)

Farrer MJ. Genetics of Parkinson disease: paradigm shifts and future prospects. *Nat Rev Genet* 2006; 7:306-318. (*Revisão dos conceitos em rápida evolução da genética da doença de Parkinson.*)

Kellendonk C, Simpson EH, Polan HJ et al. Transient and selective overexpression of dopamine D2 receptors in the striatum causes persistent abnormalities in prefrontal cortex functioning. *Neuron* 2006; 49:603-615. (*Um novo modelo murino de esquizofrenia que sugera a participação dos receptores D2 no comprometimento cognitivo.*)

Langston JW. The Parkinson's complex: parkinsonism is just the tip of the iceberg. *Ann Neurol* 2006; 59:591-596. (*Revisão que enfatiza muitos aspectos da doença de Parkinson além das anormalidades motoras.*)

Spooren W, Riemer C, Meltzer H. NK3 receptor antagonists: the next generation of antipsychotics? *Nat Rev Drug Discov* 2005; 4:967-975. (*Discussão sobre a base fisiopatológica de agentes antipsicóticos potenciais.*)

Suchowersky O, Reich S, Perlmutter J et al. Practice parameter: diagnosis and prognosis of new onset Parkinson disease (an evidence-based review). Report of the Quality Standards Subcommittee of the American Academy of Neurology. *Neurology* 2006; 66:968-975. (*Esse "parâmetro", assim como alguns outros publicados no mesmo volume, representa o produto de uma revisão meticulosa das evidências da efetividade de vários tratamentos para a doença de Parkinson.*)

RESUMO FARMACOLÓGICO: Capítulo 13 | Farmacologia da Neurotransmissão Dopaminérgica.

Precursores da dopamina

Mecanismo – Fornecem o substrato para a síntese aumentada de dopamina; a levodopa é transportada por meio da barreira hematencefálica pelo transportador de aminoácidos neutros e, em seguida, é descarboxilada em dopamina pela enzima L-aminoácido aromático descarboxilase (AADC)

FÁRMACO	APLICAÇÕES CLÍNICAS	EFEITOS ADVERSOS *GRAVES* E COMUNS	CONTRAINDICAÇÕES	CONSIDERAÇÕES TERAPÊUTICAS
Levodopa	Doença de Parkinson	*Discinesia, doença cardíaca, hipotensão ortostática, transtorno psicótico* Perda do apetite, náuseas, vômitos	História de melanoma Glaucoma de ângulo estreito Uso concomitante de inibidores da MAO	A levodopa, quando administrada isoladamente, apresenta baixa disponibilidade no SNC, dado seu metabolismo periférico a dopamina; por conseguinte, é quase sempre administrada em associação a carbidopa, um inibidor da DOPA descarboxilase O uso contínuo da levodopa resulta em tolerância e sensibilização; os pacientes apresentam períodos de maior rigidez alternando com períodos de movimento normal ou discinético Discinesias são quase ubíquas nos pacientes dentro de 5 anos após o início da levodopa; com a evolução da doença, o tratamento contínuo com levodopa leva a um agravamento das discinesias e do fenômeno "liga/desliga"

Agonistas dos receptores de dopamina

Mecanismo – Esses agonistas, incluindo o pramipexol (D3>D2) e o ropinirol (D3>D2), ligam-se diretamente aos receptores de dopamina pós-sinápticos, ativando-os

FÁRMACO	APLICAÇÕES CLÍNICAS	EFEITOS ADVERSOS *GRAVES* E COMUNS	CONTRAINDICAÇÕES	CONSIDERAÇÕES TERAPÊUTICAS
Pramipexol Ropinirol	Doença de Parkinson Síndrome das pernas inquietas (ropinirol)	*Discinesia, hipotensão ortostática* Movimentos extrapiramidais, sonolência, tontura, alucinações, transtorno dos sonhos, astenia, amnésia	Uso concomitante de outros medicamentos sedativos	Os agonistas da dopamina apresentam meias-vidas mais longas que a da levodopa, possibilitando administrações menos frequentes Os efeitos cognitivos podem incluir sedação excessiva, sonhos vívidos e alucinações Alguns estudos sugerem que o uso de agonistas da dopamina, mais que o da levodopa, como tratamento inicial para doença de Parkinson retarda o início dos períodos "desligados" e das discinesias, particularmente em indivíduos mais jovens

Inibidores do metabolismo de levodopa ou de dopamina

Mecanismo – Inibem a degradação da dopamina no SNC por meio da inibição da MAO-B (rasagilina e selegilina) ou a COMT (tolcapona); inibem a degradação da levodopa pela COMT na periferia (entacapona e tolcapona)

FÁRMACO	APLICAÇÕES CLÍNICAS	EFEITOS ADVERSOS *GRAVES* E COMUNS	CONTRAINDICAÇÕES	CONSIDERAÇÕES TERAPÊUTICAS
Rasagilina Selegilina	Doença de Parkinson	*Bloqueio de ramo, hemorragia gastrintestinal* Hipotensão ortostática, discinesia, exantema, dispepsia, artralgia, cefaleia, perda de peso, insônia (selegilina), confusão (selegilina)	Uso concomitante de ciclobenzaprina, mirtazapina, erva-de-são-joão Uso concomitante de dextrometorfano, decorrente do risco de psicose Uso concomitante de meperidina, metadona, propoxifeno, tramadol, dado o risco de hipertensão ou hipotensão graves, hiperpirexia maligna ou coma Uso concomitante de outros inibidores da monoamina oxidase (IMAO) ou de aminas simpaticomiméticas, dado o risco de reações hipertensivas graves Uso concomitante de cocaína ou de anestesia local contendo vasoconstritores simpaticomiméticos Cirurgia eletiva exigindo anestesia geral Feocromocitoma	A selegilina em baixas doses é seletiva para a MAO-B, que predomina no estriado; em doses mais altas, inibe a MAO-A, bem como a MAO-B, com riscos associados de toxicidade A selegilina forma a anfetamina, o metabólito potencialmente tóxico que pode resultar em insônia e confusão (particularmente no indivíduo idoso) A rasagilina não forma metabólitos tóxicos Tanto a rasagilina quanto a selegilina melhoram a função motora quando utilizadas isoladamente e podem aumentar a eficiência da levodopa

Fármaco	Aplicações clínicas	Efeitos adversos graves e comuns	Contraindicações	Considerações terapêuticas
Tolcapona **Entacapona**	Doença de Parkinson	*Discinesia, distonia, alucinações, hipotensão ortostática (tolcapona), hiperpirexia (tolcapona), insuficiência hepática fulminante (tolcapona), rabdomiólise (tolcapona)* Dispepsia, transtorno dos sonhos, transtorno do sono	História de rabdomiólise ou hiperpirexia relacionada com a tolcapona Doença hepática (contraindicação para a tolcapona)	A tolcapona é um agente altamente lipossolúvel, que pode atravessar a barreira hematencefálica, enquanto a entacapona distribui-se apenas na periferia Os inibidores da COMT podem ser utilizados em associação a carbidopa para aumentar ainda mais a meia-vida plasmática da levodopa; em alguns ensaios clínicos, foi constatado que os inibidores da COMT reduzem os períodos "desligados" que estão associados a uma redução dos níveis plasmáticos de levodopa Foi relatada a ocorrência de toxicidade hepática rara, porém fatal, com o uso da tolcapona A entacapona é o inibidor da COMT mais amplamente utilizado

Outros medicamentos antiparkinsonianos
Mecanismo – Acredita-se que o mecanismo terapêutico da amantadina no tratamento da doença de Parkinson esteja relacionado com o antagonismo dos receptores NMDA excitatórios; o triexifenidil e a benztropina são antagonistas dos receptores muscarínicos, que reduzem o tônus colinérgico no SNC ao modificar as ações dos interneurônios colinérgicos estriatais

Fármaco	Aplicações clínicas	Efeitos adversos graves e comuns	Contraindicações	Considerações terapêuticas
Amantadina	Doença de Parkinson Influenza A	*Síndrome neuroléptica maligna, exacerbação do transtorno mental* Insônia, tontura, alucinações, agitação, hipotensão ortostática, edema periférico, dispepsia, livedo reticular	Hipersensibilidade à amantadina	A amantadina foi desenvolvida como agente antiviral para reduzir a duração e a gravidade das infecções pelo vírus *influenza A*; em pacientes com doença de Parkinson, a amantadina é utilizada no tratamento das discinesias induzidas pela levodopa que surgem tardiamente na evolução da doença Pode exacerbar o transtorno mental em pacientes com doença psiquiátrica ou com problemas de abuso de substâncias
Triexifenidil **Benztropina**	Doença de Parkinson	*Glaucoma de ângulo fechado, aumento da pressão intraocular, psicose, hiperpirexia (benztropina), íleo paralítico (benztropina)* Tontura, visão turva, nervosismo, náuseas, xerostomia, retenção urinária	Glaucoma de ângulo estreito Indivíduos com menos de 3 anos de idade Discinesias tardias (contraindicação para o triexifenidil)	O triexifenidil e a benztropina diminuem o tremor mais que a bradicinesia e mostram-se, portanto, efetivos no tratamento de pacientes nos quais o tremor constitui a principal manifestação clínica da doença de Parkinson Podem agravar a demência e o prejuízo cognitivo no idoso

Agentes antipsicóticos
Mecanismo – Antagonizam os receptores D2 mesolímbicos e, possivelmente, mesocorticais; os efeitos adversos são provavelmente mediados pela sua ligação aos receptores D2 nos núcleos da base (via nigroestriatal) e na hipófise

Fármaco	Aplicações clínicas	Efeitos adversos graves e comuns	Contraindicações	Considerações terapêuticas
Fenotiazinas e derivados: **Clorpromazina** **Tioridazina** **Mesoridazina** **Perfenazina** **Flufenazina** **Tiotixeno** **Trifluoperazina** **Clorprotixeno**	Transtorno psicótico Náuseas e vômitos (clorpromazina, perfenazina)	*Sintomas parkinsonianos, síndrome neuroléptica maligna (caracterizada por catatonia, estupor, febre e instabilidade autonômica; além disso, mioglobinemia e, potencialmente, morte), discinesia tardia (caracterizada por movimentos estereotipados involuntários e repetitivos da musculatura facial, dos braços e do tronco)* Sintomas anticolinérgicos (boca seca, constipação intestinal, retenção urinária), hipotensão ortostática, incapacidade de ejaculação, sedação	Mielossupressão Depressão tóxica grave do sistema nervoso central ou estados comatosos Administração concomitante de fármacos que prolongam o intervalo QT ou pacientes com prolongamento do intervalo QT (contraindicação para a tioridazina e a mesoridazina) Doença de Parkinson	Em geral, as fenotiazinas alifáticas são antagonistas menos potentes dos receptores D2 que as butirofenonas, os tioxantenos ou as fenotiazinas funcionalizadas com um derivado piperazina A potência dos antipsicóticos típicos é fundamental na determinação do perfil de efeitos adversos dos fármacos; os fármacos de alta potência tendem a apresentar menos efeitos sedativos e causam menos hipotensão postural que os fármacos com baixa potência; em contrapartida, antipsicóticos típicos com baixa potência tendem a causar menores efeitos extrapiramidais A flufenazina está disponível como éster de decanoato para administração intramuscular, a cada 3 ou 4 semanas A administração de antipsicóticos típicos em pacientes com doença de Parkinson frequentemente leva a uma significativa piora dos sintomas parkinsonianos Antipsicóticos típicos potencializam os efeitos sedativos de benzodiazepinas e anti-histamínicos de ação central

(continua)

RESUMO FARMACOLÓGICO: Capítulo 13 | Farmacologia da Neurotransmissão Dopaminérgica. (*continuação*)

FÁRMACO	APLICAÇÕES CLÍNICAS	EFEITOS ADVERSOS *GRAVES* E COMUNS	CONTRAINDICAÇÕES	CONSIDERAÇÕES TERAPÊUTICAS
Butirofenonas: Haloperidol Droperidol	Psicoses (haloperidol) Síndrome de Tourette (haloperidol) Náuseas e vômitos; adjuvante da anestesia (droperidol)	*Iguais aos das fenotiazinas*	Doença de Parkinson Depressão tóxica grave do sistema nervoso central ou estados comatosos	O haloperidol é a butirofenona mais amplamente utilizada O haloperidol está disponível como éster de decanoato, administrado por via intramuscular a cada 3 a 4 semanas; essa formulação é útil no tratamento de pacientes com deficiente adesão ao tratamento
Outros antipsicóticos típicos: Loxapina Molindona Pimozida	Transtornos psicóticos Síndrome de Tourette (pimozida)	*Sintomas parkinsonianos, síndrome neuroléptica maligna, discinesia tardia, prolongamento do intervalo QT (pimozida)* Sintomas anticolinérgicos, sedação	Estados comatosos ou de depressão grave induzida por fármaco Doença de Parkinson *Contraindicações exclusivas da pimozida:* Uso concomitante de pemolina, metilfenidato ou anfetaminas, que podem causar tiques motores e fônicos Uso concomitante de dofetilida, sotalol, quinidina, outros antiarrítmicos das classes la e III, mesoridazina, tioridazina, clorpromazina ou droperidol Uso concomitante de esparfloxacino, gatifloxacino, moxifloxacino, halofantrina, mefloquina, pentamidina, trióxido de arsênico, acetato de levometadil, mesilato de dolasetrona, probucol, tacrolimo, ziprasidona, sertralina ou antibióticos macrolídeos Administração concomitante com fármacos que demonstram prolongamento de QT e inibidores da enzima P450 3A4 (zileutona, fluvoxamina) História de arritmias cardíacas	A molindona exerce seus efeitos antipsicóticos sobre o sistema de ativação reticular ascendente na ausência de relaxamento muscular e efeitos de incoordenação A pimozida apresenta um antagonismo mais específico dos receptores de dopamina e menos atividade de bloqueio dos receptores alfa-adrenérgicos que outros agentes neurolépticos, resultando em menor potencial de induzir sedação e hipotensão

Agentes antipsicóticos atípicos

Mecanismo – Propriedades antagonistas combinadas nos receptores D2 de dopamina e 5-HT$_2$ de serotonina; a clozapina e a olanzapina também são antagonistas do receptor D4 de dopamina

FÁRMACO	APLICAÇÕES CLÍNICAS	EFEITOS ADVERSOS *GRAVES* E COMUNS	CONTRAINDICAÇÕES	CONSIDERAÇÕES TERAPÊUTICAS
Risperidona	Transtornos psicóticos Transtorno bipolar	*Sintomas extrapiramidais discretos, prolongamento QT* Sintomas anticolinérgicos (boca seca, constipação intestinal, retenção urinária), sedação, ganho de peso	Hipersensibilidade à risperidona	Os antipsicóticos atípicos são mais efetivos que os antipsicóticos típicos no tratamento dos sintomas "negativos" da esquizofrenia Os antipsicóticos atípicos produzem sintomas extrapiramidais significativamente mais leves que os antipsicóticos típicos A risperidona liga-se aos receptores D2, 5-HT$_2$, α$_1$, α$_2$, H1
Clozapina	Esquizofrenia refratária a outros antipsicóticos	*Sintomas extrapiramidais discretos, agranulocitose* Sintomas anticolinérgicos, sedação, ganho de peso	História de agranulocitose induzida por clozapina ou granulocitopenia grave Distúrbios mieloproliferativos	A clozapina não tem sido utilizada como agente de primeira linha, dado um risco pequeno, porém significativo, de agranulocitose A clozapina liga-se aos receptores D1-D5, 5-HT$_2$, α$_1$, H1, muscarínicos
Olanzapina	Transtornos psicóticos Transtorno bipolar	*Sintomas extrapiramidais discretos* Sintomas anticolinérgicos, sedação, ganho de peso	Hipersensibilidade à olanzapina	A olanzapina liga-se aos receptores D1-D4, 5-HT$_2$, α$_1$, H1, M1-M5

Fármaco	Indicações	Efeitos adversos	Contraindicações	Mecanismo
Quetiapina	Transtornos psicóticos Transtorno bipolar	*Iguais aos da olanzapina*	Hipersensibilidade à quetiapina	A quetiapina liga-se aos receptores D1, D2, 5-HT$_1$, 5-HT$_2$, α_1, α_2, H1
Ziprasidona	Transtornos psicóticos Transtorno bipolar	*Sintomas extrapiramidais discretos, prolongamento QT* Sintomas anticolinérgicos, sedação, ganho de peso	Uso concomitante de trióxido de arsênico, clorpromazina, antiarrítmicos das classes Ia e III, ou outros fármacos que causem prolongamento QT Uso concomitante de mesoridazina, moxifloxacino, pentamidina, pimozida, probucol, sotalol, esparfloxacino, tacrolimo ou tioridazina História de prolongamento QT, incluindo a síndrome congênita do QT longo Arritmias cardíacas Infarto agudo do miocárdio recente Insuficiência cardíaca descompensada	A ziprasidona liga-se aos receptores D2, 5-HT$_1$, 5-HT$_2$, α_1, H1
Agentes antipsicóticos atípicos				
Aripiprazol	Transtornos psicóticos Transtorno bipolar	Iguais aos da risperidona	Hipersensibilidade ao aripiprazol	O aripiprazol é um agonista parcial dos receptores D2 e 5-HT$_{1A}$ e antagonista do 5-HT$_{2A}$
Paliperidona	Esquizofrenia Transtorno esquizoafetivo	*Agranulocitose, taquiarritmia, isquemia, morte* Taquicardia, hiperprolactinemia, ganho de peso, constipação intestinal, indigestão, acatisia, doença extrapiramidal, sonolência, nasofaringite	Hipersensibilidade a paliperidona ou risperidona	A paliperidona é o metabólito ativo da risperidona; é um antagonista dos receptores D2 e 5-HT$_{2A}$ e um antagonista em menor grau dos receptores α_1-adrenérgico, α_2-adrenérgico e histaminérgico H1
Iloperidona	Esquizofrenia	*Acidente vascular encefálico, ataque isquêmico transitório, prolongamento do intervalo QT, ideação suicida, síncope* Taquicardia, hipotensão, tontura, sonolência	Hipersensibilidade à iloperidona	A iloperidona é um antagonista dos receptores D2 e 5-HT$_{2A}$, com maior afinidade pelo 5-HT$_{2A}$ que pelo D2

14

Farmacologia da Neurotransmissão Serotoninérgica e Adrenérgica Central

Miles Berger e Bryan Roth

▶ Introdução

Este capítulo apresenta o neurotransmissor *serotonina* (5-hidro-xitriptamina; 5-HT), que constitui o alvo de muitos dos fármacos usados no tratamento de transtornos psiquiátricos, como a depressão. Muitos desses medicamentos também afetam a neurotransmissão da *norepinefrina* (NE), e acredita-se que as vias de ambos os neurotransmissores sejam essenciais para a modulação do humor. São também discutidos os diferentes mecanismos pelos quais os fármacos podem alterar a sinalização da serotonina e da norepinefrina. Embora muitos dos fármacos apresentados atuem como antidepressivos, os medicamentos desse grupo farmacológico também proporcionam tratamentos efetivos para enxaqueca, síndrome do cólon irritável e outras afecções. O *lítio* e outros fármacos usados no tratamento do transtorno afetivo bipolar também são discutidos de modo sucinto.

Os transtornos do humor maiores são definidos pela presença de episódios depressivos e/ou maníacos. Os pacientes que sofreram pelo menos um episódio maníaco, com ou sem história adicional de episódios depressivos, apresentam *transtorno afetivo bipolar* (TABP), enquanto os que passaram por episódios depressivos recorrentes, porém sem nenhuma história de mania, são diagnosticados como tendo *transtorno depressivo maior* (TDM). A prevalência do TDM durante a vida é de aproximadamente 17%, ao passo que a do TABP é de 1 a 2%. Ainda que haja um risco hereditário particularmente forte em TABP, os fatores ambientais são, com frequência, os deflagradores dos episódios maníacos ou depressivos. Embora a mania seja uma característica do TABP, os pacientes bipolares passam períodos significativos de sua vida em depressão, e a taxa de mortalidade do transtorno decorre principalmente de suicídio. O TDM pode ocorrer como doença isolada ou como

CASO

Mary R, de 27 anos de idade, que trabalha em um escritório, procurou seu clínico geral, Dr. Lee, por ter emagrecido 8 kg nos últimos 2 meses. A Sra. R chorosamente explica que vem sendo atormentada por sentimentos quase constantes de tristeza e por uma sensação de desamparo e inadequação no trabalho. Sente-se tão mal que não consegue ter uma boa noite de sono há mais de 1 mês. Não tem mais prazer em viver e, recentemente, ficou assustada quando sua mente foi invadida por pensamentos suicidas. Sra. R confessa a Dr. Lee que ela já se sentira assim há algum tempo, mas que isso havia passado. Dr. Lee interroga a Sra. R sobre seu padrão de sono, apetite, capacidade de concentração, nível de energia, humor, nível de interesse e sentimentos de culpa. Faz perguntas propriamente sobre os pensamentos suicidas, em particular se ela arquitetou algum plano específico e se alguma vez tentou suicídio. Dr. Lee explica à Sra. R que ela tem transtorno depressivo maior, provavelmente causado por anormalidades específicas na função de seu circuito cerebral, e prescreve o antidepressivo fluoxetina.

Duas semanas depois, Sra. R telefona para dizer que o medicamento não está surtindo efeito. Dr. Lee incentiva-a a continuar tomando o remédio, e, após mais 2 semanas, Sra. R começa a sentir-se melhor. Não se sente mais triste nem abatida; os sentimentos de desamparo e inadequação que antes a atormentavam diminuíram. De fato, ao retornar ao médico 6 semanas depois, declara estar se sentindo muito melhor. Não tem mais necessidade de dormir tanto e está sempre com muita energia. Agora, está convencida de que ela é a pessoa mais inteligente da empresa. Diz ainda orgulhosamente a seu médico que há pouco comprou um novo carro esporte e fez muitas compras. Dr. Lee explica à Sra. R que ela pode estar tendo um episódio maníaco e, após consultar um psiquiatra, prescreve lítio e diminui gradualmente a dose de fluoxetina. Sra. R hesita em tomar o novo medicamento argumentando que está se sentindo muito bem e que está preocupada com os efeitos adversos do lítio.

Questões

1. Em que difere um episódio depressivo de sentir-se ocasionalmente triste?

2. O que causou a hipomania da Sra. R ? Por que é necessário tratar o transtorno afetivo bipolar se a paciente "sente-se bem"?

3. Por que existe demora no início do efeito terapêutico da fluoxetina?

4. Que preocupações específicas poderia ter Sra. R sobre os efeitos adversos do lítio?

---

comorbidade de outras doenças, como acidente vascular encefálico, demência, diabetes, câncer e doença arterial coronariana. Apesar de haver certa predisposição genética ao TDM, o estresse constitui um preditivo de episódios depressivos maior que qualquer variante genética isolada. O envelhecimento e a aterosclerose microvascular cerebral também estão associados à depressão de início tardio no indivíduo idoso. Além dos fatores genéticos e ambientais desencadeantes, muitas classes de fármacos podem exacerbar a depressão (p. ex., interferona e agentes quimioterápicos).

Tanto o TDM quanto o TABP constituem causas importantes de morbidade no mundo inteiro, resultando em perda da produtividade e em uso considerável de recursos médicos. Os transtornos afetivos estão associados a um risco substancialmente aumentado de suicídio. Na maioria dos casos de suicídio, o paciente consultou um médico (não necessariamente um psiquiatra) há menos de 1 mês.

► Bioquímica e fisiologia da neurotransmissão serotoninérgica e adrenérgica central

A serotonina (5-hidroxitriptamina; 5-HT) e a norepinefrina (NE) desempenham papéis críticos em modulação do humor, ciclo de sono-vigília, motivação e recompensa, processos cognitivos, percepção de dor, função neuroendócrina e vários outros processos fisiológicos. As projeções serotoninérgicas para a medula espinal modulam percepção da dor, regulação visceral e controle motor, enquanto as projeções para o prosencéfalo são importantes em modulação do humor, cognição e função neuroendócrina. O sistema noradrenérgico modula vigilância, respostas ao estresse, função neuroendócrina, controle de dor e atividade do sistema nervoso simpático. A ampla variedade de processos comportamentais e psicológicos regulados por esses dois neurotransmissores explica a variedade semelhantemente ampla de distúrbios que podem ser tratados por medicamentos que alteram os níveis ou a sinalização pós-sináptica de 5-HT e/ou NE.

A 5-HT e a NE são liberadas principalmente de varicosidades neuronais. Diferentemente das sinapses, que formam contatos firmes com neurônios-alvo específicos, as varicosidades liberam grandes quantidades de neurotransmissor a partir de vesículas presentes no espaço extracelular, estabelecendo gradientes de concentração do neurotransmissor nas áreas de projeção das varicosidades. As células que contêm 5-HT nos *núcleos da rafe* e as células com NE no *locus ceruleus* projetam-se amplamente pelo córtex cerebral, enquanto a dopamina (DA) exibe um padrão mais focado de projeções. Cada um desses sistemas tem autorreceptores pré-sinápticos proeminentes, que controlam as concentrações locais de transmissores. Essa autorregulação resulta em descarga coordenada, produzindo ondas espontâneas e sincrônicas de atividade, que podem ser mensuradas como frequências de descarga; por exemplo, as células nos núcleos da rafe habitualmente disparam em velocidade de 0,3 a 7 picos por segundo. Como a frequência de descarga não se modifica rapidamente, e os *quanta* de neurotransmissor liberado em cada descarga são razoavelmente bem conservados, a concentração de neurotransmissor nas proximidades das varicosidades é mantida dentro de um intervalo estreito.

A concentração média define o *tônus* basal de atividade nos neurônios-alvo que recebem projeções de 5-HT e NE. Além disso, estímulos específicos podem provocar rápidas salvas de disparo, superpostas à atividade tônica basal. Por conseguinte, os sistemas de projeção difusa podem fornecer dois tipos de informação: uma descarga neuronal rápida e distinta, semelhante à neurotransmissão mais tradicional; e uma descarga tônica mais lenta, que presumivelmente possibilita a integração da informação no decorrer de um período maior.

Síntese e regulação da serotonina

A serotonina é sintetizada do aminoácido triptofano pela enzimo *triptofano hidroxilase* (TPH), que converte o triptofano em *5-hidroxitriptofano*. Em seguida, a *L-aminoácido aromático descarboxilase* converte o 5-hidroxitriptofano em serotonina (Figura 14.1A). Essas enzimas estão presentes em todo o citoplasma dos neurônios serotoninérgicos, tanto no corpo celular quanto nos processos celulares. A serotonina é concentrada e armazenada no interior de vesículas localizadas em axônios, corpos celulares e dendritos.

O ciclo metabólico da serotonina (Figura 14.2) envolve sua síntese, captação em vesículas sinápticas, exocitose, recaptação no citoplasma e, em seguida, captação em vesículas ou degradação. É importante assinalar que pode ocorrer regulação dos níveis de neurotransmissão da 5-HT e da NE em qualquer uma dessas etapas.

A bioquímica da síntese e da regulação da norepinefrina é discutida no Capítulo 10. Com a finalidade de revisão, a síntese de norepinefrina está resumida na Figura 14.1B, enquanto seu ciclo metabólico é apresentado de modo sucinto na Figura 14.3.

Para todas as monoaminas, a primeira etapa de síntese é que limita a velocidade. Assim, a velocidade da síntese de DA e de NE é limitada pela *tirosina hidroxilase* (TH), enquanto a da síntese de 5-HT é pela *triptofano hidroxilase* (TPH). Ambas as enzimas são rigorosamente reguladas por retroalimentação inibitória por meio de autorreceptores. Os autorreceptores présinápticos de 5-HT respondem a aumentos das concentrações locais de 5-HT pela sinalização da proteína G_i, com consequente redução da atividade da TPH e do disparo dos neurônios serotoninérgicos. Essa alça de autorregulação pode fornecer uma explicação para a sequência temporal de ação clínica dos antidepressivos, que é discutida mais adiante no tópico Teoria monoaminérgica da depressão.

A 5-HT é transportada para as vesículas por intermédio do transportador vesicular de monoaminas (TVMA). Este é um transportador inespecífico de monoaminas, importante no acondicionamento vesicular de dopamina (DA) e epinefrina (EPI), bem como de 5-HT. A *reserpina* liga-se irreversivelmente ao TVMA e inibe, portanto, o acondicionamento de DA, NE, EPI e 5-HT em vesículas.

Os transportadores seletivos da recaptação de serotonina reciclam a 5-HT do espaço extracelular de volta ao neurônio pré-sináptico. Os transportadores seletivos da recaptação de monoaminas são proteínas que atravessam 12 vezes a membrana e acoplam o transporte do neurotransmissor ao gradiente de sódio transmembrana. Diferentemente do TVMA, que é um transportador inespecífico de monoaminas, os transportadores da recaptação de monoaminas exibem seletividade, alta afinidade e baixa capacidade para cada monoamina individual. Os transportadores seletivos de monoaminas, que incluem o *transportador de serotonina* (TSER), o *transportador de norepinefrina* (TNE) e o *transportador de dopamina* (TDA), também são capazes de transportar outras aminas, porém com menos eficiência.

Quando a 5-HT retorna ao citoplasma neuronal, o neurotransmissor é transportado para as vesículas por meio do TVMA ou sofre degradação pelo sistema da *monoamina oxidase* (MAO). MAO são enzimas mitocondriais que regulam os

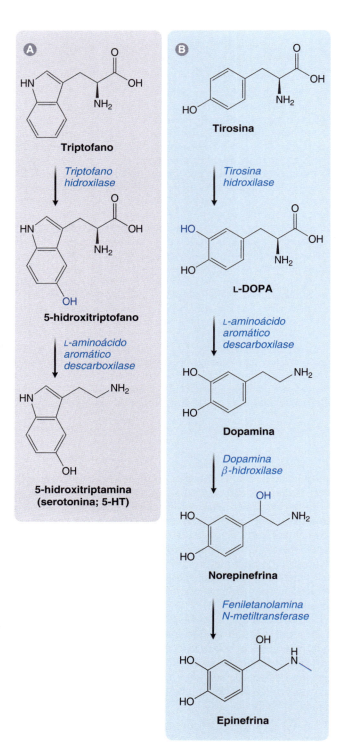

FIGURA 14.1 Síntese de serotonina e norepinefrina. A. A 5-hidroxitriptamina (serotonina) é sintetizada do aminoácido triptofano em duas etapas: a hidroxilação do triptofano, para formar o 5-hidroxitriptofano pela triptofano hidroxilase; e a descarboxilação subsequente desse intermediário, produzindo a 5-hidroxitriptamina (5-HT) pela L-aminoácido aromático descarboxilase. A triptofano hidroxilase é a enzima que limita a velocidade nessa via. **B.** A norepinefrina é sintetizada do aminoácido tirosina, em um processo em três etapas semelhante à via de síntese da serotonina. A tirosina é inicialmente oxidada a L-DOPA pela enzima tirosina hidroxilase e, em seguida, é descarboxilada a dopamina. Após seu transporte na vesícula sináptica, a dopamina é hidroxilada pela enzima dopamina β-hidroxilase, formando a norepinefrina. A mesma enzima descarboxila o 5-hidroxitriptofano e a L-DOPA; ela é conhecida, genericamente, como L-aminoácido aromático descarboxilase. A tirosina hidroxilase é a enzima que limita a velocidade nessa via.

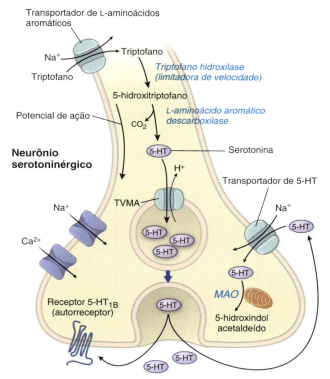

FIGURA 14.2 **Regulação pré-sináptica da neurotransmissão de serotonina.** A serotonina (5-HT) é sintetizada do triptofano em uma via de duas reações: a enzima que limita a velocidade é a triptofano hidroxilase. Tanto a 5-HT recém-sintetizada quanto a reciclada são transportadas do citoplasma para o interior de vesículas sinápticas pelo transportador vesicular de monoaminas (TVMA). A neurotransmissão é iniciada por um potencial de ação no neurônio pré-sináptico, que eventualmente causa a fusão das vesículas sinápticas com a membrana plasmática por meio de um processo dependente de Ca^{2+}. A 5-HT é removida da fenda sináptica por um transportador seletivo de 5-HT, bem como por transportadores não seletivos de recaptação (*não ilustrados*). A 5-HT pode estimular os autorreceptores 5-HT$_{1B}$ na membrana pré-sináptica, proporcionando retroalimentação inibitória. A 5-HT citoplasmática é sequestrada em vesículas sinápticas pelo TVMA ou degradada pela monoamina oxidase (MAO) mitocondrial.

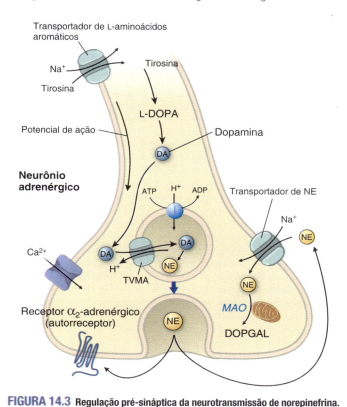

FIGURA 14.3 **Regulação pré-sináptica da neurotransmissão de norepinefrina.** A norepinefrina presente na vesícula sináptica provém de duas fontes. Em primeiro lugar, a dopamina sintetizada da tirosina é transportada para a vesícula pelo transportador vesicular de monoaminas (TVMA). No interior da vesícula, a dopamina é convertida em norepinefrina pela dopamina β-hidroxilase. Em segundo lugar, a NE reciclada é transportada do citoplasma para o interior da vesícula, também pelo TVMA. A neurotransmissão é iniciada por um potencial de ação no neurônio pré-sináptico, o que acaba levando à fusão das vesículas sinápticas com a membrana plasmática por meio de um processo dependente de Ca^{2+}. A NE é removida da fenda sináptica por um transportador seletivo de norepinefrina (TNE), bem como por transportadores não seletivos da recaptação (*não ilustrados*). A NE pode estimular os autorreceptores α$_2$-adrenérgicos, proporcionando retroalimentação inibitória. A NE citoplasmática que não é sequestrada em vesículas sinápticas pelo TVMA sofre degradação a 3,4-di-hidroxifenilglicoaldeído (DOPGAL) pela monoamina oxidase (MAO) na membrana mitocondrial externa.

níveis de monoaminas nos tecidos neurais e inativam as monoaminas circulantes e dietéticas (como a tiramina) no fígado e no intestino. As duas isoformas, MAO-A e MAO-B, diferem de acordo com a especificidade de substrato; a MAO-A oxida 5-HT, NE e DA; a MAO-B, por sua vez, oxida preferencialmente a DA. As monoamina oxidases inativam as monoaminas por desaminação oxidativa, utilizando uma metade de flavina funcional como aceptor de elétrons. A *catecol-O-metiltransferase* (COMT) no espaço extracelular é outra importante enzima de degradação das monoaminas, embora desempenhe um papel menos significativo no SNC que na periferia.

Receptores de serotonina

Foram caracterizados 15 receptores de 5-HT, e, com exceção de um, todos estão acoplados à proteína G (Tabela 14.1). Em geral, a classe de receptores 5-HT$_1$ inibe a atividade celular pela via da G$_i$ (diminuindo, assim, a atividade da adenilciclase e abrindo os canais de K$^+$); a classe 5-HT$_2$ aumenta a sinalização pela via da G$_q$, resultando em renovação do fosfatidilinositol; e, por fim, as classes 5-HT$_4$, 5-HT$_6$ e 5-HT$_7$ sinalizam pela via da G$_s$, estimulando a adenilciclase. O único canal iônico re-

gulado por ligante conhecido é o receptor 5-HT$_3$. Os receptores 5-HT$_{1A}$ são expressos tanto nos corpos celulares serotoninérgicos dos núcleos da rafe (autorreceptores) quanto em neurônios pós-sinápticos no hipocampo, e a sua ação consiste em hiperpolarizar os neurônios por meio da via da G$_i$ (conforme descrito anteriormente). Os receptores pré-sinápticos 5-HT$_{1B}$ são expressos nas terminações nervosas serotoninérgicas, nas quais eles autoinibem a neurotransmissão da 5-HT. A sinalização dos receptores 5-HT$_{2A}$ e 5-HT$_{2C}$ é excitatória e baixa o limiar de descarga neuronal.

Os vários receptores de serotonina são expressos de modo diferencial no cérebro e exibem inervação diferencial por projeções da rafe. Um subgrupo de projeções de 5-HT para o córtex, por exemplo, estimula os receptores pós-sinápticos 5-HT$_{2A}$, enquanto outras projeções para o sistema límbico estimulam os receptores 5-HT$_{1A}$ pós-sinápticos. Todavia, existe uma considerável superposição na expressão dos subtipos de receptores, e a importância fisiológica dessa superposição não está bem elucidada.

Os mecanismos de sinalização dos subtipos de receptores de norepinefrina (adrenérgicos) são discutidos no Capítulo 10 e revistos na Tabela 14.1.

TABELA 14.1 Mecanismos de sinalização dos subtipos de receptores de norepinefrina e de serotonina.

SUBTIPO DE RECEPTOR DE NE	MECANISMOS DE SINALIZAÇÃO
α_1	↑ IP_3, DAG
α_2*	↓ AMPc
$\beta_{1,2}$	↑ AMPc
SUBTIPO DE RECEPTOR DE 5-HT	
$5\text{-}HT_{1A,B*,D,E,F}$	↓ AMPc, ↑ abertura do canal de K^+
$5\text{-}HT_{2A,B,C}$	↑ IP_3, DAG
$5\text{-}HT_3$	Canal iônico regulado por ligante
$5\text{-}HT_{4,6,7}$	↑ AMPc

AMPc = AMP cíclico; DAG = diacilglicerol; IP_3 = inositol 1,4,5-trifosfato.
*Os receptores α_2-adrenérgicos e $5\text{-}HT_{1B}$ são autorreceptores pré-sinápticos importantes na inibição por retroalimentação.

que um verdadeiro transtorno de humor, ele pode indiretamente causar disfunção do humor, em decorrência das dificuldades encontradas nas atividades escolares, profissionais e sociais.

A *hipótese monoaminérgica* propõe que os transtornos do humor são causados por diminuição dos níveis de serotonina e/ou norepinefrina. Ainda que haja evidências significativas que sustentem essa hipótese, as pesquisas atuais sugerem que esses transtornos reflitam distúrbios complexos na atividade dos circuitos neurais, e não um simples desequilíbrio químico. Entretanto, como as etiologias subjacentes desses transtornos ainda não estão bem elucidadas em nível fisiológico ou molecular, os critérios diagnósticos baseiam-se principalmente na avaliação clínica. Os critérios diagnósticos da American Psychiatric Association para TDM e TABP estão resumidos nos Boxes 14.1 e 14.2.

Características clínicas dos transtornos afetivos

O *transtorno depressivo maior* caracteriza-se por episódios recorrentes de humor deprimido, isolamento social (incluindo apatia, diminuição da capacidade de sentir prazer e sentimentos de inutilidade) e sintomas somáticos característicos (diminuição da energia, alterações em apetite e sono, dor muscular e redução dos movimentos com latência da fala). Com frequência, o TDM é deflagrado por estresses significativos do dia a dia, embora também possa ocorrer de modo espontâneo. Um único episódio depressivo deve durar 2 semanas ou mais e deve interferir significativamente nas atividades diárias do paciente, como trabalho e relacionamentos pessoais. Um episódio não é considerado como TDM se for causado por luto (*i. e.*, os sintomas depressivos que surgem nos primeiros 2 meses após a perda de um ente amado são considerados um sentimento normal de pesar) ou por uma afecção clínica geral, como hipotireoidismo ou doença de Cushing.

São três os subtipos clínicos do TDM: a depressão típica (ou melancólica), a depressão atípica (que, na verdade, é mais comum que a depressão típica) e a depressão psicótica. Em

▶ Fisiopatologia dos transtornos afetivos

O transtorno depressivo maior (TDM) e o transtorno afetivo bipolar (TABP) caracterizam-se por desregulação do humor. O transtorno depressivo maior caracteriza-se por episódios recorrentes de depressão, enquanto o transtorno bipolar é definido pela presença de mania ou hipomania (embora os períodos de depressão sejam mais comuns que os de humor elevado no TABP). Além disso, vários outros transtornos, como a distimia e a ciclotimia, envolvem outras combinações ou manifestações menos extremas de depressão e mania.

O transtorno de déficit de atenção-hiperatividade (TDAH) caracteriza-se por dificuldades na concentração e por hiperatividade. Embora o TDAH seja mais um transtorno cognitivo

---

BOXE 14.1 Manual diagnóstico e estatístico de transtornos mentais. Revisão do texto sobre critérios para transtorno depressivo maior (TDM)

A. Pelo menos um dos três estados anormais de humor, que interferem significativamente na vida do indivíduo:
 1. Humor deprimido anormal na maior parte do dia, quase todos os dias, durante pelo menos 2 semanas
 2. Perda anormal de todo interesse e prazer na maior parte do dia, quase todos os dias, durante pelo menos 2 semanas
 3. Se o indivíduo tiver 18 anos de idade ou menos, humor irritável anormal na maior parte do dia, quase todos os dias, durante pelo menos 2 semanas

B. No mínimo cinco dos seguintes sintomas, presentes durante o mesmo período depressivo de 2 semanas:
 1. Humor deprimido anormal (ou humor irritável no caso de uma criança ou adolescente)
 2. Perda anormal de todo interesse e prazer
 3. Transtorno do apetite ou alteração do peso:
  • Perda anormal de peso (na ausência de dieta) ou diminuição do apetite, ou

  • Ganho anormal de peso ou aumento do apetite
 4. Transtorno do sono, insônia anormal ou hipersonia anormal
 5. Transtorno da atividade, agitação anormal ou lentidão anormal (observáveis por outras pessoas)
 6. Fadiga anormal ou perda de energia
 7. Autorrecriminação anormal ou culpa inadequada
 8. Capacidade diminuída de concentração ou indecisão
 9. Pensamentos mórbidos anormais de morte (não apenas medo de morrer) ou ideação suicida

C. Os sintomas não são atribuíveis a uma psicose de humor incongruente

D. Nunca houve um episódio maníaco, episódio misto ou episódio hipomaníaco

E. Os sintomas não são atribuíveis a doença física, álcool, medicamentos ou drogas de uso abusivo

F. Os sintomas não são atribuíveis a um luto normal.

BOXE 14.2 Manual diagnóstico e estatístico de transtornos mentais. Revisão do texto sobre critérios para o transtorno bipolar (abreviados)

Transtorno bipolar I

Um único episódio maníaco:

A. Ocorrência de apenas um episódio maníaco e ausência de episódios depressivos maiores no passado (nota: a recorrência é definida como a mudança de polaridade a partir da depressão ou um intervalo de pelo menos 2 meses sem sintomas maníacos)

B. O episódio maníaco não é mais bem explicado por um transtorno esquizoafetivo e não está superposto a esquizofrenia, transtorno esquizofreniforme, transtorno de delírio ou transtorno psicótico sem outra especificação.

Nos casos em que um paciente teve múltiplos episódios de humor, os subtipos do transtorno bipolar I são definidos pelo episódio de humor mais recente:

- Episódio hipomaníaco mais recente
- Episódio maníaco mais recente
- Episódio misto mais recente
- Episódio deprimido mais recente
- Episódio mais recente sem outra especificação.

Transtorno bipolar II

A. Ocorrência (ou história) de um ou mais episódios depressivos maiores

B. Ocorrência (ou história) de pelo menos um episódio hipomaníaco

C. Nunca houve um episódio maníaco ou episódio misto

D. Os episódios de humor nos critérios A e B não são mais bem explicados por transtorno esquizoafetivo e não estão superpostos a esquizofrenia, transtorno esquizofreniforme, transtorno de delírio ou transtorno psicótico sem outra especificação

E. Os sintomas provocam sofrimento clinicamente significativo ou comprometimento em função social, ocupacional ou outras áreas importantes de função.

---

todos os pacientes deprimidos, é de suma importância detectar qualquer tendência suicida e evidências de psicose. Embora a psicose seja mais típica do transtorno bipolar, os pacientes gravemente deprimidos podem tornar-se psicóticos, e a tendência suicida ou a psicose constituem indicação para encaminhamento imediato a um psiquiatra ou hospitalização psiquiátrica.

A *depressão típica (ou melancólica)* caracteriza-se por despertar precoce pela manhã (p. ex., acordar espontaneamente às 5 h da manhã, com incapacidade de voltar a dormir), diminuição do apetite com perda de peso e acentuada desvinculação social. No caso descrito na introdução, Dr. Lee estabeleceu um diagnóstico clínico de episódio depressivo maior com base na presença de praticamente todos esses sintomas por mais de 1 mês. Em geral, a depressão típica responde de modo satisfatório aos *inibidores seletivos da recaptação de serotonina (ISRS)*. Como é possível não haver qualquer melhora significativa no decorrer de 2 a 3 semanas, pode-se indicar a administração a curto prazo de um hipnossedativo, como um benzodiazepínico, e os pacientes devem ser incentivados a continuar tomando seu medicamento, mesmo quando não se observa benefício inicial.

A *depressão atípica* caracteriza-se por sinais neurovegetativos, que são o inverso dos observados na depressão típica. Os pacientes apresentam hipersonia e aumento do apetite, particularmente para alimentos "reconfortantes" ricos em gordura/carboidratos. Esses indivíduos também são particularmente sensíveis à crítica (interpretam até mesmo comentários inocentes como críticas intensas a suas ações); entretanto, ao contrário dos pacientes tipicamente deprimidos, são capazes de passar por breves períodos de sentimento de prazer e apresentar comportamentos de busca de satisfação, como ingestão excessiva de alimento e fazer compras. Foi constatado que os inibidores da monoamina oxidase (IMAO) são efetivos principalmente nesse grupo de pacientes; todavia, por causa dos efeitos adversos significativos dessa classe de fármacos, os IMAO são considerados como agentes de segunda ou de terceira linha. Entretanto, a efetividade dos IMAO, juntamente com o comportamento de busca de prazer observado nesse tipo

de paciente depressivo, sugere que a depressão atípica pode resultar de diminuição relativa em ambas as vias da serotonina e da dopamina. Em geral, os medicamentos mais efetivos para essa classe de depressão têm como alvo mais de um sistema monoaminérgico; esses fármacos incluem *bupropiona, venlafaxina* e estimulantes como o *metilfenidato*.

A *depressão psicótica* é o subtipo menos comum de depressão e, com frequência, o mais grave e incapacitante. Os ISRS e os antipsicóticos são considerados os agentes de primeira linha para esse subtipo de depressão, porém os pacientes podem necessitar de terapia eletroconvulsiva se os sintomas forem refratários aos agentes de primeira linha.

O *episódio maníaco* é o inverso clínico do episódio depressivo. Embora os pacientes possam sentir-se irritados, há habitualmente uma sensação de humor elevado e sentimento de autoestima aumentada (denominado *grandiosidade*). Em lugar da fala latente e suave observada na depressão, verifica-se uma fala rápida e alta, e frequentemente difícil de interromper. Em lugar da sensação de fadiga e de sono excessivo observadas na depressão, verifica-se redução da necessidade de dormir. O paciente pode não ter vontade de dormir durante vários dias e, em lugar de sentir-se cansado, sente-se revigorado. Em geral, há algum tipo de atividade à noite quando o paciente deveria estar dormindo, como dirigir, faxinar ou trabalhar. Os episódios maníacos caracterizam-se por pensamentos acelerados e desorganizados, a ponto de o paciente não conseguir permanecer no mesmo assunto por mais de alguns segundos; esses pensamentos podem estar associados a psicose e alucinações auditivas. Em geral, a mania resulta em algum desfecho adverso (acidente de trânsito, detenção ou hospitalização psiquiátrica) dentro de poucos dias.

Um episódio hipomaníaco (literalmente, "pequena mania") refere-se a um paciente que apresenta sintomas maníacos por mais de 4 dias, sem um desfecho adverso. No caso descrito na introdução, Sra. R teve um *episódio hipomaníaco*. Se Dr. Lee não tivesse feito nenhuma intervenção, seus sintomas poderiam ter evoluído para franca mania. Quando os sintomas de episódio maníaco e de episódio depressivo aparecem simultaneamente, o transtorno é designado como episódio *misto*, e esses pacientes são suscetíveis a risco maior de cometer suicídio.

Embora o transtorno bipolar seja caracterizado por sintomas maníacos (mania ou hipomania), o transtorno é habitualmente dominado por longos períodos de depressão significativa e debilitante. Com frequência, os episódios depressivos ocorrem antes do aparecimento de qualquer mania, e, nesses pacientes, estabelece-se frequentemente um diagnóstico incorreto de TDM. *Os pacientes com transtorno bipolar frequentemente sofrem mudanças rápidas para mania, as quais ameaçam potencialmente a vida, quando tomam antidepressivos (como no caso da Sra. R).* Todavia, se surgirem sintomas maníacos *apenas* com o uso de antidepressivos ou estimulantes, esses sintomas não preenchem tecnicamente os critérios de transtorno bipolar. As classes farmacológicas usadas no tratamento do transtorno bipolar são discutidas no final da seção de farmacologia e são referidas como *estabilizadores do humor*. Com frequência, os pacientes continuam sofrendo de depressão durante a administração de estabilizadores do humor, e pode ser necessário um tratamento adjuvante com antidepressivos (o risco de induzir mania é significativamente reduzido na presença de um estabilizador do humor).

Teoria monoaminérgica da depressão

A base biológica da depressão começou a ser elucidada nas décadas de 1940 e 1950, quando observadores perspicazes verificaram que a imipramina, a iproniazida e a reserpina tinham efeitos inesperados sobre o humor.

No final da década de 1940, a *imipramina*, um fármaco tricíclico, foi desenvolvida para uso no tratamento de pacientes psicóticos; entretanto, foi subsequentemente constatado que o fármaco exercia efeitos antidepressivos pronunciados. A imipramina bloqueia preferencialmente os transportadores de 5-HT, e seu metabólito ativo, a desipramina, bloqueia preferencialmente os transportadores de NE. Por conseguinte, os neurotransmissores persistem no espaço extracelular em concentrações mais altas e por mais tempo, produzindo maior ativação dos receptores de 5-HT e NE.

Em 1951, foi constatado que a *iproniazida*, um agente antituberculoso, apresentava efeitos antidepressivos. A iproniazida inibe a monoamina oxidase e impede, portanto, a degradação de 5-HT, NE e DA. O consequente aumento no neurotransmissor citosólico resulta em aumento da captação do neurotransmissor nas vesículas e, consequentemente, em sua maior liberação após exocitose.

Na década de 1950, foi observado que o agente anti-hipertensivo *reserpina* induzia depressão em 10 a 15% dos pacientes. Em seguida, os pesquisadores verificaram que a reserpina tinha a capacidade de induzir sintomas depressivos em modelos animais, bem como em seres humanos. A reserpina provoca depleção de 5-HT, NE e DA nos neurônios pré-sinápticos ao inibir o transporte desses neurotransmissores nas vesículas sinápticas. O fármaco liga-se irreversivelmente ao TVMA e, por fim, destrói as vesículas. A 5-HT, a NE e a DA que se acumulam no citoplasma são degradadas pela MAO mitocondrial. Acredita-se que a consequente diminuição da neurotransmissão monoamínica seja responsável pela produção do humor deprimido.

Os achados anteriormente descritos sugerem fortemente que os sistemas monoaminérgicos centrais de serotonina e norepinefrina estejam envolvidos na patogenia da depressão. A *teoria monoaminérgica da depressão* sustenta que a depressão resulte de uma diminuição patológica na neurotransmissão da serotonina e/ou norepinefrina. Com base nessa hipótese, pode-se deduzir que o aumento da neurotransmissão da serotonina e/ou norepinefrina pode melhorar ou reverter a depressão. Como se trata de uma doença biológica relacionada com alterações patológicas a longo prazo na atividade das monoaminas, o TDM deve ser passível de tratamento com medicamentos.

Limitações da teoria monoaminérgica

Ainda que quase todas as classes de antidepressivos sejam farmacologicamente ativas em seus locais moleculares e celulares de ação, com atividade quase imediata, seus efeitos antidepressivos clínicos em geral são apenas observados após 3 semanas ou mais de tratamento contínuo. De modo semelhante, embora a reserpina provoque rápida depleção do neurotransmissor nos sistemas monoaminérgicos, são necessárias várias semanas de tratamento contínuo com reserpina para induzir depressão. A demora não explicada no início de ação desses fármacos continua sendo um enigma essencial e um desafio para a teoria monoaminérgica.

Em alguns pacientes, os fármacos que elevam seletivamente a neurotransmissão da 5-HT diminuem os sintomas depressivos, enquanto os que aumentam de modo seletivo a neurotransmissão da NE exercem pouco ou nenhum efeito. Em outros pacientes, os fármacos que influenciam o sistema NE são mais benéficos que os que afetam o sistema da 5-HT. De modo global, cada fármaco individual mostra-se efetivo em cerca de 70% dos pacientes que sofrem de depressão, e os fármacos que apresentam eficácia acentuadamente diferente no bloqueio da recaptação de NE e/ou 5-HT podem exibir eficiência clínica semelhante quando testados em grandes populações clínicas. Essas observações não são facilmente explicadas pela teoria monoaminérgica.

O intervalo de tempo necessário para o aparecimento da eficácia clínica dos antidepressivos pode ser explicado por mecanismos autorreguladores que afetam os neurônios monoaminérgicos pré-sinápticos, ou por outras alterações no circuito neural pós-sináptico. O tratamento agudo com antidepressivos produz, na realidade, diminuição da descarga neuronal no *locus ceruleus* e/ou no núcleo da rafe (dependendo do fármaco), dada retroalimentação inibitória aguda por meio dos autorreceptores 5-HT$_{1A}$ e α_2 nos neurônios que contêm 5-HT e NE, respectivamente. Isso provoca diminuição concomitante em síntese e liberação de 5-HT e NE.

Em contrapartida, o uso crônico de agentes antidepressivos produz infrarregulação dos próprios autorreceptores inibitórios, levando a aumento da neurotransmissão. A mudança na sensibilidade dos autorreceptores leva várias semanas para ocorrer, em concordância com o tempo despendido para a resposta terapêutica observada nos pacientes. Isso poderia explicar o início tardio da resposta terapêutica; somente após terapia crônica com antidepressivos é que a dessensibilização gradual dos autorreceptores possibilita aumento da neurotransmissão (Figura 14.4). Apesar de sua base especulativa, essa hipótese sobre as alterações na sensibilidade dos receptores monoamínicos oferece uma explicação para o atraso no início da ação terapêutica da fluoxetina observado na Sra. R. Isso também pode explicar por que alguns pacientes apresentam agravamento agudo da depressão ou da tendência suicida nos primeiros dias de tratamento com antidepressivos e ressalta a necessidade de acompanhamento rigoroso dos pacientes nas primeiras semanas de tratamento.

Pesquisas recentes também sugerem que a administração crônica, mas não aguda, de antidepressivos aumenta a neurogênese (*i. e.*, o nascimento de novos neurônios no hipocampo), e que alguns efeitos clínicos dos antidepressivos podem ser mediados pela neurogênese. Outras pesquisas implicaram fatores neurotróficos, como o fator neurotrófico derivado do cérebro (FNDC), visto que a administração crônica de antidepressivos eleva os níveis cerebrais do FNDC. O papel da neurogênese e dos fatores neurotróficos nos transtornos do humor constitui, atualmente, uma intensa área de pesquisa.

► Classes e agentes farmacológicos

A transmissão serotoninérgica e adrenérgica central é modulada por uma ampla gama de agentes cujos alvos de ação são armazenamento, degradação e recaptação dos neurotransmissores. Outros agentes direcionam-se para os receptores de neurotransmissores. Como a serotonina está envolvida em diversos processos fisiológicos, tanto centrais quanto periféricos, os agentes farmacológicos que alteram a sinalização serotoninérgica exercem ações diversas no cérebro (humor, sono, enxaqueca), no sistema gastrintestinal (GI) e sobre a temperatura central e a hemodinâmica (síndrome serotoninérgica). Muitos desses efeitos biológicos são discutidos à medida que os agentes farmacológicos são introduzidos, embora a ênfase seja sobre os agentes que regulam o humor.

Inibidores do armazenamento da serotonina

A anfetamina e substâncias relacionadas interferem na capacidade das vesículas sinápticas de armazenar monoaminas, como a serotonina. Por conseguinte, anfetamina, metanfetamina e metilfenidato deslocam 5-HT, DA e NE de suas vesículas de armazenamento. Para a depressão atípica e para a depressão do idoso, os estimulantes como *anfetamina*, *metilfenidato* e *modafinila* mostraram-se úteis como agentes de segunda linha, em parte em decorrência de seus efeitos combinados sobre serotonina, norepinefrina e dopamina.

Anfetamina, metilfenidato, *dextroanfetamina* e *lisdexanfetamina* também são amplamente usados no tratamento do transtorno de déficit de atenção-hiperatividade (TDAH). Embora possa parecer um contrassenso que um transtorno como o TDAH possa ser tratado com fármacos que aumentam os níveis de catecolaminas, esse achado faz sentido à luz dos diferentes

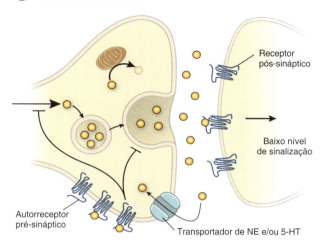

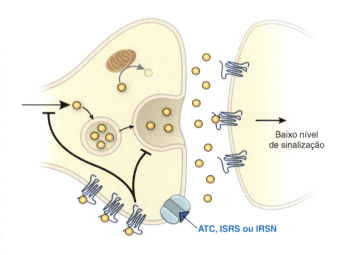

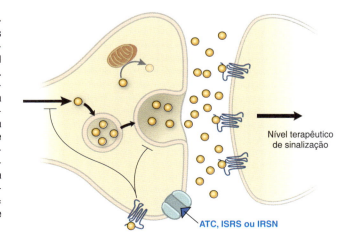

FIGURA 14.4 **Mecanismo postulado para o atraso no início do efeito terapêutico dos fármacos antidepressivos. A.** Antes do tratamento, os neurotransmissores são liberados em níveis patologicamente baixos e exercem níveis de retroalimentação autoinibitória em estado de equilíbrio dinâmico. O efeito final consiste em nível basal anormalmente baixo de atividade dos receptores pós-sinápticos (*sinalização*). **B.** O uso a curto prazo de medicamento antidepressivo resulta em liberação aumentada de neurotransmissor e/ou aumento da duração da ação do neurotransmissor na fenda sináptica. Ambos os efeitos produzem aumento da estimulação dos autorreceptores inibitórios, com inibição aumentada da síntese de neurotransmissores e da exocitose. O efeito final é a redução do efeito inicial do medicamento, e a atividade dos receptores pós-sinápticos permanece em níveis de pré-tratamento. **C.** O uso crônico de medicamento antidepressivo resulta em dessensibilização dos autorreceptores pré-sinápticos. Por conseguinte, a inibição da síntese de neurotransmissor e da exocitose é reduzida. Como efeito final, tem-se o aumento da atividade dos receptores pós-sinápticos, levando a uma resposta terapêutica. NE = norepinefrina; 5-HT = serotonina; ATC = antidepressivo tricíclico; ISRS = inibidor seletivo da recaptação de serotonina; IRSN = inibidor da recaptação de serotonina-norepinefrina.

papéis desempenhados pela NE central *versus* a periférica. No córtex pré-frontal, o aumento da NE promove atenção e processos cognitivos superiores, enquanto o aumento periférico da NE eleva a frequência cardíaca e a pressão arterial, e pode induzir tremores. Esses fármacos exibem substancial potencial de uso abusivo; como o profármaco inativo lisdexanfetamina é convertido de modo relativamente lento no composto ativo dextroanfetamina pelo metabolismo hepático limitador de velocidade, esse fármaco pode ter menor potencial de uso abusivo que outros derivados da anfetamina.

A *fenfluramina* e a *dexfenfluramina* são derivados halogenados da anfetamina, modestamente seletivos para as vesículas de armazenamento de 5-HT. Nos EUA, esses fármacos foram usados durante um breve período para supressão do apetite, porém a ocorrência de cardiotoxicidade grave levou à sua retirada do mercado. Outro derivado da anfetamina, a *metilenodioximetanfetamina* (MDMA), é um inibidor seletivo do armazenamento da serotonina e um ligante do receptor de 5-HT. Seu uso não foi aprovado na prática clínica, porém representa um problema clínico significativo decorrente de seu uso ilícito (como *ecstasy*).

Inibidores da degradação da serotonina

A principal via de degradação da serotonina é mediada pela MAO; por conseguinte, os IMAO exercem efeitos significativos sobre a neurotransmissão serotoninérgica. Os IMAO são classificados com base em sua especificidade para as isoenzimas MAO-A e MAO-B, e de acordo com a reversibilidade ou irreversibilidade de sua ligação. Os IMAO mais antigos não são seletivos, e a maioria deles, como *iproniazida*, *fenelzina* e *isocarboxazida*, consiste em inibidores irreversíveis. Os IMAO mais recentes, como *moclobemida*, *befloxatona* e *brofaromina*, são seletivos para a MAO-A e ligam-se de modo reversível. A *selegilina*, um inibidor seletivo da MAO-B em baixas doses (ver Capítulo 13), também coíbe a MAO-A em doses mais altas.

Os IMAO bloqueiam a desaminação das monoaminas por meio de sua ligação ao grupo flavina funcional da MAO, inibindo-o (Figura 14.5). Ao coibir a degradação das monoaminas, os IMAO aumentam a 5-HT e a NE disponíveis no citoplasma dos neurônios pré-sinápticos. O crescimento dos níveis citoplasmáticos dessas monoaminas leva não apenas a uma elevação da captação e armazenamento da 5-HT e da NE nas vesículas sinápticas, como também a algum extravasamento constitutivo das monoaminas no espaço extracelular.

Conforme assinalado no Capítulo 10, o efeito adverso mais tóxico do uso dos IMAO consiste na *toxicidade* sistêmica da *tiramina*. Como a MAO gastrintestinal e hepática metaboliza a tiramina, o consumo de alimentos que contêm tiramina, como carnes processadas, queijos maturados e vinho tinto, pode levar a níveis circulantes excessivos de tiramina. A tiramina é um simpaticomimético indireto, que tem a capacidade de estimular a liberação de grandes quantidades de catecolaminas armazenadas ao reverter a recaptação por transportadores. Essa liberação descontrolada de catecolaminas pode induzir uma *crise hipertensiva,* caracterizada por cefaleia, taquicardia, náuseas, arritmias cardíacas e acidente vascular encefálico. Dado o potencial de toxicidade sistêmica da tiramina, os IMAO mais antigos não são mais considerados terapia de primeira linha para a depressão; podem ser prescritos apenas para pacientes capazes de comprometer-se a seguir uma dieta deficiente em tiramina.

Os IMAO mais recentes (*i. e.*, os inibidores reversíveis da MAO-A [IRMA] que se ligam reversivelmente à MAO) são deslocados por concentrações elevadas de tiramina, resultando

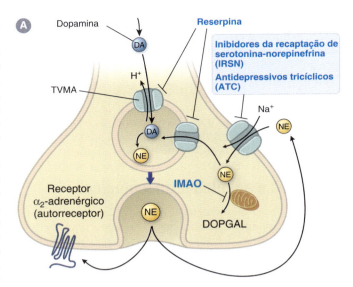

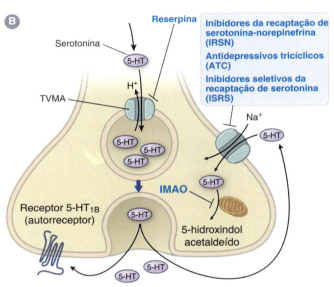

FIGURA 14.5 Locais e mecanismos de ação dos fármacos antidepressivos. Os sítios de ação dos fármacos antidepressivos e da reserpina (passível de induzir a depressão) estão indicados nos neurônios noradrenérgicos (**A**) e nos neurônios serotoninérgicos (**B**). Os inibidores da monoamina oxidase (IMAO) inibem a enzima mitocondrial monoamina oxidase (MAO); o aumento resultante das monoaminas citosólicas leva à captação vesicular elevada de neurotransmissor e a sua maior liberação durante a exocitose. Os antidepressivos tricíclicos (ATC) e os inibidores da recaptação de serotonina-norepinefrina (IRSN) inibem tanto o transportador de norepinefrina (TNE) quanto o transportador de serotonina (TSER), resultando em níveis elevados de NE e de 5-HT na fenda sináptica. Os inibidores seletivos da recaptação de serotonina (ISRS) inibem especificamente a recaptação da 5-HT mediada pelo TSER. ATC, IRSN e ISRS elevam a duração de ação dos neurotransmissores na fenda sináptica, resultando em aumento da sinalização distal. A reserpina, que pode induzir depressão nos seres humanos e em modelos animais, bloqueia a captação mediada pelo TVMA de monoaminas nas vesículas sinápticas, destruindo finalmente as vesículas.

em metabolismo significativamente maior da tiramina e, por conseguinte, em menor toxicidade da tiramina. A *selegilina* foi aprovada como adesivo transdérmico, transpondo, assim, o sistema GI. A selegilina transdérmica pode exercer inibição máxima sobre a MAO-A cerebral (e a MAO-B), em doses que reduzem a atividade da MAO-A gastrintestinal em apenas 30 a 40%, diminuindo, assim, o risco de crise hipertensiva induzida por tiramina e proporcionando aos pacientes maior liberdade em sua dieta. *Os IMAO, à semelhança de outros antidepressivos, podem precipitar episódios maníacos ou hipomaníacos em alguns pacientes bipolares.*

Todos os fármacos antidepressivos, incluindo os IMAO, são hidrofóbicos e atravessam a barreira hematencefálica. São bem absorvidos por via oral e metabolizados a metabólitos ativos pelo fígado. Subsequentemente, esses metabólitos são inativados por acetilação, também no fígado. A excreção ocorre principalmente por depuração renal. Os IMAO mais antigos, de ligação irreversível, são depurados da circulação na forma de complexos com a MAO e são inativados efetivamente apenas quando uma nova enzima é sintetizada. Devido aos efeitos extensos dos IMAO sobre as enzimas do citocromo P450 no fígado, eles podem causar diversas interações medicamentosas. Todos os membros da equipe médica de um paciente devem prescrever outros fármacos com cautela quando o paciente estiver em uso de IMAO.

Inibidores da recaptação

O tônus serotoninérgico é mantido em estado de equilíbrio dinâmico pelo balanço entre a liberação e a recaptação do transmissor. Por conseguinte, os inibidores do transportador da recaptação de serotonina diminuem a taxa de recaptação, resultando em aumento efetivo na concentração de 5-HT no espaço extracelular. Esses fármacos aliviam os sintomas de uma variedade de transtornos psiquiátricos comuns, incluindo depressão, ansiedade e transtorno obsessivo-compulsivo. Quatro classes de inibidores da recaptação estão em uso: *antidepressivos tricíclicos* (ATC) não seletivos, *inibidores seletivos da recaptação de serotonina* (ISRS), *inibidores da recaptação de serotonina-norepinefrina* (IRSN) e os novos *inibidores seletivos da recaptação de norepinefrina* (ISRN). Cada classe será discutida mais adiante, seguida de uma descrição dos antidepressivos atípicos que não se enquadram claramente em nenhuma das quatro categorias.

Antidepressivos tricíclicos (ATC)

Os ATC devem seu nome à sua estrutura química comum, que consiste em três anéis que incluem dois anéis aromáticos fixados a um anel ciclo-heptano. O ATC protótipo é a *imipramina*, e outros membros dessa classe incluem *amitriptilina*, *desipramina*, *nortriptilina* e *clomipramina* (um agente de primeira linha para o transtorno obsessivo-compulsivo). Os ATC com aminas secundárias afetam preferencialmente o sistema da NE, enquanto os com aminas terciárias atuam principalmente no sistema da 5-HT. Foram também desenvolvidos antidepressivos tetracíclicos, que incluem a *maprotilina*, porém esses fármacos não são amplamente usados. Os antidepressivos tetracíclicos tendem a ser mais seletivos para o sistema NE.

Os ATC inibem a recaptação de 5-HT e NE do espaço extracelular por meio do bloqueio dos transportadores de recaptação da 5-HT e da NE, respectivamente. Esses agentes não afetam a recaptação de DA (Figura 14.5). O mecanismo molecular da inibição dos transportadores ainda não foi elucidado. Como o maior tempo de permanência do neurotransmissor no espaço extracelular leva à ativação aumentada dos receptores, os inibidores da recaptação produzem elevação das respostas pós-sinápticas. Apesar das afinidades amplamente variáveis pelos transportadores de recaptação da 5-HT e da NE, os ATC assemelham-se acentuadamente em sua eficácia clínica. Os ATC também são úteis no tratamento das síndromes dolorosas e,

frequentemente, são empregados com essa indicação em doses mais baixas que as necessárias para produzir efeitos antidepressivos. Mostram-se particularmente úteis no tratamento da enxaqueca, de outros distúrbios de dor somática e da síndrome da fadiga crônica.

O perfil de efeitos adversos dos ATC resulta de sua capacidade de ligação a diversos canais e receptores, além de seus alvos terapêuticos. Os efeitos adversos mais perigosos dos ATC envolvem o sistema cardiovascular. Os ATC afetam os canais de sódio de modo semelhante à quinidina. *Os efeitos adversos dos ATC semelhantes aos da quinidina (e da superdosagem de ATC, em particular) incluem retardo potencialmente letal da condução, como bloqueio atrioventricular de primeiro grau e bloqueio de ramo.* Por conseguinte, os ATC devem ser sempre prescritos com cautela em pacientes com risco de tentativa de suicídio, e deve-se efetuar um eletrocardiograma (ECG) para excluir qualquer possibilidade de doença do sistema de condução antes de iniciar ATC.

Os ATC também podem atuar como **antagonistas** em receptores muscarínicos (colinérgicos), **histamínicos**, **adre**nérgicos e dopamínicos. Os *efeitos anticolinérgicos* são mais proeminentes e incluem sintomas típicos de bloqueio dos receptores muscarínicos de acetilcolina: náuseas, vômitos, anorexia, boca seca, visão turva, confusão, constipação intestinal, taquicardia e retenção urinária. Os *efeitos anti-histamínicos* incluem sedação, ganho de peso e confusão (no idoso). Os *efeitos antiadrenérgicos* consistem em hipotensão ortostática, taquicardia reflexa, sonolência e tontura. A hipotensão ortostática representa um risco particularmente significativo em pacientes idosos, e, nesses indivíduos, é necessário proceder a um cuidadoso monitoramento do uso de ATC. *Por fim, os ATC também podem precipitar mania em pacientes com transtorno afetivo bipolar.*

Inibidores seletivos da recaptação de serotonina (ISRS)

Em 1987, o tratamento da depressão foi revolucionado com a introdução dos *inibidores seletivos da recaptação de serotonina* (ISRS). O primeiro ISRS a ser aprovado pela agência americana U.S. Food and Drug Administration (FDA) foi a *fluoxetina*; esse fármaco continua sendo um dos ISRS mais amplamente prescrito. Outros ISRS incluem *citalopram*, *fluvoxamina*, *paroxetina*, *sertralina* e *escitalopram*. Embora a eficácia dos ISRS seja semelhante à dos ATC no tratamento da depressão, sua maior seletividade e o perfil reduzido de efeitos adversos os tornaram agentes de primeira linha para o tratamento da depressão, bem como dos transtornos da ansiedade. Em particular, a superdosagem de ISRS produz efeitos relativamente benignos em comparação com a letalidade potencial das superdosagens de ATC. Os ISRS também são utilizados no tratamento das síndromes do pânico, transtorno obsessivo-compulsivo, ejaculação precoce e transtorno de estresse pós-traumático.

Os ISRS assemelham-se aos ATC quanto a seu mecanismo de ação, exceto pelo fato de os ISRS serem significativamente mais seletivos para os transportadores da 5-HT (Figura 14.5B). A inibição da recaptação de serotonina aumenta os níveis de serotonina no espaço extracelular, produzindo maior ativação dos receptores de 5-HT e intensificação das respostas pós-sinápticas. Em baixas doses, acredita-se que os ISRS liguem-se essencialmente aos transportadores de 5-HT, ao passo que, em doses mais altas, podem perder essa seletividade e ligarem-se também aos transportadores de NE. Apesar de suas estruturas químicas amplamente variáveis, os ISRS apresentam eficácia clínica semelhante à dos ATC, bem como entre si. Por conseguinte, a escolha do fármaco frequentemente depende de determinadas questões como custo e tolerabilidade aos efeitos adversos. Além disso, dada a variabilidade das respostas individuais dos pacientes a cada antidepressivo, pode ser necessário que o paciente utilize mais de um ISRS para encontrar o fármaco mais efetivo.

Como os ISRS são mais seletivos que os ATC em doses clinicamente efetivas, eles apresentam bem menos efeitos adversos. Os ISRS carecem de cardiotoxicidade significativa e não se ligam com tanta afinidade aos receptores muscarínicos (colinérgicos), histamínicos, adrenérgicos ou dopamínicos. Por consequência, os ISRS são, em geral, mais bem tolerados que os ATC. A elevada seletividade dos ISRS também significa que esses agentes apresentam índice terapêutico maior que os ATC, o que representa um importante aspecto no paciente deprimido, passível de tentar cometer suicídio com uma superdosagem intencional de seu medicamento.

Os ISRS, todavia, não são totalmente desprovidos de efeitos adversos: todos eles podem provocar certo grau de disfunção sexual. Outro efeito adverso comum é o desconforto GI; a sertralina mais frequentemente é relacionada com diarreia, enquanto a paroxetina está associada a constipação intestinal. Um efeito adverso mais grave dos ISRS consiste na *síndrome serotoninérgica*, decorrente de elevação rara, porém perigosa, dos níveis de 5-HT, que pode ocorrer quando se administra concomitantemente um ISRS e um inibidor da monoamina oxidase (IMAO; ver anteriormente). *As manifestações clínicas da síndrome serotoninérgica incluem: hipertermia, rigidez muscular, mioclonia e flutuações rápidas do estado mental e dos sinais vitais.* Os ISRS também podem causar vasospasmo em pequena porcentagem de pacientes e, em certas ocasiões, foram associados à ocorrência de hiponatremia. A retirada abrupta dos ISRS pode causar uma síndrome de descontinuidade dos ISRS, caracterizada por ansiedade, disforia, sintomas gastrintestinais e gripais, insônia, despersonalização e tendência suicida franca. *Por fim, à semelhança dos ATC e dos IMAO, os ISRS podem causar "mudança" da depressão para a mania ou hipomania em pacientes com transtorno bipolar.* A fluoxetina prescrita para a Sra. R no tratamento do TDM foi provavelmente responsável pelo episódio maníaco subsequente. O mecanismo da mudança da depressão para a mania ou a hipomania induzida pelos ISRS permanece desconhecido.

Inibidores da recaptação de serotonina-norepinefrina (IRSN)

Embora os ISRS sejam agentes de primeira linha úteis para o tratamento da depressão, existe uma população significativa de pacientes que só responde parcialmente a esses fármacos, particularmente na presença de afecções médicas ou transtornos psiquiátricos como comorbidades. Além disso, embora os ATC sejam frequentemente úteis nos casos em que a dor somática constitui um problema significativo, o amplo perfil de receptores de ATC torna sua prescrição difícil em pacientes com complicações clínicas ou fragilidade.

Uma classe mais recente de fármacos, os inibidores da recaptação de serotonina-norepinefrina (IRSN), demonstrou ser particularmente útil nesse grupo de pacientes. Os IRSN atualmente disponíveis incluem *venlafaxina, desvenlafaxina, duloxetina* e *milnaciprana*. A venlafaxina bloqueia o transportador de recaptação de 5-HT e o transportador de recaptação de NE por um mecanismo que depende de sua concentração. Em outras palavras, em baixas concentrações, o fármaco comporta-se como um ISRS, ao passo que, em concentrações elevadas, também aumenta os níveis extracelulares de NE. A desvenlafaxina

é o metabólito ativo da venlafaxina e seu perfil terapêutico assemelha-se ao do fármaco original. A duloxetina também inibe especificamente a recaptação de NE e de 5-HT, e foi aprovada para o tratamento da depressão, bem como da dor neuropática e de outras síndromes dolorosas. A milnaciprana é um inibidor seletivo da recaptação de NE e de 5-HT que foi recentemente aprovada para o tratamento da fibromialgia, com base em ensaios clínicos que demonstraram melhora dos sintomas de dor e disforia.

Inibidores seletivos da recaptação de norepinefrina (ISRN)

A *atomoxetina* é um inibidor seletivo da recaptação de NE, usado no tratamento do TDAH. Acredita-se que esse fármaco melhore os sintomas do TDAH ao bloquear a recaptação de NE, aumentando, assim, os níveis de NE no córtex pré-frontal. (Convém observar que a melhora dos sintomas do TDAH produzida por metilfenidato e anfetaminas é atribuída à elevação dos níveis de NE no córtex pré-frontal por meio da liberação aumentada de NE.) A atomoxetina tem várias vantagens sobre as anfetaminas, incluindo menor potencial de uso abusivo/dependência e meia-vida plasmática mais longa que possibilita sua administração em dose única diária. A atomoxetina aumenta os níveis periféricos e centrais de NE e eleva, portanto, a frequência cardíaca e a pressão arterial.

Antidepressivos atípicos

Vários fármacos que interagem com múltiplos alvos e estão indicados para o tratamento da depressão são algumas vezes referidos como "antidepressivos atípicos". Esses agentes incluem bupropiona, mirtazapina, nefazodona e trazodona. Vale ressaltar que serão aqui considerados em conjunto apenas pelo fato de não se enquadrarem convenientemente em outras categorias. São mais recentes que os ATC e atuam por vários mecanismos diferentes; embora alguns deles tenham mecanismos de ação desconhecidos ou que ainda não foram totalmente caracterizados.

A *bupropiona* parece atuar por mecanismos semelhantes aos das anfetaminas e mostra-se particularmente útil no tratamento da depressão atípica, por aumentar os níveis de serotonina e de dopamina no cérebro. A bupropiona é o antidepressivo com menos efeitos adversos sexuais. Acredita-se também que, em comparação com outros antidepressivos, esse fármaco induza menos reversão para a mania. A principal contraindicação ao uso da bupropiona consiste em predisposição a convulsões, visto que o fármaco diminui o limiar convulsivante. Por esse motivo, a bupropiona está contraindicada para pacientes com distúrbios convulsivos, anormalidades eletrolíticas e transtornos da alimentação (dado o fato de esses transtornos poderem causar desequilíbrios eletrolíticos).

A *mirtazapina* bloqueia os receptores 5-HT$_{2A}$ e 5-HT$_{2C}$ póssinápticos e o autorreceptor α_2-adrenérgico, bem como, presumivelmente, diminui a neurotransmissão nas sinapses 5-HT$_2$, enquanto aumenta a neurotransmissão da NE. A mirtazapina é um potente sedativo, além de estimulante do apetite, tornando-a um antidepressivo particularmente útil para a população idosa (a qual, com frequência, apresenta insônia e perda de peso), assim como para outros pacientes com perda de peso e depressão.

A *nefazodona* e a *trazodona* também bloqueiam os receptores 5-HT$_{2A}$ e 5-HT$_{2C}$ pós-sinápticos e serão discutidas adiante.

De modo global, os antidepressivos atípicos apresentam relativamente poucos efeitos adversos e sua eficácia clínica é semelhante, a despeito de seus mecanismos de ação e alvos moleculares bastante heterogêneos.

Agonistas dos receptores de serotonina

Os alcaloides do esporão do centeio são agonistas do receptor de serotonina de ocorrência natural. Várias dezenas de alcaloides do esporão do centeio estruturalmente semelhantes são elaboradas pelo fungo do centeio, *Claviceps purpurea*. Muitos *alcaloides do esporão do centeio* de ocorrência natural produzem vasoconstrição intensa em decorrência de sua ação como agonistas dos receptores de serotonina no músculo liso vascular. Tal ação foi responsável pelo ergotismo – descrito na Idade Média como "Fogo de Santo Antônio"–, em que os indivíduos que consumiam cereais infectados pelo fungo apresentavam vasoconstrição periférica grave, resultando em necrose e gangrena. Nos tempos modernos, diversos alcaloides do esporão do centeio passaram a ser usados clinicamente. A dietilamida do ácido lisérgico (LSD), um alcaloide do esporão do centeio semissintético, produz alucinações e disfunção sensorial em doses tão pequenas quanto 50 µg nos seres humanos.

Os agonistas seletivos para subtipos do receptor de 5-HT tornaram-se agentes terapêuticos de interesse crescente nesta última década, sendo utilizados principalmente no tratamento de ansiedade e enxaqueca. A *buspirona* é um ansiolítico não benzodiazepínico, que não se liga aos receptores GABA, mas que atua como agonista parcial seletivo do $5-HT_{1A}$. A buspirona não é sedativa e apresenta propriedades ansiolíticas moderadas. Apesar de frequentemente não ser tão efetiva clinicamente quanto um benzodiazepínico, a buspirona é interessante, uma vez que não produz dependência, carece de potencial de uso abusivo e não é sedativa.

Acredita-se que a *enxaqueca* seja precipitada por vasodilatação cerebral, com ativação subsequente das fibras pequenas para a dor. Foi constatado que uma classe de agonistas seletivos da serotonina (agonistas $5-HT_1$) é particularmente efetiva no tratamento da enxaqueca, presumivelmente em decorrência de seus efeitos vasoconstritores potentes. A *sumatriptana* é o agonista $5-HT_{1D}$ protótipo desse grupo, coletivamente conhecido como *triptanas*, que também inclui *rizatriptana, almotriptana, frovatriptana, eletriptana* e *zolmitriptana*. As triptanas, bem como o alcaloide do esporão do centeio menos seletivo – a *ergotamina* –, atuam sobre os receptores $5-HT_1$ na vasculatura, alterando o fluxo sanguíneo intracraniano. Esses agentes são de grande utilidade para as crises agudas de enxaqueca quando administrados no início do episódio, mais que como medida profilática. Devem ser administrados no início de uma enxaqueca (idealmente, por ocasião da aura) para bloquear efetivamente a ativação dos receptores de dor. Acredita-se que as triptanas ativem os receptores $5-HT_{1D}$ e $5-HT_{1B}$. No SNC, ambos os subtipos de receptores são encontrados nas terminações pré-sinápticas de uma variedade de neurônios na vasculatura.

Relativamente poucos agonistas de $5-HT_2$ são empregados clinicamente. A *trazodona* é um profármaco, que é convertido em metaclorofenilpiperazina (mCFP), um agonista $5-HT_{2A/2C}$ seletivo, usado no tratamento de depressão e insônia. A trazodona é utilizada principalmente como sedativo, na medida em que as doses mais altas necessárias para produzir efeitos antidepressivos são habitualmente muito sedantes. A metisergida, um derivado do esporão do centeio, é um agonista parcial de $5-HT_2$, que também apresenta efeitos adrenérgicos e muscarínicos; esse agente não está mais disponível nos EUA.

A serotonina e seus receptores são abundantes no trato GI. A serotonina é um regulador crítico da motilidade GI, mediada, em grande parte, pelos receptores $5-HT_4$. A *cisaprida*, um agonista $5-HT_4$, que também aumenta a liberação de acetilcolina do plexo mioentérico, induz motilidade gástrica. Todavia, a cisaprida foi retirada do mercado nos EUA, por causa de preocupações quanto à sua segurança; com efeito, esse fármaco pode causar prolongamento QT e arritmias cardíacas em consequência do bloqueio dos canais de K^+ hERG.

Antagonistas dos receptores de serotonina

Os antagonistas dos receptores de serotonina são fármacos cada vez mais importantes em terapia. À semelhança de muitos ligantes de receptores, esses antagonistas exibem graus variáveis de seletividade para os subtipos de receptores e, com frequência, apresentam reação cruzada com receptores adrenérgicos, histamínicos e muscarínicos. Essa propriedade é vantajosa em alguns casos (p. ex., antipsicóticos atípicos), mas também pode limitar sua utilidade clínica, em decorrência de efeitos adversos intoleráveis.

A *cetanserina* é um antagonista de $5-HT_{2A/2C}$, com considerável atividade de antagonista α_1-adrenérgico. Reduz a pressão arterial em grau semelhante ao dos betabloqueadores e tem sido usada topicamente para diminuir a pressão intraocular no glaucoma. Esse fármaco está disponível na Europa.

A *ondansetrona* é um antagonista $5-HT_3$. Esse fármaco é interessante porque, dentre todos os receptores monoamínicos atualmente identificados, apenas o $5-HT_3$ é um receptor ionotrópico que pertence à superfamília dos receptores pentaméricos nicotínicos de acetilcolina. Os receptores $5-HT_3$ são expressos em sistema nervoso entérico, terminações nervosas do vago e SNC, particularmente na zona do gatilho quimiorreceptora. A ondansetrona é um poderoso antiemético, amplamente usada como adjuvante na quimioterapia do câncer e no tratamento da náusea refratária. Por seu mecanismo de ação, tem pouco efeito sobre a náusea causada por vertigem.

Acredita-se que a *síndrome do intestino irritável* (SII) seja um distúrbio de motilidade GI, particularmente do cólon. Os pacientes apresentam episódios de diarreia, constipação intestinal, ou ambas, com cólica GI significativa. Os antagonistas do receptor $5-HT_4$, *tegaserode* e *prucaloprida*, aumentam a motilidade GI e são efetivos no tratamento da constipação intestinal associada à SII. A *alosetrona* é um antagonista do receptor $5-HT_3$, que diminui o tônus serotoninérgico nas células intestinais, com consequente redução da motilidade. Mostra-se particularmente útil para o controle da diarreia associada à SII, embora tenha uma advertência de "tarja preta", uma vez que pode provocar colite isquêmica grave.

Estabilizadores do humor

Em 1949, um pesquisador australiano observou que o lítio exercia efeito calmante sobre animais e aventou a hipótese de o lítio poder ter um efeito semelhante em pacientes maníacos, a qual foi apoiada por estudos. Essa descoberta estimulou a realização de pesquisas intensas sobre os efeitos bioquímicos do lítio e sobre os mecanismos pelos quais esse fármaco exerce efeitos antimaníacos. Embora a pesquisa sobre o lítio tenha fornecido alguns dados, os mecanismos responsáveis pelos seus efeitos psiquiátricos ainda não estão bem elucidados. *Aproximadamente na mesma época, foi constatado que os medicamentos antidepressivos podem precipitar episódios maníacos em alguns pacientes com TDM. O mecanismo pelo qual os fármacos antidepressivos provocam a mudança do TDM para o transtorno bipolar também está pouco esclarecido.*

Na década de 1970, alguns pesquisadores sugeriram a possibilidade de a mania estar relacionada com a epilepsia, uma vez que ambos os distúrbios exibem padrões episódicos que envolvem hiperatividade neural. As pesquisas subsequentes não confirmaram essa relação, porém foi concluído que fármacos antiepilépticos, como *carbamazepina* e *ácido valproico*, apresentam alguma eficácia no tratamento do TABP. Carbamazepina, ácido valproico e *lamotrigina* (ver Capítulo 15) são usados no tratamento da mania e da depressão bipolar, bem como na prevenção de episódios futuros de transtorno do humor. Tradicionalmente, o termo *estabilizador do humor* tem sido utilizado para referir-se tanto ao lítio quanto ao ácido valproico. Clinicamente, o lítio e a lamotrigina são mais úteis para a depressão bipolar, enquanto o ácido valproico tem maior utilidade para a irritabilidade e a impulsividade.

Os sintomas psicóticos que ocorrem durante a mania assemelham-se aos da esquizofrenia (alucinações auditivas, alucinações de comando, paranoia persecutória e hiper-religiosidade), e os antipsicóticos também têm sido utilizados com sucesso no tratamento da mania. Olanzapina, risperidona e aripiprazol (discutidos no Capítulo 13) apresentam indicações específicas para o transtorno afetivo bipolar, embora não sejam geralmente considerados como estabilizadores do humor. Entretanto, muitos desses agentes (mais tipicamente, a olanzapina) produzem distúrbios metabólicos significativos (como diabetes), o que reduziu o entusiasmo por seu uso.

Lítio

O *lítio*, que é comumente administrado na forma de carbonato de lítio, é um cátion monovalente, cujas propriedades eletroquímicas assemelham-se às do sódio e do potássio. Em concentrações terapêuticas, o lítio penetra nas células através dos canais de Na^+. Como o lítio pode imitar outros cátions monovalentes, ele tem o potencial de afetar diversas proteínas e transportadores que necessitam de cofatores de cátions específicos.

O lítio exerce muitos efeitos em nível intracelular. Seu efeito sobre a regeneração do inositol para a sinalização de segundos mensageiros foi particularmente bem estudado, embora esse efeito não seja necessariamente essencial para suas ações terapêuticas. Na via lipídica do inositol, os receptores acoplados à proteína G (como os receptores $5\text{-}HT_2$) ativam a fosfolipase C (FLC), que cliva o fosfatidilinositol-4,5-bifosfato (FIP_2) nas moléculas de sinalização, o diacilglicerol (DAG) e o inositol-1,4,5-trifosfato (IP_3). A sinalização do IP_3 é interrompida por sua conversão em inositol-4,5-bifosfato (IP_2), seja diretamente ou por meio de um intermediário IP_4. O lítio inibe tanto a inositol fosfatase, que desfosforila o IP_2 em inositol fosfato (IP_1), quanto a inositol fosfatase que desfosforila o IP_1 em inositol livre. Como o inositol livre é essencial para a regeneração do FIP_2, o lítio bloqueia efetivamente a cascata de sinalização do fosfatidilinositol no cérebro. Apesar de o inositol circular livremente no sangue, ele não consegue atravessar a barreira hematencefálica. Ambos os mecanismos de síntese de inositol nos neurônios do SNC – regeneração a partir do IP_3 e síntese *de novo* a partir da glicose-6-fosfato – são inibidos pelo lítio. Ao bloquear a regeneração do FIP_2, o lítio diminui a neurotransmissão adrenérgica central, muscarínica e serotoninérgica.

A princípio, acreditou-se que a ruptura da cascata de sinalização do fosfatidilinositol fosse o principal mecanismo da ação estabilizadora do humor do lítio. Entretanto, estudos recentes sugerem que outras ações do lítio também podem ser relevantes. Essas ações incluem: aumento da transmissão da 5-HT por meio de um aumento na síntese e liberação da neurotransmissão; diminuição da neurotransmissão da NE e da DA ao inibir síntese, armazenamento, liberação e recaptação dos neurotransmissores; inibição da adenilciclase pelo desacoplamento das proteínas G dos receptores de neurotransmissores; e alteração dos gradientes eletroquímicos através das membranas celulares pela substituição dos canais de Na^+ e/ou bloqueio dos canais de K^+. Os possíveis efeitos neurotróficos do lítio também estão sendo investigados. Estudos recentes indicam que o lítio bloqueia a atividade da glicogênio sintase quinase (GSK)-3β, e essa ação também pode estar envolvida em seus efeitos antimaníacos.

O lítio apresenta uma janela terapêutica estreita e ampla gama de efeitos adversos, levando os pacientes, como a Sra. R, a preocupar-se quanto a seus efeitos adversos potenciais. A *intoxicação aguda pelo lítio*, síndrome clínica caracterizada por náuseas, vômitos, diarreia, insuficiência renal, disfunção neuromuscular, ataxia, tremor, confusão, delírio e convulsões, é uma emergência médica, cujo tratamento pode exigir diálise. A hiponatremia ou a administração de agentes anti-inflamatórios não esteroides (AINE) podem levar a um aumento da reabsorção de lítio no túbulo proximal e elevação das concentrações plasmáticas de lítio para níveis tóxicos.

A inibição da entrada de K^+ nos miócitos pelo lítio resulta em anormalidades de repolarização da membrana, com consequente observação de anormalidade das ondas T no ECG. Além disso, o potencial elétrico transmembrana é desviado, uma vez que a inibição da entrada de K^+ nas células leva ao desenvolvimento de hiperpotassemia extracelular e hipopotassemia intracelular. Esse desvio no potencial transmembrana expõe o paciente a um maior risco de parada cardíaca súbita, em decorrência de pequenas alterações no equilíbrio do potássio.

Tanto o hormônio antidiurético quanto o hormônio tireoestimulante ativam a adenilciclase, que é inibida pelo lítio. Em decorrência desse mecanismo, o tratamento com lítio também pode levar ao desenvolvimento de *diabetes insípido nefrogênico* e hipotireoidismo e/ou bócio.

Por causa da ampla gama de efeitos adversos que podem acompanhar o tratamento com lítio, e dada a euforia que pode estar associada a episódios maníacos ou hipomaníacos, muitos pacientes hesitam em iniciar o tratamento. O monitoramento cuidadoso dos níveis séricos e a titulação da dose de lítio podem ajudar a evitar alguns dos efeitos adversos já discutidos, se não todos eles, embora isso exija a coleta regular de amostras de sangue periférico. Apesar de suas desvantagens, o lítio constitui o fármaco mais efetivo para o tratamento do transtorno bipolar. O lítio e uma quantidade limitada de outros fármacos estabilizadores do humor (ver Tabela Resumo farmacológico) ajudam a impedir os episódios depressivos, bem como a mania. Nos estudos clínicos realizados, o lítio foi o único fármaco que demonstrou reduzir o risco de suicídio em pacientes com transtorno bipolar.

▶ Conclusão e perspectivas

Este capítulo tratou da neurotransmissão monoamínica central – principalmente das vias da serotonina, bem como das vias da norepinefrina e, em menor grau, da dopamina. A serotonina é um mediador crítico do humor e da ansiedade, que também está envolvido na fisiopatologia da enxaqueca e da SII. Este capítulo teve como foco a classe de fármacos antidepressivos. A teoria monoaminérgica da depressão constitui uma base intelectual para conceitualizar a fisiopatologia e o tratamento do TDM, embora essa teoria seja claramente uma simplificação excessiva. A terapia com fármacos que aumentam as concentrações sinápticas de 5-HT e de NE mostra-se efetiva em muitos casos de TDM e constitui a base do tratamento desse distúrbio. A demora entre a instituição do tratamento e o aparecimento de melhora clínica pode ocorrer em virtude das mudanças lentas na sensibilidade dos autorreceptores pré-sinápticos e/ou alterações no circuito neural pós-sináptico (como aumento da neurogênese).

ATC, ISRS, IMAO e outros antidepressivos apresentam eficácia clínica semelhante quando testados em grupos de pacientes, embora um paciente em particular possa responder a um fármaco e não a outro. Os ATC inibem não seletivamente os transportadores da recaptação de 5-HT e NE (além de outros receptores). Os ISRS bloqueiam de modo seletivo os transportadores da recaptação de 5-HT; os ISRN bloqueiam seletivamente os transportadores da recaptação de 5-HT e NE; e os IMAO inibem a degradação da 5-HT e da NE. A escolha do medicamento antidepressivo para cada paciente depende de duas metas: encontrar um agente efetivo para o paciente e minimizar os efeitos adversos. O tipo de sintomas depressivos pode sugerir uma modalidade de tratamento em relação a outra. Os ISRS tornaram-se os antidepressivos mais comumente prescritos, dado seu índice terapêutico favorável, e constituem a escolha de primeira linha para o tratamento de TDM, ansiedade, transtorno obsessivo-compulsivo e transtorno de estresse pós-traumático.

O TABP está bem menos elucidado que o TDM no que diz respeito a sua fisiopatologia e aos mecanismos subjacentes ao tratamento efetivo. Os agentes empregados no tratamento do TABP incluem lítio, antiepilépticos e antipsicóticos. O lítio e o ácido valproico são referidos como estabilizadores do humor, uma vez que ambos limitam os extremos da mania e da depressão; todavia, seus mecanismos de ação ainda não estão bem elucidados.

Os recentes avanços no desenvolvimento de fármacos para o tratamento do TDM se concentraram em uma compreensão mais profunda do mecanismo de ação dos fármacos atuais e da fisiologia de seus alvos moleculares. Os antidepressivos atualmente aprovados são administrados como misturas racêmicas, e o isolamento de estereoisômeros ativos, como o S-citalopram, pode produzir fármacos mais bem tolerados. As abordagens farmacogenômicas revelaram variantes genéticas que afetam a probabilidade de resposta ao tratamento com ISRS. Por conseguinte, a farmacogenômica poderá levar a melhor ajuste dos fármacos aos pacientes por meio da identificação dos indivíduos que particularmente apresentam tendência ou não a responder a um fármaco específico ou a tolerá-lo. Outros alvos farmacológicos além dos sistemas monoamínicos também são promissores, incluindo a substância P e o hormônio de liberação da corticotrofina.

Agradecimentos

Agradecemos a Mireya Nadal-Vicens, Jay H. Chyung e Timothy J. Turner por suas valiosas contribuições para este capítulo nas duas edições anteriores desta obra.

Leitura sugerida

Berger M, Gray J, Roth BL. The expanded biology of serotonin. Annu Rev Med 2009; 60:355-366. (*Ampla revisão do papel da serotonina na modulação de processos fisiológicos.*)

Krishnan V, Nestler EJ. The molecular neurobiology of depression. *Nature* 2008; 455:894-902. (*Compreensão atual dos transtornos do humor e alvos para novos agentes antidepressivos.*)

Phiel CJ, Klein PS. Molecular targets of lithium action. Annu Rev Pharmacol Toxicol 2001; 41:789-813. (*Revisão dos prováveis mecanismos de ação do lítio.*)

Richelson E. Pharmacology of antidepressants. Mayo Clin Proc 2001; 76:511-527. (*Revisão ampla e detalhada dos mecanismos moleculares e alvos celulares dos medicamentos antidepressivos.*)

Tkachev D, Mimmack ML, Ryan MM *et al.* Oligodendrocyte dysfunction in schizophrenia and bipolar disorder. Lancet 2003; 362:798-805. (*Artigo de revisão sobre transtorno bipolar.*)

RESUMO FARMACOLÓGICO: Capítulo 14 | Farmacologia da Neurotransmissão Serotoninérgica e Adrenérgica Central.

FÁRMACO	APLICAÇÕES CLÍNICAS	EFEITOS ADVERSOS *GRAVES E COMUNS*	CONTRAINDICAÇÕES	CONSIDERAÇÕES TERAPÊUTICAS
Inibidores do armazenamento da serotonina *Mecanismo – Interferência na capacidade das vesículas sinápticas de armazenar monoaminas; deslocamento de 5-HT, DA e NE de suas vesículas de armazenamento nas terminações nervosas pré-sinápticas*				
Anfetamina **Metilfenidato**	Ver Resumo farmacológico: Capítulo 10	Farmacologia Adrenérgica			
Modafinila	Depressão atípica Narcolepsia Apneia obstrutiva do sono	*Arritmias cardíacas, hipertensão* Tontura, insônia, agitação, rinite	Hipersensibilidade à modafinila	Útil como agente de segunda linha para a depressão atípica e para a depressão do idoso Pode induzir psicose em pacientes suscetíveis, particularmente nos com transtorno bipolar
Dextroanfetamina	TDAH Narcolepsia	*Morte súbita, taquiarritmias, hipertermia, distúrbio de hipersensibilidade, estimulação do sistema nervoso central, transtorno psicótico* Perda do apetite, xerostomia, insônia, nervosismo, irritabilidade, inquietação	Doença cardiovascular, agitação, uso concomitante ou recente de IMAO, dependência ao fármaco, glaucoma, hipersensibilidade, hipertensão, hipertireoidismo	A dextroanfetamina tem potencial significativo de uso abusivo
Lisdexanfetamina	TDAH	*Morte súbita, infarto do miocárdio, arritmias, hipertrofia ventricular, acidente vascular encefálico, síndrome de Gilles de la Tourette, convulsões, síndrome de Stevens-Johnson* Exantema, perda de peso, desconforto GI, tontura, insônia, irritabilidade	Iguais às da dextroanfetamina	A lisdexanfetamina é um profármaco da dextroanfetamina com menos potencial de uso abusivo
Inibidores da degradação da serotonina *Mecanismo – Bloqueio da desaminação das monoaminas ao inibir a flavina funcional da MAO; aumento da 5-HT e da NE disponíveis no citoplasma dos neurônios pré-sinápticos, levando a aumento da captação e do armazenamento da 5-HT e da NE nas vesículas sinápticas e a certo grau de extravasamento constitutivo das monoaminas na fenda sináptica*				
Iproniazida **Fenelzina** **Isocarboxazida**	Depressão	*Toxicidade sistêmica da tiramina em consequência do consumo de alimentos que contêm tiramina (a liberação descontrolada de catecolaminas pode induzir uma crise hipertensiva, caracterizada por cefaleia, taquicardia, náuseas, arritmias cardíacas e acidente vascular encefálico), febre associada ao aumento do tônus muscular, leucopenia, insuficiência hepática, lúpus induzido por fármacos, agravamento da depressão* Tontura, sonolência, hipotensão ortostática, ganho de peso, aumento dos níveis de aminotransferase hepática, distúrbio do orgasmo	Uso concomitante de agentes simpaticomiméticos Uso concomitante de bupropiona, buspirona, guanetidina, outros IMAO, agentes serotoninérgicos Administração concomitante de metildopa, L-DOPA, L-triptófano, L-tirosina, fenilalanina Uso concomitante de depressores do SNC, narcóticos, dextrometorfano Consumo concomitante de café ou chocolate em excesso Ingestão concomitante de alimentos com alto conteúdo de tiramina (queijo, cerveja, vinho, arenque em conserva, iogurte, fígado, extrato de levedo) Doença hepática Feocromocitoma Insuficiência cardíaca Anestesia geral, anestesia local com vasoconstritores	Dados os efeitos dos IMAO sobre as enzimas do citocromo P450, os IMAO podem causar interações medicamentosas extensas; é preciso ter cautela extrema quando se prescrevem medicamentos a pacientes em uso concomitante de IMAO Iproniazida, fenelzina e isocarboxazida são IMAO não seletivos irreversíveis O efeito mais tóxico do uso de IMAO consiste em toxicidade sistêmica da tiramina; os IMAO não seletivos e mais antigos não são mais considerados terapia de primeira linha para a depressão, por causa de seu potencial significativo de toxicidade sistêmica da tiramina Os IMAO podem precipitar episódios maníacos ou hipomaníacos em alguns pacientes bipolares

Fármaco	Uso	Efeitos adversos	Contraindicações	Considerações
Moclobemida **Befloxatona** **Brofaromina**	Depressão	*Iguais aos da iproniazida, exceto pela menor toxicidade da tiramina*	Iguais às da iproniazida	Moclobemida, befloxatona e brofaromina são inibidores da monoamina oxidase A reversíveis (IMAR). Esses IMAO mais recentes são deslocados por concentrações elevadas de tiramina, resultando em metabolismo significativamente maior da tiramina, bem como, por conseguinte, em menor toxicidade da tiramina
Selegilina	Depressão	*Iguais aos da iproniazida, exceto pela menor toxicidade da tiramina*	Iguais às da iproniazida, exceto pelo fato de os pacientes terem maior liberdade com sua dieta	A selegilina é um inibidor da MAO-B, que também inibe a MAO-A em doses mais altas. A selegilina transdérmica diminui o risco de crise hipertensiva induzida por tiramina, proporcionando ao paciente maior liberdade com sua dieta

Antidepressivos tricíclicos (ATC)
Mecanismo – Inibição da recaptação da 5-HT e da NE a partir da fenda sináptica pelo bloqueio dos transportadores da recaptação de 5-HT e NE, respectivamente, produzindo, assim, aumento das respostas pós-sinápticas

Fármaco	Uso	Efeitos adversos	Contraindicações	Considerações
Amitriptilina **Clomipramina** **Desipramina** **Doxepina** **Imipramina** **Nortriptilina** **Protriptilina** **Trimipramina**	Depressão Síndromes dolorosas, como enxaqueca, síndrome da fadiga crônica e outros distúrbios de dor somática Enurese noturna (imipramina) Transtorno obsessivo-compulsivo (clomipramina)	*Bloqueio cardíaco, arritmias cardíacas, hipotensão ortostática, infarto do miocárdio, agranulocitose, icterícia, convulsões, agravamento da depressão com pensamentos suicidas* Distensão, constipação intestinal, xerostomia, tontura, sonolência, visão embaçada, retenção urinária	Uso concomitante de inibidores da monoamina oxidase Defeitos do sistema de condução cardíaca Uso em pacientes durante a recuperação após infarto do miocárdio	Os ATC parecem afetar os canais de sódio cardíacos de modo semelhante ao da quinidina, resultando em atrasos potencialmente letais da condução; deve-se realizar um ECG para excluir a possibilidade de doença do sistema de condução antes de instituir os ATC O uso concomitante de outros agentes que afetam o sistema de condução cardíaca exige monitoramento cuidadoso Nos pacientes em utilização de ATC, pode-se observar um acentuado aumento da resposta pressora à epinefrina IV A hipotensão ortostática constitui um efeito adverso significativo em pacientes idosos Os ATC podem precipitar mania em pacientes com transtorno bipolar

Inibidores seletivos da recaptação de serotonina (ISRS)
Mecanismo – Inibição seletiva da recaptação de serotonina e, por conseguinte, aumento dos níveis sinápticos de serotonina; também aumento da ativação dos receptores de 5-HT e intensificação das respostas pós-sinápticas. Em altas doses, há ligação também ao transportador de NE

Fármaco	Uso	Efeitos adversos	Contraindicações	Considerações
Citalopram **Fluoxetina** **Fluvoxamina** **Paroxetina** **Sertralina**	Depressão Ansiedade Transtorno obsessivo-compulsivo Transtorno de estresse pós-traumático Síndromes dolorosas	*Síndrome serotoninérgica decorrente da administração concomitante de IMAO (caracterizada por hipertermia, rigidez muscular, mioclonia e flutuações rápidas do estado mental e dos sinais vitais); pode precipitar mania no paciente bipolar* Disfunção sexual, desconforto GI (a sertralina está mais frequentemente relacionada com diarreia, enquanto a paroxetina está associada a constipação intestinal), vasospasmo, sudorese, sonolência, ansiedade	Uso concomitante de inibidores da monoamina oxidase (IMAO), pimozida ou tioridazina	Agentes de primeira linha para o tratamento de depressão, ansiedade e transtorno obsessivo-compulsivo Os ISRS são significativamente mais seletivos que os ATC para os transportadores de 5-HT e, por conseguinte, apresentam menos efeitos adversos Os ISRS exibem índice terapêutico maior que os ATC

(continua)

RESUMO FARMACOLÓGICO: Capítulo 14 | Farmacologia da Neurotransmissão Serotoninérgica e Adrenérgica Central. (*continuação*)

FÁRMACO	APLICAÇÕES CLÍNICAS	EFEITOS ADVERSOS *GRAVES* E COMUNS	CONTRAINDICAÇÕES	CONSIDERAÇÕES TERAPÊUTICAS
Inibidores da recaptação de serotonina-norepinefrina (IRSN) *Mecanismo – Bloqueio do transportador de recaptação da 5-HT e do transportador de recaptação da NE de modo dependente da concentração*				
Venlafaxina Duloxetina	Depressão Ansiedade Transtorno do pânico, com ou sem agorafobia Síndromes dolorosas (duloxetina)	*Síndrome neuroléptica maligna, hepatite; podem exacerbar a mania ou a depressão em pacientes suscetíveis* Hipertensão, sudorese, perda de peso, desconforto GI, visão embaçada, nervosismo, disfunção sexual	Uso concomitante de inibidores da monoamina oxidase (IMAO)	A venlafaxina em baixas concentrações atua como ISRS por meio de aumento dos níveis de serotonina; todavia, em altas concentrações, eleva também os níveis de NE A duloxetina inibe a recaptação de NE e de 5-HT, e foi aprovada para o tratamento da dor neuropática e de outras síndromes dolorosas, além do tratamento da depressão
Desvenlafaxina	Transtorno depressivo maior	*Hipertensão, isquemia miocárdica, taquicardia, hiponatremia, hemorragia GI, sangramento anormal, convulsão, síndrome serotoninérgica, pensamentos suicidas, doença pulmonar intersticial, eosinofilia pulmonar* Diaforese, aumento de níveis séricos colesterol e triglicerídios, tontura, cefaleia, insônia, sonolência, visão embaçada, disfunção erétil, fadiga, desconforto GI	Uso concomitante ou recente de IMAO, hipersensibilidade à desvenlafaxina	A desvenlafaxina é um metabólito ativo da venlafaxina
Milnaciprama	Fibromialgia	*Sangramento anormal, síndrome serotoninérgica, exacerbação da depressão* Aumento da pressão arterial e da frequência cardíaca, palpitações, diaforese, desconforto GI, xerostomia, cefaleia	Uso concomitante ou recente de IMAO, glaucoma de ângulo estreito	A milnaciprana inibe a recaptação de NE e de 5-HT
Inibidores seletivos da recaptação de norepinefrina (ISRN) *Mecanismo – Bloqueio seletivo do transportador de norepinefrina, resultando em aumento dos níveis de norepinefrina*				
Atomoxetina	TDAH	*Infarto do miocárdio, prolongamento do intervalo QT, morte cardíaca súbita, lesão hepática, acidente vascular encefálico, discinesia, convulsões, transtorno psicótico, pensamentos suicidas* Perda de peso, desconforto GI, xerostomia, cefaleia, insônia, sonolência, retenção urinária, dismenorreia	Hipersensibilidade à atomoxetina, uso concomitante de IMAO, glaucoma de ângulo estreito	A atomoxetina apresenta um potencial de uso abusivo menor que as anfetaminas e meia-vida mais longa, possibilitando sua administração em dose única diária
Outros antidepressivos atípicos *Mecanismo – A bupropiona é um antidepressivo aminocetona, que inibe fracamente a captação neuronal de 5-HT, dopamina e NE. A mirtazapina bloqueia os receptores 5-HT₂ₐ, 5-HT₂c e o autorreceptor α₂-adrenérgico, bem como, presumivelmente, diminui a neurotransmissão nas sinapses 5-HT₂, enquanto aumenta a neurotransmissão da NE. A nefazodona e trazodona bloqueiam os receptores 5-HT₂ pós-sinápticos*				
Bupropiona	Depressão Abandono do tabagismo	*Taquiarritmias, hipertensão, particularmente quando combinada com adesivo de nicotina, convulsões, pode exacerbar a mania em pacientes suscetíveis (efeito menor que o de outros antidepressivos)* Prurido, sudorese, exantema, dispepsia, constipação intestinal, tontura, tremor, visão embaçada, agitação	Convulsões Anormalidades eletrolíticas Bulimia ou anorexia Uso concomitante de inibidor da MAO Uso concomitante de outros produtos da bupropiona Pacientes com interrupção abrupta do uso de álcool ou sedativos (incluindo benzodiazepínicos)	Apresenta os menores efeitos sexuais entre os fármacos antidepressivos Induz menos mania que outros antidepressivos

Fármaco	Aplicações clínicas	Efeitos adversos graves e comuns	Contraindicações	Considerações terapêuticas
Mirtazapina	Depressão	*Agranulocitose, convulsões, pode exacerbar depressão ou mania em pacientes suscetíveis* Sonolência, aumento do apetite, hiperlipidemia, constipação intestinal, tontura	Inibidor concomitante da MAO	Como a mirtazapina é um potente sedativo, bem como estimulante do apetite, mostra-se útil na população idosa, em que a insônia e a perda de peso constituem achados frequentes
Nefazodona **Trazodona**	Depressão Insônia (trazodona)	*Priapismo (trazodona), hipotensão ortostática (nefazodona), insuficiência hepática (nefazodona), convulsões, podem agravar a depressão ou a mania* Sudorese, alteração do peso, dispepsia, tontura, sonolência, visão embaçada	Coadministração de IMAO, pimozida, triazolam ou carbamazepina (contraindicação para a nefazodona) Hipersensibilidade a nefazodona ou trazodona	A trazodona é um profármaco que é convertido em metaclorofenilpiperazina (mCFP), um agonista 5-HT$_{2A/2C}$ seletivo, utilizado no tratamento da depressão e da insônia A trazodona é usada principalmente como sedativo, uma vez que as doses mais altas necessárias para produzir efeitos antidepressivos são habitualmente hipersedativas

Agonistas dos receptores de serotonina
Mecanismo — A buspirona é um agonista seletivo do receptor 5-HT$_{1A}$. O efeito terapêutico vasoconstritor das triptanas é mediado pelos receptores 5-HT$_1$ (tanto o 5-HT$_{1D}$ quanto o 5-HT$_{1B}$) expressos na vasculatura cerebral

Fármaco	Aplicações clínicas	Efeitos adversos graves e comuns	Contraindicações	Considerações terapêuticas
Buspirona	Ansiedade	*Isquemia ou infarto do miocárdio, acidente vascular encefálico* Tontura, confusão, cefaleia, excitação, visão embaçada, sentimentos ou comportamento hostis, nervosismo	Hipersensibilidade à buspirona	A buspirona não é sedativa e apresenta propriedades ansiolíticas moderadas; embora não seja tão efetiva quanto os benzodiazepínicos, é interessante pelo fato de não causar dependência
Sumatriptana **Rizatriptana** **Almotriptana** **Frovatriptana** **Eletriptana** **Zolmitriptana**	Enxaqueca	*Espasmo da artéria coronária, crise hipertensiva, isquemia ou infarto do miocárdio, acidente vascular encefálico, convulsões* Dor torácica, rubor, náuseas, tontura	Alcaloide do esporão do centeio ou agonista 5-HT$_1$, da serotonina dentro de 24 h Terapia concomitante com IMAO Síndromes cardíaca isquêmica, vascular cerebral ou vascular periférica Hipertensão não controlada	As triptanas têm maior utilidade para as crises agudas de enxaqueca quando administradas no início de um episódio, e não como medida profilática

Antagonistas dos receptores de serotonina
Mecanismo — Os agonistas dos receptores de serotonina exibem graus variáveis de seletividade para subtipos de receptores e, com frequência, apresentam reação cruzada com receptores adrenérgicos, histamínicos e muscarínicos

Fármaco	Aplicações clínicas	Efeitos adversos graves e comuns	Contraindicações	Considerações terapêuticas
Cetanserina	Glaucoma Hipertensão	*Hipotensão ortostática, taquicardia ventricular* Rubor, exantema, retenção hídrica, dispepsia, tontura, sedação	Hipersensibilidade à cetanserina	Antagonista 5-HT$_{2A/2C}$ Utilizada principalmente na forma tópica para reduzir a pressão intraocular no glaucoma
Ondansetrona	Náuseas	*Arritmias cardíacas, broncospasmo* Aumento das enzimas hepáticas, constipação intestinal, diarreia, fadiga, cefaleia	Hipersensibilidade à ondansetrona	Antagonista do receptor 5-HT$_3$ Antiemético potente, que é frequentemente usado como adjuvante na quimioterapia do câncer ou em casos de náuseas refratária

(continua)

RESUMO FARMACOLÓGICO: Capítulo 14 | Farmacologia da Neurotransmissão Serotoninérgica e Adrenérgica Central. (continuação)

FÁRMACO	APLICAÇÕES CLÍNICAS	EFEITOS ADVERSOS *GRAVES* E COMUNS	CONTRAINDICAÇÕES	CONSIDERAÇÕES TERAPÊUTICAS
Antagonistas dos receptores de serotonina (continuação)				
Tegaserode Prucaloprida	Síndrome do intestino irritável com predomínio de constipação intestinal	*Hipotensão, síncope* Diarreia, tontura, cefaleia	História de obstrução intestinal, aderências abdominais ou doença sintomática da vesícula biliar Comprometimento hepático moderado a grave Comprometimento renal grave Suspeita de disfunção do esfíncter de Oddi	Antagonistas do 5-HT$_4$ Aumento da motilidade GI no tratamento da constipação intestinal associada à SII
Alosetrona	Síndrome do intestino irritável com predomínio de diarreia	*Constipação intestinal grave, colite isquêmica aguda* Dor abdominal, náuseas, cefaleia	Constipação intestinal preexistente Uso concomitante de fluvoxamina Doença de Crohn, colite ulcerativa, diverticulite Comprometimento hepático grave História de estado hipercoagulável História de comprometimento da circulação intestinal, estenose intestinal, colite isquêmica, megacólon tóxico	Antagonista 5-HT$_3$ Diminui o tônus serotoninérgico nas células intestinais, reduzindo, assim, a motilidade intestinal Útil para a diarreia associada à SII

Estabilizadores do humor

FÁRMACO	APLICAÇÕES CLÍNICAS	EFEITOS ADVERSOS *GRAVES* E COMUNS	CONTRAINDICAÇÕES	CONSIDERAÇÕES TERAPÊUTICAS
Carbamazepina Ácido valproico Lamotrigina	Ver Resumo farmacológico: Capítulo 15	Farmacologia da Neurotransmissão Elétrica Anormal no Sistema Nervoso Central			

Lítio

Mecanismo — O lítio pode imitar outros cátions monovalentes e afetar as proteínas e os transportadores que necessitam de cofatores de cátions. O lítio penetra nas células através dos canais de Na$^+$. Inibe tanto a inositol fosfatase, que desfosforila o IP$_2$ a inositol fosfato (IP$_1$), quanto a inositol fosfatase, que desfosforila o IP$_1$ a inositol livre, bloqueando, assim, a cascata de sinalização do fosfatidilinositol no cérebro. Ao bloquear a regeneração do PIP$_2$, o lítio inibe a neurotransmissão adrenérgica central, muscarínica e serotoninérgica. Outros mecanismos de ação do lítio incluem aumento da neurotransmissão da 5-HT, diminuição da neurotransmissão da NE e da DA, inibição da adenililciclase pelo desacoplamento de proteínas G dos receptores de neurotransmissores, e alteração dos gradientes eletroquímicos através das membranas celulares, com substituição por canais de Na$^+$ e/ou bloqueio dos canais de K$^+$

FÁRMACO	APLICAÇÕES CLÍNICAS	EFEITOS ADVERSOS *GRAVES* E COMUNS	CONTRAINDICAÇÕES	CONSIDERAÇÕES TERAPÊUTICAS
Lítio	Transtorno afetivo bipolar	*Intoxicação aguda pelo lítio (caracterizada por náuseas, vômitos, diarreia, disfunção neuromuscular, ataxia, tremor, confusão, delírio e convulsões), bradiarritmias graves, hipotensão, disfunção do nódulo sinusal, hiperpotassemia, pseudotumor cerebral, elevação da pressão intracraniana e papiledema, convulsões, poliúria* Diabetes insípido nefrogênico, hipotireoidismo, bócio, anormalidades ECG e EEG, diarreia, náuseas, fraqueza muscular, escotomas transitórios nos campos visuais, comprometimento renal, acne	Debilitação grave, desidratação ou depleção de sódio Doença cardiovascular significativa Comprometimento renal significativo Lactação	O lítio apresenta uma janela terapêutica estreita e ampla gama de efeitos adversos A intoxicação aguda pelo lítio é uma emergência médica, cujo tratamento pode exigir diálise Os agentes anti-inflamatórios não esteroides (AINE) ou a hiponatremia podem resultar em aumento da reabsorção de lítio nos túbulos proximais e elevação das concentrações plasmáticas de lítio A inibição da entrada de potássio nos miócitos pelo lítio leva a anormalidades na repolarização dos miócitos, hiperpotassemia extracelular e hipopotassemia intracelular Foi constatado que o lítio reduz o risco de suicídio em pacientes com transtorno bipolar

15

Farmacologia da Neurotransmissão Elétrica Anormal no Sistema Nervoso Central

Susannah B. Cornes, Edmund A. Griffin, Jr. e Daniel H. Lownstein

▶ Introdução

Com mais de 10 bilhões de neurônios e uma quantidade estimada de 10^{14} conexões sinápticas, o cérebro humano ostenta uma complexidade elétrica sem paralelo. Diferentemente do tecido miocárdico, no qual os sinais elétricos propagam-se de modo sincrônico por um sincício de células, o funcionamento apropriado do cérebro requer o isolamento distinto de sinais elétricos e exige, portanto, um nível muito maior de regulação. O controle dessa complexa função começa em nível dos canais iônicos e ademais é mantido por meio dos efeitos desses canais iônicos sobre a atividade de redes neuronais altamente organizadas. Qualquer anormalidade na função dos canais iônicos e das redes neurais pode resultar em rápida, sincrônica e descontrolada propagação da atividade elétrica, que constitui a base da *convulsão*.

Uma convulsão pode manifestar-se por meio de uma variedade de sintomas e resulta de diversas causas. Uma convulsão isolada deve ser distinguida da *epilepsia*, que se refere à afecção em que o indivíduo tem tendência a sofrer convulsões recorrentes (*i. e.*, um paciente que teve uma única convulsão não apresenta necessariamente epilepsia). Os sintomas da convulsão variam de acordo com a localização da atividade convulsiva e podem incluir sintomas motores proeminentes e perda da consciência (conforme observado nas convulsões tônico-clônicas), alterações paroxísticas nas funções não motoras (p. ex., sensação, olfato, visão), ou alterações em funções de ordem superior (p. ex., emoção, memória, linguagem, discernimento).

CASO

Jon chega ao setor de emergência com seu irmão Rob às 21 h 12. Como seu irmão ainda está muito letárgico para falar, Jon é quem relata a maior parte do ocorrido ao médico assistente. Os dois estavam assistindo à televisão quando Jon percebeu que o irmão de 40 anos de idade parecia estar devaneando. Sem nunca perder uma oportunidade para caçoar dele, Jon começou a ralhar com o irmão por estar "no mundo da lua". No entanto, em lugar da ruidosa gargalhada à qual estava acostumado, Jon só recebeu do irmão um olhar fixo e confuso, quase espantado.

Jon lembra que a mão direita do irmão começou a dobrar-se subitamente em uma posição desajeitada e, em seguida, começou a tremer. As contrações intermitentes foram aumentando, propagando-se gradualmente da mão para o braço e, em seguida, para todo o lado direito do corpo. Jon percebeu então que o corpo do irmão estava rígido, quase como se estivesse tentando contrair toda a musculatura do corpo. Essa contração sustentada durou em torno de 15 segundos e foi seguida de movimentos clônicos de todos os quatro membros, que duraram outros 30 segundos ou mais. A frequência dessas contrações foi diminuindo depois de vários minutos, e Rob ficou, então, com o corpo flácido, começou a respirar com dificuldade e continuou incapaz de responder a estímulos. Rob recuperou a consciência a caminho do setor de emergência.

No hospital, a imagem de ressonância magnética (RM) revela uma pequena neoplasia no lobo temporal esquerdo de Rob. Como a neoplasia é de aparência benigna, Rob, seguindo o conselho de seu médico, decide não se submeter a uma cirurgia. São discutidos os benefícios e os riscos potenciais de vários fármacos antiepilépticos, incluindo fenitoína, carbamazepina, ácido valproico e lamotrigina, e fica decidido que Rob iniciará um esquema com carbamazepina para evitar a ocorrência posterior de convulsões.

Questões

1. Por quais mecanismos uma neoplasia focal pode resultar em convulsão?
2. Há algum significado clínico para o olhar fixo e perplexo?
3. Qual o significado da sequência de propagação da convulsão da mão para o braço e, a seguir, para a perna?
4. A convulsão generalizada que ocorreu após as contrações do lado direito incluiu uma fase tônica (rigidez), seguida de uma fase clônica (sacudidas). Qual o processo que ocorre em nível molecular para causar esses sintomas?
5. Por que a carbamazepina foi escolhida como tratamento antiepiléptico para as convulsões de Rob?

Este capítulo analisa os mecanismos moleculares pelos quais o cérebro mantém um controle preciso sobre a propagação da atividade elétrica e sobre como a ocorrência de várias anormalidades pode comprometer esses mecanismos fisiológicos e levar a convulsões. A seguir, são discutidas as várias classes de fármacos antiepilépticos, com ênfase nos mecanismos moleculares para restaurar a função inibitória no cérebro e suprimir a atividade convulsiva.

Fisiologia

O cérebro humano normal, na ausência de qualquer lesão ou anormalidade genética, é capaz de sofrer convulsão. A ocorrência de alterações agudas na disponibilidade de neurotransmissores excitatórios (p. ex., causadas pela ingestão da toxina *domoato*, que é um análogo estrutural do glutamato) ou alterações no efeito dos neurotransmissores inibitórios (p. ex., causadas pela injeção de *penicilina*, um antagonista GABA$_A$) podem resultar em atividade convulsiva maciça no cérebro humano sadio sob os demais aspectos. Esses exemplos ilustram que, nos complexos circuitos existentes no interior do cérebro, estão em equilíbrio fatores excitatórios e inibitórios, e que a ocorrência de alterações em um desses mecanismos de controle pode causar uma disfunção significativa.

No SNC, dois elementos importantes normalmente envolvidos no controle preciso da sinalização neuronal também funcionam para impedir a descarga repetitiva e sincrônica característica de uma convulsão. Em nível celular, o "período refratário" induzido pela inativação dos canais de Na$^+$ e pela hiperpolarização mediada pelos canais de K$^+$ impede a descarga repetitiva anormal nas células neuronais. Conforme discutido no Capítulo 7, os potenciais de ação são propagados por canais iônicos sensíveis à voltagem. Após ser iniciado no cone de implantação, o potencial de ação é propagado por correntes alternadas de influxo de Na$^+$ despolarizante e efluxo de K$^+$ hiperpolarizante. Durante um potencial de ação (Figura 15.1), os canais de Na$^+$ ocorrem em três estados distintos: (1) o *estado fechado* antes da ativação; (2) o *estado aberto* durante a despolarização; e (3) o *estado inativado* pouco depois do pico de despolarização.

Como os canais de Na$^+$ adotam o estado inativado em resposta à despolarização, os potenciais de ação são intrinsecamente autolimitantes – os canais de Na$^+$ não se recuperam de seu estado inativado até que a membrana seja suficientemente repolarizada. A abertura dos canais de K$^+$ repolariza a célula, porém o elevado efluxo de K$^+$ hiperpolariza transitoriamente a membrana além de seu potencial de repouso, aumentando ainda mais o intervalo de tempo antes que possa ser gerado um novo potencial de ação. Por conseguinte, *em condições fisiológicas, as propriedades bioquímicas dos canais de Na$^+$ e K$^+$ estabelecem um limite sobre a frequência de descarga, ajudando a evitar a descarga repetitiva que caracteriza muitos tipos de convulsões.*

Além do nível unicelular, as *redes neurais* asseguram a especificidade da sinalização neuronal ao restringir os efeitos de determinado potencial de ação a uma área definida. Até mesmo uma forte sucessão de potenciais de ação, quando restrita a cerca de mil neurônios, não causa atividade convulsiva. Trata-se de um feito bastante notável, considerando a estreita proximidade dos neurônios no SNC e o fato de que um único neurônio no neocórtex pode ter mais de 1.000 conexões pós-sinápticas. Conforme observado na rede neural simplificada ilustrada na Figura 15.2, o neurônio disparador ativa imediatamente os neurônios adjacentes, além dos interneurônios que transmitem sinais inibitórios (*GABA*) aos neurônios circundantes. Esse

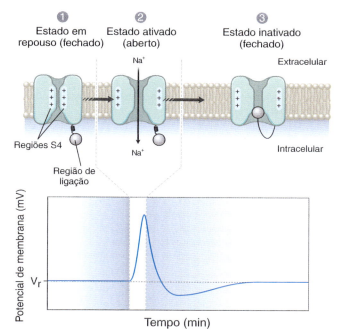

FIGURA 15.1 **A duração e a frequência do potencial de ação são limitadas por propriedades intrínsecas ao canal de sódio.** O canal de Na$^+$ sensível à voltagem existe em três conformações diferentes durante um potencial de ação. Após sua abertura transitória em resposta à despolarização da membrana (**2**), o canal de Na$^+$ sofre inativação espontânea (**3**). Esse fechamento do canal diminui a força da despolarização mediada pelo Na$^+$. Os canais de Na$^+$ só se recuperam da inativação quando o potencial de membrana é restaurado a seu nível de repouso (V_r). A despolarização da membrana também tem o efeito de abrir os canais de K$^+$ sensíveis à voltagem, que hiperpolarizam a célula. Em condições hiperpolarizantes, o canal de Na$^+$ adota sua conformação de repouso (fechada) (**1**). Durante esses períodos refratários de inativação dos canais de Na$^+$ e hiperpolarização da membrana, o neurônio é essencialmente insensível a sinais despolarizantes (ver também Figura 11.7).

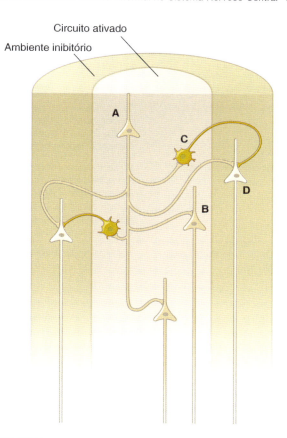

FIGURA 15.2 **A inibição circundante impede a sincronização de neurônios adjacentes.** Nesse circuito neuronal simplificado, o neurônio **A** emite projeções excitatórias (*amarelo-claro*) para neurônios proximais, como **B**. Além da ativação de neurônios adjacentes, a célula *A* também ativa interneurônios GABAérgicos (**C**), que enviam projeções inibitórias (*amarelo-escuro*) a neurônios circundantes (**D**). Esse tipo de circuito cria um "ambiente inibitório" (*marrom-claro*), de modo que os potenciais de ação gerados pelo neurônio *A*, mesmo se forem rápidos e robustos, são incapazes de ativar os circuitos circundantes.

contraste de amplificação local e inibição das células circundantes resulta na denominada *inibição circundante*. A inibição circundante é essencial para a função normal do sistema nervoso, na medida em que esse fenômeno não apenas amplifica os sinais locais, como também proporciona isolamento e proteção contra a sincronicidade em áreas circundantes. Muitos distúrbios convulsivos parecem resultar da ruptura desse complexo equilíbrio.

▶ Fisiopatologia

Como os mecanismos fisiopatológicos subjacentes aos distúrbios convulsivos estão apenas começando a ser elucidados, as convulsões são, em parte, classificadas de acordo com suas manifestações clínicas. Há uma tendência de se considerar as convulsões como um processo dicotômico, envolvendo todo o cérebro ou parte dele, sendo, assim, designadas como "*generalizadas*" ou "parciais", respectivamente. Isso representa, provavelmente, uma simplificação excessiva. Com efeito, uma convulsão pode afetar uma rede neuronal restrita a um hemisfério ou que envolve gradual ou rapidamente ambos os hemisférios. As convulsões que ocorrem em ambos os hemisférios podem ser assimétricas e não afetar todo o córtex. Por esse motivo, o termo "generalizado" não deve ser interpretado com o significado de "todo o cérebro", em vez disso, deve indicar que a rede neuronal envolvida apresenta uma distribuição bilateral.

Independentemente de uma convulsão afetar um hemisfério ou dois, todas as convulsões compartilham a característica comum de descargas sincrônicas anormais. Para que isso ocorra, os mecanismos protetores devem estar comprometidos em níveis celular e das redes. As causas diretas dessas alterações podem ser primárias (p. ex., anormalidades genéticas, como defeitos dos canais iônicos), secundárias (p. ex., alterações do ambiente neuronal induzidas por toxinas ou lesões adquiridas, como acidentes vasculares encefálicos ou neoplasias) ou a combinação das duas (p. ex., convulsões febris em crianças).

O esquema de classificação das convulsões foi recentemente atualizado, com o abandono dos termos "parcial", "simples" e "complexa". Este capítulo adotará a nova terminologia. As convulsões restritas a um hemisfério são referidas como "*focais*" e não apresentam nenhuma subdivisão adicional. Para evitar qualquer confusão com termos como "complexas", que eram definidas de modo variável como "não responsivas" ou "confusas", os sintomas associados a essas convulsões são descritos em termos simples (p. ex., "focal com alteração do estado mental"). Esses sintomas associados podem ajudar o médico a determinar a neuroanatomia subjacente. São importantes para o paciente no que diz respeito ao grau de incapacidade associada e têm implicações na definição de tratamentos apropriados, incluindo cirurgias (Tabela 15.1).

TABELA 15.1 Classificação das convulsões epilépticas.	
TIPO DE CONVULSÃO	**SINTOMAS/MANIFESTAÇÕES ESSENCIAIS**
Convulsões focais	
Sem alteração do estado mental	Os sintomas variam, dependendo da localização da atividade anormal do cérebro: movimento repetitivo involuntário (córtex motor), parestesias (córtex sensorial), luzes piscando (córtex visual) etc. *A consciência é preservada* Propagação para regiões ipsilaterais no córtex (p. ex., "marcha jacksoniana")
Com alteração do estado mental	Em geral, os sintomas resultam de atividade anormal em lobo temporal (corpo amigdaloide, hipocampo) ou lobo frontal *Alteração da consciência* (cessação da atividade, perda de contato com a realidade) Frequentemente associada a "automatismos" involuntários, que incluem desde movimentos repetitivos simples (estalar dos lábios, apertar a mão) até atividades que exigem alta habilidade (dirigir veículos, tocar instrumentos musicais) Memória comprometida na fase ictal Classicamente precedida de aura
Convulsão focal com generalização secundária	Manifesta-se inicialmente com sintomas de convulsão focal, com ou sem alteração do estado mental Evolui para uma convulsão tônico-clônica, com contração sustentada (tônica) seguida de movimentos rítmicos (clônicos) de todos os membros *Perda da consciência* Precedida de aura
Convulsões generalizadas primárias	
Crise de ausência (pequeno mal)	Interrupção súbita e breve da consciência Olhar parado Sintomas motores ocasionais, como estalar dos lábios, piscar rápido Não precedida de aura
Convulsão mioclônica	Contração muscular breve (de 1 segundo ou menos); os sintomas podem ocorrer em um músculo individual ou generalizar-se para todos os grupos musculares do corpo (podendo, neste último caso, resultar em queda) Associada a estados de doença sistêmica, como uremia, insuficiência hepática, afecções degenerativas hereditárias, doença de Creutzeldt-Jakob
Convulsão tônico-clônica (grande mal)	Sintomas conforme descrito anteriormente, entretanto, o início é abrupto e não precedido de sintomas de convulsão focal

Fisiopatologia das convulsões focais

A convulsão focal (Figura 15.3A) ocorre em três etapas específicas: (1) iniciação em nível celular por um aumento da atividade elétrica; (2) sincronização dos neurônios circundantes; e (3) propagação para regiões adjacentes do cérebro. As convulsões são iniciadas por uma súbita despolarização dentro de um grupo de neurônios. Essa alteração súbita, denominada *desvio despolarizante paroxístico* (DDP), dura até 200 ms e resulta na geração de uma sequência anormalmente rápida de potenciais de ação. As alterações no meio extracelular, atribuíveis, por exemplo, a uma lesão expansiva (como no caso descrito na introdução), podem ter efeitos significativos sobre a atividade neuronal em rajada. Por exemplo, um aumento do K^+ extracelular atenuaria os efeitos da pós-hiperpolarização mediada pelo K^+ ao diminuir a magnitude do gradiente de K^+ entre os lados externo e interno da célula. De modo semelhante, um aumento nos neurotransmissores excitatórios ou a modulação de receptores excitatórios por outras moléculas exógenas poderia aumentar a atividade em rajada. O aumento da atividade em rajada também pode resultar de propriedades intrínsecas da célula, como condutância anormal dos canais ou alteração das características da membrana.

Em decorrência da inibição circundante, as descargas locais são frequentemente contidas dentro de um denominado *foco* e não induzem patologia sintomática. Essas descargas locais podem ser visualizadas no *eletroencefalograma* (EEG) como descargas *interictais pontiagudas*. A identificação dessas pontas pode ser útil na localização do foco convulsivo em um paciente que não está sofrendo ativamente uma convulsão. Todavia, são várias as vias pelas quais o foco convulsivo pode passar por cima da inibição circundante. A descarga repetitiva dos neurônios aumenta o K^+ extracelular. Conforme descrito anteriormente, isso enfraquece a hiperpolarização mediada pelo K^+, possibilitando a propagação da atividade convulsiva. Os neurônios de descarga rápida também abrem os canais NMDA sensíveis à despolarização (ver Capítulo 12) e acumulam Ca^{2+} em suas terminações sinápticas, o que eleva a probabilidade de propagação do sinal e sincronização local. Em muitos casos, parece que o comprometimento mais significativo da inibição circundante ocorre em nível da transmissão GABAérgica. *As diminuições na inibição mediada pelo GABA – por causa de fatores exógenos, degeneração dos neurônios GABAérgicos ou alterações em nível dos receptores – constituem os principais fatores que auxiliam na sincronização de um foco convulsivo.*

Se o foco sincronizante for suficientemente acentuado, a descarga sincronizada anormal de uma pequena rede neural começará a se propagar para regiões adjacentes do córtex. Durante essa propagação para áreas adjacentes, o paciente pode apresentar uma *aura*, isto é, um "alerta" consciente da propagação da convulsão. No caso apresentado na introdução, a aura de Rob manifestou-se na forma de olhar fixo e perplexo. Embora a aura seja habitualmente estereotípica para determinado paciente, existe uma ampla variedade de auras, incluindo uma sensação de medo e confusão, distúrbios da memória (p. ex., *déjà vu*) ou da linguagem, sensações alteradas ou aluci-

A Convulsão focal

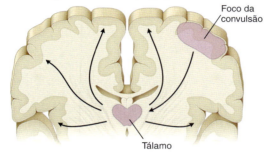

Foco da
convulsão

B Convulsão generalizada secundária

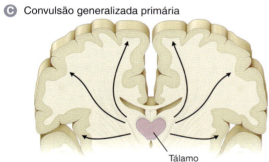

Foco da
convulsão

Tálamo

C Convulsão generalizada primária

Tálamo
(foco da convulsão)

FIGURA 15.3 Vias de propagação da convulsão. A. Em uma convulsão focal, a atividade paroxística começa em um foco convulsivo (*púrpura*) e propaga-se para áreas adjacentes por conexões neuronais difusas. Quando a atividade limita-se a uma região do córtex que desempenha uma função básica, como movimento motor ou sensação, e não há alteração no estado mental do paciente, a convulsão é denominada *convulsão focal sem alteração do estado mental*. As convulsões que afetam regiões do cérebro que desempenham funções mais complexas, como linguagem, memória e emoções, são denominadas *convulsões focais com alteração do estado mental*. **B.** Em uma convulsão generalizada secundária, a atividade paroxística começa em um foco, porém se propaga em seguida para áreas subcorticais. As conexões difusas do tálamo sincronizam, então, a propagação da atividade para ambos os hemisférios. **C.** As convulsões generalizadas primárias, como a crise de ausência, resultam de sincronização anormal entre as células talâmicas e corticais (ver Figura 15.5B) ou de redes neuronais que rapidamente envolvem os hemisférios bilaterais.

nação olfatória. À medida que a convulsão continua se propagando, pode levar a manifestações clínicas adicionais; a manifestação específica depende das regiões cerebrais afetadas. No caso apresentado na introdução, os sintomas clínicos começaram inicialmente com contrações rítmicas da mão e progrediram para o braço e, em seguida, para a perna. Trata-se da *marcha jacksoniana* (designação dada em homenagem ao neurologista inglês Hughlings Jackson, que foi o primeiro a descrever os sintomas), em que os sintomas clínicos resultam da propagação da atividade sincrônica pelo homúnculo motor.

Fisiopatologia das convulsões generalizadas secundárias

As convulsões focais podem tornar-se generalizadas por meio de sua propagação ao longo de conexões difusas, afetando ambos os hemisférios cerebrais. Esse processo é conhecido como *convulsão generalizada secundária (ou secundariamente generalizada)* (Figura 15.3B). Em geral, as convulsões propagam-se para locais distantes seguindo circuitos normais, e essa propagação pode ocorrer por diversas vias. As *fibras em forma de "U"* conectam várias regiões do córtex. O *corpo caloso* possibilita a propagação entre os hemisférios; e as *projeções talamocorticais* fornecem uma via para a propagação sincronizada difusa pelo cérebro. Quando a atividade convulsiva propaga-se e afeta ambos os hemisférios, o paciente geralmente perde a consciência.

Entre as convulsões secundariamente generalizadas, o subtipo *tônico-clônico* é o mais comum. No caso clínico da introdução, Rob passou por um período em que ocorreu contração da musculatura de todo o corpo, seguido de um episódio de contrações involuntárias dos quatro membros. Esses sintomas clínicos podem ser compreendidos em nível da atividade anormal dos canais (Figura 15.4). A fase inicial da convulsão tônico-clônica está associada a uma perda súbita do influxo de GABA, resultando em uma longa salva de descargas de vários segundos de duração. Essa descarga rápida e sustentada se manifesta, clinicamente, como uma contração dos músculos agonistas e antagonistas, sendo referida como a fase *tônica*. Por fim, quando a inibição mediada pelo GABA começa a ser restaurada, a excitação mediada por AMPA e NMDA começa a oscilar com o componente inibitório. Esse padrão oscilatório (quando afeta o córtex motor) resulta em movimentos *clônicos* ou de contração rítmica do corpo. Com o decorrer do tempo, prevalece a inibição mediada pelo GABA, e o paciente torna-se flácido e permanece inconsciente durante o período *pós-ictal* até a normalização da função cerebral.

Fisiopatologia das convulsões generalizadas primárias

As convulsões generalizadas primárias diferem das convulsões focais tanto em sua fisiopatologia quanto em sua etiologia (Figura 15.3C). Diferentemente da convulsão focal, em que a sincronicidade começa com salvas súbitas de potenciais de ação dentro de um agregado de neurônios e propaga-se subsequentemente para regiões adjacentes, a convulsão generalizada primária surge de regiões centrais do cérebro e, em seguida, propaga-se rapidamente para ambos os hemisférios. Essas convulsões não começam necessariamente com uma aura (o que proporciona um método importante para diferenciar clinicamente as convulsões generalizadas primárias das convulsões focais com generalização secundária).

Na atualidade, a *crise de ausência* (também conhecida como *convulsão pequeno mal*) é a mais bem compreendida das convulsões generalizadas primárias. As crises de ausência caracterizam-se por interrupções súbitas da consciência, que frequentemente são acompanhadas de olhar fixo e perplexo e de sintomas motores ocasionais, como piscar rápido e estalar dos lábios. Acredita-se que as crises de ausência resultem da sincronização anormal das células talamocorticais e corticais. A fisiopatologia subjacente das crises de ausência baseia-se na observação de que os pacientes que sofrem crises de ausência apresentam leituras do EEG ligeiramente semelhantes aos padrões gerados durante o *sono de ondas lentas (estágio 3).*

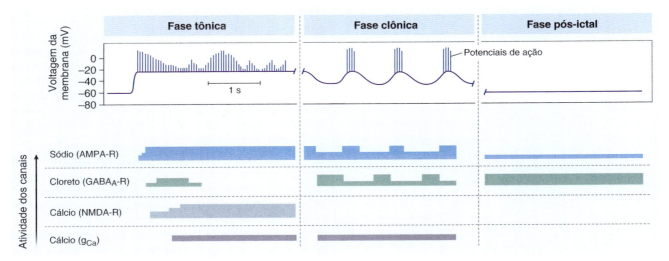

FIGURA 15.4 Atividade anormal dos canais na convulsão tônico-clônica. A fase tônica da convulsão tônico-clônica é iniciada por súbita perda da inibição circundante mediada pelo GABA. A perda da inibição resulta em rápida salva de potenciais de ação, que se manifesta, clinicamente, como contração clônica dos músculos. À medida que a inervação GABAérgica é restaurada, começa a oscilar ritmicamente com o componente excitatório. A oscilação dos componentes excitatório e inibitório manifesta-se, clinicamente, na forma de movimentos clônicos. A fase pós-ictal caracteriza-se por aumento da inibição mediada pelo GABA.

Os neurônios relés que conectam o tálamo ao córtex existem em dois estados diferentes, dependendo do nível de vigília (Figura 15.5A). Durante o estado de vigília, esses neurônios funcionam no *modo de transmissão*, em que os sinais sensoriais que chegam são fielmente transmitidos ao córtex. Todavia, durante o sono, a atividade em rajada transitória de um *canal de cálcio do tipo T*, dendrítico e singular, altera os sinais de entrada, de tal modo que os sinais de saída para o córtex apresentam uma frequência de disparo oscilatória que, no EEG, exibe um padrão característico de "ponta e onda". Nesse estado de sono de ondas lentas, a informação sensorial não é transmitida ao córtex.

Por motivos ainda não esclarecidos, as crises de ausência estão associadas à ativação do canal de cálcio do tipo T durante o estado de vigília (Figura 15.5B). Como esse canal é ativo somente quando a célula está hiperpolarizada, diversos fatores podem ativar o canal durante o estado de vigília. Esses fatores incluem aumento do K^+ intracelular, aumento do influxo GABAérgico do núcleo reticular ou perda do influxo excitatório. Diversos estudos mostraram que a atividade do canal de cálcio do tipo T nos neurônios relés é essencial para a atividade de ponta e onda de 3 por segundo observada nas crises de ausência. Dado seu importante papel fisiopatológico, o canal de cálcio do tipo T constitui um alvo primário no tratamento farmacológico das crises de ausência.

▶ Classes e agentes farmacológicos

A abordagem atual para tratar um paciente com epilepsia depende, em parte, do tipo de convulsão apresentada pelo paciente. Um esquema apropriado de fármacos antiepilépticos deve considerar se o paciente está apresentando convulsões focais, com ou sem generalização secundária, ou convulsões primariamente generalizadas. Além disso, para pacientes que apresentam convulsões focais, procura-se também determinar se as convulsões são causadas por uma lesão focal identificável, passível de remoção cirúrgica ou ablação por outros meios.

No que concerne ao mecanismo envolvido, a eficácia dos fármacos antiepilépticos (FAE) depende da manipulação da atividade dos canais iônicos. Conforme discutido anteriormente, a proteção fisiológica contra descargas repetitivas ocorre por meio de inibição em dois níveis: celular (p. ex., inativação dos canais de Na^+) e de rede (p. ex., inibição mediada pelo GABA). Por conseguinte, os FAE atualmente disponíveis são classificados em quatro categorias principais, a saber: (1) fármacos que aumentam a inibição mediada pelos canais de Na^+; (2) fármacos que inibem os canais de cálcio; (3) fármacos que aumentam a inibição mediada pelo GABA; e (4) fármacos que inibem os receptores de glutamato.

Embora os FAE sejam divididos em várias classes com base em seus mecanismos diferentes, é importante ter em mente que *a eficácia terapêutica de muitos dos FAE é apenas parcialmente explicada pelos mecanismos conhecidos a serem descritos mais adiante, principalmente pelo fato de que esses fármacos atuam de modo pleiotrópico*. Por exemplo, o ácido valproico estabiliza os canais de Na^+, porém o fármaco também exerce um efeito sobre os canais de cálcio do tipo T e também pode ter efeitos sobre o metabolismo do GABA. Por conseguinte, embora estudos *in vitro* possam sugerir que um fármaco seja mais apropriado para o tratamento de um tipo específico de convulsão, outros tipos de convulsões também podem responder a esse mesmo fármaco. (Um benefício da pleiotropia reside no fato de que muitos dos fármacos são intercambiáveis, e o grau de redução dos efeitos adversos frequentemente constitui o principal critério clínico subjacente na escolha do FAE.) A classificação a seguir é apresentada apenas para maior simplicidade e baseia-se no alvo primário do fármaco. A Tabela 15.2 fornece uma lista dos principais fármacos discutidos neste capítulo, juntamente com seus múltiplos mecanismos de ação.

Fármacos que aumentam a inibição mediada pelos canais de Na+

Cada neurônio no cérebro está equipado com os mecanismos necessários para impedir uma descarga rápida e repetitiva. Conforme assinalado anteriormente, a despolarização da membrana neuronal resulta em desativação dos canais de sódio. Essa inativação do canal de Na^+ proporciona um ponto de

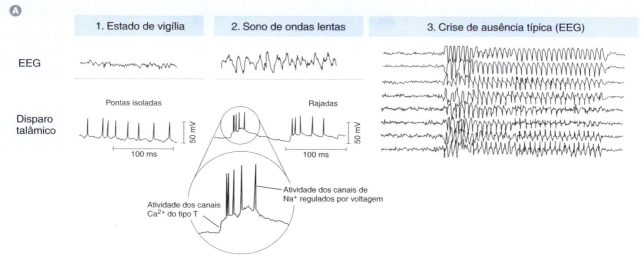

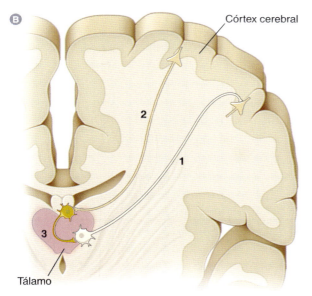

FIGURA 15.5 Mecanismo da crise de ausência. A. Os registros do EEG de pacientes que sofrem crises de ausência assemelham-se aos padrões de "fusos do sono" gerados durante o sono de ondas lentas. O padrão oscilatório de 3 por segundo é gerado pela atividade em rajada de um canal de cálcio do tipo T dendrítico no tálamo. **1.** Durante o estado de vigília, os neurônios relés do tálamo encontram-se no "modo de transmissão", em que os sinais que chegam são fielmente transmitidos ao córtex como pontas únicas. Esses sinais ao córtex são registrados no EEG como pequenas ondas de baixa voltagem dessincronizadas. **2.** Durante o sono de ondas lentas, os sinais transmitidos pelo tálamo são alterados, em decorrência da atividade em rajada de um canal de cálcio do tipo T dendrítico (ver adiante). Durante esse estágio, denominado "modo em rajada", a informação sensorial não é transmitida ao córtex. **3.** As crises de ausência resultam da ativação anormal dos canais de cálcio do tipo T durante o estado de vigília, resultando em um padrão EEG de ponta e onda semelhante. **B.** A crise de ausência é gerada por um ciclo autossustentado de atividade entre o tálamo e o córtex. A sincronicidade é iniciada pela hiperpolarização dos neurônios relés talâmicos (*branco*). Isso ocorre normalmente durante o sono de ondas lentas e é causado pelo influxo GABAérgico do núcleo talâmico reticular (*rosa*). Os fatores que provocam hiperpolarização nos neurônios relés durante uma crise de ausência não estão bem elucidados. **1.** A hiperpolarização dos neurônios relés induz uma atividade em rajada do canal de cálcio tipo T, resultando em despolarização sincrônica do córtex por meio de conexões excitatórias. Essa grande despolarização no córtex é registrada como padrão de ponta e onda no EEG. **2.** O influxo excitatório do córtex (*amarelo-claro*) ativa os neurônios talâmicos reticulares (*amarelo-escuro*). **3.** Os neurônios reticulares GABAérgicos ativados hiperpolarizam os neurônios relés talâmicos e reiniciam o ciclo.

controle essencial na prevenção de descargas repetitivas dentro de um foco de convulsão potencial. Os FAE *fenitoína, carbamazepina, lamotrigina, lacosamida* e *ácido valproico* atuam diretamente sobre os canais de Na^+ (Figura 15.6A) para elevar a inativação do canal, aumentando, assim, a inibição em nível de uma única célula.

Em geral, *os fármacos antiepilépticos que atuam sobre os canais de Na^+ exibem acentuada especificidade para o tratamento das convulsões focais e generalizadas secundárias.* Essa propriedade é compatível com seu perfil molecular. Os bloqueadores dos canais de Na^+ atuam de modo dependente do uso, apresentando muita semelhança com a ação da lidocaína sobre os nervos periféricos (ver Capítulo 11). Por conseguinte, os neurônios que disparam rapidamente mostram-se particularmente suscetíveis à inibição por essa classe de fármacos. Por outro lado, muitos bloqueadores dos canais de Na^+ (sobretudo os que atuam apenas no canal de Na^+, como a fenitoína) exercem pouco efeito sobre as crises de ausência. Presumivelmente, as células talamocorticais ativadas durante uma crise de ausência apresentam frequência lenta de disparo, de modo que os bloqueadores dos canais de Na^+ não exercem um efeito dependente do uso sobre os canais de Na^+ dessas células.

Fenitoína

A *fenitoína* atua diretamente sobre os canais de Na^+, diminuindo a velocidade de recuperação do canal de seu estado inativado para o estado fechado. Conforme descrito anteriormente, o canal de Na^+ existe em três conformações – fechada, aberta e inativada –, e a probabilidade de um canal existir em cada um desses estados depende do potencial de membrana (Figura 15.1; ver também Figura 11.7). Ao diminuir a velocidade de recuperação do estado inativado para o estado fechado, a fenitoína aumenta o limiar dos potenciais de ação e impede a descarga repetitiva. O efeito resultante consiste na estabilização do foco de convulsão ao impedir o desvio despolarizante paroxístico (DDP) que inicia a convulsão focal. Além disso, a fenitoína impede a rápida propagação da atividade convulsiva para outros neurônios, o que explica sua eficácia nas convulsões secundariamente generalizadas.

TABELA 15.2 Alvos atualmente conhecidos dos fármacos antiepilépticos.

FÁRMACO	CANAIS DE SÓDIO	CANAIS DE CÁLCIO DO TIPO T	CANAIS DE CÁLCIO ATIVADOS POR ALTA VOLTAGEM	SISTEMA GABA	RECEPTORES DE GLUTAMATO
Efeitos principais sobre os canais iônicos					
Fenitoína	✓				
Carbamazepina	✓				
Lamotrigina	✓		✓		
Lacosamida	✓				
Zonizamida	✓	✓			
Etossuximida		✓			
Efeitos principais sobre os mecanismos do GABA					
Benzodiazepinas				✓	
Vigabatrina				✓	
Tiagabina				✓	
Ações mistas					
Ácido valproico	✓	✓		✓	
Gabapentina			✓	✓	
Pregabalina			✓	✓	
Levetiracetam			✓	✓	
Topiramato	✓		✓	✓	✓
Felbamato	✓		✓	✓	✓
Rufinamida	✓				✓
Fenobarbital			✓	✓	✓

Um aspecto importante é o fato de que a fenitoína atua sobre os canais de Na^+ de maneira dependente do uso (ver Figura 11.8). Por conseguinte, apenas os canais que estão abertos e fechados em alta frequência (*i. e.*, os envolvidos no DDP) têm probabilidade de serem inibidos. Essa dependência do uso diminui os efeitos da fenitoína sobre a atividade neuronal espontânea e evita muitos dos efeitos adversos observados com os potencializadores de $GABA_A$ (que não são dependentes do uso).

Por causa de seu bloqueio dependente do uso, bem como de sua capacidade de impedir a descarga rápida súbita, a fenitoína constitui um importante fármaco na escolha do tratamento das convulsões focais e convulsões tônico-clônicas. Ela não é utilizada nas crises de ausência. A farmacocinética e as interações medicamentosas complexas da fenitoína desempenham um papel decisivo na escolha entre fenitoína e fármacos de ação semelhante, como a carbamazepina.

Mais de 95% da fenitoína ligam-se à albumina plasmática. A fenitoína é inativada por seu metabolismo no fígado e, em doses típicas, apresenta meia-vida plasmática em torno de 24 h. O metabolismo da fenitoína exibe propriedades de cinética de saturação, em que pequenos aumentos na dose podem produzir elevações acentuadas e frequentemente imprevisíveis em sua concentração plasmática (ver Capítulo 3). Esses aumentos nas concentrações plasmáticas de fenitoína aumentam o risco de efeitos adversos, incluindo ataxia, nistagmo, descoordenação, confusão, hiperplasia gengival, anemia megaloblástica, hirsutismo, traços faciais mais grosseiros e exantema cutâneo sistêmico.

A inativação da fenitoína pelo sistema enzimático microssômico P450 hepático é suscetível a sua alteração por diversos fármacos. Os fármacos que inibem o sistema P450, como cloranfenicol, cimetidina, dissulfiram e isoniazida, aumentam as concentrações plasmáticas de fenitoína. A carbamazepina, um fármaco antiepiléptico que induz o sistema P450 hepático, aumenta o metabolismo da fenitoína, reduzindo, assim, as concentrações plasmáticas de fenitoína quando ambos os fármacos são usados concomitantemente. De modo semelhante, dada sua capacidade de induzir o sistema P450 hepático, a fenitoína aumenta o metabolismo de fármacos que são inativados por esse sistema. Alguns desses fármacos incluem contraceptivos orais, quinidina, doxiciclina, ciclosporina, metadona e levodopa.

Carbamazepina

Embora não seja estruturalmente relacionada com a fenitoína, a *carbamazepina* parece exercer sua atividade anticonvulsivante de maneira semelhante à da fenitoína. Com efeito, a carbamazepina é um bloqueador dos canais de $Na^{+,}$ que diminui a velocidade de recuperação dos canais de Na^+ do estado inativado

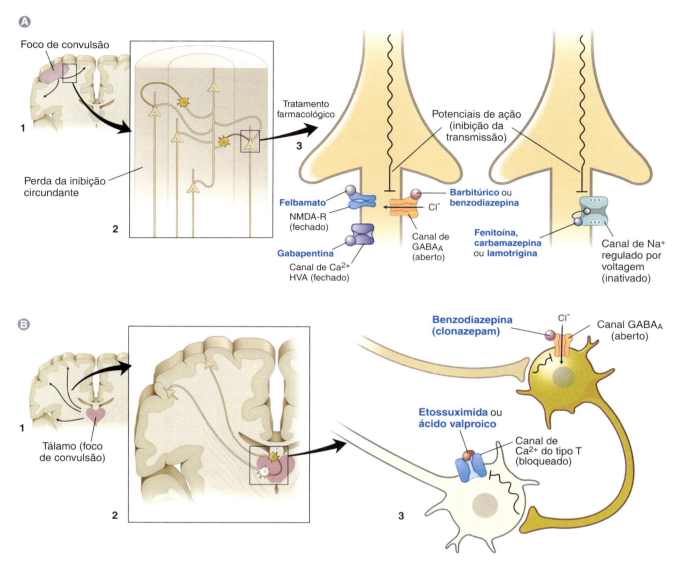

FIGURA 15.6 Mecanismos da farmacoterapia nas convulsões. A. A convulsão focal (**1**) resulta de rápida e descontrolada descarga neuronal e de perda da inibição circundante (**2**). Os agentes antiepilépticos atuam em quatro alvos moleculares para intensificar a inibição e impedir a propagação da atividade sincrônica (**3**). Os barbitúricos e as benzodiazepinas impedem a propagação da convulsão por meio de sua ação sobre o receptor GABA$_A$, potencializando a inibição mediada pelo GABA. Os inibidores de canais Na$^+$, como fenitoína, carbamazepina e lamotrigina, impedem a descarga neuronal rápida ao prolongar seletivamente a inativação dos canais de Na$^+$ nos neurônios de descarga rápida (ver Figuras 11.7 e 11.8). O felbamato suprime a atividade convulsiva ao inibir o receptor NMDA e, portanto, ao diminuir a excitação mediada pelo glutamato. A gabapentina diminui a liberação do neurotransmissor excitatório por meio da inibição do canal de cálcio ativado por alta voltagem (HVA). **B.** A crise de ausência (**1**) é causada por um ciclo autossustentador de atividade gerada entre as células talâmicas e corticais (**2**). Os fármacos antiepilépticos impedem esse ciclo talamocortical sincrônico (**3**) ao atuar sobre dois alvos moleculares. O clonazepam, um benzodiazepínico, potencializa os canais GABA$_A$ no núcleo talâmico reticular, diminuindo, assim, a ativação dos neurônios reticulares inibitórios e a hiperpolarização dos neurônios relés talâmicos. Os inibidores dos canais de cálcio do tipo T, como a etossuximida e o ácido valproico, impedem a atividade em rajada dos neurônios relés talâmicos, necessária para a ativação sincrônica das células corticais.

para o estado fechado. O efeito produzido consiste na supressão do foco da convulsão (ao impedir o DDP) e na prevenção da rápida propagação da atividade a partir do foco convulsivo. Um metabólito da carbamazepina, a 10,11-epoxicarbamazepina, também atua ao retardar a recuperação dos canais de Na$^+$ e pode ser responsável por alguns dos efeitos terapêuticos do fármaco.

A carbamazepina constitui, com frequência, o fármaco de escolha para as convulsões focais, em decorrência de sua dupla ação na supressão dos focos convulsivos e na prevenção da propagação da atividade. A carbamazepina foi escolhida para o tratamento das convulsões de Rob porque o tumor constituiu um foco específico para o início da convulsão, e a carbamazepina tende a ser o fármaco mais efetivo para impedir

a propagação da atividade a partir desse foco. A meia-vida da carbamazepina inicialmente é de 10 a 20 h, porém é ainda mais reduzida com o tratamento crônico (por causa de indução do P450), exigindo o uso de várias doses ao dia. O metabolismo da carbamazepina é linear (*i. e.*, exige cinética de primeira ordem), e, dada essa propriedade, a carbamazepina constitui uma escolha mais interessante que a fenitoína no tratamento de pacientes com interações medicamentosas potenciais.

Lamotrigina

À semelhança da fenitoína e da carbamazepina, a *lamotrigina* estabiliza a membrana neuronal ao retardar a recuperação dos canais de Na$^+$ do estado inativado. A lamotrigina também pode ter outros mecanismos de ação indeterminados; tal hipótese baseia-se na observação clínica de que o fármaco apresenta aplicações clínicas mais amplas que os outros bloqueadores dos canais de Na^+.

A lamotrigina constitui uma alternativa útil para a fenitoína e a carbamazepina no tratamento das convulsões focais e tônico-clônicas. Surpreendentemente, e por motivos não correlacionadas a seu mecanismo estabelecido, foi constatado que a lamotrigina é eficaz no tratamento de crises de ausência atípicas. Trata-se do terceiro fármaco de escolha para o tratamento das crises de ausência, depois da etossuximida e do ácido valproico (ver adiante).

Lacosamida

A *lacosamida* é um dos mais novos medicamentos antiepilépticos que atuam por inibição mediada pelos canais de sódio. Estudos *in vitro* mostram que a lacosamida aumenta a inativação lenta dos canais de sódio regulados por voltagem, sem bloquear diretamente o canal. Além disso, pode ligar-se às proteínas envolvidas no crescimento neuronal e na modulação do receptor NMDA. A lacosamida está indicada como terapia adjuvante para as convulsões focais e proporciona uma alternativa para a fenitoína e a carbamazepina, com menos interações medicamentosas. Resta saber se os médicos vão preferir a lacosamida a outros agentes efetivos moduladores do sódio, e os dados preliminares sugerem que a janela terapêutica possa ser limitada por efeitos adversos dependentes da dose. De qualquer modo, a lacosamida fornece outra opção para o tratamento de pacientes com epilepsia resistente a fármacos.

Fármacos que inibem os canais de cálcio

Os fármacos usados no tratamento da epilepsia, que atuam por meio da inibição dos canais de cálcio, são divididos em duas classes principais: os que inibem o canal de cálcio do tipo T e os que inibem o canal de cálcio ativado por alta voltagem (HVA).

O canal de cálcio do tipo T está despolarizado e inativo durante o estado de vigília (Figura 15.5B). Nas crises de ausência (pequeno mal), acredita-se que a hiperpolarização paroxística ative o canal durante o estado de vigília, dando início às descargas de ponta e onda que caracterizam esse tipo de convulsão. Por conseguinte, *os fármacos que inibem os canais de cálcio do tipo T são especificamente utilizados no tratamento das crises de ausência.*

Os canais de cálcio HVA desempenham um importante papel no controle da entrada de cálcio na terminação pré-sináptica e, por conseguinte, ajudam a regular a liberação de neurotransmissores. O canal de cálcio HVA é constituído por uma proteína α1 que se organiza no poro do canal e apresenta várias subunidades auxiliares. Os fármacos que inibem os canais de cálcio HVA tendem a exercer efeitos pleiotrópicos; embora sejam usados principalmente para o tratamento das convulsões focais com ou sem generalização secundária, eles também podem ser utilizados para as crises generalizadas diferentes das crises de ausência.

Etossuximida

A *etossuximida in vitro* exibe um perfil molecular altamente específico. Em experimentos com preparações talamocorticais de ratos e *hamsters*, foi constatado que a etossuximida reduz as correntes do tipo T de baixo limiar de modo dependente da voltagem. Essa inibição ocorre sem alterar a dependência de voltagem ou a cinética de recuperação do canal Na^+. A etossuximida não exerce nenhum efeito sobre a inibição mediada pelo GABA.

Com frequência, a etossuximida constitui o tratamento de primeira escolha para as crises de ausência não complicadas. Em concordância com seu perfil molecular como bloqueador específico dos canais de Ca^{2+} do tipo T, a etossuximida não é efetiva no tratamento das convulsões focais ou generalizadas secundárias.

Ácido valproico

Como no caso de muitos outros FAE, o *ácido valproico* atua de modo pleiotrópico *in vitro*. À semelhança de fenitoína e carbamazepina, o ácido valproico diminui a velocidade de recuperação dos canais de Na^+ do estado inativado. Em concentrações ligeiramente mais altas que as necessárias para limitar a descarga repetitiva, foi também constatado que o ácido valproico limita a atividade dos canais de cálcio do tipo T de baixo limiar.

Um terceiro mecanismo proposto para a ação do ácido valproico ocorre em nível do metabolismo do GABA. O ácido valproico *in vitro* aumenta a atividade da ácido glutâmico descarboxilase, a enzima responsável pela síntese do GABA, enquanto inibe a atividade das enzimas que degradam o GABA. Acredita-se que esses efeitos, em seu conjunto, aumentam a disponibilidade do GABA na sinapse e, portanto, aumentam a inibição mediada pelo GABA.

Talvez em decorrência de seus numerosos locais de ação potenciais, o ácido valproico é um dos fármacos antiepilépticos mais efetivos para o tratamento de pacientes com síndromes de epilepsia generalizada, que apresentam tipos mistos de convulsões. O ácido valproico também constitui o fármaco de escolha para pacientes com convulsões generalizadas idiopáticas e é utilizado no tratamento das crises de ausência que não respondem à etossuximida. O ácido valproico também é usado comumente como alternativa de fenitoína e carbamazepina no tratamento das convulsões focais.

Gabapentina

A *gabapentina* foi um dos primeiros FAE desenvolvidos com base no conceito de "planejamento racional de fármacos". Isto é, com o reconhecimento de que os receptores GABA desempenham um importante papel no controle da propagação das convulsões, a gabapentina foi sintetizada como análogo estrutural do GABA, visando intensificar a inibição mediada pelo GABA. Em concordância com essa hipótese, foi constatado que a gabapentina aumenta o conteúdo de GABA nos neurônios e nas células gliais *in vitro*. Todavia, o principal efeito anticonvulsivante da gabapentina parece ocorrer por meio da inibição dos canais de cálcio HVA, resultando em diminuição da liberação de neurotransmissores. Uma vantagem importante da gabapentina é a de que, pelo fato de sua estrutura ser semelhante à dos aminoácidos endógenos, ela apresenta poucas interações com outros fármacos. Por outro lado, a gabapentina não parece ser tão eficaz quanto os outros FAE e, em geral, não é utilizada como agente de primeira linha.

Pregabalina

À semelhança da gabapentina, a *pregabalina* está estruturalmente relacionada com o GABA, porém exerce seu principal efeito terapêutico por meio da inibição dos canais de cálcio

HVA, reduzindo a liberação de vários neurotransmissores, inclusive o glutamato e a norepinefrina. Além disso, exerce efeitos sobre a substância P e a calcitonina, o que pode contribuir para seus usos clínicos variados. A pregabalina, que é mais potente que a gabapentina, constitui um tratamento adjuvante razoável para as convulsões focais. Mostra-se particularmente útil em pacientes com disfunção hepática, na medida em que é metabolizada no rim e apresenta poucas interações medicamentosas.

Fármacos que aumentam a inibição mediada pelo GABA

Diferentemente dos bloqueadores dos canais de Na^+ e dos inibidores dos canais de cálcio, cujas propriedades envolvidas em seu mecanismo de ação correlacionam-se bem a sua atividade clínica, os potencializadores da inibição mediada pelo GABA exercem efeitos mais variados e não tendem a ser tão intercambiáveis. Isso se deve, em grande parte, à diversidade dos receptores $GABA_A$ no cérebro. O canal do receptor $GABA_A$ tem cinco subunidades, com pelo menos duas variantes interligadas (*splice*) alternativas de várias das subunidades (ver Capítulo 12). Há pelo menos dez subtipos conhecidos do receptor $GABA_A$, com distribuição variável por todo o cérebro. Tanto os barbitúricos quanto as benzodiazepinas aumentam o influxo de Cl^- através dos canais de $GABA_A$, porém as benzodiazepinas atuam sobre um subgrupo específico de canais $GABA_A$, enquanto os barbitúricos parecem atuar sobre todos os canais $GABA_A$. A *vigabatrina*, um fármaco recém-aprovado, intensifica indiretamente a atividade mediada pelo GABA pela inibição do metabolismo do GABA. Esses diferentes mecanismos de ação resultam em perfis clínicos distintos. Os fármacos que aumentam o conteúdo de GABA de modo inespecífico (p. ex., por intermédio do aumento das vias de síntese ou do metabolismo reduzido do GABA) tendem a apresentar um perfil semelhante ao dos barbitúricos.

Benzodiazepinas (diazepam, lorazepam, midazolam, clonazepam)

As benzodiazepinas aumentam a afinidade do GABA pelo receptor $GABA_A$ e intensificam a regulação do canal de $GABA_A$ na presença de GABA, aumentando, assim, o influxo de Cl^- através do canal (ver Capítulo 12). Essa ação tem o duplo efeito de suprimir o foco da convulsão (ao elevar o limiar do potencial de ação) e de fortalecer a inibição circundante. Por conseguinte, as benzodiazepinas como *diazepam*, *lorazepam* e *midazolam* são bem apropriadas para o tratamento das convulsões focais e tônico-clônicas; entretanto, causam efeitos adversos proeminentes, incluindo tontura, ataxia e sonolência. Por conseguinte, esses fármacos são, em geral, utilizados apenas para a interrupção aguda das convulsões.

O *clonazepam* apresenta mecanismo único entre os fármacos benzodiazepínicos, dada sua capacidade de inibir as correntes do canal de Ca^{2+} do tipo T em preparações *in vitro* de circuitos talamocorticais. O clonazepam *in vivo* atua especificamente sobre os receptores $GABA_A$ no núcleo reticular (Figura 15.5B), aumentando a inibição nesses neurônios e "desativando" essencialmente o núcleo. Por meio dessa ação, o clonazepam impede a hiperpolarização do tálamo mediada pelo GABA e inativa indiretamente, portanto, o canal de Ca^{2+} do tipo T, que se acredita ser o responsável pela geração das crises de ausência (ver anteriormente). Todavia, à semelhança do diazepam, o uso do clonazepam é limitado por causa de seus efeitos adversos extensos. O clonazepam é o quarto fármaco de escolha no tratamento das crises de ausência, depois da etossuximida, do ácido valproico e da lamotrigina.

Barbitúricos (fenobarbital)

O *fenobarbital* liga-se a um sítio alostérico no receptor $GABA_A$ e, por conseguinte, potencializa a ação do GABA endógeno ao aumentar a duração de abertura dos canais de Cl^-. Na presença de fenobarbital, ocorre um influxo muito maior de íons Cl^- para cada ativação do canal (ver Capítulo 12). Os barbitúricos também exibem atividade agonista fraca no canal de $GABA_A$, favorecendo talvez a capacidade desse fármaco de aumentar o influxo de Cl^-. Essa intensificação da inibição mediada pelo GABA, semelhante à das benzodiazepinas, pode explicar a eficiência do fenobarbital no tratamento das convulsões focais e convulsões tônico-clônicas.

Diferentemente das benzodiazepinas, que são algumas vezes úteis na descarga de ponta e onda da crise de ausência, os barbitúricos podem, na verdade, exacerbar esse tipo de convulsão. Essa exacerbação pode ser causada por dois fatores. Em primeiro lugar, os barbitúricos atuam em todos os receptores $GABA_A$. Ao contrário das benzodiazepinas, que aumentam de modo seletivo a inibição do GABA no núcleo reticular, os barbitúricos potencializam os receptores $GABA_A$ tanto no núcleo reticular quanto nas células relés talâmicas. É importante assinalar que este último efeito intensifica as correntes de cálcio do tipo T que são responsáveis pela crise de ausência (Figura 15.5B). Em segundo lugar, ao contrário das benzodiazepinas que são potencializadores puramente alostéricos da atividade GABA endógena, os barbitúricos também podem atuar sobre o canal de $GABA_A$ na ausência do ligante nativo. Esta última propriedade pode aumentar a atividade inespecífica dos barbitúricos.

O fenobarbital é utilizado principalmente como fármaco alternativo no tratamento das convulsões focais e convulsões tônico-clônicas. Em decorrência de seus efeitos sedativos pronunciados, seu uso clínico tem diminuído com a disponibilidade de medicamentos antiepilépticos mais efetivos.

Vigabatrina

A *vigabatrina* é um análogo estrutural do GABA, que inibe irreversivelmente a enzima GABA transaminase, aumentando, assim, os níveis de GABA no cérebro (ver Figura 12.2). A utilidade clínica da vigabatrina é limitada pela ocorrência de efeitos adversos graves, mais notavelmente defeitos do campo visual periférico. Em geral, o fármaco é usado para os espasmos infantis e para a epilepsia focal refratária, e todo paciente tratado com vigabatrina deve efetuar testes de campo visual basal e de rotina.

Fármacos que inibem os receptores de glutamato

O glutamato é o principal neurotransmissor excitatório do SNC (ver Capítulo 12). Não surpreendentemente, a ativação excessiva das sinapses glutamatérgicas excitatórias constituem um componente essencial de muitas formas de atividade convulsiva. Diversos estudos realizados em modelos animais demonstraram que a inibição de subtipos NMDA e AMPA de receptores de glutamato pode coibir a geração da atividade convulsiva e proteger os neurônios da lesão induzida pela convulsão. Entretanto, nenhum dos antagonistas específicos e potentes dos receptores de glutamato tem sido utilizado clinicamente de modo rotineiro para o tratamento das convulsões, dados seus efeitos adversos inaceitáveis sobre o comportamento.

Felbamato

O *felbamato* apresenta uma variedade de ações, incluindo a inibição dos receptores NMDA. Parece que esse fármaco tem alguma seletividade para os receptores NMDA que incluem a subunidade NR2B. Como essa subunidade do receptor não se expressa de modo onipresente em todo o cérebro, o antagonismo dos receptores NMDA pelo felbamato não é tão disseminado quanto o observado com outros antagonistas NMDA. Essa seletividade relativa pode explicar por que o felbamato carece dos efeitos adversos comportamentais observados com o uso dos outros agentes. Os benefícios do felbamato incluem sua potência como fármaco antiepiléptico e a ausência dos efeitos sedativos comuns a muitos outros fármacos antiepilépticos. Entretanto, o felbamato tem sido associado a muitos casos de anemia aplásica fatal e insuficiência cardíaca, de modo que, hoje em dia, seu uso está essencialmente restrito a pacientes com epilepsia refratária.

Rufinamida

A *rufinamida* é um fármaco recém-aprovado para o tratamento das convulsões focais e de crises que resultam em quedas próprias da síndrome de Lennox-Gastaut (uma síndrome caracterizada pelo início de convulsões frequentes e algumas vezes refratárias na infância). Embora atue predominantemente ao prolongar a inativação dos canais de sódio, a rufinamida não tem relação estrutural com os outros agentes antiepilépticos que apresentam esse mecanismo de ação. Em doses mais altas, a rufinamida pode exercer um efeito inibitório sobre o subgrupo de receptores de glutamato (subtipo mGluR5), e foi aqui incluída com base nesse mecanismo secundário e pelo fato de seu perfil clínico ser muito semelhante ao do felbamato. Entretanto, diferentemente deste último, não foi constatado que a rufinamida apresente qualquer efeito adverso grave; esse fármaco pode proporcionar uma opção alternativa para pacientes com epilepsia refratária.

► Conclusão e perspectivas

Nestes últimos anos, os avanços no conhecimento da fisiologia e da fisiopatologia da sinalização neuronal no SNC levaram a uma compreensão mais profunda dos fármacos antiepilépticos (FAE) atuais, bem como ao planejamento e à descoberta de novos agentes. Em condições fisiológicas, a inativação dos canais Na^+ e a inibição circundante mediada pelo GABA impedem a propagação rápida e descontrolada da atividade elétrica. Entretanto, há diversas alterações potenciais no cérebro que podem enfraquecer essas forças inibitórias, como lesão e degeneração dos neurônios GABAérgicos, gradientes iônicos anormais induzidos por lesões expansivas e mutações gênicas que modificam a função dos canais.

Os FAE descritos neste capítulo restauram a capacidade inibitória inerente do cérebro. Incluem fármacos como a fenitoína, que aumenta a inativação dos canais de Na^+, e o clonazepam, que intensifica a inibição mediada por GABA. As classes mais recentes de FAE ampliam esse repertório, atuando por meio da modulação do canal de Ca^{2+} necessário para a liberação de neurotransmissores e a modulação de receptores excitatórios, como o receptor NMDA.

Apesar da maior compreensão dos mecanismos de certos tipos de convulsões, a eficácia de muitos dos fármacos antiepilépticos é apenas parcialmente explicada por seus perfis moleculares conhecidos. Por conseguinte, as decisões atuais quanto ao tratamento são frequentemente orientadas mais por exemplos empíricos que por mecanismos moleculares conhecidos. À medida que o conhecimento sobre o papel da genética aumenta, não apenas na epilepsia herdada simples, mas também em casos poligênicos complicados, será cada vez mais viável a aplicação de uma farmacologia mais racional e baseada nos mecanismos de ação.

Leitura sugerida

Lowenstein DH. Seizures and epilepsy. In: *Harrison's principles of internal medicine*. 17th ed. New York: McGraw Hill; 2008. (*Discussão do uso clínico dos agentes antiepilépticos.*)

Shorvon S. Drug treatment of epilepsy in the century of the ILAE: the second 50 years, 1959–2009. *Epilepsia* 2009; 50(Suppl 3):93–130. (*Perspectiva histórica que cataloga a introdução de cada agente terapêutico ao longo dos anos.*)

Westbrook GL. Seizures and epilepsy. In: Kandel ER, Schwartz JH, Jessell TM, eds. *Principles of neural science*. 4th ed. New York: McGraw-Hill; 2000. (*Descrição detalhada da sinalização elétrica normal e da fisiopatologia das crises convulsivas.*)

RESUMO FARMACOLÓGICO: Capítulo 15 | Farmacologia da Neurotransmissão Elétrica Anormal no Sistema Nervoso Central.

FÁRMACO	APLICAÇÕES CLÍNICAS	EFEITOS ADVERSOS *GRAVES* E COMUNS	CONTRAINDICAÇÕES	CONSIDERAÇÕES TERAPÊUTICAS
Inibidores dos canais de sódio *Mecanismo – Inibem a neurotransmissão elétrica por meio do bloqueio dependente do uso do canal de sódio neuronal regulado por voltagem. A lacosamida também atua no crescimento neuronal e na modulação do receptor NMDA*				
Fenitoína	Convulsões focais e generalizadas secundárias (tônico-clônicas), estado de mal epiléptico, convulsões não epilépticas Convulsões relacionadas com a eclâmpsia Neuralgia Arritmias ventriculares que não respondem à lidocaína ou procainamida Arritmias induzidas por glicosídios cardíacos	*Agranulocitose, leucopenia, pancitopenia, trombocitopenia, anemia megaloblástica, hepatite, síndrome de Stevens-Johnson, necrólise epidérmica tóxica* Ataxia, nistagmo, descoordenação, confusão, hiperplasia gengival, hirsutismo, traços faciais grosseiros	Hipersensibilidade à hidantoína Bradicardia sinusal, bloqueio do nódulo SA, bloqueio AV de segundo ou de terceiro grau Síndrome de Stokes-Adams	A fenitoína interage com numerosos fármacos, em decorrência de seu metabolismo hepático. A fenitoína é metabolizada pela 2C9/10 e 2C19 do citocromo P450. Outros fármacos que são metabolizados por essas enzimas podem aumentar ou diminuir as concentrações plasmáticas de fenitoína. A fenitoína também pode induzir várias enzimas do citocromo P450, como a 3A4, podendo resultar em elevação do metabolismo de outros fármacos. Os exemplos dessas interações incluem: os níveis de fenitoína são aumentados por cloranfenicol, cimetidina, dissulfiram, felbamato e isoniazida; os níveis de fenitoína são diminuídos por carbamazepina e fenobarbital A fenitoína aumenta o metabolismo de carbamazepina, ciclosporina, doxiciclina, lamotrigina, levodopa, metadona, contraceptivos orais, quinidina e varfarina Em baixas doses, a meia-vida é de 24 h; em doses mais altas, a fenitoína satura o sistema P450, de modo que pequenas mudanças em sua dose podem resultar em grandes alterações das concentrações plasmáticas, com consequente aumento do risco de efeitos adversos
Carbamazepina	Convulsões focais e tônico-clônicas Transtorno bipolar I (ver Boxe 14.2) Neuralgia do trigêmeo	*Anemia aplásica, agranulocitose, trombocitopenia, leucopenia, bloqueio atrioventricular, arritmias, síndrome de Stevens-Johnson, necrólise epidérmica tóxica, hiponatremia, hipocalcemia, SIADH, porfiria, hepatite, nefrotoxicidade* Labilidade da pressão arterial, exantema, confusão, nistagmo, visão turva	Uso concomitante de inibidores da monoamina oxidase História de depressão da medula óssea Pré-triagem para HLA-B*1502 em pacientes de ascendência asiática para evitar o risco de síndrome de Stevens-Johnson	Um metabólito da carbamazepina, a 10,11-epoxicarbamazepina, também atua retardando a recuperação dos canais de sódio Fármaco de escolha para as convulsões focais A meia-vida da carbamazepina é reduzida com o tratamento crônico, exigindo que o paciente tome várias doses ao dia Em virtude de seu metabolismo linear, a carbamazepina constitui uma escolha mais interessante que a fenitoína para pacientes com interações medicamentosas potenciais
Lamotrigina	Convulsões focais e tônico-clônicas Crises de ausência atípicas Transtorno bipolar I (ver Boxe 14.2)	*Síndrome de Stevens-Johnson, necrólise epidérmica tóxica, supressão da medula óssea, necrose hepática, amnésia, angioedema* Exantema, ataxia, sonolência, visão turva	Hipersensibilidade à lamotrigina	A lamotrigina constitui uma alternativa útil de fenitoína e carbamazepina no tratamento das convulsões focais e tônico-clônicas A lamotrigina também é eficaz no tratamento das crises de ausência atípicas; trata-se do terceiro fármaco de escolha para o tratamento das crises de ausência, depois da etossuximida e do ácido valproico
Lacosamida	Convulsões focais (terapia adjuvante)	Tontura, náuseas, cefaleia, fadiga, nasofaringite, visão anormal, diplopia, nistagmo	Nenhuma conhecida	Nenhuma interação aparente com outros medicamentos, incluindo carbamazepina, ácido valproico, metformina, digoxina, contraceptivos orais e omeprazol Ocorrem efeitos adversos dependentes da dose em 10% dos pacientes que fazem uso da menor dose terapêutica Deve ser utilizada com cautela em pacientes com problemas reconhecidos de condução cardíaca ou com doença cardíaca grave

(continua)

RESUMO FARMACOLÓGICO: Capítulo 15 | Farmacologia da Neurotransmissão Elétrica Anormal no Sistema Nervoso Central. *(continuação)*

FÁRMACO	APLICAÇÕES CLÍNICAS	EFEITOS ADVERSOS *GRAVES* E COMUNS	CONTRAINDICAÇÕES	CONSIDERAÇÕES TERAPÊUTICAS
Inibidores do canal de cálcio *Mecanismo — A etossuximida e o ácido valproico inibem o canal de cálcio do tipo T de baixo limiar; a gabapentina e a pregabalina inibem o canal de cálcio ativado por alta voltagem (HVA)*				
Etossuximida	Crises de ausência	*Síndrome de Stevens-Johnson, supressão da medula óssea, lúpus eritematoso sistêmico, convulsões* Irritação gastrintestinal, ataxia, sonolência	Hipersensibilidade à etossuximida	A etossuximida reduz as correntes de tipo T de baixo limiar de modo dependente da voltagem, sem alterar a dependência de voltagem ou a cinética de recuperação do canal de sódio Tratamento de primeira linha para as crises de ausência não complicadas
Ácido valproico	Convulsões tônico-clônicas, crises de ausência, crises de ausência atípicas, convulsões focais	*Hepatotoxicidade, pancreatite, trombocitopenia, hiperamonemia* Irritação gastrintestinal, ganho de peso, ataxia, sedação, tremor	Doença hepática Distúrbios do ciclo da ureia	O ácido valproico atua de modo pleiotrópico *in vitro*: inibe o canal de cálcio do tipo T de baixo limiar, exibe bloqueio dependente do uso do canal de sódio regulado por voltagem, aumenta a atividade da ácido glutâmico descarboxilase (enzima responsável pela síntese de GABA) e inibe a atividade das enzimas que degradam o GABA Mais efetivo para o tratamento das síndromes de epilepsia generalizada com tipos convulsivos mistos Constitui também o fármaco de escolha para pacientes com convulsões generalizadas idiopáticas Usado no tratamento das crises de ausência que não respondem à etossuximida e como alternativa de fenitoína e carbamazepina no tratamento das convulsões focais
Gabapentina	Convulsões focais Neuropatia periférica diabética Profilaxia da enxaqueca	*Síndrome de Stevens-Johnson* Sedação, tontura, ataxia, fadiga, irritação gastrintestinal	Hipersensibilidade à gabapentina	Embora a gabapentina aumente o conteúdo de GABA em neurônios e células gliais *in vitro*, seu principal efeito anticonvulsivante parece ocorrer por meio da inibição dos canais de cálcio HVA A gabapentina apresenta poucas interações com outros fármacos A gabapentina não parece ser um fármaco antiepiléptico particularmente efetivo para a maioria dos pacientes
Pregabalina	Neuropatia periférica diabética Fibromialgia Convulsões focais (adjuvante) Neuralgia pós-herpética	*Angioedema* Edema periférico, xerostomia, astenia, ataxia, tontura, sonolência, tremor, visão embaçada, diplopia, euforia	Hipersensibilidade à pregabalina	Estruturalmente semelhante à gabapentina, porém mais potente Usada no tratamento das convulsões focais em pacientes com disfunção hepática
Potencializadores dos canais de GABA *Mecanismo — Potencializam a inibição mediada pelo GABA, aumentando a corrente de cloreto através do canal*				
Benzodiazepinas: Diazepam Lorazepam Midazolam Clonazepam	Convulsões focais e tônico-clônicas (diazepam, lorazepam, midazolam) Crises de ausência (clonazepam) Estado de mal epiléptico Ansiedade Abstinência de álcool	Ataxia, tontura, sonolência, fadiga	Glaucoma agudo de ângulo estreito Glaucoma de ângulo aberto não tratado	As benzodiazepinas aumentam a afinidade do receptor GABA pelo GABA e, por conseguinte, aumentam a corrente de cloreto através do canal, resultando em supressão do foco da convulsão e reforço da inibição circundante Em geral, as benzodiazepinas são utilizadas apenas para interromper agudamente as convulsões O clonazepam atua especificamente nos receptores GABA no núcleo reticular para "interromper" a transmissão no núcleo, inibindo, assim, a hiperpolarização do tálamo mediada pelo GABA e inativando indiretamente o canal de cálcio do tipo T O clonazepam é o quarto fármaco de escolha no tratamento das crises de ausência, depois de etossuximida, ácido valproico e lamotrigina Os níveis dos fármacos benzodiazepínicos são reduzidos por carbamazepina ou fenobarbital

Fármaco	Aplicações clínicas	Efeitos adversos graves e comuns	Contraindicações	Considerações terapêuticas
Barbitúricos: Fenobarbital	Convulsões focais e tônico-clônicas Insônia Sedação pré-operatória	*Síndrome de Stevens-Johnson, supressão da medula óssea, hepatotoxicidade, osteopenia* Sedação, ataxia, confusão, tontura, diminuição da libido, depressão	Porfiria Disfunção hepática grave Doença respiratória	O fenobarbital liga-se a um sítio alostérico no receptor GABA e potencializa a ação do GABA endógeno, aumentando a duração do influxo de cloreto Os barbitúricos podem exacerbar a crise de ausência O fenobarbital é usado principalmente como fármaco alternativo no tratamento das convulsões focais e convulsões tônico-clônicas Os níveis de fenobarbital podem ser aumentados por ácido valproico ou fenitoína
Vigabatrina	Epilepsia focal (refratária; adjuvante) Espasmos infantis	*Insuficiência hepática, perda da visão, pensamentos suicidas* Artralgia, confusão, tontura, insônia, perda da memória, sedação, tremor, visão turva, diplopia, nistagmo, depressão	Hipersensibilidade à vigabatrina	Recém-aprovada Intensifica indiretamente a atividade do GABA por meio da inibição de seu metabolismo

Inibidores receptor de glutamato
Mecanismo – O felbamato inibe o sítio de ligação da glicina do complexo receptor NMDA-ionóforo, resultando em supressão da atividade convulsiva. A rufinamida prolonga a inativação dos canais de sódio e pode inibir os receptores de glutamato mGluR5

Fármaco	Aplicações clínicas	Efeitos adversos graves e comuns	Contraindicações	Considerações terapêuticas
Felbamato	Epilepsia refratária, particularmente convulsões focais e tônico-clônicas	*Anemia aplásica, depressão da medula óssea, insuficiência hepática, síndrome de Stevens-Johnson* Fotossensibilidade, irritação gastrintestinal, marcha anormal, tontura	Discrasia sanguínea Doença hepática	O felbamato não apresenta os efeitos adversos comportamentais observados com os outros antagonistas NMDA O felbamato é um fármaco antiepiléptico potente, que carece de efeitos sedativos O felbamato tem sido associado a casos de anemia aplásica fatal e insuficiência hepática; seu uso ficou restrito a pacientes com epilepsia refratária
Rufinamida	Convulsões focais Crises manifestadas por quedas associadas à síndrome de Lennox-Gastaut	Tontura, fadiga, náuseas, vômitos, diplopia, sonolência	Hipersensibilidade à rufinamida Pacientes com síndrome familiar do QT curto	A rufinamida é um indutor modesto das enzimas do citocromo P450 A rufinamida diminui os níveis de etinilestradiol, noretindrona, triazolam, carbamazepina e lamotrigina A rufinamida aumenta os níveis de fenobarbital e fenitoína

Outros fármacos antiepilépticos
Mecanismos em fase de investigação

Fármaco	Aplicações clínicas	Efeitos adversos graves e comuns	Contraindicações	Considerações terapêuticas
Tiagabina	Convulsões focais e tônico-clônicas (terapia adjuvante)	*Morte súbita inexplicável* Confusão, sedação, tontura, depressão, psicose, irritação gastrintestinal	Hipersensibilidade à tiagabina	Pode intensificar a atividade do GABA ao bloquear sua recaptação nos neurônios pré-sinápticos Os níveis de tiagabina são diminuídos por fenitoína, carbamazepina ou fenobarbital Os fármacos antiepilépticos não indutores de enzimas (p. ex., gabapentina) podem necessitar de doses mais baixas ou de titulação mais lenta da tiagabina para obtenção de resposta clínica
Topiramato	Convulsões focais e tônico-clônicas (terapia adjuvante)	Sedação, retardo psicomotor, fadiga, problemas de fala ou linguagem, cálculos renais	Hipersensibilidade ao topiramato	Pode inibir os canais de sódio; pode potencializar a ativação do GABA no canal de $GABA_A$; pode antagonizar o receptor AMPA
Levetiracetam	Convulsões focais (terapia adjuvante)	*Anemia, leucopenia* Sedação, fadiga, descoordenação, psicose	Hipersensibilidade ao levetiracetam	Inibe a descarga em rajada sem afetar a excitabilidade neuronal normal
Zonisamida	Convulsões focais e tônico-clônicas (terapia adjuvante)	Sedação, tontura, confusão, cefaleia, anorexia, cálculos renais	Hipersensibilidade à zonisamida	Pode inibir os canais de sódio Os níveis de zonisamida são diminuídos por carbamazepina, fenitoína ou fenobarbital

16

Farmacologia dos Anestésicos Gerais

Jacob Wouden e Keith W. Miller

▶ Introdução

Antes da descoberta dos *anestésicos gerais*, a dor e o choque limitavam extremamente a possibilidade de intervenção cirúrgica. Houve uma acentuada redução da mortalidade pós-operatória após a primeira demonstração pública do uso do *éter dietílico* no Massachusetts General Hospital, em 1846. Desde então, a administração de substâncias para a indução e a manutenção da anestesia tornou-se uma especialidade médica distinta. O anestesiologista moderno é responsável por todos os aspectos da saúde do paciente durante a cirurgia. Como parte desse processo, o anestesiologista controla a profundidade da anestesia e mantém o equilíbrio homeostático com um arsenal de anestésicos de inalação e intravenosos, além de muitos fármacos adjuvantes.

Os anestésicos gerais induzem uma depressão generalizada e reversível do sistema nervoso central (SNC). Com a anestesia geral, há uma perda da percepção de todas as sensações. O estado de anestesia inclui perda da consciência, amnésia e imo-

bilidade (ausência de resposta a estímulos nocivos), mas não necessariamente analgesia completa. Outros efeitos desejáveis produzidos pelos anestésicos ou por adjuvantes durante a cirurgia podem incluir relaxamento muscular, perda dos reflexos autônomos, analgesia e ansiólise. Todos esses efeitos facilitam a execução segura e indolor do procedimento; alguns efeitos são mais importantes em certos tipos de cirurgia que outros. A cirurgia abdominal, por exemplo, requer um relaxamento quase completo dos músculos do abdome, enquanto a neurocirurgia exige, com frequência, uma anestesia leve, que possa ser interrompida rapidamente quando o neurocirurgião precisa avaliar a capacidade do paciente de responder a comandos.

Este capítulo fornece uma base para a compreensão da farmacodinâmica e da farmacocinética dos anestésicos gerais no contexto das variáveis fisiológicas e fisiopatológicas. Após discutir a farmacologia de agentes específicos e descrever como obter uma anestesia balanceada, o capítulo analisa os conhecimentos atuais sobre o mecanismo de ação dos anestésicos gerais.

CASO

Matthew, de 7 anos de idade, pesa 20 kg e foi submetido à poliquimioterapia para o tratamento de um osteossarcoma agressivo no fêmur direito. Chegou agora o momento da ressecção cirúrgica.

- 20h (véspera da cirurgia): Dr. Snow, o anestesiologista, tranquiliza o paciente e ressalta a importância do jejum após a meia-noite para evitar qualquer aspiração do conteúdo gástrico durante a anestesia geral
- 6h30: Matthew agarra-se à mãe e está ansioso, debilitado e com dor. Os sinais vitais são estáveis, com pulso de 120 bpm e pressão arterial de 110/75 mmHg. Administra-se uma dose oral de midazolam (um benzodiazepínico; ver Capítulo 12) para aliviar a ansiedade e possibilitar que Matthew se afaste dos pais
- 7h: Dr. Snow injeta uma pequena quantidade de lidocaína SC (um anestésico local; ver Capítulo 11) antes de inserir um cateter intravenoso (que ele esconde cuidadosamente de Matthew até o último momento). Com uso de um cateter, Dr. Snow administra uma infusão de sulfato de morfina (um opioide; ver Capítulo 17) para produzir analgesia
- 7h30: Dr. Snow induz rapidamente a anestesia com 60 mg (3 mg/kg) de tiopental (um barbitúrico; ver Capítulo 12), intravenosamente, em bolo. Em 45 s, Matthew está em estado de anestesia profunda. O médico acrescenta uma dose intravenosa de succinilcolina (um relaxante muscular despolarizante; ver Capítulo 9) para facilitar a intubação endotraqueal, e o menino é colocado em respiração artificial
- 7h32: uma mistura de anestésicos gerais de inalação, contendo isoflurano a 2%, óxido nitroso a 50% e oxigênio a 48%, é administrada por meio do vaporizador para manter o estado de anestesia
- 7h50: Matthew não responde, nem com movimento nem com aumento do tônus simpático (p. ex., aumento da frequência cardíaca, aumento da pressão arterial), à primeira incisão cirúrgica
- 8h20: Dr. Snow percebe sobressaltado que o pulso de Matthew caiu para 55 bpm, e a pressão arterial para 85/45 mmHg. Criticando-se severamente por ter-se esquecido de diminuir a pressão parcial inspirada do anestésico quando sua pressão parcial no sangue venoso misto aumentou, Dr. Snow reduz o nível de isoflurano inspirado para 0,8%, enquanto mantém o nível de óxido nitroso em 50%. Em 15 min, o pulso e a pressão arterial de Matthew voltam ao normal
- 12h35: depois da longa cirurgia, Dr. Snow interrompe a administração de isoflurano e óxido nitroso e passa a administrar oxigênio puro durante alguns minutos
- 12h45: em menos de 10 min, Matthew está respirando espontaneamente e pode responder a perguntas, embora ainda esteja um pouco atordoado. Os pais de Matthew estão aliviados por vê-lo desperto e alerta depois de mais de 5 h de anestesia.

💡 Questões

1. O que determina a taxa de indução e de recuperação da anestesia, e como isso difere para crianças, em comparação com adultos?
2. Por que é necessário reduzir a pressão parcial inspirada de isoflurano alguns minutos após o início do procedimento (como Dr. Snow inicialmente deixou de fazer)?
3. Por que Dr. Snow administra oxigênio puro durante alguns minutos após a cessação da administração do anestésico?
4. Quais são as vantagens de usar uma mistura de dois anestésicos (nesse exemplo, óxido nitroso e isoflurano) em lugar de apenas um deles?

▶ Farmacodinâmica dos anestésicos de inalação

Os anestésicos gerais são bem distribuídos em todas as partes do corpo, porém ficam mais concentrados no tecido adiposo. O SNC é o principal sítio de ação dos anestésicos. Mais provavelmente, a perda da consciência e a amnésia decorrem da ação supraespinal (i. e., ação em tronco encefálico, mesencéfalo e córtex cerebral), enquanto a imobilidade em resposta a estímulos nocivos é causada pela depressão das vias sensoriais e motoras, tanto supraespinais quanto espinais. Os anestésicos gerais atuam de modo diferente em diferentes partes do SNC, dando origem aos estágios clássicos observados com o aprofundamento da anestesia (Figura 16.1).

Concentração alveolar mínima (CAM)

Para controlar a profundidade da anestesia, o anestesiologista precisa regular com muita precisão o nível de anestésico no SNC. Esse nível é indicado pela pressão parcial do anestésico no SNC, também denominada *pressão parcial no SNC* (P_{SNC}). (Ver no Boxe 16.1 uma discussão sobre pressões parciais *versus* concentrações e, no Apêndice A, um glossário de abreviaturas e símbolos.) O anestesiologista mantém a P_{SNC} dentro da faixa desejada variando a pressão *parcial inspirada* (P_I). Como não

é possível monitorar diretamente a P_{SNC}, seu valor costuma ser inferido da *pressão parcial alveolar* (P_{alv}). A pressão parcial alveolar é útil como substituto da P_{SNC}, uma vez que esta última acompanha a P_{alv} com apenas uma pequena defasagem de tempo (ver adiante). A P_{alv} pode ser medida diretamente como a pressão parcial do anestésico no gás expirado final, quando o espaço morto não contribui mais para o gás expirado.

A pressão parcial alveolar que resulta na anestesia mais leve possível é denominada *concentração alveolar mínima* (CAM). Especificamente, a CAM é a pressão parcial alveolar que extingue uma resposta de movimento à incisão cirúrgica em 50% dos pacientes. A potência de um anestésico está inversamente relacionada com a sua CAM. Se a CAM for pequena, a potência é alta, e uma pressão parcial relativamente baixa será suficiente para causar anestesia. Por exemplo, o *isoflurano* – que apresenta uma CAM de 0,0114 atm – é muito mais potente que o *óxido nitroso* – que tem uma CAM de 1,01 atm (Tabela 16.1).

Índices terapêuticos e analgésicos

A perda da resposta a estímulos extremamente nocivos, como a intubação endotraqueal, exige uma pressão parcial de anestésico mais alta que a necessária para a perda de resposta a uma incisão cirúrgica (Figura 16.2). Pressões parciais ainda mais altas de anestésico causam depressão bulbar. Todavia, em geral,

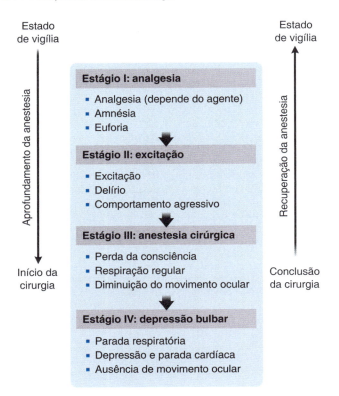

Estado de vigília → **Aprofundamento da anestesia** ↓

Estágio I: analgesia
- Analgesia (depende do agente)
- Amnésia
- Euforia

Estágio II: excitação
- Excitação
- Delírio
- Comportamento agressivo

Estágio III: anestesia cirúrgica
- Perda da consciência
- Respiração regular
- Diminuição do movimento ocular

Estágio IV: depressão bulbar
- Parada respiratória
- Depressão e parada cardíaca
- Ausência de movimento ocular

Início da cirurgia

Estado de vigília ↑ **Recuperação da anestesia**

Conclusão da cirurgia

FIGURA 16.1 Estágios da anestesia. O estado de aprofundamento da anestesia pode ser dividido em quatro estágios, com base em observações com o éter dietílico. A analgesia do estágio I é variável e depende do anestésico específico. Com indução rápida, o paciente ultrapassa velozmente a fase de "excitação" indesejável (estágio II). A cirurgia geralmente é realizada no estágio III. O anestesiologista deve ter cuidado para evitar o estágio IV, que começa com a parada respiratória. A parada cardíaca ocorre mais tarde no estágio IV. Durante a recuperação da anestesia, o paciente progride por esses estágios na sequência inversa.

os anestésicos apresentam *curvas de dose-resposta* acentuadas e baixos índices terapêuticos, definidos como a razão entre *PL$_{50}$* (a pressão parcial que é letal em 50% dos indivíduos) e CAM (que é análoga à DE$_{50}$; ver Capítulo 2). Além disso, a variabilidade de resposta dos pacientes a determinada dose de anestésico é pequena. Por conseguinte, em todos os pacientes, os níveis de anestésico que provocam parada respiratória e cardíaca não são muito mais altos que os que causam anestesia

geral. Além disso, convém assinalar que não há antagonistas farmacológicos dos anestésicos gerais para neutralizar os níveis acidentalmente altos de anestésico. Embora essas desvantagens sejam parcialmente compensadas pela capacidade de controlar a P_{SNC} por meio do controle da P_I (i. e., o anestésico pode ser exalado), a combinação de baixo índice terapêutico e ausência de antagonista significa que os anestésicos são fármacos perigosos que exigem treinamento especializado para sua administração apropriada e segura.

O alívio da dor (analgesia) pode ou não ocorrer com uma pressão parcial menor que a necessária para anestesia cirúrgica. A pressão parcial em que 50% das pessoas perdem a nocicepção é a PA$_{50}$ (pressão parcial que produz analgesia em 50% dos pacientes), e o *índice analgésico* é a razão entre a CAM e a PA$_{50}$. Um índice analgésico alto significa que a analgesia é induzida em uma pressão parcial de anestésico significativamente menor que a necessária para anestesia cirúrgica. O óxido nitroso, por exemplo, apresenta um alto índice analgésico e é um bom analgésico, enquanto o *halotano* tem um baixo índice analgésico e é um analgésico insatisfatório.

Regra de Meyer-Overton

A potência de um anestésico pode ser prevista com base em suas características físico-químicas. O preditor mais confiável tem sido a solubilidade do anestésico em azeite de oliva (ou em outro solvente lipofílico, como o octanol), conforme indicado pelo *coeficiente de partição óleo/gás, λ(óleo/gás)* (Boxe 16.2). Especificamente, *a potência de um anestésico aumenta à medida que se eleva sua solubilidade em óleo.* Ou seja, *quando o λ(óleo/gás) aumenta, a CAM diminui.*

A relação entre a CAM e o λ(óleo/gás) é tal que a CAM multiplicada pelo λ(óleo/gás) é quase constante, independentemente da identidade do anestésico. Como a multiplicação do coeficiente de partição pela pressão parcial determina a concentração do anestésico (Boxe 16.2), isso equivale a dizer que, em 1 CAM igual a 1, a concentração do anestésico em um solvente lipofílico (como o azeite de oliva) é quase constante para todos os anestésicos. Por conseguinte, a CAM, que varia com a identidade do anestésico, é, na verdade, a pressão parcial necessária para obter determinada concentração do anestésico em um meio lipofílico, como as bicamadas lipídicas existentes no SNC. Essa correlação, conhecida como *regra de Meyer-Overton*, admite, no mínimo, cinco ordens de magnitude de potência anestésica (Figura 16.3). A constante que representa a

---

BOXE 16.1 Pressão parcial *versus* concentração

A *pressão parcial* do gás A em uma mistura de gases refere-se à parte da pressão total representada pelo gás A. Nos gases ideais, a pressão parcial do gás A é calculada multiplicando-se a pressão total pela fração molar de A na mistura (i. e., a fração de moléculas na mistura representada pelo gás A). A concentração de gás A na mistura ([A]$_{mistura}$) é a quantidade de moles de gás A (n_A) dividida pelo volume (V); a [A]$_{mistura}$ também pode ser calculada pela equação dos gases ideais, dividindo-se a pressão parcial do gás A (P_A) pela temperatura (T) e a constante universal dos gases (R):

$$[A]_{mistura} = n_A/V = P_A/RT$$

Os anestésicos de inalação dissolvem-se nos tecidos do corpo, como o sangue e o encéfalo. A pressão parcial de um gás dissolvido em um líquido é igual à pressão parcial do gás livre em equilíbrio com esse líquido. Para os gases, as pressões parciais são convenientes, uma vez que as pressões parciais em todos os compartimentos são iguais em equilíbrio. Isso é verdade, não importa se os compartimentos contêm o gás na forma gasosa (alvéolos) ou dissolvido (tecidos). Em contrapartida, as concentrações nos diferentes compartimentos não são iguais em equilíbrio. Para converter a pressão parcial de um gás dissolvido em sua concentração no solvente, a pressão parcial é multiplicada por uma medida da solubilidade, conhecida como *coeficiente de partição solvente/gás.*

TABELA 16.1 Propriedades dos anestésicos de inalação.

| ANESTÉSICO | CAM (ATM) | COEFICIENTES DE PARTIÇÃO SOLVENTE/GÁS | | CONCENTRAÇÃO EM ÓLEO EM CAM DE 1 |
		λ(ÓLEO/GÁS) ($\ell_{GÁS}\,\ell_{TECIDO}^{-1}$ ATM^1)	λ(SANGUE/GÁS) ($\ell_{GÁS}\,\ell_{TECIDO}^{-1}$ ATM^{-1})	λ(ÓLEO/GÁS) × CAM ($\ell_{GÁS}\,\ell_{TECIDO}^{-1}$)
Óxido nítrico	1,01	1,4	0,47	1,4
Desflurano	0,06	19	0,45	1,1
Sevoflurano	0,02	51	0,65	1,0
Éter dietílico	0,019	65	12	1,2
Enflurano	0,0168	98	1,8	1,6
Isoflurano	0,0114	98	1,4	1,1
Halotano	0,0077	224	2,3	1,7

Os anestésicos de inalação comumente utilizados estão relacionados por ordem crescente de potência (ou decrescente de CAM). São também arrolados os importantes coeficientes de partição solvente/gás λ(óleo/gás) e λ(sangue/gás). O λ(óleo/gás) define a potência do anestésico (quanto maior, mais potente), ao passo que o λ(sangue/gás) define a velocidade de indução e recuperação da anestesia (quanto menor, mais rápida). O produto do λ(óleo/gás) pela CAM para esses anestésicos tem um valor bastante constante de 1,3 $\ell_{gás}\ell_{tecido}^{-1}$ (com um desvio padrão de 0,27). Isso é uma ilustração da regra de Meyer-Overton; outra ilustração da regra é mostrada na Figura 16.3. Observe também a tendência geral segundo a qual os anestésicos com maior λ(óleo/gás) costumam apresentar um maior valor de λ(sangue/gás). Isso significa que há frequentemente uma relação entre a potência e a velocidade de indução entre os anestésicos de inalação. As estruturas desses agentes são mostradas na Figura 16.14.

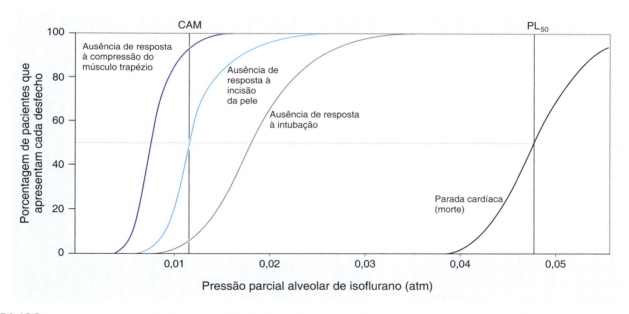

FIGURA 16.2 Curvas dose-resposta de isoflurano para vários desfechos. Essas curvas indicam a porcentagem de pacientes que não é responsiva a um conjunto de estímulos e de parada cardíaca à medida que aumenta a pressão parcial alveolar do isoflurano. Observe que as curvas de dose-resposta são muito inclinadas, particularmente para estímulos leves, e que são necessárias pressões parciais mais altas para obter uma ausência de resposta a estímulos mais fortes. No exemplo ilustrado, a ausência de resposta à intubação em 50% dos pacientes requer quase 0,02 atm de isoflurano, ao passo que a ausência de resposta à compressão do músculo trapézio requer apenas 0,008 atm. A CAM é definida como a pressão parcial alveolar em que 50% dos pacientes não respondem à incisão da pele. O índice terapêutico é definido como a pressão letal (PL_{50}) dividida pela CAM. A curva teórica para a parada cardíaca é derivada de um índice terapêutico conhecido de cerca de 4 para o isoflurano. Por conseguinte, o anestesiologista precisa monitorar com cuidado cada paciente para obter o efeito desejado e, ao mesmo tempo, evitar a depressão cardíaca.

concentração de anestésica em uma CAM igual a 1 é de 1,3 ℓ de gás por 1 ℓ de óleo ($\ell_{gás}/\ell_{óleo}$) ou 0,05 M após divisão pelo volume de 1 mol (ver Boxe 16.2). Por conseguinte, se for conhecido o coeficiente de partição óleo/gás de um anestésico, é possível estimar sua CAM com base na seguinte equação (ver também Tabela 16.1):

CAM ≈ 1,3/λ (óleo/gás) **Equação 16.1**

► Farmacocinética dos anestésicos de inalação

O modelo cardiopulmonar de *captação* (absorção) de anestésico dos alvéolos para a circulação e da *distribuição* do anestésico da circulação para os tecidos possibilita determinar a velocidade com que a pressão parcial do anestésico aumenta

BOXE 16.2 Coeficientes de partição

O *coeficiente de partição solvente/gás*, λ*(solvente/gás)*, define a solubilidade de um gás em um solvente ou, em outras palavras, como o gás "distribui-se" entre o estado gasoso e a solução. Mais especificamente, λ(solvente/gás) é a razão entre a quantidade de gás dissolvido em determinado volume de solvente e a quantidade de gás livre que ocuparia o mesmo volume do espaço, em condições de temperatura (25°C) e pressão (1,0 atm) padronizadas (CNTP). O solvente poderia ser azeite de oliva, sangue ou tecido encefálico, por exemplo.

As quantidades dissolvidas de gás geralmente não são expressas em termos de moles, mas em termos do volume que o gás ocuparia nas CNTP no estado gasoso. Convém lembrar que, para converter moles em litros nas CNTP, multiplica-se o valor pelo volume de um mole de gás a 25°C e 1,0 atm (*i. e.*, por 24,5 ℓ/mol). Por conseguinte, λ(solvente/gás) é a quantidade de litros de gás que será dissolvida em um litro de solvente por atmosfera de pressão parcial. [Observe que as unidades de λ(solvente/gás) são $\ell_{gás} \ell_{solvente}^{-1}$ atm^{-1} ou simplesmente atm^{-1}.]

Para determinado solvente, um gás com λ(solvente/gás) maior é mais solúvel naquele solvente. Por exemplo, o éter dietílico tem um λ(sangue/gás) de cerca de 12 $\ell_{éter\ dietílico} \ell_{sangue}^{-1}$ atm^{-1}, de modo que o éter dietílico é relativamente solúvel no sangue. Por outro lado, o óxido nitroso tem um λ(sangue/gás) de cerca de 0,47 $\ell_{óxido\ nitroso} \ell_{sangue}^{-1}$ atm^{-1}, razão pela qual o óxido nitroso é relativamente insolúvel no sangue (ver exemplos na Tabela 16.1 e na Figura 16.8).

De modo semelhante, um gás pode ter diferentes solubilidades em diferentes solventes. Os solventes ou tecidos nos quais um gás tem um grande coeficiente de partição (alta solubilidade) dissolvem grandes quantidades do gás em determinada pressão parcial, resultando em alta concentração do gás naquele solvente ou tecido. Por conseguinte, grandes quantidades de gás precisam ser transferidas para modificar de modo apreciável a pressão parcial. Em contrapartida, os solventes ou tecidos nos quais um gás tem pequeno coeficiente de partição (baixa solubilidade) dissolvem apenas pequenas quantidades do gás em determinada pressão parcial. Nesse caso, a transferência de uma pequena quantidade do gás modificará significativamente a pressão parcial (Figura 16.8).

Em qualquer pressão parcial, a lei de Henry para soluções diluídas possibilita calcular a concentração do gás A em um solvente ([A]$_{solução}$) a partir do λ(solvente/gás). A pressão parcial é multiplicada pelo coeficiente de partição para calcular a concentração em termos de $\ell_{gás}$ por $\ell_{solvente}$. O resultado obtido é dividido pelo volume de um mole de gás a 25°C a 1,0 atm (24,5 ℓ/mol) para obter a concentração molar.

$$[A]_{solução} = P_{solvente} \times \lambda(solvente/gás)$$
$$\{em\ termos\ de\ \ell_{gás}/\ell_{solvente}\}$$
$$= P_{solvente} \times \lambda(solvente/gás)/(24,5\ \ell/mol)$$
$$\{em\ termos\ de\ mol_{gás}/\ell_{solvente}\}$$

Por exemplo, como o λ(sangue/gás) do óxido nitroso é de 0,47 $\ell_{óxido\ nitroso} \ell_{sangue}^{-1}$ atm^{-1}, se a pressão parcial do óxido nitroso no sangue for de 0,50 atm, a concentração será de 0,50 atm × 0,47 $\ell_{óxido\ nitroso} \ell_{sangue}^{-1}$ atm^{-1} = 0,24 $\ell_{óxido\ nitroso} \ell_{sangue}^{-1}$ ou 9,6 mM (após dividir por 24,5 ℓ/mol). Além disso, convém assinalar que a duplicação da pressão parcial duplicará a concentração.

Um coeficiente de partição também pode ser definido para a partição de um gás entre dois solventes. Por exemplo, o coeficiente de partição tecido/sangue, λ(tecido/sangue), é a razão entre a concentração molar de gás no tecido ([A]$_{tecido}$) e a concentração molar de gás no sangue ([A]$_{sangue}$) em equilíbrio (observe que esse coeficiente não tem unidade). Com base na equação anterior que define a concentração e no fato de que as pressões parciais são iguais em equilíbrio, conclui-se que:

$$\lambda(tecido/sangue) = [A]_{tecido}/[A]_{sangue}$$
$$= \lambda(tecido/gás)/\lambda(sangue/gás)$$

---

no SNC. O anestesiologista deve atuar no pequeno espaço entre possibilitar que o paciente desperte e causar depressão bulbar, prevendo os efeitos de várias respostas fisiológicas e doenças sobre a profundidade da anestesia. Por exemplo, o conhecimento das características de distribuição dos anestésicos permitiu que Dr. Snow respondesse apropriadamente à hipotensão de Matthew ao reduzir a P_I do isoflurano, sem correção excessiva e sem despertar o paciente.

O anestesiologista também precisa conhecer as diferenças farmacocinéticas entre os anestésicos. As características farmacocinéticas de um anestésico geral ideal seriam tais que o anestésico pudesse proporcionar uma indução rápida e agradável de anestesia cirúrgica, seguida de recuperação suave e rápida para um estado totalmente funcional e consciente. A farmacocinética de cada agente é discutida adiante; esta seção analisa os princípios gerais do *modelo de captação* (absorção), que usa a fisiologia respiratória e cardiovascular básica para prever a farmacocinética dos anestésicos inalados. Conforme será abordado a seguir, o modelo de captação (absorção) depende do cálculo do tempo necessário para alcançar o equilíbrio das pressões parciais do anestésico nos tecidos com a pressão parcial inspirada do anestésico.

Conceitos de fisiologia respiratória

Equilíbrio local

Durante a anestesia geral, o paciente respira, seja espontaneamente ou por meio de ventilação mecânica, um anestésico ou uma mistura de anestésicos juntamente com oxigênio e/ou ar normal. Quando o gás anestésico alcança os alvéolos, deve difundir-se por meio do epitélio respiratório para o leito capilar alveolar. De acordo com a lei de Fick, a velocidade de difusão de um gás por uma lâmina de tecido a favor de seu gradiente de pressão parcial é proporcional à área do tecido e à diferença de pressão parcial entre os dois lados, porém inversamente proporcional à espessura da lâmina:

Velocidade de difusão = $D \times (A/l) \times \Delta P$ **Equação 16.2**

em que D = constante de difusão; A = área de superfície; l = espessura; e ΔP = diferença de pressão parcial.

Um princípio evidente da lei de Fick é que o equilíbrio da pressão parcial do gás, e não sua concentração, define a abordagem para lograr o equilíbrio por intermédio de uma lâmina. Assim, em equilíbrio (*i. e.*, quando a velocidade de difusão fi-

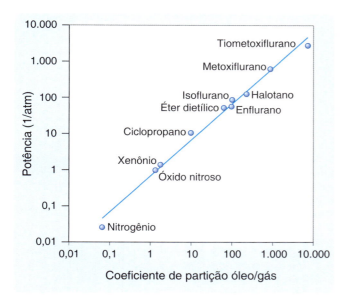

FIGURA 16.3 Regra de Meyer-Overton. As moléculas com maior coeficiente de partição óleo-gás [λ(óleo/gás)] são anestésicos gerais mais potentes. Esse gráfico log-log mostra a correlação muito estreita entre a lipossolubilidade [λ(óleo/gás)] e a potência do anestésico em cinco ordens de magnitude. Observe que até mesmo gases como o xenônio e o nitrogênio podem atuar como anestésicos gerais quando inspirados em pressões parciais suficientemente altas. A equação que descreve a linha é: Potência = λ(óleo/gás)/1,3. Lembre-se de que Potência = 1/CAM.

nal é igual a zero), a pressão parcial nos dois compartimentos é igual, embora a concentração nesses dois compartimentos possa ser diferente.

Com a sua enorme área de superfície alveolar (cerca de 75 m² ou quase metade de uma quadra de tênis) e epitélio fino (aproximadamente 0,3 μm, que é menos que 1/20 do diâmetro de um eritrócito), o pulmão otimiza a velocidade de difusão de gases. Por conseguinte, a pressão parcial alveolar P_{alv} e a pressão parcial arterial sistêmica P_{art} são quase iguais o tempo todo. (Em indivíduos normais, pequenos graus de *shunting* fisiológico mantêm a P_{art} ligeiramente mais baixa que a P_{alv}.) Usando os pulmões como sistema de captação dos anestésicos de inalação, o anestesiologista tira vantagem do sistema usado pelo corpo para a absorção de oxigênio.

De modo semelhante, os leitos capilares nos tecidos desenvolveram-se para liberar oxigênio rapidamente em todas as células do corpo. As distâncias entre as arteríolas são pequenas, e as vias de difusão são da ordem do diâmetro de uma célula. Consequentemente, a pressão parcial arterial de um anestésico geral pode equilibrar-se completamente com os tecidos no tempo necessário para que o sangue atravesse o leito capilar. De modo semelhante, a pressão parcial nas vênulas pós-capilares ($P_{vênula}$) é igual à pressão parcial no tecido (P_{tecido}).

Outra maneira de enunciar essa conclusão é a de que *a transferência de anestésico nos pulmões e nos tecidos é limitada pela perfusão, e não pela difusão*. Como a perfusão limita a velocidade, o aumento da velocidade de difusão (p. ex., com o uso de um anestésico de menor peso molecular) não aumentará por si só a velocidade de indução da anestesia.

Equilíbrio global

Se um anestésico for inspirado por um período suficiente, todos os compartimentos no corpo se equilibrarão na mesma pressão parcial (igual à P_I). Esse equilíbrio global pode ser

dividido em uma série de equilíbrios de pressão parcial entre cada compartimento sucessivo e o influxo de anestésico. No caso dos tecidos, o influxo é o fluxo sanguíneo arterial, com pressão parcial aproximadamente igual à P_{alv}. No caso dos alvéolos, o influxo é a ventilação alveolar com pressão parcial P_I.

A *constante de tempo* (τ) descreve a velocidade com que a pressão parcial em determinado compartimento aproxima-se daquela do fluxo de chegada. Especificamente, τ é o tempo necessário para a conclusão de um equilíbrio de 63%. Essa constante de tempo é conveniente, na medida em que pode ser calculada dividindo-se a *capacidade de volume* do compartimento (em relação ao meio de distribuição; ver adiante) pela *velocidade de fluxo*. Em outras palavras, quando um volume de fluxo igual à capacidade de um compartimento passa por esse compartimento, a pressão parcial do anestésico no compartimento (i. e., nos tecidos ou alvéolos) será de 63% da pressão parcial no fluxo de entrada (i. e., no fluxo sanguíneo arterial ou na ventilação alveolar, respectivamente). O equilíbrio alcança 95% após três constantes de tempo.

$$\tau = \text{Capacidade de volume/velocidade do fluxo} \qquad \textbf{Equação 16.3}$$

$$P_{compartimento} = P_{fluxo}\,[1 - e^{-(t/\tau)}] \qquad \textbf{Equação 16.4}$$

em que t = tempo decorrido.

Essas equações descrevem o que deve ter sentido intuitivo: o equilíbrio entre a pressão parcial do compartimento e o fluxo de entrada ocorre mais rapidamente (i. e., a constante de tempo é menor) quando o influxo é maior ou quando a capacidade do compartimento é menor.

Modelo de captação (absorção)

Para simplificar, o modelo de captação e distribuição de anestésico organiza os tecidos do corpo em grupos, com base em características semelhantes. Cada grupo pode ser comparado a um recipiente com capacidade específica para determinado anestésico e nível específico de fluxo sanguíneo que fornece o anestésico. Uma aproximação adequada divide os tecidos em três compartimentos principais que são perfundidos em paralelo (Figura 16.4). O *grupo rico em vasos* (GRV), constituído por SNC e órgãos viscerais, tem baixa capacidade e alto fluxo. O *grupo muscular* (GM), que consiste nos músculos e na pele, tem alta capacidade e fluxo moderado. O *grupo adiposo* (GA) tem capacidade muito alta e baixo fluxo. (Um quarto grupo, o *grupo pouco vascularizado* [GPV], que consiste em ossos, cartilagens e ligamentos, apresenta fluxo e capacidade insignificantes, de modo que sua omissão não afeta significativamente o modelo.)

A taxa de elevação da pressão parcial no GRV (P_{GRV}) é de maior interesse, uma vez que esse grupo inclui o SNC. O equilíbrio global da P_{GRV} com a pressão parcial inspirada ocorre em duas etapas, e qualquer uma delas pode limitar a velocidade. Em primeiro lugar, as pressões alveolar e parcial inspirada equilibram-se (a P_{alv} aproxima-se da P_I ou $P_{alv} \rightarrow P_I$). Na segunda etapa, a P_{GRV} (e especificamente a P_{SNC}) equilibra-se com a pressão parcial arterial (que é essencialmente igual à pressão parcial alveolar) ($P_{GRV} \rightarrow P_{art}$). A discussão analisará, então, a constante de tempo para cada uma dessas duas etapas e definirá as condições nas quais uma ou outra limita a velocidade.

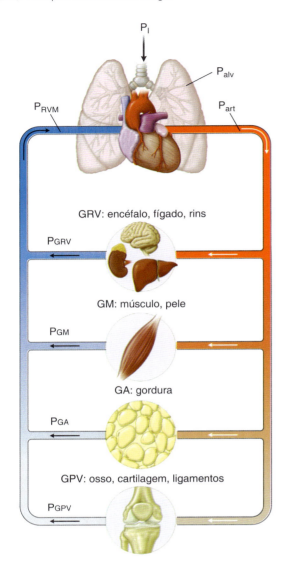

Grupo tecidual	Débito cardíaco	Peso corporal	Cap. vol. para N$_2$O em P$_{alv}$ = 0,8 atm	Cap. vol. para halo. em P$_{alv}$ = 0,8 atm
GRV	75%	9%	2,6 ℓ	0,30 ℓ
GM	18%	50%	16 ℓ	3,0 ℓ
GA	5,5%	19%	12 ℓ	17 ℓ
GPV	1,5%	22%	7,0 ℓ	1,3 ℓ

FIGURA 16.4 Distribuição do débito cardíaco e da capacidade de volume para anestésicos gerais entre os principais compartimentos teciduais. Os tecidos do corpo podem ser divididos em quatro grupos, com base em seu nível de perfusão e sua capacidade de captação do anestésico. Esses grupos incluem o grupo rico em vasos (GRV), o grupo muscular (GM), o grupo adiposo (GA) e o grupo pouco vascularizado (GPV). (A contribuição do GPV é, em geral, ignorada na maioria dos modelos farmacocinéticos de anestesia.) O GRV, que contém os órgãos internos, inclusive o encéfalo, representa uma pequena porcentagem do peso corporal total (9%), tem a menor capacidade para anestésicos e recebe a maior parte do débito cardíaco (75%). A alta perfusão e a baixa capacidade possibilitam o rápido equilíbrio entre a P_{GRV} e a P_{art}. Além disso, o GRV é o que mais contribui para a pressão parcial do retorno venoso misto P_{RVM}, que é igual a (0,75 P_{GRV} + 0,18 P_{GM} + 0,055 P_{GA} + 0,015 P_{GPV}). N$_2$O = óxido nitroso; Halo. = halotano; Cap. vol. = capacidade de volume.

Equilíbrio entre pressão parcial alveolar e pressão parcial inspirada

O equilíbrio de P_{alv} com P_I é, conceitualmente, a primeira etapa do equilíbrio de P_{GRV} com P_I. Durante a indução da anestesia, a P_{GRV} nunca pode ser mais alta que a P_{alv}; se a P_{alv} aumentar lentamente, a P_{GRV} também deverá aumentar lentamente.

Para calcular a constante de tempo para a aproximação da P_{alv} à P_I, $\tau\{P_{alv}{\to}P_I\}$, é preciso definir a velocidade de fluxo e a capacidade de volume. O meio de liberação é o gás livre que chega pelas vias respiratórias, e o compartimento é constituído por pulmão e alvéolos. A capacidade de volume é simplesmente o volume de gás que permanece nos pulmões após a expiração normal ou a *capacidade residual funcional* (CRF, em geral, cerca de 3 ℓ para um adulto médio). Suponha-se inicialmente que o único componente da velocidade de fluxo seja a fre-

quência de *ventilação alveolar*, que libera o anestésico (V_{alv} = {Volume corrente – Espaço morto} × Frequência respiratória; para um adulto médio, V_{alv} = {0,5 ℓ – 0,125 ℓ} × 16 min^{-1} ≈ 6 ℓ/min). Em seguida, como:

$$\tau\ \{P_{alv} \to P_I\} = \text{CRF}/V_{alv}, \qquad \text{Equação 16.5}$$

um valor típico de $\tau\{P_{alv}{\to}P_I\}$ é de 3 ℓ/6 ℓ/min ou 0,5 min – independentemente do gás específico inalado. Nas crianças, tanto o aumento da frequência de ventilação alveolar quanto à diminuição da CRF (pulmões menores) tendem a reduzir a constante de tempo e a acelerar o equilíbrio entre a pressão parcial alveolar e a pressão parcial inspirada.

Até esse momento, a pressuposição foi a de que não ocorre captação de anestésico na corrente sanguínea, como seria o caso se a solubilidade do anestésico no sangue fosse igual a zero. Na prática, ao mesmo tempo em que o anestésico é transportado até os alvéolos pela ventilação alveolar, ele também é removido dos alvéolos por difusão na corrente sanguínea. O equilíbrio entre aporte e remoção é análogo à adição de água em um balde furado (Figura 16.5). O nível de água no balde (que representa a pressão parcial alveolar) é determinado pela taxa de acréscimo de água (ventilação minuto) e pelo tamanho do furo (a velocidade de captação do anestésico dos alvéolos para a corrente sanguínea). O aumento na administração de anestésico (p. ex., elevando a frequência ventilativa ou a pressão parcial inspirada) aumentará a pressão parcial alveolar do gás, assim como o acréscimo mais rápido de água irá aumentar o nível de água no balde. Ao contrário, a maior remoção do anestésico (p. ex., com aumento da taxa de perfusão ou com o uso de um anestésico mais solúvel no sangue) diminuirá a pressão parcial alveolar do gás; isso é análogo ao aumentar o vazamento no balde. Por conseguinte, a captação de anestésicos dos alvéolos para corrente sanguínea constitui um componente negativo para o fluxo (i. e., o fluxo de saída dos pulmões), o que torna a constante de tempo maior que o caso teórico em que $\tau\{P_{alv} \rightarrow P_I\}$ é igual à CRF dividida pela V_{alv}.

A magnitude do aumento na constante de tempo em comparação com o caso limitante depende da taxa de captação do anestésico pelo sangue, sendo a maior $\tau\{P_{alv} \rightarrow P_I\}$ resultante da maior captação. Se o débito cardíaco (i. e., o volume de sangue bombeado pelo coração em 1 min) for conhecido, e se o valor da diferença instantânea entre a pressão parcial na artéria pulmonar (que é igual à pressão parcial sistêmica do retorno venoso misto, P_{RVM}) e a pressão parcial venosa pulmonar (que é igual à pressão parcial arterial sistêmica, P_{art}) também for

conhecido, pode-se calcular, então, a velocidade de captação de um gás a partir dos alvéolos:

Velocidade de captação {em $\ell_{gás}$/min}

$$= \lambda(\text{sangue/gás}) \times (P_{art} - P_{RVM}) \times DC \qquad \text{Equação 16.6}$$

em que DC = débito cardíaco em litros de sangue por minuto. A Equação 16.7 é deduzida da Equação 16.6, uma vez que a concentração de anestésico $[A]_{sangue}$ é igual a $\lambda(\text{sangue/gás}) \times P_{sangue}$ (ver Boxe 16.2):

Taxa de captação $= ([A]_{art} - [A]_{RVM}) \times DC$ Equação 16.7

Se qualquer um dos termos dessas equações se aproximar de zero, a velocidade de captação torna-se pequena, e a administração de anestésico por ventilação impulsiona a pressão parcial alveolar para a pressão parcial inspirada. Em outras palavras, o equilíbrio entre a pressão parcial alveolar e a pressão parcial inspirada é mais rápido (i. e., $\tau\{P_{alv} \rightarrow P_I\}$ é menor) com menor solubilidade do anestésico no sangue [menor $\lambda(\text{sangue/gás})$], menor débito cardíaco ou menor diferença entre pressão parcial arterial ($\approx$ alveolar) e pressão parcial venosa.

Equilíbrio entre pressão parcial nos tecidos e pressão parcial alveolar

Além do equilíbrio entre a P_{alv} e a P_I, é preciso que haja equilíbrio entre a P_{tecido} e a P_{art} (que é quase igual à P_{alv}) para que haja equilíbrio entre a P_{tecido} e a P_I. As alterações da P_{alv} são transmitidas rapidamente às arteríolas sistêmicas, na medida em que o equilíbrio por meio do epitélio pulmonar é alcançado rapidamente, e o tempo de circulação das veias pulmonares até os capilares teciduais é, em geral, de menos de 10 segundos. Por conseguinte, a constante de tempo para o equilíbrio entre a P_{tecido} e a P_{alv} pode ser aproximada como a constante de tempo para o equilíbrio entre a P_{tecido} e a P_{art}. Para calcular a constante de tempo $\tau\{P_{tecido} \rightarrow P_{art}\}$, é preciso definir a capacidade do compartimento e a velocidade de fluxo do meio de administração. A velocidade de fluxo é simplesmente a velocidade de perfusão do tecido pelo sangue. Convém lembrar que a capacidade é uma capacidade de volume em relação ao meio de administração. Especificamente, *a capacidade é o volume de que o tecido necessitaria para conter todo seu gás se a solubilidade do gás no tecido fosse igual à do sangue*: (Essa definição é semelhante à do volume de distribuição de um fármaco; ver Capítulo 3):

Capacidade de volume relativo do tecido

$$([A]_{tecido} \times Vol_{tecido})/[A]_{sangue} \qquad \text{Equação 16.8}$$

em que Vol_{tecido} = volume de tecido. A Equação 16.9 é deduzida da Equação 16.8, uma vez que $[A]_{tecido}/[A]_{sangue}$ em equilíbrio é igual ao $\lambda(\text{tecido/sangue})$ (ver Boxe 16.2):

Capacidade de volume relativo do tecido

$$= \lambda(\text{tecido/sangue}) \times Vol_{tecido} \qquad \text{Equação 16.9}$$

Então, utilizando a Equação 16.3, pode-se escrever:

$$\tau\{P_{tecido} \rightarrow P_{art}\} \approx \tau\{P_{tecido} \rightarrow P_{alv}\}$$

$$= \text{Cap. vol. relativo do tecido}/Q_{tecido} \qquad \text{Equação 16.10}$$

$$\tau\{P_{tecido} \rightarrow P_{art}\}$$

$$= \lambda(\text{tecido/sangue}) \times Vol_{tecido}/Q_{tecido} \qquad \text{Equação 16.11}$$

em que Q_{tecido} = perfusão tecidual em ℓ/min.

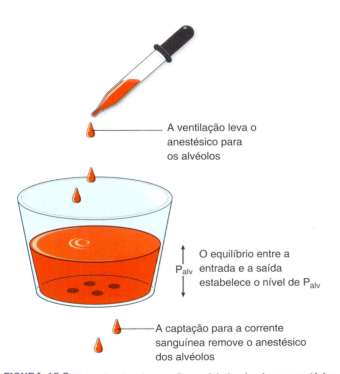

A ventilação leva o anestésico para os alvéolos

O equilíbrio entre a entrada e a saída estabelece o nível de P_{alv}

P_{alv}

A captação para a corrente sanguínea remove o anestésico dos alvéolos

FIGURA 16.5 Determinantes da pressão parcial alveolar de um anestésico inalado. A pressão parcial alveolar, representada pela profundidade do líquido no balde, resulta do equilíbrio entre a administração por ventilação e a remoção por captação para a corrente sanguínea. O maior aporte de anestésico, que resulta do aumento da ventilação ou da pressão parcial inspirada do anestésico, eleva a P_{alv}. Em contrapartida, o aumento da captação na corrente sanguínea, causado por um grande $\lambda(\text{sangue/gás})$ ou um crescimento do débito cardíaco, reduz a P_{alv}.

TABELA 16.2 Coeficientes de partição tecido/sangue.

	COEFICIENTES DE PARTIÇÃO TECIDO/SANGUE		
ANESTÉSICO	λ(ENCÉFALO/ SANGUE) (SEM UNIDADE)	λ(MÚSCULO/ SANGUE) (SEM UNIDADE)	λ(GORDURA/ SANGUE) (SEM UNIDADE)
Óxido nitroso	1,1	1,2	2,3
Éter dietílico	2	1,3	5
Desflurano	1,3	2	27
Enflurano	1,4	1,7	36
Isoflurano	1,6	2,9	45
Sevoflurano	1,7	3,1	48
Halotano	1,9	3,4	51

O coeficiente de partição tecido/sangue descreve a solubilidade comparativa de um anestésico em um tecido em comparação com o sangue. O λ(tecido/sangue) é obtido da razão entre a concentração de anestésico no tecido e a concentração no sangue em equilíbrio (*i. e.*, quando a pressão parcial é igual em ambos os tecidos). De modo alternativo, pode-se calcular o λ(tecido/sangue) a partir da equação λ(tecido/sangue) = λ(tecido/gás)/λ(sangue/gás) (ver Boxe 16.2). Com pouquíssimas exceções de pequena importância, a tendência geral é λ(gordura/sangue) >> λ(músculo/sangue) > λ(encéfalo/sangue). Os valores altos de λ(gordura/sangue) conferem ao GA uma capacidade muito alta para os anestésicos inalados.

TABELA 16.3 Constantes de tempo para o equilíbrio entre a pressão parcial nos tecidos e a pressão parcial arterial.

	CONSTANTE DE TEMPO PARA EQUILÍBRIO ENTRE PRESSÃO PARCIAL NOS TECIDOS E PRESSÃO PARCIAL ARTERIAL $\tau\{P_{TECIDO} \to P_{ART}\}$		
ANESTÉSICO	GRV (MIN)	GM (MIN)	GA (MIN)
Óxido nitroso	1,5	36	104
Éter dietílico	2,7	39	227
Desflurano	1,7	61	1.223
Enflurano	1,9	51	1.631
Isoflurano	2,1	88	2.039
Sevoflurano	2,3	94	2.175
Halotano	2,5	103	2.311

As constantes de tempo $\tau\{P_{tecido} \to P_{art}\}$ descrevem o tempo para alcançar um equilíbrio de 63% entre a pressão parcial no tecido e a pressão parcial arterial (portanto, alveolar). Observe as constantes de tempo muito pequenas para o equilíbrio do GRV, em contraste com as grandes constantes de tempo para o equilíbrio do GM e as constantes de tempo muito grandes para o equilíbrio do GA. Para todos os anestésicos, com exceção do óxido nitroso, a pressão parcial do GA permanece muito abaixo da do alvéolo, mesmo nos procedimentos cirúrgicos mais longos. Por outro lado, a pressão parcial no GRV está próximo ao equilíbrio com o alvéolo quase desde o início da administração do anestésico. Os valores apresentados nesta tabela foram calculados com base na equação $\tau\{P_{tecido} \to P_{art}\}$ = λ(tecido/sangue) × Volume de tecido/fluxo sanguíneo para o tecido.

Os grupos teciduais diferem acentuadamente em suas capacidades como anestésico e nas constantes de tempo para seu equilíbrio com a pressão parcial arterial (portanto, alveolar). Com um pequeno λ(tecido/sangue) (Tabela 16.2) e um pequeno volume (cerca de 6 ℓ), o GRV apresenta uma baixa capacidade para anestésico. A combinação de baixa capacidade e fluxo sanguíneo elevado (75% do débito cardíaco) resulta em uma constante de tempo de equilíbrio muito curta ($\tau\{P_{GRV} \to P_{alv}\}$) para o GRV. Com um λ(tecido/sangue) ligeiramente mais alto, um volume muito maior (cerca de 33 ℓ) e um fluxo sanguíneo apenas moderado, o GM apresenta uma constante de tempo de equilíbrio ($\tau\{P_{GM} \to P_{art}\}$) mais longa. Por fim, com um λ(tecido/sangue) extremamente alto, um grande volume e um baixo fluxo sanguíneo, o GA apresenta uma constante de tempo de equilíbrio ($\tau\{P_{GA} \to P_{art}\}$) extremamente longa (Tabela 16.3 e Figura 16.6).

Como o anestesiologista busca controlar a P_{SNC}, a constante de tempo para equilíbrio da pressão parcial no encéfalo, $P_{encéfalo}$, com a pressão parcial arterial, P_{art} (que é quase igual à P_{alv}), tem interesse particular. O encéfalo tem um volume aproximado de 1,4 ℓ, o fluxo sanguíneo é de cerca de 0,9 ℓ/min, e o λ(encéfalo/sangue) médio para a maioria dos anestésicos é de aproximadamente 1,6. Então, como:

Capacidade de volume relativo do encéfalo

$$= \lambda(\text{encéfalo/sangue}) \times \text{Vol}_{encéfalo} \qquad \text{Equação 16.12}$$

$$\tau\{P_{encéfalo} \to P_{art}\} = \lambda(\text{encéfalo/sangue}) \times \text{Vol}_{encéfalo}/Q_{encéfalo}$$

$$\tau\{P_{encéfalo} \to P_{art}\} = (1,6 \times 1,4\ \ell)/(0,9\ \ell/\text{min})$$
$$= 2,5\ \text{min} \qquad \text{Equação 16.13}$$

em que $\text{Vol}_{encéfalo}$ = volume do encéfalo; e $Q_{encéfalo}$ = fluxo sanguíneo encefálico.

As variações do λ(encéfalo/sangue) entre os diferentes anestésicos fazem com que $\tau\{P_{encéfalo} \to P_{art}\}$ varie de 1,5 min para o óxido nitroso [λ(encéfalo/sangue) = 1,1] a 2,7 min para o éter dietílico [λ(encéfalo/sangue) = 2,0] (Tabela 16.3). Naturalmente, a variabilidade do fluxo sanguíneo para o encéfalo também afeta $\tau\{P_{encéfalo} \to P_{art}\}$. Em resumo, *a constante de tempo para o equilíbrio do SNC com a pressão parcial alveolar é curta e relativamente independente do anestésico específico usado.*

Etapa limitadora de velocidade

Conforme descrito, o equilíbrio entre o SNC e a pressão parcial inspirada ocorre em duas etapas. Diferentemente de $\tau\{P_{encéfalo} \to P_{art}\}$, que é relativamente independente do anestésico específico administrado, $\tau\{P_{alv} \to P_I\}$ varia de modo acentuado entre diferentes anestésicos. Com base nesse fato, os anestésicos de inalação podem ser divididos em duas amplas categorias:

- Anestésicos limitados pela ventilação, como *éter dietílico*, *enflurano*, *isoflurano* e *halotano*; e
- Anestésicos limitados pela perfusão, como *óxido nitroso*, *desflurano* e *sevoflurano*.

Os *anestésicos limitados pela ventilação* apresentam um $\tau\{P_{alv} \to P_I\}$ longo e limitador de velocidade, dado seu elevado λ(sangue/gás): a alta taxa de captação do anestésico na corrente sanguínea impede a rápida elevação da P_{alv}. Por conseguinte, o equilíbrio lento e limitador de velocidade entre a pressão parcial alveolar e a pressão parcial inspirada resultam em indução lenta e recuperação também lenta da anestesia. Consequentemente, no caso desses anestésicos, as alterações fisiológicas

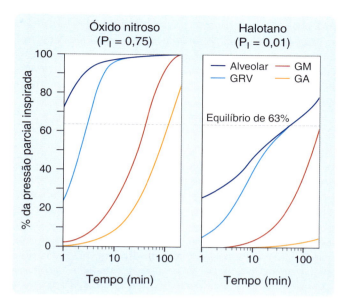

FIGURA 16.6 Equilíbrio entre os grupos teciduais e a pressão parcial inspirada. Essas curvas mostram, em função do tempo, a aproximação das pressões parciais nos alvéolos e nos três principais grupos de tecidos à pressão parcial inspirada. A pressão parcial no GRV equilibra-se rapidamente com a pressão parcial alveolar, ao passo que no GM o equilíbrio ocorre mais lentamente, e, no GA, ainda mais lentamente. Para um anestésico limitado pela perfusão, como o óxido nitroso, a pressão parcial alveolar aumenta tão rapidamente que a velocidade de elevação da pressão parcial no GRV é tanto limitada por seu aumento em direção à pressão parcial alveolar quanto pela elevação da P_{alv} em direção à P_I. No caso de um anestésico limitado pela ventilação, como o halotano, a velocidade de elevação da pressão parcial no GRV é limitada não por sua aproximação à pressão parcial alveolar, mas pelo aumento da pressão parcial alveolar em direção à pressão parcial inspirada. Em outras palavras, a etapa limitadora de velocidade é o equilíbrio entre a pressão parcial alveolar e a pressão parcial inspirada. A *linha tracejada* mostra o ponto em que a pressão parcial equivale a 63% da P_I; a constante de tempo para o equilíbrio de cada grupo tecidual com a P_I corresponde aproximadamente ao momento em que cada curva cruza essa linha.

ou patológicas que aumentam a taxa de elevação da pressão parcial alveolar acelerarão a indução. Por outro lado, como o equilíbrio da pressão parcial no tecido com a pressão parcial arterial não limita a velocidade, as alterações fisiológicas ou patológicas que reduzem o $\tau\{P_{GRV}\rightarrow P_{art}\}$ terão pouco efeito sobre o tempo de indução (ver adiante).

Os *anestésicos limitados pela perfusão* apresentam um $\tau\{P_{alv}\rightarrow P_I\}$ cuja magnitude se assemelha à do $\tau\{P_{GRV}\rightarrow P_{art}\}$, uma vez que seu λ(sangue/gás) é pequeno. A indução e a recuperação são rápidas, nem o $\tau\{P_{alv}\rightarrow P_I\}$ ou o $\tau\{P_{GRV}\rightarrow P_{art}\}$ podem ser claramente limitadores de velocidade. Por conseguinte, o tempo de indução pode ser afetado por alterações na taxa de elevação da pressão parcial alveolar ou na velocidade com que P_{SNC} aproxima-se de P_{art} (p. ex., ver a discussão sobre hiperventilação, adiante). A ocorrência de mudanças fisiológicas pode alterar o equilíbrio entre o $\tau\{P_{alv}\rightarrow P_I\}$ e o $\tau\{P_{GRV}\rightarrow P_{art}\}$. Consulte a Figura 16.6 para comparar graficamente a cinética dos anestésicos limitados pela ventilação e limitados pela perfusão.

A característica que distingue os anestésicos limitados pela perfusão daqueles limitados pela ventilação é o coeficiente de partição sangue/gás, λ(sangue/gás). Com o menor λ(sangue/gás) dos anestésicos limitados pela perfusão, a corrente sanguínea remove menos anestésico dos alvéolos; por conseguinte, a pressão parcial alveolar aumenta mais rapidamente, e a indu-

ção é mais rápida (Figura 16.7). Este é o ponto fundamental, embora a correlação possa parecer paradoxal a princípio: *os agentes menos solúveis no sangue induzem anestesia mais rapidamente.*

Para melhor esclarecimento, considere dois anestésicos hipotéticos que diferem apenas no λ(sangue/gás) (Figura 16.8); o Anestésico A apresenta um pequeno λ(sangue/gás), enquanto o Anestésico B tem um grande λ(sangue/gás). Como os Anestésicos A e B têm λ(óleo/gás) idênticos, eles apresentam a mesma CAM. Além disso, eles apresentam λ(encéfalo/sangue) iguais, de modo que o $\tau\{P_{encéfalo}\rightarrow P_{alv}\}$ é o mesmo (ver Equações 16.12 e 16.13). Para produzir anestesia, ambos precisam alcançar a mesma pressão parcial no SNC. Todavia, em qualquer pressão parcial específica, o sangue e o SNC contêm mais moles do anestésico B que do Anestésico A, dado que o Anestésico B é mais solúvel no sangue e no SNC que o Anestésico A. A transferência de uma grande quantidade de moles do Anestésico B para fora dos pulmões reduz a velocidade de elevação da P_{alv}, sendo, portanto, necessário um período mais longo para o Anestésico B que para o Anestésico A alcançar a pressão parcial anestésica no SNC (Figura 16.8).[1]

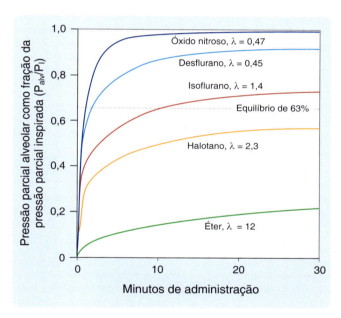

FIGURA 16.7 Taxa de aproximação da pressão parcial alveolar em relação à pressão parcial inspirada. No caso de agentes com menor λ(sangue/gás), como o óxido nitroso, a pressão parcial alveolar aproxima-se rapidamente da pressão parcial inspirada, enquanto no caso de agentes com maior λ(sangue/gás), como o éter, a pressão parcial alveolar aproxima-se muito mais lentamente da pressão parcial inspirada. A *linha tracejada* mostra o ponto em que $P_{alv}/P_I = 0,63$; a constante de tempo $\tau\{P_{alv}\rightarrow P_I\}$ corresponde aproximadamente ao momento em que cada curva cruza essa linha. $\lambda = \lambda$(sangue/gás).

---

[1]Nesse modelo hipotético, pode-se perceber corretamente que a *concentração* do Anestésico B no SNC *como um todo* será mais alta que a do Anestésico A em qualquer momento específico. Por conseguinte, pode-se questionar como a indução com o Anestésico B pode ser mais lenta, se ocorre anestesia quando determinada concentração (0,05 M) é alcançada no local de ação (ver tópico sobre Farmacodinâmica apresentado anteriormente). Nesse momento, é preciso lembrar que o encéfalo é basicamente aquoso, mas que os anestésicos tendem a apresentar um local de ação *hidrofóbico,* e que tanto o Anestésico A quanto o B devem ter a mesma concentração (0,05 M) nas partes hidrofóbicas essenciais do encéfalo em suas pressões parciais anestésicas. Todavia, o

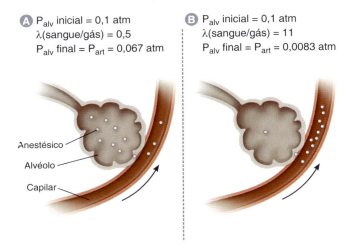

A P_{alv} inicial = 0,1 atm
λ(sangue/gás) = 0,5
P_{alv} final = P_{art} 0,067 atm

B P_{alv} inicial = 0,1 atm
λ(sangue/gás) = 11
P_{alv} final = P_{art} 0,0083 atm

Anestésico

Alvéolo

Capilar

FIGURA 16.8 Por que os anestésicos com menor λ(sangue/gás) apresentam tempos de indução mais curtos? Considere dois anestésicos igualmente potentes, inspirados à mesma pressão parcial, P_I. Antes de qualquer molécula de anestésico ser captada do alvéolo para o sangue, a pressão parcial alveolar, P_{alv}, de cada anestésico é de 0,1 atm. Essa pressão parcial seria representada no diagrama por 12 "esferas" anestésicas em cada alvéolo. Em seguida, para cada anestésico, ocorre equilíbrio das pressões parciais no alvéolo e no capilar. No caso de um agente relativamente insolúvel no sangue com λ(sangue/gás) = 0,5 (*Anestésico A*, que se assemelha estreitamente a óxido nitroso, desflurano, sevoflurano e ciclopropano), a transferência de uma pequena quantidade de anestésico do alvéolo eleva significativamente a pressão parcial no capilar. Para ilustrar, considere um tempo, t_v, em que o volume de sangue que flui pela parede alveolar seja igual ao volume do alvéolo. Nesse momento, a concentração no capilar será o dobro da concentração no alvéolo [na medida em que λ(sangue/gás) = 0,5; ver Boxe 16.2] quando quatro das "esferas" tiverem sido transferidos do alvéolo para o capilar e oito "esferas" permanecerem no alvéolo. A pressão parcial no alvéolo caiu agora para (8/12) × 0,1 = 0,067 atm. Essa é também a pressão parcial no capilar. Em contrapartida, no caso de um agente muito solúvel no sangue com λ(sangue/gás) = 11 (*Anestésico B,* que se assemelha estreitamente ao éter dietílico), quantidades muito maiores de anestésico precisam dissolver-se no sangue para elevar a pressão parcial no capilar. Usando a mesma ilustração anterior, em t_v, 11 das 12 "esferas" terão sido transferidas do alvéolo para o capilar, e a P_{alv} remanescente será calculada por (1/12) × 0,1 = 0,0083 atm. Por conseguinte, embora a pressão parcial inspirada dos dois anestésicos seja a mesma, no momento t_v, a P_{alv} e a P_{art} do Anestésico A serão oito vezes maiores que as do Anestésico B. Em cerca de 2 min (Tabela 16.3), a $P_{encéfalo}$ também alcançará esses valores. Por conseguinte, a pressão parcial no encéfalo aumenta em direção à pressão parcial inspirada muito mais rapidamente para o Anestésico A que para o Anestésico B (*i. e.*, o tempo de indução com o Anestésico A é muito mais curto que o com o Anestésico B). Se o leitor estiver confuso pelo fato de que há mais moléculas do Anestésico B sendo levadas ao encéfalo, deve lembrar que o λ(encéfalo/sangue) é de cerca de 1 para todos os anestésicos comumente usados [*i. e.*, para cada agente, o λ(sangue/gás) é aproximadamente igual ao λ(encéfalo/gás); ver Tabela 16.2]. Por conseguinte, uma quantidade proporcionalmente maior de moléculas do Anestésico B que a do Anestésico A alcançará o encéfalo, elevando a pressão parcial de cada anestésico com uma quantidade equivalente. Consulte os Boxes 16.1 e 16.2, bem como as definições no Apêndice.

Anestésico B, com sua maior hidrossolubilidade [λ(sangue/gás)], apresentará uma partição relativamente maior que o Anestésico A nas partes aquosas do encéfalo. Para obter as maiores concentrações aquosas, é preciso que um número muito maior de moles do Anestésico B que o Anestésico A seja transferido dos pulmões.

A conclusão geral ainda é válida se o λ(óleo/gás) e, portanto, a CAM diferirem para os dois anestésicos hipotéticos. A P_{alv} de um agente menos solúvel no sangue aumentará proporcionalmente mais rápido em direção à sua P_I que um agente mais solúvel no sangue, independentemente da P_I (observe que a P_I será maior para o anestésico menos lipossolúvel). Um maior λ(óleo/gás) possibilita que o anestésico produza anestesia em uma menor pressão parcial, porém sem afetar a velocidade proporcional de aumento da pressão parcial.

Aplicações do modelo de captação (absorção)

Na discussão a seguir, é fundamental lembrar que a principal responsabilidade do anestesiologista é manter o paciente bem oxigenado e os sinais vitais estáveis enquanto manipula a pressão parcial inspirada de anestésico para manter a profundidade desejada da anestesia.

Munido do modelo de captação, o anestesiologista pode prever os efeitos das alterações cardiopulmonares e estados patológicos sobre a profundidade da anestesia. As alterações na ventilação e no débito cardíaco podem ser causadas pelo próprio anestésico geral, pelo traumatismo da cirurgia ou por algum outro processo fisiológico ou fisiopatológico.

Os efeitos das alterações da ventilação e do débito cardíaco sobre a P_{SNC} são maiores quando a diferença entre a P_I e a P_{alv} é maior, isto é, no início da anestesia (Figura 16.6). Para entender isso, considere a pressão parcial no retorno venoso misto (RVM), a P_{RVM}, que é uma média ponderada das pressões parciais em cada um dos grupos teciduais, sendo maior a contribuição da P_{GRV}, na medida em que o GRV recebe a maior parte do débito cardíaco (Figura 16.4). Quando a P_{alv} (portanto, a P_{GRV}) é muito menor que a P_I, a P_{RVM} é baixa, e a corrente sanguínea é capaz de transportar grandes quantidades de anestésico dos alvéolos até os tecidos. Nessas condições, a taxa de captação do anestésico dos alvéolos para a corrente sanguínea pode ser acentuadamente modificada por alterações cardiopulmonares, e a P_{SNC} pode ser acentuadamente afetada por alterações na ventilação e no débito cardíaco. À medida que cada grupo de tecido sucessivo aproxima-se da saturação com o anestésico, a P_{RVM} aproxima-se da P_I. Quando a P_{RVM} é quase igual à P_I, a corrente sanguínea não pode remover muito anestésico dos pulmões em qualquer circunstância, e as alterações na ventilação ou no débito cardíaco exercem pouco efeito sobre a P_{SNC}.

Com o início da administração de anestésico, o período em que há uma diferença significativa entre a P_I e a P_{alv} aumenta com o λ(sangue/gás). No caso de anestésicos limitados pela ventilação, como o éter dietílico e o halotano, o período prolongado no qual a P_{alv} não alcança a P_I faz com que as alterações cardiopulmonares possam modular significativamente a P_{alv}, levando potencialmente a pressões parciais inesperadas no SNC. No caso de anestésicos limitados pela perfusão, como o óxido nitroso, a pressão parcial alveolar aumenta tão rapidamente que a P_{alv} é significativamente menor que a P_I em um curto período apenas, minimizando o tempo durante o qual as alterações cardiopulmonares poderiam exercer um efeito significativo sobre a P_{SNC} (Figura 16.6).

Efeitos das alterações na ventilação

A hipoventilação diminui o aporte do anestésico aos alvéolos. Entretanto, a retirada do anestésico dos alvéolos continua, contanto que seja mantido o débito cardíaco. Consequentemente, a pressão parcial alveolar aumenta mais lentamente e ocorre prolongamento de $\tau\{P_{alv}\rightarrow P_I\}$. Em outras palavras, *a hipoventilação retarda a indução.* Esse efeito é maior com os anestésicos limitados pela ventilação que com os limitados pela perfusão (Figura 16.9A).

Os próprios anestésicos gerais podem causar hipoventilação por meio de depressão do centro respiratório bulbar. Desse modo, a hipoventilação induzida pelo anestésico estabelece uma alça de retroalimentação negativa benéfica na profundidade da anestesia. O aumento da profundidade da anestesia causa depressão bulbar que, por sua vez, deprime a respiração. O efeito benéfico dessa resposta fisiológica é que a ventilação deprimida reduz a velocidade de elevação da pressão parcial alveolar, enquanto a perfusão continua removendo o anestésico do pulmão na mesma velocidade (Figura 16.5). Em consequência, a P_{alv} cai, e, pouco depois, cai também a pressão parcial do anestésico no bulbo. Essa diminuição da P_{SNC} alivia a depressão respiratória. No exemplo extremo de uma parada respiratória completa, não há ventilação para o aporte do anestésico aos alvéolos, porém o débito cardíaco continua distribuindo o anestésico dos alvéolos e do GRV para o GM e o GA. No caso do éter dietílico, a diminuição da P_{SNC} pode ser de magnitude suficiente para a retomada da ventilação espontânea.

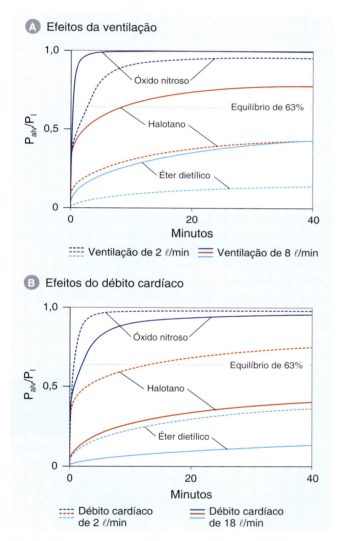

A Efeitos da ventilação

Óxido nitroso

Equilíbrio de 63%

Halotano

Éter dietílico

P_alv/P_I

Minutos

::::: Ventilação de 2 ℓ/min ═══ Ventilação de 8 ℓ/min

B Efeitos do débito cardíaco

Óxido nitroso

Equilíbrio de 63%

Halotano

Éter dietílico

P_alv/P_I

Minutos

::::: Débito cardíaco de 2 ℓ/min ═══ Débito cardíaco de 18 ℓ/min

FIGURA 16.9 **Efeitos das alterações na ventilação e no débito cardíaco sobre a velocidade de elevação da pressão parcial alveolar em direção à pressão parcial inspirada.** A velocidade de equilíbrio da pressão parcial alveolar com a pressão parcial inspirada pode ser afetada por mudanças em ventilação (**A**) e débito cardíaco (**B**). O aumento da ventilação de 2 ℓ/min (*linhas tracejadas*) para 8 ℓ/min (*linhas cheias*) acelera o equilíbrio. Por outro lado, o aumento do débito cardíaco de 2 ℓ/min (*linhas tracejadas*) para 18 ℓ/min (*linhas cheias*) retarda o equilíbrio. Ambos os efeitos são muito maiores para os gases mais solúveis no sangue, como o halotano e o éter dietílico, que apresentam tempos de indução bastante lentos. No caso do óxido nitroso, a velocidade de equilíbrio é tão rápida que qualquer alteração causada por hiperventilação ou diminuição do débito cardíaco é pequena. A *linha horizontal tracejada* representa um equilíbrio de 63% entre a P_{alv} e a P_I; o tempo necessário para que cada curva cruze essa linha representa o $\tau\{P_{alv} \rightarrow P_I\}$.

A hiperventilação fornece o anestésico mais rapidamente aos alvéolos. Isso diminui a constante de tempo para o equilíbrio da pressão parcial alveolar com a pressão parcial inspirada (lembre-se de que $\tau\{P_{alv} \rightarrow P_I\} = CRF/V_{alv}$, no caso limitante). Entretanto, a hipocapnia induzida pela hiperventilação pode, ao mesmo tempo, reduzir o fluxo sanguíneo cerebral, aumentando o $\tau\{P_{SNC} \rightarrow P_{art}\}$. Por conseguinte, enquanto a pressão parcial nos alvéolos aumenta mais rapidamente, a velocidade de equilíbrio entre o SNC e os alvéolos pode ser mais lenta. O efeito final depende de qual dessas duas etapas limita a velocidade. No caso dos anestésicos limitados por perfusão, como o óxido nitroso, a diminuição do fluxo sanguíneo cerebral resulta em indução mais lenta. No caso dos anestésicos mais solúveis limitados por ventilação, como o éter dietílico, o aporte mais rápido do anestésico aos alvéolos acelera a indução. Com os anestésicos menos solúveis limitados por ventilação, como o isoflurano, os efeitos quase se equilibram, e a indução não é significativamente afetada.

Efeitos das alterações no débito cardíaco

Em caso de pressões parciais de anestésico mais altas que as necessárias para deprimir o centro respiratório, ocorre queda do débito cardíaco. Quando o débito cardíaco cai, a corrente sanguínea retira o anestésico dos alvéolos mais lentamente. Em consequência, a pressão parcial alveolar aumenta mais rapidamente (Figura 16.9B). Como a pressão parcial alveolar equilibra-se de modo relativamente rápido com o GRV (mesmo na presença de débito cardíaco menor), a pressão parcial no SNC também aumenta mais rapidamente. Em outras palavras, *a diminuição do débito cardíaco acelera a indução*. Esse efeito é mais pronunciado com os anestésicos limitados por ventilação que com os anestésicos limitados por perfusão.

Além disso, a depressão cardíaca induzida por anestésicos estabelece uma alça de retroalimentação positiva prejudicial à profundidade da anestesia. O aumento da P_{SNC} deprime a função cardíaca, o que aumenta ainda mais a P_{alv}, com elevações adicionais da P_{SNC}, o que deprime ainda mais a função cardíaca. Se houver parada cardíaca, é preciso adotar medidas positivas para restabelecer a circulação (p. ex., ressuscitação cardiopulmonar – RCP), ao mesmo tempo em que é necessário reduzir a pressão parcial alveolar por meio de respiração controlada com oxigênio.

O aumento do débito cardíaco eleva a perfusão pulmonar e acelera o equilíbrio entre os alvéolos e os tecidos. Entretanto, como o aumento do fluxo sanguíneo para os pulmões remove mais rapidamente o anestésico dos alvéolos, a velocidade de aumento da pressão parcial alveolar diminui. Por conseguinte, *o aumento do débito cardíaco retarda a indução*. Esse efeito é maior com os anestésicos limitados por ventilação que com os limitados por perfusão.

Efeitos da idade

Em relação ao peso corporal, as crianças pequenas como Matthew apresentam maior ventilação que os adultos. Esse efeito tende a acelerar a indução. Entretanto, as crianças pequenas também têm débito cardíaco relativamente maior que os adultos; esse efeito tende a retardar a indução. Embora se pudesse esperar uma neutralização mútua desses efeitos, dois outros fatores fazem com que a pressão parcial do anestésico no retorno venoso misto aumente mais rapidamente nas crianças. Em primeiro lugar, em comparação aos adultos, uma proporção maior do fluxo sanguíneo irriga o GRV nas crianças, resultando em uma pressão parcial mais alta de anestésico no retorno venoso misto no início da anestesia. Em segundo lugar, o débito cardíaco aumentado e a menor capacidade dos tecidos para anestésicos em crianças, se comparado com os adultos, aceleram a velocidade de saturação dos tecidos com o anestésico. Ambos os efeitos levam a uma diminuição da diferença de pressão parcial alveolar-pressão parcial venosa, na medida em que a P_{RVM} aumenta mais rapidamente, reduzindo a retirada do anestésico pela circulação pulmonar e moderando o grau com que o débito cardíaco retarda a elevação da pressão parcial alveolar.

Por conseguinte, aumentos proporcionais da ventilação e do débito cardíaco resultam em um aumento acelerado da pressão parcial alveolar e uma indução mais rápida em crianças que em adultos (Figura 16.10). Os anestésicos limitados pela ventilação, que são mais afetados por alterações cardiopulmonares, produzem uma indução muito mais rápida nas crianças. Por conseguinte, é preciso ter cuidado para não alcançar níveis inesperadamente altos (tóxicos) do anestésico durante a indução da anestesia em crianças.

Efeitos dos estados anormais

No choque hemorrágico, a perfusão do SNC pode ser mantida na presença de débito cardíaco diminuído e hiperventilação. O débito cardíaco reduzido e a hiperventilação aceleram a elevação da pressão parcial alveolar do anestésico. A P_{RVM} também aumenta mais rapidamente, em virtude da perfusão relativamente maior do GRV, reduzindo a capacidade da circulação pulmonar de remover o anestésico dos alvéolos e acelerando ainda mais o aumento da pressão parcial alveolar. Em pacientes com choque hemorrágico, a combinação aditiva desses efeitos pode acelerar a indução em grau significativo. Nesses casos, os anestésicos limitados pela perfusão, cuja cinética não é acentuadamente afetada por alterações cardiovasculares, são preferidos aos agentes limitados pela ventilação (Figura 16.9).

No desequilíbrio ventilação/perfusão (V/Q) (p. ex., na doença pulmonar obstrutiva crônica [DPOC]), há hipoventilação e hiperperfusão de alguns alvéolos, enquanto pode haver ventilação adequada, porém hipoperfusão de outros. Como a pressão parcial alveolar do anestésico aumenta mais lentamente nos alvéolos hipoventilados, a pressão parcial do anestésico no sangue arterial que sai desses alvéolos é menor que o normal. Por outro lado, a pressão parcial do anestésico que deixa os alvéolos adequadamente ventilados, porém hipoperfundidos, é mais alta que o normal. Como os primeiros alvéolos (hiperperfundidos) representam uma maior porcentagem da perfusão global, a média ponderada da pressão parcial do anestésico no sangue que sai do pulmão encontra-se diminuída. Por conseguinte, a P_{SNC} equilibra-se com uma pressão parcial arterial menor que o normal e pode não alcançar o nível necessário para induzir anestesia. Em consequência, são necessárias pressões parciais inspiradas mais altas para compensar os efeitos do desequilíbrio V/Q. Esse efeito é um pouco reduzido com os anestésicos limitados pela ventilação, dado que a pressão parcial nos alvéolos hipoperfundidos, porém hiperventilados, aumenta muito mais rapidamente que o normal. Por esse motivo, os anestésicos limitados pela perfusão são mais afetados pelo desequilíbrio V/Q.

Com base nos princípios e nos exemplos anteriormente discutidos e resumidos na Tabela 16.4, deveria ser possível fazer previsões razoáveis acerca do efeito de outras alterações da função cardiopulmonar sobre a indução da anestesia.

Controle da indução

Um anestesiologista pode reduzir o tempo de indução ao ajustar a P_I inicial em um valor acima da P_{SNC} final desejada. (Esse conceito assemelha-se ao da dose de ataque, que é discutido no

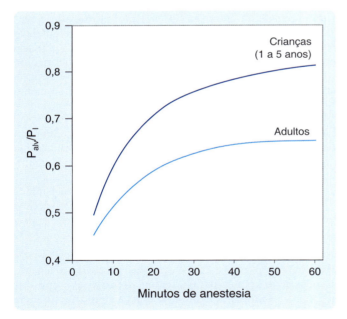

FIGURA 16.10 Indução de anestesia em crianças. Usando o halotano como exemplo, a pressão parcial alveolar do anestésico aumenta mais rapidamente em crianças que em adultos. O tempo de indução menor em crianças resulta do equilíbrio entre a respiração acelerada das crianças (que favorece uma indução mais rápida) e o débito cardíaco aumentado (que favorece uma indução mais lenta); o aumento dependente do tempo da pressão parcial venosa mista do anestésico limita a captação do anestésico nos pulmões, reduzindo o efeito do débito cardíaco aumentado sobre o tempo de indução.

TABELA 16.4 Resumo dos efeitos de variáveis fisiológicas, fisiopatológicas e clínicas sobre a velocidade de indução da anestesia.	
CAUSAM INDUÇÃO MAIS RÁPIDA QUE A HABITUAL	**CAUSAM INDUÇÃO MAIS LENTA QUE A HABITUAL**
Hiperventilação (anestésicos limitados por ventilação)	Hiperventilação (anestésicos limitados por perfusão)
Diminuição do débito cardíaco	Hipoventilação
Idade jovem (*i. e.*, crianças)	Aumento do débito cardíaco
Choque	Doença pulmonar obstrutiva crônica
Tireotoxicose	*Shunt* da direita para a esquerda
P_I inicial mais alta que a P_{SNC} final desejada	

Com base no modelo de captação (absorção) dos anestésicos inalados, é possível prever o efeito das alterações das variáveis fisiológicas sobre a velocidade de indução. As condições da coluna à *esquerda* aceleram a indução, enquanto as da coluna à *direita* retardam a indução, conforme discutido no texto. Observe que o efeito da hiperventilação depende da administração de um anestésico limitado por ventilação ou limitado por perfusão (ver o texto).

Capítulo 3.) Como a constante de tempo para o equilíbrio da P_{SNC} com a P_I não depende do nível absoluto de P_I, a administração de anestésico durante um tempo específico sempre resulta no mesmo equilíbrio proporcional entre a P_{SNC} e a P_I. Consequentemente, determinada P_{SNC} absoluta é alcançada mais rapidamente quando a P_I é mais alta, uma vez que a P_{SNC} é uma fração menor da P_I mais alta. Dr. Snow empregou esse conceito iniciando o isoflurano em uma P_I de 0,02 atm, embora a CAM do isoflurano seja de apenas 0,0114 atm. Entretanto, o anestesiologista deve se lembrar de reduzir a P_I à medida que a P_{atm} aproxima-se do valor-alvo ou, como foi demonstrado por Dr. Snow, a P_{SNC} irá se equilibrar com essa P_I mais alta, causando depressão cardiopulmonar (Figura 16.11).

Recuperação

É desejável que a recuperação da anestesia geral ocorra rapidamente, de modo que os pacientes possam restabelecer suas vias respiratórias o mais cedo possível após a cirurgia. Em geral, os estágios de recuperação da anestesia ocorrem na sequência inversa da dos estágios de indução, incluindo o estágio desagradável de excitação (Figura 16.1). Durante a recuperação, a pressão parcial do anestésico no retorno venoso misto (P_{RVM}) é a média ponderada das pressões parciais em GRV, GM e GA, sendo a maior contribuição feita pelo GRV (ver Figura 16.4). A ventilação remove o anestésico da corrente sanguínea para o ar expirado; portanto, o aumento da ventilação sempre acelera a recuperação. Como no caso da indução a recuperação da anestesia com agentes limitados pela perfusão é rápida, enquanto a recuperação da anestesia com agentes limitados pela ventilação é mais prolongada.

Entretanto, a recuperação difere da indução em vários aspectos importantes. Em primeiro lugar, o anestesiologista pode aumentar a pressão parcial inspirada de anestésico para acelerar o processo de indução, ao passo que, durante a recuperação, a pressão parcial inspirada não pode ser reduzida abaixo de zero. Em segundo lugar, durante a indução, todos os compartimentos teciduais iniciam com a mesma pressão parcial (zero). Em contrapartida, no início da recuperação, os compartimentos podem apresentar pressões parciais muito diferentes, dependendo da duração da anestesia e das características do anestésico. O GRV apresenta um rápido equilíbrio com a pressão parcial alveolar durante a maioria dos procedimentos cirúrgicos, porém pode ou não haver equilíbrio com o GM, e o GA equilibra-se tão lentamente que, em todos os procedimentos, exceto nos mais longos, a P_{GA} está longe do equilíbrio. Em consequência, durante a recuperação, a perfusão *redistribui* o anestésico a favor de seu gradiente de pressão parcial do GRV para o GM e o GA, bem como para o pulmão. Com essa redistribuição, a diminuição inicial da pressão parcial alveolar durante a recuperação é mais rápida que o aumento correspondente durante a indução. A diminuição inicial da pressão parcial alveolar é dominada pela redução da pressão parcial no GRV. Quando a pressão alveolar cai para o nível do GM, a diminuição da pressão parcial do GM passa a limitar a velocidade, ocorrendo o mesmo, subsequentemente, com o GA. Se GM ou GM e GA em conjunto estiverem intensamente saturados após a administração prolongada de anestésico, a recuperação também será prolongada (Figura 16.12).

Em terceiro lugar, embora o anestésico seja administrado por uma via, isto é, a ventilação, ele pode ser eliminado tanto por ventilação quanto por metabolismo. Na maioria dos casos, o metabolismo não constitui uma via significativa de eliminação do anestésico. O halotano é uma exceção, dado que o metabolismo pode responder por 20% de sua eliminação.

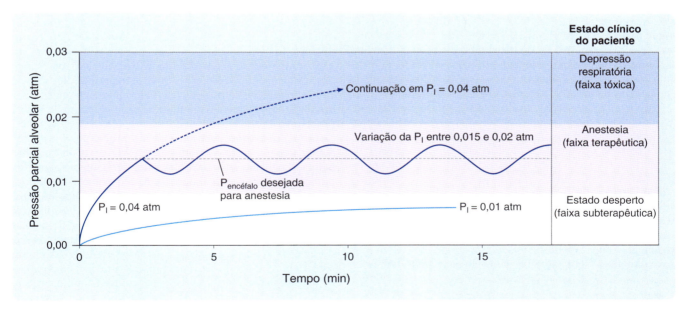

FIGURA 16.11 Emprego de maior pressão para acelerar a indução. Com o uso do halotano, por exemplo, o anestesiologista pode utilizar uma P_I inicial mais alta que a $P_{encéfalo}$ final desejada para acelerar a indução. Se a pressão parcial desejada do anestésico no encéfalo for aproximadamente 0,01 atm, o anestesiologista pode, então, administrar inicialmente o anestésico inspirado em uma pressão parcial mais alta, (p. ex., 0,04 atm). Esse método é efetivo, na medida em que a constante de tempo para $P_{alv} \rightarrow P_I$ independe do valor absoluto da P_I. Em outras palavras, se houver aumento da P_I, a razão P_{alv}/P_I aumentará de modo proporcional na mesma taxa, resultando em maior elevação absoluta da P_{alv} em determinado período. Entretanto, o anestesiologista precisa reduzir a pressão parcial inspirada no momento adequado, ou, caso contrário, a $P_{encéfalo}$ desejada para anestesia pode ser ultrapassada, e podem ser alcançadas pressões parciais capazes de provocar depressão respiratória. Por outro lado, se a pressão parcial inspirada for reduzida muito rapidamente, o paciente pode despertar quando a P_{alv} diminuir, dada a captação do anestésico dos alvéolos pela corrente sanguínea (*não ilustrada*).

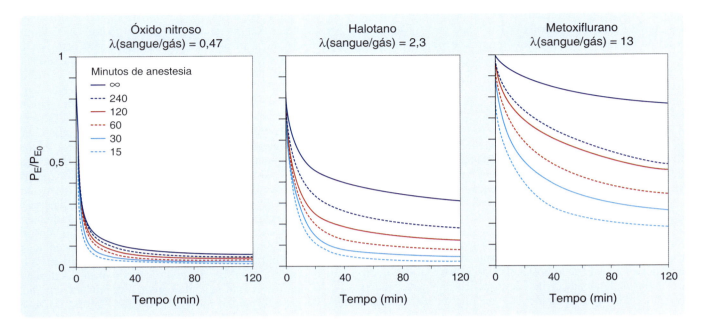

FIGURA 16.12 Recuperação da anestesia por inalação. Essas curvas mostram, em função do tempo, a pressão parcial expirada de anestésico (P_E) como fração da pressão parcial expirada no momento em que a administração do anestésico é interrompida (P_{E0}). A velocidade de recuperação é inversamente proporcional ao λ(sangue/gás) do anestésico, na medida em que os anestésicos com menores valores de λ(sangue/gás) equilibram-se mais rapidamente entre a pressão parcial alveolar e a pressão parcial inspirada (sendo esta última igual a zero quando a administração do anestésico é interrompida). A velocidade de recuperação também é proporcional à duração da anestesia, uma vez que as pressões parciais do anestésico no grupo muscular e no grupo adiposo aumentam com a duração. Durante a recuperação, o anestésico é redistribuído desses tecidos de alta capacidade e equilíbrio lento para o grupo rico em vasos, diminuindo, assim, a velocidade de queda da $P_{encéfalo}$. Esse efeito só é observado com uma anestesia de longa duração (ver o texto).

Por fim, o fluxo de altas pressões parciais de óxido nitroso para os pulmões pode causar um efeito denominado *hipoxia de difusão*. Para compreender isso, é importante entender primeiro um efeito sobre a indução anestésica, denominado *efeito de concentração*. Quando se administram altas pressões parciais de óxido nitroso, a velocidade de captação do anestésico pelo sangue pode ser muito grande, da ordem de 1 ℓ/min para uma mistura de óxido nitroso a 75%. O gás absorvido é rapidamente substituído pelo gás inspirado que flui para o pulmão, aumentando efetivamente a ventilação alveolar em 1 ℓ/min acima da ventilação/min normal e, assim, acelerando a indução.

A hipoxia de difusão é conceitualmente oposta ao efeito de concentração. Quando a anestesia termina, o gás óxido nitroso difunde-se do sangue para os alvéolos com alta velocidade, dada a elevada diferença de pressão parcial entre esses dois compartimentos (lembre-se da lei de Fick). Esse volume de óxido nitroso desloca até 1 ℓ/min de ar, que, caso contrário, teria sido inalado. Por conseguinte, a pressão parcial alveolar (e arterial) de oxigênio cai. A diminuição não é significativa para um paciente saudável, mas pode ser perigosa para um paciente doente. Para evitar esse efeito, administra-se rotineiramente oxigênio puro durante alguns minutos após a anestesia com óxido nitroso, como fez Dr. Snow no caso de Matthew.

Farmacologia dos anestésicos gerais e adjuvantes

Anestésicos de inalação

Com base na análise precedente, é possível extrair duas propriedades físico-químicas dos anestésicos de inalação que preveem seu comportamento. Em primeiro lugar, o coeficiente de partição óleo/gás prediz a potência; *um anestésico que apresenta um maior λ(óleo/gás), é mais potente e produz anestesia em uma menor pressão parcial*. Em segundo lugar, o coeficiente de partição sangue/gás prevê a velocidade de indução; *um anestésico que apresenta um λ(sangue/gás) menor tem um tempo de indução mais curto*. Em geral, há um equilíbrio entre indução rápida e potência elevada. Um anestésico que tem uma indução rápida, conforme indicado por um pequeno λ(sangue/gás), normalmente apresenta uma baixa potência, representada por um pequeno λ(óleo/gás). Em contrapartida, um anestésico muito potente com λ(óleo/gás) elevado geralmente tem um grande λ(sangue/gás) e, portanto, um longo tempo de indução (Tabela 16.1).

O *halotano* apresenta um elevado λ(óleo/gás), proporcionando alta potência e, portanto, CAM baixa; entretanto, o halotano também apresenta alto valor de λ(sangue/gás), diminuindo a velocidade de indução e de recuperação. O odor não irritante do halotano o torna útil em anestesia pediátrica, porém ele está sendo cada vez mais substituído pelo *sevoflurano* nesse tipo de anestesia (ver adiante). Uma desvantagem do halotano é que seus metabólitos tóxicos podem causar hepatotoxicidade fatal. A incidência aproximada desse efeito adverso grave é de 1 em 35.000 adultos, porém é muito menor na população pediátrica; este é outro motivo pelo seu uso contínuo em anestesia pediátrica. Outro efeito adverso raro, porém potencialmente letal – observado mais frequentemente com o halotano, mas ocasionalmente com outros anestésicos halogenados – é a *hipertermia maligna*. A suscetibilidade a essa reação adversa é hereditária e consiste geralmente em uma mutação autossômica dominante no canal de Ca^{2+} do retículo sarcoplasmático (também conhecido como *receptor de rianodina*). Em indivíduos portadores dessa mutação, o halotano provoca um efluxo

descontrolado de cálcio do retículo sarcoplasmático, com teta-
nia subsequente e produção de calor. A hipertermia maligna é
tratada com *dantroleno*, um agente que bloqueia a liberação de
cálcio do retículo sarcoplasmático.

Isoflurano e *enflurano* são um pouco menos potentes que
halotano [apresentam menor λ(óleo/gás)], porém seu equilíbrio é mais rápido, na medida em que têm um menor λ(sangue/
gás). O enflurano libera metabolicamente fluoreto em maior
grau que o isoflurano, e pode, por conseguinte, acarretar maior
risco de toxicidade renal. Também induz uma atividade similar
à convulsiva no EEG de alguns pacientes. O isoflurano provavelmente é o anestésico geral mais amplamente usado no
momento atual.

Embora menos potente que isoflurano e enflurano, o *éter
dietílico* ainda é muito potente, com um bastante alto λ(óleo/
gás). Entretanto, por ser inflamável e apresentar indução muito
lenta atribuível ao λ(sangue/gás) extremamente alto, esse agente deixou de ser comumente utilizado nos EUA e na Europa.
Entretanto, nos países em desenvolvimento, seu baixo preço e a
simplicidade de sua aplicação favorecem seu uso continuado.

O *óxido nitroso* apresenta λ(sangue/gás) muito baixo e alcança, portanto, um equilíbrio extremamente rápido. Entretanto, seu baixo λ(óleo/gás) resulta em uma CAM muito alta,
próxima de 1 atmosfera (atm). Por conseguinte, a necessidade de manter uma pressão parcial aceitável de oxigênio (normalmente acima de 0,21 atm) impede que seja alcançada uma
anestesia total com o uso isolado do óxido nitroso, de modo
que esse agente costuma ser utilizado em associação com outros agentes (ver texto sobre Anestesia balanceada, adiante).

Desflurano e *sevoflurano* são anestésicos mais recentes que,
em decorrência de sua concepção, apresentam baixo λ(sangue/
gás); os tempos de equilíbrio entre as pressões parciais alveolar e inspirada são quase tão curtos quanto o de óxido nitroso.
Além disso, eles são muito mais potentes que óxido nitroso,
porque seus coeficientes de partição óleo/gás são mais altos.
Por conseguinte, esses agentes representam um grande avanço
em relação aos anteriores. Todavia, desflurano é um agente de
pobre indução, uma vez que seu odor penetrante irrita as vias
respiratórias, podendo causar tosse ou laringospasmo. Sevoflurano tem sabor adocicado, mas pode ser quimicamente instável
quando exposto a alguns adsorventes de dióxido de carbono
no aparelho de anestesia, sendo decomposto em um produto
olefínico, que é potencialmente nefrotóxico. Essas desvantagens foram superadas com o aperfeiçoamento dos aparelhos, e
a popularidade do sevoflurano está aumentando.

Anestésicos intravenosos

Anestésicos intravenosos, como *barbitúricos* (ver Capítulo 12),
possibilitam rápida indução. Barbitúricos de ação ultracurta,
como o tiopental, são capazes de induzir anestesia cirúrgica
em segundos. Por serem compostos não voláteis, os agentes
intravenosos diferem dos anestésicos de inalação, na medida
em que não podem ser removidos do corpo por ventilação. Em
consequência, é preciso ter muito cuidado durante sua administração para evitar a ocorrência de depressão bulbar grave, que
não é facilmente reversível. O principal método de remoção
desses agentes do SNC é por redistribuição do GRV para o GM
e, por fim, para o GA. Assim, o metabolismo e/ou a excreção
diminuem lentamente os níveis globais do fármaco no corpo
(Figura 16.13).

Propofol é um anestésico intravenoso importante, preparado em uma formulação intralipídica. Esse agente produz
anestesia a uma velocidade semelhante à dos barbitúricos de

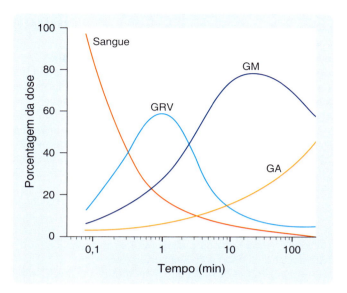

FIGURA 16.13 Distribuição de anestésico intravenoso em bolo. Quando se
administra uma injeção em bolo de anestésico intravenoso, ele é inicialmente transportado pelo sistema vascular até o coração e, em seguida, distribuído para os tecidos. O grupo rico em vasos (GRV) recebe a maior porcentagem do débito cardíaco;
sua concentração de anestésico aumenta rapidamente, alcançando valor máximo
dentro de 1 min. Em seguida, a redistribuição do anestésico para o grupo muscular
(GM) diminui rapidamente o nível de anestésico no GRV. Dada a perfusão muito baixa
do grupo adiposo (GA), a redistribuição do GM para o GA só ocorre muito mais tarde.
Observe que não ocorre rápida redistribuição do GRV para o GM se este último tiver
alcançado previamente a saturação em decorrência da administração prolongada do
anestésico (*não ilustrada*); isso pode resultar em toxicidade significativa se forem
administrados barbitúricos intravenosos continuamente por um longo período. Novos
agentes, como o propofol, foram criados para serem eliminados por metabolismo rápido, de modo que podem ser usados com segurança durante períodos mais longos.

ação ultracurta. O propofol é rapidamente redistribuído e metabolizado, resultando em uma recuperação mais rápida que a
dos barbitúricos. O propofol é usado tanto para indução quanto
para manutenção, particularmente em procedimentos curtos de
cirurgia ambulatorial, em que sua rápida eliminação favorece
recuperação imediata e alta precoce. A preparação intralipídica
de propofol raramente pode constituir uma fonte de infecção e
proporciona uma grande fonte de calorias; essas considerações
podem ser importantes em pacientes em estado crítico que podem receber infusões prolongadas de propofol.

Etomidato é um imidazol usado para indução de anestesia,
dado que sua cinética assemelha-se à do propofol. Esse agente
provoca depressão cardiopulmonar mínima, talvez em decorrência da ausência peculiar de efeitos sobre o sistema nervoso
simpático.

Diferentemente dos agentes descritos anteriormente, *cetamina* produz anestesia dissociativa, na qual o paciente parece
estar desperto, mas na verdade está em um estado de analgesia
e amnésia. Cetamina tem a propriedade singular de aumentar o
débito cardíaco ao elevar o efluxo simpático; por esse motivo,
é algumas vezes útil em situações de traumatismo de emergência. Todavia, pode também provocar alucinações desagradáveis. Esse agente é raramente utilizado hoje em dia.

Fármacos adjuvantes

Os fármacos adjuvantes produzem efeitos adicionais, que são
desejáveis durante a cirurgia, mas não necessariamente proporcionados pelos anestésicos gerais. Os agentes benzodiazepíni-

cos (ver Capítulo 12), como *diazepam, lorazepam* e *midazolam*, são frequentemente administrados por suas propriedades ansiolíticas e amnésicas anterógradas. Esses agentes são administrados 15 a 60 min antes da indução da anestesia para acalmar o paciente e fazê-lo se esquecer da indução, embora também possam ser usados para sedação intraoperatória. Se necessário, os efeitos dos benzodiazepínicos podem ser revertidos com o antagonista *flumazenil*.

Os opioides (ver Capítulo 17), como *morfina* e *fentanila*, são empregados por sua capacidade de produzir analgesia. Sua ação pode ser revertida por um antagonista, como *naltrexona*. Todavia, os opioides são amnésicos fracos e geralmente são usados em associação com um anestésico geral.

A associação de fentanila e *droperidol* produz tanto analgesia quanto amnésia. Juntamente com o óxido nitroso, essa associação é denominada neuroleptanestesia (acrescenta-se o prefixo "neurolept", uma vez que o droperidol é um antipsicótico butirofenona relacionado com haloperidol; ver Capítulo 13).

Os bloqueadores dos receptores nicotínicos de acetilcolina, como os antagonistas competitivos *tubocurarina* e *pancurônio* ou o agonista despolarizante *succinilcolina*, são comumente utilizados para obter relaxamento muscular (ver Capítulo 9). Os efeitos dos antagonistas competitivos podem ser revertidos por um inibidor da acetilcolinesterase, como *neostigmina*.

Anestesia balanceada

Nenhum fármaco isolado alcança todos os objetivos desejados da anestesia. Por conseguinte, em um método denominado *anestesia balanceada*, são utilizados vários fármacos inalados e/ou intravenosos em associação para produzir o estado de anestesia. Os efeitos da administração simultânea de anestésicos gerais são aditivos, ou seja, 0,5 CAM de um anestésico inalado em associação com 0,5 CAM de outro anestésico equivale, quanto à potência, a 1 CAM de um deles isoladamente.

O uso de uma mistura de anestésicos de inalação possibilita alcançar os dois objetivos de potência e recuperação rápida. Por exemplo, embora o uso isolado de óxido nitroso geralmente não seja prático, uma vez que a CAM desse gás é maior que a pressão atmosférica, o óxido nitroso é desejável por suas características de indução e recuperação rápidas e por seu elevado índice analgésico. Se o óxido nitroso fizer parte da mistura anestésica, é possível removê-lo rapidamente por ventilação durante a recuperação ou em uma situação de emergência. Matthew conseguiu acordar rapidamente da anestesia porque o óxido nitroso foi responsável por cerca da metade de seu estado de anestesia. Continuou atordoado por causa da persistência do isoflurano. As vantagens do uso do isoflurano em associação com o óxido nitroso incluem o baixo custo do fármaco e a incidência relativamente pequena de efeitos adversos (particularmente toxicidades hepática e renal) em comparação com outros anestésicos.

O emprego do tiopental intravenoso em associação com anestésicos inalados por Dr. Snow tem similar fundamento racional. Os agentes intravenosos de ação curta podem ser usados para induzir rapidamente o estágio III da anestesia cirúrgica, de modo que o paciente atravesse logo o estágio II de excitação indesejável. Subsequentemente pode-se manter a profundidade da anestesia com anestésicos inalados, que podem removidos por ventilação, se necessário. Como os agentes intravenosos atuam de modo aditivo com os anestésicos inalados, será necessário menos de 1 CAM de anestésico de inalação enquanto o agente intravenoso estiver atuando. Como outro exemplo,

o uso de altas concentrações de opioides na cirurgia cardíaca possibilita redução significativa da pressão parcial do anestésico de inalação, diminuindo o risco de depressão cardiovascular e respiratória.

Por fim, a anestesia balanceada é clinicamente útil, na medida em que o anestesiologista tem mais controle se um fármaco diferente é utilizado para mediar cada efeito desejado. Por exemplo, se o cirurgião necessitar de maior relaxamento muscular, o anestesiologista pode aumentar a administração de um agente bloqueador neuromuscular, sem ter a necessidade de aumentar a profundidade da anestesia, com risco potencial de depressão cardiopulmonar. De maneira semelhante, pode-se imediatamente administrar em bolo um opioide de ação curta antes de uma manobra cirúrgica particularmente dolorosa.

▶ Mecanismo de ação dos anestésicos gerais

Apesar das intensas pesquisas, o mecanismo exato da ação anestésica ainda não foi bem elucidado. A *hipótese unitária* afirma que um mecanismo comum é responsável pela ação de todos os anestésicos. De modo alternativo, cada anestésico ou classe de anestésico pode ter seu próprio mecanismo de ação. A hipótese unitária tem sido tradicionalmente aceita, porém pesquisas recentes têm mostrado que a situação é mais complexa.

Uma questão relacionada indaga se os anestésicos apresentam sítios de ligação específicos ou se atuam inespecificamente. Tradicionalmente, vários indícios sugeriram a ausência de um sítio específico de ação. Em primeiro lugar, moléculas de tamanhos e estruturas diferentes são capazes de produzir anestesia (Figura 16.14). Considerando-se a hipótese unitária, é difícil imaginar um sítio específico de ligação ou uma molécula receptora capaz de acomodar essa grande diversidade de compostos. Em segundo lugar, foi constatado que os estereoisômeros de anestésicos voláteis geralmente apresentam a mesma potência. Um critério para a ligação específica é que os estereoisômeros devem ter constantes de ligação diferentes e, portanto, potências diferentes. Por fim, até o momento, não foram descobertos antagonistas farmacológicos dos anestésicos gerais, o que sugere a ausência de um sítio específico no qual um antagonista poderia competir com um anestésico geral.

Regra de Meyer-Overton e hipótese de lipossolubilidade

Qualquer mecanismo proposto de ação anestésica deve ser compatível com a regra de Meyer-Overton, que sugere um sítio de ação hidrofóbico. A *hipótese da lipossolubilidade*, segundo a qual esse sítio de ação hidrofóbico é a bicamada lipídica de uma membrana celular, pode justificar tanto a regra de Meyer-Overton quanto a aparente inespecificidade da ação anestésica. De acordo com essa hipótese, ocorre anestesia geral quando uma quantidade suficiente do anestésico dissolve-se na bicamada lipídica, e uma concentração fixa ("anestésica") é alcançada. A maioria das teorias lipídicas afirma que o anestésico dissolvido perturba as propriedades físicas da bicamada lipídica, o que, por sua vez, modifica a função de uma proteína de membrana excitável.

A pressão hiperbárica, aplicada utilizando um gás não anestésico (p. ex., hélio), pode reverter a anestesia. Essa observação sustenta as hipóteses de perturbação lipídica, uma vez que os anestésicos dissolvidos em uma membrana aumentam seu volume (em aproximadamente 0,5% em concentrações

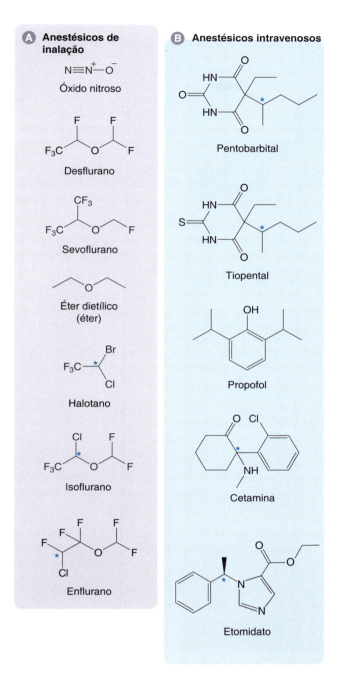

A. Anestésicos de inalação

Óxido nitroso

Desflurano

Sevoflurano

Éter dietílico (éter)

Halotano

Isoflurano

Enflurano

B. Anestésicos intravenosos

Pentobarbital

Tiopental

Propofol

Cetamina

Etomidato

FIGURA 16.14 Estruturas dos anestésicos gerais. A. Estruturas de alguns anestésicos de inalação. **B.** Estruturas de alguns anestésicos intravenosos. A extrema variabilidade observada nas estruturas dessas moléculas, todas capazes de produzir anestesia geral, sugere que nem todos os anestésicos gerais interagem com um único sítio receptor. *Indica carbonos em que a assimetria resulta em estruturas enantioméricas.

"anestésicas") e sua fluidez. Se essa expansão do volume for o mecanismo da anestesia geral, talvez por afetar as proteínas transmembrana excitáveis, a reversão das alterações de volume e de fluidez com pressão poderia, então, reverter a anestesia (esta é a denominada hipótese de volume crítico).

A principal falha das hipóteses de perturbação lipídica é a de que não foi descoberto nenhum mecanismo passível de explicar como a pequena magnitude da alteração prevista de volume ou fluidez modificaria a excitabilidade da membrana

celular. Além dessa falha geral, a hipótese tem vários pontos fracos específicos. Em primeiro lugar, estudos recentes mostraram que vários anestésicos intravenosos potentes (como barbitúricos, etomidato e esteroides anestésicos) exibem uma estereosseletividade significativa; ou seja, um enantiômero é mais potente que o outro. Em segundo lugar, muitos dos denominados *não anestésicos* ou *não imobilizadores* são quimicamente semelhantes a anestésicos conhecidos, porém não produzem anestesia. Por exemplo, álcoois de cadeia linear com mais de 12 carbonos carecem de atividade anestésica, embora seu λ(óleo/gás) seja maior que o dos álcoois de cadeias mais curtas. Outros compostos, denominados *anestésicos de transição*, apresentam CAM muito mais alta que previsto pela regra de Meyer-Overton.

Foram propostos aperfeiçoamentos na regra de Meyer-Overton para explicar alguns dos pontos fracos mencionados anteriormente. Se forem consideradas as solubilidades interfaciais (*i. e.*, a solubilidade de uma substância em uma interface aquoso-lipídica) em lugar das lipossolubilidades simples, a regra de Meyer-Overton é muito mais apropriada para explicar a atividade de compostos de transição e não anestésicos. É provável que isso signifique que os anestésicos atuam em uma interface hidrofóbico-hidrofílica. Exemplos desse tipo de interface podem incluir uma interface água-membrana, uma interface proteína-membrana ou uma interface entre uma bolsa de proteína hidrofóbica e o lúmen hidrofílico de um poro condutor de íons.

Efeitos sobre os canais iônicos

As pesquisas atuais têm como foco proteínas passíveis de alterar a excitabilidade neuronal quando sofrem a ação de anestésicos, seja direta ou indiretamente. Os anestésicos afetam tanto a condução axônica quanto a transmissão sináptica, porém a modulação da transmissão sináptica ocorre em menores concentrações anestésicas; portanto, é provável que constitua a ação farmacologicamente relevante. Em consequência, acredita-se que os anestésicos atuem em menores concentrações nos canais iônicos regulados por ligantes que nos canais iônicos regulados por voltagem. Ocorre modulação tanto pré-sináptica quanto pós-sináptica, embora as ações pós-sinápticas pareçam dominar.

Uma superfamília de canais regulados por ligantes relacionados tanto genética quanto estruturalmente apresenta sensibilidade à modulação pelos anestésicos em concentrações clinicamente relevantes. Os membros dessa superfamília têm cinco subunidades homólogas, cada qual com quatro regiões transmembrana. A sensibilidade desses canais iônicos regulados por ligantes aos anestésicos pode variar de acordo com a composição de suas subunidades. A superfamília inclui receptores nicotínicos excitatórios de acetilcolina e 5-HT₃, bem como receptores inibitórios GABAₐ e glicina (ver Figuras 9.2 e 12.3). Embora os receptores de glutamato, o principal neurotransmissor excitatório do encéfalo, não pertençam a essa superfamília, os receptores de glutamato NMDA também são modulados por alguns anestésicos (p. ex., cetamina e óxido nitroso).

Os receptores excitatórios (nicotínicos de acetilcolina, 5-HT₃ e NMDA) são inibidos pelos anestésicos. A ligação do anestésico a esses receptores diminui sua ativação máxima, sem modificar a concentração de agonista necessária para obter metade do efeito máximo (CE₅₀) (Figura 16.15). Essa ação é compatível com uma inibição não competitiva e um sítio de ação alostérico (ver também Capítulo 2).

Em contrapartida, os receptores inibitórios (GABA$_A$ e glicina) são potencializados pelos anestésicos. A ligação do anestésico a esses receptores diminui a concentração de agonista necessária para obter uma resposta máxima e prolonga, portanto, a corrente sináptica. As curvas de ativação desses receptores são deslocadas para a esquerda (CE$_{50}$ menor), e a resposta máxima frequentemente aumenta também, uma vez que os anestésicos estabilizam o estado aberto do receptor (Figura 16.15).

Até recentemente, os receptores GABA$_A$ pareciam ser os mais relevantes para a ação dos anestésicos gerais, com base em sua sensibilidade às concentrações clínicas dos anestésicos e à ampla diversidade de agentes que atuam nesses receptores. Todavia, hoje em dia, parece que os receptores de glicina e alguns receptores de acetilcolina neuronais são igualmente sensíveis a muitos anestésicos, e que os anestésicos apolares, como xenônio e ciclopropano (ambos já utilizados na prática clínica), bem como óxido nitroso e cetamina, atuam ao inibir os receptores nicotínicos de acetilcolina e de glutamato NMDA, em lugar de potencializar os receptores GABA$_A$. Por conseguinte, atualmente, parece que um agente, para produzir anestesia, precisa causar potencialização suficiente da inibição (p. ex., etomidato) ou inibição da excitação (p. ex., cetamina), ou uma mistura de ambos (p. ex., anestésicos voláteis). Essa hipótese também sugere que a anestesia cirúrgica pode representar mais que um estado neurológico.

As interações diretas entre anestésicos e proteínas provavelmente são responsáveis pelos efeitos dos anestésicos sobre os canais iônicos regulados por ligantes. Os anestésicos podem ligar-se ao poro dos canais excitatórios e, por conseguinte, ocluir diretamente o canal. Por outro lado, os anestésicos podem ligar-se a outra parte da proteína e, assim, afetar a conformação do canal (portanto, o equilíbrio entre os estados aberto, fechado e dessensibilizado). Estudos de mutagênese direcionada a sítios, fotomarcação e cinética sugerem que a inibição dos receptores excitatórios de acetilcolina provavelmente ocorre em algum sítio no poro do canal iônico que está no eixo central de simetria e em contato com todas as cinco subunidades. Entretanto, o sítio de ligação de anestésicos aos receptores inibitórios GABA$_A$ não pode ser o poro iônico, uma vez que se observa uma potencialização, e não uma inibição, em concentrações terapêuticas. Na verdade, os receptores GABA$_A$ carecem de uma extensão de aminoácidos hidrofóbicos que está presente no poro dos receptores excitatórios. Com efeito, os estudos de mutagênese direcionada a sítios sugerem que um sítio de ligação de anestésicos encontra-se na "parte externa" de uma das várias hélices alfa que revestem o canal iônico de GABA$_A$. Com base nessa evidência, o sítio dos anestésicos voláteis encontra-se dentro das quatro hélices transmembrana de uma única subunidade do receptor. Por outro lado, evidências recentes de fotomarcação, utilizando um análogo do etomidato, um anestésico intravenoso altamente potente, localizam o sítio de ligação desse anestésico na interface entre as subunidades α e β do receptor GABA$_A$; o sítio encontra-se dentro da região da membrana e cerca de 50 Å abaixo do sítio agonista (GABA), na mesma interface de subunidades.

Embora as pesquisas atuais se concentrem em sítios proteicos de ação dos anestésicos, não foi encontrado nenhum sítio isolado capaz de explicar a regra de Meyer-Overton ou a farmacologia de todos os anestésicos gerais. Em consequência, pode ser necessário que a adoção dessas teorias de sítios proteicos seja acompanhada do abandono da hipótese unitária. Entretanto, estão surgindo alguns princípios unificantes novos. Por exemplo, uma única mutação na hélice alfa da subunidade β$_2$ ou β$_3$ do receptor GABA$_A$ que reveste o canal iônico (ver parágrafo anterior) diminui a ação do etomidato nesse receptor, embora essa mutação não tenha nenhum efeito sobre a potência dos anestésicos voláteis. Os camundongos submetidos a engenharia genética para introduzir a mutação mostram-se normalmente sensíveis aos anestésicos voláteis, porém bem menos sensíveis à anestesia com etomidato. Em contrapartida, a mutação equivalente na subunidade α diminui a resposta do canal aos anestésicos voláteis, mas não ao etomidato. Por conseguinte, embora diferentes classes de anestésicos atuem em diferentes subunidades do receptor GABA$_A$, e apesar da implicação de diferentes sítios de ligação, todos esses sítios estão localizados dentro da região da membrana, em que a conformação do receptor modifica-se de acordo com a sua regulação. É possível que cada classe atue de modo semelhante sobre a subunidade à qual se liga, e que a seletividade seja uma função da arquitetura detalhada de cada subunidade nesse sítio.

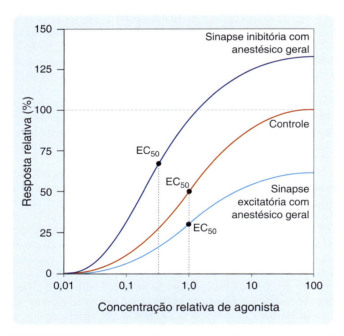

FIGURA 16.15 Ações dos anestésicos em canais iônicos regulados por ligantes. Os anestésicos potencializam a ação de agonistas endógenos nos receptores inibitórios, como os receptores GABA$_A$ e glicina, e inibem a ação de agonistas endógenos nos receptores excitatórios, como os receptores nicotínicos de acetilcolina, 5-HT$_3$ e glutamato NMDA. Nos receptores GABA$_A$, os anestésicos reduzem a CE$_{50}$ do GABA (*i. e.*, o GABA torna-se mais potente) e aumentam a resposta máxima (*i. e.*, o GABA torna-se mais eficaz). Acredita-se que este último efeito seja decorrente da capacidade dos anestésicos de estabilizar o estado aberto do canal do receptor. Nos receptores excitatórios, os anestésicos diminuem a resposta máxima, enquanto mantêm a CE$_{50}$ inalterada; essas são as características farmacológicas essenciais da inibição não competitiva.

Conclusão e perspectivas

Os anestésicos de inalação e intravenosos são usados para produzir as características clínicas da anestesia geral, incluindo inconsciência, imobilidade e amnésia. A farmacodinâmica dos anestésicos gerais é singular. Os anestésicos apresentam curvas inclinadas dose-resposta e pequenos índices terapêuticos; além disso, carecem de um antagonista farmacológico. De acordo com a regra de Meyer-Overton, a potência de um anestésico geral pode ser prevista simplesmente a partir de seu coeficiente de partição óleo/gás.

A farmacocinética dos anestésicos de inalação pode ser modelada com base na pressuposição de três compartimentos teciduais principais com perfusão em paralelo. O equilíbrio da pressão parcial do anestésico no SNC com a pressão parcial inspirada ocorre em duas etapas: (1) equilíbrio entre a pressão parcial alveolar e a pressão parcial inspirada; e (2) equilíbrio entre a pressão parcial no SNC e a pressão parcial alveolar. No caso dos anestésicos limitados por ventilação, que apresentam alto coeficiente de partição sangue/gás, a primeira dessas etapas é lenta e limita a velocidade. No caso dos anestésicos limitados por perfusão, que apresentam um baixo coeficiente de partição sangue/gás, ambas as etapas são rápidas, e nenhuma limita claramente a velocidade; a ocorrência de alterações em qualquer uma delas pode afetar o tempo de indução. A recuperação do estado de anestesia ocorre aproximadamente como o inverso da indução, exceto pela possível ocorrência de uma redistribuição do anestésico do grupo rico em vasos para o grupo muscular e o grupo adiposo.

O anestésico de inalação "ideal" ainda não foi descoberto. Futuros pesquisadores poderão tentar identificar um anestésico não inflamável com elevado λ(óleo/gás), baixo λ(sangue/gás), alto índice terapêutico, boa pressão de vapor e nenhum ou poucos efeitos adversos significativos. Na atualidade, o uso combinado de adjuvantes e da anestesia balanceada com múltiplos anestésicos de inalação e/ou intravenosos alcança todos os objetivos da anestesia geral, incluindo indução rápida e estado de analgesia, amnésia e relaxamento muscular.

O exato mecanismo de ação dos anestésicos gerais permanece um mistério. Embora se acreditasse anteriormente que o sítio de ação fosse a bicamada lipídica, as interações diretas com vários canais iônicos regulados por ligantes – membros das quatro hélices transmembrana, superfamília Cys-alça e família do receptor de glutamato – hoje em dia parecem ser mais prováveis. Serão necessárias outras pesquisas para elucidar os mecanismos de ação dos anestésicos gerais. Uma vez descobertos, esses mecanismos poderão esclarecer questões de longo alcance, como a geração da própria consciência.

Leitura sugerida

Campagna JA, Miller KW, Forman SA. The mechanisms of volatile anesthetic actions. *N Engl J Med* 2003; 348:2110-2124. (*Revisão do mecanismo de ação dos anestésicos gerais.*)

Diversos autores. Molecular and cellular mechanisms of anaesthesia. In: *Can J Anesth* 2011; Feb issue. (*Compilação de revisões detalhadas de todas as principais teorias atuais sobre o mecanismo de ação dos anestésicos gerais.*)

Eger EI. Uptake and distribution. In: Miller RD, ed. *Anesthesia*. Philadelphia: Churchill Livingstone; 2000:74-95. (*Revisão da farmacocinética e da captação dos anestésicos inalatórios.*)

Rudolph U, Antkowiak B. Molecular and neuronal substrates for general anesthetics. *Nat Rev Neurosci* 2004; 5:709-720. (*Revisão sucinta com bons diagramas.*)

Wiklund RA, Rosenbaum SH. Anesthesiology. *N Engl J Med* 1997; 337: 1132-1151, 1215-1219. (*Revisão em duas partes de muitos aspectos da prática moderna de anestesiologia.*)

Winter PM, Miller JN. Anesthesiology. *Sci Am* 1985; 252:124-131. (*Excelente artigo sobre a abordagem clínica do anestesiologista.*)

RESUMO FARMACOLÓGICO: Capítulo 16 I Farmacologia dos Anestésicos Gerais.

FÁRMACO	APLICAÇÕES CLÍNICAS	EFEITOS ADVERSOS *GRAVES E COMUNS*	CONTRAINDICAÇÕES	CONSIDERAÇÕES TERAPÊUTICAS
Anestésicos gerais de inalação *Mecanismo – Modulação dos canais iônicos regulados por ligantes (mecanismo mais provável)*				
Isoflurano Enflurano	Anestesia geral Suplemento de outros anestésicos durante a anestesia obstétrica	*Depressão cardiovascular e respiratória, arritmias Hipertermia maligna Convulsões (com enflurano)*	Suscetibilidade à hipertermia maligna Convulsões e epilepsia (contraindicação apenas para o enflurano)	Menos potentes que o halotano, porém com indução mais rápida O odor penetrante irrita o trato respiratório A hipertermia maligna é tratada com dantroleno O enflurano tem maior risco de causar toxicidade renal que o isoflurano
Halotano	Anestesia geral	*Iguais aos do isoflurano Além disso, pode causar hepatite e necrose hepática fatal*	Anestesia obstétrica Suscetibilidade à hipertermia maligna História de lesão hepática por exposição prévia ao halotano	Odor menos penetrante que o isoflurano; útil na anestesia pediátrica, dado seu odor não irritante Os metabólitos tóxicos podem resultar em hepatotoxicidade fatal nos adultos Alta potência, porém com indução e recuperação lentas
Éter dietílico	Anestesia geral	*Iguais aos do isoflurano*	Suscetibilidade à hipertermia maligna	Potência relativamente alta, porém com indução muito lenta O odor penetrante irrita o trato respiratório Inflamável; não é usado comumente nos EUA
Óxido nitroso	Anestesia geral (habitualmente usado em associação com outros agentes)	*Pode causar expansão de cavidades aéreas, como pneumotórax, obstrução da orelha média, obstrução de alça intestinal e ar intracraniano*	Não deve ser administrado sem oxigênio Não deve ser administrado continuamente por mais de 24 h Cavidade aérea preexistente	Indução e recuperação rápidas, porém de baixa potência Analgesia em concentrações sub-hipnóticas A necessidade de manter uma pressão parcial aceitável de oxigênio impede a obtenção de anestesia total utilizando apenas óxido nitroso
Desflurano Sevoflurano	Anestesia geral	*Iguais aos do isoflurano Além disso, o desflurano pode causar espasmo laríngeo*	Suscetibilidade à hipertermia maligna	Novos anestésicos com potência relativamente alta, bem como indução e recuperação rápidas O desflurano irrita as vias respiratórias O sevoflurano pode ser quimicamente instável quando exposto a adsorventes de dióxido de carbono em aparelhos mais antigos de anestesia
Anestésicos gerais intravenosos *Mecanismo – Modulação dos canais iônicos regulados por ligantes (mais provavelmente)*				
Propofol	Indução e manutenção da anestesia Sedação de pacientes ventilados mecanicamente	*Depressão cardiovascular e respiratória* Reação no local de injeção	Hipersensibilidade ao propofol	Induz anestesia em uma velocidade semelhante à dos barbitúricos de ação ultracurta e tem recuperação mais rápida que a dos barbitúricos; útil particularmente em cirurgias ambulatoriais curtas, dada sua rápida eliminação
Tiopental	Indução de anestesia Narcoanálise Elevação da pressão intracraniana Convulsões	*Iguais aos do propofol Além disso, pode causar espasmo laríngeo, anemia hemolítica e neuropatia radial* Ausência de reação no local de injeção	Porfiria intermitente aguda ou porfiria variegada	Barbitúrico de ação ultracurta capaz de induzir anestesia cirúrgica em segundos

Fármaco	Indução de anestesia		Hipersensibilidade ao etomidato	
Etomidato	Indução de anestesia	*Iguais aos do propofol* *Além disso, pode causar mioclonia*	Hipersensibilidade ao etomidato	Liga-se na interface entre as subunidades α e β do receptor GABA$_A$ Provoca depressão cardiopulmonar mínima, possivelmente dada a ausência de efeito sobre o sistema nervoso simpático
Cetamina	Anestesia dissociativa/analgesia Único agente anestésico para procedimentos que não exigem o relaxamento da musculatura esquelética	*Hipertensão, taquiarritmias, mioclonia, depressão respiratória, aumento da pressão intracraniana* Alucinações, sonhos vívidos, sintomas psiquiátricos	Hipersensibilidade à cetamina Hipertensão grave	Antagoniza o receptor NMDA Aumento do débito cardíaco aumentando o efluxo simpático

Benzodiazepinas
Mecanismo – Potencialização dos receptores GABA$_A$

Diazepam **Lorazepam** **Midazolam**	Ver Resumo farmacológico: Capítulo 12

Opioides
Mecanismo – Agonistas dos receptores de opioides

Morfina **Meperidina** **Fentanila** **Remifentanila**	Ver Resumo farmacológico: Capítulo 17

Bloqueadores neuromusculares
Mecanismo – Inibição despolarizante ou não despolarizante dos receptores nicotínicos de acetilcolina

Tubocurarina **Pancurônio** **Vecurônio** **Cisatracúrio** **Mivacúrio** **Succinilcolina**	Ver Resumo farmacológico: Capítulo 9

Apêndice A
Abreviaturas e Símbolos

P_I = pressão parcial inspirada

P_E = pressão parcial expirada

P_{alv} = pressão parcial alveolar

P_{art} = pressão parcial arterial

P_{tecido} = pressão parcial em um tecido

$P_{vênula}$ = pressão parcial em uma vênula

P_{RVM} = pressão parcial venosa mista

$P_{solvente}$ = pressão parcial em um solvente

P_{SNC} = pressão parcial no sistema nervoso central

P_{GRV} = pressão parcial no grupo rico em vasos

λ(óleo/gás) = coeficiente de partição que define a solubilidade de um gás em um solvente lipofílico como óleo

λ(sangue/gás) = coeficiente de partição que define a solubilidade de um gás no sangue

λ(tecido/gás) = coeficiente de partição que define a solubilidade de um gás em um tecido

λ(tecido/sangue) = coeficiente de partição que descreve a razão entre solubilidade no tecido e no sangue

= λ(tecido/gás)/λ(sangue/gás)

τ = constante de tempo para equilíbrio de 63%

$\tau\{P_{alv} \rightarrow P_I\}$ = constante de tempo para equilíbrio de 63% entre P_{alv} e P_I

$\tau\{P_{tecido} \rightarrow P_{alv}\}$ = constante de tempo para equilíbrio de 63% entre P_{tecido} e P_{alv}

$[A]$ = concentração do gás A em termos de $\ell_{gás}/\ell_{solvente}$ ou mol/$\ell_{solvente}$

SNC = sistema nervoso central

GRV = grupo abundantemente vascularizado (inclui SNC, fígado, rim)

GM = grupo muscular (inclui músculo, pele)

GA = grupo adiposo (inclui tecido adiposo)

GPV = grupo pouco vascularizado (inclui osso, cartilagem, ligamentos, tendões)

CRF = capacidade residual funcional do pulmão

V_{alv} = ventilação alveolar

DC = débito cardíaco

Q = taxa de perfusão

Vol_{tecido} = volume de tecido

CAM = concentração alveolar mínima (ou média)

P_{50} = pressão parcial alveolar suficiente para imobilidade em 50% dos pacientes $\equiv$ CAM

PA_{50} = pressão parcial alveolar suficiente para causar analgesia em 50% dos pacientes

PL_{50} = pressão parcial alveolar suficiente para causar morte em 50% dos pacientes

CE_{50} = concentração de agonista necessária para ativar 50% dos canais

Apêndice B
Equações

▶ Concentrações de gás

Em uma mistura gasosa ideal: $[A]_{\text{mistura}} = n_A/V = P_A/RT$ {em termos de mol/ℓ}

Em solução (lei de Henry):

$[A]_{\text{solução}} = P_{\text{solvente}} \times \lambda(\text{solvente/gás})$ {em termos de $\ell_{\text{gás}}/\ell_{\text{solvente}}$}

$[A]_{\text{solução}} = P_{\text{solvente}} \times \lambda(\text{solvente/gás})/24,5$ {em termos de mol/ℓ_{solvente}}

em que n_A = moles do gás A; V = volume total; P_A = pressão parcial de A; R = constante universal dos gases; e T = temperatura em Kelvin

▶ Regra de Meyer-Overton

$\text{CAM} \approx 1,3/\lambda(\text{óleo/gás})$

▶ Lei de Fick para difusão pela membrana

Taxa de difusão = $D \times (A/l) \times \Delta P$

em que D = difusão constante; A = área de superfície; ℓ = espessura; e ΔP = diferença de pressão parcial

▶ Taxa de absorção capilar alveolar

Taxa de absorção = $([A]_{\text{art}} - [A]_{\text{RVM}}) \times CO$ {em $\ell_{\text{gás}}$/min}

Taxa de absorção = $\lambda(\text{sangue/gás}) \times (P_{\text{art}} - P_{\text{RVM}}) \times DC$

em que DC = débito cardíaco

▶ Constantes de tempo de equilíbrio (para um equilíbrio de 63%)

τ = capacidade volumétrica/velocidade de fluxo

$\tau\{P_{\text{tecido}} \rightarrow P_{\text{alv}}\} \approx \tau\{P_{\text{tecido}} \rightarrow P_{\text{art}}\}$

= capacidade volumétrica do tecido/fluxo sanguíneo no tecido

= $\lambda(\text{tecido/sangue}) \times$ volume de tecido/fluxo sanguíneo no tecido

$\tau\{P_{\text{encéfalo}} \rightarrow P_{\text{art}}\} = \lambda(\text{encéfalo/sangue}) \times$ volume do encéfalo/fluxo sanguíneo encefálico

$P_{\text{recipiente}} = P_{\text{fluxo}} [1 - e^{-(t/\tau)}]$

▶ Capacidade volumétrica

Capacidade volumétrica = $([A]_{\text{compartimento}} \times$ volume do compartimento)/$[A]_{\text{meio}}$ {em equilíbrio}

= $\lambda(\text{compartimento/meio}) \times$ volume do compartimento

▶ Pressão parcial venosa mista

$P_{\text{venosa}} = 0,75\, P_{\text{GRV}} + 0,18\, P_{\text{GM}} + 0,055\, P_{\text{GA}} + 0,015\, P_{\text{GPV}}$

17

Farmacologia da Analgesia

Robert S. Griffin e Clifford J. Woolf

▶ Introdução

Todos já sentiram dor em resposta a um estímulo intenso ou nocivo. Essa dor fisiológica ajuda a evitar uma potencial lesão, atuando como alerta inicial e sinal protetor. Entretanto, a dor também pode ser incapacitante, como a que ocorre após traumatismo, durante a recuperação de uma cirurgia ou em associação a condições clínicas caracterizadas por inflamação, como a artrite reumatoide. Em circunstâncias nas quais há lesão tecidual e inflamação, os estímulos nocivos provocam dor mais intensa que a normal, em decorrência de um aumento na excitabilidade do sistema somatossensorial, de modo que estímulos que normalmente não causariam dor tornam-se dolorosos. Além disso, a lesão nervosa provocada por doença ou traumatismo, como nos casos de amputação, infecção pelo HIV, infecção pelo vírus varicela-zóster (VVZ), tratamento citotóxico e diabetes melito, induz dor que persiste por muito tempo após o desaparecimento da causa desencadeante. Nessas condições, alterações patológicas e, algumas vezes, irreversíveis na estrutura e na função do sistema nervoso produzem dor intensa e intratável. Para esses pacientes, a dor constitui mais uma patologia que um mecanismo de defesa fisiológico. Por fim, há pacientes que sentem dor considerável na ausência de estímulos nocivos ou de inflamação ou lesão do sistema nervoso. Essa dor disfuncional, como a que ocorre em cefaleia tensional, fibromialgia ou síndrome do intestino irritável, resulta de uma função anormal do sistema nervoso.

Essas categorias de dor – fisiológica, inflamatória, neuropática e disfuncional – são produzidas por vários mecanismos diferentes. A conduta ideal é a de que o tratamento seja direcionado para os mecanismos específicos envolvidos, mais que para a supressão do sintoma da dor. Na atualidade, dispõe-se de diversos agentes farmacológicos para o alívio da dor. Esses fármacos apresentam mecanismos de ação que interferem em resposta dos neurônios sensoriais primários a estímulos sensoriais somáticos ou viscerais, transmissão da informação ao cérebro e resposta perceptual a um estímulo doloroso. A discussão que se segue sobre dor e farmacologia dos analgésicos começa com a descrição dos mecanismos pelos quais os estímulos nocivos levam à percepção da dor. O capítulo prossegue analisando os processos responsáveis pelo aumento da sensibilidade à dor que ocorre em resposta à inflamação e a lesões do sistema nervoso. Por fim, o capítulo termina com a descrição dos mecanismos de ação das principais classes de fármacos usados para alívio da dor clínica.

CASO

JD, um adolescente de 15 anos de idade, sofreu graves queimaduras ao tentar escapar de um incêndio em um prédio. As queimaduras extensas, de primeiro e segundo graus, estenderam-se por grande parte do corpo, incluindo uma queimadura local de terceiro grau no antebraço direito. JD chegou ao setor de emergência com dor intensa e foi tratado com morfina intravenosa em doses crescentes até relatar o desaparecimento da dor. Essa dose de morfina foi, então, mantida. No dia seguinte, o paciente foi submetido a um desbridamento cirúrgico das feridas causadas pela queimadura. Durante a operação, o anestesista administrou uma infusão intravenosa contínua de remifentanila e adicionou uma dose intravenosa em bolo de morfina, próximo ao término do procedimento. No final da cirurgia e nos 4 dias seguintes, JD recebeu morfina intravenosa por meio de um dispositivo de analgesia controlado pelo paciente. À medida que as queimaduras vão cicatrizando, a dose de morfina é reduzida de modo gradual e, por fim, substituída por um comprimido oral contendo a associação de codeína/paracetamol. Três meses depois, JD queixou-se de acentuada perda da sensação ao toque na área do enxerto cutâneo. Descreveu também uma sensação de formigamento persistente nessa área, com surtos ocasionais de dor aguda em facada. Após encaminhamento a uma clínica especializada em dor, JD recebeu gabapentina oral,

que reduz parcialmente os sintomas. Entretanto, retornou à clínica 2 meses depois, ainda com dor intensa. Nessa ocasião, acrescentou-se amitriptilina à gabapentina, e o alívio da dor foi ainda maior. Três anos depois, a dor remanescente de JD desapareceu, e ele não necessitou mais dos medicamentos; a falta de sensibilidade no antebraço, no entanto, persistiu.

💡 Questões

1. Que mecanismos produziram e mantiveram a dor de JD, que durou desde sua exposição ao incêndio até o tratamento inicial?

2. Qual foi o fundamento lógico para a sequência de medicamentos usada durante o desbridamento da pele?

3. Explique os mecanismos que poderiam produzir dor espontânea na região da queimadura de terceiro grau no intervalo de meses a anos após a cicatrização do enxerto cutâneo, bem como o fundamento lógico para o uso da gabapentina no tratamento da dor crônica de JD.

4. Por que a morfina teve sua dose reduzida gradualmente e foi substituída por um comprimido com associação de codeína/paracetamol?

▶ Fisiologia

Dor é a consequência perceptual final do processamento neural de determinada informação sensorial. Em geral, o estímulo inicial surge na periferia e é transferido, sob vários controles, por intermédio de conectores sensoriais no sistema nervoso central (SNC) até o córtex. Esse sistema pode ser convenientemente analisado no que diz respeito aos locais de ação onde os fármacos intervêm para produzir analgesia. Em primeiro lugar, a transdução de estímulos nocivos externos e intensos despolariza as terminações periféricas dos neurônios sensoriais primários de "alto limiar". Esses neurônios, denominados *nociceptores* dada sua capacidade de responder a estímulos nocivos, são de alto limiar, por necessitarem de um forte estímulo, que potencialmente lesa o tecido, para despolarizar suas terminações nervosas. Os potenciais de ação resultantes são conduzidos até o SNC pelos axônios dos neurônios sensoriais aferentes primários, que percorrem inicialmente os nervos periféricos e, em seguida, as raízes dorsais, que fazem sinapse em neurônios no corno dorsal da medula espinal. Os neurônios de projeção secundários transmitem a informação ao tronco encefálico e ao tálamo, que, a seguir, transmitem sinais a córtex, hipotálamo e sistema límbico. A transmissão é modulada em todos os níveis do sistema nervoso por interneurônios inibitórios e excitatórios de circuito local (Figura 17.1).

Transdução sensorial: excitação dos neurônios aferentes primários

As terminações nervosas periféricas das fibras nociceptoras sensoriais somáticas e viscerais aferentes primárias respondem a estímulos térmicos, mecânicos e químicos (Figura 17.2). Os canais iônicos/receptores altamente especializados sofrem mudanças em sua conformação em resposta a um ou mais desses

estímulos e, por conseguinte, medeiam a despolarização (potencial gerador) necessária para iniciar um potencial de ação. A seguir, a frequência e a duração dos potenciais de ação na fibra ativada transferem ao SNC as informações sobre o início, a intensidade e a duração do estímulo.

A sensibilidade à dor térmica depende de populações distintas de neurônios sensoriais primários: alguns se tornam ativos em temperaturas frias (< 16°C), enquanto outros respondem ao calor. Os neurônios de dor sensíveis ao calor produzem potenciais de ação em temperaturas acima de 42°C. As respostas ao calor nocivo envolvem canais catiônicos não seletivos termossensíveis, particularmente o *TRPV1*, que é um membro da família do receptor de potencial transitório (TRP) de canais iônicos. Esse canal torna-se ativo em resposta a um pH extracelular baixo, a ligantes químicos vaniloides, como a capsaicina (o ingrediente pungente da pimenta-malagueta), ou ao calor acima de 42°C. Além do TRPV1, um segundo receptor vaniloide, o *TRPV2*, é ativado apenas acima de 50°C. Os estímulos de calor são transmitidos pelos canais TRPV3 e TRPV4. Os canais iônicos TRPV sensíveis ao calor representam alvos para o desenvolvimento de novos fármacos destinados a interferir na sensação periférica de calor. No caso de JD, a sensação inicial de dor foi mediada por meio da ativação pelo calor de neurônios periféricos de alto limiar termossensíveis que expressam o TRPV1. O frio é detectado por dois outros canais TRP: TRPM8 para o frio e TRPA1 para estímulos de frio intenso. O TRPM8 também é ativado por mentol; e o TRPA1, pelo óleo de mostarda, o ingrediente pungente presente na mostarda e no *wasabi* ("raiz forte" usada como condimento).

De modo semelhante, uma subpopulação específica de terminações nervosas aferentes primárias (os mecanonociceptores de alto limiar) é excitada por estímulos mecânicos relativamente intensos, como um beliscão ou uma alfinetada. O transdutor para a mecanotransdução nociva ainda não foi identificado.

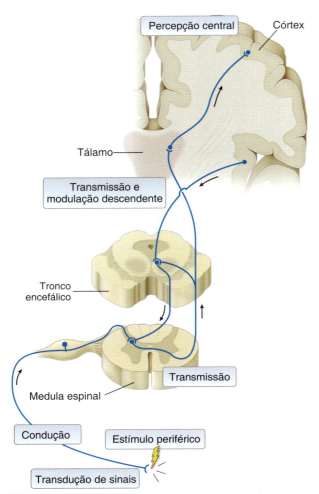

FIGURA 17.1 Visão geral do circuito nociceptivo. A ativação da terminação nervosa periférica por um estímulo nocivo leva à geração de potenciais de ação, que são conduzidos até o corno dorsal da medula espinal. A neurotransmissão no corno dorsal transmite o sinal a neurônios do SNC, que enviam o sinal ao cérebro. Esse circuito também está sujeito a controle modulador descendente.

As terminações nervosas periféricas dos *neurônios nociceptores* respondem não apenas a estímulos térmicos e mecânicos, como também a múltiplos sinais químicos. Alguns agentes químicos excitam diretamente as terminações nervosas periféricas (*ativadores químicos*), enquanto outros aumentam a sensibilidade das terminações periféricas (*agentes sensibilizadores*). A maioria dos ligantes químicos conhecidos que evocam uma resposta somatossensorial se associa à ocorrência de lesão celular ou inflamação. Esses ligantes químicos incluem prótons, íons potássio, ATP, aminas, citocinas, quimiocinas, fator de crescimento neuronal e bradicinina. Por exemplo, a angina cardíaca é um evento nociceptivo que envolve a ativação de quimiotransdutores viscerais em neurônios nociceptores que inervam o coração. Esses quimiotransdutores são ativados por prótons liberados pelo tecido miocárdico com perfusão inadequada.

Vários tipos diferentes de estímulos químicos podem excitar os neurônios nociceptores (Tabela 17.1). Em primeiro lugar, o pH extracelular baixo, que ocorre em isquemia e inflamação, produz um influxo de cátions despolarizante pelo TRPV1 e dos *canais iônicos sensíveis a ácido* (*CISA*). Esses canais pertencem a uma única superfamília, a *degenerina/ENac*. Em segundo lugar, as concentrações extracelulares elevadas de ATP também sinalizam lesão celular, uma vez que a ruptura da célula libera concentrações milimolares de ATP no espaço extracelular (região em que a concentração de ATP é normalmente muito baixa). Há duas classes principais de receptor de ATP: os canais regulados pelo ligante *P2X* e os receptores de ATP acoplados à proteína G *P2Y*.

As *cininas* representam um terceiro grupo de estímulos químicos que excitam as terminações nervosas periféricas dos neurônios sensoriais. Os peptídios de cininas são produzidos de cininogênios por serina proteases, as calicreínas; em geral, esse processo ocorre no contexto da inflamação e da lesão tecidual. As cininas atuam ao estimular os receptores de *bradicinina B1* e *B2*. O receptor B2 é expresso de modo constitutivo em todo o sistema nervoso, enquanto a expressão do receptor B1 é induzida em resposta ao lipopolissacarídio bacteriano e às citocinas inflamatórias, IL-1β, TNF-α, IL-2 e IL-9. Ambos os receptores

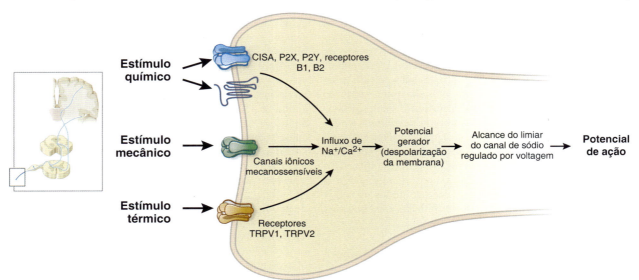

FIGURA 17.2 Transdução periférica. Um evento sensorial térmico, químico ou mecânico ativa um receptor periférico específico, resultando em influxo de íons e despolarização da terminação nervosa periférica. Os estímulos térmicos ativam o receptor vaniloide 1 (TRPV1) de potencial receptor transitório (TRP) ou a proteína semelhante ao receptor TRP vaniloide 1 (TRPV2); ambos são canais catiônicos sensíveis ao calor. Os estímulos químicos podem ativar canais iônicos sensíveis a ácido (CISA), canais P2X ou P2Y sensíveis a ATP, ou receptores B1 ou B2 sensíveis a cininas. Os estímulos mecânicos também podem levar a influxo de íons e despolarização, porém a identidade molecular dos canais relevantes ainda não está bem definida. Em cada caso, o potencial gerador induzido pelo sinal nociceptivo leva à produção do potencial de ação se for alcançado o limiar para a ativação do canal de sódio sensível à voltagem.

TABELA 17.1 Receptores de transdução quimiossensíveis expressos por neurônios nociceptores.		
TIPO DE LIGAÇÃO	**MECANISMO**	**FORÇA DA LIGAÇÃO**
pH baixo (H⁺)	CISA	Canal iônico regulado pelo pH
ATP	P2X	Canal iônico regulado por ligante
	P2Y	Receptor acoplado à proteína G
Peptídios de cininas	B1	Receptor acoplado à proteína G_q
	B2	Receptor acoplado à proteína G_q

de cinina estão acoplados à proteína G e aumentam o cálcio intracelular por meio da produção de inositol 1,4,5-trifosfato. A ativação do receptor B2 também leva à formação das prostaglandinas E_2 e I_2. No caso descrito na introdução, como a sensação de calor foi seguida de lesão por queimadura, esses mediadores químicos contribuíram ainda mais para a dor de JD.

Cada um desses receptores quimiossensíveis representa um alvo potencial para o futuro desenvolvimento de fármacos. Os antagonistas de CISA ou dos canais P2X/P2Y e os antagonistas dos receptores B1 ou B2 poderiam ser úteis para reduzir a dose aguda causada por lesão tecidual e inflamação. Além disso, esses antagonistas poderiam desempenhar um papel na prevenção da sensibilização periférica durante a dor inflamatória (ver adiante).

Condução da periferia para a medula espinal

Os axônios dos neurônios aferentes primários conduzem a informação das terminações periféricas para o SNC. Esses neurônios podem ser classificados em três grupos principais de acordo com a sua velocidade de condução e calibre. Esses grupos também apresentam diferentes sensibilidades a estímulos e padrões distintos de terminações centrais. O primeiro grupo ($A\beta$) consiste em fibras de condução rápida, que respondem com baixo limiar de estímulo a estímulos mecânicos e são ativadas por toque leve, vibração ou movimento de pelos. As fibras $A\beta$ fazem sinapse com neurônios do SNC localizados no corno dorsal da medula espinal e nos núcleos da coluna dorsal do tronco encefálico. A segunda população ($A\delta$) inclui fibras que conduzem com velocidade intermediária e respondem a estímulos de frio, calor e mecânicos de alta intensidade. As fibras do terceiro grupo (*fibras C*) conduzem lentamente, fazem sinapse na medula espinal e, em geral, respondem de modo multimodal; são capazes de produzir potenciais de ação em resposta a calor, temperatura morna, estímulos mecânicos intensos ou irritantes químicos (nociceptores polimodais). Algumas fibras C aferentes (denominadas fibras *silenciosas* ou *dormentes*) não podem ser ativadas normalmente, porém se tornam responsivas durante a inflamação. As fibras $A\delta$ e C terminam nas lâminas mais superficiais do corno dorsal (lâminas I e II).

Para que ocorra condução, os canais iônicos de sódio regulados por voltagem devem converter a despolarização da terminação periférica em potencial de ação. Seis tipos de canais de sódio regulados por voltagem são expressos nos neurônios aferentes primários, dos quais quatro, $Na_v 1.7$, $Na_v 1.8$, $Na_v 1.9$ e Na_x, são expressos exclusivamente em aferentes primários. A ocorrência de uma mutação de ganho de função em $Na_v 1.7$ contribui para a eritromelalgia, um distúrbio hereditário

associado à dor em queimação intensa, que ocorre em resposta a estímulos térmicos leves, produzindo hiperexcitabilidade dos nociceptores. As mutações de perda de função no $Na_v 1.7$ resultam em insensibilidade congênita à dor, ressaltando o papel crítico desse canal na nocicepção e seu interesse como alvo de analgésicos. $Na_v 1.8$ e $Na_v 1.9$ são seletivamente expressos em neurônios de pequeno calibre, cuja maior parte só responde a estímulos periféricos de alto limiar (nociceptores). Esses dois tipos de canais também apresentam limiares de ativação mais altos e inativam mais lentamente que outros canais de sódio neuronais regulados por voltagem. Dado seu padrão de expressão específico nas fibras de dor, $Na_v 1.8$ e $Na_v 1.9$ representam alvos farmacológicos de interesse particular.

O bloqueio seletivo desses canais de sódio específicos de neurônios sensoriais pode inibir a dor induzida na periferia, sem bloquear a sensibilidade tátil ou a função motora somática ou autônoma, nem atuar sobre os canais de sódio do SNC ou cardiovasculares. Na atualidade, o uso de agentes bloqueadores de canais de sódio não seletivos, como os anestésicos locais (ver Capítulo 11) e fármacos antiepilépticos (ver Capítulo 15), é limitado pelos efeitos adversos associados ao bloqueio dos canais de sódio regulados por voltagem no coração e no SNC.

Transmissão no corno dorsal da medula espinal

Os potenciais de ação gerados nos aferentes primários induzem a liberação de neurotransmissores ao alcançar suas terminações axônicas centrais no corno dorsal da medula espinal. Os *canais de cálcio regulados por voltagem do tipo N* desempenham um papel significativo no controle dessa liberação de neurotransmissores a partir das vesículas sinápticas. A ômega-conotoxina, um veneno de molusco de ocorrência natural, atua como um bloqueador seletivo dos canais de cálcio do tipo N; a *ziconitida*, um composto sintético que mimetiza esse peptídio, é comumente usada no tratamento de condições de dor intensa. Entretanto, esses bloqueadores dos canais de cálcio também alteram a função dos neurônios simpáticos (produzindo hipotensão) e de muitos neurônios centrais (afetando a função cognitiva). Por conseguinte, o uso desses agentes limita-se a sua administração intratecal, no esforço de localizar seus efeitos na medula espinal. Os bloqueadores dos canais de cálcio do tipo N dependentes do uso podem apresentar maior índice terapêutico, com efeitos adversos menos graves. Os fármacos que se ligam à subunidade $\alpha_2\delta$ dos canais de cálcio, como a gabapentina e a pregabalina, também podem produzir sua ação analgésica ao reduzir a liberação de transmissores.

A transmissão sináptica no corno dorsal, entre os aferentes primários das fibras C e os neurônios de projeção secundários, apresenta componentes rápidos e lentos (Figura 17.3). O glutamato, atuando nos receptores ionotrópicos AMPA e NMDA, medeia a transmissão excitatória rápida entre os neurônios sensoriais primários e secundários. Por meio de sua ação sobre os receptores mGluR metabotrópicos, o glutamato também medeia uma resposta moduladora sináptica lenta. Os *neuropeptídios*, como as taquicininas *substância P* e *peptídio relacionado com o gene da calcitonina (PRGC)*, bem como outros *neuromoduladores sinápticos*, incluindo a neurotrofina *fator neurotrófico derivado do cérebro* (*FNDC*), são coliberados com o glutamato e também produzem efeitos sinápticos mais lentos por meio de sua ação sobre os receptores metabotrópicos acoplados à proteína G e sobre os receptores de tirosina quinases. A presença desses peptídios coliberados proporciona

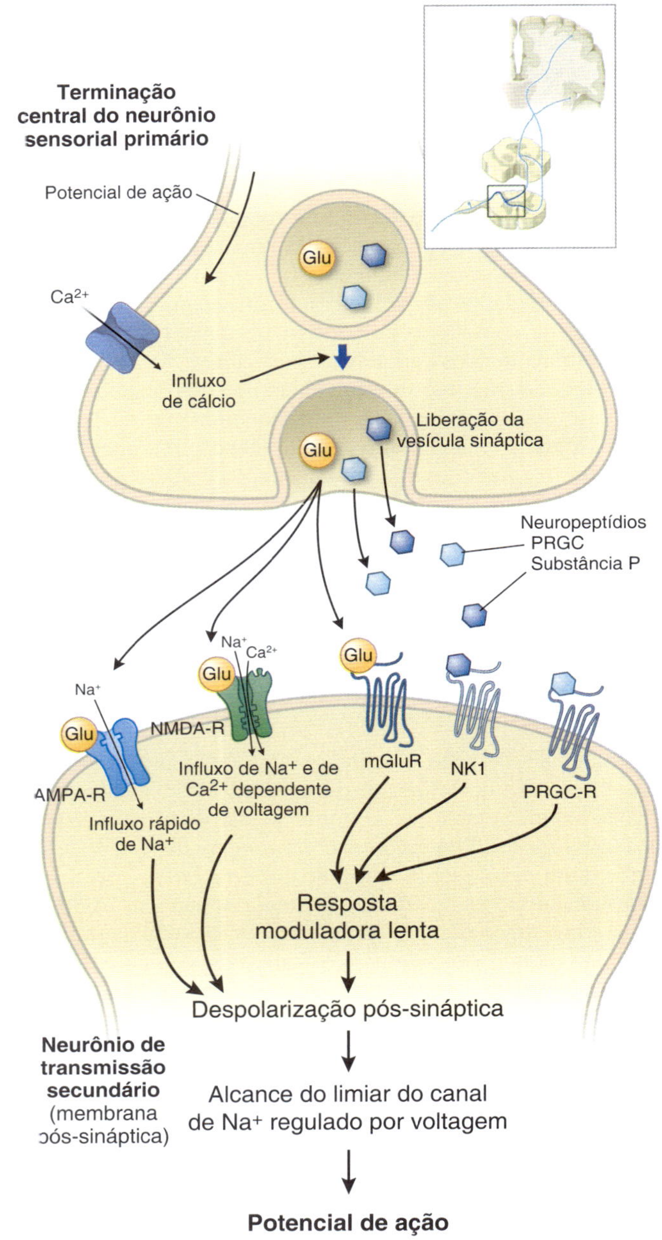

Terminação central do neurônio sensorial primário

Potencial de ação

Glu

Ca^{2+}

Influxo de cálcio

Liberação da vesícula sináptica

Glu

Neuropeptídios PRGC Substância P

Na^+ Ca^{2+}

Glu

Glu

Na^+

Glu

NMDA-R

AMPA-R

Influxo rápido de Na^+

Influxo de Na^+ e de Ca^{2+} dependente de voltagem

mGluR

NK1

PRGC-R

Resposta moduladora lenta

Neurônio de transmissão secundário (membrana pós-sináptica)

Despolarização pós-sináptica

Alcance do limiar do canal de Na^+ regulado por voltagem

Potencial de ação

FIGURA 17.3 Neurotransmissão no corno dorsal da medula espinal. Um potencial de ação que se inicia da periferia ativa os canais de cálcio pré-sinápticos sensíveis à voltagem, resultando em influxo de cálcio e liberação subsequente das vesículas sinápticas. A seguir, os neurotransmissores liberados (*i. e.*, glutamato e neuropeptídios, como o peptídio relacionado com o gene da calcitonina [PRGC] e a substância P) atuam sobre receptores pós-sinápticos. A estimulação dos receptores de glutamato ionotrópicos leva a uma despolarização pós-sináptica rápida, enquanto a ativação de outros receptores moduladores medeia uma despolarização mais lenta. A despolarização pós-sináptica, quando suficiente, leva à produção de potencial de ação (geração de sinal) no neurônio transmissor secundário.

considerável plasticidade funcional da transmissão da dor dependente do uso. A função fisiológica dos neuropeptídios na transmissão sináptica envolve respostas de sinalização a estímulos de intensidade particularmente alta, uma vez que a liberação das vesículas sinápticas contendo neuropeptídios requer uma frequência mais alta e sequências de potenciais de ação de duração mais longa que a liberação das vesículas contendo glutamato.

Regulação inibitória local e descendente na medula espinal

A transmissão sináptica na medula espinal é regulada pelas ações de interneurônios inibitórios locais e projeções que descem do tronco encefálico para o corno dorsal. Como esses sistemas podem limitar a transferência da informação sensorial para o cérebro, eles representam um importante local de intervenção farmacológica. Os principais neurotransmissores inibitórios no corno dorsal da medula espinal são os peptídios *opioides*, a *norepinefrina*, a *serotonina* (5-HT), a *glicina* e o GABA (Figura 17.4). A fisiologia dos receptores GABA é discutida no Capítulo 12.

Os peptídios opioides inibem a transmissão sináptica e são liberados em vários locais do SNC em resposta a estímulos nocivos. Todos os peptídios opioides endógenos, que incluem *β-endorfina*, *encefalinas* e *dinorfinas*, compartilham a sequência N-terminal Tir-Gli-Gli-Fen-Met/Leu. Os opioides são liberados proteoliticamente das proteínas precursoras maiores, a propiomelanocortina, a proencefalina e a prodinorfina. Tradicionalmente, os receptores opioides são divididos em três classes, designadas como μ, δ e κ, que apresentam receptores acoplados à proteína G que atravessa sete vezes a membrana. Os receptores opioides μ medeiam a analgesia induzida pela morfina. Essa conclusão baseia-se na observação de que o camundongo com *knockout* do receptor de opioides μ não apresenta analgesia nem efeitos adversos em resposta à administração de *morfina*. Os peptídios opioides endógenos são seletivos para seus receptores: as dinorfinas atuam principalmente sobre os receptores κ, enquanto tanto as encefalinas quanto a β-endorfina atuam sobre os receptores μ e δ. Recentemente, foi identificado o receptor ORL relacionado com o peptídio *nociceptina*. O papel fisiológico desses peptídios opioides endógenos ainda não está bem elucidado. Os efeitos da sinalização dos receptores opioides consistem em redução da condutância do cálcio pré-sináptica, aumento da condutância pós-sináptica de potássio e redução da atividade da adenilil ciclase. A primeira função impede a liberação pré-sináptica de neurotransmissores; a segunda reduz as respostas neuronais pós-sinápticas a neurotransmissores excitatórios; e o papel fisiológico da última permanece desconhecido.

Os opioides produzem analgesia em decorrência de sua ação em cérebro, tronco encefálico, medula espinal e terminações periféricas dos neurônios aferentes primários. No cérebro, os opioides alteram o humor, produzem sedação e diminuem a reação emocional à dor. No tronco encefálico, os opioides aumentam a atividade das células que fornecem inervação inibitória descendente à medula espinal; neste local, os opioides também provocam náuseas e depressão respiratória. Os opioides espinais inibem a liberação das vesículas sinápticas dos aferentes primários e hiperpolarizam os neurônios pós-sinápticos (ver anteriormente). Há também evidências de que a estimulação dos receptores opioides periféricos diminui a ativação dos aferentes primários e modula a atividade das células imunes. Acredita-se que a ação dos opioides nesses locais de distribuição seriada tenha um efeito sinérgico, inibindo o fluxo de informações da periferia para o cérebro.

A norepinefrina é liberada por projeções que descem do tronco encefálico para a medula espinal. O receptor $α_2$-adrenérgico, acoplado à proteína G que atravessa sete vezes a membrana (ver Capítulo 10), constitui o principal receptor de norepinefrina na medula espinal. À semelhança da ativação dos receptores opioides, a ativação dos receptores $α_2$-

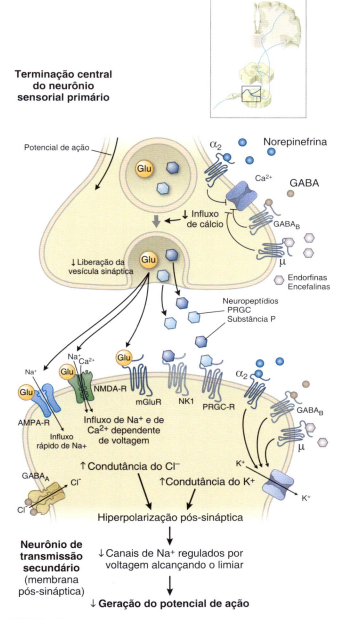

Terminação central do neurônio sensorial primário

Neurônio de transmissão secundário (membrana pós-sináptica)

FIGURA 17.4 Regulação inibitória da neurotransmissão. A norepinefrina, o GABA e os opioides, que são liberados por neurônios inibitórios descendentes e/ou de circuito local, atuam em nível tanto pré-sináptico quanto pós-sináptico, inibindo a neurotransmissão. A inibição pré-sináptica é mediada pela atividade reduzida dos canais de cálcio sensíveis à voltagem, enquanto a inibição pós-sináptica é mediada principalmente pelo aumento do influxo de cloreto e efluxo de potássio.

adrenérgicos inibe os canais de cálcio pré-sinápticos regulados por voltagem, abre os canais de potássio pós-sinápticos e coíbe a adenilil ciclase. Dada a expressão pré e pós-sináptica dos receptores α_2-adrenérgicos, a liberação de norepinefrina espinal pode reduzir a liberação das vesículas pré-sinápticas e também diminuir a excitação pós-sináptica. Algumas vezes, a *clonidina*, um agonista do receptor α_2-adrenérgico, é utilizada no tratamento da dor, embora essa aplicação seja limitada por seus efeitos adversos, que incluem sedação e hipotensão postural. A serotonina também é liberada na medula espinal por projeções que descem do tronco encefálico. Esse neurotransmissor

atua sobre vários subtipos de receptores, que medeiam efeitos excitatórios e inibitórios sobre a nocicepção. O canal regulado pelo ligante 5-HT$_3$ pode ser responsável pelas ações excitatórias da serotonina na medula espinal; vários dos receptores de 5-HT acoplados à proteína G podem mediar as ações inibitórias da 5-HT. Tendo em vista essa complexidade, o mecanismo do efeito analgésico da serotonina não está totalmente elucidado. Inibidores seletivos da recaptação de serotonina foram testados no tratamento da dor, porém eles geralmente tiveram pouco efeito benéfico. Os inibidores seletivos da recaptação de norepinefrina (NE) exercem efetivamente uma ação analgésica, bem como os inibidores duplos da recaptação de NE/5-HT, como a *duloxetina*. O *tramadol*, um opioide de ação central fraco, também apresenta ações monoaminérgicas e é amplamente utilizado no tratamento da dor leve. Sua eficácia relativamente fraca como agente isolado aumenta quando associado ao paracetamol, e, por causa de sua ausência de potencial de uso abusivo, esse fármaco é atraente para prescrição.

Outros compostos também desempenham papéis reguladores na medula espinal. Recentemente, os *receptores de canabinoides* e os canabinoides endógenos tornaram-se foco de pesquisa sobre a regulação da dor. Há dois receptores de canabinoides, ambos acoplados à proteína G: o CB1 expresso em cérebro, medula espinal e neurônios sensoriais; e o CB2, expresso, em grande parte, em tecidos não neurais, particularmente nas células imunes, incluindo a micróglia. Foram identificados vários canabinoides endógenos, incluindo membros das famílias da *anandamida* e do *2-araquidonilglicerol* (2-AG). A anandamida e o 2-AG são sintetizados por vias separadas para uso imediato, sem armazenamento. A anandamida apresenta eficácia relativamente baixa nos receptores CB1 e CB2, enquanto o 2-AG exibe alta eficácia em ambos os receptores. A depuração da anandamida é mediada pela ácido graxo amino hidrolase (AGAH); enquanto o 2-AG é depurado pela monacilglicerol lipase. Diversos relatos de casos e dados de ensaios clínicos sugerem que a maconha exerce um efeito analgésico em pacientes com neuropatia da AIDS ou com esclerose múltipla. Agonistas seletivos dos receptores de canabinoides e inibidores da AGAH em fase de desenvolvimento poderão ser úteis para o controle da dor. Os dados pré-clínicos implicaram especificamente o receptor CB1 como mediador da analgesia após um evento estressante, enquanto os receptores CB2 são suprarregulados na micróglia da medula espinal após lesão de nervos periféricos.

Os canabinoides endógenos poderiam modular a dor por meio de receptores de canabinoides localizados perifericamente ou na medula espinal, que afetam a transmissão nociceptiva, ou por receptores na substância cinzenta periaquedutal, que afetam as projeções inibitórias descendentes. Os agonistas CB1 de ação central poderiam exercer efeitos psicotrópicos e podem apresentar potencial de uso abusivo. O *rimonabanto*, um agonista do receptor CB1, foi aprovado em 2006 na Europa para uso no tratamento da obesidade, porém foi posteriormente retirado do mercado, em decorrência de preocupações acerca de seus efeitos adversos, incluindo depressão grave e tendência suicida. Esse fármaco nunca foi aprovado para uso nos EUA.

▶ Fisiopatologia

O circuito de processamento da dor descrito anteriormente é responsável pela produção de *dor nociceptiva* aguda, uma sensação fisiológica adaptativa, produzida apenas por estímulos nocivos que atuam como sinal de alerta ou protetor. Existem algumas situações clínicas, como traumatismo agudo, trabalho de parto ou cirurgia, em que é necessário controlar a dor nociceptiva. Nessas circunstâncias, a via da dor pode ser interrompida pelo bloqueio da transmissão com anestésicos locais (ver Capítulo 11) ou pela administração de opioides em altas doses. Os opioides podem ser de ação rápida, como a *remifentanila* para uso intraoperatório, ou de ação mais lenta, como a *morfina*; quando administrada no perioperatório, a morfina mantém a sua atividade para o controle da dor no pós-operatório.

A inflamação periférica e a lesão do sistema nervoso produzem dor, que se caracteriza por *hipersensibilidade* a estímulos nocivos e inócuos e por *dor espontânea*, que surge na ausência de qualquer estímulo óbvio. A compreensão dos mecanismos responsáveis por esses tipos de dor clínica facilitará tanto o uso apropriado dos fármacos atualmente disponíveis quanto o desenvolvimento de novos agentes terapêuticos.

Dor clínica

O tratamento ideal da dor deve basear-se na identificação e atuação específica sobre os mecanismos precisos da dor que operam em determinado paciente, bem como na normalização da sensibilidade anormal à dor. Entretanto, as síndromes de dor clínica podem envolver uma combinação de mecanismos, e são poucas as ferramentas diagnósticas disponíveis para identificar os mecanismos particulares responsáveis. Pode ser complicado lidar com condições de dor crônica, e o tratamento efetivo exige habitualmente o uso de múltiplos fármacos (polifarmácia) para obter o efeito terapêutico ideal e reduzir os efeitos adversos. As condições de dor crônica inflamatória exigem o emprego de fármacos que reduzem a resposta inflamatória; esses agentes podem corrigir o distúrbio inflamatório subjacente

(tratamento modificador da doença) e também reduzir a dor. Os *agentes anti-inflamatórios não esteroides* (AINE) (ver Capítulo 42), por exemplo, constituem o tratamento de primeira linha para a artrite reumatoide. Essa intervenção, ao reduzir a inflamação, pode diminuir a liberação de ligantes químicos que sensibilizam as terminações nervosas periféricas e impedir, portanto, a sensibilização periférica (ver adiante). Outros tratamentos anti-inflamatórios modificadores da doença, que também podem reduzir a dor, incluem inibidores das citocinas ou agentes sequestradores, como inibidores do TNF-α e agentes imunossupressores.

Os principais agentes usados no tratamento da maioria das condições de dor neuropática ou disfuncional não são, em geral, modificadores da doença, visto que os processos mórbidos subjacentes não são conhecidos (p. ex., fibromialgia) ou são refratários aos tratamentos atualmente disponíveis (p. ex., dor neuropática). A dor neuropática associada a lesão do tecido nervoso periférico, lesão da medula espinal ou acidente vascular encefálico exige comumente o uso de diversos agentes para aliviar os sintomas da dor. Em geral, na dor não maligna, os opioides têm sido utilizados como último recurso, em decorrência de seus efeitos adversos e do potencial de desenvolvimento de tolerância e dependência física (ver Capítulo 18). Todavia, nesses últimos anos, os opioides têm sido cada vez mais utilizados no controle da dor crônica não associada ao câncer, apesar dos riscos de produzir comportamento de dependência em uma proporção substancial de pacientes, propiciando a oportunidade de desvio dos fármacos para uso ilícito.

A dor aguda intensa causada por lesão ou por inflamação é habitualmente tratada com opioides e AINE de ação rápida. Por exemplo, a dor que ocorre em caso de fratura pode ser aliviada efetivamente pelo opioide remifentanila, cuja ação e depuração são rápidas. Os procedimentos cirúrgicos envolvendo

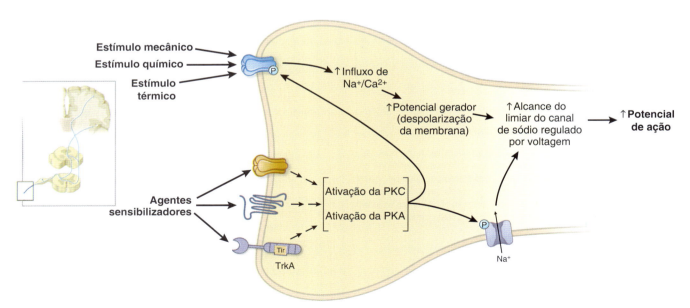

FIGURA 17.5 Sensibilização periférica. Os agentes sensibilizadores liberados na periferia ativam a transdução de sinais capazes de aumentar a sensibilidade da terminação nervosa periférica. Os mecanismos que medeiam o aumento da sensibilidade incluem: (1) aumento do influxo de íons em resposta a um estímulo nocivo; e (2) redução do limiar de ativação dos canais de sódio sensíveis à voltagem, que são responsáveis pelo início e pela propagação dos potenciais de ação. No exemplo ilustrado, um agente sensibilizador ativa um dos três tipos de receptores de superfície da célula, por exemplo, um receptor acoplado à proteína G. Esse receptor desencadeia duas cascatas de sinalização paralelas. Um ramo ativa a via da fosfolipase C (FLC), resultando em liberação aumentada de cálcio a partir das reservas intracelulares e em ativação da proteinoquinase C (PKC). Ambos os efeitos aumentam o influxo de íons – por exemplo, por meio de um receptor TRPV1 (*em azul*) – em resposta a um estímulo nocivo. O segundo ramo da cascata de sinalização ativa a adenilil ciclase (AC), levando à formação aumentada de AMPc, à ativação da proteinoquinase A (PKA) e à fosforilação dos canais de sódio. Ambas as cascatas de sinalização servem para aumentar a probabilidade de iniciação e propagação de potenciais de ação. O fator de crescimento neural (FCN) é o ligante para TrkA. Consulte o texto para obter maiores detalhes.

lesão tecidual que leva tempo para cicatrizar exigem o uso de agentes de ação mais longa para controlar a dor no pós-operatório. Podem ser utilizados agentes de ação mais longa isoladamente (hidromorfona, meperidina ou morfina) ou associações de agentes de início rápido e ação curta (fentanila, remifentanila) com os agentes de ação mais longa. A remifentanila foi administrada durante o desbridamento cirúrgico de JD para controle ideal da dor perioperatória, seguida de injeção intravenosa direta de morfina e infusão para o controle pós-operatório da dor. A náusea e a sedação provocadas em muitos pacientes pelos opioides representam problemas potenciais quando esses agentes são utilizados para cirurgia ambulatorial. As condições de dor inflamatória aguda, como a pancreatite, são frequentemente tratadas com morfina. A gota, que fornece um segundo exemplo de distúrbio inflamatório agudo que provoca dor intensa, é habitualmente tratada com indometacina (um AINE), para reduzir rapidamente a dor, enquanto são utilizados agentes mais específicos modificadores da doença para corrigir o distúrbio subjacente a longo prazo (ver Capítulo 48).

Sensibilização periférica

Diversos estímulos periféricos podem induzir os neurônios aferentes primários a baixar seus limiares de ativação e aumentar sua capacidade de resposta (Figura 17.5). Essas alterações, que constituem a *sensibilização periférica*, podem resultar em *alodinia*, em que estímulos normalmente inócuos são percebidos como dolorosos, e em *hiperalgesia*, em que estímulos de alta intensidade são percebidos como mais dolorosos e de maior duração que o habitual no local de lesão (zona de hiperalgesia primária). Alguns mediadores inflamatórios liberados pelas células lesionadas (ATP) ou imunes (IL-1β) podem ativar diretamente os nociceptores, que sinalizam o SNC sobre a presença de lesão tecidual, produzindo dor. Os mecanismos responsáveis pela hiperalgesia primária envolvem alterações diretas na transdução, bem como alterações indiretas induzidas pela liberação de moléculas efetoras. Um exemplo de transdução alterada é a ativação repetida do receptor TRPV1 resultante do calor, o qual diminui seu limiar de ativação, de modo que possa ser ativado por estímulos mornos (38 a 40°C) que normalmente não são dolorosos. Os principais efetores conhecidos que produzem sensibilização periférica são os mediadores inflamatórios bradicinina, prótons, histamina, prostaglandina E$_2$ e fator de crescimento do nervo (FCN). A prostaglandina E$_2$ atua sobre os receptores EP, dos quais existem quatro tipos, enquanto o FCN atua sobre os receptores TrkA. As ações da histamina são mais proeminentes no subgrupo de neurônios sensoriais que contribuem para o prurido.

Os mediadores químicos sensibilizadores atuam sobre receptores acoplados à proteína G ou sobre receptores de tirosina quinases expressos nas terminações nervosas periféricas de neurônios nociceptores. Ocorre ativação da fosfolipase C, fosfolipase A$_2$ e adenilil ciclase em resposta à ativação dos receptores acoplados à proteína G, como os para bradicinina, prostaglandina E$_2$ e adenosina. Por sua vez, essas enzimas de sinalização produzem mediadores que ativam a proteinoquinase A (PKA) ou a proteinoquinase C (PKC). A proteinoquinase A fosforila o canal de sódio regulado por voltagem Na$_v$1.8, resultando em diminuição de seu limiar de ativação e aumento da corrente que passa quando o canal se abre. A proteinoquinase C fosforila o TRPV1, reduzindo, assim, seu limiar de ativação e aumentando consequentemente a resposta das terminações periféricas a estímulos de calor.

Além do aumento da resposta periférica causado por um evento externo que produz inflamação, as próprias terminações nervosas periféricas podem contribuir para a inflamação (o componente neurogênico da inflamação). A despolarização e os estímulos químicos induzem a liberação de neuropeptídios, como a substância P e o PRGC, a partir das terminações nervosas periféricas de aferentes primários. Essa liberação periférica de neuropeptídios provoca vasodilatação e aumenta a permeabilidade capilar, contribuindo para a resposta de pápula e eritema à lesão tecidual. Além disso, os neuropeptídios induzem a liberação de histamina e de TNF-α das células inflamatórias. O recrutamento e a ativação dos granulócitos, bem como o aumento no diâmetro dos capilares locais e da permeabilidade ao plasma resultam em uma resposta inflamatória local na terminação nervosa periférica excitada.

A sensibilização periférica constitui um importante alvo para a farmacologia clínica da dor. Os AINE são os fármacos mais amplamente empregados no tratamento da dor. Ao inibir a atividade das enzimas ciclo-oxigenases, os AINE diminuem a produção de prostaglandinas e, por conseguinte, a resposta inflamatória local e a sensibilização periférica. São duas as isoformas da ciclo-oxigenase, a COX-1 e a COX-2 (ver Capítulo 42). A primeira é constitutivamente ativa e é importante em uma variedade de funções fisiológicas, como manutenção da integridade da mucosa gástrica e função normal das plaquetas. A COX-2 exibe a suprarregulação seletiva no local de inflamação, em resposta à secreção local de citocinas, particularmente a IL-1β e o TNF-α, que atuam por meio do fator de transcrição NF-κB.

Foram desenvolvidos inibidores seletivos da COX-2, como *celecoxibe*, *rofecoxibe* e *valdecoxibe*, em uma tentativa de controlar a dor inflamatória e, ao mesmo tempo, diminuir alguns dos efeitos adversos dos AINE não seletivos, como sangramento gastrintestinal. Todavia, ensaios clínicos de grande porte conduzidos após a comercialização desses fármacos revelaram uma incidência aumentada de efeitos cardiovasculares graves associados à terapia com inibidores da COX-2, incluindo risco aumentado de infarto do miocárdio. Isso levou à retirada da maioria dos inibidores seletivos da COX-2 do mercado. Além das ciclo-oxigenases, as moléculas de transdução, os intermediários de sinalização e os canais de sódio expressos nas terminações nervosas periféricas podem constituir alvos para o desenvolvimento de novos agentes analgésicos capazes de reduzir a hipersensibilidade à dor periférica.

No caso de JD, a sensibilização periférica foi induzida no local da queimadura. O estímulo de alta intensidade resultou em inflamação neurogênica. A lesão tecidual associada potencializou ainda mais a liberação de mediadores inflamatórios, levando à ativação de cascatas de segundos mensageiros que intensificaram a excitabilidade das terminações nervosas periféricas com o passar do tempo.

Sensibilização central

Com frequência, a hiperalgesia e a alodinia estendem-se além da área primária de inflamação e lesão tecidual. A hipersensibilidade à dor nessa região, descrita como área de hiperalgesia secundária e/ou alodinia, depende de alterações no processamento sensorial no corno dorsal da medula espinal. Essas alterações, que constituem uma forma de plasticidade neuronal denominada *sensibilização central*, ocorrem quando a transmissão sináptica repetitiva e habitualmente de alta intensidade ativa cascatas de transdução de sinais intracelulares nos neurônios do corno dorsal, que intensificam a resposta a estímulos subsequentes.

Vários dos receptores pós-sinápticos expressos pelos neurônios do corno dorsal estão envolvidos na indução da sensibilização central (Figura 17.6). Eles incluem os receptores AMPA, NMDA e metabotrópicos de glutamato, bem como o receptor NK1 da substância P (neurocinina) e o receptor TrkB do FNDC (neurotrofina). Com a ativação dos receptores metabotrópicos ou o influxo de cálcio pelos canais NMDA, as proteinoquinases intracelulares, como a PKC, a cálcio/calmodulina quinase e a proteinoquinase relacionada com sinais extracelulares (ERK), são ativadas. Por sua vez, esses efetores podem alterar a função das proteínas de membrana existentes por processamento pós-translacional, habitualmente por fosforilação. Por exemplo, os receptores NMDA fosforilados abrem-se mais rapidamente e por mais tempo em resposta ao glutamato. A fosforilação dos receptores AMPA resulta em sua translocação das reservas citosólicas para a membrana, aumentando, assim, a eficácia sináptica. A ativação das ERK leva a uma redução na atividade dos canais de potássio nos neurônios do corno dorsal; a corrente diminuída de potássio aumenta a excitabilidade neuronal. Com mais frequência, a sensibilização central desaparece lentamente após cessar o estímulo indutor. Entretanto, a lesão ou a inflamação crônicas podem produzir um estado de sensibilização central que persiste com o passar do tempo.

O bloqueio dos receptores NMDA pode impedir tanto a indução quanto a manutenção da sensibilização central. Por exemplo, foi constatado que o bloqueio dos receptores NMDA, quando instituído no pré-operatório, reduz a dor apresentada no pós-operatório. Um componente da dor pós-operatório é provavelmente atribuível à sensibilização central dependente dos receptores NMDA, associada à intensa estimulação periférica que ocorre durante a cirurgia. A *cetamina*, um bloqueador dos receptores NMDA, pode ser empregada para neutralizar a ativação dos receptores NMDA sensibilizados. Entretanto, os receptores NMDA são amplamente expressos, e os bloqueadores de NMDA, como a cetamina e o *dextrometorfano*, produzem efeitos psicotrópicos significativos, incluindo amnésia e alucinações. A proteinoquinase C ou a ERK constitui um alvo alternativo. Embora muitas das proteínas de sinalização envolvidas na sensibilização do corno dorsal sejam expressas em todas as células, pode haver a possibilidade de direcionar o tratamento para a medula espinal mediante injeção intratecal ou epidural.

A intensa ativação periférica produzida pela queimadura de JD também levou ao desenvolvimento de sensibilização central. Esse efeito intensificou ainda mais a dor remanescente que sentia no local da queimadura e também produziu dor ao redor do local queimado, fora da área primária de lesão tecidual e inflamação.

Dor neuropática

Os mecanismos responsáveis pela dor persistente que pode ocorrer após lesão nervosa envolvem alterações tanto funcionais quanto estruturais do sistema nervoso e ocorrem tanto em neurônios aferentes primários quanto no SNC (Figura 17.7). Na periferia, ocorrem alterações na fisiologia e no perfil transcricional dos neurônios sensoriais aferentes primários após lesão nervosa, contribuindo para a dor neuropática. Essas alterações são induzidas por combinações de sinais positivos, como a liberação de citocinas inflamatórias por macrófagos e células de Schwann, e sinais negativos, como a perda de suporte periférico de fatores neurotróficos. Além disso, o padrão de expressão dos canais de sódio modifica-se nos neurônios sensoriais primários lesionados: ocorre infrarregulação de $Na_v1.8$ e $Na_v1.9$, enquanto o $Na_v1.3$, normalmente não detectável nos neurônios sensoriais primários, é suprarregulado. Os canais de $Na_v1.3$ exibem recuperação acelerada da inativação, e acredita-se que contribuam para a dor neuropática, intensificando a excitabilidade celular o suficiente para produzir uma atividade de potencial de ação ectópica. A colaboração dos canais de sódio para a dor neuropática é corroborada pela eficiência dos bloqueadores dos canais de sódio, como a *carbamazepina* e a *oxcarbazepina*, no tratamento da neuralgia do trigêmeo.

A lesão nervosa também promove a reorganização dos padrões de conexão sináptica no corno dorsal da medula espinal. A lesão de nervos periféricos leva a uma resposta regenerativa. Como ocorre perda principalmente das fibras C com a re-

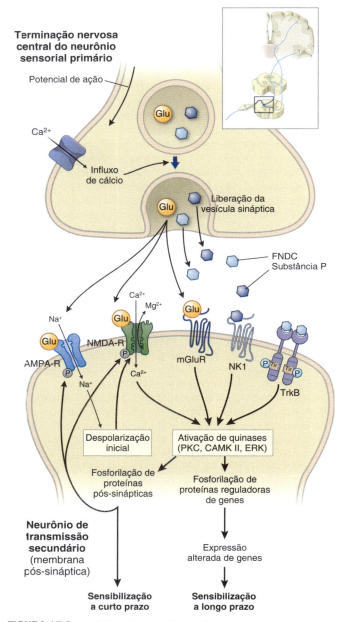

FIGURA 17.6 **Sensibilização central.** A ativação sustentada ou intensa da transmissão central pode levar a influxo de cálcio pós-sináptico, principalmente por meio dos receptores NMDA. Juntamente com uma variedade de sinais neuromoduladores, o influxo de cálcio ativa as cascatas de transdução de sinais, que podem intensificar a excitabilidade da sinapse tanto a curto prazo quanto a longo prazo.

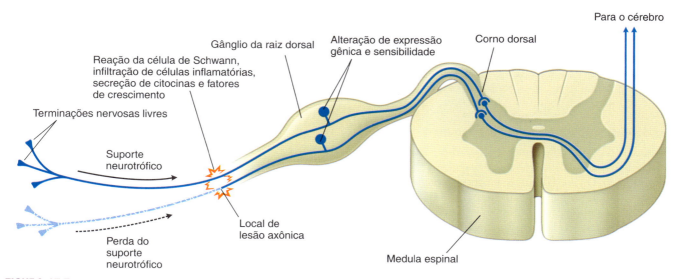

FIGURA 17.7 Esquematização da dor neuropática. A lesão nervosa resulta em uma combinação de sinais negativos e positivos, que alteram a fisiologia do sistema nociceptivo. A perda do suporte neurotrófico altera a expressão gênica na fibra nervosa lesionada, enquanto a liberação de citocinas inflamatórias altera a expressão gênica nas fibras nervosas tanto lesionadas quanto adjacentes não lesionadas. Essas alterações na expressão dos genes podem levar a uma alteração na sensibilidade e atividade das fibras nociceptivas e, por conseguinte, na percepção continuada da lesão, que é característica da dor neuropática.

moção do suporte trófico periférico, as terminações nervosas centrais das fibras Aβ em regeneração ficam livres para invadir a área normalmente ocupada pelas terminações centrais das fibras C. Outra alteração estrutural consiste na perda excitotóxica de neurônios inibitórios no corno dorsal após lesão de nervos periféricos. A perda da inibição (desinibição) contribui para a sensibilidade aumentada à dor. Uma combinação desses mecanismos pode ter ocorrido na manutenção da dor de JD; no decorrer dos vários anos após a sua cirurgia. O tratamento neuroprotetor destinado a evitar a neurodegeneração transináptica pode representar uma oportunidade para uma abordagem modificadora da doença na dor neuropática, particularmente quando é possível identificar o momento da lesão nervosa (p. ex., após uma cirurgia). Existe a possibilidade de tratar tanto as alterações transcricionais quanto algumas das alterações estruturais com fatores neurotróficos.

Enxaqueca

A enxaqueca é um distúrbio que consiste em crises de cefaleia de até 3 dias de duração, em geral associadas a sensibilidade aumentada a luz e sons e ocorrência de náuseas. Alguns casos de enxaqueca são acompanhados de aura, em que a enxaqueca está vinculada a sintomas neurológicos transitórios. Acredita-se que a fisiopatologia da enxaqueca compreenda vários eventos. Em primeiro lugar, antes do aparecimento da cefaleia, uma região de ativação neural, seguida de inativação, atravessa o córtex. Esse fenômeno, denominado *depressão alastrante cortical*, correlaciona-se aos distúrbios sensoriais da aura da enxaqueca, como escotomas (distúrbios do campo visual). Em segundo lugar, a liberação de múltiplos neuropeptídios, possivelmente induzida pela excitação cortical, ocorre na vasculatura da dura-máter. Em terceiro lugar, os aferentes do trigêmeo da vasculatura da dura-máter são ativados e sensibilizados pela liberação local de neuropeptídios e mediadores inflamatórios. Em quarto lugar, o alto grau de atividade nas fibras aferentes de alto limiar do trigêmeo provoca sensibilização central, resultando em hiperalgesia secundária e alodinia tátil. Por conseguinte, a crise de enxaqueca pode ser considerada como a manifestação aguda, intermitente e anormal de excitabilidade central e periférica.

As evidências de um raro distúrbio autossômico dominante, a enxaqueca hemiplégica familiar (EHF), podem esclarecer os mecanismos da enxaqueca em geral. Esse distúrbio consiste em crises de enxaqueca com aura particular, caracterizada por paralisia motora unilateral. Três genes foram associados à EHF: *CACNA1A, ATP1A2* e *SCNA1*. O *CACNA1A* codifica uma subunidade do canal de cálcio sensível à voltagem, $Ca_v2.1$. Em modelos animais, a ocorrência de mutações de ganho de função de $Ca_v2.1$ provoca liberação aumentada de cálcio pré-sináptico e de glutamato, o que pode ajudar a explicar a deflagração da depressão alastrante cortical. O *ATP1A2* codifica uma subunidade da Na^+/K^+ ATPase, que é crucial para a manutenção do potencial de membrana neuronal e que produz o gradiente de Na^+ necessário para o transporte de glutamato. O *SCNA1* codifica uma subunidade do canal de sódio sensível à voltagem, que está envolvida na condução do potencial de ação. Não se sabe se as formas mais comuns de enxaqueca estão associadas a alterações semelhantes desses genes.

▶ Classes e agentes farmacológicos

Diversas classes de fármacos são amplamente utilizadas para o alívio da dor. Esses fármacos incluem *agonistas dos receptores opioides*, *AINE* (ver Capítulo 42), *antidepressivos tricíclicos* (ver Capítulo 14), *fármacos antiepilépticos* (bloqueadores dos canais de sódio) (ver Capítulo 15), *antagonistas do receptor NMDA* (ver Capítulo 12) e *agonistas adrenérgicos*. Além disso, os *agonistas dos receptores 5-HT₁* apresentam aplicações específicas no tratamento agudo da enxaqueca.

Agonistas dos receptores opioides

Os agonistas dos receptores opioides constituem a principal classe de fármacos empregada no controle agudo da dor moderada a intensa. A *morfina*, o agonista dos receptores opioides de ocorrência natural de maior importância histórica, continua sendo amplamente usada; todavia, os opioides sintéticos e semissintéticos contribuem para a versatilidade farmacocinética. Historicamente, os opioides têm sido mais amplamente utilizados no tratamento da dor aguda e relacionada com o câncer; entretanto, nesses últimos anos, tornaram-se também um componente no manejo da dor crônica não cancerosa.

Mecanismo de ação e principais efeitos adversos

Os agonistas dos receptores opioides produzem analgesia e outros efeitos por meio de sua ação sobre os receptores de opioides μ (Figura 17.8). Os locais de ação analgésica incluem cérebro, tronco encefálico, medula espinal e terminações nervosas periféricas aferentes primárias, conforme descrito anteriormente.

Os opioides produzem uma ampla variedade de efeitos adversos. Esses efeitos são qualitativamente semelhantes entre os opioides, porém podem variar em intensidade. No sistema cardiovascular, os opioides podem reduzir o tônus simpático e resultar em hipotensão ortostática; um subgrupo de opioides, mais notavelmente a morfina, provoca liberação de histamina, que também pode contribuir para a hipotensão ortostática por meio de vasodilatação. Os opioides também causam bradicardia. Os efeitos respiratórios dos opioides constituem, com frequência, seus principais efeitos adversos e limitantes de dose. Por agirem sobre o centro de controle respiratório bulbar, os opioides diminuem a resposta respiratória ao dióxido de carbono e podem causar períodos de apneia. É importante assinalar que os efeitos respiratórios dos opioides interagem com outros estímulos; os estímulos dolorosos ou outros estímulos de reatividade podem promover a ventilação, enquanto o sono natural atua de modo sinérgico com os opioides, suprimindo a ventilação. Os opioides, atuando sobre receptores na zona quimiorreceptora bulbar e no trato gastrintestinal, também provocam náuseas, vômitos e constipação intestinal. Dada sua ação nos receptores do sistema geniturinário, os opioides podem causar urgência e retenção urinárias. No sistema nervoso central, os opioides podem causar sedação, confusão, tontura, euforia e mioclonia. Recentemente, tornou-se evidente que o uso excessivo de opioides pode levar a um estado de hiperalgesia paradoxal.

O uso de opioides está frequentemente associado ao desenvolvimento de *tolerância*, em que o uso repetido de uma dose constante do fármaco resulta em diminuição do efeito terapêutico (ver Capítulo 18). Os mecanismos moleculares responsáveis pela tolerância continuam sendo objeto de controvérsia e podem envolver uma combinação de regulação gênica e modificação pós-translacional da atividade dos receptores opioides. O desenvolvimento de tolerância requer uma mudança de analgésico ou um aumento em dose ou frequência de administração para manter a analgesia. Também pode ocorrer *dependência física*, de modo que a interrupção abrupta do tratamento resulta no desenvolvimento de uma síndrome de abstinência característica. A *adição*, em que a dependência física é acompanhada de uso abusivo da substância ou de comportamento de busca da substância, constitui um efeito adverso potencial da administração de opioides. A incidência e a prevalência da adição a opioides em pacientes que os recebem para fins terapêuticos não são conhecidas, porém não são insignificantes. Uma questão complexa no controle da dor, bem como um assunto de considerável controvérsia, é confrontar o risco de adição de opioides com o tratamento insuficiente da dor. Várias estraté-

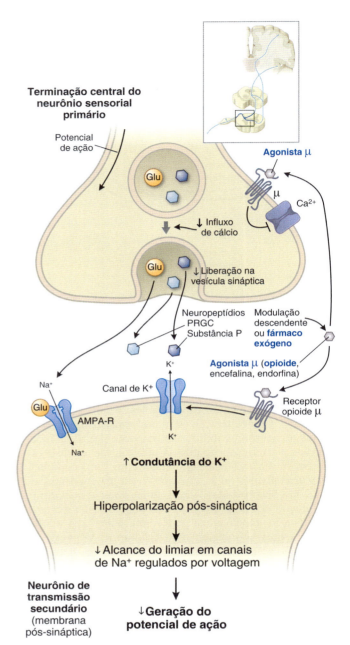

FIGURA 17.8 Mecanismo de ação dos agonistas dos receptores opioides μ na medula espinal. A ativação dos receptores opioides μ tanto pré-sinápticos quanto pós-sinápticos por neurônios inibitórios descendentes e de circuito local inibe a transmissão central de estímulos nociceptivos. Na terminação pré-sináptica, a ativação do receptor opioide μ diminui o influxo de Ca^{2+} em resposta a um potencial de ação. A ativação dos receptores opioides μ pós-sinápticos aumenta a condutância do K^+ e diminui, portanto, a resposta pós-sináptica à neurotransmissão excitatória.

gias estão sendo investigadas para reduzir o potencial de uso abusivo, incluindo mecanismos para impedir a interrupção de formulações de opioides de liberação lenta (ver próxima seção); associações que incluam um agonista e um antagonista opioide; e profármacos que são lentamente metabolizados ao agonista opioide ativo. No caso de JD, a morfina intravenosa foi reduzida gradualmente e substituída por uma associação de analgésicos orais para evitar o início dos sintomas de abstinência de opioides.

Morfina, codeína e derivados

A morfina, a *codeína* (*metilmorfina*) e seus derivados semis-sintéticos constituem os opioides mais amplamente utilizados para o controle da dor. Em geral, a morfina é considerada o opioide de referência, com o qual outros opioides são comparados. É metabolizada no fígado, e seu metabolismo de primeira passagem diminui a sua disponibilidade oral. No fígado, a morfina sofre glicuronidação nas posições 3 (M3G) ou 6 (M6G). Enquanto a M3G é inativa, a M6G apresenta atividade analgésica. A M6G é excretada pelo rim, e seu acúmulo em pacientes com doença renal crônica pode contribuir para a toxicidade do opioide. A *hidromorfona* é um derivado da morfina amplamente usado, com propriedades semelhantes às da morfina, porém com maior potência.

Para atender às necessidades de suas diversas indicações, dispõe-se de várias vias diferentes para a administração de morfina. As preparações orais de liberação controlada são comercializadas para reduzir o número de doses diárias necessárias para analgesia. Essas formulações contêm uma alta dose de opioide a ser liberada no decorrer de 12 a 24 h. Infelizmente, pelo fato de conterem altas doses e serem amplamente utilizadas, as formulações de liberação prolongada têm sido associadas a alto potencial de uso abusivo, particularmente quando são ilegalmente reformuladas para liberar de uma vez a dose integral, em lugar de fazê-lo no decorrer de várias horas. Os indivíduos que fazem uso abusivo dessas formulações procuram a sensação de euforia com o rápido aumento dos níveis plasmáticos. A morfina intravenosa ou subcutânea costuma ser administrada em dispositivos de analgesia controlados pelo paciente, que são atualmente empregados para o controle de inúmeros estados de dor, principalmente em pacientes internados. A morfina epidural ou intratecal pode produzir analgesia altamente efetiva, visto que alcança concentrações localmente altas no corno dorsal da medula espinal. A administração neuroaxial do fármaco resulta em duração de ação muito mais longa que sua administração parenteral, dado o tempo necessário para a difusão da morfina relativamente hidrofílica do SNC para a circulação sistêmica.

À semelhança da morfina, a codeína é um agonista dos receptores opioides de ocorrência natural. Embora seja muito menos eficaz que a morfina para tratamento da dor, a codeína costuma ser usada por seus efeitos antitussígeno (*i. e.*, supressor da tosse) e antidiarreico, na medida em que apresenta uma disponibilidade oral consideravelmente maior que a da morfina. A ação analgésica da codeína resulta, em grande parte, de sua desmetilação hepática em morfina, que apresenta atividade agonista μ consideravelmente maior. Os polimorfismos genéticos nas enzimas CYP2D6 e CYP3A4 do citocromo P450, que são responsáveis pela desmetilação da codeína, podem determinar variações individuais na resposta ao tratamento com codeína. Os compostos semissintéticos *oxicodona* e *hidrocodona* são análogos mais efetivos da codeína, que também apresentam disponibilidade oral e que são amplamente utilizados, muitas vezes em associação a paracetamol.

Agonistas sintéticos

As duas principais classes de agonistas sintéticos dos receptores μ são as fenileptilaminas (*metadona*) e as fenilpiperidinas (*fentanila, meperidina*). A metadona é mais conhecida por seu emprego no tratamento da dependência química, mas também pode ser usada no controle da dor. A metadona apresenta uma meia-vida na faixa de 25 a 35 h, é mais lipofílica que a morfina e liga-se aos tecidos e às proteínas plasmáticas. Em consequência de sua longa duração de ação, a metadona é frequentemente utilizada para obter alívio prolongado da dor crônica em pacientes com câncer terminal. A administração repetida da metadona prolonga sua meia-vida. Em consequência, os pacientes que iniciam a terapia com metadona correm risco de depressão respiratória tardia depois de tolerar uma dose inicial do fármaco. A metadona também provoca prolongamento do intervalo QT relacionado com a dose e tem sido associada à ocorrência de *torsades de pointes.*

A *fentanila* é um agonista opioide sintético de ação curta, que é 75 a 100 vezes mais potente que a morfina e apresenta meia-vida de eliminação comparável à da morfina. Dada sua alta afinidade por lipídios, a fentanila é biodisponível quando administrada por diversas vias. Por exemplo, a fentanila foi formulada em pastilhas para administração pela mucosa bucal, o que é particularmente vantajoso para evitar o tratamento parenteral em pacientes pediátricos. A fentanila também pode ser administrada por via transdérmica, como adesivo que libera lentamente o fármaco, proporcionando analgesia sistêmica de ação longa. A *sufentanila*, que é ainda mais potente que a fentanila, e a *alfentanila*, que é menos potente, são estruturalmente relacionadas com a fentanila.

A *remifentanila*, a fenilpiperidina mais recentemente desenvolvida, exibe um comportamento farmacocinético distinto. A remifentanila contém uma metade éster metilada que é essencial para sua atividade, mas também atua como substrato para a ação de numerosas esterases teciduais inespecíficas. Por conseguinte, apresenta metabolismo e eliminação inusitadamente rápidos. Quando administrada em infusão contínua durante a anestesia, a remifentanila possibilita uma equivalência precisa de sua dose com a resposta clínica (ver Capítulo 16). Entretanto, o rápido término de sua ação exige que o uso da remifentanila durante a anestesia seja associado à administração de um fármaco de ação mais longa para manter a analgesia pós-operatória. No caso apresentado na introdução, a remifentanila foi usada para analgesia intraoperatória durante o procedimento de desbridamento da pele para assegurar a ausência de dor do paciente durante a cirurgia. A morfina foi acrescentada antes do término da operação para proporcionar uma cobertura pós-operatória para o controle da dor. Em decorrência da meia-vida curta da remifentanila, a dor associada à lesão cirúrgica dos tecidos teria reaparecido imediatamente após a operação se a morfina não tivesse sido acrescentada.

Outra fenilpiperidina é a *meperidina*, um agonista μ com eficácia analgésica semelhante à da morfina; 75-100 mg de meperidina equivalem a 10 mg de morfina. Sua atividade analgésica é reduzida à metade quando administrada por via oral, e, com frequência, o fármaco produz disforia. O metabólito tóxico da meperidina, a normeperidina, pode causar aumento da excitabilidade do SNC e convulsões. A normeperidina é excretada pelos rins, e sua meia-vida de eliminação é mais longa que a da meperidina; por conseguinte, a toxicidade da meperidina representa um problema particular com o uso de doses repetidas do fármaco ou em pacientes com doença renal aguda ou crônica. Diferentemente de outros opioides, a meperidina provoca midríase, em lugar de miose.

Agonistas parciais e mistos

Embora os agonistas dos receptores opioides sejam predominantemente agonistas μ, foram também desenvolvidos diversos fármacos que são agonistas μ ou κ parciais ou mistos. Esses agentes incluem os agonistas μ parciais *butorfanol* e *buprenor-*

fina, bem como nalbufina, um agonista κ com atividade antagonista μ. O butorfanol e a buprenorfina produzem analgesia semelhante à da morfina, porém com sintomas de euforia mais discretos. A nalbufina e compostos semelhantes são analgésicos efetivos, dada sua ação nos receptores κ; todavia, esses fármacos também estão associados à disforia psicológica indesejável. A tendência reduzida desses agentes a produzir euforia pode diminuir a probabilidade de comportamento de uso abusivo do fármaco em indivíduos suscetíveis.

Antagonistas dos receptores opioides

Os antagonistas dos receptores opioides μ são utilizados para reverter os efeitos adversos potencialmente fatais da administração de opioides, especificamente a depressão respiratória. A *naloxona*, um desses antagonistas, é um derivado sintético da oximorfona, administrado por via parenteral. Como a meia-vida da naloxona é mais curta que a da morfina, não é seguro deixar o paciente sem assistência imediata após o tratamento bem-sucedido de um episódio de depressão respiratória com naloxona; o monitoramento do paciente somente pode ser reduzido quando houver certeza de que a morfina não se encontra mais no sistema. O antagonista *naltrexona*, administrado por via oral, é principalmente usado em condições ambulatoriais, geralmente para a desintoxicação de indivíduos dependentes de opioides (ver Capítulo 18). Estão sendo desenvolvidas associações de agonistas e antagonistas de opioides para reduzir o uso de drogas ilícitas. Foram desenvolvidos antagonistas restritos à periferia, como *alvimopan* e *metilnaltrexona*, para reduzir o íleo pós-operatório e melhorar os efeitos gastrintestinais do uso crônico de opioides.

Agentes anti-inflamatórios não esteroides e analgésicos não opioides

Características gerais

Os agentes anti-inflamatórios não esteroides inibem a atividade das enzimas *ciclo-oxigenases* (*COX-1* e *COX-2*), que são necessárias para a produção de prostaglandinas (ver Capítulo 42). Os AINE afetam as vias de dor por meio de pelo menos três mecanismos diferentes. Em primeiro lugar, as prostaglandinas reduzem o limiar de ativação nas terminações periféricas dos neurônios nociceptores aferentes primários (Figura 17.9). Ao reduzir a síntese de prostaglandinas, os AINE diminuem a hiperalgesia inflamatória e a alodinia. Em segundo lugar, os AINE diminuem o recrutamento dos leucócitos e, consequentemente, a produção de mediadores inflamatórios derivados dos leucócitos. Em terceiro lugar, os AINE que atravessam a barreira hematencefálica impedem a produção de prostaglandinas que atuam como neuromoduladores produtores de dor no corno dorsal da medula espinal. Como o *paracetamol* e os AINE atuam por meio de mecanismos diferentes dos opioides, as associações de AINE-opioides ou de paracetamol-opioides podem atuar de modo sinérgico para reduzir a dor. Os AINE e os inibidores da COX-2 atuam tanto na periferia quanto centralmente, enquanto o paracetamol atua apenas em nível central. Dados pré-clínicos sugerem que, embora a ação aguda dos AINE seja periférica, grande parte de seu efeito analgésico provém de sua ação central, impedindo a redução induzida pela PGE$_2$ sobre a inibição glicinérgica. À semelhança dos opioides, os AINE inibidores não seletivos da COX apresentam alguns efeitos adversos deletérios, particularmente de mucosa gástrica e rins. Acredita-se que os efeitos anti-inflamatórios e analgésicos dos AINE sejam basicamente atribuí-

veis à inibição da COX-2, uma enzima induzível e ativa nos estados inflamatórios, enquanto os efeitos adversos são principalmente atribuíveis à inibição da COX-1, uma enzima constitutiva responsável pela produção de prostanoides envolvidos na manutenção fisiológica dos tecidos e regulação vascular. Todavia, esse ponto de vista pode ser uma simplificação excessiva do verdadeiro processo, uma vez que a COX-2 pode ser induzida para sustentar a atividade da COX-1 na presença de lesão da mucosa gástrica, enquanto a COX-1 pode produzir prostaglandinas em associação à COX-2 nos estados inflamatórios. Há também uma preocupação de que a inibição da COX-2 possa promover trombose e reduzir ou retardar a cicatrização de feridas.

Agentes específicos

Há várias classes importantes de AINE, incluindo salicilatos (*ácido acetilsalicílico* ou *acetilsalicilato*), derivados do ácido indolacético (*indometacina*), derivados do ácido pirrol acético (*diclofenaco*), derivados do ácido propiônico (*ibuprofeno*) e benzotiazinas (*piroxicam*). Os paraminofenóis (*paracetamol*) constituem uma classe de compostos com atividade analgésica e antipirética, porém sem atividade anti-inflamatória. Os inibidores seletivos da COX-2, *celecoxibe*, *rofecoxibe* e *valdecoxibe*, foram criados para produzir analgesia equivalente à dos AINE, diminuindo, ao mesmo tempo, os efeitos adversos associados ao uso crônico dos AINE. Os resultados foram de-

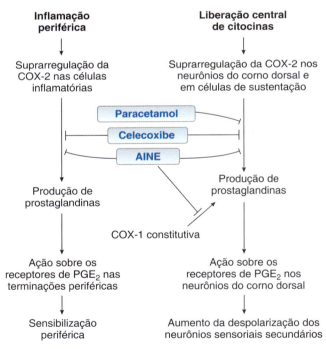

FIGURA 17.9 Mecanismo de ação analgésica dos inibidores da ciclo-oxigenase. Os estados inflamatórios estão frequentemente associados à produção de prostaglandinas, que são importantes mediadores da sensibilização à dor tanto periférica (*à esquerda*) quanto central (*à direita*). Na periferia, as prostaglandinas produzidas por células inflamatórias sensibilizam os receptores de prostaglandinas (*EP*) das terminações nervosas periféricas, tornando-os mais responsivos ao estímulo doloroso. Nas vias centrais de dor, as citocinas liberadas em resposta à inflamação induzem a produção de prostaglandinas no corno dorsal da medula espinal. Essas prostaglandinas sensibilizam os neurônios nociceptivos secundários e aumentam, portanto, a percepção da dor. Os agentes anti-inflamatórios não esteroides (AINE) bloqueiam a sensibilização periférica e a central mediada por prostanoides, que são liberados na inflamação; os AINE também reduzem a extensão da inflamação.

cepcionantes, e tanto o rofecoxibe quanto o valdecoxibe foram retirados do mercado, por causa de um risco aumentado de efeitos cardiovasculares e reações cutâneas. Os agentes representativos são discutidos a seguir. O Capítulo 42 fornece informações mais detalhadas sobre os usos anti-inflamatórios e os efeitos adversos desses fármacos.

- O *ácido acetilsalicílico* atua por meio da acetilação covalente do sítio ativo das ciclo-oxigenases COX-1 e COX-2. O ácido acetilsalicílico é rapidamente absorvido e distribuído por todo o corpo. Seu uso crônico pode provocar irritação e erosão gástricas, hemorragia, vômitos e necrose tubular renal. O ácido acetilsalicílico é de grande valia no tratamento da dor leve ou moderada
- Os coxibes são inibidores enzimáticos seletivos da COX-2. Na atualidade, apenas o *celecoxibe* continua sendo usado clinicamente nos EUA. Essa classe de fármacos foi originalmente reservada para pacientes que necessitavam de AINE, mas corriam alto risco de desenvolver efeitos adversos gastrintestinais (GI), renais ou hematológicos, embora não haja nenhuma evidência de que o celecoxibe reduza o risco de efeitos adversos GI
- O *ibuprofeno*, amplamente utilizado, é um derivado do ácido propiônico. É usado principalmente para analgesia e por sua ação anti-inflamatória, mas também atua como antipirético e apresenta menor incidência de efeitos adversos que o ácido acetilsalicílico. Outro derivado do ácido propiônico de uso comum é o *naproxeno*. Quando comparado ao ibuprofeno, o naproxeno é mais potente e apresenta meia-vida mais longa; por conseguinte, pode ser administrado com menos frequência, com eficácia analgésica equivalente. Seu perfil de efeitos adversos assemelha-se ao do ibuprofeno, e, em geral, é bem tolerado. Como todos os AINE, ibuprofeno e naproxeno podem causar complicações GI, incluindo desde dispepsia até sangramento gastrintestinal
- Os derivados do ácido pirrol acético, *diclofenaco* e *cetorolaco*, são usados no tratamento da dor moderada a intensa. O cetorolaco pode ser administrado por via oral ou parenteral, enquanto o diclofenaco está disponível em formulações orais. Ambos os fármacos estão associados a um risco de efeitos adversos graves, incluindo anafilaxia, insuficiência renal aguda, síndrome de Stevens-Johnson (exantema difuso e potencialmente fatal, que acomete a pele e as mucosas) e sangramento gastrintestinal. O cetorolaco é vantajoso para o controle a curto prazo da dor, quando é desejável evitar os efeitos adversos dos opioides, como, por exemplo, em pacientes submetidos a cirurgia ambulatorial. As formulações tópicas desses fármacos podem ter alguma utilidade
- O *paracetamol* diminui preferencialmente a síntese de prostaglandinas centrais por meio de um mecanismo incerto; em consequência, o fármaco produz analgesia e antipirese, porém tem pouca eficácia anti-inflamatória. Com frequência, nos EUA, o paracetamol é associado a opioides fracos para o tratamento da dor moderada, e dispõe-se de preparações de paracetamol associado a codeína, hidrocodona, oxicodona, pentazocina ou propoxifeno. Após desacetilação de sua amina primária, o paracetamol é conjugado ao ácido araquidônico a amida hidrolase de ácidos graxos no cérebro e na medula espinal; o produto dessa reação, a N-araquidonoilfenolamina, pode inibir tanto a COX-1 quanto a COX-2 no SNC. A N-araquidonoilfenolamina é um canabinoide endógeno e agonista

dos receptores TRPV1, sugerindo que a ativação direta ou indireta dos receptores TRPV1 e/ou receptores canabinoides CB1 também poderia estar envolvida no mecanismo de ação do paracetamol. Uma séria preocupação com o paracetamol diz respeito a seu baixo índice terapêutico, visto que o fármaco é hepatotóxico, e sua superdosagem pode resultar em insuficiência hepática.

O *tramadol* é um analgésico de ação central. A analgesia resulta, aparentemente, de um efeito monoaminérgico no SNC, bem como de um efeito opioide mediado por um metabólito formado pela O-desmetilação do fármaco original pela CYP2D6. O tramadol tem mínima tendência a uso abusivo, porém provoca náuseas, tontura e constipação intestinal. A administração do fármaco em associação a paracetamol melhora sua eficácia analgésica.

Antidepressivos

Os fármacos originalmente desenvolvidos para o tratamento da depressão são amplamente utilizados como terapia adjuvante no manejo da dor, particularmente em condições de dor crônica. Embora pacientes com dor crônica sejam comumente deprimidos, e a redução da depressão possa melhorar a qualidade de vida, os antidepressivos apresentam uma ação analgésica distinta de seu efeito antidepressivo. Com base em resultados de modelos animais, a ação analgésica parece ser mediada principalmente na medula espinal e envolver a redução da sensibilização central. Acredita-se que os antidepressivos tricíclicos produzem analgesia por meio do bloqueio dos canais de sódio e pelo aumento da atividade das projeções noradrenérgicas e serotoninérgicas antinociceptivas que descem do cérebro para a medula espinal. Em geral, os agentes menos seletivos (*i. e.*, os que exercem efeitos neuroquímicos mais amplos), como os antidepressivos tricíclicos *amitriptilina*, *nortriptilina* e *imipramina*, têm sido mais eficazes que os bloqueadores seletivos da recaptação de norepinefrina, como *desipramina* e *maprotilina*, enquanto os inibidores seletivos da recaptação de serotonina (ISRS), como *paroxetina*, *fluoxetina* e *citalopram*, são menos efetivos. O uso desses fármacos nos transtornos do humor é discutido no Capítulo 14.

A *venlafaxina* e a *duloxetina* são inibidores duais da recaptação de norepinefrina/serotonina, exercendo ações como antidepressivos e analgésicos. Esses agentes são utilizados no tratamento de dor neuropática e fibromialgia. A duloxetina tem uma ação balanceada sobre a recaptação de NE e de 5-HT e uma ação fraca sobre a recaptação de dopamina. Embora os ISRS tenham ação analgésica mínima, a inibição do transportador de recaptação da serotonina parece produzir algum efeito analgésico quando a recaptação de NE também é bloqueada.

Fármacos antiepilépticos e antiarrítmicos

Alguns agentes farmacológicos utilizados no controle da excitabilidade celular excessiva que leva à ocorrência de convulsões (ver Capítulo 15) ou de arritmias cardíacas (ver Capítulo 23) também podem ser empregados para controlar os sintomas de algumas condições de dor crônica. Na pesquisa de fármacos capazes de produzir analgesia, vários desses agentes foram testados, com base em sua capacidade de reduzir a excitabilidade neuronal. Entre esses, os que apresentam maior valor clínico são os fármacos antiepilépticos *gabapentina*, *pregabalina*, *lamotrigina* e *carbamazepina*.

A gabapentina tornou-se amplamente usada no controle da dor crônica. Foi originalmente desenvolvida como análogo estrutural do GABA; entretanto, não se liga aos receptores GABA, tampouco afeta o metabolismo ou a recaptação do GABA. A gabapentina liga-se à subunidade $\alpha 2\delta$ dos canais de cálcio dependentes de voltagem e reduz o tráfego do canal para a membrana. Ensaios clínicos randomizados em neuropatia diabética e neuralgia do trigêmeo mostraram que a gabapentina é superior ao placebo na redução da dor subjetivamente relatada. A gabapentina também apresenta alguma eficácia na redução da dor pós-operatória. A gabapentina se associa a diversos efeitos adversos, particularmente tontura, sonolência, confusão e ataxia. No caso apresentado na introdução, a gabapentina reduziu a dor paroxística espontânea de JD, provavelmente ao diminuir a excitabilidade neuronal aberrante.

Um problema relacionado com a gabapentina é o fato de sua biodisponibilidade oral não ser previsível nem linear. Alguns pacientes necessitam de uma dose 10 vezes maior do fármaco que outros para obter um efeito semelhante. Um agente antiepiléptico mais recente com estrutura semelhante é a *pregabalina*; esse análogo substituto do GABA é mais potente e apresenta um início de ação mais rápido e biodisponibilidade mais previsível que a gabapentina. A pregabalina produz efeito analgésico semelhante ao da gabapentina em pacientes com dor neuropática e fibromialgia, e ambos os fármacos exibem efeitos adversos semelhantes no SNC. A pregabalina também produz um leve efeito euforizante em alguns pacientes. Em decorrência de sua potência aumentada, sustenta-se que os efeitos adversos relacionados com a dose podem ser menores com a pregabalina que com a gabapentina.

A *carbamazepina* atua por bloqueio dos canais de sódio; esse fármaco é utilizado principalmente no tratamento da neuralgia do trigêmeo, porém apresenta um perfil de efeitos adversos relativamente alto. A *oxcarbazepina* é um derivado estrutural próximo da carbamazepina, com um átomo de oxigênio adicional decorando o grupo benzilcarboxamida. Essa diferença altera o metabolismo do fármaco no fígado. O aspecto mais importante é que a oxcarbazepina diminui o risco de anemia aplásica, que constitui um efeito adverso grave algumas vezes associado ao uso da carbamazepina. A *lamotrigina*, um fármaco antiepiléptico que também atua como bloqueador dos canais de sódio, diminui os sintomas sensoriais dolorosos que podem ocorrer em neuropatia, acidente vascular encefálico, esclerose múltipla e dor do membro fantasma; todavia, apresenta uma elevada incidência de reações cutâneas e exige uma titulação lenta da dose para reduzir essas reações. O uso da *mexiletina*, um agente antiarrítmico, é limitado pelos efeitos gastrintestinais causados pela paralisia do trato gastrintestinal. A *lidocaína*, um bloqueador dos canais de sódio dependente do uso, é, em geral, empregada como anestésico local para anestesia regional (ver Capítulo 11); esse fármaco também é utilizado topicamente em adesivos para pacientes com dor cutânea, bem como para pacientes com neuralgia pós-herpética. A lidocaína também pode ser utilizada para o controle da dor regional quando administrada por via intravenosa na presença de um torniquete. Em alguns casos, a lidocaína administrada por via intravenosa pode ser vantajosa para atenuar a resposta autônoma a estímulos dolorosos de alta intensidade e de curta duração, como a colocação de pinos de Mayfield em neurocirurgia.

Antagonistas dos receptores NMDA

Dado o crítico papel desempenhado pelos receptores NMDA em indução e manutenção da sensibilização central, os antagonistas dos receptores NMDA estão atualmente em fase de pesquisa para uso no tratamento da dor. Dois fármacos ora disponíveis atuam como antagonistas no receptor NMDA, e ambos – o anestésico *cetamina* e o antitussígeno *dextrometorfano* – reduzem efetivamente os sintomas de dor crônica e a dor pós-operatória. O uso da cetamina é seriamente limitado por seus efeitos psicomiméticos. O dextrometorfano, quando administrado nas doses relativamente altas necessárias para obter analgesia, também produz tontura, fadiga, confusão e efeitos psicomiméticos. A cetamina tem utilidade particular no controle da dor intensa aguda, em circunstâncias nas quais é importante minimizar o risco de depressão respiratória. Os antagonistas seletivos do subtipo de receptor NMDA podem apresentar maior índice terapêutico.

Agonistas adrenérgicos

A estimulação dos receptores α_2-adrenérgicos no corno dorsal da medula espinal produz um estado antinociceptivo. Por conseguinte, os agonistas α_2-adrenérgicos podem ter utilidade terapêutica como analgésicos. A *clonidina*, um agonista α_2, tem sido utilizada por via sistêmica, epidural, intratecal e tópica e parece produzir analgesia nos estados de dor aguda e crônica. Entretanto, a clonidina provoca hipotensão postural, e tal efeito limita sua utilidade no controle da dor.

Tratamento da enxaqueca

O tratamento da dor associada à enxaqueca apresenta características distintas do de outras condições de dor. Em muitos pacientes, mas não em todos, o tratamento efetivo da enxaqueca consiste no uso de fármacos da classe *triptana* de agonistas dos receptores de serotonina; o exemplo mais bem estudado é a *sumatriptana*. As triptanas são seletivas para os subtipos de receptores $5\text{-}HT_{1B}$ e $5\text{-}HT_{1D}$ da família $5\text{-}HT_1$, uma das sete famílias de receptores de serotonina. Os receptores $5\text{-}HT_{1B}$ localizam-se em células endoteliais vasculares, células musculares lisas e neurônios, incluindo os nervos trigêmeos. Os receptores $5\text{-}HT_{1D}$ são encontrados nos nervos trigêmeos que inervam os vasos sanguíneos meníngeos. As triptanas reduzem tanto a ativação sensorial na periferia quanto a transmissão nociceptiva no núcleo trigeminal do tronco encefálico, local onde elas diminuem a sensibilização central. As triptanas também causam vasoconstrição, opondo-se à vasodilatação que se acredita esteja envolvida na fisiopatologia das crises de enxaqueca. Entretanto, ainda não foi esclarecido se a vasoconstrição é útil na produção das ações antienxaquecosas desses fármacos. Além disso, em decorrência desse efeito vasoconstritor, as triptanas podem ser perigosas em pacientes com coronariopatia. As triptanas podem reduzir a dor e outros sintomas associados à crise de enxaqueca subaguda, além disso substituíram, em grande parte, a *ergotamina*, um agente vasoconstritor, no tratamento da enxaqueca. A sumatriptana pode ser administrada por vias subcutânea, oral ou nasal (por inalação). A formulação nasal pode apresentar melhor índice terapêutico. Dispõe-se também de vários outros agentes da classe das triptanas que são administrados por via oral, incluindo *zolmitriptana*, *naratriptana* e *rizatriptana* (ver Resumo farmacológico). Os AINE, os opioides, a cafeína e os antieméticos também apresentam atividade e alguma utilidade no tratamento da enxaqueca aguda. Por exemplo, uma associação de indometacina, proclorperazina e cafeína pode ter eficiência semelhante à das triptanas no tratamento das crises de enxaqueca. Durante uma crise, os pacientes com enxaqueca frequentemente apresentam estase gástrica, que pode reduzir a biodisponibilidade dos medicamentos orais. Os antagonistas do receptor PRGC são candidatos promissores para o tratamento da enxaqueca.

Embora as triptanas sejam relativamente efetivas no alívio dos sintomas agudos da enxaqueca, outras classes de fármacos são usadas para reduzir a frequência das crises. Vários fármacos são empregados para profilaxia da enxaqueca, incluindo bloqueadores beta-adrenérgicos, ácido valproico, antagonistas da serotonina e bloqueadores dos canais de cálcio. Em geral, esses agentes são escolhidos com base em intensidade e frequência das crises de enxaqueca, custo do fármaco e seus efeitos adversos, no contexto de cada paciente. Nenhum deles demonstrou ter alto nível de eficácia, e é necessário desenvolver novos fármacos para uma profilaxia mais efetiva da enxaqueca.

▶ Conclusão e perspectivas

Em virtude da eficácia limitada do emprego isolado de qualquer fármaco, é comum, na prática clínica, recorrer a uma abordagem de polifarmácia para controlar a dor. Diversos fármacos, que são apenas moderadamente efetivos quando administrados de modo isolado, podem ter efeitos aditivos ou supra-aditivos quando utilizados em associação. Isso se deve, em grande parte, aos diversos eventos de processamento e mecanismos responsáveis pela produção da dor; uma intervenção em várias etapas para obter analgesia adequada (Figura 17.10) pode ser necessária. Como muitos fármacos utilizados no tratamento da dor também são ativos por via sistêmica e/ou em partes do sistema nervoso que não estão relacionadas com a sensação somática, os analgésicos podem produzir efeitos adversos deletérios. Uma abordagem para limitar sua toxicidade consiste no uso de métodos localizados (não sistêmicos) de administração do fármaco. Em particular, a administração epidural e tópica limita o fármaco a um local específico de ação. Muitos opioides têm ação curta e precisam ser administrados com frequência a pacientes que apresentam dor intensa. Foram também desenvolvidas formas de liberação dos fármacos para otimizar a farmacocinética dos opioides de ação curta; estas incluem apresentações farmacêuticas para administração transdérmica e bucal, dispositivos de analgesia controlados pelo paciente e preparações orais de liberação controlada. Os dispositivos controlados pelo paciente asseguram que ele não sofrerá dor devido aos efeitos de declínio do fármaco, e o controle instrumental pode evitar efetivamente uma superdosagem. Todavia, no momento atual, as tecnologias controladas pelo paciente são apenas apropriadas para o tratamento de pacientes internados.

A maioria dos analgésicos atualmente disponíveis foi identificada por observação empírica (opioides, AINE e anestésicos locais) ou casualmente (antiepilépticos). No momento atual, em que os mecanismos responsáveis pela dor estão sendo pesquisados em nível molecular, muitos novos alvos que vêm sendo identificados provavelmente levarão ao desenvolvimento de novas e diferentes classes de analgésicos. Espera-se que os fármacos ativos nesses alvos possam apresentar maior eficácia e menos efeitos adversos que as terapias atuais. As abordagens efetivas no controle da dor devem basear-se não apenas na intervenção farmacológica; a fisioterapia, a reabilitação e a

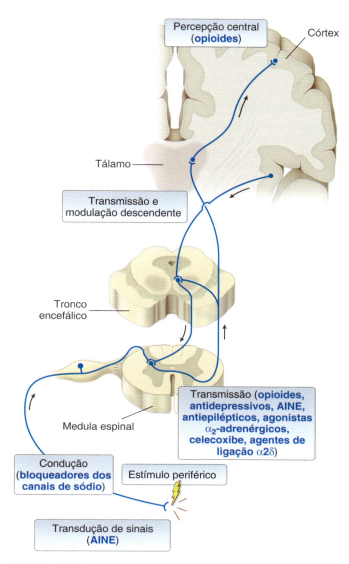

FIGURA 17.10 Resumo dos locais de ação das principais classes de fármacos utilizadas no controle da dor. Os analgésicos têm como alvo várias etapas da percepção da dor, desde o início de um estímulo doloroso até a percepção central dessa dor. Os AINE modulam a despolarização inicial da membrana (transdução de sinal) em resposta a um estímulo periférico. Os bloqueadores dos canais de sódio diminuem a condução do potencial de ação nas fibras nociceptivas. Opioides, antidepressivos, AINE, fármacos antiepilépticos (anticonvulsivantes) e agonistas α_2-adrenérgicos modulam a transmissão da sensação da dor na medula espinal, diminuindo o sinal transmitido das vias de dor periféricas para centrais. Os opioides também modulam a percepção central de estímulos dolorosos. Os múltiplos locais de ação dos analgésicos possibilitam o uso de uma abordagem de associação de fármacos no manejo da dor. A dor moderada, por exemplo, é frequentemente tratada com associações de opioides e AINE. Como esses fármacos apresentam diferentes mecanismos e locais de ação, a associação de diversos fármacos é mais eficaz que o uso de apenas um.

intervenção cirúrgica, em situações muito limitadas, também podem desempenhar um papel. A reação placebo produz analgesia e pode explicar o sucesso limitado obtido com tratamentos como acupuntura e homeopatia. Em geral, esses efeitos são imprevisíveis, modestos e de curta duração. A complexidade crescente do tratamento da dor gerou serviços especializados para seu controle em pacientes internados, bem como clínicas e centros para o manejo ambulatorial da dor crônica.

Agradecimentos

Agradecemos a Salahadin Abdi, MD, Rami Burstein, PhD, Carl Rosow, MD, PhD, e Joachim Scholz, MD, por seus valiosos comentários para este capítulo.

Leitura sugerida

Ccstigan M, Scholz J, Woolf CJ. Neuropathic pain: a maladaptive response of the nervous system to damage. *Annu Rev Neurosci* 2009; 32:1-32. (*Revisão dos mecanismos da dor neuropática.*)

Drenth JP, Waxman SG. Mutations in sodium-channel gene SCN9A cause a spectrum of human genetic pain disorders. *J Clin Invest* 2007; 117:3603-3609. (*Revisão das patologias dos canais iônicos que provocam dor e seu tratamento.*)

Eisenberg E, McNicol ED, Carr DB. Efficacy and safety of opioid agonists in the treatment of neuropathic pain of nonmalignant origin. *JAMA* 2005; 293:3043-3052. (*Revisão sistemática dos ensaios controlados randomizados sobre o uso de opioides para a dor neuropática não maligna.*)

Finnerup NB, Otto M, McQuay HJ *et al.* Algorithm for neuropathic pain treatment: an evidence-based proposal. *Pain* 2005; 118:289-305. (*Abordagem clínica do manejo da dor neuropática.*)

Patapoutian A, Tate S, Woolf CJ. Transient receptor potential channels: targeting pain at the source. *Nat Rev Drug Discov* 2009; 8:55-68. (*Revisão dos canais de TRP como alvos de analgésicos.*)

Rosow CE, Dershwitz M. Pharmacology of opioid analgesics. In: Longnecker D, Brown DL, Newman MF, Zapol WM, eds. *Anesthesiology*. New York: McGraw Hill; 2008. (*Revisão detalhada da farmacologia opioide.*)

Taylor CP. Mechanisms of analgesia by gabapentin and pregabalin–calcium channel alpha2-delta [Cavalpha2-delta] ligands. *Pain* 2009; 142:13-16. (*Revisão sobre os mecanismos de ação dos ligantes alfa-2-delta como analgésicos.*)

Woolf CJ. Pain: moving from symptom control toward mechanism-specific pharmacologic management. *Ann Intern Med* 2004; 140:441-451. (*Avanços na compreensão molecular dos caminhos da dor.*)

RESUMO FARMACOLÓGICO: Capítulo 17 | Farmacologia da Analgesia.

FÁRMACO	APLICAÇÕES CLÍNICAS	EFEITOS ADVERSOS *GRAVES* E COMUNS	CONTRAINDICAÇÕES	CONSIDERAÇÕES TERAPÊUTICAS
Agonistas dos receptores opioides μ				
Morfina, codeína e derivados semissintéticos				
Mecanismo – Agonistas naturais ou semissintéticos do receptor opioide μ, que resultam em inibição da neurotransmissão				
Morfina	Dor (moderada a intensa) Analgesia para o paciente com ventilação mecânica	*Depressão respiratória, hipotensão, confusão, potencial de uso abusivo* Constipação intestinal, náuseas, vômitos, tontura, cefaleia, sedação, retenção urinária, prurido	Asma grave Íleo paralítico Depressão respiratória/ hipoventilação Obstrução das vias respiratórias superiores	A morfina é metabolizada no fígado, e seu metabólito ativo, M6G, é excretado pelos rins; pode ser necessário um ajuste da dose em pacientes com doença renal As preparações orais de liberação controlada reduzem a quantidade necessária de doses diárias; todavia, essas formulações estão associadas a um potencial de uso abusivo A morfina IV ou subcutânea é comumente utilizada em dispositivos de analgesia controlados pelo paciente A morfina epidural ou intratecal pode produzir analgesia altamente efetiva ao alcançar concentrações locais elevadas no corno dorsal da medula espinal
Codeína	Dor (leve a moderada)	*Iguais aos da morfina* *Além disso, convulsões com o uso de dose excessiva*	Durante o parto de prematuro Lactentes prematuros	Muito menos eficaz que a morfina no tratamento da dor Utilizada por seus efeitos antitussígenos e antidiarreicos A quinidina diminui os efeitos analgésicos da codeína ao inibir a bioativação da codeína em morfina
Oxicodona Hidrocodona	Dor (moderada a intensa)	*Iguais aos da morfina*	Iguais às da morfina	Mais eficazes que a codeína no tratamento da dor A hidrocodona é mais potente que a morfina
Tramadol	Dor (moderada a intensa) Dor de dente	*Infarto do miocárdio, pancreatite, anafilaxia, convulsões, dispneia* Náuseas, tontura, constipação intestinal, sonolência	Depressão respiratória	O tramadol apresenta potencial mínimo de uso abusivo A administração em associação com paracetamol melhora sua eficácia analgésica
Agonistas sintéticos				
Mecanismo – Agonistas sintéticos do receptor opioide μ, que resultam em inibição da neurotransmissão				
Metadona	Desintoxicação de pacientes com adição de opioides Dor intensa	*Iguais aos da morfina. Além disso, depressão respiratória tardia, prolongamento do intervalo QT, torsades de pointes*	Hipersensibilidade à metadona	Dada sua longa duração de ação, a metadona é utilizada para obter alívio prolongado da dor em pacientes com câncer
Fentanila Alfentanila Sufentanila	Dor (moderada a intensa)	*Iguais aos da morfina*	Iguais às da morfina	A fentanila é mais potente que a morfina e apresenta biodisponibilidade por diversas vias A administração transmucosa (utilizando pastilhas) é útil para pacientes pediátricos. Uma formulação transdérmica (adesivos) para administração transdérmica libera lentamente o fármaco no decorrer do tempo A alfentanila e a sufentanila são estruturalmente relacionadas com a fentanila; a alfentanila é menos potente que a fentanila, ao passo que a sufentanila é mais potente que a fentanila
Remifentanila	Dor (moderada a intensa) Adjuvante da anestesia geral	*Iguais aos da morfina* *Além disso, iguais aos da rigidez muscular*	Não deve ser utilizada para administração epidural ou intratecal, visto que a glicina presente na formulação pode causar neurotoxicidade	A remifentanila apresenta metabolismo e eliminação inusitadamente rápidos A dose de remifentanila viabiliza uma equivalência precisa com a resposta clínica Entretanto, o rápido término de ação da remifentanila durante a anestesia exige a coadministração de um fármaco de ação mais longa para manter a analgesia no pós-operatório

(continua)

RESUMO FARMACOLÓGICO: Capítulo 17 | Farmacologia da Analgesia. (*continuação*)

FÁRMACO	APLICAÇÕES CLÍNICAS	EFEITOS ADVERSOS *GRAVES* E COMUNS	CONTRAINDICAÇÕES	CONSIDERAÇÕES TERAPÊUTICAS
Meperidina	Dor (moderada a intensa)	*Iguais aos da morfina* Além disso, euforia e midríase	Uso recente ou concomitante de inibidor da monoamina oxidase (MAO)	Normeperidina, o metabólito tóxico, pode causar aumento da excitabilidade do SNC e convulsões A excreção renal de normeperidina determina toxicidade ante doses repetidas do fármaco ou em pacientes com doença renal Diferentemente de outros opioides, a meperidina causa midríase, em lugar de miose O uso recente ou concomitante de IMAO constitui contraindicação absoluta, dado o risco de síndrome serotoninérgica potencialmente fatal Em geral, evita-se a coadministração com selegilina ou sibutramina, por causa do risco teórico de síndrome serotoninérgica
Levorfanol	Dor (moderada a intensa)	*Iguais aos da morfina*	Hipersensibilidade ao levorfanol	Levorfanol exerce efeitos analgésicos por meio de ação em receptores da substância cinzenta periventricular e periaqueductal no cérebro e na medula espinal, alterando, assim, a percepção e a transmissão da dor Disponível em formas IV e oral
Propoxifeno	Dor (leve a moderada)	*Iguais aos da morfina*	Hipersensibilidade ao propoxifeno	Estruturalmente relacionado com a metadona Analgesia de ação central leve O propoxifeno aumenta acentuadamente os níveis séricos de carbamazepina

Agonistas parciais e mistos
Mecanismo – Agonistas parciais dos receptores μ (butorfanol e buprenorfina) e agonista μ com atividade antagonista μ parcial (nalbufina)

FÁRMACO	APLICAÇÕES CLÍNICAS	EFEITOS ADVERSOS *GRAVES* E COMUNS	CONTRAINDICAÇÕES	CONSIDERAÇÕES TERAPÊUTICAS
Butorfanol Buprenorfina	Dor (moderada a intensa) Adjuvante da anestesia balanceada	*Hipotensão, palpitações, zumbido, depressão respiratória, infecção das vias respiratórias superiores* Tontura, sedação, insônia, congestão nasal com a administração intranasal a longo prazo	Hipersensibilidade ao medicamento	Produzem analgesia semelhante à da morfina, porém com sintomas euforizantes mais leves Disponíveis em *spray* intranasal e formulações IV
Nalbufina	Dor (moderada a intensa) Adjuvante da anestesia balanceada	*Depressão respiratória, hipersensibilidade (frequente)* Sudorese, náuseas, vômitos, tontura, sedação	Hipersensibilidade à nalbufina	Sua atividade de antagonista μ pode precipitar abstinência em pacientes que receberam opioides cronicamente

Antagonistas dos receptores opioides
Mecanismo – Antagonistas dos receptores opioides μ bloqueiam os efeitos opioides endógenos ou exógenos

FÁRMACO	APLICAÇÕES CLÍNICAS	EFEITOS ADVERSOS *GRAVES* E COMUNS	CONTRAINDICAÇÕES	CONSIDERAÇÕES TERAPÊUTICAS
Naloxona Naltrexona	Toxicidade aguda dos opioides (naloxona) Adição de opioides, álcool (naltrexona)	*Arritmias cardíacas, hipertensão, hipotensão, hepatotoxicidade, edema pulmonar, abstinência de opioides Trombose venosa profunda, embolia pulmonar (naltrexona)*	Hepatite aguda ou insuficiência hepática (naltrexona)	A associação de ioimbina e naloxona resulta em maior ansiedade, tremores, palpitações, ondas de calor e de frio e níveis plasmáticos elevados de cortisol
Alvimopan Metilnaltrexona	Íleo pós-operatório, disfunção intestinal mediada por opioides	Diarreia, flatulência, dor abdominal, nervosismo, poliúria, elevação das provas de função hepática	Hipersensibilidade ao alvimopan, obstrução gastrintestinal mecânica	O alvimopan e a metilnaltrexona são antagonistas dos receptores opioides μ periféricos; impedem a constipação intestinal induzida pela morfina, porém não exercem nenhum efeito sobre a analgesia da morfina

Analgésicos não esteroides
Mecanismo – Afetam a via de síntese das prostaglandinas

FÁRMACO	APLICAÇÕES CLÍNICAS	EFEITOS ADVERSOS *GRAVES* E COMUNS	CONTRAINDICAÇÕES	CONSIDERAÇÕES TERAPÊUTICAS
Paracetamol Ácido acetilsalicílico Naproxeno Ibuprofeno Indometacina	Ver Resumo farmacológico: Capítulo 42			

Diclofenaco
Piroxicam
Celecoxibe
Diclofenaco
Cetorolaco

Antidepressivos tricíclicos
Mecanismo – Promovem a neurotransmissão serotoninérgica e adrenérgica, inibindo a recaptação de neurotransmissores

Amitriptilina **Nortriptilina** **Imipramina** **Desipramina** **Duloxetina** **Venlafaxina**	Ver Resumo farmacológico: Capítulo 14			

Fármacos antiepilépticos e antiarrítmicos
Mecanismo – Inibem a iniciação ou a condução do potencial de ação

Carbamazepina **Oxcarbazepina** **Gabapentina** **Pregabalina** **Lamotrigina**	Ver Resumo farmacológico: Capítulo 15			
Mexiletina	Ver Resumo farmacológico: Capítulo 23	Farmacologia do Ritmo Cardíaco		

Antagonistas dos receptores NMDA
Mecanismo – Bloqueiam a despolarização pós-sináptica dependente dos receptores NMDA

Fármaco	Aplicações	Efeitos	Contraindicações	Observações
Cetamina	Analgesia Anestesia dissociativa Único agente anestésico para procedimentos que não exigem relaxamento musculoesquelético	*Hipertensão, taquiarritmias, mioclonia, depressão respiratória, aumento da pressão intracraniana* Alucinações, sonhos vívidos, sintomas psiquiátricos	Hipersensibilidade à cetamina Hipertensão grave	Útil no tratamento da dor intensa aguda, como lesão em campo de batalha, em decorrência do risco mínimo de depressão respiratória A aplicação mais ampla da cetamina é limitada por seus efeitos psicomiméticos Eleva o débito cardíaco ao aumentar o efluxo simpático
Dextrometorfano	Tosse Dor neuropática	Tontura, sonolência, fadiga	Coadministração de IMAO	O dextrometorfano, quando utilizado nas doses relativamente altas necessárias para produzir analgesia, provoca também tontura, fadiga, confusão e efeitos psicomiméticos A coadministração com IMAO está absolutamente contraindicada, dado o risco da síndrome serotoninérgica A coadministração com selegilina ou sibutramina é habitualmente evitada

Agonistas dos receptores de serotonina 5-HT$_{1D}$
Mecanismo – Induzem vasoconstrição vascular cerebral, reduzem a transmissão nociceptiva

Sumatriptana **Rizatriptana** **Naratriptana** **Zolmitriptana** **Almotriptana** **Eletriptana**	Ver Resumo farmacológico: Capítulo 14			

18
Farmacologia das Substâncias Psicoativas

Peter R. Martin, Sachin Patel e Robert M. Swift

▶ Introdução

Este capítulo analisa os agentes farmacológicos implicados no uso abusivo e na dependência de substâncias psicoativas, bem como os processos cerebrais importantes para compreender essa dependência. Embora a farmacologia de tais agentes seja importante para entender seus efeitos sobre o comportamento e seu potencial para uso abusivo, as características de personalidade, bem como a presença concomitante de condições psiquiátricas e clínicas, também podem contribuir para o risco de desenvolvimento de uso abusivo e dependência de fármacos. O entendimento do uso abusivo e da dependência como transtornos biopsicossociais, mais do que simplesmente como consequências farmacológicas do uso crônico de drogas, levou ao reconhecimento do papel central desempenhado pela aprendizagem na dependência de substâncias psicoativas e do potencial de uma abordagem farmacopsicossocial integrada como estratégia de tratamento.

A maioria dos indivíduos com transtornos por uso de substâncias psicoativas também apresenta um segundo transtorno psiquiátrico diagnosticável, mas não é fácil determinar se os sintomas psiquiátricos representam causa ou consequência do uso abusivo daquelas substâncias. Por exemplo, embora o álcool seja amplamente usado como automedicação para alívio de depressão e/ou ansiedade, pode ser difícil determinar se os sintomas psiquiátricos observados em alcoólicos constituem a causa do consumo de álcool ou seu efeito, visto que as ações do próprio álcool, bem como a abstinência e a dependência dele, também podem resultar em ansiedade ou depressão de grau significativo.

Os determinantes genéticos das ações psicofarmacológicas das substâncias psicoativas estão sendo cada vez mais reconhecidos. Todavia, variáveis ambientais exercem influência substancial no desenvolvimento de dependência. Por exemplo, as atitudes da sociedade em relação ao uso de drogas frequentemente influenciam a probabilidade de seu uso pela primeira vez. A disponibilidade e o custo de uma substância desse tipo também são afetados pela situação legal e por impostos. A existência de alternativas não farmacológicas pode constituir fator essencial na determinação da probabilidade de uso abusivo e dependência de drogas.

CASO

Sr. A, um homem de 33 anos, é levado ao serviço de emergência com náuseas intensas, vômitos, diarreia, dores musculares e ansiedade. Ele explica que tem injetado morfina ou heroína mais ou menos 3 dias por semana e que usa maconha e cocaína "quando quer". Sr. A sente vontade de morrer. No exame, as pupilas se mostram dilatadas, a temperatura é de 39,4°C, a pressão arterial, de 170/95 mmHg, e a frequência cardíaca de 108 bpm. Apresenta irritabilidade e queixa-se de cólicas abdominais, hiperalgesia e fotofobia. O paciente é medicado com clonidina e loperamida, ibuprofeno e prometazina, quando necessários, para diarreia, dor e náuseas/vômitos, respectivamente. A gravidade da abstinência não diminui significativamente até ele receber buprenorfina/naloxona por via sublingual, a cada 8 h. Durante a semana seguinte, a buprenorfina/naloxona é titulada para uma dose ao dia, com redução progressiva de sintomas de abstinência e compulsão.

O cliente recebe alta para iniciar um programa de tratamento ambulatorial intensivo de 28 dias, durante o qual continua tomando buprenorfina/naloxona. Concorda em participar de reuniões diárias de autoajuda e apoio mútuo (Alcoólicos ou Narcóticos Anônimos), nas quais conta sua história de dependência. *Começou tomando comprimidos para emagrecer quando adolescente e começou a beber como resposta ao abuso físico a que foi submetido pelo pai etilista. Foi-lhe prescrita uma associação de paracetamol e codeína para dor depois de pequena cirurgia; subsequentemente, começou a tomar pílulas para a dor compradas na "rua" e a consultar vários médicos para obter prescrições de medicamentos para dor lombar e depressão; chegou até mesmo a extrair dentes saudáveis para obter opioides do dentista. Ficou atormentado quando um amigo íntimo faleceu, e passou a usar opioides intravenosos e adesivos* transdérmicos de fentanila. *Foi internado três vezes para tratamento, sempre com recaída após receber alta. A cada vez, usava doses crescentes de drogas. Tentou também um tratamento de manutenção com metadona por 6 meses, com algum benefício, porém não foi capaz de interromper por completo o uso de "drogas de rua" e "nunca se sentiu normal com metadona".*

Sr. A continua abstinente de opioides ilícitos depois de 5 anos de uso de buprenorfina/naloxona por via sublingual. Tem sessão mensal de psicoterapia de grupo com seu psiquiatra e mantém a adesão a reuniões semanais com os Narcóticos Anônimos (NA) ou Alcoólicos Anônimos (AA). Consistentemente apresenta testes de urina negativos para drogas. Foi promovido no trabalho, obteve empréstimo para a compra de uma casa e parece estar relativamente satisfeito.

Questões

1. Qual a causa dos sinais e sintomas físicos do Sr. A (*i. e.*, náuseas, vômitos, febre, aumento das pupilas e hipertensão) em sua visita inicial ao serviço de emergência?
2. Como poderia ser controlada a dor do cliente se fosse submetido à cirurgia enquanto tomava buprenorfina/naloxona?
3. De que maneira programas de apoio mútuo, como AA ou NA, podem ajudam a tratar a dependência, e como devem ser complementados com supervisão médica?
4. Qual foi a justificativa do Sr. A para iniciar o tratamento com clonidina?
5. Por que os sintomas iniciais e a compulsão prolongada por opioides do cliente diminuíram com a combinação de buprenorfina/naloxona?

Este capítulo descreve os mecanismos de ação de substâncias selecionadas e representativas de uso abusivo; os mecanismos de outras substâncias psicoativas importantes estão resumidos na Tabela 18.1. Como a dependência é um transtorno de vias de recompensa encefálicas, aprendizado e comportamento motivado, o uso de medicamentos para tratar dependência em abordagem farmacopsicossocial *integrada* é discutido.

▶ Definições

A nomenclatura empírica promulgada pela American Psychiatric Association (APA) no *Manual Diagnóstico e Estatístico de Transtornos Mentais* (DSM-IV; Boxe 18.1) define a *dependência química* (usada, neste capítulo, de modo intercambiável com o termo *adição*) *de substância psicoativa* como padrão mal-adaptativo de uso de substâncias, levando a prejuízo ou sofrimento clinicamente significativos. Essa definição evita qualquer juízo de valor e pode ser generalizada entre culturas. As características psicossociais da dependência são semelhantes para diversos agentes psicofarmacológicos com potencial de uso abusivo e são provavelmente mais importantes no desenvolvimento e na manutenção do uso patológico da substância do que o perfil farmacológico singular de determinada substância. As características diagnósticas são conceitualizadas como agrupamentos de sintomas clínicos: perda do controle, ênfase no repertório comportamental e neuroadaptação. Entretanto, o

elemento fundamental é a *busca da substância* (compulsão), condição *sine qua non* da dependência. No caso descrito na introdução, o Sr. A sentiu que tinha pouco mais em sua vida do que as drogas e não conseguiria parar de usá-las sem ajuda. É provável que fosse dependente de opioides (e de outras substâncias que estava usando).

Os termos *tolerância*, *dependência* e *abstinência* podem ser definidos com base em alterações fisiológicas clinicamente aparentes, bem como em alterações mais sutis no neurocircuito de recompensa do encéfalo. *Tolerância* refere-se à diminuição do efeito de uma substância, que surge com seu uso contínuo, isto é, ocorre deslocamento da curva dose-resposta para a direita, *à medida que são necessárias doses maiores para produzir a mesma resposta*, como aconteceu no caso do Sr. A. O perfil de toxicidade e o perfil de letalidade da substância frequentemente não se deslocam da mesma maneira ou no mesmo grau que os efeitos psicofarmacológicos para os quais a substância é primariamente autoadministrada. Por conseguinte, ao usar heroína, é provável que o Sr. A sofresse os efeitos adversos de constipação intestinal e constrição pupilar em uma dose insuficiente para alcançar uma "onda". Além disso, como os centros respiratórios do cérebro frequentemente não desenvolvem tolerância a doses aumentadas de heroína, existe maior probabilidade de superdosagem letal quando a pessoa toma doses mais altas da droga. O efeito oposto, denominado *sensibilização* (também chamado de *tolerância inversa*), refere-se

TABELA 18.1 Principais substâncias psicoativas.

CLASSE DA SUBSTÂNCIA	EXEMPLOS	RECEPTOR (AÇÃO)	SINAIS CLÍNICOS	OBSERVAÇÕES
Opioides	Morfina Heroína Codeína Oxicodona	Opioide μ (agonista)	Euforia seguida de sedação, depressão respiratória	Usados terapeuticamente como analgésicos (exceto a heroína) O uso abusivo de prescrição de opioides está aumentando rapidamente
Benzodiazepinas	Triazolam Lorazepam Diazepam	$GABA_A$ (modulador)	Sedação, depressão respiratória	Usados terapeuticamente como ansiolíticos e sedativos
Barbitúricos	Fenobarbital Pentobarbital	$GABA_A$ (modulador, agonista fraco)	Sedação, depressão respiratória	Usados terapeuticamente como ansiolíticos e sedativos; maior risco de morte por superdosagem do que com uso de benzodiazepinas
Álcool	Etanol	$GABA_A$ (modulador), NMDA (antagonista)	Intoxicação, sedação, perda da memória	Uso legal em muitos países
Nicotina	Tabaco	Nicotínico de ACh (agonista)	Estado de alerta, relaxamento muscular	Uso legal em muitos países
Psicoestimulantes	Cocaína Anfetamina	Dopaminérgico, adrenérgico, serotoninérgico (inibidor da recaptação)	Euforia, estado de alerta, hipertensão, paranoia	Anfetaminas também revertem o transportador de recaptação e a liberação do neurotransmissor das vesículas sinápticas para o citosol
Cafeína	Café e refrigerantes	Adenosina (antagonista)	Estado de alerta, tremor	Geralmente de uso legal, a dependência é rara
Canabinoides	Maconha	CB_1, CB_2 (agonista)	Alterações do humor, fome, instabilidade	–
Fenciclidina (PCP)	N/A	NMDA (antagonista)	Alucinações, comportamento hostil	–
Feniletilaminas	MDMA (*ecstasy*), MDA	Serotoninérgico, dopaminérgico, adrenérgico (inibidores da recaptação, múltiplas ações)	Euforia, estado de alerta, hipertensão, alucinações	Estruturalmente relacionadas com anfetaminas, efeitos similares aos dos agentes psicodélicos
Agentes psicodélicos	LSD DMT Psilocibina	$5-HT_2$ (agonista parcial)	Alucinações	–
Inalantes	Tolueno Nitrato de amila Óxido nitroso	Desconhecido	Tontura, intoxicação	–

MDMA = metilenodioximetanfetamina; MDA = metilenodioxianfetamina; LSD = dietilamida do ácido lisérgico; DMT = dimetiltriptamina; NMDA = N-metil-D-aspartato.

BOXE 18.1 Critérios do Manual Diagnóstico e Estatístico de Transtornos Mentais (DSM-IV) para dependência química de substâncias psicoativas

Padrão mal-adaptativo de uso de substâncias, levando a comprometimento ou sofrimento clinicamente significativos, manifestado por três (ou mais) dos seguintes critérios, ocorrendo em qualquer momento no mesmo período de 12 meses:

1. Tolerância, definida por qualquer um dos seguintes aspectos:
   a. Necessidade de quantidades acentuadamente aumentadas da substância para obter intoxicação ou o efeito desejado.
   b. Acentuada redução do efeito com o uso continuado da mesma quantidade de substância.
2. Abstinência, manifestada por qualquer um dos seguintes aspectos:
   a. Síndrome de abstinência característica da substância (conforme definida pelos critérios da APA para a abstinência de uma substância específica).
   b. A mesma substância (ou substância estreitamente relacionada) é consumida para aliviar ou evitar os sintomas de abstinência.
3. A substância é frequentemente consumida em quantidades crescentes ou por período mais longo do que o pretendido.
4. Desejo persistente ou esforços malsucedidos para reduzir ou controlar o uso da substância.
5. Muito tempo é gasto em atividades necessárias para obtenção da substância (p. ex., consulta a vários médicos ou longas viagens de automóveis), utilização da substância (p. ex., fumar um cigarro atrás do outro) ou recuperação de seus efeitos.
6. Importantes atividades sociais, ocupacionais ou recreativas são abandonadas ou reduzidas em virtude do uso da substância.

O uso da substância continua, apesar da consciência de um problema físico ou psicológico recorrente, provavelmente causado ou exacerbado pela substância (p. ex., uso atual de cocaína, apesar do reconhecimento de depressão induzida pela cocaína, ou consumo continuado de álcool, apesar do reconhecimento do agravamento de úlcera pelo consumo da substância).

a um desvio da curva dose-resposta para a esquerda, de modo que *a administração repetida de uma substância resulta em maior efeito de determinada dose,* e é necessária menor dose para obter o mesmo efeito. É interessante assinalar que pode haver tolerância e sensibilização concomitantes a diferentes ações farmacológicas de uma droga. Portanto, com a administração repetida de depressores do sistema nervoso central (SNC) como o álcool, os efeitos estimulantes (p. ex., desinibição) demonstram sensibilização, enquanto as ações depressoras (p. ex., sono), tolerância.

A *dependência* pode ser definida apenas *indiretamente* pela tolerância, pelo aparecimento de síndrome de abstinência com a interrupção da substância ou a administração de um antagonista específico, pela compulsão pela droga, ou pelo comportamento de busca da droga manifestado em consequência de estímulos condicionados após a redução da abstinência. No caso do Sr. A, os sintomas iniciais observados no serviço de emergência foram causados pela abstinência da heroína, manifestação de *dependência física*, que poderia ser aliviada por qualquer agonista dos receptores opioides μ. A dependência física é algumas vezes diferenciada da *dependência psicológi-*

🔦 que se refere à compulsão continuada pela droga e à tendência ao retorno ao uso descontrolado de opioides mesmo após a resolução dos sintomas agudos de abstinência. A dependência física é provocada por muitos dos mesmos mecanismos que causam tolerância. Como no caso da tolerância, os pontos de ajuste homeostáticos são alterados para compensar a presença da substância. Se o uso é interrompido, os pontos de ajuste alterados provocam efeitos opostos àqueles manifestados na presença da substância. Esses pontos também ativam respostas de estresse do sistema nervoso autônomo, o que explica parcialmente os benefícios de fármacos como a clonidina no tratamento da abstinência. Por exemplo, a interrupção abrupta do uso de um depressor do SNC provoca hiperexcitação, enquanto a interrupção de um estimulante produz depressão e letargia; a suspensão de uma substância de qualquer classe resulta em aumento inespecífico da atividade autônoma. A dependência psicológica envolve o reajuste do *sistema de recompensa* do cérebro como resultado do uso repetido da substância. Então, mesmo após a interrupção do uso, os mecanismos de recompensa encefálicos podem estar alterados, de modo que os transtornos afetivos e neuroendócrinos e a compulsão pela droga persistem, e o indivíduo tende a sofrer recaída. Existe uma superposição neurobiológica significativa entre os componentes "psicológico" e "físico" da dependência, e há quem questione a verdadeira utilidade dessa distinção.

Tipicamente, tolerância e dependência coexistem, porém a presença de uma delas não significa necessariamente o uso patológico da substância. Por exemplo, um paciente tratado com opioide para alívio de dor cirúrgica provavelmente desenvolverá tolerância ao fármaco e necessitará de doses progressivamente maiores para obter analgesia; além disso, se a administração do fármaco for interrompida, ou se for administrado um antagonista dos opioides, talvez o paciente desenvolva síndrome de abstinência. Todavia, será possível reduzir a dose de modo gradual e, por fim, eliminar o analgésico após o alívio da dor pós-operatória. Nesse caso, se o paciente não manifestar nenhum comportamento de busca da substância, significará que não existe nenhuma condição patológica, apesar da presença de tolerância e dependência. Esse aspecto ressalta o papel fundamental dos médicos no tratamento efetivo da dor

pós-operatória sem fornecer prescrições de opioides de prazo indeterminado, bem como na abordagem direta do comportamento de busca da substância, caso se manifeste.

► Mecanismos de tolerância, dependência e abstinência

Tolerância

A *tolerância adquirida* ocorre quando a administração repetida de uma substância desloca a curva dose-resposta para a direita, de modo que é necessária uma dose maior da substância para produzir o mesmo efeito. A *tolerância inata* refere-se a variações individuais preexistentes na sensibilidade à substância, isto é, variações presentes desde a primeira administração da substância. As diferenças inatas na sensibilidade podem surgir de variação genética dos receptores sobre os quais a substância atua, ou de diferenças entre indivíduos em absorção, metabolismo ou excreção da droga. Como qualquer traço multifatorial, a variabilidade genética é fortemente influenciada pelo ambiente. Exemplo de tolerância inata é observado com o álcool: aqueles com baixa sensibilidade inata quando adultos jovens correm maior risco de alcoolismo posteriormente.

A tolerância adquirida inclui componentes farmacocinéticos, farmacodinâmicos e aprendidos. A *tolerância farmacocinética* surge quando aumenta a capacidade de metabolizar ou excretar a substância em consequência de sua exposição. Tipicamente, o aumento do metabolismo é atribuível à indução de enzimas metabólicas, como as do citocromo P450 (ver Capítulo 4). Nesses casos, a tolerância farmacocinética resulta em *menor concentração* da substância em seu local de ação para qualquer dose administrada.

A *tolerância farmacodinâmica* é causada por adaptações neuronais que resultam em *resposta reduzida* à mesma concentração de substância em seu sítio de ação no sistema nervoso. A exposição por curto período de tempo a uma substância pode induzir alterações neuroadaptativas em liberação e eliminação de neurotransmissores a partir das sinapses, redução no número de receptores de neurotransmissores, modificação da condutância dos canais iônicos ou perturbação da transdução de sinais (Figura 18.1). A administração prolongada do fármaco pode provocar alterações neuroadaptativas na expressão de genes relevantes para a ação farmacológica dele. Essas modificações guardam correlação próxima com as presumidas adaptações do cérebro ligadas ao aprendizado e à formação de memória (Figura 18.2). Na verdade, as adaptações persistentes às substâncias são modificações das sinapses existentes e criação de novas sinapses, efetivamente "recanalizando" o cérebro. Essas adaptações moleculares e celulares de longa duração provavelmente explicam as compulsões e recaídas que podem ocorrer muito depois da suspensão do uso das substâncias.

A tolerância farmacodinâmica relaciona-se estreitamente com outra forma de tolerância, denominada *tolerância aprendida*. Na *tolerância comportamental*, uma forma de tolerância aprendida, o uso da droga resulta em alterações compensatórias do comportamento que não estão diretamente relacionadas com a ação farmacológica da substância, mas representam acomodação aos efeitos da mesma por meio de aprendizado adquirido enquanto o organismo se encontra no "estado" intoxicado ou no ambiente onde ocorreu a intoxicação. A *tolerância condicionada* ocorre quando indícios ambientais associados a

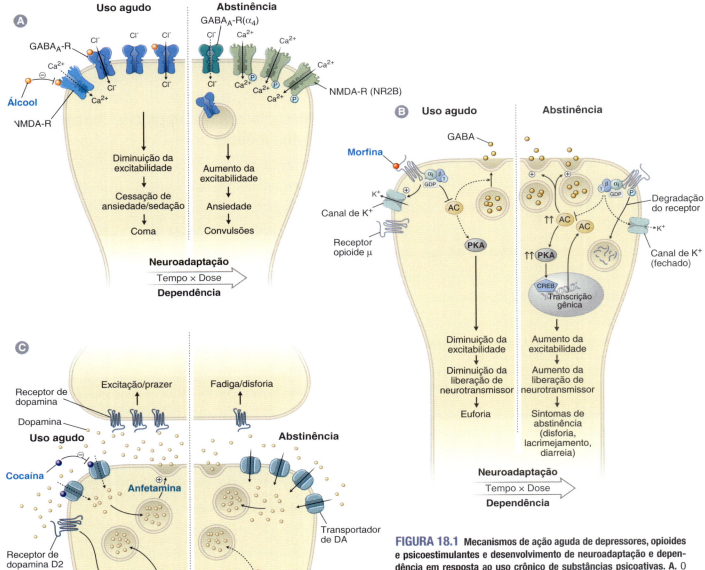

FIGURA 18.1 Mecanismos de ação aguda de depressores, opioides e psicoestimulantes e desenvolvimento de neuroadaptação e dependência em resposta ao uso crônico de substâncias psicoativas. A. O álcool modula os principais sistemas de neurotransmissores inibitórios e excitatórios do cérebro por meio de seus efeitos sobre receptores GABA$_A$ e NMDA, respectivamente. Ele é um modulador alostérico positivo dos receptores GABA$_A$. O álcool aumenta a condutância do cloreto pelos receptores GABA$_A$, resultando em hiperpolarização celular. Também diminui a condutância do cálcio pelos receptores NMDA, diminuindo ainda mais a excitação celular. Essa dupla ação sobre receptores GABA$_A$ e NMDA contribui para os efeitos ansiolíticos, sedativos e depressores do SNC suscitados pelo álcool. As adaptações moleculares à exposição crônica ao álcool incluem: (1) internalização e diminuída expressão dos receptores GABA$_A$ "normais" contendo a subunidade α1 na superfície; (2) aumento da expressão dos receptores GABA$_A$ contendo a subunidade α4 "de baixa sensibilidade ao álcool" na superfície; e (3) fosforilação aumentada dos receptores NMDA contendo subunidades NR2B de "alta condutância". Logo, a neuroadaptação produz tolerância aos efeitos depressores agudos do álcool e ocorre concomitantemente com dependência. Durante a abstinência (*i. e.*, no estado de dependência, porém na ausência de álcool), essas adaptações provocam hiperexcitabilidade generalizada nos neurônios. A excitação do SNC manifesta-se como ansiedade, insônia, delírio e, potencialmente, convulsões. **B.** Os opioides ativam os receptores de opioides μ localizados nas terminações nervosas sinápticas. A ativação aguda desses receptores acarreta ativação dependente de proteína G dos canais de potássio e inibição da atividade da adenilciclase. Esses efeitos causam hiperpolarização celular e liberação diminuída de GABA da terminação nervosa, e esta última resulta na desinibição dos neurônios dopaminérgicos da área tegmental ventral (ATV). As adaptações moleculares à estimulação crônica dos receptores opioides μ incluem: (1) fosforilação aumentada dos receptores opioides μ, ocasionando internalização e degradação do receptor; (2) diminuição da eficácia de transdução de sinais dos opioides μ; e (3) hiperativação da sinalização da adenilciclase, levando à liberação aumentada de GABA e ao aumento da transcrição gênica por meio de ativação dos fatores de transcrição, incluindo a proteína de ligação ao elemento de resposta ao AMP cíclico (CREB). Por conseguinte, a neuroadaptação resulta em tolerância aos efeitos eufóricos dos opioides. Durante a abstinência (*i. e.*, no estado de dependência, porém na ausência de opioides), a liberação aumentada de GABA dos interneurônios inibitórios acarreta inibição dos neurônios dopaminérgicos da ATV, disforia e anedonia. **C.** A exposição aguda à cocaína inibe os transportadores de recaptação da dopamina (TRD), resultando em níveis sinápticos aumentados de dopamina e em aumento da ativação dos receptores dopaminérgicos pós-sinápticos nas sinapses do *nucleus accumbens*; por sua vez, esses efeitos causam sensações de euforia e energia aumentada. O aumento da dopamina extrassináptica também ativa autorreceptores D$_2$, diminuindo a síntese de dopamina. A anfetamina libera as reservas vesiculares de transmissores no citoplasma e também inibe a recaptação de neurotransmissores nas vesículas; essas ações combinadas provocam aumento das concentrações de neurotransmissores na fenda sináptica. Durante a exposição crônica a psicoestimulantes, a expressão dos TRD aumenta, a quantidade de receptores dopaminérgicos pós-sinápticos diminui, e ocorre depleção da dopamina pré-sináptica. Assim, a neuroadaptação provoca tolerância aos efeitos euforizantes dos psicoestimulantes. Durante a abstinência (*i. e.*, no estado de dependência, porém na ausência de psicoestimulantes), os níveis sinápticos diminuídos de dopamina, derivados de sua síntese reduzida e do aumento da depuração por meio dos TRD, causam diminuição da ativação dos receptores dopaminérgicos pós-sinápticos e sensação de disforia, fadiga e anedonia.

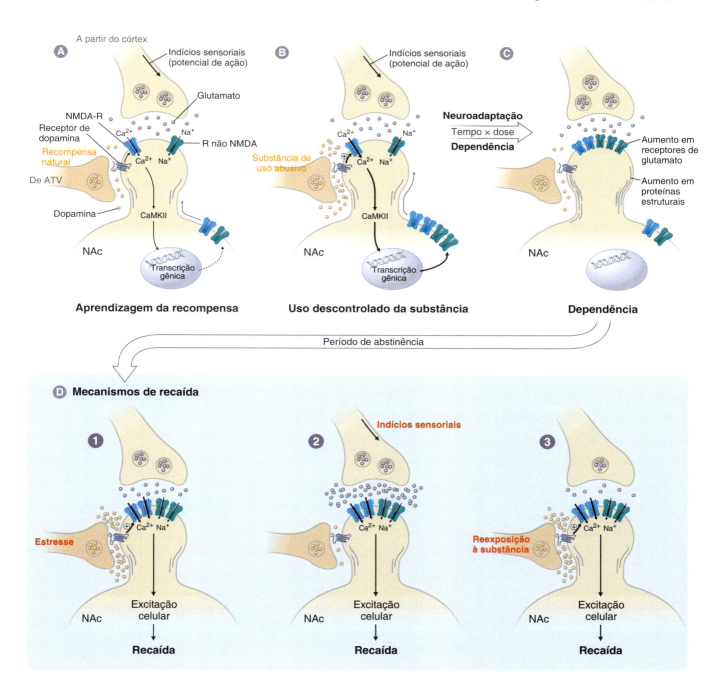

FIGURA 18.2 **Alterações sinápticas que ligam estímulos ambientais, efeitos de substâncias e aprendizagem de recompensa na dependência de drogas e mecanismos de recaída após a abstinência. A.** As recompensas naturais, como alimento ou sexo, aumentam a liberação de dopamina no *nucleus accumbens* (NAc) e dão origem à aprendizagem da recompensa, que liga estímulos ambientais relevantes (indícios sensoriais) a elementos concomitantes de recompensa, alterando circuitos neurais nas áreas associativas do encéfalo. Neurônios espinhosos dentro do NAc recebem impulsos glutamatérgicos do córtex e liberam informação de indícios sensoriais e impulsos dopaminérgicos da área tegmental ventral (ATV). Os impulsos glutamatérgicos atuam por meio dos receptores NMDA (permeáveis ao cálcio) e dos receptores não NMDA (permeáveis ao sódio). A liberação simultânea de glutamina e glutamato resulta em potencialização da sinalização NMDA, ativação da quinase dependente de cálcio-calmodulina (CaMKII) e, por fim, alterações na transcrição de genes de proteínas estruturais e genes do receptor de glutamato. Acredita-se que essas alterações sinápticas estejam na base da aprendizagem da recompensa. **B.** As substâncias psicoativas induzem liberação amplificada de dopamina e ativam as mesmas adaptações sinápticas como reforçadores naturais. Assim, acredita-se que tais substâncias "apoderem-se" dos sistemas encefálicos evolutivos de aprendizagem da recompensa, levando ao uso descontrolado da substância. **C.** Após o uso crônico de substâncias psicoativas, as adaptações sinápticas resultam em "sinapses potencializadas". Essa potencialização é mediada pelo aumento de tamanho das espinhas dendríticas, pelo aumento da expressão de proteínas estruturais e pela expressão aumentada dos receptores de glutamato da superfície; todas essas adaptações ocorrem em resposta a alterações transcricionais a longo prazo. **D.** Depois de um período de abstinência do uso da substância, múltiplos mecanismos podem suscitar recaída para o comportamento de busca da droga. (1) O estresse pode desencadear recaída ao aumentar a liberação de dopamina. Nesse estado potencializado, a dopamina pode desencadear excitação celular e comportamentos de recaída. (2) A exposição a indícios sensoriais relacionados com a substância pode estimular uma recaída por meio da liberação aumentada de glutamato, e a aumentada expressão de superfície de receptores de glutamato pode levar à excitação celular e à recaída. (*3*) A exposição a pequenas quantidades da substância é capaz de reativar a recaída à autoadministração da substância nesse estado potencializado, desde que a liberação amplificada de dopamina consiga desencadear excitação celular.

exposição a uma substância induzem alterações compensatórias reflexas e preemptivas, designadas como *resposta oponente condicionada*. Esse mecanismo de condicionamento é um fenômeno inconsciente, contudo é frequentemente a base das recaídas em adictos. Por exemplo, a visão dos apetrechos associados ao uso de uma substância como cocaína (que provoca taquicardia) pode acarretar bradicardia preemptiva e, portanto, compulsão pela substância psicoativa.

Dependência e abstinência

A dependência está tipicamente associada à tolerância e resulta de mecanismos estreitamente relacionados com os que produzem tolerância farmacodinâmica e aprendida. A *síndrome de dependência* provém da necessidade da presença da substância no cérebro para manter um funcionamento "quase normal". Se a substância for eliminada do corpo, de modo a não mais ocupar seu local de ação, as adaptações que produziram dependência revelam-se e manifestam-se como *síndrome de abstinência aguda*, que perdura até que o sistema se reequilibre ante a ausência da substância (dias). Subsequentemente, uma *síndrome de abstinência demorada*, caracterizada por compulsão pela droga (i. e., intensa preocupação com sua obtenção), pode surgir e continuar indefinidamente (anos). A abstinência demorada também se associa a desregulação sutil da aprendizagem, impulsos/motivação e recompensa. Essa síndrome deve ser diferenciada dos fatores de risco pré-mórbido da dependência, que não desaparecem com a abstinência, e da lesão cerebral sustentada que decorre do uso da substância.

À semelhança da tolerância, a dependência associa-se a alterações nas vias de sinalização da célula (Figura 18.1). Por exemplo, a suprarregulação da via do AMPc por uma substância contribui para a abstinência aguda que ocorre com a interrupção da substância, visto que os efeitos da adenilciclase suprarregulada produzem resposta "supranormal" nos neurônios quando quantidades fisiológicas do neurotransmissor estimulam o receptor acoplado ao AMPc. Em contrapartida, uma substância que produza dependência por diminuir quantidade ou sensibilidade de receptores torna-os infrarregulados insuficientemente estimulados após a interrupção da substância.

Os efeitos do álcool ilustram que os mecanismos excitatórios e inibitórios podem atuar de modo sinérgico em sistemas de neurotransmissores opostos. O consumo agudo de álcool provoca sedação ao facilitar a atividade inibitória do GABA em seus receptores e inibir a atividade excitatória do glutamato em seus receptores. Com o passar do tempo, os receptores de GABA são infrarregulados, e a estrutura de suas subunidades é modificada por uma variedade de mecanismos moleculares, diminuindo, assim, o nível de inibição que se opõe aos efeitos sedativos do álcool. Simultaneamente, os receptores NMDA são suprarregulados, diminuindo também o nível de inibição devido ao álcool. Se o álcool for abruptamente removido, a inibição GABAérgica diminuída e a excitação glutamatérgica aumentada acarretarão estado de hiperatividade do sistema nervoso central, causando sinais e sintomas da abstinência de álcool. O equilíbrio entre essas vias inibitória (GABAérgica) e excitatória (glutamatérgica) pode explicar a sedação e a hiperatividade alternadas que caracterizam a abstinência de álcool.

Como a dependência pode ocorrer sem tolerância e vice-versa, é evidente que alterações relacionadas com a aprendizagem, não necessariamente devidas às ações farmacológicas de uma substância, também estão envolvidas. Na década de

1950, Olds e Milner implantaram eletrodos em várias regiões do cérebro do rato para determinar sistematicamente que áreas neuroanatômicas poderiam reforçar a autoestimulação. (A autoestimulação consistia em curto pulso de corrente elétrica não destrutiva liberada no cérebro, no local do eletrodo, quando o animal pressionava uma alavanca.) Foi constatado que o *feixe prosencefálico medial e a área tegmental ventral* (ATV) no mesencéfalo eram sítios particularmente efetivos. Esses locais foram denominados "centros do prazer" ou focos de recompensa no encéfalo. Um subgrupo de neurônios dopaminérgicos projeta-se diretamente da ATV para o *nucleus accumbens* (NAc) por meio do feixe prosencefálico medial. Acredita-se que esses neurônios sejam fundamentais para a via de recompensa encefálica, que reforça o comportamento motivado e facilita aprendizagem e memória por meio de ligações com hipocampo, amígdala e córtex pré-frontal. A secção dessa via, ou o bloqueio dos receptores dopaminérgicos no NAc com antagonista do receptor de dopamina (como o haloperidol; ver Capítulo 13), reduz a autoestimulação elétrica da ATV. Além disso, a liberação de dopamina no NAc pode ser detectada *in vivo* usando a técnica de microdiálise, que consiste na inserção de uma cânula em região encefálica específica para determinar as concentrações de neurotransmissores. Essas medidas mostram que aumentos nas concentrações da dopamina associam-se à autoadministração da substância por animais de laboratório, e que sinapses dopaminérgicas no NAc estão ativas durante a estimulação elétrica da via de recompensa do encéfalo, sustentando a hipótese de que a dopamina no NAc é necessária para a recompensa. As substâncias capazes de causar dependência são prontamente autoadministradas pelos animais diretamente na ATV, no NAc ou em áreas corticais ou subcorticais que inervam essas duas regiões, frequentemente à custa até mesmo da ingestão de alimentos (Figura 18.3).

Apesar de a via dopaminérgica mediar a recompensa, a dopamina também pode aumentar a ênfase dos estímulos, alertar o organismo sobre a importância deles e orientar a atividade motora para a busca de estímulos de recompensa. Conforme discutido anteriormente, *a via dopaminérgica é ativada por todas as substâncias psicoativas*. É importante assinalar que os comportamentos necessários à sobrevida das espécies (p. ex., alimentação, reprodução e exploração) resultam em liberação de dopamina no NAc, porém em grau muito menor, sugerindo que as substâncias psicoativas podem "apoderar-se" farmacologicamente das funções evolutivas normais das vias de recompensa. Com a repetição de experiências por condicionamento (i. e., a associação de um elemento do ambiente à recompensa por meio de reativação de circuitos encefálicos), essa via dopaminérgica também é ativada durante a *antecipação* da recompensa, como pode ser demonstrado em seres humanos com uso de técnicas de neuroimagens funcionais, como a tomografia por emissão de pósitrons (PET), quando adictos são expostos a indícios sensoriais relacionados com a substância. Embora os neurônios dopaminérgicos que se ligam à ATV e ao NAc atuem como via final comum de recompensa, eles recebem impulsos de várias regiões do encéfalo (córtex, hipocampo, tálamo, amígdala e núcleos da rafe), que modificam a recompensa, portanto medeiam a aprendizagem associada a ela (Figura 18.4).

Como a abstinência de certas substâncias psicoativas pode ser aversiva, acreditou-se, durante muitos anos, que a principal motivação para o uso abusivo continuado era evitar a abstinência aguda. Todavia, essa explicação não é compatível com as seguintes observações: os efeitos da dependência são percebi-

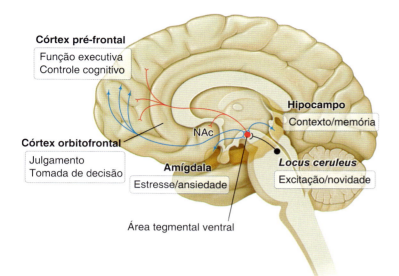

FIGURA 18.3 Integração dos sistemas encefálicos de comportamento por meio de conexões com a via dopaminérgica mesolímbica. Os neurônios noradrenérgicos que se originam no *locus ceruleus* (*preto*) transmitem a informação de novidade e excitação aos neurônios dopaminérgicos na área tegmental ventral (ATV). A ATV projeta-se para o *nucleus accumbens* (NAc) e o córtex (*vermelho*). Múltiplos impulsos do encéfalo modificam o efluxo da ATV: o estímulo glutamatérgico do córtex pré-frontal transmite a função executiva e o controle cognitivo; o estímulo excitatório da amígdala sinaliza estresse e ansiedade; e o estímulo glutamatérgico do hipocampo transmite informações contextuais e experiências passadas (*azul*). Em seu conjunto, esses múltiplos estímulos modificam a sinalização na via dopaminérgica mesolímbica e modulam a percepção de prazer.

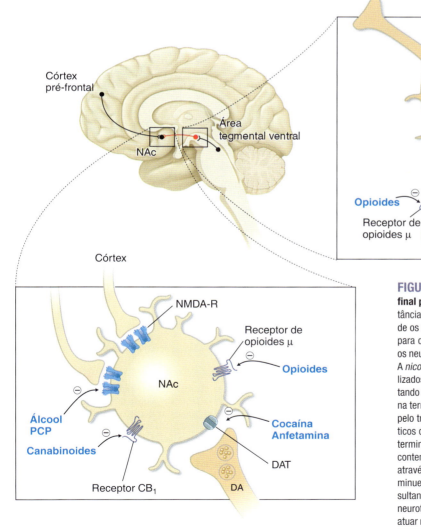

FIGURA 18.4 Via dopaminérgica mesolímbica: substrato comum final para as ações de substâncias sobre a recompensa. Todas as substâncias psicoativas ativam a via dopaminérgica mesolímbica, que compreende os neurônios dopaminérgicos da área tegmental ventral (ATV) projetados para o *nucleus accumbens* (NAc). Diferentes interneurônios interagem com os neurônios da ATV e do NAc, modulando a neurotransmissão mesolímbica. A *nicotina* interage com receptores colinérgicos nicotínicos excitatórios localizados nos corpos celulares dos neurônios dopaminérgicos da ATV, aumentando a liberação de dopamina no NAc. A *cocaína* atua predominantemente na terminação nervosa dopaminérgica para inibir a recaptação de dopamina pelo transportador de dopamina (DAT), aumentando, assim, os níveis sinápticos de dopamina que podem atuar no NAc. A *anfetamina* também atua na terminação nervosa dopaminérgica para facilitar a liberação de vesículas contendo dopamina e, possivelmente, aumentar o transporte reverso desta através do DAT (*não ilustrado*). Tanto os *canabinoides* quanto os *opioides* diminuem a liberação de GABA dos interneurônios inibitórios locais na ATV, resultando em desinibição da atividade neuronal dopaminérgica e aumento da neurotransmissão dopaminérgica. Canabinoides e opioides também podem atuar no NAc. *Álcool* e outros *depressores do SNC* atuam sobre os receptores NMDA (NMDA-R) para reduzir a neurotransmissão glutamatérgica no NAc. Os efeitos do álcool sobre os neurônios dopaminérgicos na ATV parecem ser tanto excitatórios quanto inibitórios e constituem objeto de pesquisas em andamento (*não ilustrados*).

dos muito tempo depois da resolução dos sintomas físicos de abstinência; pode ocorrer abstinência sem busca concomitante da substância, como frequentemente acontece após tratamento de dor aguda; e substâncias como estimulantes, alucinógenos e canabinoides causam dependência significativa, sem síndrome de abstinência aguda notável. Anos após deixar de usar uma substância, o adicto pode apresentar intensa compulsão e, portanto, estar propenso à *recaída*. A probabilidade de recaída é particularmente alta em situações nas quais os indivíduos deparam-se simultaneamente com estresse e o contexto em que a substância era usada. Isso se deve, em parte, à interação entre o circuito de recompensa e o circuito de memória no encéfalo, que, em circunstâncias normais, atribui valor emocional a determinadas memórias. Por conseguinte, as justificativas motivacionais de busca da substância estão vinculadas a estímulos socioambientais e efeitos subjetivos da substância, cada um propenso a ter ligações de recompensa e aversão com experiências prévias por meio da aprendizagem. Essa é uma explicação mais complexa do que o "simples" comportamento de evitar a abstinência aguda.

▶ Mecanismos de dependência

A atividade de busca da substância psicoativa que caracteriza a dependência resulta da interação de aprendizagem, mecanismos de recompensa e propensão individual ao desenvolvimento de dependência.

Aprendizagem e desenvolvimento de dependência

O reconhecimento de que a autoadministração crônica de uma substância resulta em alterações duradouras na experiência de recompensa levou à compreensão de que circuitos neurais relevantes podem jamais retornar a seu estado anterior ao uso da substância. O termo *alostase* descreve esse processo permanente, progressivamente evoluindo para um processo adaptativo nas vias cerebrais de recompensa por ocasião de exposição repetida a substâncias psicoativas. A alostase significa que o nível basal para o qual o encéfalo retorna logo após a interrupção do uso da substância pode modificar-se, mesmo depois da resolução da abstinência aguda. (Isso contrasta com homeostase, definida como o processo pelo qual um sistema repetidamente equilibra-se para o *mesmo* nível basal.) Por conseguinte, mesmo quando a substância não está mais presente no encéfalo, o adicto não consegue sentir emoções positivas da maneira como sentia antes de iniciar o uso da substância (estado denominado *anedonia*); a tentativa sem sucesso de readquirir o estado "quase normal" prévio é que aciona a busca da substância.

Estudos realizados em seres humanos e em animais forneceram evidências de neuroadaptação prolongada em níveis alterados de neurotransmissores (p. ex., depleção de dopamina e serotonina após uso crônico de álcool ou estimulante), alterações nos receptores de neurotransmissores, vias de transdução de sinais alteradas, alterações da expressão gênica e alteração em configuração e função sinápticas. Clinicamente, pacientes em abstinência relatam não apenas a compulsão pela substância psicoativa, mas também disforia, distúrbios do sono e aumento da reatividade ao estresse (p. ex., ataques de pânico), que podem persistir por várias semanas, meses ou anos após a desintoxicação. Um conceito errôneo comum é de que adictos são buscadores de prazer, e de que seu foco nas substância psicoativa representa a fuga da vida para um hedonismo

irresponsável. A ideia atual sobre dependência reconhece a heterogeneidade do processo de adição. Em alguns indivíduos, podem predominar fatores de recompensa (*reforço positivo*), e a "onda" ou a sensação de euforia motiva o uso da substância psicoativa. Em outros, predominam fatores de alívio (*reforço negativo*), como o consumo de álcool para reduzir o estresse ou a disforia da abstinência prolongada. Grande proporção de adictos se automedica para reduzir o sofrimento associado a transtornos psiquiátricos e distúrbios clínicos concomitantes. Além disso, as motivações para uso precoce no desenvolvimento da adição podem diferir substancialmente das motivações à medida que a doença progride (Figura 18.5). Em consequência da alostase, o reforço positivo é raro nos estágios mais avançados da doença. Por exemplo, o consumo de álcool do adolescente para reduzir a timidez pode evoluir para beber em busca de euforia e desinibição. Por fim, depois de anos de consumo até o nível de intoxicação, o indivíduo de meia-idade pode consumir álcool para evitar depressão e ansiedade associadas à abstinência ou, talvez, para aliviar dor crônica. O uso de substância psicoativa em cada uma dessas situações está associado, por meio de aprendizagem, a elementos que têm relação com o uso da substância ou a memórias e emoções, os quais podem desencadear compulsão e comportamento de busca da substância.

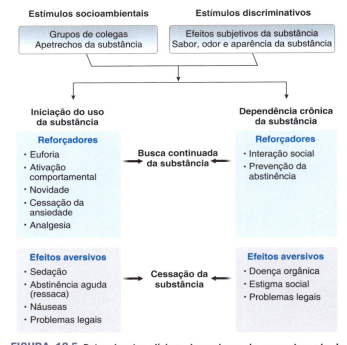

FIGURA 18.5 Determinantes clínicos da mudança do comportamento de busca da substância psicoativa durante a evolução da dependência. As justificativas motivacionais da busca da substância psicoativa são determinadas por estímulos socioambientais associados aos efeitos subjetivos da substância. Reforçadores de sua autoadministração resultam em seu uso continuado, enquanto os efeitos aversivos da substância contribuem para a cessação de sua autoadministração: se o indivíduo continuará ou não a usar a substância é função do predomínio dos efeitos reforçadores ou aversivos nas circunstâncias vigentes. As vias de recompensa do encéfalo são modificadas durante a autoadministração repetida da substância, de modo que os efeitos reforçadores e aversivos frequentemente são diferentes ao se iniciar o uso da substância, em comparação com seu uso posterior, quando a autoadministração pode se tornar repetitiva e fora de controle. Por fim, a progressão da dependência e a possibilidade de interromper com sucesso o transtorno de dependência são determinadas pela modificação da aprendizagem relacionada com efeitos reforçadores e aversivos das substâncias psicoativas com o uso de intervenções farmacopsicossociais.

A essência da dependência é o comportamento de busca da substância, em que o indivíduo não consegue controlar o impulso para obtê-la e usá-la, a despeito das consequências negativas reconhecidas e da exclusão de outras necessidades que tipicamente constituem uma vida equilibrada. Estudos realizados em animais de laboratório sugerem que o comportamento de busca da substância psicoativa é resultado de uma "aprendizagem de recompensa" disfuncional, isto é, os processos que orientam o organismo a suprir necessidades ou a alcançar metas deixaram de atuar apropriadamente. Assim, se o organismo inicia uma ação que resulta em uma meta ou "recompensa" (p. ex., autoadministração de um agente psicoativo), e se ele "aprende" que essa ação levou à recompensa, a probabilidade de assumir tal comportamento aumenta. Por exemplo, se um indivíduo usa cocaína pela primeira vez, e constata que isso lhe dá prazer ou alivia seus sintomas depressivos, a obtenção e o uso de cocaína serão reforçados. A intensa experiência proporcionada pela cocaína, em comparação com recompensas naturais, como alimento e sexo, resulta em um gasto preferencial de energia para obter a cocaína em detrimento de outras recompensas. Assim, a cocaína "apoderou-se" efetivamente dos sistemas de aprendizagem de recompensa, influenciando comportamento futuro em favor de sua obtenção mais que das recompensas naturais. A reexposição a condições ambientais ou estados afetivos associados ao uso da cocaína serve como sugestão para aumentar o comportamento de busca da substância psicoativa. Por exemplo, a reexposição aos apetrechos da substância psicoativa pode induzir intensa compulsão, comportamento de busca e recaída em adictos de cocaína.

Variáveis que afetam o desenvolvimento da dependência

O desenvolvimento da dependência está atrelado à natureza da substância, a características genéticas, adquiridas, psicológicas e sociais do usuário e a fatores ambientais.

A capacidade de uma substância para ativar mecanismos de recompensa está fortemente correlacionada com sua capacidade de causar dependência. As propriedades farmacocinéticas da substância podem influenciar significativamente seus efeitos sobre o cérebro. Em geral, quanto mais rápido o aumento das concentrações da substância nos neurônios-alvo, maior é a ativação das vias de recompensa. Por exemplo, muitas substâncias psicoativas são altamente lipofílicas e conseguem atravessar facilmente a barreira hematencefálica. Adicionalmente, a injeção direta ou a absorção rápida da substância por grande área de superfície (p. ex., pulmões no tabagismo) são muito mais reforçadoras do que a absorção lenta através da mucosa intestinal ou nasal. Além disso, as substâncias de eliminação rápida têm mais tendência a causar dependência do que as de eliminação lenta, visto que a depuração lenta de uma substância mantém sua concentração no local de ação por maior tempo, diminuindo a gravidade da abstinência aguda.

A importância dos efeitos farmacocinéticos é demonstrada pelo potencial de uso abusivo de várias formas de cocaína (Figura 18.6), e esses princípios são facilmente aplicáveis a outras substâncias psicoativas. O uso das folhas de coca para mastigar ou na preparação de chá é amplamente praticado entre habitantes dos Andes: o potencial de dependência é relativamente baixo, devido à lenta taxa de elevação e ao baixo pico de concentração da droga, alcançados pela absorção através da mucosa bucal ou intestinal. A rápida absorção do extrato de cocaína pela mucosa nasal é substancialmente mais reforça-

dora. As formas mais reforçadoras e com maior potencial de adição de cocaína são injeções intravenosas e inalação da base livre fumada (*crack*), ambas resultando em elevação muito rápida de concentrações plasmáticas e em alto pico de concentração da droga.

Pessoas diferentes reagem de modo diferente às drogas. Alguns indivíduos usam uma substância psicoativa uma única vez e nunca mais voltam a usá-la; outros a usam repetidamente em quantidades moderadas, sem desenvolver dependência; em outros, ainda, o primeiro uso de uma substância psicoativa provoca um efeito tão intenso que a probabilidade de dependência torna-se alta. Os fatores que fazem com que os indivíduos sejam mais ou menos vulneráveis à dependência com a exposição a determinada substância constituem objeto de interesse e pesquisa contínua. Foram identificados diversos fatores genéticos, adquiridos, psicossociais e ambientais predisponentes ou protetores; todavia, conforme esperado em uma doença complexa e multifatorial, cada um desses fatores *individualmente* só pode explicar um componente relativamente pequeno do risco de dependência. Os fatores individuais incluem: (1) resistência ou sensibilidade aos efeitos agudos de determinada substância; (2) diferenças no metabolismo da substância; (3) potencial de alterações neuroadaptativas com a exposição crônica à substância; (4) traços da personalidade e transtornos psiquiátricos ou distúrbios clínicos concomitantes que inclinam o indivíduo a fazer uso da substância; e (5) suscetibilidade do indivíduo a lesão cerebral associada ao uso da substância, podendo modificar seus efeitos.

As influências genéticas foram mais bem estudadas em indivíduos com dependência de álcool. As estimativas de hereditariedade sugerem que os fatores genéticos representem 50 a 60% da variância associada ao uso abusivo de álcool, porém os determinantes específicos que levam ao alcoolismo em um indivíduo não são conhecidos. De fato, muitos indivíduos cuja história familiar os predispõe altamente à dependência de álcool não desenvolvem o distúrbio. O uso abusivo e a dependência são fenótipos complexos determinados por múltiplos genes, exposições ambientais durante a vida, interações entre genes e ambiente, interações entre genes e comportamento e interações entre genes.

Os exemplos mais conhecidos de genes candidatos que alteram o risco de dependência de álcool são os do metabolismo do álcool, incluindo os que codificam as álcool desidrogenases ADH1B*2, ADH2 e ADH3, que metabolizam o álcool mais rapidamente, e os que codificam determinadas aldeído desidrogenases (particularmente ALDH2*2). Os polimorfismos nesses genes alteram a atividade enzimática e aumentam os níveis de acetaldeído, causando sintomas aversivos que atuam como repressores para consumo de álcool e desenvolvimento de dependência deste.

A sensibilidade ao álcool também é um traço de base fisiológica, influenciado por herança genética. A baixa sensibilidade (*alta tolerância inata*) está associada a risco aumentado de desenvolver alcoolismo. Schuckit *et al.* obtiveram evidências de uma associação genética do fenótipo de "baixo nível de resposta" à mesma região no cromossomo 1 ligada ao fenótipo de "dependência de álcool". Todavia, a resposta subjetiva ao álcool é um traço complexo, afetado por vários sistemas de neurotransmissores. Por exemplo, indivíduos com o alelo *GABRA2* associado à dependência de álcool apresentam resposta subjetiva atenuada ao álcool, enquanto indivíduos que apresentam a variante ASP40 do receptor opioide μ ou aqueles que exibem determinado polimorfismo de nucleotídio único do receptor de canabinoides parecem ter uma resposta eufórica intensificada ao álcool.

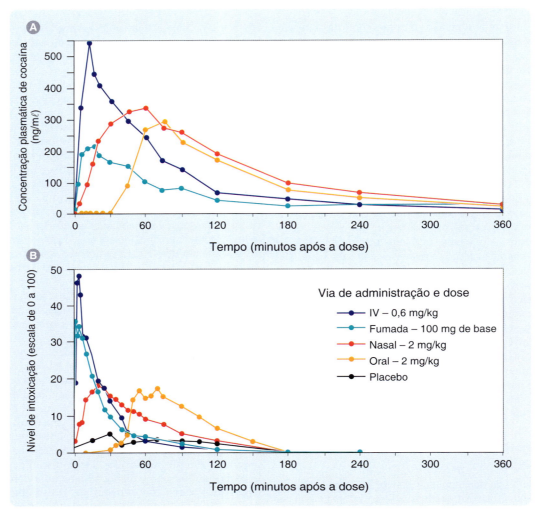

FIGURA 18.6 **Concentrações plasmáticas de cocaína e níveis de intoxicação em função da via de administração da substância.** A farmacocinética (**A**) e a farmaco-dinâmica (**B**) da cocaína dependem extremamente da via de administração da droga. A cocaína intravenosa (IV) e a base livre da cocaína fumada estão associadas ao alcance muito rápido de concentrações plasmáticas máximas da droga (**A**) e a altos níveis de intoxicação (**B**). Em contrapartida, as vias de administração oral e nasal associam-se a elevação mais lenta da concentração plasmática da droga (**A**) e a níveis mais baixos de intoxicação (**B**). Devido à elevação muito rápida da concentração plasmática da droga e de níveis muito altos de intoxicação, o risco de adição é mais alto com uso intravenoso ou fumado da cocaína do que com seu uso nasal ou oral.

Papel das características de personalidade e de comorbidades na dependência

A caracterização clínica dos indivíduos que desenvolvem transtorno por uso de substância psicoativa foi mais extensamente estudada no caso da dependência de álcool. A classificação de Cloninger dos subtipos alcoólicos relaciona diferenças genéticas e neurobiológicas com a idade de início do alcoolismo e os traços de personalidade. O alcoolismo tipo 1 (de início "tardio") caracteriza-se por: problemas relacionados com o álcool iniciados após os 25 anos de idade, comportamento antissocial menos acentuado, consumo espontâneo de álcool ou perda de controle pouco frequentes e culpa e preocupação quanto ao próprio alcoolismo. Os alcoolistas tipo 1 têm baixo índice de busca de excitação, evitam danos e dependem da aprovação dos outros. Em contrapartida, o alcoolismo tipo 2 caracteriza-se por: início precoce de problemas relacionados com álcool (antes de 25 anos), comportamento antissocial, busca espontânea do álcool e perda de controle frequentes, bem como

pouca preocupação com as consequências da bebida ou com seus efeitos sobre os outros. As predisposições genéticas à dependência de álcool de início tardio são significativamente influenciadas por fatores ambientais precipitantes, enquanto as de início precoce são menos influenciadas pelo meio ambiente. A classificação de Lesch considera quatro subtipos de alcoolismo: o tipo 1 apresenta sintomas de abstinência, incluindo *delirium* e convulsões relacionadas com o álcool, em fase relativamente precoce da história de alcoolismo; o tipo 2 apresenta ansiedade relacionada com conflitos pré-mórbidos; o tipo 3 caracteriza-se por transtornos de humor associados; e o tipo 4 apresenta lesões cerebrais pré-mórbidas e problemas sociais associados. Os subtipos de alcoolismo estão sendo examinados como preditores de resposta aos medicamentos usados para tratamento da dependência. Por exemplo, alcoolistas de início precoce podem apresentar agravamento de consumo de álcool e comportamento impulsivo em resposta a um inibidor seletivo da recaptação de serotonina (IRSR), enquanto alcoolistas de início tardio podem melhorar com o uso de ISRS.

De acordo com importante pesquisa epidemiológica realizada nos EUA, a probabilidade de ter um transtorno mental é três vezes maior no indivíduo que também apresenta transtorno por uso de substância psicoativa do que naquele que não o apresenta. Por ordem decrescente de associação, os diagnósticos psiquiátricos incluem transtorno afetivo bipolar, transtorno de personalidade antissocial, esquizofrenia, transtorno depressivo maior e transtornos de ansiedade. Os transtornos originados do uso de substâncias psicoativas ocorrem em taxas mais altas nos alcoolistas, e o alcoolismo é mais prevalente entre indivíduos dependentes de outras substâncias. A associação entre transtornos psiquiátricos e transtornos por uso de drogas levou a teorias de patogenia e estratégias de tratamento comuns. Por exemplo, indivíduos com transtorno depressivo maior têm duas a três vezes mais probabilidade de apresentar transtorno por uso de substâncias durante a vida do que aqueles sem depressão, e as exacerbações dos sintomas de humor são importantes aceleradores da recaída do uso de substâncias (e vice-versa). Convém assinalar que essas associações parecem genéricas no que concerne às substâncias psicoativas, sugerindo que este esteja relacionado mais com a disponibilidade do que com o mecanismo farmacológico específico de ação.

A incapacidade física e a dor associadas a doenças clínicas ou lesões traumáticas podem aumentar acentuadamente o risco de transtorno por uso concomitante de substâncias. Além disso, esse uso não apenas complica certas condições clínicas, como também, no caso de muitas dessas doenças (p. ex., cirrose ou lesão cerebral traumática em consequência de acidente por veículo motorizado), o uso de álcool ou de outras substâncias deve ser considerado como fator causal significativo. De modo semelhante, sabe-se, hoje em dia, que a percepção *aumentada* de dor constitui complicação frequente da administração crônica de opioides (*hiperalgesia de opioides*). Por conseguinte, muitos especialistas no tratamento da dor não recomendam mais o uso prolongado dessas substâncias para o tratamento da dor crônica (não terminal), reconhecendo que a desintoxicação de um paciente em uso crônico de opioides frequentemente pode ser o resultado preferível a continuar aumentando a dose. Por fim, os transtornos por uso de substâncias psicoativas não são apenas doenças em si, mas também consequências comuns de muitos transtornos psiquiátricos e condições clínicas exacerbados pelo uso contínuo de substâncias.

► Substâncias psicoativas

Muitas substâncias psicoativas têm potencial para gerar uso abusivo por meio da ativação de impulsos nas vias de recompensa do encéfalo. É fundamental compreender a farmacologia de cada agente para abordar de modo apropriado as complicações da superdosagem, as consequências metabólicas e a toxicidade orgânica associadas ao uso abusivo dessas substâncias. Várias substâncias com potencial para causar dependência são facilmente disponíveis e amplamente usadas, representando enorme ônus para a saúde pública (p. ex., álcool e nicotina). Outras são comumente prescritas para fins médicos aceitos, e seus mecanismos de ação já foram discutidos de maneira detalhada em capítulos anteriores (p. ex., opioides, barbitúricos, benzodiazepinas, estimulantes). Elas constituem causa significativa de dependência iatrogênica em pacientes, e a prescrição médica dessas substâncias representa, talvez, o problema que cresce com mais rapidez nos EUA. Há substâncias psicoativas comum que, em geral, não são prescritas na prática médica e

tipicamente só podem ser adquiridas de fontes ilícitas (p. ex., cocaína, heroína). Por fim, algumas afetam receptores que estão sendo ativamente investigados como alvos potenciais para intervenção terapêutica, e há controvérsias sobre seu uso ser ou não legalizado ou como proceder à sua legalização (p. ex., maconha, nicotina).

Opioides

Os alcaloides opioides têm sido usados clinicamente há séculos para analgesia e tratamento de diarreia, tosse e sono. Seus efeitos centrais são bifásicos, com ativação do comportamento em baixas doses e sedação em doses mais altas. Esses fármacos deprimem a respiração, e a morte como consequência da superdosagem por opioides é invariavelmente causada por parada respiratória. O receptor opioide μ parece ser o subtipo mais importante para as ações reforçadoras dos opioides. Os adictos descrevem intensa sensação eufórica ("onda") que dura menos de 1 min com a injeção intravenosa de heroína; talvez esse seja o motivo do uso abusivo.

Parece haver duas vias pelas quais os opioides interagem com o sistema de recompensa encefálico. Uma delas situa-se na área tegmental ventral, onde interneurônios GABAérgicos inibem tonicamente os neurônios dopaminérgicos responsáveis pela ativação da via de recompensa encefálica no *nucleus accumbens*. Esses interneurônios podem ser inibidos por encefalinas endógenas, que se ligam a receptores opioides μ nas terminações GABAérgicas. Já que os opioides exógenos, como a morfina, também se ligam a receptores opioides μ e os ativam (ver Capítulo 17), aqueles opioides podem ativar a via de recompensa encefálica ao desinibir os neurônios dopaminérgicos na área tegmental ventral (Figuras 18.4 e 18.7).

A segunda via localiza-se no *nucleus accumbens*. Os opioides que atuam nessa região podem inibir os neurônios GABAérgicos que se projetam de volta para a área tegmental ventral, talvez como parte de uma alça de retroalimentação inibitória. A importância relativa dessas duas vias ainda está sendo discutida. Como ilustra o caso do Sr. A, a dependência de opioides pode levar a alterações significativas nessas vias de recompensa, que se manifestam como compulsão pelos opioides e alta probabilidade de recaída muito tempo após a resolução dos sintomas físicos de abstinência. A buprenorfina, agonista parcial, liga-se e modula a ativação dos circuitos de recompensa mediados pelos receptores opioides μ e pode diminuir acentuadamente a compulsão por opioides, conforme demonstrado no caso do Sr. A (Figura 18.8).

As múltiplas entradas nos circuitos de recompensa do encéfalo ressaltam o potencial de dependência concomitante de opioides e outras substâncias psicoativas farmacologicamente distintas (*dependência cruzada*). Por exemplo, a autoadministração de opioides com outras substâncias psicoativas, como a combinação de cocaína e heroína, *speedball*, é usada para aumentar a recompensa (Figura 18.4); essa combinação também aumenta o risco de uso abusivo e morte por superdosagem. Além disso, a prescrição de opioides em aberto após cirurgia pode precipitar a recaída de uso abusivo de outra substância da qual o paciente era dependente, e cuja abstinência fora superada, mesmo que ele nunca tenha sido dependente de opioides. Entretanto, o potencial de dependência não deve impedir o médico de prescrever um medicamento para fins clínicos legítimos.

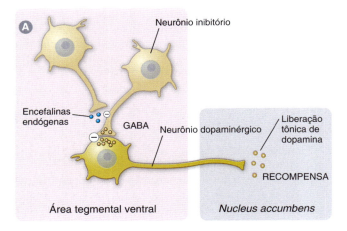

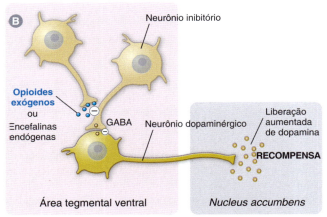

FIGURA 18.7 **Papel dos opioides na via de recompensa encefálica. A.** Neurônios GABAérgicos inibem tonicamente neurônios dopaminérgicos que se originam na área tegmental ventral e são responsáveis pela recompensa. Esses neurônios GABAérgicos podem ser inibidos por encefalinas endógenas, que modulam localmente a liberação de neurotransmissor na terminação nervosa GABAérgica. **B.** A administração de opioides exógenos resulta em diminuição da liberação de GABA e desinibição dos neurônios de recompensa dopaminérgicos. A liberação aumentada de dopamina no *nucleus accumbens* assinala forte recompensa.

Infelizmente, os opioides com frequência são prescritos de maneira insuficiente para tratamento de dor, visto que a tolerância – manifestada pela solicitação de doses cada vez mais altas – é confundida com dependência. A tolerância é um efeito esperado do fármaco, e os médicos devem estar preparados para aumentar a dose, se necessário, a fim de controlar a dor do paciente. Devido ao elevado potencial de sintomas de abstinência com a interrupção de um opioide, os médicos também devem ter o cuidado de reduzir a dose da substância e explicar ao paciente a razão disso. Por fim, pacientes com dependência de substâncias psicoativas que precisem submeter-se à cirurgia ou que necessitem de analgesia por outros motivos devem ser tratados com doses suficientes para obter analgesia, e eles podem necessitar de doses consideravelmente mais altas, em virtude da tolerância preexistente aos opioides. Isso talvez seja um problema comum quando o paciente está em uso crônico de buprenorfina. Esta pode bloquear parcialmente os efeitos dos analgésicos opioides, visto que se trata de um agonista parcial dos receptores opioides, e o paciente pode necessitar de doses de opioides muito mais altas do que o habitual para produzir analgesia adequada. Sempre que forem administrados opioides, será necessário claro entendimento de como exata-

mente se tomará a decisão de interromper seu uso. O tratamento não deverá ser mantido indefinidamente, porém sua duração deverá ser determinada pela base fisiológica da dor esperada.

Embora todos os opioides tenham potencial para causar tolerância e dependência, alguns são mais reforçadores e têm mais tendência a provocar comportamento de busca da substância. Os opioides associados a aumento mais rápido da concentração encefálica da substância, inclusive aqueles administrados por injeção intravenosa, exibem maior probabilidade de uso abusivo. O uso abusivo da oxicodona (vendida como OxyContin® de liberação lenta), normalmente prescrita para alívio de dor moderada ou intensa, foi alvo de muita publicidade, devido à sua administração incorreta e a casos de dependência iatrogênica quando os pacientes utilizam o medicamento "conforme prescrito". Adictos experientes aprenderam que os comprimidos de oxicodona podem ser quebrados, dissolvidos e injetados. Essa forma de administração resulta em elevação muito mais rápida das concentrações plasmáticas (portanto, encefálicas) da substância, sensação mais intensa de euforia e maior tendência a uso abusivo, em comparação com a forma oral, de liberação lenta e normalmente prescrita. De modo semelhante, embora heroína e morfina sejam análogos estruturais estreitos (a heroína é desacetilada a 6-monoacetilmorfina, enquanto a morfina é acetilada ao mesmo composto), a heroína é significativamente mais hidrofóbica do que a morfina; em virtude dessa propriedade, quando administrada por via intravenosa, atravessa a barreira hematencefálica mais rapidamente do que a morfina. O aumento mais rápido da concentração encefálica de heroína produz uma "onda" mais aguda, o que explica tipicamente a preferência da heroína à morfina como substância de uso abusivo. A rápida elevação da concentração encefálica de heroína, aliada à dose incerta e às impurezas potencialmente tóxicas presentes nas preparações disponíveis "na rua", responde pela taxa de mortalidade substancial por parada respiratória devido à superdosagem de heroína.

Benzodiazepinas e barbitúricos

Benzodiazepinas e barbitúricos constituem duas das principais classes de agentes sedativos e hipnóticos. Benzodiazepinas são amplamente prescritas para tratamento de pacientes com ansiedade e insônia. Barbitúricos têm janela terapêutica mais estreita do que a dos compostos benzodiazepínicos, por isso são usados com menos frequência. Para essas duas classes de fármacos, a sensação de euforia é, na maioria das vezes, relatada no estágio inicial de intoxicação e tipicamente constitui o motivo expresso de autoadministração da substância. As propriedades ansiolíticas e de redução da tensão também podem contribuir para as ações reforçadoras e o potencial de uso abusivo dessas substâncias. Todos os hipnossedativos podem causar dependência, porém o risco de uso abusivo pode ser limitado se forem administrados de modo criterioso dentro de um prazo limitado. Benzodiazepinas e barbitúricos aumentam a eficiência das vias GABAérgicas, e seu uso crônico pode induzir infrarregulação dessas vias por neuroadaptação. Um possível mecanismo de infrarregulação é o desacoplamento do sítio do benzodiazepínico do sítio de GABA nos *receptores $GABA_A$* (ver Capítulo 12). Por conseguinte, a ligação das benzodiazepinas aos receptores $GABA_A$ permaneceria inalterada, porém a substância teria pouco ou nenhum efeito potencializador sobre a ligação de GABA ao receptor. Seria de se esperar que a infrarregulação das vias GABAérgicas inibitórias deixasse o encéfalo "subinibido", aumentando a possibilidade de convul-

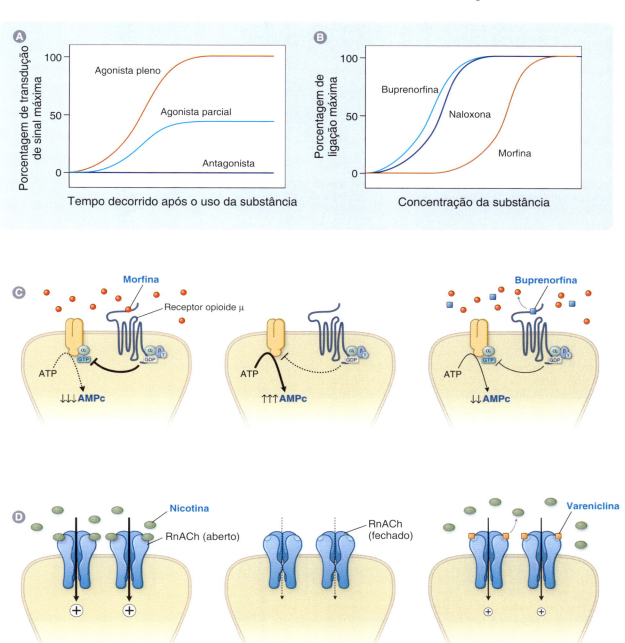

FIGURA 18.8 Agonistas parciais no tratamento da dependência. A. Agonistas plenos nos receptores opioides μ, como morfina, produzem transdução máxima de sinais (100%). Agonistas parciais, como buprenorfina, produzem transdução de sinais reduzida (cerca de 50% de um agonista pleno). Antagonistas, como naloxona, não estimulam essa transdução. **B.** Tanto buprenorfina quanto naloxona apresentam extremas afinidades de ligação aos receptores opioides μ, em comparação com morfina. Em consequência, quando esses receptores estão totalmente ocupados por um agonista, como morfina, tanto naloxona quanto buprenorfina deslocam a morfina do receptor e causam abstinência. **C.** Com a ligação de morfina aos receptores opioides μ, a sinalização intracelular leva à inibição da atividade da adenilciclase e à diminuição na produção de AMP cíclico (AMPc). Com a remoção da morfina dos receptores opioides μ, por interrupção do uso ou administração de antagonista ou agonista parcial (abstinência), a inibição da adenilciclase é liberada. O acentuado aumento resultante na produção de AMPc causa sintomas de abstinência, como diarreia, hiperalgesia, taquipneia e fotofobia. Buprenorfina, sendo agonista parcial, pode aliviar esses sintomas pela ativação "parcial" dos receptores opioides μ. Além disso, a ligação da molécula de buprenorfina de alta afinidade aos receptores opioides μ impede a ligação dos agonistas plenos de menor afinidade, como morfina, ao receptor, e sua ativação. Por conseguinte, a propriedade antagonista fisiológica da buprenorfina não só evita a "onda" associada ao uso da morfina, mas também alivia a compulsão e o comportamento de busca da substância. **D.** A nicotina ativa os receptores nicotínicos de acetilcolina (RnACh), causando excitação neuronal. A abstinência dessa substância provoca rápida diminuição na atividade daqueles receptores e síndrome de abstinência associada a intensa compulsão. O tratamento com vareniclina, agonista parcial de RnACh, acarreta ativação parcial do receptor e alívio dos sintomas de abstinência, porém essa ativação não é suficiente para causar dependência ou "onda". Cabe ressaltar que a ligação de alta afinidade da molécula de vareniclina aos RnACh impede a ligação da molécula de nicotina de menor afinidade a esses receptores, bem como sua ativação. Logo, vareniclina pode impedir a "onda" subjetiva associada ao uso de nicotina.

sões e *delirium* com a retirada abrupta de benzodiazepina ou barbitúrico (ver Capítulo 15). A hiperatividade simpática central associada pode levar a sintomas físicos, como ansiedade, transtorno do sono e tontura, e a concomitantes sintomas emocionais, como medo e pânico. Como as ações depressoras dos barbitúricos sobre o sistema nervoso central são mais disseminadas que as das benzodiazepinas específicas de GABA$_A$ (Figura 18.9), a dependência de barbitúricos está associada a uma síndrome de abstinência mais grave e potencialmente perigosa em comparação com a dependência de benzodiazepinas. Em uma classe específica de hipnossedativos, o início, a amplitude e a duração da síndrome de abstinência são determinados pela velocidade de eliminação da substância e de seus metabólitos ativos. Por exemplo, entre barbitúricos e benzodiazepinas, a abstinência começa habitualmente dentro de 12 h após a interrupção da substância, e é mais grave para compostos de eliminação rápida (p. ex., amobarbital e triazolam); também pode ocorrer tardiamente, após vários dias, e ser menos grave para compostos de eliminação lenta (p. ex., fenobarbital, diazepam e clonazepam) (Figura 18.9).

A dependência concomitante de benzodiazepinas ou barbitúricos e álcool é particularmente prevalente, devido à semelhança dos efeitos dessas substâncias sobre a neurotransmissão GABAérgica (Figura 18.9). As benzodiazepinas (mas não os barbitúricos) constituem o tratamento aceito para a abstinência de álcool; esses fármacos são eficazes para aliviar os "momentos difíceis", quando alcoolistas não podem beber, e os efeitos do álcool são muito acentuados por benzodiazepinas (ou barbitúricos). Elas quase nunca se associam a casos fatais por superdosagem quando usadas isoladamente; entretanto, quando combinadas com álcool, podem ser fatais, devido à depressão sinérgica dos centros cardiorrespiratórios.

FIGURA 18.9 Determinantes farmacocinéticos da gravidade da abstinência induzida por depressores do SNC. A. Devido à rápida eliminação de álcool e alprazolam, os níveis plasmáticos caem rapidamente após a cessação do uso da substância. Os níveis plasmáticos de diazepam, cuja meia-vida de eliminação é longa, declinam em taxa mais lenta. Além disso, a meia-vida biológica efetiva do diazepam é ainda mais longa, devido à formação de metabólitos ativos, desmetildiazepam (que apresenta meia-vida de eliminação ainda mais longa) e oxazepam. **B.** O início, a gravidade e a duração da síndrome de abstinência por depressores do SNC estão diretamente relacionados com a taxa de eliminação da substância, portanto com sua taxa de remoção de seu receptor-alvo. A abstinência de alprazolam e a de álcool têm início mais rápido, maior gravidade e duração relativamente limitada em comparação com a do diazepam. **C.** O tratamento da abstinência de depressores do SNC tem por objetivo manter ocupado o receptor-alvo por um período de tempo suficientemente longo para que o sistema seja reequilibrado, minimizando, assim, o risco de sintomas graves de abstinência. Consiste em administrar um fármaco de tolerância cruzada (*i. e.*, outro depressor do SNC) com taxa de remoção relativamente mais lenta do receptor-alvo do que a substância de uso abusivo. A administração de diazepam para tratar a abstinência do álcool ilustra esse aspecto. Apesar do rápido declínio dos níveis plasmáticos de álcool, a administração de diazepam resulta em ocupação e ativação contínuas dos sítios receptores (como o receptor GABA$_A$) por um período muito maior e durante todo o período de maior risco de convulsões associadas à abstinência. **D.** A redução mais gradual na ocupação dos receptores após a administração de diazepam diminui a gravidade dos sintomas de abstinência do álcool, evita a ocorrência de convulsões e reduz tanto a morbidade quanto a mortalidade da abstinência de álcool. **E.** Além de sua eliminação mais lenta em comparação com a do álcool, o diazepam tem maior eficácia do que o álcool nos receptores GABA$_A$, ocasionando ativação aumentada desses receptores. Essa propriedade é mantida mesmo quando o receptor encontra-se em estado dessensibilizado, devido ao consumo crônico de álcool. Por conseguinte, a combinação de eliminação mais lenta e maior eficácia do diazepam em comparação com as do álcool faz com que aquele seja o fármaco de escolha para o tratamento da abstinência de álcool.

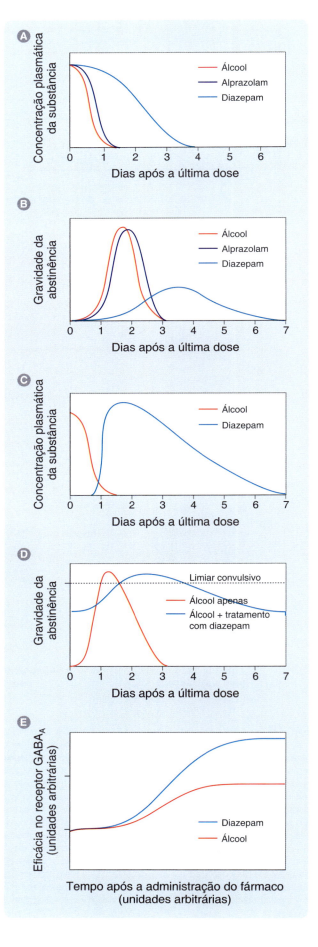

Benzodiazepinas e opioides algumas vezes podem ser prescritos concomitantemente sob certas condições, como a de dor associada a ansiedade significativa. Essa combinação também pode ser fatal, em virtude dos efeitos sinérgicos sobre a respiração; de fato, até mesmo buprenorfina, agonista parcial relativamente seguro, pode causar parada respiratória quando associada às benzodiazepinas. Os médicos podem tentar limitar o uso dessas combinações perigosas, porém alguns pacientes com comportamento de busca perigosa podem procurar obter prescrições de vários médicos ou até mesmo falsificar prescrições, particularmente após tratamento insatisfatório do distúrbio subjacente. Todavia, deve-se evitar medicação insuficiente para alívio da dor, e as benzodiazepinas têm de ser usadas para tratamento de abstinência de álcool ou ansiedade significativa.

Outra séria preocupação é o uso incorreto de opioides prescritos (ou, de modo menos comum, benzodiazepinas ou barbitúricos) por profissionais de saúde. Por pelo menos duas razões, os profissionais que utilizam indevidamente medicamentos adquiridos com prescrição correm maior risco de desenvolver dependência. Em primeiro lugar, eles têm acesso mais fácil ao medicamento. Em segundo lugar, podem acreditar erroneamente que, como conhecem os efeitos da substância, são capazes de controlar seu uso com mais facilidade.

Álcool

As bebidas alcoólicas são disponibilizadas facilmente a um custo acessível, com restrição legal mínima. O alcoolismo constitui enorme problema relacionado com o uso abusivo de drogas. No início da intoxicação, a estimulação do SNC e a euforia resultam da depressão do controle inibitório, e ocorre comprometimento de aspectos de discriminação, memória e discernimento. À medida que os níveis sanguíneos aumentam, julgamento, controle emocional e coordenação motora são afetados. As lesões traumáticas durante a intoxicação provavelmente são o problema de saúde pública mais comum associado ao uso abusivo de álcool. A superdosagem pode resultar em depressão respiratória e morte, e as consequências mais graves ocorrem quando o álcool é combinado com outros agentes psicoativos.

O etanol afeta receptores GABA$_A$, receptores de glutamato NMDA e receptores de canabinoide. Embora os sítios específicos de ação não sejam conhecidos, acredita-se que os *canais de GABA$_A$* medeiem os efeitos ansiolíticos e sedativos do álcool, bem como aqueles sobre coordenação motora, tolerância, dependência e autoadministração. O álcool aumenta a condutância de cloreto mediada por GABA e intensifica a hiperpolarização do neurônio. Seus mecanismos de dependência provavelmente se assemelham aos de outros agentes hipnossedativos que afetam a neurotransmissão do GABA. No que diz respeito à gravidade e duração, os sintomas de abstinência situam-se entre os de barbitúricos de ação curta e benzodiazepinas de ação intermediária.

As evidências também indicam um papel para *receptores NMDA* no desenvolvimento de tolerância ao álcool e dependência, e esses receptores exercem ainda uma função na síndrome de abstinência. Especificamente, o álcool inibe subtipos de receptores NMDA que parecem capazes de potencialização a longo prazo. Os efeitos de recompensa do álcool também podem ser mediados, em parte, pela ativação indireta dos *receptores de canabinoides*. Os canabinoides endógenos são neuromoduladores "retrógrados", que atuam como mecanismo de retroalimentação para aumentar a atividade dopaminérgica na via de recompensa mesolímbica (Figura 18.10; ver também Figura 18.4). A sinalização endocanabinoide tem sido implicada em aprendizagem da recompensa, regulação do apetite, do humor, modulação da dor e cognição. Por conseguinte, embora os receptores de GABA tenham papel fundamental na mediação dos efeitos do álcool, a capacidade deste de interagir com diversos tipos de receptores sugere que nossa compreensão de seu mecanismo de ação ainda não está completa.

Nicotina e tabaco

O fumo ou a combustão do tabaco com o propósito de autoadministração de nicotina constitui importante fonte de morbidade médica e mortalidade evitáveis. A nicotina ativa os receptores nicotínicos de acetilcolina com localização central, periférica e na junção neuromuscular. Os neurônios colinérgicos que se originam da *área tegmental laterodorsal* (próxima à borda do mesencéfalo e da ponte) ativam receptores nicotínicos e muscarínicos de acetilcolina em neurônios dopaminérgicos na área tegmental ventral; a estimulação desses receptores ativa a via de recompensa dopaminérgica encefálica (Figura 18.4). Além disso, a ativação de receptores nicotínicos pré-sinápticos nas terminações axônicas dopaminérgicas facilita a liberação de dopamina. Esses efeitos poderosos e diretos sobre a via de recompensa mesolímbica, combinados com a administração por via de inalação e com a meia-vida curta da nicotina, explicam o alto potencial de dependência dessa substância, portanto dos cigarros e de outras formas de tabaco. A ativação de receptores nicotínicos centrais também exerce efeitos ansiolíticos, aumenta o estado de vigília e suprime o apetite, enquanto a ativação de receptores nicotínicos periféricos aumenta a pressão arterial e estimula a contração do músculo liso.

A diminuição dos níveis plasmáticos de nicotina devido à cessação do fumo está associada a uma síndrome de abstinência forte e espontânea. Os principais sintomas incluem irritabilidade, ansiedade, reatividade autonômica e intensa compulsão e comportamento associado de busca da droga. Esses sintomas são prontamente aliviados com o fumo; tendo em vista a ampla disponibilidade de produtos de tabaco, é fácil perceber por que o fumo é tão refratário ao tratamento. Como é capaz de aliviar diversos sintomas associados a depressão e ansiedade, é comumente relacionado com o uso de outras substâncias e com transtornos mentais.

Cocaína e anfetamina

A *cocaína* é isolada do arbusto *Erythroxylon coca*, encontrado na América do Sul, e tem sido usada como anestésico local desde 1884. A *anfetamina* e seus congêneres são empregados clinicamente como descongestionantes nasais, analépticos, antidepressivos e pílulas para emagrecer, bem como para o tratamento do transtorno de déficit de atenção-hiperatividade (TDAH). Cocaína e muitas substâncias relacionadas com a anfetamina têm tendência substancial ao uso abusivo; logo, outros medicamentos com perfis de menor risco passaram a substituí-las em inúmeras situações. Entretanto, essas substâncias estão amplamente disponíveis por prescrição e a partir de fontes ilícitas. São altamente reforçadoras, em virtude da profunda sensação de bem-estar, energia e otimismo associada a intoxicação estimulante; todavia, esse estado pode progredir rapidamente para agitação psicomotora, paranoia grave e até mesmo psico-

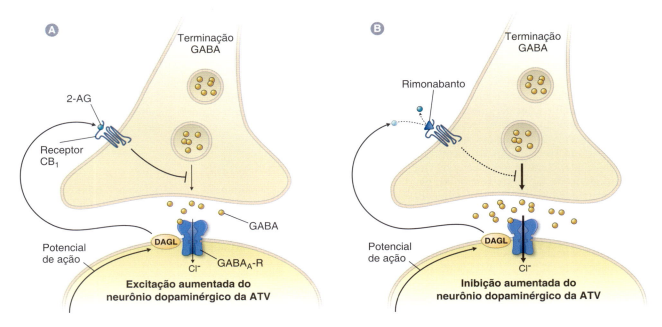

FIGURA 18.10 Neurotransmissão de canabinoides endógenos na via dopaminérgica mesolímbica. A. Os canabinoides endógenos são uma classe de neurotransmissores lipídicos que atuam como "sinais retrógrados" para inibir a liberação de outros neurotransmissores. Neste caso, a ativação dos neurônios dopaminérgicos na área tegmental ventral (ATV) resulta em rápida síntese do endocanabinoide 2-araquidonilglicerol (2-AG), por meio da atividade da diacilglicerol lipase (DAGL). Em seguida, o 2-AG ativa os receptores canabinoides CB$_1$ localizados nas terminações GABAérgicas pré-sinápticas. A ativação desses receptores causa redução transitória na liberação vesicular de GABA em uma escala de tempo de segundos a minutos. Isso ocasiona aumento da atividade dos neurônios dopaminérgicos da ATV por "anteroalimentação" e pode contribuir para o comportamento de busca da substância psicoativa. Logo, os endocanabinoides podem modular a atividade neuronal dopaminérgica da ATV ao inibir impulsos GABAérgicos (inibitórios) dessa área. A ativação dos neurônios dopaminérgicos da ATV em resposta a indícios ambientais associados ao uso da substância frequentemente pode deflagrar recaída (ver Figura 18.2). **B.** Em estudos pré-clínicos, constatou-se que o rimonabanto, antagonista do receptor CB$_1$, inibe a recaída induzida por indícios. Um suposto mecanismo de ação desse agente envolve o bloqueio dos receptores CB$_1$ nas terminações GABAérgicas pré-sinápticas na ATV, mantendo altos níveis de GABA. Isso inibe a atividade dos neurônios dopaminérgicos da ATV em resposta a indícios associados à droga e, possivelmente, reduz a recaída.

se, por causa do aumento da neurotransmissão dopaminérgica. Os efeitos eufóricos iniciais da cocaína parecem mais pronunciados do que os da anfetamina, enquanto a intoxicação desta é mais duradoura. O humor elevado é frequentemente seguido de apatia, sonolência e estado de depressão com a abstinência de estimulantes. A supressão do apetite pode anteceder a fome voraz. Os estimulantes são quase sempre ingeridos com outra substância de uso abusivo, mais comumente álcool, visto que a outra substância acentua a "onda" e alivia a insônia e a sensação de estar "antenado" (Figura 18.4).

Ao bloquear ou reverter a direção dos transportadores de neurotransmissores que medeiam a recaptação das monoaminas dopamina, norepinefrina e serotonina nas terminações pré-sinápticas, cocaína e anfetamina potencializam a neurotransmissão dopaminérgica, adrenérgica e serotoninérgica. A cocaína é mais potente no bloqueio do *transportador de dopamina* (DAT), embora concentrações mais altas bloqueiem os transportadores de serotonina e de norepinefrina (TSER e TNE, respectivamente). Convém lembrar que os antidepressivos tricíclicos (ATC) e os inibidores seletivos da recaptação de serotonina (ISRS) atuam de modo semelhante, bloqueando a recaptação de norepinefrina e de serotonina (ATC) ou apenas de serotonina (ISRS) pelos neurônios pré-sinápticos. A anfetamina reverte a direção dos três transportadores de monoaminas, embora seja mais efetiva no *transportador de norepinefrina*. Também libera as reservas de transmissores vesiculares no citoplasma; essas ações combinadas fazem com que o neurotransmissor catecolamínico seja transportado para dentro, e não para fora, do espaço extracelular. Por meio de tais processos, cocaína e anfetamina aumentam a concentração de neurotransmissores monoamínicos no espaço extracelular, potencializando a neurotransmissão (Figura 18.1).

Embora essas duas substâncias atuem em neurônios monoaminérgicos por todo o corpo, é sua ação sobre os neurônios em dois centros importantes do encéfalo que provavelmente determina seu potencial de uso abusivo. O primeiro conjunto de neurônios, no *locus ceruleus* na ponte, envia projeções adrenérgicas ascendentes para hipotálamo, tálamo, córtex cerebral e cerebelo, bem como projeções descendentes para bulbo e medula espinal. Essas projeções mantêm o estado de alerta e a capacidade de respostas a estímulos inesperados (ver Capítulo 10). Por conseguinte, substâncias como cocaína e anfetamina, que potencializam as ações da norepinefrina ao inibir a recaptação do neurotransmissor, produzem aumento de excitação e vigilância e são denominadas psicoestimulantes. O segundo local importante de atuação da cocaína e da anfetamina é constituído pelos neurônios dopaminérgicos do mesencéfalo, cujos axônios terminam no *nucleus accumbens*, no estriado e no córtex (Figura 18.4). Conforme discutido anteriormente, essas terminações dopaminérgicas no *nucleus accumbens* são um componente crítico da via de recompensa do encéfalo.

Durante muito tempo acreditou-se que os psicoestimulantes não causavam abstinência significativa, e que os comportamentos de busca dessas substâncias raramente alcançavam níveis fora do controle. Todavia, o uso de cocaína pode estar associado a sintomas de abstinência, como bradicardia, sonolência e fadiga. A abstinência de cocaína ou anfetamina também produz sintomas psicológicos, como disforia e anedonia (incapacidade de sentir prazer), que se opõem à euforia expressa imediatamente após a administração da droga. Muitos desses sintomas não são estritamente atribuíveis à abstinência, visto que não podem ser aliviados pela administração de mais cocaína ou anfetamina. Na verdade, os sintomas de abstinência podem surgir até mesmo quando os níveis plasmáticos de psicoestimulantes estão elevados. Esse fenômeno ocorre devido à alostase das vias de recompensa (discutida anteriormente) e ao fato de essas substâncias causarem *taquifilaxia*, processo agudo em que o tecido-alvo torna-se cada vez menos responsivo a concentrações constantes de uma substância. No caso da cocaína e da anfetamina, a taquifilaxia pode ser causada pela depleção do neurotransmissor. Como as substâncias bloqueiam a recaptação pré-sináptica do neurotransmissor, os níveis elevados deste no espaço extracelular atuam por retroalimentação, inibindo sua síntese, e ocorre depleção progressiva das reservas de neurotransmissor na terminação pré-sináptica. A combinação de taquifilaxia e alostase faz com que a cessação do uso de estimulantes seja particularmente difícil para o adicto, tanto a curto quanto a longo prazo.

Maconha

Canabinoides são compostos derivados de *Cannabis sativa* (maconha). O principal componente psicoativo da maconha é o Δ^9-tetra-hidrocanabinol (THC), agonista parcial no *receptor canabinoide* tipo 1 (CB$_1$) acoplado à proteína G. O ligante endógeno desse receptor é a *anandamida*, derivado do ácido araquidônico e representante de uma classe de neuromoduladores "retrógrados" endocanabinoides que atuam como mecanismo de retroalimentação para diminuir a excitação neuronal (Figura 18.10). Como o bloqueio dos receptores CB$_1$ pelo antagonista *rimonabanto* elimina os efeitos da maconha fumada nos seres humanos, acredita-se que seus efeitos subjetivos sejam mediados pelo receptor CB$_1$. Este se encontra amplamente distribuído no córtex pré-frontal, no hipocampo, na amígdala, nos núcleos da base e no cerebelo. Os canabinoides endógenos parecem modular uma variedade de comportamentos apetitivos (de reforço e consumo), incluindo alimentação, fumo e consumo de álcool. Seu uso produz uma "onda" imediata e generalizada, caracterizada por euforia, riso, instabilidade e despersonalização. Depois de 1 a 2 h, as funções cognitivas, como memória, tempo de reação, coordenação e estado de alerta, são comprometidas, e o usuário tem dificuldade de concentração. Esse efeito corresponde a uma fase de "calma", que resulta em relaxamento e até mesmo sono. Em ratos, a administração de canabinoides naturais e sintéticos causa liberação de dopamina no *nucleus accumbens* da via de recompensa encefálica. Altas doses de maconha podem provocar ansiedade, reações de pânico, distorções da percepção, comprometimento no teste de realidade e, raramente, psicose franca em indivíduos suscetíveis. As reações de pânico constituem a razão mais comum citada para a interrupção do uso da maconha. A tolerância à maconha ocorre por meio de infrarregulação da expressão do receptor CB$_1$ e de modificações pós-translacionais que reduzem a eficiência da transdução de sinais. A abstinência é geralmente leve, devido ao grande volume de distribuição e à meia-vida de eliminação longa da droga. Os sintomas de abstinência podem incluir insônia, perda do apetite, irritabilidade e ansiedade, talvez por causa da ativação dos sistemas centrais do fator de liberação da corticotrofina (FLC), particularmente na amígdala.

Outras substâncias psicoativas

Fenciclidina (PCP) foi inicialmente desenvolvida como anestésico dissociativo, porém não é mais usada, em virtude de sua toxicidade em nível de comportamento. PCP bloqueia os receptores de glutamato NMDA que medeiam a transmissão sináptica excitatória e estão envolvidos em plasticidade sináptica e memória. Ao interferir nesses processos, a fenciclidina provoca efeitos complexos, como anestesia, *delirium*, alucinações, paranoia intensa e amnésia.

Metilenodioximetanfetamina (MDMA), conhecida popularmente como *ecstasy*, é um dos alucinógenos da classe da feniletilamina, a qual infelizmente foi proclamada de modo errôneo por alguns como droga "segura". Embora esteja quimicamente relacionada com a metanfetamina e tenha efeitos dopaminérgicos semelhantes, o principal deles é observado na neurotransmissão serotoninérgica. A MDMA causa liberação de serotonina no espaço extracelular, inibição da síntese de serotonina e bloqueio de sua recaptação. Em conjunto, essas ações complexas aumentam a quantidade de serotonina no espaço extracelular, enquanto ocasionam depleção das reservas pré-sinápticas do neurotransmissor. A substância produz um efeito estimulante central como a cocaína e a anfetamina; todavia, diferentemente destas, também tem propriedades alucinógenas. À semelhança da cocaína e da anfetamina, a MDMA afeta a via de recompensa do encéfalo por meio de estimulação dopaminérgica. Ela pode ser neurotóxica para uma subpopulação de neurônios serotoninérgicos quando administrada repetidamente ou em grandes quantidades.

Cafeína e as metilxantinas relacionadas, teofilina e teobromina, são substâncias ubíquas, encontradas no café, no chá, nos refrigerantes "energéticos", no chocolate e em muitos medicamentos prescritos e de venda sem prescrição. As metilxantinas atuam por bloqueio dos receptores de adenosina expressos présinapticamente em numerosos neurônios, incluindo os dopaminérgicos e os adrenérgicos. Como a ativação dos receptores de adenosina inibe a liberação de dopamina e norepinefrina, o antagonismo competitivo dos receptores pela cafeína aumenta a liberação de dopamina e norepinefrina, portanto atua como estimulante. A cafeína também pode bloquear os receptores de adenosina em neurônios corticais, desinibindo, assim, esses neurônios. Como a adenosina no SNC é promotor natural de sono e sonolência, o bloqueio de seus receptores pela cafeína tem efeitos de alerta e melhora o desempenho em uma variedade de circunstâncias; todavia, pode também provocar insônia. Os sintomas de abstinência da cafeína incluem letargia, irritabilidade e uma cefaleia característica, porém a dependência, apesar de documentada, é rara. Sintomas de abstinência de cafeína são comumente observados até mesmo em usuários de quantidades pequenas e moderadas; contudo, tipicamente desaparecem sem tratamento.

Inalantes são compostos orgânicos voláteis inalados (algumas vezes denominados *huffing*) pelos seus efeitos psicoativos. O usuário típico é adolescente. Os inalantes englobam solventes orgânicos, como gasolina, tolueno, éter etílico, fluorocarbonos e nitratos voláteis, incluindo óxido nitroso e nitrato de butila. São disponibilizados com facilidade em muitas residências e locais de trabalho. Em baixas doses, produzem alterações do humor e ataxia; em altas, podem provocar estados dissociativos e alucinações. Os perigos do uso de solventes orgânicos, entre outros, são sufocação e lesão de órgãos, particularmente hepatotoxicidade e neurotoxicidade nos sistemas nervosos central e periférico. Podem ocorrer arritmias cardíacas e morte súbita. Os nitratos inalados são capazes de produzir hipertensão e metemoglobinemia. Os inalantes de hidrocarbonetos não parecem atuar em um receptor específico, mas perturbar as funções celulares por meio de sua ligação específica a sítios hidrofóbicos em receptores, proteínas de transdução de sinais e outras moléculas. Todavia, os nitratos atuam em receptores específicos de óxido nítrico, pequena molécula neuromoduladora (ver Capítulo 21).

► Complicações clínicas pelo uso abusivo e pela dependência de substâncias psicoativas

Os indivíduos com transtornos por uso de substâncias psicoativas tipicamente chegam ao médico com queixa dos efeitos *indiretos* de sua autoadministração. Esses efeitos podem incluir problemas familiares e trauma emocional, questões legais e lesão física, autonegligência (p. ex., desnutrição, dano devido a adulterantes misturados com as drogas, infecção por agulhas), uso inapropriado de medicamento prescrito (p. ex., analgésicos, ansiolíticos) e falta de adesão a esquemas médicos para doenças coexistentes. Tais efeitos claramente não são específicos das ações farmacológicas de qualquer substância, porém representam a consequência de comportamentos descontrolados e, com frequência, autodestrutivos que interferem em uma vida equilibrada, porque a recompensa e a proeminência do uso da substância superam as de outros elementos do ambiente.

Com menos frequência, os pacientes procuram assistência médica devido às ações farmacológicas *diretas* e tóxicas agudas e crônicas da(s) substância(s) de uso abusivo. Considerando a multiplicidade de substâncias, os meios de sua obtenção e a variedade de vias de administração, as complicações também podem ser secundárias à toxicidade tecidual e a alterações metabólicas induzidas. O tratamento adequado das complicações clínicas relacionadas com o uso abusivo de substâncias requer conhecimento das ações farmacológicas da substância em questão.

Muitos pacientes que abusam de drogas psicoativas utilizam mais de uma substância. Com frequência, é difícil prever os efeitos farmacodinâmicos e farmacocinéticos do uso abusivo de múltiplas substâncias a partir das ações de cada agente específico. Por exemplo, as pesquisas revelaram interação potencialmente perigosa da cocaína com o álcool. Quando associados, ambos são convertidos em *cocaetileno*. Este tem maior duração de ação no encéfalo e é mais tóxico do que cada substância isoladamente. A grande maioria dos indivíduos com transtornos por uso de substâncias também fuma cigarros, e, apesar de conseguir abstinência de sua "droga preferida", a causa eventual de morte frequentemente está relacionada com complicações do tabagismo (p. ex., câncer, doença cardiovascular).

O uso abusivo de álcool associa-se a toxicidade disseminada. A miocardiopatia alcoólica pode resultar em diminuição potencialmente fatal da função ventricular esquerda. O etanol é diretamente tóxico para as células do músculo cardíaco, afetando a contratilidade dos miócitos e inibindo o reparo de lesões dessas células. O mecanismo de lesão dos miócitos pode estar relacionado com a produção excessiva de moléculas contendo oxigênio secundariamente ao metabolismo do álcool, com lesão da membrana plasmática do miócito. As deficiências nutricionais de vitaminas hidrossolúveis, como a tiamina, também podem estar envolvidas. Com consumo moderado de álcool, tipicamente se observa elevação da pressão arterial sistólica.

A abstinência também desempenha papel na hipertensão, visto que ocorre aumento da atividade simpática durante esse processo. O estresse parece causar maior elevação da pressão arterial em indivíduos que consomem álcool do que naqueles que não o consomem. O álcool parece exercer efeito protetor na doença arterial coronariana, pelo menos em indivíduos idosos e naqueles propensos a ela. A denominada curva de mortalidade em forma de J mostra que essas populações apresentam diminuição da mortalidade com consumo baixo a moderado de álcool (em geral, 0,5 a 2 drinques/dia), enquanto se verifica mortalidade aumentada nos indivíduos com consumo maciço. O mecanismo dessa proteção envolve efeitos benéficos do etanol sobre o metabolismo das lipoproteínas e sobre a trombose: o etanol aumenta os níveis de lipoproteína de alta densidade (HDL) de modo dose-dependente, enquanto inibe a agregação plaquetária e reduz os níveis plasmáticos de fibrinogênio.

O alcoolismo crônico tem outras complicações médicas significativas. Suas consequências metabólicas incluem gota, hiperlipidemia, esteatose hepática e hipoglicemia. Os que sofrem com ele podem desenvolver obesidade quando o alto teor calórico do álcool se soma à ingestão normal de alimento; quando essa ingestão é limitada e/ou há má absorção, pode ocorrer perda de peso, com desequilíbrio de minerais e eletrólitos e deficiência de vitaminas. A toxicidade do álcool pode levar ao desenvolvimento de insuficiência pancreática e diabetes. O sistema gastrintestinal frequentemente é afetado, resultando em esofagite, gastrite ou úlcera, pancreatite e cirrose alcoólicas. Os efeitos do álcool sobre o sistema citocromo P450 alteram o metabolismo de fármacos e carcinógenos, explicando as interações medicamentosas significativas e a incidência aumentada de câncer em alcoólicos crônicos. O álcool aumenta a liberação de ACTH, glicocorticoides e catecolaminas, enquanto inibe a síntese de testosterona e a liberação de HAD e ocitocina. As complicações neurológicas do alcoolismo crônico incluem demência, transtorno amnésico, degeneração cerebelar e neuropatia, devido à neurotoxicidade direta e à deficiência de tiamina. Por fim, o consumo de álcool durante a gravidez tem consequências teratogênicas disseminadas, causando *distúrbio do espectro alcoólico fetal*.

As consequências farmacológicas do uso abusivo de psicoestimulantes estão relacionadas com os efeitos específicos dessas substâncias sobre os sistemas nervoso e cardiovascular. A potencialização da neurotransmissão da norepinefrina aumenta a frequência cardíaca e a pressão arterial. A cocaína, em particular, pode causar vasospasmos, levando a acidente vascular encefálico, cerebrovasculite, infarto do miocárdio e dissecção da aorta. A inibição dos canais de sódio cardíaco e do SNC pela cocaína pode causar arritmias e convulsões. Os psicoestimulantes podem reajustar a regulação da temperatura, produzindo hiperpirexia e rabdomiólise associada. Cocaína e anfetamina também podem provocar movimentos involuntários, em virtude de suas ações nos núcleos da base.

► Tratamentos para dependência

Apesar da alta prevalência de problemas com álcool e substâncias psicoativas na prática médica ambulatorial (10 a 15%), nos serviços de emergência (30 a 50%) e em hospitais gerais (30 a 60%), o diagnóstico frequentemente é negligenciado. Como ocorre com outras doenças estigmatizadas, os serviços especializados, na maioria das vezes, são inacessíveis. Recente lei concernente à saúde nos EUA promete estabelecer equivalência para distúrbios médicos e transtornos mentais (incluindo problemas com álcool e drogas) com maior disponibilidade de tratamento da dependência.

Os tratamentos para a dependência podem ser divididos em duas grandes abordagens: farmacológica e psicossocial. Tradicionalmente, os tratamentos farmacológicos concentravam-se na desintoxicação aguda para aliviar os sintomas de abstinência que acompanham a interrupção do uso da substância. Entretanto, percebe-se cada vez mais que a desintoxicação isoladamente não afeta a evolução a longo prazo da dependência. Com base nessa compreensão, novos agentes farmacológicos estão sendo desenvolvidos para tratar de maneira específica essa condição crônica ao diminuir a compulsão, evitar recaídas após o paciente conseguir a abstinência e reduzir o uso prejudicial de álcool e drogas. Esses agentes estão citados no Resumo Farmacológico, no final deste capítulo. O foco também está no tratamento de transtornos psiquiátricos concomitantes que possam contribuir para a recaída.

Assim, a dependência de substâncias psicoativas é, hoje em dia, considerada um problema médico crônico, cujo tratamento deve incluir controle durante toda a vida. As abordagens de tratamento psicossocial – por exemplo, técnicas de aconselhamento, como a terapia cognitivo-comportamental – têm sido efetivas quando empregadas de modo isolado ou em associação ao tratamento farmacológico. Com frequência, o uso integrado de ambas as abordagens aumenta os resultados positivos do tratamento. Além disso, a participação em programas de autoajuda e de apoio mútuo (p. ex., alcoólicos anônimos) frequentemente melhora os resultados, tanto isoladamente quanto aliada aos programas de tratamento psiquiátrico. Essas estratégias psicossociais recorrem em especial ao papel de aprendizagem social e motivação na patogenia dos transtornos por uso de substâncias.

Embora o aconselhamento tipicamente se concentre nas necessidades psicológicas do paciente, o tratamento efetivo também deve abordar os fatores sociais subjacentes que impedem a recuperação a longo prazo, como desemprego, moradia, transtornos familiares e falta de acesso ao atendimento na área da saúde.

Os resultados no tratamento da dependência são comparáveis aos de outras doenças crônicas, como diabetes, hipertensão e asma. Embora alguns tratamentos sejam mais efetivos em determinados pacientes do que em outros, o melhor preditor de resultados positivos é a participação no tratamento.

Desintoxicação

A primeira etapa no tratamento da dependência é a *desintoxicação*. Ela tem por objetivos fornecer condições para que o corpo se adapte à ausência da substância, diagnosticar e tratar complicações médicas e psiquiátricas da dependência e preparar o paciente para reabilitação a longo prazo. Embora possa ser obtida, tecnicamente, em poucos dias, sintomas de abstinência prolongada, como ansiedade e insônia, podem persistir, exigindo contínua atenção. O aconselhamento psicossocial deve começar no início da desintoxicação e prosseguir com mais intensidade depois dela. Por exemplo, o Sr. A completou um programa intensivo de reabilitação ambulatorial de 28 dias após a desintoxicação aguda.

As manifestações da abstinência de drogas dependem da classe de substância psicoativa e podem incluir desde disforia discreta até convulsões potencialmente fatais. As estratégias mais empregadas para alívio da abstinência consistem em reduzir a dose da substância de modo gradual e lento ou utilizar substância de ação longa da mesma classe que exiba *tolerância cruzada*. Por exemplo, um tratamento comum para a abstinência de nicotina consiste na administração de nicotina por adesivo transdérmico de liberação prolongada ou goma de mascar. A dose é reduzida lentamente e de modo gradual para evitar muitos dos efeitos desagradáveis da nicotina com a abstinência. Outro exemplo é a administração e redução gradual de *metadona*, opioide de ação longa, no tratamento da abstinência de opioides (Figura 18.11). Buprenorfina também pode ser usada nesse tratamento; entretanto, é preciso ter cuidado para assegurar que o paciente esteja em abstinência antes de iniciar essa substância, visto que sua administração, por ser agonista parcial, pode precipitar ou agravar a abstinência se os receptores opioides μ ainda estiverem ocupados pelo opioide de uso abusivo (Figura 18.8). Os sintomas da abstinência de álcool, benzodiazepinas e barbitúricos podem ser graves, e, em alguns casos, até mesmo potencialmente fatais. Na abstinência de álcool, indica-se a administração de benzodiazepínico de ação longa (como *diazepam*) para evitar convulsões (Figura 18.9). A abstinência de benzodiazepinas é obtida com dose de ataque de fenobarbital, que apresenta meia-vida de eliminação muito longa, ou doses com redução gradual de benzodiazepínico de ação mais longa. A abstinência de barbitúricos deve ser tratada apenas com fenobarbital. Outros medicamentos antiepilépticos também suprimem a hiperatividade do SNC causada pela abstinência de depressores do sistema nervoso central, e seu uso pode ser eficaz na abstinência de álcool e benzodiazepinas (mas não na abstinência de barbitúricos).

A desintoxicação também pode ser efetuada com uso de medicamentos de classe diferente para bloquear sinais e sintomas de abstinência. Por exemplo, agonistas α_2-adrenérgicos, como *clonidina* e *lofexidina*, podem bloquear a hiperatividade simpática, manifestação da abstinência de todas as substâncias psicoativas. Os receptores α_2 inibem o efluxo noradrenérgico dos neurônios do encéfalo para a periferia e modulam a atividade das células no intestino responsáveis pela absorção de líquido e motilidade intestinal; por meio desses dois mecanismos, os agonistas α_2 bloqueiam parcialmente os sintomas de abstinência de opioides. Clonidina também diminui sintomas de abstinência de nicotina e várias outras substâncias. Entretanto, não é recomendada para tratar a abstinência de depressores do sistema nervoso central, visto que não impede adequadamente as convulsões da abstinência.

Programas de autoajuda e apoio mútuo

Conforme ilustrado pelo caso do Sr. A, o risco de recaída após a desintoxicação é alto, e é necessário tratamento a longo prazo da dependência para obter sobriedade contínua. Embora não sejam aceitáveis nem úteis para todos os pacientes, os programas de autoajuda e apoio mútuo têm desempenhado papel proeminente na recuperação bem-sucedida de milhões de indivíduos. Essas abordagens são modeladas a partir dos *Alcoólicos Anônimos* (AA). O aspecto de maior importância é a compreensão de que o problema é o consumo de álcool, portanto o foco consiste em adquirir estratégias para evitar a recaída. Programas de AA e outros relacionados, como Narcóticos Anônimos (NA) e Cocainômanos Anônimos (CA), oferecem grupos de apoio comunitários e acompanhamento com mentores. Essa ajuda alivia o sentimento de alienação e solidão que os adictos frequentemente apresentam. A participação é livre e de fácil acesso. Grupos como o *Al-Anon* para cônjuges e o *Alateen* para membros da família de adolescentes oferecem apoio importante para a recuperação. Os mecanismos pelos quais os programas relacionados com AA proporcionam benefícios não estão totalmente elucidados, mas podem residir nos poderosos efeitos da aprendizagem social, capazes de modificar a saliência do incentivo da substância de uso abusivo. Na atualidade, a maioria dos médicos reconhece que esses programas podem ser úteis e complementares ao tratamento clínico.

A *moderação*, outra abordagem terapêutica para o alcoolismo, enfatiza o uso moderado da substância em lugar da abstinência. Essa estratégia não é efetiva para indivíduos dependentes que (por definição) não conseguem mais controlar o consumo de álcool. Por esse motivo, só é recomendada para "bebedores com problemas" – isto é, pacientes que algumas vezes exageram no consumo de álcool, mas que ainda não são dependentes.

Tratamento farmacológico da dependência

O reconhecimento de que a dependência é causada por alterações fundamentais nas vias de recompensa do encéfalo indica que a farmacoterapia pode desempenhar papel importante em seu tratamento. Até o momento, foram empregadas várias estratégias farmacológicas.

A primeira é a administração crônica de um agente que cause efeitos aversivos quando a substância psicoativa é utilizada. Por exemplo, *dissulfiram* inibe a aldeído desidrogenase, enzima fundamental na via do metabolismo do álcool. No indivíduo que ingere etanol durante o uso de dissulfiram, a álcool desidrogenase oxida o etanol a acetaldeído, porém o dissulfiram impede o metabolismo do acetaldeído pela aldeído desidrogenase. Assim, esse metabólito tóxico acumula-se no sangue. O acetaldeído provoca diversos sintomas desagradáveis, como rubor facial, cefaleia, náuseas, vômitos, fraqueza, hipotensão ortostática e dificuldade respiratória. Esses sintomas podem durar de 30 min a várias horas e são seguidos de exaustão e fadiga. Os efeitos aversivos do consumo de álcool na presença de dissulfiram têm a intenção de impedir o consumo adicional de álcool. Infelizmente, a eficiência do dissulfiram é limitada por falhas na adesão do paciente e toxicidade substancial.

A segunda estratégia utilizada para tratamento de dependência consiste em bloquear os efeitos da substância de uso abusivo. *Naltrexona* é antagonista opioide que bloqueia competitivamente a ligação de opioides ao receptor opioide. Por conseguinte, um paciente que injeta opioide, como heroína, não sentirá a "onda" resultante enquanto estiver tomando naltrexona. Estudos demonstraram que naltrexona também atua como inibidor de opioides na via de recompensa encefálica. Logo, etanol, que libera opioides endógenos (acarretando desinibição ou estimulação da dopamina mesolímbica) e compartilha uma via de recompensa comum final (envolvendo receptor de opioides e dopamina), também tem efeitos inibidos por naltrexona. Por esse motivo, tal medicação tem sido usada no tratamento da dependência de álcool. Ensaios clínicos controlados por placebo geralmente demonstraram eficácia da naltrexona em comparação com placebo, em particular na redução de recaídas no consumo maciço de álcool. A naltrexona não deverá ser administrada se houver traços de opioides exógenos no sistema, visto que o antagonismo da substância remanescente pela naltrexona pode levar ao desenvolvimento de sintomas de abstinência de opioides ou à sua exacerbação. Embora a naltrexona possa impedir efetivamente a "onda" associada ao uso abusivo de opioides, ela não alivia a compulsão nem os efeitos de abstinência, e existe probabilidade relativamente alta de não adesão do paciente. Portanto, a naltrexona tem sido

efetiva apenas em indivíduos com dependência de opioides ou álcool com grande motivação em permanecer "limpos" ou nos quais a administração é supervisionada. Uma preparação injetável de naltrexona de ação longa foi aprovada pela U. S. Food and Drug Administration (FDA) para o tratamento da dependência de álcool. Ela é injetada por via intramuscular uma vez por mês; foi demonstrado que reduz o consumo maciço de álcool e aumenta a abstinência, podendo ser também benéfica na dependência de opioides, especialmente em indivíduos com baixa adesão ao tratamento.

A terceira abordagem farmacológica é o uso de agonista de ação longa para tratamento de manutenção. *Metadona*, conforme discutido anteriormente, é agonista opioide de ação longa. Como é administrada por via oral, tem menos tendência a produzir elevações agudas dos níveis plasmáticos, necessárias para produzir uma "onda", como a que acompanha a injeção de heroína ou outros opioides. Metadona também apresenta meia-vida longa, em comparação com heroína ou morfina. Assim, sua administração 1 vez/dia produz níveis plasmáticos de opioides que permanecem relativamente constantes com o passar do tempo e que, portanto, aliviam a compulsão e impedem o aparecimento de sinais e sintomas de abstinência (Figura 18.11).

Além disso, a metadona produz tolerância cruzada com outros opioides, de modo que um paciente que injeta heroína ou outro opioide enquanto toma metadona apresenta redução do efeito da substância injetada. Todavia, a metadona tem tendência significativa ao uso abusivo, e existe risco de morte por superdosagem quando combinada com outro opioide ou depressor do SNC. Por essas razões, metadona só deve ser fornecida para tratamento de manutenção em circunstâncias controladas em programas aprovados pelo governo.

Conceitualmente semelhante aos tratamentos de substituição para dependência de opioides, a *terapia de reposição com nicotina* constitui, com frequência, a primeira linha de tratamento para a dependência dessa substância. A reposição de nicotina está disponível na forma de goma de mascar, pastilhas, discos transdérmicos ou inalador sem fumaça. Essas formas reprimem a compulsão e os sintomas de abstinência causados pela diminuição dos níveis plasmáticos de nicotina após o abandono do tabagismo. Todas as formas de terapia de reposição são mais efetivas do que o placebo para o abandono do tabagismo, com o importante benefício de evitar a exposição aos produtos tóxicos da pirólise do tabaco.

Com base nas observações de que o tratamento da dependência de opioides com uso de antagonistas (p. ex., naltrexona) tem pouca adesão, e de que agonistas plenos com propriedades farmacocinéticas vantajosas (p. ex., metadona) podem ser desviados da indicação médica e usados de modo abusivo, foram desenvolvidos agonistas parciais para o tratamento da dependência de opioides. A ação agonista parcial da *buprenorfina* nos receptores opioides μ alivia os sintomas de abstinência associados ao declínio dos níveis plasmáticos do opioide de uso abusivo e diminui a compulsão por opioides ao aumentar a neurotransmissão dopaminérgica mesolímbica (Figura 18.8). Logo, a buprenorfina não apenas facilita a desintoxicação por opioides, como também pode ser usada para tratamento de manutenção. Como não é agonista pleno, tem baixo risco de superdosagem; como antagoniza os efeitos reforçadores de agonistas opioides plenos, como heroína, a buprenorfina reduz a probabilidade de recaída. Em virtude de suas propriedades de agonista parcial e meia-vida relativamente longa (em comparação com a maioria dos opioides de uso abusivo), a abstinência da buprenorfina é leve. Para minimizar o uso abusivo em

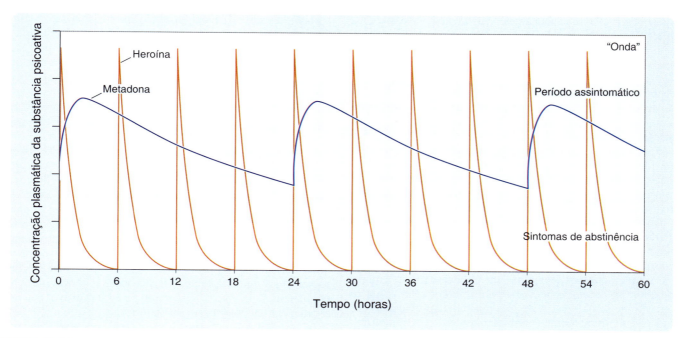

FIGURA 18.11 Farmacocinética e farmacodinâmica de opioide de ação rápida (heroína) em comparação com opioide de ação lenta (metadona). A concentração plasmática de um opioide de ação rápida, como a heroína, aumenta rapidamente após a administração intravenosa, provocando uma "onda"; todavia, também declina rapidamente, causando sintomas de abstinência. Por outro lado, a concentração plasmática de uma substância de ação lenta, com meia-vida longa, como a metadona, permanece na faixa assintomática por um período de mais de 24 h, de modo que o paciente não sente a "onda" nem os sintomas de abstinência. Além disso, em virtude de sua meia-vida plasmática longa, a metadona precisa ser administrada apenas 1 vez/dia.

condições ambulatoriais, ela é, em geral, administrada diariamente ou em dias alternados como preparação sublingual (*Suboxone*®), que também contém naloxona, antagonista opioide. Em caso de desvio e administração parenteral de Suboxone®, a naloxona antagoniza os efeitos agonistas da buprenorfina; quando administrada por via sublingual, a naloxona não é biodisponível, e o paciente apresenta todos os efeitos da buprenorfina. O uso ambulatorial desta provavelmente substituirá os programas de tratamento à base de metadona para a dependência de opioides em todos os pacientes, exceto naqueles com dependência mais grave.

Recentemente, foi demonstrado que *vareniclina*, agonista parcial do receptor nicotínico, facilita o abandono do tabagismo em ensaios clínicos de larga escala. Ela é agonista parcial no subtipo α4β2 do receptor nicotínico de acetilcolina; por conseguinte, apresenta, para tratamento da dependência de nicotina, mecanismo de ação análogo ao da buprenorfina para a dependência de opioides (Figura 18.8). O efeito agonista parcial da vareniclina aumenta a neurotransmissão dopaminérgica mesolímbica, portanto diminui os sintomas de abstinência e a compulsão pela nicotina que pode levar a recaída. Vareniclina também atua como antagonista farmacológico nos receptores nicotínicos na presença do agonista pleno nicotina, reduzindo, assim, os efeitos potencializadores (e o potencial de dependência) da nicotina sobre a dopamina. A administração de vareniclina tem sido associada a efeitos adversos neuropsiquiátricos, incluindo labilidade emocional e psicose aguda, suscitando advertência da FDA a respeito de seu uso em pacientes com transtornos psiquiátricos.

A quarta abordagem consiste em utilizar medicamentos para evitar a disforia prolongada e a disfunção dos mecanismos de recompensa (alostase), comuns em adictos que recentemente se tornaram abstinentes. Por exemplo, uma das consequências do consumo prolongado de álcool é a hiperatividade do sistema glutamatérgico, que persiste mesmo após cessar o consumo. *Acamprosato*, que modula a hiperatividade do glutamato para restabelecer um estado mais próximo do normal, tem sido eficaz na prevenção da recaída do consumo de álcool em alguns estudos, mas não em todos, e foi aprovado para tratamento da dependência de álcool. Entretanto, comparações recentes de naltrexona e acamprosato, com e sem terapia cognitiva, mostraram que somente naltrexona é significativamente mais eficaz do que placebo. *Topiramato*, medicamento antiepiléptico que inibe a classe AMPA/cainato de receptores de glutamato, reduziu significativamente o consumo de álcool em estudo duplo-cego controlado por placebo. Com outros agentes antiepilépticos, está sendo estudado em ensaios clínicos de maior porte, porém nenhum desses fármacos se encontra aprovado para tratamento de alcoolismo. O antidepressivo *bupropiona* inibe a recaptação de dopamina e norepinefrina, e sua eficácia foi demonstrada no abandono do tabagismo. O mecanismo de ação desse medicamento pode estar relacionado com aumento da neurotransmissão dopaminérgica na via de recompensa mesolímbica, amortecendo, assim, a compulsão induzida pela abstinência de nicotina. Bupropiona diminui o limiar convulsivante, sugerindo que esse tratamento pode não ser apropriado para pacientes com distúrbios convulsivos subjacentes ou para aqueles com uso abusivo de substâncias associadas a convulsões induzidas por intoxicação ou abstinência.

A quinta abordagem para tratamento da dependência consiste em tratar especificamente sintomas psiquiátricos concomitantes altamente prevalentes em indivíduos com diagnóstico de transtornos por uso de substâncias. Depressão do humor, ansiedade, instabilidade e sintomas psicóticos são frequentemente observados em abstinentes. Uma meta-análise sobre uso de antidepressivos em pacientes adictos constatou que esses medicamentos não são efetivos, a não ser que se estabeleça o diagnóstico de depressão maior como comorbidade. De fato, existem algumas evidências de que os inibidores seletivos da recaptação de serotonina (ISRS) podem piorar alcoólicos antissociais de início precoce, que passam a consumir mais álcool do que os que recebem placebo. O tratamento de adictos abstinentes com transtorno bipolar ou psicótico mediante uso de estabilizadores do humor e agentes antipsicóticos é geralmente considerado benéfico. Entretanto, a maioria dos médicos reconhece que pode ser difícil diagnosticar acuradamente e tratar transtornos psiquiátricos comórbidos quando indivíduos estão em uso ativo de álcool ou outras substâncias.

Ao contrário dos vários tratamentos farmacológicos disponíveis para a dependência de álcool e opioide, existe uma escassez atual de tratamentos para o uso abusivo de cocaína e anfetamina, e nenhum deles foi aprovado pela FDA. Vários estudos clínicos tentaram usar antidepressivos, como o tricíclico *desipramina* ou *fluoxetina*, inibidor seletivo da recaptação de serotonina. A desipramina atua ao bloquear a recaptação de monoamina (particularmente de norepinefrina), enquanto a fluoxetina inibe a recaptação de serotonina. Foi constatado que ambas reduzem a compulsão pela droga; todavia, infelizmente, nenhuma evitou o uso de cocaína. Há evidências recentes de que dissulfiram (ver anteriormente) pode ter alguma eficiência no tratamento da dependência de cocaína. Além de seu efeito de inibição da aldeído desidrogenase, ele inibe a dopamina β-hidroxilase e pode aumentar os níveis encefálicos de dopamina, possivelmente se contrapondo aos efeitos de depleção da dopamina provenientes do uso crônico de cocaína. Como a sensibilização à cocaína envolve o glutamato, antiepilépticos, como topiramato, também estão sendo estudados quanto à sua eficácia no tratamento da dependência dessa substância.

▶ Conclusão e perspectivas

Este capítulo discutiu as principais causas do uso abusivo e da dependência de substâncias psicoativas. O primeiro é definido como padrão mal-adaptativo de uso da substância associado à compulsão induzida pelo contexto e pelo comportamento de busca da droga, particularmente em situações de estresse, resultando em comprometimento ou sofrimento clinicamente significativos. A dependência de substâncias é causada por adaptação alostérica à presença delas nas vias de recompensa do encéfalo. Embora cada substância tenha seu próprio mecanismo de ação molecular e celular, que pode ser responsável por sua toxicidade, todas as substâncias psicoativas afetam especificamente a via de recompensa encefálica dopaminérgica mesolímbica. Este capítulo também discutiu os principais tratamentos para a dependência, incluindo prevenção e tratamento farmacológicos dos sintomas de abstinência, tratamento psicossocial a longo prazo e novos tratamentos farmacológicos que, integrados a abordagens psicossociais, promovem sobriedade duradoura. Em seu conjunto, esses tratamentos para a dependência produzem resultados que se aproximam daqueles de outros distúrbios clínicos crônicos a longo prazo, como aterosclerose, hipertensão e diabetes.

As novas direções na pesquisa sobre dependência estão focadas na modulação farmacológica da recompensa encefálica, em respostas ao estresse e processos neurais relacionados com a aprendizagem. Além disso, essas abordagens são complementadas com estudos básicos e clínicos da neurobiologia da aprendizagem e da memória e da modificação desses processos mediante tratamentos psicossociais. As abordagens atuais para a dependência da cocaína fornecem dois exemplos específicos. No primeiro, foram explorados fármacos que interagem especificamente com diferentes subtipos de receptores de dopamina, investigando as hipóteses de que um agonista específico D1 ou um antagonista específico D4 poderiam suprimir a compulsão, enquanto um antagonista específico D2 poderia evitar os efeitos reforçadores da cocaína. No segundo exemplo, os pesquisadores recentemente concluíram estudos clínicos de uma vacina contra a cocaína, com base na teoria de que essa substância será menos reforçadora em indivíduos vacinados expostos à droga. Se for bem-sucedida, essa abordagem poderá ser aplicada a outras substâncias psicoativas. (Futuramente, serão também conduzidos estudos clínicos de uma vacina antinicotínica análoga.) Todavia, os indivíduos vacinados podem passar a usar outras substâncias psicoativas contra as quais não produziram anticorpos, de modo que não é provável que essa abordagem seja totalmente satisfatória.

Mais amplos e promissores são os esforços envidados para desenvolver tratamentos farmacológicos para a dependência visando: modular mediadores químicos da plasticidade sináptica que estão na base da aprendizagem de recompensa e memória; e modificar estados afetivos negativos e respostas ao estresse, a "carga alostática" anteriormente mencionada, associados ao uso abusivo crônico de substâncias. Essas abordagens têm como base os *mecanismos encefálicos compartilhados* de dependência de todas as substâncias psicoativas. Por exemplo, uma falha do córtex pré-frontal em controlar o comportamento de busca de droga foi associada à disfunção glutamatérgica das vias de recompensa, que pode ser acessível a novas farmacoterapias baseadas em glutamato e neuroplasticidade. Outra abordagem está dirigida para sistemas neurais que medeiam respostas comportamentais ao estresse; por exemplo, em estudos preliminares, foi constatado que um antagonista do receptor de neurocinina 1, expresso em áreas do encéfalo envolvidas em respostas ao estresse e recompensa da droga, suprime a compulsão pelo álcool, melhora o bem-estar e atenua a resposta do cortisol ao estresse em alcoólicos abstinentes. Estudos pré-clínicos mostraram que antagonistas do CRF podem bloquear o retorno do uso de substância induzido por estresse em modelos animais de dependência. A sinalização de endocanabinoides também foi implicada em uma variedade de funções fisiológicas, incluindo aprendizagem da recompensa, apetite, humor, dor e cognição. A elucidação da sinalização dos endocanabinoides como sistema pró-hedônico envolvendo a ativação do receptor CB₁ levou à constatação de que rimonabanto, antagonista do receptor de canabinoides CB₁, é efetivo no tratamento da obesidade e está sendo investigado como tratamento para dependência de substâncias psicoativas. O rimonabanto ainda não foi aprovado pela FDA, visto que se associa a efeitos adversos psiquiátricos significativos, porém essa abordagem continua sendo promissora para pesquisa futura.

Agradecimentos

Agradecemos a David C. Lewis, Joshua M. Galanter e Alan A. Wartenberg por suas valiosas contribuições para este capítulo nas duas edições anteriores desta obra.

Leitura sugerida

Camí J, Farré M. Mechanisms of disease: drug addiction. *N Engl J Med* 2003; 349:975-986. (*Informações atuais dos mecanismos neurais que resultam em dependência.*)

Dani JA, Harris RA. Nicotine addiction and comorbidity with alcohol abuse and mental illness. *Nat Neurosci* 2005; 8:1465-1470. (*Examina a interface entre as bases neurofarmacológicas da dependência de nicotina e transtornos psiquiátricos, especialmente alcoolismo.*)

Goldstein RZ, Craig AD, Bechara A, Garavan H, Childress AR, Paulus MP, Volkow ND. The neurocircuitry of impaired insight in drug addiction. *Trends Cog Sci* 2009; 13:372-380. (*Discute a compreensão atual da falta de discernimento e consciência na dependência.*)

Kalivas PW, O'Brien C. Drug addiction as a pathology of staged neuroplasticity. *Neuropsychopharmacol* 2007; 33:166-180. (*Revisa as ligações entre mecanismos de aprendizagem e recompensa no sistema glutamatérgico.*)

Koob GF, Le Moal M. Neurobiological mechanisms for opponent motivational processes in addiction. *Philos Trans R Soc B Biol Sci* 2008; 363: 3113-3123. (*Revisa as relações entre estresse e vias de recompensa.*)

McLellan AT, Lewis DC, O'Brien CP, Kleber HD. Drug dependence, a chronic medical illness: implications for treatment, insurance, and outcomes evaluation. *JAMA* 2000; 284:1689-1695. (*Análise seminal do estado dos distúrbios de uso de drogas no sistema de atenção à saúde.*)

Nestler EJ. Transcriptional mechanisms of addiction: role of delta-FosB. *Philos Trans R Soc B Biol Sci* 2008; 363:3245-3255. (*Revisa o papel da regulação genética como mecanismo neurobiológico unitário nas respostas a estresse e recompensa.*)

Alcoholics Anonymous. www.aa.org. (*Apresenta excelentes informações sobre o Alcoólicos Anônimos.*)

Substance Abuse and Mental Health Services Administration. www.samhsa.gov. (*Contém valiosa informação sobre prevenção e tratamento e diagnósticos concomitantes; também fornece listas de práticas terapêuticas baseadas em evidências.*)

RESUMO FARMACOLÓGICO: Capítulo 18 | Farmacologia de Substâncias Psicoativas

FÁRMACO	APLICAÇÕES CLÍNICAS	EFEITOS ADVERSOS *GRAVES* E COMUNS	CONTRAINDICAÇÕES	CONSIDERAÇÕES TERAPÊUTICAS
Inibidor do metabolismo do álcool *Mecanismo – O etanol é oxidado pela álcool desidrogenase a acetaldeído, e este é metabolizado pela aldeído desidrogenase. O dissulfiram inibe a aldeído desidrogenase, portanto impede o metabolismo do acetaldeído. O acúmulo sérico de acetaldeído provoca sintomas aversivos*				
Dissulfiram	Alcoolismo	*Hepatite, neuropatia periférica, neurite óptica, transtorno psicótico* Gosto residual metálico ou semelhante a alho, dermatite	Uso concomitante de para-aldeído, metronidazol, etanol ou produtos contendo etanol Oclusão coronariana, doença miocárdica grave Psicoses	O acúmulo de acetaldeído provoca rubor facial, cefaleia, náuseas, vômitos, fraqueza, hipotensão ortostática e dificuldade respiratória; esses sintomas duram de 30 min a várias horas A eficiência do dissulfiram é limitada pela falta de adesão ao tratamento A coadministração com isoniazida pode resultar em efeitos adversos do SNC O dissulfiram aumenta os efeitos anticoagulantes da varfarina
Antagonistas dos opioides *Mecanismo – Bloqueiam competitivamente a ligação dos opioides ao receptor opioide μ*				
Naloxona	Superdosagem de opioides Rápida reversão da atividade dos opioides	*Arritmia cardíaca, labilidade da pressão arterial, hepatotoxicidade, edema pulmonar, abstinência de opioides*	Hipersensibilidade à naloxona	Interage com analgésicos opioides Meia-vida curta
Naltrexona	Dependência de opioides Dependência de álcool	*Hepatotoxicidade* Dor abdominal, constipação intestinal, náuseas, convulsões, ansiedade	Hepatite aguda ou insuficiência hepática Analgésicos opioides concomitantes	A naltrexona impede a "onda" associada ao uso abusivo de opioides, porém não alivia a compulsão nem os efeitos da abstinência Alta probabilidade de não adesão à naltrexona; apenas efetiva em indivíduos motivados Uma formulação injetável de naltrexona de liberação prolongada foi aprovada para reduzir o consumo maciço de álcool e aumentar o período de abstinência
Agonistas opioides de ação longa *Mecanismo – Agonista sintético de opioide que se liga ao receptor opioide μ e o ativa*				
Metadona	Desintoxicação de opioides Dor intensa	*Parada cardíaca, choque, parada respiratória, depressão* Constipação intestinal, náuseas, astenia, tontura, sonolência	Hipersensibilidade à metadona	Suprime os sintomas de abstinência em indivíduos dependentes de opioides, devido à absorção lenta e à meia-vida longa Produz níveis plasmáticos de opioides que permanecem bastante constantes ao longo do tempo e, assim, alivia a compulsão e evita sintomas de abstinência Produz tolerância cruzada a outros opioides A coadministração com fenitoína pode diminuir a concentração sérica de metadona, resultando em sintomas de abstinência de metadona A metadona tem tendência significativa a uso abusivo Existe risco de morte quando combinada com outro depressor do SNC
Agonistas parciais de opioides *Mecanismo – Agonista parcial do receptor opioide μ e antagonista do receptor opioide κ*				
Buprenorfina	Dependência de opioides Dor moderada a intensa	*Bradiarritmia, taquiarritmia, hipertensão, hipotensão, cianose, dispneia, depressão respiratória* Sedação, sonolência, vertigem, tontura, náuseas	Hipersensibilidade à buprenorfina	Alivia a compulsão por opioides e os sintomas de abstinência; tem baixo risco de superdosagem Os efeitos da abstinência da buprenorfina são leves em comparação com os dos agonistas de opioides plenos A buprenorfina é habitualmente administrada como Suboxone®, preparação sublingual que também contém naloxona; em caso de uso abusivo e administração parenteral de Suboxone®, a naloxona antagoniza os efeitos da buprenorfina; quando administrada por via sublingual, a naloxona é inativada, e manifestam-se os efeitos totais da buprenorfina Pode precipitar ou agravar a abstinência se os receptores opioides μ ainda estiverem ocupados pelo opioide de uso abusivo; deve ser administrada apenas a pacientes que já estejam em abstinência Pode ser usada para desintoxicação, bem como para tratamento de manutenção

Agonistas GABAérgicos

Mecanismo – Análogo ao da homotaurina, agonista GABAérgico. Estimula a neurotransmissão GABAérgica inibitória no encéfalo e antagoniza os efeitos do glutamato; ativo nos receptores de GABA_B pós-sinápticos, mas não nos receptores GABA_A in vitro

| Acamprosato | Manutenção da abstinência no alcoolismo | *Miocardiopatia, insuficiência cardíaca, trombose arterial e venosa, depressão, ansiedade, tentativa de suicídio, insuficiência renal aguda* Dispepsia, sonolência, confusão, amnésia, dor lombar | Comprometimento renal grave | Modula a hiperatividade do glutamato para restabelecer um estado mais normal para o tratamento da dependência de álcool Diminui o consumo espontâneo de álcool em estudos realizados em animais O acamprosato tem pouco ou nenhum potencial de uso abusivo e não induz dependência |

Agonistas parciais de nicotina

Mecanismo – Agonista neuronal parcial do receptor nicotínico α_4 β_2 que impede a estimulação do sistema dopaminérgico mesolímbico pela nicotina

| Vareniclina | Auxiliar no abandono do tabagismo | *Pensamentos suicidas, comportamento errático/agressivo, exacerbação de transtorno psiquiátrico subjacente, sedação com comprometimento das habilidades físicas ou mentais* Insônia, cefaleia, sonhos anormais, náuseas | É preciso ter cautela com transtornos psiquiátricos preexistentes, (p. ex., transtorno bipolar, depressão maior grave, esquizofrenia), visto que não foram incluídos dos pacientes com esses transtornos nos estudos clínicos | Alivia a compulsão pela nicotina e os sintomas de abstinência Os efeitos da abstinência são leves em comparação com os da nicotina Deve ser iniciada 1 semana antes da data preestabelecida para o abandono do tabagismo, com titulação para a dose de manutenção no decorrer da semana |

Antidepressivos tricíclicos

Mecanismo – Inibem a recaptação de 5-HT e NE na fenda sináptica

| Desipramina | Ver Resumo farmacológico: Capítulo 14 |

Inibidores seletivos da recaptação da serotonina

Mecanismo – Inibem seletivamente a recaptação de 5-HT na fenda sináptica

| Fluoxetina | Ver Resumo farmacológico: Capítulo 14 |

Outros antidepressivos atípicos

Mecanismo – A bupropiona é um antidepressivo aminocetona que inibe fracamente a captação neuronal de 5-HT, dopamina e NE

| Bupropiona | Ver Resumo farmacológico: Capítulo 14 |

Parte 3

Princípios de Farmacologia Cardiovascular

19

Farmacologia do Metabolismo do Colesterol e das Lipoproteínas

David E. Cohen e Ehrin J. Armstrong

▶ Introdução

Os lipídios são moléculas insolúveis, ou escassamente solúveis, essenciais para a biogênese das membranas e a manutenção da integridade das membranas. Os lipídios também atuam como fontes de energia, precursores de hormônios e moléculas de sinalização. Para facilitar seu transporte pelo ambiente relativamente aquoso do sangue, os lipídios não polares, como os ésteres de colesterol e os triglicerídios, são acondicionados dentro de lipoproteínas.

Concentrações aumentadas de determinadas lipoproteínas na circulação estão fortemente associadas à aterosclerose. Grande parte da prevalência da doença cardiovascular (DCD), a principal causa de morte nos EUA e na maioria dos países ocidentais, pode ser atribuída às concentrações sanguíneas elevadas de partículas de lipoproteínas de baixa densidade (LDL) ricas em colesterol, bem como de lipoproteínas ricas em triglicerídios. Do ponto de vista epidemiológico, concentrações diminuídas de lipoproteínas de alta densidade (HDL)

também predispõem à doença aterosclerótica. Os principais fatores que contribuem para as anormalidades de lipoproteínas parecem consistir nas dietas ocidentais combinadas a um estilo de vida sedentário; entretanto, foi também identificado um número limitado de causas genéticas de hiperlipidemia. O papel da genética nas formas comuns de hiperlipidemia está sendo objeto de estudos intensos, utilizando modernas abordagens genômicas. Aparentemente, os genes modificam tanto a sensibilidade dos indivíduos a hábitos dietéticos e estilos de vida adversos quanto a resposta dos indivíduos às terapias hipolipêmicas.

Este capítulo trata da bioquímica e da fisiologia do colesterol e das lipoproteínas, com ênfase no papel desempenhado pelas lipoproteínas na aterogênese e nas intervenções farmacológicas passíveis de melhorar a hiperlipidemia. Inúmeros dados de desfechos clínicos provaram que é possível reduzir as taxas de morbidade e mortalidade da doença cardiovascular com o uso de fármacos que reduzem os lipídios.

CASO

Jake, um empregado na área de construção civil de 29 anos de idade, agenda uma consulta com Dr. Cush. Jake queixa-se de tumefações duras e elevadas ao redor do tendão de Aquiles, que parecem estar constantemente em atrito com suas botas de trabalho. Jake hesitou o quanto pôde em ver o médico (sua última consulta tinha sido há 10 anos), mas lembrou-se de que seu pai, falecido aos 42 anos de idade em consequência de um ataque cardíaco, tinha tumefações semelhantes. Ao exame físico, Dr. Cush reconhece as tumefações no tendão de Aquiles como xantomas (depósitos de lipídio); nos demais aspectos, o restante do exame físico apresenta-se normal. Jake comenta que sua dieta é bastante "gordurosa", incluindo 3 a 4 rosquinhas por dia e consumo frequente de hambúrgueres. Dr. Cush explica que os xantomas nos pés de Jake resultam do depósito de ésteres de colesterol, provavelmente decorrente dos níveis elevados de colesterol no sangue. O médico solicita a análise do nível plasmático de colesterol em jejum e recomenda a Jake que reduza o consumo de alimentos ricos em gordura saturada e colesterol, aumentando o consumo de frango, peixe, cereais integrais, frutas e vegetais. Jake engordou cerca de 7 kg a partir dos 19 anos de idade e está com uma barriga levemente proeminente. Dr. Cush recomenda a prática de atividade física regular e perda de peso.

Os resultados do exame de sangue revelam uma concentração plasmática de colesterol total de 315 mg/dℓ (normal, < 200), com elevação do colesterol LDL de 250 mg/dℓ (nível desejável, < 100), baixo nível de HDL de 35 mg/dℓ (normal, 35 a 100) e concentrações normais de triglicerídios e de lipoproteínas de densidade muito baixa (VLDL). Com base nesses resultados, na idade de Jake, nos xantomas no tendão de Aquiles e na história familiar positiva de infarto do miocárdio precoce, Dr. Cush diz que Jake provavelmente apresenta um distúrbio hereditário do metabolismo do colesterol, conhecido como hipercolesterolemia familiar heterozigota. Essa doença predispõe Jake a um risco muito alto de aterosclerose precoce e infarto do miocárdio. Todavia, a redução agressiva dos níveis de colesterol pode melhorar muitas das sequelas dessa doença. O baixo nível de HDL-colesterol também contribui para o risco aumentado de doença cardiovascular. Além das mudanças dietéticas, Dr. Cush prescreve uma estatina para ajudar a reduzir o colesterol de Jake. A dose inicial da estatina diminui em 45% seu LDL-colesterol, que passa para 138 mg/dℓ, enquanto ocorre discreto aumento de HDL-colesterol. Então, o médico aumenta a dose de estatina, o que produz uma redução adicional de 12% no LDL-colesterol. Como seu valor ainda não caiu para < 100 mg/dℓ, e o HDL permanece baixo, Dr. Cush acrescenta o inibidor da absorção de colesterol, ezetimiba, bem como niacina de liberação prolongada. Após essas modificações, os níveis de LDL de Jake caem para menos de 100, ao passo que seu HDL aumenta para 45 mg/dℓ. Jake apresenta rubor cutâneo durante os primeiros meses de tratamento com niacina; todavia, depois desse período, os episódios de rubor tornam-se apenas ocasionais.

Questões

1. De que maneira os níveis elevados de colesterol predispõem à doença cardiovascular?
2. Qual a etiologia da hipercolesterolemia familiar?
3. Como as estatinas, a ezetimiba e a niacina atuam farmacologicamente?
4. Quais os principais efeitos adversos associados ao uso concomitante de estatina e niacina sobre os quais Jake deve ser alertado?

► Bioquímica e fisiologia do metabolismo de colesterol e lipoproteínas

As lipoproteínas são agregados macromoleculares que transportam triglicerídios e colesterol no sangue. As lipoproteínas circulantes podem ser diferenciadas com base em densidade, tamanho e conteúdo de proteína (Tabela 19.1). Como regra geral, as lipoproteínas maiores e menos densas apresentam uma maior porcentagem de lipídios em sua composição; os *quilomícrons* constituem a subclasse de lipoproteínas maiores e menos densas, enquanto as HDL são as menores lipoproteínas, que apresentam menor conteúdo de lipídios e maior proporção de proteína.

Quanto a sua estrutura, as lipoproteínas são partículas esféricas microscópicas, cujo diâmetro varia de 7 a 100 nm. Cada partícula de lipoproteína consiste em uma monocamada de lipídios anfipáticos polares que circunda um cerne hidrofóbico. Cada partícula de lipoproteína também contém um ou mais tipos de apolipoproteína (Figura 19.1). Os lipídios polares que formam o revestimento superficial consistem em moléculas de colesterol não esterificado e de fosfolipídios, dispostas em uma monocamada. O cerne hidrofóbico de uma lipoproteína contém ésteres de colesterol (moléculas de colesterol ligadas a um ácido graxo por uma ligação éster) e triglicerídios

(três ácidos graxos esterificados a uma molécula de glicerol). As apolipoproteínas (também denominadas *apoproteínas*) são proteínas anfipáticas, intercaladas no revestimento superficial das lipoproteínas. Além de estabilizar a estrutura das lipoproteínas, desempenham funções biológicas, podendo, ainda, atuar como ligantes de receptores de lipoproteínas ou ativar atividades enzimáticas no plasma. A composição da apoproteína determina o destino metabólico da lipoproteína. Assim, por exemplo, cada partícula de *LDL* contém uma molécula de apoB100, que é um ligante do receptor de lipoproteínas de baixa densidade (a ser discutido adiante); por sua vez, a ligação da LDL ao receptor LDL promove a captação de colesterol nas células.

Sob uma perspectiva metabólica, as partículas de lipoproteína podem ser divididas em lipoproteínas que participam no aporte de moléculas de triglicerídios ao músculo e tecido adiposo (as lipoproteínas contendo apolipoproteína B [apoB], os quilomícrons e as *VLDL*) e em lipoproteínas envolvidas principalmente no transporte do colesterol (*HDL* e remanescentes de lipoproteínas contendo apoB). O HDL também atua como reservatório para apolipoproteínas intercambiáveis no plasma, incluindo a apoAI, a apoCII e a apoE. Uma discussão mais adiante apresenta cada classe de lipoproteínas dentro do contexto de sua função.

TABELA 19.1 Características das lipoproteínas plasmáticas.

	QM	VLDL	IDL	LDL	HDL
Densidade (g/mℓ)	< 0,95	0,95 a 1,006	1,006 a 1,019	1,019 a 1,063	1,063 a 1,210
Diâmetro (nm)	75 a 1.200	30 a 80	25-35	18 a 25	5 a 12
Lipídio total (% de peso)	98	90	82	75	67
Composição, % de peso seco					
Proteína	2	10	18	25	33
Triglicerídios	83	50	31	9	8
Colesterol não esterificado e ésteres de colesterol	8	22	29	45	30
Fosfolipídios (% de peso de lipídio)	7	18	22	21	29
Mobilidade eletroforética[a]	Nenhuma	Pré-β	β	β	α ou pré-β
Principais apolipoproteínas	B48, AI, AIV, E, CI, CII, CIII	B100, E, CI, CII, CIII	B100, E, CI, CII, CIII	B100	AI, AII, CI, CII, CIII, E

[a]A mobilidade eletroforética das partículas de lipoproteínas é designada em relação à migração das α e β-globulinas plasmáticas.
QM = quilomícron; VLDL = lipoproteína de densidade muito baixa; IDL = lipoproteína de densidade intermediária; LDL = lipoproteína de baixa densidade; HDL = lipoproteína de alta densidade.

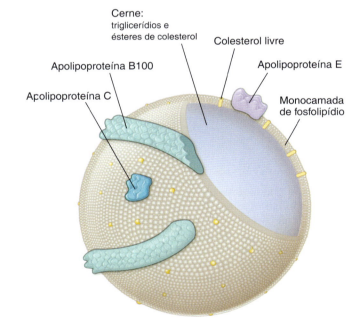

Cerne:
triglicerídios e
ésteres de colesterol

Colesterol livre

Apolipoproteína B100

Apolipoproteína E

Apolipoproteína C

Monocamada
de fosfolipídio

FIGURA 19.1 Estrutura das partículas de lipoproteínas. As lipoproteínas são partículas esféricas (com diâmetro de 7 a 100 nm) que transportam moléculas hidrofóbicas, principalmente colesterol e triglicerídios, bem como vitaminas lipossolúveis. A superfície da partícula é composta de uma monocamada de moléculas de fosfolipídios e de colesterol não esterificado. Esses lipídios polares formam um revestimento que protege um cerne hidrofóbico de triglicerídios não polares e ésteres de colesterol, impedindo sua interação com o ambiente aquoso do plasma. As lipoproteínas contêm apolipoproteínas anfipáticas (também denominadas *apoproteínas*), que se associam aos lipídios de superfície e ao cerne hidrofóbico. As apolipoproteínas proporcionam estabilidade estrutural à partícula de lipoproteína e atuam como ligantes de receptores específicos de superfície celular ou como cofatores para reações enzimáticas. No exemplo apresentado, uma partícula de lipoproteína de densidade muito baixa (VLDL) contém apolipoproteína E, apolipoproteína B100 e apolipoproteínas CI, CII e CIII (*ilustradas aqui como apolipoproteína C*).

Metabolismo das lipoproteínas contendo apoB

A principal função das lipoproteínas contendo apoB consiste em fornecer ácidos graxos na forma de triglicerídios ao tecido muscular para uso na biogênese do ATP e ao tecido adiposo para armazenamento. Os quilomícrons são formados no intestino e transportam triglicerídios provenientes da dieta, enquanto as partículas de VLDL são formadas no fígado e transportam *triglicerídios* sintetizados endogenamente. O tempo de sobrevida metabólica das lipoproteínas contendo apoB pode ser dividido em três fases: composição, metabolismo intravascular e depuração mediada por receptores. Trata-se de uma categorização conveniente, visto que se dispõe de agentes farmacológicos que influenciam cada uma dessas fases.

Composição das lipoproteínas contendo apoB

Os mecanismos celulares pelos quais ocorre a composição dos quilomícrons e das VLDL são muito semelhantes. A regulação do processo de composição depende da disponibilidade de *apolipoproteína B* e triglicerídios, bem como da atividade da *proteína de transferência de triglicerídios microssomal* (PTM).

O gene que codifica a apoB é transcrito principalmente no intestino e no fígado. Além dessa expressão tecidual específica, ocorre pouca regulação na transcrição do gene apoB. Em contrapartida, um evento regulador essencial que diferencia o metabolismo dos quilomícrons do metabolismo da VLDL é a edição do mRNA da apoB (Figura 19.2). No interior de enterócitos, mas não de hepatócitos, verifica-se a expressão de uma proteína denominada *complexo de edição da apoB 1 (apobec-1)*. Essa proteína constitui a subunidade catalítica do complexo de edição da apoB, que desamina uma citosina na posição 6666 da molécula de mRNA da apoB. A desaminação converte a citosina em uridina. Em consequência, o códon que contém esse nucleotídio é convertido de um códon de glutamina para um códon de terminação prematura. Quando transladada, a forma intestinal da *apoB48* tem um comprimento que corresponde a 48% da proteína de comprimento total expressa no fígado e designada como *apoB100*. Por conseguinte, os quilomícrons, lipoproteínas contendo apoB produzidas pelo intestino, contêm apoB48, enquanto as partículas de VLDL fabricadas pelo fígado contêm apoB100.

A Figura 19.3 ilustra os mecanismos celulares da composição e da secreção das lipoproteínas contendo apoB. Como a proteína apoB é sintetizada por ribossomos, ela atravessa o retículo endoplasmático. No interior do retículo endoplasmático, moléculas de triglicerídios são acrescentadas concomitantemente com o processo de translação para alongar a proteína apoB (*i. e.*, ocorre lipidação da apoB) pela ação de uma proteína de transferência de triglicerídios microssomal (PTM), que atua como cofator. Após a síntese completa da apoB, a lipoproteína nascente é aumentada no aparelho de Golgi; durante esse processo, a PTM acrescenta triglicerídios adicionais ao cerne da partícula. Por meio de mecanismos ainda não esclarecidos, são também acrescentados ésteres de colesterol ao cerne. Todo o processo de composição produz partículas de lipoproteínas, cada uma delas contendo uma única molécula de apoB.

Como a dieta constitui a principal fonte de triglicerídios nos quilomícrons (Figura 19.4), a composição, a secreção e o metabolismo dessas partículas são designados, em seu conjunto, como via *exógena* do metabolismo das lipoproteínas. Por outro lado, os ésteres de colesterol nos quilomícrons originam-se principalmente (cerca de 75%) do colesterol biliar, enquanto o restante provém de fontes dietéticas. Durante a digestão, os ésteres de colesterol e os triglicerídios nos alimentos são hidrolisados para formar colesterol não esterificado, ácidos graxos livres e monoglicerídios. Os ácidos biliares, os fosfolipídios e o colesterol são secretados no fígado pela bile e secretados na vesícula biliar durante o jejum na forma de micelas e vesículas, que consistem em agregados de lipídios macromoleculares que se formam em decorrência das propriedades detergentes das

moléculas de ácidos biliares. O estímulo da ingestão de alimento promove o esvaziamento da vesícula biliar com a liberação da bile no intestino delgado, onde as micelas e as vesículas solubilizam os lipídios digeridos.

A absorção dos lipídios nos enterócitos de duodeno e jejuno é facilitada principalmente pelas micelas. Os ácidos graxos de cadeia longa e os monoglicerídios são captados separadamente nos enterócitos por um sistema de transporte mediado por carreador e, a seguir, reesterificados para formar triglicerídios pela enzima *DGAT*. Por outro lado, os ácidos graxos de cadeia média são absorvidos diretamente no sangue portal e metabolizados pelo fígado. O colesterol da dieta e o colesterol biliar das micelas penetram no enterócito por um canal proteico denominado *NPC1 L1*. Parte desse colesterol é imediatamente bombeada de volta ao lúmen intestinal pela ação de uma proteína heterodimérica dependente de ATP, a ABCG5/ABCG8 (ABCG5/G8). A fração remanescente de colesterol é esterificada a um ácido graxo de cadeia longa pela *ACAT*. Após o acondicionamento de triglicerídios e ésteres de colesterol com a apoB48, a apoA1 é acrescentada como apolipoproteína estrutural adicional, e a partícula de quilomícron sofre exocitose nos vasos linfáticos para ser transportada na circulação por meio do ducto torácico. A concentração plasmática de quilomícrons ricos em triglicerídios varia proporcionalmente com a ingestão de gordura dietética.

As lipoproteínas de densidade muito baixa (VLDL) contêm triglicerídios, cuja composição é efetuada pelo fígado, utilizando ácidos graxos plasmáticos provenientes do tecido adiposo ou sintetizados *de novo*. Por esse motivo, a composição, a secreção e o metabolismo das VLDL são frequentemente designados como via *endógena* do metabolismo das lipoproteínas. Os hepatócitos sintetizam triglicerídios em resposta a um fluxo aumentado de ácidos graxos livres para o fígado. Em geral, isso ocorre em resposta ao jejum, assegurando, dessa maneira, um suprimento contínuo de ácidos graxos para o músculo,

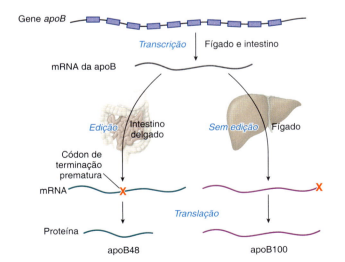

FIGURA 19.2 Edição do mRNA da apoB. O gene *apoB*, com éxons representados por *retângulos* e íntrons por linhas, é transcrito tanto no intestino quanto no fígado. No intestino, mas não no fígado, um complexo proteico contendo apobec-1 modifica um único nucleotídio no mRNA da apoB. Em consequência, o códon que contém esse nucleotídio é convertido em um códon de terminação prematura, conforme indicado pelo "X". A proteína que é sintetizada no intestino (apoB48) tem um comprimento que corresponde a apenas 48% da proteína de comprimento total que é sintetizada no fígado (apoB100).

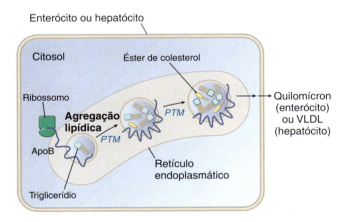

FIGURA 19.3 Composição e secreção das lipoproteínas contendo apolipoproteínas B. Os quilomícrons e as partículas de VLDL são compostos e secretados por mecanismos semelhantes no enterócito e no hepatócito, respectivamente. A proteína apoB (*i. e.*, apoB48 ou apoB100) é sintetizada por ribossomos e penetra no lúmen do retículo endoplasmático. Se houver triglicerídios disponíveis, a proteína apoB acumula moléculas de triglicerídios e de ésteres de colesterol por ação da proteína de transferência de triglicerídios microssomal (PTM) em duas etapas distintas. O quilomícron ou a partícula de VLDL resultantes são secretados por exocitose nos vasos linfáticos pelos enterócitos ou no plasma pelos hepatócitos. Na ausência de triglicerídios, a proteína apoB é degradada (*não ilustrada*).

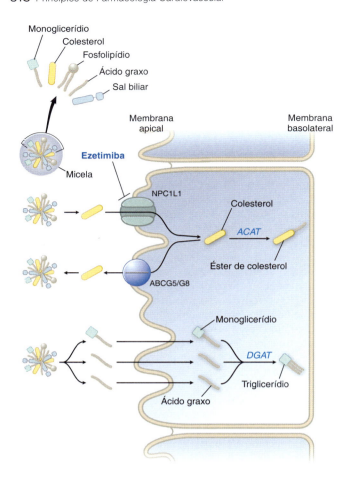

FIGURA 19.4 Absorção de colesterol e de triglicerídios. O colesterol e os triglicerídios exógenos são absorvidos simultaneamente pelo lúmen intestinal por meio de mecanismos diferentes. O colesterol é captado das micelas por meio de um canal regulador, denominado *NPC1 L1* (proteína C1 símile de Niemann-Pick 1). Uma fração do colesterol é bombeada de volta ao lúmen pela ABCG5/G8, uma proteína heterodimérica dependente de ATP da membrana plasmática. O colesterol restante é convertido em ésteres de colesterol pela ACAT (acetil-CoA:colesterol aciltransferase). Os triglicerídios são captados na forma de ácidos graxos e monoglicerídios, que são reesterificados a triglicerídios pela DGAT (diacilglicerol aciltransferase).

na ausência de triglicerídios da dieta. É interessante ressaltar que as gorduras saturadas da dieta, bem como os carboidratos, também estimulam a síntese de triglicerídios no fígado. Por meio de mecanismos celulares que se assemelham aos que produzem os quilomícrons (Figura 19.3), a PTM nos hepatócitos efetua a agregação lipídica da apoB100 para formar partículas de VLDL nascentes. Sob a influência contínua da PTM, as partículas de VLDL nascentes coalescem com gotículas maiores de triglicerídios e são secretadas diretamente na circulação. As partículas de VLDL também podem adquirir apoE, apoCI, apoCII e apoCIII dentro do hepatócito antes de sua secreção. Todavia, essas apolipoproteínas também podem ser transferidas para as VLDL a partir de HDL na circulação.

A síntese de apoB48 no intestino e de apoB100 no fígado é constitutiva. Isso possibilita a produção imediata de quilomícrons e de partículas de VLDL quando há moléculas de triglicerídios disponíveis; na ausência, como ocorre nos enterócitos durante o jejum, a apoB sofre degradação por uma variedade de mecanismos celulares.

Metabolismo intravascular das lipoproteínas contendo apoB

No interior da circulação, os quilomícrons e as partículas de VLDL devem ser ativados para fornecer triglicerídios ao músculo e ao tecido adiposo (Figura 19.5). Essa ativação requer a adição de um complemento ótimo de moléculas de apoCII, o que ocorre por intermédio da transferência aquosa da apoCII das partículas de HDL. Em decorrência de uma demora inerente na transferência de apoCII para os quilomícrons e as partículas de VLDL, há tempo suficiente para a circulação disseminada de partículas ricas em triglicerídios pelo corpo.

A *lipoproteína lipase* (LPL) é uma enzima lipolítica expressa na superfície endotelial dos capilares no músculo e no tecido adiposo. A LPL é uma glicoproteína cuja ancoragem é realizada por interações eletrostáticas com uma glicoproteína separada presente na membrana da célula endotelial. Quando os quilomícrons e as partículas de VLDL adquirem apoCII, podem ligar-se à LPL, que hidrolisa os triglicerídios do cerne da lipoproteína (Figura 19.5). A lipólise mediada pela LPL libera ácidos graxos livres e glicerol. Em seguida, os ácidos graxos livres são captados pelas células parenquimatosas adjacentes. O nível de expressão e a atividade intrínseca da LPL no músculo e no tecido adiposo são regulados de acordo com o estado de saciedade/jejum, possibilitando o aporte de ácidos graxos preferencialmente para o músculo durante o jejum e para o tecido adiposo depois de uma refeição. A taxa de lipólise dos triglicerídios dos quilomícrons e das VLDL também é controlada pela apoCIII, que é um inibidor da atividade da LPL. A inibição da LPL pela apoCIII pode constituir outro mecanismo que promove a distribuição disseminada de partículas ricas em triglicerídios na circulação.

Depuração mediada por receptores das lipoproteínas contendo apoB

À medida que a LPL hidrolisa os triglicerídios dos quilomícrons e das VLDL, as partículas sofrem depleção progressiva de triglicerídios e tornam-se relativamente ricas em colesterol. Após a remoção de aproximadamente 50% dos triglicerídios, as partículas perdem sua afinidade pela LPL e dissociam-se da enzima. As apolipoproteínas intercambiáveis apoAI e apoCII (bem como a apoCI e a apoCIII) são, então, transferidas para HDL em troca da *apoE* (Figura 19.6A), que atua como ligante de alta afinidade para a depuração das partículas mediada por receptores. Ao adquirir a apoE, as partículas são denominadas quilomícrons ou *remanescentes de VLDL*.

Os remanescentes de quilomícrons e de VLDL são captados pelo fígado em um processo de três etapas (Figura 19.6B). A primeira consiste no sequestro das partículas dentro do *espaço de Disse*, entre o endotélio fenestrado dos sinusoides hepáticos e a membrana plasmática sinusoidal (basolateral) dos hepatócitos. O sequestro requer que as partículas remanescentes sejam suficientemente pequenas durante a lipólise para ajustar-se entre as células endoteliais. Uma vez no espaço de Disse, os remanescentes ligam-se a grandes proteoglicanos de heparan sulfato, que os sequestram. A etapa seguinte consiste na remodelagem das partículas dentro do espaço de Disse pela ação da *lipase hepática*, uma enzima lipolítica semelhante à LPL, porém expressa pelos hepatócitos. A lipase hepática parece otimizar o conteúdo de triglicerídios das partículas remanescentes, de modo que possam ser depuradas eficientemente por mecanismos mediados por receptores. A fase final de depuração dos remanescentes consiste na captação das partículas mediada por receptores. Essa fase ocorre por uma de quatro vias. Na membrana plasmática sinusoidal do hepatócito, as partículas

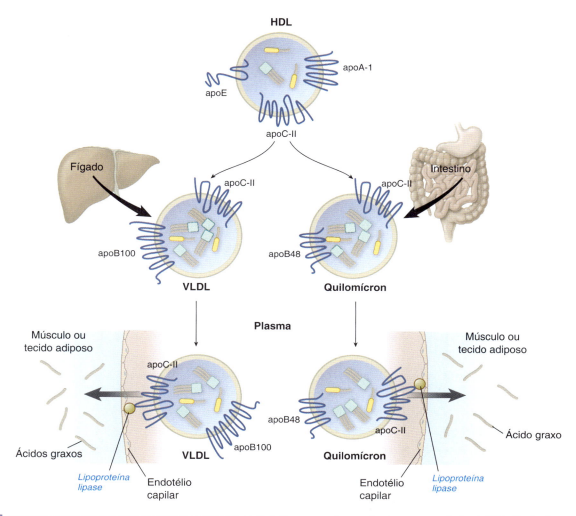

FIGURA 19.5 Metabolismo intravascular das lipoproteínas contendo apoB. Após sua secreção, os quilomícrons e as partículas de VLDL são ativados por lipólise, ao entrar em contato com partículas de HDL no plasma, e adquirem a apolipoproteína intercambiável, a apoCII. Quando os quilomícrons e as VLDL circulam nos capilares dos músculos ou do tecido adiposo, a apoCII promove a ligação da partícula à lipoproteína lipase, que está ligada à superfície das células endoteliais. A lipoproteína lipase medeia a hidrólise dos triglicerídios, mas não dos ésteres de colesterol, do cerne da partícula de lipoproteína. Os ácidos graxos assim liberados são captados no músculo e no tecido adiposo.

remanescentes podem ser ligadas e captadas por *receptor de LDL*, *proteína relacionada com o receptor de LDL* (LRP) ou *proteoglicanos de heparan sulfato*. Uma quarta via é mediada pelas atividades combinadas da LRP e de proteoglicanos de heparan sulfato. Esses mecanismos redundantes possibilitam a depuração eficiente das partículas, de modo que a meia-vida dos remanescentes no plasma é de aproximadamente 30 min.

Formação e depuração das partículas de LDL

Os remanescentes de quilomícrons que contêm apoB48 são totalmente depurados do plasma. Em contrapartida, a presença de apoB100 altera o metabolismo dos remanescente de VLDL, de modo que apenas cerca da metade é depurada pelas vias das partículas remanescentes. A diferença manifesta-se durante o metabolismo das partículas remanescentes pela LPL. Os remanescentes de VDL são intensamente metabolizados pela LPL, passando a constituir um incremento menor e relativamente mais deficiente em triglicerídios, e relativamente enriquecido em ésteres de colesterol. Quando convertidas em remanescentes após a troca das apolipoproteínas com HDL, essas partículas

mais densas são denominadas *lipoproteínas de densidade intermediária* (IDL). Como as IDL contêm apoE, uma fração dessas partículas (aproximadamente 50%) pode ser depurada no fígado por vias de receptores de remanescentes (Figura 19.6). Entretanto, os restantes são convertidos em LDL pela lipase hepática, que hidrolisa os triglicerídios no cerne da IDL. A redução adicional no tamanho da partícula resulta na transferência de apoE para HDL. Em consequência, *a LDL é uma lipoproteína distinta, enriquecida com ésteres de colesterol, que apresenta apoB100 como sua única apolipoproteína* (Figura 19.7A).

O receptor de LDL é o único receptor capaz de depurar quantidades significativas de LDL do plasma. O receptor de LDL é expresso sobre a superfície de hepatócitos, macrófagos, linfócitos, células adrenocorticais, células gonadais e células musculares lisas. Dada a ausência da apoE, as partículas de LDL são ligantes relativamente fracos do receptor de LDL. Em consequência, a meia-vida das LDL na circulação apresenta-se acentuadamente prolongada (2 a 4 dias), o que explica o fato de o colesterol LDL representar cerca de 65 a 75% do colesterol plasmático total.

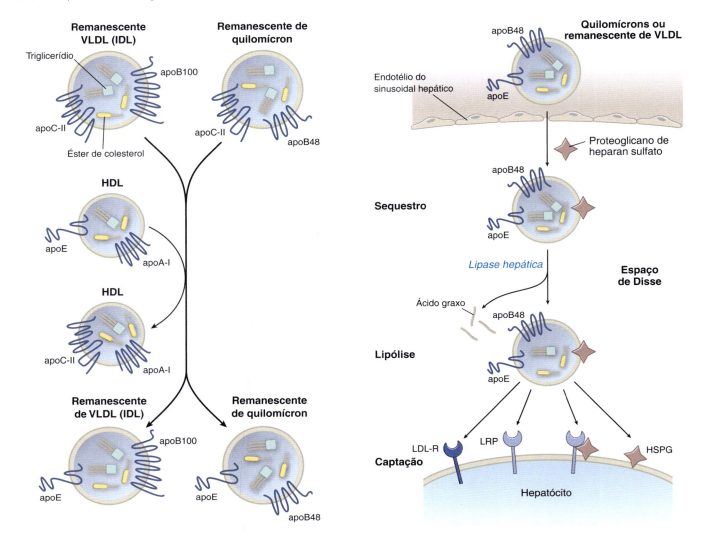

FIGURA 19.6 Formação e captação hepática de partículas remanescentes. A. Uma vez concluída a hidrólise, os quilomícrons e as VLDL perdem sua afinidade pela lipoproteína lipase. Quando uma partícula de HDL é encontrada, a apoCII é transferida de volta à partícula de HDL, em troca da apoE. As partículas resultantes são quilomícrons e partículas de VLDL remanescentes. **B.** A atividade da lipoproteína lipase resulta em partículas de lipoproteínas remanescentes, que são suficientemente pequenas para penetrar no espaço de Disse. As lipoproteínas remanescentes são sequestradas no espaço de Disse por sua ligação a moléculas de proteoglicano de heparan sulfato (HSPG) de alto peso molecular. Esse processo é seguido pela ação da lipase hepática, que promove a lipólise de alguns triglicerídios residuais no cerne das lipoproteínas remanescentes e libera ácidos graxos. A captação das partículas de lipoproteínas remanescentes nos hepatócitos é mediada pelo receptor de LDL (LDL-R), pela proteína relacionada com o receptor de LDL (LRP), pelo complexo formado entre a LRP e o HSPG ou pelo HSPG isoladamente.

A interação da apoB100 com o receptor de LDL facilita a endocitose mediada por receptor das partículas de LDL e a fusão subsequente da vesícula com lisossomos (Figura 19.7B). O receptor de LDL é reciclado para a superfície celular, enquanto a partícula de LDL é hidrolisada, liberando colesterol não esterificado. Esse colesterol não esterificado afeta três vias homeostáticas importantes. Em primeiro lugar, o colesterol intracelular inibe a HMG-CoA redutase, a enzima que catalisa a etapa que limita a velocidade na síntese *de novo* de colesterol. Em segundo lugar, o colesterol ativa a ACAT, aumentando a esterificação e o armazenamento de colesterol na célula. Em terceiro lugar, ocorre a infrarregulação na expressão do receptor de LDL, reduzindo ainda mais a captação de colesterol no interior das células. Os receptores de LDL são expressos em sua maioria (70%) sobre a superfície dos hepatócitos. Em consequência, o fígado é responsável principalmente pela remoção das partículas de LDL da circulação.

Na atualidade, tornou-se evidente que a pró-proteína convertase subtilisina-símile kexina tipo 9 (PCSK9) é um regulador crítico da atividade do receptor de LDL dentro da célula. A PCSK9 é uma proteína secretada que se liga ao receptor de LDL, promovendo sua degradação. Embora seu preciso mecanismo de ação ainda não esteja esclarecido, mutações que inativam a PCSK9 aumentam a captação celular de LDL, ao passo que as mutações com ganho de função diminuem a internalização das LDL.

As partículas de LDL que não são captadas por tecidos que expressam receptores de LDL podem migrar para a íntima dos vasos sanguíneos e ligar-se a proteoglicanos (Figura 19.8). Ali, estão sujeitas à oxidação ou à glicosilação não enzimática. A oxidação das LDL resulta em peroxidação lipídica e pode criar intermediários de aldeído reativos, que fragmentam a apoB100. A LDL modificada é internalizada por *receptores de depuração* (p. ex., SR-A), expressos predominantemente

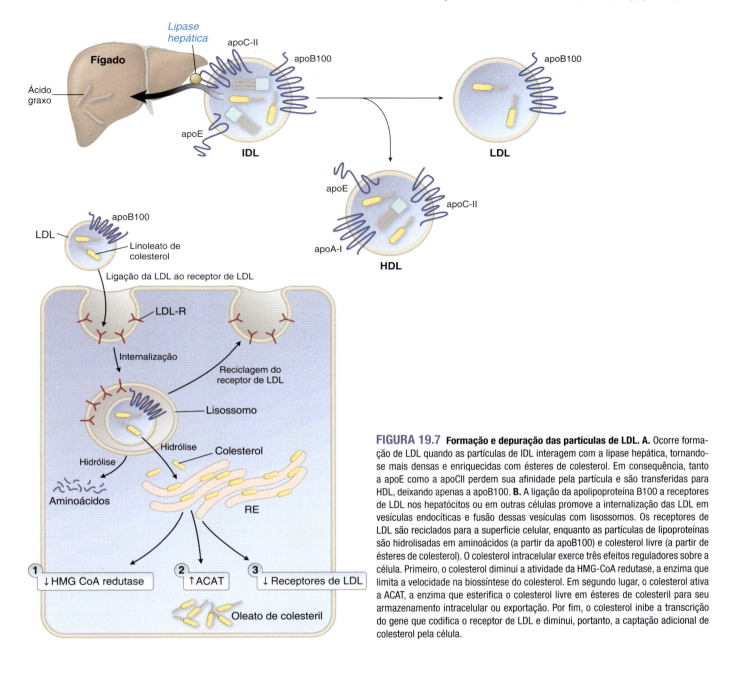

FIGURA 19.7 Formação e depuração das partículas de LDL. A. Ocorre formação de LDL quando as partículas de IDL interagem com a lipase hepática, tornando-se mais densas e enriquecidas com ésteres de colesterol. Em consequência, tanto a apoE como a apoCII perdem sua afinidade pela partícula e são transferidas para HDL, deixando apenas a apoB100. **B.** A ligação da apolipoproteína B100 a receptores de LDL nos hepatócitos ou em outras células promove a internalização das LDL em vesículas endocíticas e fusão dessas vesículas com lisossomos. Os receptores de LDL são reciclados para a superfície celular, enquanto as partículas de lipoproteínas são hidrolisadas em aminoácidos (a partir da apoB100) e colesterol livre (a partir de ésteres de colesterol). O colesterol intracelular exerce três efeitos reguladores sobre a célula. Primeiro, o colesterol diminui a atividade da HMG-CoA redutase, a enzima que limita a velocidade na biossíntese do colesterol. Em segundo lugar, o colesterol ativa a ACAT, a enzima que esterifica o colesterol livre em ésteres de colesteril para seu armazenamento intracelular ou exportação. Por fim, o colesterol inibe a transcrição do gene que codifica o receptor de LDL e diminui, portanto, a captação adicional de colesterol pela célula.

por células fagocíticas mononucleares. Diferentemente do receptor de LDL, os receptores de depuração não são infrarregulados quando as células fagocíticas começam a acumular colesterol. Em consequência, o acúmulo contínuo de LDL oxidada nos macrófagos pode levar à formação de *células espumosas* (macrófagos ricos em colesterol), as quais podem sofrer morte por apoptose ou necrose, liberando radicais livres e enzimas proteolíticas. A LDL oxidada também produz suprarregulação da supressão de citocinas, compromete a função endotelial e aumenta a expressão de moléculas de adesão endoteliais. Todos esses efeitos aumentam a resposta inflamatória local e promovem o desenvolvimento de aterosclerose. As células espumosas constituem o principal componente das lesões ateroscleróticas, e sua morte excessiva pode desestabilizar as placas ateroscleróticas. Isso é atribuível, em parte, à liberação de metaloproteinases da matriz. Como a ruptura da placa

constitui a principal causa de eventos cardiovasculares isquêmicos agudos, particularmente ataque cardíaco e acidente vascular encefálico, *os níveis plasmáticos elevados de LDL constituem um importante fator de risco para o desenvolvimento de aterosclerose e doença cardiovascular subsequente.* Foi esse o motivo por que o médico de Jake ficou preocupado ao descobrir que o paciente apresentava concentrações plasmáticas muito elevadas de LDL.

Metabolismo de HDL e transporte reverso do colesterol

Praticamente, todas as células do corpo são capazes de sintetizar todo o colesterol de que necessitam. Entretanto, apenas o fígado tem a capacidade de eliminar o colesterol, isso por meio da secreção de colesterol não esterificado na bile ou da conversão do colesterol em ácidos biliares. Conforme mencionado, as HDL atuam como reservatórios de apolipoproteínas intercambiáveis para o metabolismo das lipoproteínas contendo apoB. As HDL também desempenham um papel essencial na homeostasia do colesterol, visto que removem o excesso de colesterol das células e o transportam no plasma até o fígado. Esse processo é frequentemente denominado *transporte reverso do colesterol* (Figura 19.9A). As principais apolipoproteínas das HDL são a apoAI e a apoAII. A apoAI, o principal determinante estrutural das HDL, participa na formação e na interação da partícula com o seu receptor, o *receptor de depuração classe B, tipo 1* (SR-B1). A função da apoAII ainda não está bem esclarecida.

Formação de HDL

A formação das HDL ocorre principalmente no fígado, embora o intestino delgado contribua com uma pequena porcentagem. Os eventos iniciais ocorrem quando a apoAI pobre em lipídios é secretada pelo fígado ou pelo intestino ou dissocia-se de partículas de lipoproteínas no plasma. Essas moléculas de apoAI anfipáticas interagem com a *ABCA1*, que se localiza na membrana sinusoidal do hepatócito ou na membrana basolateral do enterócito. A ABCA1 incorpora uma pequena quantidade de fosfolipídio da membrana e colesterol não esterificado na molécula de apoAI. A partícula resultante, pequena e em formato de disco, que consiste principalmente no fosfolipídio e na apolipoproteína AI, é referida como nascente ou *pré-β-HDL*, dada sua migração característica em géis de agarose.

Maturação intravascular de HDL

Como as partículas em formato de disco de pré-β-HDL são relativamente ineficientes na remoção do excesso de colesterol das membranas celulares, elas precisam amadurecer em partículas esféricas no plasma. A maturação das HDL decorre da atividade de duas proteínas circulantes distintas (Figura 19.9A, B). A *lecitina:colesterol aciltransferase* (LCAT) liga-se preferencialmente à HDL em formato de disco e converte as moléculas de colesterol presentes no interior das partículas em ésteres de colesteril. Esse processo é realizado pela transesterificação de um ácido graxo a partir de uma molécula de fosfatidilcolina na superfície da HDL ao grupo hidroxila de uma molécula de colesterol. A reação também produz uma molécula de lisofosfatidilcolina, que se dissocia da partícula e liga-se à albumina sérica. Por serem altamente insolúveis, os ésteres de colesteril migram para o cerne da partícula de HDL. O desenvolvimento de um cerne hidrofóbico converte a pré-β-HDL em uma partícula esférica de α-HDL.

A segunda importante proteína que contribui para a maturação das HDL no plasma é a *proteína de transferência de fosfolipídios* (PLTP), a qual transfere fosfolipídios do revestimento superficial das partículas remanescentes contendo apoB para o revestimento superficial das HDL. Durante a lipólise mediada pela LPL das lipoproteínas contendo apoB, as partículas tornam-se menores à medida que os triglicerídios vão sendo removidos do cerne. Em consequência, ocorre um excesso relativo de fosfolipídios na superfície da partícula. Como esses fosfolipídios são altamente insolúveis e incapazes, de outro modo, de se dissociar de uma partícula, a PLPT remove os fosfolipídios em excesso e, dessa maneira, mantém a concentração superficial apropriada para o cerne cujo volume está diminuindo. Com a transferência de fosfolipídios para a superfície da HDL, a PLTP também substitui as moléculas que são consumidas pela reação da LCAT, o que possibilita que o cerne da HDL continue a aumentar.

Efluxo do colesterol das células mediado por HDL

O efluxo celular de colesterol constitui o mecanismo pelo qual as moléculas de colesterol insolúveis em excesso são removidas das células. Esse processo ocorre quando o colesterol não esterificado é transferido da membrana plasmática das células para uma partícula de HDL. O mecanismo do efluxo de colesterol varia, dependendo do tipo de célula e do tipo de partícula de HDL. As partículas de pré-β-HDL pobres em lipídios podem promover o efluxo de colesterol ao interagir com a ABCA1. Esse processo não apenas é importante para a formação das HDL pelo fígado, como também representa um mecanismo para remover o excesso de colesterol das células no espaço subendotelial e para proteger os macrófagos da citotoxicidade induzida pelo colesterol. As HDL esféricas estimulam com muita eficiência o efluxo de colesterol por vários mecanismos distintos. Em primeiro lugar, a interação da apoAI na HDL com o SR-BI na membrana plasmática promove o efluxo de colesterol. Em segundo lugar, os macrófagos expressam não apenas a ABCA1 e o SR-BI, mas também a ABCG1, que também medeia o efluxo de colesterol para as HDL esféricas. Por fim, as partículas de HDL esféricas podem promover o efluxo de colesterol na ausência de ligação a uma proteína de superfície celular específica. Embora o colesterol tenha uma

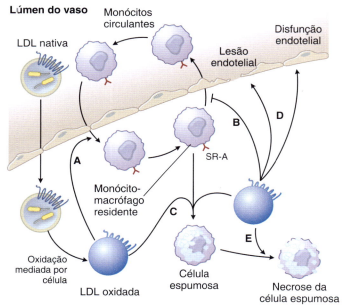

Lúmen do vaso

LDL nativa

Monócitos circulantes

Disfunção endotelial

Lesão endotelial

SR-A

A

B

C

D

E

Monócito-macrófago residente

Oxidação mediada por célula

LDL oxidada

Célula espumosa

Necrose da célula espumosa

Espaço subendotelial

FIGURA 19.8 LDL e aterosclerose. Os níveis elevados de LDL representam o principal fator de risco para o desenvolvimento da aterosclerose. A LDL nativa que migra para o espaço subendotelial pode sofrer transformação química em LDL oxidada por meio de peroxidação lipídica e fragmentação da apoB100. A LDL oxidada exerce vários efeitos deletérios sobre a função vascular. A LDL oxidada promove a quimiotaxia dos monócitos para o espaço subendotelial (**A**) e inibe a saída dessas células daquele espaço (**B**). Os monócitos-macrófagos residentes ligam-se à LDL oxidada por meio de um receptor de depuração (SR-A), resultando na formação de células espumosas repletas de lipídios (**C**). A LDL oxidada pode causar diretamente lesão das células endoteliais e provocar disfunção endotelial (**D**). A LDL oxidada também pode causar necrose das células espumosas, com liberação de numerosas enzimas proteolíticas capazes de provocar lesão da íntima (**E**).

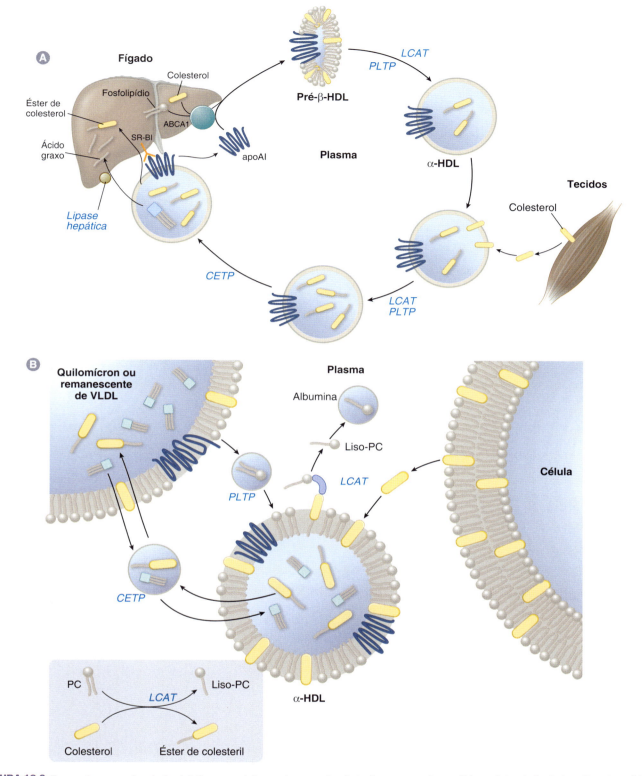

FIGURA 19.9 **Transporte reverso do colesterol. A.** O processo de transporte reverso do colesterol começa quando a apoAI é secretada pelo fígado. A apoAI no plasma interage com a proteína-cassete de ligação ao ATP AI (ABCA1), que incorpora uma pequena quantidade de fosfolipídio e de colesterol não esterificado das membranas plasmáticas dos hepatócitos para formar uma partícula de pré-β-HDL de formato discoide. Em decorrência da atividade da lecitina:colesterol aciltransferase (LCAT) no plasma, as partículas de pré-β-HDL amadurecem, formando a α-HDL esférica. As partículas de α-HDL esféricas têm por função aceitar o excesso de colesterol não esterificado das membranas plasmáticas das células de uma ampla variedade de tecidos. O colesterol não esterificado é transferido da célula para partículas de HDL adjacentes por difusão pelo plasma. Conforme explicado no painel B, a LCAT e a proteína de transferência de fosfolipídios (PLTP) aumentam a capacidade da HDL de aceitar moléculas de colesterol não esterificado das células ao possibilitar a expansão do cerne e do revestimento de superfície da partícula. A proteína de transferência de ésteres de colesteril (CETP) remove moléculas de ésteres de colesteril das HDL e as substitui por triglicerídios de partículas remanescentes. As partículas de HDL interagem com o receptor de ligação da classe B tipo I (SR-BI), que medeia a captação hepática seletiva de ésteres de colesteril, mas não de apoAI. Esse processo é facilitado quando a lipase hepática hidrolisa os triglicerídios do cerne da partícula. As moléculas de apoAI remanescentes podem começar novamente o ciclo de transporte reverso do colesterol. **B.** A LCAT, a PLTP e a CETP promovem a remoção do excesso de colesterol das membranas plasmáticas das células. A LCAT remove um ácido graxo de uma molécula de fosfatidilcolina no revestimento superficial da α ou pré-β-HDL e esterifica uma molécula de colesterol não esterificado na superfície da partícula. A lisofosfatidilcolina (liso-PC) resultante liga-se à albumina no plasma, enquanto o éster de colesteril migra espontaneamente para o cerne da partícula de lipoproteína. As moléculas de colesterol não esterificado que são consumidas pela LCAT são substituídas por colesterol não esterificado das células. Os fosfolipídios das HDL, que são consumidos pela ação da LCAT, são substituídos com o excesso de fosfolipídios das partículas remanescentes pela atividade da PLTP. Conforme descrito no painel A, a CETP aumenta a eficiência de transferência de colesterol para o fígado ao transportar moléculas de ésteres de colesteril das α-HDL para remanescentes de VLDL em troca de triglicerídios. Diferentemente de fosfolipídios, triglicerídios e ésteres de colesteril, o colesterol não esterificado e a liso-PC movem-se por difusão pelo plasma.

solubilidade monomérica muito baixa, ele pode dissociar-se em quantidades apreciáveis e percorrer curtas distâncias no plasma até alcançar partículas aceptoras enriquecidas com fosfolipídios em sua superfície. Do ponto de vista quantitativo, o *efluxo para partículas de HDL esféricas responde pela maior parte da remoção do excesso de colesterol das células.* Essa capacidade das HDL de remover o colesterol celular é potencializada pelas atividades de LCAT e PLTP, que impedem a saturação do revestimento superficial da partícula com colesterol.

Aporte do colesterol HDL ao fígado

Quando as partículas de HDL maduras circulam para o fígado, elas interagem com SR-BI, o principal receptor de HDL (Figura 19.9A). O SR-BI é altamente expresso nas membranas plasmáticas sinusoidais dos hepatócitos. Diferentemente de sua ação na maioria das células não hepáticas, em que o SR-BI medeia o *efluxo* de colesterol em excesso a partir da membrana, o SR-BI no fígado promove a *captação* seletiva de lipídios. Nesse processo, o colesterol e os ésteres de colesteril das partículas de HDL são captados no hepatócito, na ausência de captação de apolipoproteínas. Durante a captação seletiva de lipídios mediada pelo SR-BI, a apoAI é liberada para participar na formação da pré-β-HDL. O "tempo de sobrevida" de uma partícula de HDL é de 2 a 5 dias, sugerindo que cada molécula de apoAI pode participar em muitos ciclos de transporte reverso do colesterol. Entre os tecidos não hepáticos que expressam altos níveis de SR-BI, destacam-se as glândulas suprarrenais e as gônadas, refletindo, presumivelmente, a necessidade por colesterol desses órgãos para o processo da esteroidogênese.

O aporte de colesterol de tecidos extra-hepáticos para o fígado é otimizado por duas outras proteínas: a *proteína de transferência de ésteres de colesterol* (PTEC) e a lipase hepática. A PTEC é uma proteína plasmática que transfere ésteres de colesteril das HDL esféricas maduras para os cernes das lipoproteínas remanescentes, em troca de uma molécula de triglicerídio, que é inserida no cerne da partícula de HDL (Figura 19.9B). Esse processo possibilita ao organismo a utilização de partículas remanescentes que completaram sua função de transporte de triglicerídios com o propósito de levar o colesterol até o fígado. A remoção de moléculas de ésteres de colesteril das HDL parece desempenhar duas funções. Primeiro, aumenta ainda mais a capacidade das HDL de captar moléculas adicionais de colesterol das células; segundo, torna o processo de captação seletiva pelo SR-BI mais eficiente. Isso se deve ao fato de que a hidrólise de triglicerídios pela lipase hepática na superfície dos hepatócitos facilita a atividade do SR-BI (Figura 19.9A).

Como mencionado, o *transporte reverso do colesterol* é um processo global pelo qual a HDL remove o colesterol dos macrófagos e de outros tecidos extra-hepáticos, devolvendo-o ao fígado. O conceito de que o aumento das concentrações plasmáticas de colesterol HDL pode refletir uma taxa aumentada de transporte reverso de colesterol fornece uma possível explicação para a relação inversa observada entre os níveis plasmáticos de HDL e o risco de doença cardiovascular. As partículas de HDL também exercem efeitos benéficos diretos sobre o tecido vascular, incluindo aumento das atividades das enzimas antioxidantes que inibem a oxidação das LDL. A HDL também inibe a expressão de mediadores da inflamação (p. ex., a molécula de adesão intercelular [MAIC] e a molécula de adesão da célula vascular [MACV]) pelas células vasculares. A maior compreensão do metabolismo das HDL poderá levar ao desenvolvimento de novos alvos bioquímicos para aumentar o transporte reverso do colesterol, a fim de retardar ou até mesmo reverter a progressão da aterosclerose.

Secreção biliar de lipídios

O colesterol, uma vez transferido ao fígado pelo processo de transporte reverso do colesterol, é eliminado por secreção biliar. Ocorre uma etapa essencial quando uma fração do colesterol é convertida em ácidos biliares (Figura 19.10A). A enzima *colesterol 7α-hidroxilase* (CYP7A1), expressa apenas nos hepatócitos, catalisa a etapa limitadora de velocidade no catabolismo do colesterol a ácidos biliares. Diferentemente do colesterol, os ácidos biliares são altamente hidrossolúveis, além de serem detergentes biológicos que promovem a formação de micelas (Figura 19.10B). Esses agregados macromoleculares, ricos em fosfolipídios derivados das membranas dos hepatócitos, solubilizam o colesterol na bile para seu transporte do fígado até o intestino delgado. Dessa maneira, as micelas atuam como contraparte funcional para as partículas de HDL no plasma.

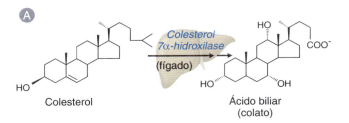

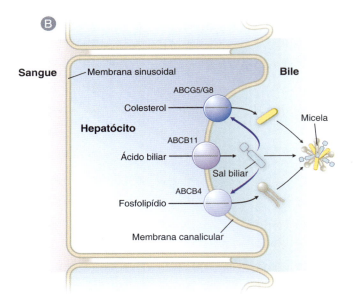

FIGURA 19.10 Secreção biliar de lipídios. A. No interior dos hepatócitos, parte do colesterol é convertida em ácidos biliares. Esse processo tem sua velocidade limitada pela colesterol 7α-hidroxilase, expressa apenas nos hepatócitos. O colato é o ácido biliar mais abundante sintetizado pelo fígado humano. **B.** No interior das membranas canaliculares (apicais), uma bomba dependente de ATP, a ABCB11, impulsiona a secreção de ácidos biliares pela célula por um gradiente de concentração. Os ácidos biliares, então, estimulam as atividades de duas outras proteínas, a ABCB4 e um heterodímero de ABCG5 e ABCG8 (ABCG5/G8), que secretam fosfolipídios e colesterol, respectivamente, na bile. As interações entre ácidos biliares, fosfolipídios e colesterol na bile resultam na formação de micelas.

A formação da bile começa quando os ácidos biliares são bombeados na bile pela ação de uma bomba de transporte de membrana canalicular, conhecida como ABCB11 (Figura 19.10B). Por sua vez, esses ácidos biliares estimulam a secreção biliar de fosfolipídios e de colesterol. A secreção de fosfolipídios e de colesterol é mediada por dois transportadores adicionais: a ABCB4 para os fosfolipídios e um heterodímero de ABCG5 e ABCG8 para o colesterol. São secretadas grandes quantidades de ácidos biliares, fosfolipídios e colesterol na bile, em taxas aproximadas de 24, 11 e 1,2 gramas por dia, respectivamente. Os lipídios biliares são armazenados na vesícula biliar durante o jejum. O estímulo de uma refeição gordurosa determina a contração da vesícula biliar, que libera seu conteúdo no intestino delgado. Conforme descrito, a bile facilita a digestão e a absorção das gorduras, além de promover a eliminação do colesterol endógeno.

Equilíbrio do colesterol

Como o colesterol é convertido pelo fígado em ácidos biliares e secretado em forma inalterada na bile, o equilíbrio global do colesterol depende do processamento do colesterol e dos ácidos biliares. A maioria das moléculas de ácidos biliares não é eliminada nas fezes após sua participação no transporte de colesterol e na digestão das gorduras; com efeito, essas moléculas são captadas e recicladas por proteínas de transporte de alta afinidade no íleo distal. Os ácidos biliares penetram na circulação porta e são transportados de volta ao fígado, onde são depurados do sangue pelos hepatócitos, com primeira passagem de alta eficiência. Em seguida, os ácidos biliares são novamente secretados na bile. Esse processo de reciclagem dos ácidos biliares entre o fígado e o intestino é conhecido como *circulação êntero-hepática*.

A circulação êntero-hepática é altamente eficiente, possibilitando que < 5% dos ácidos biliares secretados sejam eliminados nas fezes. Entretanto, como esses são secretados em quantidades muito grandes, a pequena fração de eliminação de ácidos biliares alcança cerca de 0,4 grama por dia. Tendo em vista que o colesterol é o substrato para a síntese dos ácidos biliares, os ácidos biliares fecais representam uma fonte de perda de colesterol do organismo. Os receptores de hormônios nucleares sensíveis, no interior do fígado, são capazes de detectar a taxa de eliminação de ácidos biliares nas fezes. Esses receptores regulam rigorosamente a transcrição dos genes de síntese de ácidos biliares. Em consequência, o fígado sintetiza precisamente a quantidade de ácidos biliares suficiente para a reposição das perdas nas fezes.

Além da secreção diária de 1,2 grama de colesterol na bile, a dieta norte-americana média contribui com aproximadamente 0,4 grama por dia para o colesterol intestinal. Por conseguinte, o colesterol dietético representa apenas uma pequena fração (25%) do colesterol total (*i. e.*, biliar e dietético) que passa pelo intestino. O grau de absorção do colesterol intestinal parece ser regulado geneticamente. Cada indivíduo absorve uma porcentagem fixa de colesterol intestinal. Na população, a porcentagem varia de apenas 20% a mais de 80%. Por exemplo, quando um indivíduo médio absorve 50% do colesterol intestinal, isso corresponde à metade de 1,6 grama (*i. e.*, 1,2 grama de colesterol biliar mais 0,4 grama de colesterol dietético), e a outra metade (0,8 grama) será eliminada nas fezes. Juntamente com menos 0,4 grama de colesterol perdido por dia na forma de ácidos biliares fecais, isso resulta em uma perda de colesterol total do corpo de 1,2 grama por dia. Considerando-se a absorção intestinal do colesterol dietético e a reabsorção do coles-

terol biliar, a síntese de colesterol corporal total é de cerca de 0,8 grama por dia (*i. e.*, síntese de colesterol = perda fecal de colesterol mais ácidos biliares – aporte dietético de colesterol). Por conseguinte, a quantidade de síntese de colesterol endógeno é cerca de duas vezes maior que a quantidade consumida em uma dieta média.

▶ Fisiopatologia

Numerosos estudos demonstraram a existência de uma associação definitiva entre as concentrações plasmáticas de lipídios e o risco de doença cardiovascular. O risco aumentado de mortalidade cardiovascular está mais estreitamente ligado a níveis elevados de colesterol LDL e a níveis diminuídos de colesterol HDL. Além disso, a hipertrigliceridemia representa um fator de risco independente. O risco torna-se ainda maior quando a hipertrigliceridemia está associada a baixas concentrações de colesterol HDL, mesmo se as concentrações de colesterol LDL estiverem normais. Do ponto de vista clínico, as dislipidemias podem ser divididas em hipercolesterolemia, hipertrigliceridemia, hiperlipidemia mista e distúrbios do metabolismo das HDL.

São reconhecidas numerosas causas de hiperlipidemia, incluindo doenças monogênicas bem definidas e as contribuições de polimorfismos genéticos, assim como interações menos bem definidas entre os genes e o ambiente. Para muitos indivíduos, a elevação dos níveis de colesterol pode ser consequência de uma dieta rica em gordura saturada e colesterol, superposta a um perfil genético suscetível. Na próxima seção é apresentada uma descrição das principais predisposições genéticas para a hiperlipidemia, seguida de uma discussão geral e sucinta das causas secundárias de hiperlipidemia. É importante reconhecer que a decisão em tratar indivíduos com níveis elevados de colesterol baseia-se em estimativas do risco de doença cardiovascular. A prática clínica atual não incorpora as causas genéticas de hiperlipidemia nessas avaliações. Com a melhor compreensão das predisposições genéticas comuns à dislipidemia e de suas contribuições para a doença cardiovascular, o tratamento para redução dos lipídios poderá ser, algum dia, individualizado para suscetibilidades genéticas individuais.

Hipercolesterolemia

A hipercolesterolemia isolada caracteriza-se por níveis plasmáticos elevados de colesterol total e colesterol LDL, com concentrações normais de triglicerídios. As causas da hipercolesterolemia primária consistem em hipercolesterolemia familiar, deficiência familiar de apoB100, mutações com ganho de função de PCSK9, hiperlipidemia combinada familiar (HLCF) e, mais comumente, hipercolesterolemia poligênica.

A hipercolesterolemia familiar (HF) é uma doença autossômica dominante, caracterizada por defeitos no receptor de LDL. As mutações no gene que codifica o receptor de LDL resultam em um de quatro defeitos moleculares: ausência de síntese de receptores, incapacidade de alcançar a membrana plasmática, ligação deficiente das LDL e incapacidade de internalizar partículas de LDL ligadas. Os indivíduos heterozigotos (1 em 500 nos EUA) apresentam elevadas concentrações plasmáticas de colesterol total desde o nascimento, com níveis que alcançam na vida adulta, em média, 275 a 500 mg/dℓ (normal, < 200 mg/dℓ). As manifestações clínicas incluem xantomas tendíneos (causados pelos acúmulos intracelular e extracelular de colesterol) e arco corneano (depósito de colesterol na córnea). A HF homozigota é um distúrbio muito mais grave, porém raro (1 em 1 milhão nos EUA), que se caracteriza pela ausência de receptores LDL funcionais. Isso resulta em concentrações plasmáticas muito elevadas de colesterol (700 a 1.200 mg/dℓ) e em doença cardiovascular, que se manifesta clinicamente antes dos 20 anos de idade. Os heterozigotos para HF respondem de modo satisfatório às estatinas e a outros fármacos que reduzem as LDL que suprarregulam a densidade de receptores de LDL na superfície celular. No caso apresentado na introdução, Jake é mais provavelmente heterozigoto para a HF. Como os homozigotos carecem de receptores de LDL funcionais, o único tratamento efetivo consiste em plasmaférese, com imunoadsorção das partículas de LDL. Foi descrita uma forma autossômica recessiva de hipercolesterolemia, em que uma proteína adaptadora molecular defeituosa, que participa na internalização dos receptores de LDL na célula, determina um fenótipo semelhante ao da HF.

O defeito familiar da apoB100 é um distúrbio autossômico dominante, em que mutações na proteína apoB100 levam a uma afinidade diminuída das partículas de LDL pelos receptores de LDL. Dado o catabolismo reduzido das LDL, as concentrações de colesterol no defeito familiar da apoB100 podem ser semelhantes às de pacientes com HF. Foram identificadas mutações com ganho de função no gene que codifica PCSK9 em famílias com manifestações clínicas semelhantes às da HF; a fisiopatologia desse distúrbio reflete aumento na função de PCSK9 e diminuição na expressão dos receptores de LDL na superfície celular. Embora caracterizada por diferentes combinações de hiperlipidemia em diferentes famílias, a elevação do colesterol LDL constitui uma característica da hiperlipidemia combinada familiar.

Hipercolesterolemia poligênica é um termo geral que tem sido empregado para classificar a maioria dos pacientes com hipercolesterolemia que não apresentam causa genética definida para o distúrbio. A hipercolesterolemia poligênica pode resultar de interações complexas entre genes e o ambiente, de múltiplas suscetibilidades genéticas não caracterizadas ou de variantes de partículas de LDL, como a LDL densa pequena e a lipoproteína(a) Lp(a)]. Será necessária a realização de mais pesquisas sobre as predisposições genéticas para a hipercolesterolemia, a fim de identificar etiologias bem definidas para a maioria dos pacientes com hipercolesterolemia.

Hipertrigliceridemia

A hipertrigliceridemia primária caracteriza-se por elevadas concentrações plasmáticas de triglicerídios (200 a 500 mg/dℓ ou mais; normal, < 150 mg/dℓ), quando medidas depois de uma noite de jejum. Foram identificadas três etiologias principais para a hipertrigliceridemia: hipertrigliceridemia familiar, deficiência familiar de lipoproteína lipase (LPL) e deficiência de apoCII. A hiperlipidemia combinada familiar também pode ocorrer com hipertrigliceridemia isolada. Com mais frequência, a hipertrigliceridemia desenvolve-se com idade, ganho de peso, obesidade e diabetes, além de constituir um importante componente da síndrome metabólica.

A hipertrigliceridemia familiar é um distúrbio autossômico dominante comum, caracterizado por hipertrigliceridemia com níveis normais de colesterol LDL. Com frequência, o nível de colesterol HDL encontra-se reduzido. Embora o defeito subjacente nesse distúrbio seja desconhecido, foi aventada a hipótese de ele ser um defeito no metabolismo dos ácidos biliares, com produção hepática aumentada de VLDL ricas em triglice-

rídios. Em geral, não há história familiar evidente de coronariopatia prematura. O manejo consiste geralmente em prática de atividade física e dieta. Se esse método não tiver sucesso na redução das concentrações de triglicerídios para menos de 500 mg/dℓ, deve-se considerar o uso de um fibrato. A terapia farmacológica deve ser iniciada se os níveis de triglicerídios ultrapassarem 1.000 mg/dℓ.

A deficiência familiar de LPL é um distúrbio autossômico recessivo causado pela ausência de LPL ativa. Essa condição pode ser diagnosticada pela análise da atividade da lipase no plasma após uma infusão de heparina, que compete pelos sítios de ligação nas células endoteliais, desalojando as moléculas de LPL e liberando-as no plasma. Os pacientes com deficiência de LPL apresentam hipertrigliceridemia profunda, caracterizada por concentrações elevadas de quilomícrons na lactância e comprometimento da remoção das VLDL posteriormente durante a vida. Os lactentes ou os adultos jovens podem apresentar pancreatite, xantomas eruptivos, hepatomegalia e esplenomegalia atribuíveis ao acúmulo de células espumosas repletas de lipídios. O tratamento consiste em dieta isenta de gordura e em evitar substâncias que aumentam a produção de VLDL pelo fígado, como álcool e glicocorticoides.

A deficiência de apoCII, um cofator proteico da LPL, é um distúrbio genético raro, com apresentação e tratamento similares aos da deficiência familiar de lipoproteína lipase. Pode ser diferenciada da deficiência de LDL pela demonstração de uma redução dos níveis de triglicerídios dos pacientes após a infusão de plasma contendo apoCII normal; isso não ocorre em pacientes com deficiência familiar de LPL. Na atualidade, foi constatado que a ocorrência de mutações na apoAV pode manifestar-se com quilomicronemia e grave hipertrigliceridemia, compatíveis com um aparente papel da apoAV, que consiste em facilitar a interação entre apoCII e LPL.

Hiperlipidemia mista

Os pacientes com hiperlipidemia mista apresentam um perfil lipídico complexo, que pode consistir em níveis elevados de colesterol total, colesterol LDL e triglicerídios. Com frequência, os níveis de colesterol HDL estão reduzidos. As etiologias da hiperlipidemia mista incluem a *hiperlipidemia combinada familiar* (HLCF) e a *disbetalipoproteinemia*.

A HLCF é uma doença comum associada a concentrações moderadamente elevadas de triglicerídios e colesterol total em jejum, com concentrações diminuídas de colesterol HDL. Com frequência, esses pacientes apresentam outras manifestações da *síndrome metabólica*, incluindo obesidade abdominal, intolerância a glicose e hipertensão. Os defeitos moleculares envolvidos ainda estão sendo investigados. As hipóteses atuais concentram-se na resistência a insulina, resultando em aumento da lipólise no tecido adiposo. Os ácidos graxos liberados no tecido adiposo retornam ao fígado, onde são recompostos em triglicerídios. O aumento dos triglicerídios eleva a produção de partículas de VLDL, resultando em aumento das concentrações plasmáticas de lipoproteína contendo apoB. Em parte por causa dos fenótipos complexos da HLCF, os defeitos genéticos subjacentes ainda não foram bem definidos. A adesão rigorosa à modificação dietética pode constituir um modo efetivo de controlar a HLCF. Todavia, o tratamento farmacológico é, com frequência, necessário, e as estatinas são comumente utilizadas. Pode ser necessária uma terapia combinada, incluindo a adição de fibrato ou niacina, para normalizar as concentrações de triglicerídios e de colesterol LDL, bem como para aumentar o colesterol HDL.

A disbetalipoproteinemia é um distúrbio caracterizado por aumento de quilomícrons ricos em colesterol e partículas semelhantes às IDL. Esses achados derivam do acúmulo de remanescentes de quilomícrons e de VLDL, resultando em hipertrigliceridemia e hipercolesterolemia. A apoE apresenta três isoformas (E2, E3 e E4) nos seres humanos, e a apoE2 tem implicação na doença. Os quilomícrons e as partículas de VLDL em pacientes com o fenótipo homozigoto apoE2/apoE2 apresentam uma afinidade reduzida por seus receptores de lipoproteína, resultando em acúmulo de partículas remanescentes no plasma. Embora a apoE defeituosa esteja presente desde o nascimento, os sintomas geralmente só se manifestam em homens adultos e em mulheres após a menopausa. O mecanismo subjacente a esse retardo na expressão do fenótipo não é conhecido, e podem ser necessários fatores metabólicos adicionais (p. ex., obesidade, diabetes ou hipotireoidismo) para que o distúrbio possa se manifestar. A disbetalipoproteinemia pode ser controlada com redução na ingestão de gordura e colesterol, juntamente com diminuição do peso corporal e abstinência de álcool. Além disso, niacina e fibratos constituem um tratamento farmacológico efetivo.

Distúrbios do metabolismo de HDL

Níveis diminuídos de colesterol HDL constituem-se em fator de risco independente para o desenvolvimento de aterosclerose e doença cardiovascular. Foram identificados numerosos defeitos genéticos raros no metabolismo das HDL, incluindo defeitos em apoAI, ABCA1 e LCAT. Cada um desses defeitos resulta em níveis diminuídos de HDL, para os quais não se dispõe, no momento atual, de qualquer tratamento efetivo. Com mais frequência, baixos níveis de HDL se associam a obesidade visceral e resistência à insulina.

São observadas concentrações elevadas de HDL em situações de atividade aeróbica, consumo de álcool, uso de estrógenos e terapia com corticosteroides. Recentemente, reduções na atividade da CETP foram caracterizadas como causa genética relativamente comum de níveis elevados de HDL. A concentração plasmática aumentada de HDL, associada a atividade diminuída de CETP, foi atribuída à redução na transferência de colesterol das HDL para as partículas remanescentes. Embora se possa pressupor que níveis elevados de HDL sejam cardioprotetores, isso nem sempre é observado. A diminuição da atividade da CETP pode aumentar o risco de aterogênese em alguns casos, ao passo que, em outros, parece ser cardioprotetora. São necessárias pesquisas adicionais para que se possa identificar o papel dos polimorfismos da CETP no metabolismo dos lipídios e no risco de doença cardiovascular. Variações genéticas na lipase hepática e na lipase endotelial também podem resultar em aumento das HDL.

Hiperlipidemia secundária

Além das causas genéticas de dislipidemia primária descritas, diversos fatores secundários podem levar ao desenvolvimento de hiperlipidemia (Tabela 19.2). Por exemplo, o consumo de álcool aumenta a síntese de ácidos graxos, que são, então, esterificados a glicerol para formar triglicerídios. Por conseguinte, o consumo excessivo de álcool pode resultar em aumento na produção de VLDL. A hipertrigliceridemia que ocorre no diabetes melito tipo 2 resulta da síntese aumentada de VLDL e do catabolismo diminuído dos quilomícrons e das VLDL pela LPL. A resistência a insulina no fígado provoca aumento na produção de VLDL. Além disso, os níveis de apoCIII estão

TABELA 19.2 Causas secundárias de hiperlipidemia.

HIPERTRIGLICERIDEMIA	HIPERCOLESTEROLEMIA
Diabetes melito	Hipotireoidismo
Insuficiência renal crônica	Síndrome nefrótica
Hipotireoidismo	Anorexia nervosa
Doença de armazenamento do glicogênio	Porfiria intermitente aguda
Estresse	Colestase
Sepse	Doença hepática obstrutiva
Consumo excessivo de álcool	Tratamento com corticosteroides
Lipodistrofia	Terapia com inibidores da protease
Gravidez	
Terapia de reposição com estrógeno oral	
Agentes anti-hipertensivos: betabloqueadores, diuréticos	
Tratamento com glicocorticoides	
Terapia com inibidores da protease	
Hepatite aguda	
Lúpus eritematoso sistêmico	

São muitas as causas secundárias de hiperlipidemia; deve-se proceder a uma triagem para a presença desses fatores subjacentes antes de se iniciar um tratamento farmacológico para uma dislipidemia. As listas não são exaustivas.

elevados em associação a resistência a insulina, e isso reduz o catabolismo dos quilomícrons e das partículas de VLDL. O hipotireoidismo constitui uma causa importante e comum de hiperlipidemia secundária. Deve-se proceder a uma triagem para hipotireoidismo em todo paciente com distúrbio dos lipídios.

▶ Classes e agentes farmacológicos

A decisão em tratar a dislipidemia depende, em grande parte, do risco cardiovascular calculado. Há diversos algoritmos clínicos para determinar a instituição do tratamento. Os objetivos na redução dos lipídios foram estabelecidos nas diretrizes do 2001 National Cholesterol Education Program Adult Treatment Panel III (ATP III), que foram atualizadas em 2004, com base nos resultados de vários outros ensaios clínicos randomizados de grande porte. Essas diretrizes fornecem valores-alvo de LDL com base no risco de 10 anos de morte por doença cardiovascular (Tabela 19.3). As diretrizes enfatizam que é sempre importante promover em primeiro lugar mudanças terapêuticas no estilo de vida, a saber: redução do consumo dietético de gordura saturada e colesterol, diminuição do peso corporal, aumento da prática de atividade física e, possivelmente, menos estresse.

A terapia dietética bem-sucedida pode reduzir os níveis de colesterol total em até cerca de 25%, dependendo da adesão do paciente e da base metabólica responsável pelas concentrações elevadas de colesterol. Se esse método não tiver sucesso, ou se for insuficiente para normalizar os níveis de lipídios, recomenda-se, em geral, a terapia farmacológica. Dispõe-se de cinco classes de agentes para a modificação farmacológica do metabolismo dos lipídios. Três dessas classes (inibidores da síntese de colesterol, sequestradores de ácidos biliares e inibidores da absorção de colesterol) exercem efeitos relativamente bem definidos sobre o metabolismo dos lipídios. Embora os efeitos globais das outras duas classes (fibratos e niacina) estejam bem definidos, seus mecanismos moleculares de ação são distintos e continuam sendo objeto de investigação ativa. Os inibidores da síntese de colesterol (*i. e.*, inibidores da HMG-CoA redutase, também conhecidos como *estatinas*) constituem a classe mais importante, dada sua eficácia bem documentada na redução da morbidade e da mortalidade cardiovasculares. Entretanto, os agentes em cada uma das outras classes atuam como terapia adjuvante importante, podendo constituir os fármacos de escolha para pacientes com certas causas específicas de dislipidemia.

Inibidores da síntese de colesterol

Os inibidores da HMG-CoA redutase, comumente conhecidos como estatinas, inibem competitivamente a atividade dessa enzima, que limita a velocidade na síntese de colesterol. A inibição dessa enzima resulta em diminuição modesta e transitória da concentração celular de colesterol (Figura 19.11). A diminuição da concentração de colesterol ativa uma cascata de sinalização celular, que culmina na ativação da *proteína de ligação dos elementos reguladores de esteróis 2* (SREBP2), um fator de transcrição que suprarregula a expressão do gene que codifica o receptor de LDL. A expressão aumentada do receptor de LDL provoca aumento na captação de LDL do plasma e, consequentemente, diminui a concentração plasmática de colesterol LDL. Cerca de 70% dos receptores de LDL são expressos pelos hepatócitos, e o restante, por uma variedade de tipos de células no organismo.

Em numerosos ensaios clínicos, foi constatado que as estatinas reduzem significativamente a mortalidade após a ocorrência de infarto do miocárdio. Essa ação é referida como *prevenção secundária*. Estudos recentes também concluíram que a redução das LDL com o uso de estatinas pode diminuir a mortalidade, mesmo na ausência de doença cardiovascular franca, constituindo a denominada *prevenção primária*. Apesar dessas reduções convincentes na porcentagem de risco em estudos clínicos de prevenção tanto secundária quanto primária, é preciso assinalar que o uso de estatinas está associado a uma redução maior de risco absoluto na prevenção secundária; o motivo pode ser o fato de os pacientes nesse grupo de tratamento apresentarem maior risco absoluto de morte e obterem, portanto, um benefício maior das estatinas. É também importante assinalar que as estatinas demonstraram ser efetivas na redução do risco de doença cardiovascular em pacientes de alto risco (p. ex., pacientes diabéticos) com níveis de colesterol LDL médios ou até mesmo abaixo da média.

A magnitude da redução do colesterol LDL depende da eficácia e da dose da estatina administrada. Em geral, as estatinas reduzem as concentrações de colesterol LDL em cerca de 60%. As estatinas aumentam as concentrações de colesterol HDL em 10%, em média, e reduzem as concentrações de triglicerídios em até 40%, dependendo da dose de estatina e do grau de hipertrigliceridemia. O efeito das estatinas sobre os níveis de triglicerídios é mediado pela produção diminuída de VLDL e depuração aumentada de lipoproteínas remanescentes pelo fígado. A relação dose-resposta das estatinas não é linear: o maior efeito é observado com a dose inicial. Cada duplicação subsequente da dose produz, em média, uma redução adicional de 6% nos níveis de LDL, às vezes, referida como "regra dos 6".

Além de reduzir as concentrações de colesterol LDL, as estatinas apresentam várias outras consequências farmacológicas, designadas, em seu conjunto, como *efeitos pleiotrópicos*, que consistem em: diminuição da inflamação, reversão da disfunção endotelial, diminuição da trombose e melhor estabilidade das placas ateroscleróticas. As evidências de redução da inflamação durante o tratamento com estatinas consistem na diminuição dos reagentes de fase aguda, as proteínas plasmáticas que sofrem aumento durante os estados inflamatórios e podem desempenhar um papel na desestabilização das placas

TABELA 19.3 Diretrizes do Updated National Cholesterol Education Program Adult Treatment Panel III.

ATUALIZAÇÃO DO ATP 2004: TRATAMENTO DO C-LDL POR CATEGORIAS DE RISCO, COM BASE EM EVIDÊNCIAS PROVENIENTES DE ENSAIOS CLÍNICOS RECENTES

CATEGORIA DE RISCO	META DO C-LDL	INICIAR MUDANÇAS TERAPÊUTICAS NO ESTILO DE VIDA	CONSIDERAR TRATAMENTO FARMACOLÓGICO
Alto risco: CP ou equivalentes de risco de CP (risco em 10 anos > 20%)	< 100 mg/dℓ; *meta opcional* < 70 mg/dℓ	≥ 100 mg/dℓ	≥ 100 mg/dℓ
Risco moderadamente alto: 2 + fatores de risco (risco em 10 anos 10 a 20%)	< 130 mg/dℓ	≥ 130 mg/dℓ	≥ 130 mg/dℓ (considere as opções farmacológicas, se 100 a 129 mg/dℓ)
Risco moderado: 2 + fatores de risco (risco em 10 anos < 10%)	< 130 mg/dℓ	≥ 130 mg/dℓ	> 160 mg/dℓ
Baixo risco: 0 a 1 fator de risco	< 160 mg/dℓ	≥ 160 mg/dℓ	≥ 190 mg/dℓ (considere as opções farmacológicas, se 160 a 189 mg/dℓ)

Adaptada, com autorização, de Grundy SM, Cleeman JI, Merz CN *et al.* Implications of recent clinical trials for the National Cholesterol Education Program Adult Treatment Panel III Guidelines. *J Am Coll Cardiol* 2004; 44:720-732. (*Diretrizes clínicas suplementares para a terapia redutora de colesterol com o objetivo de reduzir LDL-colesterol em pacientes de alto risco.*).

Mais informações sobre diretrizes para controle dos lipídios e detalhes sobre o cálculo de risco cardiovascular disponíveis em: http://www.nhlbi.nih.gov/guidelines/cholesterol/.

C-LDL = colesterol das lipoproteínas de baixa densidade; CP = coronariopatia.

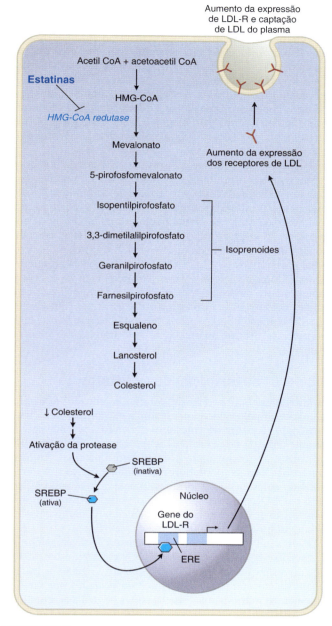

FIGURA 19.11 Mecanismo de redução das LDL por estatinas. As estatinas inibem competitivamente a HMG-CoA redutase, a enzima que catalisa a etapa que limita a velocidade de biossíntese do colesterol. A diminuição das concentrações celulares de colesterol leva à ativação da protease e à clivagem da proteína de ligação dos elementos reguladores de esteróis (SREBP), que é um fator de transcrição normalmente encontrado no citoplasma. A SREBP clivada difunde-se para o núcleo, no qual se liga a elementos de resposta de esteróis (ERE), resultando em suprarregulação da transcrição do gene do receptor de LDL. Isso produz um aumento na expressão celular dos receptores de LDL, promovendo a captação de partículas de LDL e culminando na diminuição das concentrações de colesterol LDL no plasma.

ateroscleróticas. O reagente de fase aguda mais bem caracterizado é a proteína C reativa (PCR). Em recente ensaio clínico randomizado de grande porte, realizado em pacientes com risco moderado de desenvolver doença cardiovascular e com níveis basais elevados de PCR, o emprego de uma estatina reduziu a morbidade e a mortalidade cardiovasculares, mesmo quando esses pacientes não apresentavam concentrações elevadas de colesterol LDL.

Como evidência de reversão da disfunção endotelial durante a terapia com estatinas, observa-se melhora na resposta vasodilatadora do endotélio ao NO. A melhora da vasodilatação pode ajudar a evitar a isquemia. As evidências de redução da trombose durante o tratamento com estatinas incluem diminuição na ativação da trombina e na produção do fator tecidual. Como a trombose está na raiz da maioria das síndromes coronarianas agudas, sua redução pode contribuir para o benefício das estatinas no que diz respeito a sobrevida. Por fim, a estabilidade da placa aumenta durante a terapia com estatinas, na medida em que o revestimento fibroso da placa rica em lipídios torna-se mais espesso. Esse efeito pode ser atribuível a uma diminuição da infiltração de macrófagos e inibição da proliferação do músculo liso vascular. É importante ressaltar que esses efeitos pleiotrópicos das estatinas foram demonstrados, em sua maioria, apenas *in vitro* ou em modelos animais, de modo que sua relevância nos seres humanos não está bem definida. Os dados clínicos indicam que a redução da morbidade e da mortalidade cardiovasculares em decorrência do uso de estatinas pode ser principalmente atribuída à diminuição nas concentrações plasmáticas de colesterol LDL.

Na atualidade, sete estatinas – *lovastatina, pravastatina, sinvastatina, fluvastatina, atorvastatina, rosuvastatina* e *pitavastatina* – estão aprovadas para uso em hipercolesterolemia e dislipidemia mista. Esses fármacos são considerados terapia de primeira linha para níveis aumentados de LDL, e seu uso é respaldado por vários ensaios clínicos demonstrando que as estatinas diminuem tanto a mortalidade cardiovascular quanto a taxa de mortalidade total. O acidente vascular encefálico também é reduzido. Acredita-se que todas as estatinas atuem pelo mesmo mecanismo. As principais diferenças são atribuíveis à potência e aos parâmetros farmacocinéticos. Entre as estatinas, a fluvastatina é a menos potente, ao passo que a atorvastatina e a rosuvastatina são as mais potentes. Além de sua capacidade de reduzir as concentrações de colesterol LDL, a importância clínica dessas diferenças de potência ainda não foi estabelecida. As diferenças farmacocinéticas entre as estatinas resultam do metabolismo diferencial do citocromo P450. Lovastatina, sinvastatina e atorvastatina são metabolizadas pela P4503A4, enquanto fluvastatina e pitavastatina são metabolizadas por outras vias mediadas pelo citocromo P450. Pravastatina e rosuvastatina não são metabolizadas pela via do citocromo P450. Conforme será explicado adiante, as vias de metabolismo das estatinas têm implicações importantes nas interações medicamentosas.

Em geral, as estatinas são bem toleradas; a incidência de efeitos adversos é mais baixa com as estatinas que com qualquer uma das outras classes de fármacos hipolipemiantes. O principal efeito adverso consiste em miopatia e/ou miosite com rabdomiólise, consistindo esta última em complicação muito rara, que ocorre principalmente com altas doses das estatinas mais potentes. Por conseguinte, os níveis plasmáticos de creatinoquinase (um marcador de lesão muscular) não são úteis para o monitoramento rotineiro de pacientes tratados com estatinas. Certos pacientes que herdaram uma variante molecular de um transportador de ânions orgânicos responsável pela captação de estatinas são suscetíveis a maior risco de desenvolver miopatia induzida por estatinas (ver Capítulo 6).

As estatinas de alta potência também podem causar elevações nos níveis séricos de transaminases (*i. e.*, alanina transaminase [ALT] e aspartato transaminase [AST]). Na maioria dos casos, essas elevações comumente observadas na ALT e na AST refletem, com mais probabilidade, uma resposta adaptativa do fígado a alterações na homeostasia do colesterol. A ocorrência de hepatotoxicidade verdadeira é indicada por elevações da ALT e da AST acompanhadas de elevações das concentrações séricas de bilirrubina.

Se uma estatina em monoterapia não for suficiente para reduzir os níveis de LDL para valores-alvo, ela pode ser associada efetivamente a outros fármacos. A combinação de uma estatina com um sequestrador de ácidos biliares ou com um inibidor da absorção de colesterol resulta em diminuição aditiva das LDL e não está associada a interações medicamentosas significativas. A combinação de niacina e de uma estatina pode ser muito útil para pacientes com níveis elevados de colesterol LDL e baixos níveis de colesterol HDL. Entretanto, como a coadministração de niacina e estatina pode aumentar ligeiramente o risco de miopatia, é preciso monitorar cuidadosamente esses pacientes quanto ao desenvolvimento de efeitos adversos.

Foi também relatada a eficácia de fibratos e estatinas em associação. Todavia, certos fibratos inibem tanto o transporte quanto a glicuronidação das estatinas no fígado, diminuindo, assim, sua depuração. Por conseguinte, esses agentes podem elevar as concentrações plasmáticas de estatinas e aumentar o risco de rabdomiólise. Esse efeito, que foi documentado com *genfibrozila*, não ocorre com *fenofibrato*. Por fim, em pacientes que necessitam de redução dos níveis de LDL e que estão fazendo uso de fármacos que são metabolizados pelo citocromo P450 – como determinados antibióticos, bloqueadores dos canais de cálcio, varfarina e inibidores da protease (ver Capítulo 4) –, é preferível administrar uma estatina que não seja metabolizada por enzimas do citocromo P450.

Inibidores da absorção de ácidos biliares

Os sequestradores de ácidos biliares são resinas poliméricas catiônicas, que se ligam de modo não covalente a ácidos biliares de carga negativa no intestino delgado. O complexo resina-ácido biliar não pode ser reabsorvido no íleo distal, sendo, portanto, excretado nas fezes. A reabsorção diminuída de ácidos biliares pelo íleo interrompe parcialmente a circulação êntero-hepática de ácidos biliares, de modo que os hepatócitos passam a suprarregular a 7α-hidroxilase, a enzima que limita a velocidade de síntese de ácidos biliares (Figura 19.10A). O aumento na síntese de ácidos biliares diminui a concentração de colesterol dos hepatócitos, resultando em expressão elevada do receptor de LDL e aumento da depuração das LDL da circulação. A eficiência dos sequestradores de ácidos biliares na depuração de LDL do plasma é parcialmente compensada pela suprarregulação concomitante da síntese hepática de colesterol e triglicerídios, que estimula a produção de partículas de VLDL pelo fígado. Em consequência, os sequestradores de ácidos biliares também podem elevar os níveis de triglicerídios e devem ser, portanto, usados com cautela em pacientes com hipertrigliceridemia.

Os três sequestradores de ácidos biliares disponíveis são *colestiramina*, *colesevelam* e *colestipol*. Esses fármacos apresentam eficácia semelhante e produzem reduções de até 28% nos níveis de LDL em concentrações terapêuticas. Para maximizar a ligação desses agentes aos ácidos biliares, a administração do fármaco deve ter sua hora programada, de modo que esteja presente no intestino delgado depois de uma refeição (*i. e.*, após o esvaziamento da vesícula biliar). Como os sequestradores de ácidos biliares não sofrem absorção sistêmica, eles têm pouco potencial de toxicidade grave. Entretanto, a adesão do paciente ao tratamento é frequentemente limitada pela ocorrência de distensão abdominal significativa e dispepsia. Os sequestradores de ácidos biliares podem diminuir a absorção das vitaminas lipossolúveis, e, em determinadas ocasiões, foi relatada a ocorrência de sangramento decorrente da deficiência de vitamina K. Além disso, podem ligar-se a certos fármacos coadministrados, como digoxina e varfarina, diminuindo, assim, a biodisponibilidade dos agentes coadministrados. Essa interação pode ser eliminada pela administração do sequestrador de ácidos biliares pelo menos 1 h antes ou 4 h depois dos outros fármacos. O colesevelam é mais seletivo e parece evitar esse problema.

Dada a eficácia clínica demonstrada e a tolerabilidade das estatinas, os sequestradores de ácidos biliares foram relegados a agentes de segunda linha para a redução de lipídios. Na atualidade, os sequestradores de ácidos biliares são utilizados principalmente no tratamento da hipercolesterolemia em pacientes jovens (< 25 anos de idade), bem como naqueles em que o uso isolado de estatina não produz uma redução suficiente dos níveis plasmáticos de LDL. Algumas autoridades preferem os sequestradores de ácidos biliares para pacientes jovens (p. ex., pacientes com hipercolesterolemia familiar), uma vez que esses fármacos não são absorvidos e, em geral, são considerados seguros para uso a longo prazo. No entanto, outros especialistas preferem utilizar uma estatina para tratamento inicial em crianças.

Inibidores da absorção de colesterol

Os inibidores da absorção de colesterol reduzem a absorção do colesterol pelo intestino delgado. Embora essa ação inclua a absorção reduzida do colesterol dietético, o efeito mais importante consiste na redução da reabsorção do colesterol biliar, que constitui a maior parte do colesterol intestinal. Enquanto as estatinas e os sequestradores de ácidos biliares reduzem os níveis de colesterol LDL principalmente aumentando a depuração das LDL por meio dos receptores de LDL, os inibidores da absorção de colesterol também parecem reduzir o colesterol LDL ao inibir a produção hepática de VLDL.

Os dois inibidores disponíveis da absorção de colesterol são os *esteróis vegetais* e a *ezetimiba*. Os esteróis e os estanóis vegetais estão naturalmente presentes em vegetais e frutas e podem ser consumidos em maiores quantidades por meio de suplementos nutricionais. Esses agentes vegetais assemelham-se ao colesterol em sua estrutura molecular, porém são consideravelmente mais hidrofóbicos. Em consequência, deslocam o colesterol das micelas, aumentando a excreção de colesterol nas fezes. Os esteróis e os estanóis vegetais em si são pouco absorvidos. Com base em seu mecanismo de ação, são necessárias quantidades da ordem de gramas dessas substâncias vegetais para reduzir as concentrações plasmáticas de colesterol LDL em aproximadamente 15%. Como a dieta média contém de 200 a 400 mg de esteróis e estanóis vegetais, essas moléculas precisam ser altamente enriquecidas com suplementos dietéticos (de cerca de 2 gramas) para serem efetivas.

A ezetimiba diminui o transporte de colesterol das micelas para os enterócitos por meio da inibição seletiva da captação de colesterol por uma proteína da borda em escova, denominada NPC1 L1 (Figura 19.4A). Em concentrações terapêuticas, a ezetimiba diminui aproximadamente pela metade a absorção intestinal de colesterol, sem reduzir a absorção de triglicerídios ou de vitaminas lipossolúveis.

O resultado final da absorção diminuída de colesterol, obtida por essas substâncias, consiste na redução das concentrações plasmáticas de colesterol LDL. A redução na absorção de colesterol diminui presumivelmente o conteúdo de colesterol dos quilomícrons e reduz, portanto, o movimento do colesterol do intestino para o fígado. No interior do fígado, o colesterol derivado dos remanescentes de quilomícrons contribui para o colesterol acondicionado nas partículas de VLDL. Por conseguinte, a inibição de absorção de colesterol pode reduzir sua incorporação em VLDL e diminuir as concentrações plasmáticas de colesterol LDL. É importante ressaltar que a redução do conteúdo hepático de colesterol também leva à suprarregulação do receptor de LDL, que contribui para o mecanismo de redução das LDL por inibidores da absorção de colesterol.

A ezetimiba, em dose única diária, reduz as concentrações de colesterol LDL em até cerca de 20%, além de diminuir as concentrações de triglicerídios por volta de 8% e elevar em pequeno grau (aproximadamente 3%) o colesterol HDL. Sua eficácia em associação principalmente a uma estatina se justifica pelo seguinte motivo: a diminuição do conteúdo hepático de colesterol decorrente da inibição de sua absorção leva a um aumento compensatório da síntese hepática de colesterol, parcialmente compensada pelos benefícios da redução de sua absorção. A associação da ezetimiba a uma estatina impede o aumento compensatório na síntese hepática de colesterol. Essa abordagem diminui as concentrações de colesterol LDL em mais 15%, em comparação com o efeito da estatina administrada isoladamente. O efeito é semelhante em toda a faixa de dosagem das estatinas. Diferentemente dos sequestradores de ácidos biliares (que não são absorvidos), a ezetimiba é rapidamente absorvida pelo enterócito e sofre glicuronidação extensa, de modo que é possível medir as concentrações sistêmicas das formas tanto não modificadas quanto glicuronadas. A ezetimiba sofre circulação êntero-hepática várias vezes por dia em associação a refeições. Os inibidores da absorção do colesterol têm apresentado um perfil de segurança satisfatório, com poucos efeitos adversos ou nenhum. A ezetimiba pode aumentar as concentrações plasmáticas de ciclosporinas, que devem ser monitoradas sempre que os dois fármacos forem coadministrados.

Fibratos

Os fibratos ligam-se ao receptor ativado pelo proliferador peroxissômico α (PPARα), um receptor nuclear expresso em hepatócitos, músculo esquelético, macrófagos e coração, ativando-o. Após sua ligação ao fibrato, o PPARα sofre heterodimerização com o receptor X retinoide (RXR). Esse heterodímero liga-se a elementos de resposta do proliferador peroxissômico (ERPP) nas regiões promotoras de genes específicos, ativando a transcrição desses genes e aumentando, assim, a expressão de proteínas.

A ativação do PPARα pelos fibratos resulta em inúmeras alterações no metabolismo dos lipídios, as quais atuam em conjunto para diminuir os níveis plasmáticos de triglicerídios e aumentar o nível plasmático de HDL (Figura 19.12). A redução dos níveis plasmáticos de triglicerídios é produzida, em parte, por uma expressão aumentada da lipoproteína lipase no músculo, uma expressão hepática diminuída da apolipoproteína CIII e um aumento da oxidação hepática de ácidos graxos. A expressão aumentada da LPL no músculo resulta em maior captação de lipoproteínas ricas em triglicerídios, com consequente redução dos níveis plasmáticos de triglicerídios. Como a apoCIII funciona normalmente para inibir a interação das lipoproteínas ricas em triglicerídios com seus receptores, a diminuição na produção hepática de apoCIII pode potencializar o aumento de atividade da LPL.

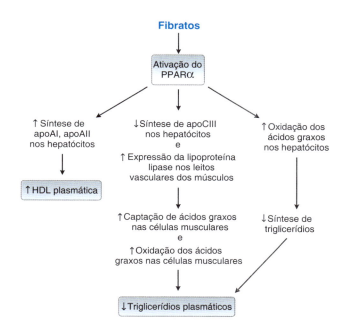

FIGURA 19.12 Influência dos fibratos sobre o metabolismo dos lipídios. Os fibratos exercem vários efeitos benéficos sobre o metabolismo dos lipídios, os quais parecem ser secundários à ativação do fator de transcrição, PPARα. A ativação do PPARα pelos fibratos aumenta a síntese hepática de apoAI e apoAII, resultando em elevação das concentrações plasmáticas de colesterol HDL. A ativação do PPARα também infrarregula a síntese hepática de apoCIII e aumenta a expressão da lipoproteína lipase nos leitos vasculares dos músculos. A diminuição da apoCIII, um inibidor da lipoproteína lipase, combina-se com a expressão aumentada da lipoproteína lipase para elevar a captação e a oxidação dos ácidos graxos nas células musculares. O PPARα também aumenta a oxidação dos ácidos graxos nos hepatócitos. Os efeitos combinados dessas alterações metabólicas consistem em redução das concentrações plasmáticas de triglicerídios e elevação dos níveis plasmáticos de colesterol HDL. Em decorrência da síntese hepática diminuída de ácidos graxos e triglicerídios (não indicada), as concentrações de colesterol LDL também se reduzem modestamente.

Os mecanismos pelos quais a ativação do PPARα mediada por fibratos eleva os níveis plasmáticos de HDL dependem, ao menos em parte, da produção hepática aumentada de apolipoproteína AI. Deve-se esperar que isso contribua diretamente para o aumento dos níveis plasmáticos de HDL. A suprarregulação de ABCA1 nos macrófagos promove, presumivelmente, o efluxo de colesterol dessas células *in vivo*. Os hepatócitos também elevam a expressão de SR-B1 em resposta à ativação do PPARα, proporcionando uma via para o aumento do transporte reverso de colesterol, com excreção subsequente do colesterol na bile.

Os fibratos também reduzem modestamente os níveis de LDL. Os níveis mais baixos de LDL resultam de um desvio mediado pelo PPARα do metabolismo do hepatócito para a oxidação de ácidos graxos. O PPARα eleva a expressão de diversas enzimas envolvidas no transporte e na oxidação de ácidos graxos, aumentando, assim, o catabolismo dos ácidos graxos e diminuindo a síntese de triglicerídios e a produção de VLDL. A ativação do PPARα também resulta em partículas de LDL de maior tamanho, que parecem ser captadas de modo mais eficiente pelos receptores de LDL. Muitos dos efeitos do PPARα sobre o metabolismo dos lipídios continuam sendo objeto de pesquisa básica e clínica, podendo levar ao desenvolvimento de agonistas mais seletivos do PPARα, capazes de atuar especificamente em aspectos seletivos do metabolismo dos lipídios. Por fim, os fibratos têm efeito anti-inflamatório benéfico, diminuindo a vulnerabilidade das placas ateroscleróticas à ruptura.

A *genfibrozila* e o *fenofibrato* são os fibratos disponíveis nos EUA. Na Europa, estão disponíveis dois outros fibratos: *bezafibrato* e *ciprofibrato*. Os fibratos são indicados no tratamento da hipertrigliceridemia, bem como da hipertrigliceridemia com níveis baixos de HDL. Esses fármacos reduzem os níveis de triglicerídios em até 50%, elevam as HDL em até 20% e diminuem as LDL em até 15%. Além disso, os fibratos constituem a terapia preferida para pacientes com disbetalipoproteinemia. Por causa de sua maior eficácia, as estatinas são preferidas aos fibratos para o tratamento dos níveis elevados de LDL. Todavia, os fibratos (p. ex., fenofibrato) podem ser empregados em associação a estatinas nos casos de hiperlipidemia combinada, ou quando o nível de colesterol HDL encontra-se reduzido.

O desconforto gastrintestinal constitui o efeito adverso mais comum dos fibratos. Os efeitos adversos raros incluem miopatia e arritmias. Em cerca de 5% dos pacientes, observam-se elevações das transaminases hepáticas. Os distúrbios gastrintestinais e a miopatia são menos comuns com o fenofibrato que com a genfibrozila. Os fibratos deslocam a varfarina dos sítios de ligação da albumina, resultando em concentrações aumentadas de varfarina livre. Por conseguinte, é necessário monitorar a resposta à varfarina quando se coadministra um fibrato. A formação de cálculos biliares associada ao uso de genfibrozila representa, presumivelmente, uma consequência do aumento da excreção biliar de colesterol induzido pelos fibratos. Entretanto, não se recomenda a triagem para cálculos biliares. O efeito de uma estatina administrada concomitantemente sobre o metabolismo dos fibratos já foi descrito.

Niacina

A *niacina* (ácido nicotínico, vitamina B_3) é uma vitamina hidrossolúvel. Em concentrações fisiológicas, trata-se de um substrato na síntese de nicotinamida adenina dinucleotídio (NAD) e de fosfato de nicotinamida adenina dinucleotídio (NADP), que são cofatores importantes no metabolismo intermediário.

O uso farmacológico da niacina exige grandes doses (1.500 a 3.000 mg/dia) e não depende da conversão do ácido nicotínico a NAD ou NADP (Figura 19.13). A niacina diminui as concentrações plasmáticas de colesterol LDL e triglicerídios, além de aumentar o colesterol HDL. Estudos recentes identificaram um receptor acoplado à proteína G nos adipócitos, que parece mediar as alterações metabólicas associadas à administração de niacina. A estimulação desse receptor pela niacina diminui a atividade da lipase sensível a hormônio dos adipócitos, resultando em menor catabolismo dos triglicerídios nos tecidos periféricos e, portanto, em fluxo diminuído de ácidos graxos livres para o fígado. Isso reduz a taxa de síntese hepática de triglicerídios e a produção de VLDL, ocasionando diminuição dos triglicerídios (em até 45%) e das LDL (em até 20%). A niacina também eleva a meia-vida da apoAI, a principal apolipoproteína das HDL. O aumento da apoAI plasmática eleva as concentrações plasmáticas de HDL em até 30% e, presumivelmente, aumenta o transporte reverso de colesterol.

Doses farmacológicas de niacina estão disponíveis em agentes orais para administração diária. Os principais efeitos adversos da niacina consistem em rubor cutâneo e prurido. O rubor é mediado pelo receptor de niacina acoplado à proteína G e envolve a liberação das prostaglandinas D_2 e E_2 na pele. Pode ser evitado mediante pré-tratamento com ácido acetilsalicílico ou outro anti-inflamatório não esteroide (AINE). Esses efeitos adversos habitualmente desaparecem após várias semanas de uso da niacina. As formulações de liberação prolongada de niacina estão associadas a menos rubor cutâneo que a forma posológica de liberação imediata.

Além do rubor e do prurido, os efeitos adversos importantes da niacina consistem em hiperuricemia, comprometimento da sensibilidade à insulina, hepatotoxicidade e possibilidade de miopatia induzida por estatinas. A hiperuricemia pode precipitar gota. O comprometimento da sensibilidade à insulina pode levar ao desenvolvimento de diabetes em pacientes de alto risco, e a niacina deve ser utilizada com cautela nos pacientes diabéticos. Raramente, a niacina pode provocar miopatia. A administração concomitante de niacina com uma estatina aumenta ligeiramente o risco de miopatia.

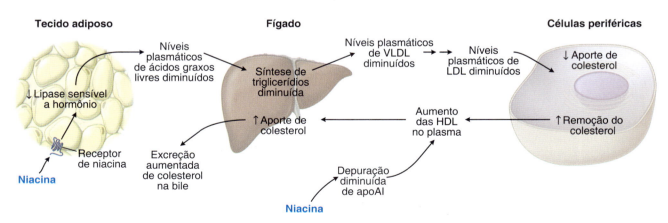

FIGURA 19.13 **Influência da niacina sobre o metabolismo dos lipídios.** A niacina diminui os níveis de triglicerídios e LDL, enquanto aumenta os níveis de HDL. A ativação de um receptor acoplado à proteína G nos adipócitos pela niacina resulta em atividade diminuída da lipase sensível a hormônio no tecido adiposo, com consequente redução do fluxo de ácidos graxos livres para o fígado. Essa diminuição do fluxo de ácidos graxos livres reduz a síntese hepática de triglicerídios e limita a síntese de VLDL. Como as LDL derivam das VLDL, a síntese diminuída de VLDL diminui as concentrações plasmáticas de colesterol LDL. A niacina também aumenta a meia-vida da apoAI, uma importante apolipoproteína nas HDL. Os níveis aumentados de apoAI elevam diretamente os níveis plasmáticos de HDL e também podem aumentar o transporte reverso de colesterol, o aporte de colesterol das HDL ao fígado e a excreção de colesterol na bile.

A niacina está indicada para pacientes com elevações de triglicerídios e colesterol, comumente em associação a uma estatina. Por ser, no momento atual, o mais efetivo disponível para elevar os níveis de HDL, pode constituir também o fármaco de escolha para pacientes com elevação modesta das LDL e níveis diminuídos de HDL. Não se sabe ao certo se os efeitos de redução das LDL e de elevação das HDL induzidos por niacina contribuem na obtenção de melhores desfechos clínicos.

Ácidos graxos ômega-3

Os ácidos graxos ômega-3, o *ácido eicosapentaenoico* (EPA) e o *ácido docosaexaenoico* (DHA), também conhecidos como óleos de peixe, mostram-se efetivos na redução, em até 50%, dos níveis plasmáticos de triglicerídios nos pacientes que apresentam hipertrigliceridemia. O provável mecanismo de redução dos triglicerídios envolve a regulação de fatores de transcrição nucleares, incluindo SREBP-1c e PPARα, produzindo uma redução na biossíntese de triglicerídios e um aumento da oxidação de ácidos graxos no fígado. Os ácidos graxos ômega-3 estão disponíveis na forma de suplementos nutricionais de venda livre, como etil ésteres de ácidos graxos. A *Lovaza*®, uma forma de ácidos graxos ômega-3, obtida com prescrição, também se tornou disponível. A Lovaza® é enriquecida (84%) com EPA e DHA, enquanto os suplementos dietéticos contêm, em sua maioria, 13 a 63% de óleos de peixe. A dose recomendada de Lovaza® é de 4 gramas, 1 vez/dia. Em geral, os ácidos graxos ômega-3 são acrescentados ao tratamento quando as concentrações plasmáticas de triglicerídios ultrapassam 500 mg/dℓ. A influência do uso de ácidos graxos ômega-3 sobre os desfechos clínicos não está bem definida.

▶ Conclusão e perspectivas

A redução das LDL por fármacos hipolipemiantes – particularmente as estatinas – representa um importante avanço na obtenção de menores índices de mortalidade por doença cardiovascular. Os futuros ensaios clínicos farmacológicos deverão examinar os possíveis benefícios da elevação dos níveis de HDL e redução dos níveis de triglicerídios para a doença cardiovascular. Além disso, estão sendo desenvolvidas terapias farmacológicas para novos alvos bioquímicos, como CETP e PTM. A inibição da CETP eleva os níveis de HDL e diminui os de LDL ao inibir a transferência de colesterol das HDL para as partículas remanescentes, enquanto a inibição da PTM reduz a secreção de VLDL.

Leitura sugerida

Adult Treatment Panel III. Executive summary of the National Cholesterol Education Program (NCEP) expert panel on detection, evaluation, and treatment of high blood cholesterol in adults. *JAMA* 2001;285:2486-2497. (*Diretrizes clínicas para a terapia de redução dos níveis sanguíneos do colesterol.*)

Ballantyne CM, ed. *Clinical lipidology: a companion to Braunwald's heart disease.* Philadelphia: Saunders/Elsevier; 2009; 584 pp. (*Capítulos concisos que cobrem todos os aspectos do metabolismo e da farmacologia das lipoproteínas.*)

Duffy D, Rader DJ. Emerging therapies targeting high-density lipoprotein metabolism and reverse cholesterol transport. *Circulation* 2006;113:1140-1150. (*Futuros rumos da farmacologia para o metabolismo da HDL.*)

Grundy SM, Cleeman JI, Merz CN *et al.* Implications of recent clinical trials for the National Cholesterol Education Program Adult Treatment Panel III Guidelines. *J Am Coll Cardiol* 2004; 44:720-732. (*Diretrizes clínicas suplementares para a terapia de redução dos níveis sanguíneos do colesterol com o objetivo de atingir níveis mais baixos de LDL-colesterol para pacientes de alto risco.*)

Tunaru S, Kero J, Schaub A *et al.* PUMA-G and HM74 are receptors for nicotinic acid and mediate its antilipolytic effect. *Nat Med* 2003;9:352-355. (*Identificação do ligante do receptor acoplado à proteína G para os efeitos farmacológicos da niacina.*)

RESUMO FARMACOLÓGICO: Capítulo 19 | Farmacologia do metabolismo do colesterol e das lipoproteínas.

FÁRMACO	APLICAÇÕES CLÍNICAS	EFEITOS ADVERSOS GRAVES E COMUNS	CONTRAINDICAÇÕES	CONSIDERAÇÕES TERAPÊUTICAS
Inibidores da síntese de colesterol				
Mecanismo – Inibem a HMG-CoA redutase, a enzima que limita a velocidade na síntese de colesterol → diminuição das LDL em até 60%, aumento das HDL em cerca de 10%, diminuição dos triglicerídios em até 40%				
Lovastatina **Pravastatina** **Sinvastatina** **Fluvastatina** **Atorvastatina** **Rosuvastatina** **Pitavastatina**	Hipercolesterolemia Hipercolesterolemia familiar Aterosclerose coronariana Profilaxia para aterosclerose coronariana	*Miopatia, rabdomiólise, hepatotoxicidade, dermatomiosite* Dor abdominal, constipação intestinal, diarreia, náuseas, cefaleia	Doença hepática ativa Gravidez e lactação	Estatinas constituem os fármacos de escolha para a redução das LDL. Atorvastatina e rosuvastatina são as mais potentes, e fluvastatina, a menos potente. Lovastatina, sinvastatina e atorvastatina são metabolizadas pela P450 3A4; os inibidores dessa enzima aumentam o risco de miopatia; fluvastatina e pitavastatina são metabolizadas por uma via diferente mediada pelo citocromo P450; pravastatina e rosuvastatina não são metabolizadas pelo citocromo P450; considere o uso de uma estatina não metabolizada pelo citocromo P450 em pacientes que fazem uso concomitante de fármacos metabolizados pelo citocromo P450 A associação com um sequestrador de ácidos biliares ou um inibidor da absorção de colesterol resulta em diminuição aditiva das LDL A associação com niacina pode ser útil em pacientes com níveis elevados de LDL e baixos níveis de HDL; todavia, a coadministração com niacina aumenta o risco de miopatia A coadministração com a genfibrozila diminui a depuração das estatinas e suas concentrações plasmáticas podendo induzir rabdomiólise
Inibidores da absorção de ácidos biliares				
Mecanismo – Ligam-se aos ácidos biliares, impedindo a circulação êntero-hepática → diminuição das LDL em até 28%, aumento das HDL em cerca de 5%				
Colestiramina **Colesevelam** **Colestipol**	Hipercolesterolemia Prurido (somente colestiramina)	Aumento dos níveis de triglicerídios, distensão abdominal, dispepsia, flatulência, diátese hemorrágica secundária à deficiência de vitamina K	Obstrução biliar completa Hiperlipidemia dos tipos III IV ou V (hipertrigliceridemia)	Reduzem os níveis de LDL de modo dependente da dose; promovem aumento modesto das HDL Agentes de segunda linha para a redução dos lipídios; usados principalmente no tratamento da hipercolesterolemia em pacientes jovens e para pacientes nos quais o uso isolado de estatina não produz uma redução suficiente de LDL Elevam os níveis de triglicerídios A distensão significativa e a dispepsia limitam a adesão do paciente ao tratamento Diminuem a absorção de vitaminas lipossolúveis; pode ocorrer sangramento decorrente da deficiência de vitamina K; ligam-se a determinados fármacos, como digoxina e varfarina
Inibidores da absorção de colesterol				
Mecanismo – Diminuem o transporte de colesterol das micelas para o enterócito ao inibir a captação pela proteína da borda em escova NPC1 L1 → diminuição das LDL em até 20%, elevação das HDL cerca de 3%, diminuição dos triglicerídios em cerca de 8%				
Ezetimiba	Hipercolesterolemia primária Hipercolesterolemia familiar Sitosterolemia (muito rara)	*Elevação das provas de função hepática, miopatia* Dispepsia, artralgia, mialgia, cefaleia	Doença hepática ativa Elevação persistente das provas de função hepática quando o fármaco é coadministrado com uma estatina	Redução modesta das LDL; pequeno efeito sobre os níveis de HDL e de triglicerídios A inibição da absorção de colesterol pela ezetimiba resulta em aumento compensatório da síntese hepática de colesterol, contrabalançando parcialmente os benefícios da absorção reduzida de colesterol; mediante a associação de uma estatina à ezetimiba, evita-se o aumento compensatório na síntese hepática de colesterol Ezetimiba é rapidamente absorvida pelos enterócitos e sofre circulação êntero-hepática Os níveis de ezetimiba são aumentados por ciclosporinas e fibratos Ezetimiba pode aumentar as concentrações plasmáticas de ciclosporina

Fibratos

Mecanismo – Agonistas do receptor ativado pelo proliferador peroxissômico α (PPARα) → diminuição dos triglicerídios em até 50%, aumento das HDL em até 20%, diminuição das LDL em até 15%

Fármaco	Aplicações clínicas	Efeitos adversos	Contraindicações	Considerações terapêuticas
Genfibrozila **Fenofibrato**	Hipertrigliceridemia isolada Hipertrigliceridemia com baixos níveis de HDL Disbetalipoproteinemia	*Elevação das provas de função hepática, miopatia quando o fármaco é coadministrado com uma estatina, arritmias* Dispepsia, mialgia, cálculos biliares, xerostomia	Uso concomitante de genfibrozila e cerivastatina Doença preexistente da vesícula biliar Disfunção hepática Comprometimento renal grave	Fármacos de escolha para hipertrigliceridemia Bezafibrato e ciprofibrato estão disponíveis na Europa Usados em associação a estatinas para hiperlipidemia combinada ou quando os níveis de colesterol HDL estão diminuídos; todavia, há um risco aumentado de miopatia quando esses fármacos são associados a estatinas Fenofibrato tem menos efeitos adversos GI e de miopatia que genfibrozila Fibratos aumentam os níveis de varfarina

Niacina

Mecanismo – Diminui a liberação de ácidos graxos livres do tecido adiposo; aumenta o tempo de permanência da apoA1 no plasma. Diminuição dos triglicerídios em até 45%; diminuição das LDL em até 20%; elevação das HDL em até 30%

Fármaco	Aplicações clínicas	Efeitos adversos	Contraindicações	Considerações terapêuticas
Niacina	Baixos níveis isolados de HDL Baixos níveis de HDL com modesta elevação das LDL ou dos triglicerídios Hiperlipidemia combinada familiar	*Hepatotoxicidade, sangramento GI* Rubor, prurido, hiperuricemia e gota, comprometimento da sensibilidade à insulina, miopatia	Doença hepática ativa Úlcera péptica ativa Sangramento arterial	Diminui os níveis de LDL e de triglicerídios; aumenta as HDL Ocorre rubor nas primeiras semanas de uso, podendo sua ocorrência ser evitada mediante pré-tratamento com ácido acetilsalicílico; o rubor limita o uso da niacina Hiperuricemia pode precipitar gota O uso de niacina está associado ao comprometimento da sensibilidade à insulina

Ácidos graxos ômega-3

Mecanismo – Regulam os fatores de transcrição nucleares, incluindo SREBP-1c e PPARα, para diminuir a biossíntese de triglicerídios e aumentar a oxidação de ácidos graxos; reduzem os níveis plasmáticos de triglicerídios em até 50%

Fármaco	Aplicações clínicas	Efeitos adversos	Contraindicações	Considerações terapêuticas
Ácido eicosapentaenoico **Ácido docosaexaenoico**	Hipertrigliceridemia	*Anafilaxia* Desconforto GI, perversão do paladar	Hipersensibilidade	A Lovaza® é uma formulação de ácido eicosapentaenoico e ácido docosaexaenoico com venda sob prescrição

20
Farmacologia da Regulação do Volume

Mallar Bhattacharya e Seth L. Alper

► Introdução

A regulação coordenada da homeostasia do volume e do tônus vascular mantém a perfusão adequada dos tecidos em resposta a estímulos ambientais variáveis. Este capítulo trata da fisiologia da regulação do volume em seus aspectos farmacologicamente relevantes, dando ênfase às vias hormonais e aos mecanismos renais que modulam o volume sistêmico (ver Capítulo 21, que discorre sobre o controle do tônus vascular). A desregulação da homeostasia do volume pode resultar em edema, isto é, o acúmulo patológico de líquido no espaço extravascular. A modulação farmacológica do volume visa reduzir o excesso de volume; essa abordagem constitui um tratamento efetivo para hipertensão e insuficiência cardíaca (IC), bem como para cirrose e síndrome nefrótica. As duas grandes classes de agentes farmacológicos utilizados para modificar o estado do volume consistem em moduladores dos reguladores neuro-hormonais (p. ex., inibidores da enzima conversora de angiotensina [ECA]) e em diuréticos, que aumentam a excreção renal de Na^+. Os fármacos que modificam a regulação do volume também exercem muitos outros efeitos clinicamente importantes sobre o organismo, uma vez que atuam como moduladores hormonais distintos em múltiplas vias fisiológicas. Muitas das aplicações clínicas desses agentes são discutidas em mais detalhes no Capítulo 25.

► Fisiologia da regulação do volume

As alterações que ocorrem no volume plasmático são percebidas, sinalizadas e moduladas por um complexo conjunto de mecanismos. Existem sensores de volume localizados em toda a árvore vascular, incluindo átrios e rins. Muitos dos reguladores de volume ativados por esses sensores incluem hormônios sistêmicos e autócrinos, enquanto outros envolvem circuitos neurais. O resultado integrado desses mecanismos de sinalização consiste em alterar o tônus vascular e em regular a reab-

CASO

Sr. R, um homem de 70 anos de idade, está sendo levado de ambulância ao serviço de emergência à 1 h da manhã, após ter acordado com falta de ar pela quarta noite consecutiva. Toda vez que "sentia um aperto do peito" e "não conseguia respirar", esse desconforto era, de certo modo, aliviado ao sentar na cama. Ele também se lembra de episódios anteriores de dispneia ao subir escadas.

O exame físico revela taquicardia, hipertensão leve, edema podálico (edema dos pés e da parte inferior das pernas) e estertores pulmonares bilaterais na inspiração. O nível sérico de troponina T (um marcador de lesão dos cardiomiócitos) está normal, porém se constata ligeira elevação dos níveis séricos de creatinina e nitrogênio ureico sanguíneo. O exame de urina é normal. O eletrocardiograma evidencia antigo infarto do miocárdio. A ecocardiografia revela diminuição da fração de ejeção ventricular esquerda (a fração de sangue no ventrículo ao final da diástole que é ejetada quando o ventrículo se contrai), sem dilatação ventricular.

Com base nos achados clínicos de redução do débito cardíaco, congestão pulmonar e edema periférico, foi estabelecido o diagnóstico de insuficiência cardíaca aguda. O aumento de creatinina e de nitrogênio ureico também indica certo grau de insuficiência renal. A terapia farmacológica é instituída, incluindo um agente inotrópico positivo, um vasodilatador coronariano, um inibidor da ECA como anti-hipertensivo e um diurético de alça. Uma vez estabilizada a condição de Sr. R ao longo de 3 dias, a dose do diurético de alça é diminuída e, a seguir, suspensa. A angiografia coronariana eletiva revela estenose significativa do ramo descendente anterior da artéria coronária esquerda. Sr. R é submetido a angioplastia com balão e colocação de *stent* e permanece estável. O ecocardiograma demonstra uma fração de ejeção de 35%. Sr. R recebe alta com uma prescrição que inclui um inibidor da ECA e uma espironolactona.

💡 Questões

1. Que mecanismos levaram a congestão pulmonar e edema podálico de Sr. R?
2. Por que foi prescrito um diurético de alça ao paciente?
3. De que maneira os inibidores da ECA melhoram a hemodinâmica cardiovascular?
4. Por que foi prescrita espironolactona a Sr. R?

---

sorção e a excreção renais de Na^+. O tônus vascular mantém a perfusão tecidual dos órgãos-alvo; a ocorrência de alterações na excreção renal de Na^+ modifica o estado de volume total.

Determinantes do volume intravascular

O volume intravascular constitui uma pequena proporção da água corporal total, porém a quantidade de líquido presente no compartimento vascular determina de modo crítico a extensão da perfusão tecidual. Cerca de 2/3 da água corporal total são intracelulares, enquanto 1/3 é extracelular. Do líquido extracelular (LEC), aproximadamente 3/4 encontram-se no espaço intersticial, enquanto 1/4 do LEC consiste em plasma.

Ocorre troca de líquido entre os compartimentos plasmático e intersticial em consequência de alterações em permeabilidade capilar, pressão oncótica e pressão hidrostática. A permeabilidade capilar é determinada, em grande parte, pelas junções existentes entre as células endoteliais que revestem um espaço vascular. Os leitos capilares de alguns órgãos são mais permeáveis que outros e, em consequência, possibilitam maiores deslocamentos de líquido entre compartimentos. No contexto da inflamação e de outras condições patológicas (ver adiante), o aumento da permeabilidade capilar possibilita um deslocamento de proteínas e de outros agentes osmoticamente ativos entre os compartimentos intravascular e perivascular, sob a influência do gradiente de pressão oncótica do plasma. A pressão oncótica é determinada pelos componentes de solutos moleculares de um espaço líquido, que estão diferencialmente distribuídos entre compartimentos adjacentes (esses constituintes são considerados osmoticamente ativos). Como albumina, globulinas e outras grandes proteínas do plasma estão normalmente restritas ao espaço plasmático, essas proteínas oncoticamente ativas têm a função de reter a água no espaço vascular. O gradiente de pressão hidrostática pela barreira capilar entre compartimentos constitui outra força envolvida no movimento da água. A ele-vação da pressão intracapilar favorece transudação aumentada de líquido do plasma para o espaço intersticial.

A relação entre a filtração de líquido e a permeabilidade capilar, a pressão oncótica e a pressão hidrostática é representada pela seguinte equação:

Filtração de líquido $= K_f (P_c - P_{li}) - (\Pi_c - \Pi_{li})$ Equação 20.1

em que K_f = permeabilidade capilar; P_c = pressão hidrostática nos capilares; P_{li} = pressão hidrostática do líquido intersticial; Π_c = pressão oncótica capilar; e Π_{li} = pressão oncótica do líquido intersticial. Essa equação ressalta o fato de que o movimento de líquido transcapilar é orientado por gradientes entre os compartimentos, mais que pelo valor absoluto da pressão de cada compartimento. Observe que *os termos gradiente hidrostático e gradiente oncótico apresentam vetores opostos* e favorecem, portanto, o movimento de líquido em direções opostas. ΔP_c normalmente favorece a transudação do lúmen capilar para o interstício, enquanto $\Delta\Pi_c$ normalmente favorece a retenção de líquido dentro do lúmen capilar.

A extensão da filtração de líquido observada ao longo do comprimento do capilar difere para cada leito capilar tecidual e é determinada pelas propriedades de permeabilidade celular e de junção das células endoteliais capilares teciduais específicas. No exemplo da Figura 20.1, os capilares hepáticos filtram o líquido para o interstício, ao longo de toda a sua extensão. Na extremidade arterial do leito capilar, $(P_c + \Pi_{li})$ ultrapassa $(P_{li} + \Pi_c)$ favorecendo, portanto, a filtração de plasma do espaço capilar para o espaço intersticial. A P_c diminui gradualmente ao longo da extensão do capilar, e a taxa de filtração de líquido no interstício diminui. Na extremidade venosa do capilar, a filtração hidrostática de líquido e a absorção oncótica de líquido estão quase equilibradas. Os sinusoides hepáticos, que transferem líquido para o espaço intersticial durante a perfusão, devolvem esse líquido à circulação por meio do fluxo linfático. Nos leitos capilares de outros tecidos, o gradiente de pressão oncótica integrado

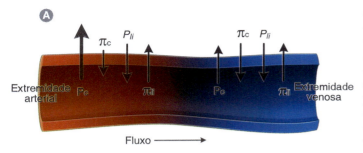

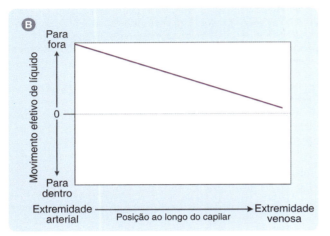

FIGURA 20.1 Filtração capilar de líquido. O equilíbrio entre as pressões hidrostática e oncótica determina a filtração de líquido ao longo do capilar. O exemplo aqui apresentado é de um capilar hipotético, no qual a filtração de líquido ultrapassa a reabsorção de líquido. **A.** Na extremidade arterial do capilar, a pressão hidrostática capilar (P_c) apresenta-se elevada (*seta longa*), e a soma da P_c e da pressão oncótica intersticial (π_{li}) ultrapassa a soma da pressão hidrostática intersticial (P_{li}) e pressão oncótica capilar (π_c). Por conseguinte, o líquido desloca-se do capilar para o espaço intersticial. À medida que a filtração de líquido prossegue ao longo da extensão do capilar, o aumento da filtração de líquido resulta em diminuição da P_c e elevação da π_c, diminuindo, assim, a força propulsora para a filtração de líquido do capilar para o interstício. Ao longo de toda a extensão do capilar, a P_{li} e a Π_{li} permanecem relativamente constantes. **B.** A representação gráfica do movimento efetivo de líquido ao longo da extensão do capilar exibe a diminuição da força propulsora para a filtração de líquido no interstício. No capilar hipotético mostrado nesta figura, o líquido é filtrado no interstício ao longo de toda a extensão do capilar; os vasos linfáticos finalmente devolvem o excesso de líquido intersticial à circulação sistêmica (*não ilustrada*).

que favorece o fluxo de líquido para dentro do capilar equilibra o gradiente de pressão hidrostática integrado, resultando na ausência de alteração efetiva de volume entre os espaços vascular e intersticial. Por conseguinte, o estado de equilíbrio dinâmico fisiológico do líquido extracelular representa um equilíbrio de forças propulsoras entre os líquidos dos compartimentos intravascular e intersticial. A ocorrência de alterações patológicas nos determinantes dos deslocamentos de líquido transcapilar, associada a alterações no processamento renal de Na$^+$, pode resultar na formação de edema, conforme será discutido mais adiante.

Sensores de volume

Os sensores do volume vascular podem ser divididos em sistemas de retroalimentação de baixa e alta pressões. O sistema de baixa pressão é constituído pelos átrios e pela vasculatura pulmonar. Em resposta a uma diminuição da tensão da parede (p. ex., causada por uma redução do volume intravascular), as células do sistema nervoso periférico que revestem os átrios e

a vasculatura pulmonar transmitem um sinal a neurônios noradrenérgicos no bulbo do sistema nervoso central (SNC). Esse sinal é transmitido ao hipotálamo, resultando no aumento da secreção de *hormônio antidiurético* (*HAD*, também conhecido como *vasopressina*) pela neuro-hipófise. Juntamente com o aumento do tônus simpático periférico, o HAD mantém a perfusão tecidual distal. Em resposta a um aumento da tensão da parede (p. ex., causado por um aumento do volume intravascular), as células dos átrios produzem e secretam o peptídio natriurético, promovendo vasodilatação e *natriurese* (aumentada excreção renal de Na$^+$).

O sistema de alta pressão consiste em barorreceptores especializados situados em arco aórtico, seio carotídeo e aparelho justaglomerular. Esses sensores modulam o controle hipotalâmico da secreção de HAD e o efluxo simpático do tronco encefálico. Além disso, o influxo simpático estimula o aparelho justaglomerular a secretar *renina*, uma enzima proteolítica que ativa o sistema renina-angiotensina-aldosterona (ver adiante).

Reguladores de volume

Em seu conjunto, os sistemas de retroalimentação de baixa e alta pressão integram sinais de volume neuro-humorais que mantêm a homeostasia do volume na presença de perturbações desse volume. A resposta neuro-hormonal a determinada alteração no estado do volume é controlada por quatro sistemas principais: sistema renina-angiotensina-aldosterona (SRAA), peptídios natriuréticos, HAD e nervos simpáticos renais. Enquanto os peptídios natriuréticos são liberados em resposta a uma sobrecarga de volume intravascular, SRAA, HAD e nervos simpáticos renais são ativos em situações de depleção do volume intravascular.

Sistema renina-angiotensina-aldosterona

A renina é uma aspartil protease produzida e secretada pelo *aparelho justaglomerular*, um conjunto especializado de células musculares lisas que revestem as arteríolas aferentes e eferentes do glomérulo renal. O resultado final da secreção de renina consiste em *vasoconstrição e retenção de Na$^+$; duas ações que mantêm a perfusão tecidual e aumentam o volume de líquido extracelular* (Figura 20.2).

Acredita-se que a liberação de renina pelas células justaglomerulares seja controlada por pelo menos três mecanismos (Figura 20.3). Em primeiro lugar, um mecanismo direto sensor de pressão da arteríola aferente aumenta a liberação de renina pelas células justaglomerulares em resposta a uma diminuição da tensão da parede arteriolar. O mecanismo molecular detalhado dessa transdução sensorial não é conhecido, mas pode envolver sinalização de prostaglandinas autócrinas e purinérgica. Em segundo lugar, a inervação simpática das células justaglomerulares promove a liberação de renina por meio de sinalização dos receptores β_1-adrenérgicos. Por fim, um mecanismo autorregulador, conhecido como *retroalimentação tubuloglomerular*, percebe a chegada de cloreto (e/ou de sódio) no néfron distal e modula a liberação de renina. A anatomia do néfron é organizada de tal modo que a extremidade distal do ramo ascendente espesso (RAE) cortical de cada néfron está estreitamente justaposta ao mesângio justaglomerular do mesmo néfron. Essa proximidade espacial possibilita uma rápida regulação integrativa do diâmetro da arteríola aferente e da contratilidade mesangial glomerular pela concentração de eletrólitos e/ou carga de sal no néfron distal. As células da *mácula densa* do ramo ascendente espesso cortical respondem a uma elevação do aporte luminal

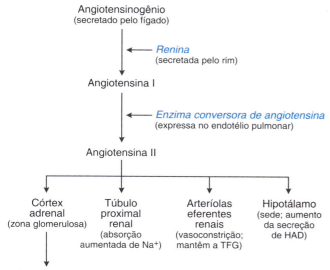

Angiotensinogênio
(secretado pelo fígado)

Renina
(secretada pelo rim)

Angiotensina I

Enzima conversora de angiotensina
(expressa no endotélio pulmonar)

Angiotensina II

| Córtex adrenal (zona glomerulosa) | Túbulo proximal renal (absorção aumentada de Na⁺) | Arteríolas eferentes renais (vasoconstrição; mantêm a TFG) | Hipotálamo (sede; aumento da secreção de HAD) |

A aldosterona (aumento da reabsorção de NaCl) atua em:
1. Ramo ascendente espesso medular da alça de Henle
2. Túbulo distal
3. Ducto coletor

FIGURA 20.2 Eixo renina-angiotensina-aldosterona. O angiotensinogênio é um pró-hormônio secretado na circulação pelos hepatócitos. A renina, uma aspartil protease secretada pelas células justaglomerulares do rim, cliva o angiotensinogênio em angiotensina I. A enzima conversora de angiotensina (ECA), uma protease expressa no endotélio capilar pulmonar (e em outros locais), cliva a angiotensina I em angiotensina II. A angiotensina II exerce quatro ações que aumentam o volume intravascular e mantêm a perfusão tecidual. Em primeiro lugar, a angiotensina II estimula as células da zona glomerulosa do córtex adrenal a secretar aldosterona, um hormônio que aumenta a reabsorção renal de NaCl em múltiplos segmentos ao longo do néfron. Em segundo lugar, a angiotensina II estimula diretamente a reabsorção tubular proximal renal de NaCl. Em terceiro lugar, a angiotensina II provoca vasoconstrição arteriolar eferente, uma ação que aumenta a pressão intraglomerular e, por conseguinte, a taxa de filtração glomerular (TFG). Por fim, a angiotensina II estimula os centros da sede do hipotálamo e promove a secreção de HAD.

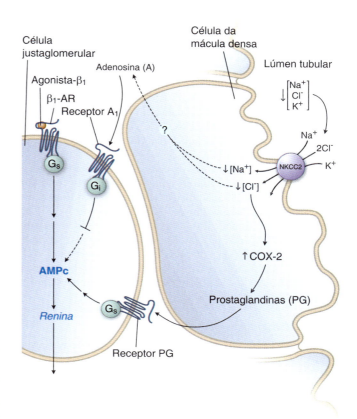

FIGURA 20.3 Modulação da liberação de renina. A renina é liberada pelas células justaglomerulares em resposta a diversos estímulos que sinalizam depleção de volume. Em primeiro lugar, a redução da pressão na arteríola aferente (*não ilustrada*) estimula a liberação aumentada de renina, possivelmente por meio da liberação de prostaglandinas. Em segundo lugar, as células justaglomerulares expressam receptores β₁-adrenérgicos (β₁-AR) acoplados à G_s, que estimula a adenilil ciclase a aumentar o nível intracelular de AMPc, que representa um incentivo para a liberação de renina. Em terceiro lugar, as células que revestem os segmentos diluidores do néfron modulam a liberação de renina, com base na extensão do fluxo luminal de NaCl. Em casos de diminuição do fluxo de NaCl, a entrada reduzida de Cl⁻ por meio do transportador de Na⁺/2Cl⁻/K⁺ (NKCC2) na membrana apical das células da mácula densa no túbulo contorcido distal estimula a atividade da ciclo-oxigenase-2 (COX-2), aumentando a produção de prostaglandinas. As prostaglandinas difundem-se e ativam os receptores de prostaglandinas (PG) das células justaglomerulares, que estimulam a liberação de renina pelo aumento da produção de AMPc. Em contrapartida, a elevação do aporte de NaCl no ramo ascendente espesso (RAE) cortical leva, por meio de mecanismos ainda controvertidos, a um aumento na produção de adenosina no interstício mesangial justaglomerular. A ativação dos receptores de adenosina A₁ acoplados à G_i das células justaglomerulares diminui o AMPc intracelular, resultando em uma liberação reduzida de renina.

de NaCl, aumentando a adenosina extracelular no interstício justaglomerular e ativando, assim, os receptores A₁ nas células mesangiais justaglomerulares para diminuir a liberação de renina. Por outro lado, a redução do aporte de NaCl luminal ativa uma cascata mesangial de sinalização de prostaglandinas, que culmina na liberação aumentada de renina. As células da mácula densa percebem o aporte luminal de NaCl pelo monitoramento de concentração luminal de NaCl e velocidade do fluxo de líquido luminal percebido pelo estresse de cisalhamento. A concentração luminal de NaCl pode ser diretamente percebida por receptores nos monocílios sensoriais apicais das células da mácula densa, enquanto a velocidade de fluxo é percebida pela inclinação direta dos monocílios. Os componentes moleculares da membrana apical extraciliar também contribuem provavelmente para esses processos de transdução de sinais.

Uma vez secretada, a renina atua como protease para clivar o *angiotensinogênio*, um pró-hormônio hepático circulante de 14 aminoácidos, produzindo o decapeptídio *angiotensina I*. Em seguida, a angiotensina I é clivada pela enzima conversora de angiotensina (ECA I), uma carboxipeptidase localizada na superfície das células endoteliais, ao octapeptídio ativo *angiotensina II* (AT II). Embora a ECA seja expressa principalmente em endotélio vascular pulmonar e circulação coronariana, sua atividade regula a produção local de AT II em todos os leitos vasculares. Com efeito, um sistema de renina-angiotensina "local", que

ainda não está totalmente elucidado, também é expresso na vasculatura, produzindo essas substâncias como fatores autócrinos, independentemente de rim e fígado. A ECA apresenta ampla especificidade proteolítica de substrato, que inclui bradicinina e outras cininas, autacoides venodilatadores liberados em resposta à inflamação. Por esse motivo, a ECA é também conhecida como *cininase II*, cuja atividade tem consequências farmacológicas importantes, conforme será discutido mais adiante.

A ligação da AT II ao *subtipo I do receptor AT II* (o *receptor AT₁* acoplado à proteína G, *AT₁R*) produz pelo menos quatro respostas fisiológicas: (1) estimulação da secreção de aldosterona por células da zona glomerulosa das glândulas adrenais;

(2) reabsorção aumentada de NaCl no túbulo proximal e em outros segmentos do néfron; (3) estimulação central da sede e secreção de HAD; e (4) vasoconstrição arteriolar. Todas essas quatro ações elevam o volume intravascular e ajudam, portanto, a manter a pressão de perfusão: a secreção de aldosterona aumenta a reabsorção tubular distal de Na^+; a reabsorção tubular proximal de NaCl eleva a fração do Na^+ filtrado que é reabsorvida; a estimulação da sede aumenta a água livre absorvida na vasculatura; a secreção de HAD aumenta a absorção de água livre no ducto coletor; e a vasoconstrição arteriolar mantém a pressão arterial.

As ações de AT II estão mais bem compreendidas em células musculares lisas vasculares, em que o AT_1R ativa a fosfolipase C, levando à liberação de Ca^{2+} das reservas intracelulares e à ativação da proteinoquinase C. A inibição do AT_1R pode diminuir a contratilidade das células musculares lisas vasculares e, por conseguinte, reduzir a resistência vascular sistêmica e a pressão arterial (ver adiante). Um segundo receptor AT II acoplado à proteína G, o AT_2R, que parece desempenhar um papel vasodilatador, é expresso mais proeminentemente no tecido fetal que no tecido adulto.

Peptídios natriuréticos

Os peptídios natriuréticos são hormônios liberados por átrios, ventrículos e endotélio vascular em resposta a sobrecarga de volume. Os peptídios natriuréticos clássicos são dos tipos A, B e C.

O peptídio natriurético tipo A (*PNA*) é liberado principalmente pelos átrios, enquanto o peptídio natriurético tipo B (*PNB*), pelos ventrículos. O peptídio natriurético tipo C (*PNC*) é liberado pelas células endoteliais vasculares. O peptídio natriurético uroguanilina (*UGN*) é liberado pelos enterócitos em resposta à ingestão dietética de sal.

Os peptídios natriuréticos vasculares são liberados em resposta a aumento do volume intravascular, um efeito que pode ser sinalizado por estiramento aumentado das células secretoras de peptídios natriuréticos. Os peptídios natriuréticos circulantes ligam-se a um de três receptores, denominados *RPN-A,* *RPN-B* e *RPN-C*. Os dois primeiros são proteínas transmembrana com domínios citoplasmáticos de *guanilil ciclase* (ver Capítulo 1). A ativação desses receptores aumenta os níveis intracelulares de GMPc. O RPN-C carece de um domínio guanilil ciclase intracelular e pode atuar como receptor "chamariz" ou "tampão", reduzindo o nível de peptídios natriuréticos circulantes disponíveis para ligação aos dois receptores de sinalização. Tanto o PNA quanto o PNB ligam-se com alta afinidade ao RPN-A, enquanto apenas o PNC se liga ao RPN-B. Todos os três peptídios natriuréticos ligam-se ao RPN-C (Figura 20.4A). O UGN liga-se à guanilil ciclase C transmembrana e a ativa, tanto nas células tubulares proximais renais quanto nos enterócitos. Liga-se ainda a um receptor ainda não definido no ducto coletor renal.

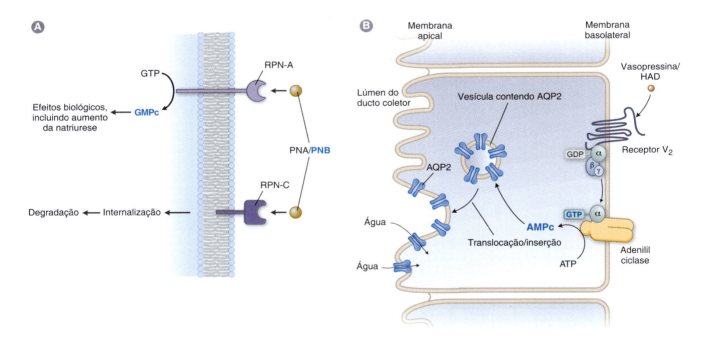

FIGURA 20.4 **Vias de sinalização dos peptídios natriuréticos e do hormônio antidiurético. A.** Os peptídios natriuréticos de tipos A e B (PNA e PNB) são hormônios secretados em resposta a sobrecarga de volume. Esses peptídios ligam-se ao receptor de peptídios natriuréticos A (RPN-A) e ao receptor de peptídio natriurético C (RPN-C). O RPN-A é um receptor transmembrana com atividade intrínseca de guanilil ciclase associada a seu domínio citoplasmático. Os níveis intracelulares aumentados de GMPc medeiam os efeitos dos peptídios natriuréticos, incluindo o aumento da natriurese. Acredita-se que o RPN-C seja um "receptor chamariz", uma vez que a proteína carece do domínio catalítico intracelular. A ligação do peptídio natriurético ao RPN-C pode resultar em internalização do receptor e degradação do receptor internalizado, juntamente com seu peptídio natriurético ligado. Um terceiro peptídio natriurético, o PNC, é expresso pelas células endoteliais vasculares e liga-se ao RPN-B (*não ilustrado*). **B.** O hormônio antidiurético (HAD), também conhecido como vasopressina, é secretado pelo hipotálamo em resposta a aumento de osmolalidade e depleção de volume. O HAD medeia a reabsorção de água pelo ducto coletor por meio da ativação do receptor de vasopressina V_2 acoplado à G_s. A ativação da G_s leva a elevação de atividade da adenilil ciclase e dos níveis de AMPc, o qual aumenta a reabsorção de água pelo ducto coletor ao promover a translocação e a inserção de vesículas contendo canais de água – aquaporina 2 (AQP2) – na membrana apical do ducto coletor. A elevação da AQP2 na membrana apical resulta em aumento do fluxo de água pelo ducto coletor e, por conseguinte, em maior reabsorção de água filtrada. A hidrólise do AMPc pela fosfodiesterase resulta na remoção da AQP2 da membrana luminal por endocitose de vesículas contendo AQP2 (*não ilustradas*).

Os peptídios natriuréticos afetam sistema cardiovascular, rins e sistema nervoso central. A integração de sinais derivados dos peptídios natriuréticos serve para diminuir a sobrecarga de volume e suas sequelas. O PNA relaxa o músculo liso vascular por meio de aumento do GMPc intracelular, que produz desfosforilação da cadeia leve de miosina, com relaxamento vascular subsequente (ver Capítulo 21). O PNA também aumenta a permeabilidade do endotélio capilar; efeito que reduz a pressão arterial ao favorecer a filtração de líquido do plasma para o interstício (ver Equação 20.1).

No rim, os peptídios natriuréticos promovem aumento da taxa de filtração glomerular (TFG) e da natriurese. A TFG aumenta em decorrência da constrição da arteríola eferente e dilatação da arteríola aferente, resultando em maior pressão intraglomerular e, por conseguinte, aumento da filtração de plasma. Os efeitos natriuréticos sobre o rim resultam do antagonismo da ação do HAD nos ductos coletores e do antagonismo da reabsorção de Na^+ em múltiplos segmentos do néfron.

Os efeitos centrais dos peptídios natriuréticos são menos bem estabelecidos, porém incluem diminuição da percepção da sede (portanto, diminuição da ingestão de líquido), liberação diminuída de hormônio antidiurético e redução do tônus simpático. Os mecanismos de sinalização que medeiam essas ações são incertos, mas podem ocorrer por meio do PNC, uma vez que esse peptídio natriurético é expresso em altos níveis no cérebro.

Embora muitos dos efeitos dos peptídios natriuréticos ainda não estejam completamente elucidados, esses hormônios parecem desempenhar importante papel na regulação da fisiopatologia do excesso de volume. Recentemente, houve muito interesse na relação entre os peptídios natriuréticos e a insuficiência cardíaca. A fisiologia e a farmacologia dos peptídios natriuréticos e seus receptores continuam sendo objeto de ativa pesquisa.

Hormônio antidiurético

O hormônio antidiurético (*HAD* ou *vasopressina*) é um hormônio nonapeptídico secretado pela neuro-hipófise em resposta a aumento da osmolalidade plasmática ou presença de hipovolemia grave. O HAD provoca constrição da vasculatura periférica e promove a reabsorção de água no ducto coletor renal. Suas ações são mediadas por dois receptores distintos acoplados à proteína G. O receptor V_1, que é encontrado nas células musculares lisas vasculares, estimula a vasoconstrição por meio de um mecanismo mediado pelo G_q. O receptor V_2, expresso nas células principais do ducto coletor, estimula a reabsorção de água por um mecanismo mediado pelo G_s (Figura 20.4B). Esse sinal G_s aumenta o AMPc citosólico, levando à ativação da proteinoquinase A (PKA). A PKA fosforila o canal de água aquaporina 2 e ativa o transporte e a fusão de vesículas contendo aquaporina 2 na membrana apical das células principais. A expressão aumentada da aquaporina 2 na membrana apical promove aumento na reabsorção de água. *A regulação da reabsorção renal de água no ducto coletor modula a osmolalidade urinária e plasmática* e atua como mecanismo de reserva para aumentar o volume intravascular em situações de desidratação grave.

Nervos simpáticos renais

Os nervos simpáticos renais inervam as arteríolas aferentes e eferentes. Em resposta a uma diminuição do volume intravascular, os nervos simpáticos renais reduzem a TFG ao estimular a constrição da arteríola aferente em maior grau que a da arteríola eferente. A diminuição da TFG em decorrência da constrição preferencial da arteríola aferente leva, finalmente, a redução da natriurese. Os nervos simpáticos renais também aumentam a produção de renina por meio da estimulação dos receptores β_1-adrenérgicos nas células mesangiais justaglomerulares e aumentam a reabsorção tubular proximal de NaCl. Como os rins transplantados funcionam normalmente, e tendo em vista que eles carecem de impulsos nervosos simpáticos, parece que a inervação renal não é necessária para uma função renal clinicamente normal.

Controle renal da excreção de Na^+

No decorrer de 24 h, os rins filtram aproximadamente 180 ℓ de líquido. Para elevação ou diminuição do volume de líquido corporal, os rins devem aumentar ou diminuir a reabsorção renal de Na^+ a partir do grande volume diário de filtrado glomerular. Por esse motivo, os mecanismos neuro-hormonais que controlam o estado do volume extracelular exercem ações importantes sobre o rim. A compreensão do controle renal da excreção de Na^+ é de suma importância para entender o papel que o rim desempenha na regulação do volume dos líquidos corporais.

O glomérulo renal produz um ultrafiltrado de plasma que percorre o néfron, a unidade funcional do rim (Figura 20.5), e é por ele processado. O néfron pós-glomerular é responsável pela reabsorção de água e solutos do filtrado, bem como pela excreção de produtos de degradação metabólica e xenobióticos, incluindo fármacos. As células epiteliais tubulares renais do néfron pós-glomerular abrangem um lúmen tubular extenso, o denominado "espaço urinário", que conduz a ureteres, bexiga urinária e uretra. O ultrafiltrado glomerular inicial contém solutos de baixo peso molecular, em concentrações semelhantes àquelas do plasma. À medida que o ultrafiltrado prossegue pelo néfron, as concentrações de solutos do líquido tubular são alteradas sequencialmente por transportadores específicos de substratos e canais na membrana luminal (apical) das células epiteliais tubulares renais polarizadas. Por sua vez, a função desses transportadores e canais é influenciada por alterações das concentrações de solutos nas próprias células, reguladas, em parte, por canais e transportadores no lado contralateral contraluminal (basolateral) das células. A regulação do volume sistêmico pelo rim é efetuada pela reabsorção tubular de solutos por meio da ação integrada de canais iônicos e transportadores iônicos nas membranas apical e basolateral das células epiteliais tubulares e pela reabsorção concomitante de água.

Além do glomérulo, o néfron exibe uma notável heterogeneidade ao longo de sua extensão. Quatro segmentos do néfron são particularmente importantes para a farmacologia da regulação do volume corporal (Figura 20.5), a saber: o *túbulo proximal*, o ramo ascendente espesso (*RAE*) da alça de Henle, o *túbulo contorcido distal* (TCD) e o *ducto coletor cortical* (DCC). Em cada segmento tubular, um grupo complexo, porém rigorosamente coordenado, de transportadores e canais iônicos específicos de cada segmento colabora na reabsorção de NaCl do lúmen por meio da monocamada celular do epitélio tubular para o espaço intersticial. A reabsorção de NaCl é essencial para a retenção de água sistêmica. O transporte de solutos e água por cada segmento exige a coordenação da função transportadora nas membranas luminal e basolateral. Além disso, o transporte paracelular de íons por intermédio das junções firmes entre células exige a regulação da comunicação entre células adjacentes do epitélio tubular. A integração dos com-

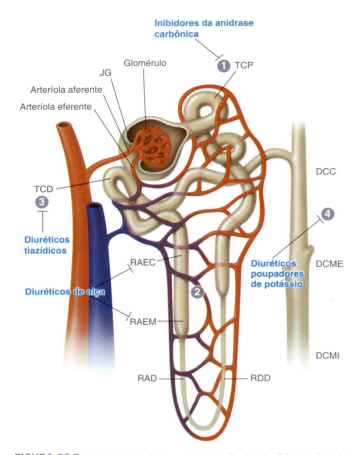

FIGURA 20.5 Anatomia do néfron e sítios de ação dos diuréticos. A filtração de líquido pelo néfron começa no glomérulo, onde um ultrafiltrado de plasma entra no espaço epitelial renal (urinário). Em seguida, esse ultrafiltrado flui por quatro segmentos sequenciais axialmente distintos do néfron (**1 a 4**). A partir do glomérulo, o ultrafiltrado dirige-se para o túbulo contorcido proximal (*TCP*) **(1)** e, depois, para a alça de Henle **(2)**, que inclui o ramo descendente delgado (*RDD*), o ramo ascendente delgado (*RAD*), o ramo ascendente espesso medular (*RAEM*) e o ramo ascendente espesso cortical (*RAEC*). O túbulo contorcido distal (*TCD*) **(3)** inclui a mácula densa e o aparelho justaglomerular (*JG*). O ducto coletor **(4)** consiste no ducto coletor cortical (*DCC*), ducto coletor medular externo (*DCME*) e ducto coletor medular interno (*DCMI*). Os agentes farmacológicos inibem os transportadores de solutos específicos no interior de cada segmento do néfron. Os inibidores da anidrase carbônica atuam principalmente no túbulo contorcido proximal; os diuréticos de alça exercem sua ação nos ramos ascendentes espessos medular e cortical; os diuréticos tiazídicos inibem o transporte de solutos no túbulo contorcido distal; e os diuréticos poupadores de potássio inibem a reabsorção de Na$^+$ no ducto coletor.

ponentes transcelulares e paracelulares do transporte transepitelial requer a integração dos sinais transmitidos por sensores das concentrações de íons extracelulares e intracelulares e dos volumes intracelular, extracelular local e sistêmico. A alteração do transporte de íons por fármacos em cada segmento do néfron pode induzir uma regulação compensatória local e nos segmentos mais distais do néfron.

Túbulo proximal

O túbulo proximal (TP) é o primeiro local de reabsorção no néfron. É responsável por cerca de dois terços da reabsorção de sódio, por 85 a 90% da reabsorção de bicarbonato e por, aproximadamente, 60% da reabsorção de cloreto (Figura 20.6). A reabsorção renal de toda a glicose, aminoácidos, fosfato e sulfato do filtrado glomerular é impulsionada por transportadores

específicos acoplados ao sódio na membrana apical do túbulo proximal. O túbulo proximal também medeia a secreção e a reabsorção de ácidos orgânicos fracos e bases fracas, acopladas a processos de *symport* (transporte de duas moléculas ou íons diferentes na mesma direção por uma membrana, usando mecanismo carreador comum) ou *antiport* (mecanismo de transporte acoplado de duas moléculas ou íons diferentes em direções opostas por uma membrana) de sódio ou prótons, ou a mecanismos de troca de ânions. Entre esses ácidos e bases fracos, situam-se muitos dos fármacos usados para regular o volume sistêmico (ver adiante).

A reabsorção de bicarbonato requer a ação coordenada dos transportadores de íons apicais e basolaterais, juntamente com atividades enzimáticas apicais e intracelulares (Figura 20.6). Na superfície luminal do túbulo proximal, o bicarbonato filtrado depara-se com a secreção ativa de prótons pelas microvilosidades da borda em escova do túbulo proximal. Dois terços do efluxo de prótons ocorrem em troca do influxo de Na$^+$, em grande parte por meio do trocador de *Na$^+$/H$^+$*, *NHE3*. O terço restante de efluxo de prótons é mediado pela *H$^+$-ATPase vacuolar* (*vH$^+$ ATPase*).

A permeabilidade da membrana luminal da célula tubular proximal ao HCO$_3^-$ é baixa. Todavia, o folheto externo da membrana luminal abriga a exoenzima ligada ao glicosilfosfatidili-

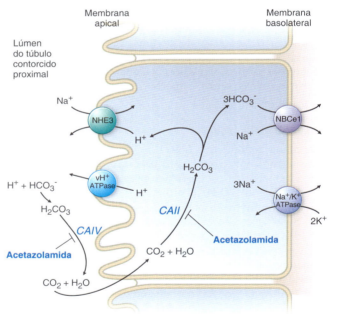

FIGURA 20.6 Célula do túbulo contorcido proximal. Ocorre reabsorção de porcentagem significativa de Na$^+$ do túbulo contorcido proximal por meio do "antiportador" de Na$^+$/H$^+$, NHE3. Sua ação, juntamente com a de uma ATPase vacuolar (vH$^+$ ATPase) da membrana apical, resulta em extrusão significativa de H$^+$ no espaço urinário do túbulo contorcido proximal. A expulsão do H$^+$ está acoplada à reabsorção de HCO$_3^-$ pela ação de uma anidrase carbônica IV (CAIV) da membrana apical, que catalisa a clivagem do HCO$_3^-$ em OH$^-$ e CO$_2$. O OH$^-$ combina-se com o H$^+$ para formar água, enquanto o CO$_2$ difunde-se no citoplasma da célula epitelial. A enzima citoplasmática anidrase carbônica II (CAII) catalisa a formação de HCO$_3^-$ a partir do CO$_2$ e OH$^-$; em seguida, o HCO$_3^-$ é transportado para o interstício, juntamente com Na$^+$. O resultado final desse processo consiste na reabsorção de HCO$_3^-$ e Na$^+$ pelo cotransportador basolateral, NBCe1. A acetazolamida inibe ambas as isoformas da anidrase carbônica; a diminuição da atividade da anidrase carbônica resulta em redução da absorção de Na$^+$ e de HCO$_3^-$.

nositol, a *anidrase carbônica IV* (*CAIV*). A CAIV converte o HCO_3^- luminal em CO_2 e OH^-. A OH^- é rapidamente hidratada a água pela quantidade abundante de prótons locais, enquanto o CO_2 sofre difusão livre no citoplasma da célula epitelial do túbulo proximal. O CO_2 intracelular é rapidamente reidratado a HCO_3^- pela *anidrase carbônica II* (*CAII*) citoplasmática; essa reação consome a OH^- intracelular acumulada em consequência das atividades de expulsão de H^+ do NHE3 apical e da vH^+ ATPase. O HCO_3^- produzido pela reação da CAII é, então, cotransportado com o Na^+ pela membrana basolateral da célula epitelial, respondendo pela reabsorção efetiva de sódio e bicarbonato. O cotransportador de Na^+/HCO_3^-, *NBCe1*, medeia o efluxo basolateral eletrogênico de três íons HCO_3^- com cada íon Na^+ cotransportado. Os canais de K^+ basolaterais mantêm um potencial de membrana negativo interno para intensificar a força propulsora para o efluxo efetivo de duas cargas negativas a cada ciclo de transporte do NBCe1. Evidências recentes também sugerem a presença de vários tipos de ectoanidrases carbônicas transmembrana na membrana basolateral, que ajudam a dissipar o acúmulo local de bicarbonato no interior do pequeno espaço intersticial entre as células epiteliais e os capilares peritubulares.

A absorção de solutos no túbulo proximal é isosmótica – a água acompanha os íons reabsorvidos para manter o equilíbrio osmótico. No passado, acreditava-se que o fluxo de água fosse, em grande parte, paracelular. Entretanto, dados obtidos de camundongos geneticamente modificados para a ausência do canal de água *aquaporina* AQP1 (e de casos raros de seres humanos que carecem de AQP1) demonstraram que a maior parte da reabsorção de água pelo túbulo proximal – e, depois, pelo ramo descendente delgado da alça de Henle – é transcelular. As aquaporinas são essenciais para a permeabilidade transepitelial à água em todos os segmentos do néfron permeáveis à água. Por conseguinte, a transição do ramo descendente delgado da alça de Henle permeável à água para o ramo ascendente delgado impermeável à água é acompanhada de diminuição de expressão da AQP1.

Ramo ascendente espesso da alça de Henle

O líquido tubular que emerge do ramo ascendente delgado é hipertônico e apresenta elevada concentração de NaCl. Os três segmentos do néfron nos quais esse líquido flui, a saber, ramo ascendente espesso (RAE), túbulo contorcido distal (TCD) e segmento ou túbulo conector (TC), constituem o "segmento diluidor". A membrana apical do ramo ascendente espesso da alça de Henle é desprovida de aquaporinas, assim como a membrana apical do segmento diluidor restante; por conseguinte, esses segmentos do néfron reabsorvem NaCl e ureia sem água concomitante (Figura 20.7), diluindo, assim, os solutos do líquido tubular. A reabsorção de NaCl e de ureia pelo RAE produz o soluto intersticial que gera e mantém o gradiente osmótico corticomedular do rim, possibilitando a atuação do "multiplicador por contracorrente", capaz de concentrar a urina dos seres humanos a 1.200 mOsM e a de roedores do deserto a 4.000 mOsM.

O RAE reabsorve entre 25 e 35% da carga filtrada de Na^+ por intermédio do cotransportador de $Na^+\text{-}K^+\text{-}2Cl^-$ da membrana luminal, o *NKCC2*. O Cl^- importado pelo NKCC2 sai pelo lado basolateral da célula pelos canais de cloreto *CCL-K2*. O Na^+ importado do lúmen pelo NKCC2 sai pelo lado basolateral da célula por meio da Na^+/K^+-ATPase. Dada sua carga negativa, a saída do Cl^- não acompanhado por meio do CCL-K2 basolateral despolariza a célula. A estequiometria da Na^+/K^+ ATPase,

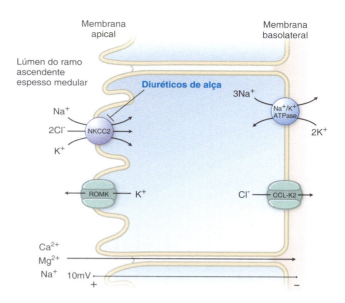

FIGURA 20.7 **Célula do ramo ascendente espesso medular.** O ramo ascendente espesso medular da alça de Henle absorve Na^+ por meio de um transportador de $Na^+/K^+/2Cl^-$ (NKCC2) na membrana apical. A Na^+/K^+ ATPase bombeia o sódio do citoplasma para o interstício, e um canal de Cl^- basolateral (CCL-K2) transporta o Cl^- para o interstício. O K^+ é principalmente reciclado no espaço urinário por meio de um canal de K^+ luminal (ROMK). As atividades combinadas do ROMK apical e do CCL-K2 basolateral resultam em uma diferença de potencial transepitelial positiva no lúmen (de aproximadamente 10 mV), que impulsiona a absorção paracelular de cátions, incluindo Ca^{2+} e Mg^{2+}. Os diuréticos de alça inibem o NKCC2, levando a um aumento significativo da excreção renal de sódio. A ruptura do potencial transepitelial positivo por diuréticos de alça também eleva a excreção de Ca^{2+} e Mg^{2+}.

isto é, saída de $3Na^+$ por entrada de $2 K^+$, contrabalança, em parte, essa despolarização; a repolarização adicional da célula é efetuada pelo canal de K^+ apical, *ROMK*, que recicla de volta ao lúmen o K^+ importado no interior da célula pelo NKCC2.

A operação coordenada desses transportadores e canais apicais e basolaterais gera um potencial elétrico positivo no lúmen pelo RAE. Essa diferença de potencial transepitelial impulsiona a reabsorção paracelular de Na^+ adicional do lúmen para o interstício. O componente paracelular de reabsorção de Na^+, de cerca de 50% do Na^+ reabsorvido pelo RAE, reduz efetivamente em 50% o custo energético para as células epiteliais do RAE (mensurado na forma de consumo de ATP), uma vez que o transporte de Na^+/K^+ consome a maior parte do ATP da célula no RAE. Mesmo com a energia conservada pela via absortiva de Na^+ paracelular, o RAE, que atua em sua capacidade máxima, pode consumir até 25% da produção corporal total de ATP, ou, aproximadamente, 65 moles por dia em repouso. O potencial transepitelial positivo no lúmen do RAE também impulsiona a reabsorção paracelular de íons cálcio e magnésio luminais por canais seletivos de cátions, denominados paracelinas ou claudinas, que residem entre os componentes das junções firmes, entre as membranas apicais de células epiteliais adjacentes do RAE.

Túbulo contorcido distal

O túbulo contorcido distal, que é uma continuação do segmento diluidor, reabsorve ativamente entre 2 e 10% da carga filtrada de NaCl, enquanto permanece impermeável à água luminal (Figura 20.8). O Na^+ luminal penetra nas células epiteliais do

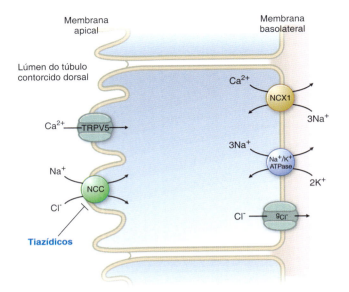

FIGURA 20.8 Célula do túbulo contorcido distal. As células do túbulo contorcido distal absorvem Na$^+$ por meio de um cotransportador de NaCl (NCC) da membrana apical. Em seguida, o Na$^+$ é transportado pela membrana basolateral para o interstício por intermédio da Na$^+$/K$^+$ ATPase, enquanto o Cl$^-$ é transportado do citosol para o interstício pelos canais de Cl$^-$ (g$_{Cl}$) e, talvez, por intermédio de cotransportadores de K$^+$Cl$^-$ (*não ilustrados*). As células epiteliais renais do túbulo contorcido distal também absorvem Ca^{2+} por canais de Ca^{2+} (TRPV5) da membrana apical, enquanto o Ca^{2+} é transportado pela membrana basolateral para o interstício pelo trocador de Na$^+$/Ca^{2+}, o NCX1, e por intermédio da Ca^{2+}-ATPase da PMCA (*não ilustrada*). Os tiazídicos inibem o NCC, resultando em aumento da excreção de Na$^+$. Os tiazídicos também aumentam a absorção de Ca^{2+} pelas células epiteliais por um mecanismo desconhecido (*não ilustrado*).

túbulo contorcido distal por meio do cotransportador de Na$^+$ Cl$^-$ eletroneutro, independente de K$^+$, o denominado *NCC*. A saída basolateral de Na$^+$ é mediada pela Na$^+$/K$^+$ ATPase, enquanto o Cl$^-$ importado sai por vias aniônicas basolaterais, que incluem tanto canais de Cl$^-$ eletrogênicos quanto (pelo menos no camundongo) cotransporte de K$^+$Cl$^-$ eletroneutro. O túbulo contorcido distal (TCD) também medeia a reabsorção transepitelial de íons cálcio e magnésio luminais por intermédio de canais de cálcio TRPV5 regulados e específicos de íons e de canais de magnésio TRPM6 na membrana apical. O cálcio reabsorvido atravessa a membrana basolateral das células do TCD por meio de Ca^{2+}-ATPases e trocadores de Na$^+$/Ca^{2+}específicos NCX$^+$. A(s) via(s) de saída basolateral(is) para o magnésio permanece(m) indefinida(s), porém a clonagem molecular recente de vários transportadores de Mg^{2+} sugere que essas vias serão em breve identificadas.

Ducto coletor

Essa porção terminal do néfron é dividida em segmentos *cortical, medular externo* e *medular interno* do ducto coletor (DC) (Figura 20.9). Os segmentos cortical e medular externo do DC são constituídos por dois tipos de células: *células principais* e *células intercaladas*. As células principais reabsorvem entre 1 e 5% da carga filtrada de sódio, dependendo dos níveis plasmáticos de aldosterona (a aldosterona aumenta a reabsorção de sódio e a retenção de água, ver adiante). O Na$^+$ luminal penetra nas células principais do ducto coletor cortical por meio de canais de Na$^+$ epiteliais heterotriméricos, os *CENa*, na membrana

apical. O Na$^+$ intracelular sai pelo lado basolateral da célula por meio da Na$^+$/K$^+$-ATPase. As células principais também secretam K$^+$ no lúmen para manter um controle rigoroso do [K$^+$] plasmático, bem como para minimizar a diferença de potencial transepitelial resultante da reabsorção de Na$^+$. Além disso, as células principais corticais e medulares externas, bem como as células do ducto coletor medular interno, expressam canais de água que respondem à vasopressina (HAD). O HAD ativa a reabsorção de água ao estimular um receptor V$_2$ acoplado à proteína G$_s$ na membrana basolateral. Por sua vez, a sinalização da proteína G$_s$ promove a inserção reversível de vesículas intracelulares contendo canais de água de aquaporina 2 (AQP2) na membrana apical (Figura 20.4B).

Pelo menos dois subtipos de células intercaladas (CI) contribuem para o equilíbrio acidobásico sistêmico por meio da expressão polarizada específica de tipo celular da H$^+$-ATPase vacuolar. As CI tipo A secretam prótons pela H$^+$-ATPase apical e reabsorvem bicarbonato por meio do trocador de Cl$^-$/HCO$_3^-$ basolateral (também conhecido como "AE1 renal"). As CI tipo

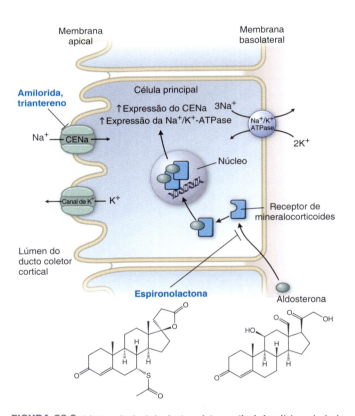

FIGURA 20.9 Célula principal do ducto coletor cortical. As células principais do ducto coletor cortical absorvem Na$^+$ por intermédio de um canal de Na$^+$ (CENa) da membrana apical. Depois, o Na$^+$ citoplasmático é transportado pela membrana basolateral pela Na$^+$/K$^+$-ATPase. Além disso, as células do ducto coletor expressam canais de K$^+$ na membrana apical, que possibilitam a saída de K$^+$ para o espaço urinário. A expressão do CENa e sua localização na superfície apical são moduladas pela aldosterona. A aldosterona liga-se ao receptor de mineralocorticoides, que, em seguida, aumenta a transcrição do gene que codifica o Na$^+$, bem como de genes que codificam outras proteínas envolvidas na reabsorção de Na$^+$ (como a Na$^+$/K$^+$-ATPase). As células principais do ducto coletor constituem o sítio de ação de duas classes de diuréticos poupadores de potássio. Os antagonistas do receptor de mineralocorticoides, como a espironolactona, inibem competitivamente a interação da aldosterona com o receptor de mineralocorticoides e, por conseguinte, diminuem a expressão do CENa. Os inibidores diretos do CENa, como amilorida e trianereno, inibem o influxo de Na$^+$ pelos canais CENa na membrana plasmática apical.

B secretam HCO_3^- por meio do trocador de Cl^-/HCO_3^- apical, a pendrina, e reabsorvem proteínas pela H^+-ATPase basolateral. Provavelmente a pendrina também medeia a reabsorção de Cl^- por meio de um terceiro tipo de CI, a Ci "não A, não B". Além disso, as células intercaladas medeiam a absorção de K^+ por meio de H^+/K^+-ATPase luminais eletroneutras, a secreção de K^+ sensível ao fluxo por canais de maxi-K^+ ativados pelo Ca^{2+}, bem como a secreção de NH_4^+ por proteínas relacionadas com os antígenos eritroides *rhesus* (Rh).

► Fisiopatologia da formação de edema

O edema é definido como o *acúmulo de líquido no espaço intersticial*. O edema pode ser exsudativo (com alto conteúdo proteico) ou transudativo (com baixo conteúdo proteico, constituindo, essencialmente, um ultrafiltrado de plasma). O edema exsudativo ocorre como parte da resposta inflamatória aguda (ver Capítulo 41). O tipo de edema considerado aqui é o *edema transudativo*, que pode resultar da retenção renal patológica de Na^+.

Em condições fisiológicas, qualquer aumento da filtração de líquido pela membrana capilar é rapidamente contrabalançado por mecanismos homeostáticos. Esse retorno a um ponto de ajuste fisiológico é mediado por três fatores, a saber: forças osmóticas, drenagem linfática e modulação do volume a longo prazo por sensores e sinais fisiológicos. As forças osmóticas desempenham um papel imediato no deslocamento dos líquidos entre compartimentos. Por exemplo, um deslocamento aumentado de líquido para o espaço intersticial resultará em elevação da pressão hidrostática intersticial e da pressão oncótica do plasma. Ambas essas variáveis favorecem o deslocamento de líquido de volta ao espaço intravascular (Figura 20.1). O sistema linfático também pode aumentar notavelmente o retorno de líquido filtrado, diminuindo, assim, sua quantidade que permanece no espaço intersticial. Ao longo de um período de vários dias a semanas, os sinais e sensores de volume respondem a mudanças de volume por meio de alteração na extensão da natriurese ou na reabsorção de sódio necessária para manter um volume intravascular constante. Esses sistemas combinados monitoram e regulam estreitamente o volume intravascular. Por conseguinte, *a fisiopatologia da formação de edema transudativo quase sempre requer um elemento de retenção renal patológica de Na^+*.

As três situações clínicas mais comuns que resultam em formação de edema são insuficiência cardíaca, cirrose e síndrome nefrótica. Todas essas doenças apresentam comprometimento da reabsorção de Na^+ causado por alterações patológicas na regulação do volume. A compreensão da fisiopatologia da formação do edema nessas doenças fornece um fundamento lógico para o uso terapêutico dos agentes natriuréticos.

Insuficiência cardíaca

A insuficiência cardíaca (IC) é definida pela incapacidade do coração de perfundir adequadamente os tecidos e os órgãos. O débito cardíaco insuficiente e a redução subsequente do fluxo sanguíneo pelo leito vascular arterial levam à congestão nos vasos de "capacitância" venosos. A consequente elevação da pressão hidrostática capilar favorece a transudação de líquido para os espaços intersticiais teciduais. A IC direita leva inicialmente a edema periférico, enquanto a esquerda pode resultar primeiro em edema pulmonar. No caso descrito na introdução, o comprometimento da função cardíaca de Sr. R provocou con-

gestão venosa pulmonar e edema periférico; a congestão pulmonar foi responsável pela sensação de dispneia. A fisiopatologia da IC é abordada de modo mais detalhado no Capítulo 25; a discussão a seguir restringe-se à fisiopatologia da formação do edema.

A causa fundamental da retenção de Na^+ na IC é a *depleção percebida de volume* (Figura 20.10). O fluxo sanguíneo arterial inadequado é percebido por receptores de volume de alta pressão, incluindo o aparelho justaglomerular, como redução do volume intravascular. Em consequência, o rim aumenta a produção de renina, resultando em maior produção de angiotensina II (AT II) e secreção de aldosterona pelo córtex da adrenal. Tanto a AT II quanto a aldosterona elevam a absorção renal de Na^+. Outros importantes mediadores da reabsorção renal aumentada de Na^+ podem incluir a inervação simpática renal e os autacoides, como endotelina e prostaglandinas; essas vias atuam para manter a pressão de perfusão renal e a fração de filtração glomerular na presença de depleção percebida de volume.

Em condições fisiológicas, os sistemas de baixa pressão, como respostas neurais e peptídios natriuréticos, percebem o aumento de pressão resultante da congestão venosa e, como consequência, promovem a natriurese. Essa resposta limita a extensão da reabsorção renal de Na^+ e impede a expansão patológica do volume de líquido extracelular. Todavia, ambas

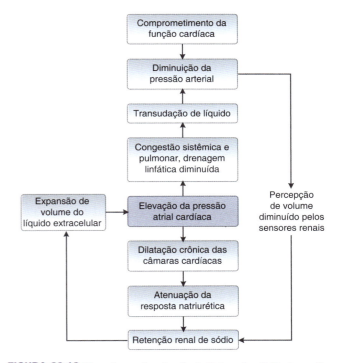

FIGURA 20.10 Mecanismos de retenção de Na^+ em insuficiência cardíaca. Na insuficiência cardíaca, o comprometimento da função cardíaca leva à redução da pressão arterial e à subsequente ativação dos sensores de volume renais. Esses sensores ativam a retenção renal de sódio para expandir o volume extracelular e, por conseguinte, corrigir a pressão arterial diminuída. A expansão do volume extracelular aumenta a pressão atrial cardíaca. No coração em falência, o aumento da pressão atrial resulta em elevação da pressão hidrostática nos circuitos pulmonar e sistêmico, culminando em transudação de líquido e formação de edema. Além disso, as evidências sugerem que a dilatação crônica das câmaras cardíacas leva a uma resistência local à estimulação pelo peptídio natriurético; na ausência de resposta natriurética apropriada, o rim continua reabsorvendo Na^+, apesar do volume extracelular aumentado.

as vias de sinalização neural e de peptídios natriuréticos estão comprometidas na IC, a qual, ativa respostas simpáticas excessivas, em parte para aumentar o inotropismo ventricular por meio da ação da norepinefrina, aumentando, assim, a fração de ejeção e mantendo o débito cardíaco. Os níveis plasmáticos de peptídio natriurético estão significativamente elevados na IC, porém a resistência coexistente dos órgãos-alvo pode atenuar a resposta natriurética à concentração aumentada de hormônio circulante.

Os diuréticos e os inibidores da ECA têm aplicação significativa na interrupção da fisiopatologia da IC. Conforme será discutido mais adiante, os diuréticos diminuem a reabsorção renal de Na^+ e reduzem, portanto, a expansão do volume extracelular que favorece a formação de edema. Como demonstrado no caso da introdução, os diuréticos podem ser usados em uma situação aguda para reduzir o edema pulmonar. A longo prazo, a retenção diminuída de Na^+ também afeta a pós-carga ao reduzir o volume intravascular, o que pode reduzir a pressão sistólica ventricular e a pressão arterial sistêmica. Os inibidores da ECA podem interromper as vias patológicas de sinalização parácrina que, de outro modo, levariam à deterioração do tecido cardíaco e ao agravamento da IC (ver adiante).

Cirrose

A *cirrose* é causada por fibrose do parênquima hepático em consequência de inflamação crônica ou de agressão hepatotóxica. As alterações fibróticas alteram a hemodinâmica hepática, causando obstrução do efluxo venoso do fígado e aumentando a pressão hidrostática na veia porta. A obstrução ao fluxo provoca derivação portossistêmica de sangue do fígado para a circulação sistêmica. A lesão hepatocelular compromete as funções de síntese e metabolismo do fígado, levando à produção reduzida de albumina e de outros contribuintes macromoleculares importantes da pressão oncótica do plasma. A disfunção hepática diminui a biossíntese e a secreção de hormônios peptídicos, proteínas de ligação de hormônios do soro e fatores da coagulação (aumentando, assim, a formação de equimoses e a ocorrência de sangramento).

O mecanismo de retenção renal de Na^+ na cirrose permanece controverso, conforme observado em dois modelos propostos (Figura 20.11). O *modelo de enchimento deficiente* (Figura 20.11A) sugere que a obstrução do efluxo venoso hepático resulte em elevação da pressão hidrostática intra-hepática. A pressão hidrostática elevada provoca aumento na transudação de líquido por meio dos sinusoides hepáticos, aumentando o fluxo linfático pelo ducto torácico. Em condições fisiológicas, o sistema linfático é capaz de aumentar acentuadamente seu fluxo, limitando, assim, a extensão do acúmulo de líquido intersticial. Todavia, na cirrose, o fluxo linfático pode ultrapassar 20 ℓ/dia, sobrepujando a capacidade do sistema linfático de devolver o transudato à circulação sistêmica, com consequente formação de *ascite* (acúmulo de líquido seroso na cavidade abdominal). A formação de ascite diminui o volume intravascular, em decorrência do desvio de líquido do plasma para a cavidade abdominal. O volume intravascular reduzido resulta em diminuição do débito cardíaco, com ativação subsequente dos barorreceptores que aumentam a retenção renal de Na^+. Por conseguinte, o modelo de enchimento deficiente assemelha-se, em termos conceituais, ao mecanismo de formação de edema na insuficiência cardíaca, uma vez que o rim inicia a reabsorção de Na^+ em resposta a uma diminuição *percebida* do volume intravascular.

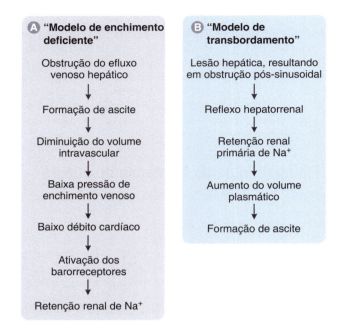

FIGURA 20.11 Mecanismos propostos de retenção de Na^+ na cirrose. A obstrução pós-sinusoidal na cirrose está associada a retenção renal de Na^+, bem como a acúmulo de líquido ascítico. Foram propostos dois modelos para explicar os mecanismos desses efeitos. **A.** A obstrução do efluxo venoso hepático provoca elevação da pressão hidrostática, dando início à formação de ascite. O acúmulo de líquido ascítico diminui o volume intravascular, resultando em baixa pressão de enchimento venoso, redução do débito cardíaco e ativação subsequente dos barorreceptores arteriais, que iniciam a retenção renal de Na^+. **B.** A obstrução pós-sinusoidal ativa o reflexo hepatorrenal, resposta autônoma que envolve o fígado e o rim, dando início à reabsorção renal de Na^+ por um mecanismo que ainda está pouco elucidado. A retenção renal de Na^+ leva a expansão do volume plasmático, elevação da pressão hidrostática no circuito porta e formação de ascite.

O *modelo de transbordamento* postula que a formação de ascite envolve um elemento de retenção renal *primária* de Na^+ (Figura 20.11B). Nesse modelo, a obstrução pós-sinusoidal ativa o *reflexo hepatorrenal*, uma resposta autônoma incompletamente caracterizada, que aumenta a retenção renal de Na^+. Essa retenção patológica de Na^+ leva à expansão do volume intravascular, elevação da pressão hidrostática portal e formação de ascite. Esse mecanismo, embora ainda não esteja bem elucidado, é compatível com vários sistemas de modelos experimentais que demonstram que a retenção renal de Na^+ na cirrose ocorre antes do desenvolvimento de ascite.

A formação de ascite poderia envolver elementos de ambos os modelos, a saber, enchimento deficiente e transbordamento, que começam com a observação de que a cirrose leva a uma obstrução significativa do efluxo hepático. Ademais, esses modelos devem considerar o comprometimento da hemodinâmica portal e a diminuição das funções hepáticas de síntese e secreção, resultando em redução da pressão oncótica do plasma, além de interações neurais ou hormonais pouco caracterizadas entre o fígado e o rim. A elucidação do mecanismo do reflexo hepatorrenal poderá levar, no futuro, a intervenções farmacológicas mais efetivas no controle do desenvolvimento da ascite na cirrose.

Síndrome nefrótica

A síndrome nefrótica caracteriza-se por proteinúria maciça (> 3,5 g/dia), edema, hipoalbuminemia e, com frequência, hipercolesterolemia. A causa primária da síndrome nefrótica consiste em *disfunção glomerular,* que pode ser decorrer de doença por imunocomplexos, diabetes, lúpus, amiloidose ou outras condições que afetam a função glomerular.

A explicação tradicional para a formação de edema na síndrome nefrótica obedece à seguinte sequência. Em primeiro lugar, a proteinúria maciça resulta em diminuição da pressão oncótica do plasma, reduzindo as forças que favorecem a retenção de líquido nos capilares e resultando em transudação de líquido no interstício. O aumento efetivo da transudação de líquido diminui o volume intravascular, ativando os sensores de volume para intensificar a retenção renal de Na^+. A consequente expansão de volume de líquido, na ausência de adequada síntese compensatória de albumina, mantém baixa a pressão oncótica do plasma e contínua a formação de edema. Nesse aspecto, a retenção renal de Na^+ é secundária à diminuição da perfusão arterial renal. Entretanto, o edema da síndrome nefrótica também pode ser causado por alterações intrínsecas na permeabilidade juncional capilar e/ou por retenção renal primária de Na^+. A postulada retenção primária de Na^+ da síndrome nefrótica pode localizar-se no néfron distal, em decorrência da resistência a peptídios natriuréticos, aumento da atividade do sistema nervoso simpático ou ativação aumentada do CENa por proteases luminais.

Embora o tratamento da síndrome nefrótica possa incluir diuréticos para combater a retenção renal de Na^+, a correção do edema geralmente exige a correção do distúrbio glomerular subjacente, levando finalmente à diminuição da proteinúria e à correção do edema. Os glicocorticoides e os imunossupressores usados no tratamento de algumas formas de síndrome nefrótica podem por si próprios promover maior retenção de sódio. São utilizados diuréticos a curto prazo para minimizar a formação de edema.

► Classes e agentes farmacológicos

Os moduladores farmacológicos de volume do líquido extracelular podem ser divididos em agentes que modificam os reguladores de volume neuro-hormonais e agentes que atuam diretamente sobre os segmentos do néfron, alterando o processamento renal de Na^+. A primeira categoria inclui agentes que interrompem o eixo renina-angiotensina, alteram os níveis circulantes de peptídios natriuréticos ou interrompem a sinalização do HAD. A segunda categoria abrange as várias classes de diuréticos voltados direto para a função ou a expressão de canais ou transportadores renais de íons, a fim de aumentar a excreção renal de Na^+. Os reguladores de volume neuro-hormonais também podem atuar diretamente sobre a reabsorção de Na^+ por meio de mecanismos que não estão tão bem elucidados quanto os dos diuréticos.

Agentes que modificam os reguladores de volume

Inibidores do sistema renina-angiotensina

São quatro as estratégias farmacológicas clinicamente disponíveis para a interrupção do sistema renina-angiotensina-aldosterona (SRAA). Em primeiro lugar, a inibição da atividade enzimática da renina impede a produção de angiotensina I. Em segundo lugar, os inibidores da ECA interrompem a conversão da angiotensina I em angiotensina II. Em terceiro lugar, os antagonistas dos receptores de angiotensina são antagonistas competitivos do receptor AT_1 e, por conseguinte, inibem os efeitos da angiotensina II nos órgãos-alvo. Por fim, os antagonistas do receptor de mineralocorticoides bloqueiam a ação da aldosterona no ducto coletor do néfron. As primeiras três classes de agentes são discutidas aqui, enquanto os antagonistas da ação da aldosterona são considerados como diuréticos e serão discutidos mais adiante (ver tópico sobre "Diuréticos do ducto coletor [poupadores de potássio]").

Inibidores da renina

O *alisquireno* é o primeiro inibidor da ação enzimática da renina a ser aprovado. Ao bloquear a atividade da renina, impede a conversão de angiotensinogênio em angiotensina I. O alisquireno é um agente anti-hipertensivo efetivo, que pode ser usado em pacientes hipertensos com insuficiência renal. Também pode ser útil para retardar a progressão da insuficiência cardíaca e a doença renal crônica (Figura 20.12).

Inibidores da enzima conversora de angiotensina

Mais comumente, a interrupção farmacológica do eixo da renina-angiotensina é obtida por meio da inibição da enzima conversora de angiotensina (ECA). Como a angiotensina II constitui o principal mediador da atividade do sistema renina-angiotensina-aldosterona, a conversão reduzida de angiotensina I em angiotensina II inibe a vasoconstrição arteriolar, diminui a síntese de aldosterona, coíbe a reabsorção tubular proximal renal de NaCl e reduz a liberação de HAD. Todas essas ações resultam em diminuição da pressão arterial e aumento da natriurese. Além disso, como a ECA cliva proteoliticamente a bradicinina (entre outros substratos), os inibidores da ECA também aumentam os níveis de bradicinina e de outras cininas. A bradicinina provoca relaxamento do músculo liso vascular por meio de sua ligação a receptores de bradicinina sobre a superfície das células endoteliais, resultando em mobilização do Ca^{2+} intracelular, ativação de eNOS e aumento na produção de NO (ver Capítulo 21). Por conseguinte, os inibidores da ECA reduzem a pressão arterial ao diminuir os níveis de angiotensina II e aumentar os de bradicinina (Figura 20.12).

A contribuição dos níveis plasmáticos reduzidos de aldosterona para os efeitos anti-hipertensivos dos inibidores da ECA permanece incerta. Incerteza essa relacionada com a observação de que os efeitos vasoconstritores renais da angiotensina II são detectados principalmente na arteríola eferente do glomérulo. Uma diminuição preferencial do tônus arteriolar eferente em relação ao tônus arteriolar aferente provoca redução da pressão intraglomerular, resultando em diminuição da TFG. Essa redução na TFG pode contrabalançar a diminuição antecipada da retenção de Na^+ e H_2O que deveria ocorrer em consequência dos níveis diminuídos de aldosterona.

Os inibidores da ECA exibem três padrões de metabolismo. *Captopril,* protótipo do grupo, representa o primeiro padrão: mostra-se ativo quando administrado, porém também é processado em metabólito ativo. O segundo e mais comum padrão, exemplificado por *enalapril* e *ramipril,* é o de um éster pró-fármaco convertido no plasma em metabólito ativo. As formas ativas de cada um desses fármacos estão indicadas pelas letras "-ato", acrescentadas ao nome do fármaco; assim, enalaprilato e ramiprilato são as formas ativas de enalapril e ramipril, respectivamente. *Lisinopril* exemplifica o terceiro padrão, em que o fármaco é administrado na forma ativa e excretado de modo inalterado pelos rins. Captopril, enalapril, ramipril e lisinopril foram todos investigados em ensaios clínicos de ampla escala.

Embora os inibidores da ECA sejam, em geral, bem tolerados, os efeitos adversos importantes desses agentes consis-

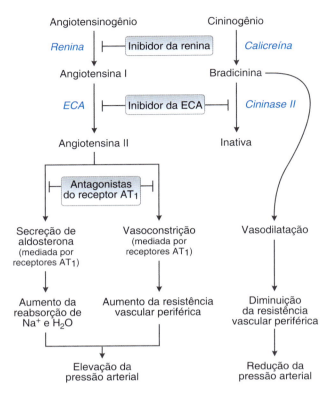

FIGURA 20.12 Efeitos dos inibidores do sistema renina-angiotensina sobre a pressão arterial. Os inibidores da renina impedem a conversão do angiotensinogênio em angiotensina I. Os inibidores da ECA evitam a conversão da angiotensina I em angiotensina II (ambas existentes nos pulmões e localmente nos vasos sanguíneos e tecidos) e inibem a inativação da bradicinina. Ambas as ações dos inibidores da ECA levam à vasodilatação. A inibição da conversão da angiotensina I diminui a vasoconstrição mediada por AT_1 e reduz a secreção de aldosterona; ambos os efeitos atuam para diminuir a pressão arterial. A inibição da atividade da cininase II resulta em níveis mais elevados de bradicinina, promovendo vasodilatação. A vasodilatação aumentada diminui a resistência vascular periférica, que reduz a pressão arterial. Em contrapartida, os antagonistas de AT_1 (também conhecidos como *bloqueadores dos receptores de angiotensina ou BRA*) diminuem a síntese de aldosterona e interrompem a vasoconstrição, mediadas pelos receptores AT_1, porém não alteram os níveis de bradicinina. Observe que a tosse induzida pela bradicinina constitui um importante efeito colateral dos inibidores da ECA, mas não dos antagonistas dos receptores AT_1.

tem em *tosse* e *angioedema* causados pela potencialização da ação da bradicinina. A tosse, que é observada em até 20% dos pacientes em uso de captopril, é habitualmente seca e não produtiva. Embora não produza nenhum efeito fisiológico grave, a tosse pode causar desconforto, comprometer a qualidade da voz e limitar a adesão do paciente ao tratamento. O angioedema, que pode ocorrer entre 0,1 e 0,2% dos pacientes, constitui uma causa potencialmente fatal de obstrução das vias respiratórias. Esse efeito adverso quase sempre ocorre dentro da primeira semana após o início da terapia e pode exigir intervenção de emergência.

Os inibidores da ECA podem precipitar *hipotensão* e/ou *insuficiência renal aguda* com a primeira dose, razão pela qual são administrados em dose inicial baixa. Esses efeitos adversos são mais comuns em pacientes com estenose bilateral da artéria renal. Neles, a função renal pode depender da atividade aumentada da angiotensina II, na medida em que os níveis elevados de angiotensina II mantêm a TFG por meio da constrição preferencial da arteríola eferente. Por esse motivo, a estenose bilateral da artéria renal constitui uma contraindicação para a

terapia com inibidores da ECA. Os inibidores da ECA reduzem a síntese de aldosterona e, por conseguinte, podem provocar *hiperpotassemia*, a qual é mais comumente observada quando os inibidores da ECA são utilizados em associação com diuréticos poupadores de potássio (ver adiante), como espironolactona, amilorida e triantereno.

Os inibidores da ECA são amplamente utilizados no tratamento de hipertensão, insuficiência cardíaca, infarto agudo do miocárdio e doença renal crônica. Em muitos casos, os inibidores da ECA são cada vez mais considerados agentes de primeira linha para a hipertensão, particularmente quando o paciente apresenta concomitantemente disfunção da parede ventricular esquerda ou diabetes (ver Capítulo 25). Os inibidores da ECA apresentam ampla aplicação em todas as formas de hipertensão, incluindo a hipertensão em que não ocorre nenhum aumento bem definido dos níveis plasmáticos de renina. O uso a longo prazo de inibidores da ECA retarda a progressão da disfunção contrátil cardíaca observada na insuficiência cardíaca e após infarto do miocárdio, por meio de mecanismos que ainda estão pouco elucidados, mas que podem envolver inibição de fatores de crescimento e hormônios parácrinos, que estimulam a hipertrofia patológica e fibrose do tecido. Os inibidores da ECA também podem retardar a progressão da nefropatia diabética, provavelmente pela atenuação das vias de sinalização parácrinas renais, com consequente melhora da hemodinâmica renal. Podem também ser usados em associação com alisquireno, se necessário, e estão contraindicados durante a gravidez (incluindo para tratamento da hipertensão associada à gravidez), uma vez que foram associados a risco aumentado de malformações fetais significativas.

Antagonistas dos receptores de angiotensina

Os antagonistas dos receptores de AT_1, como *losartana* e *valsartana*, inibem a ação da angiotensina II em seu receptor (Figura 20.12). Em comparação com os inibidores da ECA, os antagonistas dos receptores AT_1 podem induzir a mais completa inibição das ações da angiotensina II, visto que a ECA não é a única enzima capaz de produzir a angiotensina II. Além disso, como os antagonistas do receptor AT_1 não têm efeito algum sobre o metabolismo da bradicinina, seu uso pode minimizar a incidência de tosse e angioedema provocados pelo fármaco. Entretanto, a incapacidade dos antagonistas dos receptores AT_1 de potencializar os efeitos vasodilatadores da bradicinina pode resultar em vasodilatação menos efetiva. Diferentemente dos inibidores da ECA, os antagonistas dos receptores AT_1 podem aumentar de modo indireto a atividade de relaxamento vascular dos receptores AT_2. Tanto os inibidores da ECA quanto os antagonistas AT_1 elevam a liberação de renina como mecanismo compensatório; no caso de bloqueio AT_1, o consequente aumento da angiotensina II pode resultar no incremento de sua interação com receptores AT_2.

Os antagonistas dos receptores AT_1 foram aprovados para tratamento de hipertensão. Embora inicialmente fossem prescritos apenas para pacientes com reações adversas intoleráveis aos inibidores da ECA, esses agentes são atualmente considerados tratamento de primeira linha para a hipertensão e também estão sendo estudados para tratamento de insuficiência cardíaca. Ensaios clínicos recentes sugeriram que a associação de um antagonista dos receptores AT_1 com um inibidor da ECA pode proporcionar algum benefício clínico na insuficiência cardíaca grave. No momento atual, estão sendo conduzidos estudos para investigar essas associações no tratamento da doença renal crônica e na progressão da doença cardíaca. A terapia combinada de antagonistas dos receptores AT_1 e alisquireno também está em fase de pesquisa para o tratamento de hipertensão, insuficiência cardíaca e insuficiência renal. Os antagonistas dos receptores AT_1 também podem proteger contra o acidente vascular encefálico, não apenas por meio do controle da hipertensão, mas também pelos efeitos secundários benéficos, que incluem redução da agregação plaquetária, diminuição dos níveis séricos de ácido úrico, incidência diminuída de fibrilação atrial e efeitos antidiabéticos. Os mecanismos desses efeitos secundários ainda não foram elucidados.

Peptídio natriurético tipo B

Nesiritida, um peptídio natriurético tipo B (PNB) recombinante de sequência humana, pode ser utilizada no tratamento a curto prazo da insuficiência cardíaca descompensada. Como se trata de um peptídio, a nesiritida não é efetiva quando administrada por via oral. Nos ensaios clínicos da nesiritida em insuficiência cardíaca aguda, o fármaco diminuiu a pressão capilar pulmonar em cunha (uma medida da pressão hidrostática no sistema pulmonar), reduziu a resistência vascular sistêmica e melhorou os parâmetros de hemodinâmica cardíaca, como o volume sistólico. Nesses estudos clínicos, embora não tenha sido mais eficaz que a dobutamina mais comumente usada (ver Capítulo 25), em comparação a esta última a nesiritida pode ser associada a menor incidência de arritmias. Quando administrada em baixas doses, parece promover a excreção de água em maior grau que a de sódio.

A hipotensão constitui um importante efeito adverso da nesiritida, refletindo as propriedades de relaxamento vascular dos peptídios natriuréticos. O risco de hipotensão aumenta ao ser coadministrada com um inibidor da ECA. O tratamento com nesiritida também se associa a risco aumentado de disfunção renal. Esses efeitos adversos não foram relatados nos ensaios clínicos preliminares de um peptídio relacionado com o PNA, que, em fase de pesquisa, exibe poderosas propriedades natriuréticas, bem como diuréticas.

Antagonistas e agonistas dos receptores de vasopressina

Demeclociclina, um análogo da tetraciclina, vem sendo utilizada há muito tempo no tratamento da síndrome de secreção inapropriada de HAD (SIHAD), quando a restrição hídrica não é possível ou suficiente. Seu mecanismo de ação ainda não está bem definido. *Conivaptana* é o primeiro antagonista não peptídico específico do receptor de vasopressina aprovado para o tratamento das hiponatremias euvolêmicas (SIHAD). Suas desvantagens incluem a necessidade de administração intravenosa e alguma atividade antagonista do receptor V_1. Entretanto, o antagonista do receptor V_2 seletivo, *tolvaptana*, é biodisponível por via oral. Em ensaios clínicos, também se constatou benefício dos antagonistas dos receptores V_2 no tratamento de outras condições associadas à retenção de água induzida por secreção inapropriada de HAD, incluindo insuficiência cardíaca e ascite cirrótica. Os antagonistas dos receptores V_2 também se mostram promissores como agentes para retardar o crescimento de cistos renais induzidos por vasopressina na doença renal policística autossômica dominante.

O diabetes insípido nefrogênico congênito pode resultar de mutações no receptor V_2 ou na aquaporina AQP2 das células principais do ducto coletor. Algumas mutações do receptor V_2 estão associadas à retenção de polipeptídios receptores recém-sintetizados no interior da célula principal. Os antagonistas dos receptores de vasopressina podem atuar como "chaperonas"

moleculares para um subgrupo desses receptores mutantes; nesses casos, a ligação do antagonista presumivelmente promove uma conformação do receptor que possibilita a inserção da proteína mutante na membrana apical da célula. Foi também constatado que moléculas pequenas que mimetizam vasopressina, às quais a célula é permeável, ativam receptores V_2 mutantes no interior das células, produzindo AMPc em quantidade suficiente para mobilizar os canais de água de aquaporina 2 para a superfície apical. Essa abordagem constitui, até o momento, a mais promissora para o tratamento do diabetes insípido nefrogênico ligado ao receptor V_2. Estratégias semelhantes estão sendo adotadas para muitas doenças hereditárias de receptores acoplados à proteína G.

Terlipressina é um análogo da vasopressina em fase de investigação, com atividade e especificidade moderadas de agonista do receptor V_1. Pode ter aplicação clínica potencial para reduzir a hipertensão portal e melhorar a hemodinâmica renal em insuficiência hepática e ascite.

Agentes que diminuem a reabsorção renal de Na+

Conforme discutido, o rim modifica a composição iônica do filtrado glomerular pela ação combinada de transportadores e canais iônicos nas membranas apical e basolateral das células epiteliais tubulares renais. Esse transporte transepitelial de íons pode ser modulado farmacologicamente pelas ações de agentes diuréticos para regular o volume e a composição da urina. A inibição farmacológica da reabsorção de íons leva à redução da força propulsora osmótica, que favorece a reabsorção de água nos segmentos do néfron permeáveis à água. Os diuréticos atuam sobre a reabsorção de sódio ao longo de quatro segmentos do néfron, a saber: túbulo proximal, ramo ascendente espesso medular, túbulo contorcido distal e ducto coletor. O rim concentra e secreta esses fármacos no lúmen tubular, de modo que os diuréticos podem alcançar concentrações mais altas no túbulo que no sangue. Dado esse efeito de concentração, as doses terapêuticas de diuréticos são frequentemente acompanhadas de baixos níveis sanguíneos de diuréticos e efeitos adversos extrarrenais discretos.

Inibidores da anidrase carbônica

Os inibidores da anidrase carbônica, exemplificados pela *acetazolamida*, impedem a reabsorção de sódio por meio da inibição reversível e não competitiva de anidrase carbônica II citoplasmática e anidrase carbônica IV luminal (Figura 20.6). A inibição da anidrase carbônica leva a aumento do aporte de bicarbonato de sódio nos segmentos mais distais do néfron. Grande parte desse bicarbonato de sódio é inicialmente excretada, resultando em diminuição aguda do volume plasmático (diurese). Todavia, após vários dias de tratamento, o efeito diurético do fármaco é diminuído por suprarregulação compensatória da reabsorção de $NaHCO_3$ e aumento da reabsorção de NaCl pelos segmentos mais distais do néfron (por meio de mecanismos que ainda não estão totalmente esclarecidos).

Com frequência, o uso de inibidores da anidrase carbônica associa-se a acidose metabólica de leve a moderada, que se desenvolve não apenas em decorrência da inibição da secreção tubular proximal de H^+, mas também da inibição da anidrase carbônica nas células intercaladas secretoras de ácido do ducto coletor. A urina alcalinizada, que resulta da inibição da anidrase carbônica, aumenta a excreção urinária de ânions de ácidos orgânicos, incluindo o ácido acetilsalicílico.

O uso clínico dos inibidores da anidrase carbônica é principalmente restrito a várias condições que dependem da anidrase carbônica (ver adiante). Além disso, os inibidores da anidrase carbônica são utilizados, em certas ocasiões, para restaurar o equilíbrio acidobásico em pacientes com insuficiência cardíaca que apresentam alcalose metabólica decorrente do tratamento com diuréticos de alça.

Os inibidores da anidrase carbônica também têm aplicações oftalmológicas. O epitélio do processo ciliar na câmara anterior do olho secreta cloreto de sódio no humor aquoso. Essa secreção de NaCl requer a atividade da anidrase carbônica, na medida em que parte da captação basolateral de Cl^- pelo epitélio ciliar exige o acoplamento de Cl^--HCO_3^- e a troca de Na^+-H^+, bem como o transporte na mesma direção de Na^+-HCO_3^-. O cotransportador de Na^+-K^+-$2Cl^-$ basolateral, o NKCC1, medeia a maior parte da captação remanescente de Cl^- pelas células epiteliais ciliares. O *glaucoma* caracteriza-se por elevação da pressão na câmara anterior do olho. Esse distúrbio é habitualmente atribuído a uma obstrução parcial do efluxo do humor aquoso; todavia, em alguns casos, a produção excessiva de humor aquoso também pode contribuir. A inibição da anidrase carbônica no epitélio do processo ciliar diminui a secreção de humor aquoso e, por conseguinte, pode reduzir a pressão intraocular elevada. Com frequência, são utilizados inibidores da anidrase carbônica lipofílicos em associação com antagonistas β-adrenérgicos tópicos no tratamento do glaucoma (ver Capítulo 10).

A ascensão para altitudes de mais de 3.000 m acima do nível do mar predispõe vários órgãos, incluindo o cérebro, a edema e desequilíbrios iônicos. Os sintomas do *mal das montanhas agudo* podem incluir náuseas, cefaleia, tontura, insônia, edema pulmonar e confusão. A anidrase carbônica está envolvida na secreção de cloreto e de bicarbonato no líquido cerebrospinal pelo plexo coroide dos ventrículos cerebrais, e pode-se utilizar profilaticamente a inibição da anidrase carbônica contra o mal das montanhas agudo. Os mecanismos de ação ainda controvertidos incluem efeitos sobre plexo coroide e epêndima, centros de controle respiratório do cérebro e barreira hematencefálica. Os inibidores da anidrase carbônica também são usados no tratamento da epilepsia, embora o mecanismo antiepiléptico de alguns desses fármacos possa não exigir a inibição da anidrase carbônica. Um desses fármacos antiepilépticos, o *topiramato*, pode produzir acidose leve a moderada, em decorrência do comprometimento da acidificação renal da urina.

O tratamento de hiperuricemia ou *gota* (ver Capítulo 48) pode envolver a alcalinização da urina para aumentar a solubilidade urinária do ácido úrico. O aumento da solubilidade do ácido úrico impede sua precipitação na urina, evitando consequente nefropatia por ácido úrico e nefrolitíase (cálculos renais). Pode-se obter alcalinização da urina com bicarbonato oral, suplementado, se necessário, com um inibidor da anidrase carbônica para reduzir a reabsorção renal do bicarbonato filtrado.

Diurese osmótica

Os diuréticos osmóticos, como o *manitol*, são pequenas moléculas filtradas no glomérulo, mas que não sofrem reabsorção subsequente no néfron. Por conseguinte, representam uma força osmótica intraluminal que limita a reabsorção de água pelos segmentos do néfron permeáveis à água. O efeito dos agentes osmóticos é maior no túbulo proximal, onde ocorre a maior parte da reabsorção isosmótica de água. A diurese osmótica, ao produzir eliminação excessiva de água em relação à excreção de sódio, pode algumas vezes resultar em hipernatremia não intencional. De modo alternativo, o aumento do volume urinário associado à diurese osmótica também pode promover natriurese vigorosa. Por conseguinte, convém efetuar cuidadoso monitoramento do estado clínico do volume e dos eletrólitos séricos. O manitol é utilizado principalmente para o tratamento rápido (de emergência) da *pressão intracraniana aumentada*. Em situações de traumatismo cranioencefálico, hemorragia cerebral ou massa cerebral sintomática, pode-se aliviar a pressão intracraniana elevada, pelo menos transitoriamente, pela redução aguda do volume intravascular cerebral que ocorre após a diminuição do volume vascular sistêmico induzida pelo manitol.

A diurese osmótica também pode ocorrer como resultado de estados patológicos. Dois exemplos comuns desse fenômeno são a hiperglicemia e o uso de agentes de contraste radiológico. Na hiperglicemia diabética, a carga filtrada de glicose ultrapassa a capacidade de reabsorção de glicose do túbulo proximal. Em consequência, quantidades significativas de glicose permanecem no lúmen do néfron e atuam como agente osmótico, aumentando a retenção de líquido no lúmen tubular diminuindo, portanto, a reabsorção de líquido. Os agentes de contraste radiológico, que são empregados em exames radiológicos de imagem, são filtrados no glomérulo, porém não são reabsorvidos pelo epitélio tubular. Por conseguinte, esses agentes representam uma carga osmótica capaz de produzir diurese osmótica. Em pacientes com estado cardiovascular limítrofe, a consequente redução do volume intravascular pode resultar em hipotensão ou em insuficiência renal e/ou cardíaca secundária à redução da perfusão dos órgãos.

Diuréticos de alça

Os denominados diuréticos de alça atuam no RAE da alça de Henle. Esses agentes inibem reversível e competitivamente o cotransportador de Na^+-K^+-$2Cl^-$, o NKCC2, na membrana apical (luminal) das células epiteliais do RAE (Figura 20.7). Além do efeito primário de inibir a reabsorção de Na^+ por meio do RAE, a inibição do transporte transcelular de NaCl diminui secundariamente ou anula a diferença de potencial transepitelial positivo no lúmen por intermédio do RAE. Em consequência, ocorre também inibição da reabsorção paracelular de cátions divalentes, particularmente cálcio e magnésio. O aumento do aporte de cálcio e magnésio luminais nos locais distais de reabsorção no túbulo contorcido distal pode levar a uma elevação da excreção urinária de cálcio e magnésio. A hipocalcemia e/ou hipomagnesemia resultantes podem ser clinicamente significativas em alguns pacientes que necessitam de administração prolongada de agentes de alça. Além disso, o aumento do aporte distal de sódio eleva a carga de Na^+ apresentada às células principais do ducto coletor. A carga aumentada de Na^+ estimula a secreção aumentada de K^+ e prótons, predispondo a hipopotassemia e alcalose metabólica. Em seu conjunto, as consequências clínicas do tratamento com diuréticos de alça são frequentemente descritas como *alcalose com contração de volume*. A hipopotassemia associada a diuréticos pode predispor a arritmias cardíacas na presença de insuficiência coronariana ou cardíaca.

O protótipo dos diuréticos de alça é a *furosemida*. Outros fármacos pertencentes a essa classe incluem *bumetanida, torsemida* e *ácido etacrínico*. Em geral, todos esses agentes são bem tolerados. Além de seus efeitos sobre o processamento renal de eletrólitos, os diuréticos de alça estão associados à *ototoxicidade* relacionada com dose, presumivelmente em decorrência do processamento alterado de eletrólitos na endolinfa. Por esse motivo, deve-se evitar a coadministração de diuréticos de alça com aminoglicosídios (que também são ototóxicos; ver Capítulo 33). As principais diferenças observadas entre os diuréticos de alça residem em sua potência e incidência de alergias. A bumetanida é aproximadamente 40 vezes mais potente que os outros diuréticos de alça. Furosemida, bumetanida e torsemida são *derivados da sulfonamida*, enquanto o ácido etacrínico não pertence a essa classe estrutural. Por conseguinte, o ácido etacrínico constitui uma opção terapêutica para pacientes alérgicos às "sulfas".

Dada a alta capacidade de reabsorção de sódio no RAE, os diuréticos de alça proporcionam uma terapia de primeira linha para o alívio agudo de edemas pulmonar e periférico no contexto da insuficiência cardíaca. Os diuréticos de alça são capazes de reduzir o volume intravascular, de modo que as pressões de enchimento estejam abaixo do limiar para a formação de edemas pulmonar e periférico. Esse foi o fundamento lógico para a administração intravenosa de furosemida no tratamento dos edemas pulmonar e periférico de Sr. R no caso descrito na introdução. A hipoalbuminemia, resultante da síntese diminuída de albumina (doença hepática) ou da depuração proteica aumentada (proteinúria nefrótica), pode diminuir a pressão oncótica intravascular e causar edema. Esses *estados edematosos* também podem ser tratados com diuréticos de alça em baixas doses.

Os diuréticos de alça podem ser utilizados terapeuticamente para aumentar a diurese de cálcio, proporcionando, assim, alívio agudo da *hipercalcemia*, em estados como hiperparatireoidismo ou hipercalcemia associada a processos malignos, causada pela secreção tumoral de proteína relacionada com o paratormônio ou outros hormônios calciotrópicos (ver Capítulo 31). Os diuréticos de alça também são usados para corrigir a *hiperpotassemia* causada por efeitos adversos retentores de potássio de outros fármacos ou por insuficiência renal com comprometimento da excreção urinária de K^+, no contexto de aporte dietético normal ou elevado de K^+.

Na *insuficiência renal aguda*, o aumento do fluxo urinário produzido pelos diuréticos de alça pode facilitar o controle clínico do equilíbrio hídrico na presença de diminuição da filtração glomerular. Entretanto, não há evidências que respaldem a opinião frequentemente repetida de que o aumento do débito urinário em si aumenta intrinsecamente a recuperação das células epiteliais tubulares renais do evento isquêmico ou tóxico que precipitou a insuficiência renal aguda.

Tiazídicos

Os diuréticos tiazídicos inibem a reabsorção de cloreto de sódio no túbulo contorcido distal (Figura 20.8). Esses agentes atuam do lado apical (luminal) como antagonistas competitivos do cotransportador de Na^+-Cl^-, o NCC, na membrana luminal das células do túbulo contorcido distal. A natriurese produzida em níveis modestos pelos tiazídicos origina-se do fato de que 90% da reabsorção de sódio ocorrem a montante de seu sítio de ação no néfron; todavia, os tiazídicos efetivamente causam leve redução do volume intravascular. A diminuição do volume intravascular, possivelmente combinada com um efeito vasodilatador direto ainda pouco elucidado, reduz a pressão arterial sistêmica.

O túbulo distal também constitui um sítio de reabsorção de cálcio regulada pelo paratormônio por meio dos canais de Ca^{2+}, TRPV5, independentes da voltagem. Os tiazídicos promovem aumento da reabsorção transcelular de cálcio no túbulo contorcido distal. Esses fármacos têm sido utilizados para diminuir a perda urinária de Ca^{2+} na *osteoporose* (embora essa não seja mais uma prática comum na ausência de hipercalciúria) e reduzir a hipercalciúria em pacientes que corram risco de *nefrolitíase*. O mecanismo pelo qual a inibição da captação de NaCl intensifica a entrada apical de Ca^{2+} ainda não está totalmente esclarecido, porém parte da resposta é mediada pela expressão aumentada do canal de Ca^{2+} TRPV5 na membrana apical e do trocador de Na^+/Ca^{2+} na membrana basolateral. Além disso, e de modo mais especulativo, a diminuição da concentração intracelular de Cl^- que resulta da inibição do cotransporte apical de Na^+-Cl^- induzida pelos tiazídicos pode favorecer a entrada de Cl^- por intermédio dos canais de Cl^- basolaterais, e a consequente hiperpolarização da membrana pode favorecer a entrada apical de Ca^{2+}. Em camundongos, a ação inibitória dos diuréticos tiazídicos sobre a reabsorção tubular distal de Na^+ e sua influência estimuladora sobre a reabsorção de Ca^{2+} exigem a expressão da pequena proteína de ligação do Ca^{2+} intracelular, a parvalbumina. Todavia, a via que liga o receptor de tiazídicos NCC com a parvalbumina ainda não foi definida.

Hidroclorotiazida, o protótipo dos diuréticos tiazídicos, que, além de seus efeitos sobre o manejo renal dos eletrólitos, diminui a tolerância à glicose e pode desmascarar a presença de diabetes em pacientes com risco de comprometimento do metabolismo da glicose. O mecanismo desse efeito não é conhecido, mas pode ser atribuído ao comprometimento da secreção de insulina e/ou diminuição da sensibilidade periférica à insulina induzidos pelo fármaco. Os diuréticos tiazídicos não devem ser administrados concomitantemente com agentes antiarrítmicos que prolongam o intervalo QT (p. ex., quinidina, sotalol), uma vez que a coadministração desses fármacos predispõe o paciente a *torsade de pointes* (taquicardia ventricular polimórfica, ver Capítulo 23). O mecanismo desse efeito adverso pode estar relacionado com a hipopotassemia induzida pelos tiazídicos, que aumenta o potencial de arritmias cardíacas (ver Capítulo 23).

Os diuréticos tiazídicos constituem agentes de primeira linha para o tratamento da hipertensão (ver Capítulo 25). Em numerosos ensaios clínicos randomizados, tem sido constatado que esses fármacos reduzem tanto a mortalidade cardiovascular quanto a taxa de mortalidade total. Além disso, os diuréticos tiazídicos são frequentemente utilizados com diuréticos de alça pelos seus efeitos diuréticos sinérgicos na insuficiência cardíaca. Esse sinergismo depende do fato de que a carga aumentada de Na^+, proveniente do RAE bloqueado pelo diurético de alça que chega ao TCD bloqueado pelo diurético tiazídico, deve prosseguir para o ducto coletor, que detém apenas uma capacidade limitada de suprarregular a reabsorção compensatória de Na^+. A dose de tiazídico precisa ser cuidadosamente considerada nesse contexto, na medida em que, à semelhança dos diuréticos de alça, os diuréticos tiazídicos podem aumentar a secreção de K^+ e de H^+ por meio de um aumento do aporte de Na^+ ao ducto coletor, resultando, assim, em desenvolvimento de alcalose metabólica hipopotassêmica. *Clortalidona* é um agente tiazídico com ação mais longa do que hidroclorotiazida, podendo ser administrada 1 vez/dia ou em dias alternados. Ela pode impedir melhor a elevação noturna da pressão arterial que se correlaciona, com o passar do tempo, com a lesão do órgão-alvo.

Os pacientes com comprometimento da secreção de vasopressina pela neuro-hipófise ou com redução da sinalização pelo receptor de vasopressina V_2 das células principais do ducto coletor são incapazes de reabsorver água no néfron terminal e produzem grandes volumes de urina hipotônica. O *diabetes insípido central* (secreção hipofisária deficiente de vasopressina) pode ser tratado com o agonista de vasopressina exógeno, a *desmopressina* (ver Capítulo 26). Os pacientes com *diabetes insípido nefrogênico* não respondem à desmopressina; entretanto, paradoxalmente, os diuréticos tiazídicos podem produzir *redução* modesta do fluxo urinário nessa situação. Acredita-se que, ao diminuir o volume intravascular e a taxa de filtração glomerular, os diuréticos tiazídicos reduzem o volume de líquido tubular que chega ao ducto coletor, diminuindo, assim, o volume urinário. No caso do diabetes insípido nefrogênico associado à terapia com lítio, o tratamento tradicional com diuréticos tiazídicos provavelmente será suplantado pelo tratamento com amilorida (ver adiante).

Diuréticos do ducto coletor (poupadores de potássio)

Ao contrário de todas as outras classes de diuréticos, os diuréticos poupadores de potássio aumentam a reabsorção de potássio no néfron. Os agentes pertencentes a essa classe interrompem a reabsorção de Na^+ das células principais do ducto coletor por um de dois mecanismos. A espironolactona e a eplerenona inibem a biossíntese de novos canais de Na^+ nas células principais, enquanto a amilorida e o triantereno bloqueiam a atividade dos canais de Na^+ na membrana luminal dessas células (Figura 20.9).

O canal epitelial de sódio (CENa) das células principais do ducto coletor é constituído por um complexo de subunidades α, β e γ parcialmente homólogas. O controle da expressão dos canais de sódio é regulado principalmente pela aldosterona, que é secretada pela zona glomerulosa do córtex da suprarrenal sob a regulação de angiotensina II e potássio plasmático. A aldosterona circulante difunde-se nas células principais do ducto coletor e liga-se a receptor intracelular de mineralocorticoides. A ativação desse receptor aumenta a transcrição dos mRNA que codificam proteínas envolvidas no manejo do Na^+, incluindo o CENa expresso na membrana apical e a Na^+/K^+-ATPase expressa na membrana basolateral. A expressão elevada de CENa possibilita um influxo aumentado de Na^+ pela membrana luminal. O incremento da atividade da Na^+/K^+-ATPase viabiliza um efluxo aumentado de Na^+ do citoplasma para o interstício, pela membrana basolateral. Essas duas ações da aldosterona elevam a reabsorção transepitelial de Na^+ e, por conseguinte, o conteúdo de Na^+ do espaço extracelular e o volume intravascular.

A *espironolactona* e a *eplerenona* inibem a ação da aldosterona por meio de sua ligação ao receptor de mineralocorticoides, impedindo sua translocação nuclear. Estudos recentes sugerem que até 20% dos pacientes com hipertensão essencial apresentam níveis elevados de aldosterona. Os antagonistas dos receptores de mineralocorticoides são usados para tratar a hipertensão, e esses fármacos parecem ter maior eficácia na hipertensão associada à obesidade. A maior sensibilidade dos indivíduos obesos tem sido atribuída ao aumento da síntese adrenal de aldosterona em decorrência de fatores liberados pela massa aumentada de adipócitos. *Amilorida* e *triantereno* são inibidores competitivos do canal de Na^+ da membrana apical das células epiteliais, o CENa. Esses fármacos também são utilizados no tratamento da hipertensão. Ambos os tipos de diuréticos poupadores de potássio podem causar *hiperpotassemia*, uma vez que a inibição da captação eletrogênica de Na^+ por ambos os mecanismos diminui o potencial normal negativo do lúmen transepitelial e reduz, portanto, a força propulsora para a secreção de potássio das células do ducto coletor. A captação

reduzida de Na^+ pelo CENa também pode diminuir a secreção de H^+, levando ao desenvolvimento de *acidose metabólica*. A espironolactona inibe o receptor androgênico, bem como o receptor de mineralocorticoides, e essa reatividade cruzada pode provocar efeitos adversos de impotência e ginecomastia nos homens. A eplerenona, mais seletiva, minimiza a incidência desses efeitos adversos.

Os diuréticos poupadores de potássio, quando usados em monoterapia, são diuréticos leves, na medida em que o ducto coletor só reabsorve 1 a 5% do sódio filtrado. Entretanto, podem atuar como fortes potencializadores dos diuréticos de ação mais proximal, incluindo os diuréticos de alça. Em certas ocasiões, os diuréticos poupadores de potássio são utilizados para neutralizar os efeitos de perda de potássio dos tiazídicos. A amilorida e o triantereno constituem os fármacos de escolha para o tratamento da síndrome de Liddle, uma forma mendeliana rara de hipertensão decorrente de mutações de ganho de função nas subunidades β ou γ do canal de Na^+ CENa das células principais. A amilorida bloqueia a captação de Li^+ por intermédio do CENa e, em animais de laboratório, atenua ou impede o comprometimento agudo ou crônico da capacidade de concentração da urina pelo Li^+.

Os diuréticos poupadores de potássio são empregados clinicamente no tratamento da alcalose hipopotassêmica secundária ao excesso de mineralocorticoides que pode acompanhar insuficiência cardíaca, insuficiência hepática e outros processos mórbidos associados à diminuição do metabolismo da aldosterona. A ação diurética discreta de espironolactona ou eplerenona minimiza o risco de comprometimento cardiovascular em consequência da diurese excessivamente rápida ou extensa, quando a pressão oncótica reduzida compromete a mobilização do líquido extravascular para a vasculatura. Por conseguinte, os antagonistas dos receptores de mineralocorticoides constituem os diuréticos de escolha para o tratamento de ascite e edema associados à redução da biossíntese de proteínas plasmáticas em decorrência de insuficiência hepática.

Estudos sugerem que os antagonistas dos receptores de mineralocorticoides preservam a função cardíaca no contexto da isquemia coronariana e também retardam o desenvolvimento de insuficiência cardíaca. Tanto espironolactona quanto eplerenona reduzem a taxa de mortalidade em pacientes com insuficiência cardíaca e naqueles com disfunção cardíaca significativa (fração de ejeção de < 40%) após infarto do miocárdio. Por esse motivo a espironolactona foi prescrita ao Sr. R no caso apresentado na introdução. Além disso, assim como no quadro de Sr. R, em pacientes com insuficiência cardíaca, os inibidores da ECA são frequentemente prescritos em associação com espironolactona ou eplerenona. Como todos esses agentes diminuem a excreção de K^+, é preciso monitorar cuidadosamente os níveis plasmáticos de K^+.

O mecanismo pelo qual os antagonistas dos receptores de mineralocorticoides preservam a função cardíaca pode estar relacionado com a inibição da fibrose cardíaca resultante, em parte, de uma via parácrina de sinalização da aldosterona, envolvendo a ação dos receptores de mineralocorticoides nos macrófagos. Os antagonistas dos mineralocorticoides também minimizam a diminuição dependente de aldosterona da atividade da glicose-6-fosfato desidrogenase, que constitui um importante mecanismo de defesa celular contra o estresse oxidante nas células endoteliais e epiteliais. Os antagonistas dos mineralocorticoides exercem efeitos semelhantes ao retardar a progressão da doença renal crônica e o desenvolvimento de fibrose renal.

► Conclusão e perspectivas

Este capítulo procedeu a uma revisão da fisiologia e da fisiopatologia da regulação do volume extracelular. O controle do volume intravascular mantém uma pressão de perfusão adequada para os órgãos e assegura a capacidade dos rins de filtrar os produtos de degradação do plasma. A regulação do volume extracelular é efetuada por mecanismos neuro-hormonais integrados, que respondem a alterações de estresse nas paredes arterial e atrial. Esses hormônios modulam inúmeras etapas no manejo renal de Na$^+$, portanto, mantêm um equilíbrio homeostático entre a ingestão dietética e a excreção de Na$^+$. Pode-se verificar a formação de edema quando o gradiente de pressão hidrostática capilar que favorece a filtração de líquido ultrapassa as forças oncóticas opostas, que facilitam a entrada de líquido no espaço intravascular. O tratamento farmacológico da desregulação do volume extracelular envolve a modificação da sinalização neuro-hormonal e a inibição direta da reabsorção renal de Na$^+$. Os inibidores da ECA impedem a conversão da angiotensina I em angiotensina II; os fármacos pertencentes a essa classe exercem ações vasodilatadoras importantes. Os antagonistas dos receptores de angiotensina e os inibidores da renina também são úteis na interrupção do eixo angiotensina-aldosterona. Tanto os inibidores da ECA quanto os antagonistas dos receptores de angiotensina apresentam efeitos benéficos ao retardar a progressão da hipertrofia e a fibrose em coração, rins e vasculatura. O peptídio natriurético de tipo B (nesiritida) é utilizado no tratamento da insuficiência cardíaca descompensada, e a terlipressina encontra-se em fase de pesquisa para o tratamento da hipertensão portal.

Os diuréticos são agentes que alteram a reabsorção de Na$^+$ no néfron e secundariamente alteram a reabsorção e a secreção de outros íons. O reconhecimento da organização funcional do néfron é essencial para compreender os mecanismos de ação dos diuréticos. Com exceção dos diuréticos osmóticos, que aumentam o fluxo urinário pela retenção osmótica de água ao longo do néfron, classes específicas de agentes diuréticos atuam sobre cada um dos quatro segmentos do néfron. Os inibidores da anidrase carbônica, como a acetazolamida, diminuem a reabsorção de sódio e bicarbonato no túbulo proximal; os diuréticos de alça, como a furosemida, reduzem a reabsorção de sódio e cloreto pela bomba de Na$^+$-K$^+$- 2Cl$^-$ apical no ramo ascendente espesso da alça de Henle; os tiazídicos, como a hidroclorotiazida, inibem o cotransportador de Na$^+$-Cl$^-$ no túbulo contorcido distal; e os diuréticos poupadores de potássio, como espironolactona e amilorida, inibem, respectivamente, o receptor de aldosterona e o canal de Na$^+$ apical, CENa, no ducto coletor. A aplicação mais importante dos diuréticos é no tratamento da hipertensão, enquanto seu segundo uso mais relevante consiste no tratamento de edema de qualquer etiologia.

Os futuros avanços na farmacologia da regulação do volume extracelular provavelmente se concentrarão na interrupção ou na potencialização das vias hormonais envolvidas na ruptura da homeostasia do volume, bem como nos próprios transportadores de soluto e água. Antagonistas específicos do receptor de vasopressina V$_2$ serão cada vez mais utilizados no tratamento de condições hipervolêmicas acompanhadas de aumento dos níveis de HAD ou de sua ação. Os antagonistas dos receptores V$_2$ também demonstraram ser promissores para retardar a progressão do crescimento de cistos na doença renal policística autossômica dominante. Bloqueadores da aquaporina (aquaréticos) estão em fase de desenvolvimento para a regulação da homeostasia do líquido, e bloqueadores da aquagliceroporina também estão em fase de pesquisa como tratamento para afecções cutâneas e como moduladores do metabolismo dos lipídios. Bloqueadores dos canais de cloreto e bloqueadores dos canais de potássio estão em fase de desenvolvimento para o tratamento da depleção de volume da diarreia infecciosa e toxigênica grave, bem como de raros casos de diarreia congênita. Ativadores dos canais de cloreto e ativadores dos canais de potássio também estão sendo desenvolvidos para o tratamento de distúrbios de hipossecreção pulmonar, gastrintestinal e geniturinária da fibrose cística, síndrome seca (síndrome de Sjögren) e cirrose biliar inflamatória. Recentemente, foi constatado que a anidrase carbônica II atua como nitrato redutase, portanto, gera óxido nítrico na presença do pH ácido no tecido isquêmico ou hipóxico. Surpreendentemente, essa atividade da nitrato redutase é ativada por inibidores sulfonamídicos da anidrase carbônica, mesmo quando eles inibem a atividade da anidrase carbônica. Essa propriedade pode explicar a vasodilatação associada ao uso de inibidores da anidrase carbônica e estimula a pesquisa de novas aplicações para essa antiga classe de fármacos.

Entre o novos fármacos capazes de interromper o eixo renina-angiotensina-aldosterona podem ser citados inibidores da endopeptidase neutra, antagonistas do receptor de (pró) renina, agonistas dos receptores AT$_2$, antagonistas seletivos dos receptores de endotelina e peptídios natriuréticos de potência e seletividade aumentadas. Estes últimos provavelmente desempenharão um papel cada vez maior no tratamento da insuficiência cardíaca descompensada e, possivelmente, da ascite da insuficiência hepática. Os fármacos que atuam no eixo renina-angiotensina-aldosterona provavelmente também serão úteis para retardar a taxa de fibrose renal e cardíaca, reforçando ou melhorando as ações dos inibidores da ECA, antagonistas dos receptores AT$_1$ e bloqueadores dos receptores de mineralocorticoides. Esses fármacos também apresentam ações tróficas gerais e específicas para tipos de células. Um exemplo é fornecido pelo papel que o receptor AT$_1$ desempenha ao promover a proliferação do receptor do fator de crescimento epidérmico ERBB2-negativo em células tumorais de mamíferos, em cultura e em xenoenxertos, Os bloqueadores dos receptores AT$_1$ têm diminuído a velocidade de crescimento de xenoenxertos de tumores de células de mamíferos. Por conseguinte, o bloqueio AT$_1$ constitui uma terapia adjuvante razoável para tumores de mamíferos que podem não responder a uma terapia mais convencional.

Leitura sugerida

Christova M, Alper SL. Core curriculum in nephrology. Tubular transport: Core curriculum 2010. *Am J Kidney Dis* 2010; 56:1202-1217. (*Revisão comentada de transporte pelas células epiteliais dos túbulos renais.*)

Ernst ME, Moser M. Drug therapy: use of diuretics in patients with hypertension. *N Engl J Med* 2009;361:2153-2164. (*Farmacologia clínica dos diuréticos.*)

Greenberg A, Verbalis JG. Vasopressina receptor antagonists. *Kidney Int* 2006;69:2124-2130. (*Introdução à fisiologia e às indicações clínicas dessa nova classe de medicamentos.*)

Okusa MD, Ellison DH. Physiology and pathophysiology of diuretic action. In: Alpern RJ, Hebert SC, eds. *The kidney: physiology and pathophysiology.* 4th ed. Philadelphia: Lippincott Williams & Wilkins; 2008:1051-1094; Chapter 37. (*Discussão completa da fisiologia e da fisiopatologia da ação diurética.*)

Palmer BF, Sterns RH. Fluid, electrolyte, and acid base disturbances. *NephSAP (American Society of Nephrology)* 2009;8:61-165. (*Resumo da revisão atualizada da American Society of Nephrology e questões sobre distúrbios hidreletrolíticos.*)

Potter LR, Yoder AR, Flora DR, Antos LK, Dickey DM. Natriuretic peptides: their structures, receptors, physiological functions, and therapeutic applications. *Handb Exp Pharmacol* 2009;191:341-366. (*Revisão da fisiologia do peptídio natriurético na regulação do volume.*)

RESUMO FARMACOLÓGICO: Capítulo 20 | Farmacologia da Regulação do Volume.

FÁRMACO	APLICAÇÕES CLÍNICAS	EFEITOS ADVERSOS *GRAVES* E COMUNS	CONTRAINDICAÇÕES	CONSIDERAÇÕES TERAPÊUTICAS
Inibidores da renina				
Mecanismo – A inibição da renina diminui a conversão do angiotensinogênio em angiotensina I, reduzindo, assim, o substrato da ECA e diminuindo a vasoconstrição arteriolar subsequente, a síntese de aldosterona, a reabsorção tubular proximal renal de NaCl e a liberação de HAD				
Alisquireno	Hipertensão	*Hipotensão, insuficiência renal aguda, angioedema* Exantema, diarreia, tosse	Gravidez Hiperpotassemia História de angioedema Terapia com ciclosporina	Excreção hepatobiliar com metabolismo hepático mínimo pela CYP3A4 Hiperpotassemia mínima observada até o presente momento com monoterapia Aumento das concentrações plasmáticas e da meia-vida por atorvastatina e cetoconazol, bem como diminuição pela furosemida Pode reduzir a proteinúria na doença renal crônica
Inibidores da enzima conversora de angiotensina (ECA)				
Mecanismo – A inibição da ECA diminui a conversão da angiotensina (AT) I em AT II e, por conseguinte, reduz a vasoconstrição arteriolar, a síntese de aldosterona, a reabsorção tubular proximal renal de NaCl e a liberação de HAD. Os inibidores da ECA também inibem a degradação da bradicinina e, portanto, aumentam a vasodilatação				
Captopril Enalapril Ramipril Benazepril Fosinopril Moexipril Perindopril Quinapril Trandolapril Lisinopril	Hipertensão Insuficiência cardíaca Nefropatia diabética Infarto do miocárdio	*Angioedema (mais frequente em pacientes da raça negra), agranulocitose, neutropenia* Tosse, edema, hipotensão, exantema, ginecomastia, hiperpotassemia, proteinúria	História de angioedema Estenose bilateral da artéria renal Insuficiência renal Gravidez	Os inibidores da ECA exibem três padrões de metabolismo: (1) administrados como fármacos ativos e processados a metabólitos ativos (p. ex., captopril); (2) ésteres de profármacos convertidos em metabólitos ativos no plasma (p. ex., enalapril e ramipril); e (3) administrados como fármacos ativos e excretados de modo inalterado (lisinopril) A tosse e o angioedema são causados pela ação de bradicinina; ocorre angioedema durante a primeira semana de tratamento em 0,1 a 0,2% dos pacientes, podendo ser potencialmente fatal A hipotensão e/ou insuficiência renal aguda com a primeira dose são mais comuns em pacientes com estenose bilateral da artéria renal; a hiperpotassemia é mais comum quando os inibidores da ECA são usados em associação com diuréticos poupadores de potássio Os inibidores da ECA retardam a progressão da disfunção contrátil cardíaca na insuficiência cardíaca e após infarto do miocárdio, e também retardam a progressão da nefropatia diabética Alguns relatos de casos sugerem que a coadministração com alopurinol possa predispor a reações de hipersensibilidade, incluindo síndrome de Stevens-Johnson e anafilaxia
Antagonistas dos receptores de angiotensina II				
Mecanismo – Antagonizam a ação da angiotensina II no receptor AT₁; além disso, podem aumentar indiretamente a atividade de relaxamento vascular do receptor AT₂				
Candesartana Irbesartana Losartana Telmisartana Valsartana	Hipertensão Nefropatia diabética Insuficiência cardíaca Infarto do miocárdio Prevenção de acidente vascular encefálico	*Raramente trombocitopenia, rabdomiólise e angioedema* Hipotensão, diarreia, astenia, tontura	Estenose bilateral da artéria renal Gravidez	Também denominados bloqueadores dos receptores de angiotensina (BRA) Não provocam tosse nem angioedema, mas podem ser menos efetivos como vasodilatadores em comparação com os inibidores da ECA Em associação a inibidores da ECA, podem proporcionar benefício em termos de sobrevida na insuficiência cardíaca grave; os antagonistas do receptor AT₁ também podem proteger contra o acidente vascular encefálico Inicialmente prescritos apenas para pacientes com reações intoleráveis aos inibidores da ECA; todavia, atualmente, são considerados como tratamento de primeira linha potencial para a hipertensão

Peptídio natriurético tipo B (PNB)

Mecanismo – O PNB aumenta as concentrações intracelulares de GMPc por meio de sua ligação ao receptor guanilil ciclase particulado, NPR-A, de células musculares lisas vasculares e células endoteliais, resultando em relaxamento do músculo liso. Atua também diretamente sobre cardiócitos

Fármaco	Aplicações	Contraindicações	Efeitos adversos	Considerações
Nesiritida (PNB)	Insuficiência cardíaca agudamente descompensada	Choque cardiogênico Pressão arterial sistólica inferior a 90	*Hipotensão, arritmias cardíacas, disfunção renal* Cefaleia, confusão, sonolência, tremor, prurido, náuseas	A nesiritida diminui a pressão capilar pulmonar em cunha, diminui a resistência vascular sistêmica e melhora os parâmetros de hemodinâmica cardíaca, como o volume sistólico A nesiritida pode estar associada a uma menor incidência de arritmias que a dobutamina A hipotensão e a disfunção renal são mais comuns na presença de insuficiência cardíaca aguda O risco de hipotensão aumenta com a coadministração de inibidores da ECA A nesiritida reduz os níveis plasmáticos de aldosterona e endotelina-1

Antagonistas do receptor de vasopressina 2 (V_2)

Mecanismo – Atividade antagonista potente no receptor V_2 e atividade antagonista mais fraca no receptor V_1, impedindo a reabsorção de água estimulada por vasopressina pelos canais de aquaporina acoplados a V_2 na membrana apical das células do ducto coletor

Fármaco	Aplicações	Contraindicações	Efeitos adversos	Considerações
Conivaptana Tolvaptana	Hiponatremia euvolêmica SIHAD Insuficiência cardíaca Ascite cirrótica Doença renal policística autossômica dominante	Uso concomitante de inibidores potentes da CYP 3A4 Hiponatremia hipovolêmica	*Fibrilação atrial* Hipotensão ortostática, hipertensão, edema periférico, reação no local de injeção, hipopotassemia, sede, dispepsia, cefaleia, poliúria	A conivaptana é relativamente não seletiva para os receptores V_2 e V_1, e precisa ser administrada por via IV A tolvaptana, biodisponível por VO, é um agente seletivo para o receptor V_2 A tolvaptana, um antagonista seletivo para o receptor V_2, está em fase de estudo clínico para retardar o crescimento de cistos renais estimulado pela vasopressina na doença renal policística autossômica dominante

Inibidores da anidrase carbônica

Mecanismo – Inibem a reabsorção de sódio e bicarbonato por meio da inibição não competitiva e reversível da anidrase carbônica II citoplasmática do túbulo proximal e da anidrase carbônica IV luminal, resultando em aumento do aporte de bicarbonato de sódio aos segmentos mais distais do néfron

Fármaco	Aplicações	Contraindicações	Efeitos adversos	Considerações
Acetazolamida	Mal das montanhas Insuficiência cardíaca Epilepsia Glaucoma	Insuficiência da glândula adrenal Glaucoma de ângulo fechado crônico Cirrose Hiponatremia/hipopotassemia Acidose hiperclorêmica Doença hepática ou renal grave	*Acidose metabólica, reações adversas às sulfonamidas (incluindo anafilaxia, discrasias sanguíneas, eritema multiforme, necrose hepática fulminante, síndrome de Stevens-Johnson, necrólise epidérmica tóxica)* Diarreia, perda de peso e apetite, zumbido, náuseas, vômitos, parestesias, sonolência, poliúria	O uso clínico está associado à acidose metabólica leve a moderada Em certas ocasiões, é utilizada na insuficiência cardíaca para restaurar o equilíbrio acidobásico A inibição da anidrase carbônica no processo ciliar do olho diminui a secreção de humor aquoso e pode, portanto, reduzir a pressão intraocular elevada no glaucoma Pode ser utilizada de modo profilático contra o mal das montanhas agudo, presumivelmente em decorrência dos efeitos do fármaco sobre o plexo coroide e o epêndima, os centros de controle respiratório do cérebro e a barreira hematencefálica Os inibidores da anidrase carbônica alcalinizam a urina e aumentam a excreção urinária de ânions orgânicos endógenos (ácido úrico) e exógenos (ácido acetilsalicílico); podem ser usados no tratamento de hiperuricemia ou gota O ácido acetilsalicílico aumenta a concentração plasmática de acetazolamida, resultando, potencialmente, em toxicidade do SNC

Diuréticos osmóticos

Mecanismo – Atuam como um osmol, filtrados no glomérulo, porém não reabsorvidos subsequentemente no néfron; exercem força osmótica intraluminal e limitam a reabsorção de água pelos segmentos do néfron permeáveis à água

Fármaco	Aplicações	Contraindicações	Efeitos adversos	Considerações
Manitol	Edema cerebral Pressão intraocular elevada Profilaxia da oligúria na insuficiência renal aguda	Anúria Desidratação grave Insuficiência cardíaca, congestão pulmonar ou disfunção renal após o início do manitol	*Tromboflebite, acidose, convulsões, retenção urinária, edema pulmonar* Hipotensão, palpitações, desequilíbrio hídrico e/ou eletrolítico, diarreia, náuseas, rinite	*Promove natriurese vigorosa; exige monitoramento cuidadoso do estado do volume* A perda de água maior que a excreção de sódio pode resultar em hipernatremia não intencional Utilizado principalmente para a redução rápida (de emergência) da pressão intracraniana na presença de traumatismo cranioencefálico, hemorragia cerebral ou massa cerebral sintomática; também utilizado raramente no tratamento da síndrome compartimental

(continua)

RESUMO FARMACOLÓGICO: Capítulo 20 I Farmacologia da Regulação do Volume. (continuação)

FÁRMACO	APLICAÇÕES CLÍNICAS	EFEITOS ADVERSOS *GRAVES* E COMUNS	CONTRAINDICAÇÕES	CONSIDERAÇÕES TERAPÊUTICAS
Diuréticos de alça *Mecanismo – Inibem a reabsorção de sódio por meio da inibição reversível e competitiva do cotransportador de sódio-potássio-cloreto, NKCC2, na membrana apical (luminal) das células do ramo ascendente espesso da alça de Henle; também reduzem ou anulam a diferença de potencial transepitelial positivo no lúmen*				
Furosemida **Bumetanida** **Torsemida** **Ácido etacrínico**	Hipertensão Edema pulmonar agudo Edema associado a insuficiência cardíaca, cirrose hepática ou disfunção renal Hipercalcemia Hiperpotassemia	*Hipotensão, eritema multiforme, síndrome de Stevens-Johnson, pancreatite, anemia aplásica ou hemolítica, leucopenia, trombocitopenia* Alcalose com contração de volume, ototoxicidade (relacionada com a dose), hipopotassemia, hiperuricemia, hipomagnesemia, hiperglicemia, exantema, cãibras, espasticidade, cefaleia, visão turva, dispepsia, glicosúria	Hipersensibilidade às sulfonamidas (contraindicação para furosemida, bumetanida e torsemida) Anúria A coadministração com aminoglicosídios aumenta a ototoxicidade e a nefrotoxicidade	A bumetanida é aproximadamente 40 vezes mais potente que os outros diuréticos de alça; a furosemida, a bumetanida e a torsemida são derivados da sulfonamida, enquanto o ácido etacrínico apresenta estrutura química diferente Terapia de primeira linha para alívio agudo de edemas pulmonar e periférico na insuficiência cardíaca; os estados edematosos secundários à pressão oncótica diminuída da hipoalbuminemia (como em proteinúria nefrótica ou doença hepática) podem ser tratados com diuréticos de alça em baixas doses Também utilizados para resolver estados de hipercalcemia e hiperpotassemia O ácido etacrínico é usado em pacientes com alergia às sulfonamidas
Diuréticos tiazídicos *Mecanismo – Inibem a reabsorção de cloreto de sódio ao atuar como antagonistas competitivos no cotransportador de cloreto-sódio NCC na membrana apical (luminal) das células do túbulo contorcido distal; promovem a reabsorção transcelular aumentada de cálcio no túbulo contorcido distal*				
Hidroclorotiazida **Bendroflumetiazida** **Hidroflumetiazida** **Politiazida** **Clortalidona** **Metolazona** **Indapamida**	Hipertensão Adjuvantes nos estados edematosos associados a insuficiência cardíaca, cirrose hepática, disfunção renal, terapia com corticosteroides e estrógenos	*Arritmias cardíacas, síndrome de Stevens-Johnson, necrólise epidérmica tóxica, pancreatite, hepatotoxicidade, lúpus eritematoso sistêmico* Hipotensão, vasculite, fotossensibilidade, anormalidades eletrolíticas, alcalose metabólica hipopotassêmica, hiperglicemia, hiperuricemia, dispepsia, cefaleia, visão turva, impotência, inquietação	Anúria Hipersensibilidade às sulfonamidas Coadministração com agentes que prolongam o intervalo QT	Agentes de primeira linha para tratamento de hipertensão; são também empregados em associação com diuréticos de alça para obter efeito diurético sinérgico na insuficiência cardíaca Utilizados para diminuir hipercalciúria em pacientes com risco de nefrolitíase e (raramente) para reduzir a perda urinária de cálcio na osteoporose A hidroclorotiazida diminui a tolerância à glicose e pode desmascarar o diabetes em pacientes com risco de comprometimento do metabolismo da glicose Não devem ser administrados concomitantemente com agentes antiarrítmicos que prolongam o intervalo QT Em pacientes com diabetes insípido nefrogênico, os diuréticos tiazídicos podem produzir paradoxalmente redução modesta do fluxo urinário
Diuréticos do ducto coletor (poupadores de potássio) *Mecanismo – A espironolactona e a eplerenona inibem a ação da aldosterona por meio de sua ligação ao receptor de mineralocorticoides, impedindo sua translocação nuclear. A amilorida e o triantereno são inibidores competitivos do canal de sódio CENa da membrana apical das células principais*				
Espironolactona **Eplerenona**	Hipertensão Edema associado a insuficiência cardíaca, cirrose hepática (com ou sem ascite) ou síndrome nefrótica Hipopotassemia Aldosteronismo primário Acne vulgar (espironolactona) Hirsutismo feminino (espironolactona)	*Acidose metabólica hiperpotassêmica, hemorragia gastrintestinal, agranulocitose, lúpus eritematoso sistêmico, câncer de mama (não estabelecido)* Ginecomastia, dispepsia, letargia, menstruação anormal, impotência, exantema	Anúria Hiperpotassemia Insuficiência renal aguda	Os diuréticos poupadores de potássio são diuréticos leves quando empregados como monoterapia; todavia, podem potencializar diuréticos de alça de ação mais proximal Em certas ocasiões, são utilizados em associação com tiazídicos para anular o efeito hipopotassêmico dos tiazídicos A espironolactona também antagoniza o receptor de androgênios; essa reatividade cruzada pode provocar impotência e ginecomastia nos homens, porém proporcionam vantagem terapêutica para mulheres com acne e hirsutismo; a eplerenona apresenta atividade menos antiandrogênica São utilizados no tratamento dos estados de alcalose hipopotassêmica, secundariamente a excesso de mineralocorticoides em insuficiência cardíaca, insuficiência hepática e outros estados mórbidos associados à diminuição do metabolismo da aldosterona Tanto a espironolactona quanto a eplerenona reduzem a mortalidade em pacientes com insuficiência cardíaca; o mecanismo pode estar relacionado com a inibição da fibrose cardíaca em decorrência de uma via parácrina de sinalização da aldosterona
Amilorida **Triantereno**	Hipertensão Síndrome de Liddle	*Doenças do sistema hematopoético, nefrotoxicidade (triantereno), acidose metabólica hiperpotassêmica* Hipotensão ortostática, hiperpotassemia, dispepsia, cefaleia	Iguais às da espironolactona	A amilorida e o triantereno são fármacos de escolha para o tratamento da síndrome de Liddle, uma forma mendeliana rara de hipertensão, decorrente de mutações de ganho de função nas subunidades β ou γ do canal de sódio CENa

21
Farmacologia do Tônus Vascular

Deborah Yeh Chong e Thomas Michel

▶ Introdução

Aliado ao débito cardíaco, o *tônus vascular* (*i. e.*, o grau de contração do músculo liso vascular) determina a suficiência de perfusão dos tecidos do corpo. Sua importância é ressaltada pelo amplo espectro de estados mórbidos associados à sua desregulação –angina de peito, hipertensão, fenômeno de Raynaud, enxaqueca e outros–. Com a melhor compreensão, em nível molecular, dos principais fatores que governam a regulação do diâmetro dos vasos sanguíneos, tornou-se evidente que o organismo necessita de complexa série de mecanismos para manter o tônus vascular apropriado na presença de diversos estímulos. As estratégias farmacológicas de intervenção nessas vias reguladoras já levaram a numerosos tratamentos bem-sucedidos de distúrbios do tônus vascular e fornecem a esperança de que, no futuro, tratamentos ainda mais apropriados estarão disponíveis para o manejo dos múltiplos tipos de distúrbios vasculares.

▶ Fisiologia de contração e relaxamento do músculo liso vascular

O tônus vascular é um regulador essencial da perfusão tecidual; ele determina se os tecidos recebem O_2 e nutrientes em quantidades suficientes para suprir suas demandas. O delicado equilíbrio entre suprimento e demanda de O_2 é crítico para a função de todos os tecidos, especialmente o miocárdio. O tônus vascular é fundamental nesse sentido. O suprimento de O_2 miocárdico depende do tônus das artérias coronárias, enquanto a demanda, do tônus de arteríolas sistêmicas (vasos de resistência) e veias (vasos de capacitância).

Resistência e capacitância vasculares

O tônus da porção arterial e o da porção venosa da circulação desempenham papéis importantes, ainda que distintos, na modulação do equilíbrio da demanda de O_2 do miocárdio. Os principais determinantes dessa demanda são frequência cardíaca, contratilidade e tensão da parede ventricular. A tensão da parede pode ser expressa da seguinte maneira:

$$\sigma = (P \times r)/2h \qquad \text{Equação 21.1}$$

Em que: σ é a tensão da parede, P é a pressão ventricular, r é o raio da câmara ventricular e h é a espessura da parede ventricular. As tensões da parede ventricular em sístole e diástole são influenciadas pelo tônus arteriolar e pelo tônus venoso sistêmicos, respectivamente. O tônus arteriolar controla diretamen-

CASO

Sr. G, um homem de 63 anos de idade com histórico de hipertensão, diabetes e hipercolesterolemia, começou a sofrer episódios de dor torácica ao fazer esforço. Uma semana depois do primeiro episódio, teve uma crise de dor torácica enquanto cortava a grama. Vinte minutos após o início da dor, Sr. G tomou dois comprimidos de nitroglicerina sublingual de sua esposa. Minutos depois, sentiu-se muito melhor. Com efeito, ele se sentiu tão bem que resolveu tomar uma das pílulas de sildenafila (Viagra®) que um amigo havia lhe oferecido. Pouco tempo depois, apresentou rubor e dor de cabeça latejante; sentiu também o coração disparar. Ao levantar-se, sentiu tontura e desmaiou. É imediatamente levado ao departamento de emergência, onde descobrem que Sr. G está com hipotensão grave. Rapidamente, colocaram-no em decúbito dorsal, com as pernas elevadas, e foi monitorado até recuperar a consciência. O médico considerou administrar um agonista α-adrenérgico, como fenilefrina, mas a rápida melhora da hipotensão do paciente após ter sido colocado em decúbito dorsal sugeriu não haver necessidade de intervenção farmacológica. Após a recuperação do cliente, o médico discutiu com ele os perigos de tomar medicamentos sem prescrição e, especificamente, o risco de administrar concomitantemente nitratos orgânicos e sildenafila.

💡 Questões

1. Qual o mecanismo pelo qual a nitroglicerina sublingual atua tão rapidamente para aliviar a dor torácica?
2. Quais os efeitos adversos comuns da nitroglicerina?
3. Como sildenafila e nitratos orgânicos podem interagir para precipitar hipotensão grave?
4. Anti-hipertensivos não nitratos, como bloqueadores dos canais de cálcio, também estão contraindicados para homens que fazem uso de sildenafila? Como os mecanismos de ação dos fármacos podem ser utilizados para prever possíveis interações medicamentosas ou ausência de interações?

---

te a *resistência vascular sistêmica*, portanto a pressão arterial sanguínea:

$$PAM = RVS \times DC \qquad \text{Equação 21.2}$$

Em que: *PAM* é a pressão arterial média, *RVS*, a resistência vascular sistêmica, e *DC*, o débito cardíaco. Durante a sístole, a pressão intraventricular deve ultrapassar a pressão arterial para que o sangue seja ejetado. A *pós-carga* – definida como a tensão sistólica da parede ventricular – é equivalente à resistência que o ventrículo deve superar para ejetar seus conteúdos. Pressupondo não haver nenhuma obstrução entre o ventrículo e a aorta, a pressão arterial sistólica aproxima-se, então, da tensão sistólica da parede ventricular (*i. e.*, pós-carga).

Embora a *resistência* da circulação arterial constitua o parâmetro mais importante determinado pelo tônus arteriolar, a *capacitância* da circulação venosa é o parâmetro mais importante determinado pelo tônus venoso. Por sua vez, a *capacitância venosa* regula o volume de sangue que retorna ao coração, sendo o principal determinante do volume diastólico final desse órgão. A *pré-carga* – definida como a tensão da parede ventricular diastólica final – é equivalente ao estiramento das fibras ventriculares imediatamente antes da contração, a qual corresponde à pressão ou volume diastólico final. Por conseguinte, o tônus venoso estabelece a tensão da parede ventricular diastólica final (*i. e.*, pré-carga). A Figura 21.1 e a Tabela 21.1 mostram como suprimento e demanda de O_2 do miocárdio dependem do tônus de artérias coronárias, arteríolas sistêmicas e veias de capacitância, e também fornecem um resumo simplificado de como a modulação do tônus desses diferentes tipos de vasos pode alterar parâmetros importantes da fisiologia cardiovascular (ver Capítulo 25).

O suprimento e a demanda de O_2 do miocárdio devem ser cuidadosamente equilibrados para assegurar perfusão tecidual adequada. Ocorre *isquemia* quando a perfusão diminuída leva a déficit de O_2. (Em contrapartida, ocorre *hipoxia* quando há privação de O_2, apesar de perfusão adequada.) Ocorre *isquemia do miocárdio* quando suprimento e demanda de O_2 do mio-

cárdio estão desequilibrados, de modo que o fluxo sanguíneo coronário não consegue suprir totalmente as necessidades de O_2 do coração. Embora existam numerosas causas potenciais de desequilíbrio entre suprimento e demanda de O_2, a maioria das causas de isquemia do miocárdio – particularmente coronariopatia – envolve algum aspecto de anormalidade do tônus vascular. Para discussão mais pormenorizada da fisiopatologia da isquemia do miocárdio e de outras doenças associadas a tônus vascular anormal, ver Capítulo 25.

A dor torácica, denominada *angina de peito*, constitui sintoma comum, porém nem sempre presente, de isquemia do miocárdio. Tendo em vista os fatores de risco para doença coronária do Sr. G (*i. e.*, diabetes, hipertensão, hipercolesterolemia, idade e sexo masculino) e os sintomas de dor torácica por esforço quando estava cortando a grama, é provável que sua dor no tórax tenha sido uma manifestação de angina de peito. Um tratamento comum para angina de peito consiste em *nitroglicerina*, agente que diminui o tônus vascular (ver adiante), portanto melhora o desequilíbrio entre suprimento e demanda de O_2 do miocárdio. Com efeito, o Sr. G teve alívio da dor torácica após tomar a nitroglicerina de sua esposa. Para compreender melhor a ação desse e de outros moduladores do tônus vascular, é essencial conhecer os mecanismos moleculares que regulam a contração e o relaxamento do músculo liso vascular.

Contração e relaxamento do músculo liso vascular

Os reguladores do tônus vascular influenciam o aparelho contrátil actina-miosina das células musculares lisas vasculares. Como em outras células musculares, a interação actina-miosina ocasiona a contração e é regulada pela contração intracelular de cálcio (Ca^{2+}) (Figura 21.2). Um acentuado gradiente transmembrana de concentração de Ca^{2+} ($[Ca^{2+}]_{extracelular} = 2 \times 10^{-3}$ M; $[Ca^{2+}]_{intracelular} = 10^{-7}$ M) é mantido pela relativa falta de permeabilidade da membrana plasmática aos íons Ca^{2+} e por bombas da membrana que removem ativamente o Ca^{2+} do citoplasma. A estimulação das células musculares lisas vascu-

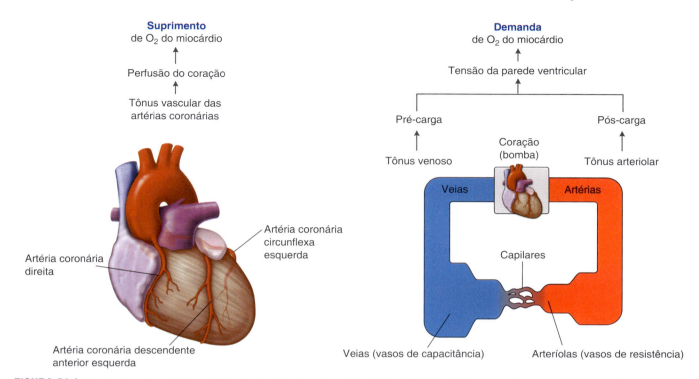

FIGURA 21.1 Suprimento e demanda de oxigênio do miocárdio. O suprimento de O_2 do miocárdio (*painel à esquerda*) é determinado pela perfusão do coração, que, por sua vez, é estabelecida pelo tônus vascular das artérias coronárias (entre outros fatores). As principais artérias coronárias são mostradas sobre a superfície epicárdica do coração. A demanda de O_2 do miocárdio (*painel à direita*) é determinada pela tensão da parede ventricular, função tanto da pré-carga (tônus venoso) quanto da pós-carga (tônus arteriolar). O tônus venoso determina a demanda de O_2 do miocárdio ao regular a quantidade de sangue que retorna ao coração, o que, por sua vez, estabelece a tensão da parede ventricular diastólica final. O tônus arteriolar determina a demanda de O_2 do miocárdio ao regular a resistência vascular sistêmica (RVS), isto é, a pressão contra a qual o coração deve contrair-se. Por conseguinte, o tônus arteriolar determina a tensão sistólica da parede ventricular.

TABELA 21.1 Relação entre tônus vascular e parâmetros da fisiologia vascular.	
TIPO DE VASO	**PARÂMETRO DA FISIOLOGIA CARDIOVASCULAR**
Artérias coronárias	Suprimento de O_2 do miocárdio
Arteríolas	Pós-carga Demanda de O_2 do miocárdio Perfusão regional do miocárdio
Veias de capacitância	*Pool* venoso Pré-carga Demanda de O_2 do miocárdio

Em um modelo simplificado, é possível prever os efeitos dos agentes farmacológicos sobre a fisiologia cardiovascular com base no tipo de vaso sobre o qual atuam os agentes. Assim, os dilatadores das artérias coronárias aumentam o suprimento de O_2 do miocárdio. Os dilatadores arteriolares diminuem a pós-carga, enquanto os venodilatadores diminuem a pré-carga; ambos diminuem a demanda de O_2 do miocárdio.

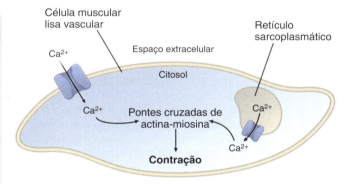

FIGURA 21.2 Fontes de Ca^{2+} para contração de células musculares lisas vasculares. A concentração citosólica de Ca^{2+} apresenta-se baixa (10^{-7} M), enquanto as concentrações de Ca^{2+} extracelular e do retículo sarcoplasmático encontram-se elevadas (2×10^{-3} M). O Ca^{2+} pode penetrar no citoplasma da célula muscular lisa vascular a partir do espaço extravascular ou do retículo sarcoplasmático através de canais seletivos para o Ca^{2+}. A concentração aumentada de Ca^{2+} no citosol dá início à contração ao promover a formação de pontes cruzadas de actina-miosina.

lares pode aumentar a concentração citoplasmática de Ca^{2+} por meio de dois mecanismos. Em primeiro lugar, o Ca^{2+} pode penetrar na célula através de *canais seletivos de Ca^{2+} regulados por voltagem* no sarcolema. Em segundo lugar, a liberação do $[Ca^{2+}]_{intracelular}$ do retículo sarcoplasmático pode produzir aumento do Ca^{2+} citoplasmático. A *vasoconstrição* (*i. e.*, contração do músculo liso vascular) é comumente iniciada pela abertura dos *canais de Ca^{2+} do tipo L regulados por voltagem* no sarcolema

durante a despolarização da membrana plasmática. Os canais abertos medeiam o fluxo de Ca^{2+} no citoplasma e a ativação da calmodulina (CaM). O complexo Ca^{2+}-CaM liga-se à *quinase das cadeias leves de miosina*, ativando-a; essa enzima fosforila as cadeias leves de miosina-II. Quando a cadeia leve é fosforilada, a cabeça da miosina pode interagir com um filamento de actina, resultando em contração do músculo liso (Figura 21.3, *painel à esquerda*).

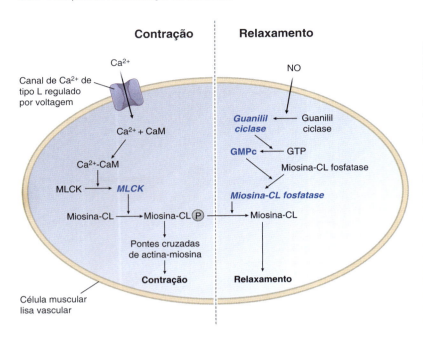

FIGURA 21.3 Mecanismo de contração e relaxamento da célula muscular lisa vascular. A contração e o relaxamento da célula muscular lisa vascular são controlados pela ação coordenada de vários mediadores de sinalização intracelulares. A entrada de Ca^{2+} através dos canais de Ca^{2+} de tipo L regulados por voltagem (*painel à esquerda*) constitui o estímulo inicial para a contração. A entrada de Ca^{2+} na célula ativa a calmodulina (CaM). O complexo Ca^{2+}-CaM ativa a quinase da cadeia leve de miosina (MLCK – *myosin light chain kinase*) que fosforila a cadeia leve de miosina (Miosina-CL). A miosina-CL fosforilada interage com a actina, formando pontes cruzadas de actina-miosina, processo que dá início à contração da célula muscular lisa vascular. O relaxamento (*painel à direita*) consiste em uma série coordenada de etapas, que atua para desfosforilar (portanto, inativar) a miosina-CL. O óxido nítrico (NO) difunde-se para o interior da célula e ativa a guanilil ciclase. A guanilil ciclase ativada catalisa a conversão do trifosfato de guanosina (GTP) em 3′, 5′-monofosfato de guanosina cíclico (GMPc). O GMPc estimula a proteinoquinase GMPc-dependente (não mostrado), que ativa a miosina-CL fosfatase. Essa enzima desfosforila a cadeia leve de miosina, impedindo a formação de pontes cruzadas de actina-miosina. Em consequência, ocorre relaxamento da célula muscular lisa vascular. A forma ativa de cada enzima está indicada em itálico e na cor azul.

A *vasodilatação* (*i. e.*, o relaxamento do músculo liso vascular) ocorre com a desfosforilação da cadeia leve de miosina. A desfosforilação é potencializada quando a *guanilil ciclase* (discutida adiante) é ativada no interior da célula muscular lisa. A guanilil ciclase ativada aumenta a produção de *3′, 5′-monofosfato de guanosina cíclico* (GMPc), que estimula a *proteinoquinase dependente de GMPc*. Esta, a seguir, ativa a *fosfatase da cadeia leve de miosina*. A desfosforilação dessa cadeia inibe a interação da cabeça da miosina com a actina, resultando em relaxamento do músculo liso (Figura 21.3, *painel à direita*).

Regulação do tônus vascular

O tônus vascular é controlado por inúmeros mecanismos. Pesquisas recentes ressaltaram a importância das interações entre as células endoteliais vasculares e as células do músculo liso vascular nesse controle. O sistema nervoso autônomo e diversos mediadores neuro-hormonais também controlam a contração e o relaxamento do músculo liso vascular. Muitos desses mecanismos fisiológicos proporcionam a base para as pesquisas atuais na descoberta de fármacos.

Endotélio vascular

Nas últimas duas décadas, as pesquisas têm elucidado vários modos de sinalização no endotélio vascular para controlar o tônus vascular. As células endoteliais elaboram numerosos mediadores de sinalização e alteram a expressão de muitos genes em resposta a diversos estímulos. A seguir, são discutidos dois dos mais relevantes alvos do ponto de vista farmacológico: óxido nítrico e endotelina.

Óxido nítrico

O papel obrigatório das células endoteliais na regulação do tônus vascular foi reconhecido pela primeira vez com a observação de que a acetilcolina provoca vasoconstrição quando aplicada diretamente a vasos sanguíneos cujo endotélio foi removido, enquanto causa vasodilatação quando aplicada a vasos com endotélio normal (Figura 21.4). Foi aventada a hipótese de que a estimulação colinérgica muscarínica do endotélio induz

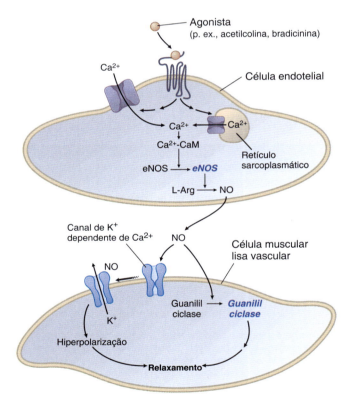

FIGURA 21.4 Regulação endotelial do relaxamento do músculo liso vascular mediado por óxido nítrico. A produção de óxido nítrico (NO) pelas células endoteliais controla a extensão de relaxamento do músculo liso vascular. A produção de NO é estimulada por agonistas como acetilcolina ou bradicinina. A estimulação dos receptores por esses agonistas ativa sistemas de segundos mensageiros de Ca^{2+} e promove a entrada direta do Ca^{2+} no citosol. O aumento do Ca^{2+} citosólico ativa o complexo Ca^{2+} – calmodulina, que estimula a óxido nítrico sintase endotelial (eNOS), enzima que catalisa a formação de NO a partir da L-arginina (L-Arg, um aminoácido). O NO difunde-se da célula endotelial para células musculares lisas vasculares subjacentes, onde ativa a guanilil ciclase, promovendo o relaxamento da célula muscular lisa (ver Figura 21.3). Ele também pode ativar diretamente canais de K^+ dependentes de Ca^{2+}. Essa via de sinalização paralela contribui para o relaxamento por meio da hiperpolarização da célula muscular lisa. A forma ativa de cada enzima está indicada em itálico e na cor *azul*.

à produção de uma molécula relaxante nas células endoteliais que, a seguir, difunde-se para as células subjacentes do músculo liso vascular, ativando a guanilil ciclase. A suposta substância vasodilatadora foi denominada *fator de relaxamento derivado do endotélio* ou EDRF (*endothelial-derived relaxing factor*).

Antes do reconhecimento da identidade molecular de EDRF como sendo óxido nítrico (NO), sabia-se que a *nitroglicerina* – nitrato orgânico comumente prescrito para angina de peito – era metabolizada no organismo, formando NO, e sabia-se também que NO causava relaxamento do músculo liso vascular. Com base nesses achados, foi sugerido e, posteriormente, confirmado que EDRF liberado pelas células endoteliais consiste em NO, gás que reage com uma gama de biomoléculas para desencadear respostas celulares.

Embora a acetilcolina tenha sido o primeiro ligante identificado como promotor da síntese de NO nas células endoteliais, vários outros mediadores também foram descritos. Estresse do cisalhamento, acetilcolina, histamina, bradicinina, esfingosina 1-fosfato, serotonina, substância P e ATP podem induzir aumento da síntese de NO pelas células endoteliais vasculares. NO é sintetizado por uma família de NO sintases ativadas por Ca^{2+}-CaM. A *isoforma endotelial da óxido nítrico sintase (eNOS)* é responsável pela síntese de NO nas células endoteliais; essa enzima desempenha um papel crítico no controle do tônus vascular e na agregação plaquetária. A importância do NO na regulação do tônus vascular é reforçada pela observação de que camundongos com deficiência de NOSe são hipertensos.

Evidências recentes sugerem que o NO pode produzir vasodilatação não apenas pela ativação da guanilil ciclase, mas também dos canais de K^+ dependentes de Ca^{2+} nas células musculares lisas vasculares (Figura 21.4). O NO parece ativar diretamente esses canais de K^+ por meio de mecanismo independente da guanilil ciclase, acarretando hiperpolarização das células e, subsequentemente, vasodilatação. (Ver adiante explicação mais detalhada de como a abertura dos canais de K^+ leva a hiperpolarização e vasodilatação.)

Endotelina

Endotelina é um peptídio vasoconstritor de 21 aminoácidos. Trata-se do vasoconstritor endógeno mais potente descoberto. Pode ser considerado uma imagem "especular" funcional do NO: é potente vasoconstritor derivado do endotélio, enquanto o NO, potente vasodilatador. Além de seus efeitos sobre a vasculatura, a endotelina exerce ações inotrópicas e cronotrópicas positivas sobre o coração e contribui para o processo de remodelagem no sistema cardiovascular. Os mecanismos propostos da remodelagem induzida por endotelina consistem em neoproliferação da íntima e aumento do depósito de colágeno, resultando em fibrose. A endotelina também desempenha importante papel nos pulmões, rins e cérebro. Foram identificadas três isoformas de endotelina – *ET-1*, *ET-2* e *ET-3*. ET-1 – isoforma principalmente envolvida em ações cardiovasculares – é produzida por células endoteliais (e por células musculares lisas vasculares em condições inflamatórias) e parece atuar localmente, de modo parácrino ou autócrino. A concentração local de ET-1 no interior da parede vascular é mais de 100 vezes superior à da circulação, visto que ET-1 é secretada principalmente no lado basal das células endoteliais (Figura 21.5).

Precursores de endotelina são processados de modo proteolítico em duas etapas para gerar peptídios ativos maduros. Inicialmente, a *pré-proendotelina* é clivada em *endotelina grande*. Em seguida, esta é clivada pela *enzima conversora de endotelina* em endotelina. Há dois subtipos de receptores

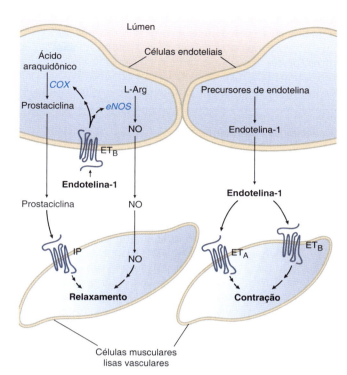

FIGURA 21.5 Efeitos da endotelina na parede do vaso sanguíneo. A endotelina medeia tanto a contração quanto o relaxamento de células musculares lisas vasculares. Seus precursores nas células endoteliais são processados para endotelina-1. Esta é secretada no lado basal da célula endotelial, onde interage com receptores ET_A e ET_B em células musculares lisas vasculares. A ativação desses receptores estimula a contração por meio de mecanismos ainda não totalmente elucidados. Receptores ET_B também são expressos em células endoteliais. A ativação de ET_B na célula endotelial estimula a ciclo-oxigenase (COX), que catalisa a formação de prostaciclina a partir de ácido araquidônico. A prostaciclina difunde-se da célula endotelial para a membrana da célula muscular lisa vascular, onde se liga ao receptor de isoprostanoide (IP), ativando-o. A ativação do receptor ET_B também estimula a óxido nítrico sintase endotelial (eNOS), que catalisa a formação de NO a partir de arginina (L-Arg). Tanto prostaciclina quanto NO estimulam o relaxamento da célula muscular lisa vascular.

de endotelina, ET_A e ET_B. Ambos são acoplados à proteína G, cujos efetores provavelmente envolvem vias moduladas pela fosfolipase C. ET-1 liga-se a receptores ET_A nas células musculares lisas vasculares, bem como a receptores ET_B em células endoteliais e musculares lisas vasculares. Receptores ET_A nas células musculares lisas vasculares medeiam a vasoconstrição. Receptores ET_B localizam-se predominantemente em células endoteliais vasculares, onde medeiam a vasodilatação, por meio da liberação de prostaciclina e NO. Receptores ET_B também são encontrados em células musculares lisas vasculares, onde medeiam a vasoconstrição.

Sistema nervoso autônomo

O sistema nervoso simpático tem influência significativa sobre o tônus vascular. A descarga de certos neurônios pósganglionares simpáticos libera norepinefrina dos terminais nervosos que terminam em células musculares lisas vasculares. A ativação de receptores α_1-adrenérgicos em células musculares lisas vasculares provoca vasoconstrição, enquanto a ativação de receptores β_2-adrenérgicos, vasodilatação. Tipicamente, o efeito da norepinefrina em receptores α_1-adrenérgicos é maior do que o exercido em receptores β_2-adrenérgicos, particularmente em órgãos que recebem fluxo diminuído de sangue durante as respostas de "luta ou fuga" (*i. e.*, pele e vísceras). Por conseguinte, o efeito final da norepinefrina nesses leitos vasculares é tipicamente vasoconstritor. Em contrapartida, como os vasos sanguíneos não são inervados por fibras parassimpáticas, o sistema nervoso parassimpático exerce pouca influência sobre o tônus vascular.

Mecanismos neuro-hormonais

Muitos mediadores neuro-hormonais atuam sobre células musculares lisas vasculares, células endoteliais e neurônios, regulando o tônus vascular. Por exemplo, as catecolaminas circulantes da glândula adrenal (*i. e.*, epinefrina) podem influenciar o tônus vascular por meio dos receptores α_1-adrenérgicos e β_2-adrenérgicos presentes nas células musculares lisas vasculares: conforme assinalado anteriormente, a estimulação dos receptores α_1-adrenérgicos ocasiona vasoconstrição, enquanto a estimulação dos receptores β_2-adrenérgicos provoca vasodilatação. Outros exemplos de mediadores neuro-hormonais incluem: angiotensina II, que estimula o subtipo 1 do receptor de angiotensina II (AT_1) a produzir vasoconstrição das arteríolas e aumento do volume intravascular; aldosterona, que atua mediante o receptor de mineralocorticoides para aumentar o volume intravascular; peptídios natriuréticos, que promovem a natriurese renal (excreção de sódio) em situações de sobrecarga de volume e causam vasodilatação por meio de estimulação dos receptores de guanilil ciclase em células endoteliais e da musculatura lisa vascular; e hormônio antidiurético/arginina vasopressina, que

estimula os receptores V_1 arteriolares a contrair as arteríolas e também ativa os receptores V_2 renais, aumentando o volume intravascular. Todos esses mediadores, que também desempenham importantes funções na regulação de volume, são discutidos de maneira mais detalhada no Capítulo 20.

Mecanismos locais

O tônus vascular também é modulado por um conjunto de mecanismos locais de controle. Autorregulação é o mecanismo homeostático em que as células lisas vasculares respondem a elevações ou reduções da pressão de perfusão por meio de vasoconstrição ou vasodilatação, respectivamente, para preservar o fluxo sanguíneo em nível relativamente constante (Fluxo = pressão de perfusão/resistência). O tônus vascular e o fluxo sanguíneo também são governados por metabólitos – como H^+, CO_2, O_2, adenosina, lactato e K^+ – produzidos no tecido circundante. Os mecanismos locais de regulação do tônus vascular predominam nos leitos vasculares dos órgãos essenciais (p. ex., coração, cérebro, pulmões, rins), de modo que o fluxo sanguíneo e, portanto, o suprimento de O_2 sejam rapidamente ajustados para suprir as demandas de metabolismo local nesses órgãos.

▶ Classes e agentes farmacológicos

Todos os agentes farmacológicos considerados neste capítulo são *vasodilatadores*, isto é, fármacos que atuam sobre o músculo liso vascular e/ou sobre o endotélio vascular adjacente para diminuir o tônus vascular. A maioria dos vasodilatadores reduz a contratilidade dos complexos actina-miosina nas células musculares lisas vasculares. Existem várias categorias de vasodilatadores (Figura 21.6). Os doadores farmacológicos

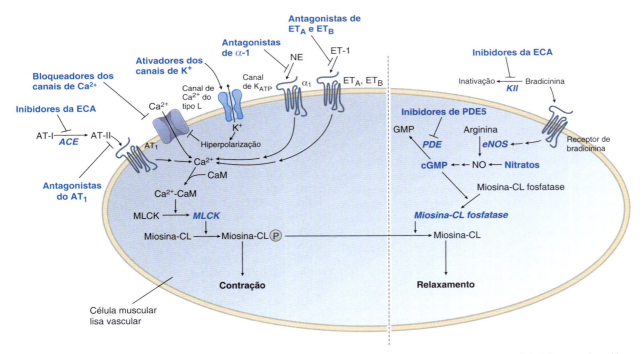

FIGURA 21.6 Locais de ação de vasodilatadores. Os vasodilatadores atuam em diversos locais na célula muscular lisa vascular. *Painel da esquerda*: os bloqueadores dos canais de Ca^{2+} e os ativadores dos canais de K^+ inibem a entrada de Ca^{2+} nas células musculares lisas vasculares ao diminuir a ativação dos canais de Ca^{2+} do tipo L. Todos os inibidores da ECA, antagonistas AT_1, α_1-antagonistas e antagonistas dos receptores de endotelina (ET_A e ET_B) diminuem a sinalização do Ca^{2+} intracelular. O Ca^{2+} citosólico diminuído resulta em menor contração do músculo liso vascular, portanto em relaxamento. *Painel da direita*: os inibidores da ECA inibem a cininase II (KII), ocasionando aumento dos níveis de bradicinina. Os nitratos liberam NO, e outros inibidores de PDE5 inibem a fosfodiesterase (PDE). Todos esses agentes provocam aumento do GMPc, efeito que promove o relaxamento do músculo liso vascular. A forma ativa de cada enzima está indicada em itálico e na cor *azul*. α_1 = receptor α_1-adrenérgico; ECA = enzima conversora de angiotensina; AT-I = angiotensina I; AT-II = angiotensina II; AT_1 = receptor de angiotensina II; CaM = calmodulina; eNOS = óxido nítrico sintase endotelial; ET-1 = endotelina-1; MLCK = quinase da cadeia leve de miosina; Miosina-CL = cadeia leve de miosina.

de NO – como *nitratos orgânicos* e *nitroprussiato de sódio* – causam vasodilatação ao ativar a guanilil ciclase e aumentam, portanto, a desfosforilação da miosina de cadeias leves. Os *inibidores da GMPc fosfodiesterase tipo V* (FDE5), que atuam na mesma via molecular, impedem a hidrólise do GMPc e, consequentemente, promovem a desfosforilação da miosina de cadeias leves, em especial no músculo liso do corpo cavernoso. Os *bloqueadores dos canais de Ca²⁺* provocam vasodilatação ao reduzir as concentrações intracelulares de Ca^{2+}. Os *ativadores dos canais de K⁺* induzem vasodilatação por meio da abertura dos canais de K^+ sensíveis ao ATP; a consequente hiperpolarização das células impede a ativação dos canais de Ca^{2+} regulados por voltagem, necessária ao influxo de Ca^{2+} e à contração do músculo liso vascular. Os *antagonistas dos receptores de endotelina* bloqueiam a vasoconstrição mediada pela endotelina. Os *antagonistas α_1-adrenérgicos* inibem a ação vasoconstritora de epinefrina e norepinefrina endógenas. Os *inibidores da ECA* e os *antagonistas do subtipo 1 do receptor de angiotensina II* (AT_1) inibem os efeitos vasoconstritores da angiotensina II endógena por meio de inibição da formação de angiotensina II (inibidores da ECA) ou bloqueio da ação da angiotensina II no seu respectivo receptor (antagonistas do AT_1). A *hidralazina* e os *antagonistas β-adrenérgicos* também modulam o tônus vascular. Tais classes e agentes farmacológicos serão discutidos adiante.

Nitratos orgânicos, óxido nítrico de inalação e nitroprussiato de sódio

Os nitratos orgânicos representam um dos mais antigos tratamentos ainda utilizados para problemas cardíacos. Com efeito, o *trinitrato de glicerila* – mais comumente denominado *nitroglicerina* (NTG) – foi o primeiro nitrato orgânico a ser empregado para alívio de sintomas anginosos, há mais de 100 anos. Na atualidade, as indicações para uso de nitratos orgânicos incluem não apenas a clássica – angina de peito estável –, mas também a angina instável, o infarto agudo do miocárdio, a hipertensão e a insuficiência cardíaca aguda e crônica (ver Capítulo 25).

Mecanismo de ação

No organismo, os nitratos orgânicos são quimicamente reduzidos e liberam NO, gás capaz de dissolver-se em líquidos biológicos e membranas celulares. O óxido nítrico pode reagir diretamente com diversas biomoléculas, incluindo o heme presente na guanilil ciclase. Ele também pode sofrer transformações químicas para formar grupos S-nitrositióis com resíduos de cisteína (sulfidril) em proteínas ou com tióis intracelulares de baixo peso molecular, como glutationa. Conforme descrito anteriormente de modo mais pormenorizado, o NO é uma molécula de sinalização endógena que produz relaxamento do músculo liso vascular.

Os diversos nitratos orgânicos tendem a produzir NO mediante diferentes mecanismos químicos e bioquímicos, porém os detalhes do metabolismo dos nitratos orgânicos ainda não estão totalmente esclarecidos. Agentes redutores, extra e intracelulares (p. ex., grupos tióis), têm sido implicados (Figura 21.7). O metabolismo de nitratos orgânicos a NO pode ser aparentemente catalisado nos tecidos por enzimas específicas, como a aldeído desidrogenase mitocondrial; foi aventada a hipótese de que a liberação enzimática de nitratos orgânicos possibilita que seus efeitos sejam "direcionados" para tecidos

vasculares específicos. Alternativamente, algumas vias do metabolismo dos nitratos específicos de tecidos podem não ser enzimáticas (p. ex., relacionadas com reservatórios de tióis). De qualquer modo, é evidente que, *embora o NO possa dilatar tanto artérias quanto veias, a dilatação venosa predomina em doses terapêuticas*. A venodilatação induzida por NO aumenta a capacitância venosa, resultando em diminuição do retorno de sangue ao lado direito do coração e, consequentemente, em diminuição de pressão e volume diastólicos finais dos ventrículos direito e esquerdo. Essa redução da pré-carga diminui a demanda miocárdica de O_2. Com concentrações mais elevadas de nitratos orgânicos, pode ocorrer também vasodilatação arterial. Na ausência de taquicardia reflexa, a vasodilatação arterial ocasiona diminuição da resistência vascular sistêmica, com consequente diminuição da tensão da parede sistólica (pós-carga) e redução da demanda miocárdica de O_2.

Na circulação coronariana, a NTG dilata predominantemente as artérias epicárdicas de grande calibre (Figura 21.8). Ela exerce efeitos mínimos sobre os vasos de resistência coronarianos (*i. e.*, as arteríolas coronárias). Essa dilatação preferencial das grandes artérias epicárdicas em relação às arteríolas coronárias menores impede o desenvolvimento do *fenômeno do sequestro coronariano*, frequentemente observado com certos agentes, como *dipiridamol* (ver Capítulo 22), que produzem intensa dilatação dos vasos de resistência coronarianos.

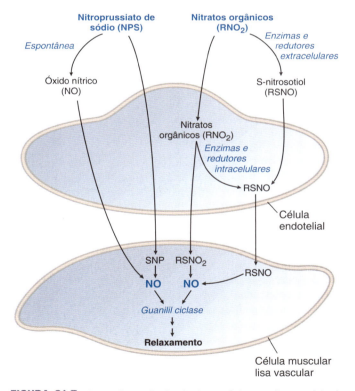

FIGURA 21.7 **Biotransformação de nitratos orgânicos e nitroprussiato de sódio.** Nitratos orgânicos e nitroprussiato de sódio aumentam os níveis locais de NO por meio de mecanismos diferentes. Os nitratos orgânicos apresentam a estrutura química RNO_2. O grupo nitro é reduzido para formar NO na presença de enzimas específicas e redutores extracelulares e/ou intracelulares (p. ex., tióis). Em comparação, o nitroprussiato de sódio libera espontaneamente NO sem auxílio enzimático. Ambos os agentes produzem relaxamento mediante a formação de NO. Todavia, a necessidade de nitratos orgânicos para enzimas celulares e/ou redutores específicos pode acarretar seletividade tecidual. Como o nitroprussiato de sódio se converte espontaneamente em NO, não dilata de modo seletivo os leitos vasculares.

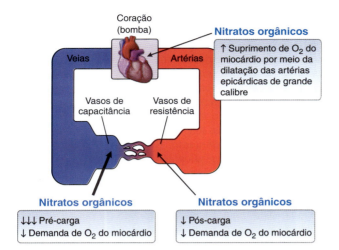

FIGURA 21.8 **Sítios de ação de nitratos orgânicos.** Os nitratos orgânicos exercem a maior parte de sua ação vasodilatadora sobre vasos de capacitância venosos. Essa seletividade resulta em acentuada diminuição da pré-carga, com consequente redução da demanda de O_2 do miocárdio. Os nitratos orgânicos também dilatam levemente os vasos de resistência arteriolares, com consequente diminuição da pós-carga e redução da demanda de O_2 do miocárdio. O suprimento de O_2 do miocárdio aumenta levemente com a dilatação das artérias epicárdicas de grande calibre.

Entretanto, o grau em que a vasodilatação das grandes artérias epicárdicas mediada pelo nitrato é responsável pelos efeitos benéficos dos nitratos em pacientes com angina ainda não está bem estabelecido. O déficit crônico de O_2 do miocárdio em pacientes com coronariopatia pode, por um mecanismo autorregulador, causar dilatação máxima das artérias coronárias, de modo que os vasodilatadores não produzam nenhum aumento adicional no fluxo sanguíneo coronariano. Além disso, artérias coronárias ateroscleróticas calcificadas e rígidas podem não exibir complacência, mesmo com o uso de vasodilatadores das artérias coronárias.

Clinicamente a administração de doses de nitratos orgânicos suficientes para produzir vasodilatação das artérias epicárdicas de grande calibre pode ser perigosa, visto que essas doses também podem induzir vasodilatação arteriolar periférica excessiva e hipotensão refratária. A redução excessiva da pressão arterial média pode manifestar-se na forma de tontura, vertigem e, em certas ocasiões, síncope franca, resultando até mesmo em isquemia do miocárdio. Como a perfusão coronariana depende do gradiente de pressão entre a aorta e o endocárdio durante a diástole, acentuada redução da pressão aórtica diastólica pode acarretar suprimento insuficiente de O_2 ao coração. Além disso, a hipotensão sistêmica pode ocasionar *taquicardia reflexa*, que também diminui o suprimento de O_2 do miocárdio mediante encurtamento da diástole e, portanto, o tempo de perfusão do miocárdio. Conforme assinalado anteriormente, é possível que a taquicardia reflexa também prejudique o delicado equilíbrio entre suprimento e demanda de O_2 do miocárdio por meio de aumento no consumo de O_2 pelo miocárdio. Tipicamente, a taquicardia reflexa é observada quando os barorreceptores no arco aórtico e os seios carotídeos percebem redução da pressão arterial. Entretanto, em pacientes com insuficiência cardíaca, a taquicardia reflexa é rara. Sendo assim, nitratos podem ser utilizados frequentemente para diminuir a congestão pulmonar em pacientes com insuficiência cardíaca (produzindo venodilatação e diminuindo a pressão diastólica final), sem provo-

car taquicardia reflexa significativa. Vários efeitos adversos importantes dos nitratos resultam da vasodilatação excessiva produzida, como rubor, causado por vasodilatação dos leitos vasculares cutâneos, e cefaleia, produzida por vasodilatação das artérias cerebrais.

Na atualidade, dispõe-se de várias preparações diferentes de nitratos orgânicos. As de uso mais comum são *NTG*, *dinitrato de isossorbida* e *5-mononitrato de isossorbida* (Figura 21.9). Embora esses nitratos orgânicos compartilhem um mecanismo de ação comum, diferem em suas vias de administração e farmacocinética, determinando distinções importantes em sua utilidade terapêutica em uma variedade de situações clínicas.

O gás óxido nítrico pode ser administrado por inalação para dilatar seletivamente a vasculatura pulmonar. Visto que o NO é rapidamente inativado por ligação com a hemoglobina no sangue, NO na forma gasosa exerce pouco efeito na pressão

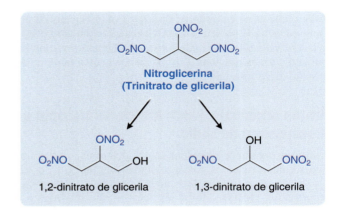

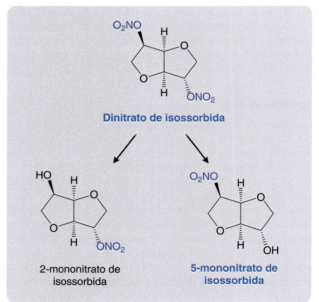

FIGURA 21.9 **Estruturas químicas e metabolismo da nitroglicerina e do dinitrato de isossorbida.** Nitroglicerina e dinitrato de isossorbida são nitratos biologicamente ativos, metabolizados a moléculas ativas com meias-vidas mais longas do que os respectivos compostos originais. A nitroglicerina é metabolizada a 1,2-dinitrato de glicerila e 1,3-dinitrato de glicerila; esses metabólitos ativos têm meia-vida de cerca de 40 min. O dinitrato de isossorbida é metabolizado a 2-mononitrato de isossorbida e 5-mononitrato de isossorbida; esses metabólitos ativos têm meias-vidas de 2 e 4 h, respectivamente.

sanguínea sistêmica quando administrado por via sistêmica. NO por inalação apresenta eficácia comprovada no tratamento de hipertensão pulmonar primária do recém-nascido. Porém, seu valor terapêutico ainda não foi estabelecido em outras condições caracterizadas por aumento da pressão arterial pulmonar (inclusive insuficiência cardíaca e várias formas de doença pulmonar).

Nitroprussiato de sódio é um composto de nitrato que consiste em um grupo nitroso, cinco grupos cianeto e um átomo de ferro (Figura 21.10A). A exemplo dos nitratos orgânicos, provoca vasodilatação por meio da liberação de NO. Todavia, ao contrário deles, o nitroprussiato de sódio parece liberar NO primariamente por processo não enzimático (Figura 21.7). Como resultado dessa conversão não enzimática a NO, a ação do nitroprussiato de sódio não parece direcionada para tipos específicos de vasos, e, em consequência, o fármaco dilata tanto artérias quanto veias.

O nitroprussiato de sódio é administrado por via intravenosa para controle hemodinâmico potente em emergências hipertensivas e insuficiência cardíaca grave. Em virtude de seu rápido início de ação, sua duração de ação curta e sua alta eficácia, deve ser infundido com monitoramento contínuo da pressão arterial e cuidadosa titulação da dose do fármaco para seu efeito produzido. O nitroprussiato de sódio sofre decomposição espontânea, liberando NO e cianeto (Figura 21.10B). A seguir, o cianeto é convertido em tiocianato no fígado, e este é excretado pelos rins. O acúmulo excessivo de cianeto pode resultar em distúrbios do equilíbrio acidobásico, arritmias cardíacas e até mesmo morte. A toxicidade do tiocianato também pode ser observada em pacientes com comprometimento da função renal, causando desorientação, psicose, espasmos musculares e convulsões.

Farmacocinética

A farmacocinética das diferentes preparações e formulações de nitratos proporciona base para o uso preferencial de agentes e formas posológicas específicos em determinadas situações. Por exemplo, o rápido início de ação das preparações sublinguais de nitrato é conveniente para obter rápido alívio das crises agudas de angina, enquanto nitratos de ação mais longa são mais valiosos para a profilaxia da angina no manejo em longo prazo da coronariopatia. NTG e dinitrato de isossorbida *administrados por via oral* apresentam baixa biodisponibilidade, visto que as nitrato redutases orgânicas no fígado metabolizam rapidamente esses fármacos.

Para evitar o efeito de primeira passagem e atingir níveis sanguíneos terapêuticos dentro de poucos minutos, NTG e dinitrato de isossorbida podem ser administrados por *via sublingual*. A administração *intravenosa* de NTG está indicada quando há necessidade de titulação contínua da ação do fármaco, como, por exemplo, no tratamento de angina instável ou insuficiência cardíaca aguda. As preparações *transdérmicas* e *bucais* de liberação lenta de NTG fornecem níveis terapêuticos de NTG no estado de equilíbrio dinâmico que podem ser úteis para prevenção da angina em pacientes com coronariopatia estável. NO *por inalação* apresenta meia-vida muito curta, e seus efeitos hemodinâmicos na vasculatura pulmonar são rapidamente revertidos quando a terapia por inalação é interrompida.

NTG tem meia-vida curta (cerca de 5 min), após a qual é metabolizada a metabólitos de dinitrato de glicerila biologicamente ativos, que apresentam meia-vida mais longa (aproximadamente 40 min) (Figura 21.9). Doses equivalentes de *dinitrato de isossorbida* podem ser mais efetivas do que NTG, visto que dinitrato de isossorbida tem meia-vida mais longa (cerca de 1 h). Os metabólitos de dinitrato de isossorbida – 2-mononitrato de isossorbida e 5-mononitrato de isossorbida – apresentam meia-vida ainda mais longa (até 2 e 4 h, respectivamente) (Figura 21.9). O próprio *5-mononitrato de isossorbida* tornou-se um agente terapêutico popular não apenas devido a seus efeitos terapêuticos prolongados, mas também pelo fato de ser bem absorvido pelo trato gastrintestinal e não ser passível de metabolismo de primeira passagem extenso no fígado. Sua biodisponibilidade quando administrado por via oral atinge quase 100%, de modo que o 5-mononitrato de isossorbida é significativamente mais efetivo do que quantidades equivalentes de dinitrato de isossorbida. Em seu processo de metabolização, os nitratos orgânicos tipicamente são conjugados com ácido glicurônico no fígado e, em seguida, excretados pelos rins.

Tolerância farmacológica

Infelizmente, os efeitos desejáveis dos nitratos podem ser anulados por respostas compensatórias do sistema nervoso simpático (p. ex., aumento reflexo do tônus vascular simpático) e renais (p. ex., aumento da retenção de sal e de água). Além desses mecanismos de *tolerância fisiológica*, a *tolerância farmacológica* aos nitratos orgânicos constitui fenômeno importante e clinicamente relevante, que limita de modo significativo à eficácia dessa classe de vasodilatadores. A tolerância farmacológica foi documentada pela primeira vez em pessoas que trabalhavam com munições, expostas a nitratos orgânicos voláteis no local de trabalho. Elas sofriam de cefaleias intensas no início da semana; entretanto, à medida que a semana progredia, essas cefaleias tendiam a desaparecer, tornando-se ausentes no resto da semana. Ao retornar ao trabalho depois do fim de semana sem exposição a nitratos, contudo, a cefaleia voltava. Essas "cefaleias de segunda-feira de manhã" foram inicialmente atribuídas ao consumo de bebidas alcoólicas no final de semana; todavia, mais tarde, tornou-se evidente que os efeitos vasodilatadores da NTG eram o fator responsável. O

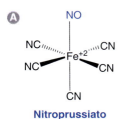

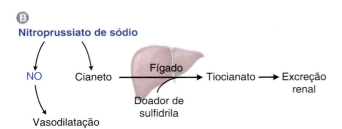

FIGURA 21.10 **Estrutura química e metabolismo do nitroprussiato de sódio. A.** O nitroprussiato de sódio é um complexo de ferro, cianeto (CN) e grupo nitroso (NO). **B.** Ele sofre decomposição espontânea, liberando NO e cianeto. O NO produz vasodilatação; o cianeto é metabolizado no fígado a tiocianato, que sofre excreção renal. Pode ocorrer toxicidade do cianeto devido à administração prolongada do fármaco ou em presença de insuficiência renal.

desenvolvimento de tolerância à NTG com o passar da semana possibilitava o alívio das cefaleias, enquanto a perda dessa tolerância durante o final de semana propiciava a recidiva das cefaleias com o retorno ao trabalho na segunda-feira.

Embora a tolerância aos efeitos adversos, como as cefaleias, ❷ seja desejável, a *tolerância aos efeitos antianginosos dos nitratos diminui sua eficácia clínica*. A tolerância à NTG não parece depender de sua via de administração. É importante assinalar que é possível minimizar o desenvolvimento de tolerância ao modular o esquema de dosagem para incluir "intervalos livres de nitrato" diariamente. Para a NTG transdérmica, a simples retirada do emplastro de NTG todas as noites pode minimizar o desenvolvimento de tolerância. Entretanto, nos casos de angina grave que exigem tratamento ininterrupto com nitrato para controlar adequadamente os sintomas, os pacientes podem sofrer angina de rebote durante períodos em que estão totalmente livres de nitrato. As propriedades farmacocinéticas do 5-mononitrato de isossorbida oral tornam essa preparação uma solução satisfatória para o dilema de equilibrar tolerância ao nitrato e angina de rebote: sua alta biodisponibilidade e meia-vida longa produzem períodos de concentrações plasmáticas terapêuticas altas, seguidos de períodos de níveis terapêuticos baixos (e não nulos) de nitrato. Os exemplos de NTG transdérmica e 5-mononitrato de isossorbida oral ilustram como as propriedades farmacocinéticas de dois agentes semelhantes quanto a seus mecanismos podem ter impacto significativo sobre sua utilidade terapêutica.

Os mecanismos celulares e moleculares subjacentes ao desenvolvimento da tolerância farmacológica aos nitratos orgânicos ainda não foram esclarecidos. Atualmente, existem duas hipóteses principais. A primeira, denominada hipótese clássica (da sulfidrila), sugere que a tolerância resulte primariamente da depleção intracelular de grupos contendo sulfidrila, como glutationa e/ou outras formas de cisteína, envolvidos na formação de NO a partir de nitratos orgânicos (Figura 21.7). De acordo com essa hipótese, é possível atenuar ou reverter a tolerância com a administração de compostos contendo tióis reduzidos, como a *N*-acetilcisteína. A segunda, a hipótese de radicais livres (superóxido), postula que a tolerância celular resulta da formação de *peroxinitrito*, metabólito altamente reativo de NO que parece inibir a guanilil ciclase. De acordo com essa hipótese, é possível atenuar ou reverter a tolerância com agentes que inibam a formação de radicais livres. Como os mecanismos específicos de tolerância aos nitratos permanecem incertos, a maneira mais efetiva de prevenir a tolerância consiste em utilizar uma estratégia de dosagem que inclua um intervalo diário com baixos níveis plasmáticos de nitrato.

Efeitos dos nitratos além da vasodilatação

A geração de NO a partir dos nitratos orgânicos pode causar relaxamento de outros tipos de músculo liso – como esofágico, brônquico, biliar, intestinal e geniturinário – além do músculo liso vascular. Com efeito, *a capacidade da NTG de aliviar a dor torácica do espasmo esofágico, semelhante à da angina, pode, em certas ocasiões, levar ao estabelecimento de diagnóstico incorreto de coronariopatia*. Entretanto, essas ações dos nitratos sobre músculos lisos não vasculares são, em geral, de importância clínica limitada.

O NO produzido a partir de nitratos orgânicos atua como agente antiplaquetário e como relaxante do músculo liso vascular. Os aumentos do GMPc plaquetário mediados pelo NO inibem a agregação plaquetária; aliado ao efeito vasodilata-

dor dos nitratos, esse efeito antiplaquetário pode diminuir a probabilidade de trombose da artéria coronária. A inibição da agregação plaquetária induzida pelos nitratos pode ser particularmente importante no tratamento da *angina de repouso* (i. e., dor torácica que ocorre espontaneamente em repouso), visto que esta resulta frequentemente da formação de agregados plaquetários oclusivos no local de lesões ateroscleróticas da artéria coronária. A angina de repouso é também conhecida como *angina instável*, pois as oclusões trombóticas que a provocam podem evoluir para a oclusão coronariana completa, ocasionando infarto do miocárdio (ver Capítulo 25).

Contraindicações

Conforme já discutido, os nitratos estão contraindicados em pacientes com hipotensão. Também estão contraindicados em pacientes com elevação da pressão intracraniana, visto que a vasodilatação das artérias cerebrais mediada pelo NO pode elevar ainda mais a pressão intracraniana. Os nitratos não são aconselhados para dor anginosa associada à miocardiopatia obstrutiva hipertrófica, porque a obstrução pode ser agravada pela redução da pré-carga mediada por eles. Também devem ser utilizados com cautela em pacientes com insuficiência cardíaca diastólica, que dependem de pré-carga ventricular elevada para débito cardíaco ótimo. Uma contraindicação recentemente descoberta à administração de nitratos refere-se ao paciente que faz uso de sildenafila ou outro inibidor da fosfodiesterase tipo V para disfunção erétil. O caso do Sr. G fornece um exemplo dos efeitos deletérios da administração concomitante de nitratos orgânicos e sildenafila (ver adiante).

Inibidores da fosfodiesterase

Os inibidores da fosfodiesterase impedem a hidrólise de nucleotídios cíclicos (AMPc, GMPc) a suas formas monofosfato (5'-AMP, 5'-GMP). Certos inibidores dessa enzima – como *anrinona* e *milrinona* – são seletivos para as isoformas da fosfodiesterase encontradas principalmente nos músculos cardíaco e liso vascular, e serão discutidos de modo mais detalhado no Capítulo 24.

Sildenafila é o protótipo dos inibidores da fosfodiesterase altamente seletivo para a *GMPc fosfodiesterase tipo V* (PDE5). A PDE5 é expressa principalmente no músculo liso do corpo cavernoso, mas também na retina e nas células musculares lisas vasculares. Os inibidores da fosfodiesterase V são prescritos para *disfunção erétil* (DE), distúrbio relativamente comum em homens, como no caso do Sr. G, que apresenta doença vascular. Outros inibidores de PDE5 incluem *vardenafila* e *tadalafila*, que se assemelham à sildenafila em eficácia terapêutica e perfil de efeitos adversos. Tadalafila apresenta início de ação mais demorado e meia-vida mais prolongada do que os dos outros inibidores. Na fisiologia normal, o NO liberado pelas terminações nervosas do pênis ativa a guanilil ciclase no músculo liso do corpo cavernoso, resultando em aumento da concentração intracelular de GMPc, relaxamento do músculo liso, influxo de sangue e ereção do pênis. Como inibem a GMPc fosfodiesterase no músculo liso do corpo cavernoso, sildenafila, vardenafila e tadalafila podem potencializar os efeitos da sinalização endógena de NO-GMPc, portanto potencializar a ereção peniana.

Embora PDE5 seja expressa predominantemente no tecido muscular liso erétil, a enzima também o é em pequenas quantidades na vasculatura sistêmica e pulmonar. Logo, embora as ações principais dos inibidores da PDE5 se localizem no corpo cavernoso, esses fármacos também podem atenuar a hidrólise de GMPc na vasculatura pela inibição de pequenas quantidades de PDE5 presentes nos leitos vasculares sistêmico e pulmonar. Com efeito, sildenafila em altas doses apresenta-se eficaz no tratamento de hipertensão pulmonar; essa observação mostra que a inibição de GMPc na vasculatura pulmonar pode resultar em relaxamento vascular clinicamente significativo.

Os efeitos adversos de inibidores da PDE5 provavelmente resultam da vasodilatação induzida por esses fármacos na vasculatura sistêmica. Talvez cefaleia e rubor sejam produzidos pela vasodilatação dos leitos vasculares cerebrais e cutâneos, respectivamente. O infarto do miocárdio e a morte cardíaca súbita relacionados com o uso de sildenafila também podem advir de seus efeitos vasodilatadores. Os inibidores da PDE5 apresentam apenas um efeito nominal sobre a pressão arterial nas doses comumente utilizadas para o tratamento da disfunção erétil, e todos os efeitos adversos anteriormente mencionados são relativamente raros, devido às pequenas quantidades de PDE5 no músculo liso vascular. Todavia, na presença de NO em excesso (p. ex., quando são administrados nitratos orgânicos concomitantemente com inibidores da PDE5), a inibição da degradação de PDE5 pode amplificar acentuadamente o efeito vasodilatador. A vasodilatação excessiva pode levar ao desenvolvimento de hipotensão refratária grave, como ocorreu no caso do Sr. G após tomar simultaneamente nitroglicerina e sildenafila. Sendo assim, *os três inibidores da PDE5 estão contraindicados para pacientes em uso de vasodilatadores nitratos orgânicos*: sildenafila, vardenafila e tadalafila apresentam interação medicamentosa significativa e potencialmente perigosa com nitratos. Outro efeito adverso recentemente descrito em relatos de casos consiste em possível associação dos inibidores da PDE5 a perda de visão transitória ou até mesmo permanente, devido a uma afecção denominada *neuropatia óptica isquêmica não arterítica*. Não se sabe ao certo se os inibidores da PDE5 provocam essa afecção, ou se outros fatores estão envolvidos; os pacientes em uso de tais inibidores são aconselhados a atentar para esse efeito adverso, principalmente os que tiveram episódios anteriores de perda da visão, visto que podem correr risco aumentado com a exposição ao fármaco.

Tendo em vista as graves consequências da combinação de nitratos orgânicos com inibidores da PDE5, pode-se questionar se os agentes vasodilatadores não nitratos também estariam contraindicados para pacientes, como o Sr. G, que fazem uso de sildenafila, vardenafila ou tadalafila. Em um estudo preliminar, o grau de redução da pressão arterial em uma coorte de pacientes tratados com sildenafila e anlodipino, bloqueador dos canais de Ca^{2+} vasodilatador, não foi significativamente diferente daquele observado em uma coorte que recebeu sildenafila e placebo. Todavia, pacientes tratados concomitantemente com medicamentos anti-hipertensivos vasodilatadores e um inibidor da PDE5 devem ser considerados *de risco* para o desenvolvimento de hipotensão potencialmente perigosa. Teoricamente, o risco poderia ser ainda maior em pacientes em uso conjunto de inibidor da PDE5, vasodilatador anti-hipertensivo e fármaco que iniba a degradação do inibidor da PDE5 pela P450 3A4 hepática (ver Capítulo 4).

Bloqueadores dos canais de Ca^{2+}

Ao contrário dos nitratos orgânicos, cujos efeitos farmacológicos limitam-se, em grande parte, à vasculatura, os bloqueadores dos canais de Ca^{2+} atuam tanto sobre o músculo liso

vascular quanto sobre o miocárdio. Outra importante diferença entre nitratos orgânicos e bloqueadores dos canais de Ca^{2+} é que aqueles apresentam atividade principalmente venodilatadora, enquanto estes são dilatadores predominantemente arteriolares. Os bloqueadores dos canais de Ca^{2+} são comumente utilizados no tratamento de hipertensão, certas arritmias cardíacas e algumas formas de angina.

Mecanismo de ação

Foram identificados vários tipos diferentes de canais de Ca^{2+} regulados por voltagem (denominados canais *L*, *T*, *N* e *P*). Esses subtipos diferem em suas propriedades eletroquímicas e biofísicas e em seus padrões de distribuição tecidual. O influxo de Ca^{2+} através do canal do tipo L constitui importante determinante do tônus vascular e da contratilidade cardíaca. Todos os bloqueadores dos canais de Ca^{2+} de uso corrente atuam por meio da inibição da entrada de Ca^{2+} no canal de tipo L, embora diferentes membros dessa classe de fármacos apresentem propriedades farmacodinâmicas e farmacocinéticas acentuadamente diferentes.

Nas células musculares lisas, a entrada diminuída de Ca^{2+} através dos canais tipo L mantém baixas as concentrações intracelulares de Ca^{2+}, reduzindo, assim, a ativação da quinase da miosina de cadeia leve mediada pelo Ca^{2+}-CaM, a interação actina-miosina e a contratilidade do músculo liso (Figura 21.3). Embora os bloqueadores dos canais de Ca^{2+} possam relaxar muitos tipos diferentes de músculo liso (p. ex., bronquiolar e gastrintestinal), parecem exercer seu maior efeito sobre o músculo liso vascular. Além disso, o músculo liso arterial é mais responsivo do que o músculo liso venoso. A vasodilatação das arteríolas de resistência diminui a resistência vascular sistêmica e a pressão arterial, reduzindo, dessa maneira, a tensão da parede sistólica ventricular e a demanda de O_2 do miocárdio. A dilatação das artérias coronárias induzida por esses fármacos também pode aumentar o suprimento de O_2 do miocárdio, melhorando, portanto, o desequilíbrio suprimento:demanda de O_2 em pacientes com angina. Nos miócitos cardíacos, a redução do influxo de Ca^{2+} através dos canais tipo L ocasiona diminuição de contratilidade do miocárdio, frequência de marca-passo do nó sinoatrial (SA) e velocidade de condução do nó atrioventricular (AV). (Ver no Capítulo 23 a discussão dos efeitos dos bloqueadores dos canais de Ca^{2+} sobre a condução do impulso cardíaco.)

É importante observar que a musculatura esquelética não é significativamente afetada pelos bloqueadores dos canais de cálcio, porque ela depende principalmente das reservas intracelulares de Ca^{2+} (*i. e.*, Ca^{2+} do retículo sarcoplasmático) para sustentar o acoplamento excitação-contração e não necessita do influxo de Ca^{2+} transmembrana através do canal de tipo L. Deve-se diferenciar também os relaxantes do músculo liso, que bloqueiam a entrada de Ca^{2+} através de canais de Ca^{2+} do tipo L nas células musculares lisas vasculares, dos relaxantes do músculo esquelético, que bloqueiam a neurotransmissão mediada pelo receptor nicotínico de acetilcolina na junção neuromuscular (ver Capítulo 9).

Classes químicas

Na atualidade, são utilizadas clinicamente três classes químicas de bloqueadores dos canais de Ca^{2+} – as *di-hidropiridinas* (p. ex., nifedipino, anlodipino e felodipino), as *benzotiazepinas* (p. ex., diltiazem) e as *fenilalquilaminas* (p. ex., verapamil). Todas bloqueiam o canal de Ca^{2+} do tipo L, porém cada uma exerce efeitos farmacológicos distintos. As diferenças são, em parte, atribuíveis a sítios diversos de ligação de fármaco no canal de Ca^{2+}: nifedipino liga-se ao sítio de ligação N, diltiazem, ao sítio de ligação D, e verapamil, ao sítio de ligação V. Os sítios de ligação D e V superpõem-se, enquanto o sítio N encontra-se em região diferente do canal de Ca^{2+}. Diltiazem e verapamil afetam a ligação um do outro de maneira complexa, como se poderia esperar de dois fármacos com sítios de ligação superpostos. Nifedipino e diltiazem ligam-se de modo sinérgico, enquanto nifedipino e verapamil inibem reciprocamente sua ligação. Outro nível de complexidade decorre das diferentes afinidades dos bloqueadores dos canais de Ca^{2+} por diferentes estados de conformação do canal. Esses fármacos também exibem seletividade tecidual diferencial, talvez devido à preferência de diferentes conformações do canal em tecidos distintos.

Nifedipino e *anlodipino* são membros representativos da classe de di-hidropiridinas de bloqueadores dos canais de Ca^{2+}. Em comparação com outros bloqueadores desses canais, as di-hidropiridinas produzem um grau significativamente maior de vasodilatação arterial. Em contrapartida, exercem relativamente pouco efeito sobre o tecido cardíaco. Quando comparadas com diltiazem e verapamil, causam menos depressão da contratilidade do miocárdio e apresentam efeitos mínimos sobre a automaticidade do nó SA e a velocidade de condução do nó AV (Figura 21.11).

Anlodipino (di-hidropiridina de terceira geração) difere de nifedipino (di-hidropiridina de primeira geração) principalmente por suas propriedades farmacocinéticas. Em virtude de seu pK_a de 8,7, o anlodipino encontra-se predominantemente em forma carregada positivamente em pH fisiológico. Essa carga positiva possibilita a ligação com alta afinidade de anlodipino às membranas celulares (que tipicamente têm carga negativa) e contribui para a concentração plasmática máxima tardia e o metabolismo hepático lento do fármaco (ver adiante).

Clevidipino é bloqueador di-hidropiridínico dos canais de cálcio somente disponível em formulação intravenosa, administrada na forma de infusão contínua para manejo de urgências e emergências hipertensivas.

Em comparação com di-hidropiridinas, os bloqueadores não di-hidropiridínicos dos canais de cálcio *diltiazem* e *verapamil* apresentam relação de seletividade vascular-cardíaca mais baixa (Tabela 21.2). No coração, tanto diltiazem quanto verapamil atuam como agentes inotrópicos negativos; verapamil exerce maior efeito supressor do que diltiazem sobre a contratilidade cardíaca. Além disso, como diltiazem e verapamil não apenas diminuem o influxo transmembrana de Ca^{2+}, como também retardam a taxa de recuperação dos canais de Ca^{2+}, esses fármacos diminuem significantemente a condução cardíaca, isto é, a automaticidade e a velocidade de condução. Em contrapartida, conforme assinalado anteriormente, as di-hidropiridinas não alteram de modo substancial a taxa de recuperação dos canais de Ca^{2+}, portanto exercem apenas efeitos mínimos sobre a automaticidade e a velocidade de condução.

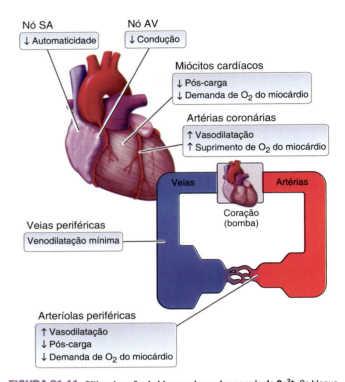

FIGURA 21.11 **Sítios de ação de bloqueadores dos canais de Ca^{2+}.** Os bloqueadores dos canais de Ca^{2+} dilatam as artérias coronárias e as arteríolas periféricas, mas não as veias. Além disso, diminuem a contratilidade cardíaca, a automaticidade no nó SA e a condução no nó AV. A dilatação das artérias coronárias aumenta o suprimento de O_2 do miocárdio. A dilatação das arteríolas sistêmicas (periféricas) diminui a pós-carga, portanto reduz a demanda de O_2 do miocárdio. Entretanto, alguns bloqueadores dos canais de Ca^{2+} (particularmente as di-hidropiridinas) provocam taquicardia reflexa, que pode aumentar paradoxalmente a demanda de O_2 do miocárdio (*não ilustrado*). A redução da contratilidade cardíaca e a diminuição da automaticidade do nó SA também diminuem a demanda de O_2 do miocárdio. Em virtude da inibição da condução do nó AV produzida por alguns bloqueadores dos canais de Ca^{2+}, esses fármacos são úteis como agentes antiarrítmicos. Observe que os efeitos indicados nesta figura são representativos dessa classe de fármacos; cada agente em particular é mais ou menos seletivo para cada um dos efeitos listados (ver Tabela 21.2).

TABELA 21.2 Seletividade dos bloqueadores dos canais de Ca^{2+}.				
	VASODILATAÇÃO (ARTERÍOLAS PERIFÉRICAS E ARTÉRIAS CORONÁRIAS)	**DEPRESSÃO DA CONTRATILIDADE CARDÍACA**	**DEPRESSÃO DA AUTOMATICIDADE (NÓ SA)**	**DEPRESSÃO DA CONDUÇÃO (NÓ AV)**
Nifedipino	5	1	1	0
Diltiazem	3	2	5	4
Verapamil	4	4	5	5

Os efeitos das três classes diferentes de bloqueadores dos canais de Ca^{2+} sobre o tônus vascular, a contratilidade cardíaca, a frequência cardíaca e a condução do nó AV são graduados de 0 a 5. 0 = ausência de efeito; 5 = efeito significativo. Observe que nifedipino é o fármaco mais seletivo para vasodilatação periférica, enquanto diltiazem e verapamil apresentam efeitos mais seletivos sobre o coração.

Farmacocinética

Tipicamente, os bloqueadores dos canais de Ca^{2+} são administrados em formas orais, embora se disponha também de formulações intravenosas de diltiazem e verapamil. Nifedipino e verapamil são excretados pelos rins, enquanto diltiazem é excretado pelo fígado. Várias propriedades farmacocinéticas desses fármacos são subótimas. Em primeiro lugar, a biodisponibilidade das formulações orais de nifedipino, diltiazem e verapamil é reduzida por seu significativo metabolismo de primeira passagem no intestino e no fígado. Além disso, o nifedipino oral apresenta rápido início de ação (menos de 20 min) e pode causar queda súbita e precipitada da pressão arterial. Por sua vez, essa hipotensão induzida por fármaco pode ativar taquicardia reflexa grave, que pode piorar a isquemia miocárdica ao aumentar a demanda de O_2 e diminuir o suprimento de O_2 do miocárdio (este último mediante diminuição do tempo de enchimento diastólico). Além disso, em virtude da meia-vida curta do nifedipino oral (cerca de 4 h), é necessário administrar esse fármaco frequentemente.

Anlodipino e nifedipino compartilham perfis farmacodinâmicos semelhantes, porém diferem sobremaneira em seus perfis farmacocinéticos. Por causa de sua alta biodisponibilidade, o anlodipino mostra-se efetivo em doses mais baixas, visto que maior proporção do fármaco administrado alcança a circulação sistêmica em forma inalterada. A concentração plasmática máxima tardia e o início lento de ação do anlodipino podem constituir a razão pela qual esse fármaco, quando comparado com o nifedipino, provoca significativamente menos taquicardia reflexa. A degradação hepática lenta do anlodipino contribui para sua meia-vida plasmática (cerca de 40 h) e duração de ação longas, possibilitando a administração de dose única ao dia.

Toxicidade e contraindicações

A toxicidade dos bloqueadores dos canais de Ca^{2+} deriva, principalmente, de seus mecanismos, portanto constitui tipicamente extensão de suas ações. Rubor (efeito adverso comum do nifedipino) e constipação intestinal (efeito adverso comum do veparamil) tendem a ser causados pelo relaxamento excessivo do músculo liso na vasculatura cutânea e no trato gastrintestinal, respectivamente. Em excesso, os efeitos cronotrópicos e inotrópicos negativos de verapamil e diltiazem podem resultar em bradicardia, bloqueio atrioventricular e insuficiência cardíaca. Com frequência, pacientes em uso de bloqueadores β-adrenérgicos (que também são agentes inotrópicos negativos) são aconselhados a não utilizar concomitantemente diltiazem ou verapamil, devido à probabilidade aumentada de depressão cardíaca excessiva. Alguns estudos sugeriram que bloqueadores dos canais de Ca^{2+} aumentam o risco de mortalidade em pacientes com insuficiência cardíaca; por conseguinte, esses fármacos estão contraindicados para manejo dessa condição. Alguns relatos também sugerem que o nifedipino, agente de ação curta, associa-se a risco aumentado de isquemia e infarto do miocárdio, por causa da tendência do fármaco a comprometer o equilíbrio de suprimento:demanda de O_2 do miocárdio (visto anteriormente).

Ativadores dos canais de K⁺

Os ativadores dos canais de K⁺ produzem vasodilatação arterial direta pela abertura dos *canais de K⁺ modulados por ATP* (algumas vezes denominados *canais* K^+_{ATP}) na membrana plasmática das células musculares lisas vasculares. Como esses fármacos atuam por meio de mecanismos totalmente diferentes daqueles de outros vasodilatadores, os ativadores dos canais de K^+_{ATP} representam uma poderosa família de fármacos que pode ser utilizada no tratamento da hipertensão refratária a outros agentes anti-hipertensivos.

Qual a função normal dos canais de K⁺ modulados por ATP? Convém lembrar que o potencial de equilíbrio de Nernst para o K⁺ é de cerca de −90 mV, enquanto o potencial de membrana em repouso é menos negativo do que esse valor. Logo, a abertura dos canais de K⁺ *hiperpolariza* a membrana. Se houver número suficiente de canais abertos ao mesmo tempo, os estímulos excitatórios normais não serão capazes de promover a despolarização da membrana. Na ausência de despolarização, os canais de Ca^{2+} regulados por voltagem não se abrem, e tanto o influxo de Ca^{2+} quanto a contração do músculo liso são inibidos (Figura 21.6).

Os ativadores dos canais de K^+_{ATP} incluem *minoxidil, cromacalim, pinacidil* e *nicorandil*. Esses fármacos atuam primariamente sobre células do músculo liso arterial, portanto diminuem a pressão arterial. Os efeitos adversos dos ativadores dos canais de K^+_{ATP} consistem em cefaleia, causada pela dilatação excessiva das artérias cerebrais, e rubor, em decorrência da dilatação excessiva das artérias cutâneas. Quando utilizados vasodilatadores arteriais (p. ex., bloqueadores dos canais de Ca^{2+} ou ativadores dos canais de K^+_{ATP}) como monoterapia, a redução da pressão arterial frequentemente deflagra descarga simpática reflexa, ocasionando taquicardia e aumento do trabalho cardíaco. Conforme assinalado anteriormente na discussão sobre o nifedipino, a descarga simpática reflexa pode anular o equilíbrio entre o suprimento e a demanda de O_2 do miocárdio, precipitando isquemia miocárdica, e existe particular preocupação quanto à ocorrência desse efeito em pacientes com coronariopatia preexistente. Todavia, o uso de β-bloqueadores em associação a vasodilatadores arteriais pode ajudar a bloquear os efeitos da atividade simpática reflexa, preservando, assim, a utilidade terapêutica dos vasodilatadores arteriais.

Antagonistas dos receptores de endotelina

Bosentana é antagonista competitivo dos receptores ET_A e ET_B. Esse fármaco está aprovado para uso no tratamento da hipertensão pulmonar. Em ensaios clínicos conduzidos em pacientes com dispneia grave relacionada com hipertensão pulmonar, bosentana melhorou significativamente o teste de distância de caminhada de 6 min (i. e., a distância que um paciente consegue percorrer em 6 min) e diminuiu a resistência vascular pulmonar em comparação com placebo. O principal efeito adverso de bosentana consistiu em elevação dos níveis séricos de transaminase, e cerca de 10% dos pacientes apresentaram elevações de mais de três vezes o limite superior do normal. Sendo assim, é necessário monitorar mensalmente as provas de função hepática em pacientes que fazem uso de bosentana.

Ambrisentana é antagonista de receptor de endotelina com relativa especificidade para o receptor ET_A. Como com bosentana, os pacientes com hipertensão pulmonar apresentaram melhora da distância de caminhada durante 6 min e do estado funcional ao fazerem uso de ambrisentana. Ela é menos hepatotóxica que a bosentana.

Outros fármacos que modulam o tônus vascular

Hidralazina

Hidralazina é um vasodilatador arteriolar administrado por via oral utilizado algumas vezes no tratamento da hipertensão e, em associação ao dinitrato de isossorbida, no tratamento da insuficiência cardíaca. O mecanismo de ação da hidralazina permanece incerto; estudos sugeriram que hiperpolarização da membrana, abertura dos canais K^+_{ATP} e inibição da liberação de Ca^{2+} induzida por IP_3 do retículo sarcoplasmático em células musculares lisas vasculares podem estar todas envolvidas. A hidralazina parece impedir o desenvolvimento de tolerância a nitratos, talvez ao inibir a produção vascular de superóxido. Recentemente se constatou que a associação em dose fixa de dinitrato de isossorbida e hidralazina reduziu a taxa de morbidade e mortalidade em negros norte-americanos com insuficiência cardíaca avançada; ainda não foi estabelecido se os benefícios desse tratamento podem estender-se a outras populações de pacientes. Entretanto, se o sucesso dessa terapia estiver relacionado com a capacidade da hidralazina de impedir o desenvolvimento de tolerância a nitratos, esses fármacos poderão ser amplamente eficazes no tratamento da insuficiência cardíaca.

O uso de hidralazina tem sido limitado, visto que inicialmente se acreditou que a dosagem frequente necessária para controle contínuo da pressão arterial e o rápido desenvolvimento de taquifilaxia a seus efeitos anti-hipertensivos pudessem tornar impraticável o uso crônico desse fármaco. Com melhor reconhecimento dos benefícios da terapia de combinação para hipertensão e insuficiência cardíaca, é possível que a hidralazina seja utilizada de modo mais efetivo, particularmente em pacientes para os quais estão contraindicados outros vasodilatadores (p. ex., inibidores da ECA).

Tipicamente, a hidralazina apresenta baixa biodisponibilidade, em virtude de seu extenso metabolismo hepático de primeira passagem. Entretanto, a velocidade de seu metabolismo depende de o paciente ser acetilador lento ou rápido. Nos acetiladores lentos (ver Capítulo 4), a hidralazina apresenta taxa mais lenta de degradação hepática, portanto maior biodisponibilidade e concentrações plasmáticas mais elevadas. O desenvolvimento de uma síndrome reversível semelhante ao lúpus eritematoso constitui efeito adverso raro do tratamento com hidralazina, observado principalmente nos acetiladores lentos.

Antagonistas α_1-adrenérgicos

Epinefrina e norepinefrina estimulam *receptores α_1-adrenérgicos* no músculo liso vascular, portanto induzem vasoconstrição. O receptor α_1-adrenérgico é um receptor acoplado à proteína G que se associa a proteína G heterotrimérica, G_q, ativando a fosfolipase C para produzir trifosfato de inositol e diacilglicerol. Os antagonistas α_1-adrenérgicos, como *prazosina*, bloqueiam os receptores α_1-adrenérgicos em arteríolas e vênulas, resultando em vasodilatação. O efeito desses agentes é maior nas arteríolas do que nas vênulas. Tais antagonistasα provocam redução significativa da pressão arterial, por isso se mostram úteis no tratamento da hipertensão. A instituição da terapia com antagonistas α_1-adrenérgicos pode associar-se a hipotensão ortostática. A exemplo de outros vasodilatadores arteriais, os antagonistas α_1-adrenérgicos também podem causar retenção de sal e água. Bloqueadores β-adrenérgicos e diuréticos podem ser utilizados com esses antagonistas α para atenuar tais respostas compensatórias. Alguns antagonistas α_1 adrenérgicos, como *terazosina*, são utilizados principalmente para inibir a contração do músculo liso não vascular (p. ex., músculo liso prostático), porém também exercem algum efeito sobre a vasculatura (ver Capítulo 10).

Antagonistas β-adrenérgicos

A ativação de *receptores β_2-adrenérgicos* nas células musculares lisas vasculares resulta em vasodilatação. O aumento de AMPc intracelular induzido por estimulação de receptores β_2 pode causar relaxamento do músculo liso, visto que acelera a inativação da quinase da miosina de cadeia leve e aumenta a saída de Ca^{2+} das células. A ativação dos receptores β-adrenérgicos nas células endoteliais também promove vasodilatação graças à ativação da enzima endotelial sintase do óxido nítrico. Apesar dos efeitos vasodilatadores benéficos da ação de agonistas β_2 e β_3 na circulação sistêmica, os *antagonistas* β-adrenérgicos têm importância clínica fundamental no tratamento de hipertensão, angina, arritmias cardíacas e outras afecções. Com ação em receptores β_1-adrenérgicos cardíacos, tais antagonistas β exercem efeitos inotrópicos e cronotrópicos negativos sobre o coração; essas ações reduzem o débito cardíaco, que constitui importante determinante da demanda de O_2 do miocárdio e da pressão arterial (ver Equação 21.2). Os efeitos cardíacos dos antagonistas β-adrenérgicos são discutidos de modo mais pormenorizado no Capítulo 10. Esses fármacos exercem efeitos importantes sobre a vasculatura: seu antagonismo β nas células do músculo liso vascular pode acarretar vasoconstrição sem oposição, mediada por receptores α_1-adrenérgicos, e, consequentemente, aumento da resistência vascular sistêmica. É importante assinalar que, embora alguns desses antagonistas β possam inicialmente aumentar a resistência vascular sistêmica, o efeito final, na maioria dos casos, consiste em *redução* da pressão arterial. Esse efeito hipotensor reflete efeito inotrópico negativo combinado (ocasionando diminuição do débito cardíaco), inibição da secreção de renina e efeitos dos bloqueadores β sobre o sistema nervoso central.

Bloqueadores do sistema renina-angiotensina

Conforme discutido no Capítulo 20, a inibição do sistema renina-angiotensina provoca relaxamento vascular significativo. O efeito hipotensor dos inibidores da ECA pode ser causado em parte por diminuição do catabolismo da bradicinina, relaxante vascular liberado em resposta a estímulos inflamatórios. Antagonistas dos receptores AT_1, que inibem seletivamente a vasoconstrição mediada pela angiotensina II em nível de órgão-alvo, têm efeito mais direto. Inibidores da ECA e antagonistas dos receptores AT_1 são considerados vasodilatadores "balanceados", visto que afetam o tônus arterial e o venoso. Ambas as classes farmacológicas são efetivas no tratamento de hipertensão e insuficiência cardíaca, conforme discutido no Capítulo 25.

▶ Conclusão e perspectivas

O tônus vascular é submetido a primoroso controle, como esperado de um sistema que deve perfundir todos os tecidos do corpo. Ele representa o equilíbrio entre a contração e o relaxamento do músculo liso vascular. Ocorre vasoconstrição quando um aumento do Ca^{2+} intracelular ativa a quinase da cadeia leve de miosina (MCLK) dependente de Ca^{2+}-CaM. Por sua vez, a MCLK fosforila as cadeias leves de miosina e possibilita a formação de pontes cruzadas de actina-miosina. O músculo liso vascular relaxa quando a concentração intracelular de Ca^{2+} retorna a níveis basais, e as cadeias de miosina perdem a fosforilação, interrompendo a formação de pontes cruzadas de actina-miosina. O tônus vascular é influenciado pelo estado das células musculares lisas vasculares e das células endoteliais sobrejacentes, pela inervação simpática e por reguladores neuro-hormonais e locais.

Diferentes agentes terapêuticos modulam vários componentes desse sistema crítico, com distinções importantes em seus mecanismos moleculares e efeitos. As classes de vasodilatadores incluem nitratos, bloqueadores de canais de Ca^{2+}, ativadores de canais de K^+, antagonistas de receptores α_1-adrenérgicos, inibidores da ECA, antagonistas dos receptores AT_1 e antagonistas do receptor de endotelina (Figura 21.6). Os nitratos dilatam primariamente veias, mas não artérias. Esses fármacos atuam mediante a liberação de NO nas células do músculo liso vascular; por sua vez, o NO ativa a guanilil ciclase, que aumenta o GMPc intracelular; este ativa a proteinoquinase dependente de GMPc, que ativa a fosfatase da miosina de cadeia leve, interrompendo a formação das pontes cruzadas de actina-miosina. Os bloqueadores dos canais do Ca^{2+} atuam principalmente sobre artérias e arteríolas de resistência e também podem exercer efeitos diretos sobre o coração. Esses fármacos causam vasodilatação por bloquear canais de Ca^{2+} do tipo L regulados por voltagem na membrana plasmática das células musculares lisas vasculares, inibindo, portanto, o influxo de Ca^{2+} através desses canais, necessário para a contração. Os ativadores dos canais de K^+_{ATP}, à semelhança dos bloqueadores dos canais de Ca^{2+}, são predominantemente vasodilatadores arteriolares, e não vasodilatadores venosos. Essa classe de fármacos abre os canais de K^+ modulados pelo ATP, hiperpolarizando, assim, as células musculares lisas vasculares e impedindo a ativação dos canais de Ca^{2+} regulados por voltagem, necessária para influxo de Ca^{2+} e contração muscular. Antagonistas de receptores α_1-adrenérgicos, receptores AT_1 e receptores de endotelina impedem a vasoconstrição ao inibir a ativação de seus respectivos receptores por agonistas endógenos.

Os mecanismos que controlam o tônus vascular são regulados por múltiplas vias de sinalização que se cruzam. A ciência emergente da biologia de sistemas associa abordagens matemáticas, computacionais e experimentais para entender as complexas vias de sinalização encontradas em ampla série de tecidos e órgãos. Essa abordagem integrada para a sinalização deverá fornecer novas informações quantitativas sobre a interação das vias de sinalização intracelulares na vasculatura, podendo levar à identificação de novos alvos para fármacos.

Por exemplo, os conhecimentos adquiridos sobre as relações entre as vias reguladoras moduladas por GMPc nas células musculares lisas vasculares conduziram recentemente a novas aplicações terapêuticas para os inibidores da PDE5, como sildenafila, no tratamento de hipertensão pulmonar e insuficiência cardíaca.

Uma nova classe de fármacos, exemplificada pela *ranolazina*, parece exercer efeitos diretos mínimos sobre contratilidade cardíaca ou tônus vascular, mostrando-se ainda eficaz no tratamento de angina. Esse fármaco e outros novos agentes podem exercer seus principais efeitos terapêuticos no sistema cardiovascular por meio de ação em vias metabólicas em tecidos-alvo. Um bloqueador β-adrenérgico aprovado recentemente pela FDA, *nebivolol*, apresenta a interessante propriedade de ser antagonista β_1-adrenérgico e agonista β_3-adrenérgico. Esse fármaco, que parece tão eficaz quanto outros β-bloqueadores no tratamento da hipertensão, combina o bloqueio β_1-adrenérgico cardiosseletivo com a estimulação de receptores β_3-adrenérgicos, que ativam a enzima sintase do óxido nítrico na vasculatura. A elucidação contínua de complexas vias de sinalização provavelmente acarretará a identificação de novos pontos de intervenção farmacológica no ambiente celular da parede vascular e ajudará a integrar a farmacologia do tônus vascular no espectro das doenças cardiovasculares.

Leitura sugerida

Abrams J. Chronic stable angina. *N Engl J Med* 2005; 352: 2524-2533. (*Vinheta informativa de caso e revisão de fisiopatologia e farmacoterapia da angina de peito.*)

Bloch KD, Ichinose F, Roberts JD Jr, Zapol WM. Inhaled NO as a therapeutic agent. *Cardiovasc Res* 2007; 75: 339-348. (*Revisão valiosa das aplicações terapêuticas do NO inalado.*)

Cheng JW. Nebivolol: a third-generation betablocker for hypertension. *Clin Ther* 2009; 31: 447-462. (*Revisão de ensaios que estuda um bloqueador β-adrenérgico recentemente aprovado pela FDA que combina propriedades de β_1-antagonista e β_3-agonista.*)

Mark JD, Griffiths M, Evans TW. Drug therapy: inhaled nitric oxide therapy in adults. *N Engl J Med* 2005; 353: 2683-2695. (*Revisão da história do NO inalado e indicações atuais para essa terapia.*)

Tsai EJ, Kass DA. Cyclic GMP signaling in cardiovascular pathophysiology and therapeutics. *Pharm Ther* 2009; 122: 216-238. (*Revisão que explora mecanismos e terapias envolvendo GMP cíclico no controle de tônus vascular e função cardíaca.*)

RESUMO FARMACOLÓGICO: Capítulo 21 | Farmacologia do Tônus Vascular.

Nitratos orgânicos, óxido nítrico inalado e nitroprussiato de sódio

Mecanismo – Nitratos e nitroprussiato: doam NO, que ativa a guanilil ciclase e aumenta a perda de fosforilação da miosina de cadeia leve no músculo liso vascular, causando vasodilatação. Gás óxido nítrico inalado: dilata seletivamente a vasculatura pulmonar

FÁRMACO	APLICAÇÕES CLÍNICAS	EFEITOS ADVERSOS GRAVES E COMUNS	CONTRAINDICAÇÕES	CONSIDERAÇÕES TERAPÊUTICAS
Dinitrato de isossorbida	*Ação curta (sublingual):* Profilaxia e tratamento de crises agudas de angina *Ação longa (oral, de liberação prolongada):* Profilaxia de angina Tratamento de cardiopatia isquêmica crônica Espasmo esofágico difuso	*Hipotensão refratária, angina da taquicardia reflexa, palpitações, síncope* Rubor, cefaleia	Hipotensão grave, choque ou IM agudo com baixa pressão de enchimento do ventrículo esquerdo Aumento da pressão intracraniana, glaucoma de ângulo fechado, dor anginosa associada a miocardiopatia obstrutiva hipertrófica, anemia grave Coadministração com inibidores da fosfodiesterase tipo V (sildenafila, vardenafila, tadalafila)	Dilatação venosa maior do que dilatação arteriolar A terapia contínua leva ao desenvolvimento de tolerância; é possível evitar a tolerância ao estabelecer um intervalo livre de nitrato
5-mononitrato de isossorbida	Profilaxia de angina Tratamento de cardiopatia isquêmica crônica	*Iguais aos do dinitrato de isossorbida*	Iguais às do dinitrato de isossorbida	Mesmas considerações terapêuticas que as do dinitrato de isossorbida Além disso, o 5-mononitrato de isossorbida é preferido ao dinitrato de isossorbida em virtude de sua meia-vida mais longa, melhor absorção pelo trato GI, ausência de suscetibilidade ao metabolismo extenso de primeira passagem no fígado, menos angina de rebote e maior eficácia em doses equivalentes
Nitroglicerina	*Ação curta (sublingual, spray):* Tratamento a curto prazo de crises de angina *Ação longa (oral, bucal, transdérmica):* Profilaxia de angina Tratamento de cardiopatia isquêmica crônica *Intravenosa:* Angina instável Insuficiência cardíaca aguda	*Iguais aos do dinitrato de isossorbida*	Iguais às do dinitrato de isossorbida Além disso, a forma transdérmica está contraindicada para pacientes com alergia a esparadrapo A forma IV está contraindicada para pacientes com tamponamento cardíaco, miocardiopatia restritiva ou pericardite constritiva	Mesmas considerações terapêuticas que as do dinitrato de isossorbida Além disso, a nitroglicerina em doses equivalentes pode ser menos efetiva do que o dinitrato de isossorbida, em virtude da meia-vida mais curta A ergotamina pode opor-se à vasodilatação coronariana dos nitratos
Nitroprussiato de sódio	Emergências hipertensivas Insuficiência cardíaca grave Toxicidade de alcaloides do esporão do centeio	*Toxicidade do cianeto, arritmia cardíaca, sangramento excessivo, hipotensão excessiva, acidose metabólica, obstrução intestinal, metemoglobinemia, elevação da pressão intracraniana* Rubor, cefaleia, azotemia renal	Hipotensão preexistente, doença valvar obstrutiva, insuficiência cardíaca associada a redução da resistência vascular periférica Insuficiência hepática ou renal Atrofia óptica Pacientes cirúrgicos com circulação cerebral inadequada Ambliopia por tabaco	Dilatação venosa igual à dilatação arteriolar A toxicidade do tiocianato torna-se potencialmente fatal com concentrações séricas de 200 mg/ℓ A coadministração de tiossulfato de sódio pode reduzir o risco de toxicidade do cianeto, porém essa interação ainda não está bem estudada
Óxido nítrico inalatório	Falha respiratória neonatal Hipoxia perinatal Hipertensão pulmonar	*Hipotensão, síndrome de abstinência*	Neonatos com dependência no *shunt* direita-esquerda	Óxido nítrico inalatório tem meia-vida curta e é rapidamente reversível Óxido nítrico inalatório seletivamente dilata a vasculatura pulmonar, pois, no sangue, é rapidamente inativado pela ligação de hemoglobinas

Inibidores da fosfodiesterase tipo V

Mecanismo — Inibem a PDE5, enzima que converte o GMPc em GMP, resultando em acúmulo de GMPc nos tecidos-alvo

Fármaco	Aplicações terapêuticas	Efeitos adversos	Contraindicações	Considerações terapêuticas
Sildenafila **Vardenafila** **Tadalafila**	Disfunção erétil Hipertensão pulmonar (sildenafila)	*Infarto do miocárdio, neuropatia óptica isquêmica não arterítica, priapismo* Cefaleia, rubor, exantema, diarreia, dispepsia	Uso concomitante de nitratos orgânicos (vasodilatadores)	Os inibidores da PDE5 promovem vasodilatação sistêmica em doses muito mais altas do que aquelas utilizadas no tratamento da disfunção erétil Sildenafila em altas doses é eficaz no tratamento da hipertensão pulmonar Os inibidores da PDE5 estão contraindicados para pacientes em uso de nitratos orgânicos vasodilatadores Os pacientes com episódios anteriores de perda da visão podem correr risco aumentado de neuropatia óptica isquêmica não arterítica Tadalafila apresenta meia-vida de eliminação mais prolongada que sildenafila e vardenafila

Bloqueadores dos canais de cálcio

Mecanismo — Bloqueiam canais de cálcio de tipo L regulados por voltagem e impedem o influxo de cálcio que promove a formação de pontes cruzadas de actina-miosina. As diferentes classes de bloqueadores dos canais de cálcio dispõem de sítios de ligação exclusivos no canal de cálcio e têm diferentes afinidades pelos vários estados de conformação do canal

Fármaco	Aplicações terapêuticas	Efeitos adversos	Contraindicações	Considerações terapêuticas
Di-hidropiridinas: **Nifedipino** **Anlodipino** **Felodipino** **Clevidipino**	Angina aos esforços Angina instável Espasmo coronariano Hipertensão Miocardiopatia hipertrófica Fenômeno de Raynaud Pré-eclâmpsia	*Angina intensificada, raramente infarto do miocárdio* Palpitações, edema periférico, rubor, constipação intestinal, pirose, tontura	Hipotensão preexistente	Dilatação arteriolar maior do que dilatação venosa Alta seletividade vascular cardíaca; em comparação com diltiazem e verapamil, menor depressão da contratilidade do miocárdio e efeitos mínimos sobre a automaticidade do nó SA e a velocidade de condução do nó AV Nifedipino oral apresenta rápido início de ação e pode causar queda vigorosa e precipitada da pressão arterial, deflagrando taquicardia reflexa grave Em comparação com nifedipino, anlodipino apresenta maior biodisponibilidade, tempo mais prolongado para atingir concentrações plasmáticas máximas e metabolismo hepático mais lento Coadministração com nafcilina resulta em acentuada redução dos níveis plasmáticos de nifedipino Clevidipino é administrado como infusão intravenosa para manejo de urgência e emergência hipertensivas
Benzotiazepina: **Diltiazem**	Angina variante ou de Prinzmetal ou angina estável crônica Hipertensão Fibrilação ou *flutter* atrial, taquicardia supraventricular paroxística	*Raramente arritmia cardíaca, bloqueio atrioventricular, bradiarritmia, exacerbação de insuficiência cardíaca* Edema periférico, síncope, hiperplasia gengival, tontura	*Disfunção do nó sinusal* ou bloqueio AV de segundo ou terceiro graus Taquicardia supraventricular associada a trato de *bypass* (ver Figura 23.8) Insuficiência ventricular esquerda Hipotensão (pressão sistólica < 90 mmHg) IM agudo com congestão pulmonar documentada em radiografia	Baixa razão de seletividade vascular-cardíaca Deprime tanto a automaticidade do nó SA quanto a velocidade de condução do nó AV Eleva os níveis séricos de carbamazepina, podendo resultar em toxicidade da carbamazepina Evitar uso concomitante com bloqueadores β-adrenérgicos
Fenilalquilamina: **Verapamil**	Iguais às do diltiazem	*Iguais aos do diltiazem*	Iguais às do diltiazem Além disso, verapamil IV está contraindicado para pacientes com taquicardia ventricular, bem como para pacientes em uso de β-bloqueadores IV	Mesmas considerações terapêuticas que as do diltiazem Além disso, verapamil tem maior efeito supressor sobre a contratilidade cardíaca do que diltiazem O consumo de álcool durante a terapia crônica com verapamil pode resultar em concentrações séricas mais altas de álcool A coadministração com pimozida pode resultar em concentrações mais elevadas de pimozida e arritmias cardíacas A coadministração com sinvastatina aumenta acentuadamente as concentrações de sinvastatina

(continua)

RESUMO FARMACOLÓGICO: Capítulo 21 | Farmacologia do Tônus Vascular. (continuação)

FÁRMACO	APLICAÇÕES CLÍNICAS	EFEITOS ADVERSOS GRAVES E COMUNS	CONTRAINDICAÇÕES	CONSIDERAÇÕES TERAPÊUTICAS
Ativadores dos canais de potássio *Mecanismo – Abrem os canais de potássio modulados por ATP e hiperpolarizam a membrana plasmática, inibindo assim o influxo de cálcio através dos canais de cálcio regulados por voltagem*				
Minoxidil **Pinacidil** **Nicorandil** **Cromacalim**	Hipertensão grave ou refratária Alopecia de padrão masculino (minoxidil tópico)	*Angina, derrame pericárdico, taquicardia reflexa, síndrome de Stevens-Johnson, leucopenia, trombocitopenia* Cefaleia, rubor, hipotensão, hirsutismo, hipertricose, retenção de líquido, hipernatremia	Feocromocitoma	Dilatação arteriolar maior do que dilatação venosa Tipicamente utilizados em associação com β-bloqueador e diurético Utilizar com cautela em pacientes com função renal comprometida ou com aneurisma aórtico dissecante ou após IM agudo
Antagonista dos receptores de endotelina *Mecanismo – Bloqueia a ativação dos receptores ET$_A$ e ET$_B$ pela endotelina endógena. Ambrisentana tem maior seletividade por ET$_A$ do que bosentana*				
Bosentana **Ambrisentana**	Hipertensão pulmonar grave	*Hepatotoxicidade, anemia, hipotensão, retenção hídrica* Cefaleia, rubor	Gravidez Uso concomitante de ciclosporina A ou gliburida	Não devem ser utilizadas em mulheres grávidas Monitoramento mensal das provas de função hepática Evitar geralmente seu uso em pacientes com comprometimento hepático moderado a grave Utilizar com cautela em pacientes com hipovolemia, hipotensão, insuficiência cardíaca ou anemia Potencial de interações com outros fármacos metabolizados por P450 2C9 ou P450 3A4 (p. ex., contraceptivos hormonais, sinvastatina, varfarina, cetoconazol) Ambrisentana pode ter menos hepatotoxicidade que bosentana
Hidralazina *Mecanismo – Vasodilatador arteriolar. O mecanismo de ação é incerto; os mecanismos propostos incluem hiperpolarização da membrana, ativação dos canais de potássio e inibição da liberação de cálcio induzida por IP$_3$ do retículo sarcoplasmático nas células musculares lisas vasculares*				
Hidralazina	Hipertensão moderada a grave Insuficiência cardíaca grave	*Agranulocitose, leucopenia, hepatotoxicidade, lupus eritematoso sistêmico* Cefaleia, palpitações, taquicardia, anorexia, diarreia	Aneurisma aórtico dissecante Coronariopatia Cardiopatia reumática valvar mitral	Dilatação arteriolar maior do que dilatação venosa Tipicamente utilizada em associação com β-bloqueador e diurético no tratamento da hipertensão Utilizada em associação a dinitrato de isossorbida para insuficiência cardíaca; a formulação da associação a dinitrato de isossorbida pode proporcionar benefício quanto a morbidade e mortalidade em negros norte-americanos com insuficiência cardíaca avançada
Antagonistas α$_1$-adrenérgicos *Mecanismo – Bloqueiam a ativação dos receptores α$_1$-adrenérgicos por agonistas endógenos dos receptores*				
Prazosina **Doxazosina** **Terazosina**	Ver Resumo farmacológico: Capítulo 10			

Antagonistas β-adrenérgicos
Mecanismo – Bloqueiam a ativação dos receptores β-adrenérgicos por agonistas endógenos dos receptores

Propranolol (não seletivo) **Atenolol, metoprolol** (β_1-seletivos)	Ver Resumo farmacológico: Capítulo 10

Inibidores da ECA
Mecanismo – Inibem a clivagem de angiotensina (AT) I em AT II pela enzima conversora de angiotensina (ECA); inibem a degradação de bradicinina pela cininase II

Captopril **Enalapril** **Lisinopril**	Ver Resumo farmacológico: Capítulo 20

Antagonistas dos receptores AT$_1$
Mecanismo – Bloqueiam a ativação dos receptores AT$_1$ pela AT II endógena

Losartana **Valsartana**	Ver Resumo farmacológico: Capítulo 20

22

Farmacologia da Hemostasia e Trombose

April W. Armstrong e David E. Golan

▶ Introdução

O sangue transporta oxigênio e nutrientes aos tecidos e remove deles os produtos de degradação metabólica. Os seres humanos desenvolveram um sistema bem regulado de *hemostasia* para manter o sangue no estado fluido e livre de coágulos nos vasos normais e formar rapidamente um tampão localizado nos vasos lesionados. A *trombose* descreve um estado patológico no qual ocorre ativação inapropriada dos processos hemostáticos normais. Pode haver, por exemplo, formação de um coágulo sanguíneo (trombo) em consequência de uma lesão vascular relativamente mínima, ocluindo uma parte da árvore vascular. Este capítulo descreve a fisiologia normal da hemostasia, a fisiopatologia da trombose e a farmacologia dos agentes que podem ser utilizados para impedir ou reverter um estado trombótico. Os fármacos apresentados neste capítulo são usados no tratamento de uma variedade de doenças cardiovasculares, como trombose venosa profunda, acidente vascular encefálico e infarto do miocárdio.

▶ Fisiologia da hemostasia

A lesão de um vaso sanguíneo pode induzir a formação de um coágulo sanguíneo para impedir a perda de sangue e possibilitar a cicatrização. A formação de coágulo também deve ser localizada para evitar a coagulação disseminada no interior dos vasos intactos. A formação de um coágulo localizado na área de lesão vascular ocorre em quatro estágios que se superpõem no tempo (Figura 22.1). Em primeiro lugar, ocorre *vasoconstrição localizada* como resposta a um mecanismo neurogênico

CASO

Sr. S, um homem de 55 anos de idade com história clínica de hipertensão e tabagismo, acordou no meio da noite com sensação de pressão no tórax, de localização subesternal, sudorese e dispneia. Ligou para o serviço de emergência e foi levado para o hospital. O eletrocardiograma revelou inversões profundas da onda T nas derivações V2-V5. O painel de biomarcadores cardíacos apresentou um nível de creatinoquinase de 800 UI/ℓ (normal, 60 a 400 UI/ℓ), com fração MB (a isoforma específica do coração) de 10%, sugerindo infarto do miocárdio. Ele foi tratado com nitroglicerina intravenosa, ácido acetilsalicílico, heparina não fracionada e eptifibatida, porém a dor torácica persiste. Foi levado ao laboratório de cateterismo cardíaco, onde foi constatado que ele tinha um trombo ocupando 90% da artéria coronária descendente anterior esquerda, com fluxo distal lento. Sr. S foi submetido à angioplastia e colocação de *stent*, ambas bem-sucedidas. Por ocasião da colocação do *stent*, administrou-se uma dose de ataque oral de clopidogrel. A heparina foi interrompida, a eptifibatida intravenosa foi mantida por mais 18 h. O paciente foi transferido para a sala de recuperação cardiológica, com monitoramento por telemetria. Seis horas depois, observou-se que Sr. S apresentava um hematoma (área de hemorragia localizada) em expansão na coxa direita, abaixo do local de acesso arterial. A administração de eptifibatida foi interrompida,

e aplicou-se pressão no local de acesso; o hematoma parou de se expandir. Dois dias depois, Sr. S recebeu alta, com prescrição de clopidogrel e ácido acetilsalicílico, administrados para evitar a trombose subaguda potencialmente induzida pelo *stent*.

Questões

1. Como surgiu um coágulo sanguíneo na artéria coronária de Sr. S?
2. Como ácido acetilsalicílico, heparina, clopidogrel e eptifibatida atuam na tentativa de tratamento do coágulo sanguíneo de Sr. S e na prevenção da formação recorrente de trombos?
3. O que explica a eficácia da eptifibatida (um antagonista de receptores plaquetários IIb-IIIa) na inibição da agregação plaquetária?
4. Quando foi observado o hematoma em expansão, além da interrupção da eptifibatida, que outra medida poderia ter sido utilizada para reverter o efeito desse agente?
5. Se a heparina de baixo peso molecular tivesse sido utilizada em lugar da heparina não fracionada, como o monitoramento do estado de coagulação do paciente durante o procedimento teria sido afetado?

---

reflexo e à secreção de vasoconstritores derivados do endotélio, como a endotelina. Imediatamente após a vasoconstrição, ocorre a *hemostasia primária*. Durante esse estágio, as plaquetas são ativadas e aderem à matriz subendotelial exposta. A *ativação das plaquetas* envolve uma alteração no formato da plaqueta, bem como a liberação do conteúdo dos grânulos secretores da plaqueta. As substâncias secretadas dos grânulos recrutam outras plaquetas, causando a adesão de maior quantidade de plaquetas à matriz subendotelial e sua agregação no local de lesão vascular. A hemostasia primária resulta, em última análise, na formação de um *tampão hemostático primário*.

O objetivo dos dois estágios finais da hemostasia consiste na formação de um tampão estável e permanente. Durante a *hemostasia secundária*, também conhecida como *cascata de coagulação*, o endotélio ativado e outras células adjacentes (ver adiante) expressam um fator procoagulante ligado à membrana, denominado *fator tecidual*, que forma complexos com o fator VII da coagulação, iniciando a cascata de coagulação. O resultado final dessa cascata consiste na ativação da trombina, uma enzima crítica. A trombina desempenha duas funções centrais na hemostasia: (1) converte o fibrinogênio solúvel em polímero de fibrina insolúvel, que forma a matriz do coágulo; e (2) induz recrutamento e ativação de mais plaquetas. As evidências disponíveis indicam que a formação do coágulo de fibrina (hemostasia secundária) superpõe-se temporalmente à formação do tampão plaquetário (hemostasia primária), e que um processo reforça o outro. Durante o estágio final, a agregação plaquetária e a polimerização da fibrina levam à formação de um *tampão permanente* estável. Além disso, os *mecanismos antitrombóticos* restringem o tampão permanente ao local de lesão vascular, assegurando que ele não se estenda de modo inapropriado, ocluindo a árvore vascular.

Vasoconstrição

Ocorre vasoconstrição arteriolar transitória imediatamente após a lesão vascular. Essa vasoconstrição é mediada por um mecanismo neurogênico reflexo pouco elucidado. A secreção endotelial local de *endotelina*, um potente vasoconstritor, potencializa a vasoconstrição reflexa. Como a vasoconstrição é transitória, o sangramento recomeçaria se a hemostasia primária não fosse ativada.

Hemostasia primária

A hemostasia primária tem por objetivo a formação de um tampão plaquetário que estabiliza rapidamente a lesão vascular. As plaquetas desempenham um papel central na hemostasia primária. As *plaquetas* consistem em fragmentos celulares que surgem por brotamento a partir de megacariócitos na medula óssea. Esses pequenos discos delimitados por membrana contêm citoplasma, mas carecem de núcleo. Os receptores de glicoproteínas na membrana plasmática das plaquetas constituem os mediadores primários por meio dos quais as plaquetas são ativadas. A hemostasia primária envolve a transformação das plaquetas em um tampão hemostático por meio de três reações: (1) adesão; (2) reação de liberação dos grânulos; e (3) agregação e consolidação.

Adesão das plaquetas

Na primeira reação, as plaquetas aderem ao colágeno subendotelial que fica exposto após a lesão vascular (Figura 22.2). Essa aderência é mediada inicialmente por duas interações moleculares. Em primeiro lugar, o *fator de von Willebrand* (FvW), uma grande proteína multimérica que é secretada tanto pelas plaquetas ativadas quanto pelo endotélio lesionado, liga-se tanto a receptores de superfície (particularmente a glicoproteí-

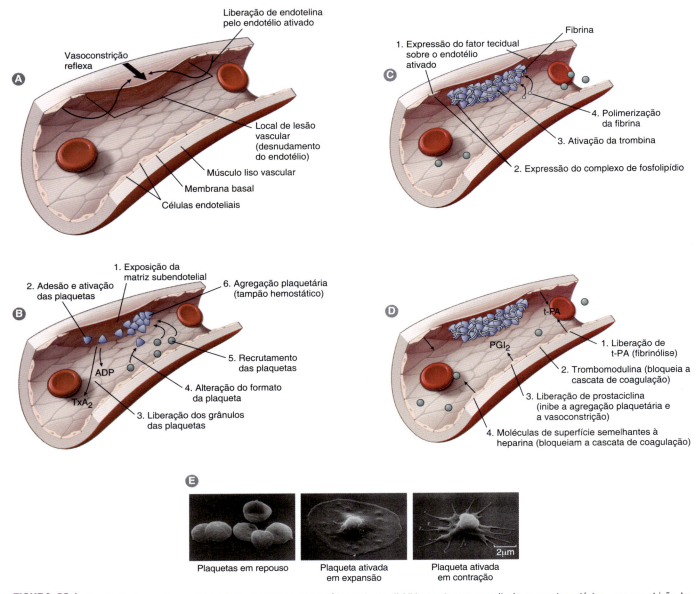

FIGURA 22.1 Sequência de eventos na hemostasia. O processo hemostático pode ser dividido, em termos conceituais, em quatro estágios – vasoconstrição, hemostasia primária, hemostasia secundária e resolução –, embora evidências recentes indiquem que esses estágios apresentem uma superposição temporal, podendo ser quase simultâneos. **A.** A lesão vascular provoca desnudamento do endotélio. A endotelina, liberada pelo endotélio ativado, e fatores neuro-humorais induzem vasoconstrição transitória. **B.** A exposição da matriz subendotelial induzida pela lesão (*1*) proporciona um substrato para a adesão e a ativação das plaquetas (*2*). Na reação de liberação dos grânulos, as plaquetas ativadas secretam tromboxano A2 (TxA2) e ADP (*3*). Ambos, liberados pelas plaquetas ativadas, induzem a ativação das plaquetas adjacentes; essas plaquetas recém-ativadas sofrem mudança de formato (*4*) e são recrutadas para o local de lesão (*5*). A agregação das plaquetas ativadas no local de lesão forma um tampão hemostático primário (*6*). **C.** O fator tecidual expresso sobre as células endoteliais ativadas (*1*) e micropartículas leucocitárias (*não ilustradas*), juntamente com fosfolipídios ácidos expressos sobre as plaquetas ativadas e as células endoteliais ativadas (*2*), iniciam as etapas da cascata de coagulação, que culmina na ativação da trombina (*3*). A trombina ativa proteoliticamente o fibrinogênio para formar fibrina, que sofre polimerização em torno do local de lesão, resultando na formação de um tampão hemostático definitivo (secundário) (*4*). **D.** Os fatores anticoagulantes e trombolíticos naturais limitam o processo hemostático ao local de lesão vascular. Esses fatores incluem o ativador de plasminogênio tecidual (t-PA), que ativa o sistema fibrinolítico (*1*); a trombomodulina, que ativa inibidores da cascata de coagulação (*2*); a prostaciclina, que inibe tanto a ativação plaquetária quanto a vasoconstrição (*3*); e moléculas de superfícies semelhantes à heparina, que catalisam a inativação dos fatores da coagulação (*4*). **E.** Micrografias eletrônicas de varredura de plaquetas em repouso (*1*), de uma plaqueta sofrendo expansão celular pouco depois de sua ativação (*2*) e de uma plaqueta totalmente ativada, após formação de feixes e ligação cruzada de filamentos de actina e contração da miosina (*3*).

na Ib [GPIb]) na membrana da plaqueta quanto ao colágeno exposto. Essa ação de "ponte" medeia a adesão das plaquetas ao colágeno. Em segundo lugar, a glicoproteína VI (GPVI) interage diretamente com o colágeno na parede vascular exposta. Tanto a interação GPIb:FvW:colágeno quanto a interação GPVI:colágeno são necessárias para a iniciação da hemostasia primária.

Reação de liberação dos grânulos das plaquetas

As plaquetas aderentes sofrem um processo de *ativação* (Figura 22.3), durante o qual ocorre liberação do conteúdo de seus grânulos. A reação de liberação é iniciada pela ligação do agonista a receptores de superfície celular, o que ativa as cascatas de fosforilação de proteínas intracelulares, causando, em última análise, a liberação do conteúdo dos grânulos. Especificamente, a estimulação por ADP, epinefrina e colágeno leva à ativação da fosfolipase A_2 (FLA_2) da membrana plaquetária. A FLA_2 cliva fosfolipídios da membrana e libera *ácido araquidônico*, que é convertido em *endoperóxido cíclico* pela ciclo-oxigenase das plaquetas. Posteriormente, a tromboxano sintase converte o endoperóxido cíclico em *tromboxano A_2 (TxA_2)*. O TxA_2, por meio de um receptor acoplado à proteína G, provoca vasoconstrição no local de lesão vascular ao induzir redução dos níveis de AMPc nas células musculares lisas vasculares. O TxA_2 também estimula a *reação de liberação* dos grânulos dentro das plaquetas, propagando, assim, a cascata de ativação plaquetária e a vasoconstrição.

Durante a reação de liberação, os grânulos das plaquetas *secretam ativamente* grandes quantidades de ADP, Ca^{2+}, ATP, serotonina, FvW e fator plaquetário 4. *O ADP é particularmente importante para mediar a agregação plaquetária,* fazendo com que as plaquetas se tornem "viscosas" e possam aderir umas às outras (ver adiante). Embora agonistas fortes (como trombina e colágeno) possam desencadear a secreção dos grânulos, mesmo quando a agregação é impedida, o ADP pode deflagrar a secreção dos grânulos apenas na presença de agregação plaquetária. Presumivelmente, essa diferença deve-se ao conjunto de efetores intracelulares que estão acoplados aos diversos receptores agonistas. A liberação de íons Ca^{2+} também é importante na cascata de coagulação, conforme será discutido mais adiante.

Embora a ativação das plaquetas possa ser iniciada pela exposição do colágeno subendotelial, ocorre um processo separado e paralelo de ativação das plaquetas sem ruptura do endotélio e sem participação do fator de von Willebrand. Essa segunda via de ativação das plaquetas é iniciada por *fator tecidual* (lipoproteína expressa pelos leucócitos ativados) e por micropartículas derivadas dos leucócitos ativados (ver adiante). Como no caso da cascata de coagulação, o fator tecidual forma um complexo com o fator VIIa, e o complexo fator tecidual-fator VIIa ativa o fator IX. A ativação do fator IX leva a uma cascata proteolítica, que resulta na geração de *trombina* (fator IIa), uma enzima multifuncional que desempenha um papel crítico na cascata de coagulação (ver adiante). Na via de ativação plaquetária iniciada pelo fator tecidual, a trombina cliva o receptor 4 ativado por protease na superfície das plaquetas e, assim, induz a liberação de ADP, serotonina e TxA_2 pelas plaquetas. Ao ativar outras plaquetas adjacentes, esses agonistas amplificam o sinal para formação de trombo.

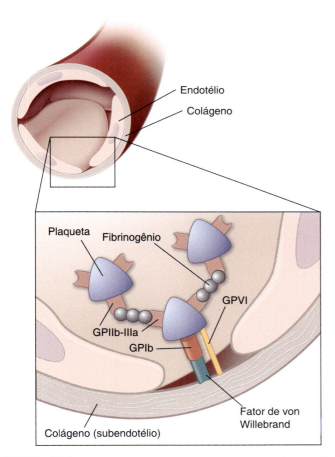

FIGURA 22.2 Adesão e agregação das plaquetas. O fator de von Willebrand medeia a adesão das plaquetas ao subendotélio por meio de sua ligação à glicoproteína GPIb da membrana plaquetária e ao colágeno subendotelial exposto. A adesão das plaquetas à matriz subendotelial também exige uma interação de ligação direta entre a glicoproteína GPVI da membrana plaquetária e o colágeno subendotelial. Durante a agregação plaquetária, o fibrinogênio estabelece ligações cruzadas entre as plaquetas por meio de sua ligação a receptores GPIIb-IIIa nas membranas plaquetárias.

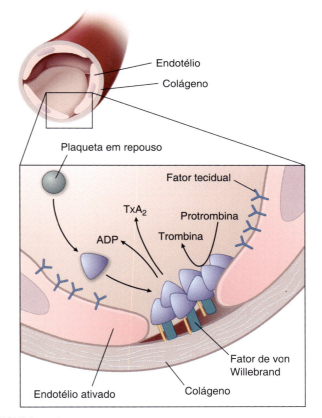

FIGURA 22.3 Ativação das plaquetas. A ativação das plaquetas é iniciada no local de lesão vascular, quando as plaquetas circulantes aderem ao colágeno subendotelial exposto e são ativadas por mediadores gerados localmente. As plaquetas ativadas sofrem alteração em seu formato e liberam o conteúdo de seus grânulos; ocorre formação de agregados plaquetários à medida que plaquetas adicionais são recrutadas e ativadas. O recrutamento das plaquetas é mediado pela liberação de fatores plaquetários solúveis, incluindo ADP e tromboxano A_2 (TxA_2). O fator tecidual, expresso no endotélio ativado, é um componente iniciador crítico da cascata de coagulação. As membranas das plaquetas ativadas fornecem uma superfície para a ocorrência de várias reações críticas da cascata de coagulação, incluindo a conversão da protrombina em trombina.

Agregação plaquetária e consolidação

TxA$_2$, ADP e colágeno fibroso são potentes mediadores da agregação plaquetária. O TxA$_2$ promove a agregação plaquetária por meio da estimulação de receptores TxA$_2$ acoplados à proteína G na membrana plaquetária (Figura 22.4). A ligação de TxA$_2$-receptores TxA$_2$ plaquetários leva à ativação da fosfolipase C (FLC), que hidrolisa o fosfatidilinositol-4,5-bifosfato (PI[4,5]P$_2$), produzindo inositol-1,4,5-trifosfato (IP$_3$) e diacilglicerol (DAG). O IP$_3$ eleva a concentração citosólica de Ca^{2+}, enquanto o DAG ativa a proteinoquinase C (PKC), que, por sua vez, promove a ativação da FLA$_2$. Por meio de um mecanismo ainda não totalmente elucidado, a ativação da FLA$_2$ induz a expressão da GPIIb-IIIa funcional, a integrina da membrana que medeia a agregação plaquetária.

O ADP desencadeia a ativação das plaquetas por meio de sua ligação a receptores ADP acoplados à proteína G e presentes na superfície das plaquetas (Figura 22.5). Os dois subtipos de receptores plaquetários de ADP acoplados à proteína G são denominados *receptores P2Y1* e *receptores P2Y(ADP)*. P2Y1, um receptor acoplado à G$_q$, libera as reservas intracelulares de cálcio por meio da ativação da fosfolipase C. P2Y(ADP), um receptor acoplado à G$_i$, inibe a adenilciclase. Este receptor constitui o alvo de agentes antiplaquetários, como *ticlopidina*, *clopidogrel* e *prasugrel* (ver adiante). A ativação dos receptores ADP medeia a mudança de formato das plaquetas e a expressão da GPIIb-IIIa funcional.

O colágeno fibroso ativa as plaquetas por meio de sua ligação direta à glicoproteína VI (GPVI) plaquetária. Essa ligação dá início às cascatas de sinalização que promovem a reação de liberação dos grânulos e induzem mudanças de conformação das integrinas de superfície celular (particularmente GPIIb e $\alpha_2\beta_1$), que promovem sua ligação direta ou indireta ao colágeno. Essas interações de ligação adicionais fortalecem ainda mais a adesão das plaquetas ativadas à matriz subendotelial.

As plaquetas agregam-se umas às outras por meio de uma molécula que estabelece pontes, o *fibrinogênio*, que apresenta múltiplos sítios de ligação para a GPIIb-IIIa funcional (Figura 22.2). *Assim como a interação FvW:GPIb é importante na adesão das plaquetas ao colágeno subendotelial exposto, a in-*

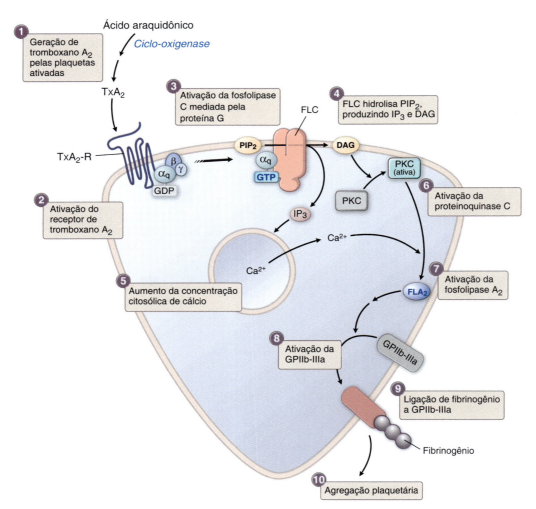

FIGURA 22.4 Ativação da plaqueta pelo tromboxano A$_2$. 1. O tromboxano A$_2$ (TxA$_2$) é produzido do ácido araquidônico nas plaquetas ativadas; a ciclo-oxigenase catalisa a etapa condicionada nesse processo. 2. O TxA$_2$ secretado liga-se ao receptor TxA$_2$ (TxA$_2$-R), um receptor acoplado à proteína G, na superfície celular. 3. A isoforma da Gα, a Gα_q, ativa a fosfolipase C (FLC). 4. A FLC hidrolisa o fosfatidilinositol-4,5-bifosfato (PIP$_2$), produzindo inositol 1,4,5-trifosfato (IP$_3$) e diacilglicerol (DAG). 5. O IP$_3$ eleva a concentração citosólica de Ca^{2+} ao promover a liberação vesicular de Ca^{2+} no citosol. 6. O DAG ativa a proteinoquinase C (PKC). A PKC ativa a fosfolipase A$_2$ (FLA$_2$). 8. Por meio de mecanismo ainda não totalmente elucidado, a ativação da FLA$_2$ conduz à ativação da GPIIb-IIIa. 9. A GPIIb-IIIa ativada liga-se ao fibrinogênio. 10. O fibrinogênio estabelece ligações cruzadas entre as plaquetas por meio de sua ligação a receptores GPIIb-IIIa presentes em outras plaquetas. Essa ligação cruzada leva à agregação plaquetária e à formação de um tampão hemostático primário.

teração fibrinogênio:GPIIb-IIIa é crucial para a agregação plaquetária. A agregação plaquetária leva, em última análise, à formação de um coágulo reversível ou *tampão hemostático primário*.

A ativação da *cascata de coagulação* ocorre quase simultaneamente com a formação do tampão hemostático primário, conforme será descrito mais adiante. A ativação da cascata de coagulação leva à geração de fibrina, inicialmente na periferia do tampão hemostático primário. Os pseudópodes das plaquetas fixam-se aos filamentos de fibrina na periferia do tampão e sofrem *contração*. A contração das plaquetas produz um coágulo compacto, sólido e irreversível ou *tampão hemostático secundário*.

Hemostasia secundária: a cascata de coagulação

A hemostasia secundária é também denominada *cascata de coagulação*. Essa cascata tem por objetivo formar um coágulo de fibrina estável no local de lesão vascular. Os detalhes da cascata de coagulação são apresentados de modo esquemático na Figura 22.6. Devem-se assinalar vários princípios gerais.

Em primeiro lugar, a cascata de coagulação é uma sequência de eventos enzimáticos. Os fatores da coagulação plasmáticos circulam, em sua maioria, na forma de *proenzimas* inativas, que são sintetizadas pelo fígado. Essas proenzimas são proteoliticamente clivadas e ativadas, portanto, pelos fatores ativados que as precedem na cascata. A reação de ativação é catalítica e não estequiométrica. Por exemplo, uma "unidade" de fator X ativado pode produzir potencialmente 40 "unidades" de trombina. Esse poderoso processo de amplificação produz rapidamente grandes quantidades de fibrina no local de lesão vascular.

Em segundo lugar, as principais reações de ativação da cascata ocorrem em locais onde houve formação de um *complexo proteína-proteína com base em fosfolipídio* (Figura 22.7). Esse complexo é composto de uma superfície de membrana (proporcionada pelas plaquetas ativadas, células endoteliais ativadas e, possivelmente, micropartículas leucocitárias ativadas [ver adiante]), de uma enzima (um fator da coagulação ativado), de um substrato (a forma proenzima do fator da coagulação distal) e de um cofator. A presença de fosfolipídios de carga negativa, particularmente a fosfatidilserina, é fundamental para a montagem do complexo. A fosfatidilserina, que normalmente é sequestrada no folheto interno da membrana plasmática, migra para o folheto externo da membrana, em resposta à estimula-

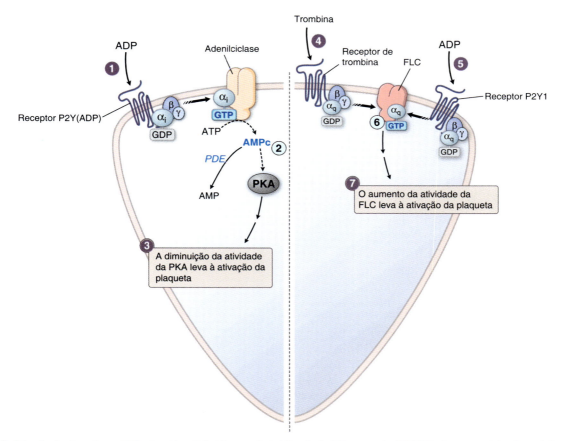

FIGURA 22.5 Ativação da plaqueta por ADP e trombina. *Painel à esquerda*: 1. A ligação do ADP ao receptor P2Y(ADP) ativa uma proteína G_i, que inibe a adenilciclase. 2. Essa inibição diminui a síntese de AMPc e, por conseguinte, a ativação da proteinoquinase A (PKA) (*seta tracejada*). O AMPc é metabolizado a AMP pela fosfodiesterase (PDE). 3. A PKA inibe a ativação da plaqueta por meio de uma série de etapas pouco elucidadas. Por conseguinte, a ativação diminuída da PKA em decorrência da ligação do ADP ao receptor P2Y(ADP) provoca ativação da plaqueta. *Painel à direita*: 4. A trombina cliva proteoliticamente o domínio extracelular de seu receptor. Essa clivagem cria uma nova extremidade N-terminal, que se liga a um sítio de ativação no receptor de trombina, ativando uma proteína G_q. 5. O ADP também ativa a G_q por meio de sua ligação ao receptor P2Y1. 6. Essa ativação (por trombina ou por ADP) ativa a fosfolipase C (FLC). 7. A atividade da FLC leva à ativação da plaqueta, como mostra a Figura 22.4. Observe que o ADP pode ativar as plaquetas por meio de sua ligação ao receptor P2Y(ADP) ou ao receptor P2Y1, embora as evidências disponíveis indiquem que a ativação completa das plaquetas exige a participação de ambos os fatores.

ção agonista de plaquetas, células endoteliais ou leucócitos. O cálcio é necessário para que enzima, substrato e cofator adotem a conformação apropriada para a clivagem proteolítica de uma proenzima de fator da coagulação em sua forma ativada.

Em terceiro lugar, a cascata de coagulação tem sido tradicionalmente dividida em *vias intrínseca* e *extrínseca* (Figura 22.6). Essa divisão resulta de um teste *in vitro* e é essencialmente arbitrária. A via intrínseca é ativada *in vitro* pelo fator XII (fator de Hageman), enquanto a via extrínseca é iniciada *in vivo* por *fator tecidual*, células endoteliais ativadas, células musculares lisas subendoteliais e fibroblastos subendoteliais presentes no local de lesão vascular. Apesar da convergência dessas duas vias no ponto de ativação do fator X, existe também muita interconexão entre elas. Como o fator VII (ativado pela via extrínseca) pode ativar proteoliticamente o fator IX (um fator

essencial na via intrínseca), a via extrínseca é considerada a principal via para iniciar a coagulação *in vivo*.

Em quarto lugar, ambas as vias intrínseca e extrínseca da coagulação levam à ativação do fator X. Em uma reação importante que exige a presença do fator V, o fator X ativado cliva proteoliticamente a protrombina (fator II) em *trombina* (fator IIa) (Figura 22.8). A trombina atua na cascata de coagulação de quatro maneiras importantes: (1) converte a proteína plasmática solúvel, o fibrinogênio, em fibrina que, em seguida, forma longas fibras poliméricas insolúveis; (2) ativa o fator XIII, que estabelece ligações cruzadas nos polímeros de fibrina, produzindo uma rede ou coágulo altamente estável; (3) amplifica a cascata de coagulação ao catalisar a ativação dos fatores VIII e V por retroalimentação; e (4) ativa as plaquetas de modo significativo, causando liberação dos grânulos, agregação plaquetária e geração de micropartículas derivadas das plaquetas. Além de suas propriedades procoagulantes, a trombina atua para modular a resposta de coagulação. A trombina liga-se aos receptores de trombina nas células endoteliais vasculares *intactas*, adjacentes à área de lesão vascular, e estimula essas células a liberar os inibidores plaquetários de prostaciclina (PGI_2) e óxido nítrico (NO), a proteína profibrinolítica do fator tecidual ativador do plasminogênio (t-PA) e o fator inibidor plasmático 1 (PAI-1) que modula o t-PA endógeno, um ativador de plasminogênio (ver adiante).

O receptor de trombina, acoplado à proteína G e ativado por protease, é expresso em membrana plasmática das plaquetas, células endoteliais vasculares, células musculares lisas e fibroblastos. A ativação do receptor de trombina envolve a *clivagem* proteolítica de um domínio extracelular do receptor pela trombina. O novo ligante fixado ao NH_2-terminal liga-se intramolecularmente a um sítio distinto dentro do receptor e desencadeia sinalização intracelular. A ativação do receptor de trombina resulta em ativação da FLC mediada pela proteína G (Figura 22.5) e em inibição da adenilciclase.

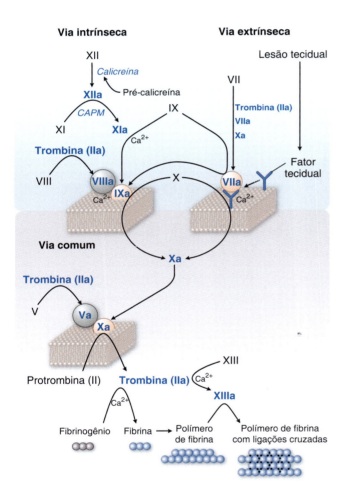

FIGURA 22.6 **Cascata de coagulação.** A cascata de coagulação é arbitrariamente dividida em via intrínseca, via extrínseca e via comum. As vias intrínseca e extrínseca convergem no ponto de ativação do fator X. A via intrínseca é, em grande parte, uma via *in vitro*, enquanto a via extrínseca é responsável pela maior parte da coagulação *in vivo*. A via extrínseca é iniciada nos locais de lesão vascular pela expressão do fator tecidual em vários tipos diferentes de células, incluindo células endoteliais ativadas, leucócitos ativados (e micropartículas de leucócitos), células musculares lisas vasculares subendoteliais e fibroblastos subendoteliais. Observe que o Ca^{2+} é cofator em muitas das etapas, e que diversas etapas ocorrem sobre superfícies de fosfolipídio proporcionadas por plaquetas ativadas, células endoteliais ativadas e leucócitos ativados (e suas micropartículas). Os fatores da coagulação ativados estão indicados em *azul* e com a letra "a" em caixa baixa. CAPM, cininogênio de alto peso molecular.

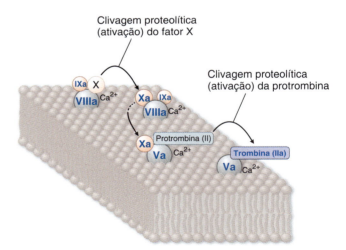

FIGURA 22.7 **Ativação do fator da coagulação sobre superfícies de fosfolipídio.** A catálise de superfície é fundamental para várias das reações de ativação da cascata de coagulação. Cada reação de ativação consiste em uma enzima (p. ex., fator IXa), um substrato (p. ex., fator X) e um cofator ou acelerador da reação (p. ex., fator VIIIa), cujo acoplamento ocorre na superfície de fosfolipídio de plaquetas, células endoteliais e leucócitos ativados. O Ca^{2+} possibilita que a enzima e o substrato adotem a conformação apropriada em cada reação de ativação. No exemplo apresentado, o fator VIIIa e o Ca^{2+} atuam como cofatores na clivagem do fator X em fator Xa mediada pelo fator IXa. Em seguida, o fator Va e o Ca^{2+} atuam como cofatores na clivagem da protrombina em trombina mediada pelo fator Xa.

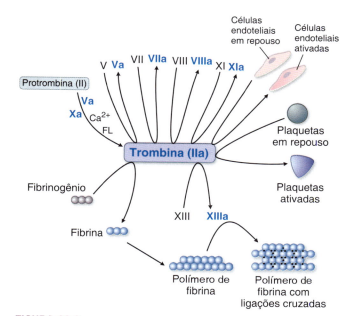

FIGURA 22.8 Papel central da trombina na cascata de coagulação. Na cascata de coagulação, a protrombina é clivada em trombina pelo fator Xa; o fator Va e o Ca^{2+} atuam como cofatores nessa reação, e a reação ocorre sobre uma superfície de fosfolipídio (FL) ativada (que expressa fosfatidilserina). A trombina converte a proteína plasmática solúvel, o fibrinogênio, em fibrina, que sofre polimerização espontânea. A trombina também ativa o fator XIII, uma transglutaminase que estabelece ligações cruzadas nos polímeros de fibrina, formando uma rede ou coágulo altamente estável. A trombina também ativa os cofatores V e VIII, bem como os fatores da coagulação VII e XI. Além disso, a trombina ativa tanto as plaquetas quanto as células endoteliais. Por fim, a trombina estimula a liberação de vários fatores antitrombóticos – incluindo PGI_2, NO e t-PA – a partir das células endoteliais (intactas) em repouso que se encontram próximo ao local de lesão vascular; esses fatores limitam a hemostasia primária e a secundária ao local de lesão (*não ilustrado*).

Por fim, as evidências obtidas de experimentos de microscopia intravital (*in vivo*) indicam que as *micropartículas* desempenham importante papel no acoplamento da formação do tampão plaquetário (hemostasia primária) à formação do coágulo de fibrina (hemostasia secundária). As micropartículas são estruturas vesiculares derivadas de leucócitos, monócitos, plaquetas, células endoteliais e células musculares lisas; apresentam proteínas das células das quais se originaram. Por exemplo, uma subpopulação de micropartículas é liberada de monócitos que são ativados na presença de lesão e inflamação teciduais. Essas micropartículas surgem para expressar tanto o fator tecidual quanto o ligante-1 glicoproteína da P-selectina (PSGL-1). Por sua vez, o PSGL-1 nas micropartículas liga-se ao receptor de adesão de P-selectina expresso nas plaquetas ativadas. Ao recrutar micropartículas portadoras do fator tecidual por meio do tampão plaquetário em desenvolvimento (hemostasia primária), a geração de trombina e a formação do coágulo de fibrina (hemostasia secundária) poderiam ser acentuadamente aceleradas dentro do próprio tampão. Com efeito, parece que tanto o fator tecidual da parede vascular (expresso por células endoteliais ativadas, fibroblastos subendoteliais e células musculares lisas) quanto o fator tecidual das micropartículas são importantes na formação de um coágulo estável.

Regulação da hemostasia

A hemostasia é primorosamente regulada por duas razões principais. Em primeiro lugar, a hemostasia precisa ser restrita ao local específico de lesão vascular. Em outras palavras,

a ativação de plaquetas e fatores da coagulação no plasma só deve ocorrer no sítio de lesão endotelial, expressão do fator tecidual e exposição dos fosfolipídios procoagulantes. Em segundo lugar, o tamanho dos tampões hemostáticos primários e secundários deve ser restrito, de modo que o lúmen vascular permaneça desobstruído. Após a ocorrência de lesão vascular, o endotélio intacto na vizinhança imediata da lesão torna-se "ativado". Esse endotélio ativado apresenta um conjunto de fatores procoagulantes, que promovem a hemostasia no local de lesão, bem como fatores anticoagulantes, que restringem a propagação do coágulo além do local de lesão. Os fatores procoagulantes, como o fator tecidual e a fosfatidilserina, tendem a estar *ligados à membrana* e *localizados* na área da lesão – esses fatores proporcionam uma superfície para que a cascata de coagulação possa prosseguir. Em contrapartida, os fatores anticoagulantes são geralmente secretados pelo endotélio e são *solúveis* no sangue. Por conseguinte, *o endotélio ativado mantém um equilíbrio entre fatores procoagulantes e anticoagulantes para limitar a hemostasia ao local de lesão vascular.*

Após ter ocorrido lesão vascular, o endotélio que circunda a área lesionada participa em cinco mecanismos distintos que limitam a iniciação e a propagação do processo hemostático à vizinhança imediata da lesão. Esses mecanismos envolvem prostaciclina (PGI_2), antitrombina III, proteínas C e S, inibidor da via do fator tecidual (IVFT) e ativador tecidual do plasminogênio (t-PA).

A *prostaciclina (PGI2)*, sintetizada e secretada pelo endotélio, é um eicosanoide (*i. e.*, um metabólito do ácido araquidônico) . Por meio de sua atuação nos receptores PGI_2 acoplados à proteína G_s da superfície da plaqueta, esse metabólito aumenta os níveis de AMPc no interior das plaquetas e, por conseguinte, inibe a agregação plaquetária e a liberação do conteúdo dos grânulos das plaquetas. A PGI_2 também exerce consideráveis efeitos vasodilatadores; esse mediador induz o relaxamento do músculo liso vascular ao aumentar os níveis de AMPc dentro das células musculares lisas vasculares. (Observe que esses mecanismos são fisiologicamente antagônicos aos do TxA_2, que induz a ativação das plaquetas e a vasoconstrição ao diminuir os níveis intracelulares de AMPc.) Por conseguinte, a PGI_2 impede a aderência das plaquetas ao endotélio intacto que circunda o local de lesão vascular e também mantém a desobstrução vascular em torno do local de lesão.

A *antitrombina III* inativa a trombina e outros fatores da coagulação (IXa, Xa, XIa e XIIa, em que "a" indica um fator "ativado") por meio da formação de um complexo estequiométrico com o fator da coagulação (Figura 22.9). Essas interações são potencializadas por uma molécula semelhante à heparina, que é expressa na superfície das células endoteliais intactas, assegurando a atuação desse mecanismo em todos os locais da árvore vascular, *exceto* onde o endotélio está desnudado no local de lesão vascular. (Esses proteoglicanos de superfície das células endoteliais são tidos como "semelhantes à heparina", uma vez que constituem o equivalente fisiológico do agente farmacológico, a heparina, discutida adiante.) As moléculas semelhantes à heparina nas células endoteliais ligam-se à antitrombina III e a ativam; a seguir, a antitrombina III está preparada para formar um complexo com os fatores da coagulação ativados (e, consequentemente, inativá-los).

A *proteína C* e a *proteína S* são proteínas dependentes da vitamina K, que diminuem a velocidade da cascata de coagulação por meio da inativação dos fatores da coagulação Va e VIIIa. A proteína C e a proteína S fazem parte de um mecanismo de

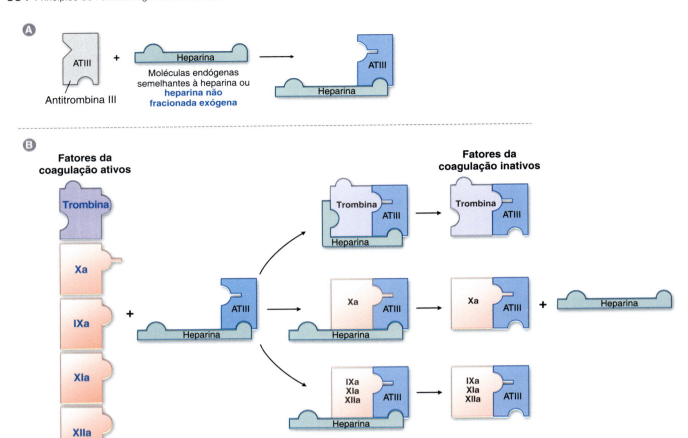

FIGURA 22.9 **Ação da antitrombina III.** A antitrombina III (ATIII) inativa a trombina e os fatores IXa, Xa, XIa e XIIa por meio da formação de um complexo estequiométrico com esses fatores da coagulação. Essas reações são catalisadas fisiologicamente por moléculas semelhantes à heparina, expressas nas células endoteliais sadias; os locais de lesão vascular não expressam moléculas semelhantes à heparina, visto que o endotélio está desnudado ou lesionado. Farmacologicamente, essas reações são catalisadas pela administração de heparina exógena. De modo mais detalhado, a ligação da heparina à ATIII induz mudança na conformação da ATIII (**A**), que possibilita sua ligação à trombina ou aos fatores da coagulação IXa, Xa, XIa ou XIIa. O complexo estequiométrico entre a ATIII e o fator da coagulação é altamente estável, possibilitando a dissociação da heparina sem romper o complexo (**B**).

controle por retroalimentação, em que a geração excessiva de trombina leva à ativação da proteína C, que, por sua vez, ajuda a impedir a oclusão do lúmen vascular pelo coágulo de fibrina em crescimento. Especificamente, a proteína de superfície da célula endotelial, a *trombomodulina*, é receptor tanto para trombina quanto para proteína C no sangue. A trombomodulina liga-se a essas proteínas, de modo que a trombina ligada à trombomodulina cliva a proteína C em proteína C ativada (também conhecida como *proteína Ca*). Em reação que exige a proteína S como cofator, a proteína C ativada inibe, então, a coagulação ao clivar (portanto, inativar) os fatores Va e VIIIa.

O *inibidor da via do fator tecidual* (IVFT), como o próprio nome diz, limita a ação do fator tecidual (FT). A cascata de coagulação é iniciada quando o fator VIIa forma um complexo com o FT no local de lesão vascular (Figura 22.6). O complexo VIIa:FT resultante catalisa a ativação dos fatores IX e X. Após a geração de quantidades limitadas dos fatores IXa e Xa, o complexo VIIa:FT é inibido por retroalimentação pelo IVFT em uma reação em duas etapas. Na primeira etapa, o IVFT liga-se ao fator Xa e neutraliza sua atividade em reação independente de Ca^{2+}. Subsequentemente, o complexo IVFT:Xa interage com o complexo VIIa: FT por meio de um segundo domínio do IVFT, com consequente formação de um complexo quaternário Xa:IVFT:VIIa:FT. Os "nós" moleculares de IVFT mantêm firmemente junto o complexo quaternário e, por conseguinte, inativam o complexo VIIa:FT. Dessa maneira, o IVFT impede a ativação excessiva dos fatores IX e X mediada por FT.

A *plasmina* exerce seu efeito anticoagulante pela clivagem proteolítica da fibrina em produtos de degradação da fibrina. Como a plasmina tem efeitos antitrombóticos consideráveis, a *formação* de plasmina intrigou os pesquisadores durante muitos anos, e foram desenvolvidos diversos agentes farmacológicos, tendo como alvo a via de formação da plasmina (Figura 22.10). A plasmina é produzida pela clivagem proteolítica do plasminogênio, uma proteína plasmática sintetizada no fígado. A clivagem proteolítica é catalisada pelo *ativador do plasminogênio tecidual (t-PA)*, que é sintetizado e secretado pelo endotélio. A atividade da plasmina é cuidadosamente ativada por três mecanismos reguladores, a fim de restringir a ação da plasmina ao local de formação do coágulo. Em primeiro lugar, o t-PA é mais efetivo quando está ligado a uma rede de fibrina. Em segundo lugar, a atividade do t-PA pode ser inibida pelo *inibidor do ativador do plasminogênio (PAI)*. Quando as concentrações locais de trombina e citocinas inflamatórias (como IL-1 e TNF-α) estão *elevadas*, as células endoteliais *aumentam* a liberação de PAI, impedindo a ativação da plasmina pelo tPA. Isso assegura a formação de um coágulo de fibrina estável no local de lesão vascular. Em terceiro lugar, a α₂-*antiplasmina* é

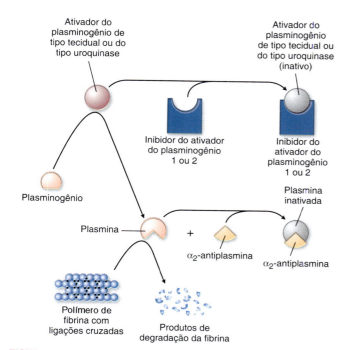

FIGURA 22.10 O sistema fibrinolítico. A plasmina é formada pela clivagem proteolítica do plasminogênio pelo ativador do plasminogênio de tipo tecidual ou do tipo uroquinase. A formação da plasmina pode ser inibida pelo inibidor do ativador do plasminogênio 1 ou 2, que se liga aos ativadores do plasminogênio, inativando-os. Na reação fibrinolítica, a plasmina cliva os polímeros de fibrina com ligações cruzadas, formando produtos de degradação da fibrina. A α₂-antiplasmina, que circula na corrente sanguínea, neutraliza a plasmina livre na circulação.

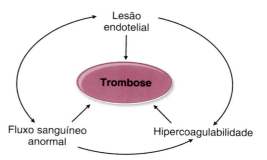

FIGURA 22.11 Tríade de Virchow. Lesão endotelial, fluxo sanguíneo anormal e hipercoagulabilidade são três fatores que predispõem à formação de trombo. Eles estão inter-relacionados; a lesão endotelial predispõe ao fluxo sanguíneo anormal e à hipercoagulabilidade, enquanto o fluxo sanguíneo anormal pode causar tanto lesão endotelial quanto hipercoagulabilidade.

uma proteína plasmática que neutraliza a plasmina livre na circulação e, por conseguinte, impede a degradação aleatória do fibrinogênio plasmático. O fibrinogênio plasmático é importante para a agregação plaquetária na hemostasia primária (ver anteriormente) e também é o precursor do polímero de fibrina necessário na formação de um coágulo estável.

► Patogenia da trombose

A trombose refere-se à extensão patológica da hemostasia. Na trombose, as reações da coagulação estão inapropriadamente reguladas, de modo que ocorre aumento descontrolado do coágulo, causando oclusão do lúmen do vaso sanguíneo. O coágulo patológico é denominado *trombo*. Três fatores principais predispõem à formação de um trombo, a saber: lesão endotelial, fluxo sanguíneo anormal e hipercoagulabilidade. Esses três fatores, que se influenciam mutuamente, são conhecidos, em seu conjunto, como *tríade de Virchow* (Figura 22.11).

Lesão endotelial

A lesão endotelial constitui a influência dominante na formação de trombos no *coração* e na *circulação arterial*. Existem numerosas causas possíveis de lesão endotelial, incluindo alterações no estresse de cisalhamento associadas a hipertensão ou fluxo turbulento, hiperlipidemia, nível elevado de glicemia no diabetes melito, lesão vascular traumática e algumas infecções. (Lembre-se de que Sr. S desenvolveu trombose da artéria coronária, a qual é provavelmente atribuível à lesão endotelial secundária a hipertensão e tabagismo.)

A lesão endotelial predispõe o lúmen vascular à formação de trombo por meio de três mecanismos. Em primeiro lugar, os ativadores das plaquetas, como o colágeno subendotelial exposto, promovem a aderência das plaquetas ao local de lesão. Em segundo lugar, a exposição do fator tecidual sobre o endotélio lesionado desencadeia a cascata de coagulação. Em terceiro lugar, as substâncias antitrombóticas naturais, como t-PA e PGI₂, sofrem depleção no local de lesão vascular, na medida em que esses mecanismos dependem do funcionamento de uma camada de células endoteliais intactas.

Fluxo sanguíneo anormal

O fluxo sanguíneo anormal refere-se mais a um estado de *turbulência* ou de *estase* que a um fluxo laminar. A presença de placas ateroscleróticas predispõe comumente a um fluxo sanguíneo turbulento na vizinhança da placa. As bifurcações dos vasos sanguíneos também podem criar áreas de fluxo turbulento. O fluxo sanguíneo turbulento provoca lesão endotelial, forma contracorrentes e cria bolsas de estase locais. A estase local também pode resultar da formação de um aneurisma (dilatação focal de um vaso ou de uma câmara cardíaca) e de infarto do miocárdio. Nesta última situação, uma região do miocárdio não contrátil (infartado) atua como local preferencial de estase. As arritmias cardíacas, como a fibrilação atrial, também podem produzir áreas de estase local. A estase constitui a principal causa de formação de trombos *venosos*.

O comprometimento do fluxo sanguíneo normal por turbulência ou estase promove a trombose por meio de três mecanismos principais. No primeiro mecanismo, a ausência de fluxo sanguíneo laminar faz com que as plaquetas fiquem em estreita proximidade com a parede do vaso. Em segundo lugar, a estase inibe o fluxo de sangue novo no leito vascular, de modo que os fatores da coagulação ativados na região não são removidos nem diluídos. No terceiro mecanismo, o fluxo sanguíneo anormal promove a ativação das células endoteliais, resultando em um estado protrombótico.

Hipercoagulabilidade

Em geral, a hipercoagulabilidade é menos importante que a lesão endotelial e o fluxo sanguíneo anormal como fator de predisposição à trombose. Todavia, essa condição pode representar um importante fator em alguns pacientes. A hipercoagulabilidade refere-se a uma resposta anormalmente amplificada da coagulação à lesão vascular, em consequência de: (1) *distúrbios primários* (genéticos); ou (2) *distúrbios secundários* (adquiridos) (ver Tabela 22.1). (Os estados hipocoaguláveis ou *distúrbios hemorrágicos* também podem resultar de causas primárias ou secundárias; ver exemplo no Boxe 22.1.)

Entre as causas genéticas de hipercoagulabilidade, a mais prevalente mutação conhecida ocorre no gene do fator da coagulação V. Nos EUA, estima-se que 6% da população da raça branca apresentam mutações do gene do fator V. A mutação mais comum é a mutação de Leiden, em que a arginina é substituída pela glutamina na posição 506. Essa posição é importante, uma vez que faz parte de um sítio no fator Va caracterizado por sua clivagem proteolítica pela proteína C ativada. A proteína mutante, *fator V de Leiden*, é resistente à clivagem proteolítica pela proteína C ativada. Em consequência da mutação de Leiden, o fator Va acumula-se e, dessa maneira, promove a coagulação.

Uma segunda mutação comum (incidência de 2%) é a da *protrombina G20210A*, em que a guanina (G) é substituída pela adenina (A) na região não translacional 3′ do gene da protrombina. Essa mutação determina um aumento de 30% nos níveis plasmáticos de protrombina. Tanto a mutação do fator V de Leiden quanto à mutação da protrombina G20210A estão associadas a um risco significativamente aumentado de trombose venosa e a um risco modestamente aumentado de trombose arterial. Outros distúrbios genéticos que predispõem alguns indivíduos à trombose incluem mutações nos genes de fibrinogênio, proteína C, proteína S e antitrombina III. Embora estes

últimos distúrbios sejam relativamente raros (com incidência de menos de 1%), os pacientes com deficiências genéticas de proteína C, proteína S ou antitrombina III frequentemente apresentam trombose venosa espontânea.

Algumas vezes, a hipercoagulabilidade pode ser adquirida (secundária), em lugar de ser genética. Um exemplo de hipercoagulabilidade adquirida é a *síndrome de trombocitopenia induzida por heparina*. Em alguns casos, a administração do anticoagulante heparina estimula o sistema imune a produzir anticorpos circulantes dirigidos contra um complexo constituído de heparina e fator plaquetário 4. Como o fator plaquetário 4 é encontrado nas superfícies de plaquetas e células endoteliais, a ligação do anticorpo ao complexo de heparina:fator plaquetário 4 resulta em remoção das plaquetas da circulação mediada por anticorpos, com consequente trombocitopenia. Todavia, em alguns pacientes, a ligação dos anticorpos também provoca ativação das plaquetas, lesão endotelial e estado protrombótico. Embora tanto a heparina não fracionada quanto a heparina de baixo peso molecular (ver adiante) possam causar trombocitopenia, parece que a heparina de baixo peso molecular está associada a menor incidência de trombocitopenia que a heparina não fracionada.

Foi demonstrada a presença de micropartículas que apresentam a *proteína* do fator tecidual no sangue de indivíduos sadios, porém sem *atividade* detectável de fator tecidual no sangue normal. Essa observação levou a formular a hipótese de que essas micropartículas contêm fator tecidual inativo (na forma "críptica"), e que o fator tecidual é ativado apenas com o recrutamento das partículas no local de lesão vascular. Nos

TABELA 22.1 Principais causas de hipercoagulabilidade.

CONDIÇÃO	MECANISMO DE HIPERCOAGULABILIDADE
Primária (genética)	
Mutação do fator V de Leiden (fator V R506Q) (comum)	Resistência à proteína C ativada → excesso de fator Va
Hiper-homocisteinemia (comum)	Lesão endotelial de corrente de acúmulo de homocisteína
Mutação da protrombina G20210A (comum)	Aumento de nível e atividade da protrombina
Deficiência de antitrombina III (menos comum)	Inativação diminuída dos fatores IIa, IXa e Xa
Deficiência de proteína C ou S (menos comum)	Inativação proteolítica diminuída dos fatores VIIIa e Va
Secundária (adquirida)	
Síndrome do anticorpo antifosfolípideo	Autoanticorpos dirigidos contra fosfolipídios de carga negativa → ↑ adesão plaquetária
Trombocitopenia induzida por heparina	Anticorpos dirigidos contra o fator plaquetário 4 → ativação das plaquetas
Neoplasia maligna	Indução da expressão do fator tecidual por células tumorais
Síndromes mieloproliferativas	Viscosidade elevada do sangue, plaquetas alteradas
Síndrome nefrótica	Perda de antitrombina III na urina, ↑ fibrinogênio, ↑ ativação das plaquetas
Uso de contraceptivos orais, terapia de reposição com estrógenos	↑ Síndrome hepática de fatores da coagulação e/ou efeitos do estrógeno sobre o endotélio (esse efeito pode ser mais proeminente em pacientes com hipercoagulabilidade primária subjacente)
Hemoglobinúria paroxística noturna	Ausência de proteínas ligadas ao glicosilfosfatidilinositol em eritrócitos, leucócitos e plaquetas, resultando em hemólise intravascular mediada pelo complemento, depuração do óxido nítrico pela hemoglobina livre no plasma, formação de micropartículas procoagulantes, bem como em distúrbios potenciais da fibrinólise e da função da inibição da via do fator tecidual
Período pós-parto	Estase venosa, aumento dos fatores da coagulação, traumatismo tecidual
Cirurgia/traumatismo	Estase venosa, imobilização, lesão tecidual

BOXE 22.1 Distúrbios hemorrágicos

Quando ocorre lesão do endotélio vascular, o processo hemostático assegura a formação de um coágulo localizado e estável, sem causar obstrução do lúmen vascular. Assim como a trombose representa uma variação patológica desse processo fisiológico normalmente coordenado, os distúrbios que envolvem níveis insuficientes de plaquetas funcionais ou de fatores da coagulação podem levar a um estado hipocoagulável, caracterizado, clinicamente, por episódios de hemorragia não controlada. Os distúrbios hemorrágicos resultam de inúmeras causas, incluindo distúrbios da vasculatura, deficiência de vitamina K e distúrbios ou deficiências de plaquetas, fatores da coagulação ou fator de von Willebrand. A hemofilia A serve como exemplo de distúrbio hemorrágico em que a hipocoagulabilidade constitui a patologia subjacente.

A hemofilia A é o distúrbio genético mais comum de sangramento grave. Sua característica fundamental consiste em redução na quantidade ou na atividade do fator de coagulação VIII. A síndrome tem modo de transmissão ligado ao X, e os pacientes são, em sua maioria, do sexo masculino ou homozigotos de sexo feminino. Não há nenhuma história familiar de hemofilia A em 30% dos pacientes, e esses casos representam, presumivelmente, a ocorrência de mutações espontâneas. A gravidade da doença depende do tipo de mutação no gene do fator VIII. Os pacientes com 6 a 50% da atividade normal do fator VIII manifestam uma forma leve da doença; os com 2 a 5% de atividade apresentam doença moderada; e aqueles com menos de 1% de atividade progridem para doença grave. Todos os pacientes sintomáticos apresentam equimoses fáceis e podem desenvolver hemorragia maciça após traumatismo ou cirurgia. Pode ocorrer hemorragia espontânea em áreas do corpo que normalmente estão sujeitas a traumatismo mínimo, incluindo os espaços articulares, em que a hemorragia espontânea leva à formação de hemartroses. Os pacientes com hemofilia não apresentam petéquias (micro-hemorragias envolvendo capilares e vasos pequenos, particularmente em áreas mucocutâneas), que habitualmente são indicadoras de distúrbios plaquetários.

Na atualidade, os pacientes com hemofilia A são tratados com infusões de fator VIII, tanto recombinante como derivado do plasma humano. A terapia com infusão do fator VIII é algumas vezes complicada em pacientes que desenvolvem anticorpos dirigidos contra o fator VIII. A infecção pelo HIV representou grave complicação da terapia de infusão em pacientes que receberam produtos de fator VIII antes da instituição de triagem de rotina do sangue para o HIV (antes de meados da década de 1980). Algumas fontes sugerem que toda a coorte de hemofílicos tratados com concentrados de fator VIII (fator VIII concentrado a partir do sangue de numerosos indivíduos) entre 1981 e 1985 foi infectada pelo HIV. Com as práticas atuais de triagem do sangue e o desenvolvimento do fator VIII recombinante, o risco de contrair o HIV por meio de infusões de fator VIII é, hoje em dia, praticamente nulo.

---

estados patológicos, as micropartículas circulantes podem conter fator tecidual ativado, o que poderia predispor ao desenvolvimento de eventos trombóticos. A presença de níveis elevados de micropartículas circulantes foi citada na trombose associada a uma variedade de distúrbios, como trombose relacionada com câncer, aterotrombose e hemoglobinúria paroxística noturna.

▶ Classes e agentes farmacológicos

Foram desenvolvidos fármacos para impedir e/ou reverter a formação de trombos. Esses fármacos são divididos em três classes de agentes: antiplaquetários, anticoagulantes e trombolíticos. Os agentes hemostáticos, discutidos no final do capítulo, são algumas vezes utilizados para reverter os efeitos dos anticoagulantes ou para inibir a fibrinólise endógena.

Agentes antiplaquetários

Conforme descrito, a formação de um tampão plaquetário localizado em resposta à lesão endotelial constitui a etapa inicial no processo de trombose arterial. Por conseguinte, a inibição da função plaquetária constitui uma estratégia profilática e terapêutica útil contra o infarto do miocárdio e o acidente vascular encefálico, causados por trombose em artérias coronárias e cerebrais, respectivamente. As classes de fármacos antiplaquetários de uso clínico corrente incluem inibidores de ciclo-oxigenase (COX), fosfodiesterase, da via do receptor ADP e antagonistas da GPIIb-IIIa.

Inibidores da ciclo-oxigenase

O *ácido acetilsalicílico* inibe a síntese de prostaglandinas e, por conseguinte, a reação de liberação dos grânulos das plaquetas, interferindo na agregação plaquetária normal.

A bioquímica da síntese de prostaglandinas em plaquetas e células endoteliais fornece uma base para compreender o mecanismo de ação do ácido acetilsalicílico como agente antiplaquetário. A Figura 22.12 mostra a via de síntese das prostaglandinas, que é discutida de modo mais detalhado no Capítulo 42. De modo sucinto, a ativação de plaquetas e células endoteliais induz clivagem dos fosfolipídios de membrana pela fosfolipase A_2 (FLA$_2$) e liberação de ácido araquidônico. A seguir, o ácido araquidônico é transformado em endoperóxido cíclico (também conhecido como *prostaglandina G_2* ou *PGG_2*) pela enzima COX. Nas plaquetas, o endoperóxido cíclico é convertido em tromboxano A_2 (TxA_2). O TxA_2, ao atuar por meio dos receptores TxA_2 de superfície celular, provoca vasoconstrição localizada e age como potente indutor da agregação plaquetária e da reação de liberação dos grânulos das plaquetas. Nas células endoteliais, o endoperóxido cíclico é convertido em prostaciclina (PGI$_2$). Por sua vez, a PGI$_2$ provoca vasodilatação localizada e inibe a agregação plaquetária e a reação de liberação do conteúdo dos grânulos das plaquetas.

O ácido acetilsalicílico atua por acetilação *covalente* de um resíduo de serina próximo ao sítio ativo da enzima COX, inibindo, assim, a síntese de endoperóxido cíclico e de vários de seus metabólitos. Na ausência de TxA_2, observa-se acentuada redução da agregação plaquetária e da reação de liberação dos grânulos das plaquetas (Figura 22.13A). *Como as plaquetas não contêm DNA nem RNA, essas células são incapazes de regenerar uma nova enzima COX após a inativação permanente de toda a COX disponível pelo ácido acetilsalicílico. Em outras palavras, as plaquetas tornam-se irreversivelmente "envenenadas" durante toda a sobrevida dessas células (7 a 10 dias). Apesar de o ácido acetilsalicílico também inibir a enzima COX nas células endoteliais, sua ação não é permanente nessas células, uma vez que elas são capazes de sintetizar no-*

vas moléculas de COX. Por conseguinte, a produção de prostaciclina pelas células endoteliais não é relativamente afetada pelo ácido acetilsalicílico em doses farmacologicamente baixas (ver adiante).

Com mais frequência, o ácido acetilsalicílico é utilizado como agente antiplaquetário para evitar a trombose arterial, que resulta em ataque isquêmico transitório, acidente vascular

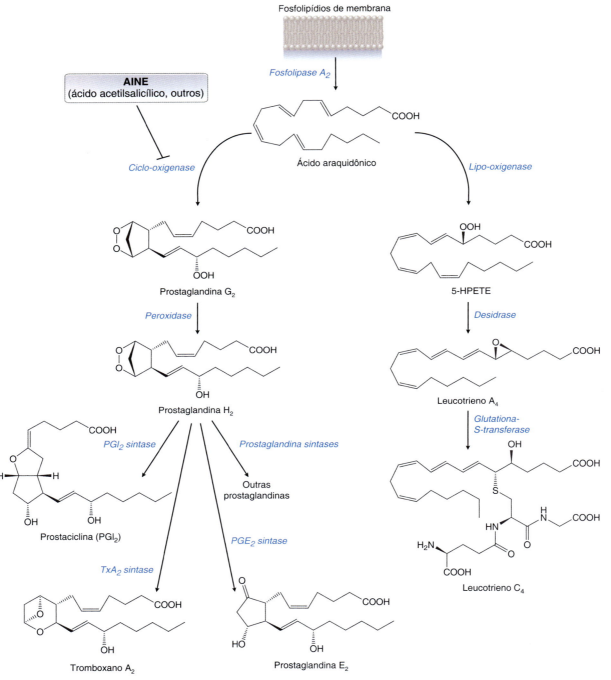

FIGURA 22.12 Visão geral da síntese de prostaglandinas. Os fosfolipídios da membrana são clivados pela fosfolipase A$_2$, para liberar ácido araquidônico livre. O ácido araquidônico pode ser metabolizado por meio de duas vias principais: a da ciclo-oxigenase ou a da lipo-oxigenase. A via da ciclo-oxigenase, que é inibida por ácido acetilsalicílico e outros agentes anti-inflamatórios não esteroides (AINE), converte o ácido araquidônico em prostaglandinas e tromboxanos. As plaquetas expressam a TxA$_2$ sintase e sintetizam o mediador pró-agregante, tromboxano A$_2$; as células endoteliais expressam a PGI$_2$ sintase e sintetizam o mediador antiagregante, prostaciclina. A via da lipo-oxigenase converte o ácido araquidônico em leucotrienos, que são mediadores inflamatórios potentes (ver no Capítulo 42 uma discussão detalhada sobre a via da lipo-oxigenase e a da ciclo-oxigenase). O ácido acetilsalicílico inibe a ciclo-oxigenase pela acetilação covalente da enzima próximo a seu sítio ativo. Como as plaquetas carecem da capacidade de sintetizar novas proteínas, o ácido acetilsalicílico inibe a síntese de tromboxano durante toda a vida da plaqueta.

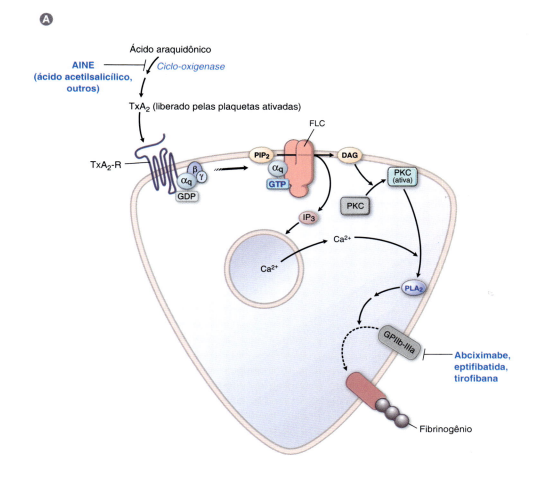

FIGURA 22.13 Mecanismo de ação dos agentes antiplaquetários. A. Os AINE e os antagonistas da GPIIb-IIIa inibem etapas na ativação das plaquetas mediada pelo tromboxano A₂ (TxA₂). O ácido acetilsalicílico inibe a ciclo-oxigenase pela acetilação covalente da enzima próximo a seu sítio ativo, resultando em diminuição da produção de TxA₂. O efeito é profundo, na medida em que as plaquetas carecem da capacidade de sintetizar novas moléculas de enzima. Os antagonistas da GPIIb-IIIa, como o anticorpo monoclonal abciximabe e as moléculas pequenas de antagonistas eptifibatida e tirofibana, inibem a agregação plaquetária, uma vez que impedem a ativação da GPIIb-IIIa (*linha tracejada*), resultando em diminuição da ligação cruzada das plaquetas pelo fibrinogênio. **B.** Clopidogrel, ticlopidina, prasugrel e dipiridamol inibem etapas na ativação das plaquetas mediada pelo ADP. Clopidogrel, ticlopidina e prasugrel são antagonistas do receptor P2Y(ADP). O dipiridamol inibe a fosfodiesterase (PDE), impedindo, assim, a degradação do AMPc e aumentando sua concentração citoplasmática.

encefálico e infarto do miocárdio. Como a ação do ácido acetilsalicílico sobre as plaquetas é permanente, o fármaco é mais efetivo como agente antiplaquetário seletivo quando tomado *em baixas doses e/ou a intervalos infrequentes*. O ácido acetilsalicílico é frequentemente usado, por exemplo, como agente antiplaquetário em dose de 81 mg, 1 vez/dia, enquanto uma dose anti-inflamatória típica desse fármaco pode alcançar 650 mg, 3 a 4 vezes/dia. Quando tomado em altas doses, o ácido acetilsalicílico pode inibir a produção de prostaciclina, sem aumentar a eficiência do fármaco como agente antiplaquetário. No Capítulo 42, encontra-se uma descrição mais extensa de usos e toxicidades do ácido acetilsalicílico. Comparativamente, outros agentes anti-inflamatórios não esteroides (AINE) não são tão amplamente utilizados na prevenção da trombose arterial, visto que a ação inibitória desses fármacos sobre a ciclo-oxigenase não é permanente.

A COX-1 é a isoforma predominante da COX nas plaquetas, enquanto as células endoteliais parecem expressar tanto a COX-1 quanto a COX-2 em condições fisiológicas. Como o ácido acetilsalicílico inibe tanto a COX-1 quanto a COX-2 de modo não seletivo, esse fármaco atua como agente antiplaquetário efetivo. Em contrapartida, os inibidores seletivos da COX-2 não podem ser usados como agentes antiplaquetários, uma vez que são inibidores fracos da COX-1. Além disso, o emprego dos inibidores seletivos da COX-2 parece estar associado a risco cardiovascular aumentado, levando à retirada da maioria desses fármacos do mercado (ver Capítulo 42).

Inibidores da fosfodiesterase

Nas plaquetas, o *aumento* na concentração intracelular de AMPc leva à *diminuição* da agregação plaquetária. Os níveis plaquetários de AMPc são regulados fisiologicamente por TxA_2 e PGI_2, entre outros mediadores (ver texto anterior). O mecanismo pelo qual a concentração intracelular aumentada de AMPc conduz à redução de agregação das plaquetas ainda não está bem elucidado. O AMPc ativa a proteinoquinase A, que, por meio de mecanismos ainda não totalmente definidos, diminui a disponibilidade de Ca^{2+} intracelular necessário para a agregação plaquetária (Figura 22.13B). Os inibidores da fosfodiesterase plaquetária diminuem a agregação das plaquetas ao inibir a degradação do AMPc, enquanto os ativadores da adenilciclase plaquetária diminuem a agregação das plaquetas por meio de aumento na síntese de AMPc. (Na atualidade, não se dispõe de nenhum ativador direto da adenilciclase para uso clínico.)

O *dipiridamol* é um inibidor da fosfodiesterase plaquetária, que diminui a agregação das plaquetas (Figura 22.13B). O dipiridamol por si só exerce efeitos antiplaquetários apenas fracos, portanto, é habitualmente administrado em associação com varfarina ou ácido acetilsalicílico. A associação de dipiridamol com varfarina pode ser usada para inibir a formação de trombos em próteses valvares cardíacas, enquanto a associação de dipiridamol com ácido acetilsalicílico pode ser utilizada para reduzir a probabilidade de trombose em pacientes com diátese trombótica. O dipiridamol também apresenta propriedades vasodilatadoras. Paradoxalmente pode produzir angina em pacientes com doença arterial coronariana, na medida em que provoca o fenômeno do sequestro coronariano, que envolve intensa dilatação das artérias coronárias (ver Capítulo 21).

Inibidores da via do receptor ADP

Tanto *ticlopidina* quanto *clopidogrel* são derivados da tienopiridina. Esses agentes, que inibem de modo irreversível a via de ativação das plaquetas dependentes de ADP, exercem efeitos antiplaquetários *in vitro* e *in vivo*. Acredita-se que ticlopidina e clopidogrel atuem por meio de modificação covalente e inativação do receptor P2Y(ADP) das plaquetas (também denominado *P2Y12*), fisiologicamente acoplado à inibição da adenilciclase (Figura 22.13B). Ticlopidina, uma tienopiridina de primeira geração, é um profármaco que exige conversão a metabólitos tióis ativos no fígado. Observa-se inibição máxima das plaquetas dentro de 8 a 11 dias após o início da terapia com o fármaco; quando usada em associação com ácido acetilsalicílico, são necessários de 4 a 7 dias para obter a inibição máxima das plaquetas. A administração de uma dose de ataque pode produzir resposta antiplaquetária mais rápida. A ticlopidina foi aprovada nos EUA para duas indicações: (1) prevenção secundária de acidentes vasculares encefálicos trombóticos em pacientes com intolerância ao ácido acetilsalicílico; e (2) em associação com ácido acetilsalicílico, na prevenção da trombose do *stent* após sua colocação em artérias coronárias. Em certas ocasiões, o uso de ticlopidina tem sido associado a neutropenia, trombocitopenia e púrpura trombocitopênica trombótica (PTT); por esse motivo, é preciso efetuar monitoramento frequente das contagens hematológicas ao se administrar ticlopidina. O clopidogrel tem substituído a ticlopidina, em grande parte, dado seu perfil de efeitos adversos mais favorável e um início de ação mais rápido.

Clopidogrel, uma tienopiridina de segunda geração estreitamente relacionada com ticlopidina, tem sido amplamente empregado *em associação ao ácido acetilsalicílico* para aumentar a inibição das plaquetas durante e após intervenção coronariana percutânea. O clopidogrel é um profármaco que deve sofrer oxidação por enzimas do citocromo P450 hepático para chegar à forma ativa do fármaco; por conseguinte, pode interagir com estatinas, inibidores da bomba de prótons e outros fármacos metabolizados por essas isoformas do P450 (ver Capítulo 4). Seu uso foi aprovado na prevenção secundária de pacientes com infarto do miocárdio, acidente vascular encefálico ou doença vascular periférica recentes, bem como em síndromes coronarianas agudas tratadas com intervenção coronariana percutânea ou implante de *bypass* em artéria coronária. À semelhança da ticlopidina, o clopidogrel deve ser administrado em uma dose de ataque para obter rapidamente um efeito plaquetário rápido. Por esse motivo, foi administrada uma dose de ataque intravenosa de clopidogrel em Sr. S. após seu infarto do miocárdio. O perfil de efeitos adversos do clopidogrel é mais aceitável que o da ticlopidina: os efeitos gastrintestinais do clopidogrel assemelham-se aos do ácido acetilsalicílico, e o fármaco carece da mielotoxicidade significativa associada ao uso da ticlopidina.

Prasugrel, uma tienopiridina de terceira geração, consiste em um antagonista irreversível do receptor ADP $P2Y_{12}$. Esse fármaco foi recentemente aprovado para uso nas síndromes coronarianas agudas tratadas com intervenção coronariana percutânea. À semelhança do clopidogrel, o prasugrel é um profármaco, usado em associação com ácido acetilsalicílico. O prasugrel é metabolizado mais eficientemente que o clopidogrel, resultando em concentrações mais altas do fármaco ativo e em inibição mais completa do receptor ADP $P2Y_{12}$. Em decorrência da inibição mais completa das plaquetas, o prasugrel pode aumentar o risco de sangramento em comparação com o clopidogrel, particularmente em pacientes com mais de 75 anos de idade ou com peso abaixo de 70 kg.

As principais limitações do clopidogrel e, possivelmente, de outros membros da classe da tienopiridina são atribuídas ao efeito antiplaquetário irreversível desses fármacos e à variabilidade da inibição plaquetária entre indivíduos. Parte da variabilidade interpessoal pode ser explicada por diferenças farmacogenéticas (ver Capítulo 4). Essas limitações levaram ao desenvolvimento de vários agentes antiplaquetários não tienopiridínicos – cangrelor, ticagrelor (AZD6140) e SCH 530348 –, que estão em fase avançada de investigação clínica. O cangrelor e o ticagrelor são antagonistas competitivos do receptor ADP P2Y$_{12}$; o SCH 530348 é antagonista do receptor de trombina.

Antagonistas da GPIIb-IIIa

Conforme assinalado anteriormente, os receptores GPIIb-IIIa da membrana plaquetária são importantes, porque constituem a via comum final da agregação plaquetária, atuando para a ligação de moléculas de fibrinogênio que estabelecem pontes entre as plaquetas. Diversos estímulos (p. ex., TxA$_2$, ADP, epinefrina, colágeno e trombina), que atuam por meio de diversas moléculas de sinalização, são capazes de induzir a expressão da GPIIb-IIIa funcional na superfície das plaquetas. Por conseguinte, é possível prever que os antagonistas da GPIIb-IIIa impediriam a ligação do fibrinogênio ao receptor GPIIb-IIIa, atuando, dessa maneira, como potentes inibidores da agregação plaquetária (Figura 22.13A). *Eptifibatida*, o antagonista do receptor GPIIb–IIIa utilizado no caso apresentado neste capítulo, é um inibidor altamente eficaz da agregação plaquetária. A eptifibatida, um peptídio sintético, antagoniza o receptor plaquetário GPIIb-IIIa com alta afinidade. Esse fármaco é empregado para reduzir os eventos isquêmicos em pacientes submetidos à intervenção coronariana percutânea, bem como para tratar angina instável e infarto do miocárdio sem elevação do segmento ST.

Abciximabe é um anticorpo multiclonal murino-humano quimérico, direcionado contra o receptor GPIIb-IIIa humano. Experimentos *in vitro* demonstraram que a ocupação de 50% dos receptores GPIIb-IIIa plaquetários pelo abciximabe diminui significativamente a agregação plaquetária. Essa ligação é essencialmente *irreversível*, com meia-vida de dissociação de 18 a 24 h. Em ensaios clínicos, a inclusão do abciximabe à terapia antitrombótica convencional diminuiu os eventos isquêmicos de curto e longo prazos em pacientes submetidos à intervenção coronariana percutânea de alto risco.

Tirofibana é um análogo de tirosina não peptídico, que antagoniza reversivelmente a ligação do fibrinogênio ao receptor plaquetário GPIIb-IIIa. Estudos *in vitro* e *in vivo* demonstraram a capacidade da tirofibana em inibir a agregação plaquetária. A tirofibana foi aprovada para uso em pacientes com síndromes coronarianas agudas.

Dado seu mecanismo de ação como agentes antiplaquetários, todos os antagonistas do receptor GPIIb-IIIa podem causar sangramento como efeito adverso. No caso apresentado na introdução, Sr. S desenvolveu um hematoma na coxa direita, próximo ao local de acesso arterial. O hematoma em expansão foi causado pelo efeito antiplaquetário excessivo da eptifibatida. É importante frisar que a capacidade de reverter o efeito dos antagonistas do receptor GPIIb-IIIa difere para os diversos agentes. Como o abciximabe é inibidor irreversível da função plaquetária, e como todo o abciximabe previamente infundido já está ligado às plaquetas, a infusão de plaquetas após a interrupção do fármaco pode reverter o efeito antiplaquetário. Em contrapartida, como os dois antagonistas de moléculas pequenas (eptifibatida e tirofibana) ligam-se de modo reversível ao receptor e são infundidos em grande excesso estequiométrico em relação à quantidade de receptores, a infusão de plaquetas simplesmente oferece novos sítios para a ligação do fármaco, e

não é prático administrar uma quantidade suficiente de plaquetas para superar o acentuado excesso do fármaco presente. Por conseguinte, é necessário interromper a infusão e aguardar a normalização da função plaquetária à medida que o fármaco está sendo depurado. No caso de Sr. S, não foi possível tomar nenhuma outra providência para reverter o efeito da eptifibatida no momento em que foi detectado o hematoma.

Anticoagulantes

À semelhança dos agentes antiplaquetários, os anticoagulantes são usados tanto para prevenção quanto para tratamento de doenças trombóticas. São quatro as classes de fármacos anticoagulantes: varfarina, heparinas não fracionada e de baixo peso molecular, inibidores seletivos do fator Xa e inibidores diretos da trombina. Os anticoagulantes são dirigidos para vários fatores na cascata de coagulação, interrompendo, assim, a cascata e impedindo a formação de uma rede de fibrina estável (tampão hemostático secundário). Nesta seção, as quatro classes de anticoagulantes são discutidas por ordem de seletividade, dos agentes menos seletivos (varfarina e heparina não fracionada) até os agentes mais seletivos (inibidores seletivos do fator Xa e inibidores diretos da trombina). A proteína C ativada recombinante também apresenta atividade anticoagulante, embora esteja clinicamente indicada para a sepse grave. Em decorrência dos mecanismos de ação desses fármacos, o sangramento constitui um efeito adverso comum a todos eles.

Varfarina

No início da década de 1900, fazendeiros do Canadá e do estado americano de Dakota do Norte adotaram a prática de plantar trevo-doce em lugar de milho para forragem. Nos meses de inverno de 1921-1922, foi relatada a ocorrência de uma doença hemorrágica fatal no gado que havia pastado o trevo-doce. Em quase todos os casos, foi constatado que os animais acometidos tinham sido alimentados com trevo-doce estragado pelo processo de secagem. Após intensa investigação, o cientista K. P. Link relatou que o trevo-doce estragado continha o anticoagulante natural 3,3′-metileno-bis-(4-hidroxicumarina) ou "dicumarol". O dicumarol e a *varfarina* (um potente congênere sintético) foram apresentados na década de 1940 como rodenticidas e anticoagulantes orais. Como os anticoagulantes orais atuam ao afetar as reações dependentes de vitamina K, é importante compreender como funciona essa vitamina.

Mecanismo de ação da vitamina K

A vitamina K ("K" deriva da palavra alemã *Koagulation*) é necessária para a síntese hepática normal de quatro fatores da coagulação (II, VII, IX e X) e das proteínas C e S. Os fatores da coagulação, a proteína C e a proteína S são biologicamente inativos na forma de polipeptídios não modificados após síntese proteica nos ribossomos. Essas proteínas adquirem atividade biológica pela carboxilação pós-translacional de seus resíduos de ácido glutâmico 9 a 12 aminoterminais. Os resíduos de glutamato γ-carboxilados (mas não os resíduos de glutamato não modificado) são capazes de ligar-se a íons Ca^{2+}. A ligação do Ca^{2+} induz uma mudança de conformação nessas proteínas, necessária para sua ligação eficiente às superfícies de fosfolipídios. A ligação do Ca^{2+} às moléculas γ-carboxiladas aumenta a atividade enzimática dos fatores da coagulação IIa, VIIa, IXa, Xa e da proteína Ca em aproximadamente 1.000 vezes. Por conseguinte, a carboxilação dependente de vitamina K é crucial para a atividade enzimática dos quatro fatores da coagulação e da proteína C, bem como para a função de cofator da proteína S.

A reação de carboxilação exige: (1) uma forma precursora da proteína-alvo com seus resíduos de ácido glutâmico aminoterminais 9 a 12; (2) dióxido de carbono; (3) oxigênio molecular; e (4) vitamina K *reduzida*. A reação de carboxilação é mostrada de modo esquemático na Figura 22.14. Durante essa reação, a vitamina K é oxidada a 2,3-epóxido inativo. Em seguida, é necessária uma enzima, a vitamina K epóxido redutase (também denominada VKORC1), para converter o 2,3-epóxido inativo na forma reduzida ativa da vitamina K. *Por conseguinte, a regeneração da vitamina K reduzida é essencial para a síntese contínua dos fatores da coagulação II, VII, IX e X biologicamente funcionais, que constituem componentes críticos da cascata de coagulação.*

Mecanismo de ação da varfarina

A varfarina atua sobre a via de carboxilação, não por meio da inibição direta da carboxilase, mas pelo bloqueio da epóxido redutase que medeia a regeneração da vitamina K reduzida (Figura 22.14). Como a depleção da vitamina K reduzida no fígado impede a reação de γ-carboxilação necessária para a síntese de fatores da coagulação biologicamente ativos, o início de ação dos anticoagulantes orais acompanha a meia-vida desses fatores da coagulação na circulação. Dos quatro fatores da coagulação afetados (II, VII, IX e X), o fator VII é o de meia-vida mais curta (6 h). Consequentemente, o efeito farmacológico de uma única dose de varfarina não se manifesta durante um período de aproximadamente 18 a 24 h (*i. e.*, 3 a 4 meias-vidas do fator VII). Essa *ação tardia* constitui uma propriedade farmacológica que diferencia a classe de anticoagulantes da varfarina de todas as outras.

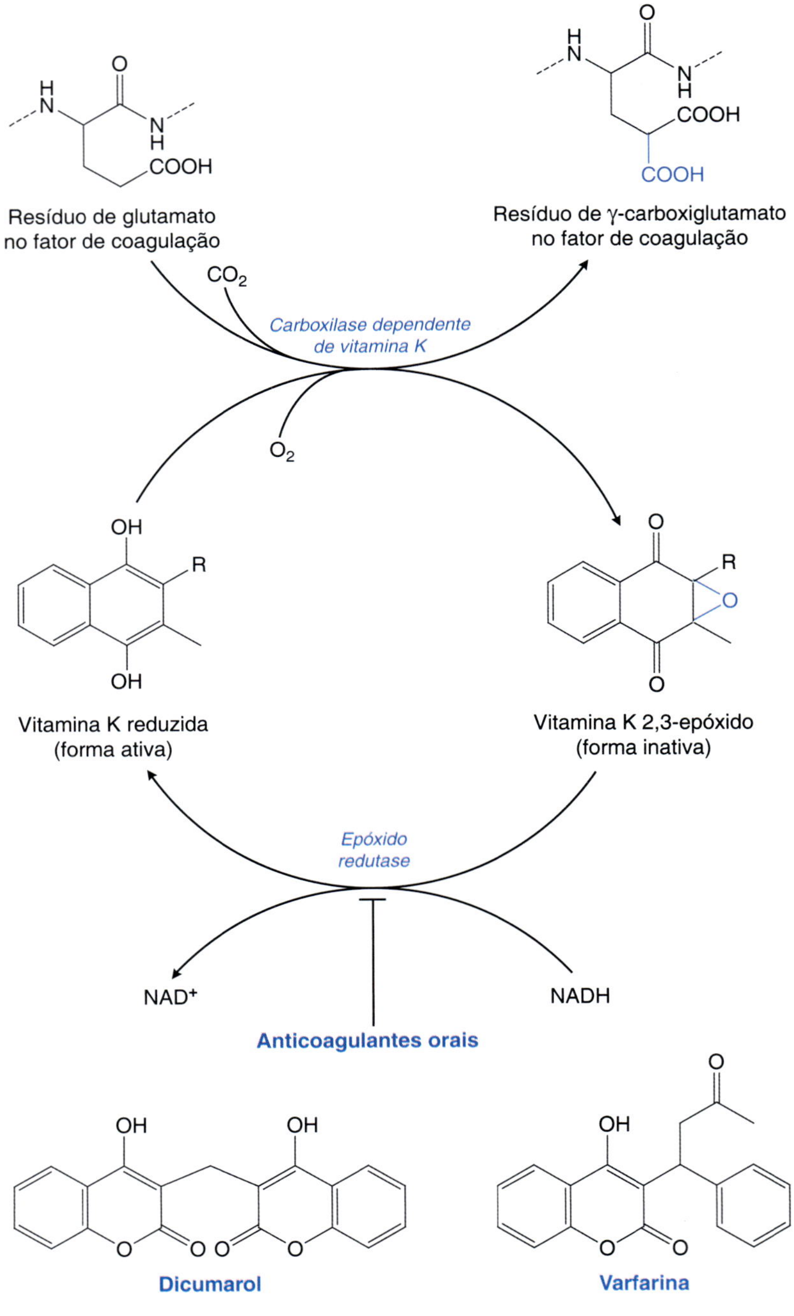

FIGURA 22.14 Mecanismo de ação da varfarina. A vitamina K é um cofator necessário à carboxilação pós-translacional de resíduos de glutamato nos fatores II, VII, IX e X. Durante a reação de carboxilação, a vitamina K é oxidada ao 2,3-epóxido inativo. A enzima vitamina K epóxido redutase (também denominada VKORC1) converte a vitamina K 2,3-epóxido inativa na forma reduzida ativa da vitamina K. A regeneração da vitamina K reduzida é essencial para a síntese contínua dos fatores da coagulação II, VII, IX e X biologicamente funcionais. A varfarina atua na via de carboxilação ao inibir a epóxido redutase necessária para a regeneração da vitamina K reduzida (ativa). O dicumarol é o anticoagulante natural formado no trevo estragado. Tanto varfarina quanto dicumarol são biodisponíveis por via oral e são frequentemente referidos como "anticoagulantes orais".

Evidências provenientes de estudos a longo prazo sobre uso de rodenticidas e anticoagulantes respaldam a hipótese de que a epóxido redutase constitui o alvo molecular da ação dos anticoagulantes orais. O uso de anticoagulantes orais como rodenticidas tem sido uma prática disseminada em comunidades rurais. Em algumas áreas dos EUA, o uso maciço de rodenticidas selecionou uma população de roedores silvestres resistentes a 4-hidroxicumarinas. Estudos *in vitro* de tecidos desses roedores demonstraram uma mutação em sua epóxido redutase, que torna a enzima resistente à inibição pelo anticoagulante. De maneira semelhante, pequena população de pacientes mostra-se geneticamente resistente à varfarina, em decorrência de mutações no gene da epóxido redutase. Esses pacientes necessitam de 10 a 20 vezes a dose habitual de varfarina para obter o efeito anticoagulante desejado. De modo mais geral, a variação genética no *VKORCI* foi recentemente associada a aproximadamente 25 a 30% da variação na dose de manutenção de varfarina em usuários desse fármaco (ver Capítulo 6).

Usos clínicos da varfarina

Com frequência, varfarina é administrada para completar um ciclo de anticoagulação iniciado com heparina (ver adiante), bem como para evitar a ocorrência de trombose em pacientes predispostos. A biodisponibilidade da varfarina administrada por via oral é de quase 100%, e os níveis sanguíneos alcançam seu valor máximo dentro de 0,5 a 4 h após a administração do fármaco. *No plasma, 99% da varfarina racêmica estão ligados à proteína plasmática (albumina).* A varfarina apresenta meia-vida de eliminação relativamente longa (cerca de 36 h). O fármaco é hidroxilado pelo sistema do citocromo P450 do fígado a metabólitos inativos, que são eliminados subsequentemente na urina (ver Figura 6.4).

É necessário considerar cuidadosamente as interações medicamentosas em pacientes usuários de varfarina. Como ela se liga fortemente à albumina no plasma, sua coadministração com outros fármacos que também se ligam à albumina pode aumentar as concentrações plasmáticas livres (formas não ligadas) de ambos os fármacos. Além disso, como a varfarina é metabolizada por enzimas do citocromo P450 no fígado, sua coadministração com fármacos que induzem o metabolismo desse sistema enzimático e/ou competem com ele pode afetar as concentrações plasmáticas de ambos os fármacos. As Tabelas 22.2 e 22.3 relacionam as principais interações observadas entre a varfarina e outros fármacos.

Entre os efeitos adversos da varfarina, o sangramento constitui o efeito tóxico mais grave e previsível. Pode-se recomendar a interrupção do fármaco em pacientes que sofrem repetidos episódios de sangramento com concentrações terapêuticas do fármaco. No caso de hemorragia grave, os pacientes devem receber imediatamente plasma fresco congelado, que contém os fatores da coagulação II, VII, IX e X biologicamente funcionais. A *varfarina nunca deve ser administrada a mulheres grávidas,* pois o fármaco pode atravessar a placenta e causar distúrbio hemorrágico no feto. Além disso, os recém-nascidos expostos à varfarina *in utero* podem apresentar vários defeitos congênitos, caracterizados por formação óssea anormal (certas proteínas da matriz óssea são γ-carboxiladas). Raramente, a varfarina provoca necrose da pele em consequência de trombose disseminada na microvasculatura. O fato de a varfarina ter a capacidade de causar trombose pode parecer paradoxal. Convém lembrar que, além de inibir a síntese dos fatores da coagulação II, VII, IX e X biologicamente ativos, a varfarina também impede a síntese das proteínas C e S biologicamente ativas, que são anticoagulantes naturais. Em pacientes com deficiência genética de proteínas C ou S (mais comumente, pacientes heterozigotos para a deficiên-

cia de vitamina C), a ocorrência de um desequilíbrio entre os efeitos da varfarina sobre os fatores da coagulação e seus efeitos sobre as proteínas C e S pode levar à trombose microvascular e ocorrência de necrose cutânea.

Como a varfarina apresenta índice terapêutico estreito e participa em numerosas interações medicamentosas, é preciso monitorar regularmente (a cada 2 a 4 semanas) o efeito farmacodinâmico (funcional) da terapia crônica com varfarina. O monitoramento é efetuado com mais facilidade utilizando o *tempo de protrombina (TP)*, que consiste em um teste simples das vias extrínseca e comum da coagulação. Nesse teste, acrescenta-se o plasma do paciente a uma preparação não purificada de fator tecidual (denominado tromboplastina), e determina-se o tempo decorrido na formação de um coágulo de fibrina. A varfarina prolonga o TP principalmente porque ela diminui a quantidade de fator VII biologicamente funcional no plasma. (Convém lembrar que o fator VII é o fator da coagulação dependente de vitamina K que apresenta meia-vida mais curta.) A determinação do TP foi padronizada no mundo inteiro e é expressa como *razão normalizada internacional (INR)* do tempo de protrombina entre a amostra do paciente e uma amostra de controle, normalizada para o índice de sensibilidade internacional (ISI) da preparação de tromboplastina do laboratório comparada com a preparação de tromboplastina de referencia da Organização Mundial da Saúde. A fórmula empregada para calcular a INR é o seguinte: $INR = [TP_{paciente}/TP_{controle}]^{ISI}$.

TABELA 22.2 Exemplos de fármacos que diminuem o efeito anticoagulante da varfarina.

FÁRMACO OU CLASSE DE FÁRMACOS	MECANISMO
Colestiramina	Inibe a absorção da varfarina no trato gastrintestinal
Barbitúricos, carbamazepina, fenitoína, rifampicina	Aceleram o metabolismo da varfarina ao induzir as enzimas hepáticas do citocromo P450 (particularmente P450 2C9)
Vitamina K (reduzida)	Transpõe a inibição da epóxido redutase pela varfarina

TABELA 22.3 Exemplos de fármacos que aumentam o efeito anticoagulante da varfarina.

FÁRMACO OU CLASSE DE FÁRMACOS	MECANISMO
Hidrato de cloral	Desloca a varfarina da albumina plasmática
Amiodarona, clopidogrel, etanol (dose intoxicante), fluconazol, fluoxetina, metronidazol, sulfametoxazol	Diminuem o metabolismo da varfarina por meio da inibição das enzimas hepáticas do citocromo P450 (particularmente P450 2C9)
Antibióticos de amplo espectro	Eliminam as bactérias intestinais e reduzem, portanto, a disponibilidade de vitamina K no trato gastrintestinal
Esteroides anabolizantes (testosterona)	Inibem a síntese e aumentam a degradação dos fatores da coagulação

Heparinas não fracionada e de baixo peso molecular

Estrutura da heparina

A *heparina* é um mucopolissacarídio sulfatado armazenado nos grânulos secretores dos mastócitos. Trata-se de um polímero altamente sulfatado de ácido urônico e D-glicosamina que se alternam. As moléculas de heparina têm elevada carga negativa; com efeito, a heparina endógena é o ácido orgânico mais forte do corpo humano. As preparações comerciais de heparina são muito heterogêneas, com pesos moleculares que variam de 1 a 30 kDa. Convencionalmente, as heparinas comerciais foram classificadas em heparina não fracionada (padrão) e heparina de baixo peso molecular (BPM). A *heparina não fracionada*, frequentemente preparada de pulmão bovino e mucosa intestinal suína, apresenta peso molecular que varia de 5 a 30 kDa. As *heparinas de BPM* são preparadas da heparina padrão por meio de cromatografia por filtração em gel, e seus pesos moleculares variam de 1 a 5 kDa.

Mecanismo de ação da heparina

O mecanismo de ação da heparina depende da presença de um inibidor específico da protease plasmática, a antitrombina III (Figura 22.9). Na verdade, a antitrombina III é uma designação incorreta, uma vez que, além de inativar a trombina, a antitrombina III inativa outras serina proteases, incluindo fatores IXa, Xa, XIa e XIIa. A antitrombina III pode ser considerada uma "armadilha suicida" estequiométrica para essas serina proteases. Quando uma das proteases entra em contato com uma molécula de antitrombina III, o resíduo de serina no sítio ativo da protease ataca uma ligação peptídica Arg-Ser específica no sítio reativo da antitrombina. O resultado desse ataque nucleofílico consiste na formação de uma ligação éster covalente entre o resíduo de serina na protease e o resíduo de arginina na antitrombina III. Isso resulta na formação de um complexo 1:1 estável entre as moléculas de protease e antitrombina, que impede qualquer participação subsequente da protease na cascata de coagulação.

Na ausência de heparina, a reação de ligação entre as proteases e a antitrombina III prossegue lentamente. A heparina, que atua como cofator, acelera a reação em 1.000 vezes. A heparina desempenha duas funções fisiológicas importantes: (1) atua como uma superfície catalítica à qual se ligam tanto a antitrombina III quanto as serina proteases; e (2) induz uma mudança de conformação na antitrombina III, que torna o sítio reativo dessa molécula mais acessível ao ataque da protease. A primeira etapa da reação envolve a ligação da heparina de carga negativa a uma região rica em lisina (de carga positiva) na antitrombina III. Por conseguinte, a interação entre a heparina e a antitrombina III é, em parte, eletrostática. Durante a reação de conjugação entre a protease e a antitrombina, a heparina pode ser liberada da antitrombina III, tornando-se disponível para catalisar outras interações de protease-antitrombina III (i. e., a heparina não é consumida pela reação de conjugação). Entretanto, na prática, a elevada carga negativa da heparina frequentemente faz com que essa molécula "viscosa" permaneça ligada eletrostaticamente a protease, antitrombina ou outra molécula adjacente na proximidade de um trombo.

É interessante ressaltar que heparinas com diferentes pesos moleculares exibem atividades anticoagulantes divergentes. Essas provêm das exigências diferenciais de ligação da heparina exibidas pela inativação da trombina e do fator Xa pela antitrombina III (Figura 22.15). Para catalisar de modo mais eficiente a inativação da trombina pela antitrombina III, uma única molécula de heparina precisa ligar-se simultaneamente à trombina e à antitrombina. Essa função de "suporte" é necessária, além da mudança de conformação induzida por heparina

na antitrombina III, que a torna suscetível à conjugação com a trombina. Por outro lado, para catalisar a inativação do fator Xa pela antitrombina III, a molécula de heparina precisa ligar-se apenas à antitrombina, na medida em que a mudança de conformação da antitrombina III induzida pela ligação da heparina por si só é suficiente para tornar a antitrombina suscetível à combinação com o fator Xa. Por conseguinte, *as heparinas de BPM*, cujo peso molecular médio é de 3 a 4 kDa e que contêm menos de 18 unidades de monossacarídios, *catalisam de modo eficiente a inativação do fator Xa pela antitrombina III, porém catalisam menos eficientemente a inativação da trombina pela antitrombina III*. Em contrapartida, a *heparina não fracionada*, cujo peso molecular médio é de 20 kDa e que contém mais de 18 unidades de monossacarídios, apresenta um comprimento suficiente para ligar-se simultaneamente à trombina e à antitrombina III, e, assim, *catalisar de modo eficiente a inativação tanto da trombina quanto do fator Xa pela antitrombina III*. Em termos quantitativos, a heparina de BPM apresenta uma razão de atividade entre anti-Xa e antitrombina (anti-IIa) três vezes maior que a heparina não fracionada. Por conseguinte, a heparina de BPM é um agente terapêutico mais seletivo que a heparina não fracionada. Tanto a heparina de BPM quanto a heparina não fracionada utilizam uma estrutura de pentassacarídio de alta carga negativa para a ligação da antitrombina III e para induzir a mudança de conformação da antitrombina necessária para as reações de conjugação. Esse pentassacarídio foi aprovado para uso como inibidor altamente seletivo do fator Xa (*fondaparinux*; ver adiante).

Usos clínicos das heparinas

As heparinas são utilizadas para a profilaxia e para o tratamento das doenças tromboembólicas. Tanto a heparina não fracionada quanto a heparina de BPM são usadas para impedir a propagação da doença tromboembólica estabelecida, como a trombose venosa profunda e a embolia pulmonar. Para a profilaxia contra a trombose, as heparinas são administradas em doses muito mais baixas que as indicadas para o tratamento da doença tromboembólica estabelecida. Como a cascata de coagulação enzimática funciona como um sistema de amplificação (p. ex., 1 unidade de fator Xa gera 40 unidades de trombina), a administração de quantidades relativamente pequenas de heparina circulante na primeira geração do fator Xa é altamente efetiva. As heparinas apresentam altas cargas negativas; nem a heparina não fracionada nem a heparina de BPM são capazes de atravessar a camada de células epiteliais do trato gastrintestinal. Por esse motivo, a heparina precisa ser administrada por via parenteral, habitualmente IV ou subcutânea.

A *heparina não fracionada* é frequentemente utilizada em associação com agentes antiplaquetários no tratamento das síndromes coronarianas agudas. Sr. S, por exemplo, foi tratado com os agentes antiplaquetários ácido acetilsalicílico e eptifibatida e com heparina não fracionada, na tentativa de limitar a extensão de seu infarto do miocárdio. É importante proceder a um monitoramento do tratamento com heparina não fracionada para manter o efeito anticoagulante dentro da faixa terapêutica, uma vez que a administração excessiva de heparina aumenta significativamente o risco de sangramento. Em geral, o monitoramento é efetuado com o teste do *tempo de tromboplastina parcial ativada* (TTPa), que é um teste simples que avalia as vias intrínseca e comum da coagulação. Acrescenta-se uma amostra do plasma do paciente a um excesso de fosfolipídio, e ocorre formação de fibrina em taxa normal somente se os fatores das vias intrínseca e comum estiverem presentes em níveis normais. Quantidades crescentes de heparina não fracionada no plasma prolongam o tempo necessário de formação de um coágulo de fibrina.

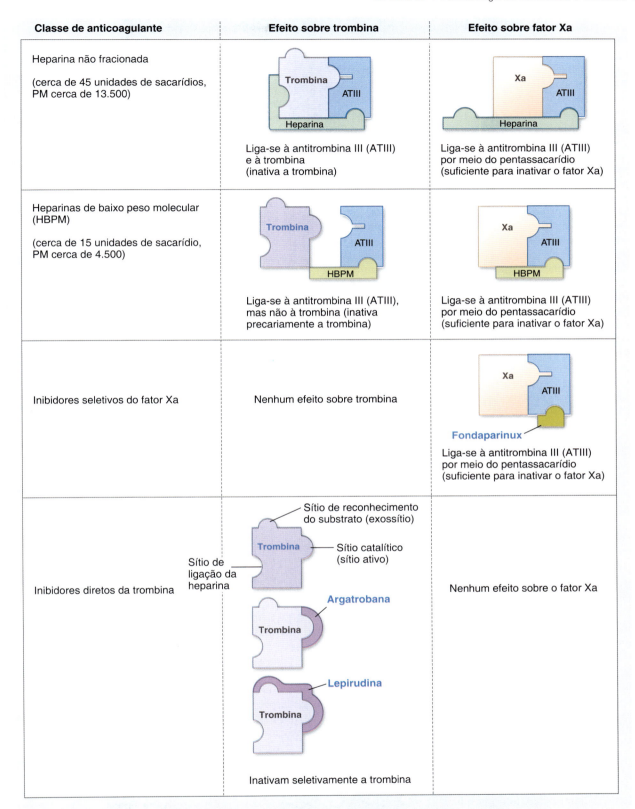

FIGURA 22.15 **Efeitos diferenciais de heparina não fracionada, heparinas de baixo peso molecular, inibidores seletivos do fator Xa e inibidores diretos da trombina sobre a inativação dos fatores da coagulação.** *Efeito sobre trombina:* para catalisar a inativação de trombina, a heparina deve ligar-se tanto à antitrombina III, por meio de uma unidade pentassacarídica de alta afinidade, quanto à trombina, por meio de uma unidade adicional de 13-sacarídios. A heparina de baixo peso molecular (HBPM) não contém uma quantidade suficiente de unidades de sacarídio para ligar-se à trombina e, por conseguinte, é um catalisador fraco para a inativação da trombina. Os inibidores seletivos do fator Xa não inativam a trombina, enquanto os inibidores diretos da trombina a inativam seletivamente. A argatrobana e a dabigatrana (*não ilustradas*) ligam-se apenas ao sítio ativo (catalítico) da trombina, enquanto a lepirudina e a bivalirudina (*não ilustradas*) ligam-se tanto ao sítio ativo quanto ao sítio de reconhecimento do substrato da trombina. *Efeitos sobre fator Xa:* a inativação do fator Xa exige apenas a ligação da antitrombina III à unidade de pentassacarídio de alta afinidade. Tendo em vista que heparina não fracionada, heparina de baixo peso molecular e fondaparinux contêm pentassacarídio, todos esses agentes são capazes de catalisar a inativação do fator Xa. Os inibidores diretos da trombina não exercem nenhum efeito sobre o fator Xa.

A exemplo de outros anticoagulantes, o principal efeito adverso da heparina é o sangramento. Por conseguinte, é essencial manter o efeito anticoagulante da heparina não fracionada dentro da faixa terapêutica para evitar o efeito adverso raro, porém devastador, de hemorragia intracraniana. Além disso, uma pequena fração de pacientes tratados com heparina desenvolve *trombocitopenia induzida por heparina* (TIH). Nessa síndrome, os pacientes produzem anticorpos dirigidos contra um hapteno criado quando as moléculas de heparina ligam-se à superfície das plaquetas. Na TIH de tipo 1, as plaquetas recobertas por anticorpos são removidas da circulação, e a contagem plaquetária diminui em 50 a 75% dentro de aproximadamente 5 dias durante o ciclo de tratamento com heparina. A trombocitopenia na TIH de tipo 1 é transitória e rapidamente reversível com a interrupção da heparina. Entretanto, na TIH de tipo 2, os anticorpos induzidos por heparina não apenas são dirigidos contra as plaquetas para sua destruição, mas também atuam como agonistas para *ativar* as plaquetas, resultando em agregação plaquetária, lesão endotelial e trombose potencialmente fatal. Observa-se incidência mais alta de TIH em pacientes tratados com heparina não fracionada que nos que recebem heparina de BPM.

Enoxaparina, *dalteparina* e *tinzaparina* são heparinas fracionadas de baixo peso molecular. Conforme discutido, esses agentes são relativamente seletivos para a atividade anti-Xa, em comparação com anti-IIa (antitrombina). Todas as heparinas de BPM são aprovadas para uso em prevenção e tratamento de trombose venosa profunda. Além disso, enoxaparina e dalteparina são usadas no tratamento do infarto agudo do miocárdio e como adjuvantes na intervenção coronariana percutânea. As heparinas de BPM apresentam índice terapêutico mais alto que o da heparina não fracionada, particularmente quando utilizadas para profilaxia. Por esse motivo, não é geralmente necessário monitorar os níveis sanguíneos de atividade das heparinas de BPM. A medição acurada do efeito anticoagulante das heparinas de BPM exige um ensaio especializado para a atividade de antifator Xa. Como as heparinas de BPM são excretadas pelos rins, é preciso ter cuidado para evitar uma anticoagulação excessiva em pacientes que apresentam insuficiência renal.

Inibidores seletivos do fator Xa

O *fondaparinux* é um pentassacarídio sintético que contém a sequência de cinco carboidratos essenciais, imprescindíveis para a ligação à antitrombina III e para induzir a mudança de conformação da antitrombina necessária para sua conjugação com fator Xa (Figura 22.15; ver texto anterior). Por conseguinte, trata-se de um inibidor indireto específico do fator Xa, com atividade anti-IIa (antitrombina) insignificante. O fondaparinux foi aprovado para prevenção e tratamento de trombose venosa profunda e está disponível como injeção subcutânea para administração 1 vez/dia. É excretado pelos rins e não deve ser administrado a pacientes com insuficiência renal.

Os inibidores do fator Xa que atualmente estão em fase de desenvolvimento clínico incluem idraparinux, rivaroxabana e apixabana. O idraparinux, um inibidor indireto do fator Xa, é um derivado hipermetilado do fondaparinux, que se liga à antitrombina com alta afinidade; é administrado por via subcutânea e produz resposta anticoagulante previsível. A rivaroxabana e a apixabana inibem diretamente o fator Xa por meio de ligação a seu sítio ativo e inibição competitiva da enzima; ambos os fármacos ligam-se ao fator Xa complexado com o fator Va e íons cálcio em superfícies de fosfolipídio. Tanto a rivaroxabana quanto a apixabana são administradas por via oral.

Inibidores diretos da trombina

Conforme discutido, a trombina desempenha diversos papéis fundamentais no processo hemostático (Figura 22.8). Entre outros efeitos, esse fator da coagulação: (1) converte proteoliticamente fibrinogênio em fibrina; (2) ativa o fator XIII, que se liga a polímeros de fibrina por intermédio de ligações cruzadas, formando um coágulo estável; (3) ativa as plaquetas; e (4) induz a liberação de PGI_2, t-PA e PAI-1 pelo endotélio. Por conseguinte, deve-se esperar que os inibidores diretos da trombina exerçam efeitos profundos sobre a coagulação. Os inibidores diretos da trombina atualmente aprovados incluem lepirudina, desirudina, bivalirudina, argatrobana e dabigatrana. Esses agentes são inibidores específicos da trombina, com atividade de antifator Xa insignificante (Figura 22.15).

A *lepirudina*, um polipeptídio recombinante de 65 aminoácidos derivado da proteína *hirudina* da sanguessuga medicinal, é o protótipo dos inibidores diretos da trombina. Durante muitos anos, os cirurgiões empregaram sanguessugas medicinais para evitar a trombose nos vasos finos de dedos reimplantados. A lepirudina liga-se com alta afinidade a dois sítios na molécula de trombina – o sítio ativo enzimático e o "exossítio", uma região da proteína trombina que orienta substratos proteicos. A ligação da lepirudina à trombina impede a ativação de fibrinogênio e fator XIII mediada pela trombina. A lepirudina é um anticoagulante altamente efetivo, uma vez que tem a capacidade de inibir a trombina tanto livre quanto *ligada à fibrina* nos coágulos em formação. Sua ligação à trombina é essencialmente irreversível. Seu uso foi aprovado no tratamento da trombocitopenia induzida por heparina. A lepirudina, que apresenta meia-vida curta, está disponível por via parenteral e excretada pelos rins. Pode ser administrada com relativa segurança a pacientes com insuficiência hepática. À semelhança de todos os inibidores diretos da trombina, o sangramento constitui o principal efeito adverso da lepirudina, e deve-se proceder a rigoroso monitoramento do tempo de coagulação. Uma pequena porcentagem de pacientes pode desenvolver anticorpos anti-hirudina, limitando a eficiência a longo prazo desse agente como anticoagulante. Outra formulação recombinante da hirudina, a *desirudina*, foi aprovada para a profilaxia contra a trombose venosa profunda em pacientes submetidos à substituição de quadril.

A *bivalirudina* é um peptídio sintético de 20 aminoácidos que, à semelhança da lepirudina e da desirudina, liga-se tanto ao sítio ativo quanto ao exossítio da trombina, limitando, assim, sua atividade. A trombina cliva lentamente a ligação arginina-prolina na bivalirudina, resultando em sua reativação. A bivalirudina foi aprovada para anticoagulação em pacientes submetidos a angiografia e angioplastia coronarianas e pode reduzir as taxas de sangramento relativas à heparina para essa indicação. O fármaco é excretado pelos rins e apresenta meia-vida curta (25 min).

A *argatrobana*, uma molécula pequena que atua como inibidor da trombina, foi aprovada para o tratamento de pacientes com trombocitopenia induzida por heparina. Diferentemente de outros inibidores diretos da trombina, a argatrobana liga-se apenas ao sítio ativo da trombina (*i. e.*, não interage com o exossítio). Além disso, também de maneira distinta de outros inibidores diretos da trombina, a argatrobana é excretada por secreção biliar, portanto, pode ser administrada com relativa segurança a pacientes com insuficiência renal. Sua meia-vida curta e a administração é por infusão intravenosa contínua.

A *dabigatrana*, um inibidor direto da trombina disponível por via oral, foi recentemente aprovada para prevenção de tromboembolia em pacientes com fibrilação atrial não valvar (*i. e.*, fibrilação atrial não relacionada com estenose mitral ou prótese de valva cardíaca). A dabigatrana é um profármaco metabolizado para uma espécie ativa que, à semelhança da argatrobana, liga-se competitivamente ao sítio ativo da trombina. Como outros anticoagulantes, a dabigatrana pode causar sangramento significativo. Uma vantagem em relação à varfarina é que não há necessidade de monitorar os níveis plasmáticos de dabigatrana.

Proteína C ativada recombinante (PCR)

Conforme descrito, a proteína C ativada (APC) endógena exerce um efeito anticoagulante por meio da clivagem proteolítica dos fatores Va e VIIIa. A APC também diminui a quantidade do inibidor do ativador do plasminogênio 1 circulante, aumentando, assim, a fibrinólise. Por fim, a APC reduz a inflamação, uma vez que inibe a liberação do fator de necrose tumoral α (TNF-α) pelos monócitos. Como a coagulabilidade e a inflamação aumentadas constituem características essenciais do choque séptico, a APC foi testada tanto em modelos animais desse distúrbio quanto em seres humanos. Foi constatado que a *proteína C ativada recombinante* (PCR) reduz significativamente a mortalidade em pacientes com alto risco de morte por choque séptico, e a agência americana U.S. Food and Drug Administration (FDA) aprovou a PCR para o tratamento de pacientes com sepse grave, que apresentam sinais de disfunção orgânica aguda, choque, oligúria, acidose e hipoxemia. Entretanto, a PCR não está indicada para tratamento de pacientes com sepse grave e menor risco de morte. Como no caso de outros anticoagulantes, a PCR aumenta o risco de sangramento. Por conseguinte, esse agente está contraindicado para pacientes que recentemente foram submetidos a procedimento cirúrgico, bem como para os com insuficiência hepática crônica, insuficiência renal ou trombocitopenia.

Agentes trombolíticos

Embora varfarina, heparina não fracionada, heparinas de baixo peso molecular, inibidores seletivos do fator Xa e inibidores diretos da trombina sejam efetivos na prevenção de formação e propagação de trombos, esses fármacos são geralmente ineficazes contra coágulos preexistentes. São utilizados agentes trombolíticos para a lise de coágulos já formados, propiciando, assim, a recanalização do vaso obstruído antes que ocorra necrose tecidual distal. Os agentes trombolíticos atuam por meio da conversão de plasminogênio (zimogênio inativo) em plasmina (protease ativa) (Figura 22.10). Conforme já assinalado, a plasmina é uma protease relativamente inespecífica que digere a fibrina, formando produtos de degradação da fibrina. Infelizmente, a terapia trombolítica tem o potencial de dissolver não apenas os trombos patológicos, como também os coágulos de fibrina fisiologicamente apropriados que se formaram em resposta à lesão vascular (fibrinólise sistêmica). Por conseguinte, o uso de agentes trombolíticos pode resultar em hemorragia de gravidade variável.

Estreptoquinase

A *estreptoquinase* é uma proteína produzida por estreptococos β-hemolíticos, como um componente do mecanismo de destruição tecidual desses microrganismos. A ação farmacológica da estreptoquinase envolve duas etapas – formação de complexo e clivagem. Na reação de formação de complexo, a estreptoquinase forma um complexo 1:1 não covalente e estável com o plasminogênio. A reação de formação do complexo produz modificação na conformação do plasminogênio, expondo o sítio proteoliticamente ativo dessa proteína. O plasminogênio complexado com a estreptoquinase, com o seu sítio ativo exposto e disponível, pode então clivar de modo proteolítico *outras* moléculas de plasminogênio em plasmina. Com efeito, o complexo estreptoquinase:plasminogênio termodinamicamente estável constitui o ativador do plasminogênio de maior eficiência catalítica *in vitro*.

Embora a estreptoquinase exerça seus efeitos mais notáveis e potencialmente benéficos nos trombos recentes, seu uso tem sido limitado por dois fatores. Em primeiro lugar, a estreptoquinase é uma proteína estranha, que tem a capacidade de desencadear respostas antigênicas nos seres humanos com sua administração repetida. A administração prévia de estreptoquinase constitui uma contraindicação de seu uso, dado o risco de anafilaxia. Em segundo lugar, as ações trombolíticas da estreptoquinase são relativamente inespecíficas e podem resultar em fibrinólise sistêmica. Na atualidade, o uso da estreptoquinase está aprovado para o tratamento de infarto do miocárdio com elevação do segmento ST, bem como para o tratamento de embolia pulmonar potencialmente fatal.

Ativador do plasminogênio tecidual (t-PA) recombinante

Um agente trombolítico ideal deveria ser não antigênico e deveria causar fibrinólise apenas no local de um trombo patológico. O ativador do plasminogênio tecidual (t-PA), uma serina protease produzida pelas células endoteliais humanas, preenche aproximadamente esses critérios. O t-PA, por conseguinte, não é antigênico. Liga-se a trombos recém-formados (frescos) com alta afinidade, provocando fibrinólise no local do trombo. Uma vez ligado ao trombo fresco, o t-PA sofre uma mudança de conformação, transformando-se em um potente ativador do plasminogênio. Por outro lado, o t-PA é um fraco ativador do plasminogênio na ausência de ligação de fibrina.

A tecnologia do DNA recombinante possibilitou a produção de *t-PA recombinante*, genericamente designado como *alteplase*. O t-PA recombinante mostra-se efetivo em recanalização de artérias coronárias ocluídas, limitação da disfunção cardíaca e redução da taxa de mortalidade após infarto do miocárdio com elevação do segmento ST. Todavia, quando administrado em doses farmacológicas, o t-PA recombinante pode produzir um estado lítico sistêmico e (a exemplo de outros agentes trombolíticos) provocar sangramento, incluindo hemorragia cerebral. Por conseguinte, seu uso está contraindicado para pacientes que recentemente sofreram acidente vascular encefálico hemorrágico. À semelhança da estreptoquinase, o t-PA foi aprovado para uso no tratamento de pacientes com infarto do miocárdio com elevação do segmento ST ou embolia pulmonar potencialmente fatal. O fármaco também está aprovado para tratamento de acidente vascular encefálico isquêmico agudo.

Tenecteplase

A *tenecteplase* é uma variante do t-PA obtida por engenharia genética. As modificações moleculares efetuadas na tenecteplase aumentam sua especificidade pela fibrina em comparação com o t-PA e a tornam mais resistente ao inibidor do ativador do plasminogênio 1. Ensaios clínicos de grande porte demonstraram que a eficácia de tenecteplase é idêntica à do t-PA, com risco semelhante (e, possivelmente, diminuído) de sangramento. Além disso, a tenecteplase apresenta meia-vida mais longa que o t-PA. Dada essa propriedade farmacocinética, a tenecteplase pode ser administrada em injeção intravenosa direta única com base no peso corporal, simplificando, assim, sua administração.

Reteplase

À semelhança da tenecteplase, a *reteplase* é uma variante do t-PA obtida por engenharia genética, com meia-vida mais longa e especificidade aumentada para a fibrina. Sua eficácia e seu perfil de efeitos adversos assemelham-se aos de estreptoquinase e t-PA. Haja vista sua meia-vida mais longa, a reteplase pode ser administrada em "injeção em duplo bolo" (duas injeções intravenosas em bolo, em intervalo de 30 min).

Inibidores da anticoagulação e da fibrinólise

Protamina

A *protamina*, uma proteína policatiônica de baixo peso molecular, é um antagonista químico da heparina. Esse agente forma rapidamente um complexo estável com a molécula de heparina de carga negativa por meio de múltiplas interações eletrostáticas. A protamina é administrada por via intravenosa para reverter os efeitos da heparina em situações de hemorragia potencialmente fatal ou de grande excesso de heparina (p. ex., no término da cirurgia de implante de *bypass* em artéria coronária). A protamina é mais ativa contra as grandes moléculas de heparina na heparina não fracionada e pode reverter parcialmente os efeitos anticoagulantes das heparinas de baixo peso molecular, porém é inativa contra o fondaparinux.

Inibidores da serina protease

A *aprotinina*, um polipeptídio de ocorrência natural, é um inibidor de serina proteases, plasmina, t-PA e trombina. Ao inibir a fibrinólise, a aprotinina promove a estabilização do coágulo. A inibição da trombina também pode promover a atividade das plaquetas ao impedir a hiperestimulação plaquetária. Quando administrada em doses mais altas, a aprotinina também pode inibir a calicreína, portanto, inibir (paradoxalmente) a cascata de coagulação. Os ensaios clínicos demonstraram redução do sangramento perioperatório e da necessidade de transfusão de hemácias em pacientes tratados com aprotinina durante a cirurgia cardíaca. Entretanto, esses achados positivos foram atenuados por evidências recentes, indicando que, comparada a outros agentes antifibrinolíticos, a aprotinina pode aumentar o risco de insuficiência renal aguda pós-operatória.

Análogos da lisina

O *ácido aminocaproico* e o *ácido tranexâmico* são análogos da lisina, que se ligam ao plasminogênio e à plasmina, inibindo-os. À semelhança da aprotinina, esses agentes são utilizados para reduzir o sangramento perioperatório durante o implante de *bypass* em artéria coronária. Diferentemente da aprotinina, esses fármacos podem não aumentar o risco de insuficiência renal aguda pós-operatória.

▶ Conclusão e perspectivas

A hemostasia é um processo altamente regulado que mantém a fluidez do sangue nos vasos normais e desencadeia a rápida formação de um coágulo de fibrina estável em resposta à lesão vascular. Ocorre trombose patológica em consequência de lesão endotelial, fluxo sanguíneo anormal e hipercoagulabilidade. Os diferentes estágios da trombose e a trombólise constituem alvos para agentes antiplaquetários, anticoagulantes e trombolíticos. Os agentes antiplaquetários interferem em aderência plaquetária, reação de liberação das plaquetas e agregação plaquetária; esses fármacos podem proporcionar poderosa profilaxia contra a trombose em indivíduos suscetíveis. Os anticoagulantes es-

tão primariamente dirigidos contra fatores da coagulação plasmáticos e interrompem a cascata de coagulação por meio de inibição de intermediários essenciais. Após o estabelecimento de um coágulo de fibrina, os agentes trombolíticos medeiam a dissolução do coágulo ao promover a conversão de plasminogênio em plasmina. Essas classes de agentes farmacológicos podem ser administradas de modo individual ou em associação para impedir ou interromper a trombose e restaurar a circulação em vasos sanguíneos ocluídos por trombos.

O futuro desenvolvimento de novos agentes antiplaquetários, anticoagulantes e trombolíticos deverá enfrentar duas grandes restrições. Em primeiro lugar, para muitas indicações clínicas nessa área, já se dispõe de agentes terapêuticos altamente efetivos, com biodisponibilidade oral e de baixo custo: esses fármacos incluem o antiplaquetário ácido acetilsalicílico e o anticoagulante varfarina. Em segundo lugar, quase todos os agentes antitrombóticos e trombolíticos se acompanham de sangramento (efeito tóxico decorrente do mecanismo de ação) e esse adverso provavelmente ocorrerá nas novas substâncias que estão sendo criadas. Entretanto, ainda restam oportunidades para desenvolver terapias mais seguras e mais efetivas. Provavelmente, técnicas de farmacogenômica (ver Capítulo 6) serão capazes de identificar indivíduos na população que correm risco genético elevado de trombose, de modo que esses indivíduos possam beneficiar-se de tratamento antitrombótico a longo prazo. As associações de agentes antiplaquetários, heparinas de baixo peso molecular, inibidores diretos da trombina com biodisponibilidade oral e novos agentes voltados a componentes atualmente não explorados da hemostasia (como inibidores do fator VIIa/via do fator tecidual) podem ser úteis em tais contextos. Na outra extremidade do espectro, ainda há uma grande necessidade de novos agentes capazes de produzir lise rápida, não invasiva, conveniente e seletiva da trombose aguda associada a emergências potencialmente fatais, como infarto do miocárdio com elevação do segmento ST e acidente vascular encefálico. Ensaios clínicos cuidadosamente planejados serão essenciais para otimizar indicações, doses e duração do tratamento com esses fármacos e suas combinações.

Leitura sugerida

Angiolillo DJ, Bhatt DL, Gurbel PA, Jennings LK. Advances in antiplatelet therapy: agents in clinical development. *Am J Cardiol* 2009;103(3 Suppl):40A–51A. (*Revisão dos agentes antiplaquetários, incluindo prasugrel, cangrelor, ticagrelor e SCH530348.*)

Bates SM, Ginsberg JS. Treatment of deep-vein thrombosis. *N Engl J Med* 2004;351:268-277. (*Revisão das opções terapêuticas para trombose venosa profunda.*)

Brass LF. The molecular basis for platelet activation. In: Hoffman R, Benz EJ, Shattil SJ *et al.*, eds. *Hematology: basic principles and practice.* 5th ed. Philadelphia: Churchill Livingstone; 2008. (*Descrição detalhada e mecanicista da ativação das plaquetas.*)

Di Nisio M, Middeldorp S, Buller HR. Direct thrombin inhibitors. *N Engl J Med* 2005;353:1028-1040. (*Revisão do mecanismo de ação e das indicações clínicas dos inibidores diretos da trombina.*)

Franchini M, Veneri D, Salvagno GL *et al.* Inherited thrombophilia. *Crit Rev Clin Lab Sci* 2006;43:249-290. (*Revisão da epidemiologia, da fisiopatologia e do tratamento dos estados hipercoaguláveis.*)

Furie B, Furie BC. Mechanisms of thrombus formation. *N Engl J Med* 2008;359:938-949. (*Revisão dos mecanismos de homostasia e trombose.*)

Grosser T, Fries S, FitzGerald GA. Biological basis for the cardiovascular consequences of COX-2 inhibition: therapeutic challenges and opportunities. *J Clin Invest* 2006;116:4-15. (*Revisão dos efeitos da inibição da enzima COX-2 nos estudos celulares, animais e humanos.*)

Levy JH. Hemostatic agents. *Transfusion* 2004;44:58S–62S. (*Revisão da aprotinina, do ácido aminocaproico e do ácido tranexâmico.*)

RESUMO FARMACOLÓGICO: Capítulo 22 | Farmacologia da Hemostasia e Trombose.

FÁRMACO	APLICAÇÕES CLÍNICAS	EFEITOS ADVERSOS *GRAVES* E COMUNS	CONTRAINDICAÇÕES	CONSIDERAÇÕES TERAPÊUTICAS
AGENTES ANTIPLAQUETÁRIOS				
Inibidores da ciclo-oxigenase				
Mecanismo – Inibem a ciclo-oxigenase plaquetária, bloqueando, assim, a produção de tromboxano A_2 e inibindo a reação de liberação dos grânulos das plaquetas e a agregação plaquetária				
Ácido acetilsalicílico	Profilaxia contra episódio isquêmico transitório, infarto do miocárdio e distúrbio tromboembólico Tratamento de síndromes coronarianas agudas Prevenção de reoclusão nos procedimentos de revascularização coronariana e implante de *stent* Artrite, artrite juvenil, febre reumática Dor leve ou febre	*Sangramento GI, insuficiência renal aguda, trombocitopenia, hepatite, angioedema, asma, síndrome de Reye* Zumbido, dispepsia, sangramento oculto, prolongamento do tempo de sangramento, exantema	Reações de sensibilidade induzidas por AINE Crianças com varicela ou com síndromes semelhantes à gripe Deficiência de G6PD Distúrbios hemorrágicos, como hemofilia, doença de von Willebrand ou trombocitopenia imune	Inibe COX-1 e COX-2 de modo não seletivo Deve ser usado com cautela em pacientes com lesões GI, comprometimento da função renal, hipoprotrombinemia, deficiência de vitamina K, púrpura trombocitopênica trombótica ou comprometimento hepático A coadministração com aminoglicosídios, bumetanida, capreomicina, cisplatina, eritromicina, ácido etacrínico, furosemida ou vancomicina pode potencializar os efeitos ototóxicos A coadministração com cloreto de amônio ou outros acidificantes da urina pode levar à toxicidade do ácido acetilsalicílico O ácido acetilsalicílico antagoniza os efeitos uricosúricos da fenilbutazona, probenecida e sulfimpirazona; evite a coadministração com esses fármacos
Inibidores da fosfodiesterase				
Mecanismo – Inibem a degradação do AMPc das plaquetas e, por conseguinte, diminuem a agregação plaquetária				
Dipiridamol	Profilaxia contra distúrbios tromboembólicos Alternativa ao exercício no exame de imagem de perfusão do miocárdio com tálio	*Exacerbação da angina (via IV), raramente infarto do miocárdio, arritmias ventriculares e broncospasmo* Anormalidade do ECG, hipotensão (via IV), desconforto abdominal (VO), tontura, cefaleia	Hipersensibilidade ao dipiridamol	Efeito antiplaquetário fraco Habitualmente administrado em associação com varfarina ou ácido acetilsalicílico Apresenta propriedades vasodilatadoras; paradoxalmente, pode induzir angina ao produzir o fenômeno do roubo coronariano
Inibidores da via do receptor ADP				
Mecanismo – Modificam de modo covalente o receptor ADP das plaquetas impedindo, assim, a sinalização do receptor e inibindo irreversivelmente a via de ativação das plaquetas dependente de ADP				
Ticlopidina	Prevenção secundária do acidente vascular encefálico trombótico em pacientes que não toleram o ácido acetilsalicílico Prevenção da trombose do *stent* (em associação com ácido acetilsalicílico)	*Anemia aplásica, neutropenia, púrpura trombocitopênica trombótica* Prurido, exantema, dispepsia, provas anormais de função hepática, tontura	Distúrbio hemorrágico ativo Neutropenia, trombocitopenia Disfunção hepática grave	Seu uso é limitado pela mielotoxicidade associada É necessária dose de ataque para obter um efeito antiplaquetário imediato Foi substituída, em grande parte, pelo clopidogrel
Clopidogrel	Prevenção secundária de eventos ateroscleróticos recentes em pacientes com infarto do miocárdio, acidente vascular encefálico ou doença vascular periférica. Síndromes coronarianas agudas Prevenção da trombose do *stent* (em associação com ácido acetilsalicílico)	*Fibrilação atrial, insuficiência cardíaca, eritema multiforme, hemorragia GI (em associação com ácido acetilsalicílico), anemia ou neutropenia muito raramente, hemorragia intracraniana raramente, anormalidades da função renal* Dor torácica, edema, hipertensão, púrpura, raramente anormalidades das provas de função hepática, desconforto GI, artralgia, tontura	Distúrbio hemorrágico ativo	Perfil de efeitos adversos mais favorável que o da ticlopidina, significativamente menos mielotóxico que a ticlopidina É necessária dose de ataque para obter efeito antiplaquetário imediato

(continua)

RESUMO FARMACOLÓGICO: Capítulo 22 | Farmacologia da Hemostasia e Trombose. (*continuação*)

FÁRMACO	APLICAÇÕES CLÍNICAS	EFEITOS ADVERSOS *GRAVES* E COMUNS	CONTRAINDICAÇÕES	CONSIDERAÇÕES TERAPÊUTICAS
Prasugrel	Síndromes coronarianas agudas Intervenção coronariana percutânea Profilaxia da trombose	*Fibrilação atrial, bradicardia, sangramento, leucopenia* Hipertensão, hiperlipidemia, dor lombar, cefaleia, epistaxe	Distúrbio hemorrágico ativo Episódio isquêmico transitório Acidente vascular encefálico	Usado em associação com ácido acetilsalicílico Em comparação com clopidogrel, prasugrel é metabolizado de modo mais eficiente e produz inibição mais completa das plaquetas, porém também aumenta o risco de sangramento
Antagonistas da GPIIb–IIIa *Mecanismo – Ligam-se ao receptor GPIIb-IIIa das plaquetas e, por conseguinte, impedem a ligação de fibrinogênio e outros ligantes de adesão*				
Eptifibatida	Síndromes coronarianas agudas Intervenção coronariana percutânea	*Sangramento maior, hemorragia intracerebral, trombocitopenia* Hipotensão, sangramento	História de diátese hemorrágica ou sangramento anormal recente Administração concomitante de um segundo antagonista da glicoproteína IIb-IIIa Cirurgia de grande porte recente Acidente vascular encefálico recente ou história de acidente vascular encefálico hemorrágico Hemorragia intracraniana, massa ou malformação arteriovenosa Hipertensão grave não controlada	Evite a coadministração com um segundo antagonista da GPIIb-IIIa Minimize o uso de punções arteriais e venosas, cateteres urinários e sondas nasotraqueais e nasogástricas A eptifibatida é um peptídio sintético, administrada por via parenteral
Abciximabe	Adjuvante em intervenção coronariana percutânea ou aterectomia para evitar complicações isquêmicas cardíacas agudas Angina instável que não responde à terapia convencional em pacientes programados para intervenção coronariana percutânea	*Iguais aos da eptifibatida*	*Iguais às da eptifibatida*	Mesmas considerações terapêuticas da eptifibatida, com exceção do fato de que o abciximabe é um anticorpo monoclonal murino-humano quimérico A adição de abciximabe à terapia antitrombótica convencional diminui os eventos isquêmicos a longo e curto prazos em pacientes submetidos à angioplastia coronariana de alto risco
Tirofibana	Síndromes coronarianas agudas em pacientes submetidos a angioplastia ou aterectomia ou tratados clinicamente	*Iguais aos da eptifibatida; além disso, observa-se raramente a ocorrência de dissecção da artéria coronária*	*Iguais às da eptifibatida*	Mesmas considerações terapêuticas da eptifibatida, exceto que a tirofibana é um análogo não peptídio da tirosina
ANTICOAGULANTES **Varfarina** *Mecanismo – Inibe a epóxido redutase hepática que catalisa a regeneração da vitamina K reduzida, necessária para a síntese dos fatores da coagulação II, VII, IX e X biologicamente ativos e das proteínas anticoagulantes C e S*				
Varfarina	Profilaxia e tratamento da embolia pulmonar, trombose venosa profunda, embolia sistêmica após infarto do miocárdio ou embolia sistêmica associada à fibrilação atrial, cardiopatia reumática com lesão de valva cardíaca ou prótese de valva cardíaca mecânica	*Síndrome de embolização de colesterol, necrose da pele e de outros tecidos, hemorragia, hepatite, reação de hipersensibilidade*	Gravidez Tendência hemorrágica ou discrasia sanguínea Tendência hemorrágica associada à ulceração ativa ou sangramento decorrentes de lesões da mucosa, hemorragia vascular cerebral, aneurisma cerebral ou aórtico, pericardite e derrame pericárdico, endocardite bacteriana Cirurgia recente ocular, cerebral ou espinal Hipertensão grave não controlada Ameaça de aborto, eclâmpsia, pré-eclâmpsia Anestesia por bloqueio regional ou lombar História de necrose cutânea induzida por varfarina Pacientes não supervisionados com psicose, senilidade, alcoolismo ou falta de cooperação e, em particular, os com risco de queda	É necessário monitoramento por meio do tempo de protrombina (TP), expresso como razão normalizada internacional (INR) Deve-se considerar cuidadosamente a ocorrência de interações medicamentosas com varfarina (ver nas Tabelas 22.2 e 22.3 exemplos de interações importantes); a coadministração da varfarina com outros fármacos que se ligam à albumina pode aumentar as concentrações plasmáticas livres (não ligadas) de ambos os fármacos; a coadministração de fármacos que induzem o metabolismo do P450 e/ou competem por ele pode afetar as concentrações plasmáticas de ambos os fármacos A varfarina nunca deve ser administrada a mulheres grávidas, pois pode provocar distúrbio hemorrágico e/ou defeitos congênitos no feto A varfarina pode causar necrose cutânea em decorrência de trombose disseminada na microvasculatura Em caso de hemorragia grave causada pela varfarina, o paciente deve receber imediatamente plasma fresco congelado

Heparina não fracionada e heparinas de baixo peso molecular (BPM)

Mecanismo – Heparina não fracionada: combina-se com a antitrombina III e inibe a hemostasia secundária por meio de inativação não seletiva de trombina (fator IIa), fator Xa, fator IXa, fator XIa e fator XIIa. Heparinas de BPM: combinam-se com a antitrombina III e inibem a hemostasia secundária por meio de inativação relativamente seletiva (3 vezes) do fator Xa.

Fármaco	Aplicações clínicas	Efeitos adversos e toxicidades	Contraindicações	Considerações terapêuticas
Heparina não fracionada	Prevenção e tratamento da embolia pulmonar, trombose venosa profunda, trombose cerebral ou trombo ventricular esquerdo Prevenção da embolia isquêmica associada a infarto do miocárdio Angina instável Cirurgia cardíaca a céu aberto Coagulação intravascular disseminada Manutenção de desobstrução de cateteres IV	*Hemorragia, trombocitopenia induzida por heparina, reações de hipersensibilidade, incluindo reações anafilactoides* Tempo de coagulação francamente prolongado, ulceração da mucosa, hematoma	Trombocitopenia induzida por heparina Sangramento ativo significativo Tendências hemorrágicas, como hemofilia, trombocitopenia ou doença hepática com hipoprotrombinemia Suspeita de hemorragia intracraniana Feridas ulcerativas abertas, desnudamento extenso da pele Condições que provocam aumento da permeabilidade capilar Endocardite bacteriana Hipertensão grave	Há maior incidência de trombocitopenia induzida por heparina em pacientes em uso de heparina não fracionada que nos tratados com heparina de BPM Anti-histamínicos, glicosídios cardíacos, nicotina e tetraciclinas podem anular parcialmente o efeito anticoagulante Cefalosporinas, penicilinas, anticoagulantes orais e inibidores das plaquetas podem aumentar o efeito anticoagulante Desaconselhe o uso concomitante de fitoterápicos, como *dong quai*, alho, gengibre, *ginkgo*, agripalma e trevo-dos-prados, dado o risco aumentado de sangramento
Heparinas de BPM: **Enoxaparina** **Dalteparina** **Tinzaparina**	Prevenção e tratamento da trombose venosa profunda (todas as heparinas de BPM) Tratamento das síndromes coronarianas agudas Adjuvantes da intervenção coronariana percutânea (enoxaparina e dalteparina)	*Hemorragia, trombocitopenia, anormalidades das provas de função hepática, reação anafilactoide, hematoma espinal* Edema, diarreia, náuseas, hematoma, anemia normocítica hipocrômica, confusão, dor, dispneia, febre, irritação local	Trombocitopenia induzida por heparina Hipersensibilidade à heparina ou a produtos suínos Insuficiência renal (contraindicação relativa)	Administradas por injeção subcutânea com base no peso corporal Evite a anticoagulação excessiva em pacientes com insuficiência renal

Inibidores seletivos do fator Xa

Mecanismo – Combinam-se com a antitrombina III e inibem a hemostasia secundária por meio da inativação altamente seletiva do fator Xa

Fármaco	Aplicações clínicas	Efeitos adversos e toxicidades	Contraindicações	Considerações terapêuticas
Fondaparinux	Prevenção e tratamento da trombose venosa profunda Profilaxia e tratamento de embolia pulmonar	*Hemorragia, trombocitopenia, anormalidades das provas de função hepática, reação anafilactoide, hematoma espinal* Edema, diarreia, náuseas, hematoma, anemia normocítica hipocrômica, confusão, dor, dispneia, febre, irritação local	Sangramento maior ativo Comprometimento renal grave Endocardite bacteriana	Fondaparinux é um pentassacarídio composto dos cinco carboidratos essenciais necessários para a ligação à antitrombina III; trata-se de um inibidor indireto específico do fator Xa, com atividade antitrombina (anti-IIa) insignificante Evite a anticoagulação excessiva em pacientes com insuficiência renal O uso de fondaparinux não tem sido associado à trombocitopenia induzida por heparina

Inibidores diretos da trombina

Mecanismo – Ligam-se diretamente à trombina e inibem, portanto, a hemostasia secundária

Fármaco	Aplicações clínicas	Efeitos adversos e toxicidades	Contraindicações	Considerações terapêuticas
Agentes relacionados com hirudina: **Lepirudina** **Desirudina** **Bivalirudina**	Trombocitopenia induzida por heparina (lepirudina) Profilaxia contra trombose venosa profunda (desirudina) Anticoagulação em pacientes submetidos a angiografia e angioplastia coronarianas (bivalirudina)	*Insuficiência cardíaca, hemorragia gastrintestinal, sangramento, anormalidades das provas de função hepática, anafilaxia, hipertensão, hipotensão, isquemia cerebral, hemorragia intracraniana, paralisia de nervos periféricos, paralisia de nervos faciais, hematúria, insuficiência renal, doença respiratória alérgica extrínseca pneumonia, sepse, Hipersensibilidade cutânea, anemia, febre*	Sangramento maior ativo Gravidez Hipertensão grave não controlada Comprometimento renal grave	Polipeptídios recombinantes com base na proteína da sanguessuga medicinal, a hirudina; ligam-se ao sítio ativo e ao exossítio da trombina A lepirudina inibe a trombina livre e a ligada à fibrina Após ligação da bivalirudina à trombina, esta última cliva lentamente uma ligação de arginina-prolina da bivalirudina, resultando em reativação da trombina É necessário ajuste da dose em pacientes com insuficiência renal, uma vez que esses agentes são excretados pelos rins

(continua)

RESUMO FARMACOLÓGICO: Capítulo 22 | Farmacologia da Hemostasia e Trombose. (continuação)

FÁRMACO	APLICAÇÕES CLÍNICAS	EFEITOS ADVERSOS *GRAVES E COMUNS*	CONTRAINDICAÇÕES	CONSIDERAÇÕES TERAPÊUTICAS
Argatrobana	Trombose da artéria coronariana Profilaxia na intervenção coronariana percutânea Trombocitopenia induzida por heparina	*Parada cardíaca, doença vascular cerebral, taquicardia ventricular, sepse, hipotensão*	Sangramento maior ativo Comprometimento hepático grave	Liga-se ao sítio ativo, mas não ao exossítio da trombina É necessário ajuste da dose em pacientes com doença hepática, uma vez que a argatrobana é excretada na bile
Dabigatrana	Prevenção da tromboembolia na fibrilação atrial não valvar	*Hemorragia, reação de hipersensibilidade grave*	Sangramento maior ativo	Profármaco disponível VO; o metabólito ativo liga-se ao sítio ativo, mas não ao exossítio da trombina Evite a coadministração com rifampicina, que induz a P-glicoproteína e aumenta a eliminação hepática da dabigatrana

Proteína C ativada recombinante (PCR)
Mecanismo – Inativa de modo proteolítico os fatores Va e VIIIa; além disso, pode exercer efeito anti-inflamatório ao inibir a produção do fator de necrose tumoral e bloquear a aderência dos leucócitos às selectinas

FÁRMACO	APLICAÇÕES CLÍNICAS	EFEITOS ADVERSOS *GRAVES E COMUNS*	CONTRAINDICAÇÕES	CONSIDERAÇÕES TERAPÊUTICAS
Proteína C ativada recombinante (PCR)	Sepse grave com disfunção orgânica e alto risco de morte	*Hemorragia*	Sangramento ativo interno Massa intracraniana Acidente vascular encefálico hemorrágico nos últimos 3 meses Cirurgia intracraniana ou intraespinal recente ou traumatismo cranioencefálico grave há 2 meses Presença de cateter epidural Traumatismo grave com risco aumentado de sangramento potencialmente fatal	Prolonga o tempo de tromboplastina parcial ativado (TTPa), porém exerce pouco efeito sobre o tempo de protrombina (TP)

Agentes trombolíticos
Mecanismo – Ativam de modo proteolítico o plasminogênio, formando plasmina, que digere a fibrina a produtos de degradação da fibrina

FÁRMACO	APLICAÇÕES CLÍNICAS	EFEITOS ADVERSOS *GRAVES E COMUNS*	CONTRAINDICAÇÕES	CONSIDERAÇÕES TERAPÊUTICAS
Estreptoquinase	Infarto do miocárdio com elevação do segmento ST Trombose arterial Trombose venosa profunda Embolia pulmonar Oclusão de cateter intra-arterial ou intravenoso	*Arritmias cardíacas, síndrome de embolia por colesterol, sangramento significativo, reação anafilactoide, polineuropatia, edema pulmonar não cardiogênico, hipotensão* Febre, calafrios	Sangramento ativo interno ou diátese hemorrágica conhecida Cirurgia intracraniana ou intraespinal ou traumatismo há 2 meses Acidente vascular encefálico há 2 meses Massa intracraniana Hipertensão grave não controlada	Estreptoquinase é uma proteína bacteriana estranha, que pode desencadear respostas antigênicas nos seres humanos com administração repetida; a administração prévia de estreptoquinase constitui uma contraindicação para seu uso, dado o risco de anafilaxia As ações trombolíticas da estreptoquinase são relativamente inespecíficas e podem resultar em fibrinólise sistêmica
Ativador do plasminogênio tecidual recombinante (t-PA) (alteplase)	Infarto agudo do miocárdio Trombose vascular cerebral aguda Embolia pulmonar Oclusão de cateter venoso central	*Arritmias cardíacas, síndrome de embolia por colesterol, hemorragia gastrintestinal, reação alérgica rara, hemorragia intracraniana, sepse*	Iguais às da estreptoquinase	Liga-se a trombos recém-formados (frescos) com alta afinidade, produzindo fibrinólise no local do trombo À semelhança de outros agentes trombolíticos, a t-PA pode produzir um estado lítico sistêmico e causar sangramento indesejável
Tenecteplase **Reteplase**	Infarto agudo do miocárdio	*Arritmias cardíacas, síndrome de embolia por colesterol, sangramento maior, reação alérgica, anafilaxia, acidente vascular cerebral, hemorragia intracraniana*	Iguais às da estreptoquinase	Variantes do t-PA obtidas por engenharia genética com especificidade aumentada para a fibrina Meia-vida mais longa que a do t-PA; a tenecteplase é administrada em injeção intravenosa única em bolo, com base no peso corporal; a reteplase é administrada em duas injeções intravenosas em bolo

INIBIDORES DA ANTICOAGULAÇÃO E FIBRINÓLISE

Protamina
Mecanismo – Inativa a heparina pela formação de um complexo de protamina: heparina 1:1 estável

Fármaco	Aplicações	Efeitos adversos	Contraindicações	Considerações
Protamina	Superdosagem de heparina	*Bradiarritmias, hipotensão, reação anafilactoide, colapso circulatório, extravasamento capilar, edema pulmonar não cardiogênico* Rubor, náuseas, vômitos, dispepsia	Hipersensibilidade à protamina	A protamina também pode reverter parcialmente o efeito anticoagulante da heparina de baixo peso molecular, porém é incapaz de reverter o efeito anticoagulante do fondaparinux

Inibidor da serina protease
Mecanismo – Inibe as serina proteases, incluindo plasmina, tPA e trombina

Fármaco	Aplicações	Efeitos adversos	Contraindicações	Considerações
Aprotinina	Reduz o sangramento perioperatório durante a cirurgia de implante de bypass em artéria coronária	*Insuficiência cardíaca, infarto do miocárdio, choque, distúrbio trombótico, anafilaxia com a reexposição, oclusão da artéria coronal, insuficiência renal*	Hipersensibilidade à aprotinina	Em doses mais altas, a aprotinina também pode inibir a calicreína e, paradoxalmente, a cascata de coagulação, por conseguinte A aprotinina pode aumentar o risco de insuficiência renal aguda pós-operatória em comparação com outros agentes antifibrinolíticos

Análogos da lisina
Mecanismo – Ligam-se ao plasminogênio e à plasmina, inibindo-os

Fármaco	Aplicações	Efeitos adversos	Contraindicações	Considerações
Ácido aminocaproico **Ácido tranexâmico**	Distúrbio envolvendo o sistema fibrinolítico Hemorragia em consequência de fibrinólise aumentada	*Bradiarritmias, hipotensão, distúrbio trombótico, miopatia induzida por fármacos (ácido aminocaproico), insuficiência renal rara*	Coagulação intravascular disseminada Hipersensibilidade ao ácido aminocaproico	Podem causar menos insuficiência renal aguda que a aprotinina

23
Farmacologia do Ritmo Cardíaco

Ehrin J. Armstrong, April W. Armstrong e David E. Clapham

▶ Introdução

O coração humano é um órgão mecânico e elétrico. Para perfundir adequadamente o corpo com sangue, componentes mecânicos e elétricos do coração precisam atuar juntos em harmonia precisa. O componente mecânico bombeia o sangue, enquanto o componente elétrico controla o ritmo da bomba. Quando o componente mecânico falha, apesar do ritmo normal, pode ocorrer insuficiência cardíaca (ver Capítulo 25). Por sua vez, quando o componente elétrico passa a funcionar de modo inapropriado (arritmia), os miócitos cardíacos não conseguem se contrair de modo sincrônico e ocorre comprometimento do bombeamento efetivo. A incidência de alterações no potencial de membranas das células cardíacas afeta diretamente o ritmo cardíaco, e os agentes antiarrítmicos atuam, em sua maioria, ao modular a atividade dos canais iônicos na membrana plasmática. Este capítulo discute a base iônica da formação do ritmo elétrico e condução no coração, a fisiopatologia da disfunção elétrica e os agentes farmacológicos utilizados para restaurar a normalidade do ritmo cardíaco.

▶ Fisiologia elétrica do coração

A atividade elétrica no coração, que determina a contração rítmica cardíaca, é uma evidência do primoroso controle do coração sobre a despolarização celular e a condução de impulsos. Uma vez iniciado, o potencial de ação cardíaco é um evento espontâneo, que prossegue de acordo com as respostas características dos canais iônicos a mudanças na voltagem da membrana. Ao concluir um ciclo, a despolarização espontânea das células marca-passo assegura a repetição do processo, sem interrupção.

Células marca-passo e não marca-passo

O coração contém dois tipos de miócitos cardíacos – os que espontaneamente podem iniciar potenciais de ação e os que não o fazem. As células capazes de iniciar potenciais de ação espontâneos são denominadas *células marca-passo*. Todas as células marca-passo exibem *automaticidade*, isto é, a capacidade de despolarizar de maneira rítmica acima de um limiar de voltagem. A automaticidade resulta na geração de potenciais de ação espontâneos. As células marca-passo são encontradas em nó sinoatrial (nó SA), nó atrioventricular (nó AV) e sistema de condução ventricular (feixe de His, ramos do feixe e fibras de Purkinje). Em seu conjunto, as células marca-passo constituem o sistema de condução especializado que governa a atividade elétrica do coração. O segundo tipo de células cardíacas, as *células não marca-passo*, inclui os miócitos atriais e ventriculares. As células não marca-passo sofrem contração em resposta à despolarização e são responsáveis pela maior parte da contração cardíaca. Em situações *patológicas*, essas células não marca-passo podem adquirir automaticidade e, portanto, também atuam como células marca-passo.

CASO

Em uma manhã de inverno, Dr. J, um professor de 56 anos de idade, ministrava uma aula sobre o tratamento das miocardiopatias para os alunos do 2º ano de Medicina, quando sentiu seu coração bater irregularmente e começou a ter náuseas. Ele conseguiu terminar a aula, mas continuou com muita falta de ar durante o restante da manhã. Com a persistência dos sintomas, ele procurou a emergência local.

O exame físico revelou batimentos cardíacos irregulares, com frequência de 120 a 140 bpm. Sua pressão arterial permaneceu estável (132/76 mmHg) e a saturação de oxigênio era de 100% no ar ambiente. O eletrocardiograma (ECG) confirmou a presença de fibrilação atrial, sem qualquer evidência de isquemia. Foram administrados vários *bolus* intravenosos de diltiazem, e a frequência cardíaca decaiu para 80 a 100 bpm; todavia, o ritmo permaneceu irregular. Outros exames laboratoriais e a radiografia de tórax não revelaram uma causa subjacente para a fibrilação atrial de Dr. J.

Durante a observação nas 12 h seguintes, Dr. J seguiu apresentando fibrilação atrial. Embora sua frequência cardíaca estivesse sob controle, as palpitações persistiam. Com monitoramento eletrocardiográfico contínuo, o cardiologista administrou ibutilida em infusão intravenosa. Vinte minutos após receber ibutilida, o ECG de Dr. J revelou retorno ao ritmo sinusal normal. Considerando sua idade e saúde geralmente boa, Dr. J

recebeu alta com prescrição de ácido acetilsalicílico. Foi orientado a chamar seu médico caso aparecessem mais sintomas de fibrilação atrial.

Dr. J se sentiu bem inicialmente, porém surgiram palpitações recorrentes três semanas após o evento inicial. Após discutir o problema com seu cardiologista, ele decidiu começar a tomar amiodarona, em dose de manutenção de 200 mg/dia, além de seguir com ácido acetilsalicílico. Dr. J tolerou bem a amiodarona e não se queixou de nenhuma dificuldade na respiração. Permaneceu assintomático durante o restante de suas aulas de cardiologia.

Questões

1. Por que a ibutilida e amiodarona foram efetivas na conversão do ritmo cardíaco de Dr. J em ritmo sinusal normal?
2. Por que a ibutilida só deve ser administrada sob cuidadoso monitoramento?
3. Que efeitos adversos de amiodarona poderiam ocorrer com a administração de doses diárias mais altas?
4. Por que o diltiazen diminuiu a frequência cardíaca de Dr. J sem afetar seu distúrbio de ritmo cardíaco subjacente, a fibrilação atrial?

Potenciais de ação cardíacos

Os íons não estão igualmente distribuídos nas membranas celulares. Transportadores (bombas) impulsionam K^+ para dentro das células, enquanto retiram Na^+ e Ca^{2+}, dando origem a gradientes elétricos e químicos através da membrana. Esses gradientes determinam, em última análise, o potencial de membrana de uma célula cardíaca. O *potencial de equilíbrio de Nernst* para cada íon ($E_{Na} = +70$ mV; $E_K = -94$ mV; e $E_{Ca} = +150$ mV) depende das concentrações relativas de íons dentro e fora da célula. A diferença entre o potencial de Nernst de um íon e o potencial da membrana celular determina a força propulsora para entrada ou saída de íons da célula. Consulte no Capítulo 7 uma discussão detalhada do potencial de equilíbrio de Nernst.

Quando um canal seletivo para um íon se abre, o potencial de membrana aproxima-se do potencial de equilíbrio para aquele íon. A abertura de canal seletivo para K^+, por exemplo, impulsiona o potencial de membrana para E_K (-94 mV). Quando um canal seletivo para Na^+ se abre, o potencial de membrana é impulsionado para E_{Na} ($+70$ mV), e a abertura de canal seletivo para Ca^+ impulsiona o potencial de membrana para E_{Ca} ($+150$ mV). Observe que o potencial de reversão de um canal iônico não seletivo (p. ex., um canal que permite a passagem de todos os cátions) é 0 mV. O potencial de membrana final depende de: número de canais de cada tipo, suas condutâncias (i. e., a capacidade para deixar passar íons de cada canal) e duração de abertura de cada canal. *A membrana em repouso do miócito cardíaco é relativamente permeável aos íons K^+ (uma vez que alguns tipos de canais seletivos para K^+ estão abertos), mas não aos íons Na^+ ou Ca^+; por conseguinte, o potencial de membrana em repouso aproxima-se do potencial de equilíbrio para K^+.* (O verdadeiro potencial de membrana do

miócito cardíaco é pouco mais alto que o potencial de equilíbrio para K^+, dada a contribuição de outros canais iônicos para o potencial de membrana em repouso.)

A mudança do potencial de membrana requer movimento de relativamente poucos íons através da membrana. Por conseguinte, apesar da abertura e do fechamento dos canais iônicos, os gradientes de concentração iônicos através da membrana permanecem relativamente estáveis, e o potencial de Nernst para cada íon permanece relativamente constante.

Os potenciais de ação cardíacos são notavelmente mais longos que os dos nervos ou músculos esqueléticos, com duração de quase meio segundo. Os potenciais de ação cardíacos prolongados proporcionam sustentada despolarização e contração necessárias para esvaziar as câmaras cardíacas. As células do nó sinoatrial (SA) regulam o ritmo do coração em frequências cardíacas de repouso normais situadas entre 60 e 100 bpm, enquanto as células musculares ventriculares coordenam a contração que ejeta sangue do coração (Figura 23.1).

As células do nó SA disparam espontaneamente em ciclo definido por três fases, designadas como *fase 4, fase 0* e *fase 3* (Figura 23.2 e Tabela 23.1). A *fase 4* consiste em uma despolarização espontânea lenta, produzida por corrente marca-passo de entrada (I_f). Essa despolarização espontânea é responsável pela automaticidade do nó SA. Os canais que transportam a corrente I_f são ativados durante a fase de repolarização do potencial de ação anterior. Os canais de I_f são canais catiônicos relativamente não seletivos. A *fase 0* consiste em uma despolarização mais rápida mediada por canais de Ca^{2+} regulados por voltagem e altamente seletivos, que, logo ao abrirem, impulsionam o potencial de membrana para E_{Ca}. Na *fase 3*, os canais de Ca^{2+} fecham-se lentamente, e ocorre abertura dos canais seletivos de K^+, resultando em repolarização da mem-

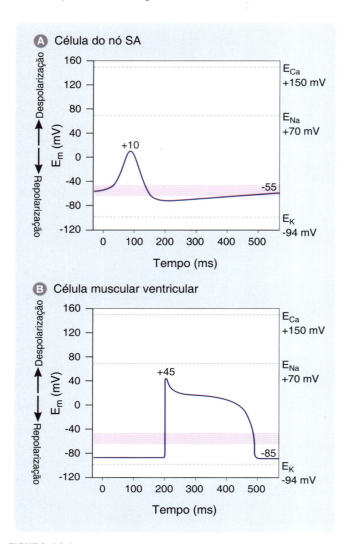

FIGURA 23.1 Potenciais de ação de nó SA e células musculares ventriculares. O potencial de membrana em repouso de uma célula do nó sinoatrial (SA) é de aproximadamente −55 mV, enquanto o de uma célula muscular ventricular é de −85 mV. As áreas sombreadas representam a despolarização aproximada necessária para deflagrar um potencial de ação em cada tipo de célula. Em seu conjunto, os potenciais de ação cardíacos duram aproximadamente meio segundo. As células do nó SA (**A**) despolarizam até um pico de +10 mV, enquanto as células musculares ventriculares (**B**) despolarizam até um pico de +45 mV. Observe que o potencial de ação ventricular apresenta uma fase de platô muito mais longa. Esse platô longo assegura tempo adequado para a contração dos miócitos ventriculares antes do início do próximo potencial de ação. Os potenciais de equilíbrio de Nernst dos principais íons (E_{Ca}, E_{Na}, E_K) são mostrados nas *linhas horizontais tracejadas*. E_m = potencial de membrana.

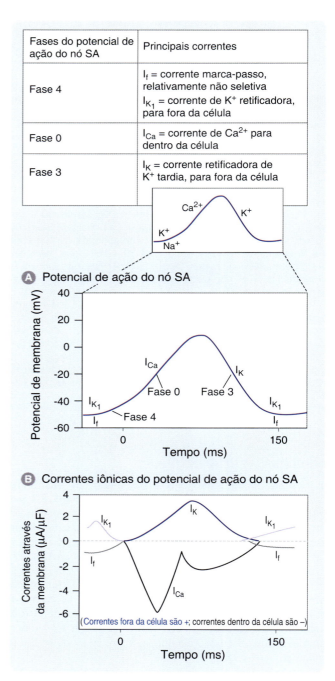

FIGURA 23.2 Potencial de ação do nó SA e correntes iônicas. A. As células do nó SA são lentamente despolarizadas pela corrente marca-passo (I_f) (fase 4), que consiste em fluxo de íons sódio (principalmente) e cálcio para dentro da célula. A despolarização até o potencial limiar abre os canais de cálcio regulados por voltagem e altamente seletivos, que impulsionam o potencial de membrana para E_{ca} (fase 0). Com o fechamento dos canais de cálcio e a abertura dos canais de potássio (fase 3), o potencial de membrana repolariza. **B.** O fluxo de cada espécie iônica correlaciona-se aproximadamente com cada fase do potencial de ação. As correntes positivas indicam fluxo de íons para fora da célula (*azul*), enquanto as correntes negativas fluem para dentro da célula (*cinza*).

brana. Quando o potencial de membrana repolariza para cerca de −60 mV, a abertura dos canais de I_f é desencadeada e o ciclo começa novamente.

Embora a corrente I_f (marca-passo de entrada) seja responsável pela despolarização espontânea lenta na fase 4 do potencial de ação do nó SA, a cinética dessa despolarização é modulada por canais de Na^+ regulados por voltagem, também expressos no nó. Existem gradientes de expressão de canais I_f e canais de Na^+ e Ca^+ mais seletivos e controlados por voltagem no nó SA, de modo que células na borda do nó expressam número relativamente maior de canais de Na^+ regulados por voltagem, enquanto células situadas no centro do nó expressam

número relativamente maior de canais de Ca^{2+} regulados por voltagem e de I_f. A expressão dos canais de Na^+ regulados por voltagem no nó SA é parcialmente responsável pelo efeito de certos antiarrítmicos sobre a automaticidade das células do nó SA (ver adiante).

TABELA 23.1 Principais características das fases do potencial de ação das células do nó SA e dos miócitos ventriculares.

CÉLULAS DO NÓ SA		
SEGMENTO	**CARACTERÍSTICAS**	**PRINCIPAL CORRENTE SUBJACENTE**
Fase 4	Despolarização lenta	Corrente I_f para dentro da célula (transportada principalmente por íons Na^+)
Fase 0	Fase ascendente do potencial de ação	Corrente de Ca^{2+} para dentro da célula através dos canais de Ca^{2+} sensíveis à voltagem (I_{Ca})
Fase 3	Repolarização	Corrente de K^+ para fora da célula através dos canais de K^+ (I_k)
MIÓCITOS VENTRICULARES		
SEGMENTO	**CARACTERÍSTICAS**	**PRINCIPAL CORRENTE SUBJACENTE**
Fase 4	Potencial de membrana em repouso	Correntes para dentro e para fora da célula são iguais
Fase 0	Despolarização rápida	Corrente de Na^+ para dentro da célula através dos canais de Na^+ (I_{Na})
Fase 1	Fase precoce de repolarização	Diminuição da corrente de Na^+ para dentro da célula e efluxo de íons K^+ através dos canais de K^+ (I_{to})
Fase 2	Platô	Equilíbrio entre a corrente de Ca^{2+} para dentro da célula através dos canais de Ca^{2+} ($I_{Ca.T}$, $I_{Ca.L}$) e a corrente de K^+ para fora da célula através dos canais de K^+ (I_k, I_{K1}, I_{to})
Fase 3	Fase tardia da repolarização rápida	Diminuição da corrente de Ca^{2+} e grande aumento da corrente de K^+ para fora da célula

Fases do potencial de ação ventricular	Principais correntes
Fase 4	I_{K_1} = corrente de K^+ retificadora, para fora da célula $I_{Na/Ca}$ = corrente de Na^+ e Ca^{2+} para dentro da célula
Fase 0	I_{Na} = corrente de Na^+ rápida para dentro da célula
Fase 1	I_{to} = corrente de K^+ transitória para fora da célula
Fase 2	I_{Ca} = corrente de Ca^{2+} para dentro da célula I_K = retificadora tardia, corrente de K^+ para fora da célula I_{K_1} = retificadora de entrada, corrente de K^+ para fora da célula I_{to} = corrente de K^+ transitória para fora da célula
Fase 3	I_K = corrente de K^+ retificadora tardia para fora da célula

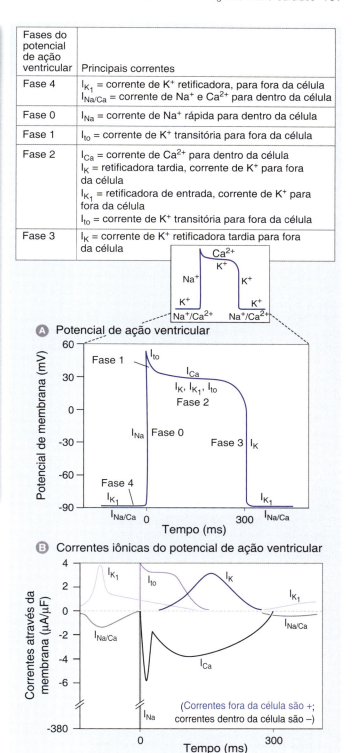

A Potencial de ação ventricular

B Correntes iônicas do potencial de ação ventricular

(Correntes fora da célula são +; correntes dentro da célula são −)

FIGURA 23.3 Potencial de ação ventricular e correntes iônicas. A. No potencial de membrana em repouso (fase 4), as correntes para dentro e fora da célula são iguais e o potencial de membrana aproxima-se do potencial de equilíbrio do K^+ (E_k). Durante a fase de ascensão do potencial de ação (fase 0), ocorre grande aumento transitório na condutância de Na^+. Esse evento é seguido de breve período de repolarização inicial (fase 1), mediado por corrente transitória de K^+ para fora da célula. O platô do potencial de ação (fase 2) resulta da oposição entre correntes de Ca^{2+} para dentro da célula e de K^+ para fora da célula. A membrana repolariza-se (fase 3) quando a corrente de Ca^{2+} diminui, e predomina a corrente de K^+ para fora da célula. **B.** Os fluxos iônicos que dão origem ao potencial de ação ventricular consistem em um padrão complexo de mudanças de permeabilidades iônicas, separadas no tempo. Observe em particular que a corrente de Na^+ na fase 0 é muito grande, porém extremamente breve.

Ao contrário das células nodais SA, os miócitos ventriculares não sofrem despolarização espontânea em condições fisiológicas. Em consequência, o potencial de membrana do miócito ventricular em repouso permanece próximo a E_K até que a célula seja estimulada por uma onda de despolarização iniciada pelas células marca-passo adjacentes. As cinco fases do potencial de ação dos miócitos ventriculares resultam de uma cascata intricadamente entrelaçada de aberturas e fechamentos de canais; as fases são numeradas de 0 a 4 (Figura 23.3 e Tabela 23.1).

Na *fase 0*, a ascensão do potencial de ação de despolarização muito rápida é causada por aumento transitório da corrente da Na^+ para dentro da célula através dos canais de Na^+ regulados por voltagem. (Observe que na fase 0 as correntes dos potenciais de ação do nó SA e miócitos ventriculares são transportadas por diferentes íons – Ca^{2+} e Na^+, respectivamente.) A abertura dos canais de Na^+ leva a rápido influxo de Na^+ (I_{Na}), que responde pela despolarização e impulsiona o potencial de membrana para E_{Na} (+70 mV). Apesar de ser grande, o aumento da condutância de Na^+ durante a fase 0 dura apenas 1 a 2 milissegundos, em decorrência da inativação dos canais de Na^+ em função de tempo e voltagem. A inativação dos canais rápidos de Na^+ provoca acentuada redução da corrente de Na^+ para dentro da célula. O tempo necessário para que os canais de Na^+ se recuperem de sua inativação dependente da voltagem e do tempo determina o *período refratário* do miócito. O período refratário refere-se ao tempo durante o qual não pode haver disparo de outro potencial de ação. Isso serve como um mecanismo protetor para assegurar ao coração um tempo suficiente para a ejeção do sangue de suas câmaras. O período refratário estende-se do início da ascensão do potencial de ação até a fase de repolarização. I_{Na} constitui a principal determinante da velocidade de condução do impulso através do ventrículo.

A ativação da I_{Na} dependente do limiar despolariza rapidamente a membrana. Entretanto, a fase ascendente termina antes de alcançar o E_{Na} e é seguida de fase inicial de repolarização rápida de cerca de +20 mV. Essa *fase 1* de repolarização é consequência de dois eventos: (1) rápida inativação de I_{Na} dependente da voltagem; e (2) ativação de correntes transitórias de K^+ (I_{to}; corrente transitória para fora da célula).

A *fase 2*, ou seja, a fase de platô do potencial de ação ventricular, é peculiar para a eletrofisiologia das células cardíacas. O platô é mantido por equilíbrio precisamente sintonizado entre corrente de Ca^{2+} para dentro da célula, através de dois tipos de canais de Ca^{2+} ($I_{Ca.T}$, $I_{Ca.L}$), e corrente de K^+ para fora da célula, através de vários tipos de canais de K^+ (I_K, I_{K1}, I_{to}). Notavelmente, são utilizadas apenas algumas centenas de canais por célula para manter esse preciso equilíbrio. Como apenas poucos canais estão abertos, a condutância total da membrana é lenta. A alta resistência da membrana durante a fase de platô isola eletricamente as células cardíacas, permitindo rápida propagação do potencial de ação com pouca dissipação da corrente.

Na fase de platô, duas correntes distintas de Ca^{2+} – a transitória, $I_{Ca.T}$, e a de longa duração, $I_{Ca.L}$ – medeiam o influxo de Ca^{2+} necessário para iniciar a contração. Os canais de Ca^{2+} de tipo T sofrem inativação com o decorrer do tempo e mostram-se insensíveis ao bloqueio pelas di-hidropiridinas, como nifedipino. A corrente através dos canais de Ca^{2+} de tipo L ($I_{Ca.L}$) proporciona a corrente de Ca^{2+} dominante em praticamente todas as células cardíacas. $I_{Ca.L}$ é ativada em −30 mV e sofre inativação lenta (centenas de milissegundos). Mostra-se sensível ao bloqueio por di-hidropiridinas (*nifedipino*), benzotiazepinas (*diltiazem*) e fenilalquilaminas (*verapamil*), conforme discutido mais adiante. Os canais de Ca^{2+} de tipo L transportam a corrente para dentro da célula durante a fase de platô; como o Ca^{2+} estimula a contração dos miócitos cardíacos, esses canais são cruciais para acoplar excitabilidade da membrana à contração miocárdica.

Em oposição às correntes de Ca^{2+} para dentro das células, existem correntes para fora da célula através dos canais de K^+, que são ativadas durante a fase de platô. Como as correntes de Ca^{2+} para dentro da célula dependentes de tempo se inativam, as correntes de K^+ para fora da célula (principalmente I_K) impulsionam rapidamente o potencial de membrana para E_K, repolarizando, assim, a célula na *fase 3*. Entretanto, esses canais são incapazes de impulsionar o potencial de membrana até E_K, visto que sofrem desativação em −40 mV. Na *fase 4*, o potencial de membrana em repouso é restabelecido pela ativação das correntes de K^+ independentes do tempo (I_{K1}), que impulsionam o potencial de membrana próximo ao potencial de equilíbrio do K^+.

Na prática clínica, a atividade elétrica global do coração é medida, mais do que as alterações iônicas que ocorrem em nível celular. Essa atividade global é fornecida pelo eletrocardiograma ou ECG (Boxe 23.1 e Figura 23.4).

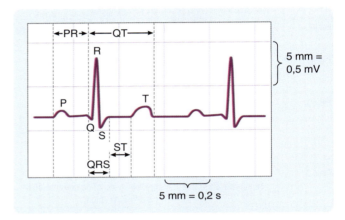

FIGURA 23.4 Eletrocardiograma. O eletrocardiograma (ECG) mede os potenciais de superfície corporal induzidos pela atividade elétrica cardíaca. A *onda P* reflete a *despolarização atrial, o complexo QRS representa a despolarização ventricular* e a *onda T* indica a *repolarização ventricular*. O *intervalo PR* estende-se desde o início da onda P (despolarização inicial dos átrios) até o início da onda Q (despolarização inicial dos ventrículos). O *intervalo QT* começa no início da onda Q e termina no final da onda T, representando todo o intervalo da despolarização e repolarização ventriculares. O *segmento ST* começa no final da onda S e termina no início da onda T, representando o período durante o qual os ventrículos estão despolarizados (i. e., a fase de platô do potencial de ação).

O eletrocardiograma (ECG) é utilizado para demonstrar alterações nos impulsos cardíacos por meio do registro de potenciais elétricos em vários locais na superfície do corpo. O registro do ECG reflete alterações na excitação do miocárdio. A compreensão básica do ECG é útil para discutir as aplicações clínicas dos diversos agentes antiarrítmicos.

O eletrocardiograma normal contém três formas de ondas elétricas: onda P, complexo QRS e onda T (Figura 23.4). A *onda P* representa a *despolarização atrial;* o *complexo QRS*, a *despolarização ventricular;* e a *onda T*, a *repolarização ventricular*. O ECG não mostra de modo explícito a repolarização atrial, uma vez que essa é "dominada" pelo complexo QRS. O ECG também contém dois intervalos e um segmento: o intervalo PR, o intervalo QT e o segmento ST. O

intervalo PR estende-se do início da onda P (despolarização inicial dos átrios) até o início da onda Q (despolarização inicial dos ventrículos). Por conseguinte, o comprimento do intervalo PR varia de acordo com a velocidade de condução através do nó AV. Por exemplo, se um paciente tiver um bloqueio elétrico no nó AV, a velocidade de condução através do nó AV diminui, e o intervalo PR aumenta. O *intervalo QT* começa no início da onda Q e termina no final da onda T, representando toda a sequência de despolarização e repolarização ventriculares. O *segmento ST* estende-se do final da onda S ao início da onda T. Esse segmento, que representa o período durante o qual os ventrículos estão despolarizados, corresponde à fase do platô do potencial de ação ventricular.

Determinação da frequência de disparo

O sistema de condução especializado do coração consiste em nó SA, nó AV, feixe de His e sistema de Purkinje. Essas diferentes populações de células apresentam diversas frequências intrínsecas de disparo. Três fatores determinam a frequência de disparo. Em primeiro lugar, à medida que aumenta a taxa de despolarização espontânea na fase 4, a frequência de disparo aumenta, visto que o potencial limiar (o potencial mínimo necessário para deflagrar um potencial de ação) é alcançado mais rapidamente no final da fase 4. Em segundo lugar, à medida que o potencial limiar torna-se mais negativo, a frequência de disparo aumenta, visto que o potencial limiar é alcançado mais rapidamente no final da fase 4. Em terceiro lugar, se o potencial diastólico máximo (potencial de membrana em repouso) torna-se mais positivo, a frequência de disparo aumenta, porque menos tempo é necessário para repolarizar completamente a membrana no final da fase 3.

Como as várias populações de células marca-passo apresentam diferentes frequências intrínsecas de disparo, a população de células marca-passo com frequência de disparo mais rápida estabelece a frequência cardíaca. O nó SA tem a frequência de disparo intrínseca mais rápida – 60 a 100 vezes por minuto – e constitui o *marca-passo nativo* do coração. As células do nó atrioventricular (AV) e do feixe de His disparam intrinsecamente entre 50 e 60 vezes por minuto, enquanto as células do sistema de Purkinje exibem a frequência de disparo intrínseca mais lenta – 30 a 40 vezes por minuto. As células de nó AV, feixe de His e sistema de Purkinje denominam-se *células marca-passo latentes*, dado o fato de seu ritmo intrínseco ser ultrapassado pela automaticidade mais rápida do nódulo SA. Em um mecanismo denominado *supressão por hiperestimulação* (*overdrive suppression*), o nó SA suprime o ritmo intrínseco das outras populações de células marca-passo e as arrasta a disparar na frequência de disparo nodal SA.

▶ Fisiopatologia da disfunção elétrica

As causas de disfunção elétrica no coração podem ser divididas em defeitos na formação do impulso e defeitos na condução do impulso. No primeiro caso, a automaticidade do nó SA é interrompida ou alterada, resultando em batimentos omitidos ou batimentos ectópicos, respectivamente. No segundo caso, ocorre alteração da condução do impulso (p. ex., no caso de ritmos de reentrada), podendo haver arritmias sustentadas.

Defeitos na formação do impulso (nó SA)

Como marca-passo nativo do coração, o nó SA desempenha papel essencial na formação normal do impulso. Os eventos elétricos que alteram a função nodal SA ou a supressão por hiperestimulação (*overdrive suppression*) podem resultar em comprometimento da formação do impulso. Automaticidade alterada e atividade deflagrada constituem dois mecanismos comumente associados à formação defeituosa do impulso.

Automaticidade alterada

Alguns mecanismos que alteram a automaticidade do nó SA são fisiológicos. Em particular, o sistema nervoso autônomo modula frequentemente a automaticidade do nó SA como parte de uma resposta fisiológica. Na estimulação simpática duran-te o exercício físico, o aumento na concentração de catecolaminas leva a maior ativação dos receptores β_1-adrenérgicos. Essa ativação provoca a abertura de maior número de canais das células marca-passo (canais I_f); em seguida, uma corrente marca-passo maior é conduzida através desses canais; e ocorre despolarização de fase 4 mais rápida. A estimulação simpática também induz a abertura de maior número de canais de Ca^{2+}, portanto, desvia o limiar para potenciais mais negativos. Ambos os mecanismos aumentam a frequência cardíaca. O nervo vago parassimpático afeta o nó SA por meio de vários mecanismos que se opõem à regulação simpática da frequência cardíaca. A liberação de acetilcolina pelo nervo vago dá início a uma cascata de sinalização intracelular que: (1) reduz a corrente marca-passo ao diminuir a abertura dos canais marca-passo; (2) desvia o limiar para potenciais mais positivos ao reduzir a abertura dos canais de Ca^{2+}; e (3) torna o potencial diastólico máximo (análogo ao potencial de membrana em repouso nessas células de disparo espontâneo) mais negativo ao aumentar a abertura dos canais de K^+. Nó SA, átrios e nó AV são altamente inervados e mais sensíveis que o sistema de condução ventricular aos efeitos da estimulação vagal.

Em condições patológicas, a automaticidade pode ser alterada quando as células marca-passo latentes assumem o papel do nó SA como marca-passo do coração. *Quando a frequência de disparo do nó SA torna-se patologicamente lenta,* ou a condução do impulso de AS está comprometida, pode ocorrer um *batimento de escape,* no momento em que um marca-passo latente inicia um impulso. A disfunção prolongada do nó SA pode resultar em séries de batimentos de escape, conhecidas como *ritmo de escape.* Por outro lado, um *batimento ectópico* ocorre *quando as células marca-passo latentes desenvolvem uma frequência de disparo intrínseca, que é mais rápida que a frequência nodal SA,* em alguns casos a despeito de funcionamento normal do nó SA. Isquemia, anormalidades eletrolíticas ou aumento do tônus simpático podem resultar em séries de batimentos ectópicos, denominadas *ritmo ectópico.*

A lesão tecidual direta (como a que pode ocorrer após infarto do miocárdio) também resulta em automaticidade alterada. A lesão tecidual pode causar desorganização estrutural da membrana celular. As membranas acometidas são incapazes de manter gradientes iônicos, que são de suma importância na manutenção dos potenciais de membrana apropriados. Se o potencial de membrana em repouso se tornar suficientemente positivo (mais positivo que −60 mV), as células não marca-passo podem começar a despolarizar espontaneamente. A perda de conectividade da junção comunicante (*gap junction*) constitui outro mecanismo pelo qual a lesão tecidual resulta em alteração da automaticidade. A conectividade elétrica direta é importante para a liberação efetiva da supressão por hiperestimulação (*overdrive suppression*) do nó SA para os miócitos cardíacos restantes. Quando a conectividade é rompida em decorrência de lesão tecidual, a supressão por hiperestimulação não é transmitida eficientemente, e as células não suprimidas podem iniciar seu próprio ritmo. Esse ritmo anormal pode levar a arritmias cardíacas.

Atividade deflagrada

Ocorrem *pós-despolarizações* quando um potencial de ação *normal* deflagra despolarizações *anormais* adicionais. Ou seja, o primeiro potencial de ação (normal) deflagra oscilações adicionais do potencial de membrana, podendo levar a arritmias. São dois os tipos de pós-despolarizações: as precoces e as tardias.

Se a pós-despolarização ocorre *durante o potencial de ação incitador*, ela é denominada *pós-despolarização precoce* (Figura 23.5). *Condições que prolongam o potencial de ação (p. ex., fármacos que prolongam o intervalo QT, como procainamida e ibutilida) tendem a desencadear pós-despolarizações precoces*. Especificamente, pode haver pós-despolarização precoce durante as fases de platô (fase 2) ou de repolarização rápida (fase 3). Durante a fase de platô, como, em sua maioria, os canais de Na⁺ estão inativados, uma corrente de Ca²⁺ para dentro da célula é responsável pela pós-despolarização precoce. Por outro lado, durante a fase de repolarização rápida, os canais de Na⁺ parcialmente recuperados podem conduzir uma corrente de Na⁺ para dentro da célula, que contribui para a pós-despolarização precoce. Se uma pós-despolarização precoce for sustentada, pode resultar em um tipo de arritmia ventricular, denominado *torsades de pointes*. As *torsades de pointes*, do francês "torção das pontas", caracterizam-se por complexos QRS de amplitudes variáveis à medida que se "torcem" ao longo da linha basal; esse ritmo representa uma emergência médica, que pode levar à morte se não for tratado com agentes antiarrítmicos e/ou desfibrilação.

Ao contrário das pós-despolarizações precoces, as *pós-despolarizações tardias* ocorrem pouco *depois do término da repolarização* (Figura 23.6). O mecanismo das pós-despolarizações tardias não está bem elucidado; foi proposto que as concentrações intracelulares elevadas de Ca²⁺ levam a uma corrente de Na⁺ para dentro da célula, que, por sua vez, deflagra a pós-despolarização tardia.

Defeitos na condução do impulso

O segundo tipo de distúrbio elétrico do coração envolve defeitos na condução do impulso. A função cardíaca normal requer propagação desobstruída e tempestiva de um impulso elétrico através dos miócitos cardíacos. Em condições patológicas, a alteração da condução do impulso pode resultar da combinação de três mecanismos: reentrada, bloqueio da condução e vias acessórias.

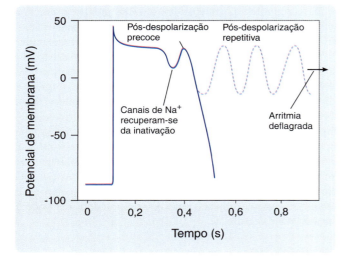

FIGURA 23.5 **Pós-despolarização precoce.** Em geral, pós-despolarizações precoces ocorrem durante a fase de repolarização do potencial de ação, embora também possam ocorrer durante a fase de platô. Pós-despolarizações repetidas podem desencadear uma arritmia.

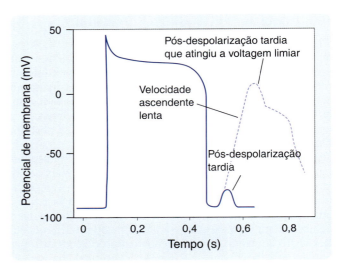

FIGURA 23.6 **Pós-despolarização tardia.** Pós-despolarizações tardias ocorrem pouco depois da repolarização. Embora o mecanismo envolvido ainda não tenha sido definitivamente elucidado, parece que o acúmulo intracelular de Ca²⁺ ativa o trocador de Na⁺/Ca²⁺, e o influxo eletrogênico resultante de 3 Na⁺ para cada Ca²⁺ expelido despolariza a célula.

Reentrada

A condução cardíaca normal é iniciada no nó SA e propagada de modo ordenado para nó AV, feixe de His, sistema de Purkinje e miocárdio. O período refratário celular assegura que as regiões estimuladas do miocárdio se despolarizem apenas uma vez durante a propagação de um impulso. A Figura 23.7A mostra a condução do impulso normal, em que um impulso que chega ao ponto *a* segue um percurso sincrônico ao longo de duas vias paralelas, 1 e 2.

Ocorre *reentrada* de um impulso elétrico quando um circuito elétrico autossustentado estimula uma área do miocárdio repetitiva e rapidamente. Duas condições devem estar presentes para que ocorra um circuito elétrico de reentrada: (1) *bloqueio unidirecional* (a condução anterógrada é proibida, enquanto a retrógrada é permitida); e (2) *diminuição da velocidade de condução retrógrada*. A Figura 23.7B mostra um circuito elétrico de reentrada. Quando o impulso chega ao ponto *a*, ele pode seguir seu percurso apenas pela via 1 (ramo à esquerda), uma vez que a via 2 (ramo à direita) está bloqueada *unidirecionalmente* na direção anterógrada. A condução do impulso ocorre através da via 1 e segue para o ponto *b*. Nessa junção, o impulso segue de modo *retrógrado* pela via 2 em direção ao ponto *a*. O tempo de condução do ponto *b* ao ponto *a* torna-se mais lento, dada a lesão celular ou a presença de células que ainda se encontram no estado refratário. Quando o impulso alcança o ponto *a*, as células na via 1 tiveram tempo suficiente para repolarizar e são estimuladas a continuar conduzindo o potencial de ação para o ponto *b*. Dessa maneira, as taquiarritmias resultam da combinação de bloqueio unidirecional e da diminuição da velocidade de condução na via anormal.

Bloqueio da condução

Ocorre bloqueio da condução quando um impulso não consegue propagar-se, em decorrência da presença de uma área de tecido cardíaco inexcitável. Essa área poderia consistir em tecido normal ainda refratário ou representar um tecido lesado por traumatismo, isquemia ou cicatrização. Em qualquer desses

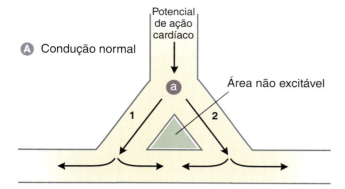

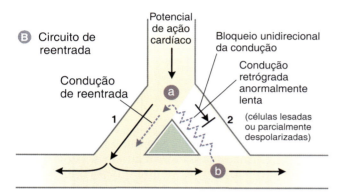

FIGURA 23.7 Vias elétricas normal e de reentrada. A. Na condução normal, um impulso que segue seu percurso por uma via chega ao ponto *a*, onde é capaz de prosseguir por duas via alternativas, 1 e 2. Na ausência de reentrada, os impulsos continuam e despolarizam áreas diferentes do ventrículo. **B.** Pode desenvolver-se um circuito de reentrada se uma das vias estiver patologicamente acometida. Quando o impulso chega ao ponto *a*, pode percorrer somente a via 1, porque a via 2 está bloqueada *unidirecionalmente* (*i. e.*, o período refratário efetivo das células na via 2 é prolongado a ponto de impedir a condução anterógrada). A condução do impulso prossegue pela via 1 e chega ao ponto *b*. Nesse ponto, as células na via 2 não estão mais refratárias, e a condução do impulso segue de modo retrógrado pela via 2 em direção ao ponto *a*. Quando o impulso retrógrado chega ao ponto *a*, pode iniciar a reentrada, a qual pode resultar em um padrão sustentado de despolarizações rápidas, que desencadeiam taquiarritmias. Esse mecanismo pode ocorrer em regiões pequenas ou grandes do coração.

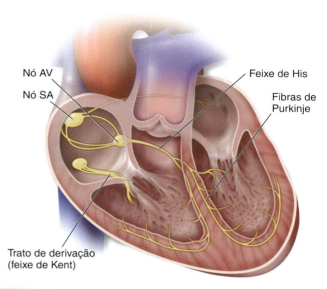

FIGURA 23.8 Feixe de Kent. O feixe de Kent é uma via elétrica acessória que conduz impulsos diretamente dos átrios para os ventrículos, transpondo o nódulo AV. A condução do impulso por esse trato acessório é mais rápida que a condução pelo nó AV, estabelecendo as condições para taquiarritmias de reentrada.

casos, o miocárdio é incapaz de conduzir um impulso. Como o bloqueio da condução remove a supressão por hiperestimulação pelo nó SA, os miócitos cardíacos ficam livres para bater em frequência intrinsecamente mais lenta. Por esse motivo, o bloqueio da condução pode manifestar-se clinicamente como bradicardia.

Vias acessórias

Durante o ciclo cardíaco normal, o nó SA inicia um impulso que segue seu percurso rapidamente pelo miocárdio atrial, chegando ao nó AV. A seguir, a condução do impulso torna-se lenta através do nó AV, dando tempo suficiente para o preenchimento dos ventrículos com sangue antes do início da contração ventricular. Após seu percurso através do nó AV, o impulso mais uma vez propaga-se rapidamente pelos ventrículos para deflagrar a contração ventricular.

Algumas pessoas apresentam vias elétricas acessórias que transpõem o nó AV. Uma via acessória comum é o *feixe de Kent*, uma faixa de miocárdio que conduz impulsos diretamente dos átrios para os ventrículos, transpondo o nó AV (Figura 23.8). Nessas pessoas, um impulso originado no nó SA é

conduzido através do feixe de Kent para os ventrículos mais rapidamente que o mesmo impulso seria conduzido pelo nó AV. Como o feixe de Kent é uma via *acessória*, o tecido ventricular recebe impulsos tanto da via de condução normal quanto da via acessória. Em consequência, os eletrocardiogramas dessas pessoas geralmente exibem um complexo QRS mais largo que o normal e uma fase ascendente ventricular mais precoce que o normal. O aspecto mais importante é que, como as duas vias de condução apresentam diferentes velocidades de condução, a presença de uma via acessória pode estabelecer as condições para uma alça de reentrada, predispondo, assim, a taquiarritmias.

▶ Classes e agentes farmacológicos

As correntes iônicas através da membrana plasmática induzem alterações no potencial de membrana das células. As modificações no potencial de membrana das células marca-passo cardíacas estão subjacentes à contração dos miócitos cardíacos no momento apropriado. Defeitos na formação do impulso e alterações em sua condução podem levar a distúrbios no ritmo cardíaco. São utilizados agentes antiarrítmicos para restaurar o ritmo cardíaco normal, tendo como alvo regiões pró-arrítmicas do coração.

Mecanismos gerais de ação de agentes antiarrítmicos

Embora haja numerosos agentes antiarrítmicos diferentes, surpreendentemente há poucos mecanismos de ação antiarrítmica. Em geral, os fármacos que afetam o ritmo cardíaco atuam ao alterar: (1) o potencial diastólico máximo nas células marca-passo (e/ou o potencial de membrana em repouso nas células ventriculares); (2) a velocidade de despolarização da fase 4; (3) o potencial limiar; ou (4) a duração do potencial de ação. O efeito específico de determinado bloqueador dos canais decorre diretamente da função da corrente transportada pelo canal específico no potencial de ação cardíaco. Bloqueadores dos canais de Na^+ e Ca^{2+}, por exemplo, alteram geralmente o potencial limiar, enquanto bloqueadores dos canais de K^+ tendem a prolongar a duração do potencial de ação. Esses fármacos geralmente bloqueiam o poro existente dentro da célula; conseguem acesso a seus sítios de ação ao atravessar o poro do canal ou ao difundir-se pela dupla camada lipídica dentro da qual o canal está embebido.

O *bloqueio dos canais iônicos dependente de estado* constitui importante conceito na ação dos fármacos antiarrítmicos. Os canais iônicos são capazes de assumir vários estados de conformação, e as modificações na permeabilidade da membrana a determinado íon são mediadas por alterações conformacionais nos canais através dos quais este íon passa. Com frequência, fármacos antiarrítmicos exibem diferentes afinidades por diferentes estados de conformação dos canais iônicos, isto é, estes fármacos ligam-se a uma conformação do canal com maior afinidade do que a outras conformações do mesmo canal. Esse tipo de ligação é conhecido como "dependente de estado".

Bloqueadores dos canais de Na^+ servem como um excelente exemplo para ilustrar o conceito de bloqueio dos canais iônicos dependente de estado. O canal de Na^+ sofre três mudanças principais de seu estado (aberto–fechado–inativado) no decurso de um potencial de ação. Durante a fase ascendente, o canal encontra-se na conformação aberta. O canal torna-se inativado durante a fase de platô e muda novamente para a conformação de repouso (fechada) quando a membrana é repolarizada para seu potencial em repouso. A maioria dos bloqueadores dos canais de Na^+ liga-se preferencialmente ao canal de Na^+ nos estados aberto e inativado, mas não ao canal no seu estado de repouso (fechado). Dessa maneira, os fármacos tendem a bloquear os canais durante o potencial de ação (sístole cardíaca) e a dissociar-se deles durante a diástole.

A taxa de desbloqueio (taxa de dissociação) dos vários bloqueadores dos canais de Na^+ constitui importante determinante do bloqueio dos canais de Na^+ no estado de equilíbrio dinâmico. Quando, por exemplo, a frequência cardíaca aumenta, o tempo disponível para desbloqueio (dissociação do fármaco de seu sítio de ligação no canal) diminui, e o grau de bloqueio dos canais de Na^+ no estado de equilíbrio dinâmico aumenta. A ação dos bloqueadores dos canais de Na^+ sobre o tecido isquêmico ilustra a utilidade terapêutica do bloqueio dependente de estado. Foi observado que os bloqueadores dos canais de Na^+ deprimem a condução do Na^+ no tecido isquêmico em grau muito maior que no tecido normal. No tecido isquêmico, os miócitos cardíacos são despolarizados por período mais longo. Esse aumento na duração do potencial de ação prolonga o estado de inativação dos canais de Na^+; os canais de Na^+ inativados tornam-se acessíveis aos bloqueadores dos canais de Na^+ por mais tempo. A taxa de recuperação dos canais de seu bloqueio também está reduzida nos miócitos isquêmicos despolarizados, dado o potencial de ação prolongado. Por conseguinte, *a maior afinidade dos bloqueadores dos canais de Na^+ pelos estados aberto e inativado dos canais permite uma ação preferencial desses agentes sobre o tecido isquêmico e, por conseguinte, o bloqueio de um foco arritmogênico na sua fonte.* Ver Capítulo 11 para discussão mais detalhada sobre o conceito de bloqueio dos canais de Na^+ dependente de estado.

Desenvolver e usar tratamentos antiarrítmicos efetivos é frequentemente complicado pela possibilidade de que o agente antiarrítmico também possa causar arritmias. Por exemplo, muitos esforços foram envidados para o tratamento da reentrada, mecanismo responsável por grande proporção de arritmias. Uma maneira de tratar a reentrada consiste em bloquear a propagação do potencial de ação. Se o impulso retrógrado no circuito de reentrada for *completamente abolido* por um agente antiarrítmico, o impulso será, então, incapaz de despolarizar repetidamente o tecido cardíaco no circuito de reentrada. Entretanto, se o impulso não for totalmente abolido, a lentificação da condução induzida pelo agente antiarrítmico pode, na verdade, promover arritmia de reentrada. O impulso "sobrevivente" pode utilizar a via de reentrada original para propagar a arritmia ou encontrar outras vias e criar novos circuitos de reentrada.

BOXE 23.2 Definições de distúrbios elétricos cardíacos comuns

Para apreciar as aplicações clínicas dos diversos agentes antiarrítmicos, é útil compreender as definições básicas de termos que descrevem anormalidades elétricas comuns do coração.

Período refratário efetivo: período durante o qual uma região do tecido cardíaco não pode ser excitada por impulso elétrico.

Taquicardia sinusal: o nó SA dispara entre 100 e 180 vezes por minuto, e o ECG revela ondas P e complexos QRS normais. Taquicardia sinusal pode ser resposta fisiológica normal (p. ex., durante exercício físico) ou afecção patológica, que resulta de automaticidade alterada do nó SA.

Taquicardia supraventricular paroxística (TSVP): caracteriza-se por frequências de disparo atriais de 140 a 250 bpm, porém é habitualmente transitória e autolimitada. Em 90% dos casos, a TSVP é causada por reentrada envolvendo nó AV, nó SA ou tecido atrial.

***Flutter* atrial**: a frequência atrial situa-se entre 280 e 300 bpm, e o ECG mostra atividade elétrica atrial rápida com aspecto de "dente de serra". Como o ritmo de disparo atrial é tão rápido, alguns impulsos dos átrios alcançam o nó AV durante seu período refratário. Esses impulsos não são transmitidos aos ventrículos, portanto, a frequência ventricular é mais lenta que a atrial. A relação entre a frequência de disparo atrial e a ventricular é, geralmente, de 2:1.

Fibrilação atrial ou ventricular: essas arritmias caracterizam-se por condução do impulso de reentrada caótica através de átrio ou ventrículo. Fibrilação ventricular (FV) é invariavelmente fatal se a arritmia não for revertida, enquanto fibrilação atrial (FA) pode ser tolerada durante muitos anos.

Taquicardia ventricular (TV): série de três ou mais extrassístoles ventriculares a frequências entre 100 e 250 bpm.

Torsades de pointes: essa arritmia é frequentemente gerada por pós-despolarizações em portadores da síndrome QT prolongada. As variáveis amplitudes do complexo QRS são frequentemente descritas como "torção de pontas" ao longo da linha basal do traçado ECG. As *torsades* são frequentemente transitórias e autolimitadas, mas podem levar a arritmias potencialmente fatais.

Classes de agentes antiarrítmicos

Tradicionalmente, agentes antiarrítmicos têm sido organizados em quatro classes, com base em seu mecanismo de ação. Antiarrítmicos de classe I são bloqueadores dos canais de Na^+; antiarrítmicos de classe II consistem em antagonistas dos receptores β-adrenérgicos; antiarrítmicos de classe III são bloqueadores dos canais de K^+; e antiarrítmicos de classe IV consistem em bloqueadores dos canais de Ca^{2+}. *Entretanto, é importante reconhecer que muitos agentes antiarrítmicos não são bloqueadores totalmente seletivos dos canais de Na^+, K^+ ou Ca^{2+}; na verdade, muitos desses fármacos bloqueiam mais de um tipo de canal.* Essa seção fornece algumas definições úteis de distúrbios elétricos cardíacos comuns (Boxe 23.2) e descreve o mecanismo de ação dos fármacos de cada classe de antiarrítmicos.

Agentes antiarrítmicos | Classe I: bloqueadores dos canais rápidos de Na⁺

Bloqueadores dos canais de Na^+ diminuem a automaticidade nas células do nó SA ao: (1) deslocar o limiar para potenciais mais positivos; e (2) diminuir a inclinação da despolarização da fase 4 (Figura 23.9). O bloqueio dos canais de Na^+ deixa menos canais disponíveis para abrir em resposta à despolarização da membrana, elevando, assim, o limiar para o disparo do potencial de ação e lentificando a taxa de despolarização. Ambos os efeitos estendem a duração da fase IV e, por conseguinte, diminuem a frequência cardíaca. Além disso, o deslocamento no potencial limiar significa que, nos pacientes com desfibriladores implantados que estão sendo tratados com bloqueadores dos canais de Na^+, é necessário maior voltagem para desfibrilar o coração. Por conseguinte, é importante considerar o efeito dos bloqueadores dos canais de Na^+ quando são escolhidos ajustes apropriados para desfibriladores implantados.

Além de diminuir a automaticidade do nó SA, os bloqueadores dos canais de Na^+ atuam sobre os miócitos ventriculares, reduzindo a reentrada. Esse efeito é principalmente obtido pela diminuição da velocidade ascendente da fase 0, e, no caso de alguns bloqueadores dos canais de Na^+, por prolongamento da repolarização (Figura 23.10). Ao reduzir a velocidade ascendente da fase 0, bloqueadores dos canais de Na^+ diminuem a velocidade de condução através do tecido cardíaco. Idealmente, a velocidade de condução é reduzida a tal ponto que a frente de onda em propagação é extinta antes de ser capaz de reestimular os miócitos em uma via de reentrada. Todavia, se a velocidade de condução não for suficientemente diminuída e o impulso não for extinto, o impulso de velocidade mais lenta pode sustentar a reentrada ao alcançar células que não são mais refratárias (ver anteriormente), e, assim, precipitar uma arritmia. Além de diminuir a velocidade ascendente da fase 0, os bloqueadores dos canais de Na^+ da classe IA prolongam a repolarização. Isso aumenta o período refratário efetivo, de modo que as células em circuito de reentrada não podem ser despolarizadas pelo potencial de ação de reentrada. Em resumo, *bloqueadores dos canais de Na^+ diminuem a probabilidade de reentrada, portanto, evitam a ocorrência de arritmias por: (1) diminuírem a velocidade de condução; e (2) aumentarem o período refratário dos miócitos ventriculares.*

Embora as três subclasses de antiarrítmicos de classe I (classes IA, IB e IC) tenham efeitos semelhantes sobre o potencial de ação no nó SA, há importantes diferenças em seus efeitos sobre o potencial de ação ventricular.

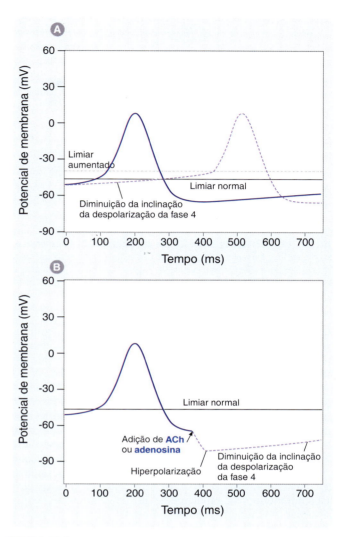

FIGURA 23.9 Efeitos dos antiarrítmicos de classe I e agonistas naturais sobre o potencial de ação do nó SA. **A.** O potencial de ação normal do nó SA é mostrado como curva cheia. Os antiarrítmicos da classe I (bloqueadores dos canais de Na^+) alteram a automaticidade do nó SA ao afetarem dois aspectos do potencial de ação do nó SA: (1) o limiar é deslocado para potenciais mais positivos; e (2) a inclinação da despolarização da fase 4 é diminuída. **B.** Acetilcolina e adenosina diminuem a frequência de disparo do nó SA para abrir canais de K^+ que hiperpolarizam a célula e diminuem a inclinação da despolarização da fase 4.

Antiarrítmicos da classe IA

Antiarrítmicos da classe IA exercem bloqueio moderado sobre canais de Na^+ e prolongam a repolarização tanto das células do nódulo SA quanto dos miócitos ventriculares. Por meio do bloqueio dos canais de Na^+, esses agentes diminuem a velocidade de ascensão da fase 0, o que reduz a velocidade de condução através do miocárdio. Antiarrítmicos da classe IA também bloqueiam canais de K^+, portanto, reduzem a corrente de K^+ para fora da célula, responsável pela repolarização da membrana. Esse prolongamento da repolarização aumenta o período refratário efetivo das células. Em seu conjunto, a diminuição da velocidade de condução e o aumento do período refratário efetivo diminuem a reentrada.

Quinidina é frequentemente considerada o protótipo entre os agentes antiarrítmicos da classe IA; entretanto, está sendo utilizada com menos frequência em virtude de seus efeitos adversos. Além das ações farmacológicas anteriormente descri-

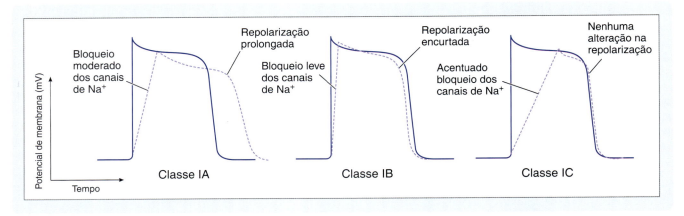

FIGURA 23.10 **Efeitos de antiarrítmicos das classes IA, IB e IC sobre o potencial de ação ventricular.** Antiarrítmicos da classe I (bloqueadores dos canais de Na⁺) atuam sobre miócitos ventriculares, diminuindo a reentrada. Todas as subclasses dos antiarrítmicos da classe I bloqueiam em certo grau os canais de Na⁺: agentes da classe IA exercem bloqueio moderado dos canais de Na⁺, agentes da classe IB ligam-se rapidamente (bloqueiam) e dissociam-se (desbloqueiam) dos canais de Na⁺, e agentes da classe IC produzem acentuado bloqueio dos canais de Na⁺. Agentes das classes IA, IB e IC também diferem no grau com que afetam a duração do potencial de ação ventricular.

tas para todos os agentes antiarrítmicos da classe IA, quinidina exerce efeito anticolinérgico (vagolítico), mais provavelmente ao bloquear canais de potássio que estão abertos após estimulação vagal de receptores muscarínicos M₂ no nó AV (ver Figuras 23.9B e 9.1). *O efeito anticolinérgico é clinicamente significativo, visto que pode aumentar a velocidade de condução através do nó AV.* O aumento da condução no nó AV pode ter efeitos potencialmente prejudiciais em pacientes com *flutter* atrial, os quais manifestam frequência média de disparo atrial de 280 a 300 bpm. Como alguns desses impulsos alcançam o nó AV enquanto está ainda refratário, nem todos os impulsos são transmitidos aos ventrículos. Em consequência, os átrios disparam muito mais rapidamente que os ventrículos – em geral, observa-se uma relação de 2:1 ou 4:1 entre as frequências de disparo atriais e ventriculares. Quando a quinidina é administrada a pacientes com *flutter* atrial, a frequência de disparo atrial diminui, devido à ação farmacológica da quinidina na redução da velocidade de condução através do miocárdio. Ao mesmo tempo, porém, a velocidade de condução no nó AV aumenta, em decorrência dos efeitos vagolíticos do fármaco. O aumento na velocidade de condução do nó AV abole a relação 2:1 ou 4:1 entre as frequências de disparo atrial e ventricular, estabelecendo, em geral, uma *relação 1:1*. Com, por exemplo, uma velocidade de *flutter* atrial de 300 e "bloqueio A-V" de 2:1, os ventrículos são impulsionados a uma frequência de 150, que pode ser tolerada pela maioria das pessoas. Entretanto, se a frequência do *flutter* for reduzida para 200, e houver aumento da condução A–V para 1:1, os ventrículos são impulsionados a uma frequência de 200, que costuma ser muito rápida para o bombeamento ventricular efetivo. Por esse motivo, deve-se utilizar a associação de agente que diminui a condução nodal AV – como antagonista adrenérgico ou verapamil (um bloqueador dos canais de Ca⁺) – com quinidina para evitar resposta ventricular excessivamente rápida em pacientes com *flutter* atrial.

Os efeitos adversos mais comuns da quinidina consistem em diarreia, náuseas, cefaleia e tontura, que dificultam a tolerância dos pacientes ao tratamento crônico com quinidina. A quinidina está contraindicada em pacientes com prolongamento QT e nos usuários de medicamentos que predispõem ao prolongamento QT, em decorrência do risco aumentado de *torsades de pointes*. As contraindicações relativas para uso de

quinidina incluem síndrome do nódulo sinoatrial, bloqueio de ramo, miastenia *gravis* (resultante da ação anticolinérgica da quinidina) e insuficiência hepática.

Quinidina é administrada por via oral e metabolizada por enzimas do citocromo P450 no fígado. Além disso, aumenta os níveis plasmáticos de digoxina (um agente inotrópico), mais provavelmente ao competir pelas enzimas do citocromo P450 responsáveis pelo metabolismo da digoxina. Como consequência do índice terapêutico estreito da digoxina (ver Capítulo 24), ocorre toxicidade da digoxina induzida pela quinidina em fração significativa de pacientes. O nível plasmático de potássio precisa ser cuidadosamente monitorado em pacientes tratados com quinidina, uma vez que a hipopotassemia diminui a eficácia da quinidina, exacerba prolongamento de QT e, acima de tudo, predispõe a *torsades de pointes*. *Foi formulada a hipótese de que as torsades de pointes constituem mais provavelmente o mecanismo responsável pela síncope induzida pela quinidina.* Dados seus numerosos efeitos adversos e contraindicações, quinidina foi substituída, em grande parte, por agentes da classe III – como ibutilida e amiodarona – para a conversão farmacológica de *flutter* ou fibrilação atriais em ritmo sinusal normal.

Procainamida é agente antiarrítmico da classe IA, efetivo no tratamento de muitos tipos de arritmias supraventriculares e ventriculares. Frequentemente é utilizada na conversão farmacológica de fibrilação atrial de início recente em ritmo sinusal normal, embora com menos eficácia do que ibutilida intravenosa. Procainamida pode ser utilizada com segurança para diminuir a probabilidade de arritmias reentrantes no contexto do infarto agudo do miocárdio, mesmo em presença de débito cardíaco diminuído. Também pode ser administrada por infusão intravenosa lenta para tratamento de taquicardia ventricular aguda.

Ao contrário de quinidina, procainamida tem poucos efeitos anticolinérgicos e não altera os níveis plasmáticos de digoxina. Procainamida pode causar vasodilatação periférica mediante a inibição da neurotransmissão em gânglios simpáticos. Com tratamento crônico, quase todos os pacientes desenvolvem síndrome semelhante ao lúpus e anticorpos antinucleares positivos; o mecanismo preciso dessa reação não é conhecido, porém, sofre remissão se o fármaco for interrompido. Procainamida é acetilada no fígado a N-acetil-procainamida (NAPA); esse metabólito ativo produz efeitos antiarrítmicos puros da classe III, prolongando o período refratário e aumentando o intervalo QT. NAPA não parece causar os efeitos adversos semelhantes ao lúpus da procainamida.

Disopiramida assemelha-se à quinidina em seus efeitos eletrofisiológicos e antiarrítmicos; a diferença entre os dois fármacos reside em seus efeitos adversos. Disopiramida provoca menos problemas gastrintestinais, porém exerce efeitos anticolinérgicos ainda mais profundos que a quinidina, causando efeitos adversos como retenção urinária e boca seca. Os intensos efeitos anticolinérgicos da disopiramida parecem estar relacionados com a ação dessa substância como antagonista em receptores muscarínicos de acetilcolina. Disopiramida está contraindicada em pacientes com uropatia obstrutiva ou glaucoma, e, ainda, em pacientes com bloqueio da condução entre átrios e ventrículos e nos com disfunção sinusal-nodal. Disopiramida tem efeito proeminente, porém inexplicado, de deprimir contratilidade cardíaca, o que determinou seu uso no tratamento da cardiomiopatia obstrutiva hipertrófica e síncope neurocardiogênica. Por causa de seus efeitos inotrópicos negativos, está absolutamente contraindicada em pacientes com insuficiência cardíaca descompensada. Disopiramida oral está aprovada somente para tratamento de arritmias ventriculares potencialmente fatais; disopiramida oral ou intravenosa é, algumas vezes, utilizada para converter taquicardia supraventricular em ritmo sinusal normal. Entretanto, a tendência atual no tratamento das arritmias potencialmente fatais consiste em evitar agentes antiarrítmicos da classe I e dar preferência a agentes da classe III e dispositivos elétricos.

Antiarrítmicos da classe IB

Os antiarrítmicos da classe IB incluem a *lidocaína*, a *mexiletina* e a *fenitoína*. A lidocaína é o protótipo dos agentes da classe IB. Esses fármacos alteram o potencial de ação ventricular ao bloquearem os canais de Na^+ e, algumas vezes, ao encurtarem a repolarização; este último efeito pode ser mediado pela capacidade dos fármacos de bloquear os poucos canais de Na^+ de inativação tardia durante a fase 2 do potencial de ação cardíaco (Figura 23.10). Em comparação com os agentes antiarrítmicos da classe IA, que se ligam preferencialmente aos canais de Na^+ abertos, *os fármacos da classe IB ligam-se aos canais de Na^+ tanto abertos quanto inativados*. Por conseguinte, quanto maior o tempo durante o qual os canais de Na^+ permanecem no estado aberto ou inativado, maior o bloqueio passível de ser exercido pelos antiarrítmicos da classe IB. A principal característica diferencial dos agentes antiarrítmicos da classe IB é a sua *dissociação rápida* dos canais de Na^+. Como os canais de Na^+ recuperam-se rapidamente do bloqueio dos agentes da classe IB, esses fármacos são mais efetivos no bloqueio dos tecidos despolarizados ou rapidamente impulsionados, em que há maior probabilidade de canais de Na^+ no estado aberto ou inativado. Por conseguinte, os agentes antiarrítmicos da classe IB exibem *bloqueio dependente do uso* no miocárdio enfermo, no qual as células tendem a apresentar disparo mais frequente; esses antiarrítmicos exercem relativamente pouco efeito sobre o tecido cardíaco normal.

A isquemia do miocárdio fornece um exemplo da utilidade terapêutica do bloqueio dependente do uso exercido pelos agentes antiarrítmicos da classe IB. O aumento na concentração extracelular de H^+ no tecido isquêmico ativa as bombas da membrana que provocam aumento na concentração extracelular de K^+. Esse aumento do K^+ extracelular desloca E_K para um valor mais despolarizado (mais positivo); E_K, por exemplo,

pode passar de -94 mV para -85 mV. O gradiente eletroquímico alterado do K^+ proporciona uma força impulsora *menor* para o efluxo de íons K^+ das células, e a despolarização da membrana leva a maior probabilidade de disparo de potencial de ação. Como os miócitos cardíacos isquêmicos tendem a disparar com mais frequência, os canais de Na^+ permanecem mais tempo no estado aberto ou inativado, atuando como melhor alvo para bloqueio pelos antiarrítmicos da classe IB.

A *lidocaína*, um fármaco comumente empregado no tratamento das arritmias ventriculares em situações de emergência, não é efetiva no tratamento das arritmias supraventriculares. Em pacientes hemodinamicamente estáveis, restringe-se ao tratamento das taquiarritmias ventriculares ou contrações ventriculares prematuras (CVP) frequentes que sejam incômodas ou hemodinamicamente significativas.

A lidocaína apresenta meia-vida plasmática curta (cerca de 20 min) e é metabolicamente desetilada no fígado. Seu metabolismo é determinado por dois fatores: o fluxo sanguíneo hepático e a atividade do citocromo P450 hepático. Para pacientes com fluxo sanguíneo diminuído pela idade avançada ou pela presença de insuficiência cardíaca, ou com enzimas do citocromo P450 agudamente inibidas, por exemplo, pela cimetidina (ver Capítulo 4), deve-se considerar uma dose menor de lidocaína. Para pacientes cujas enzimas do citocromo P450 são induzidas por fármacos como os barbitúricos, a fenitoína ou a rifampicina, deve-se aumentar a dose de lidocaína.

Como a lidocaína encurta a repolarização, possivelmente por intermédio do bloqueio dos poucos canais de Na^+ de inativação tardia durante a fase 2 do potencial de ação cardíaco, ela não prolonga o intervalo QT. Por conseguinte, mostra-se segura para uso em pacientes com síndrome do intervalo QT longo. Entretanto, como a lidocaína também bloqueia os canais de Na^+ no sistema nervoso central (SNC), pode produzir efeitos adversos no SNC, como confusão, tontura e convulsões. Além de seu emprego no tratamento intravenoso agudo das arritmias ventriculares, a lidocaína é utilizada como anestésico local (ver Capítulo 11).

A *mexiletina*, um análogo da lidocaína, está disponível como formulação oral. Apesar de sua eficácia ser semelhante à da quinidina, a mexiletina não prolonga o intervalo QT e carece de efeitos colaterais vagolíticos. Além disso, foi relatada pouca depressão hemodinâmica com o uso da mexiletina. As arritmias ventriculares potencialmente fatais constituem a principal indicação para uso da mexiletina. Todavia, na prática, a mexiletina é frequentemente utilizada como adjuvante de outros agentes antiarrítmicos. A mexiletina, por exemplo, é utilizada em associação com *amiodarona* no tratamento de pacientes com cardioversores-desfibriladores implantáveis (CDI), bem como no dos pacientes com taquicardia ventricular recorrente. A mexiletina também é utilizada em combinação com *quinidina* ou *sotalol* para aumentar a eficácia antiarrítmica e, ao mesmo tempo, reduzir os efeitos adversos. Não há dados que confirmem uma redução da mortalidade com o uso da mexiletina ou de qualquer outro agente antiarrítmico da classe IB. Os principais efeitos adversos do fármaco incluem náuseas e tremor relacionados com a dose, que podem ser melhorados quando a mexiletina é administrada com alimentos. A mexiletina sofre metabolismo hepático, e seus níveis plasmáticos podem ser alterados por indutores das enzimas hepáticas, como a fenitoína e a rifampicina.

Embora a *fenitoína* seja habitualmente considerada uma medicação antiepiléptica, seus efeitos sobre o miocárdio também fazem com que seja classificada como agente antiarrítmico da classe IB. As propriedades farmacológicas da fenitoína são discutidas de modo pormenorizado no Capítulo 15. Embora o uso da fenitoína como agente antiarrítmico seja limitado, sua eficácia foi constatada na taquicardia ventricular de crianças pequenas. Especificamente, a fenitoína tem sido utilizada no tratamento da síndrome de QT prolongado congênita, quando a monoterapia com antagonistas β-adrenérgicos é malsucedida; é também empregada no tratamento da taquicardia ventricular após a cirurgia cardíaca congênita. A fenitoína mantém a condução AV nas arritmias por toxicidade da digoxina e mostra-se particularmente útil no paciente raro que apresenta epilepsia e arritmias cardíacas concomitantes. A fenitoína é um indutor das enzimas hepáticas, incluindo a 3A4 do citocromo P450, e afeta, portanto, os níveis séricos de outros agentes antiarrítmicos, como mexiletina, lidocaína e quinidina.

Antiarrítmicos da classe IC

Os antiarrítmicos da classe IC são os mais potentes bloqueadores dos canais de Na^+ e exercem pouco ou nenhum efeito sobre a duração do potencial de ação (Figura 23.10). Ao diminuírem acentuadamente a frequência de ascensão da fase 0 das células ventriculares, esses fármacos suprimem as contrações ventriculares prematuras. Os agentes antiarrítmicos da classe IC também impedem a taquicardia supraventricular paroxística e a fibrilação atrial. Entretanto, esses fármacos apresentam efeitos depressivos acentuados sobre a função cardíaca e, por conseguinte, devem ser utilizados com cautela. Além disso, o CAST (*Cardiac Arrhythmia Suppression Trial*, Estudo Clínico de Supressão das Arritmias Cardíacas) e outros estudos chamaram a atenção para os efeitos pró-arrítmicos desses agentes.

A *flecainida* é o protótipo dos fármacos da classe IC; entre os demais membros dessa classe, estão a *encainida*, a *moricizina* e a *propafenona*. A flecainida ilustra o princípio de que os agentes antiarrítmicos também podem causar arritmia. Quando administrada a pacientes com taquiarritmias ventriculares preexistentes e àqueles com história de infarto do miocárdio, a flecainida pode agravar a arritmia, até mesmo em doses normais. Na atualidade, a flecainida está aprovada para uso apenas em situações potencialmente fatais (p. ex., quando as arritmias supraventriculares paroxísticas ou ventriculares não respondem a outras medidas). A flecainida é eliminada muito lentamente do corpo e apresenta meia-vida plasmática de 12 a 30 h. Dado o acentuado bloqueio dos canais de Na^+ e seus efeitos supressores sobre a função cardíaca, o uso da flecainida está associado a efeitos adversos que incluem disfunção sinusal-nodal, acentuada redução na velocidade de condução e bloqueio da condução.

Agentes antiarrítmicos | Classe II: antagonistas β-adrenérgicos

Os agentes antiarrítmicos da classe II são antagonistas β-adrenérgicos (também denominados β-bloqueadores). Esses agentes atuam por intermédio da inibição do influxo simpático para as regiões de regulação do ritmo do coração. (Os antagonistas β-adrenérgicos são discutidos de modo mais detalhado no Capítulo 10.) Embora o coração seja capaz de bater por si próprio sem a inervação do sistema nervoso autônomo, tanto as fibras simpáticas como as parassimpáticas inervam os nós SA e AV, e alteram, portanto, a frequência de automaticidade. A estimulação simpática libera norepinefrina, que se liga aos receptores $β_1$-adrenérgicos nos tecidos nodais. (Os receptores $β_1$-adrenérgicos constituem o subtipo adrenérgico preferencialmente expresso no tecido cardíaco.) A ativação dos receptores $β_1$-adrenérgicos no nó SA desencadeia um aumento na corrente

marca-passo (I_f), que aumenta a frequência de despolarização da fase 4 e, consequentemente, leva a um disparo mais frequente do nó. A estimulação dos receptores $β_1$-adrenérgicos no nó AV aumenta as correntes de Ca^{2+} e K^+, elevando, assim, a velocidade de condução e diminuindo o período refratário do nódulo.

Os antagonistas $β_1$ bloqueiam a estimulação simpática dos receptores $β_1$-adrenérgicos nos nós SA e AV (Figura 23.11). O nó AV é mais sensível que o nó SA aos efeitos dos antagonistas $β_1$. Os antagonistas $β_1$ afetam os potenciais de ação dos nós SA e AV por meio das seguintes ações: (1) diminuem a frequência de despolarização da fase 4; e (2) prolongam a repolarização. A redução da frequência da despolarização da fase 4 resulta em automaticidade diminuída, o que, por sua vez, reduz a demanda de oxigênio do miocárdio. A repolarização prolongada do nó AV aumenta o período refratário efetivo, diminuindo a incidência de reentrada.

Antagonistas $β_1$ são os agentes mais frequentemente utilizados no tratamento de arritmias supraventriculares e ventriculares precipitadas por estimulação simpática. Foi constatado que antagonistas $β_1$-adrenérgicos reduzem a mortalidade após infarto do miocárdio, mesmo em pacientes com contraindicações relativas a esse tratamento, como diabetes melito grave ou asma. Em decorrência de seu amplo espectro de aplicações clínicas e estabelecido registro de segurança, os antagonistas $β_1$-adrenérgicos constituem os mais úteis agentes antiarrítmicos disponíveis no momento.

São várias as gerações de antagonistas β, cada qual com propriedades farmacológicas ligeiramente diferentes. Antagonistas β de primeira geração, como *propranolol*, são antagonistas β-adrenérgicos não seletivos que antagonizam receptores $β_1$ e $β_2$-adrenérgicos. São amplamente utilizados para tratar taquiarritmias causadas por estimulação de catecolaminas durante exercício físico ou estresse emocional. Como propranolol não prolonga a repolarização no tecido ventricular, pode ser utilizado em pacientes com síndrome do QT longo. Agentes

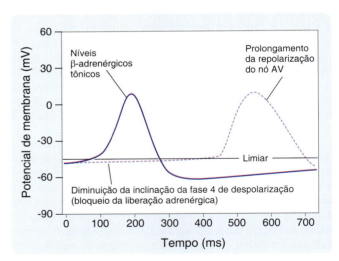

FIGURA 23.11 Efeitos dos antiarrítmicos de classe II sobre os potenciais de ação das células marca-passo. Os antiarrítmicos da classe II (antagonistas β) revertem a estimulação simpática tônica dos receptores $β_1$-adrenérgicos cardíacos. Ao bloquearem os efeitos adrenérgicos dos potenciais de ação dos nós SA e AV, esses agentes diminuem a inclinação da despolarização da fase 4 (particularmente importante no nó SA) e prolongam a repolarização (especialmente relevante no nó AV). Esses agentes mostram-se úteis no tratamento das arritmias supraventriculares e ventriculares que são precipitadas por estimulação simpática.

de segunda geração, incluindo *atenolol*, *metoprolol*, *acebutolol* e *bisoprolol*, são relativamente seletivos para receptores β_1-adrenérgicos quando administrados em baixas doses. Antagonistas β de terceira geração provocam vasodilatação além de antagonismo em receptores β_1-adrenérgicos. *Labetalol* e *carvedilol* induzem vasodilatação ao antagonizarem a vasoconstrição mediada por receptores α-adrenérgicos; *pindolol* é agonista parcial em receptores β_2-adrenérgicos e *nebivolol* estimula a produção endotelial de óxido nítrico.

As diferentes gerações de antagonistas β produzem graus variáveis de efeitos adversos. Três mecanismos gerais são responsáveis pelos efeitos adversos dos β-bloqueadores. Em primeiro lugar, o antagonismo em receptores β_2-adrenérgicos provoca espasmo do músculo liso, resultando em broncospasmo, extremidades frias e impotência. Esses efeitos são mais comumente causados por antagonistas β não seletivos de primeira geração. Em segundo lugar, a exageração dos efeitos terapêuticos do antagonismo dos receptores β_1 pode levar a efeitos inotrópicos negativos excessivos, bloqueio cardíaco e bradicardia. Em terceiro lugar, a penetração do fármaco no SNC pode provocar insônia e depressão.

Agentes antiarrítmicos | Classe III: inibidores da repolarização

Agentes antiarrítmicos da classe III bloqueiam os canais de K^+. Dois tipos de corrente determinam a duração da fase de platô do potencial de ação cardíaco: as correntes de Ca^{2+} despolarizantes para dentro da célula e as correntes de K^+ hiperpolarizantes para fora da célula. Durante um potencial de ação normal, as correntes de K^+ hiperpolarizantes acabam dominando, com retorno do potencial de membrana para valores mais hiperpolarizados. Maiores correntes de K^+ hiperpolarizantes diminuem a duração do platô, com retorno mais rápido do potencial de membrana a seu valor em repouso, enquanto menores correntes de K^+ hiperpolarizantes aumentam a duração do platô e retardam o retorno do potencial de membrana para seu valor de repouso.

Quando os canais de K^+ são bloqueados, uma corrente hiperpolarizante menor de K^+ é gerada. Por conseguinte, bloqueadores dos canais de K^+ produzem uma fase de platô mais longa e prolongam a repolarização (Figura 23.12). A capacidade dos bloqueadores dos canais de K^+ de aumentar a duração do platô é responsável tanto por seus usos farmacológicos quanto por seus efeitos adversos. Quanto ao benefício, o prolongamento da duração do platô aumenta o período refratário efetivo, o que, por sua vez, diminui a incidência de reentrada. No aspecto tóxico, o prolongamento da duração do platô aumenta a probabilidade de desenvolvimento de pós-despolarizações precoces e *torsades de pointes*. Com exceção de amiodarona, os bloqueadores dos canais de K^+ também exibem a propriedade indesejável de "dependência de uso reverso": o prolongamento do potencial de ação é mais pronunciado em frequências lentas (indesejável) e menos pronunciado em frequências rápidas (desejável). Os bloqueadores dos canais de K^+ têm pouco ou nenhum efeito sobre a fase ascendente ou a velocidade de condução do impulso.

Ibutilida é um agente de classe III que prolonga a repolarização por inibir a corrente de K^+ retificadora tardia. Também intensifica a corrente de Na^+ lenta dirigida para dentro da célula, que prolonga ainda mais a repolarização. Ibutilida é utilizada para interromper fibrilação e *flutter* atriais, conforme exemplificado no caso da introdução. O principal efeito adverso da ibutilida resulta de seu prolongamento do intervalo QT; em consequência, pode ocorrer a arritmia grave denominada *torsades de pointes*, exigindo cardioversão elétrica (liberação

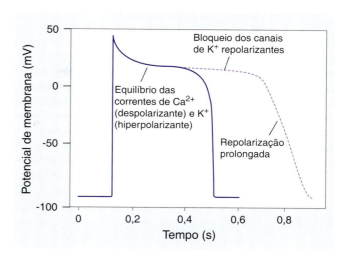

FIGURA 23.12 Efeitos de antiarrítmicos da classe III sobre o potencial de ação ventricular. Antiarrítmicos da classe III (bloqueadores dos canais de K^+) diminuem a magnitude das correntes repolarizantes de K^+ durante a fase II do potencial de ação e prolongam, portanto, a duração do potencial de ação. Esse prolongamento da fase de platô diminui a reentrada, mas também pode predispor a pós-despolarizações precoces.

de choque elétrico para ressincronizar o coração) em quase 2% dos pacientes em uso do fármaco. Por esse motivo, Dr. J. foi rigorosamente monitorado por um cardiologista durante a infusão de ibutilida. Em geral, ibutilida não é administrada a pacientes com síndrome de QT longo preexistente.

Dofetilida é um agente de classe III disponível apenas por via oral. Inibe exclusivamente o componente rápido da corrente retificadora de K^+ tardia e não exerce nenhum efeito sobre a corrente de Na^+ para dentro da célula. Dofetilida aumenta a duração do potencial de ação e prolonga o intervalo QT de forma dependente da dose. Dado seu potencial de induzir arritmias ventriculares, é reservada para pacientes com fibrilação atrial e/ou *flutter* atrial altamente sintomáticos. Dofetilida é utilizada na cardioversão de fibrilação e *flutter* atriais em ritmo sinusal normal e mostra-se efetiva na manutenção do ritmo sinusal nesses pacientes após cardioversão. Como não tem efeito inotrópico negativo, pode ser utilizada em pacientes com depressão da função de ejeção. À semelhança de ibutilida, o principal efeito adverso da dofetilida consiste em *torsades de pointes*, que ocorrem em 1 a 3% dos pacientes em uso do fármaco. Como é excretada pelos rins, é preciso reduzir a dose do fármaco em pacientes com disfunção renal, tendo por base a depuração da creatinina.

Sotalol é antiarrítmico misto das classes II e III. Esse fármaco antagoniza não seletivamente os receptores β-adrenérgicos (ação de classe II) e também aumenta a duração do potencial de ação ao bloquear os canais de K^+ (ação da classe III). Sotalol existe em duas formas isoméricas, os isômeros *l* e *d*. Enquanto as duas formas isoméricas são equipotentes no bloqueio dos canais de K^+, a forma *l* é antagonista β mais potente. Sotalol é empregado no tratamento das arritmias ventriculares graves, particularmente em pacientes que não conseguem tolerar os efeitos adversos da amiodarona. É também utilizado na prevenção de *flutter* ou fibrilação atriais recorrentes e, por conseguinte, na manutenção do ritmo sinusal normal. A exemplo de outros antagonistas β, o sotalol pode causar fadiga e bradicardia; e, à semelhança de outros agentes antiarrítmicos da classe III, pode induzir *torsades de pointes*.

Bretílio atua como anti-hipertensivo e antiarrítmico de classe III, e à semelhança de guanetidina (ver Capítulo 10), concentra-se nas terminações dos neurônios simpáticos, causando liberação inicial de norepinefrina; todavia, em seguida, inibe a liberação adicional de norepinefrina. Com efeito, bretílio efetua uma "simpatectomia química" e exerce, portanto, efeito anti-hipertensivo. Também aumenta a duração do potencial de ação nas células cardíacas normais e isquêmicas. Seus locais de atividade antiarrítmica situam-se principalmente em fibras de Purkinje e, secundariamente, em miócitos ventriculares; não exerce efeito sobre o tecido atrial. Bretílio está indicado somente em pacientes com taquicardia ventricular recorrente ou fibrilação após fracasso de lidocaína e de medidas de desfibrilação. Dados seus efeitos simpaticolíticos, pode causar hipotensão pronunciada.

Amiodarona é principalmente um agente antiarrítmico de classe III, mas também atua como antiarrítmico das classes I, II e IV. A capacidade da amiodarona de exercer essa diversidade de efeitos pode ser explicada por seu mecanismo de ação: *alteração da membrana lipídica na qual se localizam canais iônicos e receptores.* Em todos os tecidos cardíacos, amiodarona aumenta o período refratário efetivo por meio do bloqueio dos canais de K^+ responsáveis pela repolarização; esse prolongamento da duração do potencial de ação diminui a reentrada. Como potente agente de classe I, amiodarona bloqueia os canais de Na^+ e, por conseguinte, diminui a frequência de disparo nas células marca-passo; exibe bloqueio dos canais de Na^+ dependente do uso por sua ligação preferencial aos canais que estão na conformação inativada. Amiodarona exerce atividade antiarrítmica de classe II pelo antagonismo não competitivo de receptores α e de β-adrenérgicos. Por fim, como bloqueador dos canais de Ca^{2+} (classe IV), amiodarona pode causar bloqueio significativo do nó AV e bradicardia, embora, felizmente, seu uso esteja associado à incidência relativamente baixa de *torsades de pointes.*

Nesses últimos anos, os resultados de diversos ensaios clínicos aumentaram a popularidade da amiodarona – um agente utilizado como último recurso que se tornou um fármaco de uso frequente no tratamento das arritmias. A gravidade da arritmia é que determina a dose de amiodarona. Como apresenta toxicidade significativa em altas doses, amiodarona só é administrada em dose integral em pacientes com taquicardia ou fibrilação ventriculares hemodinamicamente instáveis após outros agentes antiarrítmicos fracassarem. Entretanto, em doses reduzidas, amiodarona é um dos mais efetivos agentes na prevenção de arritmias ventriculares graves em pacientes com insuficiência cardíaca e/ou história de infarto do miocárdio recente. Amiodarona também é altamente efetiva na prevenção de *flutter* ou fibrilação atrial paroxística recorrente, como no caso descrito na introdução.

O amplo espectro de ação da amiodarona é acompanhado de um conjunto de efeitos adversos graves quando o fármaco é utilizado por longos períodos ou em altas doses. Esses efeitos incluem complicações cardíacas, pulmonares, tireoidianas, hepáticas, neurológicas e idiossincrásicas (Tabela 23.2). No coração, amiodarona pode diminuir a função do nó AV ou SA por meio do bloqueio dos canais de Ca^{2+}. Como antagonista α-adrenérgico, amiodarona pode causar hipotensão. Pode exercer um efeito inotrópico negativo ao inibir receptores β-adrenérgicos, especialmente quando é utilizado cronicamente. Podem ocorrer complicações pulmonares graves em pacientes em uso de altas doses de amiodarona (400 mg/dia). A mais temida de todas as complicações associadas ao emprego de amiodarona é a pneumonite, que leva à fibrose pulmonar. Felizmente, essas complicações são raramente observadas em pacientes em uso de doses profiláticas (200 mg/dia) para prevenção de arritmias ventriculares ou atriais. Em decorrência de sua semelhança estrutural com tiroxina, amiodarona afeta o metabolismo dos hormônios da tireoide ao inibir a conversão periférica de tiroxina (T4) em tri-iodotironina (T3). Pode ocorrer hipertireoidismo ou hipotireoidismo em consequência dessa desregulação do metabolismo dos hormônios da tireoide (ver Capítulo 27). De 10 a 20% dos pacientes em uso de amiodarona apresentam elevação anormal das enzimas hepáticas, embora esse efeito seja reversível quando se diminui a dose do fármaco. Sintomas neurológicos podem incluir neuropatia periférica, cefaleia, ataxia e tremores. Pacientes tratados com amiodarona devem ser monitorados à procura de anormalidades de função pulmonar, tireóidea e hepática. Amiodarona é contraindicada em pacientes com choque cardiogênico, bloqueio cardíaco de segundo e terceiro graus ou grave disfunção do nó SA associada à bradicardia sinusal ou síncope.

Dronedarona é um agente da classe III recentemente aprovado, semelhante estruturalmente à amiodarona. Foi desenvolvida como tentativa de criar substância com efeitos antiarrítmicos da amiodarona e efeitos adversos limitados. Em comparação com amiodarona, dronedarona é menos lipofílica (resultando em meia-vida mais curta) e não contém iodo (reduzindo, assim, a incidência de tireotoxicidade). Nos estudos clínicos de pacientes com fibrilação atrial, dronedarona reduziu a incidência de fibrilação atrial recorrente em comparação com placebo, com relativamente poucos efeitos adversos. Todavia, um estudo isolado sugeriu que dronedarona se associou a aumento da taxa de mortalidade em subgrupo de pacientes com insuficiência cardíaca sistólica. Portanto, dronedarona deve ser usada com cautela, acima de tudo, em pacientes com aquela condição. Relatos recentes também sugeriram associação entre dronedarona e hepatotoxicidade rara, mas grave. Provas de função hepática devem, pois, ser realizadas periodicamente.

Agentes antiarrítmicos | Classe IV: bloqueadores dos canais de Ca^{2+}

Os fármacos que bloqueiam os canais de Ca^{2+} cardíacos atuam preferencialmente nos *tecidos nodais SA e AV*, uma vez que esses tecidos marca-passo dependem das correntes de Ca^{2+} para a fase de despolarização do potencial de ação (Figu-

TABELA 23.2 Principais efeitos adversos de amiodarona, particularmente quando administrada em altas doses.	
CATEGORIA	**EFEITO ADVERSO**
Cardiovascular	↓ Função de nós AV ou SA ↓ Contratilidade cardíaca Hipotensão
Pulmonar	Pneumonite, resultando em fibrose pulmonar
Tireoide	Hipertireoidismo ou hipotireoidismo
Hepático	Elevação das enzimas hepáticas
Neurológico	Neuropatia periférica, cefaleia, ataxia, tremores
Outros	Microdepósitos na córnea Disfunção testicular Pigmentação cutânea

ra 23.2). Em contrapartida, os bloqueadores dos canais de Ca^{2+} exercem pouco efeito sobre os tecidos dependentes dos canais de Na^+ rápidos, como fibras de Purkinje e músculos atrial e ventricular. *A principal ação terapêutica dos antiarrítmicos de classe IV consiste em tornar mais lenta a ascensão do potencial de ação nas células do nó AV, resultando em diminuição da velocidade de condução através do nó AV* (Figura 23.13). Isso também bloqueia arritmias de reentrada, em que o nó AV constitui parte do circuito de reentrada. Entretanto, no caso apresentado na introdução, o circuito de reentrada responsável pela fibrilação atrial foi isolado nos átrios. Por esse motivo, diltiazem, um bloqueador dos canais de Ca^{2+}, diminuiu a frequência cardíaca do Dr. J, mas não modificou o ritmo cardíaco subjacente. (Consulte no Capítulo 21 uma discussão mais detalhada dos bloqueadores dos canais de Ca^{2+}.)

Como diferentes tecidos expressam subtipos diferentes de canais de Ca^{2+}, e diferentes subclasses de bloqueadores dos canais de Ca^{2+} interagem preferencialmente com subtipos diferentes de canais de Ca^{2+}, os diversos bloqueadores dos canais de Ca^{2+} exercem efeitos diferenciais em tecidos distintos. Di-hidropiridinas (como *nifedipino*) exercem efeito relativamente maior sobre a corrente de Ca^{2+} no *músculo liso vascular*, enquanto *verapamil* e *diltiazem* são mais efetivos nos *tecidos cardíacos*. Verapamil e diltiazem são empregados no tratamento de taquicardias supraventriculares paroxísticas de reentrada, na medida em que representam frequentemente arritmias de reentrada que envolvem o nó AV. Verapamil e diltiazem são *raramente* utilizados em taquicardia ventricular. De fato, as únicas indicações desses agentes nas arritmias ventriculares consistem em taquicardia ventricular idiopática do trato de efluxo direito e taquicardias fasciculares. Verapamil também é utilizado no tratamento de hipertensão e angina vasospástica (de Prinzmetal). Agentes da classe IV podem provocar bloqueio nodal AV ao reduzir excessivamente a velocidade de condução. A administração de verapamil intravenoso a pacientes em uso de β-bloqueadores pode precipitar insuficiência cardíaca grave

e levar a dissociação eletromecânica irreversível. Verapamil e diltiazem aumentam os níveis plasmáticos de digoxina ao competir com este fármaco pela excreção renal.

Outros agentes antiarrítmicos

Adenosina e *potássio*, apesar de não serem considerados agentes antiarrítmicos clássicos, exercem efeitos importantes sobre a eletrofisiologia cardíaca. Adenosina pode ser utilizada no tratamento das arritmias que envolvem a condução nodal AV aberrante. Concentrações fisiológicas de K^+ devem ser mantidas para evitar arritmias. *Ranolazina* é um agente recentemente aprovado para tratamento de angina estável crônica; seu mecanismo de ação parece envolver a inibição da corrente de Na^+ tardia.

Adenosina

O nucleosídio *adenosina* encontra-se naturalmente presente em todo o corpo. Pela estimulação da classe P1 de receptores purinérgicos, adenosina abre um canal de K^+ acoplado à proteína G (I_{KACh}) einibe, portanto, a condução nodal AV, atrial e nodal SA (Figura 23.9B). O nó AV é mais sensível que o nó SA aos efeitos da adenosina. Adenosina também inibe a potencialização da atividade dos canais de Ca^{2+} pelo AMPc e, por conseguinte, suprime os potenciais de ação dependentes de Ca^{2+}. Adenosina, cuja meia-vida plasmática é de menos de 10 segundos, frequentemente é utilizada como agente de primeira linha para conversão da taquicardia supraventricular paroxística de complexo estreito em ritmo sinusal normal. Para essa indicação, adenosina mostra-se eficaz em 90% dos casos. Os efeitos adversos da adenosina são, em sua maioria, transitórios, incluindo cefaleia, rubor, dor torácica e inibição excessiva dos nós AV ou SA. Adenosina também pode causar broncoconstrição de até 30 min de duração em pacientes com asma. Em 65% dos pacientes, ocorre nova arritmia *transitória* no início da administração de adenosina.

Potássio

Tanto hipopotassemia quanto hiperpotassemia podem ser arritmogênicas, e, por conseguinte, é preciso monitorar cuidadosamente os níveis plasmáticos de K^+. A hipopotassemia pode causar pós-despolarizações precoces, pós-despolarizações tardias e batimentos ectópicos nas células não marca-passo. A hiperpotassemia pode resultar em acentuada redução da velocidade de condução, uma vez que as concentrações extracelulares elevadas de K^+ diminuem E_K e, por conseguinte, despolarizam membranas celulares. Os efeitos cardíacos potencialmente fatais da hiperpotassemia constituem a principal razão da instituição de diálise em pacientes com insuficiência renal.

A correção do potássio é antiarrítmica. Níveis séricos de K^+ fora da faixa fisiológica (3,5 a 5 mM) podem constituir importante fator em iniciação e manutenção das arritmias. A correção de hipopotassemia ou de hiperpotassemia por si só pode ser suficiente para suprimir algumas arritmias. É também possível utilizar concentrações séricas supra ou subfisiológicas de K^+ na tentativa de terminar as arritmias. Essa abordagem *raramente* é utilizada na prática clínica, na medida em que é difícil modificar os níveis de K^+ de modo confiável e que alterações exogenamente induzidas nos níveis de K^+ são rapidamente corrigidas por mecanismos renais.

Ranolazina

Muitos pacientes com angina estável crônica apresentam dor torácica ao esforço, apesar da revascularização mecânica e do uso de antagonistas β-adrenérgicos ou bloqueadores dos canais

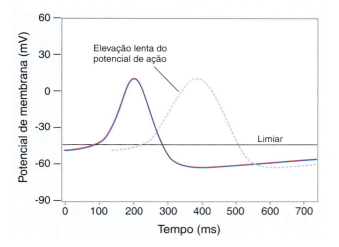

FIGURA 23.13 Efeitos de antiarrítmicos da classe IV sobre potenciais de ação da célula marca-passo. Antiarrítmicos da classe IV (bloqueadores dos canais de Ca^{2+}) diminuem a excitabilidade das células do nó SA e prolongam a condução do nó AV, principalmente ao tornar lenta a ascensão do potencial de ação no tecido nodal. Antiarrítmicos da classe IV mostram-se úteis no tratamento das arritmias que envolvem reentrada através do nó AV; entretanto, bloqueadores dos canais de Ca^{2+} em altas doses podem prolongar a condução do nó AV a ponto de resultar em bloqueio cardíaco.

de cálcio. *Ranolazina* é um agente recentemente aprovado que melhora a capacidade ao exercício e diminui eventos anginosos em pacientes com angina estável crônica. Apesar de extensa avaliação, o exato mecanismo de ação da ranolazina permanece incerto. Mecanismos de ação propostos incluem inibição da β-oxidação dos ácidos graxos dos miócitos cardíacos, inibição da corrente retificadora de K$^+$ tardia e inibição da corrente de Na$^+$ tardia. A inibição da β-oxidação dos ácidos graxos pode melhorar a utilização do ATP do miocárdio, enquanto a inibição da atividade dos canais de Na$^+$ pode reduzir a energia necessária para a repolarização do miocárdio.

Em geral, ranolazina tem sido bem tolerada em ensaios clínicos; os efeitos adversos mais comuns consistem em náuseas, constipação intestinal e tontura. Ranolazina também prolonga o intervalo QT. Hoje em dia, seu uso está aprovado para tratamento de segunda linha de pacientes com angina estável crônica.

► Conclusão e perspectivas

As arritmias cardíacas originam-se de defeitos em formação do impulso, da condução do impulso ou da associação de ambos. Como alterações na condutância iônica levam a arritmias, agentes antiarrítmicos atuam direta ou indiretamente para alterar estados conformacionais de canais iônicos e, assim, modificar a permeabilidade da membrana aos íons. A propriedade farmacológica de bloqueio dos canais iônicos dependente do uso possibilita que muitos agentes antiarrítmicos sejam direcionados preferencialmente para tecidos cardíacos enfermos, com base na eletrofisiologia alterada desses tecidos. Em geral, antiarrítmicos da classe I bloqueiam canais de Na$^+$; antiarrítmicos da classe II (β-bloqueadores) inibem estimulação simpática e, por conseguinte, diminuem a automaticidade; agentes da classe III bloqueiam canais de K$^+$; e agentes da classe IV bloqueiam canais de Ca^{2+}. Apesar dos contínuos avanços relacionados com fármacos antiarrítmicos, ainda persiste o paradoxo de que eles próprios podem gerar arritmias. Entretanto, o uso criterioso de agentes antiarrítmicos pode reduzir a mortalidade em certas circunstâncias clínicas, e a personalização cuidadosa de um esquema farmacológico para o estado clínico de determinado paciente pode reduzir os efeitos adversos desses agentes.

As novas orientações mais importantes na farmacologia do ritmo cardíaco envolvem a identificação de genes específicos para canais iônicos no coração humano (Tabela 23.3). Na atualidade, são utilizados modelos animais para a maior parte da pesquisa de canais iônicos; comparativamente, pouco se sabe acerca da farmacologia clínica da expressão dos canais iônicos nos seres humanos. Com o sequenciamento atualmente completo dos genomas murino e humano, os pesquisadores serão capazes de investigar a possibilidade de produtos gênicos recém-identificados poderem servir como alvos seletivos para novos agentes terapêuticos. A identificação da expressão gênica de canais iônicos nos vários tecidos do coração humano (nó SA, nó AV, vias de condução atrial, endocárdio, vias de condução ventricular etc.), tanto durante o desenvolvimento quanto em resposta à lesão, poderá fornecer novos alvos que, no momento atual, ainda não são conhecidos. Muitos dos genes provavelmente codificam canais que formam heteromultímeros, e existe a possibilidade haver muitas variantes genéticas dentro da população. Essa enorme complexidade provavelmente representará vantagem para o desenvolvimento de fármacos, uma vez que viabilizará o uso de estratégias mais personalizadas. A pesquisa atual em fibrilação atrial, por exemplo, concentra-se no desenvolvimento de antiarrítmicos seletivos para canais iônicos expressos seletivamente nos átrios. Paralelamente, o desenvolvimento de desfibriladores, estimuladores e computadores implantáveis constituirá uma estratégia alternativa para a prevenção ou a eliminação de arritmias.

TABELA 23.3 Identidade molecular das correntes iônicas cardíacas conhecidas.

CORRENTE IÔNICA	PROTEÍNA DO CANAL
I_{Na}	Na$_v$1,5
$I_{Ca.L}$ (sensível à di-hidropiridina)	Ca$_v$1,2
$I_{Ca.T}$	Ca$_v$3,1
I_f	HCN2, HCN4
I_{to}	K$_v$4,3
I_{Ks}*	K$_v$7,1 (KvLQT1)
I_{Kr}*	K$_v$11, HERG
I_{K1}	Kir2,1 (retificador internamente dirigido)
I_{KACh}	Kir3,1 + Kir3,4 (regulada pela proteína G)

*Coletivamente designada como I_K.

Leitura sugerida

Ackerman MJ, Clapham DE. Ion channels–basic science and clinical disease. *N Engl J Med* 1997; 336:1575-1586. *(Revisão ampla dos canais iônicos.)*

Delacretaz E. Clinical practice. Supraventricular tachycardia. *N Engl J Med* 2006; 354:1039-1051. *(Discussão dos usos clínicos de agentes antiarrítmicos no tratamento da taquicardia supraventricular.)*

Hohnloser SH, Crijns HJ, van Eickels M, *et al*. Effect of dronedarone on cardiovascular events in patients with atrial fibrillation. *N Engl J Med* 2009; 360:668-678. *(Ensaio de dronedarona sugerindo sua segurança em pacientes com fibrilação atrial.)*

McBride BF. The emerging role of antiarrhythmic compounds with atrial selectivity in the management of atrial fibrillation. *J Clin Pharmacol* 2009; 49:258-267. *(Direções futuras no desenvolvimento de fármaco para tratamento de fibrilação atrial.)*

Nash DT, Nash SBD. Ranolazine for chronic stable angina. *Lancet* 2008; 372:1335-1341. *(Revisão recente de ranolazina.)*

Rudy Y, Silva JR. Computational biology in the study of cardiac íon channels and cell electrophysiology. *Quarterly Rev Biophys* 2006; 39:57-116. *(Resume os canais iônicos cardíacos conhecidos em modelos de potenciais de ação cardíacos.)*

RESUMO FARMACOLÓGICO: Capítulo 23 | Farmacologia do Ritmo Cardíaco.

Antiarrítmicos da Classe IA

Mecanismo – *Bloqueio moderado dos canais de Na+ regulados por voltagem e bloqueio dos canais de K+ em miócitos ventriculares (diminuem a velocidade de ascensão da fase 0 e prolongam a repolarização) e células do nó SA (deslocam o limiar para potenciais mais positivos e diminuem a inclinação da despolarização da fase 4); quindina também bloqueia canais de K+ que estão abertos em decorrência da estimulação vagal de receptores muscarínicos no nó AV (efeito vagolítico)*

FÁRMACO	APLICAÇÕES CLÍNICAS	EFEITOS ADVERSOS *GRAVES* E COMUNS	CONTRAINDICAÇÕES	CONSIDERAÇÕES TERAPÊUTICAS
Quinidina	Conversão de *flutter* ou fibrilação atriais e manutenção do ritmo sinusal normal Taquicardia supraventricular paroxística Contrações atriais ou ventriculares prematuras Ritmo juncional AV paroxístico ou taquicardia atrial ou ventricular	*Torsades de pointes, bloqueio AV completo, taquicardia ventricular, agranulocitose, trombocitopenia, hepatotoxicidade, crise de asma aguda, parada respiratória, angioedema, ocorrência rara de lúpus sistêmico* Fadiga, cefaleia, tontura, alargamento de complexo QRS e intervalos QT e PR, hipotensão, contrações ventriculares prematuras (CVP), taquicardia, diarreia, cinchonismo	História de *torsades de pointes* ou prolongamento do intervalo QT Uso concomitante de fármacos que prolongam o intervalo QT Defeitos de condução Miastenia *gravis*	Coadministração de outros fármacos que reconhecidamente prolongam intervalo QT (como tioridazina, ziprasidona) está contraindicada Quinidina inibe a conversão de codeína em morfina, reduzindo, assim, o efeito analgésico de codeína Ocorre toxicidade de digoxina induzida por quinidina em fração significativa de pacientes Amiodarona, amprenavir, antifúngicos azólicos, cimetidina e ritonavir aumentam os níveis de quinidina Coadministração de anticolinérgicos resulta em efeitos anticolinérgicos aditivos Deve-se utilizar agente que diminua a velocidade de condução nodal AV (bloqueador β-adrenérgico ou bloqueador dos canais de Ca^{2+}) em associação a quinidina para evitar resposta ventricular excessivamente rápida em pacientes com *flutter* atrial
Procainamida	Contrações ventriculares prematuras (CVP) sintomáticas Taquicardia ventricular potencialmente fatal Manutenção do ritmo sinusal normal após conversão de *flutter* atrial Hipertermia maligna	*Iguais aos da quinidina, exceto por menor número de efeitos anticolinérgicos; pode ocorrer síndrome semelhante ao lúpus após uso prolongado*	Iguais às da quinidina Adicionalmente, lúpus eritematoso sistêmico	Coadministração de fármacos que reconhecidamente prolongam intervalo QT está contraindicada Procainamida não altera níveis plasmáticos de digoxina Pode haver aceleração da frequência ventricular decorrente de efeitos vagolíticos sobre o nó AV; considere um pré-tratamento com glicosídio cardíaco Determinação basal e periódica de anticorpos antinucleares e monitoramento para desenvolvimento de síndrome semelhante ao lúpus
Disopiramida	CVP Taquicardia ventricular Conversão de fibrilação atrial, *flutter* atrial e taquicardia atrial paroxística em ritmo sinusal normal	*Iguais aos da quinidina, exceto por efeitos anticolinérgicos mais profundos e menos efeitos GI*	Iguais às da quinidina	Coadministração de fármacos que reconhecidamente prolongam intervalo QT está contraindicada Rifampicina compromete a atividade antiarrítmica da disopiramida Pode haver aceleração da frequência ventricular decorrente de efeitos vagolíticos sobre o nó AV; considere um pré-tratamento com glicosídio cardíaco Disopiramida é comumente prescrita para pacientes que não conseguem tolerar quinidina ou procainamida

Antiarrítmicos da Classe IB

Mecanismo – *Bloqueio dependente do uso dos canais de Na+ regulados por voltagem nos miócitos ventriculares (diminuem a velocidade da fase 0 de ascensão); podem também encurtar a repolarização*

FÁRMACO	APLICAÇÕES CLÍNICAS	EFEITOS ADVERSOS *GRAVES* E COMUNS	CONTRAINDICAÇÕES	CONSIDERAÇÕES TERAPÊUTICAS
Lidocaína Mexiletina (análogo oral da lidocaína)	Arritmias ventriculares no contexto de infarto do miocárdio, manipulação cardíaca ou uso de glicosídios cardíacos Estado de mal epiléptico Anestesia local de pele ou mucosas Dor, queimação ou prurido Neuralgia pós-herpética	*Convulsões, assistolia, bradicardia, parada cardíaca, arritmias novas ou agravamento de arritmias, depressão respiratória, anafilaxia, estado de mal asmático* Inquietação, estupor, tremor, hipotensão, visão turva ou dupla, zumbido	Síndrome de Stokes-Adams Síndrome de Wolff-Parkinson-White Bloqueio SA, AV ou intraventricular grave As contraindicações para bloqueio espinal ou epidural incluem: inflamação na região da punção, septicemia, hipertensão grave, deformidades espinais, distúrbios neurológicos	Deve-se ajustar dose de lidocaína e mexiletina quando esses fármacos forem coadministrados com inibidores do citocromo P450 (como cimetidina) e indutores (como barbitúricos, fenitoína ou rifampicina) Em pacientes gravemente enfermos, convulsões podem constituir o primeiro sinal de toxicidade A injeção intramuscular de lidocaína pode causar grande aumento nos níveis séricos de creatinoquinase (CK)

(continua)

RESUMO FARMACOLÓGICO: Capítulo 23 I Farmacologia do Ritmo Cardíaco. (continuação)

FÁRMACO	APLICAÇÕES CLÍNICAS	EFEITOS ADVERSOS GRAVES E COMUNS	CONTRAINDICAÇÕES	CONSIDERAÇÕES TERAPÊUTICAS
Fenitoína	Convulsões tônico-clônicas generalizadas, estado de mal epiléptico, convulsões não epilépticas Convulsões relacionadas com eclâmpsia Neuralgia Arritmias ventriculares que não respondem a lidocaína ou procainamida Arritmias induzidas por glicosídios cardíacos	Agranulocitose, leucopenia, pancitopenia, trombocitopenia, hepatite, síndrome de Stevens-Johnson, necrólise epidérmica tóxica Ataxia, confusão, fala arrastada, diplopia, nistagmo, hiperplasia gengival, náuseas, vômitos, hirsutismo	Hipersensibilidade a hidantoína Bradicardia sinusal, bloqueio do nó SA, bloqueio AV de segundo ou terceiro graus Síndrome de Stokes-Adams	Fenitoína interage com inúmeros fármacos, dado seu metabolismo hepático Fenitoína é metabolizada por 2C9/10 e 2C19 do citocromo P450 Outros fármacos metabolizados por essas enzimas podem aumentar as concentrações plasmáticas de fenitoína Fenitoína também pode induzir várias enzimas do citocromo P450, como a 3A4, que pode resultar em aumento do metabolismo de contraceptivos orais e outros fármacos

Antiarrítmicos da Classe IC
Mecanismo – Bloqueio acentuado dos canais de Na+ regulados por voltagem nos miócitos ventriculares (diminuem a velocidade de ascensão da fase 0)

Encainida Flecainida Moricizina Propafenona	Taquicardia ventricular sustentada Taquicardia supraventricular paroxística, fibrilação atrial paroxística que não responde a outras medidas	Parada cardíaca, insuficiência cardíaca, nova arritmia ou agravamento da já existente, disfunção de nó sinusal, acentuada diminuição da velocidade de condução, bloqueio da condução Tontura, cefaleia, síncope, distúrbios visuais, dispneia	Choque cardiogênico Bloqueio AV de segundo ou terceiro graus, bloqueio do ramo direito com hemibloqueio esquerdo Efeitos pró-arrítmicos em pacientes com fibrilação ou flutter atriais	Associados a excessiva mortalidade e parada cardíaca não fatal; uso restrito a pacientes que não responderam a outras medidas Podem agravar as arritmias nos pacientes com taquiarritmias ventriculares preexistentes e nos com história de infarto do miocárdio Podem aumentar o limiar marca-passo endocárdico agudo e crônico e suprimir os ritmos de escape ventricular Monitore os níveis em pacientes com comprometimento hepático significativo

Antiarrítmicos da Classe II I Antagonistas β-adrenérgicos
Mecanismo – Antagonizam a estimulação simpática dos receptores β₁-adrenérgicos nas células dos nós SA e AV, diminuindo, assim, a inclinação da despolarização da fase 4 (importante no nó SA) e prolongando a repolarização (importante no nó AV)

Propranolol Atenolol Metoprolol Acebutolol Bisoprolol Labetalol Carvedilol Pindolol	Ver Resumo farmacológico: Capítulo 10			

Agentes antiarrítmicos da Classe III I Inibidores da repolarização
Mecanismo – Bloqueiam os canais de K+, resultando em platô mais longo do potencial de ação e em repolarização prolongada

Ibutilida	Conversão de fibrilação atrial ou flutter atrial em ritmo sinusal normal	Bloqueio AV, bradicardia, taquicardia ventricular sustentada, 2% desenvolvem torsades de pointes, exigindo cardioversão elétrica	História de taquicardia ventricular polimórfica, como torsades de pointes Síndrome do QT longo preexistente	Antiarrítmicos das classes IA e III podem aumentar o potencial de refratariedade prolongada Fármacos que prolongam o intervalo QT (como anti-histamínicos, fenotiazinas e antidepressivos tricíclicos) aumentam o risco de arritmia Monitore o intervalo QT durante a administração de ibutilida
Dofetilida	Conversão de fibrilação atrial ou flutter atrial em ritmo sinusal normal Manutenção do ritmo sinusal normal em pacientes com fibrilação ou flutter atriais sintomáticos	Iguais aos da ibutilida	Iguais às da ibutilida. Outras contraindicações incluem pacientes com depuração de creatinina inferior a 20 mℓ/min	Apenas disponível VO Dado seu potencial de induzir arritmias ventriculares, dofetilida é reservada para pacientes com fibrilação atrial e/ou flutter atriais altamente sintomáticos Redução da dose em pacientes com disfunção renal

Fármaco	Indicações	Efeitos adversos	Contraindicações	Observações
Sotalol	Arritmias ventriculares potencialmente fatais Manutenção do ritmo sinusal normal em pacientes com fibrilação ou *flutter* atriais sintomáticos	*Bradicardia, torsades de pointes, contrações ventriculares prematuras, fibrilação ventricular, taquicardia ventricular, bloqueio AV, insuficiência cardíaca, broncospasmo* Dispneia, dor torácica, fadiga	Disfunção sinusal-nodal grave, bradicardia sinusal, bloqueio AV de segundo ou terceiro graus Síndrome do QT longo Choque cardiogênico, insuficiência cardíaca não controlada Asma	Sotalol é agente antiarrítmico misto de classes II e III, que antagoniza não seletivamente os receptores β-adrenérgicos e prolonga a duração do potencial de ação por bloqueio dos canais de potássio Utilizado frequentemente em pacientes que não conseguem tolerar os efeitos adversos da amiodarona Use com cautela em pacientes com comprometimento da função renal ou diabetes melito Evite a coadministração com ziprasidona e esparfloxacino, que podem prolongar o intervalo QT
Bretílio	Arritmias ventriculares potencialmente fatais	*Arritmia cardíaca* Hipotensão ortostática pronunciada, bradicardia, tontura, ansiedade, aumento da temperatura corporal	Arritmias induzidas por digitálicos	Agente anti-hipertensivo e agente antiarrítmico da classe III
Amiodarona	Fibrilação ventricular recorrente, taquicardia ventricular instável Fibrilação atrial Arritmias supraventriculares	*Arritmias, assistolia, bradicardia, bloqueio cardíaco, insuficiência cardíaca, hipotensão, parada sinusal, neutropenia, pancitopenia, insuficiência hepática, toxicidade pulmonar grave (pneumonite, alveolite, fibrose), disfunção da tireoide* Fadiga, microdepósitos na córnea, pigmentação cutânea azul-acinzentada, fotossensibilidade	Pacientes em uso de ritonavir Doença grave do nó SA Bloqueio AV de segundo ou terceiro graus Bradicardia com síncope	A formulação IV (Cordarone®) contém álcool benzílico, que tem causado respiração entrecortada e colapso cardiovascular (síndrome de esforço respiratório) em recém-nascidos A toxicidade pulmonar é mais comum com doses altas Coadministração com β-bloqueadores ou bloqueadores dos canais de cálcio pode aumentar o risco de bradicardia sinusal, parada sinusal e bloqueio AV Coadministração com colestiramina aumenta a eliminação da amiodarona Coadministração com ciclosporina, digoxina, flecainida, lidocaína, fenitoína, procainamida, quinidina ou teofilina pode resultar em níveis aumentados desses fármacos Coadministração com fármacos que prolongam o intervalo QT, como disopiramida, tioridazina, fenotiazina, pimozida, quinidina, esparfloxacino ou antidepressivos tricíclicos, pode resultar em prolongamento do intervalo QT e induzir *torsades de pointes* Coadministração com fenitoína pode diminuir os níveis de amiodarona
Dronedarona	Fibrilação e *flutter* atriais	*Insuficiências cardíaca e hepática* Prolongamento de intervalo QT, dor abdominal, diarreia, indigestão, astenia, elevação da creatinina sérica	Bradicardia, prolongamento de QTc ou intervalo PR, bloqueio atrioventricular Insuficiência cardíaca Comprometimento hepático Gravidez Uso concomitante de fármacos que prolongam QT Uso concomitante de inibidores CYP3A	Dronedarona é similar a amiodarona, mas tem menor meia-vida e menor incidência de toxicidade de tireoide Dronedarona deve ser usada com cautela em pacientes com insuficiência cardíaca sistólica Aumenta a creatinina sem afetar a taxa de filtração glomerular

(continua)

RESUMO FARMACOLÓGICO: Capítulo 23 | Farmacologia do Ritmo Cardíaco. (*continuação*)

FÁRMACO	APLICAÇÕES CLÍNICAS	EFEITOS ADVERSOS *GRAVES* E COMUNS	CONTRAINDICAÇÕES	CONSIDERAÇÕES TERAPÊUTICAS
**Agentes antiarrítmicos da Classe IV	Bloqueadores dos canais de cálcio** *Mecanismo – Bloqueiam preferencialmente os canais de Ca²⁺ cardíacos; tornam lenta a ascensão do potencial de ação nos tecidos dos nós SA e AV*				
Verapamil **Diltiazem**	Ver Resumo farmacológico: Capítulo 21			
Outros antiarrítmicos *Mecanismo – ver fármaco específico*				
Adenosina	Conversão de taquicardia supraventricular paroxística em ritmo sinusal normal	Rubor facial, bronconconstrição em pacientes com asma, pressão torácica, diaforese, inibição excessiva dos nós SA ou AV	Bloqueio AV de segundo ou terceiro graus Não utilize adenosina para fibrilação ou *flutter* atriais	Abre os canais de K⁺ acoplados à proteína G e suprime o potencial de ação dependente do Ca²⁺, inibindo, assim, a condução nodal SA, atrial e nodal AV Coadministração com carbamazepina pode aumentar o grau de bloqueio cardíaco Podem ocorrer arritmias transitórias no início da infusão de adenosina
Ranolazina	Angina de peito crônica	*Prolongamento do intervalo QT, sincope, disfunção renal aguda* Constipação, tontura, cefaleia	Uso concomitante de fármacos que prolongam o intervalo QT Síndrome do QT longo preexistente Uso concomitante de inibidores moderadamente potentes da P450 3A Disfunção hepática	Mecanismo de ação incerto – pode inibir a oxidação de ácidos graxos, a corrente retificadora de potássio tardia ou a corrente de sódio tardia Frequentemente utilizada em associação com β-bloqueadores, anlodipino ou nitratos em pacientes que não conseguiram resposta adequada a outros agentes antianginosos Evite uso concomitante de inibidores moderadamente potentes da P450 3A ou fármacos que prolonguem o intervalo QT Evite uso em pacientes com comprometimento renal grave

24
Farmacologia da Contratilidade Cardíaca

Ehrin J. Armstrong e Thomas P. Rocco

▶ Introdução

Em 1785, Dr. William Withering descreveu os benefícios cardiovasculares de uma preparação obtida da planta dedaleira, também denominada digital. Ele utilizou essa preparação para tratar pacientes que sofriam de "hidropisia", uma afecção em que o acúmulo de líquido extravascular leva à dispneia (dificuldade na respiração) e à formação de edema periférico. Hoje em dia, esses sintomas são reconhecidos como manifestações características da *insuficiência cardíaca* (IC), uma síndrome clínica mais comumente causada por disfunção sistólica do ventrículo esquerdo (VE). Nessa afecção, o VE é incapaz de manter um débito adequado, apesar do volume de enchimento normal, e o volume diastólico final do VE aumenta em um esforço de preservar o débito cardíaco. Todavia, acima de determinado volume diastólico final, as pressões diastólicas do VE começam a se elevar, frequentemente de modo precipitado. Esse aumento da pressão diastólica do VE resulta em elevação da pressão atrial esquerda e da pressão capilar pulmonar, as quais, por sua vez, levam à formação de edema pulmonar intersticial e alveolar e ao aumento da pressão cardíaca direita e da pressão arterial pulmonar. A pressão cardíaca direita elevada resulta em hipertensão venosa sistêmica e edema periférico.

O uso da digital por Dr. Withering foi um prenúncio do emprego atual da *digoxina*, um membro da família de glicosídios cardíacos, no tratamento de condições em que ocorre comprometimento da contratilidade do miocárdio. Os glicosídios cardíacos são *agentes inotrópicos positivos*, definidos como *agentes que aumentam a força contrátil dos miócitos cardíacos.* Desde o advento da digital, a elucidação do mecanismo celular da contração cardíaca facilitou o desenvolvimento de outros agentes inotrópicos. Este capítulo, após proceder a uma revisão da fisiologia da contração cardíaca e da fisiopatologia celular da disfunção contrátil, descreve quatro classes de fármacos inotrópicos positivos já aprovados para uso ou em fase de investigação em ensaios clínicos. No Capítulo 25, pode-se encontrar uma discussão integrada das estratégias terapêuticas para a IC.

▶ Fisiologia da contração cardíaca

O coração é responsável por receber o sangue desoxigenado da periferia e propulsá-lo pela circulação pulmonar (onde a hemoglobina é reoxigenada) para distribuir finalmente esse sangue oxigenado aos tecidos periféricos. Para executar esta última tarefa, o VE precisa desenvolver uma tensão suficiente para su-

CASO

GW, um homem de 68 anos de idade com disfunção sistólica e insuficiência cardíaca conhecidas, é internado com dispneia e náuseas. A história cardíaca do paciente é notável por dois infartos do miocárdio anteriores, dos quais o mais recente ocorreu há cerca de 2 anos. Desde o segundo infarto, o paciente apresentou limitação significativa em sua capacidade de atividade física. Um ecocardiograma bidimensional revela uma fração de ejeção do VE de 25% (normal, > 55%) e insuficiência mitral moderada. GW tem sido tratado com ácido acetilsalicílico, carvedilol (um antagonista β), captopril (um inibidor da enzima conversora de angiotensina), digoxina (um glicosídio cardíaco), furosemida (um diurético de alça) e espironolactona (um antagonista dos receptores de aldosterona). Foi também implantado um cardioversor-desfibrilador interno automático (CDIA) para evitar arritmias ventriculares sustentadas e morte cardíaca súbita.

O exame físico no serviço de emergência demonstra pressão arterial de 90/50 mmHg e frequência cardíaca irregular de 120 bpm. Um eletrocardiograma indica que o ritmo cardíaco subjacente consiste em fibrilação atrial. Administra-se amiodarona (um antiarrítmico de classe III), e a frequência cardíaca do paciente diminui para cerca de 80 bpm. Os exames de laboratório revelam: Na^+ sérico de 148 mEq/ℓ (normal, 135 a 145), nitrogênio ureico de 56 mg/dℓ (normal, 7 a 19), K^+ de 2,9 mEq/ℓ (normal, 3,5 a 5,1) e creatinina de 4,8 mg/dℓ (normal, 0,6 a 1,2). O nível sérico de digoxina é de 3,2 ng/mℓ (a concentração terapêutica, geralmente, é de cerca de 1 ng/mℓ).

Com base nesses achados, GW é admitido na unidade de terapia intensiva (UTI) cardiológica. A dose de digoxina oral é suspensa, e administra-se K^+ IV para aumentar a concentração sérica de potássio. Com base na gravidade dessa descompensação clínica, implanta-se um cateter na artéria pulmonar (AP) para monitorar as pressões cardíacas. GW também recebe dobutamina, e o carvedilol é suspenso. Após iniciar a dobutamina IV, o débito urinário aumenta, e o paciente começa a sentir melhora sintomática. GW permanece na UTI cardiológica durante 7 dias, e o nível de digoxina diminui para a faixa terapêutica.

💡 Questões

1. Quais são os principais mecanismos celulares que contribuem para a fisiopatologia da insuficiência cardíaca sistólica?
2. Qual é o mecanismo de ação da digoxina?
3. Que fatores (incluindo interações medicamentosas) contribuíram para a toxicidade da digoxina nesse paciente?
4. Por que GW está sendo tratado concomitantemente com um antagonista β e um agente inotrópico positivo (digoxina)?
5. Qual é o mecanismo de ação da dobutamina?

---

perar a impedância à ejeção que reside na circulação periférica. A relação entre a tensão gerada durante a fase sistólica do ciclo cardíaco e a extensão do enchimento VE durante a diástole é referida como *estado contrátil* do miocárdio. Juntamente com a *pré-carga* (o volume sanguíneo intraventricular), a *pós-carga* (a resistência contra a qual o ventrículo esquerdo ejeta) e a *frequência cardíaca*, a contratilidade do miocárdio constitui um importante determinante do débito cardíaco. O desempenho da bomba cardíaca em nível orgânico vem sendo alvo de interesse dos fisiologistas cardíacos há muitos anos, e, hoje em dia, os principais mecanismos celulares e moleculares da contração cardíaca também estão bem elucidados.

Anatomia dos miócitos

À semelhança do músculo esquelético, o músculo cardíaco contrai-se quando potenciais de ação despolarizam as membranas plasmáticas das células musculares cardíacas. O processo de *acoplamento excitação-contração* (EC), em que os processos mecânicos intracelulares transformam um sinal eletroquímico em força mecânica, envolve a seguinte cascata de eventos: abertura dos canais de cálcio regulados por voltagem, aumento do cálcio intracelular, ativação das proteínas contráteis e encurtamento dos elementos contráteis por interações de actina-miosina.

A anatomia celular dos miócitos ventriculares está bem adaptada para a excitação e para a regulação da contração cardíaca (Figura 24.1). Os componentes especializados do miócito ventricular incluem o sarcolema ou membrana plasmática do miócito; o retículo sarcoplasmático (RS), um grande sistema de membranas internas que circunda as miofibrilas; e as próprias miofibrilas. As miofibrilas são unidades semelhantes a cordões que contêm proteínas contráteis precisamente orga-

nizadas; a interação coordenada dessas proteínas é responsável pelo encurtamento físico do músculo cardíaco. Essas especializações anatômicas estão ilustradas nas Figuras 24.1 e 24.2 e encontram-se resumidas na Tabela 24.1.

Contração dos miócitos

O aumento do Ca^{2+} citosólico constitui a ligação entre a excitação e a contração. Durante o potencial de ação ventricular (ver Capítulo 23), o influxo de Ca^{2+} pelos canais de Ca^{2+} do tipo L no sarcolema produz um aumento na concentração citosólica de Ca^{2+}. Esse "cálcio deflagrador" estimula o receptor de rianodina na membrana do RS, causando liberação do Ca^{2+} armazenado do RS para o citosol. Quando a concentração de Ca^{2+} no citoplasma alcança aproximadamente 10^{-5} M, o cálcio liga-se à troponina C e induz uma alteração de conformação na tropomiosina, que libera a proteína inibitória, a troponina I. Essa liberação de troponina I expõe um sítio de interação para a miosina no filamento de actina, e a ligação da miosina à actina inicia o ciclo de contração.

A Figura 24.2 ilustra o ciclo pelo qual as interações de actina-miosina encurtam fisicamente o sarcômero. Cada filamento de miosina exibe cabeças flexíveis que se projetam e estabelecem pontes cruzadas reversíveis com os filamentos de actina. A formação das pontes cruzadas de actina-miosina, a inclinação das cabeças de miosina em suas dobradiças flexíveis e o desprendimento das pontes cruzadas possibilitam ao filamento de miosina "deslizar" sobre o filamento de actina em ambas as direções, puxando, assim, as duas extremidades do sarcômero.

A função normal do ciclo de pontes cruzadas do sarcômero depende criticamente do ATP. A atividade da ATP hidrolase (ATPase) da miosina fornece a energia empregada para impulsionar a contração e para reajustar as proteínas contráteis, resul-

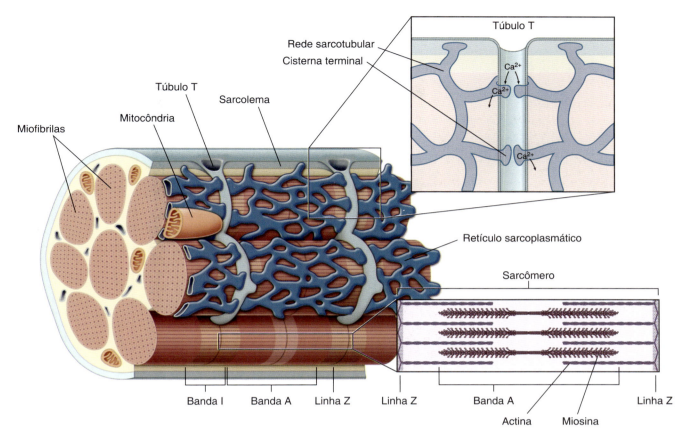

FIGURA 24.1 Estrutura do miócito cardíaco. Cada miócito cardíaco contém miofibrilas e mitocôndrias circundadas por uma membrana plasmática especializada, denominada *sarcolema*. As invaginações do sarcolema, denominadas túbulos T, fornecem condutos para o influxo de Ca^{2+}. No interior da célula, um retículo sarcoplasmático extenso armazena o Ca^{2+} para uso durante a contração. O Ca^{2+} extracelular penetra através do sarcolema e dos túbulos T durante a fase 2 do potencial de ação. Esse Ca^{2+} deflagrador liga-se a canais na membrana do retículo sarcoplasmático, causando a liberação de um grande reservatório do denominado Ca^{2+} de ativação no citosol. O aumento do Ca^{2+} citosólico inicia a contração das miofibrilas. O *sarcômero* é a unidade funcional da miofibrila. Cada sarcômero consiste em bandas interdigitadas de actina e miosina, as quais formam estruturas distintas ao microscópio eletrônico. As bandas *A* correspondem a regiões de superposição de actina e miosina. As linhas *Z* demarcam as bordas de cada sarcômero. As bandas *I* estendem-se entre sarcômeros adjacentes e correspondem a regiões da actina sem superposição da miosina. Na contração do miócito cardíaco, as bandas *I* tornam-se mais curtas (*i. e.*, as linhas *Z* aproximam-se uma da outra), enquanto as bandas *A* mantêm um comprimento constante.

tando em relaxamento. Se a quantidade disponível de ATP for insuficiente para o ciclo de pontes cruzadas, a miosina e a actina permanecem "travadas" no estado associado, e o miocárdio é incapaz de relaxar. Essa dependência do ATP justifica o impacto profundo da isquemia sobre a contração sistólica (o ciclo de contração é incapaz de prosseguir) e o relaxamento diastólico (a actina e a miosina não podem dissociar-se) do miocárdio.

A organização do sarcômero e o mecanismo físico da contração explicam a relação fundamental entre a força muscular e o desenvolvimento de tensão. O estiramento (comprimento) aumentado do músculo expõe sítios adicionais para a ligação do cálcio e para a interação actina-miosina; o estiramento aumentado também propicia maior liberação de cálcio do RS. Esses eventos celulares fornecem a argumentação mecânica da *lei de Frank-Starling: um aumento do volume diastólico final do ventrículo esquerdo leva a um aumento do volume sistólico ventricular durante a sístole*. O Capítulo 25 descreve as implicações da lei de Frank-Starling em nível orgânico de modo mais detalhado.

Regulação da contratilidade

O ciclo do cálcio e a contratilidade do miocárdio nos miócitos cardíacos são regulados por três mecanismos principais de controle. No sarcolema, o fluxo de cálcio é mediado por interações entre a bomba de sódio e o trocador de sódio-cálcio. No retículo sarcoplasmático, as bombas e os canais de cálcio regulam a extensão da liberação e da recaptação de cálcio. As influências neuro-humorais, particularmente a via de sinalização beta-adrenérgica, também modulam o ciclo do cálcio por meio desses canais e transportadores.

Bomba de sódio e troca de sódio-cálcio

No sarcolema, as três proteínas essenciais envolvidas na regulação do cálcio são a Na^+/K^+-ATPase, daqui em diante designada *bomba de sódio*, o *trocador de sódio-cálcio* e a cálcio-ATPase ou *bomba de cálcio* (Figura 24.3). A atividade da bomba de sódio é crucial para manter tanto o potencial de repouso da membrana quanto os gradientes de concentração de sódio e de potássio pelo sarcolema ($[Na^+]_{ext} = 145$ mM, $[Na^+]_{int} = 15$ mM, $[K^+]_{ext} = 5$ mM, $[K^+]_{int} = 150$ mM). A atividade da bomba de sódio está estreitamente ligada à concentração intracelular de cálcio por meio do trocador de sódio-cálcio; esse antiportador efetua a troca de sódio e de cálcio em ambas as direções por meio do sarcolema. A ocorrência de alterações na concentração de íons sódio ou cálcio no interior ou no exterior da célula afeta a direção e a magnitude da troca de sódio-cálcio. Em condições normais, a concentração intracelular baixa de sódio favorece o

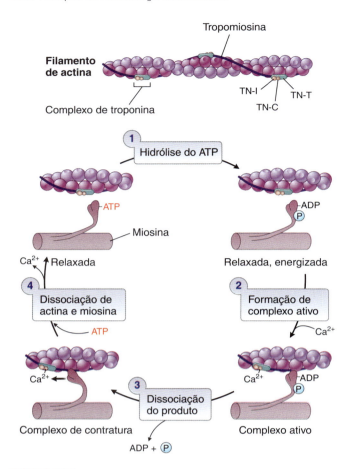

FIGURA 24.2 Proteínas contráteis cardíacas e ciclo de contração. Durante a contração, a miosina desloca-se ao longo dos filamentos de actina por um processo semelhante a uma catraca, resultando em encurtamento global do comprimento do sarcômero. Os filamentos de actina (*parte superior*) consistem em dois polímeros de actina enrolados um ao redor do outro, três proteínas troponina (TN-I, TN-C e TN-T) e tropomiosina. Na ausência de Ca²⁺, a tropomiosina é orientada na actina, de modo a inibir a interação da actina com a miosina. O ciclo de contração, ilustrado na *parte inferior* do painel, é um processo que ocorre em quatro etapas: 1. A contração do miócito cardíaco começa com a hidrólise do ATP a ADP pela miosina; essa reação energiza a cabeça da miosina. 2. O Ca²⁺ liberado do retículo sarcoplasmático liga-se à TN-C; essa reação produz uma mudança na conformação da tropomiosina, que possibilita à miosina formar um complexo ativo com a actina. 3. A dissociação do ADP da miosina viabiliza a inclinação da cabeça da miosina; essa inclinação aproxima ainda mais as linhas Z e encurta, portanto, a banda I (*não ilustrada*). Esse estado contraído é frequentemente referido como *complexo de contratura*, visto que o músculo permanecerá em um estado contraído, a não ser que haja disponibilidade suficiente de ATP para deslocar a cabeça da miosina da actina. 4. A ligação de uma nova molécula de ATP à miosina possibilita a dissociação do complexo de actina-miosina. O Ca²⁺ também se dissocia da TN-C, e o ciclo de contração é repetido.

influxo de sódio e o efluxo de cálcio. Alguns fármacos aproveitam o acoplamento funcional entre a bomba de sódio e o trocador de sódio-cálcio para exercer seu efeito como agentes inotrópicos positivos. A *digoxina*, discutida no caso apresentado na introdução e descrita de modo detalhado mais adiante, é o protótipo do agente inotrópico, que atua ao inibir a bomba de sódio. Uma bomba de cálcio no sarcolema também ajuda a manter a homeostasia do cálcio, expulsando ativamente o cálcio do citoplasma após a contração cardíaca. A presença de alta concentração de ATP favorece a remoção do cálcio (relaxamento), tanto diretamente, por meio da bomba de cálcio, quanto indiretamente, por meio da bomba de sódio.

TABELA 24.1 Anatomia funcional da contração dos miócitos cardíacos.	
Sarcolema	
Túbulos T	Invaginações do sarcolema, que facilitam o fluxo de íons pela membrana celular
Canais de Ca²⁺ do tipo L regulados por voltagem	Medeiam o influxo de íons Ca²⁺ deflagradores quando o sarcolema está despolarizado
Retículo sarcoplasmático (RS)	
Canais de liberação de Ca²⁺	Estimulados pelo Ca²⁺ deflagrador, liberam as reservas internas de Ca²⁺
Bombas de Ca²⁺ ATPase	Sequestram o Ca²⁺ intracelular no RS para terminar a contração
Cisternas terminais	Sáculos em ramos distais do RS que armazenam Ca²⁺
Miofibrila	
Sarcômero	Unidade contrátil básica da miofibrila
Miosina	Filamento espesso, que hidrolisa o ATP para obtenção de energia
Actina	Filamento fino, que proporciona a base para a ligação da miosina
Tropomiosina	Enrola-se ao redor da actina, impedindo a ligação da actina-miosina em repouso
Complexo da troponina:	Complexo de três proteínas que regulam a ligação da actina-miosina:
Troponina T	Sustenta o complexo de troponina com a tropomiosina
Troponina I	Inibe a ligação da actina-miosina em repouso
Troponina C	Liga-se ao Ca²⁺, deslocando a troponina I do sítio de ligação da actina-miosina

Armazenamento e liberação do cálcio

Conforme descrito, a sinalização do Ca²⁺ é de importância essencial para contração e relaxamento cardíacos. Assim, o miócito cardíaco dispõe de sistemas bem desenvolvidos para regular o fluxo de Ca²⁺ durante o ciclo cardíaco. No RS, o canal de liberação de cálcio (*receptor de rianodina*) e a bomba de cálcio (cálcio ATPase do retículo sarcoendoplasmático, *SERCA*) são cruciais para a regulação da contratilidade (Figura 24.3). A contração apropriada requer que a liberação de Ca²⁺ no citoplasma seja adequada para estimular a contração, e que a recaptação de Ca²⁺ no RS também seja suficiente para possibilitar o relaxamento e a reposição das reservas de cálcio. As concentrações citoplasmáticas de cálcio e de ATP regulam a atividade tanto do receptor de rianodina quanto da SERCA.

Como mencionado, o cálcio deflagrador abre o receptor de rianodina. A concentração citoplasmática de cálcio está diretamente relacionada com a quantidade de receptores que se abrem. Ademais, há um mecanismo de segurança pelo qual a presença de níveis elevados de cálcio leva à formação do complexo cálcio-calmodulina: esse complexo inibe a liberação de cálcio ao diminuir o tempo de abertura do receptor de rianodina. O ATP em altas concentrações favorece a conformação aberta do canal e facilita, portanto, a liberação de cálcio do RS para o citosol.

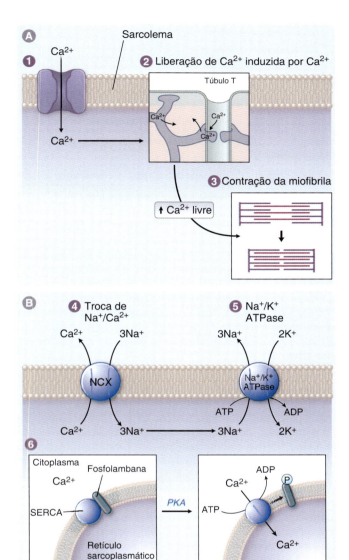

FIGURA 24.3 Regulação do fluxo de Ca²⁺ no miócito cardíaco. A. Durante a contração: 1. O Ca²⁺ extracelular penetra no miócito cardíaco pelos canais de Ca²⁺ no sarcolema. 2. Esse Ca²⁺ deflagrador induz a liberação de Ca²⁺ do retículo sarcoplasmático para o citosol (a denominada liberação de Ca²⁺ induzida por Ca²⁺). 3. O aumento do Ca²⁺ citosólico facilita a contração das miofibrilas. **B.** Durante o relaxamento: 4. O trocador de Na⁺/Ca²⁺ (NCX) remove o Ca²⁺ do citosol, utilizando o gradiente de Na⁺ como força propulsora. 5. A Na⁺/K⁺-ATPase (bomba de sódio) mantém o gradiente de Na⁺, mantendo, assim, o miócito cardíaco hiperpolarizado. A bomba de sódio é tonicamente inibida pela fosfolemana; a fosforilação da fosfolemana pela proteinoquinase A (PKA) libera a inibição da bomba, aumentando, assim, a saída de sódio e intensificando, indiretamente, a troca de Na⁺/Ca²⁺ (*não ilustrada*). 6. A Ca²⁺ ATPase (SERCA) do retículo sarcoendoplasmático é tonicamente inibida pela fosfolambana na membrana do retículo sarcoplasmático. A fosforilação da fosfolambana pela PKA libera a inibição da Ca²⁺ ATPase, possibilitando o sequestro do Ca²⁺ citosólico no retículo sarcoplasmático. Uma Ca²⁺ ATPase (bomba de cálcio) do sarcolema também ajuda a manter a homeostasia do cálcio pela remoção ativa do cálcio do citoplasma (*não ilustrada*).

Além da abertura do receptor de rianodina, o cálcio citoplasmático também estimula a SERCA, que bombeia o cálcio de volta ao RS. Essa bomba proporciona outro mecanismo de controle para impedir um ciclo de retroalimentação positiva que poderia causar depleção irreversível de cálcio do RS. À medida que a bomba de cálcio efetua a reposição do RS, a taxa

de recaptação de Ca²⁺ diminui, dado o declínio na concentração citoplasmática de cálcio. O ATP também favorece a atividade da SERCA; por outro lado, a presença de uma concentração diminuída de ATP compromete a recaptação de cálcio. Este último mecanismo é responsável pela diminuição da taxa e extensão do relaxamento diastólico no miocárdio isquêmico.

Um terceiro mediador da atividade da SERCA é a *fosfolambana*, uma proteína de membrana do RS que inibe a SERCA. A presença de altos níveis de *AMPc* intracelular estimula a *proteinoquinase A* a fosforilar a fosfolambana, que reverte a inibição exercida sobre a SERCA (Figura 24.3). Por conseguinte, a fosfolambana controla a taxa de relaxamento ao regular a recaptação de cálcio no RS: a fosfolambana não fosforilada diminui o relaxamento, ao passo que a fosfolambana fosforilada o acelera.

Sinalização do receptor adrenérgico e ciclo do cálcio

A estimulação dos receptores β_1-adrenérgicos sustenta o desempenho cardíaco de diversas maneiras. Em primeiro lugar, os agonistas dos receptores β aumentam a entrada de Ca²⁺ mediada pelos receptores β-adrenérgicos durante a sístole; a entrada elevada de Ca²⁺ aumenta o encurtamento fracionado do músculo cardíaco durante a contração. Esse *efeito inotrópico positivo* resulta em maior volume sistólico para qualquer volume diastólico final. Os agonistas β também exercem um efeito cronotrópico positivo, elevando a frequência cardíaca de modo relativamente linear, dependente da dose. O efeito final dessas ações inotrópicas e cronotrópicas consiste em maior o débito cardíaco:

$$DC = FC \times VS \qquad \text{Equação 24.1}$$

em que *DC* é o débito cardíaco; *FC*, a frequência cardíaca; e *VS,* o volume sistólico. Um terceiro mecanismo pelo qual os agonistas β sustentam o desempenho cardíaco, apesar de ser menos amplamente reconhecido, consiste em aumentar a taxa e a extensão do relaxamento diastólico (algumas vezes denominado *efeito lusitrópico positivo*). Trata-se de um efeito permissivo crítico da estimulação dos receptores β_1, na medida em que facilita a manutenção do enchimento adequado do VE (*i. e.*, preservação do volume diastólico final do VE), a despeito da redução do tempo de enchimento diastólico que ocorre com a elevação da frequência cardíaca.

Na circulação periférica, os efeitos da estimulação simpática são mais complexos. A ativação dos receptores β_2 periféricos dilata o músculo liso vascular, enquanto a estimulação dos receptores α_1 provoca a constrição do músculo liso vascular. Por conseguinte, *a estimulação dos receptores β_2 geralmente diminui a resistência vascular sistêmica (RVS) e a pós-carga, enquanto a estimulação dos receptores α_1 as aumenta.* Os receptores dopamínicos nas circulações esplâncnica e renal também modulam os vasos de resistência nesses leitos vasculares, conforme será discutido mais adiante.

As ações cardioestimuladoras do sistema nervoso simpático são mediadas pela ativação de vários subtipos de receptores adrenérgicos localizados no coração e na vasculatura periférica. A estimulação desses *receptores acoplados à proteína G* induz alterações da conformação, que ativam a *adenilciclase* e, consequentemente, elevam os níveis intracelulares de AMPc (Figura 24.4 e Tabela 24.2). O AMPc em níveis mais elevados ativa a proteinoquinase A, que fosforila múltiplos alvos na célula. Esses alvos incluem os canais de cálcio do tipo L no sarcolema e a fosfolambana na membrana do RS. Conforme discutido, a fosforilação da fosfolambana libera a inibição que

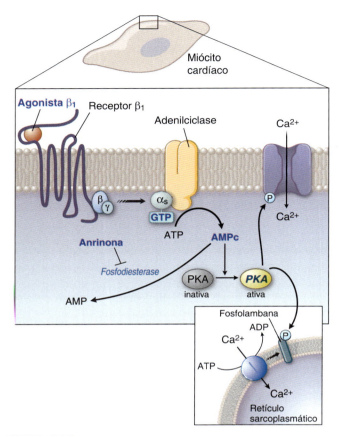

FIGURA 24.4 Regulação da contratilidade cardíaca por receptores β-adrenérgicos. Os receptores β-adrenérgicos aumentam a contratilidade dos miócitos cardíacos, mas também intensificam o relaxamento. A ligação de um agonista endógeno ou exógeno aos receptores β₁-adrenérgicos na superfície dos miócitos cardíacos induz as proteínas Gα a ativar a adenilciclase, que, por sua vez, catalisa a conversão do ATP em cAMP. O AMPc ativa múltiplas proteinoquinases, incluindo a proteinoquinase A (PKA). A PKA fosforila e ativa os canais de Ca²⁺ do sarcolema e aumenta, portanto, a contratilidade dos miócitos cardíacos. A PKA também fosforila a fosfolambana. A inibição da bomba de SERCA é liberada, e o Ca²⁺ é bombeado para o interior do retículo sarcoplasmático; a taxa aumentada de sequestro de Ca²⁺ intensifica o relaxamento dos miócitos cardíacos. Por fim, a PKA fosforila a fosfolemana, retirando, assim, a inibição da bomba de sódio do sarcolema e intensificando a troca de Na⁺/Ca²⁺ do sarcolema (não ilustrada). O AMPc é convertido em AMP pela fosfodiesterase, resultando no término das ações mediadas pelos receptores β₁-adrenérgicos. A fosfodiesterase é inibida pela anrinona (também conhecida como inanrinona), um fármaco que pode ser utilizado no tratamento da insuficiência cardíaca.

ela exerce sobre a SERCA, possibilitando o bombeamento do cálcio do citosol de volta ao RS; esse processo constitui um dos mecanismos moleculares do aumento do relaxamento diastólico associado à estimulação dos receptores β₁-adrenérgicos.

Sensibilidade das proteínas contráteis ao cálcio

Como observado, a tensão desenvolvida pelos miócitos cardíacos durante a contração está diretamente relacionada com o comprimento das unidades sarcoméricas antes da contração. O aumento do estiramento dos sarcômeros expõe maior quantidade de sítios de ligação do cálcio na troponina C, propiciando a disponibilidade de uma maior quantidade de sítios para a formação de pontes cruzadas de actina-miosina e aumentando, assim, a *sensibilidade* das proteínas contráteis ao cálcio. Vários outros mecanismos também regulam a sensibilidade das proteínas contráteis. A fosforilação da troponina I pela protei-

TABELA 24.2 Efeitos do aumento do AMPc intracelular nas células cardíacas.

Sarcolema	↑ Fosforilação do canal de Ca²⁺ regulado por voltagem → ↑ contratilidade, frequência cardíaca e condução AV ↑ Fosforilação da fosfolemana → ↑ efluxo de Ca²⁺ a partir do citoplasma pela troca de Na⁺/Ca²⁺
Retículo sarcoplasmático	↑ Fosforilação da fosfolambana → ↑ captação e liberação de Ca²⁺
Proteínas contráteis	↑ Fosforilação da troponina I → ↓ sensibilidade ao Ca²⁺
Produção de energia	↑ Glicogenólise → ↑ disponibilidade de ATP

noquinase A (um processo que, à semelhança da fosforilação da fosfolambana, depende dos níveis de AMPc) diminui a sensibilidade das proteínas contráteis ao cálcio. A expressão de várias isoformas das proteínas contráteis, particularmente a troponina T, também tem sido associada a uma alteração da sensibilidade ao cálcio. Os agentes farmacológicos que sensibilizam as proteínas contráteis ao cálcio estão em fase de pesquisa ativa.

▶ Fisiopatologia

Muitos processos mórbidos podem levar à disfunção ou morte dos miócitos, com consequente substituição do miocárdio por tecido fibroso e comprometimento da contratilidade. Nos EUA, a etiologia mais comum da disfunção contrátil é a doença arterial coronariana (DAC), que resulta em infarto do miocárdio. Outras etiologias comuns da disfunção contrátil incluem hipertensão sistêmica e cardiopatia valvar. Em cada um desses estados mórbidos, ocorre disfunção dos miócitos cardíacos em consequência de um processo mórbido não miocárdico. Uma causa menos comum de disfunção VE consiste em miocardiopatia idiopática, em que a principal anormalidade ocorre em nível do miócito cardíaco.

Independentemente da etiologia subjacente, a disfunção contrátil progressiva do miocárdio leva finalmente à síndrome de *IC sistólica*. Todavia, é importante assinalar que a IC pode ocorrer na ausência de disfunção contrátil. Por exemplo, várias doenças cardiovasculares comuns — como isquemia aguda do miocárdio e miocardiopatia restritiva — estão associadas a anormalidades do relaxamento e/ou enchimento do VE, resultando em diminuição da complacência das câmaras e elevação da pressão diastólica VE. Essa elevação anormal da pressão intraventricular pode ocorrer até mesmo na presença de função sistólica normal, levando ao desenvolvimento de uma síndrome denominada *insuficiência cardíaca diastólica* (também conhecida como insuficiência cardíaca com fração de ejeção preservada). Este capítulo concentra-se nos aspectos celulares e moleculares mais proeminentes da função contrátil normal e anormal. A patologia orgânica e o tratamento da IC são discutidos de modo detalhado no Capítulo 25.

A manifestação clínica da IC frequentemente reflete o impacto dos sistemas neuro-humorais que são ativados por um débito cardíaco anterógrado inadequado. Nos estágios avançados da doença, pode ser difícil estabelecer se as anormalidades celulares observadas nos miócitos cardíacos em falência refletem defeitos celulares primários ou respostas secundárias a estímulos extracardíacos (como citocinas circulantes e peptidios neuroendócrinos). Todavia, as alterações celulares e moleculares do miocárdio em falência podem ser comparadas com os eventos da contração normal, em um esforço de se obter um entendimento do processo mecânico. Muitas dessas alterações constituem áreas ativas de pesquisa, e seu estudo também deverá levar à identificação de novos alvos moleculares potenciais para a intervenção farmacológica.

Fisiopatologia celular da disfunção contrátil

Em nível celular, os mecanismos fisiopatológicos associados a uma redução da contratilidade cardíaca incluem desregulação da homeostasia do cálcio, alterações na regulação e no padrão de expressão das proteínas contráteis e alterações nas vias de transdução de sinais dos receptores β-adrenérgicos (Figura 24.5). Como assinalado, algumas dessas alterações podem resultar de patologia local do miocárdio, enquanto outras provavelmente representam respostas a sinais hormonais e inflamatórios circulantes.

A homeostasia alterada do cálcio resulta no prolongamento do potencial de ação e do Ca^{2+} transitório associado a cada contração nos miócitos cardíacos em falência. Os mecanismos que aumentam a concentração citosólica de Ca^{2+} e que causam depleção das reservas de Ca^{2+} do RS incluem a redução da captação de Ca^{2+} do RS e aumento na quantidade de trocadores de sódio-cálcio no sarcolema. Conforme descrito, o sequestro eficiente de cálcio pelo RS é essencial para o término da contração. Por conseguinte, a incapacidade do miócito de regular o cálcio intracelular compromete tanto a contração sistólica quanto o relaxamento diastólico.

As proteínas contráteis disfuncionais são produzidas por alterações na transcrição de vários genes nos miócitos cardíacos em falência. Os dados disponíveis sugerem que os miócitos entram em uma fase de crescimento mal-adaptativa, com reversão para a produção das isoformas fetais de algumas proteínas. Por exemplo, os miócitos em falência aumentam a expressão da isoforma fetal da troponina T, que é potencialmente uma proteína contrátil mais eficiente. Outras alterações das proteínas contráteis identificadas na insuficiência cardíaca incluem redução na fosforilação da troponina I e diminuição da hidrólise do ATP pela miosina; cada uma dessas alterações resulta em uma taxa mais lenta do ciclo das pontes cruzadas. Além disso, a ativação de colagenase e metaloproteinases da matriz pode romper a estrutura do estroma que mantém a integridade estrutural e funcional do miocárdio.

A dessensibilização da via de sinalização do receptor beta-adrenérgico-proteína G-adenilciclase constitui o terceiro achado anormal principal nos miócitos cardíacos de pacientes com IC sistólica. Os miócitos em falência infrarregulam a quantidade de receptores β-adrenérgicos expressos na superfície celular, possivelmente como resposta adaptativa à presença de estimulação neuro-hormonal aumentada. A estimulação simpática dos receptores remanescentes resulta em aumento do cAMP menor que o que ocorreria na presença de uma quantidade normal de receptores. A redução da sinalização beta-adrenérgica também pode refletir uma expressão aumentada da *quinase do receptor β-adrenérgico* (que fosforila e, por conseguinte, inibe os receptores β-adrenérgicos) e da *proteína G inibitória* ($G\alpha_i$). Outro elemento contribuinte para a redução da sinalização β-adrenérgica pode ser a *óxido nítrico sintase induzível* (iNOS), cuja expressão está aumentada na IC. A resposta diminuída dos miócitos em falência à estimulação adrenérgica produz uma diminuição da fosforilação da fosfolambana, comprometendo a capacidade de captação de Ca^{2+} do RS. A diminuição dos

níveis de AMPc também resulta em uma capacidade menor de produzir o ATP e utilizá-lo. Em conjunto, o comprometimento da regulação do cálcio e a diminuição dos níveis de AMPc atenuam muitas das etapas da contração e do relaxamento dos miócitos cardíacos.

Classes e agentes farmacológicos

As funções essenciais do cálcio intracelular e do AMPc na contração dos miócitos cardíacos fornecem uma base para classificação dos agentes inotrópicos. Os *glicosídios cardíacos* elevam a concentração intracelular de Ca^{2+} por meio da inibição da Na^+/K^+-ATPase (bomba de sódio) do sarcolema, enquanto os *agonistas* β e os *inibidores da fosfodiesterase* aumentam os níveis intracelulares do AMPc. Os *agentes sensibilizadores do cálcio*, uma classe de fármacos atualmente em fase de pesquisa, também serão discutidos de modo sucinto.

Glicosídios cardíacos

Os glicosídios cardíacos incluem os derivados digitálicos, *digoxina* e *digitoxina*, e os agentes não digitálicos, como a *ouabaína*. Os glicosídios são definidos por sua estrutura química comum, a saber: um núcleo esteroide, um anel lactona não saturado e um ou mais resíduos de açúcar. Esse substrato estrutural comum constitui a base do mecanismo de ação comum a esses agentes. Na prática clínica, a digoxina consiste no glicosídio cardíaco empregado com mais frequência e também no agente inotrópico mais amplamente utilizado.

Digoxina

A *digoxina* é um inibidor seletivo da bomba de sódio da membrana plasmática (Figura 24.6). Os miócitos cardíacos expostos à digoxina expulsam menor quantidade de sódio, resultando em elevação da concentração intracelular de sódio. Por sua vez, o aumento na concentração intracelular de sódio altera o equilíbrio do trocador de sódio-cálcio; o efluxo de cálcio diminui, em decorrência da redução do gradiente para a entrada de sódio, enquanto o influxo de cálcio aumenta, dado a elevação do gradiente para o efluxo de sódio. O resultado final consiste na elevação da concentração intracelular de cálcio. Em resposta a essa elevação, o RS da célula tratada com digoxina sequestra maior quantidade de cálcio. Quando a célula tratada com digoxina despolariza em resposta a um potencial de ação, a quantidade de Ca^{2+} disponível para a ligação com a troponina C é maior, e o desenvolvimento de tensão durante a contração é facilitado.

Além de seus efeitos sobre a contratilidade do miocárdio, a digoxina exerce efeitos autônomos por meio de sua ligação a bombas de sódio nas membranas plasmáticas dos neurônios nos sistemas nervosos central e periférico. Esses efeitos consistem em inibição do efluxo nervoso simpático, sensibilização dos barorreceptores e aumento do tônus parassimpático (vagal). A digoxina também altera as propriedades eletrofisiológicas do coração por ação direta sobre o sistema de condução cardíaca. Em doses terapêuticas, a digoxina diminui a automaticidade no nó atrioventricular (AV), prolongando o período refratário efetivo do tecido nodal AV e diminuindo a velocidade de condução pelo nó. As propriedades vagotônicas e eletrofisiológicas combinadas constituem a base para o emprego da digoxina no tratamento de pacientes com fibrilação atrial e taxas de resposta ventricular rápidas; tanto a automaticidade diminuída do tecido nodal AV quanto a diminuição da velocidade de

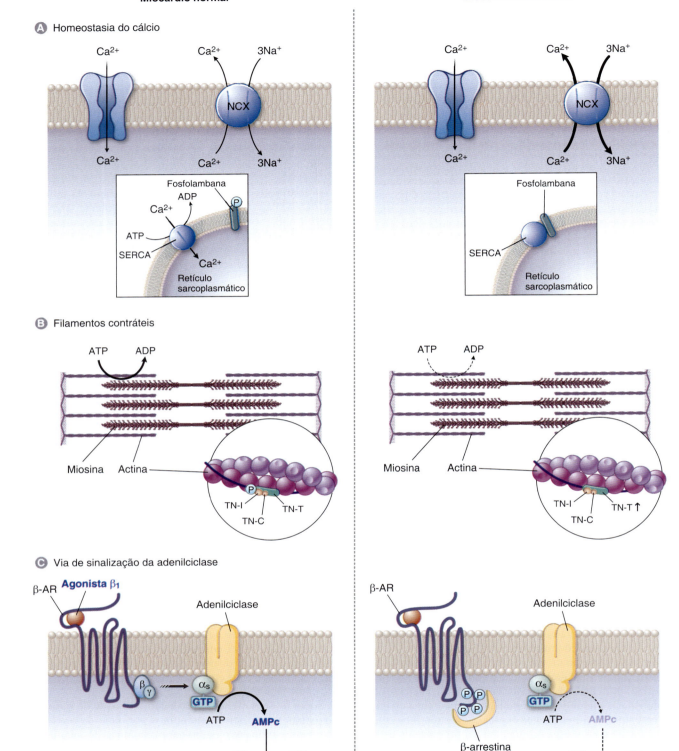

FIGURA 24.5 Mecanismos celulares da fisiopatologia da contração. No miocárdio em falência, ocorrem perturbações na homeostasia do Ca^{2+}, nos elementos contráteis e na via de sinalização da adenilciclase. Em cada painel (*A, B e C*), o miocárdio normal é mostrado *à esquerda*, e o miocárdio em falência, *à direita*. **A.** No miocárdio normal, a homeostasia do Ca^{2+} é rigorosamente controlada pelos canais de Ca^{2+}, incluindo o trocador de Na^+/Ca^{2+} (NCX) e a Ca^{2+} ATPase (SERCA). A operação dessas vias possibilita o relaxamento do miocárdio durante a diástole. No miocárdio em falência, o Ca^{2+} diastólico permanece elevado, pois a fosfolambana não é fosforilada e inibe, portanto, tonicamente a SERCA. Além disso, a expressão do NCX aumenta (*setas grandes*), de modo que o Ca^{2+} citosólico é removido do miócito cardíaco, em lugar de ser armazenado no retículo sarcoplasmático. **B.** No miocárdio normal, a fosforilação da troponina-I (TN-I) expõe o sítio de interação da actina-miosina, e a miosina hidrolisa efetivamente o ATP a cada ciclo de contração. No miocárdio em falência, há diminuição da fosforilação da TN-I, resultando em ligação cruzada menos eficiente da actina-miosina. A miosina não hidrolisa o ATP de modo tão eficiente (*seta tracejada*), reduzindo ainda mais a eficiência de cada ciclo de contração. Ocorre também aumento da expressão da isoforma fetal da TN-T no miocárdio em falência, e o significado dessa alteração é incerto. **C.** No miocárdio normal, os agonistas β estimulam a formação de AMPc e a ativação subsequente da proteinoquinase A (PKA). No miocárdio em falência, a β-arrestina liga-se aos receptores β-adrenérgicos (β-AR) e inibe sua atividade, levando à diminuição da estimulação da adenilciclase (*setas tracejadas*). Ocorre também indução da expressão da isoforma da Gα inibitória, a $Gα_i$, no miocárdio em falência (*não ilustrada*).

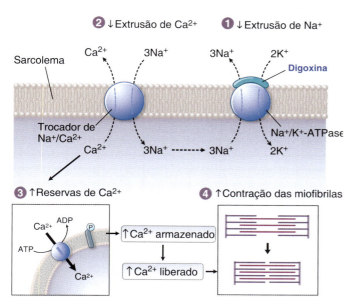

FIGURA 24.6 Mecanismo inotrópico positivo da digoxina. 1. A digoxina liga-se seletivamente à Na⁺/K⁺-ATPase, inibindo-a. A extrusão diminuída do Na⁺ (*setas tracejadas*) leva a um aumento na concentração citosólica de Na⁺. 2. O aumento do Na⁺ intracelular diminui a força propulsora para o trocador de Na⁺/Ca²⁺ (*setas tracejadas*), resultando em menor extrusão de Ca²⁺ do miócito cardíaco para o espaço extracelular e em maior concentração citosólica de Ca²⁺. 3. A seguir, a quantidade elevada de Ca²⁺ é bombeada pela SERCA Ca²⁺ ATPase (*seta grande*) no retículo sarcoplasmático, propiciando um aumento efetivo de Ca²⁺, que está disponível para liberação nas contrações subsequentes. 4. A cada contração, a liberação elevada de Ca²⁺ pelo retículo sarcoplasmático aumenta a contração das miofibrilas e, consequentemente, o inotropismo cardíaco.

TABELA 24.3 Farmacocinética da digoxina.	
Biodisponibilidade oral	Cerca de 75%
Início de ação (IV)	Cerca de 30 min
Efeito máximo (pico IV)	1 a 5 h
Meia-vida	36 h
Eliminação	Excreção renal de cerca de 70%, proporcional à filtração glomerular renal
Volume de distribuição	Grande (cerca de 640 ℓ/70 kg); liga-se ao músculo esquelético

condução pelo nó aumentam o grau de bloqueio AV e diminuem, portanto, a taxa de resposta ventricular.

Diferentemente de seus efeitos sobre o nó AV, a digoxina intensifica a automaticidade do sistema de condução infranodal (His-Purkinje). Esses efeitos divergentes no nó AV e no sistema His-Purkinje explicam o distúrbio eletrofisiológico característico do bloqueio cardíaco completo com ritmo juncional ou de escape idioventricular acelerado (referido como fibrilação atrial "regularizada") em pacientes com fibrilação atrial e toxicidade causada pela digoxina.

A digoxina apresenta uma *janela terapêutica estreita,* e a prevenção da toxicidade da digoxina depende de um conhecimento completo da farmacocinética desse agente (Tabela 24.3). A digoxina administrada por via oral apresenta uma biodisponibilidade de cerca de 75%. Uma minoria de pacientes apresenta uma flora intestinal que metaboliza a digoxina ao metabólito inativo, a di-hidrodigoxina. Nesses pacientes, é algumas vezes necessária a coadministração de antibióticos para descontaminar o intestino e, assim, facilitar a absorção oral da digoxina. A digoxina apresenta um grande volume de distribuição; o principal reservatório de ligação consiste em moléculas de Na⁺/K⁺-ATPase no músculo esquelético. Cerca de 70% do fármaco são excretados de modo inalterado pelos rins, enquanto o restante é expelido no intestino ou por metabolismo hepático.

Vários aspectos específicos da farmacocinética da digoxina merecem ser enfatizados. A *doença renal crônica* diminui tanto o volume de distribuição quanto a depuração da digoxina, exigindo uma redução nas doses de ataque e de manutenção do fármaco (ver Capítulo 3). (O reduzido volume de distribuição parece estar relacionado com a ligação tecidual diminuída do

fármaco.) A *hipopotassemia* aumenta a localização da digoxina no miocárdio. A redução do K⁺ extracelular parece resultar em aumento da fosforilação da bomba de sódio ou, potencialmente, de seu regulador, a fosfolemana, e a digoxina pode exibir uma afinidade de ligação maior pela forma fosforilada dessas proteínas que pela não fosforilada. (Em contrapartida, o aumento do K⁺ plasmático pode ajudar a aliviar os sintomas de toxicidade da digoxina ao promover a não fosforilação dessas proteínas.)

A digoxina também *interage* com muitos fármacos. Essas interações podem ser classificadas em farmacodinâmicas e farmacocinéticas. As interações farmacodinâmicas incluem as com antagonistas β-adrenérgicos, bloqueadores dos canais de Ca²⁺ e diuréticos espoliadores de K⁺. Os antagonistas β-adrenérgicos diminuem a condução do nó AV; o uso combinado de antagonistas β e digoxina, por sua vez, pode aumentar o risco de desenvolvimento de bloqueio AV de alto grau. Tanto os antagonistas β quanto os bloqueadores dos canais de Ca²⁺ podem reduzir a contratilidade cardíaca e atenuar potencialmente os efeitos inotrópicos da digoxina. Os diuréticos espoliadores de K⁺ (p. ex., a furosemida) podem diminuir a concentração plasmática de potássio, o que pode aumentar a afinidade da digoxina pela Na⁺/K⁺-ATPase e predispor, portanto, à toxicidade da digoxina (ver texto anterior).

As interações farmacocinéticas podem resultar de alterações em absorção, volume de distribuição ou depuração renal da digoxina (Tabela 24.3). Muitos antibióticos, como a eritromicina, podem aumentar a absorção da digoxina, destruindo as bactérias entéricas que normalmente metabolizariam uma fração da digoxina administrada por via oral antes de sua absorção. A coadministração de digoxina com verapamil (um bloqueador dos canais de cálcio), quinidina (um antiarrítmico da classe IA) ou amiodarona (um antiarrítmico da classe III) pode aumentar os níveis de digoxina, dado o impacto desses fármacos sobre o volume de distribuição e/ou a depuração renal da digoxina.

No caso descrito na introdução, vários fatores provavelmente contribuíram para o aumento acentuado dos níveis séricos de digoxina do paciente. A taxa de filtração glomerular (TFG) estava reduzida (indicada pelo nível elevado de creatinina), resultando em diminuição da depuração da digoxina. A administração de um diurético de alça provavelmente contribuiu para a redução da TFG. Essa diminuição da TFG poderia ter sido exacerbada pela coadministração de um inibidor da enzima conversora de angiotensina por meio da interferência na autorregulação da pressão hidrostática glomerular mediada pela angiotensina II. Em seu conjunto, esses fatores provavelmente contribuíram para a concentração sérica elevada de digoxina (3,2 ng/mℓ). Ao expressar esses fatos em valores, os efeitos tóxicos, como ectopia ventricular, começam a aparecer com concentrações de digoxina de 2 a 3 ng/mℓ.

O tratamento da toxicidade da digoxina baseia-se na normalização dos níveis plasmáticos de K^+ e na redução do potencial de arritmias ventriculares. Além disso, a toxicidade potencialmente fatal da digoxina pode ser tratada com *anticorpos antidigoxina*. Esses anticorpos policlonais formam complexos 1:1 com a digoxina e são rapidamente eliminados do organismo. Foi constatado que os fragmentos Fab desses anticorpos (*i. e.*, a porção do anticorpo que interage com o antígeno) são menos imunogênicos que a IgG antidigoxina, além de apresentarem maior volume de distribuição, início mais rápido de ação e depuração aumentada, em comparação com a IgG intacta.

Intuitivamente, parece ser inadequado administrar a digoxina (um agente inotrópico positivo) e o antagonista β carvedilol (um agente inotrópico negativo) simultaneamente.

Entretanto, constatou-se que ambos os fármacos proporcionam benefício para pacientes com IC. Sabe-se que os antagonistas β reduzem o índice de mortalidade em 30% ou mais em pacientes com IC. (Foi postulado que esses antagonistas dos receptores anulam os efeitos cardiotóxicos da estimulação simpática crônica que podem ocorrer em pacientes com disfunção contrátil. Ademais, constatou-se que os antagonistas β produzem alterações na morfologia celular e na remodelagem das câmaras.) O mecanismo subjacente ao benefício da digoxina na IC não está totalmente elucidado. Acredita-se que esteja relacionado com o efeito positivo da digoxina sobre a função contrátil e seus efeitos neuro-humorais. Essa questão será discutida de modo mais detalhado no Capítulo 25.

Vários ensaios clínicos randomizados de grande porte fornecem um quadro coerente da eficácia clínica e das limitações da digoxina. Esses estudos indicam que a suspensão da administração da digoxina em pacientes com IC leva a um declínio do estado clínico, em comparação com os que continuam utilizando a digoxina. Por exemplo, a interrupção da digoxina está associada a deterioração na capacidade de exercício e aumento na frequência de hospitalização, em decorrência do agravamento da insuficiência cardíaca. Entretanto, o uso de digoxina em pacientes com insuficiência cardíaca não tem impacto significativo sobre sua sobrevida. Em resumo, embora não se tenha demonstrado que a digoxina possa melhorar a sobrevida, ela efetivamente diminui os sintomas, melhora o estado funcional e reduz a frequência de hospitalização. Esses benefícios clínicos podem proporcionar uma melhora significativa na qualidade de vida dos pacientes com IC.

A digoxina também é utilizada muitas vezes para controlar a frequência ventricular em pacientes com fibrilação atrial de longa duração. Dados seus efeitos bradicárdicos e inotrópicos combinados, a digoxina é um fármaco particularmente útil para pacientes com IC e fibrilação atrial.

Digitoxina

A *digitoxina* é uma preparação digitálica usada com menos frequência, que pode ser preferível à digoxina em circunstâncias clinicas selecionadas. A digitoxina é estruturalmente idêntica à digoxina, exceto pela presença (digoxina) ou ausência (digitoxina) de um grupo hidroxila na posição 12 do núcleo esteroide. Essa modificação estrutural torna a digitoxina menos hidrofílica que a digoxina e altera significativamente a farmacocinética do fármaco. Em particular, a digitoxina é metabolizada e excretada principalmente pelo fígado; o fato de sua depuração não depender da excreção renal torna a digitoxina uma alternativa apropriada da digoxina para o tratamento de pacientes com IC que apresentam doença renal crônica. Todavia, a digitoxina apresenta meia-vida muito longa (cerca de 7 dias) em comparação com a da digoxina (aproximadamente 36 h).

Agonistas dos receptores β-adrenérgicos

Os agonistas dos receptores β-adrenérgicos formam um grupo heterogêneo de fármacos e exibem especificidade diferencial para subtipos adrenérgicos. As formulações inaladas desses medicamentos também são utilizadas com frequência no tratamento da asma, conforme será discutido no Capítulo 47. No caso de todos esses fármacos, convém ressaltar que *a ativação diferencial dos subtipos de receptores é influenciada tanto pelo agente selecionado quanto pela dose administrada*. A dopamina administrada em infusão lenta (2 a 5 µg/kg/min), por exemplo, exerce um efeito cardioestimulador global (produzido por aumento da contratilidade e diminuição da RVS), enquanto o mesmo fármaco infundido em maior velocidade (> 10 µg/kg/min) tem um impacto global relacionado, em grande parte, com a ativação dos receptores α_1. Por conseguinte, é preciso considerar os efeitos farmacodinâmicos do agente (Tabela 24.4) no contexto do perfil hemodinâmico global do paciente; isso frequentemente exige o implante de cateteres de monitoramento hemodinâmico para quantificar as pressões de enchimento intracardíacas, a resistência vascular sistêmica e o débito cardíaco. Foi esse o motivo por que, no caso descrito na introdução, os médicos de GW implantaram um cateter na AP antes de iniciar a infusão de dobutamina.

TABELA 24.4 Seletividade de simpaticomiméticos para receptores.

AGENTE	TIPO DE RECEPTOR					
	α_1	α_2	β_1	β_2	D1
	VASOCONSTRIÇÃO DOS VASOS PERIFÉRICOS	INIBIÇÃO PRÉ-SINÁPTICA NA SINAPSE NE	ELEVAÇÃO DE FREQUÊNCIA CARDÍACA, CONTRATILIDADE E RELAXAMENTO DIASTÓLICO	VASODILATAÇÃO DOS VASOS PERIFÉRICOS	VASODILATAÇÃO DOS VASOS RENAIS EM BAIXAS DOSES
Dopamina	+		++	+	++
Dobutamina	+ /–		++	+	
Epinefrina	++	++	++	++	
Norepinefrina	++	++	++		

Em geral, o uso clínico dos agentes inotrópicos simpaticomiméticos é reservado para suporte a curto prazo da circulação em falência. Isso é atribuído ao perfil de efeitos adversos desses fármacos e a suas propriedades farmacodinâmicas e farmacocinéticas. Em geral, os agentes simpaticomiméticos que estimulam os receptores β-adrenérgicos do miocárdio compartilham o perfil de efeitos adversos de taquicardia, arritmia e aumento do consumo de oxigênio do miocárdio. Esses fármacos também induzem tolerância por meio da infrarregulação rápida dos receptores adrenérgicos na superfície das células dos órgãos-alvo. Ademais, as aminas simpaticomiméticas apresentam baixa biodisponibilidade oral e, em geral, são administradas por infusão intravenosa contínua.

Dopamina

A *dopamina* (DA) é uma amina simpaticomimética endógena, que atua como neurotransmissor; além disso, trata-se de um precursor biossintético de norepinefrina e epinefrina (ver Capítulo 10). Em baixas doses, a dopamina exerce efeito vasodilatador na periferia, por estimulação dos receptores dopaminérgicos D1 nos leitos vasculares renal e mesentérico. Essa dilatação vascular regional diminui a impedância para a ejeção ventricular esquerda (pós-carga). Em doses intermediárias, a DA provoca vasodilatação por meio da estimulação dos receptores β_2-adrenérgicos; nessas doses, a DA também ativa os receptores β_1, aumentando, assim, a contratilidade e a frequência cardíaca. Em doses mais altas, a ativação dos receptores α_1 predomina na periferia, resultando em vasoconstrição generalizada e aumento da pós-carga.

A dopamina deve ser administrada por via intravenosa com rigoroso monitoramento. É metabolizada rapidamente por monoamina oxidase (MAO) e dopamina β-hidroxilase a metabólitos inativos, que são excretados pelo rim. Os pacientes tratados com dopamina e inibidores da MAO concomitantemente apresentam uma diminuição do metabolismo da dopamina; nesses indivíduos, a dopamina pode provocar taquicardia significativa, arritmia e aumento do consumo de oxigênio do miocárdio.

A despeito de sua complexa farmacologia, a DA tem ampla aplicação clínica em pacientes com sepse e anafilaxia, síndromes nas quais a vasodilatação periférica constitui um importante fator que contribui para a falência circulatória. Em dadas ocasiões, a DA é utilizada em doses baixas e intermediárias em pacientes com choque cardiogênico ou IC. Todavia, seu uso em insuficiência circulatória cardiogênica foi suplantado, em grande parte, por fármacos alternativos (como a dobutamina e os inibidores da fosfodiesterase), que exercem um efeito vasodilatador mais previsível na periférica e/ou menos tendência a induzir taquicardia e arritmia ventricular.

Dobutamina

A *dobutamina* é uma amina simpaticomimética sintética que foi desenvolvida na tentativa de otimizar os benefícios hemodinâmicos globais da ativação dos receptores β-adrenérgicos em pacientes com insuficiência circulatória cardiogênica aguda. De modo geral, a dobutamina aproxima-se do perfil hemodinâmico desejável de um agonista β_1 "puro". Todavia, esse perfil *não* resulta da ativação seletiva dos receptores β_1, mas deriva do fato de que a formulação clinicamente disponível é uma mistura racêmica de enantiômeros que apresentam efeitos diferenciais sobre os subtipos de receptores adrenérgicos. Os enantiômeros (+) e (−) estimulam os receptores β_1 e, em menor grau, os receptores β_2; o enantiômero (+), porém, atua como antagonista α_1, ao passo que o enantiômero (−) é um agonista α_1. Como a formulação clínica inclui ambos os enantiômeros, as respostas hemodinâmicas opostas produzidas por esses enantiômeros no receptor α_1 anulam-se efetivamente. O efeito global predominante é de um agonista nos receptores β_1 cardíacos, com vasodilatação periférica moderada por meio da ação agonista nos receptores β_2 periféricos.

A dobutamina é administrada por infusão intravenosa contínua e titulada para obter o efeito clínico desejado. A catecol-O-metiltransferase metaboliza rapidamente a dobutamina, de modo que sua meia-vida circulante é de aproximadamente 2,5 min apenas. A exemplo de todas as aminas simpaticomiméticas com efeitos β-agonistas, a dobutamina tem o potencial de induzir arritmias cardíacas. Na prática clínica, a taquicardia supraventricular e a arritmia ventricular de alto grau ocorrem menos frequentemente com a dobutamina que com a dopamina. Com base nessa gama de efeitos clínicos, a dobutamina tornou-se o agente inotrópico simpaticomimético de escolha para pacientes com insuficiência circulatória cardiogênica aguda.

Epinefrina

A *epinefrina* (Epi) é um agonista adrenérgico não seletivo, liberado endogenamente pelas glândulas adrenais para sustentar a circulação. A administração exógena de Epi estimula os receptores β_1, β_2, α_1 e α_2; o efeito final depende da dose. Em todos os níveis de dosagem, a Epi atua como um potente agonista β_1, com efeitos inotrópicos, cronotrópicos e lusitrópicos positivos. A Epi em baixa dose estimula predominantemente os receptores β_2 periféricos, produzindo vasodilatação. Todavia, em doses mais altas, a estimulação dos receptores α_1 provoca vasoconstrição e aumento da pós-carga. Em decorrência desses efeitos, a Epi em alta dose constitui um agente subótimo para pacientes com IC.

À semelhança de outros agonistas adrenérgicos, a epinefrina é principalmente administrada por via intravenosa, embora também possa ser administrada como agente inalado (para o tratamento da asma) ou SC (para o tratamento da anafilaxia). A epinefrina é rapidamente metabolizada a metabólitos, que são excretados pelo rim. Em altas doses, a epinefrina pode causar taquicardia e arritmias ventriculares potencialmente fatais.

A principal aplicação clínica da Epi consiste na reanimação de parada cardíaca, uma situação em que o objetivo imediato do tratamento consiste em rápida restauração da função circulatória espontânea. Nesse quadro clínico, os potentes efeitos inotrópicos e cronotrópicos da Epi suplantam a preocupação relacionada com seus efeitos vasomotores periféricos adversos. As indicações não cardiovasculares da Epi incluem alívio do broncospasmo (por meio de relaxamento brônquico mediado por β_2), potencialização do efeito dos anestésicos locais (por meio de vasoconstrição mediada por α_1) e tratamento de reações de hipersensibilidade alérgicas.

Norepinefrina

A *norepinefrina* (NE) é o neurotransmissor endógeno liberado nas terminações nervosas simpáticas. A NE é um poderoso agonista dos receptores β_1; portanto, sustenta o desempenho cardíaco tanto sistólico quanto diastólico. A NE também é um potente agonista dos receptores α_1 nos vasos periféricos, aumentando, assim, a resistência vascular sistêmica. Durante o exercício físico, a liberação de NE aumenta a contratilidade e a frequência cardíaca, intensifica o relaxamento diastólico e, por meio de sua vasoconstrição mediada por agonista α_1, sustenta a redistribuição do débito cardíaco longe dos leitos vasculares não críticos.

A NE administrada por via intravenosa é rapidamente metabolizada pelo fígado a metabólitos inativos. Em doses terapêuticas, a NE pode precipitar taquicardia, arritmias e aumento do consumo de oxigênio do miocárdio. Quando empregada em pacientes com disfunção contrátil, a NE tende a causar taquicardias, envolvendo tanto o nó sinoatrial (SA) quanto locais ectópicos em átrios e ventrículos. Além disso, a vasoconstrição periférica induzida pela NE aumenta a pós-carga, limitando, assim, o benefício inotrópico desse agente. O aumento da pós-carga ocorre mais frequentemente em pacientes que já recrutaram respostas vasoconstritoras compensatórias (por meio de ativação dos sistemas simpaticoadrenal e renina-angiotensina-aldosterona). Todavia, a NE é frequentemente utilizada para suporte hemodinâmico agudo em pacientes com choque distributivo (p. ex., sepse por bactérias gram-negativas), na ausência de cardiopatia subjacente.

Isoproterenol

O *isoproterenol* é um agonista β-adrenérgico sintético, com seletividade relativa pelos receptores β_1. Os efeitos hemodinâmicos do isoproterenol caracterizam-se por uma resposta cronotrópica significativa. Os efeitos β_2 do isoproterenol podem causar vasodilatação periférica e hipotensão. O isoproterenol não deve ser administrado em pacientes com doença arterial coronariana ativa, uma vez que o fármaco pode agravar a isquemia. O isoproterenol é usado raramente, mas pode estar indicado para pacientes com bradicardia refratária não responsiva à atropina. Além disso, pode ser empregado no tratamento da superdosagem de antagonistas β.

Inibidores da fosfodiesterase (PDE)

À semelhança dos agonistas dos receptores β-adrenérgicos, os inibidores da fosfodiesterase (PDE) aumentam a contratilidade cardíaca ao produzir uma elevação dos níveis intracelulares de AMPc (Figura 24.4). Os inibidores da PDE inibem a enzima que hidrolisa o cAMP, aumentando, assim, o cAMP intracelular e, indiretamente, a concentração intracelular de cálcio. São várias as isoformas da PDE, e cada uma delas está associada a uma via de transdução de sinais distinta. Os inibidores inespecíficos da PDE, como a *teofilina*, vêm sendo estudados desde a década de 1960. A teofilina foi empregada pela primeira vez no tratamento da doença obstrutiva das vias respiratórias (ver Capítulo 47); todavia, foi observado posteriormente que esse fármaco apresenta benefícios inotrópicos possíveis.

Embora o músculo cardíaco expresse múltiplas isoenzimas da PDE, foi constatado que a inibição seletiva da PDE3 exerce efeitos cardiovasculares benéficos. Os inibidores relativamente seletivos da PDE3, a *inanrinona* (também conhecida como anrinona) e a *milrinona*, aumentam a contratilidade e a taxa e extensão do relaxamento diastólico. Os inibidores da PDE3 também exercem efeitos vasoativos importantes na circulação periférica. Essas ações periféricas ocorrem por meio de efeitos mediados pelo AMPc sobre o processamento do cálcio intracelular no músculo liso vascular, levando à diminuição do tônus arterial e venoso. Na circulação arterial sistêmica, a vasodilatação resulta em redução da resistência vascular sistêmica (diminuição da pós-carga); na circulação venosa sistêmica, o aumento da capacitância venosa causa a diminuição do retorno venoso para o coração (diminuição da pré-carga). A combinação do efeito inotrópico positivo e da dilatação arterial e venosa mista culminou na designação dos inibidores da PDE como "inodilatadores".

À semelhança dos agonistas β, os inibidores da PDE apresentam utilidade clínica no suporte a curto prazo da falência grave da circulação. A aplicação disseminada da inanrinona tem sido limitada pelo efeito adverso de trombocitopenia clinicamente significativa em cerca de 10% dos pacientes. Foram desenvolvidas formulações orais de inibidores da PDE3. Infelizmente, o uso prolongado desses fármacos tem sido limitado por dados que demonstram um aumento do índice de mortalidade.

Agentes sensibilizadores do cálcio

Os agentes sensibilizadores do cálcio, como a *levosimendana*, constituem uma nova classe de agentes inotrópicos positivos em fase de pesquisa como possíveis agentes terapêuticos. Os sensibilizadores do cálcio, que apresentam as mesmas ações "inodilatadoras" dos inibidores da PDE, tornam maior a contratilidade do miocárdio ao potencializar a sensibilidade da troponina C ao cálcio. Esse efeito potencializador eleva a extensão das interações actina-miosina em qualquer concentração de cálcio intracelular, sem aumento substancial no consumo de oxigênio do miocárdio. Na circulação periférica, a levosimendana ativa os canais de K^+ sensíveis ao ATP, com consequente vasodilatação periférica. Os dados preliminares dos ensaios clínicos realizados sugerem que a levosimendana melhora a hemodinâmica cardíaca na IC sistólica grave e pode reduzir o índice de mortalidade a curto prazo. A levosimendana está disponível em alguns países da Europa, porém ainda não foi aprovada para uso nos EUA.

▶ Conclusão e perspectivas

O conhecimento das bases celulares e moleculares envolvidas na contração miocárdica propiciou diversas estratégias farmacológicas visando aumentar a contratilidade do miocárdio em pacientes com insuficiência cardíaca atribuível à disfunção sistólica do ventrículo esquerdo. Ao inibir a bomba de sódio, a *digoxina* eleva os níveis intracelulares de cálcio e, por conseguinte, aumenta a força de contração. Esse fármaco constitui, no momento atual, o único agente inotrópico oral de uso clínico disseminado. Embora a digoxina não tenha nenhum impacto demonstrável sobre o índice de mortalidade de pacientes com insuficiência cardíaca, ela ajuda a aliviar os sintomas e melhora a capacidade funcional. A digoxina também diminui a velocidade de condução do nó AV, um efeito útil no tratamento de pacientes com fibrilação atrial e rápida frequência de resposta ventricular. Os *agonistas dos receptores* β-adrenérgicos — incluindo as aminas endógenas *dopamina, norepinefrina* e *epinefrina* e os agentes sintéticos *dobutamina* e *isoproterenol* — atuam por meio da elevação do AMPc intracelular mediada pela proteína G, aumentando tanto a contratilidade do miocárdio quanto o relaxamento diastólico. Este último efeito possibilita o enchimento adequado do ventrículo esquerdo durante a diástole, apesar do aumento da frequência cardíaca, que é estimulado por esses agentes. Os agonistas β são administrados por via intravenosa; esses fármacos proporcionam um suporte hemodinâmico a curto prazo em pacientes com insuficiência circulatória cardiogênica. A utilidade a longo prazo desses agentes tem sido limitada pela ausência de uma formulação oral com biodisponibilidade aceitável e por seu perfil de efeitos adversos. Os *inibidores da PDE,* incluindo a *inanrinona* e a *milrinona,* atuam como agentes inotrópicos positivos e como dilatadores arteriais e venosos mistos, aumentando os níveis de AMP cíclico no coração e no músculo liso vascular. De modo semelhante, o aumento do índice de mortalidade associado ao uso prolongado desses agentes restringiu seu papel ao manejo agudo da IC grave.

Novas classes de agentes farmacológicos estão em fase de pesquisa, dada sua capacidade de aumentar a contratilidade do miocárdio. Esses agentes estão direcionados para uma variedade de alvos bioquímicos, incluindo a eficiência das interações actina-miosina (p. ex., *ativadores cardíacos da miosina*) e a síntese de proteínas contráteis (p. ex., *neuregulinas cardíacas*). Essas abordagens podem melhorar a contratilidade cardíaca sem aumentar a demanda de oxigênio do miocárdio ou sem alterar significativamente a sinalização do cálcio. Estratégias alternativas procuram preservar a contratilidade do miocárdio ao inibir os efeitos das citocinas proinflamatórias associadas à IC, porém os estudos clínicos recentes com esses fármacos, como antagonistas do receptor de endotelina, tiveram sucesso limitado. Por fim, os métodos de *terapia gênica* estão sendo investigados para aumentar a contratilidade, incluindo o fornecimento de genes com promotores cardíacos específicos, que alteram a produção de proteínas contráteis, canais e reguladores no coração. No momento atual, os candidatos mais promissores para a terapia gênica incluem a bomba de cálcio do RS, a fosfolambana e a troponina I cardíaca.

Leitura sugerida

Endoh M. Cardiac calcium signaling and calcium sensitizers. *Circ J* 2008;72:1915-1925. (*Fisiologia da ligação excitação-contração e farmacologia de agentes pesquisados para o tratamento da insuficiência cardíaca.*)

Gheorghiade M, Adams KF, Colucci WS. Digoxina in the management of cardiovascular disorders. *Circulation* 2004;109:2959-2964. (*Revisão da farmacologia clínica da digoxina.*)

Libby P, ed. *Braunwald's heart disease: a textbook of cardiovascular medicine.* 8th ed. Philadelphia: WB Saunders; 2008. (*Referência enciclopédica que contém uma boa pesquisa sobre agentes farmacológicos, testes e novas abordagens.*)

Lilly LS, ed. Pathophysiology of heart disease. 3rd ed. Baltimore: Lippincott Williams & Wilkins; 2002. [*Excelente introdução à medicina cardiovascular: os Capítulos 1 (Estrutura e Função Cardíacas Básicas), 9 (Insuficiência Cardíaca) e 17 (Fármacos de Ação Cardiovascular) correlacionam a fisiologia, a fisiopatologia e a farmacologia da função contrátil.*]

Peterson JW, Felker GM. Inotropes in the treatment of acute heart failure. *Crit Care Med* 2008;36:S106–S111. (*Evidencia o uso de inotropismo, com ênfase em futuros direcionamentos.*)

Teerlink JR. A novel approach to improve cardiac performance: cardiac myosin activators. *Heart Fail Rev* 2009;14:289-298. (*Uma das possíveis abordagens para o tratamento de insuficiência cardíaca aguda.*)

RESUMO FARMACOLÓGICO: Capítulo 24 | Farmacologia da Contratilidade Cardíaca.

Glicosídios cardíacos

Mecanismo — (1) No miocárdio, inibem a Na^+/K^+-ATPase da membrana plasmática, resultando em aumento da concentração citoplasmática de Ca^{2+}, com consequente efeito inotrópico positivo; (2) no sistema nervoso autônomo, inibem o efluxo simpático e aumentam o tônus parassimpático (vagal); (3) no nó AV, prolongam o período refratário efetivo e diminuem a velocidade de condução

O Fab imune antidigoxina é um fragmento de anticorpo que se liga à digoxina e a inibe

FÁRMACO	APLICAÇÕES CLÍNICAS	EFEITOS ADVERSOS *GRAVES* E COMUNS	CONTRAINDICAÇÕES	CONSIDERAÇÕES TERAPÊUTICAS
Digoxina Digitoxina	Insuficiência cardíaca sistólica Arritmias supraventriculares, incluindo fibrilação atrial, *flutter* atrial e taquicardia atrial paroxística	*Arritmias (particularmente distúrbios da condução, com ou sem bloqueio AV, contrações ventriculares prematuras (CVP) e taquicardias supraventriculares* Agitação, fadiga, fraqueza muscular, visão turva, halo verde-amarelado ao redor das imagens visuais, anorexia, náuseas, vômitos	Fibrilação ventricular Taquicardia ventricular	A digoxina apresenta numerosas interações medicamentosas significativas A coadministração com betabloqueadores aumenta o risco de desenvolvimento de bloqueio AV de alto grau Os betabloqueadores e os bloqueadores dos canais de cálcio anulam os efeitos inotrópicos positivos da digoxina Os diuréticos espoliadores de potássio e a hipopotassemia predispõem à toxicidade da digoxina Alguns antibióticos, como a eritromicina, aumentam a absorção da digoxina A coadministração com verapamil, quinidina ou amiodarona pode aumentar os níveis de digoxina Trate a toxicidade da digoxina pela normalização dos níveis plasmáticos de potássio ou pelo uso de anticorpos antidigoxina nos casos graves A doença renal crônica exige uma redução da dose de ataque e da dose de manutenção de digoxina Não foi constatado que a digoxina melhore a sobrevida; ela atenua os sintomas e melhora o estado funcional A digitoxina sofre metabolismo hepático e excreção biliar
Fab imune antidigoxina	Toxicidade digitálica potencialmente fatal Toxicidade aguda da digoxina, em que não se conhece a quantidade ingerida nem o nível sérico de digoxina	*Insuficiência cardíaca, anafilaxia*	Nenhuma contraindicação conhecida Utilize com cautela em pacientes alérgicos a proteínas ovinas	Mantenha o equipamento de reanimação disponível durante a administração de Fab imune antidigoxina

Agonistas β-adrenérgicos

Mecanismo — Aumentam o AMPc ao ativar os receptores adrenérgicos acoplados à proteína G; os agonistas, que atuam nos receptores β_1-adrenérgicos cardíacos, exercem efeitos inotrópicos, cronotrópicos e lusitrópicos positivos

FÁRMACO	APLICAÇÕES CLÍNICAS	EFEITOS ADVERSOS *GRAVES* E COMUNS	CONTRAINDICAÇÕES	CONSIDERAÇÕES TERAPÊUTICAS
Dopamina	No choque distributivo ou cardiogênico, utilize como adjuvante para aumentar o débito cardíaco, a pressão arterial e o fluxo urinário Tratamento a curto prazo da insuficiência cardíaca crônica refratária e grave	*Alargamento do complexo QRS, arritmias cardíacas* Hipotensão, hipertensão, palpitações, taquicardia	Feocromocitoma Taquiarritmias não corrigidas Fibrilação ventricular	A dopamina em baixas doses provoca vasodilatação na periferia ao estimular os receptores dopaminérgicos D1 nos leitos vasculares renal e mesentérico As doses intermediárias produzem vasodilatação por meio da estimulação dos receptores β_2, bem como aumento da contratilidade e da frequência cardíaca, por meio da ativação dos receptores β_1 A dopamina em altas doses provoca vasoconstrição generalizada por meio da estimulação dos receptores α_1 A coadministração com inibidores da MAO resulta em diminuição do metabolismo da dopamina, podendo levar ao desenvolvimento de taquicardia e arritmias significativas

Fármaco	Aplicações clínicas	Efeitos adversos	Contraindicações	Considerações terapêuticas
Dobutamina	Tratamento a curto prazo da descompensação cardíaca secundária à depressão da contratilidade (choque cardiogênico)	*Iguais aos da dopamina, exceto que as arritmias cardíacas ocorrem com menos frequência*	Estenose subaórtica hipertrófica idiopática	Mistura racêmica de enantiômeros que apresenta efeitos diferenciais sobre os subtipos de receptores adrenérgicos; o efeito global é predominantemente β_1 e modestamente β_2 Agente inotrópico simpaticomimético de escolha para pacientes com insuficiência circulatória cardiogênica A dobutamina induz menos taquicardia supraventricular e arritmia ventricular de alto grau que a dopamina
Epinefrina	Broncospasmo Reação de hipersensibilidade, choque anafilático Reanimação cardíaca Hemostasia (uso tópico) Prolonga o efeito anestésico local (uso local) Glaucoma de ângulo aberto Congestão nasal	*Arritmias, incluindo fibrilação ventricular, hemorragia cerebral, hipertensão grave* Cefaleia, nervosismo, tremores, hipertensão, palpitações, taquicardia	Trabalho de parto em curso Glaucoma de ângulo fechado Choque (distinto do anafilático) Lesão cerebral orgânica Arritmias cardíacas Insuficiência coronariana Hipertensão grave Aterosclerose cerebral	Agonista não seletivo dos receptores β_1, β_2, α_1 e α_2 A epinefrina em altas doses pode causar taquicardia e arritmias ventriculares potencialmente fatais
Norepinefrina	Suporte da pressão arterial nos estados hipotensivos agudos (choque)	*Iguais aos da epinefrina*	Trombose vascular periférica Hipoxia profunda Hipercapnia Hipotensão em decorrência de perda de volume sanguíneo	Agonista não seletivo nos receptores β_1, α_1 e α_2 Pode causar taquicardias envolvendo o nó SA ou locais atriais ou ventriculares ectópicos em pacientes com disfunção contrátil Evite a coadministração com inibidores da MAO ou amitriptilina ou antidepressivos do tipo imipramina, dado o risco de hipertensão grave
Isoproterenol	Tratamento emergencial de arritmias (IV) Bradicardia hemodinamicamente significativa resistente à atropina (IV) Bloqueio cardíaco e choque (IV) Broncospasmo (inalação)	*Iguais aos da epinefrina*	Taquicardia causada por intoxicação digitálica Angina de peito	Agonista não seletivo de receptores β_1 e β_2 O isoproterenol pode ser útil no tratamento de pacientes com bradicardia refratária não responsiva à atropina, bem como no tratamento de pacientes com superdosagem de antagonistas β Não administre em pacientes com doença arterial coronariana ativa

Inibidores da fosfodiesterase (PDE)
Mecanismo — Aumentam o AMPc ao inibir as enzimas PDE que o hidrolisam; nos miócitos cardíacos, os inibidores da PDE exercem efeitos inotrópicos e lusitrópicos positivos; os inibidores da PDE também relaxam o músculo liso vascular e diminuem, portanto, a pré-carga (venodilatação) e a pós-carga (dilatação arterial)

Fármaco	Aplicações clínicas	Efeitos adversos	Contraindicações	Considerações terapêuticas
Teofilina	Ver Resumo farmacológico: Capítulo 47			
Inanrinona **Milrinona** **Vesnarinona**	Tratamento a curto prazo da falência circulatória grave em pacientes refratários ao tratamento convencional	*Arritmias ventriculares* *Trombocitopenia (maior incidência com a inanrinona que com a milrinona)* *Neutropenia e agranulocitose reversíveis (vesnarinona)*	Esses agentes não devem ser utilizados em lugar da intervenção cirúrgica para pacientes com doença valvar estenótica Fase aguda do infarto do miocárdio	A coadministração de disopiramida pode causar hipotensão grave O uso da inanrinona é limitado pela ocorrência de trombocitopenia em 10% dos casos Dispõe-se de uma formulação oral de milrinona; o uso da milrinona se associa a aumento estatisticamente significativo do índice de mortalidade em pacientes com insuficiência cardíaca O benefício da vesnarinona em termos de sobrevida é controverso Os inibidores da PDE são úteis para suporte a curto prazo, porém seu uso prolongado se associa a aumento do índice de mortalidade

Agente sensibilizador do cálcio
Mecanismo — Aumenta a sensibilidade da troponina C ao cálcio, o que aumenta a extensão das interações actina-miosina, sem aumento substancial no consumo de oxigênio do miocárdio

Fármaco	Aplicações clínicas	Efeitos adversos	Contraindicações	Considerações terapêuticas
Levosimendana	Ainda não aprovada para uso nos EUA	*Hipotensão e taquicardia reflexa relacionadas com a dose* Náuseas, cefaleia	Hipersensibilidade à levosimendana ou à simendana racêmica	Os dados preliminares sugerem que a levosimendana melhora a hemodinâmica cardíaca na IC sistólica grave, podendo reduzir o índice de mortalidade a curto prazo

25

Farmacologia Cardiovascular Integrativa | Hipertensão, Cardiopatia Isquêmica e Insuficiência Cardíaca

Ehrin J. Armstrong, April W. Armstrong e Thomas P. Rocco

CASO I PARTE 1: HIPERTENSÃO

Sr. N, 45 anos de idade, gerente de uma empresa de telecomunicações, procurou uma clínica de cardiologia para avaliação de dispneia aos esforços. Ele sempre teve o cuidado de manter seu condicionamento aeróbico; entretanto, aproximadamente 6 meses antes de sua visita à clínica, começou a notar intensa falta de ar à medida que se aproximava do término de sua corrida diária, finalizada com uma subida longa, porém suave. No transcorrer desses 6 meses, o paciente relatou progressão dos sintomas de tal maneira que, agora, raramente conseguia completar a primeira metade da corrida sem descansar. Nega qualquer desconforto torácico em repouso ou durante a atividade física. Sua história familiar revela ocorrência de hipertensão e aterosclerose prematura. Sr. N nunca utilizou produtos à base de tabaco.

Ao exame, o paciente apresentou-se hipertenso (pressão arterial de 160/102 mmHg), e foi possível ouvir quarta bulha présistólica proeminente no ápice ventricular esquerdo. O exame foi inespecífico para os demais aspectos. A radiografia de tórax foi considerada normal. O eletrocardiograma (ECG) revelou ritmo sinusal normal com critérios de voltagem para hipertrofia ventricular esquerda. Sr. N foi encaminhado para avaliação cardíaca não invasiva, incluindo prova de esforço e ecocardiograma transtorácico. Na prova de esforço, a frequência cardíaca máxima alcançou 170 bpm durante o exercício, e o Sr. N precisou interromper o teste devido a dispneia intensa com carga de 7 METS. (METS são equivalentes metabólicos, medida

do consumo de energia; 7 METS estão abaixo do normal para a idade desse paciente.) Sua pressão arterial no ponto máximo do exercício foi de 240/120 mmHg. Não houve qualquer evidência de isquemia do miocárdio pelos critérios eletrocardiográficos. O ecocardiograma bidimensional revelou hipertrofia ventricular esquerda de padrão concêntrico, aumento do átrio esquerdo e valvas aórtica e mitral normais. A função sistólica ventricular esquerda global e regional estava normal. O enchimento diastólico ventricular esquerdo apresentou-se anormal, com redução da taxa de enchimento rápido precoce e aumento significativo no grau de enchimento durante a sístole atrial.

Questões

1. Quais as recomendações atuais para iniciar a terapia farmacológica anti-hipertensiva e quais as metas terapêuticas?

2. Os diuréticos tiazídicos têm sido utilizados durante muitos anos como terapia de primeira linha em pacientes com hipertensão. Que circunstâncias clínicas específicas poderiam favorecer o uso de outro agente, como um inibidor da enzima conversora de angiotensina?

3. Tendo em vista a gravidade da hipertensão nesse caso, o Sr. N provavelmente necessitará de pelo menos dois fármacos para obter controle adequado da pressão arterial. Quando há necessidade de tratamento com múltiplos fármacos?

▶ Introdução

Nos Capítulos 19 a 24, a farmacologia cardiovascular é considerada no contexto de cada sistema fisiológico. Por exemplo, diuréticos são discutidos no contexto da regulação de volume, enquanto inibidores da enzima conversora de angiotensina (ECA), no contexto do tônus vascular. A apresentação clínica das doenças cardiovasculares frequentemente envolve interações entre esses sistemas. Consequentemente, o tratamento farmacológico exige com frequência o uso de agentes de diversas classes farmacológicas. Este capítulo trata de três estados comuns de doenças cardiovasculares – hipertensão, cardiopatia isquêmica e insuficiência cardíaca – em único caso clínico longitudinal. O conhecimento da fisiopatologia de cada um deles fornece a fundamentação para as intervenções farmacológicas e também ressalta o potencial para

efeitos adversos, como interações medicamentosas graves. Integrar a fisiopatologia com a farmacologia para proporcionar uma compreensão abrangente e mecanicista do tratamento atual dessas doenças cardiovasculares comuns é o objetivo deste capítulo.

▶ Fisiopatologia da hipertensão

A hipertensão é doença que predomina de modo amplo, constituindo importante fator de risco para eventos cardiovasculares adversos, como acidente vascular encefálico, doença arterial coronariana, doença vascular periférica, insuficiência cardíaca e doença renal crônica. Nos estudos de prevenção primária, observa-se relação contínua entre a pressão arterial e os desfechos cardiovasculares prejudiciais, incluindo morte. Essa relação se mantém até mesmo no nível de pressão arterial previamente definido como "normal".

O reconhecimento cada vez maior da importância da hipertensão, mesmo leve, contribuiu para revisões periódicas na abordagem clínica dessa doença, como estabelecimento de critérios mais rigorosos de diagnóstico, estratificação de gravidade e indicações para tratamento. Por exemplo, embora a elevação da pressão diastólica tenha sido, há muito tempo, a principal indicação para iniciar tratamento anti-hipertensivo, percebe-se, hoje em dia, que a pressão sistólica elevada por si só (*hipertensão sistólica isolada*) constitui indicação suficiente para tratamento, particularmente em pacientes idosos. Os critérios atuais, listados na Tabela 25.1, provêm do relatório do consenso mais recente.

Um dos principais obstáculos no tratamento da hipertensão consiste em grande parte na natureza assintomática da doença, mesmo em pacientes com elevação acentuada da pressão arterial sistêmica. Essa desconexão entre sintomas e consequências adversas a longo prazo fez com que a hipertensão recebesse a designação de "assassino silencioso". Por exemplo, o Sr. N começou a apresentar sintomas somente depois de praticar atividade física. Entretanto, a gravidade de sua hipertensão faz com que corra risco significativo de desenvolver doença arterial coronariana, acidente vascular encefálico e insuficiência cardíaca. Por conseguinte, as estratégias efetivas para detecção e controle da hipertensão constituem elementos críticos na prevenção primária e secundária da doença cardiovascular.

Felizmente, a quantidade e o espectro de agentes disponíveis para o tratamento de pacientes com hipertensão ampliaram-se de maneira notável no decorrer das duas últimas décadas. Esses fármacos podem ser administrados a princípio como monoterapia. Entretanto, a natureza progressiva da hipertensão tipicamente leva ao uso de esquema de múltiplos fármacos. Embora os parâmetros clínicos do tratamento possam variar ligeiramente de um paciente para outro, seu principal objetivo consiste em reduzir a pressão arterial para níveis inferiores a 140 mmHg e 90 mmHg, relativos às pressões sistólica e diastólica, respectivamente (130/80 mmHg em pacientes com diabetes e/ou doença renal crônica).

Tipicamente, a hipertensão é classificada em primária (essencial) ou secundária. A *hipertensão essencial*, cuja causa responsável pela elevação da pressão arterial permanece desconhecida, afeta 90 a 95% da população de hipertensos. Sua etiologia é provavelmente multifatorial, incluindo fatores tanto genéticos quanto ambientais, como consumo de álcool, obesidade e consumo de sal. A compreensão mais completa da fisiopatologia da hipertensão primária aguarda a elucidação de predisposições genéticas e/ou mecanismos moleculares subjacentes. A *hipertensão secundária* refere-se a pacientes cuja elevação da pressão arterial pode ser atribuída a causa definida. São exemplos hiperaldosteronismo primário, uso de contraceptivos orais, doença renal intrínseca e doença renovascular.

Os principais determinantes da pressão arterial são discutidos no Capítulo 21. Em resumo, *a pressão arterial é determinada pelo produto de frequência cardíaca, volume sistólico e resistência vascular sistêmica* (Figura 25.1). A frequência cardíaca é determinada, em grande parte, pela atividade sim-

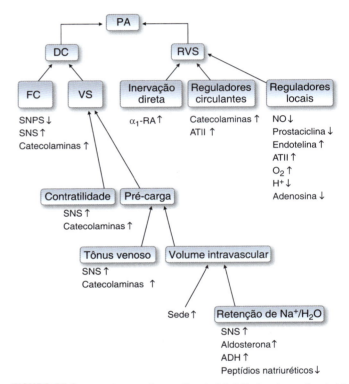

FIGURA 25.1 Determinantes da pressão arterial sistêmica. A pressão arterial (*PA*) é o produto do débito cardíaco (*DC*) pela resistência vascular sistêmica (*RVS*), e o DC é o produto da frequência cardíaca (*FC*) pelo volume sistólico (*VS*). Esses determinantes são alterados por diversos mecanismos homeostáticos. A frequência cardíaca é aumentada pelo sistema nervoso simpático (*SNS*) e pelas catecolaminas, sendo reduzida pelo sistema nervoso parassimpático (*SNPS*). O volume sistólico é aumentado por contratilidade e pré-carga e diminuído pela pós-carga (*não indicada*); todos esses determinantes constituem parâmetros importantes da função cardíaca. A pré-carga é alterada por mudanças no tônus venoso e no volume intravascular. O SNC e certos hormônios, como aldosterona, hormônio antidiurético (*ADH*) e peptídios natriuréticos, constituem os principais fatores que afetam o volume intravascular. A resistência vascular sistêmica é função da inervação direta, de reguladores circulantes e reguladores locais. A inervação direta inclui os receptores α_1-adrenérgicos (α_1-*RA*), que aumentam a RVS. Os reguladores circulantes incluem catecolaminas e angiotensina II (*AT II*), que aumentam a RVS. Diversos reguladores locais alteram a RVS. Entre eles constam moléculas de sinalização derivadas do endotélio, como óxido nítrico (*NO*), prostaciclina, endotelina e AT II; e reguladores metabólicos locais, como O_2, H^+ e adenosina. A RVS é o principal componente da pós-carga, inversamente relacionada com o volume sistólico. A combinação do efeito direto da RVS sobre a pressão arterial e do efeito inverso da pós-carga sobre o volume sistólico ilustra a complexidade do sistema. Seta para cima ($\uparrow$) indica efeito estimulador; seta para baixo ($\downarrow$) indica efeito inibitório sobre a variável dentro do boxe.

TABELA 25.1 Classificação da hipertensão em adultos de acordo com o JNC-VII.

	PRESSÃO ARTERIAL SISTÓLICA (mmHg)		PRESSÃO ARTERIAL DIASTÓLICA (mmHg)
Normal	< 120	e	< 80
Pré-hipertensão	120 a 139	ou	80 a 89
Hipertensão de estágio 1 (moderada)	140 a 159	ou	90 a 99
Hipertensão de estágio 2 (grave)	≥ 160	ou	≥ 100
(Sétimo relatório do Joint National Committee on Prevention, Detection, Evaluation, and Treatment of High Blood Pressure; 2003.)			

pática. O volume sistólico depende das condições de carga (pré-carga e pós-carga) e contratilidade. A resistência vascular sistêmica reflete o tônus vascular agregado das subdivisões arteriolares da circulação sistêmica. A abordagem farmacológica racional para tratamento de hipertensão tanto primária quanto secundária exige compreensão da fisiologia da regulação da pressão arterial normal e dos mecanismos possivelmente responsáveis pela hipertensão nesses pacientes.

Função cardíaca

Um mecanismo potencial para a elevação persistente da pressão arterial consiste em elevação primária do débito cardíaco (hipertensão de "alto débito"). A circulação "hipercinética" pode resultar de atividade simpaticoadrenal excessiva e/ou sensibilidade aumentada do coração a níveis basais de reguladores neuro-humorais. O padrão hemodinâmico da *hipertensão baseada na bomba (i. e., aumento do débito cardíaco [DC] com resistência vascular sistêmica [RVS] normal)* é observado com mais frequência em pacientes jovens com hipertensão essencial. Esse padrão pode evoluir, com o passar do tempo, para um perfil hemodinâmico, em que o principal foco da doença parece deslocar-se para a vasculatura periférica (ver adiante). Em virtude do mecanismo subjacente da hipertensão de alto débito, o tratamento com antagonistas β é atraente nessa população.

Função vascular

A *hipertensão baseada na resistência vascular (i. e.,* DC normal com aumento da RVS) é um mecanismo comum subjacente à hipertensão no idoso. Nos indivíduos que a apresentam, foi formulada a hipótese de que a vasculatura é anormalmente responsiva à estimulação simpática, a fatores circulantes ou a reguladores locais do tônus vascular. Isso pode ser mediado, em parte, por lesão ou disfunção endotelial, que rompe comprovadamente o equilíbrio normal entre os fatores vasodilatadores (p. ex., óxido nítrico) e vasoconstritores (p. ex., endotelina) locais. Além disso, falhas nos canais iônicos do músculo liso vascular podem causar elevações anormais do tônus vasomotor basal, resultando em aumento da resistência vascular sistêmica. A hipertensão baseada na resistência vascular pode ocorrer como elevação predominante da pressão arterial sistêmica. Estudos têm demonstrado a eficiência dos diuréticos tiazídicos nos pacientes que a desenvolvem, de modo que tais fármacos constituem o tratamento inicial preferido.

Função renal

As anormalidades da função renal também podem contribuir para desenvolvimento de hipertensão sistêmica. A retenção excessiva de Na^+ e H_2O pelos rins é responsável por *hipertensão baseada no volume.* A *doença parenquimatosa renal,* causada por lesão glomerular com redução da massa de néfrons funcionais e/ou secreção excessiva de renina, pode ocasionar aumento anormal do volume intravascular. De modo alternativo, mutações nos canais iônicos podem comprometer a excreção normal de Na^+. A *doença renovascular* (p. ex., estenose da artéria renal causada por placas ateroscleróticas, displasia fibromuscular, êmbolos, vasculite ou compressão externa) pode resultar em diminuição do fluxo sanguíneo renal. Em resposta a essa redução da pressão de perfusão, as células justaglomerulares aumentam a secreção de renina, o que, por sua vez, leva à produção aumentada de angiotensina II e aldosterona. Esses últimos mediadores aumentam tanto o tônus vasomotor quanto a retenção de Na^+ e H_2O, formando um perfil hemodinâmico caracterizado por *elevação de DC e RVS.*

Função neuroendócrina

A disfunção do sistema neuroendócrino – incluindo regulação central anormal do tônus simpático basal, respostas atípicas ao estresse, respostas anormais a sinais provenientes de barorreceptores e receptores de volume intravascular e produção excessiva de hormônios reguladores da circulação – pode alterar a função cardíaca, vascular e/ou renal, com consequente elevação da pressão arterial sistêmica. Dentre os exemplos de anormalidades endócrinas associadas à hipertensão sistêmica, destacam-se secreção excessiva de catecolaminas (feocromocitoma), secreção excessiva de aldosterona pelo córtex adrenal (aldosteronismo primário) e produção excessiva de hormônios tireoidianos (hipertireoidismo).

▶ Tratamento clínico da hipertensão

Conforme discutido anteriormente, a hipertensão representa um desafio clínico, visto que pode permanecer assintomática durante muitos anos, mesmo quando ocorre lesão substancial dos órgãos-alvo. Consequentemente, seu tratamento efetivo exige estratégias para a identificação de pacientes assintomáticos, em particular daqueles que correm alto risco de sofrer os efeitos adversos da doença nos órgãos-alvo. Como o uso de agentes anti-hipertensivos pode ser inconveniente para a vida desses pacientes, o tratamento a longo prazo requer esquemas farmacológicos que devem ser individualizados para obter adesão ótima do paciente ao tratamento e eficácia dos fármacos. Isso demanda consideração de perfil de segurança, esquema de dosagem e custo dos fármacos.

A primeira conduta no tratamento da hipertensão é o aconselhamento sobre a importância de modificações no estilo de vida. Estas se associam a resultados favoráveis em pacientes hipertensos e incluem perda de peso, aumento da atividade física, abandono do tabagismo e dieta com baixo teor de gordura e sódio. A redução ou a eliminação dos agentes exógenos passíveis de induzir hipertensão – como etanol, contraceptivos orais, glicocorticoides e substâncias estimulantes – também podem ter benefício clínico demonstrável. Embora somente as terapias não farmacológicas talvez não produzam redução suficiente da pressão arterial, elas constituem adjuvantes essenciais para o tratamento farmacológico.

Utiliza-se extenso arsenal de fármacos para tratar a hipertensão sistêmica. Todavia, esses agentes exercem, em última análise, seus efeitos sobre a pressão arterial por meio de redução do débito cardíaco e/ou da resistência vascular sistêmica. As estratégias atualmente empregadas no tratamento da hipertensão (Tabela 25.2 e Figura 25.2) consistem em redução do volume intravascular com vasodilatação concomitante (diuréticos); infrarregulação do tônus simpático (agonistas β, antagonistas α_1, simpaticolíticos centrais); modulação do tônus do músculo liso vascular (bloqueadores dos canais de cálcio, ativadores dos canais de K^+); e inibição dos reguladores neuro-humorais da circulação (inibidores da renina, inibidores da ECA, antagonistas de AT_1 [antagonistas do receptor de angiotensina II tipo 1]). A redução da pressão arterial produzida por esses fármacos é percebida por barorreceptores e células justaglomerulares renais, que podem ativar respostas contrarreguladoras atenuantes da magnitude da redução da pressão arterial. Essas respostas compensatórias podem ser significativas, exigindo ajuste da dose e/ou uso de mais de um agente para obter controle a longo prazo da pressão arterial (Figura 25.3).

TABELA 25.2 Principais classes de agentes anti-hipertensivos.

DIURÉTICOS	SIMPATICOLÍTICOS	VASODILATADORES	BLOQUEADORES DO SISTEMA RENINA-ANGIOTENSINA
Diuréticos tiazídicos	Bloqueadores do efluxo simpático do SNC	Bloqueadores dos canais de cálcio	Inibidores da renina
Diuréticos de alça	Bloqueadores ganglionares	Minoxidil	Inibidores da ECA
Diuréticos poupadores de K^+	Antagonistas das terminações nervosas adrenérgicas pós-ganglionares	Hidralazina	Antagonistas de AT_1
	Antagonistas α_1-adrenérgicos	Nitroprussiato de sódio	Antagonistas da aldosterona
	Antagonistas β_1-adrenérgicos		
	Antagonistas α-adrenérgicos/ β-adrenérgicos mistos		

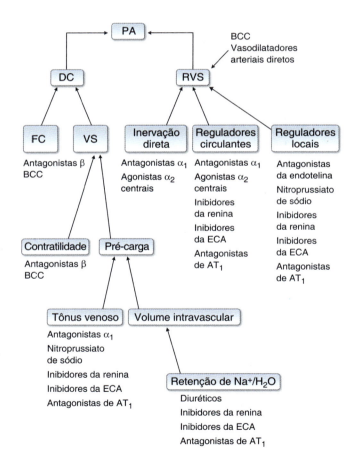

FIGURA 25.2 Efeitos farmacológicos dos agentes anti-hipertensivos comumente utilizados. Os agentes anti-hipertensivos modulam a pressão arterial ao interferir em seus determinantes. Muitos apresentam múltiplas ações. Por exemplo, os bloqueadores do sistema renina-angiotensina, como inibidores da ECA e antagonistas de AT_1, alteram os níveis dos reguladores locais e dos reguladores circulantes e também afetam a retenção renal de Na^+ e o tônus venoso. PA = pressão arterial; DC = débito cardíaco; RVS = resistência vascular sistêmica; FC = frequência cardíaca; VS = volume sistólico; BCC = bloqueadores dos canais de Ca^{2+}; ECA = enzima conversora de angiotensina.

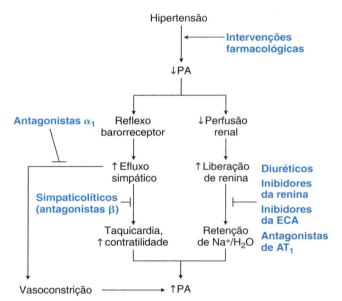

FIGURA 25.3 Respostas homeostáticas compensatórias ao tratamento anti-hipertensivo. Quando a pressão arterial é reduzida por intervenções farmacológicas, ativam-se respostas homeostáticas para elevá-la. Essas respostas podem ser amplamente divididas em reflexos barorreceptores e reflexos de perfusão renal. Os reflexos barorreceptores, que se originam no arco aórtico e no seio carotídeo, aumentam o efluxo simpático, resultando em taquicardia, aumento da contratilidade e vasoconstrição; todos esses efeitos elevam a pressão arterial. Simpaticolíticos, como os antagonistas β, atenuam as respostas de taquicardia e contratilidade, interrompendo o sistema nervoso simpático. Antagonistas α_1 inibem a vasoconstrição, porém exercem mínimos efeitos sobre taquicardia ou contratilidade. A diminuição da perfusão renal induz a liberação aumentada de renina pelas células justaglomerulares do rim. A seguir, a renina cliva o angiotensinogênio em angiotensina I, que, por sua vez, é ativada ao potente vasoconstritor angiotensina II (*não ilustrado*). A angiotensina II aumenta a secreção adrenal de aldosterona, que atua sobre as células principais do ducto coletor, aumentando a reabsorção de Na^+ (e, portanto, de água). Essa reabsorção aumenta o volume intravascular, provocando elevação da pressão arterial. Os diuréticos interrompem essa resposta homeostática ao diminuir a reabsorção de Na^+ no néfron; os inibidores da renina impedem a geração de angiotensina I; os inibidores da enzima conversora de angiotensina (*ECA*) interrompem a formação de angiotensina II; e os antagonistas de AT_1 impedem a sinalização da angiotensina II nos órgãos-alvo.

Redução do volume intravascular

Diuréticos

Embora os diuréticos tenham sido, há muito tempo, um dos pilares da terapia anti-hipertensiva, seu mecanismo de ação na hipertensão ainda não está totalmente elucidado. Conforme discutido no Capítulo 20, os diuréticos diminuem o volume intravascular ao aumentar a excreção renal de Na^+ e H_2O. Entretanto, a depleção de volume por si só provavelmente não explica por completo o efeito anti-hipertensivo dos diuréticos.

Diuréticos tiazídicos (p. ex., *hidroclorotiazida*) constituem os fármacos natriuréticos mais comumente prescritos para tratamento de hipertensão (Tabela 25.3). Em virtude de suas características farmacocinéticas e farmacodinâmicas, são agentes especialmente úteis no tratamento da hipertensão crônica. Eles apresentam alta disponibilidade oral e ação de longa duração. O efeito anti-hipertensivo inicial parece mediado pela diminuição do volume intravascular. Logo, *os tiazídicos mostram-se particularmente efetivos em pacientes com hipertensão baseada no volume, como os que apresentam doença renal primária e pacientes afro-americanos.* Esses fármacos induzem diminuição inicial do volume intravascular, que tem por efeito reduzir a pressão arterial ao diminuir o débito cardíaco. Entretanto, a diminuição do débito cardíaco estimula o sistema renina-angiotensina, levando a retenção de volume e atenuação do efeito dos tiazídicos sobre o estado do volume. Foi aventada a hipótese de que tais agentes exercem efeito vasodilatador que complementa a depleção de volume compensada, acarretando redução sustentada da pressão arterial. Essa hipótese é corroborada pela observação de que o efeito anti-hipertensivo máximo dos tiazídicos é frequentemente obtido com doses mais baixas do que as necessárias para produzir efeito diurético máximo. Sendo assim, esses fármacos exercem seus efeitos sobre a pressão arterial ao influenciar tanto o débito cardíaco quanto a resistência vascular sistêmica.

O algoritmo de "Cuidados por etapas" da Joint National Commission (JNC) sugere o uso de diuréticos tiazídicos como fármacos de primeira escolha para a maioria dos pacientes, a não ser que haja indicação específica para outro agente anti-hipertensivo (como inibidor da ECA em paciente com diabetes). Essa recomendação provém dos resultados de um ensaio clínico de grande escala, que observou desfechos favoráveis e redução de custo associados à terapia tiazídica. No momento, a prática consiste em iniciar a terapia com tiazídicos em baixas doses (p. ex., 12,5 a 25 mg/dia); essa recomendação representa redução significativa da dose quando comparada com interações anteriores das diretrizes da JNC.

Diuréticos de alça (p. ex., *furosemida*) são raramente prescritos para tratamento de hipertensão leve ou moderada. Tipicamente, apresentam duração de ação relativamente curta (4 a 6 h) e, a despeito da acentuada diurese após sua administração, sua eficácia anti-hipertensiva é, com frequência, modesta. Acredita-se que esse efeito sobre a pressão arterial seja devido à ativação de respostas compensatórias envolvendo reguladores neuro-humorais de volume intravascular e resistência vascular sistêmica. *Todavia, existem várias situações clínicas bem conhecidas nas quais os diuréticos de alça são preferíveis aos tiazídicos, incluindo hipertensão maligna* (ver adiante) *e hipertensão baseada no volume em pacientes com doença renal crônica avançada.*

Diuréticos poupadores de K^+ (p. ex., *espironolactona, triantereno, amilorida*) são menos eficazes do que tiazídicos e diuréticos de alça e são utilizados principalmente em associação a outros diuréticos, com a finalidade de atenuar ou corrigir a caliurese (excreção de K^+) induzida por fármaco e o consequente desenvolvimento de hipopotassemia. Uma exceção é a *espironolactona, antagonista dos receptores de aldosterona, particularmente efetiva no tratamento da hipertensão secundária ao hiperaldosteronismo.* A hipopotassemia constitui efeito adverso metabólico comum dos diuréticos tiazídicos e de alça, que inibem a reabsorção de Na^+ nos segmentos proximais do néfron e aumentam, portanto, o aporte de Na^+ e água aos segmentos distais. O aporte distal de Na^+ resulta em aumento compensatório da reabsorção de Na^+ no túbulo distal, acoplado a aumento da excreção de K^+. Como este último efeito é mediado pela aldosterona (ver Capítulo 20), os diuréticos poupadores de K^+ o atenuam, portanto ajudam a manter os níveis séricos normais de potássio. É preciso ressaltar que pode haver necessidade de diminuir ou eliminar tanto inibidores da ECA (que diminuem a atividade da aldosterona e a excreção de K^+) quanto suplementos de K^+ em pacientes em uso de diuréticos poupadores de K^+, visto que foi relatada hiperpotassemia potencialmente fatal com essa interação medicamentosa. Tais agentes devem ser usados com muita cautela em pacientes com graus até mesmo leves de insuficiência renal.

TABELA 25.3 Diuréticos utilizados no tratamento da hipertensão.	
FÁRMACO	**DURAÇÃO DE AÇÃO (HORAS)**
Diuréticos tiazídicos	
Clorotiazida	6 a 12
Clortalidona	48 a 72
Hidroclorotiazida	16 a 24
Indapamida	24
Metolazona	24
Diuréticos de alça	
Bumetanida	4 a 5
Ácido etacrínico	4 a 5
Furosemida	4 a 5
Torsemida	6 a 8
Diuréticos poupadores de potássio	
Amilorida	6 a 24
Eplerenona	24
Espironolactona	72 a 96
Triantereno	8 a 12

Infrarregulação do tônus simpático

Os fármacos moduladores da atividade adrenérgica são discutidos detalhadamente no Capítulo 10, de modo que convém consultar este capítulo para obter descrição da distribuição tecidual dos receptores α e β e dos efeitos cardiovasculares mediados por esses receptores. *Os fármacos simpaticolíticos tratam a hipertensão por meio de dois mecanismos princi-*

pais: *redução da resistência vascular sistêmica e/ou redução do débito cardíaco.* Do ponto de vista clínico, esses agentes são amplamente divididos em antagonistas dos receptores β-adrenérgicos, antagonistas dos receptores α-adrenérgicos e simpaticolíticos centrais.

Antagonistas dos receptores β-adrenérgicos

Antagonistas dos receptores β-adrenérgicos (p. ex., *propranolol, metoprolol, atenolol, nebivolol*) são agentes comumente prescritos no tratamento da hipertensão. Seus efeitos cronotrópicos e inotrópicos negativos (e as reduções da frequência cardíaca, do volume sistólico e do débito cardíaco) são responsáveis pelo efeito anti-hipertensivo inicial dos antagonistas β. Foi também relatada diminuição do tônus vasomotor, com consequente redução da resistência vascular sistêmica, no tratamento mais prolongado.

A redução do tônus vasomotor induzida pelos antagonistas β pode parecer paradoxal, tendo em vista que receptores β$_2$-adrenérgicos na vasculatura periférica mediam a vasodilatação. Todavia, o antagonismo dos receptores β$_1$-adrenérgicos no rim diminui a secreção de renina, portanto reduz a produção do vasoconstritor potente, a angiotensina II. Este último efeito provavelmente predomina, mesmo quando são administrados antagonistas não seletivos dos receptores β. Embora os antagonistas β reduzam efetivamente a pressão arterial em pacientes hipertensos, tipicamente não produzem hipotensão em indivíduos com pressão arterial normal. O aumento da atividade simpática basal nos pacientes hipertensos pode explicar, em parte, a eficácia dos antagonistas β na redução da pressão arterial nesses indivíduos. Em contrapartida, a ativação basal dos receptores β em indivíduos normais pode ser baixa o suficiente para que os antagonistas do receptor exerçam pouco efeito hemodinâmico. O tratamento com antagonistas β tem sido associado a elevação dos níveis séricos de triglicerídios e redução dos níveis de lipoproteínas de alta densidade (HDL); a importância clínica desses efeitos metabólicos potencialmente prejudiciais ainda não foi esclarecida. Os efeitos adversos não cardíacos do tratamento com antagonistas β podem incluir exacerbação da intolerância à glicose (hiperglicemia), sedação, impotência, depressão e broncoconstrição.

Dispõe-se de antagonistas α-β mistos (p. ex., *labetalol*) em formulações tanto orais quanto parenterais. A administração intravenosa de labetalol provoca considerável redução da pressão arterial e tem ampla aplicação no tratamento de emergências hipertensivas. O labetalol oral também é utilizado no tratamento a longo prazo da hipertensão. Uma vantagem potencial desse fármaco reside no fato de que a redução da pressão arterial obtida pela diminuição da resistência vascular sistêmica (por meio de antagonismo dos receptores α$_1$) não está associada a aumento reflexo da frequência cardíaca ou do débito cardíaco (visto que os receptores β$_1$ cardíacos também são antagonizados), que pode ocorrer quando são utilizados agentes vasodilatadores puros como monoterapia.

Nos últimos anos, antagonistas dos receptores β-adrenérgicos têm sido usados com menos frequência no tratamento inicial da hipertensão, devido a dados clínicos que sugerem não serem eles tão eficazes quanto diuréticos ou inibidores do sistema renina-angiotensina-aldosterona. Todavia, esses fármacos são ainda importantes no tratamento da hipertensão quando existem outras indicações clínicas para um antagonista do receptor β-adrenérgico, como doença arterial coronariana ou insuficiência cardíaca. Em geral, tais antagonistas são eficazes no tratamento da hipertensão em pacientes mais jovens.

Antagonistas dos receptores α-adrenérgicos

Os antagonistas α$_1$-adrenérgicos (p. ex., *prazosina, terazosina, doxazosina*) também são utilizados no tratamento da pressão arterial elevada. Eles inibem o tônus vasomotor periférico, reduzindo a vasoconstrição e diminuindo a resistência vascular sistêmica. A ausência de efeitos adversos sobre o perfil dos lipídios séricos durante o tratamento a longo prazo com antagonistas α$_1$-adrenérgicos é frequentemente citada como notável vantagem desses fármacos em relação a outros medicamentos anti-hipertensivos. Todavia, o benefício a longo prazo dessa vantagem, se houver, ainda não foi estabelecido em ensaios clínicos randomizados. Além disso, em um estudo clínico de grande porte, comparando diferentes agentes anti-hipertensivos, houve incidência aumentada de insuficiência cardíaca no grupo randomizado para doxazosina.

Antagonistas α-adrenérgicos não seletivos (p. ex., *fenoxibenzamina, fentolamina*) não são utilizados em tratamento a longo prazo de hipertensão, visto que seu uso prolongado pode resultar em respostas compensatórias excessivas. Por exemplo, o antagonismo dos receptores α$_2$-adrenérgicos centrais desinibe o efluxo simpático, provocando taquicardia reflexa sem oposição. Todavia, *esses agentes estão indicados para o tratamento clínico do feocromocitoma.*

Simpaticolíticos centrais

Os agonistas α$_2$-adrenérgicos *metildopa, clonidina* e *guanabenzo* reduzem o efluxo simpático do bulbo, com consequente redução de frequência cardíaca, contratilidade e tônus vasomotor. Estão disponíveis em formulações orais (clonidina também é encontrada em adesivo transdérmico) e foram amplamente utilizados no passado, a despeito de seu desfavorável perfil de efeitos adversos. A disponibilidade de múltiplos agentes alternativos, bem como a atual tendência a utilizar esquemas de múltiplos fármacos em doses submáximas, diminuíram consideravelmente o papel clínico dos agonistas α$_2$ no tratamento da hipertensão.

Os bloqueadores ganglionares (p. ex., *trimetafana, hexametônio*) inibem a atividade nicotínica colinérgica nos gânglios simpáticos. São extremamente efetivos em reduzir a pressão arterial. Todavia, o interesse neles é apenas histórico, em virtude dos graves efeitos adversos de bloqueio parassimpático e simpático combinado (p. ex., constipação intestinal, visão turva, disfunção sexual e hipotensão ortostática).

Alguns agentes simpaticolíticos (p. ex., *reserpina, guanetidina*) são captados em terminações de neurônios adrenérgicos pós-ganglionares, onde induzem depleção prolongada do neurotransmissor das vesículas sinápticas contendo norepinefrina (ver Capítulo 10). Esses agentes reduzem a pressão arterial ao diminuir a atividade do sistema nervoso simpático. Todavia, reserpina e guanetidina desempenham pequeno papel atualmente no tratamento da hipertensão, por causa de seu perfil de efeitos adversos significativos, que incluem depressão grave (reserpina), hipotensão ortostática e disfunção sexual (guanetidina).

Modulação do tônus do músculo liso vascular

Conforme discutido no Capítulo 21, o tônus vascular depende do grau de contração do músculo liso vascular. Os vasodilatadores reduzem a resistência vascular sistêmica, visto que atuam sobre o músculo liso arteriolar e/ou o endotélio vascular. Os principais mecanismos de ação desses agentes consistem em bloqueio dos canais de Ca^{2+} e abertura dos canais de K$^+$ metabotrópicos.

Bloqueadores dos canais de Ca²⁺

Os bloqueadores dos canais de Ca^{2+} (p. ex., *verapamil, diltiazem, nifedipino, anlodipino*) são agentes orais amplamente utilizados no tratamento a longo prazo da hipertensão. Apresentam uma variedade de efeitos hemodinâmicos, refletindo os múltiplos locais em que o cálcio está envolvido nos eventos elétricos e mecânicos do ciclo cardíaco e na regulação vascular. Esses fármacos podem atuar como vasodilatadores arteriais, agentes inotrópicos negativos e/ou agentes cronotrópicos negativos.

Os fármacos di-hidropiridínicos nifedipino e anlodipino funcionam principalmente como vasodilatadores. Ao contrário, os não di-hidropiridínicos, como verapamil e diltiazem, atuam principalmente como agentes inotrópicos e cronotrópicos negativos, diminuindo, assim, contratilidade do miocárdio, frequência cardíaca e condução de impulsos. Por conseguinte, *os bloqueadores dos canais de cálcio (BCC) podem reduzir a pressão arterial por meio da redução da resistência vascular sistêmica e do débito cardíaco.* Com frequência, são usados em associação a outros fármacos cardioativos, seja como componentes de esquema anti-hipertensivo de múltiplos fármacos ou para tratamento anti-hipertensivo e antianginoso combinado em pacientes com cardiopatia isquêmica (CI).

Tendo em vista os efeitos farmacodinâmicos distintos dos diferentes BCC, os efeitos adversos potenciais da terapia que os utiliza (incluindo interações adversas com outros tratamentos cardiovasculares) são específicos de cada agente. Os não di-hidropiridínicos devem ser usados com cautela em pacientes que apresentam comprometimento da função sistólica ventricular esquerda (VE), uma vez que esses fármacos podem exacerbar a insuficiência cardíaca sistólica (ver adiante). Eles também devem ser utilizados com cautela em pacientes com doença do sistema de condução, visto que podem potencializar anormalidades funcionais dos nós sinoatrial (SA) e atrioventricular (AV). O cuidado em ambas as situações é particularmente relevante para pacientes submetidos a tratamento concomitante com antagonistas β.

Ativadores dos canais de K⁺

Minoxidil e *hidralazina* são vasodilatadores arteriais disponíveis por via oral utilizados ocasionalmente no tratamento a longo prazo da hipertensão. Minoxidil é ativador do canal de K^+ metabotrópico, que hiperpolariza as células musculares lisas vasculares, atenuando, assim, a resposta celular a estímulos despolarizantes. Hidralazina é vasodilatador menos poderoso, cujo mecanismo de ação permanece incerto. Ambos podem causar retenção compensatória de Na^+ e H_2O, bem como taquicardia reflexa; esses efeitos adversos são mais frequentes e mais graves com minoxidil do que com hidralazina. O uso concomitante de antagonista β e diurético pode atenuar esses efeitos adversos. A administração de hidralazina é limitada pela ocorrência frequente de tolerância e taquifilaxia ao fármaco. Além disso, aumentos em sua dose diária total podem associar-se a síndrome de lúpus induzida por fármaco. Em virtude do perfil de segurança mais favorável dos bloqueadores dos canais de Ca^{2+}, o uso do minoxidil é, hoje em dia, em grande parte restrito a pacientes com hipertensão grave refratária a outros tratamentos farmacológicos. É interessante assinalar que a hidralazina (associada a dinitrato de isossorbida) surgiu atualmente como terapia adjuvante (*i. e.*, em pacientes já recebendo inibidor da ECA e antagonista β) para insuficiência cardíaca sistólica em afro-americanos.

Modulação do sistema renina-angiotensina-aldosterona

Os bloqueadores do sistema renina-angiotensina-aldosterona incluem inibidor da renina (*alisquireno*), inibidores da ECA (p. ex., *captopril, enalapril, lisinopril*) e antagonistas do receptor de angiotensina (AT_1) (p. ex., *losartana, valsartana*). Esses fármacos estão sendo cada vez mais usados no tratamento da hipertensão.

Inibidor da renina

Alisquireno é inibidor competitivo da renina, enzima que cliva angiotensinogênio em angiotensina I. Esse bloqueio de estágio inicial do sistema renina-angiotensina-aldosterona pode, teoricamente, resultar em redução mais efetiva da pressão arterial e regressão da hipertrofia ventricular esquerda, em comparação com aquelas obtidas com inibidores da enzima conversora de angiotensina ou bloqueadores dos receptores de angiotensina. Em ensaios clínicos, alisquireno reduziu a pressão arterial de modo tão efetivo quanto outros inibidores do sistema renina-angiotensina-aldosterona; são aguardados dados clínicos a longo prazo relativos ao seu benefício sobre mortalidade.

Inibidores da enzima conversora de angiotensina

Os inibidores da ECA impedem a conversão de angiotensina I em angiotensina II mediada pela ECA, resultando em diminuição dos níveis circulantes de angiotensina II e aldosterona. Ao diminuir os níveis de angiotensina II, esses inibidores reduzem a resistência vascular sistêmica e, assim, diminuem a impedância à ejeção VE. Ao diminuir os níveis de aldosterona, eles também promovem natriurese e, consequentemente, reduzem volume intravascular. Os inibidores da ECA também diminuem a degradação da bradicinina, e o consequente aumento nos níveis circulantes dessa substância provoca vasodilatação. *Tais inibidores são efetivos em pacientes com hipertensão hiper-reninêmica, porém também reduzem a pressão arterial em pacientes com níveis circulantes baixos e normais de renina.* A eficácia anti-hipertensiva desses agentes em pacientes com atividade baixa e normal de renina plasmática pode ser atribuída à potencialização dos efeitos vasodilatadores da bradicinina, embora essa hipótese ainda não tenha sido comprovada.

O tratamento com inibidores da ECA é tão efetivo quanto o uso de diuréticos tiazídicos ou antagonistas β no tratamento da hipertensão. Inibidores da ECA são agentes anti-hipertensivos interessantes, visto que parecem ter benefícios exclusivos (p. ex., diminuição da perda da função renal em pacientes com doença renal crônica) e relativamente poucos efeitos adversos (não aumentam o risco de hipopotassemia nem provocam elevação dos níveis séricos de glicose ou lipídios). Apesar dessas características atraentes, é preciso ressaltar que, pelo menos em um grande ensaio clínico comparativo, os diuréticos tiazídicos foram mais cardioprotetores do que os inibidores da ECA.

Inibidores da ECA devem ser administrados com cautela a pacientes com depleção do volume intravascular. Estes podem apresentar redução da perfusão renal em condições basais, levando a aumento compensatório de renina e angiotensina II. Esse aumento de angiotensina II constitui um dos mecanismos fisiológicos pelos quais a taxa de filtração glomerular (TFG) é mantida quando há hipoperfusão renal relativa. A administração de inibidores da ECA a esses pacientes pode romper tal mecanismo autorregulador, acarretando o desenvolvimento de insuficiência renal. Esse mesmo mecanismo autorregulador constitui a base para a contraindicação de inibidores da ECA a pacientes com estenose bilateral da artéria renal (ou estenose unilateral em pacientes com rim único). Apesar dessas observações quanto à necessidade de cautela, convém salientar que *os inibidores da ECA são considerados fármacos preferidos no tratamento do paciente diabético hipertenso,* visto que foi constatado que retardam o início e a progressão da doença glomerular diabética por meio de seus efeitos favoráveis sobre a pressão intraglomerular.

Antagonistas do AT₁ / Bloqueadores do receptor de angiotensina

Antagonistas do receptor de angiotensina II (AT₁) (também conhecidos como *bloqueadores do receptor de angiotensina* ou *BRA*) são agentes anti-hipertensivos orais que antagonizam competitivamente a ligação da angiotensina II a seus receptores AT₁ cognatos. Dentre seus representantes, destacam-se losartana, valsartana e irbesartana. Além do efeito anti-hipertensivo, esses fármacos também podem diminuir a proliferação reativa da íntima arteriolar. À semelhança dos inibidores da ECA, mostram-se efetivos na redução da pressão arterial e, algumas vezes, substituem esses inibidores em pacientes com tosse induzida por tais medicamentos. A tosse, que constitui efeito adverso comum do tratamento com inibidores da ECA, resulta de aumento dos níveis de bradicinina induzido por esses fármacos; com frequência, esse efeito leva à falta de adesão do paciente ao tratamento ou à sua interrupção. Como os antagonistas do AT₁ não afetam a atividade da enzima conversora responsável pela degradação da bradicinina, tosse não é considerada efeito adverso da terapia com BRA.

Monoterapia e cuidados por etapas

Monoterapia (tratamento com fármaco único) é, muitas vezes, suficiente para normalizar a pressão arterial em pacientes com hipertensão leve. Essa abordagem pode melhorar a adesão do paciente ao tratamento e evitar o risco de interações medicamentosas potenciais. Existe controvérsia quanto aos agentes anti-hipertensivos preferíveis para tratamento inicial. Diuréticos tiazídicos, inibidores da ECA, antagonistas do AT₁, antagonistas β e bloqueadores dos canais de cálcio (BCC) assemelham-se quanto à eficácia em reduzir a pressão arterial (cada um reduz efetivamente a pressão arterial em 30 a 50% dos pacientes). Enfim, o agente ideal é aquele que reduz a pressão arterial para a faixa ótima com o mínimo de efeitos adversos. Com frequência, a toxicidade dos fármacos está relacionada com dose; por conseguinte, o médico também deve considerar o uso de associação de agentes "sinérgicos" em doses mais baixas, particularmente se o controle da pressão arterial for marginal ou inadequado.

Certas circunstâncias clínicas favorecem o uso inicial de uma classe específica de fármacos anti-hipertensivos (Tabela 25.4). Antagonistas β constituem os agentes de escolha para pacientes com história de infarto do miocárdio (IM). Inibidores da ECA são recomendados para pacientes com disfunção ventricular esquerda, diabetes e/ou doença renal crônica. Diuréticos mostram-se eficazes no tratamento da hipertensão associada à retenção de volume na síndrome nefrótica. Inibidores da ECA também são utilizados na síndrome nefrótica para atenuar o grau de proteinúria.

TABELA 25.4 Indicações e contraindicações relativas para agentes anti-hipertensivos.

CLASSE DE FÁRMACOS	INDICAÇÕES	CONTRAINDICAÇÕES
Diuréticos	Insuficiência cardíaca Hipertensão sistólica	Gota
Antagonistas β	Doença arterial coronariana Insuficiência cardíaca Enxaqueca Taquiarritmias	Asma Bloqueio cardíaco
Antagonistas α	Hipertrofia prostática	Insuficiência cardíaca
Bloqueadores dos canais de cálcio	Hipertensão sistólica	Bloqueio cardíaco
Inibidores da ECA	Nefropatia diabética ou outra nefropatia Insuficiência cardíaca Infarto do miocárdio anterior	Estenose bilateral da artéria renal Hiperpotassemia Gravidez
Antagonistas do AT₁	Tosse associada a inibidores da ECA Nefropatia diabética ou outra nefropatia Insuficiência cardíaca	Estenose bilateral da artéria renal Hiperpotassemia Gravidez

Os *cuidados por etapas* referem-se ao acréscimo gradual e progressivo de fármacos a um esquema terapêutico para hipertensão. A terapia de combinação baseia-se no uso de agentes com mecanismos distintos de ação; além disso, ressalta a administração de doses submáximas dos fármacos na tentativa de minimizar efeitos adversos potenciais e toxicidades.

Dois exemplos de terapia de combinação consistem no uso de inibidor da ECA com diurético ou com bloqueador dos canais de cálcio. Essas combinações têm várias vantagens mecanicistas potenciais. Diuréticos tiazídicos, por induzirem leve grau de depleção de volume, ativam o sistema renina-angiotensina. Se essa resposta for bloqueada por um inibidor da ECA, o efeito anti-hipertensivo do tiazídico será potencializado. Além disso, a inibição do sistema renina-angiotensina por si só promove natriurese. Por fim, a associação de tiazídico a inibidor da ECA diminui a resistência vascular sistêmica.

Quando se utiliza inibidor da ECA com bloqueador dos canais de cálcio, a associação pode ter efeito aditivo na regressão da hipertrofia ventricular esquerda. A adição de bloqueador dos canais de cálcio também pode potencializar a vasodilatação periférica mediada pelos inibidores da ECA. Estudo recente (o ensaio ACCOMPLISH) sugeriu que a associação de inibidor da ECA a bloqueador dos canais de cálcio pode reduzir a incidência de eventos cardiovasculares mais do que a combinação de inibidor da ECA com diurético tiazídico, apesar de semelhante redução da pressão arterial.

Possíveis fatores demográficos

Foi relatado que certas classes de agentes anti-hipertensivos são mais efetivas do que outras em populações especiais. Alguns dados também sugerem que as diversas etiologias da hipertensão podem ser mais ou menos prevalentes em diferentes grupos.

Pacientes idosos são propensos a responder mais favoravelmente a diuréticos e bloqueadores dos canais de Ca^{2+} dihidropiridínicos do que a outros agentes anti-hipertensivos. Antagonistas β tendem a causar disfunção dos nós SA ou AV ou a comprometer a função do miocárdio nesses pacientes; tais efeitos provavelmente estão relacionados com a maior prevalência de doença do sistema de condução e de disfunção sistólica VE nesses indivíduos. Pacientes idosos também apresentam predisposição a níveis circulantes diminuídos de renina, e foi relatado que respondem menos a inibidores da ECA.

A hipertensão em pacientes de ascendência africana responde mais a diuréticos e bloqueadores dos canais de Ca^{2+} do que a antagonistas β e inibidores da ECA. (Notável exceção é a resposta favorável de indivíduos afro-americanos jovens ao tratamento com antagonistas β.) Relatos indicam que alguns indivíduos afro-americanos podem apresentar níveis circulantes mais baixos de renina, o que talvez explique a observação de que inibidores da ECA são menos efetivos nesses pacientes. Relatos também sugerem que a prevalência da sensibilidade ao Na^+ está consideravelmente aumentada em alguns indivíduos desse grupo, incluindo tanto hipertensos quanto normotensos. Embora tenha sido bem menos estudada, há evidências de responsividade diferencial às diversas classes de agentes anti-hipertensivos em populações asiáticas e hispânicas com hipertensão.

Apesar dessas observações demográficas, o benefício clínico da escolha de fármacos com base na responsividade diferencial a classes específicas ainda não foi avaliado de modo sistemático. Por exemplo, embora se tenha constatado que pacientes idosos são menos responsivos aos antagonistas β, os resultados do Systolic Hypertension in the Elderly Project (ensaio clínico SHEP) indicam que antagonistas β e diuréticos estão, de fato, associados à redução da taxa de mortalidade, e esse efeito favorável do tratamento é demonstrado ao longo de vários anos após sua instituição. De modo semelhante, embora alguns relatos tenham sugerido que indivíduos afro-americanos são menos responsivos a antagonistas β e inibidores da ECA, seria difícil aplicar essas observações ao tratamento de paciente afro-americano diabético e hipertenso com doença renal crônica, ou recomendar o uso de diurético tiazídico a paciente afro-americano hipertenso com história pregressa de IM. Por fim, deve ser ainda enfatizado que o risco de efeitos adversos relacionados com a hipertensão não pode ser explicado apenas pelo grau de elevação da pressão arterial. Por outro lado, o completo espectro de benefícios do tratamento não pode ser explicado tão somente pelo grau de redução da pressão arterial. Por esse motivo, a observação empírica de que alguns agentes anti-hipertensivos não reduzem tão efetivamente a pressão arterial em determinados pacientes não significa necessariamente que esses mesmos fármacos serão menos efetivos em prevenir futura morbidade e mortalidade cardiovascular nesses pacientes. Tais questões continuam sendo objeto de pesquisas.

Crise hipertensiva

O termo *crise hipertensiva* refere-se às síndromes clínicas caracterizadas por elevações intensas (tipicamente agudas) da pressão arterial. Essas elevações abruptas podem causar lesão vascular aguda e consequente dano em órgãos-alvo. Embora a

---

CASO | PARTE 2: CARDIOPATIA ISQUÊMICA

A hipertensão do Sr. N foi tratada com hidroclorotiazida em baixa dose e inibidor da ECA. O paciente retornou para visitas para consultas de acompanhamento depois de 1 mês e 6 meses e declarou passar bem. Obedeceu rigorosamente ao esquema clínico prescrito e verificou-se definida melhora em sua capacidade para se exercitar. Na ocasião, as medidas regulares da pressão arterial eram de 130 a 150/86 a 90 mmHg. O perfil de lipídios séricos mostrou aumento do colesterol total, com elevação moderada de LDL. Acrescentou-se ácido acetilsalicílico em baixas doses ao esquema. O tratamento com agente hipolipêmico também foi recomendado, porém o Sr. N não aceitou e solicitou que o perfil de lipídios fosse novamente avaliado depois de um período de dieta e mudanças em seu estilo de vida.

Prova de esforço realizada 1 ano após a primeira visita do paciente mostrou melhora da capacidade de exercício (carga de 10 MET), com atenuação da frequência cardíaca e redução da pressão arterial no pico da atividade física, em comparação com a avaliação original (120/min e 190/90 mmHg, respectivamente). Não havia evidências de isquemia do miocárdio com base nos critérios do ECG. A determinação repetida do colesterol LDL estava dentro da faixa normal (128 mg/dℓ). Os medicamentos (ácido acetilsalicílico, hidroclorotiazida e inibidor da ECA) foram mantidos, e estabeleceu-se acompanhamento de rotina.

Uma semana depois, Sr. N sentiu intensa pressão torácica retroesternal de início repentino. Encontrava-se visivelmente diaforético e com dispneia. Ligou para o 193 e foi transportado para o serviço de emergência local, no qual o ECG revelou taquicardia sinusal e elevação do segmento ST nas derivações inferiores. Efetuou-se cateterismo cardíaco de emergência, que confirmou oclusão total de uma artéria coronária direita dominante, e realizou-se angioplastia coronariana transluminal percutânea (ACTP) com colocação de *stent*. O procedimento foi bem-sucedido, e o paciente permaneceu hemodinamicamente estável e sem dor torácica. ECG, alterações das enzimas séricas (creatinoquinase [CK] máxima, 2.400 UI/ℓ [normal, 60 a 400 UI/ℓ] e fração da isoforma cardíaca [MB] positiva estavam compatíveis com infarto do miocárdio em evolução. Novo ecocardiograma realizado imediatamente antes da alta do paciente revelou hipertrofia ventricular esquerda concêntrica com fração de ejeção ventricular esquerda de 40% (normal, > 55%); a parede inferior da base até o ápice estava acinética, com adelgaçamento do miocárdio nessa região.

Questões

4. Que classe de agente hipolipêmico é apropriada para esse paciente?

5. Quais intervenções farmacológicas são apropriadas durante o intervalo entre a avaliação do paciente no serviço de emergência e a realização do cateterismo cardíaco?

6. Quais os componentes farmacológicos críticos de um esquema de tratamento pós-infarto do miocárdio quando há disfunção ventricular esquerda?

maioria dos casos de hipertensão grave tenha sido, no passado, designada como "crise hipertensiva" ou "hipertensão maligna", a prática atual procura diferenciar os pacientes nos quais a elevação da pressão arterial e a lesão vascular são agudas (*emergência hipertensiva*) do grupo de pacientes nos quais a evolução temporal da elevação da pressão arterial é mais gradual, e a lesão dos órgãos-alvo é crônica e lentamente progressiva.

Emergência hipertensiva verdadeira é condição potencialmente fatal, em que a elevação intensa e aguda da pressão arterial está associada a lesão vascular aguda. Clinicamente, esta pode manifestar-se na forma de hemorragias da retina, papiledema, encefalopatia e insuficiência renal aguda (ou aguda superposta a crônica); com frequência, essa síndrome é aliada à insuficiência ventricular esquerda aguda. A patogenia da hipertensão maligna ainda não está bem esclarecida. Todavia, é provável que a *necrose arteriolar fibrinoide* contribua para sinais e sintomas dessa síndrome. A necrose arteriolar fibrinoide de leitos vasculares específicos pode resultar em lesão vascular aguda e hipoperfusão dos órgãos-alvo (p. ex., insuficiência renal, acidente vascular encefálico). Também pode acarretar o desenvolvimento de anemia hemolítica microangiopática.

O tratamento de pacientes com emergência hipertensiva exige rápida redução da pressão arterial para evitar lesão em órgãos-alvo. As classes de fármacos utilizadas para isso incluem vasodilatadores parenterais (p. ex., clevidipino, nitroprussiato, fenoldopam, nicardipino), diuréticos (p. ex., furosemida) e/ou antagonistas β (p. ex., labetalol). Devido ao caráter agudo da síndrome e à necessidade de titular cuidadosamente esses poderosos agentes anti-hipertensivos, os pacientes são hospitalizados para receber tratamento. Uma vez controlado o episódio agudo, a redução subsequente da pressão arterial para a faixa normal é então empreendida com mais cautela, no decorrer de um período mais longo (12 a 24 h), em um esforço para diminuir o risco de hipoperfusão dos órgãos críticos e de extensão da lesão vascular.

Embora a hipertensão maligna seja emergência médica potencialmente fatal, trata-se de expressão incomum da doença hipertensiva, acometendo bem menos de 1% dos pacientes hipertensos. Os casos de *urgência hipertensiva* são mais comuns; nessas situações, a elevação da pressão arterial é menos aguda, e a doença dos órgãos-alvo já se instaurou há algum tempo. As afecções típicas incluem acidente encefálico ou IM acompanhado de grave elevação da pressão arterial ou insuficiência cardíaca esquerda aguda com hipertensão grave.

▶ Fisiopatologia da cardiopatia isquêmica

Cardiopatia isquêmica (CI), principal causa de mortalidade nos EUA, é responsável por mais de 500.000 óbitos por ano. Desde o advento das unidades de terapia intensiva cardíacas, no início da década de 1960, a melhor compreensão da biologia da CI produziu avanços diagnósticos e terapêuticos. Esses progressos, somados a maior conscientização da população, estilos de vida mais saudáveis e esforços contínuos visando aprimorar as estratégias de prevenção primária e secundária, acarretaram redução significativa da taxa de mortalidade dos pacientes com essa doença.

Quanto à farmacoterapia, a CI pode ser dividida em duas amplas categorias: *doença arterial coronariana crônica* (DAC) e *síndromes coronarianas agudas* (SCA). Cada uma dessas apresentações clínicas da doença tem patogenia distinta; consequentemente, as estratégias farmacológicas empregadas em seu tratamento diferem na ênfase. O objetivo terapêutico nos

pacientes com DAC crônica consiste em *manter o equilíbrio entre o suprimento e a demanda de oxigênio do miocárdio;* em pacientes com SCA, a meta é *restaurar e/ou manter a desobstrução do lúmen das artérias coronárias* (Figura 25.4).

Doença arterial coronariana crônica

A DAC crônica caracteriza-se por redução da reserva vasodilatadora coronariana. Em condições de estresse hiperêmico (*i. e.*, estresse que exige aumento do fluxo sanguíneo coronariano), isso pode resultar em desequilíbrio entre suprimento e demanda de oxigênio do miocárdio, ocasionando anormalidades cardíacas funcionais (contração deficiente da porção isquêmica do miocárdio), bem como sintomas clínicos de DAC. A fisiologia básica de suprimento e demanda de oxigênio do miocárdio é discutida no Capítulo 21. Ocorrem desequilíbrios entre suprimento e demanda de oxigênio do miocárdio principalmente em consequência de redução do fluxo coronariano e da disfunção endotelial.

Redução do fluxo coronariano

A vasculatura coronariana é composta por dois tipos de vasos: epicárdicos proximais de grande calibre e endocárdicos distais de pequeno calibre. Os primeiros constituem os locais mais frequentes de formação de ateroma; em situação de doença, o fluxo sanguíneo total na artéria coronária é limitado pela extensão da estenose dos vasos epicárdicos. Comparativamente, os vasos endocárdicos regulam a resistência vascular coronariana intrínseca em resposta a alterações metabólicas locais. Quando a demanda de oxigênio do miocárdio aumenta, esses vasos sofrem dilatação em resposta a fatores metabólicos locais, provocando aumento regional do fluxo sanguíneo do miocárdio e fornecendo, assim, quantidade elevada de oxigênio a esses tecidos metabolicamente ativos.

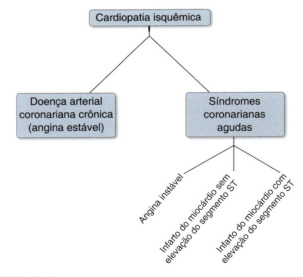

FIGURA 25.4 Classificação da cardiopatia isquêmica. A cardiopatia isquêmica é dividida em duas amplas categorias: doença arterial coronariana crônica e síndromes coronarianas agudas. A angina estável constitui o protótipo da manifestação da doença arterial coronariana crônica. As síndromes coronarianas agudas abrangem uma série (não necessariamente em progressão linear) de apresentações clínicas, incluindo angina instável, infarto do miocárdio sem elevação do segmento ST e infarto do miocárdio com elevação do segmento ST.

Angina de peito (Figura 25.5) é a principal manifestação clínica da DAC crônica. Revela-se como desconforto semelhante a pressão precordial resultante de isquemia do miocárdio. A maioria dos pacientes com DAC crônica apresenta *angina estável*, síndrome clínica em que *ocorre dor torácica isquêmica com cargas de trabalho características e reproduzíveis* (p. ex., subir um lance de escadas). Do ponto de vista patológico, a DAC crônica associa-se a depósito de ateroma na subíntima das artérias coronárias epicárdicas. Em geral, as placas ateroscleróticas em pacientes com angina estável crônica caracterizam-se por revestimento fibroso sobrejacente, espesso e resistente à ruptura.

A causa imediata da angina de peito é o *desequilíbrio entre suprimento e demanda de oxigênio do miocárdio*. Em condições fisiológicas normais, o fluxo sanguíneo coronariano é cuidadosamente modulado para assegurar perfusão tecidual adequada em resposta a níveis variáveis de demanda de oxigênio do miocárdio. Essa capacidade de modulação do fluxo sanguíneo é conhecida como *reserva do fluxo coronariano*:

RFC = FSC máximo/FSC em repouso

Em que: RFC é a reserva do fluxo coronariano e FSC é o fluxo sanguíneo coronariano. Em indivíduos saudáveis, o FSC máximo é aproximadamente cinco vezes maior do que o FSC em repouso. Devido a essa ampla margem de segurança, o FSC em repouso não diminui até que estenose epicárdica exceda 80 a 90% do diâmetro arterial original. As alterações do FSC máximo podem ser observadas mais facilmente com exercício físico, visto que ele começa a diminuir durante a prática de atividade, quando a estenose epicárdica ultrapassa 50 a 70% do diâmetro arterial original. Em pacientes com DAC crônica, a diminuição da RFC está diretamente relacionada com a gravidade da estenose da artéria epicárdica; a reserva do fluxo coronariano pode estar ainda mais comprometida em consequência de disfunção endotelial (discutida adiante), resultando em maior redução do FSC. Durante períodos em que a demanda de oxigênio do miocárdio excede o suprimento, ocorre isquemia associada à demanda, e o paciente apresenta angina de peito.

Os graus de estenose das artérias epicárdicas e dilatação compensatória das artérias endocárdicas determinam a consequência hemodinâmica de uma placa aterosclerótica (Figura 25.6). Se as artérias endocárdicas estiverem normais, estenose epicárdica com estreitamento do diâmetro do lúmen arterial inferior a 50% não reduzirá significativamente o flu-

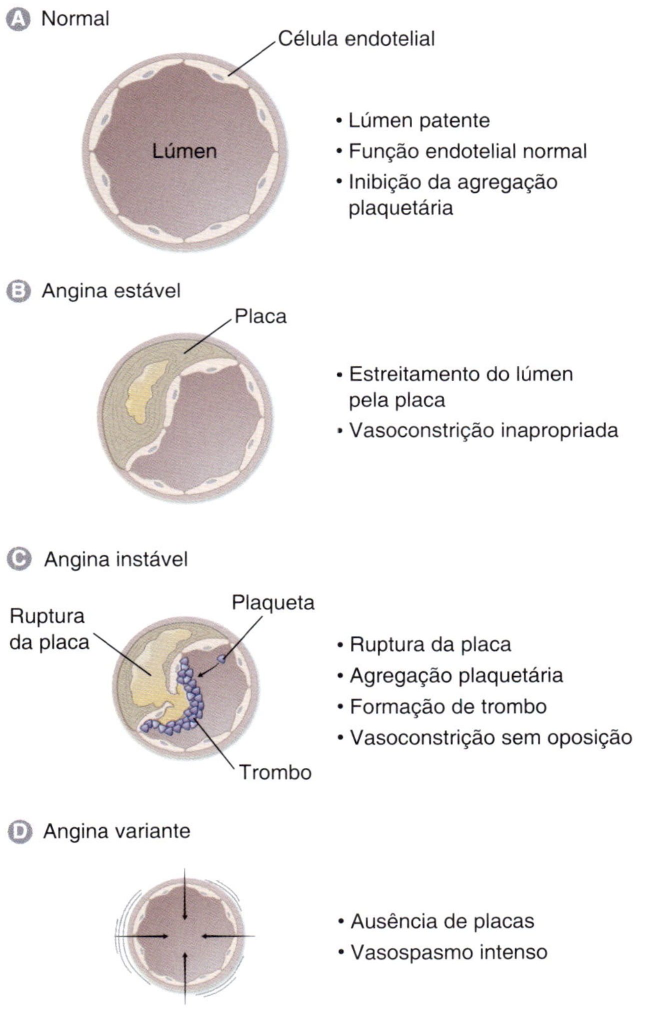

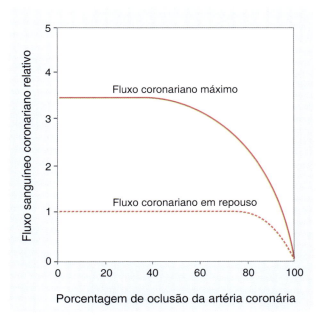

A Normal

Célula endotelial

Lúmen

• Lúmen patente
• Função endotelial normal
• Inibição da agregação plaquetária

B Angina estável

Placa

• Estreitamento do lúmen pela placa
• Vasoconstrição inapropriada

C Angina instável

Ruptura da placa

Plaqueta

Trombo

• Ruptura da placa
• Agregação plaquetária
• Formação de trombo
• Vasoconstrição sem oposição

D Angina variante

• Ausência de placas
• Vasospasmo intenso

FIGURA 25.5 Fisiopatologia das síndromes anginosas. A. As artérias coronárias normais são amplamente desobstruídas, o endotélio funciona normalmente e a agregação plaquetária é inibida. **B.** Na angina estável, a placa aterosclerótica e a vasoconstrição inapropriada (causada por lesão endotelial) reduzem o diâmetro do lúmen do vaso e, por conseguinte, diminuem o fluxo sanguíneo coronariano. **C.** Na angina instável, a ruptura da placa desencadeia agregação de plaquetas, formação de trombo e vasoconstrição. Dependendo do local anatômico dessa ruptura, tal processo pode progredir para infarto do miocárdio sem onda Q (sem elevação do segmento ST) ou com onda Q (com elevação do segmento ST). **D.** Na angina variante, não há placas ateroscleróticas, e a isquemia é causada por vasospasmo intenso.

FIGURA 25.6 Efeito da oclusão da artéria coronária sobre o fluxo sanguíneo coronariano em repouso e máximo. A *linha tracejada* representa o fluxo sanguíneo coronariano em repouso, enquanto a *linha contínua*, o fluxo sanguíneo máximo quando ocorre dilatação total das artérias coronárias distais. A comparação dessas duas linhas mostra que o fluxo sanguíneo coronariano máximo está comprometido quando a lesão provoca oclusão de mais de 50% do lúmen arterial, enquanto o fluxo sanguíneo coronariano em repouso não é relativamente afetado até que a lesão ultrapasse cerca de 80% do diâmetro arterial. O eixo Y representa o fluxo sanguíneo arterial coronariano relativo ao fluxo em artéria coronária em repouso com 0% de oclusão.

xo sanguíneo coronariano máximo. Entretanto, se a estenose produzir estreitamento de mais de 80% no diâmetro do lúmen arterial, os vasos endocárdicos precisarão sofrer dilatação para proporcionar perfusão adequada ao miocárdio, mesmo em repouso. A necessidade de dilatação desses vasos atenua a reserva do fluxo coronariano, visto que eles não poderão sofrer maior dilatação durante o exercício físico. Essa redução da reserva do fluxo coronariano provoca fluxo sanguíneo inadequado para o miocárdio durante o estresse hiperêmico. Poderá ocorrer isquemia do miocárdio em repouso quando a estenose das artérias epicárdicas ultrapassar 90% do diâmetro luminal: nessas condições, os vasos endocárdicos são incapazes de manter adequada perfusão do miocárdio, mesmo com dilatação máxima.

Disfunção endotelial

Disfunção endotelial é o termo geral que designa uma regulação patológica das células endoteliais. Clinicamente, manifesta-se por tônus vascular e propriedades protrombóticas anormais.

O tônus vascular anormal resulta da desregulação do controle endotelial da contração do músculo liso: os leitos arteriais com disfunção endotelial são incapazes de sofrer dilatação em resposta a estímulos hiperêmicos. Por exemplo, quando estresse mental ou esforço físico ativam o sistema nervoso simpático (SNS), duas forças opostas atuam sobre o endotélio vascular coronariano: a vasoconstrição mediada pelas catecolaminas e a vasodilatação mediada pelo óxido nítrico (NO). Normalmente, a liberação endotelial de NO é estimulada pelo estresse de cisalhamento sobre o endotélio vascular coronariano, que resulta do aumento do fluxo sanguíneo. Por fim, os efeitos vasodilatadores do NO predominam sobre os efeitos vasoconstritores da ativação do SNS, e o efeito global consiste em vasodilatação coronariana. Entretanto, quando ocorre lesão do endotélio vascular, a produção de vasodilatadores endoteliais encontra-se diminuída, e predomina a vasoconstrição mediada pelas catecolaminas.

Como o endotélio também desempenha papel crucial na regulação da ativação das plaquetas e na cascata da coagulação, a disfunção endotelial pode promover coagulação sanguínea (trombose) no local de lesão endotelial. NO e prostaciclina derivados do endotélio exercem efeitos antiplaquetários significativos, e as moléculas sobre a superfície das células endoteliais sadias têm propriedades anticoagulantes substanciais (ver Capítulo 22). A lesão endotelial diminui a capacidade do endotélio de utilizar esses mecanismos antiplaquetários e anticoagulantes endógenos, ocasionando predomínio local de fatores procoagulantes e aumentando a probabilidade de ativação de plaquetas e fatores da coagulação.

Síndromes coronarianas agudas

Síndromes coronarianas agudas (SCA) são mais frequentemente causadas por fissura ou ruptura de placas ateroscleróticas. Estas, denominadas *placas instáveis* ou *vulneráveis*, caracterizam-se por revestimentos fibrosos finos sujeitos à ruptura. Tal ruptura resulta na exposição de fatores procoagulantes, como o colágeno subendotelial (Figura 25.7), que ativam plaquetas e cascata da coagulação. Em condições fisiológicas, a hemostasia no local de lesão vascular é autolimitada por mecanismos anticoagulantes endógenos (ver Capítulo 22). Entretanto, o endotélio disfuncional que recobre a placa aterosclerótica é incapaz de elaborar fatores anticoagulantes suficientes para controlar a extensão da formação de coágulo. A coagulação descontrolada pode levar à formação intraluminal de trombos, acarretando isquemia miocárdica e, potencialmente, lesão irreversível do miocárdio.

Os três subtipos de síndromes coronarianas agudas são angina instável IM sem elevação do segmento ST e IM com elevação do segmento ST. Na *angina instável*, o paciente apresenta aceleração na frequência cardíaca ou intensidade da dor torácica, dor anginosa de início recente ou dor torácica anginosa característica que surge subitamente em repouso. Não há evidências enzimáticas de infarto tecidual (p. ex., elevação dos níveis de troponina), porém os pacientes correm alto risco de IM, devido à superfície protrombótica ativa no local de ruptura da placa.

Ocorre *infarto do miocárdio sem elevação do segmento ST* quando uma placa instável sofre ruptura súbita e compromete significativamente (mas não oclui por completo) o lúmen de uma artéria coronária epicárdica. Como a artéria está parcialmente ocluída, e existe superfície protrombótica persistente no local de ruptura da placa, os pacientes com IM sem elevação do segmento ST correm alto risco de recidiva da isquemia. A fisiopatologia e o tratamento clínico de angina instável e IM sem elevação do segmento ST são muito semelhantes, e, com frequência, essas duas síndromes são designadas pelo acrônimo combinado de *angina instável/infarto do miocárdio sem elevação do segmento ST* (AI/IMSEST).

Quando o trombo intraluminal provoca oclusão completa da artéria coronária epicárdica no local de ruptura da placa, o fluxo sanguíneo cessa além do ponto de obstrução. A oclusão total e persistente das artérias epicárdicas proporciona o substrato para lesão miocárdica aguda (*infarto do miocárdio com elevação do segmento ST; IMEST*), que evoluirá de modo inexorável para infarto transmural, a não ser que a perfusão seja restabelecida. Essa síndrome clínica também pode ocorrer na forma de *morte cardíaca súbita* fora do hospital (cerca de 30% dos pacientes); nesses casos, a morte é habitualmente causada por instabilidade elétrica do miocárdio induzida pela isquemia. Na ausência de instabilidade elétrica fatal, o IM com elevação do segmento ST manifesta-se, tipicamente, como dor torácica ininterrupta, frequentemente acompanhada de dispneia e insuficiência cardíaca esquerda isquêmica. *A taxa de mortalidade do IMEST é significativamente reduzida com alívio imediato da obstrução epicárdica completa. Por conseguinte, a principal meta de tratamento no IMEST consiste na reperfusão imediata da artéria ocluída.*

A extensão da necrose do miocárdio após lesão isquêmica depende de massa do miocárdio suprida pela artéria ocluída, tempo decorrido com oclusão total da artéria e grau de circulação colateral. As regiões do miocárdio supridas direta e exclusivamente pela artéria ocluída sofrem extensa lesão isquêmica. A morte celular ocorre em uma "frente de onda", que progride tanto no espaço quanto no tempo a partir da região subendocárdica em direção à superfície epicárdica do miocárdio. Consequentemente, a extensão da "transmuralidade" de um IM exibe relação direta com a duração da oclusão das artérias coronárias. Uma zona marginal do miocárdio, adjacente à região da necrose transmural, recebe nutrientes e oxigênio dos vasos colaterais; essa perfusão colateral pode manter a viabilidade das células da zona marginal por algum tempo. Todavia, na ausência de reperfusão da artéria ocluída (causadora de infarto), ocorre também lesão letal do cardiomiócito nessas zonas marginais.

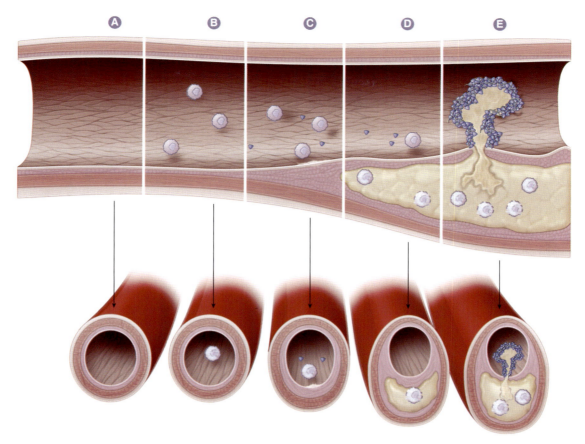

FIGURA 25.7 Patogenia das síndromes coronarianas agudas. A. Uma artéria coronária normal tem endotélio intacto circundado por células musculares lisas. **B.** Ativação ou lesão de células endoteliais recrutam monócitos e linfócitos T para o local de lesão, levando ao desenvolvimento de estria gordurosa. **C.** O estresse oxidativo contínuo dentro da estria gordurosa contribui para o desenvolvimento da placa aterosclerótica. **D.** Apoptose de macrófagos e depósito contínuo de colesterol produzem maior organização da placa e podem induzir a expressão de proteínas inflamatórias adicionais e metaloproteinases da matriz. Nesse estágio, o revestimento do fibroateroma permanece intacto. **E.** A inflamação contínua dentro da placa aterosclerótica produz adelgaçamento do revestimento fibroso e, por fim, erosão e ruptura da placa. A exposição dos constituintes da placa à corrente sanguínea ativa plaquetas e cascata da coagulação, resultando em oclusão da artéria coronária.

▶ Tratamento clínico da cardiopatia isquêmica

Conforme assinalado anteriormente, tanto a fisiopatologia quanto a abordagem clínica da cardiopatia isquêmica em pacientes com doença arterial coronariana crônica diferem em comparação com as de pacientes com síndromes coronarianas agudas. A DAC crônica resulta de desequilíbrio entre suprimento e demanda de oxigênio do miocárdio, e seu tratamento visa modular esse equilíbrio, em geral por meio de redução na demanda de oxigênio. Por outro lado, o tratamento das SCA consiste em restabelecer e manter o mais rapidamente possível a desobstrução da artéria coronária epicárdica ocluída. Todos os pacientes com DAC, independentemente do quadro clínico, também necessitam de modificações dos fatores de risco subjacentes, incluindo tratamento agressivo para reduzir lipídios e controle da pressão arterial.

Doença arterial coronariana crônica

O tratamento na DAC crônica consiste em restaurar o equilíbrio entre o suprimento de oxigênio do miocárdio (fluxo sanguíneo nas artérias coronárias) e sua demanda (consumo de oxigênio do miocárdio). *Os tratamentos farmacológicos concentram-se na redução da demanda de oxigênio do miocárdio,* determina-

da por frequência cardíaca, contratilidade e tensão da parede ventricular (ver Capítulo 21). Os fármacos antianginosos podem ser classificados com base em seu impacto sobre esses parâmetros.

Antagonistas dos receptores β*-adrenérgicos*

A ativação dos receptores β_1-adrenérgicos pelo sistema simpaticoadrenal leva a aumento de frequência cardíaca, contratilidade e condução através do nó AV. Pode-se deduzir que os antagonistas desses receptores diminuem a frequência sinusal, reduzem o estado inotrópico e diminuem a velocidade de condução do referido nó.

Tais antagonistas (também denominados β-*bloqueadores*) constituem a base do esquema de tratamento clínico de pacientes com angina estável crônica. *Eles reduzem a demanda de oxigênio do miocárdio ao diminuir frequência e contratilidade cardíacas,* e essa redução da frequência cardíaca também pode aumentar a perfusão do miocárdio por meio de prolongamento do tempo de enchimento diastólico. Quando administrados a pacientes com angina crônica, esses agentes diminuem a frequência cardíaca em repouso e a frequência cardíaca máxima alcançada durante o exercício físico e retardam o momento de início da angina. Os esquemas de dosagem dos antagonistas β são específicos de cada fármaco, refletindo a farmacocinética característica de um agente individual. Como regra, a dose é calibrada para manter a frequência cardíaca em repouso em cerca de 50 bpm e a frequência cardíaca máxima durante o esforço em cerca de 110 a 120 bpm.

Antagonistas β são frequentemente coadministrados com nitratos orgânicos em pacientes com angina estável. Essa associação, na maioria das vezes, é mais efetiva do que cada um dos agentes utilizado isoladamente. Os antagonistas β também são associados a frequência a bloqueadores dos canais de cálcio (BCC) – tipicamente, a agentes da classe da di-hidropiridina (ver adiante). (Nos estudos clínicos preliminares, as formulações de nifedipino de curta ação, BCC di-hidropiridínico, foram associadas à ocorrência de taquicardia reflexa quando administradas como monoterapia; essa taquicardia foi atenuada quando nifedipino foi coadministrado com antagonista β. Na prática atual, a disponibilidade de agentes di-hidropiridínicos de ação longa diminuiu efetivamente esse efeito adverso.)

Embora os antagonistas β sejam, em geral, bem tolerados em pacientes com angina estável, algumas situações clínicas exigem cautela. Sua associação a BCC das classes não di-hidropiridínicas (p. ex., diltiazem ou verapamil) pode resultar em supressão sinérgica da automaticidade do nó SA (ocasionando bradicardia sinusal extrema) e/ou da condução do nó AV (provocando bloqueio de condução AV de alto grau). De modo semelhante, em virtude de seus efeitos depressores sobre os tecidos nodais, os antagonistas β podem exacerbar a bradicardia preexistente e/ou o bloqueio AV de alto grau. Todavia, tendo em vista o benefício claro e consistente associado a eles em termos de taxa de mortalidade em estudos clínicos de prevenção secundária, a prática clínica padrão atual consiste em implantar um marca-passo transvenoso permanente se aquelas anormalidades de ritmo constituírem a principal contraindicação para uso de antagonistas β e, em seguida, administrá-los. (*Ensaios clínicos de prevenção secundária* avaliam a eficácia das intervenções farmacológicas para reduzir os eventos cardiovasculares adversos *em pacientes com DAC conhecida*.)

Hoje em dia, antagonistas β também são utilizados em pacientes com insuficiência cardíaca clinicamente estável (ver adiante). É preciso ressaltar que o benefício em termos de sobrevida, demonstrado em estudos clínicos de tratamento da IC, foi observado com a indicação desses fármacos durante períodos de estabilidade clínica. *Os antagonistas β não devem ser administrados a pacientes com IC descompensada.*

Quando empregados na tentativa de tratar o raro paciente com angina vasospástica pura ou *angina variante* (i. e., que ocorre na ausência de obstrução das artérias epicárdicas; ver Figura 25.5), antagonistas β podem *induzir vasospasmo coronariano*, em consequência da vasoconstrição mediada por receptores α sem oposição. Também podem exacerbar broncospasmo em pacientes com asma ou obstrução crônica das vias respiratórias. Todavia, nesses pacientes, a decisão de excluir o uso de antagonistas β deve basear-se na documentação objetiva de exacerbação da obstrução ao fluxo de ar durante o tratamento com esses antagonistas. A doença vascular periférica constitui outra contraindicação relativa para o tratamento com antagonistas β; nessa situação, a preocupação reside na possibilidade de antagonismo dos receptores β₂-adrenérgicos que medeiam a dilatação dos vasos periféricos. Todavia, na prática clínica, tal preocupação raramente se justifica. Além disso, pacientes com doença arterial periférica correm risco extremamente alto de DAC concomitante, portanto tendem a beneficiar-se de maneira significativa do tratamento com antagonistas β.

Os efeitos adversos comuns dos antagonistas β incluem fadiga, letargia, insônia e impotência. Embora o mecanismo preciso da fadiga não esteja bem esclarecido, a diminuição da capacidade de atividade física está diretamente relacionada com a atenuação da taquicardia fisiológica do exercício induzida pelo fármaco. A impotência relatada por 1% dos pacientes tratados com antagonistas β deve-se à inibição da vasodilatação periférica mediada pelos receptores β₂-adrenérgicos.

Bloqueadores dos canais de Ca²⁺

Bloqueadores dos canais de cálcio (BCC) diminuem o influxo de cálcio através dos canais de cálcio de tipo L regulados por voltagem na membrana plasmática. A consequente diminuição na concentração intracelular de cálcio leva à redução da contração de miócitos cardíacos e células musculares lisas vasculares (ver Capítulo 21).

Bloqueadores dos canais de cálcio diminuem a demanda de oxigênio do miocárdio e também podem aumentar o suprimento de oxigênio do miocárdio. *Eles diminuem a demanda de oxigênio do miocárdio ao diminuir a resistência vascular sistêmica e a contratilidade cardíaca.* Na periferia, é necessária a entrada de cálcio nas células musculares lisas vasculares para a contração das células, constituindo, portanto, determinante central do tônus vasomotor em repouso. Os BCC, em virtude de sua ação de bloqueio da entrada de cálcio, produzem relaxamento do músculo liso vascular e, portanto, reduzem a resistência vascular sistêmica. Teoricamente, os bloqueadores dos canais de cálcio podem aumentar o suprimento de oxigênio do miocárdio ao bloquear aumentos do tônus vasomotor coronariano mediados pelo cálcio; a consequente dilatação de vasos epicárdicos e de resistência arteriolares pode, na teoria, aumentar o fluxo sanguíneo coronariano. Entretanto, a contribuição desse mecanismo vasodilatador coronariano para os efeitos clínicos dos BCC é controversa, visto que as anormalidades metabólicas regionais que resultam da isquemia do miocárdio deveriam produzir resposta vasodilatadora máxima na ausência de modulação farmacológica.

As diferentes classes de bloqueadores dos canais de cálcio exercem efeitos inotrópicos distintos sobre os miócitos cardíacos. Em comparação com verapamil e diltiazem, di-hidropiridinas (como nifedipino) são mais seletivas para canais de cálcio na vasculatura periférica. Todavia, todos os BCC têm o potencial de comprometer a função contrátil, visto que reduzem os níveis intracelulares de cálcio nos miócitos cardíacos. Por conseguinte, a insuficiência cardíaca descompensada constitui contraindicação para uso de certos BCC, em virtude de seus efeitos inotrópicos negativos. Porém, di-hidropiridinas vasosseletivas de gerações mais novas, como anlodipino e felodipino, são tipicamente toleradas por pacientes com redução da fração de ejeção VE, portanto podem ser administradas a pacientes com disfunção VE e angina refratária.

Foi constatado que bloqueadores dos canais de cálcio são tão efetivos quanto antagonistas β no tratamento da angina estável crônica. Se a monoterapia inicial da angina com antagonistas β não for bem-sucedida, poderão ser utilizados BCC em associação a antagonistas β ou como monoterapia. Os bloqueadores dos canais de cálcio parecem produzir maior efeito antianginoso quando coadministrados com antagonistas β do que quando utilizados como monoterapia, embora a terapia de combinação possa induzir bradiarritmias (ver anteriormente). Apesar de sua comprovada eficácia na redução dos sintomas em pacientes com DAC crônica, não se dispõe de dados para sustentar o benefício do tratamento com BCC em prevenção primária e secundária de pacientes com DAC, em termos de mortalidade associada.

Diferentemente dos antagonistas β, *os BCC mostram-se efetivos no tratamento de angina vasospástica.* Esses fármacos aliviam o espasmo dos vasos coronarianos por meio de dilatação de artérias coronárias epicárdicas e vasos de resistência arteriolares. É prática comum usar nitratos em associação a BCC no tratamento da angina vasospástica.

Nitratos

Nitratos orgânicos exercem seu principal efeito terapêutico mediante a dilatação das veias de capacitância periféricas, diminuindo, assim, a pré-carga e reduzindo a demanda de oxigênio do miocárdio (ver Capítulo 21). Alguns pesquisadores argumentam que nitratos também aumentam o fluxo sanguíneo do miocárdio ao reduzir o tônus vasomotor coronariano, embora a magnitude do efeito vasodilatador adicional seja controvertida em pacientes com isquemia miocárdica regional. Os nitratos exercem efeito vasodilatador coronariano em pacientes com angina vasospástica, e efeitos antiagregantes sobre as plaquetas.

Em pacientes com *angina de esforço estável,* nitratos melhoram a tolerância ao exercício quando utilizados como monoterapia e atuam de modo sinérgico com antagonistas β ou BCC. Os *sprays* de nitroglicerina ou os comprimidos sublinguais mostram-se efetivos para alívio imediato da angina de esforço. Contanto que se estabeleçam intervalos de tempo suficientes sem nitrato (para atenuar o desenvolvimento de tolerância), os nitratos de ação longa (p. ex., dinitrato e mononitrato de isossorbida) também são efetivos para profilaxia e tratamento da angina de esforço.

Esses agentes atuam de modo significativo no tratamento da insuficiência VE, tanto aguda quanto crônica. Tal efeito se relaciona com a poderosa ação venodilatadora dos nitratos, que produz redistribuição periférica do volume intravascular e acentuada redução da pré-carga. O efeito anti-isquêmico dos nitratos pode ser particularmente valioso para pacientes com disfunção diastólica relacionada com isquemia. Nessa situação clínica, os nitratos podem produzir redução da pré-carga e restauração da complacência e do enchimento normais da câmara diastólica.

Desenvolvimento de tolerância constitui o principal obstáculo ao uso prolongado dos nitratos. Por meio de mecanismos ainda não bem definidos (ver Capítulo 21), ocorre tolerância aos efeitos vasodilatadores e antiplaquetários desses fármacos. Os esquemas de dosagem que apresentam intervalos suficientemente longos sem nitratos (8 a 12 h) podem evitar o desenvolvimento de tolerância a eles. Cefaleia, que constitui o efeito adverso mais comum do tratamento com nitratos, pode ocorrer em consequência da dilatação dos vasos cerebrais.

Ácido acetilsalicílico

Ativação de plaquetas é de suma importância no processo de formação do trombo (ver Capítulo 22), e os agentes antiplaquetários desempenham papel central no tratamento de pacientes com DAC. Ácido acetilsalicílico inibe irreversivelmente a ciclo-oxigenase plaquetária, enzima necessária para a geração do composto pró-agregante tromboxano A_2 (TxA_2). Por conseguinte, a inibição plaquetária após a administração de ácido acetilsalicílico persiste durante o tempo de sobrevida das plaquetas (cerca de 10 dias).

A não ser que haja contraindicações específicas, o ácido acetilsalicílico constitui tratamento essencial para pacientes com DAC crônica. É utilizado para evitar trombose arterial que resulte em acidente vascular encefálico e ataque isquêmico transitório, bem como IM. *O ácido acetilsalicílico é mais efetivo como agente antiplaquetário seletivo quando administrado em baixas doses e/ou a intervalos infrequentes* (ver Capítulo 22). Dados clínicos demonstraram significativo benefício terapêutico do ácido acetilsalicílico em pacientes com angina instável (redução de cerca de 50% dos casos de morte e IM não fatal). O fármaco está contraindicado para pacientes com alergia conhecida a ele; nessa situação, indica-se clopidogrel como alternativa. Ácido acetilsalicílico e outros agentes antiplaquetários devem ser usados com cautela em pacientes com comprometimento da função hepática, visto que esses indivíduos podem apresentar diátese hemorrágica, devido a níveis circulantes diminuídos dos fatores da coagulação sintetizados pelo fígado. O uso do ácido acetilsalicílico também predispõe a efeitos adversos gastrintestinais, como gastrite e doença ulcerosa péptica; com frequência, esses efeitos podem ser aliviados pela coadministração de agentes que diminuam a produção de ácido gástrico (ver Capítulo 46).

Agentes hipolipêmicos

Estudos clínicos indicam que, em pacientes com DAC conhecida, a administração de fármacos que reduzem os níveis séricos de colesterol LDL diminui o risco de eventos cardiovasculares isquêmicos. (Ver Capítulo 19 para discussão detalhada dos agentes hipolipêmicos.) A seleção de um agente hipolipêmico específico baseia-se tanto em dados obtidos de estudos clínicos quanto do fenótipo lipídico do paciente.

Inibidores da HMG-CoA redutase (estatinas) constituem os agentes hipolipêmicos utilizados com mais frequência e mais bem estudados. Como a HMG-CoA redutase medeia a primeira etapa da biossíntese de esteróis, os inibidores dessa enzima diminuem acentuadamente o grau de síntese hepática de colesterol. Tal redução na síntese resulta em aumento da expressão hepática dos receptores de LDL e, portanto, aumento da depuração das partículas de lipoproteína contendo colesterol da corrente sanguínea. Ensaios clínicos (p. ex., Scandinavian Simvastatin Survival Study e Cholesterol and Recurrent Events Study) demonstram que o tratamento hipolipêmico reduz as taxas de eventos cardiovasculares em pacientes com DAC. Todos os pacientes com infarto do miocárdio devem ser tratados com estatina, objetivando atingir níveis de LDL de 70 mg/dℓ ou menos. As modificações dietéticas e outras de estilo de vida também devem ser incluídas como partes da abordagem abrangente para prevenção primária e secundária. Os inibidores da HMG-CoA redutase estão contraindicados para mulheres grávidas, que possam engravidar ou que estejam amamentando.

Moduladores metabólicos

Alguns pacientes com angina estável continuam a apresentar angina frequente, apesar dos esforços máximos de tratamento clínico e revascularização. Nesses casos, os moduladores metabólicos que aumentam a eficiência de utilização do ATP podem ser clinicamente úteis. Nessa classe de fármacos, *ranolazina* foi aprovada como tratamento de segunda linha de angina refratária apesar do tratamento máximo. Os estudos clínicos de ranolazina em angina estável demonstraram melhora da tolerância aos esforços e diminuição da frequência de sintomas anginosos em comparação com placebo. Outros moduladores metabólicos permanecem em fase de desenvolvimento e investigação.

Angina instável e infarto do miocárdio sem elevação do segmento ST

Podem ocorrer angina instável (AI) e infarto do miocárdio sem elevação do segmento ST (IMSEST) como primeira manifestação de DAC ou em pacientes com história de DAC estável. (Nesta última circunstância, as apropriadas estratégias de tratamento para angina instável têm prioridade sobre aquelas para DAC estável.) Estima-se que, na ausência de tratamento, pacientes com AI têm 15 a 20% de risco de progressão para infarto agudo do miocárdio em 4 a 6 semanas. O tratamento agressivo pode reduzir esse risco em mais de 50%. Pacientes com AI não apresentam evidências francas de lesão do miocárdio, enquanto os com IMSEST exibem elevação dos biomarcadores que refletem necrose dos cardiomiócitos. Angina instável sem tratamento pode evoluir para IMSEST, ou este pode constituir o resultado inicial de ruptura de placa, com extensa inflamação e coagulação no local de ruptura.

O tratamento na AI e no IMSEST tem por objetivo aliviar os sintomas isquêmicos e impedir a formação adicional de trombo no local de ruptura da placa. Tipicamente, angina instável e infarto do miocárdio sem elevação do segmento ST são tratados com ácido acetilsalicílico, heparina e antagonistas β. Outros agentes antiplaquetários (antagonistas da GPIIb-IIIa e antagonistas do receptor de ADP) e/ou inibidores diretos da trombina (bivalirudina) estão indicados para pacientes de alto risco, a fim de impedir a formação adicional de trombos (Figura 25.8). Embora agentes antianginosos convencionais não tenham nenhum impacto demonstrável sobre a taxa de mortalidade na AI e no IMSEST, agentes "por demanda" também são utilizados empiricamente para alívio dos sintomas.

Agentes trombolíticos estão contraindicados em pacientes com AI/IMSEST: seu uso nesse caso tem sido associado a aumento significativo de morbidade e tendência à taxa aumentada de mortalidade. Se o desconforto torácico isquêmico sofrer recidiva após o início do tratamento, ou se o paciente apresentar determinadas características de alto risco, será necessária angiografia coronariana de urgência (com revascularização orientada pelos dados angiográficos).

Fármacos antianginosos

A nitroglicerina intravenosa é frequentemente administrada durante as primeiras 24 h após o início de AI/IMSEST. Utiliza-se a formulação intravenosa para obter e manter níveis sanguíneos previsíveis do fármaco. Depois de 24 h, o paciente assintomático pode passar para preparação oral de nitrato de longa ação. A demanda de oxigênio do miocárdio também deve ser reduzida pela coadministração de antagonista β-adrenérgico. Mesmo sem sintomas de dor torácica, antagonista β deve ser administrado empiricamente devido ao benefício desse uso sobre mortalidade na presença de IM. Embora os bloqueadores dos canais de Ca^{2+}, como verapamil e diltiazem, também reduzam a demanda de oxigênio do miocárdio, seu uso é puramente paliativo; diferentemente dos antagonistas β, não foi constatado que esses fármacos reduzam o risco de IM recorrente ou de morte cardíaca em pacientes com AI/IMSEST.

Heparina e ácido acetilsalicílico

Em pacientes com AI/IMSEST, heparina e ácido acetilsalicílico diminuem em cerca de 50% o risco de eventos cardiovasculares recorrentes e potencialmente fatais. Embora também aumentem o risco de sangramento, seus benefícios clínicos superam os efeitos adversos potenciais. A associação desses fármacos parece mais efetiva do que o uso de ambos isoladamente para reduzir taxa de mortalidade e isquemia recorrente.

Antagonistas da glicoproteína IIb-IIIa

Antagonistas da glicoproteína IIb-IIIa (GPIIb-IIIa) são agentes antiplaquetários altamente eficazes. No processo de agregação plaquetária, receptores GPIIb-IIIa nas plaquetas ativadas ligam-se em ponte à molécula de fibrinogênio. Os antagonistas dessa glicoproteína interferem nessa etapa crítica de agregação das plaquetas, portanto limitam o tamanho do tampão plaquetário (ver Capítulo 22). O uso de tais antagonistas aumentou acentuadamente nesses últimos anos, tanto no laboratório de cateterismo cardíaco (durante procedimentos de revascularização percutânea) quanto no tratamento farmacológico da AI/IMSEST. Antagonistas da GPIIb-IIIa reduzem o risco de IM fatal e não fatal em pacientes com AI e diminuem o risco de IM recorrente e revascularização urgente em pacientes com IMSEST. Em pacientes com AI/IMSEST que apresentam isquemia ou certas características de alto risco, deve-se administrar antagonista da GPIIb-IIIa além do ácido acetilsalicílico e da heparina; tanto eptifibatida quanto tirofibana foram aprovadas para esse uso. A administração de abciximabe tem sido extremamente restrita ao período periprocedimento (i. e., na preparação para intervenção coronariana percutânea e imediatamente após sua realização).

Antagonistas do receptor de ADP

Clopidogrel, antagonista do receptor de ADP das plaquetas, está sendo cada vez mais utilizado no tratamento de muitos pacientes com SCA. Por ser poderoso agente antiplaquetário, é indicado a todos os pacientes com essas síndromes que apresentam verdadeira alergia o ácido acetilsalicílico. Clopidogrel diminui os eventos coronarianos recorrentes em pacientes com AI/IMSEST submetidos a intervenção coronariana percutânea, bem como em pacientes com AI/IMSEST tratados com abordagem não invasiva (p. ex., pacientes que não são submetidos a cateterismo cardíaco nem a revascularização do vaso-alvo). É importante assinalar que, apesar de a combinação de clopidogrel, ácido acetilsalicílico e antagonista da GPIIb-IIIa aumentar significativamente o risco de extenso sangramento, a redução global de morbidade e mortalidade cardiovasculares supera esse risco em grupos selecionados de pacientes.

Prasugrel é antagonista do receptor de ADP recentemente aprovado que, em doses clinicamente prescritas, provoca maior atividade antiplaquetária do que clopidogrel. Nos ensaios clínicos que compararam prasugrel com clopidogrel em pacientes com infarto do miocárdio recente e submetidos à angioplastia, prasugrel associou-se a melhores resultados clínicos globais; entretanto, observa-se risco aumentado de sangramento em certas populações, incluindo aquelas com história de acidente vascular encefálico, indivíduos com mais de 75 anos de idade e pacientes com peso abaixo de 60 kg.

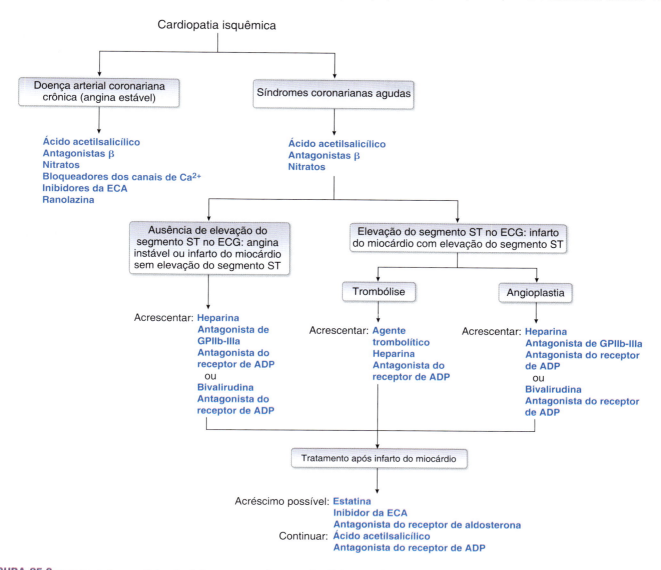

FIGURA 25.8 **Tratamento farmacológico de síndromes coronarianas agudas.** Todos os pacientes com doença arterial coronariana crônica são tratados com ácido acetilsalicílico, a não ser que haja contraindicação potencialmente fatal. Antagonistas β, nitratos, bloqueadores dos canais de cálcio, inibidores da ECA e ranolazina são utilizados principalmente para reduzir a demanda de oxigênio do miocárdio. Todos os pacientes com sintomas preocupantes de síndrome coronariana aguda recebem ácido acetilsalicílico e, quando tolerado, antagonista β. Além disso, podem-se administrar nitratos sublinguais ou intravenosos para aliviar o desconforto torácico e minimizar a isquemia. Os achados eletrocardiográficos (ECG) de elevação do segmento ST exigem medidas de emergência para desobstruir a artéria ocluída, seja a administração de agente trombolítico (trombólise) ou a revascularização mecânica (angioplastia). Outros tratamentos farmacológicos adjuvantes para o infarto do miocárdio com elevação do segmento ST podem incluir ácido acetilsalicílico, antagonistas β, nitratos, heparina, antagonistas do receptor de ADP e antagonistas da GPIIb-IIIa ou bivalirudina. Para pacientes com síndrome coronariana aguda sem elevação do segmento ST no eletrocardiograma, testes laboratoriais de lesão dos miócitos (p. ex., troponina I ou troponina T) determinam se estão sofrendo de angina instável ou infarto do miocárdio sem elevação do segmento ST. Em ambos os casos, o tratamento geralmente inclui a administração de ácido acetilsalicílico, antagonistas β, nitratos, antagonistas do receptor de ADP e bivalirudina ou heparina com antagonistas da GPIIb-IIIa. Para todos os pacientes com síndrome coronariana aguda, o tratamento após infarto do miocárdio deve incluir modificação dos fatores de risco, possível adição de agentes hipolipêmicos (estatinas), inibidores da ECA e antagonistas dos receptores de aldosterona, bem como continuação de ácido acetilsalicílico e antagonistas do receptor de ADP.

Inibidores diretos da trombina

Inibidores diretos da trombina, como *bivalirudina*, estão sendo cada vez mais usados no tratamento de pacientes com AI/IMSEST. São empregados principalmente como terapia antitrombótica adjuvante durante a intervenção percutânea no laboratório de cateterismo cardíaco. Nesses casos, podem ser administrados em lugar de heparina e antagonista da GPIIb-IIIa. Em comparação com o uso desses dois agentes, a administração de inibidor direto da trombina para tal indicação pode resultar em menos eventos hemorrágicos adversos.

Infarto do miocárdio com elevação do segmento ST

O tratamento do IMEST tem por objetivo a reperfusão imediata da artéria coronária epicárdica ocluída. Como no caso de AI/IMSEST, ácido acetilsalicílico e heparina constituem o tratamento padrão; entretanto, quando usados como monoterapia, frequentemente não são suficientes para recanalizar uma artéria coronária ocluída (Figura 25.8). Existem duas abordagens para desobstruir uma artéria coronária ocluída: farmacológica (trombólise) e mecânica (angioplastia ou derivação da artéria coronária de emergência). Quando se utiliza a trombólise, a coadministração de clopidogrel aumenta a probabilidade de que o vaso infartado permaneça desobstruído. Os antagonistas da GPIIb-IIIa não são utilizados com agentes trombolíticos, uma vez que essa combinação está associada a risco significativamente aumentado de sangramento, incluindo acidente vascular encefálico hemorrágico. Quando se efetua angioplastia, administra-se frequentemente um antagonista da GPIIb-IIIa com clopidogrel como tratamento adjuvante.

Trombolíticos

Os quatro agentes trombolíticos atualmente utilizados no tratamento farmacológico do IMEST são estreptoquinase, alteplase, tenecteplase e reteplase. (Todos esses fármacos são discutidos com mais detalhes no Capítulo 22.) Um dos fatores cruciais que determinam o sucesso da terapia trombolítica no infarto agudo do miocárdio é o momento oportuno de sua administração. *Os pacientes que recebem esse tipo de tratamento dentro de 2 h do aparecimento dos sintomas apresentam melhora duas vezes maior na taxa de sobrevida do que os que o recebem mais de 6 h após o início dos sintomas.* Essa observação é compatível com a relação conhecida entre duração da oclusão vascular e extensão do infarto. Várias contraindicações importantes para trombólise, principalmente relacionadas com aumento de risco de sangramento, também podem limitar o uso dessa intervenção.

Estreptoquinase

A ação farmacológica da estreptoquinase envolve duas etapas: formação de complexo e clivagem. Na reação de formação de complexo, a estreptoquinase forma um complexo estável e não covalente de 1:1 com plasminogênio (plasminogênio livre ou ligado à fibrina). Essa reação produz mudança de conformação, que expõe o local ativo do plasminogênio. Este, agora com seu local ativo exposto, pode efetuar a clivagem proteolítica de *outras* moléculas de plasminogênio (nesse caso, também de plasminogênio livre ou ligado à fibrina) em plasmina, dando início ao processo de trombólise.

No tratamento do IMEST, a estreptoquinase é administrada em dose de ataque intravenosa, seguida de infusão intravenosa contínua. Depois de 90 min de infusão, a estreptoquinase produz reperfusão em 60% dos vasos com oclusão aguda. Todavia, a utilidade desse trombolítico é limitada por dois fatores. Em primeiro lugar, a estreptoquinase é uma proteína estranha, que tem a capacidade de desencadear reações antigênicas com sua administração repetida. Pacientes com anticorpos dirigidos contra estreptoquinase (devido à infecção estreptocócica anterior ou tratamento prévio com estreptoquinase) podem desenvolver reação alérgica e febre. Em segundo lugar, como o complexo estreptoquinase:plasminogênio ativa moléculas de plasminogênio tanto livres quanto ligadas à fibrina, sua atividade antitrombótica relativamente inespecífica pode resultar em fibrinólise sistêmica.

Alteplase

Alteplase é o nome genérico do ativador do plasminogênio tecidual (t-PA) recombinante, que se mostra efetivo em restaurar patência das artérias coronárias ocluídas, limitar disfunção cardíaca e reduzir taxa de mortalidade após IMEST. À semelhança do t-PA de produção endógena, o t-PA recombinante liga-se a trombos recém-formados com alta afinidade, provocando fibrinólise no local do trombo. Uma vez ligado ao trombo nascente, t-PA sofre mudança de conformação, que intensifica a ativação de plasminogênio. O t-PA é ativador fraco do plasminogênio na ausência de ligação à fibrina.

O t-PA recombinante é tipicamente administrado por via intravenosa, em alta dose, durante 1 h e, a seguir, em dose mais baixa nas próximas 2 h. Apesar de sua alta afinidade pelo plasminogênio ligado à fibrina, quando administrado em doses farmacológicas, pode produzir estado de lise sistêmica (como podem fazê-lo outros agentes trombolíticos) e causar sangramento indesejável, inclusive hemorragia cerebral. Por conseguinte, esse agente está contraindicado para pacientes que sofreram acidente vascular encefálico recente ou outro evento hemorrágico significativo.

Tenecteplase

Tenecteplase é variante do t-PA obtida por engenharia genética. As modificações moleculares efetuadas nela aumentam sua especificidade para a fibrina em comparação com t-PA, tornando-a mais resistente ao inibidor do ativador do plasminogênio 1. Estudos clínicos de grande porte demonstraram que tenecteplase apresenta eficácia idêntica à do t-PA, com risco de sangramento semelhante (e, provavelmente, diminuído). Além disso, apresenta meia-vida mais longa que t-PA. Em virtude dessa propriedade farmacocinética, tenecteplase pode ser administrada em única injeção intravenosa em bolo, baseada no peso corporal, simplificando, assim, sua administração.

Reteplase

À semelhança da tenecteplase, a *reteplase* é variante do t-PA obtida por engenharia genética, com meia-vida aumentada e aumento da especificidade para a fibrina, em comparação com o t-PA. Sua eficácia e seu perfil de efeitos adversos assemelham-se aos do t-PA. Em virtude de sua meia-vida mais longa, reteplase pode ser administrada em "duas injeções intravenosas em bolo" (a intervalo de 30 min).

Intervenção percutânea primária

Nos EUA, a maioria dos pacientes com IMEST é tratada com agentes trombolíticos. Entretanto, múltiplos estudos mostraram que angioplastia primária, quando efetuada dentro de 90 min após a chegada do paciente ao serviço de emergência, proporciona benefício em termos de redução da mortalidade, em comparação com a trombólise. Cada vez mais, a angioplastia primária inclui a colocação de *stent* farmacológico. Os quatro dispositivos atualmente aprovados consistem em *stent* de aço inoxidável revestido com *sirolimo*, *everolimo*, *zotarolimo* ou *paclitaxel*. Cada um desses agentes diminui a reestenose precoce ao interromper a progressão do ciclo celular (ver Capítulo 45). Embora os *stents* com fármacos tenham sido originalmente aprovados para tratamento de doença arterial coronariana estável, esses dispositivos são, hoje em dia, frequentemente utilizados no tratamento de síndromes coronarianas agudas. Evidências recentes sugeriram que pacientes com *stent* farmacológico podem correr risco aumentado de trombose tardia do *stent* (i. e., trombose dentro do *stent* mais de 30 dias após sua colocação); pode-se indicar dupla terapia antiplaquetária a longo prazo com ácido acetilsalicílico e antagonista do receptor de ADP para evitar tal complicação nesses pacientes.

Tratamento pós-infarto do miocárdio

Após IM, os pacientes precisam ser cuidadosamente tratados para evitar novo infarto. Todo esquema clínico pós-IM tem dois objetivos: impedir e tratar a isquemia residual; identificar e tratar os principais fatores de risco, como hipertensão, tabagismo, hiperlipidemia e diabetes melito. Como a extensão do IM e suas consequências funcionais variam de maneira acentuada entre pacientes, o esquema terapêutico precisa ser individualizado. O American College of Cardiology e a American Heart Association fizeram asseguintes recomendações gerais para o tratamento de pacientes após IM:

1. Ácido acetilsalicílico (75 a 325 mg/dia) na ausência de contraindicações, ou clopidogrel para pacientes com contraindicação ao ácido acetilsalicílico
2. Antagonistas β
3. Agentes hipolipêmicos (o alvo é colesterol LDL < 100 mg/dℓ)
4. Inibidores da ECA para pacientes com insuficiência cardíaca, disfunção ventricular esquerda (fração de ejeção < 40%), hipertensão ou diabetes
5. Espironolactona ou eplerenona para pacientes com disfunção ventricular esquerda (fração de ejeção < 40%)
6. Clopidogrel, além do ácido acetilsalicílico, por determinado período, para pacientes submetidos a intervenção coronariana percutânea.

Além de planejar esquema farmacológico individualizado, o médico deve orientar o paciente quanto aos fatores de risco de recidiva do IM. Regra mnemônica útil para orientar o tratamento global em pacientes após IM é *ABCDE: á*cido acetilsalicílico, inibidores da ECA, antianginosos e antagonistas da aldosterona; *b*eta-antagonistas e controle da pressão arterial; redução de *c*olesterol e cigarros; *d*ieta e controle do diabetes melito; *e*ducação e exercícios físicos.

▶ Fisiopatologia da insuficiência cardíaca

Insuficiência cardíaca é problema clínico comum. Nos EUA, esse diagnóstico é estabelecido em até 5 milhões de pacientes, com aproximadamente 500.000 novos casos diagnosticados a cada ano. A síndrome de IC apresenta prognóstico grave: a taxa de mortalidade em 5 anos aproxima-se de 50%, e, no subgrupo de pacientes com sintomas clínicos mais graves, a taxa de mortalidade anual alcança 30 a 50%.

Como o comprometimento subjacente da função cardíaca dessa síndrome é, com frequência, irreversível, a IC é tipicamente uma doença crônica, caracterizada por episódios intercorrentes de descompensação aguda. As exacerbações agudas são, com frequência, de etiologia multifatorial, com contribuição de imprudências alimentares (ingestão excessiva de sódio ou líquido), não adesão do paciente aos medicamentos prescritos e doença não cardíaca concomitante. Isquemia do miocárdio, evolução da causa da doença cardíaca e ativação dos sistemas reguladores neuro-humorais também podem levar à descompensação clínica. O tratamento da IC requer que o médico elabore, avalie e modifique periodicamente o esquema de múltiplos fármacos, alguns dos quais podem apresentar risco significativo de interações adversas.

Embora a discussão que se segue enfatize a insuficiência circulatória cardiogênica, é preciso assinalar que ela pode ocorrer na ausência de disfunção contrátil (Tabela 25.5). Os exemplos comuns incluem anormalidades de enchimento cardíaco (p. ex., hipovolemia), ritmo cardíaco (p. ex., bradicardia ou taquicardia) ou circulação periférica (p. ex., choque distributivo relacionado com sepse). Como sempre, é necessário individualizar o tratamento considerando a fisiopatologia de cada caso.

CASO I PARTE 3: INSUFICIÊNCIA CARDÍACA

O Sr. N recebeu alta hospitalar com esquema de múltiplos fármacos, incluindo ácido acetilsalicílico, clopidogrel, metoprolol, atorvastatina, lisinopril e eplerenona. Sentia-se bem à medida que aumentava seu nível de atividade nas primeiras 4 a 6 semanas após o infarto. Entretanto, nesta ocasião, voltou a ter dispneia com níveis moderados de esforços. A princípio, atribuiu isso à falta de condicionamento; entretanto, ficou preocupado quando acordou com intensa falta de ar nas primeiras horas da manhã. Nesse dia, marcou consulta com seu médico.

Ao ser examinado, o Sr. N parecia confortável quando posicionado de maneira ereta. A frequência cardíaca era de 64 bpm, e a pressão arterial,168/100 mmHg. O componente pulmonar da segunda bulha cardíaca estava proeminente (representando mudança em relação aos exames anteriores), e a quarta bulha apical foi novamente percebida; havia sopro holossistólico apical de grau III/VI, com irradiação para a axila esquerda. O ecocardiograma revelou acinesia do segmento basal da parede inferior do ventrículo esquerdo, com adelgaçamento proeminente e remodelagem aneurismática do segmento. A fração de ejeção VE foi novamente quantificada em 40%. Embora os folhetos da valva mitral e as estruturas de sustentação da valva parecessem normais, existia um grau de prolapso do folheto posterior (VE → AE) durante a sístole ventricular. O exame doppler confirmou insuficiência mitral de gravidade pelo menos moderada. O ventrículo direito estava dilatado e hipertrófico, com preservação relativa da função sistólica. Efetuou-se novo cateterismo para avaliar a etiologia da insuficiência cardíaca biventricular recente.

A angiografia revelou desobstrução ampla da artéria coronária direita no local da ACTP anterior com colocação de *stent*, e o sistema coronariano esquerdo não apresentou obstrução. Os dados hemodinâmicos demonstraram elevação da pressão arterial pulmonar e da pressão ventricular direita, bem como aumento da pressão capilar pulmonar em cunha.

Foi prescrita furosemida oral em dose suficiente, de modo que o Sr. N perdeu aproximadamente 2,3 kg nos 3 dias seguintes. Como sua pressão arterial manteve-se elevada, apesar das doses quase máximas de lisinopril e metoprolol, prescreveu-se também candesartana. No decorrer da semana seguinte, Sr. N percebeu melhora na tolerância aos exercícios. Agora ele verifica o peso com frequência e, se percebe aumento de mais de 0,9 kg acima do peso habitual, toma uma dose adicional de furosemida.

💡 Questões

7. Como o acréscimo da furosemida melhora os sintomas do Sr. N?
8. Quais as interações medicamentosas preocupantes quando o Sr. N acrescenta candesartana a seu esquema?
9. Que agentes inotrópicos parenterais deveriam estar disponíveis se a insuficiência cardíaca do Sr. N sofresse descompensação aguda?

TABELA 25.5 Causas de insuficiência circulatória na ausência de disfunção da bomba cardíaca.

CAUSA DE INSUFICIÊNCIA CIRCULATÓRIA	MECANISMO
Enchimento cardíaco anormal	Hipovolemia (p. ex., hemorragia)
	Tamponamento cardíaco (a compressão causada pelo líquido pericárdico impede o enchimento diastólico normal)
Ritmo cardíaco anormal	Bradicardia (↓ frequência → ↓ débito anterógrado)
	Taquicardia (↑ frequência → ↓ duração do intervalo de enchimento diastólico)
Circulação periférica anormal	Crise hipertensiva (↑ RVS → ↑ impedância para a ejeção VE → ↓ volume sistólico)
	Choque distributivo (↓ RVS → ↓ PAM → hipoperfusão orgânica)

RVS = resistência vascular sistêmica; PAM = pressão arterial média.

Etiologias da disfunção contrátil

Disfunção contrátil ventricular esquerda (*insuficiência cardíaca sistólica*) constitui a principal causa de insuficiência cardíaca. Embora múltiplos estados mórbidos possam resultar em disfunção contrátil, a maioria dos casos de IC esquerda (cerca de 70%) é atribuída à DAC. Outras causas de IC sistólica incluem anormalidades crônicas das condições de carga impostas ao coração, como hipertensão arterial sistêmica (carga de pressão) e cardiopatia valvar (carga de volume devida à insuficiência mitral ou aórtica; carga de pressão de estenose aórtica). O desempenho contrátil do miocárdio é inicialmente preservado nos estados mórbidos associados a condições de cargas anormais; todavia, ocorrem lesão dos cardiomiócitos e disfunção contrátil de todo o órgão se as condições de carga anormais não forem corrigidas. A última fase de disfunção da bomba cardíaca foi designada como miocardiopatia de sobrecarga crônica. A disfunção sistólica também pode resultar de diversas condições, em que a principal anormalidade patológica consiste em lesão ou disfunção dos cardiomiócitos. Essas afecções são designadas *miocardiopatias dilatadas*, visto que o coração tipicamente se remodela para produzir dilatação da câmara VE (com ou sem adelgaçamento da parede) em estados de disfunção primária dos miócitos.

Além disso, pode ocorrer IC sintomática em pacientes com função sistólica VE normal ou quase normal (*i. e.*, fração de ejeção VE preservada). Nesses casos, os sintomas de IC esquerda são causados por anormalidades de relaxamento e/ou enchimento VE (*insuficiência cardíaca diastólica*). O comprometimento do relaxamento resulta em elevação da pressão diastólica VE em qualquer volume de enchimento. Essa elevação provoca aumento das pressões atrial esquerda e capilar pulmonar, ocasionando transudação de líquido para o interstício pulmonar (bem como elevação secundária ou passiva das pressões arterial pulmonar e cardíaca direita). Isquemia aguda do miocárdio constitui a causa aguda mais comum de IC diastólica isolada. Quando ocorre isquemia reversível aguda (*i. e.*, isquemia não associada a IM), as pressões dias-

tólicas VE aumentam em consequência do relaxamento incompleto do VE. (Convém lembrar, a partir da descrição feita no Capítulo 24, que tanto a contração quanto o relaxamento dos cardiomiócitos dependem de níveis adequados de ATP intracelular.)

É possível compreender a IC sistólica e a diastólica se forem considerados os determinantes do desempenho cardíaco e as condições fisiopatológicas que afetam esses parâmetros. Embora a disfunção diastólica seja atualmente reconhecida como causa comum de insuficiência cardíaca clínica, o restante desta seção tratará principalmente da insuficiência cardíaca causada por disfunção sistólica. Cada um dos principais fatores que afetam o volume sistólico – pré-carga, pós-carga e contratilidade – pode ser descrito por seu efeito sobre as curvas de função cardíaca. A Figura 25.9 ilustra uma alça de pressão-volume VE normal. No ciclo normal, o volume VE aumenta quando a valva mitral abre-se durante a diástole. A contração isovolumétrica começa quando a pressão VE excede a pressão atrial esquerda, e ocorre fechamento da valva mitral; durante essa fase do ciclo cardíaco, a pressão intraventricular aumenta, enquanto o volume intracavitário permanece constante. A ejeção começa quando a impedância à ejeção VE é ultrapassada, e ocorre abertura da valva aórtica; o sangue ejetado é então transferido para a circulação sistêmica em virtude das propriedades elásticas da aorta. A valva aórtica fecha-se quando a pressão VE cai abaixo da pressão aórtica; nesse ponto, a pressão intraventricular diminui rapidamente (relaxamento isovolumétrico) até o momento (e, talvez, além dele) em que ocorre abertura da valva mitral, com repetição do ciclo.

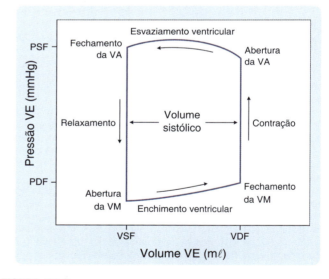

FIGURA 25.9 Alça de pressão-volume do ventrículo esquerdo normal. A abertura da valva mitral (*VM*) possibilita aumento de volume ventricular esquerdo (*VE*) à medida que a câmara enche com sangue durante a diástole. Quando a pressão ventricular ultrapassa a pressão atrial esquerda, a valva mitral se fecha. Durante a fase isovolumétrica da contração sistólica, o ventrículo esquerdo gera alta pressão, que eventualmente força a abertura da valva aórtica (*VA*). A seguir, ocorre ejeção do volume sistólico, e a valva aórtica se fecha quando a pressão aórtica ultrapassa a pressão VE. O relaxamento isovolumétrico faz com que o ventrículo retorne a seu estado de pressão mais baixa, com repetição do ciclo. O volume sistólico (*i. e.*, o volume de sangue ejetado a cada ciclo de contração) é a diferença entre o volume diastólico final (*VDF*) e o volume sistólico final (*VSF*). PDF = pressão diastólica final; PSF = pressão sistólica final.

Conforme ilustrado na Figura 25.10A, o volume sistólico anterógrado ejetado pelo VE depende do grau de enchimento VE durante a diástole ou *pré-carga*. Essa relação fundamental entre pré-carga e volume sistólico é a *lei de Frank-Starling*; ela deriva da relação entre a força muscular e o grau de contração do músculo, conforme descrito no Capítulo 24. Em resumo, o volume diastólico aumentado aumenta o comprimento da fibra miocárdica. Consequentemente, maior fração do comprimento do filamento de actina é exposta em cada sarcômero, portanto torna-se disponível para a formação de pontes cruzadas de miosina quando o cardiomiócito é despolarizado.

A impedância à ejeção VE ou *pós-carga* constitui o segundo determinante do volume sistólico (Figura 25.10B). À medida que ela aumenta, o volume sistólico do ventrículo cai. Essa característica do coração normal provém do fato de que o aumento da resistência contra o qual o músculo cardíaco deve contrair-se produz a diminuição na extensão de encurtamento (*i. e.*, redução do volume sistólico). Como a sensibilidade do volume sistólico à resistência ao efluxo é acentuada no ventrículo em falência, agentes que diminuem a pós-carga são capazes de aumentar o volume sistólico VE em pacientes com IC sistólica (ver adiante).

O terceiro determinante do desempenho cardíaco é a *contratilidade*, também discutida no Capítulo 24. O estado contrátil do VE é descrito pela *relação de pressão-volume sistólicos finais* (*RPVSF*, Figura 25.10C). A RPVSF é, na realidade, uma variante da lei de Frank-Starling. Enquanto esta define a relação entre volume diastólico VE (ou pré-carga) e volume sistólico VE (ou débito cardíaco), a RPVSF descreve a relação entre volume de enchimento diastólico e desenvolvimento de tensão VE durante a contração isovolumétrica. Conforme ilustrado na Figura 25.10C, aumento no estado contrátil do VE, que se reflete por desvio da RPVSF para cima, resulta em maior grau de desenvolvimento de tensão para qualquer volume diastólico final. Com pós-carga fixa, o aumento da contratilidade acarreta maior grau de encurtamento do músculo e aumento do volume sistólico VE.

Determinante final do desempenho da bomba cardíaca é a *frequência cardíaca*. Entretanto, se o desempenho contrátil do VE for preservado, ocorrerá comprometimento do débito cardíaco em consequência de frequência cardíaca anormal apenas em extremas frequências fora da faixa fisiológica. A frequência cardíaca pode representar importante determinante do débito cardíaco em pacientes com disfunção contrátil sistólica.

Compensação cardíaca

Quando a capacidade do miocárdio em manter o débito anterógrado normal falha, mecanismos compensatórios são ativados para preservar a função circulatória. O mecanismo de Frank-Starling aumenta o volume sistólico em resposta direta ao aumento da pré-carga. Esse recrutamento da reserva da pré-carga constitui a primeira resposta do sistema ao estresse hemodinâmico. O estresse hemodinâmico que não pode ser totalmente compensado pelo mecanismo de Frank-Starling estimula sistemas de sinalização que dão início a alterações estruturais em nível celular, processo conhecido como *remodelagem* do miocárdio. Embora os estímulos subjacentes para a remodelagem continuem sendo área de interesse de pesquisas, constatou-se que o padrão específico de remodelagem é determinado pela natureza do estresse aplicado. Se o mecanismo de Frank-Starling e os mecanismos de remodelagem forem incapazes de restabelecer o débito cardíaco anterógrado adequado, os sistemas neuro-humorais serão então ativados. Esses sistemas modulam o volume intravascular e o tônus vasomotor para manter o aporte de oxigênio aos órgãos críticos. Ainda que cada um desses mecanismos compensatórios contribua para a manutenção da função circulatória, cada um também pode contribuir para desenvolvimento e progressão da disfunção da bomba e insuficiência circulatória, conforme descrito adiante.

Mecanismo de Frank-Starling

No coração intacto, o aumento da pré-carga provoca aumento do volume sistólico por meio do mecanismo de Frank-Starling. Este permanece atuante no coração em falência; entretanto, é importante ressaltar que a relação entre volume diastólico final e volume sistólico está alterada. *Em pacientes com disfunção*

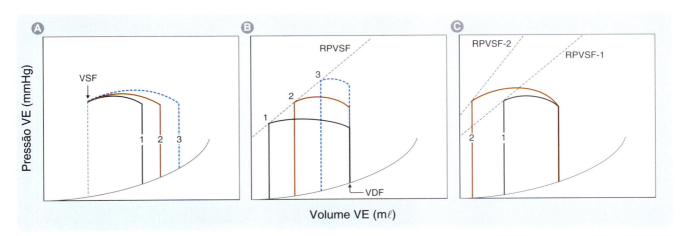

FIGURA 25.10 Determinantes do débito cardíaco. As mudanças em pré-carga, pós-carga e contratilidade do miocárdio alteram a relação de pressão-volume do ciclo cardíaco. **A.** Aumentos na pré-carga (linhas 1, 2, 3) resultam em maior estiramento dos miócitos ventriculares, desenvolvimento de maior pressão diastólica final ventricular e ejeção de maior volume sistólico (mecanismo de Frank-Starling). O volume sistólico final (*VSF*) é igual em cada caso, visto que não houve mudança na contratilidade do coração. **B.** Aumentos na pós-carga (pontos 1, 2, 3) produzem maior impedância ao débito ventricular esquerdo e ocasionam diminuição proporcional do volume sistólico (a diferença entre volume diastólico final [*VDF*] e *VSF*). A pressão sistólica final está linearmente relacionada com o VSF; essa relação linear é denominada relação de pressão-volume sistólicos finais (*RPVSF*). **C.** Aumentos na contratilidade do miocárdio (linhas 1, 2), conforme observado após a administração de agente inotrópico positivo, deslocam a RPVSF para cima e para a esquerda, produzindo aumento do volume sistólico.

sistólica, a relação entre volume diastólico final e volume sistólico caracteriza-se por um platô mais plano (Figura 25.11). Por conseguinte, diferentemente dos indivíduos normais que operam no ramo ascendente da curva de Starling, em que a expansão do volume pode constituir estratégia útil para aumentar o volume sistólico, a maioria dos pacientes com insuficiência cardíaca opera com volume intravascular *elevado*. Esse aumento do volume intravascular reflete o resultado da ativação neuro-humoral (*i. e.*, o eixo simpaticoadrenal do sistema renina-angiotensina-aldosterona; ver adiante). Logo, *o tratamento da insuficiência circulatória cardiogênica raramente envolve expansão do volume*. É preciso enfatizar que a expansão da pré-carga pode resultar em dilatação VE significativa, aumentando, assim, a tensão da parede sistólica e diastólica VE e exacerbando a congestão pulmonar.

Remodelagem e hipertrofia cardíacas

Quando ocorre aumento de tensão da parede miocárdica, desenvolve-se hipertrofia cardíaca para manter o desempenho sistólico ventricular. Como a fração de ejeção VE é inversamente proporcional à tensão da parede, as adaptações que diminuem a tensão da parede sistólica aumentam a fração de ejeção VE. De acordo com a *lei de Laplace*, a tensão da parede (σ) é diretamente proporcional à pressão (P) e ao raio (R) de uma câmara, e inversamente proporcional à espessura da parede (h):

$$\sigma = P \times R/2\,h \qquad \text{Equação 25.1}$$

Em casos de sobrecarga crônica de pressão, como estenose aórtica ou hipertensão sistêmica, o VE desenvolve um padrão concêntrico de hipertrofia, devido ao acréscimo de proteínas contráteis e novos sarcômeros *paralelamente* aos miofilamentos existentes. A *hipertrofia concêntrica* aumenta simul-

taneamente a espessura da parede (*h*) e diminui o tamanho da cavidade (*R*), resultando em efetiva diminuição na tensão da parede sistólica, portanto preservando o desempenho sistólico. A desvantagem da remodelagem concêntrica deriva da *diminuição da complacência VE* que ocorre em consequência desse padrão de hipertrofia. Em ventrículo com reduzida complacência, a pressão diastólica na câmara aumenta em qualquer volume de enchimento. Isso, por sua vez, acarreta elevação das pressões AE e capilar pulmonar, predispondo, assim, a sintomas congestivos.

Em condições de sobrecarga crônica de volume, como insuficiência mitral ou aórtica, o VE desenvolve padrão excêntrico de hipertrofia, devido ao acréscimo de proteínas contráteis e novos sarcômeros *em série* com os miofilamentos existentes. A *hipertrofia excêntrica* ajuda a manter o desempenho cardíaco pela modulação da tensão da parede diastólica. Ao contrário da situação observada após a remodelagem concêntrica, a hipertrofia excêntrica associa-se a *aumento da complacência VE*. Este possibilita o aumento do volume diastólico final VE, sem elevação significativa das pressões diastólicas ventricular esquerda e atrial esquerda. Essa atenuação na elevação da pressão na câmara possibilita ao sistema manter débito cardíaco anterógrado por meio de aumento de volume que impele ao volume sistólico total. Durante a fase compensada da hipertrofia excêntrica, a espessura da parede do VE aumenta de modo aproximadamente proporcional ao aumento do raio da câmara.

Ativação neuro-humoral

A incapacidade do coração de produzir débito anterógrado adequado ativa diversos sistemas neuro-humorais, frequentemente com consequências deletérias (Figura 25.12). A pressão

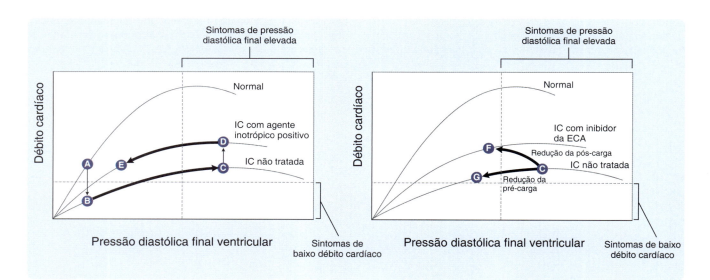

FIGURA 25.11 Relação de Frank-Starling na insuficiência cardíaca (IC). *Painel da esquerda:* a relação de Frank-Starling normal mostra acentuado aumento do débito cardíaco com aumento da pressão diastólica final ventricular (pré-carga). O ponto **A** descreve a pressão diastólica final e o débito cardíaco de um coração normal em condições de repouso. Quando há disfunção contrátil (IC não tratada), o débito cardíaco cai (**B**), e a curva de Frank-Starling aplana-se, de modo que o aumento da pré-carga reflete-se apenas em modesto aumento do débito cardíaco (**C**). Esse aumento do débito cardíaco acompanha-se de sintomas de pressão diastólica final alta, como dispneia. O tratamento com agente inotrópico positivo, como digitálico, desloca a curva de Frank-Starling para cima, e verifica-se aumento do débito cardíaco (**D**). A melhora da contratilidade miocárdica sustenta redução suficiente da pré-carga, com alívio da congestão venosa (**E**). *Painel da direita:* dois dos principais tratamentos farmacológicos da IC são redução da pós-carga (p. ex., inibidores da ECA) e redução da pré-carga (p. ex., diuréticos). A redução da pós-carga (**F**) aumenta o débito cardíaco em qualquer pré-carga, portanto eleva a relação de Frank-Starling. A redução da pré-carga (**G**) alivia os sintomas congestivos ao diminuir a pressão diastólica final ventricular ao longo da mesma curva de Frank-Starling.

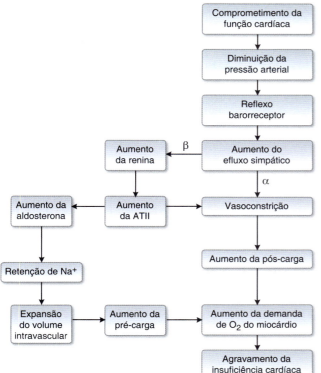

Taquicardia e aumento de volume intravascular que acompanham a ativação desses mecanismos neuro-humorais ajudam a manter o débito cardíaco anterógrado, e a vasoconstrição sistêmica proporciona mecanismo pelo qual os centros reguladores centrais podem superar a autorregulação local do fluxo sanguíneo. Em seu conjunto, esses mecanismos possibilitam ao sistema cardiovascular manter a perfusão dos órgãos críticos com débito cardíaco reduzido. Entretanto, a estimulação simpática do coração também aumenta a demanda de oxigênio do miocárdio ao aumentar tanto pós-carga (constrição arteriolar) quanto pré-carga (retenção de sódio e de água). A estimulação simpática contínua resulta, por fim, em infrarregulação dos receptores β-adrenérgicos, comprometendo ainda mais a capacidade do sistema de manter o débito anterógrado. *O objetivo central do tratamento farmacológico atual da IC consiste em modular a ação desses efetores neuro-humorais* (Figura 25.13).

FIGURA 25.12 Efeitos neuro-humorais da insuficiência cardíaca. A função cardíaca comprometida diminui a pressão arterial; esta ativa barorreceptores, que aumentam o efluxo simpático. O efluxo simpático α-adrenérgico (α) provoca vasoconstrição, efeito que aumenta a pós-carga. A pós-carga aumentada cria maior pressão contra a qual o coração deve contrair-se, portanto aumenta a demanda de O₂ do miocárdio. O efluxo simpático β-adrenérgico (β) aumenta a liberação de renina pelas células justaglomerulares. A renina cliva o angiotensinogênio em angiotensina I, e esta é então convertida no hormônio ativo, a angiotensina II (AT II), que exerce ação vasoconstritora direta; além disso, aumenta síntese e secreção de aldosterona. Esta aumenta a reabsorção de Na⁺ pelo ducto coletor, resultando em expansão do volume intravascular e aumento da pré-carga. Em conjunto, pós-carga e pré-carga aumentadas aumentam a demanda de O₂ do miocárdio. No coração já comprometido, esses estresses aumentados podem provocar agravamento da insuficiência cardíaca.

arterial diminuída ativa o reflexo barorreceptor, estimulando a liberação de catecolaminas; por sua vez, estas produzem *taquicardia* (via receptores β₁) e *vasoconstrição* (via receptores α₁ periféricos). A estimulação dos receptores β₁ sobre células justaglomerulares (JG) renais promove a liberação de renina. Essas células também liberam renina em resposta à diminuição da perfusão renal que acompanha o débito cardíaco diminuído. Renina cliva angiotensinogênio circulante em angiotensina I, subsequentemente convertida em angiotensina II (AT II) pela enzima conversora de angiotensina (ECA). AT II atua por meio dos receptores AT₁ para *aumentar o tônus vasomotor arterial.* Também ativa vários mecanismos fisiológicos que *aumentam o volume intravascular;* incluindo liberação de aldosterona das glândulas adrenais (promovendo, assim, retenção de sal e água), liberação de vasopressina (HAD) da neuro-hipófise e ativação do centro da sede no hipotálamo. Além disso, AT II parece constituir importante mediador da hipertrofia vascular e miocárdica.

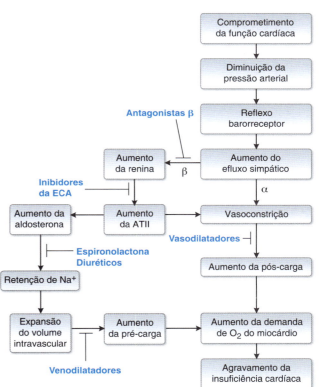

FIGURA 25.13 Modulação farmacológica dos efeitos neuro-humorais da insuficiência cardíaca. Numerosos agentes terapêuticos empregados no tratamento da insuficiência cardíaca modulam os sistemas neuro-humorais ativados pela função cardíaca comprometida. O sistema renina-angiotensina-aldosterona pode ser inibido por (1) antagonistas β-adrenérgicos, que inibem a liberação de renina pelas células justaglomerulares do rim; (2) inibidores da ECA, que impedem a conversão da angiotensina I no hormônio ativo, a angiotensina II; e (3) espironolactona, que antagoniza competitivamente a ligação da aldosterona ao receptor de mineralocorticoides. Diuréticos promovem a excreção de Na⁺, portanto contrabalançam a retenção de Na⁺ estimulada pela ativação do sistema renina-angiotensina-aldosterona. Venodilatadores anulam o efeito de expansão do volume intravascular ao aumentar a capacitância venosa periférica e diminuir, portanto, a pré-carga. Vasodilatadores arteriais diretos aliviam a vasoconstrição mediada por receptores α-adrenérgicos e de angiotensina II e induzida pelo aumento do efluxo simpático. Glicosídios cardíacos, agonistas β-adrenérgicos e inibidores da fosfodiesterase cardíaca também são utilizados na IC para aumentar a contratilidade do miocárdio (*não indicados*).

▶ Tratamento clínico da insuficiência cardíaca

O tratamento farmacológico da IC sofreu notável expansão no decorrer das últimas três décadas. Numerosos ensaios clínicos de grande porte demonstraram que as novas terapias "ativas para cargas" estão associadas a redução estatisticamente significativa de morbidade e mortalidade em pacientes com IC. Além disso, avanços em detecção e tratamento de hipertensão e tratamento de DAC complexa de múltiplos vasos modificaram radicalmente a evolução clínica de pacientes com disfunção contrátil. É útil organizar as estratégias de tratamento para disfunção contrátil em pacientes que apresentam ou correm risco de insuficiência cardíaca sintomática de acordo com as seguintes metas fisiológicas: redução da pré-carga, redução da pós-carga e aumento da contratilidade (aumento do inotropismo). A Tabela 25.6 fornece um resumo de efeitos hemodinâmicos e mecanismos de ação das classes de fármacos comumente utilizadas no tratamento da insuficiência cardíaca.

Redução da pré-carga

Diuréticos

Diuréticos têm sido, há muito tempo, a base do tratamento farmacológico de pacientes com insuficiência ventricular esquerda e continuam integrando o tratamento de pacientes com sintomas congestivos e/ou sobrecarga de volume intravascular. Todavia, apesar da eficácia desses agentes na redução dos sintomas congestivos, não há evidências de benefício sobre mortalidade no tratamento com diuréticos de alça ou tiazídicos.

Os agentes natriuréticos mais utilizados na IC consistem em diuréticos de alça, furosemida e bumetanida. Esses fármacos inibem o cotransportador de Na^+-K^+-$2Cl^-$ (NKCC2) no ramo ascendente espesso da alça de Henle, resultando em excreção aumentada de sódio, potássio e água. Diuréticos tiazídicos, como hidroclorotiazida, também são utilizados no tratamento dos sintomas congestivos, particularmente em pacientes com cardiopatia hipertensiva e disfunção sistólica VE. Tiazídicos

TABELA 25.6 Agentes farmacológicos utilizados no tratamento da insuficiência cardíaca.

FÁRMACO OU CLASSE DE FÁRMACOS	MECANISMO DE AÇÃO	EFEITO HEMODINÂMICO	OBSERVAÇÕES CLÍNICAS
Fármacos com comprovada redução da mortalidade			
Inibidores da ECA	Inibem a geração de AT II → ↓ ativação do receptor de AT_1	Diminuição da pós-carga Diminuição da pré-carga	Podem causar hiperpotassemia
Antagonistas β	Antagonistas competitivos no receptor beta-adrenérgico → ↓ liberação de renina	Diminuição da pós-carga Diminuição da pré-carga	Podem estar relativamente contraindicados em insuficiência cardíaca gravemente descompensada
Espironolactona	Antagonista competitivo no receptor de aldosterona	Diminuição da pré-carga	O benefício sobre mortalidade pode ser independente dos efeitos hemodinâmicos; pode causar hiperpotassemia
Fármacos ou tratamentos utilizados para melhora sintomática			
Restrição de Na^+/H_2O	Diminuição do volume intravascular	Diminuição da pré-carga	Pode ajudar a limitar a formação de edema
Diuréticos	Inibem a reabsorção renal de Na^+	Diminuição da pré-carga	Furosemida é mais efetiva para tratamento de sintomas congestivos
Aquaréticos	Antagonistas competitivos no receptor V_2 de vasopressina → ↓ expressão renal de aquaporina e tráfego através da membrana → ↓ reabsorção de água livre	Diminuição da pré-carga	Aumento do débito urinário sem solutos; aumento do nível sérico de sódio
Digoxina	Inibe a Na^+/K^+-ATPase → ↑ Ca^{2+} intracelular → ↑ contratilidade	Aumento da contratilidade	Retarda a condução do nó atrioventricular
Nitratos orgânicos	Aumentam o NO → relaxamento do músculo liso venoso → ↑ capacitância venosa	Diminuição da pré-carga	Diminui a demanda de O_2 do miocárdio
Dobutamina	Estimula receptores β-adrenérgicos	Aumento de contratilidade (efeito $β_1$) Diminuição da pós-carga (efeito $β_2$)	Utilizada apenas em situação aguda
Inanrinona, milrinona	Inibem a fosfodiesterase → ↑ efeito β-adrenérgico	Aumento da contratilidade Diminuição da pós-carga Diminuição da pré-carga	Utilizadas apenas em situação aguda

inibem a reabsorção de sódio e cloreto por meio do cotransportador de Na^+-Cl^- (NCC) no túbulo contornado distal. São agentes natriuréticos menos eficazes que diuréticos de alça e, com frequência, não são efetivos como monoterapia para sintomas congestivos apresentados por pacientes com doença renal crônica. Algumas vezes, tiazídicos são coadministrados com diuréticos de alça a pacientes com redução da TFG e sobrecarga de volume refratária, bem como a pacientes selecionados com IC, nos quais monoterapia com diuréticos de alça não produz diurese adequada. (Consultar o Capítulo 20 para discussão extensa sobre diuréticos.) No caso apresentado na introdução, a diminuição do volume intravascular obtida com furosemida melhorou significativamente os sintomas congestivos do Sr. N, e é possível que seja necessária a administração a longo prazo de furosemida oral para estabilizar esses sintomas.

Aquaréticos

Pacientes com insuficiência cardíaca apresentam níveis circulantes aumentados de vasopressina, e o grau de elevação desta se correlaciona com a gravidade da insuficiência cardíaca. Antagonismo seletivo do receptor V_2 de vasopressina resulta em aumento de débito urinário sem solutos e de níveis séricos de sódio em pacientes com IC. A aplicação clínica de antagonistas da vasopressina (os denominados aquaréticos) na insuficiência cardíaca ainda está sendo determinada, porém tanto *conivaptana* quanto *tolvaptana* foram aprovadas para uso. Conivaptana está disponível como infusão intravenosa para tratamento da hiponatremia hipervolêmica. Em pacientes com insuficiência cardíaca aguda descompensada que exige hospitalização, o acréscimo de tolvaptana oral ao esquema de tratamento padrão aumenta a perda de peso e diminui o edema nos primeiros 7 dias, porém não tem nenhum efeito significativo a longo prazo sobre internações recorrentes ou mortalidade (ensaio clínico EVEREST).

Antagonistas dos receptores de aldosterona

Espironolactona é diurético poupador de potássio que atua como antagonista competitivo no receptor de aldosterona, diminuindo, assim, a troca de sódio-potássio em túbulo distal e ducto coletor do néfron. Ensaio clínico (RALES) desse fármaco em pacientes com IC sistólica recebeu muita atenção.

Nesse estudo, pacientes com IC grave foram tratados com baixas doses de espironolactona (25 a 50 mg/dia); os recrutados não tinham comprometimento renal significativo e estavam recebendo concomitantemente tratamento padrão para a insuficiência cardíaca (inibidor da ECA, bloqueador β, diurético de alça ± digoxina). Nos pacientes tratados com espironolactona, mortalidade de todas as causas (incluindo morte cardíaca súbita e morte por insuficiência cardíaca progressiva) foi reduzida em cerca de 30%, assim como internações devido a exacerbações da IC. Ensaio clínico subsequente com agente similar, a eplerenona, confirmou esses achados em pacientes com IC após IM (ensaio clínico EPHESUS). Com frequência, espironolactona é administrada em associação a inibidor da ECA e/ou bloqueador do receptor de angiotensina (ver adiante). Como espironolactona, inibidores da ECA e bloqueadores dos receptores de angiotensina diminuem a excreção de K^+, é necessário monitorar cuidadosamente os níveis plasmáticos de K^+ e efetuar suplementação de potássio com cautela.

Venodilatadores

Com frequência, agentes venodilatadores são coadministrados com diuréticos em pacientes com sintomas congestivos. O protótipo desses fármacos é nitroglicerina (NTG). Ela aumenta a capacitância venosa, portanto diminui o retorno venoso ao coração. Essa diminuição resulta em redução de volume da câmara VE e pressão diastólica VE. Tais efeitos dos nitratos diminuem a demanda de oxigênio do miocárdio, o que pode ser particularmente benéfico para pacientes com angina e disfunção VE coexistentes.

Nitratos também podem ser especialmente efetivos nos casos em que a IC esquerda resulta de isquemia aguda do miocárdio. Nessa condição, ocorre comprometimento do relaxamento VE, a complacência VE encontra-se diminuída, e a pressão diastólica VE está tipicamente elevada. Com o aumento da capacitância venosa, os nitratos diminuem o retorno venoso ao coração e reduzem o volume diastólico VE. Por sua vez, a diminuição do volume diastólico leva à redução do consumo de oxigênio do miocárdio. Além disso, nitratos podem aliviar a isquemia, melhorando, assim, o relaxamento diastólico. Por conseguinte, os efeitos benéficos de sua administração nessa situação incluem redução da pré-carga e melhora da complacência VE.

Redução da pós-carga

Inibidores da ECA

Inibidores da ECA inibem reversivelmente a enzima conversora de angiotensina (ECA). A resultante diminuição da angiotensina II (AT II) produz vários benefícios potenciais. AT II é importante componente da regulação neuro-humoral da circulação em falência. Em resposta à hipoperfusão renal, o rim aumenta a secreção de renina, aumentando a produção de AT II, conforme assinalado anteriormente (ver também Capítulo 20). Por sua vez, AT II estimula a glândula adrenal a secretar aldosterona. De modo global, a ativação do sistema renina-angiotensina-aldosterona aumenta o tônus vasomotor e a retenção de sódio e água. Essas alterações hemodinâmicas provocam aumento do volume intravascular (aumentando, por fim, o enchimento diastólico VE e o volume sistólico VE) e redistribuição periférica do débito cardíaco (mediada pelos efeitos vasoconstritores da AT II).

A administração de inibidor da ECA reverte a vasoconstrição e a retenção de volume que caracterizam a ativação do sistema renina-angiotensina-aldosterona. A redução da pós-carga diminui a impedância à ejeção VE, portanto aumenta o volume sistólico VE. A reversão da retenção de volume relacionada com a aldosterona diminui a pré-carga. Esses efeitos são sinérgicos em pacientes com IC: à medida que aumenta o volume sistólico, a TFG também aumenta, resultando em maior aporte de sódio e água ao néfron distal, onde (na ausência de elevação dos níveis de aldosterona estimulada por renina) ocorrem natriurese e diurese. A inibição da ECA também pode aumentar a capacitância venosa (reduzindo, portanto, a pré-carga) ao diminuir a degradação do vasodilatador endógeno, a bradicinina. Ao alterar a remodelagem do miocárdio que ocorre após infarto do miocárdio com elevação do segmento ST, os inibidores da ECA podem proporcionar benefício adicional em pacientes com IC e DAC concomitantes.

Inibidores da ECA apresentam impacto estatisticamente significativo na sobrevida de pacientes com insuficiência cardíaca. Esse benefício sobre a mortalidade foi demonstrado pela primeira vez em pacientes com insuficiência cardíaca grave no ensaio clínico CONSENSUS: a redução da taxa de mortalidade aproximou-se de 40% em 6 meses e de 31% em 1 ano. Esse benefício foi confirmado em um número maior de pacientes nos ensaios clínicos SOLVD Treatment (redução de 16% na mortalidade) e V-Heft II (redução de 28% na mortalidade), bem como em pacientes em fase de convalescença após IM (ensaio clínico SAVE, redução de 19% na mortalidade).

Antagonistas de AT_1 (algumas vezes denominados bloqueadores dos receptores de angiotensina ou BRA) constituem classe de fármacos que inibe o eixo renina-angiotensina-aldosterona em nível do receptor de angiotensina II. Esses fármacos exibem perfil hemodinâmico semelhante ao dos inibidores da enzima conversora. Estudos clínicos recentes demonstraram benefício de antagonistas de AT_1 sobre mortalidade em pacientes com IC sistólica grave (fração de ejeção VE < 40%) incapazes de tomar inibidores da ECA. Em pacientes com IC já em uso de inibidor da ECA, o acréscimo de antagonista de AT_1 diminui a quantidade de internações por IC, porém não reduz a mortalidade (ensaio clínico CHARM-Added).

Antagonistas dos receptores β-adrenérgicos

Recentemente, grande parte da atenção foi direcionada para o uso de antagonistas dos receptores β-adrenérgicos no tratamento de pacientes com IC. Embora o uso de antagonistas β possa parecer intuitivamente paradoxal, ensaios clínicos estabeleceram que esses fármacos aumentam a sobrevida de pacientes com insuficiência cardíaca. Seus benefícios em pacientes com a doença foram variavelmente atribuídos à inibição da liberação de renina, atenuação dos efeitos citotóxicos e de sinalização das catecolaminas circulantes elevadas e, de modo mais geral, prevenção da isquemia do miocárdio. Por conseguinte, antagonistas β, como inibidores da ECA, podem atenuar os efeitos adversos dos reguladores neuro-humorais em pacientes com insuficiência cardíaca. Além disso, como os antagonistas β e os inibidores da ECA atuam por meio de mecanismos distintos e apresentam toxicidades que não se superpõem, é razoável administrá-los concomitantemente a pacientes com IC.

Vasodilatadores

Hidralazina é vasodilatador de ação direta que diminui a resistência vascular sistêmica e, portanto, a pós-carga. Seu mecanismo de ação ainda não foi estabelecido. A vasodilatação arterial produzida pela hidralazina é particularmente pronunciada quando o fármaco é administrado por via intravenosa. Seu uso clínico tem sido limitado por diversos fatores, incluindo indução de taquicardia reflexa durante a administração intravenosa, desenvolvimento de taquifilaxia e ocorrência de síndrome de lúpus induzida por fármaco durante a administração crônica. Esse agente demonstrou benefício sobre mortalidade na IC quando coadministrado com nitratos orgânicos (ensaio AHEFT). Tipicamente, essa associação é reservada para pacientes que não podem tolerar tratamento com inibidores da ECA.

Agentes inotrópicos

Glicosídios cardíacos

Glicosídios digitálicos inibem a Na^+-K^+ ATPase do sarcolema nos miócitos cardíacos. Essa ação aumenta o Na^+ intracelular, ativa o trocador de Na^+-Ca^{2+} e aumenta o Ca^{2+} intracelular, in-

cluindo as reservas de Ca^{2+} no retículo sarcoplasmático. Isso, por sua vez, provoca a liberação aumentada de cálcio com a estimulação dos miócitos, resultando em aumento da contratilidade do miocárdio (i. e., deslocamento da RPVSF para cima e para a esquerda). Embora pacientes com IC frequentemente tenham alívio dos sintomas congestivos durante o tratamento com glicosídios cardíacos, esses fármacos não demonstraram diminuir a mortalidade.

Aminas simpaticomiméticas

Dobutamina é amina simpaticomimética parenteral geralmente utilizada no tratamento de IC sistólica descompensada (congestão pulmonar acompanhada de redução do débito cardíaco anterógrado). É congênere sintético da epinefrina, que estimula os receptores $β_1$ e, em menor grau, os $β_2$ e os $α_1$. A estimulação dos receptores $β_1$ predomina com taxas de infusão terapêuticas, ocasionando, por fim, aumento da contratilidade dos miócitos cardíacos. A estimulação dos receptores $β_2$ vasculares provoca vasodilatação arterial e redução da pós-carga. Os efeitos combinados de aumento da contratilidade e diminuição da pós-carga produzem melhora no desempenho cardíaco global. Tipicamente, dobutamina é usada em situações agudas (i. e., unidade de terapia intensiva). No caso apresentado na introdução, se o Sr. N se tornasse hipotenso devido ao débito cardíaco deficiente ou se apresentasse evidências de perfusão diminuída dos órgãos-alvo, como elevação do nível sérico de creatinina, dobutamina poderia ser administrada de maneira aguda para estabilizar seu estado hemodinâmico.

Inibidores da fosfodiesterase

Inibidores da fosfodiesterase (como *inanrinona* e *milrinona*) inibem a degradação de AMPc nos miócitos cardíacos, portanto aumentam o cálcio intracelular e a contratilidade (inotropismo). Na vasculatura sistêmica, esses agentes provocam dilatação de vasos de resistência arteriolares e vasos de capacitância venosos, diminuindo, assim, pós-carga e pré-carga. Como consequência desses efeitos conjuntos, inibidores da fosfodiesterase foram designados "inodilatadores". Apesar dessas ações positivas, tanto inibidores da fosfodiesterase quanto aminas simpaticomiméticas são reservados para tratamento a curto prazo de pacientes com descompensação aguda da insuficiência cardíaca. Com efeito, foi constatado que tratamento a longo prazo com tais inibidores orais *aumenta* a mortalidade.

Terapia de combinação

Os fármacos descritos neste capítulo oferecem várias abordagens para a farmacoterapia da insuficiência cardíaca. Alguns agentes, notavelmente inibidores da ECA e antagonistas β, demonstraram benefício significativo sobre a mortalidade em ensaios clínicos randomizados e deverão ser considerados como a nova base da terapia. Outros fármacos, como digoxina e diuréticos, têm constituído a base do alívio sintomático, apesar da ausência de benefício relacionado com a mortalidade.

O uso de terapia de combinação deve ser considerado com cautela em pacientes com IC, a fim de evitar efeitos adversos como hipotensão, arritmias, desequilíbrio eletrolítico e insuficiência renal. Todavia, esses pacientes tipicamente necessitam de esquemas com múltiplos fármacos para otimizar seu estado funcional.

▶ Conclusão e perspectivas

Hipertensão, cardiopatia isquêmica e IC são doenças cardiovasculares comuns, que ocorrem isoladamente ou em associação. Diversas estratégias terapêuticas têm como alvo vias celulares e moleculares disfuncionais nesses estados mórbidos. A terapia de combinação com fármacos de classes distintas é frequentemente necessária para tratar a complexa fisiopatologia dessas afecções e obter o resultado terapêutico desejado.

Pesquisas atuais em genômica cardiovascular e vias neuro-humorais prometem fornecer nova compreensão da fisiopatologia da doença cardiovascular. Por exemplo, a fisiopatologia da hipertensão essencial pode, em muitos casos, envolver mutações ou polimorfismos nos genes que codificam angiotensinogênio, renina, receptor de angiotensina II (AT_1), endotelina, receptor de glicocorticoides, receptor de insulina, óxido nítrico sintase endotelial e canal de Na^+ epitelial (CNaE). Com o esclarecimento dos determinantes genéticos da regulação cardiovascular, será possível identificar prospectivamente pacientes de alto risco e desenvolver terapias-alvo capazes de exercer seus efeitos terapêuticos sobre mecanismos moleculares e celulares que previsivelmente induzem a doença nesses pacientes.

Nesses últimos anos, os agentes que têm como alvo as vias neuro-humorais – como inibidores da ECA e antagonistas β – tornaram-se a base do tratamento de todas as doenças cardiovasculares. Ensaios clínicos de grande porte demonstraram consistentemente que esses fármacos reduzem os eventos cardiovasculares adversos, incluindo taxa de mortalidade, em pacientes com hipertensão, doença arterial coronariana e IM prévio, e IC sistólica. No decorrer dos últimos 25 anos, a progressiva compreensão dos mecanismos básicos das doenças melhorou a capacidade do médico de modificar tanto a expressão clínica quanto a evolução das doenças cardiovasculares: os exemplos incluem recentes avanços em prevenção primária da doença arterial coronariana e no impacto positivo da modulação neuro-humoral sobre a evolução da IC. As pesquisas atuais têm por objetivo identificar e caracterizar novos alvos farmacológicos, incluindo numerosas moléculas sinalizadoras anormais no coração em falência. Foi relatado que os níveis elevados de mediadores inflamatórios – como fator de necrose tumoral α (TNF-α), interleucina-6 (IL-6) e endotelina 1 – e de enzimas – como óxido nítrico sintase induzível, colagenases e metaloproteinases da matriz – contribuem, de algum modo, para as alterações estruturais e funcionais deletérias que ocorrem no coração em falência.

Leitura sugerida

Hipertensão

ALLHAT Officers and Coordinators for the ALLHAT Collaborative Research Group. Major outcomes in high-risk hypertensive patients randomized to angiotensin-converting enzyme inhibitor or calcium channel blocker vs. diuretic: The Antihypertensive and Lipid-Lowering Treatment to Prevent Heart Attack Trial (ALLHAT). *JAMA* 2002; 288:2981-2997. (*Resultados do principal ensaio comparativo entre agentes utilizados para tratamento inicial de hipertensão.*)

Chobanian AV. Isolated systolic hypertension in the elderly. *N Engl J Med* 2007; 357:789-796. (*Revisão da prática clínica em um subgrupo comum de hipertensos.*)

Chobanian AV, Bakris GL, Black HR *et al.* The seventh report of the Joint National Committee on Prevention, Detection, Evaluation, and Treatment of High Blood Pressure: the JNC 7 report. *JAMA* 2003; 289:2560-2571. (*Diretrizes atuais para classificação e tratamento de hipertensão.*)

Jamerson K, Weber MA, Bakris GL *et al.* Benazepril plus amlodipine or hydrochlorothiazide for hypertension in high-risk patients. *N Engl J Med* 2008; 359:2417-2428. (*Ensaio clínico que sugere benefício da terapia combinada de inibidor da ECA e bloqueador dos canais de cálcio.*)

Varon J. The diagnosis and management of hypertensive crises. *Postgrad Med* 2009; 121:5-13. (*Tratamento clínico da emergência hipertensiva.*)

Cardiopatia isquêmica

Abrams J. Chronic stable angina. *N Engl J Med* 2005; 352:2524-2533. (*Tratamentos farmacológico-clínicos da doença arterial coronariana crônica.*)

American Heart Association 2005 guidelines for cardiopulmonary resuscitation and emergency cardiac care. Part 8: stabilization of the patient with acute coronary syndromes. *Circulation* 2005; IV(Suppl):89-110. (*Tratamento emergencial de síndromes coronarianas agudas.*)

Anderson JL, Adams CD, Antman EM *et al.* ACC/AHA 2007 guidelines for the management of patients with unstable angina and non-ST elevation myocardial infarction. Summary article: a report of the American College of Cardiology/American Heart Association Task Force on practice guidelines. *J Am Coll Cardiol* 2007; 50:652-726. (*Diretrizes atuais para avaliação e tratamento de pacientes com angina instável e infarto do miocárdico sem elevação do segmento ST.*)

Armstrong EJ, Morrow DA, Sabatine MS. Inflammatory biomarkers in acute coronary syndromes. Part I: introduction and cytokines. Part II: acute-phase reactants and biomarkers of endothelial cell activation. Part III: biomarkers of oxidative stress and angiogenic growth factors. Part IV: matrix metalloproteinases and biomarkers of platelet activation. *Circulation* 2006; 113:72–75, 152–155, 289–292, 382–385. (*Série em 4 partes sobre a fisiopatologia e as evidências clínicas referentes ao papel de mediadores inflamatórios em síndromes coronarianas agudas.*)

Cannon CP, Braunwald E, McCabe CH *et al.* Intensive *versus* moderate lipid lowering with statins after acute coronary syndromes. *N Engl J Med* 2004; 350:1495-1504. (*Ensaio que demonstrou benefício clínico da terapia agressiva com estatinas após síndrome coronariana aguda.*)

Libby P. The molecular mechanisms of the thrombotic complications of atherosclerosis. *J Int Med* 2008; 263:517-527. (*As bases moleculares da aterosclerose das artérias coronárias.*)

Insuficiência cardíaca

ACCF/AHA 2009 focused update: guidelines for the diagnosis and management of heart failure in adults. *J Am Coll Cardiol* 2009; 53:e1–e90. (*Diretrizes sobre tratamento de insuficiência cardíaca.*)

Jessup M, Brozena S. Heart failure. *N Engl J Med* 2003; 348:2007-2018. (*Abordagem clínica da insuficiência cardíaca.*)

Opie LH. Cellular basis for therapeutic choices in heart failure. *Circulation* 2004;110: 2559-2561. (*Bases moleculares da terapia da insuficiência cardíaca.*)

Stevenson LW. Clinical use of inotropic agents for heart failure: looking backward or forward. Part I: inotropic infusions during hospitalization. Part II: chronic inotropic therapy. *Circulation* 2003; 108:367–372, 492–497. (*Série em duas partes que examina o uso de agentes inotrópicos em insuficiência cardíaca.*)

Taylor AL, Ziesche S, Yancy C *et al.* Combination of isosorbide dinitrate and hydralazine in blacks with heart failure. *N Engl J Med* 2004; 351:2049-2057. (*Ensaio que mostra benefício sobre mortalidade em pacientes negros autoidentificados.*)

Parte 4

Princípios de Farmacologia Endócrina

26

Farmacologia do Hipotálamo e da Hipófise

Anand Vaidya e Ursula B. Kaiser

▶ Introdução

O hipotálamo e a hipófise funcionam de modo cooperativo como reguladores dominantes do sistema endócrino. Em seu conjunto, os hormônios secretados pelo hipotálamo e pela hipófise controlam importantes funções homeostáticas e metabólicas, incluindo reprodução, crescimento, lactação, fisiologia da glândula tireoide e das glândulas suprarrenais e homeostasia da água. Este capítulo apresenta a fisiologia e a regulação dos hormônios hipotalâmicos e hipofisários com uma discussão da regulação por retroalimentação e dos vários eixos de regulação hormonal. A seguir, analisa a utilidade farmacológica dos fatores hipotalâmicos e hipofisários, dando ênfase à regulação de vias endócrinas específicas. Três conceitos são de suma importância neste capítulo: (1) o controle hipotalâmico da liberação dos hormônios hipofisários; (2) a inibição por retroalimentação negativa; e (3) os eixos endócrinos. O conhecimento profundo dessas vias e de seus mecanismos proporciona uma base para compreender o uso da farmacoterapia para modular os eixos hipotálamo-hipófise.

▶ Fisiologia hipotalâmica e hipofisária

Relação entre o hipotálamo e a hipófise

Sob a perspectiva do desenvolvimento, a hipófise é constituída de dois órgãos estreitamente associados. A *adeno-hipófise* (hipófise anterior) deriva do tecido ectodérmico. A *neuro-hipófise* (hipófise posterior) é uma estrutura neural derivada da superfície ventral do diencéfalo. Os prefixos adeno e neuro indicam as origens ectodérmica oral e ectodérmica neural dos componentes anterior e posterior da hipófise, respectivamente. Há, ainda, um lobo intermediário na maioria dos mamíferos, mas é vestigial nos seres humanos.

Embora a adeno-hipófise e a neuro-hipófise tenham origens embriológicas diferentes, o hipotálamo controla a atividade de ambos os lobos. A conexão entre o hipotálamo e a hipófise constitui um dos pontos mais importantes de interação entre o sistema nervoso e o sistema endócrino. O hipotálamo atua como transdutor neuroendócrino, integrando sinais neurais provenientes do cérebro e convertendo-os em mensagens químicas (em grande parte, peptídios) que regulam a secreção dos hormônios hipofisários. Por sua vez, os hormônios hipofisários alteram as atividades dos órgãos endócrinos periféricos.

O controle hipotalâmico da adeno-hipófise ocorre por meio da secreção hipotalâmica de hormônios no *sistema vascular porta-hipotalâmico-hipofisário* (Figura 26.1). O leito capilar inicial desse sistema porta é constituído por ramos da artéria hipofisária superior, que se distribuem ao redor das terminações axônicas dos neurônios hipotalâmicos. A presença de fenestrações endoteliais nesse leito capilar possibilita a liberação dos fatores hipotalâmicos na corrente sanguínea. Em seguida, esses capilares coalescem em veias curtas, que se estendem até a adeno-hipófise. Ao alcançar a adeno-hipófise, as veias ramificam-se e formam um segundo leito capilar que banha as células endócrinas da adeno-hipófise com hormônios secretados pelo hipotálamo.

Em contraste com a conexão vascular indireta entre o hipotálamo e a adeno-hipófise, há uma conexão neural direta entre o hipotálamo e a neuro-hipófise. Os neurônios sintetizam hor-

CASO

GR, uma mulher de 42 anos de idade, é gerente de vendas. Viaja constantemente e tem orgulho de sua energia e capacidade de superar suas metas de venda a cada trimestre. Há 3 anos, começou a ter menstruações irregulares e, em seguida, parou de menstruar por completo. Nesses últimos 2 anos, passou a sentir-se cada vez mais cansada e tem dificuldade em percorrer as distâncias dos terminais de aeroportos. Além disso, sente-se incomodada com cefaleias frequentes. Ela sempre teve um aperto de mão bem firme, porém, ultimamente, também percebeu que sua aliança está muito apertada. Recentemente, GR também ficou frustrada ao ter que renovar toda a sua coleção de sapatos, devido a aumento do número que calça, de 37 para 39, com necessidade de aumentar também a aliança. Além disso, percebeu aumento da transpiração, mesmo quando não está fazendo esforço, bem como maior espaçamento entre os dentes. Preocupada com as alterações estéticas progressivas e a ausência de menstruação, GR procura na internet mais informações e depara-se com uma afecção denominada acromegalia.

Chocada com a espantosa semelhança entre suas queixas e as que se encontram na internet, GR agenda consulta com seu médico para avaliação. O nível sérico do fator de crescimento semelhante à insulina (IGF-1) está significativamente elevado após correção para a idade e sexo de GR, e o nível sérico de hormônio do crescimento alcança 10 ng/mℓ (normal, < 1 ng/mℓ) após uma carga de glicose oral de 75 mg. A ressonância magnética (RM) da cabeça revela um adenoma hipofisário com diâmetro máximo de 1,5 cm. Esses achados são compatíveis com o diagnóstico de acromegalia por causa de um adenoma secretor de hormônio do crescimento. Após ser encaminhada a um endocrinologista e neurocirurgião, GR decide submeter-se à cirurgia transesfenoidal da hipófise. Ela tolera bem a cirurgia, porém os níveis pós-operatórios de hormônio do crescimento e IGF-1 permanecem elevados.

Com base na elevação contínua dos níveis séricos de hormônio do crescimento e IGF-1, o endocrinologista de GR reco-menda um tratamento clínico com octreotida. Ela tolera bem as injeções aplicadas 3 vezes/dia, exceto pela ocorrência ocasional de náuseas discreta. Após 2 semanas de injeções frequentes, GR passa a utilizar uma forma de depósito de octreotida de longa ação, injetada uma vez por mês. Ela está muito mais contente com a redução na frequência de administração do fármaco, embora continue tendo náuseas leve e distensão abdominal como efeitos adversos do medicamento.

Depois de 6 meses de injeções de octreotida de depósito, os níveis de hormônio do crescimento e IGF-1 permanecem elevados. GR sente-se frustrada com a ausência de melhora dos exames bioquímicos, porém percebe que está com mais energia que antes do tratamento, e as menstruações reapareceram. O endocrinologista recomenda o tratamento com pegvisomanto como uma abordagem clínica alternativa para tratar os efeitos dos níveis elevados do hormônio do crescimento. GR começa com injeções diárias desse medicamento. Seis meses depois, os níveis de IGF-1 encontram-se na faixa normal. GR volta a viajar pelo país à procura de maiores vendas e fica em sua cidade apenas o suficiente para efetuar anualmente uma RM da cabeça e provas de função hepática.

💡 Questões

1. Por que houve necessidade de GR receber injeções de octreotida e pegvisomanto, em vez de sua administração por via oral (VO)?

2. Por que os níveis séricos de IGF-1 constituem um teste de triagem mais apropriado para a acromegalia que os níveis de hormônio do crescimento?

3. Que considerações anatômicas e hormonais são sugeridas pela cessação abrupta da menstruação normal?

4. Como a octreotida e o pegvisomanto atuam para reduzir os níveis de IGF-1?

---

mônios, destinados ao armazenamento na neuro-hipófise e nos corpos celulares dos núcleos supraópticos e paraventriculares do hipotálamo. Em seguida, esses hormônios são transportados pelos axônios até a neuro-hipófise, onde são armazenados em terminações neuronais até a ocorrência de um estímulo de liberação. Por conseguinte, a neuro-hipófise pode ser considerada como extensão do hipotálamo. À semelhança da adeno-hipófise, as células endoteliais fenestradas que circundam a neuro-hipófise facilitam a liberação de hormônios na circulação sistêmica.

Durante o desenvolvimento e a proliferação, o destino das células da adeno-hipófise é determinado por uma rede de fatores de transcrição que orientam a diferenciação terminal dessas células em tireotrofos, corticotrofos, lactotrofos, somatotrofos e gonadotrofos. O Pit-1, o T-Pit e o Profeta do Pit-1 (Prop-1) (*Prophet of Pit-1*) são três exemplos de fatores de transcrição essenciais ao desenvolvimento da adeno-hipófise.

A adeno-hipófise é constituída por um conjunto heterogêneo de numerosos tipos de células, tendo, cada um deles, a capacidade de responder a estímulos específicos, com liberação de hormônios específicos na circulação sistêmica. São diversos os fatores hipotalâmicos de liberação ou inibição, e cada um deles altera o padrão de secreção hormonal de um ou mais tipos celulares da adeno-hipófise (Tabela 26.1). Os fatores de liberação também modificam outros processos celulares da adeno-hipófise, incluindo síntese de hormônios e crescimento das células hipofisárias. É interessante assinalar que *a relação entre os fatores de liberação hipotalâmicos e os hormônios da hipófise nem sempre é de 1:1, tampouco a interação é sempre estimuladora.* Por exemplo, a somatostatina inibe principalmente a liberação de hormônio do crescimento (GH), mas também pode inibir a liberação de hormônio tireoestimulante (TSH) e de prolactina. Por outro lado, o hormônio liberador de tireotrofina (TRH) estimula principalmente a liberação de TSH, mas também pode induzir a liberação de prolactina. As atividades superpostas de alguns fatores de liberação e fatores de inibição da liberação, juntamente com as ações antagonistas de alguns fatores hipotalâmicos de estimulação e de inibição, proporcionam um mecanismo para a regulação precisa das vias secretoras.

Com exceção de dopamina, todos os fatores de liberação hipotalâmicos conhecidos são peptídios. Os hormônios da adeno-hipófise consistem em proteínas e glicoproteínas. Os hormônios da adeno-hipófise são classificados em três grupos. Os hormônios somatotrópicos – *hormônio do crescimento* (GH) e *prolactina* – apresentam 191 e 198 aminoácidos de comprimento, respectivamente, e ocorrem como proteínas monoméricas que compartilham uma homologia estrutural significativa. As glicoproteínas hormonais – *hormônio luteinizante* (LH), *hormônio foliculoestimulante* (FSH) e *hormônio tireoestimulante* (TSH) – são proteínas heterodiméricas, com carboidratos fixados a certos resíduos. Esses três hormônios compartilham a mesma subunidade α homóloga, também com-

partilhada pela gonadotrofina coriônica humana (hCG), porém cada um deles apresenta uma subunidade β singular, que confere especificidade biológica. A *adrenocorticotrofina* (ACTH) pertence a uma classe distinta, uma vez que é processada por proteólise a partir de uma proteína precursora maior. É importante ressaltar que os peptídios e as proteínas intactos não são absorvidos pelo lúmen intestinal; na verdade, são digeridos por proteases locais, com liberação de seus aminoácidos constituintes. Por esse motivo, a administração terapêutica de um hormônio ou antagonista hormonal peptídico deve ser realizada por via não oral – esta é a razão pela qual, no caso da introdução, foi necessário administrar a octreotida e o pegvisomanto na forma injetável.

A resposta de uma célula da adeno-hipófise a determinado fator hipotalâmico é iniciada quando o fator hipotalâmico liga-se a receptores específicos acoplados à proteína G, que estão localizados na membrana plasmática do tipo celular apropriado da adeno-hipófise. Em sua maioria, esses receptores alteram os níveis intracelulares de AMPc ou IP_3, bem como de cálcio (ver Capítulo 1). Os detalhes moleculares da sinalização dos receptores fornecem uma base para compreender a ação dos fatores hipotalâmicos. Por exemplo, o *hormônio liberador do hormônio do crescimento* (GHRH) liga-se a seus receptores nos somatotrofos e aumenta os níveis intracelulares de AMPc e Ca^{2+}, enquanto a somatostatina ligada a seus receptores nos somatotrofos diminui os níveis intracelulares de AMPc e Ca^{2+}. Essas vias de sinalização fornecem uma explicação bioquímica para as atividades opostas de GHRH e de somatostatina sobre a liberação de GH pelos somatotrofos.

O momento mais apropriado e o padrão de liberação do fator hipotalâmico constituem importantes determinantes da resposta celular da adeno-hipófise. *A maioria dos fatores de liberação hipotalâmicos é secretada de maneira cíclica ou pulsátil, e não contínua.* Por exemplo, o hipotálamo libera pulsos de hormônios liberadores de gonadotrofinas (GnRH) com periodicidade de algumas horas. A frequência e a magnitude de liberação do GnRH determinam a extensão da liberação hipofisária de gonadotrofinas, bem como a razão entre secreção de LH e FSH. É interessante assinalar que a administração contínua de GnRH suprime a atividade dos gonadotrofos hipofisários, em vez de estimulá-la. Esses diferentes efeitos farmacológicos do GnRH

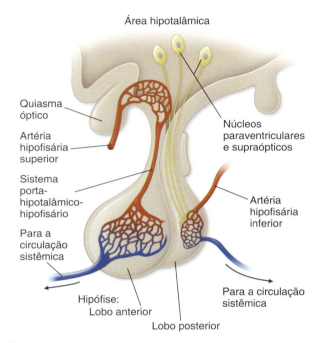

FIGURA 26.1 O sistema porta-hipotalâmico-hipofisário. Os neurônios no hipotálamo liberam fatores reguladores que são transportados pelo sistema porta-hipotalâmico-hipofisário até a adeno-hipófise, onde controlam a liberação dos hormônios adeno-hipofisários. Os hormônios da neuro-hipófise são sintetizados nos corpos celulares dos neurônios supraópticos e paraventriculares do hipotálamo; em seguida, são transportados por vias axônicas até as terminações na neuro-hipófise. Esses hormônios são armazenados na neuro-hipófise, a partir da qual são liberados na circulação sistêmica. Observe os suprimentos vasculares separados dos lobos anterior e posterior da hipófise.

Figura com legendas: Área hipotalâmica; Quiasma óptico; Artéria hipofisária superior; Sistema porta-hipotalâmico-hipofisário; Para a circulação sistêmica; Hipófise: Lobo anterior; Lobo posterior; Núcleos paraventriculares e supraópticos; Artéria hipofisária inferior; Para a circulação sistêmica.

TABELA 26.1 Tipos de células da adeno-hipófise, fatores de controle hipotalâmicos e alvos hormonais.

TIPO DE CÉLULA DA ADENO-HIPÓFISE	FATORES HIPOTALÂMICOS ESTIMULADORES	FATORES HIPOTALÂMICOS INIBITÓRIOS	HORMÔNIOS HIPOFISÁRIOS LIBERADOS	PRINCIPAL ÓRGÃO-ALVO DO HORMÔNIO	HORMÔNIOS PRODUZIDOS PELO ÓRGÃO-ALVO
Somatotrofo	GHRH, grelina	Somatostatina	GH	Fígado, cartilagem	Fatores de crescimento semelhantes à insulina
Lactotrofo	TRH	Dopamina, somatostatina	Prolactina	Glândula mamária	Nenhum
Tireotrofo	TRH	Somatostatina	TSH	Glândula tireoide	Tiroxina e tri-iodotironina
Corticotrofo	CRH	Nenhum conhecido	ACTH	Córtex suprarrenal	Cortisol, androgênios suprarrenal
Gonadotrofo	GnRH	Nenhum conhecido	LH e FSH	Gônadas	Estrogênio, progesterona e testosterona

Cada tipo celular da adeno-hipófise responde a múltiplos fatores hipotalâmicos de estimulação e inibição. A integração desses sinais determina a extensão relativa da liberação de hormônio pela adeno-hipófise. Cada hormônio tem um ou mais órgãos-alvo específicos, que, por sua vez, são estimulados a liberar seus próprios hormônios. Esses hormônios-alvo provocam inibição por retroalimentação no hipotálamo e na adeno-hipófise.

– dependendo da frequência e do padrão de administração – apresentam importantes consequências clínicas, conforme discutido mais adiante. Embora não sejam estudados com tantos detalhes, acredita-se, também, que outros fatores de liberação hipotalâmicos sejam, em sua maior parte, secretados de modo pulsátil.

Inibição por retroalimentação

A inibição pelo produto final controla rigorosamente a liberação de hormônios de hipotálamo e hipófise. Para cada sistema hipotálamo-hipófise-órgão-alvo, pode-se construir um quadro integrado de como cada conjunto de hormônios afeta o sistema. Cada via, incluindo um ou mais fatores hipotalâmicos, seu tipo de célula-alvo na hipófise e a glândula ou glândulas-alvo finais, é designada como *eixo endócrino*. O termo *eixo* é empregado para referir-se a um dos múltiplos sistemas homeostáticos controlados por hipotálamo e hipófise. Um modelo simplificado consiste em cinco eixos endócrinos, com um único tipo de célula adeno-hipofisária no centro de cada eixo (Tabela 26.1).

Cada eixo regula um importante aspecto da hemostasia endócrina e está, portanto, sujeito a estreita regulação. Em geral, a inibição por retroalimentação é discutida sob o aspecto de alças, uma vez que a conexão reguladora entre determinado hormônio e seu alvo cria uma "alça" que altera a extensão subsequente da liberação hormonal. Essas alças de retroalimentação regulam estreitamente os eixos hipotálamo-hipófise, estabelecendo níveis de controle em cada estágio de ação (Figura 26.2). *Em geral, os hormônios sistêmicos produzidos pelos órgãos-alvo regulam de modo negativo a hipófise e o hipotálamo para manter um nível de equilíbrio de liberação hormonal.*

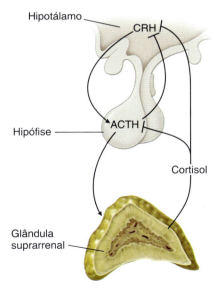

FIGURA 26.2 Retroalimentação hipotálamo-hipófise-órgão-alvo. Esta figura descreve o mecanismo geral de retroalimentação hipotálamo-hipófise-órgão, utilizando o eixo hipotálamo-hipófise-suprarrenal como exemplo. Os fatores estimuladores hipotalâmicos (CRH, neste caso) estimulam a liberação de hormônios hipofisários (ACTH, neste caso). Em resposta a sinais dos hormônios hipofisários, o órgão-alvo (a glândula suprarrenal, neste caso) produz um hormônio (cortisol, neste caso). Além de suas ações fisiológicas sistêmicas (*não ilustradas*), o cortisol regula de modo negativo o eixo hipotálamo-hipófise-suprarrenal, inibindo o CRH e o ACTH. O ACTH também regula negativamente o CRH, proporcionando um controle mais sensível do eixo.

Assim como as alças reguladoras fundamentam-se na relação do hormônio com seu órgão-alvo, muitas doenças endócrinas são descritas baseadas em se a etiologia da doença é distúrbio de hipotálamo, hipófise ou órgão-alvo. A doença é dita primária, secundária ou terciária, dependendo de a anormalidade subjacente estar em órgão-alvo, hipófise ou hipotálamo, respectivamente. *Por conseguinte, um distúrbio endócrino primário é causado por patologia do órgão-alvo; um distúrbio secundário reflete doença hipofisária; e um distúrbio endócrino terciário resulta de patologia hipotalâmica.* O fato de a causa da doença subjacente ser primária, secundária ou terciária pode ter importantes consequências para o diagnóstico e o tratamento da doença, conforme será discutido mais adiante.

▶ Fisiologia, fisiopatologia e farmacologia de eixos individuais

Adeno-hipófise

Eixo hipotálamo-hipófise-hormônio do crescimento

O eixo hipotálamo-hipófise-hormônio do crescimento regula processos gerais que promovem crescimento. O hormônio do crescimento é produzido e secretado por somatotrofos da adeno-hipófise. O GH é inicialmente expresso em altas concentrações durante a puberdade; é secretado de maneira notavelmente pulsátil, em que os pulsos maiores ocorrem, habitualmente, à noite, durante o sono. Os efeitos anabólicos do GH são mediados, em sua maioria, por fatores de crescimento semelhantes à insulina, particularmente o *fator de crescimento semelhante à insulina 1* (IGF-1), um hormônio liberado na circulação pelos hepatócitos em resposta à estimulação pelo GH. Embora vários tipos de células sejam capazes de produzir IGF-1, o fígado contribui de modo expressivo com a maior parte do IGF-1 detectável na circulação. Diferentemente do GH, que apresenta curta meia-vida circulante e padrão pulsátil de secreção, o IGF-1 está ligado à proteína e permanece estável na circulação por períodos mais prolongados em concentrações em estado equilíbrio dinâmico. Por conseguinte, as determinações de IGF-1 representam um substituto integrado para a atividade do GH que é estável durante o dia, e os níveis de IGF-1 constituem uma ferramenta mais apropriada que os níveis de GH para a triagem da acromegalia (como no caso apresentado na introdução).

Diversos estímulos ambientais e biológicos regulam a secreção de GH. Fatores ambientais como hipoglicemia, sono, prática de atividade física e estado nutricional adequado podem aumentar a secreção de GH. Os estímulos biológicos endógenos que promovem a liberação de GH incluem GHRH hipotalâmico, esteroides sexuais (mais notavelmente durante a puberdade), dopamina e *grelina*. A grelina é um importante peptídio endógeno liberador de hormônio do crescimento, tendo sido identificada e bem caracterizada nesta última década. A grelina atua de modo sinérgico com o GHRH para promover a liberação de GH, atuando sobre um receptor distinto do receptor de GHRH. A grelina é secretada, em sua maior parte, por células do fundo gástrico durante o jejum, estabelecendo ligação entre crescimento e estado nutricional e equilíbrio energético. Na atualidade, compostos não peptídicos que simulam a grelina, ativos por via oral, estão em fase de investigação em ensaios clínicos como secretagogos do GH; também estão sendo estudados antagonistas para controle do apetite. Vários fatores ambientais inibem a liberação de GH, a saber: hiperglicemia, privação de sono e estado nutricional deficiente. Os fatores biológicos endógenos que mais significativamente inibem a secreção de GH são somatostatina, IGF-1 e GH.

Fisiopatologia e farmacologia da deficiência de hormônio do crescimento

A incapacidade de secretar hormônio do crescimento ou aumentar a secreção de IGF-1 durante a puberdade resulta em retardo do crescimento (Figura 26.3A a D). A deficiência de GH resulta mais comumente da liberação hipotalâmica deficiente de GHRH (deficiência terciária, Figura 26.3D) ou de insuficiência hipofisária (deficiência secundária, Figura 26.3C). Entretanto, é importante ressaltar que a ausência de secreção de IGF-1 em resposta ao GH (nanismo de Laron ou deficiência primária, Figura 26.3B) é uma etiologia da baixa estatura que não responde ao tratamento com GH. A *sermorrelina* (GHRH sintético) pode ser administrada por via parenteral para determinar a etiologia

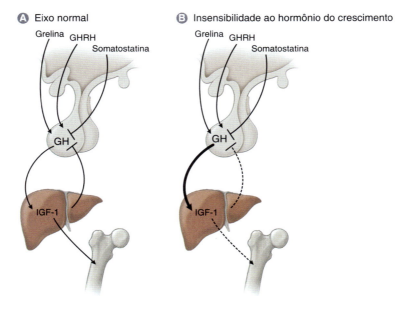

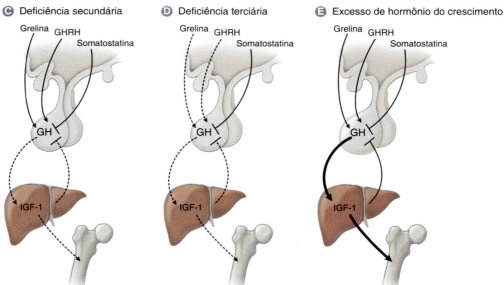

FIGURA 26.3 Eixo hipotálamo-hipófise-hormônio do crescimento no estado saudável e na doença. A. No eixo hipotálamo-hipófise-hormônio do crescimento normal, a secreção hipotalâmica do hormônio liberador do hormônio do crescimento (GHRH) ou grelina estimula a liberação de hormônio do crescimento (GH), enquanto a somatostatina a inibe. Em seguida, o GH secretado estimula o fígado a sintetizar e secretar o fator de crescimento semelhante à insulina 1 (IGF-1), que promove o crescimento sistêmico. O IGF-1 também inibe a liberação de GH da adeno-hipófise. **B.** Na insensibilidade ao GH, a adeno-hipófise secreta GH, porém o fígado não responde à estimulação pelo GH. Em consequência, a secreção de IGF-1 é reduzida (indicada por *linhas tracejadas*). A diminuição da inibição da liberação de GH por retroalimentação resulta em níveis plasmáticos mais elevados de GH (*linha espessa*). **C.** Na deficiência secundária, a patologia reside na adeno-hipófise não responsiva, que secreta quantidades reduzidas de GH. Com níveis de GH baixos, o fígado não é estimulado a produzir IGF-1. **D.** Na deficiência terciária, o hipotálamo não secreta apropriadamente GHRH (*linha tracejada*); a função da grelina nessa condição não é conhecida. A ausência de GHRH em quantidade suficiente resulta em falta de estimulação adequada da secreção de GH pela adeno-hipófise e, por conseguinte, em diminuição da produção de IGF-1. **E.** No caso de excesso de GH, o hormônio é mais comumente hipersecretado por um adenoma da adeno-hipófise. Os níveis elevados e desregulados de GH resultam em aumento da produção hepática de IGF-1 e, consequentemente, em efeitos tróficos sistêmicos. Como a secreção de GH ocorre por meio de um adenoma autônomo na hipófise, a retroalimentação negativa pelo IGF-1 é habitualmente menos efetiva.

da doença. Foi também constatado que a *tesamorrelina*, um novo análogo do GHRH, aumenta a secreção basal e pulsátil de GH. Se um paciente apresenta liberação hipotalâmica deficiente de GHRH, mas tem somatotrofos da adeno-hipófise normalmente funcionantes, a administração de GHRH exógeno resulta em liberação aumentada de GH. Desde 2009, a sermorrelina tornou-se indisponível nos EUA, em consequência da interrupção de sua fabricação industrial. Os agentes exógenos alternativos atualmente usados para estimular a liberação de GH incluem *glucagon*, *arginina*, *clonidina* e *insulina* indutora de hipoglicemia.

A maioria dos casos de retardo do crescimento dependente de hormônio do crescimento é tratada pela reposição de *hormônio do crescimento humano recombinante*, designado pelo nome genérico de *somatropina*. Os esquemas típicos de dosagem envolvem injeção diária subcutânea ou intramuscular. A terapia com somatropina tem alto custo, portanto, foi aprovada para uso nos EUA apenas para indicações específicas. Nos adultos, é necessária *deficiência de GH confirmada ou pan-hipopituitarismo* (com, no mínimo, três eixos hormonais acometidos) para aprovação de seu uso, embora seja prevalente o uso não aprovado em esportes competitivos. Algumas indicações pediátricas de utilização do GH incluem baixa estatura idiopática, doença renal crônica, a síndrome de Turner e a síndrome de Prader-Willi. O emprego da somatropina na caquexia da AIDS e na doença crítica constitui uma área de pesquisa ativa, embora aquele uso ainda não tenha sido aprovado. Peptidomiméticos do hormônio de crescimento, biodisponíveis por via oral, constituem uma área ativa de pesquisa.

O FCI-1 recombinante, conhecido pelo nome genérico de *mecasermina*, constitui um tratamento efetivo para pacientes com insensibilidade ao GH (o denominado nanismo de Laron). Mecasermina também foi aprovada para uso em pacientes com deficiência de GH e anticorpos dirigidos contra o hormônio do crescimento. A administração de mecasermina pode estar associada a efeitos adversos, incluindo hipoglicemia e hipertensão intracraniana rara.

Fisiopatologia e farmacologia do excesso de hormônio do crescimento

Em geral, o excesso de GH resulta de um adenoma somatotrófico (Figura 26.3E). Síndromes mais raras de excesso de GH incluem a produção ectópica de GH ou GHRH, porém essas síndromes estão além do escopo deste capítulo. Essa entidade apresenta duas formas diferentes, dependendo da ocorrência do excesso de GH antes ou depois do fechamento das epífises dos ossos. Ocorre gigantismo quando o GH é secretado em níveis anormalmente altos antes do fechamento das epífises, uma vez que o aumento dos níveis de IGF-1 promove crescimento longitudinal excessivo dos ossos. Após o fechamento das epífises, os níveis anormalmente altos de GH provocam *acromegalia*, conforme ilustrado no caso descrito na introdução deste capítulo. Essa condição ocorre porque o IGF-1, embora não possa mais estimular o crescimento dos ossos longos, ainda pode promover o crescimento de órgãos profundos e tecido cartilaginoso. As manifestações típicas incluem sintomas inespecíficos que GR apresentou no caso descrito na introdução, como mãos mais espessas, aumento no tamanho do calçado, hiperidrose e fadiga. Outros achados frequentes incluem estruturas faciais grandes, macroglossia e organomegalia. As consequências de uma lesão hipofisária expansiva (adenoma) também podem ser evidentes, incluindo cefaleia, perda de outras funções dos hormônios hipofisários (manifestada pela cessação da menstruação, no caso de GR) e perda de campo visual.

As opções disponíveis de tratamento para o adenoma somatotrófico consistem em ressecção cirúrgica, tratamento clínico e radioterapia. A ressecção cirúrgica transesfenoidal do adenoma constitui o padrão atual de tratamento. Conforme observado no caso de GR, o tratamento cirúrgico tem sucesso variável, particularmente quando tem mais de 1 cm de tamanho, e, com frequência, torna-se necessária uma terapia clínica adjuvante. As opções clínicas incluem agonistas dos receptores de somatostatina (também conhecidos como ligantes de receptores de somatostatina [LRS] ou análogos de somatostatina), análogos de dopamina e antagonistas de receptores de GH.

Os ligantes de receptores de somatostatina (LRS) constituem a base do tratamento clínico. A somatostatina inibe fisiologicamente a secreção de hormônio do crescimento, motivo por que constitui um tratamento lógico para os adenomas somatotróficos. A própria somatostatina é raramente usada em clínica, uma vez que apresenta meia-vida de apenas alguns minutos. *Octreotida* e *lanreotida* são análogos peptídicos sintéticos da somatostatina, de ação mais longa, que vêm sendo utilizados com extensa experiência. *Pasireotida* é um análogo da somatostatina em fase de pesquisa, que também demonstrou ter eficácia clínica no tratamento de acromegalia e doença de Cushing. Os receptores de somatostatina exibem ampla distribuição, e a somatostatina e seus análogos afetam inúmeros processos secretores. Por conseguinte, a octreotida pode ser empregada em diversas indicações, incluindo tratamento de varizes esofágicas e certos tumores secretores de hormônios. Todavia, a administração sistêmica de LRS pode resultar em diversos efeitos adversos, como náuseas, diarreia, cálculos biliares e tontura. Uma formulação de liberação prolongada da octreotida, como a usada no caso descrito na introdução, possibilita a administração de doses menos frequentes, porém não parece alterar o perfil de efeitos adversos. A eficácia dos LRS reside em sua capacidade de normalizar os níveis de GH e IGF-1 em aproximadamente 60 a 80% dos pacientes com acromegalia e de reduzir o tamanho dos adenomas hipofisários em 40 a 50% dos pacientes acometidos.

Dopamina é um fator hipotalâmico que atua principalmente sobre os lactotrofos, inibindo fisiologicamente a liberação de prolactina. Além disso, estimula a liberação de GH pelos somatotrofos em condições fisiológicas; porém os pacientes com acromegalia podem exibir diminuição paradoxal da secreção de hormônio do crescimento em resposta à dopamina. Esse efeito pode ser decorrente, em parte, da linhagem embrionária compartilhada de lactotrofos e somatotrofos; com efeito, 20 a 30% dos adenomas somatotróficos também secretam prolactina em excesso. Com base nessa observação, os análogos da dopamina, *bromocriptina* e *cabergolina*, são algumas vezes utilizados como agentes adjuvantes no tratamento de acromegalia. Embora esses agentes tenham custo muito menor do que os LRS e possam ser administrados por via oral, aqueles são geralmente muito menos efetivos que estes, sendo, portanto, geralmente empregados como agentes de segunda linha no tratamento clínico da acromegalia. Esses fármacos serão discutidos adiante, na seção sobre o eixo hipotálamo-hipófise-prolactina.

A molécula de GH contém dois sítios de ligação, cada um deles capaz de ligar-se a um monômero de receptor de GH. A ação do GH requer a dimerização do receptor pelo GH para iniciar a ativação do receptor e a sinalização intracelular. O *pegvisomanto* é um análogo modificado do GH, de tal modo que um dos sítios pode ligar-se ao receptor de GH com maior afinidade que a molécula nativa, enquanto outro sítio de ligação fica inativo. Por conseguinte, embora o pegvisomanto se ligue firmemente ao receptor de GH monomérico, ele impede a dimerização do receptor, necessária para a ativação subsequente do receptor e a sinalização intracelular. Por conseguinte, o fármaco atua como antagonista competitivo da atividade do GH. O pegvisomanto também contém múltiplos resíduos de polietilenoglicol (PEG), que prolongam a meia-vida do fármaco e possibilitam, portanto, sua administração 1 vez/dia.

Dentre os tratamentos clínicos disponíveis, o pegvisomanto apresenta o maior potencial de redução do IGF-1, porém também aumenta os níveis de GH ao diminuir a inibição da secreção de GH por retroalimentação mediada pelo IGF-1. Tem havido preocupação quanto a aumento de tumorigênese e crescimento acelerado de adenomas de somatotrofos na presença de níveis elevados de GH induzidos pela administração de pegvisomanto; todavia, até hoje, não apareceram dados convincentes que sustentem essa preocupação. A prática atual sugere a realização anual de RM da hipófise para monitorar o crescimento de adenoma hipofisário em pacientes em uso de pegvisomanto. Apesar de sua eficiência no controle bioquímico do excesso de IGF-1, o pegvisomanto tem várias limitações importantes, incluindo experiência limitada com seu uso, custo elevado e anormalidades da função hepática. Conforme observado no caso de GR, o pegvisomanto é atualmente utilizado como agente de segunda ou terceira linhas após tentativa de tratamento com LRS. No futuro, o uso do pegvisomanto poderá se tornar mais prevalente se seu perfil de segurança global permanecer favorável.

Eixo hipotálamo-hipófise-prolactina

Os lactotrofos da adeno-hipófise produzem e secretam prolactina. Sua atividade é inibida pela secreção hipotalâmica de *dopamina*. O TRH pode intensificar a liberação de prolactina, além de estimular os tireotrofos da adeno-hipófise. Estrogênio e lactação também intensificam a liberação de prolactina, conforme será descrito mais adiante.

Diferentemente de outras células da adeno-hipófise, os lactotrofos encontram-se sob *inibição* tônica pelo hipotálamo, presumivelmente mediada pela liberação hipotalâmica de dopamina (Figura 26.4). *Por conseguinte, uma doença capaz de interromper o sistema porta-hipotalâmico-hipofisário resulta em diminuição da secreção da maioria dos hormônios da adeno-hipófise, porém provoca aumento da liberação de prolactina.* Em pacientes em uso de antipsicóticos fenotiazínicos ou de metoclopramida (ver Capítulo 13), elevações da prolactina são frequentemente observadas, uma vez que tais agentes atuam como antagonistas dos receptores de dopamina. A secreção de prolactina não parece ser regulada por qualquer sistema de retroalimentação negativa identificada.

As ações fisiológicas da prolactina envolvem a regulação do desenvolvimento da glândula mamária e a biossíntese e secreção das proteínas do leite. Os níveis de prolactina estão normalmente baixos em homens e em mulheres não grávidas. O aumento dos níveis de estrogênio durante a gravidez estimula os lactotrofos a secretar quantidades crescentes de prolactina. Todavia, na gravidez, o estrogênio antagoniza a ação da prolactina na mama, impedindo a lactação até depois do parto. A sucção proporciona poderoso estímulo neural para a liberação de prolactina, e os níveis de prolactina aumentam até 100 vezes dentro de 30 min após o início da amamentação. A retroalimentação positiva da amamentação na secreção de prolactina assegura reposição contínua das reservas de leite. Se a mãe não amamentar, os níveis de prolactina diminuirão ao longo de várias semanas.

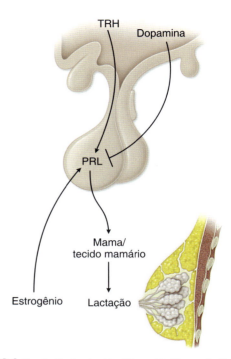

FIGURA 26.4 Regulação do eixo hipotálamo-hipófise-prolactina. A secreção de prolactina pelos lactotrofos da adeno-hipófise é tonicamente inibida pela dopamina do hipotálamo. O TRH hipotalâmico e os estrogênios circulantes estimulam a liberação de prolactina. Essas ações estimuladoras e inibitórias sobre os lactotrofos resultam em equilíbrio basal na produção de prolactina. A ruptura desse equilíbrio leva a desequilíbrio da produção de prolactina; a interrupção do pedículo hipofisário, por exemplo, diminui o aporte de dopamina hipotalâmica aos lactotrofos, resultando em secreção elevada de prolactina.

É interessante assinalar que níveis aumentados de prolactina suprimem a síntese de estrogênio, na medida em que antagonizam a liberação hipotalâmica de GnRH e também diminuem a sensibilidade dos gonadotrofos aos GnRH. A consequente redução na liberação de LH e FSH diminui a estimulação do eixo hipotálamo-hipófise-gônada pelo órgão-alvo. A supressão da síntese de estrogênio pela prolactina parece constituir um mecanismo fisiológico para suprimir a ovulação enquanto uma mulher estiver amamentando. *A secreção cronicamente elevada de prolactina, como a causada por um prolactinoma, também suprime o eixo hipotálamo-hipófise-gônada.* Por esse motivo, os prolactinomas constituem uma causa comum de infertilidade, particularmente em mulheres que podem apresentar-se com oligomenorreia ou amenorreia.

Bromocriptina é um agonista sintético dos receptores de dopamina, que inibe o crescimento das células lactotróficas, constituindo uma estabelecida terapia clínica para prolactinomas. A bromocriptina é biodisponível por via oral. À semelhança da octreotida, muitos dos efeitos adversos da bromocriptina resultam de ações sistêmicas do fármaco e consistem em náuseas e vômitos, presumivelmente pelo fato de que a área postrema no bulbo, que estimula a náuseas, apresenta receptores de dopamina. O perfil de efeitos adversos dos agonistas do receptor de dopamina depende de sua especificidade relativa para os diferentes subtipos de receptores de dopamina (ver Capítulo 13).

Cabergolina e *quinagolida* são dois outros agonistas do receptor de dopamina, usados no tratamento de prolactinomas. A cabergolina é comumente utilizada nos EUA, enquanto a quinagolida só está disponível na Europa. As vantagens da cabergolina consistem em intervalo semanal ou quinzenal entre as doses e efeitos adversos gastrintestinais menos frequentes. Embora cabergolina e bromocriptina sejam incluídas na categoria B para gravidez (dados bem controlados sobre insegurança na gravidez ou efeitos adversos em estudos com animais), a maioria dos médicos normalmente prescreve bromocriptina em lugar de cabergolina durante a gravidez, dado seu histórico significativamente mais extenso de experiência e segurança.

Relatos recentes mostraram a existência de ligação entre uso da cabergolina e cardiopatia valvar. Estudos comparativos correlacionaram esse risco à terapia de altas doses usadas na doença de Parkinson, ao passo que doses menores, frequentemente usadas no tratamento de prolactinomas, não foram, até o momento, significativamente associadas a cardiopatia valvar.

Eixo hipotálamo-hipófise-tireoide

O hipotálamo secreta TRH, que estimula a produção e a secreção de TSH pelos tireotrofos da adeno-hipófise. Por sua vez, o TSH promove a biossíntese e a secreção de hormônio tireoidiano pela glândula tireoide. O hormônio tireoidiano regula a homeostasia global da energia corporal. O hormônio tireoidiano controla negativamente a liberação hipotalâmica e hipofisária de TRH e TSH, respectivamente (ver Figura 27.4).

Como a reposição de hormônio tireoidiano constitui uma terapia efetiva para o hipotireoidismo, TRH e TSH são utilizados principalmente para diagnóstico da etiologia da doença. Se o hipotireoidismo for causado pela ausência de resposta da glândula tireoide (deficiência primária), os níveis séricos de TSH estarão elevados, em decorrência da diminuição da retroalimentação negativa do hormônio tireoidiano. *Por esse motivo, o nível sérico de TSH constitui o principal teste usado na triagem da doença primária da tireoide.* A administração de TRH deve produzir aumento exagerado do TSH, embora esse teste não seja mais realizado regularmente na prática clínica. Por outro lado, se o hipotireoidismo for causado por defeito na produção hipofisária de TSH (deficiência secundária), o nível de TSH não estará elevado, apesar da presença de baixos níveis de hormônio tireoidiano. Nesse contexto, se o TRH fosse administrado, a elevação normalmente esperada do TSH estaria ausente ou significativamente reduzida.

O TSH recombinante (*tireotrofina*) é comumente usado no tratamento do câncer de tireoide com iodo radioativo. A tireotrofina é administrada antes da terapia com iodo radioativo para obter captação máxima do isótopo I^{131} pelo tecido tireoidiano em pacientes com câncer de tireoide. Essa abordagem possibilita a administração de quantidades menores do radioisótopo, mantendo exposição máxima e específica do tecido tireoidiano à radiação, com menor exposição de outros tecidos. Outros aspectos da farmacologia da glândula tireoide são discutidos no Capítulo 27.

Eixo hipotálamo-hipófise-suprarrenais

Os neurônios do núcleo paraventricular do hipotálamo sintetizam e secretam o *hormônio de liberação da corticotrofina* (CRH). O CRH liga-se a receptores de superfície celular localizados nos corticotrofos da adeno-hipófise e estimula esses corticotrofos a sintetizar e liberar o hormônio adrenocorticotrofina (ACTH). ACTH é sintetizado como parte da pró-opiomelanocortina (POMC), um polipeptídio precursor que é clivado em múltiplas moléculas efetoras. Além do ACTH, a clivagem da POMC produz *hormônio melanócito estimulante* (MSH), *lipotropina* e β-*endorfina*. O MSH tem efeitos sobre a pigmentação

da pele. Por causa das semelhanças estruturais entre ACTH e MSH, o ACTH em altas concentrações pode ligar-se aos receptores de MSH e ativá-los. Essa ação torna-se importante no hipoadrenalismo primário, em que a presença de níveis aumentados de ACTH resulta em aumento da pigmentação da pele.

O ACTH estimula a síntese e a secreção de hormônios esteroides adrenocorticais, incluindo glicocorticoides, androgênios e mineralocorticoides (Figura 26.5A). O ACTH é necessário

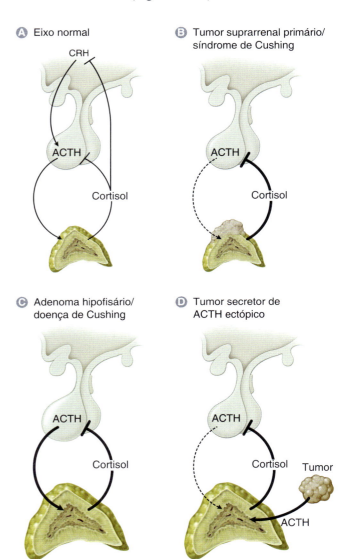

FIGURA 26.5 **Eixo hipotálamo-hipófise-suprarrenal não estado saudável e na doença. A.** No eixo hipotálamo-hipófise-suprarrenal normal, a secreção hipotalâmica do hormônio de liberação da corticotrofina (CRH) estimula a liberação do hormônio adrenocorticotrófico (ACTH). Por sua vez, o ACTH estimula a síntese e a secreção de cortisol pelo córtex suprarrenal. O cortisol inibe a liberação adicional de CRH e ACTH. **B.** Um tumor suprarrenal primário causa síndrome de Cushing em decorrência da produção autônoma de cortisol (*linha espessa*), independentemente da regulação pelo ACTH. A produção excessiva de cortisol suprime a produção de ACTH (*linha tracejada*). **C.** Um adenoma hipofisário produtor de ACTH causa doença de Cushing em decorrência da secreção autônoma de níveis excessivos de ACTH (*linha espessa*), que estimulam a glândula suprarrenal a produzir níveis aumentados de cortisol (*linha espessa*). A secreção de ACTH pelo tumor atenua a sensibilidade à inibição pelo cortisol por retroalimentação. **D.** Um tumor secretor de ACTH ectópico (como carcinoma de pulmão de células pequenas) também estimula a glândula suprarrenal a produzir níveis aumentados de cortisol, que suprimem a produção de ACTH pela hipófise. Todavia, os níveis circulantes de ACTH permanecem elevados, dada a produção ectópica do hormônio.

para a secreção de glicocorticoides e androgênios suprarrenais. A produção de mineralocorticoides também é regulada por equilíbrio do potássio e estado do volume, e o ACTH desempenha um papel relativamente menor na regulação dos mineralocorticoides. O ACTH exerce, ainda, efeito trófico sobre zonas fasciculada e reticular do córtex suprarrenal (ver Figura 28.1). A secreção excessiva de ACTH provoca hiperplasia suprarrenal, enquanto sua deficiência causa finalmente atrofia suprarrenal. Entre os vários produtos esteroides de biossíntese suprarrenal, o cortisol é, sem dúvida, o mais crucial. Além de atuar como principal inibidor da liberação hipofisária de ACTH por retroalimentação, o cortisol funciona como um "hormônio do estresse" e está envolvido em tônus vascular, equilíbrio eletrolítico e homeostasia da glicose. A deficiência de cortisol pode levar rapidamente à doença crítica ou morte, enquanto seu excesso resulta em síndrome de Cushing (Figura 26.5B).

Pode-se utilizar uma forma sintética de ACTH, conhecida como *cosintrofina*, para estabelecer o diagnóstico de casos suspeitos de insuficiência suprarrenal e, especificamente, para ajudar a determinar se a insuficiência é primária ou secundária. A administração de cosintrofina a um paciente com insuficiência suprarrenal primária não consegue aumentar a concentração plasmática de cortisol, em decorrência da disfunção inerente da biossíntese suprarrenal. Por outro lado, a administração de cosintrofina a um paciente com insuficiência suprarrenal secundária de início recente resulta em acentuada elevação dos níveis plasmáticos de cortisol. Todavia, os pacientes com insuficiência suprarrenal secundária de longa duração podem apresentar resposta atenuada do cortisol à cosintrofina, por causa principalmente da atrofia progressiva do córtex suprarrenal na ausência dos efeitos tróficos do ACTH. As afecções que necessitam de reposição fisiológica de glicocorticoides são habitualmente tratadas com análogos sintéticos do cortisol, e não com ACTH, uma vez que o uso do hormônio-alvo geralmente possibilita controle fisiológico mais preciso. A fisiologia e a farmacologia do cortisol são discutidas de modo mais detalhado no Capítulo 28.

O CRH é usado como ferramenta diagnóstica no cateterismo dos seios petrosos para avaliação do ACTH. Pode ser usado para verificar se a secreção excessiva de cortisol resulta de um adenoma hipofisário secretor de ACTH ou de um tumor secretor de ACTH ectópico (Figura 26.5). Quando o hipercortisolismo decorre de um adenoma de corticotrofos da hipófise (doença de Cushing), a administração de CRH em geral aumentará os níveis sanguíneos de ACTH (Figura 26.5C). Essa resposta não é observada no tumor ectópico secretor de ACTH, que o secreta em taxa autônoma constante (Figura 26.5D).

A síndrome de Cushing resultante de tumores suprarrenais primários é frequentemente tratada com ressecção cirúrgica; entretanto, há também vários tratamentos clínicos. *Metirapona*, *cetoconazol* e *mitotano* exercem efeitos inibitórios potentes sobre a esteroidogênese suprarrenal e podem ser usados para reduzir a produção de cortisol, ao passo que *mifepristona* antagoniza a ligação ao receptor de cortisol periférico (ver Capítulo 28).

Eixo hipotálamo-hipófise-gônadas

Entre as células da adeno-hipófise, os gonadotrofos são singulares, na medida em que secretam dois hormônios glicoproteicos – LH e FSH. Em conjunto, esses hormônios são designados como *gonadotrofinas*. LH e FSH são heterodímeros compostos de subunidades α e β. LH e FSH compartilham a mesma subunidade α com o TSH e a hCG, porém apresentam subunidades β distintas. Os gonadotrofos regulam independentemente a secreção de FSH e LH. Esse eixo está ilustrado de modo esquemático na Figura 26.6.

As gonadotrofinas controlam a produção de hormônios pelas gônadas, promovendo a síntese de androgênios e estrogênios. Os efeitos dos estrogênios e de outros hormônios da reprodução sobre a adeno-hipófise são complexos. Nos homens, as gonadotrofinas são inibidas pela testosterona por retroalimentação negativa. Por outro lado, nas mulheres, dependendo da taxa de alteração e concentração absoluta de estrogênio, bem como da fase do ciclo menstrual, o estrogênio pode exercer efeitos tanto inibitórios quanto excitatórios sobre as gonadotrofinas. A *inibina* é um hormônio produzido nas gônadas, que exerce efeitos inibitórios principalmente sobre a secreção de FSH, com pouco efeito sobre a secreção de LH. A *ativina* é um fator parácrino que é produzido e atua localmente tanto na hipófise quanto nas

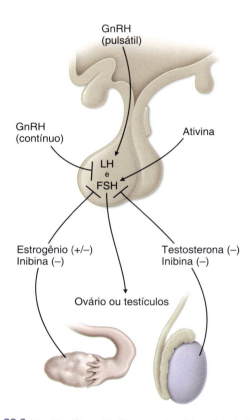

FIGURA 26.6 Eixo hipotálamo-hipófise-gônadas. O hormônio de liberação de gonadotrofinas (GnRH) é secretado de modo pulsátil pelo hipotálamo, estimulando a secreção de hormônio luteinizante (LH) e hormônio foliculoestimulante (FSH) pelas células gonadotróficas da adeno-hipófise. LH e FSH estimulam os ovários ou os testículos a produzir os hormônios sexuais, estrogênio ou testosterona, respectivamente, que inibem a liberação adicional de LH e FSH. Todavia, paradoxalmente, os níveis crescentes de estrogênio que são secretados pelos folículos em desenvolvimento durante a fase folicular do ciclo menstrual induzem um surto ovulatório de secreção de LH e FSH na metade do ciclo, de retroalimentação positiva. A inibina também é produzida pelas gônadas em resposta ao FSH e exerce uma ação de retroalimentação negativa sobre os gonadotrofos, inibindo a liberação adicional de FSH. A ativina produzida localmente pela hipófise atua de modo parácrino para estimular a secreção de FSH. O GnRH pulsátil exógeno pode ser usado para induzir a ovulação em mulheres com infertilidade de origem hipotalâmica. Entretanto, a administração contínua de GnRH suprime a resposta dos gonadotrofos ao GnRH endógeno e provoca, portanto, diminuição na produção de hormônios sexuais. Os análogos do GnRH com estabilidade metabólica aumentada e meias-vidas prolongadas tiram proveito dessas propriedades e são utilizados para suprimir a produção de hormônios sexuais em condições clínicas como puberdade precoce e câncer de próstata.

gônadas; na hipófise, estimula principalmente a secreção de FSH (Figura 26.6). O controle endócrino do processo reprodutivo é discutido de modo mais pormenorizado no Capítulo 29.

O GnRH nativo, que apresenta meia-vida curta, pode ser administrado de modo pulsátil para estimular a liberação padronizada de gonadotrofinas, enquanto os análogos do GnRH com meias-vidas mais longas são utilizados para suprimir a produção de hormônios sexuais por meio de dessensibilização da hipófise à atividade estimuladora do fator de liberação (Figura 26.6). A principal diferença farmacológica entre os agonistas do GnRH atualmente aprovados consiste no método de administração. *Leuprolida* é o agonista do GnRH mais comumente usado; pode ser administrada em injeção subcutânea diária ou injeção de depósito, uma vez por mês. Dispõe-se também de implantes de bombas osmóticas (ver Capítulo 54) que liberam acetato de leuprolida em taxa controlada por período de até 12 meses. Os agonistas de ação prolongada são usados terapeuticamente para suprimir as gonadotrofinas em diversas condições, incluindo endometriose, fibroides uterinos, puberdade precoce e câncer de próstata dependente de androgênios. Sua principal desvantagem é o fato de a supressão dos gonadotrofos não ocorrer imediatamente; em vez disso, verifica-se aumento ("exacerbação") transitório (de vários dias) nos níveis de hormônios sexuais, seguido de supressão duradoura de síntese e secreção hormonais.

FSH é usado clinicamente para estimular a ovulação para fertilização *in vitro*. Dispõe-se de duas formulações aprovadas pela agência americana Food and Drug Administration (FDA). *Urofolitropina* é o FSH purificado, isolado da urina de mulheres pós-menopáusicas, e *alfacorifolitropina* é uma forma recombinante de FSH. Ambos os agentes estimulam efetivamente a ovulação, mas podem causar *síndrome de hiperestimulação ovariana*. É interessante mencionar uma forma rara de síndrome de hiperestimulação ovariana que ocorre durante a gravidez (síndrome de hiperestimulação ovariana gestacional familiar) e é causada por uma mutação hereditária no receptor de FSH. Essa mutação faz com que a gonadotrofina coriônica humana (hCG), um hormônio presente em altas concentrações nos estágios iniciais da gravidez, possa ativar o receptor de FSH. Acredita-se que a consequente hiperestimulação do receptor de FSH provoque aumento folicular e outras sequelas características dessa síndrome. Pesquisa-se ativamente para estabelecer se a ocorrência de mutações semelhantes no receptor de FSH poderia estar associada a casos de síndrome de hiperestimulação ovariana induzida por fármacos.

Os antagonistas do GnRH, *cetrorrelix* e *ganirrelix*, são algumas vezes utilizados em reprodução assistida; esses fármacos suprimem os surtos prematuros de LH na fase inicial e na metade da fase folicular do ciclo menstrual, resultando em melhor taxa de implantação e gravidez (ver Capítulo 29). Os antagonistas do GnRH também têm aplicações na terapia paliativa do câncer de próstata metastático. Nessa circunstância, um antagonista direto do GnRH tem a vantagem de evitar o surto inicial de testosterona produzido pelo tratamento com agonistas do GnRH.

Neuro-hipófise

Em comparação com os numerosos hormônios da adeno-hipófise, o lobo posterior da hipófise (neuro-hipófise) secreta apenas dois hormônios: hormônio antidiurético e ocitocina. O hormônio antidiurético é um importante regulador de volume e osmolalidade do plasma, enquanto a ocitocina exerce efeitos fisiológicos sobre a contração uterina e lactação.

Hormônio antidiurético (HAD)

O HAD é um hormônio peptídico produzido por células magnocelulares do hipotálamo. As células nessas regiões contam com osmorreceptores capazes de perceber mudanças na osmolalidade extracelular. O aumento da osmolalidade estimula a secreção de HAD das terminações nervosas na neuro-hipófise. O HAD liga-se a dois tipos de receptores, V_1 e V_2. Os receptores V_1, localizados nas arteríolas sistêmicas, medeiam a vasoconstrição. Essa propriedade conferiu ao HAD seu nome alternativo: *vasopressina*. Os receptores V_2, localizados no néfron, estimulam a expressão de canais de água na superfície celular para aumentar a reabsorção de líquido no ducto coletor, conforme discutido no Capítulo 20. Essas duas ações do HAD se combinam para manter o tônus vascular por meio de: (1) elevação da pressão arterial; e (2) aumento da reabsorção de água.

A ruptura da homeostasia do HAD resulta em duas situações fisiopatológicas importantes. A secreção excessiva de HAD provoca a *síndrome de secreção inapropriada de HAD* (SIHAD), enquanto sua secreção deficiente ou a responsividade diminuída ao hormônio causam *diabetes insípido*. Na SIHAD, ocorre secreção de HAD, independentemente do estado do volume plasmático ou da osmolalidade. Uma das causas mais comuns de SIHAD consiste na secreção ectópica de HAD pelo carcinoma de pulmão de células pequenas; mas, essa síndrome pode ser causada por efeito de medicamento, quase todos os tipos de processo pulmonar, agressão ao sistema nervoso central ou cirurgia de hipófise. A secreção excessiva de HAD resulta da estimulação persistente dos receptores V_1 e V_2, causando hipertensão e retenção excessiva de líquido; esta última, quando inapropriada, pode resultar em baixa concentração extracelular de sódio. Até recentemente, se não fosse possível remover a fonte do excesso de HAD, a única terapia efetiva para a SIHAD consistia na restrição da ingestão de líquidos ou na administração de solução salina hipertônica. Nessa última década, a descoberta e o uso clínico dos antagonistas dos receptores de vasopressina proporcionaram nova arma no arsenal para combater a síndrome.

Conivaptana e *tolvaptana* são antagonistas dos receptores de vasopressina, recentemente aprovados pela FDA para a hiponatremia induzida por SIHAD. Tolvaptana é um antagonista específico do receptor V_2, aprovada para uso em insuficiência cardíaca, enquanto conivaptana é antagonista misto dos receptores V_1 e V_2, aprovada para uso na hiponatremia euvolêmica e hipervolêmica. Ambos estão disponíveis como agentes orais. *Demeclociclina* (uma tetraciclina; ver Capítulo 33) e *lítio* (ver Capítulo 14) são dois outros tratamentos farmacológicos que também podem ser utilizados para tratar a SIHAD.

Tanto o diabetes insípido quanto o diabetes melito caracterizam-se por sintomas de sede, polidipsia e poliúria. Entretanto, apesar de suas semelhanças fenotípicas, suas etiologias não estão relacionadas. O diabetes insípido é um distúrbio de deficiência ou de resistência à vasopressina, ao passo que o diabetes melito é causado pela produção deficiente de insulina ou pela insensibilidade dos tecidos-alvo à insulina (ver Capítulo 30). O diabetes insípido caracteriza-se por poliúria e polidipsia em consequência da incapacidade de concentrar urina e reter água livre no ducto coletor renal. É preciso distinguir entre dois tipos de diabetes insípido. O *diabetes insípido neurogênico* resulta da incapacidade dos neurônios hipotalâmicos de sintetizar ou secretar HAD. Nessa condição, a administração de análogo exógeno do HAD, a *desmopressina*, resulta em estimulação dos receptores V_2, com concentração acentuada da urina e diminuição da sede (Figura 26.7). O *diabetes insípido nefrogênico* resulta da incapacidade das células do ducto coletor renal de responder ao HAD (ou, em outras palavras, resistência ao HAD). O diabetes insípido nefrogênico pode ser causado por uma mutação do receptor V_2. Desse modo, o HAD torna-se incapaz de ligar-se ao receptor ou estimular a sinalização do receptor. O diabetes insípido nefrogênico também pode ser induzido por medicamentos (p. ex., o lítio).

No diabetes insípido nefrogênico, a administração de desmopressina resulta em pouca ou nenhuma mudança na concentração urinária ou na sede, dada a insensibilidade do receptor ao HAD e a seus análogos. Os pacientes com diabetes insípido nefrogênico podem ser tratados com diuréticos, como *amilorida* ou *hidroclorotiazida*. O mecanismo pelo qual esses diuréticos impedem a perda excessiva de água livre é paradoxal; induzem um estado de contração de volume, que promove au-

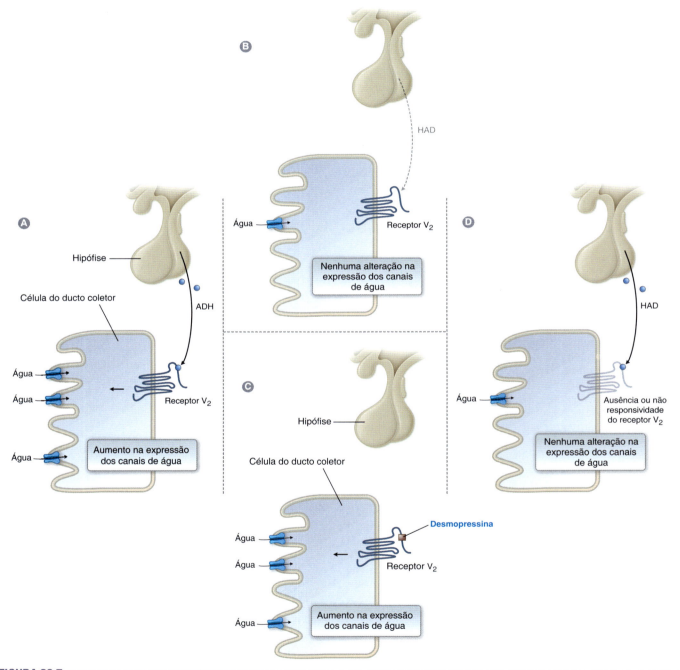

FIGURA 26.7 **Comparação entre diabetes insípido neurogênico e nefrogênico. A.** O hormônio antidiurético (HAD) liberado por terminações nervosas da neuro-hipófise estimula os receptores V_2 nas células dos ductos coletores renais e aumenta, portanto, a expressão dos canais de água na membrana apical dessas células. A elevada expressão dos canais de água aumenta o fluxo de água pela célula. **B.** No diabetes insípido neurogênico, a neuro-hipófise é incapaz de secretar HAD. Em consequência, não há estimulação dos receptores V_2 renais pelo HAD, e as células dos ductos coletores não aumentam a expressão dos canais de água. **C.** A administração exógena de desmopressina, análogo do HAD, pode repor a deficiência do HAD derivado da neuro-hipófise e, consequentemente, tratar o diabetes insípido neurogênico. **D.** No diabetes insípido nefrogênico, o receptor V_2 está ausente ou não responde à estimulação pelo HAD. A ausência de receptores V_2 funcionais impede a célula de responder ao HAD com aumento na expressão dos canais de água.

mento da absorção de água no túbulo proximal e diminui, por conseguinte, o aporte de água ao local de resistência ao HAD: os ductos coletores.

Ocitocina

A ocitocina é um hormônio peptídico produzido pelas células paraventriculares do hipotálamo. Muitas das funções fisiológicas conhecidas da ocitocina envolvem a contração muscular; dois desses efeitos consistem na liberação de leite durante a lactação e nas contrações uterinas. Na resposta de ejeção do leite, os estímulos para o hipotálamo provocam a liberação de ocitocina das terminações nervosas da neuro-hipófise para o sangue. A ocitocina provoca contração das células mioepiteliais que circundam os alvéolos da glândula mamária. Trata-se de uma importante ação fisiológica durante a amamentação. Além disso, sabe-se, há muito tempo, que a administração de ocitocina causa contração uterina. A liberação de ocitocina provavelmente não constitui o estimulo fisiológico para a iniciação do trabalho de parto durante a gravidez; entretanto, a ocitocina é utilizada farmacologicamente para indução artificial do parto.

▶ Conclusão e perspectivas

Os hormônios do hipotálamo e da hipófise podem ser utilizados como agentes farmacológicos para modificar os respectivos eixos endócrinos de cada hormônio. É de suma importância reconhecer as relações e os efeitos dos distúrbios primários, secundários e terciários de qualquer eixo hipotálamo-hipófise na compreensão de diagnóstico e escolha de tratamento apropriados. Os hormônios hipotalâmicos podem ser utilizados com fins diagnósticos, para determinar as causas da patologia endócrina subjacente (CRH, GHRH, TRH), ou como agentes terapêuticos para suprimir determinado eixo (GnRH, somatostatina, dopamina). Os hormônios da adeno-hipófise podem ser administrados como terapia de reposição nos casos de deficiência (GH) ou ser usados para fins diagnósticos (ACTH, TSH). A neuro-hipófise produz dois hormônios, HAD e ocitocina, que podem ser utilizados no tratamento do diabetes insípido neurogênico e na indução do trabalho de parto, respectivamente. As perspectivas para a farmacologia do hipotálamo e da hipófise devem incluir: planejamento de novos sistemas de liberação de fármacos; síntese de análogos não peptídicos dos hormônios ativos por via oral; e pesquisas para melhor compreensão dos mecanismos dos receptores hormonais e sua sinalização, para ajudar no planejamento de novas farmacoterapias.

Agradecimentos

Agradecemos a Ehrin J. Armstrong e Armen H. Tashjian, Jr. por suas valiosas contribuições para este capítulo nas duas edições anteriores desta obra.

Leitura sugerida

Hays R. Vasopressina antagonists – progress and promise. *N Engl J Med* 2006; 355:2146-2148. (*Perspectiva da SIHAD e o futuro dos antagonistas da vasopressina.*)

Melmed S. Acromegaly. *N Engl J Med* 2006; 355:2558-2273. (*Revisão do crescimento da fisiopatologia hormonal e do tratamento para acromegalia.*)

Verhelst J, Abs R. Hyperprolactinemia. *Treat Endocrinol* 2003; 2:23-32. (*Revisão da fisiopatologia e manejo da hiperprolactinemia.*)

RESUMO FARMACOLÓGICO: Capítulo 26 I Farmacologia do Hipotálamo e da Hipófise.

FÁRMACO	APLICAÇÕES CLÍNICAS	EFEITOS ADVERSOS *GRAVES* E COMUNS	CONTRAINDICAÇÕES	CONSIDERAÇÕES TERAPÊUTICAS
Reposição com hormônio do crescimento e fator de crescimento semelhante à insulina *Mecanismo – Estimulam a liberação de hormônio do crescimento ou fator de crescimento semelhante à insulina ou efetuam sua reposição*				
Somatropina (GH) **Somatrem (análogo)**	Deficiência do crescimento em crianças com deficiência de GH, síndrome de Turner, síndrome de Prader-Willi e doença renal crônica Baixa estatura idiopática Reposição do GH endógeno em adultos com deficiência de GH	*Elevação da pressão intracraniana, pancreatite, rápido crescimento de nevos* Hiperglicemia, edema periférico, reação no local de injeção, artralgia, cefaleia	Pacientes com epífises fechadas Lesão intracraniana ativa subjacente Neoplasia ativa Retinopatia diabética proliferativa	Cautela no diabetes e em crianças cuja deficiência de GH resulta de lesão intracraniana Disponível na forma de injeção de depósito Os glicocorticoides inibem o efeito de promoção do crescimento da somatropina
Sermorrelina (GHRH) **Tesamorrelina**	Avaliação diagnóstica da ↓ do hormônio do crescimento plasmático (sermorrelina) Lipodistrofia pelo HIV (tesamorrelina)	Rubor transitório, sensação de aperto no tórax, reação no local de injeção, desenvolvimento de anticorpos (sermorrelina) Artralgia, reação no local de injeção, edema periférico, mialgia (tesamorrelina)	Não utilize com outro fármaco que afete a hipófise Neoplasia maligna ativa, gravidez (tesamorrelina)	Desde 2009, a sermorrelina não está mais disponível nos EUA Monitore os níveis de FCI-1e de glicose durante a terapia (tesamorrelina)
Mecasermina	Nanismo de Laron Deficiência de GH com anticorpos neutralizantes	*Hipoglicemia, deslizamento da epífise femoral superior, elevação da pressão intracraniana, convulsões* Hipertrofia tonsilar, reações no local de injeção	Promoção do crescimento em pacientes com epífises fechadas Suspeita de neoplasia ativa	FCI-1 recombinante Disponível em injeções, administradas 1 ou 2 vezes/dia
Agentes que diminuem secreção ou ação do hormônio do crescimento *Mecanismo – Inibem a liberação de GH (octreotida), antagonizam o receptor de GH (pegvisomanto)*				
Octreotida	Acromegalia Rubor e diarreia de tumores carcinoides Crise carcinoide Diarreia de tumores secretores de peptídio intestinal vasoativo Adenomas produtores de TSH	*Arritmias, bradicardia, hipoglicemia, formação de cálculos biliares* Dor abdominal, constipação intestinal, diarreia, náuseas, vômito	Hipersensibilidade à octreotida	Também usada para controlar sangramento GI e reduzir diarreia secretora A octreotida também está disponível em formulação de depósito de administração mensal A lanreotida é agente semelhante disponível na Europa
Pegvisomanto	Acromegalia	*Elevação das PFH* Hipertensão, edema periférico, parestesias, tontura	Hipersensibilidade ao pegvisomanto Neoplasia maligna conhecida	Os pacientes devem ser submetidos anualmente a RM para excluir adenoma em crescimento Efetivo na obtenção de controle bioquímico, porém de alto custo Preocupação quanto à tumorigênese induzida por GH e aceleração do crescimento de adenoma de somatotrofos

Agentes que diminuem os níveis de prolactina.
Mecanismo – Inibem a liberação hipofisária de prolactina

Fármaco	Aplicações Clínicas	Efeitos Adversos Graves e Comuns	Contraindicações	Considerações Terapêuticas
Bromocriptina	Amenorreia e galactorreia da hiperprolactinemia Acromegalia Doença de Parkinson Síndrome pré-menstrual	Tontura, hipotensão, cólicas abdominais, náuseas	Hipersensibilidade aos derivados do esporão do centeio Hipertensão não controlada Toxemia da gravidez	Alcaloide do esporão do centeio; dose 2 vezes/dia A administração intravaginal pode reduzir os efeitos GI adversos Pode ocorrer intolerância ao álcool Ocorre fenômeno de primeira dose em 1% dos pacientes, podendo resultar em síncope Coadministração com amitriptilina, butirofenonas, imipramina, metildopa, fenotiazinas ou reserpina: aumento nos níveis de prolactina A coadministração com agentes anti-hipertensivos pode potencializar a hipotensão Não se recomenda o uso de bromocriptina para suprimir a lactação em mulheres pós-parto
Cabergolina	Hiperprolactinemia	*Arritmias, infarto do miocárdio, insuficiência cardíaca, fibrose pulmonar, derrame pleural, cardiopatia valvar* Náuseas, tontura, discinesia, distonia, alucinações, sonolência, hipotensão ortostática, rinite	Hipertensão não controlada Hipersensibilidade aos derivados do esporão do centeio	Utilize com cautela em pacientes sujeitos a arritmias e transtornos psiquiátricos subjacentes Use com cautela em pacientes com história de pleurite, derrame pleural, fibrose pleural, pericardite, valvopatia cardíaca ou fibrose retroperitoneal Os depressores do SNC exercem efeitos aditivos A cabergolina produz menos náuseas que a bromocriptina

Agentes que avaliam a função da tireoide ou estimulam a captação de iodeto
Mecanismo – A TRH estimula a liberação de TSH pela hipófise; o TSH estimula a captação de iodeto pela glândula tireoide

Fármaco	Aplicações Clínicas	Efeitos Adversos Graves e Comuns	Contraindicações	Considerações Terapêuticas
Protirrelina (TRH)	Diagnóstico da função da tireoide	*Convulsões, amaurose fugaz em pacientes com tumores hipofisários* Ansiedade, diaforese, hiper e hipotensão		Raramente usada em clínica Podem ocorrer alterações transitórias da pressão arterial imediatamente após a administração Cipro-heptadina e tioridazina diminuem a resposta do TSH mediada pela protirrelina
Tireotrofina (TSH)	Tratamento adjuvante de tumor maligno da glândula tireoide	*Reação anafilactoide com administração repetida* Náuseas, vômitos, astenia, cefaleia	Insuficiência suprarrenal Trombose coronariana	Usada para estimular a captação de iodeto radioativo no tratamento de câncer de tireoide

Agentes que avaliam a função suprarrenal
Mecanismo – Estimulam a produção suprarrenal de cortisol e androgênio

Fármaco	Aplicações Clínicas	Efeitos Adversos Graves e Comuns	Contraindicações	Considerações Terapêuticas
Cosintropina (ACTH 1 a 24)	Diagnóstico da função adrenocortical	*Elevação da pressão intracraniana com papiledema, pseudotumor cerebral, convulsões, insuficiência cardíaca, vasculite necrosante, choque, pancreatite, ulceração péptica com perfuração, alcalose hipopotassêmica, indução de diabetes melito latente, broncospasmo* Tontura	Pacientes com úlcera péptica, esclerodermia, osteoporose, infecções fúngicas sistêmicas, herpes simples ocular, insuficiência cardíaca, hipertensão, sensibilidade à carne de porco, cirurgia recente, hiperfunção adrenocortical, ou insuficiência adrenocortical primária, ou síndrome de Cushing	Pode ajudar a diferenciar a insuficiência suprarrenal primária da secundária A cosintropina (que contém os primeiros 24 resíduos de aminoácidos do ACTH) é menos antigênica e tem menor tendência a causar reações alérgicas que a corticotrofina (que contém todos os 39 resíduos de aminoácidos do ACTH)

Agentes que alteram a expressão das gonadotrofinas e inibem ou estimulam a maturação das gônadas e a produção de esteroides
Mecanismo (análogos do GnRH) – Contínuos: inibem a liberação de LH e FSH; pulsáteis: estimulam a liberação de LH e FSH
Mecanismo (ganirrelix, cetrorelix) – Antagonistas dos receptores de GnRH. Mecanismo (FSH) – Estimulação da maturação das gônadas e produção de esteroides

Fármaco	Aplicações Clínicas	Efeitos Adversos Graves e Comuns	Contraindicações	Considerações Terapêuticas
Gonadorrelina (análogo do GnRH)	Diagnóstico de hipogonadismo Estimulação da ovulação	*Anafilaxia com múltiplas administrações* Tontura, rubor, cefaleia	Hipersensibilidade a GnRH ou a seus análogos	Uma resposta normal ao teste com gonadorrelina indica a presença de gonadotrofos hipofisários funcionais Forma pulsátil para a estimulação da ovulação

(continua)

RESUMO FARMACOLÓGICO: Capítulo 26 | Farmacologia do Hipotálamo e da Hipófise. (*continuação*)

FÁRMACO	APLICAÇÕES CLÍNICAS	EFEITOS ADVERSOS *GRAVES* E COMUNS	CONTRAINDICAÇÕES	CONSIDERAÇÕES TERAPÊUTICAS
Gosserrelina **Histrelina** **Leuprolida** **Nafarrelina** **(análogos do GnRH)**	Câncer de mama Câncer de próstata Endometriose Puberdade precoce Porfiria intermitente aguda	*Trombose venosa profunda (gosserrelina, leuprolida)* *Apoplexia hipofisária (leuprolida)* Ondas de calor, ginecomastia, osteoporose, dor transitória, disfunção sexual	Hipersensibilidade ao GnRH ou a seus análogos Gravidez	Formulações de depósito que resultam em supressão das gonadotrofinas e consequente diminuição na produção de esteroides gonadais Inicialmente, podem aumentar os níveis de testosterona e estrogênio
Ganirrelix **Cetrorrelix**	Inibição de surtos prematuros de LH em mulheres submetidas à hiperestimulação ovariana controlada	*Gravidez ectópica, distúrbio trombótico, aborto espontâneo (ganirrelix)* *Anafilaxia (cetrorrelix)* Síndrome de hiperestimulação ovariana	Gravidez, lactação, cistos ovarianos ou aumento do ovário não causado por síndrome de ovário policístico, insuficiência ovariana primária, tumores dependentes de hormônios sexuais, disfunção de tireoide ou suprarrenal, sangramento vaginal de etiologia desconhecida	Esses fármacos são antagonistas dos receptores de GnRH
Folitropina (rFSH) **Urofolitropina (FSH)**	Indução da ovulação Hipogonadismo hipogonadotrópico masculino	*Embolia e trombose, síndrome de angústia respiratória aguda, síndrome de hiperestimulação ovariana* Hipertrofia e cistos ovarianos, infecção respiratória superior	Qualquer distúrbio endócrino distinto de anovulação: sangramento uterino anormal, insuficiência gonádica primária, tumor hipofisário, cisto ovariano ou aumento do ovário de origem desconhecida, gravidez, tumores dependentes de hormônios sexuais, disfunção de tireoide ou suprarrenal	Seu emprego pode resultar em múltiplos fetos

Antagonistas da vasopressina
Mecanismo – Antagonistas mistos dos receptores V_1 e V_2

FÁRMACO	APLICAÇÕES CLÍNICAS	EFEITOS ADVERSOS *GRAVES* E COMUNS	CONTRAINDICAÇÕES	CONSIDERAÇÕES TERAPÊUTICAS
Conivaptana **Tolvaptana**	Hiponatremia euvolêmica e hipervolêmica (conivaptana e tolvaptana) Insuficiência cardíaca (tolvaptana)	*Hipertensão, hipotensão ortostática, reação no local de injeção, hipopotassemia, aumento da sede, poliúria*	Uso concomitante de potentes inibidores da P450 3A4 Hiponatremia hipovolêmica	É necessária titulação cuidadosa para evitar correção excessiva da hiponatremia Como a conivaptana é substrato da P450 3A4, esse fármaco está contraindicado para uso concomitante com inibidores da P450 3A4, como cetoconazol, itraconazol, ritonavir, claritromicina e indinavir A tolvaptana é antagonista seletivo do receptor V_2 de vasopressina

27
Farmacologia da Glândula Tireoide

Ehrin J. Armstrong, Armen H. Tashjian, Jr. e William W. Chin

▶ Introdução

A glândula tireoide exerce efeitos variados e importantes sobre muitos aspectos da homeostasia metabólica. A maior parte do tecido da tireoide é constituída por *células foliculares da tireoide*, que produzem e secretam os hormônios tireoidianos clássicos: tiroxina (T4), tri-iodotironina (T3) e triiodotironina reversa (rT3). Estes regulam crescimento, metabolismo e gasto de energia, desde o consumo de oxigênio até a contratilidade cardíaca. As *células C parafoliculares* da glândula tireoide secretam *calcitonina*, reguladora da homeostasia mineral do osso. A calcitonina é discutida no Capítulo 31.

As principais doenças da glândula tireoide envolvem o comprometimento do eixo hipotálamo-hipófise-tireoide normal (ver Capítulo 26). A reposição do hormônio tireoidiano deficiente constitui terapia efetiva e estabelecida para o hipotireoidismo. O tratamento do hipertireoidismo é mais complexo, com opções que incluem fármacos antitireoidianos, iodo radioativo e excisão cirúrgica do tecido anormal. O conhecimento de vias e mecanismos de regulação por retroalimentação da síntese do hormônio da tireoide, bem como das ações deste, possibilita explicar o fundamento lógico do tratamento farmacológico efetivo das doenças da tireoide.

▶ Fisiologia da glândula tireoide

Síntese e secreção dos hormônios da tireoide

A tireoide é uma glândula endócrina localizada no pescoço, inferior à laringe, e cuja superfície ventral se estende sobre a traqueia. Sua principal função é produzir hormônios tireoidianos, T3 e T4. Estruturalmente, tais hormônios são constituídos por um arcabouço de duas moléculas de tirosina iodadas e unidas por uma ligação éter (Figura 27.1). Uma importante característica estrutural dos hormônios tireoidianos é a posição dos iodos nesse arcabouço. A posição e a orientação relativa dos iodos fixados aos resíduos de tirosina determinam a forma específica do hormônio tireoidiano. A *3, 5, 3', 5'-tetraiodotironina (tiroxina, T4)* tem quatro iodos fixados aos arcabouços de tirosina e constitui a principal forma de hormônio tireoidiano secretado pela glândula tireoide. A *3, 5, 3'-tri-iodotironina* (T3) apresenta três iodos. A maior parte da T3 é produzida por 5' desiodação periférica de T4 (ver adiante). Uma maneira biologicamente inativa de hormônio tireoidiano é a 3, 3', 5'-tri-iodotironina, também conhecida como *tri-iodotironina reversa* (rT3) por estar o iodo isolado na tirosina oposta no arcabouço, em relação à T3. No indivíduo normal, o hormônio tireoidiano circulante consiste em cerca de 90% de T4, 9% de T3 e 1% de rT3, estan-

CASO

Há poucos meses, Sra. L, de 45 anos de idade, tem percebido várias mudanças desconcertantes em seu estado emocional e em sua aparência geral. Ela se sente nervosa o tempo todo, e pequenos acontecimentos a deixam irritada. Em casa, ela mantém a temperatura do ambiente muito baixa, a ponto de seu marido e seus filhos reclamarem. Por causa desses sintomas, e devido à sensação ocasional de que seu coração está "batendo aos saltos", Sra. L decidiu consultar seu médico. Depois de algumas perguntas, ele palpou seu pescoço e constatou aumento difuso da glândula tireoide. Observou também que os olhos da Sra. L estavam mais proeminentes do que o normal. Os exames para determinar os níveis séricos hormonais revelaram tri-iodotironina (T3) livre elevada e tireotrofina (TSH) diminuída. Além disso, o teste para anticorpo antirreceptor de TSH foi positivo. Diagnosticou-se doença de Graves, um tipo de hipertireoidismo cujo tratamento consiste no uso de metimazol. Embora inicialmente reconfortada com o fato de que o médico pode explicar os sintomas dela, a Sra. L logo se sentiu desanimada por não observar nenhuma melhora depois de duas semanas. Entretanto, passado 1 mês, os sintomas começaram a desaparecer. A repetição dos exames confirmou a normalização dos níveis de hormônio tireoidiano. Contudo, 1 ano após ter iniciado o tratamento com metimazol, Sra. L começou a reapresentar palpitações e a se sentir ansiosa. O médico confirmou que os níveis de hormônio tireoidiano estão ainda elevados, a despeito da terapia com metimazol. Após conversar com ele, a cliente decidiu se submeter a um tratamento com iodo radioativo. O tratamento foi bem tolerado, e os testes realizados no decorrer dos 3 anos seguintes revelaram que ela apresentava níveis normais de hormônio tireoidiano. Entretanto, 4 anos após o tratamento com iodo radioativo, Sra. L passou a apresentar sintomas opostos aos problemas iniciais: ficava cansada e sentia frio o tempo todo; além disso, ganhou 13 kg em 6 meses. O médico confirmou que ela desenvolveu hipotireoidismo. Então, prescreveu tiroxina (T4), que ela agora toma 1 vez/dia, e, com isso, voltou a se sentir bem.

Questões

1. Por que o nível sérico de tireotrofina da Sra. L estava baixo, enquanto a concentração de tri-iodotironina estava alta?

2. Que aspectos da glândula tireoide tornam o iodo radioativo uma terapia geralmente segura e específica para o hipertireoidismo?

3. Por que a Sra. L desenvolveu hipotireoidismo após o tratamento com o iodeto radioativo?

4. Qual o mecanismo de ação do metimazol? Por que ele eventualmente cessa de funcionar?

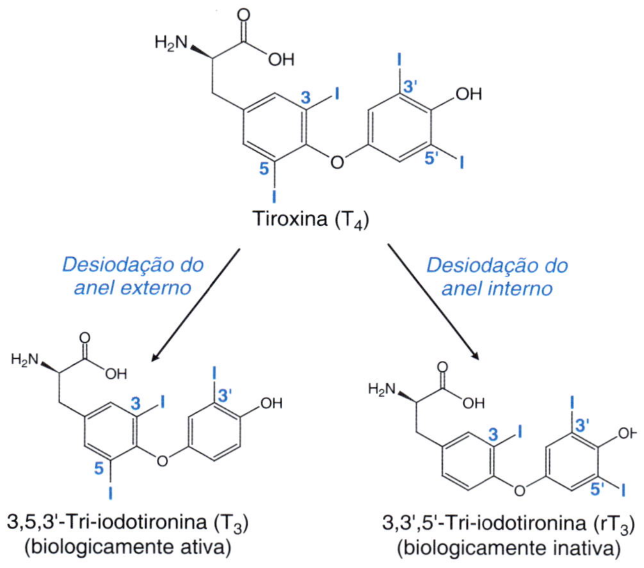

Tiroxina (T4)

Desiodação do anel externo   *Desiodação do anel interno*

3,5,3'-Tri-iodotironina (T3)
(biologicamente ativa)

3,3',5'-Tri-iodotironina (rT3)
(biologicamente inativa)

FIGURA 27.1 Estrutura e metabolismo periférico de hormônios da tireoide. Os hormônios tireoidianos são sintetizados a partir de duas moléculas de tirosina fixadas por uma ligação éter. O anel externo é hidroxilado, enquanto o interno liga-se covalentemente à tireoglobulina durante a síntese do hormônio tireoidiano. O iodo é ligado a três ou quatro posições do arcabouço de tirosina, criando vários padrões diferentes de substituição. A tiroxina (T4) apresenta quatro iodos fixados, dois em cada anel. É o hormônio tireoidiano predominante sintetizado pela glândula tireoide. A tri-iodotironina (T3) exibe dois iodos fixados no anel interno, porém apenas um ligado ao externo. Ao contrário, a tri-iodotironina reversa (rT3) tem dois iodos no anel externo, porém apenas um no interno. Durante o metabolismo periférico, a tiroxina sofre desiodação por 5'- desiodases presentes nos tecidos-alvo e no fígado. O padrão de desiodação produz T3 ou rT3. Se o iodo for removido do anel externo, ocorrerá produção de T3 biologicamente ativa. Se for removido do anel interno, será formada a rT3 biologicamente inativa.

do a maior parte ligada a proteínas plasmáticas (tanto a proteínas de ligação específicas quanto à albumina).

O iodeto é um oligoelemento e componente crucial da estrutura do hormônio tireoidiano. As células foliculares da tireoide, que sintetizam e secretam os hormônios tireoidianos, concentram seletivamente o iodeto (I^-) por um simportador de Na^+/I^- localizado na membrana basolateral da célula (Figura 27.2). Esse mecanismo de transporte ativo tem a capacidade de manter o iodeto em concentrações intracelulares de até 500 vezes a concentração do plasma; a maioria dos indivíduos apresenta uma razão entre iodetos da glândula tireoide e do plasma de cerca de 30.

Uma vez no interior das células foliculares da tireoide, o iodeto é transportado através da membrana apical da célula e oxidado concomitantemente pela enzima *tireoide peroxidase* (Figura 27.2). Essa reação produz um iodeto reativo intermediário, que se acopla a resíduos de tirosina específicos na *tireoglobulina*. Esta é uma proteína sintetizada pelas células foliculares da tireoide e secretada pela superfície apical no espaço coloide. A tireoide peroxidase também está concentrada na superfície apical, e acredita-se que a geração de iodeto oxidado nessa superfície torne possível a reação do iodeto com resíduos de tirosina nas moléculas de tireoglobulina recém-secretadas. O processo de iodação da tireoglobulina é conhecido como *organificação*. Esta resulta em moléculas de tireoglobulina que contêm resíduos de *monoiodotirosina* (MIT) e *di-iodotirosina* (DIT); esses resíduos de tirosina apresentam um ou dois iodos ligados de modo covalente, respectivamente.

Após a geração de MIT e DIT no interior da tireoglobulina, a tireoide peroxidase também catalisa o *acoplamento* entre esses resíduos. A ligação de uma MIT com DIT produz T3, enquanto a ligação de duas DIT dá origem a T4. Observe que a maior parte da T3 plasmática é produzida pelo metabolismo

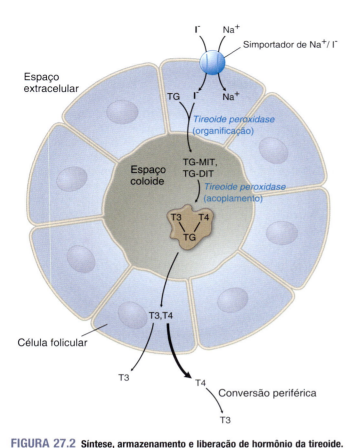

FIGURA 27.2 Síntese, armazenamento e liberação de hormônio da tireoide. As células foliculares da glândula tireoide concentram iodeto (I⁻) a partir do plasma, por meio de um simportador de Na⁺/I⁻ na membrana basolateral. Em reação (denominada *organificação*) catalisada pela tireoide peroxidase, o iodeto intracelular reage de modo covalente com resíduos de tirosina nas moléculas de tireoglobulina (TG) que se encontram na membrana apical. A adição de um I⁻ à tirosina ocasiona a formação de tirosina monoiodada (MIT); a adição de dois I⁻ à tirosina determina a formação de tirosina di-iodada (DIT). MIT e DIT associam-se de maneira covalente na tireoglobulina, por mecanismo conhecido como *acoplamento*, também catalisado pela tireoide peroxidase. A tireoglobulina derivada é armazenada sob a forma de coloide no interior dos folículos da glândula tireoide. Ao serem estimuladas pelo TSH, as células foliculares da tireoide efetuam a endocitose do coloide em compartimentos lisossômicos, onde tireoglobulina é degradada, produzindo T4 livre, T3 livre e MIT e DIT desacopladas. T3 e T4 são secretadas no plasma, enquanto MIT e DIT sofrem desiodação intracelular, liberando iodeto livre para uso em nova síntese de hormônios tireoidianos (*não ilustrada*). A glândula tireoide secreta mais T4 do que T3, embora T4 seja convertida em T3 nos tecidos periféricos.

de T4 na circulação (ver Metabolismo dos hormônios da tireoide, adiante), e que T3 e T4 nascentes fazem parte da proteína tireoglobulina por meio de ligações covalentes. A seguir, essas moléculas de tireoglobulina são armazenadas no lúmen do folículo, sob forma de *coloide*.

Quando o hormônio tireoestimulante (discutido adiante) estimula a secreção de hormônio tireoidiano pela glândula tireoide, ocorre endocitose do coloide pelas células foliculares. A tireoglobulina ingerida penetra em lisossomos, onde é digerida por proteases. A digestão proteolítica libera T3, T4, MIT e DIT livres. T3 e T4 são transportadas através da membrana basolateral da célula folicular e penetram no sangue. MIT e DIT livres sofrem rápida desiodação no interior da célula, possibilitando a reciclagem do iodeto para a síntese de novo hormônio tireoidiano.

A maioria dos órgãos endócrinos concomitantemente sintetiza e libera novos hormônios quando ativada, em vez de armazenar grandes quantidades de hormônio precursor. *A glândula tireoide é singular entre outras glândulas endócrinas, visto que armazena grandes quantidades de pró-hormônio tireoidiano na forma da tireoglobulina.* Não se sabe por que a glândula tireoide mantém essa complexa via de síntese e liberação hormonais; entretanto, por esse processo, é possível manter os hormônios tireoidianos em nível constante no plasma, a despeito das flutuações na disponibilidade de iodeto na dieta.

Metabolismo dos hormônios da tireoide

Em sua maior parte, o hormônio tireoidiano circula ligado a proteínas plasmáticas, notavelmente à *globulina de ligação da tireoide* (TBG) e à transtiretina. Embora T4 seja o hormônio tireoidiano predominantemente encontrado no sangue, T3 apresenta quatro vezes a atividade fisiológica de T4 nos tecidos-alvo. Parte da T4 sérica é inativada por desaminação, descarboxilação ou conjugação e excreção pelo fígado. Entretanto, a maior parte é desiodada à forma mais ativa T3 em vários locais do corpo. Essa reação é catalisada pela enzima *iodotironina 5′-desiodase* (Figura 27.1)

Existem três subtipos de desiodase. A *5′-desiodase tipo I*, expressa no fígado e nos rins, é importante para converter T4 na maior parte da T3 sérica. A *5′-desiodase tipo II* é expressa primariamente na hipófise, no cérebro e na gordura marrom. Essa enzima de localização intracelular converte T4 em T3 localmente. A *5-desiodase tipo III* é amplamente responsável pela conversão de T4 em rT3, biologicamente inativa.

A presença de T4 no sangue proporciona um tampão ou reservatório para os efeitos do hormônio tireoidiano. A maior parte da conversão de T4 em T3 ocorre no fígado, e muitos agentes farmacológicos que aumentam a atividade das enzimas hepáticas do citocromo P450 também aumentam a conversão de T4 em T3. Além disso, T4 tem meia-vida plasmática de cerca de 6 dias, enquanto T3, de apenas 1. *Como T4 apresenta meia-vida plasmática longa, as alterações nas funções reguladas pelo hormônio tireoidiano, causadas por intervenção farmacológica, são geralmente observadas apenas depois de um período de 1 a 2 semanas,* como no caso da Sra. L, descrito na introdução.

Efeitos dos hormônios da tireoide sobre os tecidos-alvo

Os hormônios da tireoide exercem efeitos em praticamente todas as células do organismo. Embora a maioria desses efeitos provavelmente ocorra em nível de transcrição gênica, há evidências crescentes de que tais hormônios também atuam na membrana plasmática. Ambos os modos de ação são mediados pela ligação do hormônio a receptores de hormônio tireoidiano (TR). O hormônio livre penetra na célula por difusão passiva e transporte ativo, sendo este último mediado por carreadores específicos e inespecíficos do hormônio, como ânion orgânico e transportadores monocarboxilados.

Os TR são proteínas que contêm domínios de ligação de hormônio tireoidiano, DNA e dimerização. Existem duas classes de receptores de hormônio tireoidiano, *TRα* e *TRβ*. Além disso, tanto *TRα* quanto *TRβ* podem ser expressos como múltiplas isoformas. Monômeros de TR podem interagir em reação de dimerização, produzindo homodímeros, ou com outro fator de transcrição, o *receptor retinoide X* (RXR), formando heterodímeros. Esses dímeros de TR ligam-se a regiões promotoras gênicas e são ativados pela ligação a hormônio tireoidiano. Em seu conjunto, as múltiplas combinações diferentes de TR e a variabilidade de sua distribuição tecidual criam especificidade tecidual para os efeitos dos hormônios tireoidianos.

Na ausência de hormônio, os dímeros de receptores de hormônio tireoidiano associam-se a moléculas correpressoras e ligam-se de modo constitutivo a genes estimulados pelo hormônio tireoidiano (inativando-os). A ligação do hormônio tireoidiano a dímeros TR: RXR ou TR:TR promove a dissociação dos correpressores e o recrutamento de coativadores para o DNA. Por conseguinte, a ligação do hormônio tireoidiano a dímeros TR serve como mecanismo de mudança molecular de inibição para ativação de transcrição gênica (Figura 27.3). O hormônio tireoidiano também atua mediante infrarregulação da expressão gênica por mecanismo dependente de TR, cuja exata natureza ainda não está totalmente elucidada. Por exemplo, esse hormônio é capaz de infrarregular a expressão gênica de TSH, produzindo retroalimentação negativa do hormônio tireoidiano sobre o eixo hipotálamo-hipófise-tireoide (ver Capítulo 26). Evidências crescentes sugerem que o hormônio tireoidiano tem efeitos não genômicos sobre o metabolismo mitocondrial e interage com receptores de membrana plasmática, estimulando a transdução de sinais intracelulares.

O hormônio tireoidiano é importante para o crescimento e o desenvolvimento do sistema nervoso em lactentes. A deficiência congênita desse hormônio resulta em *cretinismo*, forma de retardo mental grave, porém passível de prevenção. No adulto, tal hormônio regula o metabolismo corporal geral e o dispêndio de energia. As enzimas reguladas pelo hormônio tireoidiano

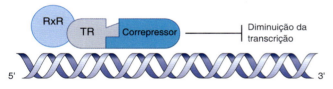

Ausência de hormônio tireoidiano

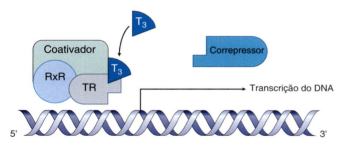

Ocorrência de hormônio tireoidiano

FIGURA 27.3 Ações do receptor de hormônio tireoidiano. Na ausência de hormônio tireoidiano, o heterodímero de receptor de hormônio tireoidiano (TR):receptor retinoide X (RXR) associa-se a um complexo correpressor, que se liga a regiões promotoras de DNA e inibe a expressão gênica. Na presença de hormônio tireoidiano (T3), o complexo correpressor dissocia-se do heterodímero TR:RXR, coativadores são recrutados, e ocorre transcrição gênica. Esse exemplo demonstra a ação da T3 sobre um heterodímero TR: RXR; todavia, é provável a atuação de mecanismos semelhantes para homodímeros TR:TR. Uma estratégia terapêutica útil no futuro poderá envolver agentes farmacológicos que tenham como alvo correpressores ou coativadores teciduais específicos.

incluem a Na^+/K^+ ATPase e muitas do metabolismo intermediário, tanto anabólico quanto catabólico. Na presença de altos níveis de hormônio tireoidiano, esse efeito pode acarretar ciclicidade ineficaz e consequente aumento da temperatura corporal – este foi o motivo pelo qual a Sra. L começou a desligar o aquecedor em sua casa.

Muitos dos efeitos do hormônio tireoidiano assemelham-se àqueles da estimulação neural simpática, incluindo aumento da contratilidade e da frequência cardíacas, excitabilidade, nervosismo e diaforese (sudorese). Esses sintomas também foram observados na Sra. L – sentia-se sempre nervosa e reagia a pequenas provocações. Por outro lado, os baixos níveis desse hormônio produzem *mixedema*, estado hipometabólico caracterizado por letargia, ressecamento da pele, voz áspera e intolerância ao frio.

Eixo hipotálamo-hipófise-tireoide

A secreção de hormônio tireoidiano segue um esquema regulador de retroalimentação negativa semelhante ao observado em outros eixos hipotálamo-hipófise-órgãos-alvo (Figura 27.4). O *hormônio de liberação da tireotrofina* (TRH) é um tripeptídio secretado pelo hipotálamo transportado até a adeno-hipófise pela circulação porta hipotalâmico-hipofisária (ver Capítulo 26). TRH liga-se a um receptor acoplado à proteína G, localizado sobre a membrana plasmática dos tireótropos da adeno-hipófise ou de células produtoras de TSH. Essa ligação estimula uma cascata de transdução de sinais que finalmente promove a síntese e a liberação do *hormônio tireoestimulante* (TSH). O TSH é o mais importante regulador direto da função da glândula tireoide. Ele estimula cada aspecto conhecido da produção de hormônio tireoidiano, incluindo captação de iodeto, organificação, acoplamento, internalização na tireoglobulina e secreção de hormônio tireoidiano. Além disso, o TSH promove aumento da vascularização e crescimento da glândula tireoide. Em condições patológicas, em que TSH ou um simulador de TSH (ver adiante) é secretado em altos níveis, a glândula tireoide pode aumentar até várias vezes seu tamanho normal, acarretando hipertrofia difusa que lhe é característica, conhecida como *bócio*, percebida pelo médico da Sra. L quando palpou o pescoço dela.

Ocorre retroalimentação negativa do eixo hipotálamo-hipófise-tireoide por meio de ações reguladoras do hormônio tireoidiano sobre o hipotálamo e a hipófise. O hormônio secretado difunde-se nos tireótropos da adeno-hipófise, onde se liga a receptores nucleares de hormônio tireoidiano, ativando-os. Esses receptores ligados inibem a transcrição do gene de TSH e, portanto, a síntese de TSH. O hormônio tireoidiano também apresenta importantes efeitos reguladores sobre o hipotálamo; sua ligação a receptores nas células hipotalâmicas inibe a transcrição do gene que codifica a proteína precursora do TRH.

▶ Fisiopatologia

A fisiopatologia das doenças da tireoide pode ser compreendida como um distúrbio do eixo fisiológico hipotálamo-hipófise-tireoide. Por exemplo, uma diminuição fisiológica dos hormônios tireoidianos normalmente ativa a síntese e a liberação de TSH, provocando liberação aumentada de hormônios tireoidianos pela glândula tireoide e normalização dos níveis desses hormônios. A patologia da glândula tireoide também pode

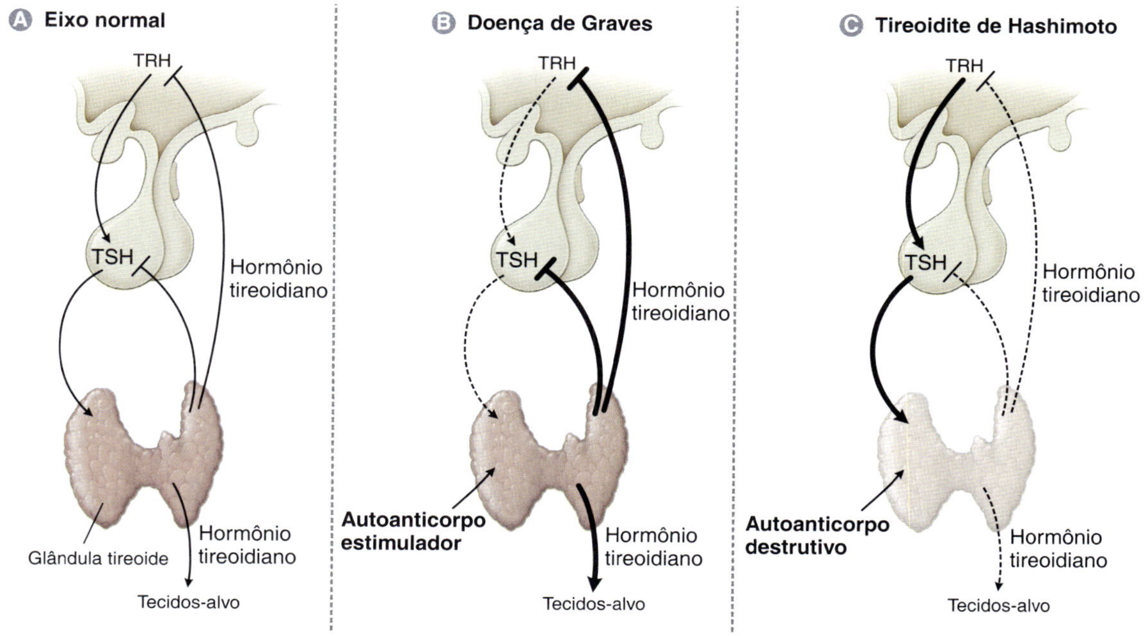

FIGURA 27.4 O eixo hipotálamo-hipófise-tireoide na saúde e na doença. A. No eixo normal, o hormônio liberador de tireotrofina (TRH) estimula os tireótropos da adeno-hipófise a liberar o hormônio tireoestimulante (TSH). Este estimula a síntese e a liberação de hormônio tireoidiano pela glândula tireoide. Tal hormônio, além de seus efeitos sobre os tecidos-alvo, inibe a liberação adicional de TRH e TSH pelo hipotálamo e pela adeno-hipófise, respectivamente. **B.** Na doença de Graves, um autoanticorpo estimulador ativa autonomamente o receptor de TSH na glândula tireoide, resultando em sua sustentada estimulação, aumento dos níveis plasmáticos de hormônio tireoidiano (*linhas espessas*) e supressão da liberação de TRH e TSH (*linhas tracejadas*). **C.** Na tireoidite de Hashimoto, um autoanticorpo destrutivo ataca a glândula tireoide, causando insuficiência desta e diminuição de síntese e secreção de hormônio tireoidiano (*linhas tracejadas*). Em consequência, não ocorre inibição mediante retroalimentação do hipotálamo e da adeno-hipófise, e os níveis plasmáticos de TSH se elevam (*linhas espessas*).

causar insuficiência de hormônio tireoidiano, que, semelhantemente, diminui a retroalimentação negativa de tal hormônio sobre a liberação de TSH. Embora os níveis de TSH estejam consequentemente elevados, não há aumento na liberação de hormônios tireoidianos, uma vez que a glândula tireoide é incapaz de responder.

As doenças comuns da tireoide são, em sua maioria, mais bem classificadas em afecções que produzem aumento (hipertireoidismo) ou diminuição (hipotireoidismo) da secreção de hormônios tireoidianos. Dentre elas se destacam a *doença de Graves* e a *tireoidite de Hashimoto* (Figura 27.4). Acredita-se que ambas tenham origem autoimune; entretanto, a primeira provoca hipertireoidismo, enquanto a segunda, hipotireoidismo.

A doença de Graves demonstra a importância dos níveis plasmáticos de hormônio tireoidiano na regulação da homeostasia do eixo hipotálamo-hipófise-tireoide. Nessa síndrome, produz-se um autoanticorpo IgG específico para o receptor de TSH, conhecido como *imunoglobulina estimulante da tireoide (TsIg)*. Esse anticorpo atua como agonista, ativando o receptor de TSH e, portanto, estimulando síntese e liberação de hormônio tireoidiano pelas células foliculares da tireoide. *Entretanto, ao contrário do TSH, a TsIg não está sujeita a retroalimentação negativa; continua estimulando a função da tireoide, mesmo quando os níveis plasmáticos de hormônio tireoidiano aumentam, atingindo a faixa patológica.* Como o autoanticorpo na doença de Graves atua independentemente do eixo hipotálamo-hipófise-tireoide, ocorre ruptura da homeostasia do hormônio tireoidiano. Surgem os sintomas clínicos de hipertireoidismo, e os exames laboratoriais revelam altos

níveis plasmáticos de hormônio tireoidiano, níveis baixos ou indetectáveis de TSH e níveis elevados de TsIg. No caso descrito na introdução, os níveis de TSH da Sra. L estavam baixos, visto que os níveis plasmáticos excessivos de hormônio tireoidiano suprimiram a liberação de TSH pela adeno-hipófise.

Em contrapartida, a tireoidite de Hashimoto provoca destruição seletiva da glândula tireoide. No plasma de pacientes com tireoidite de Hashimoto, podem ser encontrados anticorpos específicos dirigidos contra muitas proteínas da glândula tireoide, incluindo tireoglobulina e tireoide peroxidase. A exemplo da doença de Graves, acredita-se que a etiologia subjacente dessa doença seja autoimune. O curso clínico da tireoidite de Hashimoto envolve destruição inflamatória gradual da glândula tireoide, com consequente desenvolvimento de hipotireoidismo. No início do curso da doença, a destruição das células foliculares da tireoide pode liberar quantidades excessivas de coloide armazenado, ocasionando aumento transitório dos níveis de hormônio tireoidiano. Eventualmente, a glândula é quase totalmente destruída, e surgem sintomas clínicos de hipotireoidismo (p. ex., letargia e diminuição do metabolismo). O tratamento da tireoidite de Hashimoto envolve reposição farmacológica com hormônio tireoidiano sintético oral.

Outras causas de hipotireoidismo e hipertireoidismo são anomalias de desenvolvimento, tireoidite subaguda (de De Quervain) e adenomas e carcinomas da tireoide. Os detalhes das fisiopatologias subjacentes diferem, porém a intervenção farmacológica, em cada caso, baseia-se em determinar se o paciente é hipotireóideo, eutireóideo ou hipertireóideo.

▶ Classes e agentes farmacológicos

O tratamento farmacológico da fisiopatologia da glândula tireoide envolve reposição do hormônio tireoidiano deficiente ou antagonismo do hormônio tireoidiano excessivo. A reposição é evidente por si própria, enquanto os antagonistas atuam em múltiplas etapas na síntese e na ação desse hormônio (Figura 27.5). Além disso, diversos agentes farmacológicos utilizados para indicações de doenças não tireoidianas exercem efeitos importantes sobre o metabolismo periférico dos hormônios da tireoide. Os mecanismos de sua ação constam no final desta seção.

Tratamento do hipotireoidismo

O hormônio tireoidiano constitui terapia bem estabelecida e segura para tratamento a longo prazo de hipotireoidismo. A terapia tem por objetivo repor a falta de hormônio tireoidiano endógeno com administração regular de hormônio tireoidiano exógeno. Este é produzido por síntese química e é estruturalmente idêntico ao hormônio tireoidiano endógeno (geralmente T4).

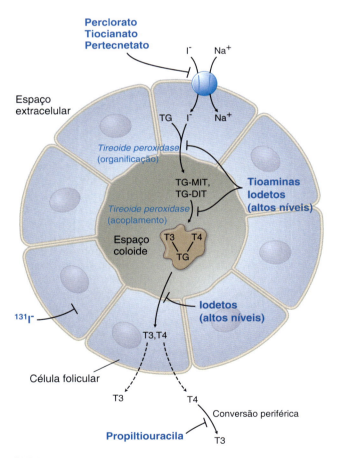

FIGURA 27.5 Intervenções farmacológicas que afetam a síntese do hormônio tireoidiano. Os ânions com raio molecular aproximadamente igual ao do íon iodeto (I⁻), como perclorato, tiocianato e pertecnetato, competem com o iodeto na captação pelo simportador de Na⁺/I⁻. O ¹³¹I⁻ radioativo, quando concentrado no interior das células da glândula tireoide, provoca destruição seletiva da glândula. O iodeto em altos níveis causa depressão transitória da função da tireoide por meio da inibição dos processos de organificação, acoplamento e proteólise da tireoglobulina. Tioaminas, como propiltiouracila e metimazol, inibem a organização e o acoplamento; propiltiouracila também inibe a conversão periférica de T4 em T3. TG-MIT, tireoglobulina-monoiodotirosina; TG-DIT, tireoglobulina-di-iodotirosina.

Os primeiros ensaios clínicos com reposição hormonal questionaram se seria mais eficaz efetuar reposição com T3 ou T4. T3 é a forma metabolicamente mais ativa do hormônio tireoidiano, e seria possível prever que a reposição de tal hormônio deficiente com T3 poderia normalizar de modo mais efetivo a homeostasia da tireoide. Entretanto, diversos achados fornecem argumentos contra essa suposição. Em primeiro lugar, a maior parte do hormônio tireoidiano no organismo encontra-se na forma de T4, embora T4 tenha atividade mais baixa que T3 e seja eventualmente metabolizada a T3. Ter um grande reservatório de "profármaco" tireoidiano (T4) no plasma pode ser importante, talvez como tampão efetivo para normalizar taxas metabólicas em ampla variedade de condições. Em segundo lugar, a meia-vida de T4 é de 6 dias, em comparação com a meia-vida de 1 dia de T3. A meia-vida prolongada de T4 possibilita ao paciente tomar apenas uma pílula ao dia para reposição de hormônio tireoidiano. Por essas razões, *levotiroxina*, L-isômero de T4, constitui o tratamento de escolha para o hipotireoidismo. (Uma possível exceção é o coma mixedematoso, em que o início de ação mais rápido de T3 pode possibilitar maior recuperação do hipotireoidismo potencialmente fatal.) A eficácia da reposição de hormônio tireoidiano é monitorada por dosagens dos níveis plasmáticos de TSH e hormônio tireoidiano. TSH é um acurado marcador da atividade do hormônio tireoidiano, visto que a liberação de TSH pela adeno-hipófise é extremamente sensível ao controle de retroalimentação pelo hormônio tireoidiano no sangue.

Uma vez que o paciente esteja tomando uma dose estável de levotiroxina, o monitoramento dos níveis de TSH geralmente poderá ser efetuado a cada 6 meses ou 1 ano. Súbitas alterações nos níveis de TSH, apesar do uso constante de levotiroxina, podem ser devidas a interações medicamentosas que afetam absorção e metabolismo. Por exemplo, certas resinas, como *poliestireno sulfonato de sódio* (Kayexelate®) e *colestiramina*, podem diminuir a absorção de T4. Acidez gástrica adequada também é necessária para a absorção de levotiroxina exógena; portanto, a dose dessa substância precisa ser aumentada quando os pacientes tornam-se infectados por *Helicobacter pylori* ou começam a ingerir inibidor da bomba de prótons. Os fármacos que aumentam a atividade de certas enzimas P450 hepáticas, incluindo *rifampicina* e *fenitoína*, aumentam a excreção hepática de T4. Nesses casos, pode ser necessário elevar a dose de T4 para manter um estado eutireóideo.

Tratamento do hipertireoidismo

Existem agentes farmacológicos que têm como alvo cada etapa da síntese do hormônio tireoidiano, desde a captação inicial de iodeto até a organificação, o acoplamento e a conversão periférica de T4 em T3. Clinicamente, dispõe-se de iodeto radioativo e tioaminas para o tratamento de hipertireoidismo. Algumas vezes, são também utilizados antagonistas β-adrenérgicos para melhorar alguns dos sintomas da doença.

Inibidores da captação de iodeto

Iodeto é transportado até a célula folicular da tireoide por um simportador de Na⁺/I⁻. Certos ânions com raio atômico aproximado do de iodeto, como *perclorato*, *tiocianato* e *pertecnetato*, competem com o iodeto por sua captação na célula folicular da glândula tireoide (Figura 27.5). Isso resulta em diminuição da quantidade de iodeto disponível para a síntese dos hormônios tireoidianos. Em geral, os efeitos dos inibidores da captação de ânions não são imediatamente aparentes, em virtude da grande reserva de hormônio tireoidiano pré-formado no coloide.

Esses inibidores podem ser utilizados no tratamento do hipertireoidismo; eles reduzem o suprimento intratireoidiano de iodeto disponível para a síntese dos hormônios da tireoide. Todavia, seu uso é incomum, por causa do potencial de causar anemia aplásica, e as tioaminas (ver adiante) são, em geral, mais efetivas. Como muitos desses inibidores da captação também são empregados como meios de contraste radiopacos, é importante ter em mente esse antagonismo fisiológico sempre que um paciente tiver sintomas de hipotireoidismo após exames radiográficos extensos que utilizam meio de contraste.

Inibidores de organificação e liberação do hormônio da tireoide

Iodetos

Na prática clínica, são utilizados dois tipos distintos de iodeto. Ambos tiram proveito da captação seletiva e da concentração de iodeto pela glândula tireoide em níveis muito maiores que os do sangue.

O primeiro agente, $^{131}I^-$, é um isótopo radioativo do iodeto que emite intensamente partículas beta tóxicas para as células. O canal de Na^+/I^- expresso nas membranas das células foliculares da tireoide é incapaz de diferenciar o $^{131}I^-$ do iodeto estável normal ($^{127}I^-$). Por conseguinte, o $^{131}I^-$ é sequestrado no interior da glândula tireoide. Isso o torna uma forma de terapia específica e efetiva para o hipertireoidismo. O iodeto radioativo intracelular concentrado continua emitindo partículas beta, provocando destruição local e seletiva da glândula tireoide. Ele é utilizado no tratamento de tireotoxicose e constitui alternativa para a cirurgia no tratamento do hipertireoidismo. Existe a preocupação de que o paciente possa eventualmente desenvolver hipotireoidismo após tratamento com iodeto radioativo, visto que é difícil estabelecer, de modo individual, até que ponto o $^{131}I^-$ radioativo destruirá todas ou a maioria das células foliculares da tireoide. *A meta é administrar suficiente $^{131}I^-$ para produzir um estado eutireóideo, sem precipitar hipotireoidismo.* Esse resultado desejado nem sempre é obtido; por exemplo, a Sra. L desenvolveu hipotireoidismo após tratamento com $^{131}I^-$. De qualquer modo, é mais fácil tratar clinicamente o desenvolvimento de hipotireoidismo do que o hipertireoidismo. Com base em estudos epidemiológicos, é pouco provável que o iodeto radioativo em doses terapêuticas tenha qualquer efeito sobre a incidência de câncer da tireoide.

O segundo agente farmacológico clinicamente importante é, paradoxalmente, o iodeto inorgânico estável. Iodeto em altos níveis inibe síntese e liberação de hormônio tireoidiano, fenômeno conhecido como *efeito de Wolff–Chaikoff*. Este fenômeno é, provavelmente, mediado pela infrarregulação do simportador Na^+/I^- na glândula tireoide. O efeito de retroalimentação negativa das concentrações intratireóideas elevadas de iodeto é reversível e transitório; a síntese e a liberação de hormônio tireoidiano normalizam-se dentro de poucos dias após aumento da concentração plasmática de iodeto. Por conseguinte, o iodeto inorgânico não constitui útil terapia a longo prazo para hipertireoidismo. Todavia, esse fenômeno tem outras aplicações importantes.

Por exemplo, iodeto em altas doses diminui tamanho e vascularidade da glândula tireoide. Devido a esse efeito, é frequentemente administrado antes de uma cirurgia da glândula tireoide, possibilitando excisão tecnicamente mais fácil da glândula.

O iodeto também pode ter importantes efeitos preventivos. Quando ocorreu o acidente nuclear em Chernobyl, houve a preocupação de que a liberação de iodeto radioativo no ar sobre a Polônia pudesse causar destruição da glândula tireoide em nível populacional. Como medida preventiva, milhões de crianças polonesas receberam grandes doses de iodeto durante vários dias para suprimir temporariamente a função da glândula tireoide e, assim, evitar a captação do iodeto radioativo ambiental.

Tioaminas

As tioaminas *propiltiouracila* e *metimazol* são importantes e úteis inibidores da produção de hormônio tireoidiano. Elas competem com a tireoglobulina pelo iodeto oxidado, em processo catalisado pela enzima tireoide peroxidase (Figura 27.5). *Ao competir pelo iodeto oxidado, o tratamento com tioaminas causa diminuição seletiva em organificação e acoplamento de precursores de hormônio tireoidiano, diminuindo assim a produção desse hormônio.* As tioaminas iodadas também podem ligar-se à tireoglobulina, antagonizando ainda mais quaisquer reações de acoplamento. Convém lembrar que as células foliculares da tireoide armazenam grande quantidade de hormônio tireoidiano nascente sob a forma de coloide. Esse coloide pode fornecer quantidade suficiente de hormônio tireoidiano por mais de 1 semana, na ausência de qualquer nova síntese. Como as tioaminas afetam a síntese, mas não a secreção de hormônio tireoidiano, os efeitos desses fármacos não se manifestam até várias semanas após a instituição do tratamento.

Com frequência, o tratamento com tioaminas resulta em formação de bócio. Por esse motivo, os fármacos são comumente designados como *bociógenos*. A inibição da produção de hormônio tireoidiano por tiaminas acarreta suprarregulação da liberação de TSH pela adeno-hipófise, na tentativa de restabelecer a homeostasia. Entretanto, os níveis plasmáticos aumentados de TSH não conseguem elevar os níveis de hormônio tireoidiano, devido à ação de tioamina. Em resposta à estimulação pelo TSH elevado, a glândula tireoide sofre hipertrofia na tentativa de aumentar a síntese de hormônio tireoidiano. Isso provoca eventual formação de bócio.

Propiltiouracila é considerada o protótipo das tioaminas; *metimazol* é outro fármaco dessa classe frequentemente utilizado. Propiltiouracila inibe a tireoide peroxidase, bem como a conversão periférica de T4 em T3, enquanto metimazol só inibe a tireoide peroxidase. Propiltiouracila possui meia-vida curta, o que exige sua administração 3 vezes/dia, enquanto metimazol pode ser tomado 1 vez/dia.

Tanto propiltiouracila quanto metimazol são geralmente bem tolerados. O efeito adverso mais frequente desses fármacos consiste em exantema pruriginoso no início do tratamento, o qual pode sofrer remissão espontânea. Artralgias também são motivo comum para a interrupção desses fármacos. Propiltiouracila e metimazol podem interferir na síntese de protrombina dependente de vitamina K, ocasionando hipoprotrombinemia e aumento da tendência a sangramento.

Agranulocitose, hepatotoxicidade e vasculite constituem três complicações raras, porém graves, de propiltiouracila e metimazol. Ocorre agranulocitose em < 0,1% dos casos, habitualmente dentro dos primeiros 90 dias de tratamento com esses agentes. Devido a esse risco, todos os pacientes em uso de tioaminas devem efetuar contagem basal dos leucócitos e ser aconselhados a suspender imediatamente o fármaco caso tenham febre ou faringite. A hepatotoxicidade também constitui efeito adverso raro das tioaminas. Tipicamente, a hepatite é de padrão colestático e pode representar uma reação alérgica ao fármaco. O tratamento com propiltiouracila já foi associado à hepatite grave que evolui para insuficiência hepática e morte. A vasculite induzida por esses agentes pode manifestar-se na forma de lúpus induzido por fármaco ou vasculite associada a anticorpo citoplasmático antineutrofílico (ACAN).

Como a incidência de efeitos adversos graves parece menos frequente com metimazol do que com propiltiouracila, metimazol é, em geral, o agente preferido na prática clínica. Duas exceções a essa regra são tempestade tireoidiana e gravidez. No tratamento agudo do hipertireoidismo grave (tempestade tireoidiana), propiltiouracila é o fármaco mais interessante em virtude de sua capacidade adicional de bloquear a conversão periférica de T4 em T3. Durante a gravidez, constitui o agente preferido, por causa do registro mais extenso de segurança e porque o uso de metimazol tem sido associado à *aplasia cutis* por exposição fetal.

Em geral, as tioaminas são eficazes no controle do hipertireoidismo. Grande porcentagem de pacientes em uso desses fármacos sofre remissão no decorrer de 6 meses a 1 ano e pode manter estado eutireóideo após a suspensão dos medicamentos. Entretanto, alguns desenvolvem hipertireoidismo persistente apesar do tratamento, como no caso descrito na introdução. Esses pacientes necessitam de tratamento mais definitivo do hipertireoidismo, por terapia com iodeto radioativo ou remoção cirúrgica da glândula tireoide.

Inibidores do metabolismo periférico do hormônio da tireoide

Embora a maior parte do hormônio tireoidiano seja sintetizada na glândula tireoide como T4, o hormônio tireoidiano atua em sítios periféricos principalmente como T3. A conversão de T4 em T3 depende de uma 5′-desiodase periférica, e inibidores dessa enzima são adjuvantes efetivos no tratamento dos sintomas de hipertireoidismo. Conforme assinalado anteriormente, propiltiouracila inibe tanto a organificação na glândula tireoide quanto a conversão periférica de T4 em T3. Dois outros agentes, bloqueadores β-adrenérgicos e ipodato, são discutidos adiante.

Bloqueadores β-adrenérgicos

Os antagonistas β-adrenérgicos são terapias úteis para os *sintomas* de hipertireoidismo, visto que muitos dos efeitos dos níveis plasmáticos elevados de hormônio tireoidiano assemelham-se à estimulação β-adrenérgica inespecífica (p. ex., sudorese, tremor, taquicardia). Também foi demonstrado que β-bloqueadores podem reduzir a conversão de T4 em T3, porém não se acredita que esse efeito seja clinicamente relevante. Em virtude de seu rápido início de ação e meia-vida de eliminação curta (9 min), *esmolol* é o antagonista β-adrenérgico preferido para o tratamento da tempestade tireoidiana.

Ipodato

O ipodato é um contraste radiológico utilizado antigamente para visualização de ductos biliares em procedimentos de colangiopancreatografia retrógrada endoscópica (CPRE). Além de sua utilidade como contraste radiológico, o ipodato inibe significativamente a conversão de T4 em T3 por meio da inibição da enzima 5′-desiodase. Embora no passado tenha sido algumas vezes empregado no tratamento de hipertireoidismo, não é mais comercialmente disponível.

Outros fármacos que afetam a homeostasia do hormônio da tireoide

Lítio

Lítio, fármaco utilizado no tratamento de transtorno afetivo bipolar (ver Capítulo 14), pode causar hipotireoidismo. É ativamente concentrado na glândula tireoide, e foi constatado que, em altos níveis, inibe a liberação de hormônio tireoidiano das células foliculares da tireoide. Há algumas evidências de que o lítio também pode inibir a síntese desse hormônio. O mecanismo responsável por tais ações não é conhecido.

Amiodarona

Amiodarona é agente antiarrítmico (ver Capítulo 23) que apresenta efeitos tanto positivos quanto negativos sobre a função do hormônio tireoidiano. Estruturalmente, assemelha-se a hormônio tireoidiano, portanto contém grande concentração de iodo (cada comprimido de 200 mg de amiodarona contém 75 mg de iodo). O metabolismo da amiodarona libera esse iodo na forma de iodeto, resultando em aumento das concentrações plasmáticas de iodeto. O iodeto plasmático aumentado concentra-se na glândula tireoide, podendo ocasionar desenvolvimento de hipotireoidismo pelo efeito de Wolff–Chaikoff.

Amiodarona também pode causar hipertireoidismo por dois mecanismos. Na tireotoxicose tipo I, a carga excessiva de iodeto apresentada pela amiodarona provoca aumento de síntese e liberação de hormônio tireoidiano. Na tireoidite tipo II, ocorre tireoidite autoimune que acarreta liberação de quantidades excessivas de hormônio tireoidiano do coloide. Em virtude de sua estreita semelhança estrutural com o hormônio tireoidiano, a amiodarona também pode atuar como homóloga desse hormônio em nível de receptor.

Além disso, ela inibe competitivamente a 5′-desiodase tipo I. Isso ocasiona diminuição da conversão T4/T3 e aumento das concentrações plasmáticas de rT3.

Corticosteroides

Corticosteroides, como cortisol e análogos de glicocorticoides, inibem a enzima 5′-desiodase, que converte T4 em T3, metabolicamente mais ativa. Como T4 exibe menos atividade fisiológica do que T3, o tratamento com corticosteroides reduz a atividade efetiva do hormônio tireoidiano. Além disso, a diminuição dos níveis séricos de T3 provoca liberação aumentada de TSH. Esse aumento estimula maior síntese de T4, até que a quantidade de T4 produzida gere nível suficiente de T3 para inibir o hipotálamo. Por conseguinte, na presença de conversão periférica diminuída de T4 em T3, a tireoide libera a T4 em maior taxa, e os níveis séricos de T4 e T3 atingem novo estado de equilíbrio dinâmico.

▶ Conclusão e perspectivas

A síntese de hormônio tireoidiano consiste em uma série complexa de etapas de síntese e degradação. Essa via cria numerosos pontos para intervenção farmacológica, desde a captação de iodeto até a conversão periférica de T4 em T3. A reposição de hormônio tireoidiano proporciona terapia a longo prazo, segura e efetiva para a deficiência de hormônio tireoidiano. Existem numerosas terapias efetivas para a abordagem da tireotoxicose. Iodeto radioativo e tioaminas costumam ser utilizados para esse propósito, resultando em destruição seletiva da glândula tireoide e antagonismo da organificação/acoplamento, respectivamente. As futuras terapias potenciais para doenças da glândula tireoide poderão enfocar o tratamento da etiologia das doenças autoimunes da tireoide, como doença de Graves e tireoidite de Hashimoto, e definir melhor os alvos moleculares de ação do hormônio tireoidiano.

Leitura sugerida

Anonymous. Drugs for hypothyroidism and hyperthyroidism. *Treat Guidel Med Lett* 2006; 4:17-24. (*Revisão das considerações terapêuticas, incluindo importantes interações medicamentosas.*)

Brent GA. Grave's disease. *N Engl J Med* 2008; 358: 2594-2605. (*Revisa a abordagem clínica da doença de Graves e discute outras causas de hipertireoidismo.*)

Cooper DS. Antithyroid drugs. *N Engl J Med* 2005; 352:905-917. (*Resumo excelente e detalhado de usos clínicos e efeitos adversos de metimazol e propiltiouracila.*)

Davis PJ, Leonard JL, David FB. Mechanisms of nongenomic actions of thyroid hormone. (*Revisão de avanços recentes em sinalização do hormônio tireóideo.*)

Jonklaas J, Davidson B, Bhagat S, Soldin SJ. Triiodothyronine levels in athyreotic individuals during levothyroxine therapy. *JAMA* 2008; 299: 769-777. (*Estudo clínico que sugere que a mera reposição de levotiroxina é suficiente para indivíduos sem glândula tireoide.*)

RESUMO FARMACOLÓGICO: Capítulo 27 | Farmacologia da Glândula Tireoide.

FÁRMACO	APLICAÇÕES CLÍNICAS	EFEITOS ADVERSOS GRAVES E COMUNS	CONTRAINDICAÇÕES	CONSIDERAÇÕES TERAPÊUTICAS
REPOSIÇÃO DE HORMÔNIO TIREOIDIANO *Mecanismo – Repor o hormônio tireoidiano endógeno ausente com hormônio tireoidiano exógeno*				
Levotiroxina (T4) Liotironina (T3)	Hipotireoidismo Coma mixedematoso	Hipertireoidismo, osteopenia, pseudotumor cerebral, convulsões, infarto do miocárdio	Infarto agudo do miocárdio Insuficiência adrenocortical não corrigida Tireotoxicose não tratada	Colestiramina e poliestireno sulfonato de sódio diminuem a absorção do hormônio tireoidiano sintético Rifampicina e fenitoína aumentam o metabolismo do hormônio tireoidiano sintético Devido à meia-vida de eliminação mais longa, T4 é habitualmente preferida para tratamento de hipotireoidismo T3 pode ser preferida em coma mixedematoso, devido a seu início de ação mais rápido
INIBIDORES DA CAPTAÇÃO DE IODETO *Mecanismo – Competem com iodeto pela captação nas células foliculares da tireoide por meio do simportador de sódio-iodeto, diminuindo, assim, o suprimento intratireóideo de iodeto disponível para a síntese dos hormônios tireoidianos*				
Perclorato Tiocianato Pertecnetato	Hipertireoidismo Agentes de contraste radiológico	Anemia aplásica Irritação gastrintestinal	Nenhuma contraindicação importante	O uso clínico no hipertireoidismo é limitado, devido ao risco de desenvolvimento de anemia aplásica Frequentemente utilizados como agentes de contraste radiológico
INIBIDORES DE ORGANIFICAÇÃO E LIBERAÇÃO DO HORMÔNIO TIREOIDIANO *Mecanismo – O iodeto radioativo emite fortemente partículas beta, tóxicas para as células foliculares da tireoide. O iodeto em altas concentrações inibe a captação de iodeto e a organificação por meio do efeito de Wolff–Chaikoff. A propiltiouracila inibe a tireoide peroxidase e a conversão de T4 em T3. O metimazol inibe a tireoide peroxidase*				
^{131}I$^-$ (iodeto radioativo)	Hipertireoidismo	Pode agravar a oftalmopatia na doença de Graves, hipotireoidismo	Gravidez	Alternativa para cirurgia no tratamento do hipertireoidismo A radiação em excesso pode destruir a tireoide, causando hipotireoidismo
Iodeto (em altas concentrações)	Hipertireoidismo	Pode agravar os sintomas de bócio tóxico		Utilizado para supressão temporária da função da glândula tireoide Também utilizado antes da cirurgia da glândula tireoide para possibilitar excisão tecnicamente mais fácil
Propiltiouracila (PTU) Metimazol	Hipertireoidismo	Agranulocitose, hepatotoxicidade, vasculite e hipoprotrombinemia Exantema, artralgias	Gravidez Lactação (metimazol)	O metimazol é geralmente preferido no tratamento do hipertireoidismo, em virtude de menor incidência de efeitos adversos graves PTU constitui o agente preferido na tempestade tireoidiana, por causa da inibição adicional da conversão periférica de T4 em T3
INIBIDORES DO METABOLISMO PERIFÉRICO DO HORMÔNIO DA TIREOIDE *Mecanismo – Bloqueiam a 5′-desiodase, inibindo, assim, a conversão de T4 em T3*				
β-bloqueadores	Ver Resumo farmacológico: Capítulo 10			O efeito simpaticolítico dos β-bloqueadores é mais importante no tratamento dos sintomas do hipertireoidismo do que o efeito menor desses fármacos sobre a 5′-desiodase Esmolol é antagonista β-adrenérgico preferido para tratamento da tempestade tireoidiana, em virtude de seu rápido início de ação e sua meia-vida de eliminação rápida
Ipodato	Hipertireoidismo	Urticária, doença do soro; em certas ocasiões, pode exacerbar os sintomas de hipertireoidismo	Hipersensibilidade a agentes de contraste radiológicos	Antigamente utilizado como agente de contraste radiológico Não está mais disponível comercialmente

28
Farmacologia do Córtex Suprarrenal

Rajesh Garg e Gail K. Adler

▶ Introdução

À semelhança da hipófise, a glândula suprarrenal consiste em dois órgãos que sofreram fusão durante o desenvolvimento embrionário. O córtex suprarrenal externo origina-se do mesoderma, enquanto a medula suprarrenal interna deriva de células da crista neural. O córtex suprarrenal sintetiza e secreta hormônios esteroides, que são essenciais para o equilíbrio do sal, o metabolismo intermediário, e, nas mulheres, para as ações androgênicas. A medula suprarrenal sintetiza e secreta a catecolamina epinefrina, que é importante, apesar de não ser essencial, na manutenção do tônus simpático. Este capítulo trata do córtex suprarrenal; dada sua importância em neurofarmacologia, a medula suprarrenal é discutida no Capítulo 10.

A utilidade terapêutica dos hormônios adrenocorticais estende-se por quase todas as áreas da medicina. Isso se deve, em grande parte, à utilidade dos análogos dos glicocorticoides como agentes anti-inflamatórios potentes e eficazes. Infelizmente, a terapia sistêmica a longo prazo com glicocorticoides

também provoca diversos efeitos adversos previsíveis, porém indesejáveis. A fisiologia dos mineralocorticoides tem sido estudada na etiologia de hipertensão, doença cardiovascular e doença renal, e há um considerável interesse pelo uso de antagonistas dos receptores de mineralocorticoides como forma de terapia para essas doenças. Os androgênios adrenais, apesar de não terem indicação terapêutica definitiva no momento atual, constituem o foco de investigação para uso na disfunção sexual feminina. Tanto a deficiência quanto o excesso de hormônios adrenocorticais podem provocar doença nos seres humanos. Os estados de deficiência são tratados mediante reposição dos hormônios na forma de agentes terapêuticos, enquanto os inibidores das enzimas de biossíntese adrenocorticais podem ser empregados no tratamento do excesso de hormônio.

▶ Visão geral do córtex suprarrenal

O córtex suprarrenal sintetiza três classes de hormônios: *mineralocorticoides*, *glicocorticoides* e *androgênios*. Em nível histológico, o córtex suprarrenal é dividido em três zonas. Da

CASO

João, 8 anos de idade, percebe que, algumas vezes, mal consegue respirar, especialmente quando pratica atividades físicas. Ele apresenta sucessivas crises de asma, porém nenhum tratamento parece interrompê-las por completo. Embora a médica esteja preocupada com uma possível interrupção no crescimento do menino, acaba prescrevendo prednisona oral (um análogo glicocorticoide) e pede aos pais dele que verifiquem se ele está tomando o medicamento diariamente. Após algumas semanas, as crises começam a ceder, e João consegue ter uma infância normal. Durante esse período, a médica acompanha atentamente o crescimento linear do garoto. Dois anos mais tarde, a médica decide que o uso de um novo glicocorticoide inalado pode ser mais seguro. O menino muda, então, para o glicocorticoide inalado e suspende a prednisona oral. Depois de 3 dias, ele contrai uma infecção respiratória e é levado ao serviço de emergência com pressão arterial baixa e temperatura de 39,4°C. Com base no histórico de utilização de prednisona, João recebe imediatamente hidrocortisona (cortisol) IV, bem como infusão de solução salina. João recupera-se, e, nos 6 meses seguintes, a dose oral de prednisona é reduzida lenta e gradativamente, com uso contínuo do glicocorticoide inalado. Por fim, João pode tomar apenas o glicocorticoide inalado como tratamento efetivo para a asma.

💡 Questões

1. Por que os análogos do cortisol, como a prednisona, são usados no tratamento da asma?
2. Por que a interrupção abrupta da prednisona oral levou ao quadro clínico apresentado por João no serviço de emergência?
3. Por que os glicocorticoides inalados são mais seguros que os glicocorticoides orais no tratamento a longo prazo da asma?
4. Por que a médica monitorou o crescimento linear de João?

---

cápsula em direção à medula, essas regiões são zona glomerulosa, zona fasciculada e zona reticular (Figura 28.1). A zona glomerulosa é responsável pela produção de mineralocorticoides e está sob o controle de *angiotensina II*, concentração sanguínea de *potássio* e, em menor grau, de *hormônio adrenocorticotrófico* (ACTH). As zonas fasciculada e reticular sintetizam glicocorticoides e androgênios, respectivamente. Ambas estão sob controle do ACTH, que, por sua vez, é regulado por hormônio de liberação corticotropina (CRH), vasopressina e cortisol (ver Capítulo 26).

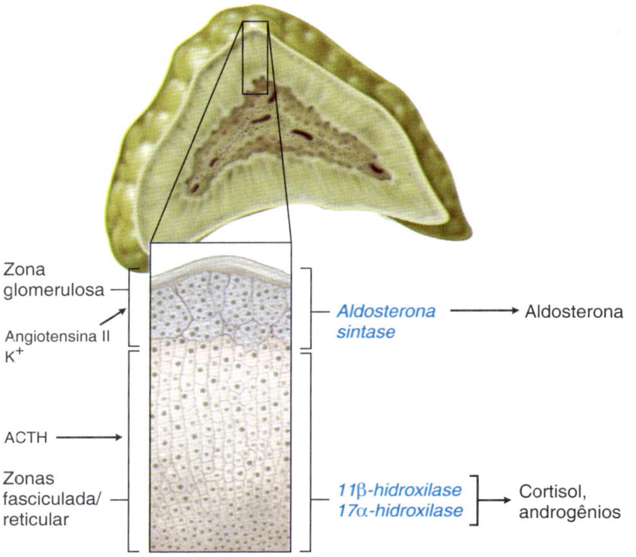

Por meio de seus produtos mineralocorticoides, glicocorticoides e androgênios adrenais, o córtex suprarrenal desempenha um papel em diversos aspectos da homeostasia. A discussão que se segue considera a fisiologia, a fisiopatologia e a farmacologia de cada classe de hormônios da suprarrenal. Os glicocorticoides são discutidos em primeiro lugar, seguidos dos mineralocorticoides e dos androgênios adrenais.

▶ Glicocorticoides

Fisiologia

Síntese

Cortisol, o glicocorticoide endógeno, é sintetizado a partir do colesterol. Sua síntese começa com a conversão do colesterol em pregnenolona, uma reação limitadora de velocidade e catalisada pela enzima de clivagem da cadeia lateral (Figura 28.2). Essa primeira etapa converte o colesterol de 27 carbonos em um precursor de 21 carbonos comum a todos os hormônios adrenocorticais. A partir desse precursor, o metabolismo dos esteroides pode prosseguir ao longo de três vias distintas para produzir mineralocorticoides, glicocorticoides ou androgênios adrenais.

Uma enzima oxidase catalisa cada etapa na via de síntese dos hormônios adrenocorticais. As enzimas oxidases são *citocromos* mitocondriais, semelhantes ao sistema de oxidase do citocromo P450 do fígado. A expressão tecidual específica de determinadas enzimas oxidases em cada uma das zonas do córtex suprarrenal proporciona a base bioquímica para as diferenças observadas entre os produtos finais hormonais das diferentes zonas do córtex. Por exemplo, a zona fasciculada sintetiza cortisol, mas não aldosterona nem androgênios (Figura 28.1). Isso se deve ao fato de que as enzimas necessárias exclusivamente para a síntese de cortisol – como a esteroide 11β-hidroxilase – estão expressas na zona fasciculada, enquanto as enzimas necessárias para a síntese de aldosterona e de androgênios não são expressas. A zona glomerulosa dos seres humanos não expressa a 17α-hidroxilase, necessária para a produção de cortisol e androgênios, mas não necessária para a produção de aldosterona (Figura 28.2).

FIGURA 28.1 Regiões do córtex suprarrenal. O córtex suprarrenal é dividido em três regiões. A zona glomerulosa, mais externa, sintetiza aldosterona e é regulada principalmente pelos níveis circulantes de angiotensina II e potássio. As zonas fasciculada e reticular sintetizam cortisol e androgênios adrenais. O ACTH liberado pela adeno-hipófise estimula a produção de cortisol e androgênios adrenais. A expressão tecidual específica de enzimas em cada uma das zonas do córtex suprarrenal – aldosterona sintase na zona glomerulosa, esteroide 11β-hidroxilase e esteroide 17α-hidroxilase nas zonas fasciculada/reticular – determina a especificidade da produção hormonal nessas zonas.

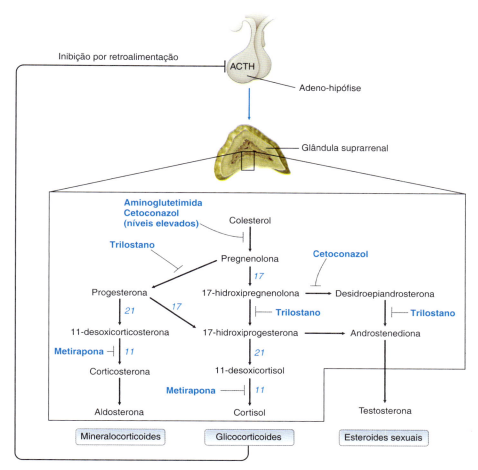

FIGURA 28.2 **Síntese de hormônios no córtex suprarrenal.** Os hormônios do córtex suprarrenal são esteroides derivados do colesterol. A etapa que limita a velocidade em seu processo de biossíntese é a modificação do colesterol em pregnenolona pela enzima de clivagem da cadeia lateral. A partir dessa etapa, o metabolismo da pregnenolona pode ser direcionado para a síntese de aldosterona, cortisol ou androstenediona. O fluxo de metabólitos de cada uma dessas vias depende da expressão tecidual específica de enzimas nos diferentes tipos de células do córtex, bem como da atividade relativa das diversas enzimas de síntese. Observe que várias enzimas estão envolvidas em mais de uma via, e que a ocorrência de defeitos nessas enzimas pode afetar a síntese de mais de um hormônio. Por exemplo, a ocorrência de defeito na esteroide 21-hidroxilase impede a síntese tanto da aldosterona quanto do cortisol. Essa superposição de atividade de síntese também contribui para a ação não seletiva dos inibidores da síntese de glicocorticoides, como o trilostano. As enzimas estão indicadas por números: 17, esteroide 17α-hidroxilase; 21, esteroide 21-hidroxilase; 11, esteroide 11β-hidroxilase. A aminoglutetimida e o cetoconazol em altos níveis inibem a enzima de clivagem da cadeia lateral. O cetoconazol também inibe a 17,20-liase. O trilostano inibe a 3β-hidroxiesteroide desidrogenase. A metirapona inibe a esteroide 11β-hidroxilase.

Metabolismo

Cerca de 90% do cortisol circulante estão ligados a proteínas plasmáticas, das quais as mais importantes são *globulina de ligação dos corticosteroides* (CBG, também denominada *transcortina*) e albumina. A CBG apresenta alta afinidade pelo cortisol, porém baixa capacidade global, enquanto a albumina exibe baixa afinidade pelo cortisol, porém alta capacidade global. Apenas as moléculas de cortisol que não estão ligadas às proteínas (a denominada *fração livre*) são biodisponíveis, isto é, estão disponíveis para sofrer difusão pelas membranas plasmáticas para o interior das células. Por conseguinte, a afinidade e a capacidade de ligação das proteínas plasmáticas regulam a disponibilidade de hormônio ativo e, consequentemente, a atividade hormonal.

O fígado e os rins constituem os principais locais de metabolismo periférico do cortisol. Por meio de redução e conjugação subsequente com ácido glicurônico, o fígado é responsável pela inativação do cortisol no plasma. A reação de conjugação torna o cortisol mais hidrossolúvel, possibilitando, assim, sua excreção

renal. É importante assinalar que o fígado e os rins expressam isoformas diferentes da enzima *11β-hidroxiesteroide desidrogenase*, reguladora da atividade do cortisol. As duas isoformas catalisam reações opostas. Nas células dos ductos coletores distais do rim, a 11β-hidroxiesteroide desidrogenase tipo 2 (11β-HSD 2) converte o cortisol em *cortisona*, o composto biologicamente inativo que (diferentemente do cortisol) não se liga ao receptor de mineralocorticoides (ver adiante, Figura 28.3B). A expressão da 11β-HSD 2 protege o receptor de mineralocorticoides de sua ativação pelo cortisol em uma variedade de tipos de células, incluindo as células endoteliais e as células musculares lisas vasculares. Em contrapartida, a cortisona pode ser novamente convertida em cortisol (também denominado *hidrocortisona*) no fígado pela 11β-hidroxiesteroide desidrogenase tipo 1 (11β-HSD 1, Figura 28.3A). A relação entre essas reações opostas é que determina a atividade glicocorticoide global. Além disso, conforme será discutido adiante, a atividade dessas enzimas é importante na farmacologia dos glicocorticoides.

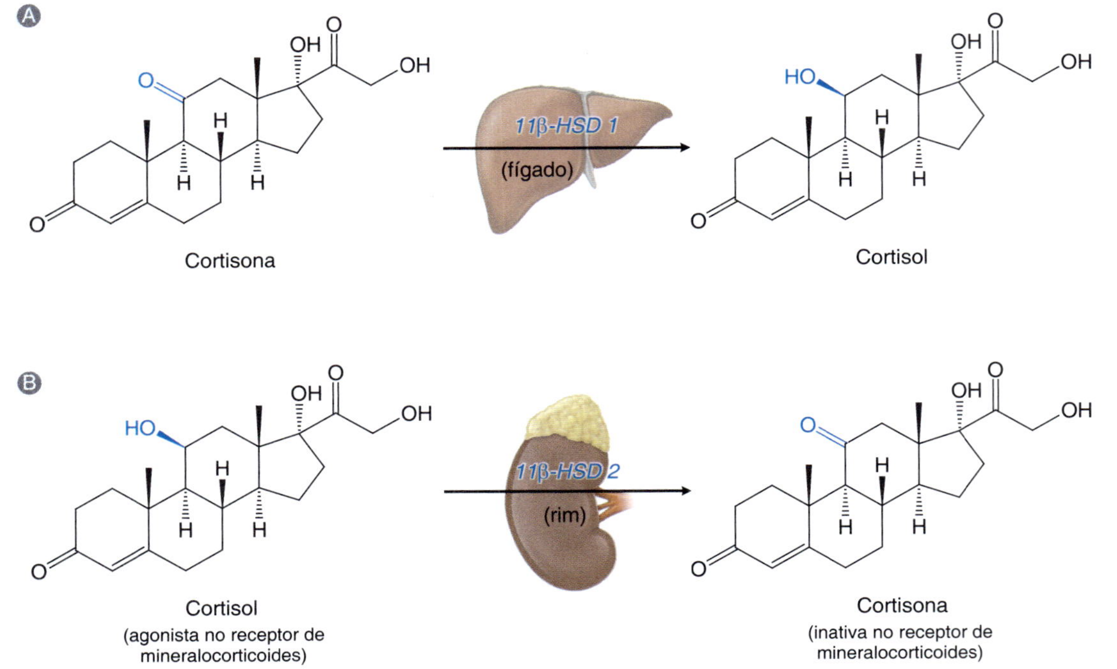

FIGURA 28.3 **11β-hidroxiesteroide desidrogenase.** A enzima 11β-hidroxiesteroide desidrogenase (11β-HSD) existe em duas isoformas, que catalisam reações opostas. **A.** No fígado, a 11β-hidroxiesteroide desidrogenase do tipo 1 (11β-HSD 1) converte os 11-cetoglicocorticoides, como a cortisona, em 11-hidroxiglicocorticoides, como o cortisol. **B.** *In vitro*, o cortisol é potente agonista no receptor de mineralocorticoides (MR). Todavia, no rim, os MR são "protegidos" do cortisol pela ação da enzima 11β-hidroxiesteroide desidrogenase tipo 2 (11β-HSD 2), que converte o cortisol em cortisona inativa. Esse mecanismo assegura que, em níveis fisiológicos, o cortisol não exerça efeitos mineralocorticoides. Em altas concentrações, no entanto, o cortisol pode superar a capacidade da 11β-HSD 2, levando a estimulação dos MR renais.

Ações fisiológicas

À semelhança de outros hormônios esteroides, o cortisol na forma não ligada difunde-se pela membrana plasmática para o citosol das células-alvo, onde o hormônio liga-se a um receptor citosólico. Existem dois tipos de receptores de glicocorticoides: os de *tipo I* (mineralocorticoides) e os de *tipo II*. O receptor de tipo I é expresso nos órgãos de excreção (rins, cólon, glândulas salivares, glândulas sudoríparas) e em outros tecidos, incluindo hipocampo, vasculatura, coração, tecido adiposo e células do sangue periférico. O receptor de tipo II exibe uma distribuição tecidual mais ampla. *O receptor de glicocorticoides de tipo I é sinônimo de receptor de mineralocorticoides.* A nomenclatura não é apropriada, e daqui por diante, este capítulo refere-se ao receptor de tipo I como "receptor de mineralocorticoides".

Após a ligação do cortisol a seu receptor citosólico, com formação de um complexo hormônio-receptor, o complexo sofre dimerização com outro complexo hormônio-receptor e é transportado para o núcleo. No caso do cortisol, o complexo hormônio-receptor dimerizado liga-se a elementos promotores de genes, designados como *elementos de resposta aos glicocorticoides* (ERG), que podem intensificar ou inibir a expressão de genes específicos. O cortisol apresenta efeitos profundos sobre a expressão do mRNA; estima-se que cerca de 10% de todos os genes humanos contenham ERG. Dada a grande quantidade de genes cuja expressão é afetada pela ativação de ERG, o cortisol exerce ações fisiológicas na maioria dos tecidos. De modo geral, essas ações podem ser divididas em efeitos metabólicos e efeitos anti-inflamatórios.

Os efeitos metabólicos do cortisol aumentam a disponibilidade de nutrientes, em decorrência da elevação dos níveis sanguíneos de glicose, aminoácidos e triglicerídios. O cortisol aumenta a glicemia ao antagonizar a ação da insulina e promover a gliconeogênese em jejum. O cortisol também aumenta o catabolismo das proteínas musculares, resultando em liberação de aminoácidos, que podem ser utilizados pelo fígado como fontes energéticas para a gliconeogênese. Ao potencializar a ação do hormônio de crescimento sobre os adipócitos, o cortisol aumenta a atividade da lipase sensível a hormônio e a liberação subsequente de ácidos graxos livres (lipólise). Os ácidos graxos livres aumentam ainda mais a resistência à insulina. Os níveis de cortisol aumentam como componente da resposta ao estresse induzida por ampla variedade de eventos, como exercício vigoroso, estresse psicológico, traumatismo agudo, cirurgia, medo, infecção grave, hipoglicemia e dor. Com a elevação da glicemia, os efeitos fisiológicos dos glicocorticoides mantêm a homeostasia energética durante a resposta ao estresse, assegurando, assim, um suprimento contínuo de nutrientes aos órgãos críticos, como o cérebro.

O cortisol também apresenta múltiplas ações anti-inflamatórias. O cortisol regula negativamente a liberação de citocinas das células do sistema imune, inibindo o fator nuclear κB (FN-κB); essa ação pode constituir importante mecanismo para limitar a extensão das respostas imunes e regular a resposta inflamatória. Por sua vez, determinadas citocinas, incluindo IL-1, IL-2, IL-6 e TNF-α, podem estimular a liberação hipotalâmica de CRH, que estimula a liberação de ACTH e cortisol. Essa série de efeitos estimuladores e inibitórios cria uma alça de retroalimentação, em que as citocinas inflamatórias e o cortisol são regulados de modo coordenado para controlar as respostas imunes e inflamatórias (Figura 28.4). A supressão da resposta inflamatória mediada pelos glicocorticoides também contém importantes implicações farmacológicas para

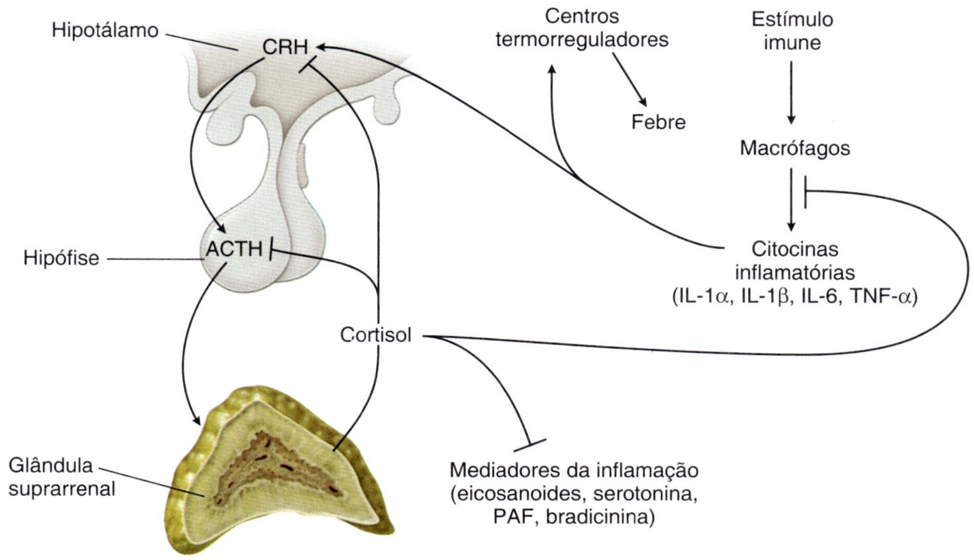

FIGURA 28.4 O eixo imune-suprarrenal. O cortisol exerce efeitos imunossupressores profundos. O cortisol inibe a ação de vários mediadores da inflamação (eicosanoides, serotonina, fator de ativação das plaquetas [PAF], bradicinina). O cortisol também inibe a liberação de várias citocinas dos macrófagos, incluindo IL-1α, IL-1β, IL-6 e TNF-α. Por sua vez, como essas citocinas promovem liberação hipotalâmica de CRH e, consequentemente, aumentam os níveis séricos de cortisol, foi aventada a hipótese de que o aumento do cortisol induzido pelo estresse limita a extensão da resposta inflamatória.

diversas condições clínicas, como transplante de órgãos, artrite reumatoide e asma. Com efeito, o caso descrito na introdução demonstra que os glicocorticoides constituem uma terapia efetiva para a asma. Os mecanismos exatos pelos quais os glicocorticoides atuam no sentido de melhorar os sintomas da asma ainda não são conhecidos, porém se acredita que estejam relacionados com a capacidade dos glicocorticoides de reduzir a inflamação nas vias respiratórias (ver adiante, bem como no Capítulo 47).

Regulação

A unidade hipotálamo-hipófise coordena a produção de cortisol (consultar o Capítulo 26 para uma visão geral). Em resposta a ritmos circadianos centrais e ao estresse, os neurônios do núcleo paraventricular do hipotálamo sintetizam e secretam o *hormônio de liberação da corticotropina* (CRH), um hormônio peptídico. Em seguida, o CRH é transportado pelo sistema porta hipotalâmico/hipofisário e liga-se a receptores acoplados à proteína G sobre a superfície das células corticotróficas na adeno-hipófise. A ligação do CRH estimula os corticótrofos a sintetizar a *pró-opiomelanocortina* (POMC), um polipeptídio precursor que é clivado em múltiplos hormônios peptídicos, incluindo o ACTH. Os neurônios no núcleo paraventricular que respondem ao estresse por meio de síntese e secreção de CRH também podem responder ao estresse, sintetizando e secretando vasopressina. Essa vasopressina, que é liberada no sistema porta hipotalâmico-hipofisário juntamente com o CRH, atua de modo sinérgico com o CRH, aumentando a liberação de ACTH pela adeno-hipófise. É interessante assinalar que os neurônios parvocelulares responsivos ao estresse, que secretam CRH e vasopressina no sistema porta hipotalâmico-hipofisário, são diferentes dos neurônios magnocelulares responsivos à osmolalidade, que sintetizam a vasopressina e a transportam até a neuro-hipófise (ver Capítulo 26), embora ambos os tipos de neurônios estejam localizados no núcleo paraventricular do hipotálamo. A comunicação cruzada potencial entre os sistemas parvocelular e magnocelular no núcleo paraventricular constitui uma área ativa de pesquisa.

A clivagem proteolítica da POMC produz não apenas o ACTH, como também o hormônio γ-melanócito estimulante (MSH), a lipotropina e a β-endorfina. O MSH liga-se a receptores presentes nos melanócitos da pele, promovendo melanogênese e aumentando, assim, a pigmentação cutânea. Dadas as semelhanças entre as sequências peptídicas de ACTH e MSH, o ACTH em altas concentrações também pode ligar-se aos receptores de MSH e ativá-los. Essa ação torna-se aparente no hiposuprarrenalismo primário (ver adiante), em que os níveis elevados de ACTH resultam em aumento da pigmentação da pele. O papel da lipotropina na fisiologia humana permanece incerto; todavia, acredita-se que envolva o controle da lipólise. A β-endorfina é um opioide endógeno, importante na modulação da dor e na regulação da fisiologia reprodutiva.

Como os hormônios esteroides são capazes de sofrer livre difusão pelas membranas celulares, e a glândula suprarrenal só armazena uma pequena quantidade de cortisol, o ACTH regula a produção de cortisol ao promover a síntese do hormônio. O ACTH também exerce um efeito trófico sobre a zona fasciculada e a zona reticular do córtex suprarrenal, e pode ocorrer hipertrofia do córtex em resposta a níveis cronicamente elevados de ACTH.

Como em outros eixos endócrinos, o hormônio (cortisol) produzido pelo órgão-alvo (córtex suprarrenal) exerce uma regulação por retroalimentação negativa em nível de hipotálamo e hipófise. *A presença de níveis elevados de cortisol diminui tanto a síntese quanto a liberação de CRH e ACTH.* Como o ACTH exerce efeitos tróficos importantes sobre o córtex suprarrenal, sua ausência leva à atrofia da zona fasciculada produtora de cortisol e da zona reticular envolvida na síntese de androgênios. Todavia, as células da zona glomerulosa que produzem aldosterona continuam a funcionar na ausência de ACTH, uma vez que a angiotensina II e o potássio sanguíneo continuam estimulando a síntese de aldosterona.

Fisiopatologia

As doenças que afetam a fisiologia dos glicocorticoides podem ser classificadas em distúrbios de deficiência hormonal e distúrbios de excesso hormonal. A doença de Addison é o exemplo clássico de insuficiência adrenocortical, ao passo que a síndrome de Cushing exemplifica a ocorrência de excesso de cortisol.

Insuficiência suprarrenal

A *doença de Addison* fornece um exemplo de *insuficiência suprarrenal primária,* em que ocorre destruição seletiva do córtex suprarrenal, mais comumente em decorrência da reação autoimune mediada pelas células T, porém alternativamente por causa da ocorrência de infecção, infiltração, câncer ou hemorragia. A destruição do córtex resulta em diminuição na síntese de todas as classes de hormônios adrenocorticais. Em comparação, a *insuficiência suprarrenal secundária* é causada por distúrbios hipotalâmicos ou hipofisários ou pela administração prolongada de glicocorticoides exógenos. Na insuficiência suprarrenal secundária, a diminuição dos níveis de ACTH provoca redução na síntese de hormônios sexuais e cortisol, porém não altera a síntese de aldosterona (ver anteriormente).

Independentemente da causa subjacente, a insuficiência suprarrenal tem graves consequências e pode ser potencialmente fatal se não for tratada em situações de estresse. Os pacientes com insuficiência suprarrenal frequentemente apresentam fadiga, falta de apetite, perda de peso, tontura em posição ortostática e náuseas. A hiperpotassemia é comum na insuficiência suprarrenal primária, dada a ausência de aldosterona. Quando a insuficiência suprarrenal resulta de terapia prolongada com altas doses de glicocorticoides exógenos, deve-se reduzir a dose de glicocorticoides lentamente e de modo gradativo para possibilitar a recuperação da atividade integral do *eixo hipotálamo-hipófise-suprarrenal* (HHA). É importante assinalar que a recuperação de função desse eixo pode levar até 1 ano após a interrupção do tratamento com glicocorticoides exógenos.

No caso apresentado na introdução, o glicocorticoide oral administrado a João foi substituído por glicocorticoide inalado, que fornece uma concentração sistêmica muito mais baixa de glicocorticoide. O córtex suprarrenal do paciente estava atrofiado, por causa da administração crônica de altas doses de prednisona durante 2 anos; por conseguinte, foi incapaz de produzir uma quantidade suficiente de cortisol em resposta ao estresse de uma infecção respiratória. Em consequência, ele chegou ao serviço de emergência com insuficiência suprarrenal aguda, exigindo terapia intravenosa com solução salina e hidrocortisona.

Excesso de glicocorticoides

A *síndrome de Cushing* refere-se a várias fisiopatologias subjacentes, que aumentam, todas elas, a síntese de cortisol. O termo "doença de Cushing" é reservado para os adenomas hipofisários secretores de ACTH que resultam em aumento da produção de cortisol (Figura 26.5C). Outras causas de síndrome de Cushing incluem a secreção ectópica de ACTH, mais comumente por carcinomas de células pequenas do pulmão (Figura 26.5D), e (raramente) a produção ectópica de CRH. A síndrome de Cushing também pode resultar de tumores secretores de cortisol (adenoma ou carcinoma) do córtex suprarrenal (Figura 26.5B). Todavia, a síndrome de Cushing iatrogênica – secundária ao tratamento farmacológico com glicocorticoides exógenos – constitui, sem dúvida alguma, a causa mais comum da síndrome de Cushing.

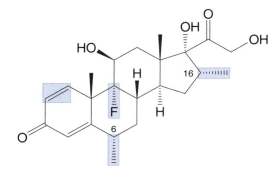

FIGURA 28.5 Modificações sintéticas na estrutura do cortisol. Quatro modificações na estrutura do cortisol são comuns nos glicocorticoides sintéticos. A adição de uma dupla ligação 1 a 2 (*boxe mais à esquerda*), de um grupo metila no carbono 6 ou de um grupo metila no carbono 16 aumenta a atividade glicocorticoide do composto em relação à do cortisol. A adição de um flúor ao carbono 9 aumenta a atividade glicocorticoide e intensifica acentuadamente a atividade mineralocorticoide; o efeito mineralocorticoide é atenuado se a 9-fluoração for combinada com a 16-metilação. A adição simultânea de dupla ligação 1 a 2, grupo metila no carbono 16 e flúor no carbono 9 produz a dexametasona, que apresenta atividade glicocorticoide muito potente, mas é essencialmente desprovida de atividade mineralocorticoide.

As manifestações clínicas da síndrome de Cushing resultam da estimulação crônica excessiva dos órgãos-alvo por glicocorticoides endógenos ou exógenos. Essas manifestações – que podem incluir redistribuição centrípeta do tecido adiposo, hipertensão, miopatia proximal dos membros, osteoporose, imunossupressão e diabetes melito – refletem uma amplificação das ações fisiológicas normais dos glicocorticoides em uma variedade de tecidos-alvo. Nos casos de síndrome de Cushing endógena, a ativação dos receptores de mineralocorticoides mediada pelo cortisol leva à expansão de volume, hipertensão e hipopotassemia.

Classes e agentes farmacológicos
Cortisol e análogos de glicocorticoides

A terapia farmacológica com glicocorticoides está indicada para duas finalidades principais. Em primeiro lugar, os glicocorticoides exógenos podem ser utilizados como terapia de *reposição* nos casos de insuficiência suprarrenal. Essa terapia tem por objetivo administrar doses fisiológicas de glicocorticoides para melhorar os efeitos da insuficiência suprarrenal. Em segundo lugar, e com mais frequência, os glicocorticoides são administrados em doses *farmacológicas* para suprimir a inflamação e as respostas imunes associadas a certos distúrbios, como asma, artrite reumatoide e rejeição de órgãos após o transplante.

Como os níveis farmacológicos de glicocorticoides sistêmicos resultam invariavelmente em efeitos adversos graves, foram desenvolvidas estratégias para minimizar essas respostas adversas aos glicocorticoides, enfocando a administração local de glicocorticoides na área ou nas áreas que necessitam de tratamento. Ao limitar a exposição sistêmica ao fármaco, é possível minimizar ou até mesmo evitar a supressão do eixo HHA, bem como outras manifestações da síndrome de Cushing iatrogênica. Entre os exemplos de administração local de glicocorticoides, destacam-se os glicocorticoides inalados para a asma, os glicocorticoides tópicos para distúrbios inflamatórios da pele e os glicocorticoides intra-articulares para a artrite.

Foram sintetizados inúmeros análogos de glicocorticoides. A discussão que se segue ressalta as diferenças entre alguns análogos do cortisol de uso comum – *prednisona, prednisolona, fludrocortisona e dexametasona* –, comparando estruturas, potências e duração de ação desses compostos com as do cortisol.

Estrutura e potência

Os glicocorticoides podem ser divididos em duas classes, com base no componente estrutural presente na posição do carbono 11. Os compostos com um grupo hidroxila (–OH) na posição 11, como o cortisol, têm atividade glicocorticoide intrínseca. Em contrapartida, os compostos com um grupo carbonila (=O) no carbono 11, como a cortisona, são inativos. A enzima hepática 11β-HSD 1 precisa reduzir o composto 11-carbonila a seu congênere 11-hidroxila para que o composto se torne ativo (Figura 28.3). Em outras palavras, *a cortisona é um profármaco inativo até ser convertida pelo fígado no fármaco ativo, o cortisol.* A atividade nativa de um glicocorticoide é particularmente importante para fármacos de administração tópica, na medida em que a pele não detém quantidades apreciáveis de 11β-HSD 1 (ver adiante). Além disso, sempre que possível, a forma ativa do fármaco é preferida à forma do profármaco inativo para pacientes com disfunção hepática, uma vez que esses

indivíduos podem não ser capazes de converter o profármaco em sua forma ativa.

A estrutura básica do cortisol é essencial para a atividade glicocorticoide, e *todos os glicocorticoides sintéticos são análogos do glicocorticoide endógeno, o cortisol* (Figura 28.5). Por exemplo, a adição de uma dupla ligação entre os carbonos 1 e 2 do cortisol produz a *prednisolona* (Figura 28.6), cuja potência anti-inflamatória é 4 a 5 vezes a do cortisol. O acréscimo de um grupo α-metila (no qual α é definido como a orientação do grupo lateral axial ao composto, enquanto β é a orientação equatorial) ao carbono 6 da prednisolona produz a *metilprednisolona*, cuja potência anti-inflamatória é 5 a 6 vezes a do cortisol.

Embora prednisolona e metilprednisolona tenham potência glicocorticoide significativamente maior que a do cortisol, sua potência no receptor mineralocorticoide é menor que a do cortisol. Por outro lado, a adição de um α-flúor (F) ao carbono 9 do cortisol aumenta a potência tanto glicocorticoide quanto mineralocorticoide do composto resultante, conhecido como *fludrocortisona* (Figura 28.6). Em decorrência de sua atividade mineralocorticoide notavelmente aumentada, a fludrocortisona mostra-se útil no tratamento dos estados de deficiência de mineralocorticoides (ver adiante).

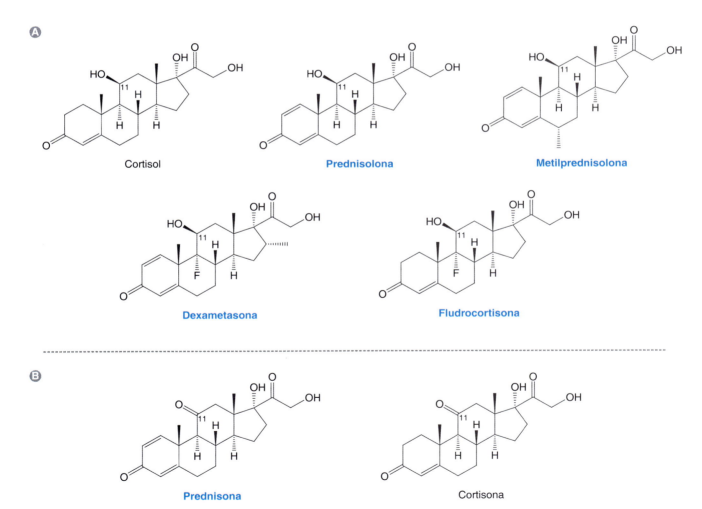

FIGURA 28.6 Análogos de glicocorticoides. O *painel A* mostra vários 11-hidroxiglicocorticoides, enquanto o *painel B* mostra dois congêneres 11-ceto. Observe que os fármacos em A são fisiologicamente ativos, enquanto os fármacos em B são profármacos que precisam ser ativados pela 11β-HSD 1 para se tornarem ativos. A classe estrutural à qual pertence um análogo de glicocorticoide pode ser importante na tomada de decisão terapêutica. Por exemplo, como a pele carece de atividade significativa da 11β-HSD 1, apenas os 11-hidroxiglicocorticoides podem ser utilizados em cremes de glicocorticoides tópicos. HSD = hidroxiesteroide desidrogenase.

Dexametasona incorpora duas das alterações anteriormente citadas na estrutura do cortisol (dupla ligação 1 a 2, flúor 9α), bem como a adição de um grupo α-metila na posição do carbono 16 (Figura 28.6). Esse composto apresenta uma potência glicocorticoide de mais de 18 vezes a do cortisol, porém praticamente nenhuma atividade mineralocorticoide.

Foram feitas várias outras permutações na estrutura do cortisol, gerando outros glicocorticoides sintéticos, porém a discussão anterior ressalta as diferenças estruturais pertinentes entre os glicocorticoides sintéticos mais comuns. *Clinicamente, é mais importante conhecer a potência de cada agente em relação ao cortisol, particularmente quando se considera a substituição de um análogo por outro que apresenta diferença relativa nas atividades glicocorticoides e mineralocorticoides.* Em geral, os glicocorticoides usados em doses farmacológicas devem ter atividade mineralocorticoide mínima para evitar as consequências do excesso de mineralocorticoides (*i. e.*, hipopotassemia, expansão do volume e hipertensão). A Tabela 28.1 fornece um resumo das potências relativas de glicocorticoides e das atividades mineralocorticoides de vários análogos de uso comum.

Duração de ação

A duração de ação dos glicocorticoides constitui uma complexa variável farmacocinética, que depende dos seguintes fatores:

1. Fração do fármaco ligado às proteínas plasmáticas. Mais de 90% do cortisol circulante estão ligados às proteínas, principalmente à CBG e, em menor grau, à albumina. Em contrapartida, geralmente os análogos de glicocorticoides ligam-se à CBG com baixa afinidade. Em consequência, cerca de 2/3 de um análogo de glicocorticoide típico circulam no plasma em sua forma ligada à albumina, enquanto o restante encontra-se na forma de esteroide livre. Como apenas o esteroide livre é metabolizado, o grau de ligação às proteínas plasmáticas constitui um determinante da duração de ação do fármaco
2. Afinidade do fármaco pela 11β-HSD 2. Os glicocorticoides que apresentam afinidade mais baixa pela 11β-HSD 2 têm meia-vida plasmática mais longa, uma vez que esses fármacos não são transformados tão rapidamente em metabólitos ativos
3. Capacidade lipofílica do fármaco. Seu aumento promove a distribuição do fármaco nas reservas do tecido adiposo; a consequente redução de metabolismo e excreção do fármaco prolonga sua meia-vida plasmática
4. Afinidade do fármaco pelo receptor de glicocorticoides. O aumento da afinidade de um análogo de glicocorticoide pelo receptor de glicocorticoides eleva a duração de ação do fármaco, na medida em que a fração do fármaco ligado ao receptor continua exercendo seu efeito até ocorrer dissociação do complexo fármaco-receptor

Em seu conjunto, essas quatro variáveis resultam em um perfil de duração de ação característico de cada análogo de glicocorticoide. A Tabela 28.1 fornece a duração de ação dos análogos representativos dentro das categorias de "curta" ou "longa". *Em geral, os agentes glicocorticoides com maior potência anti-inflamatória (glicocorticoide) apresentam maior duração de ação.*

Terapia de reposição

O tratamento da insuficiência suprarrenal primária tem por objetivo a reposição fisiológica de glicocorticoides e mineralocorticoides. A *hidrocortisona oral* constitui o glicocorticoide de escolha. Como a terapia de reposição com glicocorticoides deve estender-se por toda a vida do indivíduo, o objetivo terapêutico é administrar a menor dose efetiva possível de cortisol de modo a minimizar os efeitos adversos do excesso crônico desses fármacos. Os pacientes com insuficiência suprarrenal primária também necessitam de reposição mineralocorticoide, conforme será descrito adiante. Os pacientes com insuficiência suprarrenal secundária necessitam apenas de reposição glicocorticoide, uma vez que a produção de mineralocorticoides é preservada pelo sistema renina-angiotensina (ver Capítulo 20).

Doses farmacológicas

Efeitos em níveis farmacológicos. Os glicocorticoides são mediadores importantes da resposta ao estresse, regulando tanto a homeostasia da glicose quanto o sistema imune. Os glicocorticoides apresentam ampla aplicação clínica como agentes anti-inflamatórios, em decorrência de seus efeitos profundos sobre os processos imunes e inflamatórios. Os glicocorticoides em níveis farmacológicos inibem a *liberação de citocinas* e diminuem, portanto, a ação da IL-1, da IL-2, da Il-6 e do TNF-α (Figura 28.4). A regulação local da liberação de citocinas é de suma importância para o recrutamento e a ativação dos leucócitos, e a ruptura desse processo de sinalização inibe acentuadamente a função imune. Os glicocorticoides também bloqueiam a síntese de metabólitos do ácido araquidônico ao inibir a ação da fosfolipase A_2. Conforme discutido no Capítulo 42, os metabólitos do ácido araquidônico, como tromboxanos, prostaglandinas e leucotrienos, medeiam muitas das etapas iniciais da inflamação, incluindo permeabilidade vascular, agregação plaquetária e vasoconstrição. Por meio do bloqueio da produção desses metabólitos, os glicocorticoides exercem uma infrarregulação significativa da resposta inflamatória.

TABELA 28.1 Potências relativas e duração de ação de análogos de glicocorticoides representativos.

AGENTE FARMACOLÓGICO	POTÊNCIA RELATIVA GLICOCORTICOIDE	ATIVIDADE RELATIVA MINERALOCORTICOIDE	DURAÇÃO DE AÇÃO
Hidrocortisona (cortisol)	1	1	Curta
Prednisona	4 a 5	0,25	Curta
Metilprednisolona	5 a 6	0,25	Curta
Dexametasona	18	< 0,01	Longa
Os agentes de ação curta apresentam meia-vida tecidual de menos de 12 h, enquanto os agentes de ação longa têm meia-vida de mais de 48 h.			

Em decorrência dos múltiplos efeitos anteriormente descritos, os glicocorticoides constituem fármacos úteis no tratamento de diversas doenças inflamatórias e autoimunes, como asma, artrite reumatoide, doença de Crohn, poliarterite nodosa, arterite temporal e rejeição imune após transplante de órgãos. Entretanto, é importante assinalar que *a terapia farmacológica com glicocorticoides não corrige a etiologia da doença subjacente, apenas limita os efeitos da inflamação.* Por esse motivo, a interrupção da terapia crônica com glicocorticoides frequentemente resulta no reaparecimento dos sintomas inflamatórios, a menos que o distúrbio tenha sofrido remissão espontânea ou tenha sido tratado por outros meios.

Os glicocorticoides endógenos afetam muitos processos metabólicos, e o uso de doses farmacológicas de glicocorticoides exógenos amplifica essas ações. Em consequência, sua administração farmacológica prolongada é acompanhada, em geral, de efeitos adversos. O aumento da *suscetibilidade à infecção* constitui um efeito adverso potencial da imunossupressão a longo prazo pelos glicocorticoides exógenos. Os glicocorticoides elevam os *níveis plasmáticos de glicose,* conforme já descrito, e doses farmacológicas amplificam esses efeitos. A resistência à insulina e o aumento das concentrações plasmáticas de glicose exigem maior produção de insulina pelas células β do pâncreas para normalizar os níveis de glicemia. Em consequência, o *diabetes melito* constitui uma complicação comum da administração prolongada de glicocorticoides, sobretudo em pacientes com reserva diminuída de células β do pâncreas.

Em doses farmacológicas, os glicocorticoides inibem a absorção de cálcio mediada pela vitamina D. Isso resulta em *hiperparatireoidismo secundário* e, por conseguinte, em aumento da ressorção óssea. Os glicocorticoides também suprimem diretamente a função dos osteoblastos. Esses dois mecanismos contribuem para a perda óssea, e, com frequência, a terapia prolongada com glicocorticoides leva ao desenvolvimento de *osteoporose.* A ressorção óssea induzida por esteroides pode ser evitada com uso de bisfosfonatos, que inibem a função dos osteoclastos e retardam, portanto, a progressão da perda óssea (ver Capítulo 31). A administração crônica de glicocorticoides também diminui a velocidade de *crescimento linear do osso* em crianças, e a administração de glicocorticoides pode causar retardo do crescimento. Pode ocorrer baixa estatura em pacientes que fazem uso de glicocorticoides da infância até adolescência. Por esse motivo, a médica de João acompanhou atentamente seu crescimento durante a administração de prednisona oral.

Os glicocorticoides em doses farmacológicas podem causar atrofia seletiva das fibras musculares de contração rápida, resultando em catabolismo e fraqueza dos músculos proximais (principalmente). Os glicocorticoides também determinam uma redistribuição característica da gordura, com perda periférica das reservas de tecido adiposo e obesidade central. Ocorre deposição excessiva de gordura na nuca (giba de búfalo) e na face (fácies de lua cheia).

Ao considerar o potencial de efeitos adversos dos glicocorticoides, é importante compreender o conceito de população de alto risco. Nem todos os indivíduos tratados com glicocorticoides desenvolvem os mesmos efeitos adversos, na medida em que a genética e a variabilidade ambiental fazem com que diferentes indivíduos corram risco de apresentar sequelas diferentes do tratamento. Por exemplo, um paciente com diabetes limítrofe submetido a tratamento com glicocorticoides tende a desenvolver diabetes franco, enquanto um paciente com reserva pancreática suficiente de células β pode não exibir esse efeito adverso. *Ao definir cuidadosamente os fatores de risco de um paciente, é frequentemente possível prever a predisposição desse paciente aos efeitos adversos dos glicocorticoides.*

Suspensão do tratamento com glicocorticoides. A interrupção da terapia crônica com glicocorticoides pode estar associada a diversos problemas. Durante a terapia prolongada com doses farmacológicas de glicocorticoides, os níveis plasmáticos elevados desses fármacos suprimem a liberação de CRH e ACTH, resultando em atrofia do córtex suprarrenal. A interrupção abrupta da terapia com glicocorticoides pode precipitar a *insuficiência suprarrenal aguda,* uma vez que são necessários vários meses para a reativação do eixo hipotálamo-hipófise-suprarrenal. Mesmo após a recuperação da secreção de ACTH, podem ser necessários vários outros meses para que o córtex suprarrenal comece a secretar o cortisol em níveis fisiológicos. Além disso, a doença inflamatória subjacente para a qual foi instituída a terapia pode sofrer agravamento durante esse período, dada a desinibição do sistema imune. Por conseguinte, é inquestionável o fato de que o *tratamento crônico com glicocorticoides deve ser, sempre que possível, reduzido lentamente, com doses gradualmente decrescentes.* Essa redução gradativa possibilita a recuperação gradual da função normal de hipotálamo, adenohipófise e córtex suprarrenal, evitando, assim, o desenvolvimento de insuficiência suprarrenal e – espera-se – evitando também a exacerbação do distúrbio inflamatório subjacente.

Vias de administração

Vários e diferentes métodos de administração possibilitam o direcionamento seletivo dos glicocorticoides para determinado tecido. O conceito importante é que *glicocorticoides podem ser administrados localmente, atingindo concentrações muitas vezes mais altas que a concentração plasmática normal e minimizando os efeitos adversos sistêmicos.* Alguns exemplos desses métodos incluem preparações inaladas, cutâneas e de depósito de glicocorticoides. A administração de glicocorticoides durante a gravidez também fornece um exemplo de direcionamento seletivo, na medida em que a placenta pode distribuir metabolicamente os glicocorticoides entre a mãe e o feto.

Glicocorticoides inalados. Os glicocorticoides inalados constituem o método de escolha no tratamento crônico da asma. Os glicocorticoides reduzem os sintomas da asma ao inibir as respostas inflamatórias das vias respiratórias, particularmente a inflamação mediada por eosinófilos. O(s) mecanismo(s) exato(s) não é(são) conhecido(s), porém acredita-se que o processo envolva a inibição da liberação de citocinas e a inibição subsequente da cascata inflamatória (ver Capítulo 47). Como a terapia sistêmica com glicocorticoides pode produzir efeitos adversos graves, foram envidados esforços para desenvolver glicocorticoides inalados com baixa biodisponibilidade oral, possibilitando, assim, a administração de altas doses diretamente na mucosa das vias respiratórias e, ao mesmo tempo, minimizando a concentração sistêmica. A terapia com glicocorticoides inalados tem por objetivo maximizar a razão entre concentração tópica e concentração sistêmica de glicocorticoides. Como os glicocorticoides inalados são aplicados diretamente ao órgão inflamado, mas não liberados na circulação sistêmica, é necessária uma dose menor de glicocorticoide inalado que de glicocorticoide oral para controlar a inflamação das vias respiratórias. A via de administração respiratória torna os glicocorticoides mais seguros para uso prolongado, particularmente em crianças. Na atualidade, dispõe-se de pós microcristalinos e de inaladores dosimetrados de glicocorticoides potentes, como *fluticasona, beclometasona, flunisolida* e *triancinolona* (Figura 28.7), como preparações para inalação.

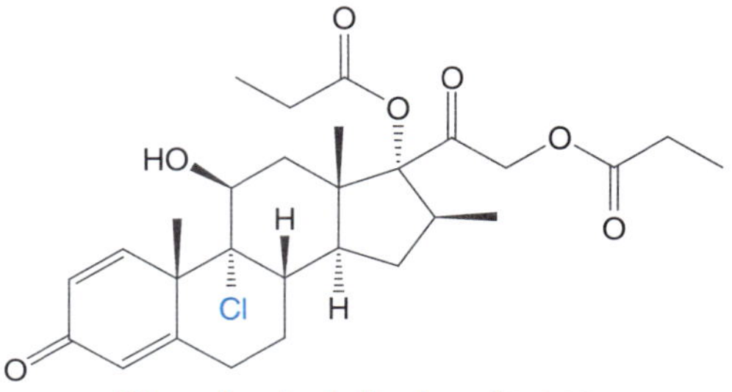

Dipropionato de beclometasona

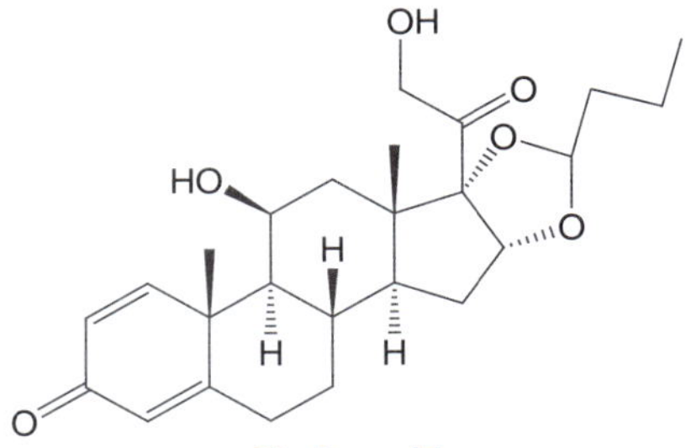

Budesonida

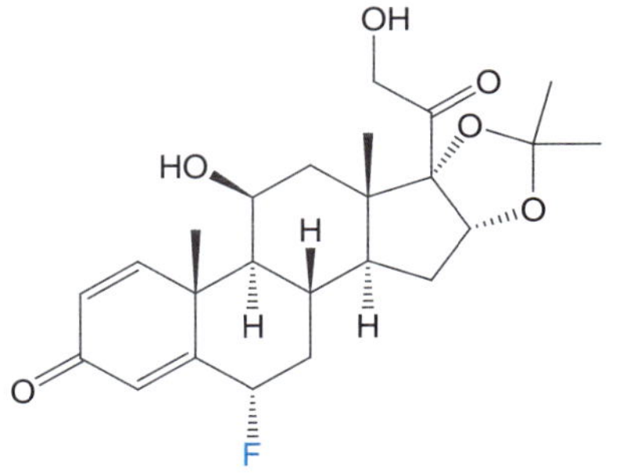

Flunisolida

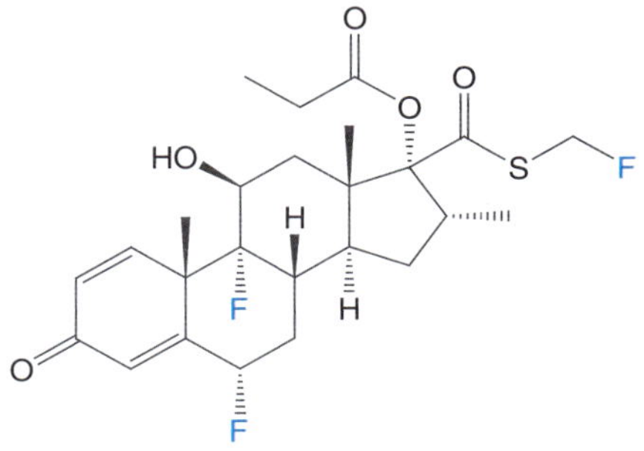

Propionato de fluticasona

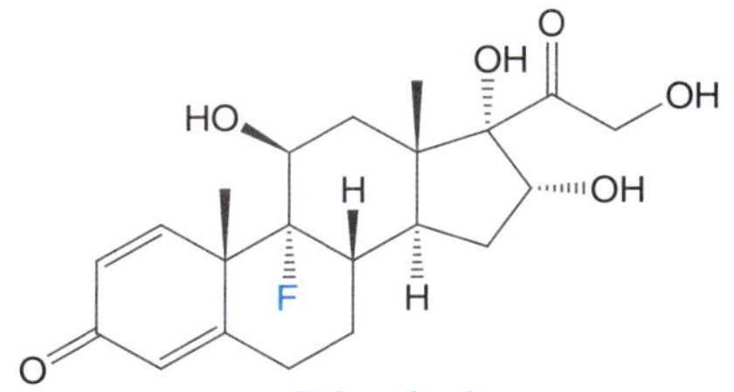

Triancinolona

FIGURA 28.7 Estruturas dos glicocorticoides inalados comuns. A maioria dos glicocorticoides inalados é constituída de análogos halogenados do cortisol, agonistas altamente potentes, com pouca atividade mineralocorticoide (os átomos de halogênio estão indicados em *azul*). Por causa de sua alta potência, os glicocorticoides inalados, em baixas doses, inibem a resposta inflamatória local, que constitui um componente crítico da fisiopatologia da asma. Além disso, como vários desses compostos sofrem metabolismo de primeira passagem quase completo no fígado, a fração de glicocorticoide inalado que é inadvertidamente deglutida (80% da dose inalada) torna-se inativada, impedindo sua biodisponibilidade sistêmica. A fração de glicocorticoide inalada que alcança os pulmões é finalmente absorvida para a circulação sistêmica.

Se um paciente tratado cronicamente com glicocorticoide sistêmico tiver seu medicamento substituído por glicocorticoide inalado, é preciso ter cuidado para não interromper abruptamente a administração sistêmica. No caso descrito na introdução, ocorreu insuficiência suprarrenal aguda em virtude da súbita substituição da prednisona oral por um glicocorticoide inalado. Em média, cerca de 20% da dose de preparações inaladas alcançam os pulmões, enquanto os outros 80% são deglutidos. Todavia, os glicocorticoides disponíveis como preparações inaladas (ver anteriormente) apresentam significativo metabolismo hepático de primeira passagem, de modo que a porção deglutida é convertida em metabólitos inativos pelo fígado. Por exemplo, menos de 1% da fluticasona deglutida apresenta biodisponibilidade sistêmica. Por conseguinte, a substituição abrupta do glicocorticoide oral de João por uma formulação inalada provocou insuficiência suprarrenal aguda.

A insuficiência suprarrenal aguda pode ser potencialmente fatal e deve ser tratada imediatamente com grandes doses de glicocorticoides intravenosos; por esse motivo, João recebeu uma infusão intravenosa de hidrocortisona. Por fim, após reiniciar a prednisona oral, João foi capaz de reduzir a dose lentamente e de modo gradual, e, uma vez reativado o eixo hipotálamo-hipófise-suprarrenal, usar o glicocorticoide inalado em monoterapia.

A *candidíase orofaríngea* constitui uma complicação local potencial da terapia com glicocorticoides inalados, uma vez que alguma quantidade de glicocorticoide alcança diretamente as mucosas oral e faríngea. Isso resulta em imunossupressão local e possibilita a ocorrência de infecção por microrganismos oportunistas. Pode-se evitar a candidíase orofaríngea enxaguando a boca com água após cada dose de glicocorticoide usado em aerossol ou utilizando colutório com antifúngico.

A administração intranasal de um análogo de glicocorticoide constitui uma terapia efetiva para a rinite alérgica. Os glicocorticoides suprimem acentuadamente a resposta eosinofílica e, com frequência, são superiores aos anti-histamínicos no tratamento desse distúrbio.

Glicocorticoides cutâneos. Dispõe-se de preparações tópicas de glicocorticoides para diversos distúrbios dermatológicos, incluindo psoríase, líquen plano e dermatite atópica. A administração cutânea resulta em extremamente baixa concentração sistêmica do glicocorticoide, possibilitando o uso de doses tópicas em concentrações locais muitas vezes maiores que as obtidas de modo seguro com a administração sistêmica. O glicocorticoide administrado deve ser biologicamente ativo, pois a pele tem pouca ou nenhuma enzima 11β-HSD 1, necessária para converter os profármacos em compostos ativos. Hidrocortisona, metilprednisolona e dexametasona são esteroides efetivos para uso cutâneo.

Glicocorticoides de depósito. As preparações intramusculares de depósitos de análogos de glicocorticoides têm duração de ação de vários dias a semanas e podem constituir uma alternativa para os glicocorticoides orais administrados diariamente ou em dias alternados no tratamento das doenças inflamatórias. Embora as formulações de depósito possam reduzir a necessidade de administração oral diária, são raramente utilizadas, uma vez que a dose não pode ser titulada com frequência. Entretanto, é comum utilizar preparações de depósito de metilprednisolona em suspensão em polietilenoglicol para *administração intra-articular*. Essa abordagem pode estar indicada para processos inflamatórios restritos às articulações, como artrite reumatoide ou gota. A injeção intra-articular de glicocorticoides mostra-se útil nos episódios agudos de gota que não respondem a colchicina ou indometacina. A injeção intra-articular e a injeção na bursa exigem o uso de glicocorticoide ativo, visto que o tecido articular carece de 11β-HSD 1.

Gravidez. A barreira placentário-materna fornece outro exemplo de alvo seletivo dos glicocorticoides. Durante a gravidez, a placenta separa metabolicamente o feto da mãe. Em consequência, a prednisona pode ser administrada à mãe durante a gravidez, sem efeitos adversos para o feto. O fígado materno ativa a prednisona em prednisolona, porém a 11β-HSD 2 placentária converte novamente a prednisolona em prednisona inativa. Como o fígado não funciona durante a vida fetal, o feto, por sua vez, não é capaz de ativar a prednisona. *Por conseguinte, o uso da prednisona durante a gravidez não resulta em fornecimento de glicocorticoide ativo ao feto.*

Os glicocorticoides promovem o desenvolvimento pulmonar no feto. Quando a terapia com glicocorticoides está indicada para promover a maturação dos pulmões no feto, administra-se comumente dexametasona à mãe. A dexametasona é um substrato fraco da 11β-HSD 2 placentária e encontra-se, portanto, presente em sua forma ativa na circulação materna e atravessa a placenta, passando para a circulação fetal, onde estimula a maturação dos pulmões. A dose de dexametasona precisa ser cuidadosamente titulada, na medida em que uma exposição excessiva ao glicocorticoide pode ter efeitos deletérios sobre o desenvolvimento fetal.

Inibidores da síntese de hormônios adrenocorticais

Dispõe-se de diversos compostos para inibir a biossíntese de hormônios pelo córtex suprarrenal. Embora esses fármacos tenham alguma especificidade para as enzimas adrenais (Tabela 28.2), não é geralmente possível alterar a produção de um hormônio suprarrenal isolado, independentemente dos outros. As enzimas necessárias para a síntese dos hormônios adrenais são enzimas P450, e o uso desses inibidores também se associa com o potencial de toxicidade das enzimas hepáticas P450. Em geral, esses agentes podem ser classificados em fármacos que afetam etapas iniciais e naqueles que afetam etapas mais avançadas da síntese de hormônios adrenais. Os agentes que inibem as etapas iniciais exercem efeitos amplos, enquanto os que afetam etapas posteriores exibem ações mais seletivas.

Mitotano, aminoglutetimida e cetoconazol inibem as etapas iniciais na síntese dos hormônios adrenais. O *mitotano* é um análogo estrutural do DDT (potente inseticida) que é tóxico para as mitocôndrias adrenocorticais. Apesar de ser usado com pouca frequência, o mitotano pode estar indicado para suprarrenalectomia clínica nos casos de doença de Cushing grave ou carcinoma adrenocortical. Os pacientes em uso de mitotano costumam desenvolver hipercolesterolemia, em decorrência da inibição concomitante da colesterol oxidase pelo fármaco.

A *aminoglutetimida* inibe a enzima de clivagem da cadeia lateral e a aromatase, enzima importante na conversão dos androgênios em estrogênios. Dada sua capacidade de inibir a aromatase, foi constatado ser a aminoglutetimida efetiva para o tratamento do câncer de mama. Entretanto, não é usada para essa finalidade, por causa da disponibilidade de inibidores da aromatase mais específicos (ver Capítulo 29).

O *cetoconazol* é um agente antifúngico que atua ao inibir as enzimas P450 fúngicas (ver Capítulo 35). As enzimas que medeiam a síntese de hormônios adrenais e gonádicos também são membros da família de enzimas P450, e o cetoconazol em altas doses também suprime a síntese de esteroides nesses órgãos. Esse fármaco inibe principalmente a 17,20-liase (importante na síntese dos androgênios adrenais). O cetoconazol em altas doses também inibe a enzima de clivagem da cadeia lateral, a enzima que converte o colesterol em pregnenolona. Como a produção de pregnenolona é necessária para a síntese de todos os hormônios adrenais, o cetoconazol em altas doses exerce efeitos amplamente inibitórios sobre a síntese de hormônios adrenocorticais.

A metirapona e o trilostano exercem efeitos mais seletivos sobre a síntese dos hormônios adrenais. A *metirapona* inibe a 11β-hidroxilação, resultando em comprometimento da síntese de cortisol e aldosterona (Figura 28.2). A metirapona foi aprovada para uso como agente diagnóstico na avaliação da resposta hipotalâmica e hipofisária ante níveis circulantes diminuídos de cortisol. O *trilostano* é inibidor reversível da 3β-hidroxiesteroide desidrogenase. Esse fármaco diminui a produção de cortisol no córtex suprarrenal e é utilizado no tratamento da doença de Cushing em cães. O trilostano não está aprovado para uso em seres humanos.

Antagonistas dos receptores de glicocorticoides

A *mifepristona* (RU-486) é uma antagonista dos receptores de progesterona utilizada para induzir aborto precoce na gravidez (ver Capítulo 29). Em concentrações mais altas, a mifepristona também bloqueia o receptor de glicocorticoides. Em decorrência dessa ação, a mifepristona é potencialmente útil para o tratamento dos níveis elevados de glicocorticoides potencialmente fatais, como os que ocorrem na síndrome de ACTH ectópico, embora sua utilidade clínica para tal propósito ainda não tenha sido avaliada por completo.

▶ Mineralocorticoides

Fisiologia

Síntese

À semelhança do cortisol, a *aldosterona* é um hormônio esteroide de 21 carbonos derivado do colesterol. As enzimas específicas para a síntese de aldosterona são expressas apenas na zona glomerulosa. A secreção de aldosterona é estimulada por angiotensina II, concentração sanguínea de potássio e ACTH (Figura 28.1).

TABELA 28.2 Locais de ação e vias afetadas por inibidores da síntese dos hormônios adrenais.

INIBIDOR	LOCAL DE AÇÃO	VIAS DE ESTEROIDOGÊNESE SUPRARRENAL AFETADAS
Mitotano	Mitocôndrias	Todas
Aminoglutetimida	Enzima de clivagem da cadeia lateral	Todas (aromatase também é inibida no ovário)
Cetoconazol	Principalmente 17,20-liase	Baixas concentrações: ↓ Síntese de androgênios Altas concentrações: ↓ Síntese de todos os hormônios esteroides adrenais e gonadais
Metirapona	11β-hidroxilase	Síntese de cortisol e aldosterona
Trilostano	3β-hidroxiesteroide desidrogenase	Todas (principalmente síntese de cortisol e aldosterona)

Metabolismo

A aldosterona circulante liga-se com baixa afinidade a transcortina, albumina e uma proteína específica de ligação de mineralocorticoides. Apenas 50 a 60% da aldosterona circulante estão ligados a proteínas de transporte, e a aldosterona apresenta meia-vida de eliminação curta (20 min). A aldosterona administrada por via oral também apresenta elevado metabolismo hepático de primeira passagem, e aproximadamente 75% do hormônio é metabolizado a uma forma inativa a cada passagem pelo fígado. Por conseguinte, a aldosterona administrada por via oral não constitui terapia de reposição efetiva para os estados de insuficiência suprarrenal.

Ações fisiológicas

Os mineralocorticoides desempenham importantes papéis na regulação da reabsorção de sódio no rim, no cólon e nas glândulas sudoríparas e salivares. A aldosterona circulante difunde-se através da membrana plasmática e liga-se a um *receptor de mineralocorticoides* citosólico (sinônimo do receptor de glicocorticoides de tipo I). Em seguida, o complexo aldosterona:receptor de mineralocorticoides é transportado até o núcleo, onde aumenta ou diminui a transcrição de genes específicos por meio de interações com complexos de transcrição e liga-se a domínios de ligação de DNA a elementos de resposta a hormônio presentes em promotores gênicos específicos. Além desses efeitos na transcrição, a aldosterona exerce efeitos rápidos sobre as vias de sinalização intracelulares. Essas ações não genômicas parecem ser mediadas pela ligação do hormônio a receptores de mineralocorticoides localizados na superfície celular. Os papéis fisiológico e fisiopatológico desse segundo mecanismo de sinalização constituem uma área ativa de pesquisa.

No rim, a aldosterona aumenta a expressão da $Na^+/K^+ATPase$ na membrana basolateral das células do néfron distal. O aumento da atividade da $Na^+/K^+ATPase$ eleva secundariamente a reabsorção de sódio e a secreção de potássio pelo epitélio luminal do néfron (ver Capítulo 20). Em consequência, a aldosterona aumenta a retenção de sódio e a excreção de potássio e H^+. A retenção aumentada de sódio é acompanhada de aumento da retenção de água e, por conseguinte, de expansão do volume extracelular. A aldosterona em quantidades excessivas pode causar alcalose hipocalêmica e hipertensão, enquanto o hipoaldosteronismo pode provocar acidose hipercalêmica e hipotensão.

O receptor de mineralocorticoides também é expresso em células não envolvidas na reabsorção de sódio, incluindo células endoteliais, células musculares lisas vasculares, cardiomiócitos, adipócitos, neurônios e células inflamatórias. Estudos pré-clínicos demonstraram que o receptor de mineralocorticoides desempenha um papel na fisiopatologia de lesão vascular, aterosclerose, doença cardíaca, doença renal e acidente vascular encefálico. A ativação do receptor de mineralocorticoides aumenta o estresse oxidativo, promove a inflamação, regula a diferenciação dos adipócitos e diminui a sensibilidade à insulina. Nos seres humanos, os antagonistas da ação da aldosterona no receptor de mineralocorticoides, como espironolactona e eplerenona, diminuem a taxa de morbidade e mortalidade na insuficiência cardíaca, melhoram a função vascular, reduzem a hipertrofia cardíaca e diminuem a albuminúria. Esses efeitos benéficos do bloqueio dos receptores de mineralocorticoides parecem ser independentes das alterações na pressão arterial.

Regulação

A síntese de aldosterona é regulada por três sistemas: o sistema renina-angiotensina, os níveis sanguíneos de potássio e o ACTH.

O *sistema renina-angiotensina-aldosterona* é um regulador central do volume de líquido extracelular. Diminuições no volume de líquido extracelular reduzem a pressão de perfusão na arteríola aferente do glomérulo renal, que atua como barorreceptor. Isso estimula as células justaglomerulares a secretar renina, uma protease que cliva o pró-hormônio angiotensinogênio em angiotensina I. Em seguida, a angiotensina I é convertida em angiotensina II pela enzima conversora de angiotensina, que é expressa em altas concentrações no endotélio capilar dos pulmões. A angiotensina II exerce efeitos pressores arteriolares diretos e estimula a síntese de aldosterona por meio de sua ligação a um receptor acoplado à proteína G nas células da zona glomerulosa do córtex suprarrenal, ativando-o.

A *sobrecarga de potássio* aumenta a síntese de aldosterona, independentemente da atividade da renina. Como a atividade da aldosterona no néfron distal promove a excreção de potássio, esse mecanismo de controle desempenha um papel homeostático na regulação do equilíbrio do potássio.

Por fim, o *ACTH* estimula agudamente a síntese de aldosterona na zona glomerulosa. As alterações nos níveis de ACTH contribuem para a regulação circadiana da aldosterona e para a elevação da aldosterona associada a um estresse agudo, como hipoglicemia. Diferentemente do cortisol, a aldosterona não regula negativamente a secreção de ACTH.

Fisiopatologia

Hipofunção da aldosterona

A hipofunção da aldosterona (hipoaldosteronismo) pode resultar de diminuição primária na síntese ou na ação da aldosterona, ou de redução secundária nos reguladores da aldosterona, como a angiotensina II. Os casos de hipoaldosteronismo resultam, em sua maioria, de diminuição da síntese de aldosterona. A ocorrência de defeitos no gene que codifica a esteroide 21-hidroxilase, uma enzima necessária para a síntese tanto da aldosterona quanto dos glicocorticoides, provoca hiperplasia suprarrenal congênita (discutida na seção sobre fisiopatologia dos androgênios adrenais) e causa perda de sal em consequência da deficiência de aldosterona. A *doença de Addison* ou insuficiência suprarrenal primária resulta em hipoaldosteronismo, em consequência da destruição da zona glomerulosa. Os casos de doença de Addison são motivados, em sua maioria, por adrenalite autoimune; outras causas de destruição do córtex adrenal incluem tuberculose, câncer metastático e hemorragia. Em cada um desses casos, a hipofunção da aldosterona pode levar a perda de sal, depleção de volume, hiperpotassemia e acidose. O hipoaldosteronismo também pode resultar de estados de produção diminuída de renina (o denominado *hipoaldosteronismo hiporreninêmico,* que é comum na insuficiência renal diabética). Tanto a resistência à ação da aldosterona em nível do receptor de mineralocorticoides quanto a ocorrência de mutações desativadoras do canal de sódio epitelial (CENa) regulado pela aldosterona no ducto coletor cortical do néfron resultam em hipoaldosteronismo clínico, apesar dos níveis normais a elevados de aldosterona no sangue.

Hiperfunção da aldosterona

O *hiperaldosteronismo primário* resulta da produção excessiva de aldosterona pelo córtex suprarrenal. As duas causas mais comuns consistem em hiperplasia suprarrenal bilateral da zona glomerulosa e adenoma produtor de aldosterona. O aumento na síntese de aldosterona leva a equilíbrio positivo de sódio, com consequente expansão do volume extracelular, supressão da atividade da renina plasmática, perda de potássio e hipopotassemia, bem como hipertensão. Independentemente de seu efeito sobre a pressão arterial, o hiperaldosteronismo primário também apresenta efeitos cardiovasculares adversos, incluindo disfunção endotelial, aumento da espessura da íntima-média, rigidez vascular e aumento da espessura da parede do ventrículo esquerdo. O hiperaldosteronismo primário também constitui a causa de resistência à insulina.

Classes e agentes farmacológicos

Agonistas dos receptores de mineralocorticoides

As condições fisiopatológicas que levam ao desenvolvimento de hipoaldosteronismo exigem reposição com doses fisiológicas de um mineralocorticoide. Não é possível administrar a própria aldosterona como agente terapêutico, visto que o fígado converte mais de 75% da aldosterona oral em metabólito inativo durante o metabolismo de primeira passagem. Em seu lugar, utiliza-se o análogo do cortisol, a *fludrocortisona*, que sofre metabolismo hepático de primeira passagem mínimo e que apresenta alta razão entre potência mineralocorticoide e glicocorticoide. Todos os efeitos adversos da terapia com fludrocortisona estão relacionados com a capacidade desse fármaco de simular um estado de excesso de mineralocorticoides, incluindo hipertensão, hipopotassemia e até mesmo insuficiência cardíaca. Para assegurar a administração de uma dose apropriada de fludrocortisona, é importante monitorar rigorosamente os níveis séricos de potássio e a pressão arterial em todos os pacientes em uso desse fármaco.

Antagonistas dos receptores de mineralocorticoides

A *espironolactona* (também discutida nos Capítulos 20 e 29) é um antagonista competitivo nos receptores de mineralocorticoides; todavia, o fármaco liga-se também aos receptores de androgênios e progesterona, inibindo-os. Essas últimas ações, que resultam em efeitos adversos, como ginecomastia nos indivíduos do sexo masculino, limitam a utilidade da espironolactona em alguns subgrupos de pacientes. A *eplerenona* é um antagonista do receptor de mineralocorticoides, que se liga seletivamente ao receptor de mineralocorticoides; em decorrência dessa seletividade, a eplerenona pode não apresentar os efeitos adversos indesejáveis da espironolactona. Tanto a espironolactona quanto a eplerenona podem ser usadas como agentes anti-hipertensivos, e ambas foram aprovadas para uso em pacientes com insuficiência cardíaca.

O antagonismo do receptor de mineralocorticoides pode resultar em hiperpotassemia significativa. Como a espironolactona ou a eplerenona e um inibidor da enzima conversora de angiotensina (que também eleva os níveis sanguíneos de potássio) são prescritos a muitos pacientes com insuficiência cardíaca, é importante monitorar rigorosamente os níveis de potássio nesses pacientes.

▶ Androgênios adrenais

Fisiologia

Os esteroides sexuais produzidos pelo córtex suprarrenal, principalmente a *desidroepiandrosterona* (DHEA), desempenham um papel incerto na fisiologia humana. A DHEA parece ser um pró-hormônio, que é convertido em androgênios mais potentes na periferia, primariamente testosterona. Os androgênios adrenocorticais constituem importante fonte de testosterona nos indivíduos do sexo feminino; esses hormônios são necessários para o desenvolvimento dos pelos axilares e púbicos por ocasião da puberdade na mulher, quando a secreção de androgênios adrenais é ativada (adrenarca).

Fisiopatologia

A *hiperplasia suprarrenal congênita* (HAC) e a *síndrome do ovário policístico* são duas doenças importantes relacionadas com a produção adrenocortical de androgênios. A *hiperplasia suprarrenal congênita* é um termo clínico referente a várias deficiências enzimáticas hereditárias no córtex suprarrenal. Os defeitos enzimáticos que levam a produção aumentada de androgênios adrenocorticais causam hirsutismo e virilismo nas mulheres. A síndrome do ovário policístico, que é descrita no Capítulo 29, pode ser causada por hipoplasia suprarrenal congênita em um subgrupo de pacientes.

A forma mais comum de hiperplasia suprarrenal congênita resulta de deficiência de *esteroide 21-hidroxilase*. Essa deficiência resulta na incapacidade das células adrenocorticais de sintetizar tanto a aldosterona quanto o cortisol (Figura 28.8).

Como o cortisol é o principal regulador por retroalimentação negativa da liberação de ACTH pela hipófise, a síntese diminuída de cortisol em decorrência da deficiência de 21-hidroxilase desinibe a liberação de ACTH. O aumento do ACTH restaura os níveis de cortisol em pacientes com defeitos enzimáticos parciais, porém ocorre também um desvio de compostos precursores para a via androgênica "não bloqueada", resultando em maior produção de DHEA e androstenediona. Subsequentemente, o fígado converte esses compostos em testosterona. Na deficiência grave de 21-hidroxilase, pode-se observar efeito virilizante sobre o feto feminino em desenvolvimento. Em consequência, os recém-nascidos do sexo feminino com grave deficiência de 21-hidroxilase apresentam geralmente genitália externa masculinizada ou ambígua. Todavia, no recém-nascido do sexo masculino, o aumento dos androgênios adrenais pode ter pouco ou nenhum efeito fenotípico perceptível. Os lactentes com deficiência grave de 21-hidroxilase são comumente diagnosticados na lactância, durante uma crise aguda de perda de sal, que resulta da incapacidade de sintetizar aldosterona e cortisol. A deficiência leve de 21-hidroxilase pode manifestar-se posteriormente durante a vida na forma de hirsutismo, acne e oligomenorreia em mulheres jovens após a menarca.

O tratamento da hiperplasia suprarrenal congênita causada por defeitos enzimáticos graves exige a reposição com doses fisiológicas de glicocorticoides e mineralocorticoides. O tratamento da hiperplasia suprarrenal congênita em pacientes com defeitos enzimáticos leves pode incluir terapia com glicocorticoides exógenos para suprimir a liberação hipotalâmica e hipofisária excessiva de CRH e ACTH, resultando em diminuição na produção de androgênios adrenais.

Classes e agentes farmacológicos

Os androgênios sintetizados pela glândula suprarrenal podem ser considerados pró-hormônios. Como ainda nenhum receptor específico para a DHEA ou a androstenediona foi descrito, a atividade desses hormônios depende de sua conversão em testosterona e, subsequentemente, em di-hidrotestosterona nos tecidos-alvo periféricos. Conforme discutido, o excesso de an-

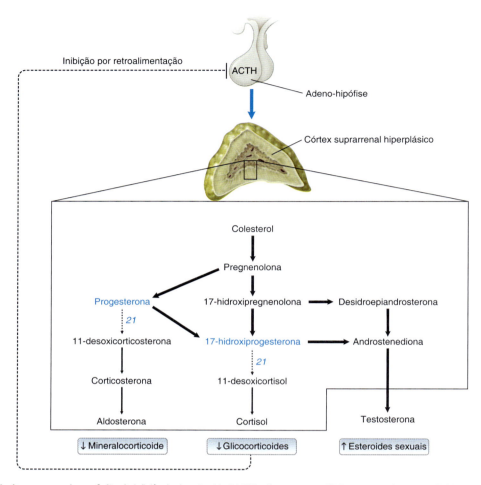

FIGURA 28.8 Hiperplasia suprarrenal congênita. A deficiência da esteroide 21-hidroxilase, que constitui a causa mais comum de hiperplasia suprarrenal congênita, resulta em comprometimento da biossíntese de aldosterona e cortisol (*linhas tracejadas*). Por conseguinte, a síntese de hormônios esteroides no córtex suprarrenal é desviada para a produção aumentada de esteroides sexuais (*linhas espessas*). A ausência de produção de cortisol diminui a retroalimentação negativa sobre as células corticotróficas da adeno-hipófise (*linha tracejada*), causando aumento da liberação de ACTH (*seta espessa em azul*). Os níveis elevados de ACTH induzem hiperplasia suprarrenal e estimulam ainda mais a síntese de esteroides sexuais. Essa via pode ser interrompida pela administração de cortisol exógeno. A enzima deficiente é mostrada como número: 21, esteroide 21-hidroxilase.

drogênios adrenais pode produzir uma variedade de síndromes nas mulheres; a interrupção farmacológica da atividade androgênica excessiva será discutida no Capítulo 29.

A DHEA não é regulada pela agência americana Food and Drug Administration (FDA) e costuma ser utilizada como fármaco "de venda sem prescrição". Estudos transversais populacionais demonstraram uma relação recíproca entre declínio dos níveis de DHEA relacionado com idade e risco de doença cardiovascular e câncer. A terapia de reposição com DHEA pode estar indicada para casos de doença de Addison, em que existe verdadeira deficiência de DHEA. A DHEA exógena pode ser convertida em testosterona pelo fígado. Em consequência, a DHEA é comumente usada de modo abusivo por seus efeitos anabólicos.

▶ Conclusão e perspectivas

Aldosterona, cortisol e androgênios adrenais regulam muitos aspectos da homeostasia básica. A aldosterona regula o volume de líquido extracelular ao promover a reabsorção de sódio e a retenção de líquido. O cortisol regula diversos processos fisiológicos, incluindo a homeostasia da energia e as respostas inflamatórias. O papel fisiológico dos androgênios adrenais não é conhecido, porém os estados fisiopatológicos que provocam aumento na síntese de androgênios adrenais exercem efeitos masculinizantes significativos nas mulheres. Hoje em dia, são utilizados antagonistas da aldosterona para controlar a pressão arterial elevada. Entretanto, evidências cumulativas sugerem que os antagonistas específicos do receptor de aldosterona também podem passar a constituir uma terapia importante para doenças cardiovasculares e vasculares renais na insuficiência cardíaca e no diabetes, bem como na hipertensão. Inibidores da aldosterona sintase estão sendo desenvolvidos e poderão ser utilizados no futuro para reduzir a síntese de aldosterona. A farmacologia dos glicocorticoides é um campo imenso, principalmente pelo fato de os glicocorticoides serem utilizados para suprimir a inflamação em diversos estados mórbidos. O uso crônico de glicocorticoides está associado a numerosos efeitos adversos previsíveis, e a pesquisa futura nessa área deverá procurar minimizar os efeitos adversos da terapia com glicocorticoides, mantendo suas ações anti-inflamatórias. Esses esforços devem incluir o desenvolvimento de agonistas e antagonistas dos glicocorticoides seletivos para tecidos (análogos aos moduladores seletivos dos receptores de estrogênio), assim como maior aprimoramento dos métodos de administração dos fármacos. É necessário estudar mais extensamente a farmacologia dos androgênios adrenais para determinar as indicações, se houver alguma, da terapia com DHEA.

Agradecimentos

Agradecemos a Ehrin J. Armstrong e Robert G. Dluhy por suas valiosas contribuições nas duas primeiras edições desta obra.

Leitura sugerida

Barnes PJ. Corticosteroids: the drugs to beat. *Eur J Pharmacol* 2006;533:2–14. (*Revisão da farmacologia dos glicocorticoides, com ênfase nos esteroides inalados.*)

Fuller PJ, Young MJ. Mechanisms of mineralocorticoid action. *Hypertension* 2005;46:1227–1235. (*Mecanismos de ação dos mineralocorticoides, incluindo efeitos cardiovasculares.*)

Nair KS, Rizza RA, O'Brien P, et al. DHEA in elderly women and DHEA or testosterone in elderly men. *N Engl J Med* 2006;355:1647–1659. (*Extensa pesquisa clínica sobre o DHEA.*)

Salvatori R. Adrenal insufficiency. *JAMA* 2005;294:2481–2488. (*Fisiopatologia e tratamento da insuficiência suprarrenal.*)

Sapolsky R. How do glucocorticoids influence stress responses? Integrating permissive, suppressive, stimulatory, and preparative actions. *Endocrine Rev* 2000;21:55–89. (*Discussão detalhada das inúmeras funções dos glicocorticoides na resposta ao estresse.*)

Stellato C. Post-transcriptional and nongenomic effects of glucocorticoids. *Proc Am Thorac Soc* 2004;1:255–263. (*Detalhes dos recentes avanços na sinalização de glicocorticoides.*)

Williams JS, Williams GH. 50th anniversary of aldosterone. *J Clin Endocrinol Metab* 2003;88:2364–2372. (*Revisão histórica dos mineralocorticoides.*)

RESUMO FARMACOLÓGICO: Capítulo 28 | Farmacologia do Córtex Suprarrenal.

FÁRMACO	APLICAÇÕES CLÍNICAS	EFEITOS ADVERSOS *GRAVES* E COMUNS	CONTRAINDICAÇÕES	CONSIDERAÇÕES TERAPÊUTICAS
Agonistas dos receptores de glicocorticoides *Mecanismo – Mimetizam a função do cortisol, atuando como agonistas no receptor de glicocorticoides*				
Prednisona **Prednisolona** **Metilprednisolona** **Dexametasona** **Hidrocortisona** **Fluticasona** **Beclometasona** **Flunisolida** **Triancinolona** **Budesonida**	Distúrbios inflamatórios em muitos órgãos diferentes Doenças autoimunes Terapia de reposição para a insuficiência suprarrenal primária e secundária (hidrocortisona)	*Imunossupressão, cataratas, hiperglicemia, hipercortisolismo, depressão, euforia, osteoporose, retardo do crescimento em crianças, atrofia muscular* Comprometimento da cicatrização de feridas, hipertensão, retenção de líquido Os glicocorticoides inalados também podem causar candidíase orofaríngea e disfonia Os glicocorticoides tópicos também podem causar atrofia da pele	Infecção fúngica sistêmica	Veja na Tabela 28.1 a potência relativa e a duração de ação dos fármacos individuais A terapia farmacológica com glicocorticoides não corrige a etiologia da doença subjacente, porém limita os efeitos da inflamação O tratamento crônico com glicocorticoides deve ser reduzido lentamente e de modo gradativo; a interrupção abrupta de glicocorticoides sistêmicos pode resultar em insuficiência suprarrenal aguda As formulações intranasais e inaladas reduzem acentuadamente os efeitos adversos sistêmicos; não se devem substituir abruptamente os glicocorticoides orais em altas doses por formulações inaladas A atividade intrínseca de um glicocorticoide é particularmente importante para fármacos de administração tópica, pois a pele não apresenta quantidades apreciáveis de 11β-HSD 1 Os glicocorticoides com maior potência anti-inflamatória geralmente apresentam duração de ação mais longa Os glicocorticoides inalados incluem fluticasona, beclometasona, flunisolida, triancinolona e budesonida
Antagonistas dos receptores de glicocorticoides *Mecanismo – Antagonizam competitivamente a ação do cortisol no receptor de glicocorticoides*				
Mifepristona (RU-486)	Aborto (até 49 dias de gravidez)	*Prolongamento do tempo de sangramento, infecções bacterianas, sepse* Náuseas, vômitos, diarreia, cólicas, sangramento vaginal anormal, cefaleia	Insuficiência suprarrenal crônica Gravidez ectópica Distúrbios hemorrágicos Terapia de anticoagulação Porfirias hereditárias Dispositivo intrauterino Massa de anexos não diagnosticada	A mifepristona é antagonista do receptor de progesterona utilizado para indução de aborto no início da gravidez; em concentrações mais altas, a mifepristona também bloqueia o receptor de glicocorticoides; esta última ação pode, potencialmente, tornar a mifepristona útil no tratamento dos níveis elevados de glicocorticoides, potencialmente fatais, como os que ocorrem na síndrome de ACTH ectópico
Inibidores da síntese de glicocorticoides *Mecanismo – Inibem várias etapas na biossíntese dos hormônios glicocorticoides*				
Mitotano	Suprarrenalectomia clínica em casos de síndrome de Cushing grave ou carcinoma adrenocortical	*Distúrbio visual, cistite hemorrágica* Hipercolesterolemia, sonolência, náuseas, depressão	Vacina com rotavírus vivo	Análogo estrutural do DDT que é tóxico para as mitocôndrias adrenocorticais A hipercolesterolemia pode resultar da inibição da colesterol oxidase
Aminoglutetimida	Síndrome de Cushing	*Insuficiência de cortisol, agranulocitose, leucopenia, neutropenia, pancitopenia* Prurido, náuseas, hipotensão, sonolência	Hipersensibilidade à glutetimida ou à aminoglutetimida	A aminoglutetimida inibe a enzima de clivagem da cadeia lateral, bem como a aromatase, que é importante na conversão dos androgênios em estrogênios

Fármaco	Aplicações clínicas	Efeitos adversos graves e comuns	Contraindicações	Considerações terapêuticas
Metirapona	Avaliação diagnóstica do eixo hipotálamo-hipófise-suprarrenal	*Insuficiência de cortisol* Hipertensão	Insuficiência do córtex suprarrenal	Inibe a 11β-hidroxilação, resultando em comprometimento da síntese de cortisol. O tratamento com metirapona resulta em desinibição da secreção de ACTH; por conseguinte, a metirapona pode ser administrada para avaliar a reserva de ACTH
Trilostano	Síndrome de Cushing em cães	*Crise addisoniana* Hipotensão postural, hipoglicemia, diarreia, náuseas	Insuficiência do córtex suprarrenal Disfunção renal ou hepática	O trilostano é inibidor reversível da 3β-hidroxiesteroide desidrogenase, que diminui a produção de aldosterona e cortisol no córtex suprarrenal. O trilostano não foi aprovado para uso em seres humanos
Cetoconazol	Ver Resumo farmacológico: Capítulo 35			

Agonista dos receptores de mineralocorticoides
Mecanismo – Exerce ação agonista no receptor de mineralocorticoides

Fármaco	Aplicações clínicas	Efeitos adversos graves e comuns	Contraindicações	Considerações terapêuticas
Fludrocortisona	Hipoaldosteronismo	*Hipertensão, hipocalemia, insuficiência cardíaca, tromboflebite, hipocortisolismo secundário, aumento da pressão intracraniana* Edema, comprometimento da cicatrização de feridas, exantema, miopatia, hiperglicemia, irregularidades menstruais	Infecção fúngica sistêmica	Os efeitos adversos da terapia com fludrocortisona estão relacionados com a capacidade do fármaco de simular um estado de excesso de mineralocorticoides, incluindo hipertensão, hipopotassemia e insuficiência cardíaca; é necessário proceder a cuidadoso monitoramento dos níveis séricos de potássio e da pressão arterial

Antagonistas dos receptores de mineralocorticoides
Mecanismo – Antagonistas competitivos da ação da aldosterona no receptor de mineralocorticoides

Fármaco	Aplicações clínicas	Efeitos adversos graves e comuns	Contraindicações	Considerações terapêuticas
Espironolactona Eplerenona	Ver Resumo farmacológico: Capítulo 20			

Esteroide sexual suprarrenal
Mecanismo – A DHEA é um pró-hormônio que é convertido em testosterona na periferia

Fármaco	Aplicações clínicas	Efeitos adversos graves e comuns	Contraindicações	Considerações terapêuticas
Desidroepiandrosterona (DHEA)	Em fase de pesquisa	Acne, hepatite, hirsutismo, androginismo	Câncer de mama, ovário ou próstata	Pode ser utilizada como terapia de reposição para casos de doença de Addison com deficiência documentada de DHEA; a DHEA costuma ser usada de modo abusivo por seus efeitos anabólicos

29
Farmacologia da Reprodução

Ehrin J. Armstrong e Robert L. Barbieri

▶ Introdução

Este capítulo trata da farmacologia endócrina relacionada com tratos reprodutores masculino e feminino. Apesar das diferenças presentes nos perfis hormonais de homens e mulheres, andrógenos e estrógenos estão sob controle das gonadotrofinas adeno-hipofisárias, hormônio luteinizante (LH) e hormônio foliculoestimulante (FSH), e são regulados, em última análise, pela liberação hipotalâmica do hormônio de liberação das gonadotrofinas (GnRH). Os padrões hormonais femininos são temporalmente mais complexos e cíclicos que os masculinos: o controle hormonal do ciclo menstrual é um exemplo que ilustra como os hormônios sexuais estão integrados em complexo sistema fisiológico. A compreensão do ciclo menstrual também proporciona uma base para entender a farmacologia da contracepção.

Diversas doenças são tratadas farmacologicamente por meio de modificação da atividade dos hormônios reprodutivos, incluindo desde infertilidade e endometriose até câncer de mama e próstata. Os conceitos-chave neste capítulo incluem: (1) interações entre estrógeno e hipófise; (2) efeitos da frequência de liberação do GnRH sobre a liberação das gonadotrofinas; (3) seletividade tecidual de agonistas e antagonistas do receptor estrogênico; e (4) as diversas estratégias empregadas para antagonizar os efeitos dos hormônios sexuais endógenos, desde supressão do eixo hipotálamo-hipófise-gônadas até antagonismo no receptor do tecido-alvo. Dado seu papel histórico na prevenção da osteoporose, a terapia de reposição com estrógeno é discutida aqui e no Capítulo 31. A terapia de reposição androgênica é discutida no final deste capítulo.

▶ Fisiologia dos hormônios da reprodução

Síntese de progestágenos, andrógenos e estrógenos

Há uma estreita interligação na síntese de progestágenos, andrógenos e estrógenos. Todos os três grupos são hormônios esteroides que derivam do metabolismo do colesterol. A síntese desses hormônios assemelha-se à dos hormônios sexuais adrenais, discutida no Capítulo 28.

A terminologia *progestágenos*, *andrógenos* e *estrógenos* refere-se mais a um grupo de hormônios relacionados que a determinada molécula em cada grupo (Figura 29.1). Os *progestágenos* consistem em *progesterona* – precursor comum da síntese de testosterona e estrógeno (ver também Figura 28.2) – e em certo número de derivados da progesterona sinteticamente alterados, utilizados para fins terapêuticos. Em geral, progestágenos exercem efeitos antiproliferativos sobre o endométrio

CASO

Amy J percebeu que, pela primeira vez, seus cabelos estavam ficando mais finos durante sua adolescência. Apesar da ocorrência de certa queda dos cabelos, Srta. J constatou, por outro lado, crescimento excessivo de pelos no rosto; algumas vezes, foi até mesmo obrigada a usar um barbeador para retirar pelos inconvenientes. Aos 24 anos, procurou o médico e queixou-se do problema relacionado com o excesso de pelos, bem como de seu ciclo menstrual irregular. Na anamnese, o médico descobriu que o maior intervalo de tempo entre os ciclos menstruais foi de 6 meses, enquanto o mais curto foi de 22 dias. Quando Srta. J menstrua, o fluxo é intenso e dura mais que a média anterior de 5 dias. O crescimento anormal de pelos no rosto dela, nos membros, no abdome e nas mamas começou por volta dos 15 anos de idade. Srta. J também relatou que estava acima do peso normal desde a faculdade, embora fosse muito ativa no ensino médio, jogando futebol e nadando. O médico solicitou vários testes, cujos resultados revelaram níveis ligeiramente elevados de testosterona livre e total e aumento da relação entre níveis plasmáticos de LH e FSH.

Com base nesses achados, o médico diagnosticou que a paciente provavelmente apresentava um distúrbio denominado síndrome do ovário policístico (SOPC). Recomendou o uso de anticoncepcionais orais combinados para regularizar o ciclo menstrual e prescreveu também espironolactona para reduzir os problemas relacionados com crescimento de pelos e calvície.

Questões

1. Qual é a ligação fisiopatológica entre crescimento excessivo de pelos e infertilidade na síndrome do ovário policístico?
2. Por que foi prescrita espironolactona para o problema capilar de Srta. J?
3. Como agem os contraceptivos orais e como podem ajudar a regular os ciclos menstruais de Srta. J?

---

feminino, promovendo mais a secreção que a proliferação do revestimento endometrial (ver adiante). Progesterona também é necessária para a manutenção da gravidez. Os *andrógenos*, todos com propriedades masculinizantes, incluem desidroepiandrosterona (DHEA), androstenediona, *testosterona* e *di-hidrotestosterona* (DHT); entre os andrógenos, testosterona é considerada o andrógeno circulante clássico, enquanto DHT é o andrógeno intracelular clássico. Os andrógenos são necessários para a transformação em fenótipo masculino durante o desenvolvimento, bem como para a maturação sexual masculina. *Estrógenos* referem-se a diversas substâncias que compartilham a capacidade de causar o aparecimento de características femininas. O *17β-estradiol* é o estrógeno de ocorrência natural mais potente, enquanto estrona e estriol são menos potentes.

Observe que *todos os estrógenos derivam da aromatização de andrógenos precursores* (Figura 29.1). Ovário e placenta sintetizam mais ativamente a enzima *aromatase*, que converte andrógenos em estrógenos, mas outros tecidos não reprodutores, como tecido adiposo, neurônios hipotalâmicos e músculo, também podem aromatizar andrógenos a estrógeno. Após a menopausa, a maior parte do estrógeno circulante deriva do tecido adiposo, que também constitui a principal fonte de estrógenos circulantes nos homens.

Ação e metabolismo hormonais

Progestágenos, andrógenos e estrógenos são, todos eles, hormônios que se ligam a uma superfamília relacionada de receptores hormonais nucleares; glicocorticoides, mineralocorticoides, vitamina D e hormônio tireoidiano ligam-se também à mesma superfamília de receptores. Uma vez sintetizados, esses hormônios difundem-se no plasma, onde se ligam firmemente a proteínas carreadoras, como globulina de ligação dos hormônios sexuais (SHBG) e albumina. Apenas a fração não ligada do hormônio é capaz de difundir-se para as células e ligar-se a receptor intracelular. É interessante assinalar que *testosterona é essencialmente um pró-hormônio*. Testosterona liga-se ao receptor de andrógeno, porém apenas com afinidade modesta. Em consequência, testosterona apresenta atividade androgênica apenas moderada. Na verdade, testosterona é convertida nos tecidos-alvo a *di-hidrotestosterona*, mais ativa (Figura 29.2), cuja afinidade de ligação ao receptor de andrógeno é dez vezes maior que a da testosterona. A formação da di-hidrotestosterona a partir da testosterona é catalisada pela enzima *5α-redutase*. Há, pelo menos, dois subtipos dessa enzima. A expressão tecidual diferencial dessas enzimas proporciona alguma especificidade farmacológica para os inibidores da 5α-redutase. A importância da di-hidrotestosterona como andrógeno mais ativo é ressaltada em indivíduos com deficiências hereditárias de 5α-redutase. Indivíduos do sexo masculino que carecem dessa enzima são fenotipicamente femininos, na medida em que são incapazes de converter testosterona em di-hidrotestosterona e, por conseguinte, são incapazes de ativar um programa de diferenciação masculina durante o desenvolvimento.

O *receptor de estrógeno* (RE) é o mais bem estudado dos receptores de hormônios sexuais e serve como exemplo para todos os três tipos de receptores (ou seja, receptor de estrogênio, receptor de androgênio e receptor de progesterona). Como progestágenos, andrógenos e estrógenos são hormônios esteroides lipofílicos, a fração do hormônio que permanece não ligada às proteínas plasmáticas pode livremente difundir-se pela membrana plasmática, penetrando no citosol das células. Uma vez no interior da célula, o ligante hormonal liga-se a seu receptor intracelular específico, que sofre dimerização subsequente. Por exemplo, a associação do estrógeno com o receptor estrogênico induz a dimerização de dois complexos de receptor estrógeno-estrógeno, e o dímero liga-se, em seguida, a *elementos de resposta a estrógenos* (ERE) em regiões promotoras de DNA. Essa ligação aos ERE, juntamente com o recrutamento de coativadores ou correpressores, aumenta ou inibe a transcrição de genes específicos e produz, portanto, os efeitos fisiológicos do hormônio. O estrógeno também pode emitir sinais por meio de receptores ligados à membrana; os efeitos fisiológicos dessa via alternativa de sinalização constituem uma área ativa de pesquisa.

São dois os subtipos de receptores de estrógeno – REα e REβ. Além disso, sabe-se atualmente que muitas das ações dos receptores de estrógeno envolvem a associação do receptor

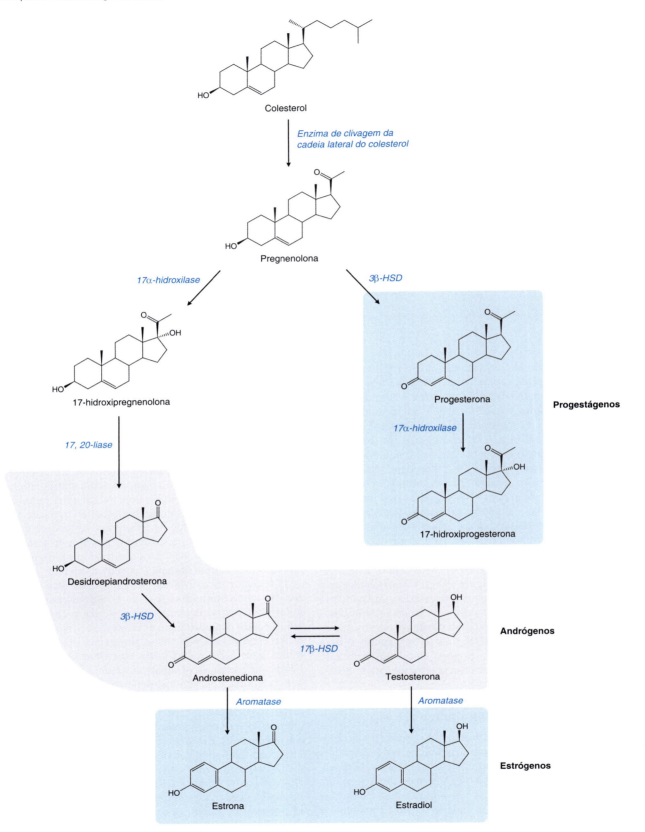

FIGURA 29.1 Síntese de progestágenos, andrógenos e estrógenos. Progestágenos, andrógenos e estrógenos são hormônios esteroides derivados do colesterol. Os principais progestágenos incluem progesterona e 17α-hidroxiprogesterona. Andrógenos incluem desidroepiandrosterona (DHEA), androstenediona e testosterona. Estrógenos, que incluem estrona e estradiol, são formas aromatizadas de seus andrógenos conjugados: androstenediona é aromatizada a estrona, enquanto testosterona é aromatizada a estradiol. Tanto estradiol quanto estrona são metabolizados a estriol, estrógeno fraco (*não ilustrado*). Algumas das relações precursor-produto entre os hormônios foram omitidas para maior clareza (ver também Figura 28.2). HSD = hidroxiesteroide desidrogenase.

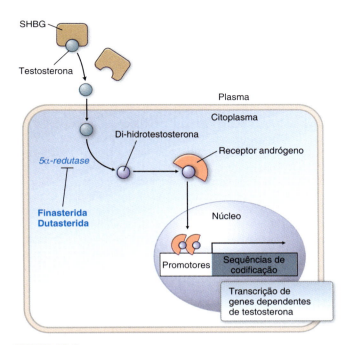

FIGURA 29.2 Conversão intracelular de testosterona a di-hidrotestosterona. Testosterona circula no plasma ligada a globulina de ligação de hormônios sexuais (SHBG) e albumina (*não ilustrada*). A testosterona livre difunde-se pela membrana plasmática das células para o citosol. Em tecidos-alvo, a enzima 5α-redutase converte testosterona em di-hidrotestosterona, que apresenta atividade androgênica aumentada em comparação com testosterona. Di-hidrotestosterona liga-se com alta afinidade ao receptor de andrógeno, formando um complexo que é transportado até o núcleo. Homodímeros de di-hidrotestosterona e receptor de andrógeno iniciam a transcrição de genes dependentes de andrógeno. Finasterida e dutasterida, fármacos utilizados no tratamento de hipertrofia prostática benigna e queda de cabelo de padrão masculino, inibem a enzima 5α-redutase.

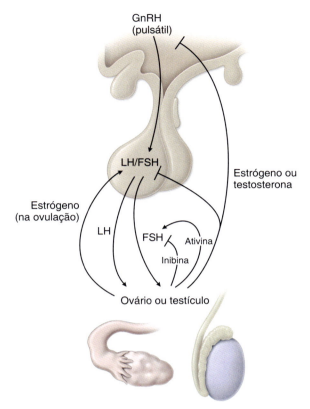

FIGURA 29.3 Eixo hipotálamo-hipófise-gônadas. O hipotálamo secreta o hormônio de liberação das gonadotrofinas (GnRH) no sistema porta hipotalâmico-hipofisário de acordo com um padrão pulsátil. O GnRH estimula as células gonadotróficas da adeno-hipófise a sintetizar e liberar hormônio luteinizante (LH) e hormônio foliculoestimulante (FSH). Esses dois hormônios, conhecidos como *gonadotrofinas*, promovem a síntese ovariana e testicular de estrógeno e testosterona, respectivamente. O estrógeno e a testosterona inibem a liberação de GnRH, LH e FSH. Dependendo de fase no ciclo menstrual, concentração de estrógeno no plasma e taxa de aumento da concentração plasmática de estrógeno, esse hormônio também pode estimular a liberação hipofisária de gonadotrofina (p. ex., na ovulação). Tanto ovários quanto testículos secretam inibina, que inibe seletivamente a secreção de FSH, e ativina, que promove seletivamente a secreção de FSH.

com outros cofatores de transcrição. Em outras palavras, a dimerização do receptor de estrógeno e a ligação subsequente do dímero a ERE são insuficientes para explicar as complexas e variadas ações dos estrógenos em diferentes tecidos. *Os fatores de transcrição específicos que são recrutados pelo receptor de estrógeno parecem depender de tecidos e ligantes, e, provavelmente, são responsáveis por parte da especificidade alvo de ação dos estrógenos.* Embora os subtipos e as associações moleculares de receptores de andrógenos e progesterona não tenham sido estudados tão pormenorizadamente quanto os do receptor de estrógeno, é provável que haja as mesmas complexidades para esses receptores. O reconhecimento de que a ligação diferencial de fatores de transcrição modulares a RE possa alterar os efeitos estrogênicos provavelmente deverá constituir nova área de pesquisa farmacológica em futuro próximo, uma vez que pesquisadores farmacêuticos continuam desenvolvendo agonistas e antagonistas dos receptores com ações seletivas em tecidos específicos. Moduladores seletivos dos receptores de estrógeno (MSRE, ver adiante) são os primeiros fármacos a tirar proveito da seletividade tecidual da função dos receptores de hormônios sexuais.

Eixo hipotálamo-hipófise-gônadas

O eixo hipotálamo-hipófise-gônadas regula a síntese dos hormônios sexuais. O hormônio de liberação das gonadotrofinas (GnRH) encontra-se no topo desta hierarquia de três níveis. O hipotálamo secreta GnRH em pulsos (Figura 29.3). O GnRH

segue pelo sistema porta hipotalâmico-hipofisário para estimular as células gonadotróficas da adeno-hipófise. A estimulação de células gonadotróficas via receptor de superfície celular acoplado à proteína G aumenta síntese e secreção de LH e de FSH que, em seu conjunto, são designados como *gonadotrofinas*.

Embora um tipo celular produza tanto LH quanto FSH, a síntese e a liberação desses dois hormônios são controladas de modo independente. As pesquisas atuais sugerem que a taxa de secreção de GnRH possa modificar preferencialmente o padrão de secreção de LH e FSH. A secreção pulsátil de GnRH é crítica para o funcionamento apropriado do eixo hipotálamo-hipófise-gônadas. *Quando GnRH é administrado continuamente, a liberação de LH e FSH pelos gonadótrofos é suprimida, mais que estimulada.* Esse efeito tem importante consequência farmacológica, visto que a administração pulsátil de GnRH exógeno estimula a liberação de gonadotrofinas, enquanto sua administração contínua inibe a liberação de LH e FSH, e, por conseguinte, bloqueia a função da célula-alvo.

LH e FSH exercem efeitos análogos, porém um tanto diferentes, em indivíduos de sexos masculino e feminino. No indivíduo de sexo masculino, as células-alvo pertinentes são as células de *Leydig* e *Sertoli* do testículo, enquanto as células *tecais* e *granulosas* do ovário medeiam a função das gonadotrofinas no sexo feminino (Figura 29.4). Em cada caso, o sistema constituído por duas células é coordenado para mediar as ações dos hormônios sexuais. No homem, LH estimula as células de Leydig do testículo a aumentar a síntese de testosterona que, a seguir, difunde-se para as células de Sertoli adjacentes. Na célula de Sertoli, a estimulação de FSH aumenta a síntese da proteína de ligação de andrógenos (ABP), importante para manter elevadas as concentrações testiculares de testosterona necessárias para a espermatogênese. Além disso, FSH estimula as células de Sertoli a produzir outras proteínas necessárias para o processo de maturação dos espermatozoides. Na mulher,

LH estimula as células da teca a sintetizar o andrógeno androstenediona, que, em seguida, é aromatizado a estrona e estradiol nas células da granular, sob influência de FSH.

Tanto as células de Sertoli quanto as células da granulosa sintetizam e secretam as proteínas reguladoras *inibina A*, *inibina B* e *ativina*. Inibinas secretadas pela gônada atuam sobre a adeno-hipófise, inibindo a liberação de FSH, enquanto ativina a estimula. Nem inibinas nem ativina exercem qualquer efeito sobre a liberação de LH pela adeno-hipófise (Figura 29.3). O papel dessas proteínas reguladoras no controle da ação hormonal ainda não foi totalmente elucidado. No homem, testosterona também atua como importante regulador negativo da liberação de hormônios hipofisários e hipotalâmico. O papel do estrógeno na mulher é mais complexo e pode envolver retroalimentação positiva ou negativa, dependendo do ambiente hormonal prevalecente. Esse tópico é considerado mais adiante, na discussão sobre o ciclo menstrual. Na mulher, a combinação de estradiol e progesterona suprime de modo sinérgico a secreção de GnRH, LH e FSH por meio de ações sobre hipotálamo e hipófise.

Integração do controle endócrino I Ciclo menstrual

O ciclo menstrual feminino é governado pela atuação cíclica de hormônios, com periodicidade aproximada de 28 dias (faixa normal de 24 a 35 dias). Esse ciclo começa no início da puberdade e prossegue ininterruptamente (exceto durante a gravidez) até a menopausa (Figura 29.5). O início do ciclo, o dia 1 do ciclo, é arbitrariamente definido como o primeiro dia da menstruação. A ovulação ocorre na metade de cada ciclo (aproximadamente no dia 14). A parte do ciclo menstrual antes da ovulação é frequentemente denominada fase *folicular* ou *proliferativa*; durante a qual o *folículo* ovariano em desenvolvimento produz a maioria dos hormônios gonadais, que estimulam a *proliferação* celular do endométrio. Após a ovulação, o *corpo lúteo* produz progesterona, e o endométrio torna-se mais *secretor* que proliferativo. Por conseguinte, a segunda metade do ciclo menstrual é frequentemente denominada fase *lútea* ou *secretora*, dependendo se ovário ou endométrio é considerado estrutura de referência.

No início do ciclo menstrual, há baixa produção de estrógeno e inibina A. Em consequência, a adeno-hipófise secreta quantidades crescentes de FSH e LH. Esses hormônios estimulam a maturação de quatro a seis folículos, cada um deles contendo um óvulo, cujo desenvolvimento foi interrompido no primeiro estágio da meiose. Os folículos em maturação secretam concentrações crescentes de estrógeno, inibina A e inibina B. O estrógeno induz os folículos a aumentar a expressão dos receptores de LH e FSH sobre as células tecais e granulosas, respectivamente. A suprarregulação dos receptores aumenta a resposta folicular às gonadotrofinas hipofisárias e propicia a secreção de quantidades crescentes de estrógeno por um folículo. O aumento de níveis plasmáticos de estrógeno e inibina parcialmente suprime a liberação de LH e FSH pela hipófise. Por sua vez, níveis diminuídos de gonadotrofinas causam atresia em outros folículos, de modo que, em geral, apenas um folículo amadurece. Ao mesmo tempo, níveis elevados de estrógeno estimulam o endométrio uterino a proliferar rapidamente.

Como o folículo dominante continua crescendo, ele secreta níveis elevados e sustentados de estrógeno. Embora o mecanismo ainda não esteja totalmente elucidado, a combinação de altos níveis de estrógeno e rápida taxa de aumento desses níveis pro-

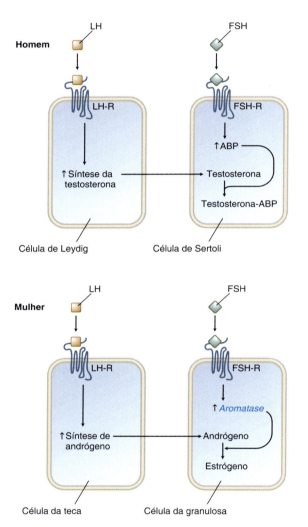

FIGURA 29.4 Sistemas de duas células para a ação dos hormônios gonadais. No *homem*, a ligação de hormônio luteinizante (LH) ao receptor de LH (LH-R) ativa a síntese de testosterona em células de Leydig. A seguir, testosterona difunde-se para as células de Sertoli adjacentes, onde a ligação do hormônio foliculoestimulante (FSH) a seu receptor (FSH-R) aumenta os níveis da proteína de ligação de andrógenos (ABP). ABP estabiliza as concentrações elevadas de testosterona que, juntamente com outras proteínas induzidas por FSH e sintetizadas nas células de Sertoli, promovem a espermatogênese no epitélio germinativo adjacente (*não ilustrado*). Na *mulher*, LH atua de modo análogo, promovendo a síntese de andrógeno (androstenediona) nas células da teca. A seguir, o andrógeno se difunde para as células granulosas vizinhas, onde a aromatase converte androstenediona em estrona, que é, então, reduzida a estrógeno biologicamente ativo, o estradiol. FSH aumenta a atividade da aromatase nas células granulosas, promovendo a conversão de andrógeno em estrógeno. Observe que a di-hidrotestosterona não é substrato da aromatase.

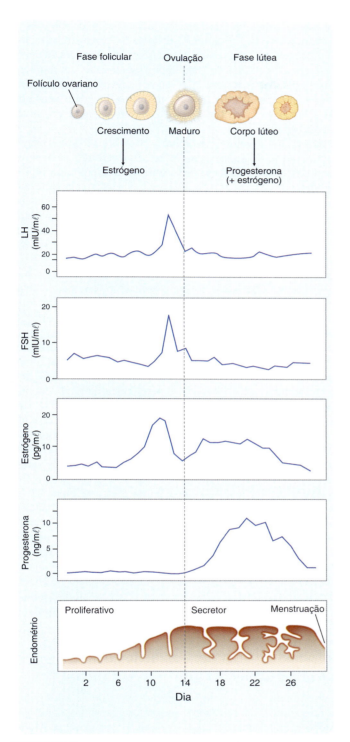

FIGURA 29.5 O ciclo menstrual. O ciclo menstrual é dividido em fase folicular e fase lútea. A ovulação define a transição entre essas duas fases. Durante a fase folicular, as células gonadotróficas da adeno-hipófise secretam LH e FSH em resposta à estimulação pulsátil de GnRH. LH e FSH circulantes promovem crescimento e maturação dos folículos ovarianos. Folículos em desenvolvimento secretam quantidades crescentes de estrógeno. A princípio, o estrógeno exerce efeito inibidor sobre a liberação de gonadotrofinas. Entretanto, imediatamente antes da metade do ciclo menstrual, o estrógeno exerce breve efeito de retroalimentação positiva sobre a liberação de LH e FSH. Isso é seguido de ruptura do folículo e liberação de um óvulo na tuba uterina. Durante a segunda metade do ciclo, o corpo lúteo secreta tanto estrógeno quanto progesterona. Progesterona induz alteração de endométrio, que passa de tipo proliferativo para secretor. Se não houver fertilização nem implantação de um blastocisto dentro de 14 dias após a ovulação, corpo lúteo involui, secreção de estrógeno e progesterona declina, ocorre menstruação e começa um novo ciclo.

duz breve efeito de retroalimentação positiva sobre a liberação de gonadotrofinas pelos gonadótrofos, estimulando a liberação de LH e FSH, em lugar de inibi-la. O consequente surto de LH e FSH na metade do ciclo estimula o folículo dominante a crescer e aumentar a atividade de suas enzimas proteolíticas. Cerca de 40 h após o início do *surto de LH*, o folículo sofre ruptura, e ocorre ovulação. O óvulo é liberado na cavidade peritoneal e captado, então, pela tuba uterina, onde começa seu trajeto em direção ao útero. Se o ovócito for fertilizado na tuba uterina, alcança o útero aproximadamente 4 dias após a ovulação e se implanta no endométrio cerca de 5 a 6 dias após a ovulação.

Os remanescentes celulares do folículo ovariano roto transformam-se em corpo lúteo. As células do corpo lúteo secretam estrógeno e progesterona, e não apenas estrógeno. *A presença de progesterona na segunda metade do ciclo menstrual induz o endométrio a passar de estado proliferativo para estado secretor.* O endométrio começa a sintetizar proteínas necessárias para a implantação do óvulo fertilizado (ovo). O suprimento sanguíneo para o endométrio também aumenta para fornecer quantidades aumentadas de nutrientes se houver gravidez.

O corpo lúteo tem sobrevida de cerca de 14 dias. Caso não haja fertilização nem implantação de um blastocisto viável dentro de 14 dias após a ovulação, o corpo lúteo sofre atresia, e cessa sua produção de estrógeno e progesterona. Sem os efeitos tróficos de estrógeno e progesterona, o revestimento endometrial desprende-se, dando início à menstruação. Na ausência de estrógeno e progesterona, a inibição dos gonadótrofos é removida, e aumenta a produção de FSH e LH. Isso estimula o desenvolvimento de novos folículos ovarianos e o início de outro ciclo menstrual.

Se houver fertilização, a implantação no revestimento uterino induz o blastocisto a secretar *gonadotropina coriônica humana* (hCG). A presença de hCG estimula o corpo lúteo a permanecer viável e continuar secretando progesterona. Como hCG é uma das primeiras proteínas produzidas pelo embrião, sendo exclusiva da gravidez, os testes de gravidez determinam a presença de hCG. A produção de hCG diminui depois de 10 a 12 semanas de gravidez, quando a placenta começa a secreção autônoma de progesterona. O Boxe 5.1 (Capítulo 5) discute aspectos especiais relativos ao uso de fármacos durante a gravidez.

▶ Fisiopatologia

Os processos fisiopatológicos do trato reprodutor refletem um de três mecanismos gerais de comprometimento da regulação (Tabela 29.1). O primeiro consiste na ruptura do eixo hipotálamo-hipófise-gônadas, causando diversos distúrbios subjacentes que podem levar à infertilidade. O segundo mecanismo consiste em crescimento inapropriado de tecido dependente de estrógeno ou testosterona. Isso pode levar ao desenvolvimento de câncer de mama ou de próstata, bem como a distúrbios benignos, porém clinicamente importantes, como endometriose ou hiperplasia endometrial. Por fim, a diminuição da secreção de estrógeno, como a que ocorre na menopausa, ou a secreção diminuída de andrógeno, conforme observado em alguns homens idosos, estão associadas a diversas consequências indesejáveis para a saúde.

Ruptura do eixo hipotálamo-hipófise-gônadas

Em condições normais, o eixo hipotálamo-hipófise-gônadas é normal rigorosamente regulado por retroalimentação oriunda de inibição ou estimulação da atividade hormonal, com a fi-

TABELA 29.1 Mecanismos gerais dos distúrbios do trato reprodutor para os quais são utilizados agentes farmacológicos.

MECANISMO	EXEMPLOS
Ruptura do eixo hipotálamo-hipófise-gônadas	Síndrome do ovário policístico
	Prolactinoma
Crescimento inapropriado de tecido dependente de hormônio	Câncer de mama
	Hiperplasia prostática, câncer de próstata
	Endometriose, hiperplasia endometrial
	Liomiomas (fibroides uterinos)
Secreção diminuída de estrógeno ou andrógeno	Hipogonadismo
	Menopausa

nalidade de induzir ciclo menstrual bem-sucedido a cada mês. A ruptura desse eixo pode resultar em infertilidade. As causas comuns de infertilidade em decorrência da ruptura na produção de hormônios sexuais incluem síndrome do ovário policístico e prolactinomas.

A *síndrome do ovário policístico* (SOPC) é condição complexa, caracterizada por anovulação ou oligo-ovulação e níveis plasmáticos elevados de androgênio. SOPC é problema comum, que acomete 3 a 5% das mulheres em idade fértil. Em geral, o diagnóstico é clínico, como no caso de Srta. J, e baseia-se nos achados concomitantes de oligo-ovulação e hirsutismo (crescimento excessivo de pelos). Embora múltiplas etiologias sejam provavelmente responsáveis pela SOPC, todas resultam em secreção aumentada de androgênio e supressão dos ciclos ovulatórios normais. O aumento da secreção de androgênio resulta em masculinização; conforme observado no caso de Srta. J, é comum a ocorrência de calvície de padrão masculino e crescimento inapropriado de pelos faciais. Muitas mulheres com SOPC são tratadas com contraceptivo de estrógeno-progestágeno para suprimir a produção ovariana de testosterona e com agente antiandrogênico, como a espironolactona (ver adiante), para suprimir os efeitos masculinizantes dos níveis circulantes elevados de testosterona.

Três hipóteses primárias procuram explicar o desenvolvimento de SOPC. A primeira delas, conhecida como *hipótese do LH*, baseia-se na observação de que muitas mulheres com SOPC apresentam aumento de frequência e amplitude dos pulsos de LH hipofisário. Com efeito, 90% das mulheres com SOPC apresentam níveis circulantes elevados de LH. Atividade aumentada de LH estimula as células tecais do ovário a sintetizar quantidades aumentadas de androgênios, incluindo androstenediona e testosterona. Além disso, níveis elevados de LH e androgênio impedem o crescimento normal dos folículos, o que, por sua vez, impede a secreção folicular de grandes quantidades de estrógeno. A ausência de um "estímulo deflagrador" de estrógeno impede surto de LH e ovulação. Conforme observado no caso descrito na introdução, pacientes com SOPC apresentam menstruação irregular, e períodos menstruais com fluxo intenso.

A segunda hipótese, designada como *teoria da insulina*, baseia-se na observação de que muitas mulheres com SOPC são obesas, resistentes à insulina e secretam quantidades aumentadas de insulina. O aumento da insulina diminui a produção da globulina de ligação de hormônios sexuais (SHBG), resultando em maiores concentrações de testosterona livre e,

por conseguinte, em maiores efeitos androgênicos sobre os tecidos periféricos. Foi também observado que insulina exerce efeito sinérgico direto com LH, aumentando a produção de androgênio pelas células da teca. Interessantemente, em mulheres com SOPC, os medicamentos que corrigem especificamente a resistência à insulina, como metformina, podem ocasionar menstruações ovulatórias regulares e normalização dos níveis de testosterona.

A terceira hipótese é a *hipótese ovariana*. Essa pressupõe uma perda na regulação da síntese de esteroides sexuais em nível das células da teca. Por exemplo, aumento anormal na atividade das enzimas oxidativas responsáveis pela síntese de androgênio poderia levar a maior produção de androgênios pelas células da teca em resposta a dado estímulo. É importante assinalar que essas hipóteses não são mutuamente exclusivas, e que a SOPC pode resultar da associação de dois ou três mecanismos. Quando os mecanismos celulares subjacentes a essa doença forem elucidados de maneira mais completa, será possível desenvolver novas terapias farmacológicas para tratar a etiologia da doença, mais que seus efeitos.

Prolactinomas representam outra causa comum de infertilidade entre mulheres de idade fértil. Esses tumores benignos e clonais de lactótrofos da adeno-hipófise podem causar infertilidade mediante duas vias paralelas. Em primeiro lugar, níveis aumentados de prolactina suprimem síntese de estrógeno, tanto por antagonizar a liberação hipotalâmica de GnRH quanto por diminuir a sensibilidade dos gonadotrofos ao GnRH. Esse antagonismo diminui a liberação de LH e FSH, e diminui, portanto, a estimulação do órgão-alvo pelo eixo hipotálamo-hipófise-gônadas. O segundo mecanismo, comum a todos os tumores da hipófise, consiste em efeito expansivo ou de massa. Como a hipófise está encerrada na sela túrcica óssea, a proliferação dos lactótrofos na adeno-hipófise leva à aglomeração de outros tipos celulares, inibindo consequentemente a função das células gonadotróficas adjacentes. Em geral, tumores secretores de prolactina permanecem responsivos ao efeito inibidor dos agonistas de dopamina. Na maioria dos casos, a administração crônica de agonistas da dopamina, como *cabergolina* ou *bromocriptina*, suprime a secreção de prolactina e resulta em contração das células tumorais, com consequente diminuição do tamanho do tumor e restabelecimento da função normal de gonadótrofos e ovulação.

Crescimento inapropriado de tecidos hormônio-dependentes

O crescimento dos tecidos mamários depende de muitos hormônios, incluindo estrógeno, progesterona, androgênios, prolactina e fatores de crescimento semelhantes à insulina. Muitos cânceres de mama (mas nem todos) expressam o receptor de estrógeno (ER), e seu crescimento é frequentemente estimulado por níveis endógenos de estrógeno e inibido por antiestrogênicos. Quando se constata que um *carcinoma de mama* expressa ER, é comum administrar antagonista do receptor de estrógeno (antagonista puro, como *fulvestranto*, ou modulador seletivo dos receptores de estrógeno, como *tamoxifeno*; ver adiante) ou inibidor da síntese de estrógeno (um inibidor da aromatase, como *anastrozol*, *letrozol*, *exemestano* ou *formestano*) para diminuir crescimento do tumor. O crescimento da próstata é dependente de androgênio e requer a conversão local de testosterona em di-hidrotestosterona, mediada pelo tipo II da 5α-redutase, nas células estromais da próstata. Inibição enzimática (*finasterida* ou *dutasterida*) e antagonismo de receptor (*flutamida*) são estratégias usadas para tratar distúrbios de perda da regulação de crescimento do tecido prostático, como *hiperplasia prostática benigna* e *câncer de próstata* metastático (ver adiante).

Endometriose refere-se ao crescimento de tecido endometrial fora do útero. O fato de que endometriose é habitualmente encontrada em áreas que circundam a tuba uterina (ovários, septo retovaginal e ligamentos uterinos) levou à hipótese de que poderia resultar de migração retrógrada de tecido endometrial por meio das tubas uterinas durante a menstruação. Entretanto, outras etiologias também são possíveis, incluindo crescimento de tecido metaplásico a partir do peritônio ou disseminação de células endometriais para locais extrauterinos através de ductos linfáticos. Há também evidências de aumento da atividade da aromatase no tecido endometrial dessas pacientes. Como os focos de endometriose respondem à estimulação estrogênica, a endometriose cresce e regride com o ciclo menstrual. Isso pode causar dor intensa, sangramento anormal e formação de aderências na cavidade peritoneal. Por sua vez, a formação de aderências pode resultar em infertilidade. Como a endometriose depende habitualmente de estrógeno, o tratamento com agonistas do GnRH de meia-vida longa frequentemente leva à regressão da doença (ver adiante).

Secreção diminuída de estrógenos ou andrógenos

Os efeitos da produção diminuída dos hormônios sexuais variam na dependência da idade do paciente por ocasião do aparecimento dos sintomas. Ocorre *hipogonadismo* se a produção de hormônios sexuais for comprometida antes da adolescência. Pacientes com hipogonadismo não sofrem maturação sexual; entretanto, a reposição hormonal apropriada pode, em muitos casos, propiciar desenvolvimento das características sexuais secundárias.

A *menopausa* é resposta fisiológica normal à exaustão dos folículos ovarianos. Durante toda a vida da mulher, os folículos são interrompidos na meiose. Apenas pequena porcentagem de folículos amadurece durante o ciclo menstrual; o restante torna-se atrésico. Os ciclos menstruais cessam quando há depleção de todos os folículos ovarianos. A depleção dos folículos leva à diminuição de estrógeno e inibinas (uma vez que folículos em desenvolvimento constituem a principal fonte de estrógeno e inibina em mulheres pré-menopáusicas) e aumento de LH e FSH (porque estrógeno e inibinas suprimem a liberação de gonadotrofinas). *Depois da menopausa, androstenediona continua sendo convertida em estrona pela aromatase nos tecidos periféricos (principalmente no tecido adiposo). Porém, estrona é estrógeno menos potente que estradiol.* Dada a falta relativa de estrógeno depois da menopausa, muitas mulheres apresentam ondas de calor, ressecamento da vagina e diminuição da libido. Mulheres pós-menopausa também correm o risco de desenvolver osteoporose. O papel do estrógeno na manutenção da massa óssea é discutido de modo mais pormenorizado no Capítulo 31.

Homens não apresentam súbita redução de hormônios sexuais de modo análogo à menopausa, porém a secreção de andrógeno declina de modo gradual com a idade. Embora haja controvérsias sobre o papel da terapia androgênica em homens idosos normais, indica-se a reposição de andrógeno em casos de hipogonadismo do adulto, em que se verifica presença de baixos níveis de testosterona e sintomas de hipogonadismo.

▶ Classes e agentes farmacológicos

Foram desenvolvidos agentes farmacológicos específicos para a maioria das etapas na fisiologia e fisiopatologia das gônadas. As principais classes de fármacos incluem moduladores da atividade gonadotrófica da adeno-hipófise e antagonistas específicos da ação hormonal periférica. Além disso, hormônios sexuais são frequentemente utilizados como terapia de reposição ou para modificar a liberação de gonadotrofinas (Figura 29.6).

Inibidores dos hormônios gonadais

Inibidores de síntese

Agonistas e antagonistas do GnRH

Em condições fisiológicas, o hipotálamo libera GnRH de forma pulsátil. A frequência dos pulsos de GnRH controla a liberação relativa de LH e FSH pela adeno-hipófise. Em contrapartida, a administração contínua de GnRH suprime a atividade dos gonadótrofos hipofisários, em lugar de estimulá-la. É possível suprimir o eixo hipotálamo-hipófise-gônadas com administração contínua de análogo do GnRH (*leuprolida, gosserrelina* ou *nafarrelina*) ou administração de antagonista do receptor de GnRH (*cetrorrelix* ou *ganirrelix*). A administração contínua de um agonista do GnRH é utilizada no tratamento de tumores dependentes de hormônio, como câncer de próstata e, em alguns casos, câncer de mama. Esses agentes são discutidos de modo detalhado no Capítulo 26. Análogos de GnRH atualmente disponíveis são peptídios e administrados por vias não orais, como injeção ou *spray* nasal. Um antagonista do GnRH não peptídio e administrado por via oral, *elagolix*, está em fase final de ensaios clínicos para tratamento de dor pélvica causada por endometriose.

Inibidores da 5α-redutase

Finasterida e *dutasterida* são inibidores da 5α-redutase, enzima que converte testosterona em di-hidrotestosterona. Finasterida é inibidor seletivo da redutase de tipo II, expressa de forma significativa na próstata. Dutasterida inibe tipos I (expresso em pele e próstata) e II da redutase. Convém lembrar que di-hidrotestosterona liga-se ao receptor de andrógeno com maior afinidade que testosterona. *O bloqueio da conversão local de testosterona em di-hidrotestosterona impede efetivamente a ação local de testosterona.* As células da próstata dependem de estimulação androgênica para sua sobrevida, e a administração de um inibidor da redutase diminui a velocidade de crescimento do tecido prostático. Finasterida e dutasterida são aprovadas para tratamento de sintomas decorrentes de hiperplasia prostática benigna, como redução do fluxo urinário e dificuldade de iniciar a micção. Esses fármacos são alternativas potenciais para ressecção transuretral da próstata (RTUP), que constitui tratamento cirúrgico comum para hiperplasia prostática sintomática. Um ano de tratamento pode resultar em redução de até 25% no tamanho da próstata. Esses fármacos são mais efetivos para pacientes com próstatas mais volumosas, na medida em que as alterações clínicas mais pronunciadas são observadas em próstatas que já estão significativamente hipertrofiadas. Os efeitos adversos consistem em diminuição da libido e disfunção erétil.

Inibidores da aromatase

Como os estrógenos são sintetizados a partir de precursores androgênicos por meio da ação da aromatase, o bloqueio dessa enzima pode inibir efetivamente a formação de estrógeno.

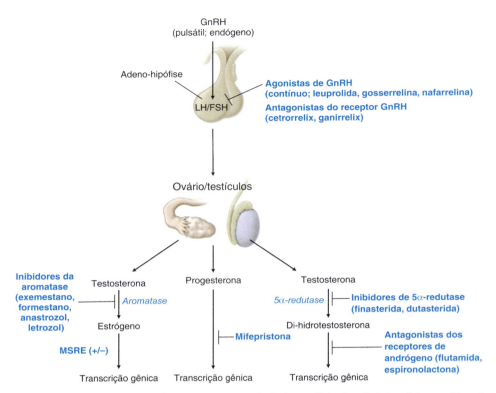

FIGURA 29.6 Modulação farmacológica da ação de hormônios gonadais. A modulação farmacológica da ação de hormônios gonadais pode ser dividida em inibidores da síntese hormonal e antagonistas dos receptores hormonais. A administração contínua de GnRH suprime a liberação de LH e FSH pela adeno-hipófise, impedindo, assim, a síntese de hormônios gonadais. Antagonistas do receptor de GnRH (cetrorrelix, ganirrelix) também são utilizados para esse propósito. Finasterida e dutasterida inibem a enzima 5α-redutase, impedindo, portanto, a conversão da testosterona em di-hidrotestosterona mais ativa. Inibidores da aromatase (exemestano, formestano, anastrozol, letrozol) inibem a produção de estrógenos a partir de andrógenos. Diversos antagonistas dos receptores hormonais e moduladores impedem a ação de estrógenos endógenos (alguns MSRE), andrógenos (flutamida, espironolactona) e progesterona (mifepristona).

Essa abordagem é utilizada para inibir o crescimento de tumores dependentes de estrógeno, como câncer de mama positivo para receptor de estrógeno (RE). Recentemente, foram desenvolvidos diversos inibidores altamente seletivos da aromatase. *Anastrozol* e *letrozol* são inibidores competitivos da aromatase, enquanto *exemestano* e *formestano* se ligam de modo covalente à aromatase. Na atualidade, todos esses agentes estão sendo utilizados no tratamento do câncer de mama metastático e na prevenção de recidivas em cânceres primariamente tratados com cirurgia e radioterapia. Ensaios clínicos recentes sugerem que inibidores da aromatase são mais efetivos que antagonistas dos receptores de estrógeno, como tamoxifeno, no tratamento do câncer de mama. Entretanto, os inibidores da aromatase produzem supressão profunda da ação estrogênica, e o estrógeno constitui importante regulador da densidade óssea. Por conseguinte, mulheres em uso de inibidores da aromatase correm risco aumentado de fraturas osteoporóticas.

Antagonistas de receptores

Moduladores seletivos do receptor de estrógeno

O termo *modulador seletivo do receptor de estrógeno* (MSRE) baseia-se na observação de que certos fármacos denominados antiestrogênicos não são antagonistas puros, e sim agonistas/antagonistas mistos (Tabela 29.2). Esses agentes farmacológicos inibem efeitos estrogênicos em alguns tecidos, enquanto promovem efeitos estrogênicos em outros. A base da seletividade tecidual pode incluir vários mecanismos. Em primeiro lugar, há dois subtipos de receptores de estrógeno, REα e REβ, cuja expressão é específica do tecido. Em segundo lugar,

TABELA 29.2 Atividade agonista e antagonista tecidual específica de moduladores seletivos dos receptores de estrógeno (MSRE).

	MAMA	ENDOMÉTRIO	OSSO
Estrógeno	+ + +	+ + +	+ + +
Tamoxifeno	–	+	+
Raloxifeno	–	–	+ +

Estrógeno, o hormônio fisiológico, apresenta efeitos estimuladores em mama, endométrio e osso. Tamoxifeno é antagonista no tecido mamário e, por conseguinte, é utilizado no tratamento do câncer de mama positivo para receptor de estrógeno. Raloxifeno, o MSRE mais recente, atua como agonista no osso, porém como antagonista em mama e endométrio. Raloxifeno foi aprovado para prevenção e tratamento de osteoporose em mulheres pós-menopáusicas. Clomifeno (não consta da tabela) é MSRE que atua como antagonista dos receptores de estrógeno em hipotálamo e adeno-hipófise; é utilizado clinicamente para aumentar a secreção de FSH e induzir, portanto, a ovulação.

a capacidade do receptor estrogênico de interagir com outros cofatores da transcrição (coativadores e correpressores) depende da estrutura do ligante que está acoplado ao receptor. A Figura 29.7 fornece um exemplo. É suposto que a ligação de 17β-estradiol (denominado "estrógeno" na figura) ao receptor de estrógeno induza mudança na conformação do receptor, a fim de que dois cofatores de transcrição, X e Y, possam ligar-se também ao receptor. Esse complexo pode, então, ativar três ge-

A Osso: expressão dos cofatores X e Y

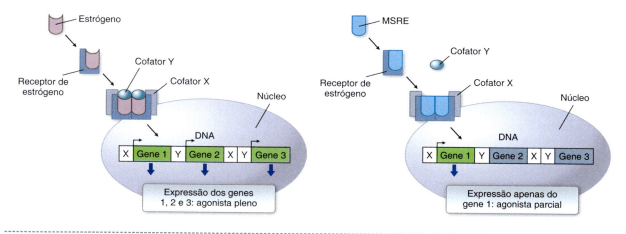

B Mama: apenas expressão do cofator Y

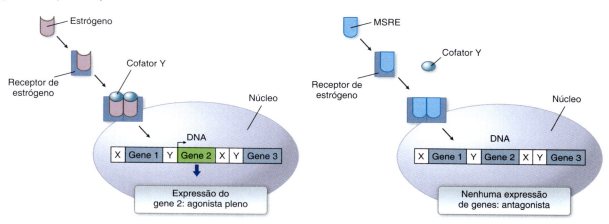

FIGURA 29.7 **Modelo para a especificidade tecidual de ação dos MSRE.** Os MSRE exibem atividade antagonista ou agonista parcial nos receptores de estrógeno, que é específica do tecido. Essa especificidade de ação em nível tecidual parece ser explicada pelas seguintes observações: (1) coativadores e/ou correpressores da transcrição são expressos de modo específico em nível tecidual; (2) o complexo MSRE-receptor de estrógeno (RE) pode associar-se a alguns coativadores ou correpressores, mas não a outros; e (3) pode haver ativação ou inibição de genes por diferentes combinações de MSRE-RE e coativadores ou correpressores. No exemplo apresentado, supõe-se que as células ósseas expressem coativadores (cofatores) X e Y, enquanto as células mamárias só expressem o coativador Y. O complexo estrógeno–RE pode associar-se a X e Y, enquanto o complexo MSRE-RE pode associar-se apenas a X. **A.** Nas células ósseas, a ligação de estrógeno a RE e o recrutamento de coativadores X e Y induzem a expressão dos genes 1, 2 e 3. O complexo MSRE-RE não pode ligar-se ao coativador Y, e o complexo MSRE-RE-cofator X induz apenas a expressão do gene 1. No osso, portanto, estrógeno é agonista pleno, enquanto MSRE é agonista parcial. **B.** Nas células mamárias, a ligação de estrógeno a RE e o recrutamento do coativador Y induz a expressão do gene 2, porém MSRE é incapaz de promover a expressão de qualquer gene. Na mama, portanto, MSRE atua como antagonista. Para maior simplicidade, esse modelo só mostra coativadores, embora correpressores também estejam envolvidos na ação dos MSRE.

nes: dependente de X, dependente de Y e dependente de X e Y. Por outro lado, a ligação de um MSRE ao receptor de estrógeno produz alteração diferente na conformação do receptor, de modo que o fator de transcrição X é capaz de se ligar, mas não o fator de transcrição Y. Em consequência, o complexo MSRE-receptor X pode ativar o gene dependente de X, mas não o gene dependente de Y nem o gene dependente de (X + Y).

Além disso, é suposto que os fatores de transcrição X e Y sejam expressos nas células ósseas, enquanto as células mamárias só expressam o fator de transcrição Y. Na mama, esse MSRE atua como antagonista, uma vez que: (1) a incapacidade de Y de associar-se com o complexo MSRE-receptor de estrógeno impede o MSRE de ativar quaisquer efeitos dependentes de estrógeno; e (2) a ligação de MSRE ao receptor de estrógeno inibe de modo competitivo a ligação do estrógeno endógeno ao receptor. Todavia, no osso, esse MSRE atua como agonista

parcial, na medida em que pode ativar genes dependentes de X, mas não genes dependentes de Y.

Essas ações teciduais específicas dos MSRE têm implicações importantes tanto para os efeitos desejados quanto para os efeitos adversos dos agentes farmacológicos. Se fosse possível projetar um MSRE capaz de inibir o crescimento do carcinoma de mama dependente de estrógeno sem causar hiperplasia endometrial induzida por estrógeno, os efeitos adversos indesejáveis do tamoxifeno (discutidos adiante) poderiam ser reduzidos. MSRE com especificidade aprimorada terão implicações importantes no tratamento de osteoporose, câncer de mama e, talvez, até mesmo, doença cardiovascular. Os três MSRE de uso clínico atual são tamoxifeno, raloxifeno e clomifeno.

Tamoxifeno é o único MSRE atualmente aprovado para uso em tratamento e prevenção do câncer de mama. Tamoxifeno vem sendo utilizado no tratamento paliativo do câncer de mama metastático e como terapia adjuvante após nodulectomia. *O tamoxifeno é antagonista dos receptores de estrógeno no tecido mamário, porém agonista parcial em endométrio e osso.* Esses efeitos farmacodinâmicos resultam em inibição do crescimento do câncer de mama dependente de estrógeno, mas também na estimulação do crescimento endometrial. Em consequência deste último efeito, a administração de tamoxifeno está associada a aumento de quatro a seis vezes na incidência de câncer endometrial. Por conseguinte, para minimizar o risco de câncer endometrial iatrogênico, tamoxifeno é geralmente administrado por período que não deve ultrapassar 5 anos.

Raloxifeno é MSRE mais recente, que apresenta *atividade agonista no receptor de estrógeno no osso, porém atividade antagonista em tecidos mamário e endometrial.* Seu mecanismo de ação é ilustrado na Figura 29.7 e sua estrutura molecular é mostrada na Figura 29.8. De acordo com esse perfil de especificidade tecidual, raloxifeno não parece aumentar a incidência de câncer endometrial. A atividade agonista do raloxifeno no osso diminui a reabsorção óssea e, por conseguinte, retarda ou impede a progressão da osteoporose em mulheres pós-menopáusicas (discutida de modo mais pormenorizado no Capítulo 31). O raloxifeno é aprovado para uso em prevenção de câncer de mama e em prevenção e tratamento de osteoporose. Em ensaio clínico de grande porte, que comparou raloxifeno e tamoxifeno na prevenção de câncer de mama em mulheres de alto risco, ambos os agentes resultaram em redução de 50% no desenvolvimento de câncer de mama invasivo. O tratamento com tamoxifeno associou-se a maior número de casos de hiperplasia endometrial, câncer endometrial, cataratas e trombose venosa profunda que raloxifeno. Tamoxifeno, porém, impediu mais casos de câncer de mama não invasivo que raloxifeno.

Clomifeno é MSRE utilizado para induzir ovulação. *O fármaco atua como antagonista do receptor de estrógeno em hipotálamo e adeno-hipófise e como agonista parcial nos ovários.* A atividade antagonista de clomifeno em hipotálamo e adeno-hipófise resulta em alívio da inibição de retroalimentação negativa imposta pelo estrogênio endógeno e, por conseguinte, em liberação aumentada de GnRH e gonadotrofinas, respectivamente. Os níveis elevados de FSH estimulam o crescimento folicular, resultando em sinal deflagrador de estrógeno, surto de LH e ovulação. O principal efeito adverso do clomifeno consiste na capacidade de induzir crescimento de múltiplos folículos, resultando em aumento de tamanho do ovário. Todavia, ao contrário da administração de FSH exógeno (ver Capítulo 26), o uso do clomifeno raramente se associa à síndrome de hiperestimulação ovariana.

Muitos novos MSRE se encontram em fase final de ensaios clínicos. *Bazedoxifeno* está sendo desenvolvido para tratamento de osteoporose. *Ospemifeno* está sendo desenvolvido para tratamento de atrofia vulvovaginal e ressecamento vaginal em mulheres na menopausa.

Antagonistas dos receptores de andrógenos

Antagonistas dos receptores de andrógenos inibem competitivamente a ligação de andrógenos endógenos ao receptor de andrógeno. Por esse mecanismo, os antagonistas dos recepto-

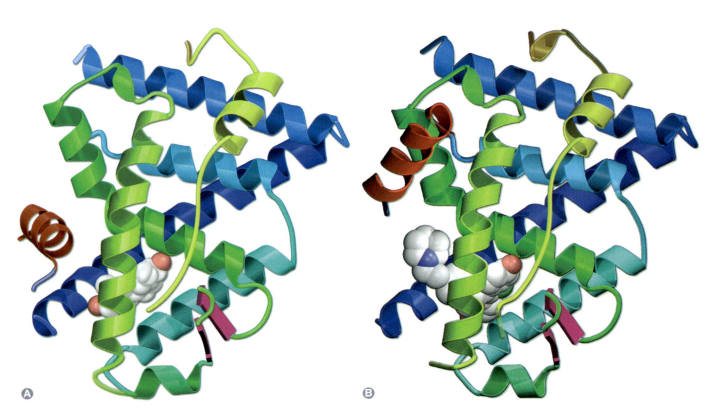

FIGURA 29.8 Comparação estrutural de estrógeno (ligante natural) e raloxifeno (MSRE) ligados ao receptor de estrógeno. O domínio de ligação com o ligante do receptor alfa de estrógeno humano é mostrado em formato de fita, desde o N-terminal amarelo-amarronzado até o C-terminal azul-escuro. O ligante natural 17β-estradiol (estrógeno) e o modulador seletivo do receptor de estrógeno (MSRE) raloxifeno são mostrados no formato de preenchedores de espaço. **A**. Na estrutura ligada ao estrógeno, a posição da hélice laranja (H12) define a conformação agonista do receptor que recruta coativadores e, assim, regula a transcrição de genes regulados por estrógeno (ver Figura 29.7). **B**. Na estrutura ligada ao raloxifeno, a volumosa cadeia lateral do raloxifeno altera a conformação agonista do receptor (observe que a hélice H12 é substancialmente deslocada). Nessa conformação, o receptor consegue recrutar alguns coativadores, mas não outros (ver Figura 29.7).

res bloqueiam as ações de testosterona e di-hidrotestosterona sobre seus tecidos-alvo. Antagonistas dos receptores de andrógenos incluem *flutamida* e *espironolactona*. Flutamida foi aprovada apenas para tratamento de câncer de próstata metastático, porém o fármaco também é utilizado terapeuticamente no tratamento de hiperplasia prostática benigna. Espironolactona, originalmente aprovada como antagonista dos receptores de aldosterona (ver Capítulo 20), também apresenta atividade antagonista significativa no receptor de andrógenos. À semelhança de flutamida, espironolactona pode ser utilizada como inibidor competitivo da ação da testosterona. Srta. J foi tratada com espironolactona para antagonizar a excessiva estimulação androgênica de seus folículos pilosos, melhorando, assim, o hirsutismo. Um composto derivado da espironolactona, *drospirenona*, tem efeitos tanto progestacionais quanto antiandrogênicos. É utilizada como progestágeno em alguns contraceptivos combinados (estrógeno-progestágeno).

Antagonistas dos receptores de progesterona

Mifepristona (também conhecida como *RU-486*) é antagonista dos receptores de progesterona, utilizada para indução de aborto a partir do dia 63 de gravidez. Conforme assinalado, progesterona é de suma importância para a manutenção do endométrio durante a gravidez; o hormônio estabiliza o revestimento uterino e promove o crescimento dos vasos e as atividades secretoras da decídua. Mifepristona inibe a ação da progesterona por meio de ligação competitiva no receptor de progesterona. O bloqueio da ação da progesterona resulta em deterioração e morte da decídua, e a falta de nutrição proveniente da decídua leva à morte do blastocisto, que se desprende do útero. Como o blastocisto não está mais secretando hCG, o corpo lúteo involui, e essa involução determina redução em síntese e secreção de progesterona.

Mifepristona é comumente administrada em associação com *misoprostol*, análogo de prostaglandina (ver Capítulo 42). Misoprostol estimula as contrações uterinas, e os efeitos combinados do antagonismo de progesterona e das contrações uterinas são mais de 95% efetivos no término da gravidez de primeiro trimestre.

Como mifepristona é administrada em dose única, os efeitos adversos relacionados com o antagonismo da progesterona são raros. Com efeito, o principal risco de complicações está relacionado com aborto subsequente, que pode resultar em sangramento vaginal excessivo. Além disso, a coadministração de misoprostol pode causar náuseas e vômitos.

Asoprisnil é um novo antagonista do receptor de progesterona que não causa aborto, mas que inibe o crescimento dos tecidos derivados de endométrio e miométrio. Estudos preliminares indicam que asoprisnil pode ser efetivo no tratamento de endometriose e liomiomas uterinos (fibroides). As diferenças na especificidade tecidual de mifepristona e asoprisnil devem-se, provavelmente, às diferenças em sua ação de influenciar a ligação de cofatores de transcrição ao complexo do receptor de progesterona.

Hormônios e análogos hormonais I Contracepção

O desenvolvimento de contraceptivos seguros e eficazes para mulheres revolucionou as práticas sexuais. As duas classes de contraceptivos orais amplamente utilizadas são *combinações de estrógeno-progestágeno* e *contracepção com progestágeno apenas*. O desenvolvimento de contracepção masculina constitui uma área ativa de pesquisa, e as abordagens atuais para essa terapia são discutidas de modo sucinto no final da seção.

Contraceptivos combinados (associações de estrógeno-progestágeno)

Combinações de estrógeno-progestágeno suprimem a secreção de GnRH, LH e FSH e o desenvolvimento folicular, inibindo a ovulação. A combinação de um estrógeno e um progestágeno constitui o método mais potente conhecido de suprimir a secreção de GnRH, LH e FSH. A coadministração de estrógeno e progestágeno também pode inibir a gravidez por vários mecanismos secundários, incluindo alterações em peristaltismo tubário, receptividade endometrial e secreções de muco cervical. Essas últimas ações juntas poderiam inibir o transporte apropriado de óvulo e espermatozoides, mesmo se tivesse ocorrido ovulação. *Em conjunto, esses mecanismos explicam a eficácia de > 95%* dos *contraceptivos orais combinados.*

Os estrógenos utilizados nos contraceptivos combinados consistem em *etinilestradiol* e *mestranol* (Figura 29.9). O uso de estrógenos "sem oposição" promove crescimento endometrial, e estudos iniciais de anticoncepcionais com predomínio estrogênico estabeleceram que esses agentes aumentam o risco de câncer endometrial. Em decorrência desse achado, estrógeno é sempre administrado concomitantemente com progestágeno para limitar a extensão do crescimento endometrial.

São utilizados numerosos progestágenos (Figuras 29.10 e 29.11) nos contraceptivos combinados, e todos são potentes agonistas dos receptores de progesterona. O progestágeno ideal deveria apresentar apenas atividade nos receptores de progesterona; entretanto, quase todos os progestágenos atualmente disponíveis também exibem alguma reatividade cruzada androgênica. Progestágenos variam quanto à sua atividade androgênica. Em base molar, *norgestrel* e *levonorgestrel* são os que apresentam maior atividade androgênica, enquanto *noretindrona* e *acetato de noretindrona* (Figura 29.10) apresentam atividade androgênica mais baixa. Progestágenos de terceira geração – *etinodiol*, *norgestimato*, *gestodeno* e *desogestrel* (Figura 29.11) – exibem reatividade cruzada ainda menor com receptores de andrógeno. *Drospirenona* é progestágeno sintético que também exibe atividade antiandrogênica.

Contraceptivos combinados estão disponíveis em três sistemas de liberação: anel vaginal, adesivos transdérmicos e comprimidos orais. O anel vaginal consiste em cilindro de silicone contendo etinilestradiol e progestágeno, o *etonogestrel*. Os esteroides são liberados com cinética de ordem zero (ver Capítulo 3). O anel é aplicado na vagina, onde permanece por 21 dias. Em seguida, é removido, e, 7 dias depois, coloca-se novo anel. Durante os 7 dias após a remoção do anel vaginal, pode ocorrer menstruação (ver adiante). O anticoncepcional transdérmico consiste em matriz que libera continuamente etinilestradiol e progestágeno sintético, a *norelgestromina*. O adesivo é trocado semanalmente, durante 3 semanas. Na quarta semana, o adesivo não é utilizado, e pode ocorrer menstruação.

Os esquemas clássicos de anticoncepcionais orais combinados consistem na administração de comprimidos durante 21 dias, seguidos de 7 dias de pílula placebo. O período de 7 dias com placebo remove a estimulação hormonal exógena, promovendo a descamação do endométrio e consequente sangramento. Como a administração de progestágeno durante todo o ciclo inibe o crescimento proliferativo do endométrio, a maioria das mulheres tem períodos menstruais menos intensos

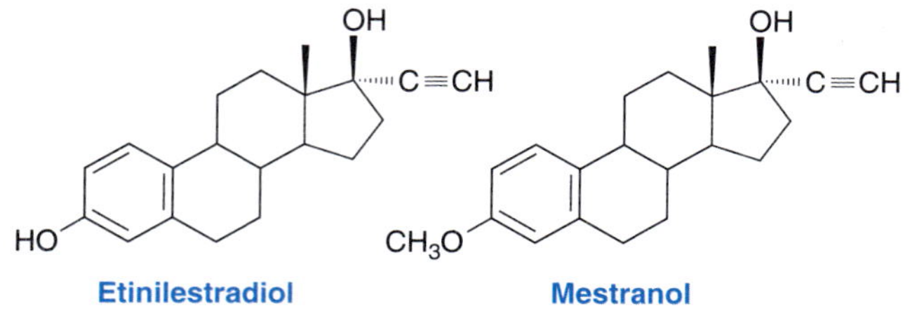

FIGURA 29.9 Estrutura dos estrógenos sintéticos. Etinilestradiol e mestranol são usados em contraceptivos combinados (estrógeno e progestágeno).

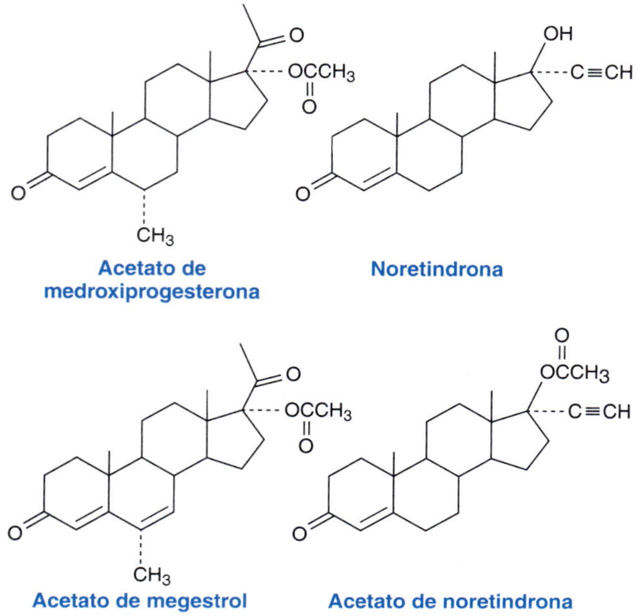

FIGURA 29.10 Estrutura dos progestágenos sintéticos. Acetato de medroxiprogesterona é comumente associado a estrógeno para terapia hormonal em mulheres pós-menopáusicas. Com frequência, acetato de megestrol é utilizado como terapia para câncer endometrial. Noretindrona foi o primeiro progestágeno a ser sintetizado em quantidades suficientes para produção em massa de contraceptivos combinados de estrógeno-progestágeno. Acetato de noretindrona é comumente utilizado em contraceptivos; é metabolizado ao composto original, noretindrona.

quando fazem uso de anticoncepcionais orais combinados, e, com frequência, o ciclo menstrual torna-se mais regular. A formulação do ciclo 21-7 teve por objetivo simular um ciclo de 28 dias; todavia, é relativamente arbitrário. Existe também a possibilidade de combinar embalagens de pílulas, obtendo "ciclos longos" de 42 pílulas ativas (42 dias) seguidas por 7 dias sem hormônio ou 63 dias de pílulas hormonais ativas, seguidos por 7 dias sem hormônio. Os esquemas com "ciclos longos" reduzem a frequência do sangramento menstrual, mas aumentam a frequência do chamado sangramento de escape. É possível instituir ciclo ainda mais longo com etinilestradiol e levonorgestrel, no qual a associação é administrada durante 84 dias e seguida por 7 dias de placebo. Essa formulação, que apresenta eficácia contraceptiva igual à do esquema clássico, reduz para 4 o número total de ciclos menstruais por ano. Dispõe-se também de formulações que contêm 24 pílulas de hormônios diários, com 4 dias de placebo. Uma vantagem dessa formulação é que a ovulação não tende a ocorrer se a mulher se esquecer de iniciar seu novo ciclo de pílulas por 3 ou 4 dias.

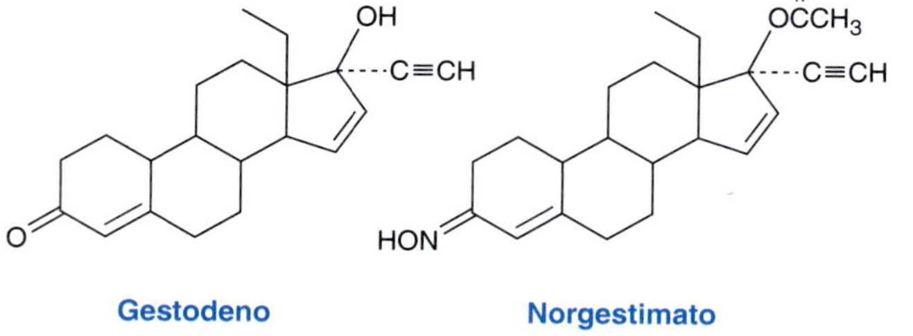

As formulações de anticoncepcionais orais combinados incluem esquemas hormonais monofásico e trifásico. A formulação padrão, utilizada pela maioria das mulheres, consiste em dose constante (monofásica) de estrógeno e progestágeno durante 21 dias. As preparações trifásicas incorporam dose constante de estrógeno com dose de progestágeno que aumenta a cada semana durante os 21 dias do ciclo. *A principal vantagem da administração trifásica é que a quantidade total de progestágeno administrada a cada mês é reduzida.* Com efeito, a tendência geral nesses últimos anos tem sido diminuir as quantidades de estrógeno e progestágeno ao menor nível necessário para inibir a ovulação. Entretanto, não existe nenhuma diferença claramente estabelecida em efeitos adversos ou eficácia clínica da terapia monofásica em comparação com a trifásica. Em geral, prefere-se a menor dose efetiva de etinilestradiol, uma vez que se acredita que o estrógeno em baixa dose tem a capacidade de reduzir o risco de trombose venosa profunda (ver adiante).

Vários estudos foram conduzidos para avaliar os efeitos adversos do uso prolongado de contraceptivos. Esses estudos mostraram que a incidência de *trombose venosa profunda* e *embolia pulmonar* aumenta com a contracepção oral combinada. Essas complicações ocorrem raramente, e o número absoluto de eventos adversos é baixo. É interessante mencionar que gravidez está associada a risco maior de trombose venosa profunda e embolia pulmonar que o tratamento com contraceptivos orais combinados. Estudos não conseguiram demonstrar nenhum aumento (ou redução) na incidência de câncer de mama. O uso dos anticoncepcionais orais se associa a aumento na incidência de *doença da vesícula biliar*, visto que estrógenos aumentam a concentração biliar de colesterol em relação com a dos sais biliares, e a consequente redução na solubilidade do colesterol promove a formação de cálculos vesiculares. *Anticoncepcionais orais não devem ser administrados a mulheres com mais de 35 anos de idade que fumam, visto que a administração de contraceptivos a essa população está associada a aumento na incidência de eventos cardiovasculares trombóticos.*

Estudos recentes se concentraram mais nos benefícios que nos efeitos adversos dos anticoncepcionais orais. Os modernos anticoncepcionais orais combinados *reduzem* o risco de câncer

FIGURA 29.11 Estrutura de progestágenos comumente utilizados em contraceptivos orais. Levonorgestrel é o mais androgênico dos progestágenos mais comumente utilizados. Gestodeno, norgestimato e desogestrel são menos androgênicos que levonorgestrel.

endometrial, provavelmente pelo fato de a administração concomitante de progestágeno inibir o crescimento endometrial. Além disso, a administração exógena de uma associação de estrógeno/progestágeno diminui o risco de câncer ovariano, provavelmente ao reduzir os níveis circulantes de gonadotrofinas. *De modo global, o consenso é de que anticoncepcionais orais apresentam mais efeitos clínicos benéficos que prejudiciais.*

Contracepção apenas com progestágenos

Em situações nas quais o estrógeno possa estar contraindicado, é possível justificar o uso contínuo de progestágenos orais em baixas doses. Nos EUA, os dois anticoncepcionais orais só com progestágeno disponíveis, comumente designados como "minipílula", são *norgestrel* e *noretindrona*.

A contracepção oral só com progestágenos impede a ocorrência de ovulação em 70 a 80% das vezes, provavelmente porque os progestágenos alteram a frequência dos pulsos de GnRH e diminuem a responsividade da adeno-hipófise ao GnRH. A despeito da frequência relativamente alta de ovulação, esse método de contracepção tem eficácia de 96 a 98%, sugerindo que certos mecanismos secundários também atuam, como alterações em muco cervical, receptividade do endométrio e peristaltismo das tubas. Como a progesterona inibe a proliferação do endométrio e promove sua secreção, é também possível que o ovo seja incapaz de se implantar em endométrio continuamente exposto a progestágeno. Mulheres que tomam esses fármacos geralmente não menstruam, porém é comum a ocorrência de sangramento inesperado e de períodos menstruais irregulares e de pouca intensidade durante o primeiro ano de administração.

Contraceptivos apenas com progestágenos também estão disponíveis em formas injetáveis e implantes. *Acetato de medroxiprogesterona* (formulado em 104 mg para injeção subcutânea ou 150 mg para injeção intramuscular) pode ser administrado por via parenteral a cada 3 meses (Figura 29.10). Esse modo de dosagem mostra-se particularmente efetivo para mulheres que têm dificuldade em se lembrar de tomar medicamento diariamente (pílula) ou aplicá-lo semanalmente (adesivo transdérmico). Dispõe-se também de implante de silicone que libera *etonogestrel*; esse método mostra-se efetivo por 3 anos. O implante normalmente é inserido na face dorsal do antebraço.

Contracepção de emergência (do dia seguinte)

Contracepção de emergência refere-se à administração de medicamentos para impedir a gravidez após falha de contraceptivo de barreira (ruptura de preservativo) ou relação sexual desprotegida recente (incluindo estupro). Historicamente, os comprimidos de estrógeno-progestágeno eram administrados para contracepção de emergência. Ensaios clínicos recentes demonstraram que o contraceptivo de emergência mais eficaz e com menos efeitos adversos é *levonorgestrel* oral de 1,5 mg, administrado em dose única, o mais rápido possível após a exposição. O esquema é mais efetivo se for administrado dentro de 120 h após a exposição. Levonorgestrel é potente progestágeno capaz de bloquear o surto de LH, interrompendo a ovulação normal, e de produzir alterações endometriais que impedem a implantação.

Contracepção masculina

O objetivo da contracepção masculina seria suprimir de modo reversível a produção endógena de espermatozoides, ocasionando um estado de azoospermia (ausência de espermatozoides no ejaculado), sem suprimir a libido ou a função erétil. A inibição confiável da espermatogênese é tarefa difícil, uma vez que até mesmo redução de 99% da espermatogênese ainda resultaria em número suficiente de espermatozoides viáveis para fertilização. Os estudos iniciais de contracepção masculina se concentraram na administração parenteral de ésteres de testosterona, como enantato de testosterona ou undecanoato de testosterona. Como produto final do eixo hipotálamo-hipófise-gônadas, a testosterona suprime significativamente a liberação de gonadotrofinas. Os níveis circulantes reduzidos de LH e FSH são incapazes de estimular a função das células de Sertoli, resultando em diminuição da espermatogênese. Em ensaio clínico de grande escala, essa abordagem produziu taxa de fracasso contraceptivo de 1 por 100 homens-ano.

Ensaios clínicos recentes indicam que a administração concomitante de andrógeno e progestágeno pode ser superior ao andrógeno isoladamente na supressão da espermatogênese, uma vez que a combinação suprime mais completamente a secreção de GnRH e a liberação de gonadotrofinas. As seguintes combinações demonstraram ser contraceptivos masculinos reversíveis efetivos: *enantato de testosterona* por via parenteral, mais levonorgestrel oral diariamente; e *undecanoato de testosterona* por via parenteral, mais acetato de medroxiprogesterona injetável; e administração transdérmica de testosterona e progestágeno sintético, a *nestorona*. As principais dificuldades encontradas com essa abordagem têm sido: acentuada variabilidade no grau de inibição da espermatogênese (em média, apenas 60% dos homens apresentam azoospermia) e efeitos adversos significativos, incluindo acne, ganho de peso, policitemia e aumento potencial no tamanho da próstata.

Hormônios e análogos hormonais | Reposição

Estrógenos, progestágenos e andrógenos são utilizados como terapia de reposição em casos de deficiência hormonal.

Estrógenos e progestágenos

O reconhecimento de que a perda de estrógeno na menopausa tem inúmeros efeitos deletérios levou ao desenvolvimento da terapia de reposição hormonal perimenopáusica e pós-menopáusica (para obter mais detalhes, ver Capítulo 31). As principais indicações para essa terapia consistem na supressão das ondas de calor e no tratamento da atrofia dos tecidos urogenitais, que pode manifestar-se na forma de ressecamento da vagina.

Para as mulheres com útero *in situ*, a terapia estrogênica deve ser associada a progestágeno para evitar a indução de câncer endometrial. Para mulheres sem útero, a terapia hormonal consiste, geralmente, em estrógeno isolado. Além do Women's Health Initiative (WHI), um grande ensaio clínico que avaliou benefícios e riscos à saúde com a terapia hormonal em mulheres pós-menopáusicas. outros ensaios clínicos, em separado, testaram estrógeno isolado contra placebo em mulheres sem útero e uso contínuo de estrógeno-progestágeno contra placebo em mulheres com útero. Os resultados desse estudo, expressos como risco relativo de vários parâmetros finais do tratamento hormonal *versus* placebo, são apresentados na Tabela 29.3. O tratamento com estrógeno não aumentou o risco de coronariopatia ou câncer de mama, porém aumentou o risco de acidente vascular cerebral e tromboembolia, e diminuiu o risco de fratura osteoporótica. O tratamento contínuo com estrógeno-progestágeno aumentou o risco de eventos cardiovasculares, câncer de mama e acidente vascular cerebral, e diminuiu o risco de fratura osteoporótica (ver Capítulo 31). Dado o equilíbrio

TABELA 29.3 Resumo dos achados do Women's Health Initiative (WHI).

	APENAS ESTRÓGENO *VS.* PLACEBO	ESTRÓGENO-PROGESTÁGENO CONTÍNUO *VS.* PLACEBO
Tamanho da amostra	10.739	16.608
Idade média dos indivíduos	63 anos	63 anos
Duração média do uso hormonal	6,8 anos	5,2 anos
Coronariopatia	0,91 (0,75 a 1,12)	1,29 (1,02 a 1,63)
Câncer de mama	0,77 (0,59 a 1,01)	1,26 (1,00 a 1,59)
Acidente vascular cerebral	1,39 (1,10 a 1,77)	1,41 (1,07 a 1,85)
Embolia pulmonar	1,34 (0,87 a 2,06)	2,13 (1,39 a 3,25)
Fratura osteoporótica do quadril	0,61 (0,41 a 0,91)	0,67 (0,47 a 0,96)
Fratura vertebral osteoporótica	0,62 (0,42 a 0,93)	0,65 (0,46 a 0,92)

Os dados representam as relações de risco (intervalos de confiança de 95%) de vários eventos durante tratamento com terapia hormonal ou placebo. Os intervalos de confiança que cruzam o valor de 1,00 não são estatisticamente significativos (p > 0,05).

entre riscos e benefícios, a recomendação atual para mulheres pós-menopáusicas consiste em empregar a terapia hormonal apenas para tratamento de sintomas incômodos, como os vasomotores ou ressecamento vaginal, bem como em utilizar a menor dose possível de terapia hormonal durante o mais curto período. Após a publicação dos resultados do estudo WHI em 2002, houve redução acentuada do número de mulheres na menopausa que receberam terapia de reposição com estrógeno-progestágeno e queda paralela do número de casos de câncer de mama diagnosticados.

Há muitos progestágenos sintéticos disponíveis para uso na terapia hormonal de mulheres na menopausa. Estudos epidemiológicos recentes descrevem que progesterona micronizada se associa a menor risco de câncer de mama que outros progestágenos sintéticos comumente prescritos, como acetato de medroxiprogesterona. A micronização é um processo no qual os cristais de progesterona são sintetizados com diâmetro na faixa de nanômetros, facilitando sua absorção por via oral.

A exemplo dos contraceptivos, a terapia hormonal está disponível na forma de comprimidos orais, adesivos transdérmicos e anéis e comprimidos vaginais. O anel vaginal, que libera estradiol em taxa de dose controlada (ver Capítulo 54), proporciona administração local de estrógeno com absorção sistêmica mínima do fármaco. O anel vaginal constitui terapia efetiva para ressecamento e atrofia da vagina em mulheres pós-menopáusicas.

Andrógenos

A reposição androgênica constitui terapia efetiva para hipogonadismo. Testosterona oral é ineficaz, dado seu elevado metabolismo de primeira passagem pelo fígado. Dois ésteres da testosterona, *enantato* e *cipionato*, podem ser administrados por via intramuscular. Uma preparação desses agentes, injetada a cada 2 a 4 semanas, aumenta os níveis plasmáticos de testosterona para concentrações fisiológicas em homens com

hipogonadismo. Foram também desenvolvidos *adesivos transdérmicos de testosterona*; esse sistema de liberação do fármaco tem as vantagens de tornar relativamente constantes os níveis plasmáticos de testosterona e de transpor o metabolismo hepático de primeira passagem. Testosterona também está disponível em formulação de gel tópico; com o uso dessa preparação em esquema de aplicação 1 vez/dia, os níveis plasmáticos de testosterona aumentam gradualmente até alcançar níveis fisiológicos de reposição depois de 1 mês de aplicação. Testosterona também pode ser administrada como comprimido que adere à mucosa bucal, resultando em rápida absorção sistêmica do fármaco.

Homens idosos desenvolvem algumas vezes sinais e sintomas de hipogonadismo, como diminuição de energia e libido, ginecomastia, redução da massa muscular e crescimento de pelos faciais. Diretrizes recentes recomendam que a terapia de reposição com andrógenos seja oferecida apenas a homens com sinais e sintomas consistentes de hipogonadismo e com baixos níveis plasmáticos de testosterona (< 3 ng/mℓ). Testosterona não deve ser administrada a homens com câncer de próstata, visto que pode estimular o crescimento do tumor.

Alguns atletas fazem uso abusivo de andrógenos, com autoadministração em níveis supraterapêuticos. Foi demonstrado que andrógenos aumentam a massa muscular e a massa magra. Em um levantamento, cerca de 5% dos atletas universitários relataram que faziam uso de suplementos de andrógeno. Quase todos os tipos de andrógeno já foram utilizados de modo abusivo, em tentativa de melhorar o desempenho atlético, incluindo precursores dos hormônios adrenais, androstenediona e desidroepiandrosterona. Laboratórios ilegais estão inventando continuamente novos andrógenos sintéticos que ainda não foram reconhecidos em programas padronizados de testes para detecção de fármacos. Esses andrógenos "delineados" destinam-se a melhorar o desempenho atlético e serem indetectáveis em testes efetuados por autoridades desportivas. Andrógenos em doses farmacológicas suprimem o eixo hipotálamo-hipófise-gônadas, resultando em supressão da função testicular, diminuição da produção de espermatozoides e comprometimento da fertilidade. Como muitos andrógenos podem ser convertidos em estrógenos pela aromatase, andrógenos em doses farmacológicas também podem causar aumento do estrógeno plasmático, resultando em ginecomastia. Além disso, níveis plasmáticos elevados de andrógenos associam-se a eritrocitose, acne grave e perturbações no metabolismo dos lipídios (aumento das lipoproteínas de baixa densidade [LDL] e diminuição das lipoproteínas de alta densidade [HDL]). Recentemente, alguns atletas começaram a fazer uso de injeções de hCG para estimular a produção endógena de testosterona nas células de Leydig, com a esperança de evitar sua detecção por autoridades desportivas. MSRE e inibidores da aromatase também têm sido utilizados por atletas na tentativa de aumentar secreção endógena de LH e produção de testosterona pelas células de Leydig.

▶ Conclusão e perspectivas

Hormônios masculinos e femininos da reprodução compartilham significativa superposição em seus mecanismos de ação. Andrógenos, estrógenos e progestágenos são, todos eles, hormônios esteroides que exercem sua ação fisiológica por meio de ligação a receptores intracelulares, translocação até o núcleo e alteração da transcrição gênica. Evidências recentes sugerem que estrógenos também podem atuar sobre receptores de membrana, mediando efeitos não genômicos. Alterações nos efeitos fisiológicos dos hormônios da reprodução podem envolver ruptura do eixo hipotálamo-hipófise-gônadas, crescimento inapropriado de tecido dependente de hormônio ou diminuição da atividade dos hormônios gonadais nos tecidos-alvo. Agentes farmacológicos atualmente disponíveis podem modificar o eixo endócrino (p. ex., agonistas do GnRH), impedir a síntese de hormônios ativos (p. ex., inibidores da 5α-redutase, inibidores da aromatase) ou inibir os efeitos nos órgãos-alvo em nível do receptor (p. ex., MSRE, antiandrogênicos, mifepristona). Contraceptivos orais, como combinações de estrógeno/progestágeno e contracepção apenas com progestágenos, modificam a periodicidade peculiar do ciclo menstrual e, por conseguinte, suprimem a ovulação. O desenvolvimento de contraceptivo masculino efetivo deparou-se com diversos obstáculos, porém deverá representar grande avanço farmacológico no futuro. Notáveis progressos também estão sendo realizados no planejamento de novos MSRE que apresentam uma variedade de atividades teciduais específicas; essa pesquisa pode levar ao desenvolvimento de novos agentes efetivos tanto para prevenção do câncer de mama quanto para tratamento de osteoporose pós-menopáusica.

Leitura sugerida

Anderson GL, Limacher M, Assaf AR et al. Effects of conjugated equine estrogen in postmenopausal women with hysterectomy: the Women's Health Initiative randomized controlled trial. *JAMA* 2004;291:1701-1712. (*Relato dos dados de "Estrógeno isolado" vs. placebo" mostrados na Tabela 29.3.*)

Archer DF, Pinkerton JV, Utian WH et al. Bazedoxifene, a selective estrogen receptor modulator: effects on the endometrium, ovaries and breast from a randomized controlled trial in osteoporotic postmenopausal women. *Menopause* 2009;16:1109-1115. (*Bazedoxifeno é um dos muitos MSRE mais recentes, desenvolvidos para tratar problemas associados à menopausa. Atua como agonista estrogênico nos ossos e antagonista em endométrio e mamas.*)

Bhasin S, Cunningham GR, Hayes FJ et al. Testosterone therapy in adult men with androgen deficiency syndromes: an Endocrine Society Clinical Practice Guideline. *J Clin Endocrinol Metab* 2006;91:1995-2010. (*Homens idosos devem apresentar manifestações clínicas consistentes de hipogonadismo e níveis séricos baixos de testosterona para receberem reposição com andrógeno.*)

Chlebowski RY, Kuller LH, Prentice RL et al. Breast cancer after use of estrogen plus progestin in postmenopausal women. *N Engl J Med* 2009;360:573-587. (*Depois dos resultados do estudo WHI publicados em 2002 houve queda acentuada do uso de reposição de estrógeno e progestágeno em mulheres na menopausa e redução paralela no número de casos diagnosticados de câncer de mama.*)

Ehrmann DA. Polycystic ovary syndrome. *N Engl J Med* 2005;352:1223-1236. (*Revisão clinicamente orientada da síndrome do ovário policístico, o diagnóstico da paciente apresentada neste capítulo.*)

Gu Y, Liang X, Wu W et al. Multicenter contraceptive efficacy trial of injectable testosterone undecanoate in Chinese men. *J Clin Endocrinol Metab* 2009;94:1910-1915. (*A administração de testosterona constitui um método contraceptivo efetivo. O perfil de segurança dessa abordagem ainda não foi totalmente explorado.*)

Struthers RS, Nicholls AJ, Grundy J et al. Suppression of gonadotropins and estradiol in premenopausal women by oral administration of the nonpeptide gonadotropina-releasing hormone antagonist, elagolix. *J Clin Endocrinol Metab* 2009;94:545-551. (*Um antagonista oral e não peptídico de GnRH representa um importante novo agente para a supressão do eixo hipotálamo-hipófise-gônadas.*)

Writing Group for the Women's Health Initiative Investigators. Risks and benefits of estrogen plus progestin in healthy postmenopausal women: principal results from the Women's Health Initiative randomized controlled trial. *JAMA* 2002;288:321-333. (*Descreve os dados de "Uso contínuo de estrógeno e progestágeno" vs. placebo" mostrados na Tabela 29.3.*)

RESUMO FARMACOLÓGICO: Capítulo 29 | Farmacologia da Reprodução.

FÁRMACO	APLICAÇÕES CLÍNICAS	EFEITOS ADVERSOS GRAVES E COMUNS	CONTRAINDICAÇÕES	CONSIDERAÇÕES TERAPÊUTICAS
Agonistas do hormônio de liberação das gonadotrofinas (GnRH) *Mecanismo — Contínuo: inibem a liberação de LH e FSH; Pulsátil: estimulam a liberação de LH e FSH*				
Gonadorrelina Gosserrelina Histrelina Leuprolida Nafarrelina	Ver Resumo farmacológico: Capítulo 26			
Antagonistas do hormônio de liberação das gonadotrofinas (GnRH) *Mecanismo — Antagonistas do receptor de GnRH*				
Cetrorrelix Ganirrelix	Ver Resumo farmacológico: Capítulo 26			
Inibidores da conversão periférica de testosterona a DHT *Mecanismo — Inibem a 5α-redutase, enzima que converte testosterona em di-hidrotestosterona em próstata, fígado e pele. Finasterida é inibidor seletivo de 5α-redutase de tipo II, enquanto dutasterida inibe 5α-redutases de tipos I e II*				
Finasterida Dutasterida	Hiperplasia prostática benigna (finasterida e dutasterida) Alopecia androgênica (finasterida)	*Neoplasia da mama masculina (rara e em fase de investigação)* Hipersensibilidade das mamas, diminuição da libido, disfunção erétil, distúrbio ejaculatório	Gravidez suspeita ou diagnosticada Mulheres e crianças	Melhora sintomas de diminuição do fluxo urinário Alternativa potencial para ressecção transuretral da próstata (RTUP) Terapia durante 1 ano pode resultar em redução de até 25% do tamanho da próstata; finasterida é mais efetiva em pacientes com próstata grande Mulheres não devem manusear comprimidos de finasterida e dutasterida
Inibidores da aromatase *Mecanismo — Anastrozol e letrozol são inibidores competitivos da aromatase, enzima que catalisa a formação de estrógenos a partir de precursores androgênicos. Exemestano e formestano são inibidores irreversíveis (covalentes) da aromatase*				
Anastrozol Letrozol Exemestano Formestano	Tratamento e prevenção do câncer de mama positivo para receptor de estrogênio, de estágio inicial, localmente avançado e metastático	*Fraturas osteoporóticas, tromboflebite, hipercolesterolemia, sangramento vaginal profuso* Edema periférico, exantema, náuseas, artralgia, dor óssea, cefaleia, depressão, dispneia	Hipersensibilidade a anastrozol, letrozol, exemestano ou formestano	Inibidores da aromatase são utilizados no tratamento de tumores dependentes de estrógeno Inibidores da aromatase podem ser mais efetivos que antagonistas dos receptores de estrógeno ou MSRE para tratamento do câncer de mama Dada a profunda supressão da ação estrogênica, as mulheres em uso de inibidores da aromatase correm considerável risco de fraturas osteoporóticas
Moduladores seletivos dos receptores de estrógeno (MSRE) *Mecanismo — Antagonista do estrógeno em alguns tecidos e agonista do estrógeno em outros tecidos. A base da seletividade tecidual pode estar relacionada com a expressão tecidual específica de subtipos de receptores de estrógeno e à capacidade diferencial do complexo ligante-receptor de recrutar coativadores e correpressores da transcrição*				
Tamoxifeno	Prevenção de câncer de mama Tratamento paliativo de câncer de mama metastático Terapia adjuvante de câncer de mama após excisão primária do tumor (nodulectomia)	*Neoplasia maligna do endométrio, acidente vascular cerebral, catarata, embolia pulmonar* Ondas de calor, menstruação anormal, secreção vaginal	História de trombose venosa profunda ou embolia pulmonar quando utilizado para a prevenção do câncer de mama ou carcinoma ductal *in situ*; em pacientes com câncer de mama invasivo, os benefícios de tamoxifeno superam os riscos de doença tromboembólica recorrente Gravidez	Antagonista do receptor de estrógeno no tecido mamário e agonista parcial em endométrio e osso Como o tamoxifeno estimula o crescimento endometrial, sua administração associa-se a aumento de quatro a seis vezes na incidência de câncer endometrial Habitualmente administrado por período não maior que 5 anos, a fim de minimizar o risco de câncer endometrial iatrogênico

Fármaco	Aplicações Clínicas	Efeitos Adversos Graves e Comuns	Contraindicações	Considerações Terapêuticas
Clomifeno	Infertilidade feminina, decorrente de distúrbio ovulatório	*Tromboembolia* Cistos ovarianos, hipertrofia ovariana, rubor, sintomas vasomotores, desconforto abdominal	Gravidez Disfunção não controlada de tireoide ou adrenal Doença hepática Carcinoma endometrial Cistos ovarianos Lesão intracraniana orgânica	Antagonista do receptor de estrógeno em hipotálamo e adeno-hipófise e agonista parcial nos ovários; desinibe a liberação de GnRH, resultando em níveis elevados de LH e FSH; o aumento do FSH estimula o crescimento folicular, resultando em sinal deflagrador estrogênico, surto de LH e ovulação Ao contrário do FSH exógeno, o uso do clomifeno raramente está associado à síndrome de hiperestimulação ovariana
Bazedoxifeno (em investigação)	Osteoporose			Em estudos clínicos
Ospemifeno (em investigação)	Atrofia vulvovaginal, ressecamento vaginal			Em estudos clínicos
Raloxifeno	Ver Resumo farmacológico: Capítulo 31			

Antagonistas dos receptores de estrógeno
Mecanismo – Inibem competitivamente a ligação do estrógeno ao receptor, bloqueando a ação do estrógeno nos tecidos-alvo

Fármaco	Aplicações Clínicas	Efeitos Adversos Graves e Comuns	Contraindicações	Considerações Terapêuticas
Fulvestranto	Tratamento de câncer de mama metastático positivo para receptores de estrógeno em mulheres pós-menopáusicas com progressão da doença após terapia antiestrogênica	Náuseas, astenia, dor, vasodilatação (ondas de calor), cefaleia	Gravidez	Antagonista puro dos receptores de estrógeno, sem atividade agonista; liga-se com alta afinidade ao receptor de estrógeno, impedindo a dimerização do receptor e aumentando sua degradação; algumas vezes, designado como o primeiro de nova classe de infrarreguladores seletivos dos receptores de estrógeno (ISRE)

Antagonistas dos receptores de andrógeno
Mecanismo – Inibem competitivamente a ligação de di-hidrotestosterona e testosterona ao receptor, bloqueando suas ações nos tecidos-alvo

Fármaco	Aplicações Clínicas	Efeitos Adversos Graves e Comuns	Contraindicações	Considerações Terapêuticas
Flutamida	Câncer de próstata metastático Hiperplasia prostática benigna	*Hepatotoxicidade, distúrbios do sistema hematopoético* Ondas de calor, diarreia, náuseas, exantema	Comprometimento hepático grave	Supera a monoterapia com leuprolida no tratamento do câncer de próstata É mais efetiva quando associada à castração clínica ou cirúrgica
Espironolactona	Hirsutismo Acne vulgar Hipertensão Edema associado a insuficiência cardíaca, cirrose (com ou sem ascite) ou síndrome nefrótica Hipopotassemia Aldosteronismo primário	*Acidose metabólica hiperpotassêmica, hemorragia gastrintestinal, agranulocitose, lúpus eritematoso sistêmico, câncer de mama (não estabelecido)* Ginecomastia, dispepsia, letargia, menstruação anormal, impotência, exantema	Anúria Hiperpotassemia Insuficiência renal aguda	Antagonista do receptor de aldosterona que também apresenta atividade antagonista significativa no receptor de andrógeno Utilizada como inibidor competitivo da ligação de testosterona e di-hidrotestosterona a receptores androgênicos Drospirenona (derivada da espironolactona) exibe efeitos tanto progestacionais quanto antiandrogênicos; é utilizada como progestágeno em alguns contraceptivos de estrógeno-progestágeno

(continua)

RESUMO FARMACOLÓGICO: Capítulo 29 | Farmacologia da Reprodução. (continuação)

FÁRMACO	APLICAÇÕES CLÍNICAS	EFEITOS ADVERSOS *GRAVES* E COMUNS	CONTRAINDICAÇÕES	CONSIDERAÇÕES TERAPÊUTICAS
Antagonistas dos receptores de progesterona *Mecanismo – Inibem a ligação de progesterona ao receptor; as diferenças na especificidade tecidual de mifepristona e asoprisnil devem-se, provavelmente, às diferenças na influência da ligação de coativadores e correpressores da transcrição ao complexo do receptor de progesterona*				
Mifepristona (RU-486)	Aborto (até o dia 63 de gravidez)	*Prolongamento do tempo de sangramento, infecções bacterianas, sepse* Náuseas, vômitos, diarreia, cólicas, sangramento vaginal anormal, cefaleia	Insuficiência adrenal crônica Gravidez ectópica Distúrbios hemorrágicos Terapia anticoagulante Porfirias hereditárias Dispositivo intrauterino Massa anexial não diagnosticada	A mifepristona (RU-486) é antagonista dos receptores de progesterona, sendo utilizada para induzir aborto no primeiro trimestre O bloqueio da ação de progesterona resulta em deterioração e morte da decídua, e a falta de nutrientes provenientes da decídua leva o blastocisto à morte e a seu desprendimento do útero Mifepristona é comumente administrada em sequência a misoprostol, análogo da prostaglandina que estimula as contrações uterinas; a coadministração de misoprostol pode causar náuseas e vômitos Em concentrações mais altas, mifepristona também bloqueia o receptor de glicocorticoides, o que a torna potencialmente útil no tratamento de afecções associadas a níveis elevados de glicocorticoides potencialmente fatais, como na síndrome do ACTH ectópico
Asoprisnil	Fármaco em fase de investigação para o tratamento da endometriose e liomiomas uterinos (fibroides)	Em fase de investigação	Em fase de investigação	Antagonista dos receptores de progesterona, que inibe o crescimento dos tecidos derivados de endométrio e miométrio; estudos preliminares indicam que asoprisnil pode ser efetivo no tratamento de endometriose e liomiomas uterinos (fibroides)
Contracepção com associação de estrógeno-progestágeno *Mecanismo – Supressão da secreção de GnRH, LH e FSH e do desenvolvimento folicular, com consequente inibição da ovulação; mecanismos secundários da prevenção da gravidez incluem alterações em peristaltismo da tuba uterina, receptividade do endométrio e secreções mucosas cervicais, que, em seu conjunto, impedem o transporte apropriado do ovo e dos espermatozoides*				
Estrógenos: Etinilestradiol Mestranol *Progestágenos:* Norgestrel Levonorgestrel Noretindrona Acetato de noretindrona Etinodiol Norgestimato Gestodeno Desogestrel Drospirenona	Contracepção	*Tromboembolia arterial e venosa, embolia pulmonar, trombose cerebral, doença da vesícula biliar, hipertensão, neoplasia hepática* Menstruação anormal, sangramento inesperado, hipersensibilidade das mamas, sintomas de distensão, enxaqueca, alteração do peso	Câncer de mama Câncer endometrial ou outras neoplasias dependentes de estrógeno Doença vascular cerebral ou coronariopatia Icterícia colestática da gravidez ou icterícia com uso prévio de contraceptivos hormonais Tumores hepáticos benignos ou malignos Hipertensão grave Imobilização prolongada Gravidez Mulheres fumantes com mais de 35 anos de idade Distúrbios trombóticos	Como o estrógeno sem oposição aumenta o risco de câncer endometrial, o estrógeno é sempre coadministrado com progestágeno em mulheres com útero Progestágenos variam em sua atividade androgênica Norgestrel e levonorgestrel são os que apresentam maior atividade androgênica; noretindrona e acetato de noretindrona exibem atividade androgênica média; etinodiol, norgestimato, gestodeno e desogestrel apresentam baixa reatividade cruzada com receptores de estrógeno; drospirenona é progestágeno sintético que também apresenta atividade antiandrogênica Contraceptivos com associações de estrógeno-progestágeno estão disponíveis em comprimidos orais, anel vaginal e adesivos transdérmicos Formulações orais bifásicas ou trifásicas apresentam menores quantidades totais de progestágeno a cada mês Prefere-se a dose efetiva mais baixa de etinilestradiol para reduzir o risco de trombose venosa profunda Levonorgestrel também é utilizado para contracepção de emergência (do dia seguinte)

Contraceptivos apenas com progestágenos

Mecanismo – Alteram a frequência dos pulsos de GnRH e diminuem a responsividade da adeno-hipófise ao GnRH. Mecanismos secundários de prevenção da gravidez incluem alterações em peristaltismo da tuba uterina, receptividade do endométrio e secreções mucosas cervicais que, em seu conjunto, impedem o transporte apropriado do ovo e dos espermatozoides

Fármaco	Indicação / Efeitos adversos	Contraindicações	Observações
Norgestrel **Noretindrona** **Acetato de medroxiprogesterona (injetável)** **Etonogestrel (implante de silicone)**	Contracepção. Períodos irregulares, hipersensibilidade das mamas, náuseas, tontura, cefaleia	Doença hepática aguda Tumores hepáticos benignos ou malignos Câncer de mama diagnosticado ou suspeito Gravidez	É comum a ocorrência de sangramento inesperado e de períodos menstruais pouco intensos e irregulares durante o primeiro ano de administração Acetato de medroxiprogesterona pode ser administrado por via parenteral a cada 3 meses Implante de silicone que libera etonogestrel mostra-se efetivo por 3 anos Levonorgestrel oral pode ser utilizado para contracepção de emergência

Andrógenos utilizados para reposição hormonal

Mecanismo – Reposição de testosterona para produzir efeitos androgênicos, incluindo crescimento e maturação da próstata, das glândulas seminais, do pênis e do escroto; desenvolvimento da distribuição masculina dos pelos; aumento da laringe; espessamento das cordas vocais; e alterações em musculatura e distribuição da gordura do corpo

Fármaco	Indicação / Efeitos adversos	Contraindicações	Observações
Enantato de testosterona **Cipionato de testosterona**	Hipogonadismo. *Síndrome de icterícia colestática, carcinoma hepático, hiperplasia prostática benigna, câncer de próstata* Acne, ginecomastia, irritação oral com administração bucal, irritação da pele com liberação transdérmica do fármaco, transferência potencial para a parceira sexual com a formulação de gel tópico, cefaleia	Câncer de mama em homens Câncer de próstata Gravidez quando utilizado em mulheres	Foram desenvolvidas diversas vias de administração para a terapia de reposição com testosterona; a reposição de testosterona pode ser administrada por vias intramuscular, transdérmica e cutânea (administração tópica da formulação de gel); o sistema de liberação transdérmica tem a vantagem de que os níveis plasmáticos de testosterona permanecem relativamente constantes, além de transpor o metabolismo hepático de primeira passagem; testosterona também pode ser administrada na forma de comprimido que adere à mucosa bucal A terapia de reposição androgênica deve ser oferecida apenas a homens com sinais e sintomas consistentes de hipogonadismo e baixos níveis plasmáticos de testosterona ($< 3,0$ ng/mℓ); testosterona não deve ser administrada a homens com câncer de próstata Alguns atletas fazem uso abusivo de andrógenos com autoadministração de níveis supraterapêuticos

30

Farmacologia do Pâncreas Endócrino e Homeostasia da Glicose

Aimee D. Shu e Steven E. Shoelson

▶ Introdução

Este capítulo revisa a fisiologia e a farmacologia de insulina, glucagon e outros hormônios importantes que regulam a homeostasia da glicose. Como o diabetes melito – causado por deficiência absoluta ou relativa na secreção de insulina – constitui, clinicamente, a doença mais comum desses eixos endócrinos, a maior parte deste capítulo se dedica à fisiologia e à farmacologia da insulina. Os estudantes de medicina poderão se interessar em saber que Charles Best, um quartanista do curso de medicina no Canadá, desempenhou um papel significativo na identificação da insulina. Juntamente com seu mentor, Frederick Banting, Best isolou um extrato pancreático de cães, capaz de reduzir o nível de glicemia em cães e seres humanos diabéticos. Embora o Prêmio Nobel de Medicina ou Fisiolo-

gia de 1993 tenha sido conjuntamente outorgado ao cirurgião Frederick Banting e ao fisiologista J. J. R. MacLeod, Banting compartilhou seu prêmio com Best.

▶ Bioquímica e fisiologia

Anatomia do pâncreas

O pâncreas é um órgão glandular que contém tecidos exócrino e endócrino. A porção exócrina – que constitui 99% da massa pancreática – secreta bicarbonato e enzimas digestivas no trato gastrintestinal (GI). Espalhadas dentro do tecido exócrino, encontram-se quase um milhão de pequenas ilhas de tecido endócrino que secretam hormônios diretamente no sangue. Essas minúsculas glândulas endócrinas, coletivamente denominadas

CASO

Em seu *check-up* anual, Sra. S, de 55 anos de idade, queixa-se de fadiga e micção frequente (poliúria), mesmo à noite. Relata também que está ingerindo grandes quantidades de água (polidipsia) para saciar a sede. Embora esses sintomas ocorram há algum tempo e agora estejam se agravando, Sra. S tem dificuldade de lembrar com precisão a data exata de seu início. Ela diz não apresentar outros sintomas urinários, como dor durante a micção, presença de sangue na urina, gotejamento e incontinência. A história clínica pregressa de Sra. S é notável pela hiperlipidemia de 10 anos de duração. Os pais dela morreram de coronariopatia no início da sétima década de vida.

Ao exame físico, Sra. S está moderadamente obesa, porém com aparência normal sob os demais aspectos. Detecta-se a presença de glicose na urina, porém proteínas e cetonas estão ausentes. O exame de sangue revela níveis elevados de glicose (240 mg/dℓ), aumento do colesterol total (340 mg/dℓ) e nível elevado de HbA1c (uma medida da glicose ligada de modo covalente à albumina, de 9,2%). O médico explica que ela tem diabetes melito de tipo 2. Nessa doença, o corpo não consegue responder normalmente à insulina (resistência à insulina) e é incapaz de produzir quantidade suficiente de insulina para superar essa resistência.

O médico discute com Sra. S a importância de diminuir a ingestão de calorias e aumentar a prática de exercícios físicos para melhorar o estado metabólico. O médico também prescreve metformina (uma biguanida) para o diabetes.

💡 Questões

1. Quais são as ações celulares e moleculares da insulina?
2. Qual é a etiologia do diabetes melito, e em que aspectos o diabetes melito do tipo 1 difere do diabetes melito do tipo 2?
3. Além de aliviar a poliúria e a polidipsia, por que é importante controlar o diabetes da Sra. S (*i. e.*, que complicações agudas e crônicas podem surgir)?
4. O que os níveis de glicemia e de HbA1c revelam sobre o diabetes melito da paciente? Existem circunstâncias em que um dos parâmetros pode estar elevado, enquanto o outro permanece normal?
5. Por que o médico de Sra. S escolheu a metformina para o tratamento do diabetes melito?

---

ilhotas de Langerhans, incluem vários tipos celulares diferentes, que secretam hormônios diferentes: as *células* α liberam *glucagon*; as *células* β liberam *insulina* e *amilina*; as *células* δ liberam *somatostatina* e gastrina; e as células PP liberam polipeptídio pancreático.

Homeostasia energética

O armazenamento e a liberação subsequente de nutrientes proporcionam um mecanismo homeostático para manter a nutrição celular na ausência de ingestão contínua de alimentos. Múltiplos hormônios estão envolvidos no controle de captação, utilização, armazenamento e liberação de nutrientes. A insulina promove a captação e o armazenamento da glicose e de outras moléculas pequenas contendo energia. O *peptídio semelhante ao glucagon 1* (GLP-1) do trato GI intensifica a liberação de insulina em resposta à ingestão de uma refeição, enquanto a amilina suprime a produção endógena de glicose no fígado. Os *hormônios "contrarreguladores"* – glucagon, catecolaminas (*i. e.*, norepinefrina, epinefrina do sistema nervoso simpático e da medula suprarrenal), glicocorticoides (cortisol do córtex suprarrenal) e hormônio do crescimento (da hipófise) – antagonizam a ação da insulina e promovem a liberação de nutrientes (Tabela 30.1). O nível de glicemia é facilmente medido e proporciona orientação acurada sobre o equilíbrio de insulina e hormônios contrarreguladores. Esse equilíbrio normalmente mantém os níveis de glicemia dentro de uma faixa estreita (70 a 120 mg/dℓ), independentemente da ingestão recente de alimentos. A hipoglicemia é perigosa, visto que os órgãos – particularmente o cérebro – dependem de um suplemento constante de glicose para seu funcionamento apropriado. Por outro lado, a hiperglicemia crônica é tóxica para numerosas células e tecidos.

Repleção de energia e estado de saciedade

Após uma refeição, os carboidratos complexos são decompostos em monossacarídios (glicose, galactose e frutose) no lúmen do trato GI e transportados para as células epiteliais GI

por uma combinação de transportadores ativos e passivos da membrana apical. Em seguida, os açúcares são transportados por transportadores da membrana basal do citosol das células epiteliais para os espaços intracelulares, a partir dos quais os açúcares passam para a corrente sanguínea. A presença de concentração elevada de glicose no sangue constitui o sinal para a liberação de insulina pelas células β do pâncreas, a qual entra na veia porta. Por conseguinte, o fígado recebe as maiores concentrações de insulina concomitantemente com os nutrientes absorvidos do trato digestório. *O fígado e os outros tecidos de armazenamento de energia, como músculo esquelético e tecido adiposo, constituem os principais tecidos-alvo da insulina* (Figura 30.1). A insulina também atua sobre as células α do pâncreas, suprimindo a secreção de glucagon.

O hormônio *leptina* também desempenha um papel na resposta neuroendócrina ao armazenamento de energia e balanço energético a longo prazo. A leptina é secretada pelos adipócitos, e sua concentração no plasma é proporcional à massa total de gordura. *Por conseguinte, a leptina, a partir da periferia, sinaliza ao sistema nervoso central que as reservas de energia (na forma de tecido adiposo) estão repletas.* A leptina também suprime o apetite, o que determina mudança de um estado de acúmulo de energia do corpo para um estado de utilização de energia. Essa mudança possibilita a ativação de outras funções, como crescimento e reprodução. Em contrapartida, a ausência de leptina (como a que ocorre na inanição prolongada) resulta em aumento persistente do apetite e supressão das funções de utilização da energia.

O receptor nuclear, o *receptor γ ativado por proliferador peroxissômico* (PPARγ), constitui um mediador intracelular essencial do armazenamento de energia. O PPARγ é um fator de transcrição que atua como regulador dominante da diferenciação das células adiposas e desempenha importante papel no metabolismo dos lipídios. A ativação do PPARγ por ligantes de ácidos graxos endógenos diminui os níveis séricos de ácidos

TABELA 30.1 Efeitos de hormônios selecionados sobre a homeostasia energética.

HORMÔNIO	FONTE	TECIDOS-ALVO	AÇÃO
Glucagon	Células α. (pâncreas)	Fígado (tecido adiposo, músculo esquelético)	Promove a glicogenólise e a gliconeogênese no fígado
Insulina	Célula β (pâncreas)	Fígado (tecido adiposo, músculo esquelético)	Promove a captação de glicose, aminoácidos e ácidos graxos do sangue para dentro das células, onde são armazenados na forma de glicogênio, proteínas e triglicerídios
Amilina	Célula β (pâncreas)	Sistema nervoso central	Suprime a liberação de glucagon Diminui a velocidade de esvaziamento gástrico Diminui a ingestão de alimento
Somatostatina	Célula δ (pâncreas) Trato GI Hipotálamo	Outras células das ilhotas, trato GI, cérebro e hipófise	Diminui a liberação de insulina e glucagon Diminui a motilidade do trato GI e a liberação de hormônio Diminui a secreção de hormônio do crescimento
Epinefrina	Medula suprarrenal	Numerosos	Provoca a glicogenólise no fígado Realiza a lipólise por meio da ativação da lipase sensível a hormônio
Cortisol	Córtex suprarrenal	Numerosos	Antagoniza a ação da insulina nos tecidos-alvo Promove a gliconeogênese no fígado e a degradação das proteínas no músculo
GLP-1	Íleo	Pâncreas endócrino, estômago, cérebro, coração	Aumenta a massa de células β e a secreção de insulina Retarda o esvaziamento gástrico Diminui a ingestão de alimento e a secreção de glucagon
Leptina	Adipócitos	SNC (hipotálamo basomedial)	Sinaliza a suficiência das reservas energéticas do corpo Diminui a ingestão de alimentos Possibilita as funções neuroendócrinas que consomem energia

Do ponto de vista fisiológico, a insulina e o glucagon constituem os dois hormônios mais importantes para o controle da homeostasia da glicose. A insulina promove o armazenamento de energia nos tecidos-alvo. Glucagon, epinefrina, cortisol e hormônio do crescimento – os hormônios "contrarreguladores" – atuam no sentido de elevar o nível de glicemia e, por conseguinte, reverter os feitos da insulina. Ao atuar como "sensor de gordura", a leptina sinaliza as reservas corporais totais de energia e regula o balanço energético a longo prazo. GI = gastrintestinal. GLP-1 = peptídio semelhante ao glucagon 1.

graxos livres e aumenta a lipogênese no tecido adiposo. Dado o armazenamento aumentado de ácidos graxos no tecido adiposo, outros tecidos – como o fígado – podem reduzir seu conteúdo de gordura, diminuir a produção de glicose e aumentar sua sensibilidade à insulina. O PPARγ é expresso principalmente nas células adiposas, mas também ocorre em baixos níveis em células β do pâncreas, endotélio vascular, leucócitos, músculo esquelético e fígado. O PPARγ constitui o alvo das tiazolidinedionas (TZD), classe de fármacos usada para tratamento do diabetes.

Jejum e inanição

À medida que a concentração de glicose no sangue diminui, as células α liberam quantidades crescentes de glucagon, enquanto as células β do pâncreas secretam quantidades decrescentes de insulina. Diferentemente da insulina, que promove a captação celular de glicose no estado pós-prandial, o glucagon mobiliza a glicose do fígado ao estimular a gliconeogênese e a glicogenólise. À medida que o jejum prossegue, os níveis de catecolaminas e de glicocorticoides também aumentam, promovendo a liberação de ácidos graxos do sistema adiposo e a degradação das proteínas em aminoácidos no músculo.

Nos estados de baixa energia (baixo nível de adenosina trifosfato [ATP]), a enzima *proteinoquinase ativada por 5'-monofosfato* (PQAM) também induz desvio da atividade anabólica para a atividade catabólica. A PQAM é encontrada em tecidos de todo o corpo e ajuda a regular o metabolismo energético em níveis celular e orgânico. O exercício físico ativa a PQAM, que aumenta a captação de glicose pelo músculo.

A PQAM ativada também diminui a produção de glicose e a síntese de lipídios e proteínas pelo fígado. Embora os alvos moleculares de metformina e outras biguanidas ainda não estejam definidos, esses fármacos ativam efetivamente a PQAM e quinases relacionadas, e muitos de seus efeitos farmacológicos têm sido atribuídos à ativação dessas enzimas.

Insulina

Bioquímica

A insulina é uma proteína de 51 aminoácidos constituída por duas cadeias peptídicas ligadas por duas pontes dissulfeto. Seu nome provém do latim *insula* (que significa "ilha", referindo-se às ilhotas de Langerhans). O pâncreas humano contém aproximadamente 8 mg de insulina, dos quais 0,5 a 1,0 mg é secretado diariamente (e substituído pela síntese contínua do hormônio). A insulina é inicialmente sintetizada nas células β do pâncreas na forma de pré-proinsulina, que é clivada a proinsulina e, a seguir, processada em insulina e peptídio de conexão (C) livre (Figura 30.2).

Secreção

As células β do pâncreas em repouso estão preparadas para secretar insulina, que é pré-formada e armazenada em vesículas secretoras logo abaixo da membrana plasmática. A baixa taxa basal de secreção de insulina aumenta consideravelmente com a exposição das células à glicose. O metabolismo da glicose aumenta a *razão ATP/ADP* intracelular, que estimula a secreção de insulina (ver adiante).

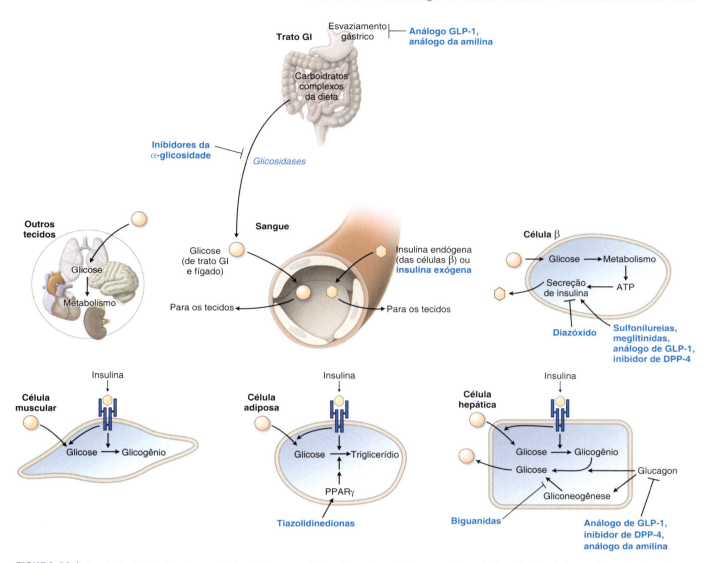

FIGURA 30.1 Regulação fisiológica e farmacológica da homeostasia da glicose. Os carboidratos complexos da dieta são degradados a açúcares simples pelo trato GI pela ação de glicosidases; a seguir, os açúcares simples são absorvidos pelas células epiteliais GI e transportados no sangue. A glicose no sangue é captada por todos os tecidos metabolicamente ativos do corpo. O metabolismo da glicose nas células β do pâncreas aumenta os níveis de ATP citosólico, que estimula a secreção de insulina. A insulina liberada atua sobre receptores de insulina na membrana plasmática dos tecidos-alvo (músculo, tecido adiposo, fígado), aumentando a captação de glicose e seu armazenamento na forma de glicogênio ou triglicerídios. A glicose também é captada por outras células e tecidos para suprir o metabolismo. Em músculo e fígado, a insulina promove o armazenamento da glicose na forma de glicogênio. Nas células adiposas, a insulina promove a conversão da glicose em triglicerídios. O receptor γ ativado por proliferador peroxissômico (PPARγ) também promove a conversão da glicose em triglicerídios nos adipócitos. O glucagon promove tanto a gliconeogênese quanto a degradação do glicogênio; a glicose recém-liberada é transportada da célula hepática para o sangue. Observe que a glicose proveniente dos carboidratos complexos da dieta e a insulina secretada pelas células β do sangue chegam ao fígado em altas concentrações pela circulação porta (*não ilustrada*). As intervenções farmacológicas que diminuem os níveis de glicemia incluem: retardo do esvaziamento gástrico com análogos de GLP-1 ou de amilina; inibição das α-glicosidases intestinais com inibidor de α-glicosidases; administração de insulina exógena; aumento da secreção de insulina pelas células β por sulfonilureias, meglitinidas ou incretinas; supressão de glucagon e gliconeogênese com incretinas, análogo da amilina ou biguanidas; e aumento da ação da insulina das células adiposas com uso de tiazolidinedionas. Para tratamento de hipoglicemia hiperinsulinêmica, o diazóxido inibe a secreção de insulina pelas células β do pâncreas.

A glicose penetra nas células β por meio de um transportador específico da membrana plasmática, o *GLUT2*. Na presença de níveis elevados de glicemia (p. ex., no estado pós-prandial), maior quantidade de glicose sofre difusão na célula, onde é fosforilada a glicose-6-fosfato, entrando, portanto, na via glicolítica. Por meio de glicólise e ciclo do ácido cítrico, o metabolismo da glicose gera ATP e aumenta a razão ATP/ADP na célula β. A razão ATP/ADP modula a atividade de um *canal de K⁺ sensível ao ATP* (canal de K⁺/ATP), que atravessa a membrana de um lado ao outro. *Aberto, o canal de K⁺/ATP hiperpolariza a célula, possibilitando efluxo de K⁺, e a liberação de insulina é inibida; quando fechado, a célula sofre despolarização, e ocorre a liberação de insulina.* Como o ATP inibe o canal, enquanto o ADP o ativa, a presença de elevada razão K⁺/ATP intracelular determina o fechamento do canal de ATP/ADP. A consequente despolarização da célula ativa os canais de Ca^{2+} regulados por voltagem, levando a influxo de Ca^{2+} extracelular. O aumento do $[Ca^{2+}]$ intracelular sinaliza a fusão das vesículas contendo insulina com a membrana plasmática, liberando a insulina na circulação. Por outro lado, em condições de concentrações relativamente baixas de glicose extracelular (p. ex., em jejum), a célula β apresenta baixa razão ATP/ADP.

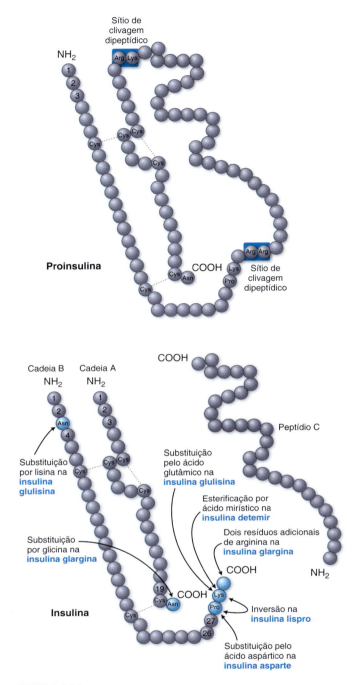

FIGURA 30.2 Processamento da insulina humana. A pré-proinsulina é sintetizada e exportada no retículo endoplasmático, onde o peptídio de sinalização (*não ilustrado*) é clivado, gerando a proinsulina (*painel superior*). As pontes dissulfeto intramoleculares (cys-cys) ajudam no dobramento correto da proinsulina. A proinsulina é transportada para vesículas secretoras, onde convertases do pró-hormônio atuam sobre os sítios de clivagem dipeptídicos na proinsulina (*boxes*), produzindo insulina e peptídio de conexão (*C*). Duas pontes dissulfeto ajudam a manter unidas as cadeias A e B da insulina. Insulina e peptídio C são secretados juntos pela célula β do pâncreas (*painel inferior*). Modificações na sequência de aminoácidos da insulina resultam em farmacocinética modificada dos diversos análogos da insulina; as insulinas lispro, asparte e glulisina são insulinas de ação rápida, enquanto glargina e detemir apresentam absorção mais lenta. As substituições são as seguintes: na insulina lispro, as posições ProB28 e da LysB29 são invertidas; na insulina asparte, a ProB28 é substituída pelo ácido aspártico; na glulisina, a AsnB3 e a LysB29 são substituídas por lisina e ácido glutâmico, respectivamente; na glargina, a AsnA21 é substituída por glicina, e são acrescentadas duas argininas à extremidade carboxiterminal da cadeia B; e, por fim, na insulina detemir, um ácido graxo (ácido mirístico) é esterificado ao grupo ε-amino da LysB29.

Nessa situação, os canais de permanecem abertos, e a célula β é mantida em estado hiperpolarizado, que impede o influxo de Ca^{2+} e a secreção de insulina (Figura 30.3).

Os canais de K^+/ATP da célula β são estruturas octaméricas que contêm quatro subunidades de Kir6.2 e quatro subunidades do receptor de sulfonilureias, SUR1. O tetrâmero Kir6.2 forma o poro do canal de K^+/ATP, enquanto as proteínas SRU1 associadas regulam a sensibilidade do canal a ADP e agentes farmacológicos. Kir6.2 Liga-se a ATP e inibe a condutância do K^+. SUR1 aumenta a sensibilidade do canal de Kir6.2 ao

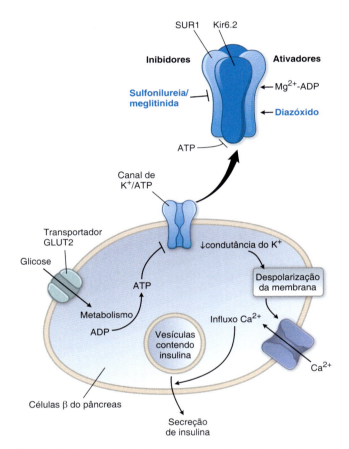

FIGURA 30.3 Regulação fisiológica e farmacologia da liberação de insulina pelas células β do pâncreas. *Em seu estado basal, quando o canal de K^+/ATP está aberto, ocorre menos liberação de insulina; quando o canal de K^+/ATP está fechado, mais insulina é liberada.* No estado basal, a membrana plasmática da célula β encontra-se hiperpolarizada, e a taxa de secreção de insulina da célula é baixa. Entretanto, quando presente, a glicose penetra na célula pelos transportadores GLUT2 na membrana plasmática e é metabolizada, produzindo ATP intracelular. O ATP liga-se ao canal de K^+/ATP da membrana plasmática e o inibe. A inibição do canal de K^+/ATP diminui a condutância do K^+ da membrana plasmática; a consequente despolarização da membrana ativa os canais de Ca^{2+} regulados por voltagem e estimula, portanto, o influxo de Ca^{2+}. O Ca^{2+} medeia a fusão das vesículas secretoras que contêm insulina com a membrana plasmática, resultando em secreção de insulina. O canal de K^+/ATP, um octâmero composto das subunidades Kir6.2 e SUR1, constitui o alvo de vários reguladores fisiológicos e farmacológicos. O ATP liga-se à subunidade Kir6.2 e a inibe, enquanto sulfonilureias e meglitinidas ligam-se à subunidade SUR1, inibindo-a; todas essas três substâncias promovem a secreção de insulina. O composto mimético do GLP-1, a exenatida, que atua como agonista nos receptores GLP-1 acoplados à proteína G na membrana plasmática da célula β do pâncreas, também estimula a secreção de insulina dependente de glicose. Essa ação da exenatida parece ser mediada por aumento do AMP cíclico intracelular e pode envolver um efeito indireto sobre o canal de K^+/ATP (*não ilustrado*). O Mg^{2+}-ADP e o diazóxido ligam-se à subunidade SUR1 e a ativam, inibindo, assim, a secreção de insulina. (Para maior clareza, apenas quatro das oito subunidades do canal de K^+/ATP estão ilustradas.)

ATP e também confere sensibilidade a sulfonilureia e secretagogos relacionados com a insulina. SUR1 liga-se a complexos de ADP-Mg^{2+}, que ativam o canal e inibem ainda mais a secreção de insulina quando a razão ATP/ADP está baixa. Mutações em Kir6.2 ou SUR1 podem resultar em hipoglicemia hiperinsulinêmica, visto que o canal permanece fechado, e a célula β permanece continuamente despolarizada, mesmo quando a concentração de glicose extracelular e a razão ATP/ADP intracelular estão baixas.

Além da glicemia, açúcares nutrientes, aminoácidos e ácidos graxos aumentam a razão ATP/ADP intracelular e estimulam, portanto, a liberação de insulina. Atuando por vias mediadas pela proteína G, a atividade parassimpática e os hormônios G1, GLP-1 e polipeptídio insulinotrópico dependente de glicose (GIP) também inibem a atividade do canal de K^+/ATP e estimulam a secreção de insulina. A exposição das células β a nutrientes promove transcrição, tradução, processamento e acondicionamento da insulina, além de sua secreção.

Ação nos tecidos-alvo

A insulina liga-se a receptores presentes na superfície das células-alvo. Embora praticamente todos os tecidos expressem *receptores de insulina*, os tecidos que armazenam energia (fígado, músculo e tecido adiposo) expressam níveis mais elevados do receptor e, por conseguinte, constituem os principais tecidos-alvo da insulina. O receptor de insulina (Figura 30.4) é uma glicoproteína constituída por quatro subunidades ligadas por dissulfeto, incluindo duas subunidades α extracelulares e duas subunidades β. Cada uma das subunidades β é composta de um curto domínio extracelular, um domínio transmembrana e uma cauda intracelular que contém um domínio de tirosinoquinase. A ligação da insulina à porção extracelular do receptor de insulina ativa a tirosinoquinase intracelular, resultando em "autofosforilação" da tirosina na subunidade β adjacente e fosforilação de proteínas de substrato do receptor de insulina (SRI). A SRI-1 com tirosina fosforilada recruta segundos mensageiros proteicos que contêm domínios de homologia 2 src (SH2) de ligação de fosfotirosina. A *fosfatidilinositol 3'-quinase* (FI3-quinase) tipo IA é um segundo mensageiro proteico importante em muitos aspectos da ação da insulina.

Embora os detalhes que ligam os segundos mensageiros dos receptores de insulina a seus efeitos metabólicos continuem sendo objeto de pesquisa, os efeitos metabólicos da ação da insulina estão bem estabelecidos: *a insulina é o clássico hormônio anabólico (de armazenamento de energia)* (Figura 30.1). No fígado, a insulina aumenta a atividade da glicoquinase, mediando, assim, a fosforilação e o sequestro da glicose nos hepatócitos. Esse suprimento aumentado de glicose no hepatócito fornece a energia necessária para síntese de glicogênio, glicólise e síntese de ácidos graxos. A ativação de insulina por sintases de glicogênio e ácido graxo e sua inibição por glicogênio fosforilase e enzimas gliconeogênicas combinam-se para intensificar ainda mais os processos anabólicos.

Em músculo esquelético e tecido adiposo, a insulina estimula a translocação do transportador de glicose responsivo à insulina, o GLUT4, das vesículas intracelulares para a superfície celular. Por sua vez, a translocação do GLUT4 facilita o movimento de glicose para o interior da célula (Figura 30.4). No músculo, a insulina também aumenta a captação de aminoácidos, estimula o mecanismo de síntese de proteínas no ribossomo e promove atividade da glicogênio sintase e

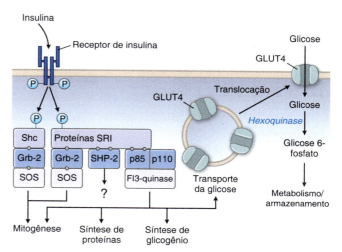

FIGURA 30.4 Efeitos distais da ativação dos receptores de insulina. O receptor de insulina é um heterotetrâmero de superfície celular, composto de duas unidades α e duas subunidades β. As subunidades α são totalmente extracelulares, enquanto as subunidades β contêm domínios extracelular, transmembrana e intracelular. A ligação da insulina à porção extracelular do receptor ativa domínios de tirosinoquinase nas regiões intracelulares das subunidades β. Esses domínios de tirosinoquinase medeiam a "autofosforilação" do receptor (na verdade, cada subunidade β fosforila a outra) e a fosforilação da tirosina de substratos proteicos citoplasmáticos, incluindo Shc e proteínas de substrato do receptor de insulina (SRI). A Shc fosforilada promove a mitogênese. As proteínas SRI fosforiladas interagem com muitas outras proteínas de sinalização (Grb-2, SHP-2, p85 e p110), produzindo alterações na função celular. A interação do SRI com p85 e p110 recruta a fosfatidilinositol 3'-quinase (FI3-quinase). A FI3 quinase ativa cascatas de sinalização que controlam muitos aspectos da ação celular da insulina, incluindo transporte de glicose (pela translocação dos transportadores GLUT4 de glicose para a superfície celular), síntese de proteínas e síntese de glicogênio. A glicose que penetra na célula sofre rápida fosforilação pela hexoquinase e, subsequentemente, é utilizada para o metabolismo ou armazenada na célula, sob a forma de glicogênio ou triglicerídios.

armazenamento subsequente de glicogênio. No tecido adiposo, a insulina promove a expressão da lipoproteína lipase, que hidrolisa os triglicerídios a partir das lipoproteínas circulantes para captação nos adipócitos. Uma vez no interior da célula adiposa, glicose e ácidos graxos são armazenados predominantemente na forma de triglicerídios. Esse processo é potencializado pela ativação de outras enzimas lipogênicas, incluindo piruvato quinase, piruvato desidrogenase, acetil-CoA carboxilase e glicerol fosfato aciltransferase, bem como pela desativação da lipase sensível a hormônio, que degrada os triglicerídios. A insulina é rapidamente degradada por enzimas, denominadas insulinases, no fígado e rim, com meia-vida circulante de 6 min.

Glucagon

O glucagon – polipeptídio de cadeia simples de 29 aminoácidos – é um hormônio catabólico (de liberação de energia), secretado pelas células α do pâncreas. Quando os níveis plasmáticos de glicose estão baixos, o glucagon mobiliza glicose, gordura e proteína dos locais de armazenamento para uso como fontes de energia. Além dos baixos níveis de glicose e dos níveis elevados de insulina, os estímulos para a secreção de glucagon incluem atividade do sistema nervoso simpático, estresse, exercício físico e presença de níveis plasmáticos elevados de aminoácidos (visto que esses últimos indicam estado de inanição). A ligação do glucagon a seu receptor acoplado à proteína G na membrana plasmática dos hepatócitos aumenta o AMPc intracelular e ativa a proteinoquinase A, uma serina/treonina quinase. O glucagon promove glicogenólise e gliconeogênese hepática (Figura 30.1). O glucagon também promove lipólise no tecido adiposo. O fígado e os rins degradam glucagon; à semelhança da insulina, sua meia-vida circulante é de cerca de 6 min.

Amilina

A amilina é uma proteína de 37 aminoácidos, acondicionada com a insulina nos grânulos secretores da célula β. Insulina e amilina são cossecretadas depois de uma refeição. A amilina liga-se a receptores no sistema nervoso central, e suas ações de regulação da glicose complementam as da insulina. Especificamente, a amilina suprime a liberação de glucagon, retarda o esvaziamento gástrico e diminui a ingestão de alimento. Em seu conjunto, essas ações favorecem a entrada *gradual* da glicose na circulação após uma refeição. A amilina é depurada pelos rins e a sua meia-vida é de aproximadamente 10 min.

Somatostatina

A somatostatina ocorre na forma de 14 aminoácidos e 28 aminoácidos. É produzida seletivamente em células δ do pâncreas, trato GI e hipotálamo. As principais funções das somatostatinas consistem em inibir: (1) a liberação do hormônio do crescimento da hipófise e do hormônio tireostimulante (ver Capítulo 26); (2) a secreção pancreática de insulina e glucagon; e (3) a motilidade do trato GI e a liberação de vários hormônios GI. Os estímulos para a liberação pancreática de somatostatina assemelham-se àqueles para a liberação de insulina (*i. e.*, níveis plasmáticos elevados de glucagon, aminoácidos e ácidos graxos). A liberação local de somatostatina possibilita a atuação do hormônio de modo parácrino. A meia-vida circulante da somatostatina é de apenas 2 min.

Peptídio semelhante ao glucagon 1 (GLP-1)

GLP-1 é produzido primariamente nas células enteroendócrinas (células L) da parte distal do intestino delgado (íleo). GLP-1 é codificado pelo gene do glucagon; o proglucagon é alternativamente processado em glucagon nas células α do pâncreas ou em GLP-1 e outros peptídios nas células L intestinais. As formas bioativas do GLP-1 têm comprimento de 29 ou 30 aminoácidos. Os níveis sanguíneos de GLP-1 são baixos durante o jejum e aumentam após uma refeição. GLP-1 atua sobre receptores acoplados à proteína G localizados nas células α e β do pâncreas, bem como em sistema nervoso central, sistema nervoso periférico, coração, rins, pulmões e trato GI. *Na célula β do pâncreas, GLP-1 aumenta a secreção de insulina em resposta a uma carga oral de glicose (o que explica o efeito de* "incretina" *de GLP-1).* Na célula α do pâncreas, GLP-1 suprime a secreção de glucagon. GLP-1 atua no sangue para retardar o esvaziamento gástrico e no hipotálamo, para diminuir o apetite. GLP-1 apresenta meia-vida curta na circulação (1 a 2 min), em decorrência de sua degradação enzimática pela *dipeptidil peptidase 4 (DPP-4)*. Exenatida é agonista de ação longa do receptor de GLP-1 clinicamente disponível, enquanto os inibidores da DPP-4 prolongam as ações do GLP-1 endógeno. Ambas as classes desses antidiabéticos aumentam a secreção de insulina pelas células β do pâncreas.

▶ Fisiopatologia

Diabetes melito

Ainda no ano 200, o médico grego Areteu observou pacientes que tinham sede insaciável e micção excessiva. Deu a essa doença o nome de "*diabetes*", cujo significado, em grego, é "sifão" ou "que passa por". Posteriormente, os médicos acrescentaram o termo "*mellitus*" (do latim, "melado, doce") ao nome da doença, após verificarem que os pacientes diabéticos produziam urina contendo açúcar. A designação *diabetes melito* também diferencia essa doença do *diabetes insípido* (ver Capítulo 26), em que a desregulação da resposta ao hormônio antidiurético (HAD) inibe a reabsorção de água nos ductos coletores do néfron, resultando na produção de quantidades copiosas de urina diluída.

A síndrome de diabetes melito resulta de um grupo heterogêneo de distúrbios metabólicos que apresentam hiperglicemia em comum (Tabela 30.2). A hiperglicemia pode resultar de ausência absoluta de insulina (*diabetes melito de tipo 1*, também denominado *diabetes melito insulinodependente* [DMID] ou *diabetes de início juvenil*) ou de insuficiência relativa de produção de insulina na presença de resistência à insulina (*diabetes melito de tipo 2*, também denominado *diabetes melito não insulinodependente* [DMNID] ou *diabetes de início no adulto*).

Diabetes tipo 1

O diabetes melito tipo 1, responsável por 5 a 10% dos casos nos EUA, resulta da destruição autoimune das células β do pâncreas. Na ausência de células β, a insulina não é sintetizada nem liberada, e a concentração de insulina circulante aproxima-se de zero. Na ausência de insulina, os tecidos sensíveis à insulina não conseguem captar e armazenar glicose, aminoácidos e lipídios, até mesmo na presença de níveis plasmáticos circulantes elevados dessas substâncias energéticas. *A falta de disponibilidade de insulina para promover a entrada de nutrientes nas células, acoplada às ações dos hormônios contrarreguladores sem qualquer oposição, induz resposta semelhante à inanição pelas células e tecidos do corpo.* Assim, a glicogenólise e a gliconeogênese prosseguem sem qualquer regulação no fígado, liberando glicose na circulação, mesmo quando os níveis de glicemia estão elevados. O tecido muscular degrada as proteínas e libera aminoácidos, que são transportados até o fígado para servir como combustível na gliconeogênese. No tecido adiposo, os triglicerídios também são degradados e liberados na circulação. Além disso, o fígado efetua a degradação de ácidos graxos para uso como substâncias gliconeogênicas e para exportação na forma de corpos cetônicos, passíveis de serem usados pelo cérebro como fonte energética. Essas cetonas equilibram-se entre β-hidroxibutirato e acetoacetato. A presença de concentrações excessivamente altas desse ácido pode causar depleção do bicarbonato sérico, resultando, por fim, em estado de acidose metabólica, denominada *cetoacidose diabética* (CAD). A CAD é uma emergência médica grave e potencialmente fatal, que exige tratamento agressivo e imediato.

Nos pacientes diabéticos, os níveis de glicemia ultrapassam a capacidade do rim de reabsorver a glicose do filtrado glomerular, e a glicose que permanece na urina produz diurese osmótica, bem como urina "adocicada". Esse fenômeno provoca a *poliúria* e a *polidipsia* subsequente apresentadas por muitos pacientes diabéticos. Apesar de o apetite ser estimulado – resultando em fome excessiva ou *polifagia* –, os pacientes perdem peso, visto que os nutrientes da dieta são inacessíveis.

TABELA 30.2 Diabetes melito de tipos 1 e 2.		
	TIPO 1	**TIPO 2**
Etiologia	Destruição autoimune das células β do pâncreas	Resistência à insulina, com função inadequada das células β para compensar
Níveis de insulina	Ausentes ou insignificantes	Geralmente mais altos que o normal
Ação da insulina	Ausente ou insignificante	Diminuída
Resistência à insulina	Não faz parte da síndrome, mas pode estar presente (p. ex., em pacientes obesos)	Sim
Idade de início	Geralmente < 30 anos de idade	Geralmente > 40 anos de idade
Complicações agudas	Cetoacidose Consumpção	Hiperglicemia (pode resultar em convulsões e coma hiperosmóticos)
Complicações crônicas	Neuropatia Retinopatia Nefropatia Doença vascular periférica Coronariopatia	Iguais às do tipo 1
Intervenções farmacológicas	Insulina	Dispõe-se de várias classes de fármacos, incluindo insulina se as outras formas de terapia não tiverem sucesso

Tanto o diabetes melito de tipo 1 quanto o de tipo 2 estão associados a níveis elevados de glicemia, porém as duas doenças resultam de vias fisiopatológicas distintas. No diabetes melito de tipo 1, observa-se ausência absoluta de insulina secundária à destruição autoimune das células β do pâncreas. A etiologia do diabetes de tipo 2 não está tão elucidada, mas parece envolver redução da sensibilidade à insulina e um nível inadequado de produção compensatória de insulina pelas células β do pâncreas. Embora o diabetes de tipos 1 e 2 tenham complicações agudas diferentes (*ver o texto*), eles compartilham as complicações crônicas. A insulina constitui a intervenção farmacológica primária para o diabetes de tipo 1, enquanto o de tipo 2 pode ser tratado com vários fármacos diferentes.

A apresentação do diabetes tipo 1 é habitualmente súbita e, com frequência, ocorre na infância ou na adolescência. A destruição efetiva das células β ocorre de modo mais gradual, porém as células β remanescentes que sobrevivem proporcionam uma quantidade suficiente de insulina até que ocorra destruição de aproximadamente 85% das células – resultando no aparecimento súbito dos sintomas. Como 15% das células β permanecem nesse estágio, muitos pacientes apresentam uma fase de "lua de mel" de sua doença, com períodos intermitentes de produção endógena adequada de insulina até a ocorrência da perda completa e final de produção de insulina. Em muitos casos, observa-se uma síndrome prodrômica de tipo gripal algumas semanas antes da instalação do diabetes sintomático. Embora algumas hipóteses tenham sugerido que essa síndrome represente uma doença viral que deflagra a reação autoimune em indivíduos geneticamente predispostos, é também possível que o apetite diminuído e o estresse que acompanham a doença produzam resistência transitória à insulina, possibilitando a manifestação do diabetes incipiente.

A predisposição genética ao diabetes tipo 1 está fortemente mapeada nos *loci* do antígeno leucocitário humano (HLA), também conhecido como *complexo principal de histocompatibilidade* (CPH), que codifica proteínas envolvidas na apresentação de antígenos. Outros *loci* genéticos contribuem fracamente para o diabetes tipo 1. Na maioria dos pacientes com diabetes tipo 1, é possível detectar a presença de autoanticorpos dirigidos contra proteínas das células β. Os fatores ambientais também influenciam o desenvolvimento da doença; se um dos gêmeos idênticos for afetado, a incidência de diabetes de tipo 1 no outro é de 50%.

Como os pacientes com diabetes melito tipo 1 produzem pouca ou nenhuma insulina endógena, a terapia consiste invariavelmente em reposição com insulina exógena.

Diabetes tipo 2

O diabetes melito tipo 2, que responde por > 90% dos casos nos EUA, afeta geralmente indivíduos com mais de 40 anos de idade, embora casos pediátricos e em adultos jovens estejam rapidamente aumentando. A obesidade constitui o único fator de risco mais importante, e mais de 80% dos pacientes com diabetes melito tipo 2 são obesos. Em geral, a doença desenvolve-se de modo gradual, sem qualquer sintoma óbvio no início. Com frequência, o diabetes melito tipo 2 é diagnosticado pela presença de níveis elevados de glicemia em exames de triagem de rotina ou, como no caso descrito na introdução, após a doença se tornar suficientemente grave para causar poliúria e polidipsia.

A progressão para o diabetes tipo 2 frequentemente começa com um estado de *resistência à insulina*. Com o aumento da idade e de peso, os tecidos que antes eram normalmente responsivos à insulina tornam-se relativamente refratários à ação do hormônio e necessitam de níveis aumentados de insulina para responder de modo apropriado. As pesquisas atuais estão focalizadas em dois mecanismos potenciais na patogenia da resistência à insulina: (1) acúmulo ectópico de lipídios em fígado e músculo; e (2) inflamação induzida pela obesidade. Há evidências crescentes de que o sistema imune desempenhe importante papel na resistência à insulina, embora muitos dos detalhes ainda não tenham sido elucidados. Na maioria dos indivíduos, a resistência inicial à insulina é compensada por aumento na produção do hormônio pelas células β do pâncreas. Com efeito, muitos indivíduos com obesidade e resistência à insulina nunca evoluem para o diabetes franco, visto que as células β continuam compensando pela secreção aumentada de insulina. Todavia, em alguns pacientes, como no caso da Sra. S, as células β acabam perdendo sua capacidade de acompanhar o ritmo das demandas crescentes de insulina.

Embora os pacientes com diabetes tipo 2 geralmente tenham níveis circulantes de insulina mais altos que o normal, esses níveis não são suficientes para superar a resistência à insulina nos tecidos-alvo. A incapacidade final de compensação pelas células β pode resultar de sua perda em consequência de aumento da apoptose (morte celular programada) ou de renovação diminuída dessas células. Os níveis de insulina, incapazes de compensar a resistência à insulina, resultam em desequilíbrio entre as ações da insulina e as dos hormônios contrarreguladores, o que pode contribuir para a hiperglicemia e a dislipidemia, visto que fígado e tecido adiposo mobilizam inapropriadamente combustíveis a partir das reservas teciduais.

O diabetes tipo 2 é um distúrbio poligênico complexo, o que significa que os polimorfismos em muitos genes podem contribuir para o risco global, embora o grau de risco associado a cada polimorfismo seja, com frequência, muito pequeno. Na atualidade, já foram identificados mais de 40 desses genes, e a maioria tem ações predominantes nas células β. Poucos dos genes identificados de diabetes tipo 2 conferem risco para a obesidade ou a resistência à insulina. Por conseguinte, os pacientes magros sensíveis à insulina com diabetes tipo 2 exibem forte predisposição à deficiência das células β. As causas monogênicas familiares de diabetes, que são relativamente raras, também se devem, em sua maioria, a lesões genéticas que afetam a função das células β. O diabetes tipo 2 leve ou precoce pode manifestar-se em indivíduos predispostos por períodos transitórios de resistência à insulina, como no decorrer do tratamento com glicocorticoides (ver Capítulo 28) ou durante a gravidez (diabetes gestacional).

Embora o diabetes tipo 2 não seja considerado como doença autoimune, existem elementos do sistema imune, tanto inato (macrófagos e mastócitos) quando adaptativo (células T reguladoras, células Th1, células T CD8+) no tecido adiposo do indivíduo obeso, que podem desempenhar um papel na patogenia da resistência à insulina.

A capacidade de pacientes com diabetes tipo 2 (como a Sra. S) de produzir insulina proporciona a base racional para seu tratamento com agentes orais que sensibilizam as células-alvo à ação da insulina (p. ex., metformina, tiazolidinedionas) ou que aumentam a secreção de insulina pelas células β do pâncreas (p. ex., sulfonilureias e outros secretagogos da insulina). Os fármacos que controlam os níveis de glicemia ao diminuir a velocidade de absorção dos açúcares pelo trato GI (p. ex., acarbose) são usados com menos frequência. Os pacientes com diabetes tipo 2, que perderam grande quantidade de função das células β ou cujo tratamento com agentes orais é difícil, podem beneficiar-se da terapia com insulina exógena.

Morbidade e mortalidade

Diabetes tipos 1 e 2 estão associados a morbidades agudas específicas para cada tipo e a complicações crônicas comuns. No diabetes tipo 1 não controlado, a ação dos hormônios contrarreguladores sem qualquer oposição promove o desenvolvimento de cetoacidose, que pode evoluir rapidamente para coma e morte. Com efeito, o diagnóstico de diabetes tipo 1 é frequentemente estabelecido no serviço de emergência em paciente que chega pela primeira vez com cetoacidose diabética aguda. Mesmo na ausência de cetoacidose grave, a falta de insulina no diabetes melito tipo 1, se não for tratada, leva à consumpção tecidual e potencialmente à morte no decorrer de um período de várias semanas a meses. A cetoacidose ocorre menos comumente no diabetes melito tipo 2, visto que esses pacientes geralmente produzem alguma insulina endógena. Entretanto, a ocorrência de hiperglicemia extrema no diabetes

melito tipos 1 ou 2 pode causar uma síndrome hiperosmótica, que resulta em alterações do estado mental e pode evoluir para convulsões, coma e morte.

Diabetes tipo 1 e 2 estão associados a uma patologia vascular a longo prazo. Essas *complicações crônicas* consistem em *aterosclerose prematura, retinopatia, nefropatia* e *neuropatia*. Embora os mecanismos exatos ainda não estejam bem esclarecidos, a hiperglicemia crônica, a hiperlipidemia crônica e o aumento da sinalização inflamatória podem contribuir para tal. No tratamento do diabetes da Sra. S, os objetivos não consistem apenas em melhorar a polidipsia e a poliúria e normalizar os níveis de glicemia e outros valores laboratoriais como fins em si próprios, mas também evitar as complicações crônicas graves. Além de reduzir a glicemia, é importante normalizar a pressão arterial e os níveis de colesterol nos pacientes diabéticos.

Como o diabetes não controlado apresenta complicações muito graves, é de suma importância avaliar acuradamente o nível de controle obtido com qualquer terapia. Os resultados do estudo clínico de referência, Diabetes Control and Complications Trial/Epidemiology of Diabetes Interventions and Complications (DCCT/EDIC), um ensaio clínico multicêntrico (1983 a 2005) envolvendo pacientes com diabetes tipo 1, e do United Kingdom Prospective Diabetes Study (UKPDS, 1977 a 1997), envolvendo pacientes com diabetes tipo 2 de diagnóstico recente, mostraram que cada incremento na melhora do controle resulta em menor risco para as denominadas complicações microvasculares do diabetes crônico – *retinopatia, nefropatia e neuropatia. A terapia intensiva para manter uma normoglicemia contínua pode diminuir radicalmente a incidência dessas complicações a longo prazo do diabetes.* Entretanto, a relação entre o controle glicêmico e a doença macrovascular, ou aterosclerose, é menos clara.

Os níveis de glicemia são avaliados de duas maneiras: agudamente, com uso de um monitor de glicose, e, cronicamente, pela determinação da *hemoglobina glicosilada* (HbA1c). Em geral, obtém-se um "controle estrito", ou manutenção de glicemia quase normal, por meio de medidas dos níveis de glicemia várias vezes ao dia e modificação de dieta e de doses de insulina para manter os níveis de glicemia dentro da faixa normal. Para obter uma estimativa do nível médio da glicemia nos vários meses precedentes, o médico determina a HbA1c. A glicose no sangue glicosila não enzimaticamente as proteínas. A glicosilação não enzimática da hemoglobina nos eritrócitos produz a HbA1c. Como a glicosilação não enzimática ocorre em velocidade proporcional ao nível de glicose no sangue, e o tempo de sobrevida nos eritrócitos é de cerca de 120 dias, o nível de HbA1c fornece uma estimativa do nível médio da glicemia no decorrer dos vários meses precedentes. Em consequência, o valor da HbA1c pode estar elevado em um paciente que, ao mesmo tempo, apresenta níveis normais de glicemia – o que significa que, embora o nível **de** glicemia esteja agudamente normal, houve elevação crônica dos níveis de glicose nos vários meses precedentes. O nível de HbA1c da Sra. S de 9,2% é objeto de preocupação, visto que a incidência de complicações diabéticas crônicas aumenta significativamente com níveis de HbA1c superiores a 7,5%. Os níveis de HbA1c podem estar enganosamente baixos em pacientes com redução do tempo de sobrevida dos eritrócitos (p. ex., em pacientes com anemia hemolítica).

Hipoglicemia

A hiperinsulinemia é uma das várias condições que podem resultar em hipoglicemia, uma condição perigosa, visto que o cérebro necessita de suprimento constante de glicose e não é capaz de utilizar fontes energéticas alternativas tão facilmente quanto os tecidos periféricos. A hiperinsulinemia tem várias causas, das quais a mais comum é iatrogênica (*i. e.*, superdosagem de insulina exógena durante a insulinoterapia em pacientes com diabetes de tipos 1 ou 2). Um desafio essencial na terapia do diabetes tipos 1 ou 2 consiste em normalizar adequadamente os níveis de glicose e evitar, ao mesmo tempo, um tratamento excessivo e a ocorrência de hipoglicemia. Outras causas raras de hipoglicemia incluem insulinomas (tumores secretores de insulina das células β do pâncreas) e mutações no canal de K^+/ATP das células β (p. ex., mutações em Kir6.2 ou SUR1 que resultam em despolarizações constitutivas; ver texto anterior).

► Classes e agentes farmacológicos

Terapia do diabetes

Dispõe-se de agentes terapêuticos para modificar a maior parte das etapas do processo de regulação da homeostasia da glicose. As classes de fármacos disponíveis incluem: inibidores da absorção da glicose (inibidores da α-glicosidase); preparações de insulina exógena; secretagogos da insulina (sulfonilureias e meglitinidas); inibidores da produção hepática de glicose (biguanidas); análogos da amilina e do GLP-1; e sensibilizadores da ação da insulina (tiazolidinedionas).

O principal objetivo da terapia farmacológica no diabetes melito consiste em normalizar os parâmetros metabólicos, como a glicemia, para reduzir o risco de complicações a longo prazo. Para pacientes com diabetes tipo 1, a estratégia farmacológica consiste na administração de suficiente quantidade de insulina exógena para obter a normoglicemia, sem induzir hipoglicemia. O tratamento apropriado de pacientes com diabetes tipo 1 não apenas produz normoglicemia, como também reverte a resposta de inanição metabólica mediada pela ação dos hormônios contrarreguladores sem oposição. Por exemplo, o tratamento com insulina reverte a degradação dos aminoácidos no músculo e a cetogênese no fígado.

O tratamento do diabetes melito tipo 2 é multifacetado. Em primeiro lugar, os pacientes obesos devem empenhar-se em reduzir o peso corporal e aumentar a prática de exercícios físicos, a fim de melhorar a sensibilidade à insulina. Alguns pacientes podem conseguir bom controle da doença ao modificar sua dieta e os hábitos de praticar exercício físico; o diabetes da Sra. S provavelmente teria notável melhora com essas mudanças no estilo de vida. Se a modificação no estilo de vida for inadequada, o que habitualmente é o caso, pode-se recorrer a um ou mais fármacos ativos por via oral. A frequência do uso das várias opções disponíveis – sua popularidade – reflete fatores como eficácia na redução do nível de glicemia, facilidade de uso e frequência dos efeitos adversos (Tabela 30.3). Metformina, uma biguanida, é o medicamento mais comumente prescrito para o tratamento do diabetes tipo 2, e aproximadamente 70% dos pacientes fazem uso de metformina como monoterapia ou em associação a outro agente.

Inibidores da absorção intestinal de glicose

Os *inibidores da α-glicosidase* são "bloqueadores do amido" que retardam a absorção dos carboidratos da dieta ao inibir as enzimas α-glicosidades da borda em escova intestinal. Esses agentes são análogos de carboidratos, que se ligam à α-glicosidase e inibem a clivagem dos carboidratos complexos em glicose. Ao aumentar o tempo necessário para absorção dos carboidratos complexos, os inibidores da α-glicosidase

TABELA 30.3 Frequência estimada de prescrição de fármacos para o tratamento do diabetes melito.

CLASSE DE FÁRMACOS	PORCENTAGEM DE PACIENTES COM PELO MENOS UMA SOLICITAÇÃO	PORCENTAGEM DE SOLICITAÇÕES TOTAIS PARA MEDICAMENTOS NO TRATAMENTO DO DIABETES
Inibidores da α-glicosidase	0,5	0,2
Insulina	29	22
Sulfonilureias	41	21
Meglitinidas	2	1
Metformina	65	32
Análogo da amilina	0,4	0,2
Mimético da incretina	3	2
Inibidores da DPP-4	12	4
Tiazolidinedionas	20	12

As estimativas baseiam-se no banco de dados de Medco Health Solutions, Inc., 2009, de 4,5 milhões de pacientes adultos que fizeram pelo menos um pedido de medicamento para o diabetes, representando um total de 41 milhões de solicitações de medicamento. A coluna do meio tem sua soma superior a 100%, visto que a alguns pacientes foram prescritos vários medicamentos. A coluna da direita tem sua soma inferior a 100%, visto que cerca de 5% das solicitações foram para terapia de combinação em doses fixas, particularmente associações de sulfonilureias/metformina e inibidor da DPP-4/metformina. Esses resultados abrangem todos os pacientes com diabetes e não fazem distinção entre diabetes tipo 1 e diabetes tipo 2.

Adaptada de Medco Health Solutions Diabetes TRC. Medco Diabetes Drug Usage: 2009. 2010; Medco Health Solutions, Inc.

reduzem o pico pós-prandial da glicemia. Os inibidores da α-glicosidase mostram-se efetivos quando tomados com as refeições, mas não em outros horários.

Os inibidores da α-glicosidase podem ser usados como monoterapia ou terapia adjuvante. Não apresentam risco de causar hipoglicemia e têm maior utilidade em hiperglicemia pós-prandial e para diabéticos de início recente, com hiperglicemia leve. Os inibidores da α-glicosidase são tão frequentemente associados a efeitos adversos GI, como flatulência, distensão, desconforto abdominal e diarreia, que a tolerabilidade dos pacientes torna-se limitada. Esses efeitos adversos baseiam-se no mecanismo de ação dos fármacos, visto que a chegada de carboidrato não ingerido à parte distal do intestino fornece nutrientes para as bactérias colônicas. Por esse motivo, os inibidores da α-glicosidase são contraindicados em pacientes com doença inflamatória intestinal. O aumento dose-dependente dos níveis de aminotransferase é reversível com a interrupção do fármaco. Esses agentes não se associam a qualquer alteração de peso corporal.

Reposição de insulina: insulina exógena

A insulina não constitui apenas a base para o tratamento de pacientes com diabetes tipo 1, mas também representa um adjuvante potencialmente útil para pacientes com diabetes tipo 2, quando dieta e outras formas de terapia são insuficientes para controlar a hiperglicemia. As preparações mais antigas de insulina eram derivadas de fontes suínas e bovinas, porém as preparações humanas recombinantes atuais são produzidas *in vitro*.

Como a insulina é uma proteína sujeita a rápida degradação no trato GI, não é efetiva como agente oral. Com efeito, a insulina é administrada por via parenteral, geralmente por injeção subcutânea com agulha de calibre fino, que cria um pequeno depósito de insulina no local de injeção. A velocidade de absorção no depósito de insulina depende de uma variedade de fatores, incluindo a solubilidade da preparação de insulina e a circulação local. Quanto mais rápida a absorção de determinada preparação, mais rápido também é seu início de ação e mais curta a duração de ação. A variabilidade entre pessoas e de um local de injeção para outro pode produzir grandes diferenças na velocidade de absorção e, portanto, no perfil de ação da insulina injetada. A Tabela 30.4 divide as preparações de insulina mais comumente utilizadas em duas categorias: *insulinas em bolo prandial* e *insulinas basais*. Os pacientes que fazem uso habitual de insulina necessitam de insulina basal e insulina em bolo prandial para obter controle ótimo da hiperglicemia.

As insulinas em bolo prandial atuam rapidamente e apresentam duração de ação relativamente curta; são utilizadas para mimetizar a liberação de insulina pelas células β em resposta a uma carga de nutriente. *Insulina regular* é a insulina em bolo prandial clássica; assemelha-se estruturalmente à insulina endógena, com acréscimo de íons zinco para promover estabilidade. A insulina regular tende a agregar-se em hexâmeros, e sua dissociação em monômeros constitui a etapa que limita a velocidade no processo de absorção. Após administração cutânea, são necessários 30 min para que a insulina regular alcance a circulação sanguínea. Por esse motivo, a insulina regular deve ser administrada 30 min antes de uma refeição.

Em anos recentes, várias insulinas de "ação rápida" obtidas por engenharia tornaram-se disponíveis. Essas preparações entram na circulação mais rapidamente do que a insulina regular e podem ser administradas apenas minutos antes de uma refeição. Os análogos assemelham-se estruturalmente à insulina regular, porém foram ligeiramente modificados para favorecer a dissociação do hexâmero em monômeros (Figura 30.2). Os nomes desses análogos fazem referência às modificações efe-tuadas: na *insulina lispro*, os aminoácidos *pro*lina e *lis*ina nas posições B28 e B29 foram invertidos; na *insulina asparte*, a prolina na posição B28 foi substituída pelo ácido *asp*ártico; na *insulina glulisina*, a *lis*ina substitui a asparagina na posição B3, enquanto o ácido *glu*tâmico substitui a lisina na posição B29.

As insulinas basais de "ação longa" possibilitam liberação mais constante de insulina de nível baixo e são administradas 1 ou 2 vezes/dia. A *insulina NPH* (*neutral protamine Hagedorn*) é a mais antiga das insulinas basais, ainda em uso comum. A insulina NPH contém insulina regular suspensa com zinco e protamina – uma proteína rica em arginina, isolada do esperma de peixe. A protamina prolonga o tempo necessário para a absorção da insulina, uma vez que permanece complexada com o hormônio até que seja clivada da insulina por enzimas proteolíticas. A insulina NPH deve ser ressuspensa suavemente antes de sua absorção e pode exibir ampla variabilidade no seu perfil de ação. O pico de atividade da insulina NPH ocorre entre 4 e 10 h após sua administração, e essa variabilidade pode estar associada a risco aumentado de hipoglicemia, particularmente à noite, quando o paciente está dormindo.

Dispõe-se também de duas preparações de insulina de ação longa obtidas por engenharia. A *insulina glargina* difere da insulina humana por adição de duas argininas depois da posição B30 e substituição de asparagina por glicina na posição A21. Essas modificações elevam a pK_a da insulina glargina de um valor ácido para neutro, tornando a insulina menos solúvel e retardando sua absorção a partir do local de injeção. A *insulina detemir* difere da insulina regular pela ligação do ácido mirístico, ácido graxo saturado de 14 carbonos, à cadeia lateral da lisina na posição B29. A cadeia de ácido graxo promove a ligação do análogo da insulina à albumina sérica e tecidual, o que retarda a absorção, ação e depuração do fármaco. Em comparação com a NPH, as insulinas de ação longa desenvolvidas por engenharia proporcionam níveis de insulina mais constantes que permanecem em um valor de platô durante muitas horas, fornecendo cobertura basal com menor risco de hipoglicemia noturna.

TABELA 30.4 Preparações de insulina comumente utilizadas.

TIPO E PREPARAÇÃO	CONSTITUINTES	PERFIL DE AÇÃO (HORAS)			USO
		INÍCIO	PICO	DURAÇÃO	
Injeção em bolo prandial					
Regular	Insulina não modificada	0,5 a 1	2 a 3	6 a 8	Nas refeições ou em caso de hiperglicemia aguda
Lispro	Insulina modificada	0,1 a 0,25	0,5 a 3	4	Nas refeições ou em caso de hiperglicemia aguda
Asparte	Insulina modificada	0,1 a 0,25	0,5 a 3	4	Nas refeições ou em caso de hiperglicemia aguda
Glulisina	Insulina modificada	0,1 a 0,25	0,5 a 3	4	Nas refeições ou em caso de hiperglicemia aguda
Injeção basal					
NPH	Insulina modificada, protamina	2 a 4	4 a 10	12 a 18	Insulina basal, insulina de escolha na gravidez
Glargina	Insulina modificada	2 a 4	Nenhum	20 a 24	Insulina basal
Detemir	Insulina modificada	2 a 4	Nenhum	20 a 23	Insulina basal

As modificações da insulina humana nativa consistem em: (1) alterações na sequência de aminoácidos da molécula; ou (2) modificações na forma física da molécula. Essas alterações afetam a velocidade de absorção da insulina e o perfil temporal de sua ação. As alterações de sequência de aminoácido mudam a tendência da insulina a sofrer agregação. A modificação na insulina lispro diminui a agregação, resultando em absorção e ação mais rápidas. Em contrapartida, a formulação neutra, como a glargina, aumenta a agregação e retarda a velocidade de absorção da insulina de seu local de injeção subcutânea, tornando essa preparação uma forma de ação longa.

Os esquemas de insulina – incluindo preparação, dose e frequência de administração – devem ser individualizados para cada paciente. Além disso, os esquemas são, com frequência, ajustados ligeiramente a cada dia, de acordo com atividade do paciente, quantidade e composição das refeições e níveis de glicemia. Um esquema típico consiste em uma insulina basal de ação longa uma vez (ou duas vezes) ao dia, juntamente com uma insulina em bolo prandial de ação curta antes das refeições. Os avanços nas preparações de insulina e seus mecanismos de liberação continuam progredindo. Dispõe-se de preparações de insulinas mistas, que consistem em 25 a 30% de análogo de ação curta e 70 a 75% de análogo de ação longa. Essas preparações são habitualmente administradas 2 vezes/dia e podem ser mais convenientes para alguns pacientes, em virtude da quantidade reduzida de injeções. As "bombas" de insulina (dispositivo para infusão subcutânea contínua de insulina) estão adquirindo popularidade, particularmente entre pacientes com diabetes melito de tipo 1. Esses pequenos aparelhos programáveis liberam doses de insulina basal e em bolo por cânulas subcutâneas de demora e possibilitam a flexibilidade de minuto a minuto nos esquemas de dose, evitando a necessidade de múltiplas injeções.

O principal perigo da insulinoterapia é que a administração de insulina quando não há a ingestão adequada de carboidratos pode resultar em hipoglicemia. Enquanto o controle estrito da glicemia, que visa manter a normoglicemia, diminui a incidência de complicações diabéticas, ele também aumenta a frequência de episódios hipoglicêmicos. Portanto, é preciso ter cautela para que pacientes em uso de insulina, sejam diabéticos do tipo 1 ou do tipo 2, não tomem uma dose excessiva. Na verdade, é desafiador manter o tênue equilíbrio entre quantidades insuficientes e excessivas de insulina.

Em pacientes com diabetes tipo 2, como a Sra. S, a resistência à insulina é geralmente mais grave no músculo e no fígado que nas células adiposas. Por esse motivo, a insulina deposita preferencialmente calorias no tecido adiposo, e a terapia insulínica em pacientes com resistência à insulina (particularmente os já obesos, como a Sra. S) frequentemente resulta em ganho de peso.

Secretagogos da insulina: sulfonilureias e meglitinidas

Sulfonilureias

Nos EUA, desde a década de 1950, as sulfonilureias tornaram-se disponíveis para o tratamento do diabetes tipo 2. As sulfonilureias estimulam a liberação de insulina das células β do pâncreas, aumentando, assim, a insulina circulante até níveis suficientes para superar a resistência à insulina. *Em nível molecular, as sulfonilureias ligam-se à subunidade SUR1, inibindo, portanto, o canal de K^+/ATP da célula β* (Figura 30.3). As sulfonilureias podem atuar ao deslocar o Mg^+-ADP endógeno, que se liga à subunidade SUR1 e ativa o canal. As sulfonilureias utilizadas no tratamento do diabetes melito tipo 2 ligam-se com maior afinidade à isoforma SUR1 que à SUR2, explicando a especificidade relativa para as células β. A inibição do canal de K^+/ATP pelas sulfonilureias é funcionalmente semelhante aos eventos moleculares induzidos em condições fisiológicas no estado pós-prandial, em que o aumento do metabolismo da glicose produz acúmulo de ATP intracelular nas células β, despolarização da membrana, influxo de Ca^{2+}, fusão das vesículas que contêm insulina com a membrana plasmática e secreção de insulina (ver anteriormente).

As sulfonilureias, disponíveis por via oral, são metabolizadas pelo fígado. O principal efeito adverso consiste em hipoglicemia, dada a secreção excessiva de insulina. Por conseguinte, esses medicamentos devem ser usados com cautela em pacientes incapazes de reconhecer ou responder apropriadamente à hipoglicemia, como aqueles que apresentam comprometimento da função simpática, alterações do estado mental ou em idade avançada. Os estudos realizados mostram que o uso de sulfonilureias está associado à diminuição marginal dos lipídios circulantes. Esses agentes podem causar ganho de peso secundariamente a aumento da atividade da insulina no tecido adiposo. Esse efeito adverso é contraproducente em pacientes obesos, como a Sra. S. Por conseguinte, as sulfonilureias são mais apropriadas para pacientes não obesos. Como as sulfonilureias de primeira geração se ligam com menor afinidade à subunidade SUR1 que os agentes de segunda geração, aquelas são administradas em doses mais altas para obter o mesmo grau de redução da glicose. Em geral, as sulfonilureias são eficazes, seguras e baratas (disponíveis como genéricos) e, juntamente com metformina, constituem a base do tratamento para o diabetes tipo 2.

Meglitinidas

À semelhança das sulfonilureias, as *meglitinidas* estimulam a liberação de insulina por meio da ligação à subunidade SUR1 e da inibição do canal K^+/ATP das células β. Embora sulfonilureias e meglitinidas atuem sobre a subunidade SUR1, essas duas classes de fármacos ligam-se a distintas regiões da molécula SUR1. A absorção, o metabolismo e o perfil efeitos adversos das meglitinidas assemelham-se aos das sulfonilureias.

Redução da produção hepática de glicose: biguanidas

A produção hepática de glicose pode estar anormalmente elevada no diabetes tipo 2. A *metformina* atua ao diminuir a produção de glicose no fígado, ativando a enzima de regulação da energia, a PQAM. Ao ativar a PQAM hepática, a metformina inibe a gliconeogênese, a síntese de ácidos graxos e a produção de colesterol. A metformina também melhora a captação de glicose no músculo periférico, porém o mecanismo molecular responsável por esse efeito não está bem elucidado. A metformina aumenta a sinalização da insulina (*i. e.*, aumenta a atividade do receptor de insulina) e mostra-se particularmente efetiva em reduzir a glicose em diabéticos tipo 2 que são obesos e resistentes à insulina. Diferentemente dos secretagogos da insulina, as biguanidas estão associadas à redução dos níveis séricos de lipídios e diminuição do peso corporal. Metformina também é usada no tratamento de outras condições, sem indicação na bula (uso não aprovado pela agência americana Food and Drug Administration [FDA]), como síndrome do ovário policístico, as quais estão associadas a resistência à insulina e hiperinsulinemia.

O efeito adverso mais comum da metformina consiste em leve desconforto gastrintestinal, habitualmente transitório e que pode ser minimizado por titulação lenta da dose. Um efeito adverso potencialmente mais grave é a *acidose láctica*. Como as biguanidas diminuem o fluxo de ácidos metabólicos pelas vias gliconeogênicas, pode ocorrer acúmulo de ácido láctico em níveis perigosos nos pacientes tratados com esses fármacos. Essa complicação é raramente observada com a metformina (ao contrário da fenformina, que não está aprovada para uso nos EUA). A acidose láctica pode ocorrer mais frequentemente quando a metformina é administrada a pacientes que apresentam outras condições que predispõe à acidose metabólica, como doença hepática, insuficiência cardíaca, doença respiratória, hipoxemia, infecção grave, uso abusivo de álcool, tendência à cetoacidose ou doença renal (uma vez que as biguanidas são excretadas pelos rins). As biguanidas não afetam a secreção de insulina, e seu uso não está associado ao desenvolvimento de hipoglicemia.

Análogo da amilina: pranlintida

A *pranlintida* foi desenvolvida como análogo estável da amilina humana, o hormônio cossecretado com a insulina pela célula β, o qual ajuda a regular os níveis pós-prandiais de glicose. Os indivíduos com diabetes melito tipo 1 carecem de amilina endógena, enquanto os com diabetes tipo 2 apresentam deficiência relativa de amilina. Por conseguinte, a pranlintida foi aprovada para uso em pacientes com diabetes de tipos 1 ou 2 que necessitam de insulina. A estrutura da pranlintida é semelhante à da amilina, com exceção de três substituições de aminoácidos, que conferem ao fármaco melhor solubilidade e estabilidade (uma alanina e duas serinas são substituídas por três prolinas). A pranlintida retarda o esvaziamento gástrico, diminui a liberação pós-prandial de glucagon e glicose e promove a saciedade. É administrada como injeção subcutânea antes das refeições. O uso da pranlintida frequentemente resulta em perda modesta de peso. O efeito adverso mais comum consiste em náuseas, que frequentemente é limitador, mas que pode melhorar em alguns pacientes com o uso prolongado do fármaco. A pranlintida não está associada à hipoglicemia, a não ser que seja usada em associação a outros agentes passíveis de causá-la.

Terapias com "incretinas" baseadas no GLP-1

Análogos do GLP-1

A *exenatida* é um análogo de ação longa do GLP-1, originalmente isolada da glândula salivar do monstro-de-gila. Atua como agonista dos receptores GLP-1 humanos. Nos EUA, a exenatida foi aprovada para uso no diabetes tipo 2 em 2005. O fármaco precisa ser injetado, em geral 2 vezes/dia, e é usado em associação com metformina, sulfonilureia ou tiazolidinediona para melhorar o controle da glicose. Como análogo do GLP-1, a exenatida apresenta vários modos de ação que beneficiam os pacientes com diabetes: aumenta a secreção de insulina pelas células β do pâncreas de modo dependente da glicose; suprime a secreção de glucagon pelas células α do pâncreas; retarda o esvaziamento gástrico (portanto, diminui a velocidade de entrada dos nutrientes na circulação); e diminui o apetite. A exenatida está associada à perda de peso em alguns pacientes. O efeito adverso mais comum consiste em náuseas, que melhora com o uso prolongado do fármaco. A pancreatite aguda é efeito adverso potencial, raro, porém mais grave. Como a exenatida aumenta a secreção de insulina em resposta a uma carga de glicose oral, ela não está associada ao desenvolvimento de hipoglicemia, a não ser que seja usada em associação com agentes como as sulfonilureias. Em 2010, a *liraglutida* tornou-se o segundo agente dessa classe a ser aprovado pela agência americana FDA.

Inibidores da DPP-4

Os inibidores da DPP-4 prolongam a meia-vida do GLP-1 endógeno ao inativar a enzima plasmática DPP-4. Esses fármacos aumentam as concentrações circulantes de GLP-1 e insulina de modo dependente de glicose e diminuem as concentrações de glucagon. São mais comumente usados em associação com TZD ou metformina (ver adiante), embora também possam ser utilizados em monoterapia. Dois inibidores da DPP-4, *sitagliptina* e *saxagliptina*, foram aprovados pela agência americana FDA para o tratamento do diabetes melito tipo 2 em 2006 e 2009, respectivamente. São administrados por via oral e tipicamente diminuem o nível de HbA1c em 0,5%. São bem tolerados e neutros quanto a seu efeito sobre o peso. À semelhança de metformina, pranlintida e exenatida, esses inibidores isoladamente não se associam ao desenvolvimento de hipoglicemia.

Sensibilizadores da insulina: tiazolidinedionas

As *tiazolidinedionas* (TZD) são "sensibilizadores" que potencializam a ação da insulina nos tecidos-alvo; não afetam diretamente sua secreção. As TZD são ligantes sintéticos para o fator de transcrição PPARγ, que afeta a diferenciação das células adiposas e o metabolismo dos lipídios. Ao ativar o PPARγ, as TZD promovem a captação e o armazenamento de ácidos graxos no tecido adiposo, mais que no músculo esquelético ou no fígado. Essa diminuição no conteúdo de gordura do músculo e do fígado faz com que esses tecidos sejam mais sensíveis à insulina; além disso, suprime a produção de glicose no fígado. À semelhança das biguanidas, as TZD também podem favorecer a sensibilidade à insulina no músculo e no fígado ao estimular a enzima de regulação da energia, PQAM.

Rosiglitazona e *pioglitazona* são as TZD atualmente disponíveis. Além de redistribuir as reservas de lipídios entre tecido adiposo, músculo e fígado, as TZD apresentam propriedades anti-inflamatórias, que podem contribuir para sua eficácia. Os efeitos adversos das TZD consistem em ganho ponderal de 2 a 4 kg, retenção de líquido (edema), insuficiência cardíaca e risco de fraturas ósseas. Várias análises *post hoc* recentes sugeriram risco aumentado de infarto do miocárdio em associação ao uso da rosiglitazona. Por causa dessa preocupação, o uso da rosiglitazona é restrito a pacientes que permanecem hiperglicêmicos apesar do uso de outros medicamentos para o tratamento do diabetes melito. Troglitazona, a primeira TZD aprovada, foi retirada do mercado dada sua associação com hepatotoxicidade.

Terapia de combinação

Conforme discutido, os pacientes com diabetes de tipos 1 ou 2 que necessitam de insulina beneficiam-se de uma otimização individual da terapia com uso de associações de preparações de insulina de ações curta e longa. Com a disponibilidade de maior quantidade de agentes orais para o tratamento do diabetes melito tipo 2, a *terapia de combinação oral* também se tornou uma realidade. *Em geral, a terapia de combinação com fármacos que afetam diferentes alvos moleculares e apresentam mecanismos distintos de ação tem a vantagem de melhorar o controle da glicemia, ao mesmo tempo em que é possível usar menor dose de cada fármaco, reduzindo, assim, os efeitos adversos.* Por exemplo, a associação da metformina com insulina ou com um secretagogo da insulina pode melhorar o controle glicêmico em pacientes com diabetes melito de tipo 2 mal controlado e diminuir a dose necessária de cada fármaco para obter um efeito terapêutico.

Qual seria, então, o tratamento ideal para a Sra. S, tendo em vista a escolha entre diversos agentes disponíveis? Em primeiro lugar, é importante promover (como em todos os casos de diabetes) a perda de peso e um esquema de prática de exercícios físicos. Com frequência, os pacientes com diabetes melito tipo 2 – particularmente os que são de mais idade e obesos – começam com a metformina, que não predispõe à hipoglicemia nem ao aumento de peso corporal. Como a Sra. S não parece ter doença renal nem outra contraindicação, a maioria dos médicos iniciaria seu tratamento com metformina. Se a monoterapia com metformina não diminuir adequadamente seus níveis de glicemia e HbA1c, pode-se acrescentar um segundo fármaco. Consulte a Tabela 30.5 para comparar os efeitos adversos associados a uso prolongado de várias terapias diferentes para o diabetes melito tipo 2.

TABELA 30.5 Efeitos adversos no decorrer de dez anos de uso: comparação de vários agentes usados em monoterapia para o diabetes melito tipo 2.

AGENTE	AUMENTO DO PESO CORPORAL (EM COMPARAÇÃO COM DIETA APENAS), EM kg	HIPOGLICEMIA GRAVE,* % DE INDIVÍDUOS	HIPOGLICEMIA SINTOMÁTICA,** % DE INDIVÍDUOS
Insulina	4,0	2,3	36
Sulfonilureia	2,2	0,5	14
Biguanida	0	0	4

Como o diabetes é uma doença crônica, é importante considerar as complicações a longo prazo da terapia. Tanto a insulina quanto as sulfonilureias são capazes de reduzir a glicemia para níveis perigosos, enquanto as biguanidas carecem desse efeito adverso. Além disso, o uso de biguanidas não está associado ao aumento de peso corporal, enquanto pacientes em uso de insulina ou sulfonilureia tendem a ganhar peso.

*Hipoglicemia grave é definida como aquela que exige hospitalização ou intervenção por terceiros.

**Hipoglicemia sintomática é definida como aquela que não necessita de hospitalização. (Dados do United Kingdom Prospective Diabetes Study [UKPDS] 1998.)

Terapia da hiperinsulinemia

Embora a excisão cirúrgica constitua, em última análise, o tratamento de escolha para os insulinomas, o *diazóxido* e a *octreotida* são dois fármacos utilizados para estabilizar a hipoglicemia no pré-operatório. O diazóxido liga-se à subunidade SUR1 dos canais K^+/ATP nas células β do pâncreas e estabiliza o estado do canal ligado ao ATP (aberto), de modo que as células β permanecem hiperpolarizadas, ocorrendo menor liberação de insulina. São conhecidos vários ativadores desse tipo que abrem os canais de K^+/ATP, porém a maioria é específica para isoformas SUR2 e carece, portanto, de utilidade para o canal SUR1/Kir6.2 expresso pelas células β do pâncreas. O diazóxido liga-se a canais que contêm as isoformas SUR1 e SUR2; por conseguinte, é utilizado não apenas para diminuir a secreção de insulina pelas células β do pâncreas, mas também para hiperpolarizar as células de músculo cardíaco e músculo liso que expressam SUR2. Ao manter essas células em estado mais relaxado, o uso do diazóxido sem indicação na bula pode diminuir a pressão arterial em emergências hipertensivas. Em uma forma rara de hipoglicemia hiperinsulinêmica genética, uma isoforma SUR1 mutante é relativamente insensível ao Mg^+-ADP, porém responde ao diazóxido; todavia, na maioria das formas dessa doença, o canal mutante não é transportado até a superfície da célula, e o diazóxido é ineficaz.

A octreotida é um análogo da somatostatina, cuja ação é mais longa que a da somatostatina endógena. À semelhança da somatostatina, esse agente bloqueia a liberação hormonal de tumores secretores endócrinos, como insulinomas, glucagonomas e adenomas hipofisários secretores de tireotropina. A octreotida tem várias outras indicações clínicas (ver Capítulo 26).

Glucagon como agente terapêutico

O *glucagon* é utilizado no tratamento da hipoglicemia grave, quando a administração de glicose oral ou intravenosa não é possível. A exemplo da insulina, o glucagon é administrado por injeção subcutânea. A ação hiperglicêmica do glucagon é tran-

sitória e requer armazenamento hepático suficiente de glicogênio. O glucagon também é utilizado como relaxante intestinal antes de radiografias ou de ressonância magnética (RM) do trato GI. O mecanismo pelo qual o glucagon medeia o relaxamento intestinal permanece incerto.

▶ Conclusão e perspectivas

A homeostasia energética envolve os hormônios pancreáticos – insulina, glucagon, amilina e somatostatina – e os hormônios GI, GLP-1 e GIP. Quando os níveis desses hormônios estão patologicamente alterados, o indivíduo pode desenvolver hiperglicemia (como no diabetes melito) ou hipoglicemia. Diversos agentes farmacológicos atuam em diferentes locais celulares e moleculares para normalizar os níveis de glicemia. Os inibidores da α-glicosidase retardam a absorção intestinal dos carboidratos. Insulina exógena, sulfonilureias, meglitinidas e terapias baseadas no GLP-1 aumentam os níveis de insulina, enquanto diazóxido os diminui. Tiazolidinedionas e biguanidas aumentam a sensibilidade dos tecidos-alvo à insulina. Os análogos da amilina reduzem os níveis pós-prandiais de glicose. Octreotida, forma sintética da somatostatina, exerce efeitos inibitórios amplos sobre a secreção de hormônios. O glucagon exógeno pode ser utilizado para aumentar os níveis plasmáticos de glicose.

As pesquisas de novos tratamentos farmacológicos para o diabetes melito tipo 1 no estágio inicial inclui esforços para o desenvolvimento de terapias imunomoduladoras, visando reverter a disfunção das células β. Para o diabetes melito tipo 2, podem ser desenvolvidos agentes que inibam enzimas da síntese de glicogênio e glicogenólise para limitar a produção de glicose (p. ex., inibidores da glicogênio sintase quinase 3 para promover a síntese de glicogênio e inibidores da glicogênio fosforilase hepática para suprimir a glicogenólise); para facilitar a excreção da glicose no túbulo proximal renal (p. ex., inibidores do cotransportador de sódio-glicose 2); ou para controlar a inflamação utilizando pequenas moléculas de agentes anti-inflamatórios ou produtos biológicos selecionados que bloqueiam as ações de determinadas citocinas.

Agradecimentos

Agradecemos a Martin G. Myers, Jr. por suas valiosas contribuições nas duas primeiras edições desta obra.

Leitura sugerida

DeWitt DE, Hirsch IB. Outpatient insulina therapy in type 1 and type 2 diabetes melito: scientific review. *JAMA* 2003; 299:2254-2264. (*Revisões das apresentações de insulina atualmente disponíveis e seus perfis farmacodinâmicos e farmacocinético.*)

Drucker DJ. The biology of incretin hormones. *Cell Metab* 2006; 3:153-165. (*Revisão da fisiologia básica de GLP-1 e dos hormônios correlatos.*)

Hardie DG. Minireview: the AMP-activated protein quinase cascade: the key sensor of cellular energy status. *Endocrinology* 2003; 144:5179-5183. (*Revisão da função e do mecanismo de ação do provável alvo biguanida.*)

Krentz AJ, Bailey CJ. Oral antidiabetic agents: current role in type 2 diabetes melito. *Drugs* 2005; 65:385-411. (*Revisão meticulosa da farmacologia dos agentes orais usados no tratamento do diabetes melito, com ênfase especial na terapêutica.*)

Krentz AJ, Patel MB, Bailey CJ. New drugs for type 2 diabetes melito. *Drugs* 2008; 68:2131-2162. (*Revisão dos agentes farmacológicos orais e injetáveis disponíveis, suas indicações e efeitos adversos.*)

Nathan DM. Initial management of glycemia in type 2 diabetes melito. *N Engl J Med* 2002; 347:1342-1349. (*Abordagem terapêutica clinicamente orientada do diabetes melito, incluindo dieta, exercícios físicos, insulina, agentes e associações terapêuticas.*)

RESUMO FARMACOLÓGICO: Capítulo 30 | Farmacologia do Pâncreas Endócrino e Homeostasia da Glicose.

FÁRMACO	APLICAÇÕES CLÍNICAS	EFEITOS ADVERSOS *GRAVES* E COMUNS	CONTRAINDICAÇÕES	CONSIDERAÇÕES TERAPÊUTICAS
Inibidores da α-glicosidase *Mecanismo – Análogos de carboidratos que se ligam com alta afinidade a enzimas α-glicosidases da borda em escova intestinal, diminuindo a velocidade de degradação e absorção dos carboidratos da dieta, como amido, dextrina e dissacarídios*				
Acarbose **Miglitol** **Voglibose**	Diabetes melito tipo 2	Dor abdominal, diarreia, flatulência, níveis séricos elevados de aminotransferase, níveis plasmáticos elevados de triglicerídios	Cirrose Cetoacidose diabética Problemas digestivos graves Doença inflamatória intestinal Obstrução intestinal	Não existe risco de hipoglicemia com esses agentes Esses fármacos têm maior utilidade para pacientes com hiperglicemia predominantemente pós-prandial, bem como para diabéticos de início recente, que apresentam hiperglicemia leve O desconforto GI diminui habitualmente com o uso contínuo do inibidor da α-glicosidase Os níveis séricos de aminotransferases devem ser monitorados durante a terapia Podem ocorrer elevações modestas dos níveis plasmáticos de triglicerídios com a terapia
Insulina exógena *Mecanismo – A insulina, o hormônio anabólico clássico, promove o metabolismo dos carboidratos e facilita a captação e o armazenamento de glicose, aminoácidos e triglicerídios em fígado, músculo cardíaco, músculo esquelético e tecido adiposo*				
Insulinas em bolo prandial: **Insulina regular** **Insulina lispro** **Insulina asparte** **Insulina glulisina** **Insulinas basais de "longa ação":** **Insulina NPH** **Insulina glargina** **Insulina detemir**	Diabetes melito	*Hipoglicemia* Reação no local de injeção, lipodistrofia	Hipoglicemia	Não disponível VO; deve ser administrada por via parenteral; a SC é mais comum Os análogos de "ação rápida" lispro, asparte e glulisina oferecem flexibilidade e conveniência, visto que essas insulinas podem ser injetadas poucos minutos antes de uma refeição A insulina regular é de ação curta e deve ser administrada 30 min antes de uma refeição A NPH é de ação intermediária; contém protamina, que prolonga o tempo necessário para absorção da insulina; habitualmente administrada 2 vezes/dia As insulinas glargina e detemir têm a vantagem de ação longa, liberação uniforme sem a ocorrência de pico (reproduzindo a secreção "basal" de insulina); habitualmente injetadas 1 vez/dia O principal perigo com a terapia insulínica é a hipoglicemia, que pode resultar da administração de insulina na ausência de aporte adequado de carboidratos
Secretagogos da insulina: sulfonilureias e meglitinidas *Mecanismo – As sulfonilureias e as meglitinidas inibem o canal de K⁺/ATP das células β na subunidade SUR1, estimulando, assim, a liberação de insulina pelas células β do pâncreas e aumentando a insulina circulante até níveis suficientes para superar a resistência à insulina*				
Sulfonilureias de primeira geração: **Acetoexamida** **Clorpropamida** **Tolazamida** **Tolbutamida** **Sulfonilureias de segunda geração:** **Glimepirida** **Glipizida** **Glibenclamida (gliburida)** **Gliclazida** **Gliquidona**	Diabetes melito tipo 2	*Hipoglicemia* Exantema, diarreia, náuseas, tontura	Cetoacidose diabética	As sulfonilureias constituem a base do tratamento para o diabetes tipo 2; disponíveis VO e metabolizadas pelo fígado O principal efeito adverso consiste em hipoglicemia dada a hipersecreção de insulina; por conseguinte, devem ser usadas com cautela em pacientes incapazes de reconhecer ou de responder à hipoglicemia Podem causar ganho de peso em consequência da atividade aumentada da insulina no tecido adiposo; por conseguinte, são mais apropriadas para pacientes não obesos Como os agentes de primeira geração ligam-se com menor afinidade à subunidade SUR1 do que os agentes de segunda geração, aqueles devem ser usados em doses mais altas para obter o mesmo grau de redução de glicose
Meglitinidas: **Nateglinida** **Repaglinida**	Diabetes melito tipo 2	Hipoglicemia Diarreia, náuseas, infecção das vias respiratórias superiores	Cetoacidose diabética Diabetes melito tipo 1	As meglitinidas apresentam considerações terapêuticas semelhantes às das sulfonilureias

Sensibilizadores da insulina: biguanidas

Mecanismo — Ativam a proteinoquinase dependente de AMP (PQAM), bloqueando a síntese de ácidos graxos e inibindo a gliconeogênese e a glicogenólise hepáticas; aumentam a atividade do receptor de insulina e a responsividade metabólica no fígado e no músculo esquelético

Fármaco	Aplicações clínicas	Efeitos adversos graves	Efeitos adversos comuns	Contraindicações	Considerações terapêuticas
Metformina	Diabetes melito de tipo 2 Síndrome do ovário policístico (sem indicação na bula)	Acidose láctica	Diarreia, dispepsia, flatulência, náuseas, vômito, deficiência de cobalamina	Insuficiência cardíaca Septicemia Uso abusivo de álcool Doença hepática Doença respiratória Comprometimento renal Meios de contrastes iodados se houver suspeita de alteração aguda da função renal, na medida em que isso pode resultar em acidose láctica Acidose metabólica	O desconforto GI associado ao uso da metformina é habitualmente transitório e pode ser minimizado com titulação da dose A incidência de acidose láctica é baixa e previsível; tipicamente, ocorre acidose láctica com o uso de metformina em pacientes que apresentam outras afecções que predispõem à acidose metabólica Não induz hipoglicemia Diminui os níveis séricos de lipídios e o peso corporal

Análogo da amilina

Mecanismo — Coliberado com insulina pelas células β; atua nos receptores do sistema nervoso central para reduzir a velocidade do esvaziamento gástrico, diminuir a liberação pós-prandial de glucagon e glicose e promover a saciedade

Fármaco	Aplicações clínicas	Efeitos adversos graves	Efeitos adversos comuns	Contraindicações	Considerações terapêuticas
Pranlintida	Diabetes melito tipos 1 e 2		Náuseas	Hipoglicemia Gastroparesia	Administrada por injeção antes das refeições Usada com insulina; a necessidade de insulina é menor quando se utiliza a pranlintida

Incretinas

Mecanismo — Atuam no receptor do peptídio semelhante ao glucagon 1 (GLP-1) (análogos do GLP-1) ou prolongam a atividade do GLP-1 (inibidores da DPP-4) para aumentar a secreção de insulina dependente de glicose, inibir a secreção de glucagon, retardar o esvaziamento gástrico e diminuir o apetite

Fármaco	Aplicações clínicas	Efeitos adversos graves	Efeitos adversos comuns	Contraindicações	Considerações terapêuticas
Análogos do GLP-1: Exenatida Liraglutida	Diabetes melito tipo 2		Hipoglicemia, náuseas, vômitos, diarreia, nervosismo, tontura, cefaleia	Diabetes melito tipo 1 Cetoacidose diabética	Esses agentes são administrados por injeção subcutânea Geralmente utilizados em associação com metformina ou sulfonilureia para melhorar o controle da glicose
Inibidores da DPP-4: Sitagliptina Saxagliptina	Diabetes melito tipo 2		Infecção das vias respiratórias superiores, nasofaringite, cefaleia, náuseas, diarreia, aumento discreto dos níveis séricos de creatinina	Diabetes melito tipo 1 Cetoacidose diabética	É necessário ajuste de dose em pacientes com doença renal moderada ou grave Podem causar hipoglicemia em associação com sulfonilureias e insulina Os níveis de digoxina devem ser monitorados em pacientes em uso de digoxina e sitagliptina

Sensibilizadores da insulina: tiazolidinedionas (TZD)

Mecanismo — Ligam-se ao receptor hormonal nuclear, o receptor ativado por proliferador peroxossômico δ (PPAR-γ), e o estimulam, aumentando, assim, a sensibilidade à insulina em tecido adiposo, fígado e músculo

Fármaco	Aplicações clínicas	Efeitos adversos graves	Efeitos adversos comuns	Contraindicações	Considerações terapêuticas
Pioglitazona Rosiglitazona	Diabetes melito tipo 2	Insuficiência cardíaca, hepatite colestática, hepatotoxicidade, edema macular diabético	Edema, ganho de peso, aumento de HDL e LDL, diminuição dos níveis circulantes de triglicerídios e ácidos graxos livres	Insuficiência cardíaca	As TZD não aumentam os níveis de insulina; portanto, não induzem hipoglicemia As TDZ mais recentes parecem ter menos hepatotoxicidade O uso da rosiglitazona é restrito a pacientes que não respondem a outros antidiabéticos

(continua)

RESUMO FARMACOLÓGICO: Capítulo 30 I Farmacologia do Pâncreas Endócrino e Homeostasia da Glicose. (*continuação*)

FÁRMACO	APLICAÇÕES CLÍNICAS	EFEITOS ADVERSOS *GRAVES* E COMUNS	CONTRAINDICAÇÕES	CONSIDERAÇÕES TERAPÊUTICAS
Diazóxido *Mecanismo — Liga-se à subunidade SUR1 dos canais de K^+/ATP das células β do pâncreas e estabiliza o estado do canal ligado ao ATP (aberto), de modo que as células β permanecem hiperpolarizadas; isso diminui a secreção de insulina pelas células*				
Diazóxido	Hipoglicemia decorrente de hiperinsulinismo Hipertensão maligna (sem indicação na bula)	*Insuficiência cardíaca, retenção de líquido, cetoacidose diabética, hipernatremia, obstrução intestinal, pancreatite, neutropenia, trombocitopenia, doença extrapiramidal* Angina, hipotensão, taquiarritmia, hirsutismo, hiperglicemia, dispepsia, tontura, glicosúria	Hipersensibilidade ao diazóxido	O diazóxido também hiperpolariza os canais que contêm SUR2 nas células musculares cardíacas e musculares lisas e tem sido utilizado sem indicação na bula para diminuir a pressão arterial em emergências hipertensivas
Análogos da somatostatina *Mecanismo — Inibem a liberação de GHRH*				
Octreotida	Ver Resumo farmacológico: Capítulo 26			
Glucagon exógeno *Mecanismo — Hormônio polipeptídico, produzido pelas células α das Ilhotas de Langerhans no pâncreas, que estimula gliconeogênese e glicogenólise no fígado, resultando em elevação da glicemia*				
Glucagon	Hipoglicemia Relaxante intestinal antes de radiografias do trato GI	Exantema, náuseas, vômitos	Feocromocitoma conhecido	Utilizado no tratamento da hipoglicemia quando a administração de glicose oral ou intravenosa não é possível A ação hiperglicêmica do glucagon é transitória e depende de suficiente reserva hepática de glicogênio

31

Farmacologia da Homeostasia do Mineral Ósseo

Robert M. Neer, Ehrin J. Armstrong e Armen H. Tashjian Jr.

▶ Introdução

Os 206 ossos do esqueleto humano estão longe de serem estruturas sem vida como comumente se imagina. Os ossos são continuamente remodelados e participam de numerosas funções, além do suporte estrutural e da proteção proporcionados aos órgãos internos, incluindo hematopoese e armazenamento de minerais. Este capítulo tem como foco o papel crítico do osso na homeostasia mineral, o processo e a regulação da remodelagem óssea, as doenças que podem surgir em decorrência de perturbações dos delicados equilíbrios da homeostasia mineral e da remodelagem óssea e as terapias farmacológicas utilizadas no tratamento dessas afecções. Um conceito-chave relativo aos agentes farmacológicos discutidos neste capítulo consiste em diferenciar os agentes antirressortivos ósseos, que retardam a perda óssea, dos agentes anabólicos ósseos, que têm o potencial de aumentar a massa óssea global.

▶ Fisiologia da homeostasia do mineral ósseo

O esqueleto humano está sendo continuamente remodelado por células especializadas, denominadas osteoblastos e osteoclastos, em resposta a forças mecânicas e a fatores endócrinos e parácrinos. Dois dos fatores endócrinos – o paratormônio e a vitamina D – controlam o metabolismo ósseo com a finalidade de manter a homeostasia do cálcio extracelular. Outros hormônios, como glicocorticoides, hormônio tireoidiano, esteroides gonadais e o fator de crescimento dos fibroblastos 23, também exercem efeitos importantes sobre a integridade do osso. Esta seção revisa os mecanismos celulares e moleculares que medeiam formação e ressorção ósseas, bem como os mecanismos pelos quais os hormônios (especialmente paratormônio e vitamina D) mantêm os níveis plasmáticos de cálcio dentro de estreita faixa de concentração.

CASO

MS é uma mulher branca, de 60 anos de idade, que procura seu médico por causa de uma dor lombar recém-surgida, que começou ao pisar acidentalmente em um buraco na rua. Ela é saudável nos demais aspectos.

As menstruações cessaram quando tinha 54 anos. Teve poucos sintomas pós-menopáusicos e nunca usou terapia de reposição hormonal. A menarca ocorreu aos 11 anos de idade. Deu à luz um filho aos 38 anos. Sua mãe faleceu aos 55 anos com câncer de mama, e, recentemente, foi estabelecido o diagnóstico de câncer de mama em sua irmã, de 58 anos. A paciente tem estilo de vida moderadamente ativo, jogando tênis durante uma hora, aproximadamente 1 vez/semana. O pai e a tia materna morreram de doença arterial coronariana entre 60 e 70 anos.

Ao exame físico, MS apresenta hipersensibilidade focal sobre a vértebra lombar L1. Pesa 61 kg e tem 1,62 m, porém acredita que tenha perdido altura no decorrer do último ano. Todos os exames laboratoriais estão dentro dos limites normais. A radiografia lateral da coluna revelou fratura por compressão de L1 e osteopenia generalizada. A medida da densidade mineral óssea (DMO) em coluna e quadril fornece valores que estão 2,6 desvios padrão abaixo do valor máximo normal para mulheres. O médico diagnosticou osteoporose pós-menopáusica e recente fratura compressiva de L1. MS pediu a seu médico que apresentasse as opções terapêuticas disponíveis e demonstrou interesse particular nos riscos e nos benefícios potenciais de cada opção.

💡 Questões

1. Que condições clínicas devem ser pesquisadas para excluir causas reversíveis da osteoporose de MS?
2. Por que MS corre particularmente risco alto de osteoporose?
3. Dada sua história familiar, MS corre risco aumentado de câncer de mama e doença cardiovascular. Como isso altera a escolha dos agentes terapêuticos que podem ser prescritos?
4. Quais as opções terapêuticas disponíveis para MS? Quais as vantagens e desvantagens de cada opção?
5. MS deve tomar cálcio além de outro agente terapêutico?

Estrutura do osso

O osso é constituído de 25% de componentes orgânicos e 75% de componentes inorgânicos. O componente orgânico inclui as células (osteoblastos, osteoclastos, osteócitos, células de revestimento ósseas, células do estroma ósseo) e osteoide (matriz constituída principalmente de fibras de colágeno do tipo I e várias proteínas em pequenas quantidades). O componente inorgânico consiste em sais cristalinos de fosfato de cálcio, principalmente *hidroxiapatita*. A fórmula química da hidroxiapatita é $(Ca)_5(PO_4)_3OH$. Noventa e nove por cento do cálcio no corpo são armazenados no esqueleto, em sua maior parte na forma de hidroxiapatita. A Figura 31.1 ilustra a estrutura de um osso longo.

Equilíbrio mineral

O cálcio é absorvido no intestino delgado por dois mecanismos: transporte facilitado, que ocorre em todo o intestino delgado, e transporte ativo dependente do calcitriol, que ocorre principalmente no duodeno. Nos indivíduos que ingerem 1.000 mg de cálcio dietético/dia (a quantidade recomendada), cerca de 300 mg/dia são normalmente absorvidos pelo intestino (Figura 31.2). Com ingestão mais baixa de cálcio, a eficiência da absorção intestinal de cálcio é maior, e, com ingestão de quantidades maiores de cálcio, a eficiência da absorção torna-se menor. Esses ajustes contribuem significativamente para a homeostasia do cálcio, e a absorção intestinal de cálcio pode aumentar até 600 mg/dia na presença de altos níveis de *calcitriol* (a forma ativa da vitamina D), conforme será discutido mais adiante. A absorção de cálcio a partir do intestino é normalmente equilibrada pelas perdas de cálcio por meio de excreção renal (cerca de 200 mg/dia) e secreção salivar e biliar (cerca de 100 mg/dia; Figura 31.2). Diferentemente da absorção do cálcio, a absorção intestinal de fosfato inorgânico não é regulada de modo homeostático e, em geral, é de cerca de dois terços do fosfato ingerido, independentemente do aporte nutricional.

Regulação da remodelagem óssea

Os osteoclastos *são as células responsáveis pela ressorção óssea. Os* osteoblastos *são as células responsáveis pela formação óssea.* A regulação desses dois tipos de células por fatores mecânicos, endócrinos e parácrinos determina o equilíbrio entre a formação e a ressorção ósseas (ver adiante).

As duas proteínas de sinalização, o ligante do RANK (*RANKL*) e o fator de estimulação de colônias de macrófagos (M-CSF, do inglês *macrophage colony-scimulacing factor*), são necessárias e suficientes para a formação dos osteoclastos. O RANKL é sintetizado por osteoblastos e seus precursores, que expressam o RANKL em suas membranas celulares. O RANKL liga-se ao *RANK*, um receptor expresso nos osteoclastos e suas células precursoras na medula óssea. Essa interação de ligação promove a diferenciação dos precursores dos osteoclastos em osteoclastos maduros (Figura 31.3). De modo alternativo, o RANKL liga-se à osteoprotegerina (*OPG*), uma proteína extracelular solúvel sintetizada e secretada por osteoblastos. A OPG é denominada "receptor chamariz", uma vez que impede a interação do RANKL com o RANK. A deficiência hereditária de RANKL ou de RANK causa uma forma de osteopetrose (definida como defeito da ressorção óssea e aumento da massa óssea), enquanto a deficiência hereditária de OPG causa aumento da ressorção óssea e osteoporose.

Para restaurar sua força com o decorrer do tempo e responder de modo adaptativo ao estresse mecânico, o osso humano é continuamente ressorvido e reformado. Esse processo é denominado *remodelagem*. Em parte, por causa de sua grande superfície, em que pode ocorrer remodelagem, 25% do osso trabecular são remodelados a cada ano no adulto. Por outro lado, apenas 3% do osso cortical sofrem remodelagem anualmente. Essa diferença é importante, na medida em que *as condições patológicas que comprometem a remodelagem óssea afetam preferencialmente os ossos com elevado conteúdo de osso trabecular, como os corpos vertebrais.*

A remodelagem é efetuada pela atividade coordenada de milhões de unidades celulares – as *unidades multicelulares bá-*

sicas (UMB) –, que consistem em osteoblastos e osteoclastos. O processo de ressorção começa quando sinais físicos e/ou químicos (discutidos adiante) recrutam os osteoclastos para formar um selo firme semelhante a um anel com a superfície óssea e emitem projeções semelhantes a vilosidades dentro desse anel em direção à superfície. Essas vilosidades secretam ácido láctico, ácido carbônico e ácido cítrico e utilizam anidrase carbônica para produzir prótons e uma H^+-ATPase para bombear os prótons na superfície óssea. (Seres humanos e animais de laboratório com deficiência dessa anidrase carbônica apresentam osteopetrose.) O selo firme cria um microambiente fechado em forma de anel abaixo do osteoclasto, no interior do qual a secreção de ácidos orgânicos e prótons consome hidróxido na superfície óssea e dissolve a hidroxiapatita. A dissolução da hidroxiapatita pode ser expressa da seguinte maneira:

$$(Ca)_5(PO_4)_3OH \rightarrow 5Ca^{2+} + 3PO_4^{3-} + OH^- \qquad \text{Equação 31.1}$$

De acordo com o princípio de Le Chatelier, o consumo de OH^- impulsiona essa reação para a direita. Trata-se de um mecanismo importante explorado pelos osteoclastos para ressorver o componente mineral do osso.

A desmineralização da matriz óssea a expõe à proteólise por catepsina K, colagenases e outras proteases que são concomitantemente secretadas pelas vilosidades. Embora essa proteólise degrade totalmente a maior parte da matriz óssea exposta, algumas cadeias peptídicas de colágeno de tipo I escapam para a circulação após proteólise parcial. O nível sanguíneo desses metabólitos do colágeno de tipo I (p. ex., NTX, CTX) fornece um índice de colagenólise de tipo I e ressorção óssea corporal total. Dada sua grande área de superfície recoberta por hidroxiapatita, o osso normalmente adsorve várias proteínas e peptídios não esqueléticos de seu ambiente, incluindo o IGF-I e o TGF-β. A desmineralização expõe esses *fatores de crescimento adsorvidos* às enzimas proteolíticas secretadas pelas vilosidades dos osteoclastos, porém alguns escapam à proteólise e afetam a atividade celular de osteoclastos, osteoblastos e osteócitos adjacentes.

Após cerca de 3 semanas de ressorção óssea, as citocinas e os fatores de crescimento liberados da matriz, juntamente com fatores hormonais e outros (ver adiante), começam a estimular o acúmulo local de osteoblastos por meio de proliferação, diferenciação e redução da apoptose. Esses osteoblastos substituem os osteoclastos na cavidade de ressorção (lacuna) e começam a preencher a cavidade com camadas concêntricas ou *lamelas* de matriz orgânica não mineralizada (osteoide) (Figura 31.3). À medida que os osteoblastos preenchem a cavidade com novo osteoide, eles também secretam *fosfatase alcalina*, que hidrolisa ésteres de fosfato, incluindo o pirofosfato (um potente inibidor da mineralização óssea). A hidrólise do pirofosfato também aumenta a concentração local de fosfato inorgânico. Em seu conjunto, a hidrólise de pirofosfato catalisada pela fosfatase alcalina e a liberação de fosfato inorgânico promovem a cristalização de sais de fosfato de cálcio e a mineralização da matriz óssea.

À medida que os osteoblastos continuam a depositar matriz, alguns acabam sendo totalmente circundados por ela e passam a ser designados osteócitos (Figura 31.1). Os osteócitos ajudam a controlar o equilíbrio entre formação e ressorção ósseas por meio da secreção de *esclerostina* (uma proteína que inibe a formação óssea) e outros fatores. A ocorrência de mutações genéticas que provocam deleção ou inativação da esclerostina aumenta a formação óssea, sem aumento correspondente da ressorção óssea. Esse *desacoplamento* leva a um acentuado aumento da massa óssea e da resistência do osso nos seres hu-

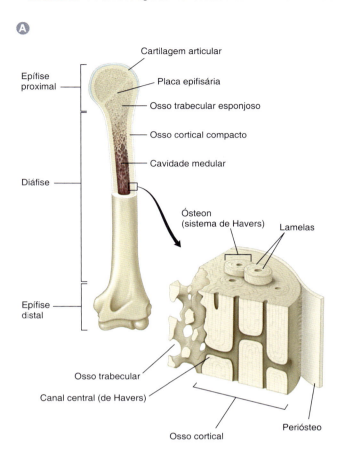

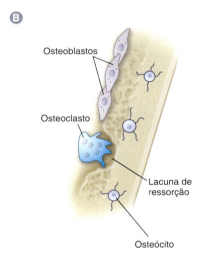

FIGURA 31.1 Estrutura do osso. A. O painel superior mostra a estrutura de um osso longo (exemplificado pelo úmero). Observe que a diáfise é constituída por uma camada externa espessa ou córtex do osso cortical compacto que circunda a medula óssea. Na epífise, o córtex é mais delgado e circunda o osso trabecular, bem como a medula óssea; o osso trabecular também é encontrado nos corpos vertebrais e em grande parte da pelve. **B.** O painel inferior mostra a estrutura detalhada do osso. A remodelagem óssea consiste em equilíbrio dinâmico entre a atividade catabólica dos osteoclastos e a atividade anabólica dos osteoblastos. Os osteoblastos e os osteoclastos são encontrados em todas as superfícies ósseas internas, incluindo o endósteo, que reveste o osso cortical, bem como as várias superfícies do osso trabecular. A remodelagem óssea é mais intensa no osso trabecular. Por conseguinte, as condições capazes de perturbar a remodelagem óssea e/ou a mineralização do osso afetam preferencialmente o osso trabecular. Por exemplo, as fraturas osteoporóticas ocorrem mais comumente nos corpos vertebrais, constituídos predominantemente de osso trabecular.

manos e em animais de laboratório. Um anticorpo monoclonal que inative a esclerostina e, por conseguinte, aumente massa óssea e resistência do osso em todo o esqueleto, está sendo avaliado como tratamento potencial da osteoporose. Os osteócitos maduros alteram normalmente a secreção de esclerostina nas regiões do osso submetidas a cargas mecânicas e desempenham, portanto, papel crítico nas adaptações do esqueleto à gravidade e a outras cargas mecânicas, localizando as respostas de remodelagem óssea nessas cargas.

Controle hormonal de cálcio e fosfato

O cálcio é essencial para numerosos processos fisiológicos importantes, como liberação de neurotransmissores, contração muscular e coagulação sanguínea. Desvios nos níveis extracelulares de cálcio podem ter sérias consequências, assim, o nível sanguíneo de cálcio é rigorosamente regulado. As concentrações de fosfato inorgânico também precisam ser reguladas, em parte porque as alterações nas concentrações plasmáticas de fosfato inorgânico afetam os níveis plasmáticos de cálcio (ver adiante). A homeostasia de cálcio e fosfato é mediada por três hormônios principais – paratormônio (PTH), vitamina D e fator de crescimento dos fibroblastos 23 (FCF-23). Além disso, calcitonina, glicocorticoides, hormônio tireoidiano e esteroides gonadais exercem efeitos menos pronunciados sobre a homeostasia de cálcio e fosfato. A Tabela 31.1 fornece um resumo dos mecanismos e efeitos desses hormônios sobre a homeostasia de cálcio e fosfato.

Paratormônio

O regulador endócrino mais importante da homeostasia do cálcio é o *paratormônio (PTH)*, um hormônio peptídico de 84 aminoácidos secretado pelas glândulas paratireoides. A secreção de PTH é regulada de maneira precisa em resposta aos níveis plasmáticos de cálcio. Existem receptores sensores de cálcio na membrana plasmática das células principais na glândula paratireoide; quando ocupados por íons cálcio extracelulares, esses receptores acoplados à proteína G medeiam aumentos nos níveis intracelulares de cálcio livre, o qual, por sua vez, diminui a secreção de PTH pré-formado. Por meio desse mecanismo, *elevada concentração plasmática de cálcio suprime a secreção de PTH, enquanto baixos níveis plasmáticos de cálcio estimulam a secreção de PTH.* (Nota: em muitos outros tecidos secretores, o aumento do cálcio intracelular intensifica

a secreção. Por conseguinte, a célula principal das paratireoides é singular na sua resposta a alterações do cálcio intracelular.)

O PTH atua sobre três órgãos para elevar a concentração plasmática de cálcio: de forma direta sobre rim e osso, e indireta sobre o trato gastrintestinal (GI) (Figura 31.4). Os mais rápidos efeitos fisiológicos do PTH consistem em aumentar a reabsorção de cálcio e diminuir a do fosfato inorgânico pelos túbulos renais. Essas ações diminuem a depuração renal de cálcio, enquanto aumentam a depuração renal de fosfato inorgânico. Dessa maneira, o PTH eleva os níveis plasmáticos de cálcio e diminui as concentrações plasmáticas de fosfato inorgânico.

Outro efeito importante, embora mais lento, do PTH resulta de suas ações diretas sobre as células ósseas. Em níveis fisiológicos, o PTH estimula seus receptores de superfície celular nos osteoblastos, induzindo essas células a aumentar a expressão do fator de diferenciação dos osteoclastos, o RANKL (Figura 31.3) e a diminuir a expressão de seu antagonista, o OPG. O consequente aumento da atividade osteoclástica eleva a ressorção óssea e, por conseguinte, a liberação de cálcio e fosfato inorgânico na circulação. O PTH também induz a secreção de citocinas, como a IL-6, pelas células do estroma da medula óssea, e essas citocinas estimulam finalmente a proliferação dos osteoclastos e a ressorção óssea.

Por fim, o PTH eleva os níveis plasmáticos de cálcio por efeito indireto sobre o intestino. O PTH estimula o rim não apenas a aumentar a reabsorção de cálcio e a diminuir a do fosfato, conforme já descrito, mas também a elevar a conversão enzimática da 25-hidroxivitamina D em 1,25-di-hidroxivitamina D (calcitriol). Essa hidroxilação ocorre nas células dos túbulos renais proximais. Por sua vez, o calcitriol aumenta a absorção de cálcio no intestino delgado e (em menor grau) de fosfato inorgânico (discutido adiante).

Embora a liberação de cálcio e fosfato inorgânico do esqueleto possa ser considerada catabólica, o PTH estimula simultaneamente a formação de novo osso ao promover a diferenciação dos precursores osteoblásticos em osteoblastos maduros e ao aumentar a sobrevida dos osteoblastos. A interação do PTH com seu receptor nos osteoblastos maduros estimula a $G\alpha_s$, aumentando a atividade da adenilil ciclase, que, por sua vez, eleva o AMPc intracelular. O aumento do AMPc induzido pelo PTH exerce efeito antiapoptótico sobre os osteoblastos. Além disso, a elevação de AMPc promove a liberação de FCI-1 pelos osteoblastos, induzindo a diferenciação das células precursoras osteoblásticas na medula óssea em osteoblastos maduros (Figura 31.3).

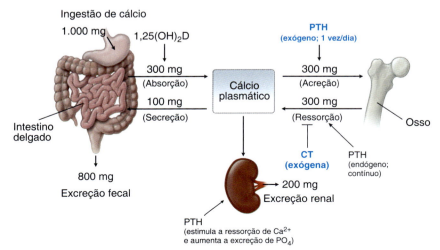

FIGURA 31.2 Equilíbrio diário do cálcio corporal total. No estado de equilíbrio do cálcio corporal total, os fluxos de cálcio incluem a captação efetiva de 200 mg/dia do trato gastrintestinal e a excreção diária de 200 mg/dia pelos rins. O calcitriol [$1,25(OH)_2D_3$] aumenta a absorção de Ca^{2+} a partir do trato GI. A secreção contínua de paratormônio (PTH) aumenta a formação óssea e (até mesmo) a ressorção óssea, além de estimular a reabsorção tubular renal de cálcio; ambos os efeitos elevam o Ca^{2+} plasmático. A secreção contínua de PTH também aumenta a depuração renal de fosfato inorgânico (PO_4). Por outro lado, a injeção diária de PTH (*em azul*) estimula mais a formação de novo osso (acreção) que a ressorção óssea e apresenta efeitos apenas transitórios (e, consequentemente menores) sobre a depuração renal de Ca^{2+} e PO_4. A calcitonina exógena (CT; *também em azul*) inibe a ressorção óssea.

O equilíbrio entre os efeitos catabólicos e anabólicos do PTH sobre o osso depende do tempo de permanência do PTH extracelular em contato com seus receptores nos osteoblastos. Especificamente, elevações breves e intermitentes (1 a 3 h) do PTH extracelular aumentam mais a formação óssea que a ressorção óssea e produzem aumento efetivo da massa óssea. Por conseguinte, a administração intermitente de PTH mediante 1 injeção diária, ou por alguma outra tecnologia de liberação do fármaco, aumenta produção de matriz óssea, massa óssea, densidade mineral óssea e resistência do osso (ver adiante). Em contrapartida, a elevação contínua do PTH extracelular aumenta igualmente a formação óssea, porém produz maior aumento da ressorção óssea, causando perda efetiva de osso em pacientes com hiperparatireoidismo primário ou secundário.

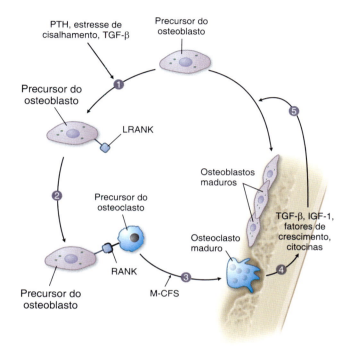

FIGURA 31.3 Interação de osteoblastos e osteoclastos na remodelagem do osso. Ressorção e formação ósseas estão acopladas por interações entre osteoblastos e osteoclastos: (1) fatores como paratormônio (PTH), estresse do cisalhamento e fator transformador do crescimento β (TGF-β) induzem os precursores osteoblásticos a expressar o fator de diferenciação dos osteoblastos, o ligante do RANK (RANKL). (2) O RANKL liga-se ao RANK, um receptor expresso nos precursores dos osteoclastos. (3) A interação de ligação RANKL-RANK, juntamente com o fator de estimulação de colônias de macrófagos (M-CSF), induz a diferenciação dos precursores osteoclásticos em osteoclastos maduros. (4) À medida que os osteoclastos maduros ressorvem o osso, ocorre liberação de fatores ligados à matriz, como TGF-β, fator de crescimento semelhante à insulina 1 (IGF-1), outros fatores de crescimento e citocinas. (5) Esses fatores liberados estimulam o desenvolvimento dos precursores osteoblásticos a osteoblastos maduros, que começam a preencher as cavidades de ressorção produzidas pelos osteoclastos.

TABELA 31.1 Resumo do controle endócrino da homeostasia de cálcio e fosfato inorgânico.

HORMÔNIO	ÓRGÃO-ALVO	MECANISMO	EFEITO FINAL
PTH	Trato GI	$\uparrow$ da absorção de Ca^{2+} e da absorção de P_i por meio da ação da vitamina D	$\uparrow [Ca^{2+}] \uparrow [P_i]$
	Túbulos renais	$\uparrow$ da reabsorção de Ca^{2+} e $\downarrow$ da reabsorção de P_i	$\uparrow [Ca^{2+}] \downarrow [P_i]$
	Osso	$\uparrow$ da atividade dos osteoclastos – domina com PTH 24 h/dia	$\uparrow [Ca^{2+}] \uparrow [P_i] \downarrow$ osso
		$\uparrow$ da atividade dos osteoblastos – domina com PTH 3 a 5 h/dia	$\downarrow [Ca^{2+}] \downarrow [P_i] \uparrow$ osso
Vitamina D	Trato GI	$\uparrow$ da absorção de Ca^{2+} e $\uparrow$ da absorção de P_i	$\uparrow [Ca^{2+}] \uparrow [P_i]$
	Osso	$\uparrow$ da quantidade e atividade dos osteoclastos	$\uparrow [Ca^{2+}] \uparrow [P_i]$
	Glândulas paratireoides	$\downarrow$ da síntese de PTH	
FGF-23	Túbulo renal	$\downarrow$ da reabsorção de P_i e da absorção de secreção de calcitriol	$\downarrow [P_i]$
	Trato GI	$\downarrow$ da absorção de Ca^{2+} e da absorção de P_i por meio da $\downarrow$ da secreção de calcitriol	$\downarrow [Ca^{2+}] \downarrow [P_i]$
	Osso	$\downarrow$ da mineralização da matriz óssea	$\uparrow [Ca^{2+}] \uparrow [P_i]$
Calcitonina	Osso	$\downarrow$ da atividade dos osteoclastos	$\downarrow [Ca^{2+}]$
	Túbulo renal	$\downarrow$ da reabsorção de Ca^{2+} (doses farmacológicas)	$\downarrow [Ca^{2+}]$
Glicocorticoides	Trato GI	$\downarrow$ da absorção de Ca^{2+}	$\downarrow [Ca^{2+}] \downarrow [P_i]$
	Túbulo renal	$\downarrow$ da reabsorção de Ca^{2+} e da reabsorção de P_i (doses farmacológicas)	$\downarrow [Ca^{2+}] \downarrow [P_i]$
	Osso	$\uparrow$ da apoptose dos osteoblastos, $\downarrow$ da atividade dos osteoblastos	$\downarrow$ Osso
		$\uparrow$ da apoptose dos osteócitos	$\downarrow$ Osso
Hormônio da tireoide	Osso	$\uparrow$ da ressorção > $\uparrow$ da formação	$\uparrow [Ca^{2+}], \downarrow$ osso
Esteroides gonadais	Osso	$\downarrow$ da atividade dos osteoclastos	$\downarrow [Ca^{2+}] \downarrow [P_i]$
		$\uparrow$ da apoptose dos osteoclastos	$\downarrow$ da ressorção óssea
		$\downarrow$ da apoptose dos osteoblastos	

P_i = fosfato inorgânico; GI = gastrintestinal.

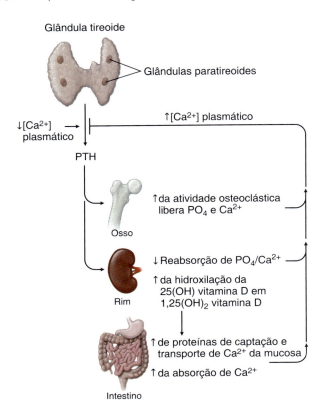

FIGURA 31.4 Resumo das ações do PTH sobre osso, rim e intestino. A diminuição do $[Ca^{2+}]$ plasmático constitui o principal estímulo para a secreção de paratormônio (PTH) pelas glândulas paratireoides. O PTH eleva os níveis plasmáticos de Ca^{2+} por meio de seus efeitos sobre osso, rim e intestino. No osso, o PTH promove aumento na diferenciação de precursores osteoclásticos em osteoclastos maduros. Os osteoclastos ressorvem o osso e, por conseguinte, liberam fosfato inorgânico (PO_4) e Ca^{2+} no plasma. No rim, o PTH aumenta a reabsorção tubular de Ca^{2+} e diminui a reabsorção tubular proximal e distal de PO_4. Além disso, o PTH estimula as células tubulares proximais a hidroxilar a 25(OH) vitamina D, formando $1,25(OH)_2$ vitamina D, que, então, estimula a absorção intestinal de Ca^{2+}, aumentando a expressão de proteínas de captação e transporte de Ca^{2+} na mucosa. Observe que o efeito do PTH sobre o intestino é indireto, por meio da síntese renal aumentada da forma ativa da vitamina D. Em uma alça de retroalimentação negativa rigorosamente controlada, o aumento do $[Ca^{2+}]$ plasmático inibe a secreção subsequente de PTH pelas paratireoides.

Vitamina D

Apesar de seu nome, a *vitamina D₃* é produzida na pele, de modo que seu suprimento na dieta não é necessário se a exposição ao sol for adequada. Por ser produzida endogenamente e circular no sangue para produzir respostas em tecidos-alvo distantes, a vitamina D é mais corretamente considerada um hormônio. O termo vitamina D aplica-se a dois compostos relacionados, *colecalciferol* e *ergocalciferol*. Colecalciferol, ou vitamina D₃, é produzido não enzimaticamente na pele quando o 7-desidrocolesterol absorve um fóton de luz ultravioleta curta (UV-B; Figura 31.5). O ergocalciferol, ou vitamina D₂, é produzido quando o ergosterol nas plantas absorve esse fóton. Ambas as vitaminas D₂ e D₃ são acrescentadas a produtos derivados do leite e alguns outros alimentos; estão disponíveis em suplementos dietéticos, bem como em fármacos (em doses muito mais altas) adquiridos com prescrição. As vitaminas D₂ e D₃ apresentam atividades biológicas iguais, e o termo "vitamina D" que aparece nos parágrafos subsequentes refere-se a ambas as formas D₂ e D₃ do hormônio.

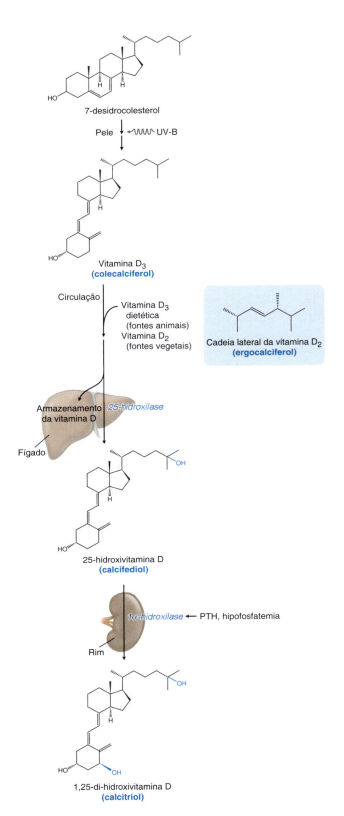

FIGURA 31.5 Fotobiossíntese e ativação da vitamina D. Tanto a vitamina endógena quanto a forma exógena são convertidas em 25-hidroxivitamina D no fígado e, em seguida, em calcitriol no rim. O calcitriol é o metabólito ativo da vitamina D. A vitamina D₃ endógena é sintetizada na pele a partir do 7-desidrocolesterol, em reação catalisada pela luz ultravioleta (UV-B). A vitamina D exógena pode ser fornecida na forma de D₃ (de fontes animais) ou de D₂ (de fontes vegetais); as vitaminas D₃ e D₂ apresentam a mesma atividade biológica. O paratormônio (PTH) aumenta a atividade da 1α-hidroxilase no rim e estimula, portanto, a conversão da 25-hidroxivitamina D em calcitriol, assim como o faz a hipofosfatemia.

Seja a partir de fonte endógena (pele) ou exógena (dietética), a vitamina D é transportada até o fígado, onde é armazenada ou convertida em calcifediol [25-hidroxivitamina D ou 25(OH)D] pela primeira de duas etapas enzimáticas de hidroxilação. A segunda hidroxilação enzimática converte o calcifediol na forma ativa final da vitamina D, denominada calcitriol [1α,25-di-hidroxivitamina D ou 1,25(OH)₂D]. Essa segunda hidroxilação se dá em numerosos tecidos, particularmente no túbulo proximal do rim (onde é dependente de PTH), porém não ocorre no intestino, dada a ausência da enzima necessária para a segunda hidroxilação. *O principal efeito do calcitriol sobre o equilíbrio do cálcio incide sobre o intestino delgado, onde aumenta a absorção do cálcio dietético.* O calcitriol intensifica a absorção do Ca^{2+} por sua ação sobre receptores nucleares no enterócito, suprarregulando a expressão de genes que codificam diversas proteínas da borda em escova. O calcitriol também promove o transporte transcelular do Ca^{2+} pelo enterócito, induzindo a expressão de: (1) bomba de captação de cálcio na superfície luminal do enterócito; (2) calbindina, uma proteína de ligação do Ca^{2+} intracelular; e (3) bomba de Ca^{2+} dependente de ATP, que extrai o Ca^{2+} do enterócito para os capilares circundantes. Como os enterócitos não expressam a enzima necessária para formar a 1,25(OH)₂D a partir da 25(OH)D, a absorção de cálcio é regulada pelos níveis sanguíneos de 1,25(OH)₂D, os quais, por sua vez, dependem da função tubular renal e dos níveis sanguíneos de PTH.

O calcitriol exerce importantes efeitos sobre outros órgãos-alvo, incluindo glândulas paratireoides, osso, rins e sistema imune. O calcitriol liga-se a receptores nucleares nas células das paratireoides, portanto, inibe síntese e liberação de PTH. No osso, o calcitriol eleva a quantidade e atividade dos osteoclastos, resultando em aumento da ressorção óssea. Os níveis sanguíneos elevados de calcitriol e a presença de certos análogos do calcitriol em níveis mais baixos aumentam a formação óssea. No túbulo distal do rim, o calcitriol aumenta a reabsorção tanto do cálcio quanto do fosfato. No sistema imune, a produção de calcitriol pelos macrófagos pode atuar como um supressor local das células imunes adaptativas; essa observação levou ao uso de calcitriol e análogos no tratamento da psoríase.

Fator de crescimento dos fibroblastos 23 e fosfatoninas

Sabe-se, há muito tempo, que, em seres humanos e animais, tanto normais quanto com hipoparatireoidismo, a depuração renal de fosfato inorgânico aumenta com dietas ricas em fosfato e diminui com dietas pobres em fosfato. Pesquisas recentes começaram a elucidar os mecanismos que regulam essa resposta homeostática. Um fator responsável é o *fator de crescimento dos fibroblastos 23* (FGF-23, do inglês *fibroblast growth factor*), uma proteína de 251 aminoácidos. A injeção de FGF-23 altera rapidamente a atividade dos cotransportadores tubulares renais de sódio-fosfato, o NaPi-2a e o NaPi-2c, e, por conseguinte, *aumenta a depuração renal de fosfato inorgânico.* O FGF-23 também suprime a 25-hidroxivitamina D 1α-hidroxilase tubular renal e induz a 25-hidroxivitamina D 24-hidroxilase tubular renal, diminuindo, assim, a secreção renal de 1,25(OH)₂D. A consequente redução dos níveis sanguíneos de 1,25(OH)₂D diminui o transporte ativo de cálcio e fosfato pelo intestino e também aumenta direta e indiretamente a secreção de paratormônio. As proteínas com efeitos semelhantes sobre a depuração tubular renal de fosfato e/ou a secreção de 1,25-(OH)₂D incluem a proteína secretada relacionada com *frizzled* (sFRP-4), o FCF-7 e a fosfoglicoproteína da matriz extracelular [FPME, que não suprime a secreção renal de 1,25-(OH)₂D]. Essas proteínas, juntamente com o FGF-23, são coletivamente denominadas *fosfatoninas*.

O FGF-23 é expresso em muitas células, inclusive os osteócitos. Modelos animais e seres humanos com aumento da expressão de FGF-23 nos osteócitos exibem depuração renal aumentada de fosfato, hipofosfatemia, níveis sanguíneos baixos ou inapropriadamente normais de 1,25-(OH)₂D e mineralização deficiente da matriz óssea. Esses achados sugerem que os osteócitos representam uma fonte particularmente importante de FGF-23 circulante. As mutações que produzem FGF-23 resistente à proteólise provocam uma síndrome quase idêntica em camundongos e seres humanos (p. ex., raquitismo hipofosfatêmico autossômico dominante, *RHAD*, humano). Uma forma hereditária mais comum de excesso de FGF-23/fosfatonina nos seres humanos é o raquitismo hipofosfatêmico ligado ao X (*HLX*), causado por mutações na endopeptidase PHEX. O modo pelo qual as mutações da PHEX elevam os níveis sanguíneos de FGF-23 e/ou fosfatonina permanece controverso.

As causas não hereditárias de hipofosfatemia com depuração renal aumentada de fosfato, níveis sanguíneos baixos ou inapropriadamente normais de 1,25-(OH)₂D e mineralização deficiente da matriz óssea incluem a administração intravenosa repetida de óxido férrico sacarosado (que produz elevação dos níveis sanguíneos de FGF-23) e raros tumores mesenquimatosos benignos secretores de fosfatonina, que provocam elevação dos níveis sanguíneos de FGF-23 e/ou de outras fosfatoninas (*osteomalacia oncogênica*). A interrupção da terapia com ferro sacarosado ou a ablação do tumor mesenquimatoso revertem rapidamente essas duas síndromes.

Os pacientes submetidos a diálise crônica por insuficiência renal crônica apresentam níveis sanguíneos acentuadamente elevados de FGF-23, que são independentemente relacionados com mortalidade, hipertrofia cardíaca e índices de disfunção endotelial. Porém não se sabe ao certo se a redução ou a neutralização da FGF-23 no sangue desses pacientes prolongam sua sobrevida.

Os níveis reduzidos de FGF-23 também sustentam a importância desse hormônio na homeostasia de cálcio e fosfato. A deleção experimental do gene do FGF-23 em camundongos provoca hiperfosfatemia e níveis sanguíneos elevados de 1,25-(OH)₂D, com consequente intoxicação do calcitriol (insuficiência renal hipercalcêmica), depósitos extraesqueléticos de fosfato de cálcio (*calcificação ectópica*, denominada *calcinose tumoral*, quando grave) e mineralização óssea deficiente. Nesses camundongos, a prevenção da intoxicação pelo calcitriol por meio de manipulações dietéticas ou genéticas revela que a deleção do FGF-23 compromete a modulação da depuração renal de fosfato em resposta a dietas ricas e pobres em fosfato. Outras manipulações genéticas, incluindo a ruptura da glicosilação do FGF-23 ou a inativação de seus receptores, produzem efeito semelhante.

Quando seres humanos recebem dietas ricas ou pobres em fosfato, a depuração renal de fosfato modifica-se, conforme descrito anteriormente. Entretanto, os níveis sanguíneos de FGF-23 são menos alterados que o esperado ou, algumas vezes, não exibem nenhuma modificação. Ainda não se esclareceu se essa discordância reflete a importância de outras fosfatoninas ou outras variáveis. Tampouco foi esclarecido se o fosfato inorgânico sérico regula a secreção e/ou o metabolismo do FGF-23, na medida em que alterações nos níveis séricos de fosfato inorgânico não estão consistentemente correlacionadas com alterações dos níveis séricos de FGF-23. Embora a 1,25-(OH)₂D possa aumentar a secreção e os níveis sanguíneos de FGF-23, outros mecanismos devem constituir reguladores mais importantes desses níveis séricos, uma vez que eles exibem pouca correlação com o nível sérico de 1,25-(OH)₂D.

Calcitonina, glicocorticoides, hormônio da tireoide e esteroides gonadais

PTH, vitamina D e FGF-23 constituem os principais reguladores da homeostasia de cálcio e fosfato, porém vários outros hormônios endógenos também exercem importantes efeitos sobre o metabolismo do mineral ósseo, a saber: calcitonina, glicocorticoides, hormônio tireoidiano, estrogênios e androgênios.

A *calcitonina* é importante para a homeostasia do cálcio em certos animais, porém tem menos importância nos seres humanos. Esse hormônio é um peptídio de 32 aminoácidos, produzido e liberado pelas células C parafoliculares da glândula tireoide em resposta à hipercalcemia. A *calcitonina liga-se diretamente a receptores presentes nos osteoclastos; essa ligação inibe a atividade de ressorção dos osteoclastos e, por conseguinte, diminui a ressorção óssea e os níveis plasmáticos de cálcio.* Nos seres humanos adultos, a calcitonina endógena exerce apenas fraco efeito sobre os níveis plasmáticos de cálcio, e a eliminação da secreção de calcitonina após tireoidectomia geralmente não provoca alterações significativas nos níveis plasmáticos de cálcio. Entretanto, a calcitonina exógena mostra-se útil no tratamento de emergência de certas formas de hipercalcemia, conforme discutido adiante.

Doses farmacológicas de glicocorticoides promovem a apoptose de osteócitos e osteoblastos e inibem a maturação dos osteoblastos e sua atividade, diminuindo, assim, a formação óssea e, em menor grau, a ressorção óssea. Seu uso crônico constitui causa comum de perda óssea iatrogênica, osteoporose e fraturas. Quando se obtém a anamnese de um paciente como a de MS, é importante determinar se ela fez uso de algum glicocorticoide durante vários meses, na medida em que isso representaria um fator de risco significativo para osteoporose. Os glicocorticoides em doses farmacológicas também diminuem a absorção intestinal de cálcio e, em altas doses, sua reabsorção tubular renal. Estes últimos efeitos tendem a reduzir os níveis plasmáticos de cálcio; todavia, o uso de glicocorticoides não se associa ao desenvolvimento de hipocalcemia, nem a alterações do nível sanguíneo de PTH, presumivelmente porque a perda óssea induzida pelos glicocorticoides libera quantidades compensatórias de cálcio do osso.

O hormônio tireoidiano em excesso também aumenta a renovação óssea. Ao estimular mais a ressorção que a formação óssea, o hormônio tireoidiano em níveis elevados e prolongados pode causar perda óssea. Com efeito, a presença de massa óssea baixa constitui manifestação comum do hipertireoidismo. Por conseguinte, a avaliação da osteoporose de MS deve incluir avaliação da função da glândula tireoide e determinação dos níveis séricos de TSH, a fim de excluir a possibilidade de hipertireoidismo (ver Capítulo 27).

Os estrogênios e os androgênios inibem a atividade osteoclástica e retardam, portanto, a taxa de renovação e perda ósseas. Entre outros efeitos, esses esteroides gonadais inibem a produção de RANKL pelas células imunes e a síntese de citocinas pelos osteoblastos, como a interleucina-6, que recrutam e ativam os osteoclastos. O estrogênio também apresenta efeito proapoptótico sobre osteoclastos e efeito antiapoptótico sobre osteoblastos e osteócitos. Como descrito de modo mais detalhado no Capítulo 29, o estrogênio exerce suas ações principalmente por meio de sua ligação ao receptor estrogênico (RE), um fator de transcrição nuclear. A ligação do estrogênio facilita a dimerização do RE, possibilitando ao complexo estrogênio-RE recrutar moléculas coativadoras ou correpressoras e ligar-se a regiões promotoras dos genes-alvo. Dessa maneira, o estrogênio regula a transcrição de genes-alvos que codificam, por exemplo, citocinas que são importantes na renovação óssea.

▶ Fisiopatologia

A renovação óssea, incluindo ciclos repetidos de ressorção e formação ósseas, é necessária para manter a integridade do esqueleto. A *osteoporose* e a *doença renal crônica* são dois distúrbios comuns da homeostasia do mineral ósseo. Na osteoporose, ocorre comprometimento da renovação óssea, de modo que a ressorção excede a formação óssea. Na doença renal crônica, a fisiopatologia envolve uma complexa relação entre a diminuição da absorção de mineral e o *hiperparatireoidismo secundário*. A Tabela 31.2 fornece um resumo dessas e de outras doenças da homeostasia do mineral ósseo, incluindo seus mecanismos, manifestações clínicas e tratamentos.

Osteoporose

A osteoporose é uma afecção comum, em que ocorre redução da massa óssea e perda da arquitetura interna do osso em todo o esqueleto, em virtude da diminuição da formação óssea, do aumento da ressorção óssea ou de ambos. A diminuição da massa e a deterioração da arquitetura ósseas tornam frágeis os ossos e os predispõem a fraturas após traumatismo mínimo. O quadro de MS, com dor lombar causada por fratura de compressão em uma vértebra lombar, é típico.

O conteúdo mineral dos ossos pode ser mensurado por sua atenuação aos raios X e, então, ajustado pelo tamanho do osso, dividindo o valor do conteúdo mineral pela área bidimensional projetada do osso em uma radiografia simultânea. A razão obtida, denominada "densidade mineral óssea por área" (*DMOa*), difere para diferentes regiões do esqueleto. Para eliminar essa variabilidade, as determinações da DMOa são frequentemente expressas como desvios padrões acima ou abaixo da DMOa média da região específica do esqueleto em adultos jovens sadios ("escore T") ou indivíduos da mesma idade ("escore Z"). Estudos observacionais prospectivos mostraram repetidamente que a incidência de fraturas em mulheres a partir dos 55 anos de idade duplica aproximadamente para cada redução do desvio padrão de 1,0 no escore Z. De modo semelhante, DMOa, escore T e escore Z predizem a resistência do osso excisado ao modelo *in vitro* de destruição óssea. DMOa normal é definida como o valor médio medido em adultos jovens sadios ± um desvio padrão; *osteopenia* é definida como valores de DMOa de 1,0 a 2,5 desvios padrão abaixo da média para adultos jovens sadios; e, por fim, *osteoporose* é definida como valores de DMOa de mais de 2,5 desvios padrão abaixo da média para adultos jovens sadios.

O pico de massa óssea é alcançado no adulto jovem e determinado por diversos fatores, incluindo cálcio dietético, idade puberal, estado subsequente dos hormônios gonadais, atividade física e inter-relação de múltiplos fatores genéticos que ainda não estão totalmente definidos. *Uma vez alcançado o pico de massa óssea, ocorre um declínio muito lento da massa óssea durante a meia-idade e a vida adulta avançada.* Esse declínio provavelmente resulta de imperfeições no processo de remodelagem do osso: a formação óssea mediada pelos osteoblastos não acompanha totalmente o ritmo de ressorção óssea mediada pelos osteoclastos. Além disso, com a idade, os osteoblastos apresentam redução em sua capacidade de proliferar, de sintetizar matriz óssea orgânica e de responder a fatores de

TABELA 31.2 Mecanismos, manifestações clínicas e tratamentos de doenças da homeostasia do mineral ósseo.

DOENÇA	MECANISMO	MANIFESTAÇÕES CLÍNICAS	TRATAMENTO
Perda óssea por deficiência de estrogênio	Ressorção óssea > formação óssea	Diminuição de massa óssea e de resistência do osso	Cálcio, vitamina D; MSRE; estrógeno; bisfosfonatos; antagonistas do LRANK; calcitonina
Osteoporose	Ressorção óssea > formação óssea	Diminuição de massa óssea e resistência do osso, ossos frágeis	Cálcio, vitamina D; MSRE; estrógeno; bisfosfonatos; antagonistas do LRANK; PTH subcutâneo diariamente; inibidores da catepsina K (em fase de pesquisa)
Doença renal crônica	$\downarrow$ de excreção de fosfato $\downarrow$ de secreção de 1,25(OH)$_2$D $\uparrow$ secundário de PTH	Calcificação ectópica, hipocalcemia, osteomalacia, osteíte fibrosa cística	Restrição e fixadores de fosfato; calcitriol ou seus análogos; calcimiméticos
Síndrome de hiperfosfatemia-hiperostose (SHH), calcinose tumoral com hiperfosfatemia	Mutação de FGF-23 ou de GALNT3 ou gene Klotho; $\downarrow$ de excreção de fosfato	Calcificação dérmica ectópica e/ou periarticular; hiperostoses	Restrição e fixadores de fosfato
Deficiência de vitamina D	Luz solar ou dieta inadequados	Crianças: deformidade óssea, dor e fragilidade dos ossos Início no adulto: dor óssea, fragilidade do osso	Cálcio e vitamina D
Raquitismo dependente de vitamina D, tipo I	Mutação do gene da 1-hidroxilase	Hipocalcemia, raquitismo	Calcitriol
Raquitismo dependente de vitamina D, tipo II	Mutação do receptor de calcitriol	Hipocalcemia, raquitismo, alopecia	Calcitriol (megadose), cálcio intravenoso
Osteomalacia oncogênica	Hipersecreção de FGF-23	Nível sanguíneo elevado de FGF-23, 1,25-(OH)$_2$D reduzida ou inapropriadamente normal	Ablação de tumor secretor de FGF-23
Hipofosfatemia induzida por óxido férrico sacarosado	Hipersecreção iatrogênica de FGF-23	Nível sanguíneo elevado de FGF-23, 1,25-(OH)$_2$D reduzida ou inapropriadamente normal	Interrupção do óxido férrico sacarosado
Hipofosfatemia ligada ao X (HLX)	Proteína PHEX mutante	Raquitismo, hipofosfatemia, nível sanguíneo elevado de FGF-23, 1,25-(OH)$_2$D reduzida ou inapropriadamente normal	Fosfato neutro de potássio, calcitriol; calcimiméticos (em fase de pesquisa)
Raquitismo hipofosfatêmico autossômico dominante (RHAD)	FGF-23 mutante (resistente à degradação)	Raquitismo, hipofosfatemia, nível sanguíneo elevado de FGF-23, 1,25-(OH)$_2$D reduzida ou inapropriadamente normal	Fosfato neutro de potássio, calcitriol; calcimiméticos (em fase de pesquisa)
Hipofosfatemia autossômica recessiva (HAR)	DMP-1 mutante	Raquitismo, hipofosfatemia, nível sanguíneo elevado de FGF-23, 1,25-(OH)$_2$D reduzida ou inapropriadamente normal, grandes câmaras pulpares nos dentes	Fosfato neutro de potássio, calcitriol; calcimiméticos (em fase de pesquisa)
Raquitismo hipofosfatêmico com hipercalciúria (RHH)	Mutação do transportador de fosfato NaPi2c ou DMP-1	Raquitismo, hipofosfatemia, hipercalciúria, níveis sanguíneos elevados de FGF-23 e 1,25-(OH)$_2$D, PTH normal/baixo	Fosfato neutro de potássio
Hiperparatireoidismo primário	Tumor ou hiperplasia das paratireoides	Hipercalcemia, perda, dor e fragilidade ósseas, cálculos renais	Bisfosfonato para interromper a perda óssea; remoção cirúrgica; calcimiméticos (em fase de pesquisa)
Hipercalcemia hipocalciúrica familiar (HHF)	Mutação do receptor sensor de Ca^{2+} (hipoativo)	Hipercalcemia, hipocalciúria, hipomagnesemia	Observação
Pseudo-hipoparatireoidismo, tipo 1	Mutação de Gα_s; comprometimento da ação do PTH	Hipocalcemia, convulsões, tetania, metacarpos/metatarsos curtos, baixa estatura	Calcitriol ou megadose de vitamina D
Hipoparatireoidismo decorrente de CaSR	Mutação do receptor sensor de Ca^{2+} (hiperativo)	Baixos níveis sanguíneos de PTH, hipocalcemia, convulsões, tetania	Calcitriol + clortalidona; PTH subcutâneo 2 vezes/dia (em fase de pesquisa)
Hipoparatireoidismo	Diminuição da atividade ou ausência das glândulas paratireoides	Hipocalcemia, convulsões, tetania	Calcitriol + clortalidona
Doença de Paget	$\uparrow$ de renovação óssea local	Dor óssea e fragilidade localizadas, perda da audição, insuficiência cardíaca de alto débito	Bisfosfonatos; calcitonina (raramente)

crescimento. Em consequência, ocorre perda média de 0,7% da massa óssea por ano (Figura 31.6).

A taxa de remodelagem óssea aumenta em mulheres de meia-idade, quando elas percebem mudança em duração e/ou momento de ocorrência da menstruação. Entretanto, as taxas anuais de perda óssea não se modificam até que a omissão da menstruação seja suficientemente frequente para resultar em amenorreia por intervalos de 3 meses ou mais (*perimenopausa tardia*). Nessa época, os níveis mais baixos de estrogênio levam a aumento da atividade dos osteoclastos e da taxa de renovação óssea, causando desequilíbrio entre formação e ressorção ósseas. O maior tempo de sobrevida (diminuição da apoptose) dos osteoclastos na ausência de estrogênio possibilita que essas células escavem cavidades mais profundas no osso trabecular, resultando em remodelagem óssea caracterizada por trabéculas amplamente espaçadas e finas, com menos interconexões. Essas trabéculas remodeladas são estruturalmente mais fracas nas regiões de sustentação de peso que as trabéculas espessas, pouco espaçadas e bem conectadas, características do osso das mulheres pré-menopáusicas. No osso cortical, as cavidades mais profundas coalescem, formando espaços porosos. A ausência de estrogênio também leva a aumento da apoptose dos osteoblastos, de modo que essas células são incapazes de acompanhar o ritmo dos osteoclastos, bem como leva a aumento da apoptose dos osteócitos, comprometendo a rede mecanossensorial que detecta microlesões e estimula o reparo ósseo. A perda óssea prossegue no mesmo ritmo rápido durante vários anos após a cessação das menstruações, quando a taxa de perda óssea anual diminui em cerca da metade. Entretanto, nessa ocasião, o aumento da ressorção óssea e o acúmulo de microlesões conduzem a aumento da fragilidade óssea. A paciente MS, por exemplo, foi diagnosticada com osteoporose cerca de 6 anos após a menopausa. Em resumo, o *osso de mulheres na pós-menopausa e na perimenopausa tardia caracteriza-se por aumento da atividade dos osteoclastos e maiores cavidades de ressorção, atividade aumentada, porém inadequada, dos osteoblastos e comprometimento da rede mecanossensorial dos osteócitos* (Figura 31.7).

Conforme discutido, a remodelagem ocorre em maior grau no osso trabecular que no osso compacto. Tendo em vista que os ossos apendiculares contêm osso trabecular apenas nas metáfises, enquanto os ossos axiais, como a coluna vertebral e a pelve, contêm predominantemente osso trabecular, os ossos axiais são mais propensos a fraturas osteoporóticas que os ossos apendiculares. No período de 25 a 35 anos após a menopausa, as mulheres podem perder até 35% da massa óssea cortical e até 50% da massa óssea trabecular.

Certas doenças sistêmicas e medicamentos induzem *osteoporose secundária*. As causas predisponentes comuns incluem tireotoxicose, hiperparatireoidismo, glicocorticoides em altas doses, tabagismo, uso abusivo de álcool, má absorção intestinal e síndromes de má digestão, cirrose e anormalidades da medula óssea. A osteoporose secundária é mais bem tratada com a correção da causa subjacente.

Doença renal crônica

A doença renal crônica provoca *hiperparatireoidismo secundário* (que aumenta a ressorção e formação ósseas), *osteomalacia* (excesso de matriz óssea desmineralizada) e *osteíte*

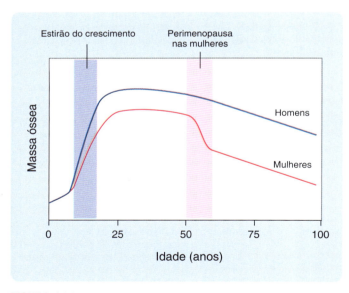

FIGURA 31.6 Massa óssea em função da idade. Em homens e mulheres, a massa óssea aumenta com a idade até alcançar um pico no adulto jovem; o estirão do crescimento começa mais cedo e também alcança seu pico mais cedo nas mulheres em comparação com os homens (*não ilustrado*). Depois do pico, a massa óssea declina gradualmente por aproximadamente 0,7% por ano. Nas mulheres, a redução na frequência das menstruações coincide com acentuado declínio de massa óssea, uma vez que a diminuição da produção de estrogênio leva a aumento da ressorção óssea. À medida que a massa óssea diminui com a idade, o esqueleto pode tornar-se suficientemente frágil para que traumatismos mínimos possam causar fraturas. Os agentes antirreabsortivos têm por objetivo diminuir ou interromper a perda óssea. Por outro lado, os agentes anabólicos ósseos podem ser utilizados para reverter essa perda ocorrida e restaurar massa e estrutura ósseas.

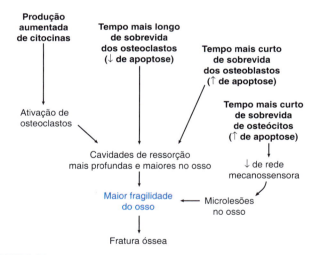

FIGURA 31.7 Base fisiopatológica da osteoporose. Diversos fatores inter-relacionados contribuem para o desenvolvimento da osteoporose. Muitos desses fatores são ativados pelo declínio dos níveis de estrogênio em mulheres na perimenopausa. A produção desinibida de citocinas e de outras moléculas reguladoras leva à ativação dos osteoclastos. A diminuição do estrogênio possibilita que esses osteoclastos tenham um tempo de sobrevida funcional mais prolongado; por outro lado, a ausência de estrogênio promove a apoptose de osteoblastos e osteócitos. O consequente desequilíbrio entre a atividade de osteoclastos e osteoblastos leva à formação de cavidades de ressorção profundas e grandes, tornando o osso frágil e sujeito a fraturas. A escassez relativa de osteócitos compromete a rede mecanossensorial da qual depende o reparo de microlesões no osso. O aumento das microlesões também predispõe à fragilidade óssea e a eventuais fraturas. Estrógeno e raloxifeno revertem essa sequência fisiopatológica de eventos ao suprimir a produção de citocinas, promover a apoptose dos osteoclastos e inibir a apoptose de osteoblastos e osteócitos (*não ilustrados*).

fibrosa cística (aumento de ressorção osteoclástica e formação osteoblástica do osso e substituição das células hematopoéticas por células do estroma da medula óssea). *O hiperparatireoidismo na doença renal crônica resulta da inter-relação de vários fatores, incluindo hiperfosfatemia, níveis sanguíneos aumentados de FGF-23, produção diminuída de 1,25(OH)₂ vitamina D e hipocalcemia* (Figura 31.8). Cada um desses fatores origina-se em decorrência de uma redução da função renal, manifestada por comprometimento tanto da capacidade de síntese renal [importante para, entre outros processos, a etapa de 1α-hidroxilação na síntese da 1,25(OH)₂ vitamina D] quanto da função tubular renal (importante para a excreção de fosfato).

Os níveis inadequados de 1,25(OH)₂ vitamina D levam a absorção intestinal inadequada de cálcio. O consequente desenvolvimento de hipocalcemia estimula a síntese e secreção de PTH e suprime sua degradação nas células das paratireoides. Acredita-se também que os baixos níveis de 1,25(OH)₂D causem redução na síntese dos receptores de cálcio nas células principais das glândulas paratireoides. A diminuição na quantidade de receptores de cálcio eleva o ponto de ajuste para a regulação do cálcio, de modo que é necessária a presença de concentração mais elevada de cálcio para suprimir a secreção de PTH. Por meio desse mecanismo, o hiperparatireoidismo pode persistir, mesmo na presença de hipercalcemia. Além disso, as evidências sugerem que a 1,25(OH)₂D normalmente suprime tanto o crescimento das glândulas paratireoides quanto a transcrição do gene do PTH. Por conseguinte, a deficiência de 1,25(OH)₂D na doença renal crônica provoca hiperparatireoidismo secundário por meio de vários mecanismos distintos. Essa compreensão levou ao desenvolvimento de vários tratamentos para as sequelas metabólicas da doença renal crônica, incluindo análogos da vitamina D ativa – que prescindem da necessidade da atividade da 1α-hidroxilase no rim – e o calcimimético cinacalcete – que ajusta a sensibilidade do receptor sensor de cálcio nas células principais das paratireoides (ver adiante).

A hiperfosfatemia, que resulta da diminuição da excreção renal de fosfato, exacerba ainda mais a hipocalcemia da doença renal crônica. A hiperfosfatemia induz o desenvolvimento de

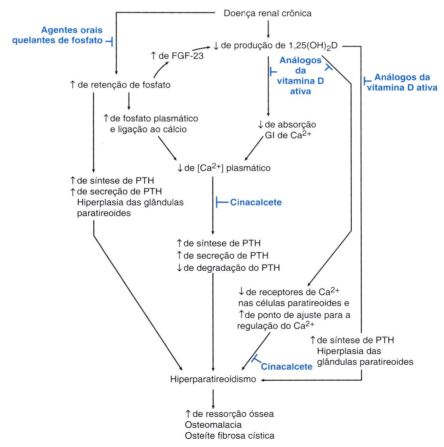

FIGURA 31.8 Base fisiopatológica de osteomalacia e osteíte fibrosa cística em doença renal crônica. Na doença renal crônica, o comprometimento da função renal leva à redução da síntese de 1,25(OH)₂ vitamina D e excreção diminuída de fosfato. A diminuição da 1,25(OH)₂ vitamina D resulta em absorção gastrintestinal (GI) diminuída de Ca²⁺, enquanto a retenção aumentada de fosfato provoca elevação dos níveis plasmáticos de fosfato, que forma complexos com o Ca²⁺. Por meio desses dois mecanismos, a doença renal crônica conduz ao desenvolvimento de hipocalcemia. A hipocalcemia estimula a secreção de paratormônio (PTH). Os níveis diminuídos de 1,25(OH)₂ vitamina D estimulam a síntese de PTH e a hiperplasia das glândulas paratireoides e resultam na redução na quantidade de receptores de Ca²⁺ nas células principais das glândulas paratireoides e a um ponto de ajuste elevado para a regulação do Ca²⁺. A hiperfosfatemia pode aumentar diretamente a síntese e a secreção de PTH e também produz elevação dos níveis de FGF-23, resultando em níveis diminuídos de 1,25(OH)₂ vitamina D. Essa combinação de eventos reguladores complexos leva a hiperparatireoidismo, síndrome caracterizada por aumento da ressorção óssea, quantidades aumentadas de osteoide não mineralizado e osteíte fibrosa cística. Os agentes quelantes de fosfato orais reduzem os níveis plasmáticos de fosfato, impedindo a absorção de fosfato da dieta. Os análogos da vitamina D ativa transpõem o defeito na atividade da 1α-hidroxilase renal que acompanha a doença renal crônica. Os calcimiméticos (cinacalcete) modulam a atividade do receptor sensor de Ca²⁺ nas células principais, de modo que o receptor é ativado na presença de concentrações plasmáticas mais baixas de Ca²⁺.

hipocalcemia ao alterar o equilíbrio entre a formação e a dissolução da hidroxiapatita, conforme descrito na Equação 31.1. A hiperfosfatemia leva à formação de precipitados tóxicos de fosfato de cálcio nos tecidos extraesqueléticos, como na calcinose tumoral; todavia, na doença renal crônica, a hiperfosfatemia também estimula a secreção aumentada de FGF-23. Os níveis sanguíneos elevados de FGF-23 suprimem a secreção renal de $1,25(OH)_2D$ e exercem os mencionados efeitos cardiovasculares tóxicos. Paradoxalmente, a osteomalacia pode coexistir com depósitos de fosfato de cálcio ectópicos, uma vez que não ocorre mineralização normal da matriz óssea. Embora a acidose metabólica causada pela doença renal crônica iniba a mineralização óssea, outros inibidores da mineralização também estão envolvidos, porém ainda não estão adequadamente definidos.

▶ Classes e agentes farmacológicos

Nesses últimos anos, ocorreram avanços significativos no tratamento de osteoporose e doença renal crônica. Para a osteoporose, os agentes farmacológicos relevantes podem ser classificados em duas categorias principais: *fármacos que inibem a ressorção óssea* e *fármacos que estimulam a formação óssea*. Os agentes antirressortivos consistem em terapia de reposição hormonal (TRH), moduladores seletivos dos receptores estrogênicos, bisfosfonatos, antagonistas do RANKL, calcitonina e inibidores da catepsina K (em fase de desenvolvimento). Os agentes anabólicos ósseos consistem em fluoreto e paratormônio. Para a doença renal crônica, os agentes farmacológicos relevantes incluem *fármacos que reduzem os níveis plasmáticos de fosfato* (fixadores de fosfato orais) e *fármacos que diminuem síntese e secreção de paratormônio* (vitamina D, análogos de vitamina D e calcimiméticos). O cálcio e a vitamina D por via oral também desempenham importante papel em prevenção e tratamento de osteoporose, raquitismo e hipoparatireoidismo.

Agentes antirressortivos

Os agentes antirressortivos impedem ou interrompem a perda óssea ao suprimir a ressorção óssea osteoclástica. Todavia, como ressorção e formação ósseas são processos estreitamente acoplados, a ocorrência de diminuição em um deles geralmente leva à redução do outro por meio de mecanismos moleculares que ainda não estão bem esclarecidos. Em consequência, terapia de reposição hormonal (TRH), moduladores seletivos dos receptores estrogênicos, bisfosfonatos, antagonistas do RANKL e calcitonina induzem pouco aumento no tecido ósseo. O aumento da densidade mineral óssea, observado durante os primeiros 12 a 18 meses de terapia com esses fármacos, representa o preenchimento das cavidades de ressorção que foram produzidas durante o período anterior de excessiva ressorção óssea. Também decorre de mineralização desse novo osso e finalização do processo de mineralização (mineralização secundária) no osso velho formado e parcialmente mineralizado durante o período de 12 a 18 meses que antecedeu a terapia antirressortiva. Após os primeiros 12 a 18 meses de tratamento com esses agentes, a densidade mineral óssea aumenta pouco a pouco, refletindo a formação e a mineralização lentas do novo osso quando a ressorção é suprimida. Os inibidores da catepsina K constituem notável exceção, na medida em que suprimem a ressorção óssea osteoclástica sem suprimir a formação óssea.

Terapia de reposição hormonal (TRH)

Os estrógenos reduzem a ressorção óssea ao suprimir a transcrição de genes que codificam RANKL e citocinas, como a IL-6, que induzem proliferação, diferenciação e ativação dos osteoclastos. O estrógeno também promove a apoptose de osteoclastos, enquanto inibe a apoptose de osteoblastos e osteócitos. O estrógeno diminui a formação óssea, conforme descrito, porém menos que os agentes antirressortivos mais potentes. O estrógeno é habitualmente administrado com um agente progestacional para reduzir o risco de câncer endometrial (TRH, ver Capítulo 29). O estrógeno também alivia as ondas de calor e o ressecamento da vagina na pós-menopausa.

Os efeitos adversos do estrógeno, incluindo sangramento vaginal e hipersensibilidade das mamas, podem levar a paciente a interromper o tratamento. A TRH também aumenta o risco de tromboembolia venosa, em parte pelo fato de o estrógeno oral promover a síntese hepática dos fatores da coagulação. Para muitas mulheres, a maior preocupação com a TRH consiste no aumento do risco a longo prazo de câncer de mama, que é estatisticamente significativo. A TRH era comumente prescrita para a osteoporose na pós-menopausa; todavia, em 2002, um estudo de grande porte patrocinado pelo governo dos EUA concluiu que o risco aumentado de câncer de mama e de acidente vascular encefálico supera os benefícios potenciais da TRH sobre osso e outros tecidos. Como MS tem dois casos próximos de câncer de mama na família, deve-se considerar enfaticamente uma alternativa à TRH para tratamento de sua osteoporose.

Moduladores seletivos dos receptores estrogênicos

Os moduladores seletivos dos receptores estrogênicos (MSRE) constituem um grupo de compostos que se liga ao receptor estrogênico (ER) e exerce efeitos teciduais seletivos sobre os órgãos-alvo de estrogênio. Dependendo do tecido, um MSRE é capaz de atuar como agonista ou antagonista de estrogênio. Esses efeitos teciduais seletivos ocorrem porque, em diferentes tecidos, os complexos MSRE-ER ligam-se a diferentes elementos de resposta a hormônios teciduais específicos e/ou a correpressores e coativadores transcricionais em diferentes tecidos seletivos (ver Capítulo 29).

O objetivo do desenvolvimento dos MSRE consiste em reter os efeitos benéficos do estrógeno sobre um ou mais tecidos e eliminar os efeitos indesejáveis em outros tecidos. *Raloxifeno*, por exemplo, é agonista estrogênico no osso, porém antagonista em endométrio e mama (Figura 31.9). Seu uso foi aprovado para prevenção e tratamento de osteoporose, na medida em que aumenta a densidade mineral óssea vertebral e não vertebral, diminuindo a ocorrência de fraturas vertebrais. Esse fármaco também diminui substancialmente o risco de câncer de mama em mulheres na pós-menopausa e naquelas com história familiar de câncer de mama.

O raloxifeno diminui ligeiramente os níveis de colesterol das lipoproteínas de baixa densidade (LDL), porém não aumenta nem reduz a incidência de doença cardíaca em mulheres na pós-menopausa. À semelhança do estrógeno, e no mesmo grau, o raloxifeno aumenta o risco de trombose venosa e embolia pulmonar, *podendo constituir a terapia preferida para prevenção de osteoporose em mulheres com câncer de mama ou nas com história familiar de câncer de mama*. Dada sua história familiar de câncer de mama, MS pode beneficiar-se potencialmente do uso de raloxifeno. Esse, entretanto, não reduziu as fraturas não vertebrais em estudos adequadamente validados, de modo que esse fármaco pode não ser suficiente-

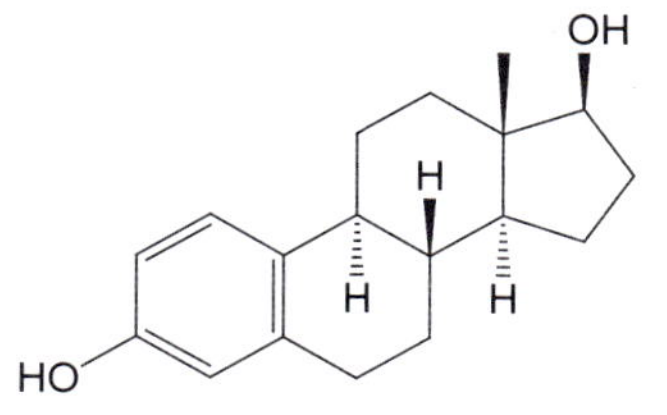

17β-estradiol

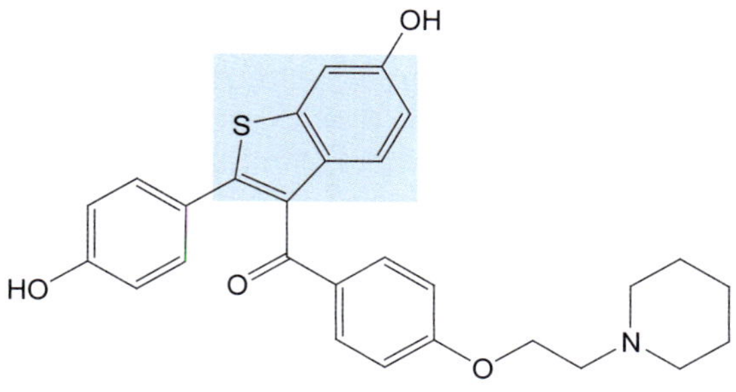

Raloxifeno

FIGURA 31.9 Estruturas de 17β-estradiol e raloxifeno. Embora raloxifeno não seja uma molécula esteroide, assemelha-se ao 17β-estradiol em sua conformação. Raloxifeno liga-se ao domínio de ligação do ligante no receptor estrogênico, o que possibilita sua ação como agonista parcial estrogênico em alguns tecidos (osso) e como antagonista estrogênico em outros tecidos (endométrio e mama). Essa ação seletiva ocorre porque o complexo raloxifeno-receptor estrogênico pode recrutar fatores coativadores ou correpressores da transcrição de modo específico em nível tecidual (ver Capítulo 29). O núcleo benzotiofeno do raloxifeno está indicado no *boxe azul.*

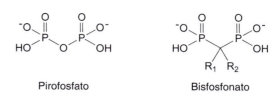

Pirofosfato

Bisfosfonato

Bisfosfonato	R$_1$	R$_2$
Etidronato	—OH	—CH$_3$
Pamidronato	—OH	—CH$_2$—CH$_2$—NH$_2$
Alendronato	—OH	—CH$_2$—CH$_2$—CH$_2$—NH$_2$
Ibandronato	—OH	—CH$_2$—CH$_2$—N(CH$_3$)(CH$_2$)$_4$—CH$_3$
Risedronato	—OH	—CH$_2$— 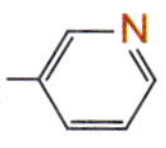 (piridina)
Zoledronato	—OH	—CH$_2$— 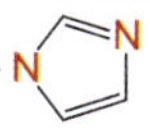 (imidazol)
Tiludronato	—H	—S— 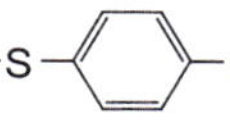 (fenil)—Cl

FIGURA 31.10 Estruturas de pirofosfato e de vários bisfosfonatos. Observe que a estrutura P-O-P do pirofosfato é substituída pela estrutura P-C-P no bisfosfonato. Esse modelo é conservado em todos os bisfosfonatos comercializados, cujas cadeias laterais R$_1$ e R$_2$ diferem: as cadeias laterais que contêm um átomo de nitrogênio exibem maior potência. A substituição de uma hidroxila por um hidrogênio em R$_1$ aumenta a retenção pelo esqueleto.

mente potente para proteger essa paciente, que já teve uma fratura vertebral, portanto, corre risco aumentado de sofrer uma ou mais fraturas não vertebrais nos próximos 3 a 5 anos, incluindo risco aumentado de fratura de quadril.

Bisfosfonatos

Os bisfosfonatos (BP) que, no momento atual, constituem a classe mais amplamente utilizada de agentes antirressortivos, são análogos do pirofosfato, cuja ligação P-O-P facilmente hidrolisável é substituída pela ligação P-C-P não hidrolisável. Cinco bisfosfonatos amplamente utilizados (os denominados amino bisfosfonatos) – *alendronato, risedronato, ibandronato, pamidronato* e *zoledronato* – apresentam um componente amino contendo nitrogênio, piridina ou imidazol na cadeia lateral, o que aumenta acentuadamente sua atividade antirressortiva (Figura 31.10).

Como os átomos de oxigênio nos grupos fosfonatos se combinam com cátions divalentes, como o cálcio, os BP se concentram nos tecidos mineralizados, onde são incorporados ao mineral e permanecem biologicamente ativos e não metabolizados. Quando o osso sofre ressorção subsequente, os ácidos secretados pelos osteoclastos dissociam o mineral ósseo do BP, que é, então, excretado ou depositado em outra parte do esqueleto ou internalizado pelos osteoclastos. No interior dos osteoclastos, os amino bisfosfonatos bloqueiam uma etapa na *via do mevalonato*. A ruptura desse processo diminui a prenilação, a ligação covalente de determinados lipídios (frações farnesil e geranilgeranil) a múltiplas proteínas, incluindo proteínas reguladoras intracelulares, como as GTPases. Isso, por sua vez, compromete várias das funções dos osteoclastos (p. ex., atividade de H$^+$-ATPase) e provoca, em última análise, a apopto-

se dessas células. Os BP parecem inibir a via do mevalonato somente nos osteoclastos, em parte pelo fato de a ressorção óssea osteoclástica aumentar acentuadamente a concentração de BP próximo aos osteoclastos e, talvez, porque o meio ácido abaixo dos osteoclastos ativos determina a protonação dos BP, facilitando, assim, sua difusão pela membrana celular dos osteoclastos.

Pamidronato ou zoledronato intravenosos inibem rapidamente a ressorção óssea acelerada causada por hiperatividade dos osteoclastos, e esses agentes foram aprovados para tratamento da *hipercalcemia associada a neoplasias malignas.* Isso inclui neoplasias malignas que acometem medula óssea, metástases ósseas malignas e neoplasias malignas que secretam paratormônio ou peptídio relacionado com paratormônio (PTHrP). O PTHrP, um peptídio estrutural e funcionalmente similar a PTH, provoca hipercalcemia pelos mesmos mecanismos do PTH. Os PB são ineficazes no tratamento da hipercalcemia causada pela absorção intestinal excessiva de cálcio ou produzida pelo comprometimento da secreção renal de cálcio (ver Boxe. 31.1). Algumas neoplasias malignas (p. ex., alguns linfomas e carcinomas de mama) causam hipercalcemia decorrente da hipersecreção de calcitriol. Nessas circunstâncias, os bisfosfonatos por via intravenosa são menos eficazes, uma vez que a hipercalcemia associada a processos malignos resulta de

BOXE 31.1 Tratamento de hipercalcemia e hipocalcemia

Hipercalcemia e seu tratamento

A hipercalcemia é mais comumente tratada com uma ou mais de três abordagens distintas: diminuição da absorção intestinal de cálcio, aumento da excreção renal de cálcio e inibição da ressorção óssea.

O tratamento emergencial da hipercalcemia grave começa com *diurese salina*. Nesse tratamento, administra-se solução salina intravenosa, juntamente com um diurético de alça que aumenta a excreção renal de cálcio, como a furosemida. A diurese salina é muito efetiva, na medida em que diminui rapidamente os níveis plasmáticos elevados de cálcio. A infusão salina também reidrata o paciente e assegura filtração renal adequada. A reabsorção de cálcio no rim é, em parte, passiva, sendo impulsionada pelo gradiente eletroquímico associado à reabsorção de sódio. Ao inibir a reabsorção de sódio, os diuréticos de alça diminuem a reabsorção de cálcio e, por conseguinte, aumentam sua excreção pelos rins. A hipercalcemia também pode ser tratada rapidamente com *calcitonina*. Conforme assinalado no texto, a calcitonina diminui os níveis plasmáticos de cálcio por meio da inibição da atividade osteoclástica. Os efeitos hipocalcêmicos da calcitonina são rápidos, porém de duração limitada, em decorrência do desenvolvimento da taquifilaxia em vários dias.

As doenças granulomatosas, como tuberculose, sarcoidose e muitas outras, podem causar hipercalcemia, dada a produção ectópica excessiva de calcitriol por células mononucleares ativadas. O consequente aumento da absorção de cálcio pelo trato GI pode ser contrabalançado pela eliminação do consumo de laticínios, suco de laranja enriquecido com cálcio e outros alimentos da dieta ricos em cálcio, e reduzido pela administração de *fosfato oral*, que forma complexos insolúveis com o cálcio dietético, diminuindo, assim, sua absorção. Os glicocorticoides (mais comumente, a prednisona) diminuem efetivamente a produção ectópica de calcitriol e aceleram seu catabolismo. Algumas neoplasias malignas (particularmente certos linfomas) provocam hipercalcemia, por causa da produção ectópica excessiva de calcitriol, que é tratada de modo semelhante.

A hipercalcemia da maioria dos processos malignos (p. ex., câncer de medula óssea ou metastático para o osso) é tratada mediante o aumento da excreção renal de cálcio e inibição da ressorção óssea. O manejo a longo prazo dessa hipercalcemia pode ser obtido com uso de *bisfosfonatos* (BP). À semelhança da calcitonina, esses agentes diminuem os níveis plasmáticos de cálcio ao inibir a atividade osteoclástica. Diferentemente da calcitonina, os BP não induzem taquifilaxia. Vários BP mostram-se efetivos para esse propósito, porém, pamidronato e zoledronato são usados com mais frequência nos EUA. Em geral, a hipercalcemia aguda grave ou sintomática (cálcio plasmático $\geq$ 12 mg/dℓ) é tratada com a combinação de todas as três abordagens já citadas: diurese salina com furosemida, calcitonina e bisfosfonato. Em geral, os dois primeiros agentes mostram-se efetivos nas primeiras 24 h, enquanto os bisfosfonatos são efetivos pelo terceiro dia.

Hipocalcemia e seu tratamento

São conhecidas várias causas possíveis de hipocalcemia, e o tratamento é mais bem implantado após a etiologia ter sido identificada. Por exemplo, hipomagnesemia, que induz resistência dos órgãos-alvo ao PTH e que também pode diminuir a secreção de PTH, constitui uma causa nutricional comum de hipocalcemia. Neste caso, o tratamento com *cloreto de magnésio* vai, em última análise, aumentar o nível plasmático de cálcio. O sulfato de magnésio está contraindicado, uma vez que pode agravar a hipocalcemia: 8 mEq de sulfato ligam-se irreversivelmente a 8 mEq (160 mg) de cálcio, eliminados na urina. Quando a concentração plasmática de magnésio encontra-se normal, o tratamento da hipocalcemia consiste principalmente em ingestão oral de cálcio e vitamina D (calcitriol ou ergocalciferol), suplementada, se necessário, com clortalidona para diminuir a depuração renal de cálcio.

---

aumento da absorção do cálcio dietético, além da ressorção óssea aumentada. De modo semelhante, vários ensaios clínicos prospectivos, duplos-cegos e randomizados mostraram que, embora alendronato administrado por via oral, diária ou semanalmente, interrompa a perda óssea e aumente a DMO em pacientes com hiperparatireoidismo primário leve, esse fármaco não diminui os níveis sanguíneos de cálcio.

Bisfosfonatos orais ou intravenosos não foram aprovados para tratamento da hipercalcemia de etiologia não maligna, porém bisfosfonatos intravenosos constituem terapia efetiva se a hipercalcemia for causada por aumento da ressorção óssea (p. ex., imobilização prolongada ou paralisia, intoxicação por vitamina A, hipertireoidismo, hiperparatireoidismo primário com dieta pobre em cálcio). Embora ibandronato intravenoso não tenha sido aprovado para o tratamento da hipercalcemia, esse agente corrigiu a hipercalcemia causada por ressorção óssea aumentada (com ou sem neoplasia maligna associada) em vários ensaios clínicos prospectivos, duplos-cegos e randomizados.

Pamidronato e zoledronato intravenosos também reduzem as complicações esqueléticas (dor óssea, fraturas) em pacientes com osteólise causada por metástases ósseas ou mieloma múl-

tiplo, e ambos os fármacos estão aprovados para esse uso. Os bisfosfonatos intravenosos não foram aprovados para esse uso em pacientes com outras neoplasias malignas da medula óssea (p. ex., leucemia, linfomas), porém são amplamente utilizados para esse propósito, apesar da ausência de eficácia comprovada nessas outras doenças.

Alendronato ou risedronato orais ou pamidronato ou zoledronato intravenosos diminuem a renovação do osso e a dor óssea em pacientes com doença de Paget, além de acelerar a cicatrização em radiografias de lesões ósseas líticas e fissuras ósseas corticais características da doença de Paget. Todos esses quatro bisfosfonatos foram aprovados para tratamento da doença de Paget sintomática, associada a alto risco de complicações (fraturas, paralisia, insuficiência cardíaca) ou a nível sérico de fosfatase alcalina de pelo menos o dobro do limite superior normal. A doença de Paget óssea disseminada ou associada a osteólise muito grave e/ou níveis séricos muito elevados de fosfatase alcalina exigem habitualmente tratamento com zoledronato por via intravenosa, enquanto a doença de Paget mais leve pode ser habitualmente controlada por qualquer um desses quatro bisfosfonatos.

Ensaios clínicos prospectivos, duplos-cegos e randomizados também demonstraram que os BP diminuem a ressorção óssea e evitam ou interrompem a perda óssea em pacientes com hipertireoidismo de qualquer etiologia, bem como em regiões do esqueleto imobilizadas por paraplegia, tetraplegia, hemiplegia, síndrome de Guillain-Barré etc.; entretanto, nenhum BP foi aprovado para esses usos.

Em estudos clínicos bem controlados, alendronato, risedronato e ibandronato por via oral e ibandronato e zoledronato por via intravenosa suprimem a ressorção óssea, interrompem a perda óssea e aumentam discretamente a DMO de coluna e quadril em mulheres na pós-menopausa, e todos foram aprovados para prevenção e tratamento de osteoporose nessa população. Em mulheres na pós-menopausa, todos os quatro BP diminuem o risco de novas fraturas vertebrais, e três deles (à exceção de ibandronato na dose comercializada) reduzem fraturas não vertebrais e fraturas de quadril. Por conseguinte, o uso de BP constitui uma opção terapêutica razoável para MS; entretanto, o ibandronato não é suficientemente potente, na medida em que a paciente corre risco significativo de fraturas não vertebrais. Alendronato genérico constitui a alternativa mais barata.

Os BP também suprimem a ressorção óssea, interrompem a perda óssea e aumentam ligeiramente a DMO de coluna e quadril em mulheres com a maioria das outras formas de hipogonadismo (p. ex., deficiência iatrogênica de estrogênio em consequência de quimioterapia ou administração de inibidores da aromatase, insuficiência hipofisária), porém não estão aprovados para esses usos. Alendronato oral e zoledronato intravenoso também suprimem a ressorção óssea, interrompem a perda óssea e aumentam ligeiramente a DMO de coluna e quadril em homens com baixa DMO idiopática ou hipogonádica, ademais foram aprovados para tal uso. Ibandronato e risedronato não foram aprovados para prevenção ou interrupção de perda óssea em homens. Alendronato e risedronato orais e zoledronato intravenoso estão aprovados para prevenção ou interrupção da perda óssea em pacientes de ambos os sexos em uso crônico de glicocorticoides, em doses > 7,5 mg/dia de equivalente em prednisona.

Dada sua pouca absorção intestinal, os BP orais devem ser deglutidos pela manhã após o jejum noturno, e o paciente não deve ingerir nenhum alimento, a não ser água com o bisfosfonato, durante os 30 a 60 min subsequentes. Somente depois desse intervalo é que o paciente pode ingerir outros medicamentos, líquidos ou alimento. Os BP orais podem causar esofagite local e erosão esofágica; por esse motivo, os pacientes são aconselhados a degluti-los com pelo menos 250 mℓ de água e a permanecer na posição ortostática durante os próximos 30 a 60 min. Os BP orais estão contraindicados para pacientes com esvaziamento esofágico tardio. Os BP intravenosos, particularmente pamidronato ou zoledronato, podem causar insuficiência renal aguda ou hepatite, porém essa situação é rara. O comprometimento renal é menos frequente se o BP for infundido durante 15 min, em lugar de 5 min; ainda não foi bem estabelecido se a toxicidade renal pode ser também eliminada pela infusão do BP durante 2 a 3 h. Todos os bisfosfonatos são excretados por filtração glomerular. Quando há comprometimento da função renal, a dose do BP oral ou intravenosa precisa ser reduzida ou suspensa de acordo. Nenhum bisfosfonato foi aprovado para uso em pacientes com taxa calculada de filtração glomerular (TFG) de < 30 a 35 mℓ/min, e todos os BP estão contraindicados para pacientes com baixo nível sanguíneo de cálcio ionizado (mensurado ou estimado por ajuste para o nível sanguíneo simultâneo de albumina).

Os aminobisfosfonatos têm sido utilizados no tratamento da doença de Paget do osso há mais de 20 anos e são amplamente usados no tratamento da osteoporose há mais de 14 anos. Os efeitos adversos graves são raros, porém os BP não são metabolizáveis, e ocorre acúmulo progressivo do BP farmacologicamente ativo no esqueleto durante a terapia crônica. Ainda não foi estabelecido se isso é terapeuticamente desejável (uma vez que impede a ressorção óssea) ou não. A inibição prolongada da renovação óssea pode impedir o reparo das rachaduras microscópicas que normalmente surgem no osso em consequência de cargas mecânicas repetidas. O acúmulo e a coalescência dessas rachaduras poderiam, teoricamente, por fim reduzir a resistência do osso e levar a aumento tardio de fraturas entre pacientes tratados durante muitos anos com bisfosfonatos potentes. Se isso fosse verdade, a interrupção temporária ou permanente dos BP após 5 a 10 anos poderia ser benéfica. Essa hipótese foi refutada experimentalmente em mulheres que se trataram com alendronato, nas quais esse foi aleatoriamente interrompido ou continuado depois dos primeiros 5 anos de uso. No decorrer dos próximos 5 anos, novas fraturas de coluna sintomáticas ocorreram mais frequentemente em mulheres alocadas de modo aleatório para interromper o fármaco após 5 anos.

Ocasionalmente, pacientes submetidos a tratamento crônico com bisfosfonatos apresentam supressão excessiva da ressorção óssea (índices séricos e/ou urinários subnormais de colagenólise do osso) ou supressão completa da formação de novo osso (ausência de formação de novo osso em biopsias ósseas realizadas após marcação com tetraciclina *in vivo*). Este último achado é típico de pacientes que apresentam fratura por estresse que não consolida ou fratura típica da diáfise do fêmur durante a terapia crônica com bisfosfonatos. Entretanto, ainda não foi esclarecido se esses achados representam superdosagem de BP ou redução da formação óssea intrínseca a esses pacientes ocasionais. Muitos desses pacientes, por exemplo, estão em uso crônico de glicocorticoides para tratamento de outras doenças.

Sabe-se agora que alguns pacientes em uso de bisfosfonatos potentes desenvolvem osteomielite necrosante do processo alveolar (osteonecrose da mandíbula) após cirurgia oral. Isso ocorre em certas ocasiões em pacientes sob uso crônico de bisfosfonatos intravenosos para controle da hipercalcemia ou outras complicações esqueléticas de neoplasia maligna, porém acomete raramente pacientes em tratamento crônico com bisfosfonatos intravenosos ou orais para osteoporose. As doses de BP usadas no tratamento de pacientes com câncer são, em geral, 9 a 10 vezes mais altas que as administradas a pacientes com osteoporose. Além disso, muitos pacientes com câncer apresentam suscetibilidade aumentada à infecção oriunda de quimioterapia, ingestão diminuída de alimento e outras manifestações de neoplasia maligna disseminada.

Antagonistas do RANKL

Denosumabe é anticorpo monoclonal sintético totalmente humanizado dirigido contra o RANKL, o qual diminui a quantidade de osteoclastos e a ressorção óssea nos seres humanos e em modelos animais de osteoporose. O denosumabe suprime a ressorção óssea, interrompe a perda óssea e aumenta ligeiramente a DMO de coluna e quadril. Esses resultados foram observados em múltiplas populações de pacientes, incluindo mulheres com osteoporose da pós-menopausa, mulheres com deficiência iatrogênica de estrogênio decorrente de inibidores da aromatase, homens com osteoporose idiopática ou hipogonádica e homens com hipogonadismo iatrogênico causado por terapia para câncer de próstata.

O denosumabe foi aprovado para a redução de fraturas vertebrais, não vertebrais e de quadril em mulheres com osteoporose da pós-menopausa. Nos homens com hipogonadismo iatrogênico consequente de terapia para câncer de próstata, o denosumabe reduz a quantidade de fraturas vertebrais e melhora a DMO das diáfises (do rádio) – o estudo conduzido não foi grande o suficiente para avaliar os efeitos sobre fraturas não vertebrais ou de quadril.

O denosumabe diminui a ressorção óssea e reduz as complicações esqueléticas em pacientes com neoplasias malignas metastáticas para o osso ou que acometem a medula óssea; todavia, ainda não foi aprovado para esses usos. Também diminui a ressorção óssea em pacientes com artrite reumatoide; ainda não está bem esclarecido se esse agente melhora a massa óssea ou reduz as complicações esqueléticas nessa doença. Os efeitos do denosumabe sobre hipercalcemia, doença de Paget do osso e osteonecrose da mandíbula ainda não estão bem definidos.

Calcitonina

Conforme discutido, a calcitonina liga-se a um receptor acoplado à proteína G nos osteoclastos e o ativa, com consequente diminuição da atividade reassortiva dessas células. Como resultado dessa ação, a calcitonina exógena pode ser utilizada no tratamento de afecções caracterizadas por atividade osteoclástica elevada, como certas formas de hipercalcemia, doença de Paget do osso e osteoporose da pós-menopausa.

A calcitonina sintética comercializada nos EUA tem uma sequência de aminoácidos nativa do salmão, uma vez que esse peptídio tem maior afinidade pelo receptor de calcitonina humano e meia-vida mais longa que a da calcitonina humana. A calcitonina de salmão é um peptídio, portanto, é administrada por via subcutânea (para doença de Paget e hipercalcemia) ou na forma de *spray* nasal (para a osteoporose da pós-menopausa). A administração de injeções subcutâneas 2 vezes/dia mostra-se útil para tratamento rápido de hipercalcemia grave (ver Boxe 31.1). Uma importante desvantagem da administração prolongada de calcitonina é a taquifilaxia que pode resultar da dessensibilização da via de sinalização do receptor. Os estudos clínicos realizados em pacientes com doença de Paget mostraram que a calcitonina de salmão por via subcutânea, administrada 1 vez/dia, diminui a renovação óssea, alivia a dor óssea e acelera a cicatrização radiográfica de lesões osteolíticas. Todavia, os bisfosfonatos exibem maior eficácia terapêutica para o tratamento da doença de Paget, particularmente quando esta é grave.

A calcitonina de salmão por via intranasal, administrada 1 vez/dia, retarda a perda óssea vertebral de modo não condizente em mulheres com menos de 5 anos de pós-menopausa (com perda rápida de osso, portanto). Em mulheres de mais idade com osteoporose da pós-menopausa, a calcitonina diminui inconsistentemente as fraturas vertebrais, não reduz as fraturas não vertebrais e apresenta propriedades analgésicas inconsistentes.

4 Dada sua baixa eficácia, a calcitonina de salmão intranasal não representa uma boa opção terapêutica para MS. Pode ser útil em mulheres com pelo menos 5 anos de pós-menopausa que não conseguem ou não querem usar nenhuma das alternativas mais efetivas (p. ex., raloxifeno, estrogênio, bisfosfonatos, teriparatida).

Agentes anabólicos ósseos

Os agentes antirressortivos retardam a taxa de perda óssea, mas não induzem a nova formação óssea. Para pacientes que já perderam grande quantidade de massa óssea (DMO de mais de 3,0 desvios padrões abaixo do normal) ou já sofreram uma ou mais fraturas por fragilidade osteoporótica, os agentes antirressortivos não constituem terapia ideal. Essa situação levou ao desenvolvimento de agentes anabólicos ósseos, ou seja, fármacos que realmente aumentam a massa óssea e a resistência do osso, e não apenas impedem a sua perda.

Fluoreto

O primeiro agente anabólico ósseo foi o fluoreto, administrado em doses substancialmente mais altas que as ingeridas na água artificialmente fluoretada. Nessas doses, o fluoreto é um mitógeno para os osteoblastos e aumenta a massa óssea trabecular, enquanto acelera a perda óssea cortical. Entretanto, o uso do fluoreto leva à conversão da hidroxiapatita em fluoroapatita, que é mais densa e mais quebradiça. Ainda não foi estabelecido se o fluoreto impede a ocorrência de fraturas vertebrais ou não vertebrais: os resultados conduzidos até o momento forneceram resultados incondizentes.

Paratormônio

Conforme assinalado, concentrações plasmáticas persistentemente elevadas de PTH, como as que ocorrem no hiperparatireoidismo, levam a aumento da remodelagem óssea, com maior ressorção óssea que formação. Em consequência, o osso pode tornar-se fraco e suscetível a fraturas e ao desenvolvimento de osteíte fibrosa cística. Em contrapartida, embora a exposição intermitente das células ósseas ao PTH também aumente a remodelagem óssea, ocorre maior formação de novo osso que ressorção de osso velho. Por conseguinte, *uma administração subcutânea diária de PTH favorece o anabolismo ósseo, enquanto a exposição contínua ao PTH favorece o catabolismo do osso.*

O PTH nativo é um peptídio de 84 aminoácidos, porém os fragmentos N-terminais que contêm os primeiros 31 a 34 aminoácidos do PTH conservam essencialmente todas as propriedades funcionais importantes da proteína nativa. Nos estudos clínicos realizados foi constatado que o fragmento 1-34 atua como poderoso agente anabólico, levando à formação de novo osso. Como o *PTH (1-34)* é um peptídio, a biodisponibilidade desse agente aproxima-se de zero quando administrado por via oral. A formulação atualmente disponível é uma injeção subcutânea projetada para autoadministração. Formas de dosagem alternativas (p. ex., transcutânea) estão em fase avançada de desenvolvimento clínico.

O PTH (1-34) humano foi aprovado com o nome genérico de *teriparatida* para o tratamento de osteoporose da pós-menopausa e idiopática nas mulheres, osteoporose hipogonádica nos homens e osteoporose induzida por glicocorticoides em pacientes de ambos os sexos. Seu uso também está aprovado para redução de fraturas vertebrais e não vertebrais em mulheres com osteoporose da pós-menopausa com alto risco de fraturas. O PTH (1-84) humano de comprimento integral foi aprovado para esses usos em alguns países, mas não nos EUA (dada a ocorrência de hipercalcemia e outros efeitos adversos com a dose comercializada). Como o tratamento prolongado de roedores com ambos os peptídios provoca crescimento ósseo acentuadamente excessivo, seguido de osteossarcomas, a teriparatida é utilizada apenas em pacientes que correm alto risco de fraturas. Todavia, não há evidências de que qualquer um desses paratormônios possa aumentar o desenvolvimento de osteossarcomas nos seres humanos. Os efeitos esqueléticos anabólicos da teriparatida nos seres humanos são atenuados pela administração concomitante de alendronato. Ainda não foi estabelecido se a terapia concomitante com outros bisfosfonatos ou a terapia anterior com qualquer bisfosfonato tem o mesmo efeito.

Tratamento do hiperparatireoidismo secundário na doença renal crônica

Na atualidade, são três as abordagens farmacológicas para evitar e modificar as sequelas metabólicas da doença renal crônica, a saber: fixadores de fosfato orais, calcitriol e seus análogos, e calcimiméticos.

Fixadores de fosfato orais

Em pacientes com doença renal crônica ou hiperfosfatemia crônica de qualquer etiologia, o fosfato plasmático aumentado pode formar complexos com o cálcio circulante. A consequente redução da concentração plasmática de cálcio pode levar ao hiperparatireoidismo, e a precipitação de fosfato de cálcio nos tecidos extraesqueléticos pode comprometer sua função. A restrição dietética de fosfato e o uso de fixadores de fosfato por via oral podem limitar ambos os processos.

O *hidróxido de alumínio* foi um dos primeiros agentes utilizados no tratamento da hiperfosfatemia. O alumínio precipita o fosfato no trato gastrintestinal, levando à formação de complexos não absorvíveis. Embora seja efetiva na redução dos níveis plasmáticos de fosfato, essa abordagem foi abandonada (exceto nos casos de hiperfosfatemia refratária), dada a toxicidade do alumínio: no decorrer de vários anos, o uso crônico de fixadores de fosfato à base de alumínio pode resultar em anemia crônica, osteomalacia e neurotoxicidade.

As preparações orais de *carbonato de cálcio* e *acetato de cálcio* podem controlar os níveis plasmáticos de fosfato. Esses agentes, quando administrados junto às refeições, ligam-se ao fosfato da dieta, inibindo sua absorção. Entretanto, nas doses necessárias para a ligação do fosfato, esses fármacos também podem causar hipercalcemia iatrogênica e aumentar o risco de calcificações vasculares.

Sevelâmer, uma resina trocadora de íons catiônicos não absorvível, liga-se ao fosfato intestinal, diminuindo, assim, a absorção do fosfato dietético. Liga-se também aos ácidos biliares, levando a interrupção da circulação êntero-hepática e redução da absorção de colesterol. Sua principal desvantagem é o elevado custo. O sevelâmer é usado no tratamento da hiperfosfatemia em pacientes com doença renal crônica. Também é utilizado para corrigir a hiperfosfatemia em pacientes com síndrome de hiperfosfatemia-hiperostose (também conhecida como calcinose tumoral com hiperfosfatemia), os quais também apresentam deficiência na secreção ou ação do FGF-23 (Tabela 31.2).

Calcitriol e seus análogos

Como o comprometimento na síntese de derivados da 1α-vitamina D constitui um dos principais distúrbios homeostáticos que levam ao desenvolvimento de hiperparatireoidismo secundário na doença renal crônica, a vitamina D constitui uma terapia de reposição lógica para essa doença. Três congêneres da vitamina D ativa (*i. e.*, 1α-hidroxilada) foram aprovados

para tratamento do hiperparatireoidismo secundário. *Todos esses agentes prescindem da necessidade de 1α-hidroxilação no rim, portanto, mostram-se úteis no tratamento de doenças ósseas que complicam a insuficiência renal.* A vitamina D ativa aumenta a absorção dietética de cálcio, e a consequente elevação dos níveis plasmáticos de cálcio suprime a secreção de PTH pelas células principais das glândulas paratireoides. Além disso, esses fármacos ligam-se aos receptores de vitamina D nas células principais e os ativam, suprimindo, assim, a transcrição do gene do PTH e a hiperplasia das paratireoides. É preciso ter cuidado para evitar o desenvolvimento de hipercalcemia quando se administra qualquer um dos congêneres da vitamina D ativa.

Calcitriol [$1,25(OH)_2D_3$] é a forma di-hidroxilada da vitamina D_3. O calcitriol está disponível nas apresentações oral e intravenosa; alguns dados sugerem que a formulação intravenosa pode ser mais efetiva em pacientes submetidos a hemodiálise. O calcitriol não deve ser administrado a pacientes com doença renal crônica até que a hiperfosfatemia tenha sido controlada com dieta e/ou fármacos, uma vez que a adição de calcitriol pode resultar em aumento dos níveis plasmáticos de cálcio e fosfato.

Paricalcitol [19-nor-$1,25(OH)_2D_2$] é análogo sintético da vitamina D. *Doxercalciferol* [$1α$-$(OH)D_2$] é a forma $1α$-hidroxilada da vitamina D_2; é 25-hidroxilado no fígado à forma 1,25-di-hidroxi totalmente ativa. Ambos podem reduzir os níveis plasmáticos de PTH sem elevar significativamente os níveis plasmáticos de cálcio.

Calcimiméticos

Embora a vitamina D e seus análogos possam ser efetivos no tratamento do hiperparatireoidismo secundário, esses agentes também podem levar ao desenvolvimento indesejável de hipercalcemia e hiperfosfatemia. Os denominados calcimiméticos – agentes que modulam a atividade do receptor sensor de cálcio nas células principais – constituem tratamento efetivo para o hiperparatireoidismo sem provocar esses efeitos indesejáveis. *Cinacalcete*, o primeiro calcimimético aprovado pela agência americana Food and Drug Administration (FDA), liga-se à região transmembrana do receptor sensor de cálcio e, dessa maneira, modula a atividade do receptor, aumentando sua sensibilidade ao cálcio. Como o receptor ligado ao cinacalcete é ativado em concentrações mais baixas de cálcio, a síntese e a secreção de PTH também são suprimidas em concentrações mais baixas de cálcio. Como mostra a Figura 31.8, esses efeitos interrompem a sequência fisiopatológica de eventos que levam da doença renal crônica ao desenvolvimento de hiperparatireoidismo secundário. O cinacalcete foi aprovado para o tratamento do hiperparatireoidismo secundário, bem como para o tratamento da hipercalcemia associada ao carcinoma das paratireoides. Inesperadamente, cinacalcete, por motivos ainda não esclarecidos, não interrompe nem reverte a perda óssea em pacientes com qualquer uma dessas doenças.

Cálcio

O cálcio oral tem utilidade terapêutica e profilática. É administrado como uma terapia para estados de hipocalcemia associados a certos distúrbios, como raquitismo dependente de vitamina D e hipoparatireoidismo. Nos casos graves de hipocalcemia, o cálcio pode ser administrado por via intravenosa. As formulações intravenosas de uso comum incluem *gliconato de cálcio* e *cloreto de cálcio*. O gliconato de cálcio é preferível, uma vez que produz menos irritação tecidual se houver extravasamento do fármaco.

Para prevenir a osteoporose ou tratar a hipocalcemia leve, o cálcio é geralmente administrado por via oral, na forma de *citrato de cálcio*, *carbonato de cálcio*, *fosfato de cálcio* e *lactato de cálcio*. O citrato de cálcio é a forma de absorção mais rápida, porém o carbonato de cálcio é mais amplamente usado, dado seu menor custo, sua maior razão entre cálcio e peso corporal total, sua ampla disponibilidade (p. ex., *Tums*) e suas propriedades antiácidas. Nos estudos clínicos realizados, constatou-se que a suplementação dietética de cálcio diminui modestamente a perda óssea vertebral em mulheres na pós-menopausa, embora seus efeitos sobre a prevenção de fraturas sejam menos claros. Se MS tivesse utilizado cálcio regularmente depois da menopausa e no final da perimenopausa, a perda óssea vertebral poderia ter sido retardada, diminuindo o risco de fratura da coluna. No momento atual, ela deve ser aconselhada a administrar diariamente suplementação de cálcio (e de vitamina D) como parte do tratamento da osteoporose. Um estudo de grande porte, patrocinado pelo governo dos EUA, mostrou que o aporte total de cálcio (alimento + suplemento) não precisa e não deve ultrapassar 1.100 mg de cálcio por dia.

Fosfato inorgânico

O fosfato inorgânico é administrado como terapia para a hipofosfatemia causada por perda renal de fosfato, má absorção intestinal de fosfato, remineralização óssea rápida, sepse e outros distúrbios. As preparações de uso comum consistem em fosfato de potássio neutro e fosfato de sódio neutro. O sal de potássio é habitualmente preferido, na medida em que o sódio pode aumentar a depuração renal de fosfato ao expandir o volume de líquido extracelular. O termo neutro refere-se ao pH do sal quando dissolvido (os sais ácidos de fosfato inorgânico complicam de forma indesejável o tratamento). A razão entre fosfato e peso total varia de acordo com a preparação, de modo que o fosfato inorgânico deve ser prescrito por milimoles, e não por peso. Se a hipofosfatemia for grave, pode-se administrar fosfato de potássio ou fosfato de sódio por via intravenosa, com monitoramento cuidadoso do nível sanguíneo de cálcio. A superdosagem de fosfato oral provoca diarreia, enquanto a superdosagem do fosfato intravenoso causa hipocalcemia (ver texto anterior).

Vitamina D

As preparações de vitamina D incluem *colecalciferol* (vitamina D_3), *ergocalciferol* (vitamina D_2), *calcifediol* [25(OH)D] e *calcitriol* [1,25(OH)$_2$D$_3$] (Figura 31.5). Dispõe-se também de vários análogos sintéticos da vitamina D, conforme já assinalado.

A vitamina D é utilizada no tratamento de hipoparatireoidismo, raquitismo, osteomalacia, osteoporose e doença renal crônica. O calcitriol é preferido, dado seu início e término de ação mais rápidos (12 h) e da capacidade de alcançar mais velozmente o estado de equilíbrio dinâmico (72 a 96 h). Como a vitamina D aumenta tanto o cálcio quanto o fosfato do plasma, é preciso monitorar cuidadosamente os níveis plasmáticos desses minerais.

No caso de *hipoparatireoidismo*, administra-se calcitriol para elevar a absorção intestinal de cálcio; concomitantemente, utiliza-se um diurético tiazídico (de preferência, clortalidona por causa de sua ação prolongada) para diminuir a depuração

renal do cálcio. Uma vez normalizado o nível sérico de cálcio, a depuração renal de fosfato geralmente aumenta o suficiente para reduzir e normalizar o fosfato inorgânico sérico. Se isso não ocorrer, devem-se acrescentar fixadores de fosfato por via oral. Quando os níveis sanguíneos de cálcio e fosfato inorgânico estiverem quase normais, é preciso verificar a excreção urinária de cálcio para evitar a ocorrência de hipercalciúria.

Para o *raquitismo dependente de vitamina D* de tipo I (Tabela 31.2), utiliza-se calcitriol. O raquitismo dependente de vitamina D de tipo II (Tabela 31.2) é refratário a doses convencionais de calcitriol, porém a administração de doses muito altas tem sido efetiva para alguns pacientes com essa doença.

No caso do *raquitismo nutricional,* a vitamina D é administrada em baixas doses como medida preventiva e em doses mais altas como tratamento. No raquitismo resistente à vitamina D acompanhado de hipofosfatemia, são administrados tanto o fosfato de potássio neutro oral quanto o calcitriol.

A associação de vitamina D e suplementos dietéticos de cálcio é utilizada para prevenção e tratamento de *osteoporose,* uma vez que muitos indivíduos idosos apresentam ingestão deficiente de cálcio, bem como deficiência de vitamina D. Em alguns estudos, mas em outros não, essa associação impediu a ocorrência de fraturas vertebrais, não vertebrais e de quadril; tal inconsistência pode refletir diferenças entre os estudos no que diz respeito à incidência da deficiência renal não diagnosticada de 25-OH vitamina D 1α-hidroxilase, o que exigiria suplementos de calcitriol, em lugar de vitamina D.

▶ Conclusão e perspectivas

O osso é constituído de componentes orgânicos e inorgânicos. O componente orgânico consiste em células (osteoblastos, osteoclastos e osteócitos) e em matriz orgânica, denominada osteoide (principalmente colágeno de tipo I). O componente inorgânico é constituído basicamente pelo sal de fosfato de cálcio, a hidroxiapatita. A estrutura dinâmica do osso depende do equilíbrio relativo entre processos anabólicos e catabólicos, bem como de reguladores fisiológicos da homeostasia de cálcio e fosfato.

Os moduladores mais importantes da remodelagem óssea e da homeostasia mineral óssea são paratormônio (PTH), calcitriol e FGF-23. Por meio de suas ações sobre osso, rim e intestino, esses hormônios preservam a homeostasia mineral óssea, algumas vezes, às expensas da integridade do osso. Os distúrbios ósseos podem resultar de níveis anormais desses hormônios (p. ex., níveis elevados de PTH no hiperparatireoidismo, baixos níveis de vitamina D no raquitismo nutricional, níveis elevados de FGF-23 em raquitismo hipofosfatêmico e osteomalacia), aumento nas taxas de remodelagem óssea (p. ex., ressorção óssea não compensada na osteoporose, formação aumentada de osso desorganizado na doença de Paget) ou falência de órgãos importantes na manutenção da homeostasia mineral (p. ex., doença renal crônica). Em geral, os distúrbios ósseos levam a um osso estruturalmente enfraquecido, em decorrência de: (1) redução da massa óssea, em consequência do aumento da ressorção óssea ou redução da formação óssea; ou (2) osso estruturalmente defeituoso, dada a formação óssea excessivamente rápida (osso reticulado) ou a mineralização óssea deficiente (raquitismo e osteomalacia). Por sua vez, o enfraquecimento estrutural do osso predispõe a fraturas e deformidades ósseas.

Os distúrbios ósseos podem ser tratados pela correção dos desequilíbrios hormonais ou minerais subjacentes (p. ex., vitamina D, cálcio) ou pela modulação da remodelagem óssea

(p. ex., MSRE, bisfosfonatos, antagonistas do RANKL). As intervenções farmacológicas direcionadas para a fisiologia da remodelagem óssea podem ser divididas em duas categorias principais: agentes antirressortivos e agentes anabólicos ósseos. Os fármacos atualmente aprovados pela FDA para tratamento de osteoporose consistem, em sua maior parte, em agentes antirressortivos. Esses fármacos atuam ao inibir a ressorção óssea osteoclástica, portanto, reduzem a velocidade de perda da massa óssea. Todavia, não estimulam a formação de novo osso, *tampouco aumentam a massa óssea verdadeira (matriz mais mineral)*. Por conseguinte, os agentes antirressortivos não representam terapia ideal para indivíduos que já sofreram perda acentuada da massa óssea. O único agente anabólico ósseo aprovado pela FDA é o PTH administrado 1 vez/dia, que atua aumentando a formação óssea, constituindo, portanto, o agente mais benéfico para pacientes com massa óssea muito baixa. A proteína natural estruturalmente relacionada, a proteína associada ao PTH, tem efeitos semelhantes em animais, e um análogo sintético do PTHrP aumenta a massa óssea nos seres humanos; esse análogo está sendo submetido a estudos clínicos adicionais em seres humanos. A maioria dos fármacos que reduz a ressorção óssea diminui subsequentemente a formação óssea. Duas exceções importantes encontram-se atualmente em fase de estudos clínicos em seres humanos: um anticorpo monoclonal totalmente imunizado, que neutraliza a esclerostina, e um inibidor oral da catepsina K. O anticorpo monoclonal aumenta a formação óssea, sem aumentar a ressorção, enquanto o inibidor da catepsina K diminui a ressorção óssea, sem diminuir a formação óssea. A ação desses fármacos sugere que é possível desacoplar a ressorção óssea da formação óssea e, dessa maneira, tratar efetivamente a osteoporose.

Agradecimentos

Agradecemos a Allen S. Liu e Ariel Weissman por suas valiosas contribuições para este capítulo nas duas edições anteriores desta obra.

Leitura sugerida

Andress DL. Vitamin D treatment in chronic kidney disease. *Semin Dial* 2005;18:315-321. (*Revisão da evolução da doença renal crônica e das indicações da terapia com vitamina D.*)

Bergwitz C, Juppner H. Disorders of phosphate homeostasis and tissue mineralisation. *Endocr Dev* 2009;16:133-156. (*Concepção atual da fisiopatologia, do diagnóstico e do tratamento da homeostase anormal de fosfato e da mineralização tecidual.*)

Bilezikian JP. Efficacy of bisphosphonates in reducing fracture risk in postmenopausal osteoporosis. *Am J Med* 2009;122(Suppl 2):14S-21S. (*Resume os efeitos da incidência de fratura, dos efeitos da prescrição com dosagens menos frequentes, e da eficácia durante tratamentos a longo prazo.*)

Cranney A, Weiler HA, O'Donnell S, Puil L. Summary of evidence-based review on vitamin D efficacy and safety in relation to bone health. *Am J Clin Nutr* 2008;88:513S-519S. (*Atual evidência clínica para o uso de vitamina D na prevenção e tratamento de osteoporose.*)

Drake MT, Clarke BL, Khosla S. Bisphosphonates: mechanism of action and role in clinical practice. *Mayo Clin Proc* 2008;83:1032-1045. (*Revisão selecionada da literatura médica da última década.*)

Ebeling PR. Osteoporosis in men. *N Engl J Med* 2008;358:1474-1482. (*Revisão de um subestimado problema de saúde pública.*)

Maclean C, Newberry S, Maglione M *et al*. Systematic review: comparative effectiveness of treatments to prevent fractures in men and women with low bone density or osteoporosis. *Ann Intern Med* 2008;148:197-213, 423-425, 884-887. (*Excelente abordagem comparativa da efetividade de vários agentes para o tratamento de osteoporose.*)

Querfeld U. The therapeutic potential of novel phosphate binders. *Pediatr Nephrol* 2005;20:389-392. (*Revisão dos agentes utilizados na redução dos níveis séricos do fosfato.*)

Rahmani P, Morin S. Prevention of osteoporosis-related fractures among postmenopausal women and older men. *Can Med Assn J* 2009;181:815-820. (*Maior foco na prevenção de fraturas do que na perda óssea.*)

Raisz LG. Pathogenesis of osteoporosis: concepts, conflicts, and prospects. *J Clin Invest* 2005;115:3318-3325. (*Conhecimento atual da fisiopatologia da osteoporose.*)

Rosen CJ. Postmenopausal osteoporosis. *N Engl J Med* 2005;353:595-603. (*Resumo sucinto do manejo clínico da osteoporose.*)

Steddon SJ, Cunningham J. Calcimimetics and calcilytics–fooling the calcium receptor. *Lancet* 2005;365:2237-2239. (*Novas abordagens para a modulação farmacológica do receptor que detecta cálcio.*)

RESUMO FARMACOLÓGICO: Capítulo 31 | Farmacologia da Homeostasia do Mineral Ósseo.

FÁRMACO	APLICAÇÕES CLÍNICAS	EFEITOS ADVERSOS *GRAVES* E COMUNS	CONTRAINDICAÇÕES	CONSIDERAÇÕES TERAPÊUTICAS
Terapia de reposição hormonal *Mecanismo – Diminui a ressorção óssea pelos osteoclastos*				
Estrógeno + progestágeno	Prevenção e tratamento da osteoporose	Ver Resumo farmacológico: Capítulo 29		
Moduladores seletivos dos receptores estrogênicos (MSRE) *Mecanismo – Agonistas do receptor estrogênico no osso, antagonistas do receptor estrogênico em endométrio e mama*				
Raloxifeno	Prevenção e tratamento da osteoporose	*Oclusão vascular retiniana, tromboembolia venosa* Ondas de calor, cãibras nas pernas	Gravidez História ou presença de tromboembolia venosa	Diminui a incidência de câncer de mama
Bisfosfonatos *Mecanismo – Diminuem a ressorção óssea pelos osteoclastos*				
Alendronato Risedronato Ibandronato Pamidronato Zoledronato	Prevenção e tratamento da osteoporose (alendronato, risedronato, ibandronato, zoledronato) Lesões osteolíticas do mieloma múltiplo e câncer de mama (pamidronato, zoledronato) Hipercalcemia associada a neoplasias malignas (pamidronato, zoledronato) Doença de Paget (alendronato, risedronato, pamidronato, zoledronato)	*Osteonecrose da mandíbula em pacientes com câncer, interrupção da remodelagem óssea* Dor gastresofágica	Doença esofágica Esvaziamento gástrico tardio Incapacidade de sentar no período de 30 min após ingerir o fármaco Hipocalcemia	Efeitos prolongados sobre o esqueleto A definição de superdosagem não está bem definida Pamidronato e zoledronato estão disponíveis apenas por via IV A dose IV corrige a hipercalcemia em poucos dias
Antagonistas do RANKL *Mecanismo – Diminuem a ressorção óssea pelos osteoclastos*				
Denosumabe	Prevenção e tratamento da osteoporose Lesões líticas de mieloma múltiplo e câncer de mama (em fase de pesquisa)	*Osteonecrose da mandíbula em pacientes com câncer* Hipocalcemia	Hipocalcemia	Injetado subcutaneamente a cada 6 meses (osteoporose) ou mensalmente (neoplasia maligna)
Calcitonina *Mecanismo – Diminui a ressorção óssea pelos osteoclastos*				
Calcitonina de salmão	Hipercalcemia	Rubor, náuseas, diarreia	Hipersensibilidade à calcitonina de salmão	*Spray* nasal ou por via subcutânea As doses subcutâneas reduzem o nível sanguíneo de cálcio no decorrer de algumas horas
Agentes anabólicos ósseos *Mecanismo – Aumentam a formação óssea pelos osteoblastos*				
hPTH 1-34 (teriparatida)	Osteoporose grave	Cãibras nas pernas	Epífises abertas Radioterapia anterior Doença de Paget Hipercalcemia	Nos roedores, o uso a longo prazo provoca osteosclerose e osteossarcomas

Fármaco	Aplicações clínicas	Efeitos adversos graves e comuns	Contraindicações	Considerações terapêuticas
hPTH 1-84 (em fase de pesquisa)	Osteoporose grave	*Hipercalcemia* Câimbras nas pernas, náuseas, cefaleia	Epífises abertas Radioterapia anterior Doença de Paget Hipercalcemia	Nos roedores, o uso a longo prazo provoca osteosclerose e osteossarcomas
Fluoreto (em fase de pesquisa)	Prevenção e tratamento da osteoporose	*Fraturas do esqueleto apendicular, osteomalacia*	Insuficiência renal	
Fixadores orais de fosfato *Mecanismo – Diminuem a absorção gastrintestinal de fosfato inorgânico da dieta*				
Hidróxido de alumínio	Doença renal crônica Calcinose tumoral Síndrome de hiperfosfatemia-hiperostose	Encefalopatia, osteomalacia		Raramente usado, dado os efeitos adversos
Carbonato de cálcio **Acetato de cálcio**	Doença renal crônica Calcinose tumoral Síndrome de hiperfosfatemia-hiperostose	*Cálculos renais, hipercalcemia* Constipação intestinal	Hipercalcemia Hipercalciúria	Necessidade de pH gástrico ácido para a absorção de $CaCO_3$
Sevelâmer	Doença renal crônica Calcinose tumoral Síndrome de hiperfosfatemia-hiperostose	*Trombose, hipertensão* Constipação intestinal	Hipofosfatemia Obstrução intestinal	Diminui os níveis séricos de colesterol por meio de sua ligação aos ácidos biliares
Vitamina D e análogos *Mecanismo – Aumentam a absorção gastrintestinal de cálcio dietético, diminuem a transcrição do gene do PTH*				
Colecalciferol (vit. D_3) **Ergocalciferol (vit. D_2)** **Calcifediol [$25(OH)D_3$]** **Calcitriol [$1,25(OH)_2D_3$]** **Doxercalciferol [1α-$(OH)D_2$]** **Paricalcitol (19-nor-$1,25(OH)_2D_2$)**	Hiperparatireoidismo secundário Hipoparatireoidismo Raquitismo Osteomalacia Osteoporose	*Hipercalcemia, cálculos renais* Edema (paricalcitol)	Hipercalcemia Hipercalciúria Cálculos renais	O calcitriol pode causar mais hipercalcemia que o paricalcitol ou o doxercalciferol
Calcimimético *Mecanismo – Aumenta a sensibilidade do receptor sensor de cálcio nas células das paratireoides, causando diminuição da secreção de PTH*				
Cinacalcete	Doença renal crônica/hiperparatireoidismo secundário Hipercalcemia associada a carcinoma das paratireoides	*Hipocalcemia, hipofosfatemia* Náuseas, vômitos, tontura	Hipocalcemia Hipercalciúria	Algumas vezes utilizado sem indicação na bula para o tratamento de outras formas de hiperparatireoidismo secundário
Cálcio *Mecanismo – Essencial para a mineralização óssea*				
Gliconato de cálcio (IV) **Carbonato de cálcio (oral)** **Citrato-malato de cálcio (oral)**	Hiperparatireoidismo secundário Hipoparatireoidismo Raquitismo Osteomalacia	*Hipercalcemia, cálculos renais* Constipação intestinal, hipercalciúria	Hipercalcemia Hipercalciúria	O carbonato de cálcio precisa ser ingerido com alimento, a não ser que o paciente tenha secreção normal de ácido gástrico A infiltração subcutânea da infusão IV é menos tóxica com o gliconato de cálcio que com o $CaCl_2$
Fosfato inorgânico *Mecanismo – Essencial para a mineralização óssea*				
Fosfato de potássio (pH 7)	Hipofosfatemia grave	Diarreia	Hiperpotassemia Hiperfosfatemia Hipocalcemia	O fosfato de potássio é habitualmente preferido ao fosfato de sódio para minimizar a excreção renal de fosfato e/ou corrigir a hipopotassemia coexistente

Parte 5

Princípios de Quimioterapia

32

Princípios de Farmacologia Antimicrobiana e Antineoplásica

Quentin J. Baca, Donald M. Coen e David E. Golan

▶ Introdução

Embora doenças infecciosas e cânceres tenham etiologias subjacentes diferentes, de uma perspectiva farmacológica, os princípios gerais de tratamento são semelhantes. O elemento em comum nessas estratégias farmacológicas é *ter como alvo diferenças seletivas entre o microrganismo ou célula cancerosa e a célula normal do hospedeiro.* Uma vez que tanto microrganismos como células cancerosas conseguem desenvolver resistência às terapias medicamentosas, a elaboração de novos tratamentos também é processo em evolução contínua.

Doenças infecciosas e cânceres estão entre as afecções mais fatais que afligem as sociedades humanas. A Organiza-ção Mundial da Saúde (OMS) estimou que, em 2004, cinco das maiores doenças infecciosas causaram 11 milhões do total de 59 milhões de mortes no mundo inteiro, enquanto as neoplasias malignas foram responsáveis por 7,4 milhões de mortes. Entre as doenças infecciosas, as causas mais comuns de mortalidade mundial incluíram infecções de vias respiratórias inferiores (4,18 milhões), doenças diarreicas (2,16 milhão), HIV/AIDS (2,04 milhões), tuberculose (1,46 milhão) e malária (1 milhão). Nos países desenvolvidos, embora a mortalidade relacionada com doenças infecciosas esteja aumentando, o câncer (juntamente com cardiopatia e acidente vascular cerebral) constitui a causa mais significativa de morte. Nos EUA, atualmente, os cânceres mais fatais atacam

CASO

Alemanha, ano de 1935. Hildegard, filha do Dr. Gerhard Domagk, estava quase morrendo de infecção estreptocócica por ter se espetado com um alfinete. Não estava respondendo a nenhum tratamento. Desesperado, o pai de Hildegard administrou-lhe prontosil, corante vermelho que estava experimentando em seu laboratório. Milagrosamente, a filha teve completa recuperação.

Essa história teve início, na realidade, 3 anos antes, quando o Dr. Domagk observou que prontosil protegia camundongos e coelhos contra doses letais de estafilococos e estreptococos. Fez essa descoberta por meio da triagem de milhares de corantes (que, na realidade, são simplesmente substâncias químicas que se ligam a proteínas) à procura de atividade antibacteriana. Entretanto, quando sua filha adoeceu, Domagk ainda não tinha certeza se a eficácia antibacteriana do prontosil observada nos camundongos também seria observada contra as infecções em seres humanos. Manteve seu teste pessoal do fármaco em se-

gredo até o momento em que dados de outros médicos indicaram o sucesso da substância na cura de outros pacientes com infecções. Em 1939, Gerhard Domagk recebeu o Prêmio Nobel em Fisiologia ou Medicina pela sua descoberta sobre o efeito terapêutico do prontosil.

Questões

1. Qual é o mecanismo responsável pela ação antibacteriana do prontosil?
2. Por que prontosil mata bactérias, mas não células humanas?
3. Que causa levou ao declínio da utilidade de fármacos como prontosil nos últimos 75 anos?
4. Por que fármacos pertencentes à mesma classe do prontosil são atualmente utilizados em associação a outros agentes antibacterianos?

pulmão (159.390 mortes em 2009, segundo estimativas), cólon (49.920), mama (40.610), pâncreas (35.240) e próstata (27.360). Ambos os padrões de doenças infecciosas e neoplásicas provavelmente vão mudar à proporção que forem desenvolvidos e distribuídos tratamentos e medidas preventivas cada vez mais efetivos.

Os princípios da farmacologia de antimicrobianos e antineoplásicos constituem o foco deste capítulo, mas também existem muitas estratégias não farmacológicas importantes e efetivas para combater micróbios e câncer. Entre elas, destacam-se medidas de saúde pública, vacinações e procedimentos de triagem. Os programas de saúde pública e vacinação têm, em sua maioria, o objetivo de evitar as infecções, mais que tratar infecções já instaladas. A varíola, por exemplo, foi mundialmente erradicada em 1977, mediante programas de vacinação agressivos, embora, recentemente, tenha surgido uma preocupação quanto ao uso potencial desse vírus como agente de bioterrorismo. Existem campanhas semelhantes para erradicação de poliomielite. Redução de tabagismo e de outros carcinógenos ambientais teve impacto importante na taxa de mortalidade por câncer. Triagem para câncer, por meio de mamografias regulares, colonoscopia e outros testes, é amplamente utilizada para detectar presença de câncer em seu estágio inicial e mais acessível a tratamento. A detecção precoce com uso disseminado do teste citológico de Papanicolaou (esfregaço de Papanicolaou) fez com que a mortalidade por câncer cervical diminuísse em mais de dois terços nos EUA. Câncer cervical deslocou-se do primeiro para o décimo quinto lugar como causa de morte por câncer em mulheres. Espera-se que a vacinação disseminada contra tipos específicos do papilomavírus humano, o agente etiológico mais comum do câncer cervical, reduzirá ainda mais a taxa de mortalidade desse tipo de câncer. Estratégias efetivas contra doenças, incluindo a terapia farmacológica, também dependem de fatores socioeconômicos. Nos países afluentes, o uso disseminado de agentes antimicrobianos e a melhora de condições sanitárias e de nutrição reduziram acentuadamente a mortalidade por doenças infecciosas. Entretanto, esse progresso não foi observado em países em desenvolvimento, onde doenças infecciosas

passíveis de tratamento, como pneumonia, HIV/AIDS, doença diarreica, tuberculose e malária, continuam sendo as causas predominantes de mortalidade.

Apesar da importância de medidas de saúde pública, vacinações e procedimentos de triagem, a terapia farmacológica continua sendo importante instrumento mais importante no tratamento de doenças microbianas e câncer. O desenvolvimento aparentemente inevitável de resistência às intervenções farmacológicas sugere que é necessário conhecer princípios gerais e mecanismos da farmacologia antimicrobiana e antineoplásica para prescrever efetivamente os fármacos disponíveis e continuar a descobrir novos fármacos.

► Mecanismos de atuação em alvos seletivos

O objetivo da terapia farmacológica antimicrobiana e antineoplásica é a *toxicidade seletiva*, isto é, a inibição de vias ou alvos que são críticos para sobrevida e replicação de patógenos ou células cancerosas em concentrações do fármaco abaixo das necessárias para afetar as vias do hospedeiro. A seletividade pode ser obtida ao atacar: (1) alvos exclusivos do patógeno ou da célula cancerosa, não presentes no hospedeiro; (2) alvos presentes no patógeno ou na célula cancerosa semelhantes, mas não idênticos, aos do hospedeiro; e (3) alvos no patógeno ou na célula cancerosa compartilhados pelo hospedeiro, mas que variam quanto à sua importância entre o patógeno e o hospedeiro, conferindo, assim, seletividade (Tabela 32.1). Essas diferenças seletivas em alvos podem ser tão grandes quanto uma proteína exclusiva do patógeno ou tão sutis quanto uma alteração em aminoácido único pertencente a proteína comum a células cancerosas e células normais. Em princípio, fármacos têm menor toxicidade para o hospedeiro quando seus alvos consistem em diferenças exclusivas, e toxicidade maior quando seus alvos consistem em vias comuns. Por esse motivo, muitos agentes antineoplásicos são mais tóxicos para o hospedeiro que muitos agentes antimicrobianos.

A razão entre dose tóxica e dose terapêutica de um fármaco é denominada *índice terapêutico* (ver Capítulo 2). Por

TABELA 32.1 Mecanismos de seleção de alvos por agentes quimioterápicos.		
TIPO DE ALVO	**MECANISMO**	**EXEMPLO**
Exclusivo	O fármaco tem como alvo uma via genética ou bioquímica exclusiva do patógeno	Inibidor da síntese da parede celular bacteriana
Seletivo	O fármaco tem como alvo uma isoforma de determinada proteína exclusiva do patógeno	Inibidor da di-hidrofolato redutase (DHFR)
Comum	O fármaco tem como alvo uma necessidade metabólica específica do patógeno	5-fluorouracila

conseguinte, esse índice indica o grau de seletividade do fármaco na produção dos efeitos desejados. Um fármaco altamente seletivo, como a penicilina, pode ser frequentemente prescrito com segurança, dada a grande diferença entre suas concentrações terapêuticas e tóxicas. A margem de segurança de um fármaco menos seletivo, como o antineoplásico metotrexato, é muito menor, em decorrência de seu baixo índice terapêutico. Quanto mais se aprende sobre a biologia de patógenos e células cancerosas, mais é possível delinear fármacos dirigidos contra alvos mais seletivos. Por exemplo, imatinibe é um agente antineoplásico altamente específico, cujo alvo é o produto de um novo rearranjo gênico encontrado em células de leucemia mieloide crônica, mas não em células normais (ver Capítulo 1). Entretanto, é importante reconhecer que muitos alvos potenciais conhecidos permanecem inexplorados, dados os efeitos adversos inesperados, as propriedades farmacocinéticas desfavoráveis ou o custo proibitivo associado a fármacos experimentais que foram desenvolvidos contra esses alvos.

Alvos exclusivos de fármacos

Alvos exclusivos de fármacos incluem vias metabólicas, enzimas, genes que sofreram mutação e produtos gênicos presentes no patógeno ou na célula cancerosa, porém ausentes no hospedeiro. Um alvo que atrai agentes antibacterianos é o peptidoglicano da parede celular bacteriana (ver Capítulo 34). Essa estrutura é bioquimicamente exclusiva e essencial para a sobrevida das bactérias em crescimento. Penicilina e outros antibióticos betalactâmicos inibem as enzimas transpeptidases que catalisam a etapa final de ligação cruzada na síntese de peptidoglicanos. Sem peptidoglicanos, a síntese da parede celular bacteriana encontra-se comprometida, com consequente lise da célula. Em consequência de sua especificidade exclusiva para transpeptidases bacterianas, penicilinas exibem toxicidade mínima para o hospedeiro – de fato, a hipersensibilidade alérgica constitui a principal reação adversa.

Fungos apresentam dois alvos exclusivos que são explorados pelos agentes antifúngicos atualmente disponíveis. Como a parede da célula bacteriana, a parede da célula fúngica é bioquimicamente exclusiva e essencial à sobrevida. Equinocandinas inibem a síntese de β-(1,3)-D-glucano, componente essencial da parede da célula fúngica. O comprometimento da integridade da parede celular provoca lise da célula fúngica. Ergosterol, componente esterol presente na membrana fúngica, mas não na membrana do hospedeiro, constitui o segundo alvo

exclusivo dos fármacos antifúngicos (ver Capítulo 35). Atualmente, dispõe-se de duas classes de fármacos cujo alvo é o ergosterol: uma delas (azoles) bloqueia a biossíntese de ergosterol nas células fúngicas, enquanto a outra (polienos) quela o ergosterol nas membranas dos fungos. Ambos os tipos de fármacos alteram a permeabilidade da membrana e provocam a morte da célula fúngica. Alguns desses fármacos podem afetar o metabolismo do colesterol nas células humanas, bem como o do ergosterol nas células fúngicas; esses fármacos apresentam baixo índice terapêutico, e seu uso está associado a efeitos adversos significativos. Anfotericina, polieno utilizado no tratamento de infecções fúngicas sistêmicas, costuma, por exemplo, causar febre, tremores e toxicidade renal. Por conseguinte, até mesmo com alvo exclusivo, a seletividade pode representar significante desafio.

Inibição seletiva de alvos semelhantes

Muitos organismos exibem vias metabólicas semelhantes às dos seres humanos, mas, em decorrência da divergência evolutiva, apresentam distintas isoformas de enzimas ou receptores. Fármacos podem apresentar especificidades de ligação quantitativamente diferentes, com base nas diferenças bioquímicas. Como esses alvos são diferentes, porém não exclusivos, os índices terapêuticos resultantes são habitualmente menores que os observados com alvos exclusivos. Exemplos dessa estratégia incluem inibidores da enzima di-hidrofolato redutase (DHFR) e inibidores da síntese de proteínas bacterianas. DHFR é enzima crucial na síntese de subunidades de purinas e pirimidinas formadoras do DNA em muitos organismos (ver adiante). Todos os seres humanos, bactérias e protozoários utilizam a DHFR em sua síntese de DNA, porém as isoformas da DHFR são genética e estruturalmente distintas, de modo que podem servir de alvo para diferentes fármacos. O agente antineoplásico *metotrexato* inibe fortemente isoformas da DHFR em células humanas, bem como em células de bactérias e protozoários, de modo que a baixa seletividade desse fármaco provoca elevada toxicidade nas células do hospedeiro. A base da seletividade do metotrexato no tratamento do câncer não reside em diferença na isoforma da enzima entre células cancerosas e normais, mas sim na capacidade do fármaco de induzir apoptose nas células cancerosas, mas não na maioria das células normais. Em contrapartida, *trimetoprima* inibe seletivamente a DHFR bacteriana, enquanto *pirimetamina* inibe seletivamente a DHFR do parasito responsável pela malária. Por conseguinte, embora todas essas isoformas de DHFR se liguem ao mesmo substrato e catalisem a mesma reação, é possível explorar diferenças bioquímicas existentes na estrutura da DHFR para produzir inibição seletiva. A determinação da sequência de aminoácidos e da estrutura tridimensional das isoformas de DHFR de espécies diferentes pode proporcionar base molecular para delineamento racional de inibidores mais potentes e mais seletivos no futuro (Boxe 32.1).

À semelhança da síntese de proteínas em humanos, a síntese de proteínas bacterianas é processo de múltiplas etapas, que envolve ligação de mRNA ao ribossomo, decodificação de mRNA, síntese de ligações peptídicas, translocação da cadeia polipeptídica e liberação do polipeptídio do ribossomo. O mecanismo de síntese de proteínas das bactérias difere do observado em seres humanos, na medida em que são utilizados ribossomos de tamanhos distintos e diferentes RNA ribossômicos e proteínas. Várias classes de fármacos, incluindo macrolídios e aminoglicosídios, inibem a síntese de proteínas bacterianas (ver Capítulo 33). Antibióticos macrolídios, como *eritromi-*

BOXE 32.1 Futuro dos inibidores da di-hidrofolato redutase

Apesar da eficiência dos inibidores de DHFR disponíveis, é grande o interesse em desenvolver novos compostos. A farmacorresistência representa um problema, e, para muitas espécies, não se dispõe de inibidor seletivo. Recentes desenvolvimentos possibilitaram aos pesquisadores estabelecer a sequência de aminoácidos e as estruturas tridimensionais das isoformas de DHFR de vários organismos diferentes, incluindo complexos da enzima com inibidores de pequenas moléculas. Esses estudos proporcionaram uma base molecular para compreender tanto a catálise quanto a inibição enzimática (p. ex., o motivo por que alguns inibidores, como trimetoprima, ini-

bem efetivamente as DHFR bacterianas, mas não as dos mamíferos). É importante assinalar que esses estudos também sugerem como o delineamento de novo fármaco seria capaz de exercer inibição ainda mais potente ou seletiva. Por conseguinte, em lugar de utilizar métodos de "triagem aleatória" (que têm sido bem-sucedidos, porém ineficientes, no desenvolvimento de muitos inibidores enzimáticos atuais), poderá ser possível, em breve, aplicar essa poderosa tecnologia no planejamento eficiente de fármacos mais seletivos. O "planejamento racional de fármacos" configura substancial promessa para o futuro.

---

cina, ligam-se à subunidade ribossômica 50S das bactérias e bloqueiam a etapa de translocação dos peptídios, impedindo o aparecimento da proteína a partir do ribossomo. Antibióticos aminoglicosídios, como *estreptomicina* e *gentamicina*, ligam-se à subunidade ribossômica bacteriana 30S e comprometem a decodificação do mRNA. Geralmente, inibidores da síntese de proteínas bacterianas incluem ampla variedade de fármacos individuais com diversos mecanismos. Seletividade e toxicidades limitantes de doses desses fármacos são, com frequência, específicas de classe e/ou fármaco. Macrolídios, por exemplo, raramente produzem efeitos adversos graves, enquanto alguns dos aminoglicosídios apresentam ototoxicidade e nefrotoxicidade que limitam sua dosagem. Alguns efeitos adversos parecem resultar da ligação do fármaco aos ribossomos mitocondriais humanos, além dos ribossomos bacterianos. Por conseguinte, a inibição seletiva de alvos semelhantes, exemplificada por inibidores de DHFR e de síntese proteica, pode resultar em efeitos caracterizados por índices terapêuticos que variam desde valores baixos a altos, dependendo do fármaco em particular ou da classe de fármacos considerados.

Alvos comuns

Quando hospedeiro, o patógeno ou o câncer compartilham vias bioquímicas e fisiológicas comuns, é possível encontrar uma base para a seletividade se o patógeno, ou o câncer, necessitar de uma atividade metabólica ou se for afetado por sua inibição em maior grau que o hospedeiro. Essas diferenças relativamente mínimas são exploradas, com frequência, na farmacologia do câncer, explicando, assim, índices terapêuticos estreitos de muitos desses fármacos. Células tumorais originam-se de células normais que foram transformadas por mutações genéticas em células com crescimento desregulado. Essas células utilizam os mesmos mecanismos das células normais para seu crescimento e sua replicação. Por conseguinte, a inibição seletiva do crescimento de células cancerosas representa grande desafio.

Recentes descobertas identificaram várias proteínas que sofreram mutação ou hiperexpressão em células cancerosas, e inibidores seletivos dessas proteínas estão sendo cada vez mais usados na prática clínica (ver Capítulo 39). Não obstante, este ainda é o caso em que a base para a seletividade da maioria dos agentes antineoplásicos atualmente utilizados não provém de diferenças bioquímicas, mas de variações no comportamento de crescimento das células cancerosas e da suscetibilidade aumentada dessas células à indução de apoptose ou senescên-

cia. Câncer, como doença de proliferação persistente, necessita de divisão celular contínua. Por conseguinte, fármacos cujos alvos são processos envolvidos em síntese de DNA, mitose e progressão do ciclo celular podem matar rapidamente e de modo preferencial as células cancerosas que estão ciclando, em comparação com as células normais correspondentes. (Muitas estratégias quimioterápicas têm maior sucesso contra cânceres de crescimento rápido que contra os de crescimento lento.) Antimetabólitos, como *5-fluorouracila* (5-FU), inibem a síntese de DNA nas células em divisão (ver Capítulo 38). A 5-FU inibe a timidilato sintase, enzima responsável pela conversão de dUMP em dTMP, subunidade de pirimidina formadora do DNA. Como análoga das pirimidinas, 5-FU também é incorporada nos filamentos de RNA e DNA em crescimento, interrompendo, assim, a síntese desses filamentos. Ao provocar lesão do DNA, 5-FU induz a célula a ativar sua via apoptótica, resultando em morte celular programada. 5-FU é tóxica para todas as células humanas que efetuam síntese de DNA, portanto, é seletivamente tóxica para células tumorais de ciclo rápido (efeito terapêutico), bem como para tecidos do hospedeiro com alta renovação, como medula óssea e mucosa gastrintestinal (efeito adverso).

Esses exemplos ilustram a importância do estudo de biologia celular, biologia molecular e bioquímica de microrganismos e células cancerosas para identificar alvos específicos para inibição seletiva. Clinicamente, o reconhecimento de mecanismos dos fármacos e a base de sua seletividade podem ajudar a explicar os índices terapêuticos estreitos ou largos que têm impacto sobre posologia dos fármacos e estratégias de tratamento. É também importante compreender a seletividade dos fármacos quanto a seus alvos no combate da resistência a eles. Assim, princípios farmacológicos fundamentais das interações fármaco-receptor, efeitos terapêuticos e adversos e resistência a fármacos formam a base da seletividade dos alvos na terapia farmacológica antimicrobiana e antineoplásica.

▶ Patógenos, biologia da célula cancerosa e classes de fármacos

Intervenções farmacológicas têm como alvo diferenças específicas entre o hospedeiro e o patógeno microbiano ou a célula cancerosa. Esta seção examina algumas das características singulares que o processo de evolução conferiu aos microrganismos e as principais classes de fármacos dirigidas contra essas diferenças-alvo moleculares entre células do hospedeiro, patógenos e células cancerosas.

Bactérias

Bactérias são organismos procarióticos que frequentemente contêm alvos exclusivos para intervenção farmacológica. Alguns desses alvos já foram discutidos e estão ilustrados na Figura 32.1. Fármacos atualmente disponíveis interrompem replicação e reparo do DNA bacteriano (ver este capítulo e Capítulo 33), transcrição, translação (Capítulo 33) e síntese da parede celular (Capítulo 34).

Dependendo do papel do alvo do fármaco na fisiologia bacteriana, os agentes antibacterianos podem produzir efeitos bacteriostáticos ou bactericidas. Fármacos que inibem o crescimento do patógeno sem causar sua morte são denominados *bacteriostáticos*, os quais são dirigidos contra alvos de vias metabólicas essenciais para o crescimento das bactérias, mas não para sua sobrevida. Inibidores da síntese proteica (aminoglicosídios constituem uma exceção) exercem, em sua maioria, efeito bacteriostático. A eficiência clínica desses fármacos baseia-se na integridade do sistema imune do hospedeiro para eliminar bactérias que não crescem (mas que permanecem viáveis). Em contrapartida, fármacos *bactericidas* matam bactérias. Inibidores da síntese da parede celular (penicilinas e cefalosporinas) provocam, por exemplo, lise bacteriana quando as bactérias crescem em meios hipertônicos ou hipotônicos ou são expostas a esses ambientes. Por conseguinte, infecções bacterianas no hospedeiro imunocompetente podem ser frequentemente tratadas com agentes bacteriostáticos, enquanto o tratamento de infecções bacterianas no hospedeiro imunocomprometido frequentemente exige o uso de fármacos bactericidas.

É também importante considerar os efeitos bacteriostáticos e bactericidas quando se utilizam antibióticos em combinação (ver Capítulo 40). *A associação de fármaco bacteriostático a fármaco bactericida pode resultar em efeitos antagonistas.* O agente bacteriostático tetraciclina, por exemplo, inibe a síntese de proteínas e retarda, portanto, crescimento e divisão celulares. A ação desse fármaco antagoniza os efeitos de inibidor de síntese da parede celular, como penicilina, que necessita do crescimento bacteriano para ser efetivo. Em contrapartida, *a associação de dois fármacos bactericidas pode ser sinérgica*; isto é, o efeito da associação é maior que a soma dos efeitos de cada fármaco isoladamente (com as mesmas doses de ambos os fármacos). A associação de penicilina-aminoglicosídio, por exemplo, pode ter efeito sinérgico, uma vez que a inibição da síntese da parede celular bacteriana pela penicilina possibilita maior entrada do aminoglicosídio na célula. A combinação de dois agentes bacteriostáticos também pode ser sinérgica (ver adiante Sinergismo de inibidores da DHFR e sulfonamidas).

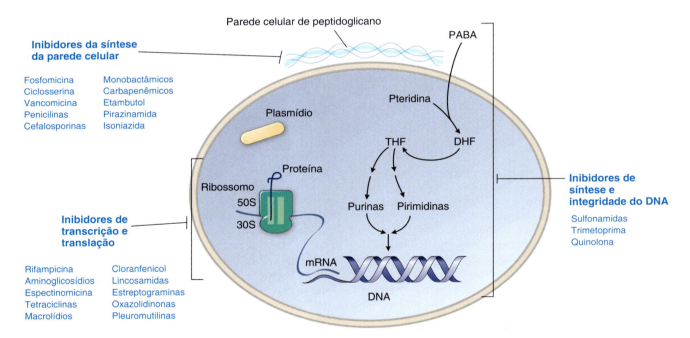

FIGURA 32.1 Sítios de ação das classes de agentes antibacterianos. As classes de fármacos antibacterianos são geralmente divididas em três grupos gerais. Os fármacos do primeiro grupo inibem enzimas específicas envolvidas em síntese e integridade do DNA: sulfonamidas e trimetoprima inibem formação ou uso de compostos de folato, que são necessários para a síntese de nucleotídios; quinolonas inibem a topoisomerase tipo II das bactérias. Fármacos que têm como alvo transcrição e translação inibem os processos bacterianos que medeiam a síntese de RNA e proteínas: rifampicina inibe a RNA polimerase DNA-dependente bacteriana; aminoglicosídios, espectinomicina e tetraciclinas inibem a subunidade ribossômica 30S das bactérias; macrolídios, cloranfenicol, lincosamidas, estreptograminas, oxazolidinonas e pleuromutilinas inibem a subunidade ribossômica 50S bacteriana. Um terceiro grupo de fármacos inibe etapas específicas na síntese da parede celular bacteriana: fosfomicina e ciclosserina inibem etapas iniciais na síntese de monômeros de peptidoglicano; vancomicina liga-se a intermediários do peptidoglicano, inibindo sua polimerização; penicilinas, cefalosporinas, monobactâmicos e carbapenêmicos inibem a ligação cruzada do peptidoglicano; e etambutol, pirazinamida e isoniazida inibem processos necessários para a síntese de parede celular e de membrana externa do *Mycobacterium tuberculosis*. Há diversos fármacos antibacterianos clinicamente úteis que não se enquadram em nenhum desses três grupos; um exemplo recente é daptomicina. O desenvolvimento de resistência representa um problema para todos os agentes antibacterianos. Muitas bactérias transportam plasmídios (pequenos segmentos circulares de DNA) com genes que conferem resistência a determinado agente bacteriano ou classe de agentes. PABA = ácido para-aminobenzoico; DHF = di-hidrofolato; THF = tetraidrofolato.

Fungos e parasitos

Eucariotas, que incluem fungos patogênicos (leveduras e bolores) e parasitos (protozoários e helmintos), bem como todos organismos multicelulares, são mais complexos que bactérias. As células desses organismos contêm núcleo e organelas delimitadas por membrana, bem como membrana plasmática. As células eucarióticas se reproduzem por divisão mitótica e não por divisão binária. Dadas as semelhanças entre células humanas, fúngicas e parasitárias, pode ser mais difícil combater infecções originadas por fungos e parasitos que infecções bacterianas. Entretanto, o ônus de doença causada por esses organismos é enorme. Infecções parasitárias provocadas por protozoários e helmintos (vermes) acometem cerca de 3 bilhões de pessoas no mundo inteiro, particularmente nos países menos desenvolvidos, onde morbidade e mortalidade podem ser devastadoras. Tanto nas regiões desenvolvidas quanto nas menos desenvolvidas do mundo, observa-se número crescente de pacientes que apresentam imunocomprometimento em decorrência de AIDS, quimioterapia do câncer, transplante de órgãos e idade avançada. Esses pacientes mostram-se particularmente suscetíveis às infecções fúngicas e parasitárias, que estão se tornando mais proeminentes e exigirão maior atenção no futuro.

Os agentes antifúngicos disponíveis no momento atual podem ser divididos em quatro classes principais. Conforme assinalado, polienos (p. ex., *anfotericina*, *nistatina*) e azoles (p. ex., *miconazol*, *fluconazol*) têm como alvo seletivo o ergosterol na membrana celular dos fungos. Equinocandinas (p. ex., *caspofungina*, *micafungina*) inibem a síntese de β-(1,3)-D-glicanos na membrana celular dos fungos. Pirimidinas, como *5-fluorocitosina*, inibem a síntese de DNA. Outra classe de antifúngicos diversos, em sua maioria ácidos, é utilizada apenas topicamente, em decorrência da toxicidade sistêmica inaceitável. Como ocorre com os antibacterianos, fármacos antifúngicos, que podem ser fungistáticos ou fungicidas, e essa distinção é, em geral, determinada de modo empírico. Assim, azoles, por exemplo, interferem no metabolismo do ergosterol fúngico mediado por citocromo P450. Muitos azoles (p. ex., *itraconazol* e *fluconazol*) são fungistáticos. Agentes azólicos mais recentes (p. ex., *voriconazol* e *ravuconazol*) podem ter atividade fungicida contra algumas espécies de fungo. Quando comparados com fármacos fungistáticos, agentes fungicidas são mais eficazes e de ação mais rápida, possibilitando esquemas de dosagem mais favoráveis. Agentes antifúngicos são discutidos de modo mais pormenorizado no Capítulo 35.

Parasitos exibem ciclos de vida e vias metabólicas complexos e diversificados, e o tratamento das infecções parasitárias utiliza ampla variedade de fármacos antiparasitários (ver Capítulo 36). Malária constitui exemplo de infecção causada por parasito complexo que, apesar de ser teoricamente suscetível a numerosas classes de fármacos, está se tornando resistente a muitas terapias atualmente disponíveis. É transmitida quando a fêmea do mosquito *Anopheles* deposita esporozoítos de *Plasmodium* na corrente sanguínea humana. Os parasitos, então, abandonam a circulação e desenvolvem-se em esquizontes teciduais no fígado, os quais esquizontes teciduais sofrem ruptura, liberando merozoítos que novamente passam para a circulação, infectando os eritrócitos (hemácias). A seguir, os parasitos amadurecem em trofozoítos e, por fim, em esquizontes maduros. Os esquizontes maduros são liberados na corrente sanguínea quando os eritrócitos sofrem ruptura, causando a febre cíclica típica associada à malária. Agentes antimaláricos têm como alvo diferentes estágios do ciclo de vida do protozoário; podem-se utilizar várias classes de fármacos, dependendo do

padrão local de resistência. Aminoquinolinas (como o prévio fármaco de primeira linha, *cloroquina*) inibem a polimerização do heme no interior do eritrócito; acredita-se que o heme não polimerizado seja tóxico para plasmódios intraeritrocitários. Inibidores da di-hidrofolato redutase, inibidores da síntese proteica, artemisinas e outras classes de fármacos também são utilizados no tratamento da malária. Como resistência a cloroquina é agora comum, e aumentou a resistência à maioria dos agentes antimaláricos, a OMS recomenda que não seja prescrita monoterapia em esquema de primeira linha para a malária. Hoje em dia, são preconizadas associações de fármacos como tratamentos de primeira linha. Resistência a artemisinina e derivados já foi constatada, e a OMS preconiza associações medicamentosas com artemisinina, tanto para aumentar a eficácia como para reduzir a propagação da malária farmacorresistente. Combinações de um agente à base de artemisinina com *amodiaquina*, *mefloquina* ou *sulfadoxina-pirimetamina* são opções recomendadas. Malária é apenas um exemplo que ilustra as complexidades do ciclo de vida dos parasitos e do uso de fármacos no tratamento de infecções parasitárias.

Vírus

Vírus são microrganismos não celulares que, em geral, consistem em um cerne de RNA ou DNA (ácidos nucleicos), circundado por capsídeo de proteínas. Alguns vírus também apresentam envelope lipídico derivado da célula do hospedeiro que contém proteínas virais. Os vírus carecem da capacidade de sintetizar proteínas e devem recorrer aos mecanismos da célula hospedeira. A maioria dos vírus também codifica proteínas distintas ou até mesmo únicas, que não são normalmente produzidas pelas células humanas. Muitas dessas proteínas estão envolvidas no ciclo de vida do vírus, mediando sua fixação e entrada na célula do hospedeiro, desnudamento do capsídeo viral, replicação do genoma viral, montagem e maturação das partículas virais e liberação da progênie do vírus da célula hospedeira. Esses processos específicos dos vírus são frequentemente utilizados como alvos por fármacos antivirais. Um diagrama esquemático do ciclo de vida geral dos vírus é apresentado para ilustrar os estágios da replicação viral que podem ser utilizados como alvos por agentes antivirais (Figura 32.2). Como esses alvos estão presentes apenas durante a replicação viral ativa, vírus que exibem latência não são bem controlados por agentes antivirais.

Uma proteína viral distinta é a protease do HIV. Essa enzima cliva proteínas precursoras virais para produzir proteínas estruturais e enzimas necessárias ao processo de maturação do vírus. Na ausência da protease do HIV, são produzidos apenas virions (partículas virais individuais) imaturos e não infecciosos. Inibidores da protease do HIV imitam estruturalmente os substratos naturais da protease, porém contêm uma ligação que não pode ser clivada. Esses fármacos são inibidores competitivos no sítio ativo da enzima (ver Capítulo 37). Em associação a outras classes de agentes anti-HIV, inibidores da protease ajudam a revolucionar o tratamento de pacientes com HIV/AIDS.

Várias classes de fármacos têm como alvos proteínas distintas que são codificadas pelo vírus *influenza*. Zanamivir e *oseltamivir* têm como alvo uma neuraminidase viral que é vital para a liberação de virions das células hospedeiras. *Amantadina* e *rimantadina* atuam sobre a proteína de membrana M2 (um canal de prótons) do vírus da *influenza*, inibindo o desnudamento viral. Embora esses fármacos anti-*influenza* sejam inibidores altamente efetivos da neuraminidase e do canal de

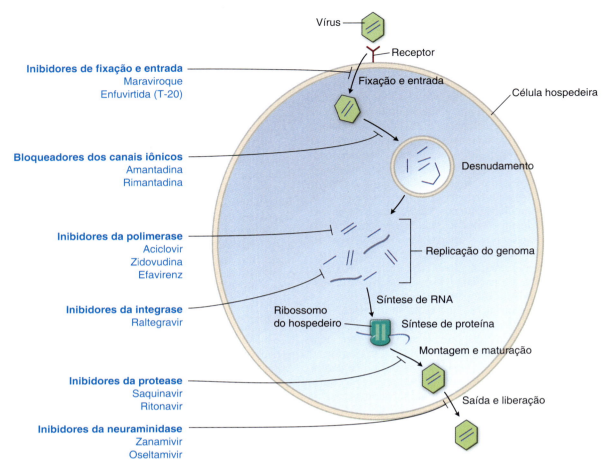

FIGURA 32.2 Estágios do ciclo de vida viral sobre os quais atuam classes de fármacos antivirais. O ciclo de vida viral começa com a fixação do vírus a receptor da célula hospedeira, seguida de sua entrada na célula. O vírus, então, sofre desnudamento, algumas vezes em compartimento endossômico. O ácido nucleico viral desnudado sofre replicação de seu genoma; os genes virais são transcritos (síntese de RNA); e o RNA viral codificado é transladado para proteínas nos ribossomos da célula hospedeira. O genoma viral replicado e as proteínas virais são organizados em um virion (partícula viral), que, em seguida, é liberado da célula hospedeira. O processo de montagem e/ou liberação dos virions é muitas vezes acompanhado de maturação do vírus em agente infeccioso, capaz de repetir esse ciclo de vida em nova célula hospedeira. Maraviroque e enfuvirtida (T-20), agentes anti-HIV, bloqueiam conexão e entrada do HIV nas células hospedeiras. Amantadina e rimantadina, bloqueadores de canais iônicos, inibem o desnudamento do vírus da *influenza*. Inibidores da polimerase constituem grande classe de agentes antivirais que incluem aciclovir, zidovudina e efavirenz; esses fármacos inibem a replicação do genoma viral ao interferir em DNA polimerase viral (aciclovir) e transcriptase reversa (zidovudina e efavirenz). O agente anti-HIV raltegravir inibe a replicação do genoma viral ao interferir com a integrase viral. Inibidores da protease, como saquinavir e ritonavir, que são agentes anti-HIV, inibem a maturação viral. Inibidores da neuraminidase bloqueiam a liberação das partículas do vírus *influenza* pela célula hospedeira.

prótons virais, respectivamente, não revolucionaram o tratamento da *influenza* com a mesma extensão dos fármacos anti-HIV no caso do HIV. Como a maioria das infecções gripais é identificada clinicamente quando o sistema imune já começou a erradicar o vírus, esses fármacos só exercem efeito limitado sobre os sintomas gripais. Esse exemplo ilustra o fato de que mesmo inibidores seletivos com altos índices terapêuticos não são necessariamente fármacos muito efetivos na clínica.

Na atualidade, os agentes antivirais mais importantes são inibidores da polimerase. A maioria dos vírus utiliza uma polimerase viral, RNA ou DNA polimerase, para replicar seu material genético. Inibidores da polimerase mostram-se especialmente efetivos contra herpesvírus humanos, HIV e vírus da hepatite B. Dois tipos de inibidores da polimerase são análogos de nucleosídios e inibidores não nucleosídios da transcriptase reversa (NNTR). Análogos de nucleosídios (como *zidovudina* [AZT ou ZDV] e *aciclovir*) tornam-se fosforilados, portanto, ativados por quinases virais ou celulares (enzimas fosforilantes), quando passam a inibir competitivamente a polimerase

viral e, em alguns casos, incorporam-se no filamento de DNA em crescimento. A seletividade depende das afinidades relativas do análogo de nucleosídio pelas quinases e polimerases virais e celulares. Inibidores não nucleosídios da transcriptase reversa (como *efavirenz*) inibem a transcriptase reversa viral, impedindo a replicação do DNA. Mutações em genes da polimerase viral constituem importante mecanismo de resistência aos inibidores da polimerase.

O Capítulo 37 fornece discussão detalhada da farmacologia dos agentes antivirais.

Células cancerosas

O câncer é doença de proliferação celular, em que células normais são transformadas por mutação genética em células com crescimento descontrolado. As células neoplásicas competem com as células normais pela obtenção de energia e nutrição, resultando em deterioração da função orgânica normal. Cânceres também comprimem órgãos vitais por seus efeitos expansivos.

Carcinogênese, quimioterapia e modelo de matança celular logarítmica de regressão tumoral são discutidos adiante, fornecendo uma visão geral da farmacologia do câncer. Os Capítulos 38 e 39 devem ser estudados com esses princípios em mente, e o Capítulo 40 fornece exemplos integrados das aplicações clínicas da quimioterapia antineoplásica de combinação.

Carcinogênese e proliferação celular

A carcinogênese ocorre em três etapas principais – transformação, proliferação e metástase. *Transformação* refere-se à mudança no fenótipo de uma célula com controle normal de seu crescimento para uma célula com crescimento descontrolado. Dano genético não letal (mutação) pode ser herdado na linhagem germinativa, surgir de modo espontâneo ou ser causado por agentes ambientais, como substâncias químicas, radiação ou vírus. Se não houver reparo da lesão do DNA, os genes que sofreram mutação (p. ex., genes envolvidos em regulação do crescimento e reparo do DNA) podem expressar produtos gênicos alterados que propiciam crescimento e proliferação celulares anormais. Mutações podem ativar genes que promovem crescimento, inativar genes que inibem crescimento, alterar genes que regulam apoptose, conferir imortalização celular e inativar genes de reparo do DNA. A expressão de produtos gênicos alterados e/ou a perda de proteínas reguladoras podem causar instabilidade genética e crescimento descontrolado. Inicialmente, cânceres são, em sua maioria, clonais (i. e., geneticamente idênticos à célula precursora única), porém desenvolvem heterogeneidade à medida que novas mutações aumentam a variação genética entre as células-filhas. Quando ocorre seleção de uma progênie de células com maior capacidade de sobrevida, verifica-se aumento na proliferação celular, e o tumor progride para heterogeneidade cada vez maior. Por conseguinte, carcinogênese, ou seja, a progressão de uma célula normal para um tumor maligno, é processo de múltiplas etapas, que exige acúmulo de múltiplas alterações genéticas. Quanto mais for aprendido sobre a base molecular da carcinogênese, mais essas diferenças genéticas poderão ser utilizadas como alvos de terapia farmacológica seletiva.

O crescimento de células transformadas em tumor requer *proliferação*, isto é, aumento no número de células. Células humanas em divisão progridem pelo ciclo celular (ou ciclo mitótico) que consiste em fases distintas. Os dois eventos-chave no ciclo celular são síntese de DNA durante a *fase S* e divisão da célula-mãe em duas células-filhas durante a mitose ou *fase M*. A fase entre a divisão celular e a síntese de DNA é denominada *lacuna 1 (G1)*, e a fase entre a síntese de DNA e a mitose é denominada *G2*. Proteínas denominadas *ciclinas* e *quinases dependentes de ciclinas (QDC)* governam a progressão pelas fases do ciclo celular; mutações em genes de ciclinas e/ou QDC podem resultar em transformação neoplásica.

Uma célula cancerosa em proliferação tem três destinos possíveis: a célula-filha pode tornar-se quiescente, entrando em fase de repouso denominada *G0*; a célula pode entrar no ciclo e proliferar; ou a célula pode morrer. A razão entre o número de células em proliferação e o número total de células no tumor é denominada *fração de crescimento*. A fração média de crescimento de tumor é de cerca de 20%, porque apenas uma em cada cinco células participa do ciclo celular em determinado momento. A maioria dos agentes antineoplásicos tem como alvos as células em divisão. Por conseguinte, células tumorais em estado quiescente (G0), tais como células sem nutrientes no centro de grande tumor, não são facilmente destruídas por quimioterapia. Cânceres pequenos ou de rápido crescimento (*i. e.*,

cânceres com elevada fração de crescimento, como leucemias) frequentemente respondem de modo mais favorável à quimioterapia que grandes tumores volumosos. Infelizmente, células dos tecidos normais caracterizadas por elevada fração de crescimento, como as de medula óssea e mucosa gastrintestinal, também são destruídas por agentes antineoplásicos, resultando em toxicidades limitantes de dose.

Células tumorais não proliferam de modo isolado. Células cancerosas transformadas secretam e induzem uma variedade de mediadores químicos, que induzem ambiente local especializado. Esses mediadores químicos incluem fatores de crescimento, como o fator de crescimento da epiderme (FCE), e foram desenvolvidos inibidores da sinalização de fatores de crescimento para uso clínico na quimioterapia antineoplásica. Alguns tumores criam um estroma protetor de tecido conjuntivo fibroso; por exemplo, essa propriedade torna palpáveis os nódulos do câncer de mama. A maioria dos tumores sólidos também requer indução do crescimento de vasos sanguíneos (angiogênese) para liberar nutrientes no centro do tumor; por esse motivo, inibidores da angiogênese representam valiosa classe de agentes antineoplásicos.

Células cancerosas podem adquirir a capacidade de invadir tecidos e produzir *metástases* em todo o corpo. Para que ocorra metástase, células tumorais devem sofrer mutações que propiciem sua invasão em tecidos e vasos, implantação em cavidades, disseminação por vasos linfáticos ou sanguíneos e crescimento em novo ambiente. Em geral, tumores primários agressivos e de rápido crescimento têm mais tendência a metástases que os mais indolentes e de crescimento lento. No processo de adquirir mutações, as células tumorais também podem desenvolver padrões diferenciais de expressão de receptores e sensibilidade a fármacos. Com frequência, embora o tumor primário possa responder bem à quimioterapia, as células metastáticas desdiferenciadas respondem de modo precário. Por conseguinte, a disseminação metastática frequentemente representa sinal de prognóstico sombrio.

Quimioterapia

No momento em que um tumor sólido típico torna-se clinicamente evidente, ele já contém pelo menos 10^9 células, adquiriu heterogeneidade e desenvolveu um estroma circundante. O tumor pode ou não ter metástases longe de seu local de origem ("local primário"), em um ou mais locais secundários. Esses fatores podem dificultar o tratamento farmacológico do câncer. Na atualidade, a maioria dos agentes quimioterápicos tradicionais interfere na proliferação celular e baseia-se em ciclo celular rápido e/ou promoção de apoptose para sua seletividade relativa contra as células cancerosas (Figura 32.3). Conforme assinalado, tumores são mais sensíveis à quimioterapia quando apresentam crescimento rápido, basicamente por estarem progredindo pelo ciclo celular. *Essas células metabolicamente ativas são suscetíveis a fármacos que interferem em crescimento e divisão celulares (hipótese da mitotoxicidade)*. Inúmeros agentes antineoplásicos interferem no ciclo celular em determinada fase; esses fármacos são denominados *ciclo-específicos*. Outros agentes antineoplásicos atuam independentemente do ciclo celular e são denominados *não ciclo-específicos* (Figura 32.4). Inibidores da síntese de DNA, como antimetabólitos e inibidores da via do folato, são específicos da fase S. Venenos dos microtúbulos, como taxanos e alcaloides da vinca, interferem na formação do fuso mitótico durante a fase M. Agentes alquilantes que lesam DNA e outras macromoléculas celulares atuam durante todas as fases do ciclo celular. Essas várias

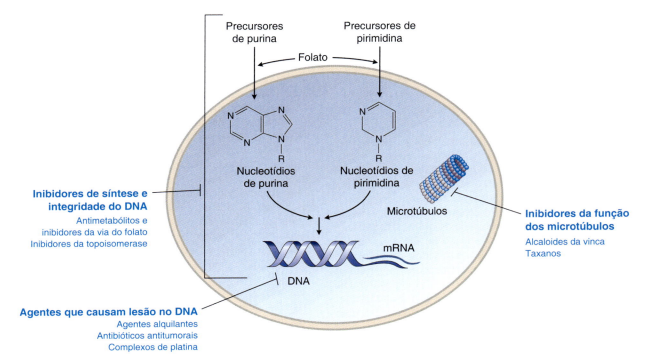

FIGURA 32.3 Classes de agentes antineoplásicos. Muitas células cancerosas dividem-se com mais frequência que as células normais, e células cancerosas frequentemente podem ser destruídas de modo preferencial, utilizando três processos críticos de crescimento e divisão celulares como alvos. Agentes que provocam lesão do DNA alteram sua estrutura e, consequentemente, promovem apoptose da célula. Esses fármacos incluem agentes alquilantes (que acoplam grupos alquila de modo covalente a sítios nucleofílicos no DNA), antibióticos antitumorais (que provocam lesão do DNA com radicais livres) e complexos de platina (que estabelecem ligações cruzadas no DNA). Inibidores de síntese e integridade do DNA bloqueiam etapas intermediárias na síntese de DNA; esses agentes incluem antimetabólicos e inibidores da via do folato (que inibem o metabolismo de purinas e pirimidinas) e inibidores da topoisomerase (que induzem lesão do DNA durante enrolamento e desenrolamento). Inibidores da função dos microtúbulos interferem no fuso mitótico, necessário para divisão da célula. Esse grupo de fármacos inclui alcaloides da vinca, que inibem a polimerização dos microtúbulos, e taxanos, que estabilizam os microtúbulos polimerizados. Na figura não são ilustradas outras classes de agentes antineoplásicos – como hormônios, anticorpos monoclonais específicos contra tumores, antagonistas dos receptores de fatores de crescimento, inibidores da transdução de sinais, inibidores dos proteassomos e inibidores da angiogênese (ver Capítulo 39).

classes de fármacos podem ser administradas em combinação, utilizando fármacos ciclo-específicos dirigidos contra células mitoticamente ativas, e agentes não ciclo-específicos para matar células tumorais tanto no ciclo quanto fora dele (ver Capítulo 40).

Todavia, a hipótese da mitotoxicidade da terapia antineoplásica não resolve alguns aspectos enigmáticos. Apesar de a quimioterapia para o câncer ser frequentemente tóxica para medula óssea, mucosa gastrintestinal e folículos pilosos, esses tecidos habitualmente se recuperam, enquanto cânceres (no tratamento bem-sucedido) com similares cinéticas de crescimento são erradicados. *Na atualidade, está bem estabelecido que quase todos os agentes quimioterápicos também provocam apoptose das células cancerosas.* A lesão do DNA é normalmente percebida por moléculas, como p53, que interrompem o ciclo celular para que haja tempo necessário para o reparo da lesão. Se o dano não for reparado, uma cascata de eventos bioquímicos é deflagrada, resultando em *apoptose* (morte celular programada). Por conseguinte, uma célula cancerosa com capacidade deficiente de reparo de seu DNA pode sofrer apoptose, enquanto uma célula normal tem capacidade de reparar seu DNA e recuperar-se. Cânceres que expressam p53 de tipo selvagem, como a maioria de leucemias, linfomas e cânceres testiculares, são, com frequência, altamente responsivos à quimioterapia. Em contrapartida, cânceres que adquirem uma mutação em p53, incluindo muitos cânceres de pâncreas, pulmão e cólon, exibem, com frequência, resposta mínima ou são até mesmo resistentes aos fármacos que provocam lesão do DNA, porque a apoptose não é deflagrada em resposta ao dano do DNA.

Nas últimas décadas, avanços em biologia da célula cancerosa resultaram na criação de novas classes de agentes terapêuticos, cujos alvos são especificamente as vias moleculares responsáveis pelo crescimento descontrolado das células cancerosas. O conceito emergente é que cânceres específicos podem se tornar dependentes de fator de crescimento próprio ou via de transdução de sinal específica para seu crescimento e sobrevida, e que o direcionamento seletivo para essas vias seria a base para a destruição seletiva de células cancerosas e preservação de células normais (que são menos dependentes de uma via específica). Esse conceito e as muitas novas classes de agentes antineoplásicos elaboradas recentemente – inclusive anticorpos monoclonais tumor-específicos, antagonistas de fatores de crescimento, inibidores da transdução de sinais, inibidores de proteossomas e inibidores da angiogênese – são discutidos no Capítulo 39.

Modelo de matança celular logarítmica

O *modelo de matança celular logarítmica* baseia-se em taxas experimentalmente observadas de crescimento e regressão de tumores em resposta à quimioterapia. Em geral, o crescimento de tumores é exponencial, e o tempo de duplicação (*i. e.*, o tempo necessário para haver duplicação do número total de células cancerosas) depende do tipo de câncer. O câncer testicular, por

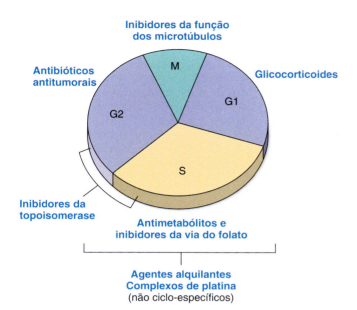

FIGURA 32.4 Especificidade de algumas classes de agentes antineoplásicos quanto ao ciclo celular. O ciclo celular é dividido em quatro fases. A divisão celular em duas células-filhas idênticas ocorre durante a mitose (fase M). A seguir, as células passam para o período de intervalo 1 (G1), que se caracteriza por metabolismo ativo na ausência de síntese de DNA. As células replicam seu DNA durante a fase de síntese (S). Após completar a fase S, a célula prepara-se para a mitose durante a fase de intervalo 2 (G2). Alguns agentes antineoplásicos exibem especificidade para diferentes fases do ciclo celular, dependendo de seu mecanismo de ação. Inibidores da função dos microtúbulos afetam células na fase M; glicocorticoides afetam células em G1; antimetabólitos e inibidores da via do folato afetam células na fase S; antibióticos antitumorais afetam células em G2; e inibidores da topoisomerase afetam células em fase S e G2. Agentes alquilantes e complexos de platina afetam a função celular em todas as fases e são, portanto, não ciclo-específicos. A especificidade diferencial das várias classes de fármacos quanto ao ciclo celular possibilita seu uso em associação para alcançar diferentes populações de células. Fármacos ciclo-específicos, por exemplo, podem ser administrados para atuar ativamente em células neoplásicas em replicação, enquanto agentes não ciclo-específicos podem ser utilizados para atuar sobre células neoplásicas quiescentes (que não estão em replicação). Outras classes de agentes antineoplásicos – tais como hormônios, anticorpos monoclonais tumor-específicos, antagonistas de receptor de fator de crescimento, inibidores de transdução de sinal, inibidores de proteossomos e inibidores da angiogênese – não são ilustrados (ver Capítulo 39).

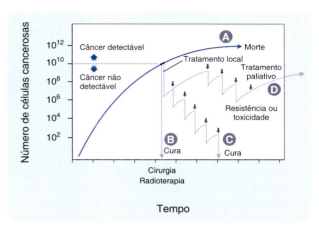

FIGURA 32.5 Modelo de matança celular logarítmica de crescimento e regressão tumorais. O modelo de matança celular logarítmica prediz que os efeitos da quimioterapia antineoplásica podem ser considerados como processo de primeira ordem. Ou seja, determinada dose de fármaco mata uma *fração* constante de células tumorais, e o número de células destruídas depende do número total de células remanescentes. As quatro curvas (A–D) representam quatro possíveis desfechos da terapia antineoplásica. A *curva A* é a curva de crescimento do câncer não tratado, que continua crescendo com o decorrer do tempo, levando, por fim, à morte do paciente. A *curva B* representa o tratamento local curativo (cirurgia e/ou radioterapia) antes da disseminação metastática da neoplasia maligna. A *curva C* representa o tratamento local do tumor primário, seguido imediatamente de quimioterapia sistêmica administrada em ciclos (*setas para baixo*) para erradicar células cancerosas metastáticas remanescentes. Observe que cada ciclo de quimioterapia reduz o número de células cancerosas por uma fração constante (aqui, em cerca de dois "logs", ou aproximadamente 99%) e que ocorre algum crescimento do câncer, na medida em que os tecidos normais têm tempo para se recuperar entre os ciclos de quimioterapia. A *curva D* representa o tratamento local seguido de quimioterapia sistêmica, que falha quando o tumor torna-se resistente aos fármacos utilizados ou quando surgem efeitos tóxicos dos fármacos que são intoleráveis para o paciente. Observe que, em geral, é necessária a presença de 10^9 a 10^{10} células cancerosas para que um tumor se torne detectável; por esse motivo, são necessários múltiplos ciclos de quimioterapia para erradicar o câncer, mesmo quando não há nenhum tumor remanescente detectável.

exemplo, frequentemente apresenta tempo de duplicação de no mínimo 1 mês, enquanto o câncer de cólon tende a duplicar a cada 3 meses. Em tumores sólidos, o câncer pode crescer de modo exponencial até alcançar tamanho passível de ser observado clinicamente. *O modelo de matança celular logarítmica estabelece que a destruição celular causada pela quimioterapia do câncer é de primeira ordem;* ou seja, cada dose de quimioterapia mata uma fração constante de células. Se o tumor começa com 10^{12} células e 99,99% forem destruídas, permanecerão 10^8 células malignas. A próxima dose de quimioterapia matará 99,99% das células remanescentes, e assim por diante. Ao contrário dos agentes antibacterianos, que frequentemente podem ser utilizados em alta dose constante até a erradicação das bactérias, a maioria dos agentes antineoplásicos deve ser administrada de modo intermitente para reduzir os efeitos adversos tóxicos. A administração intermitente possibilita recuperação parcial das células normais, mas também dá tempo para o crescimento de novas células cancerosas e desenvolvimento de resistência a fármacos nas células cancerosas. Conforme ilustrado na Figura 32.5, "ciclos" intermitentes de quimioterapia

são administrados até que todas as células cancerosas sejam destruídas ou o tumor desenvolva resistência. Células resistentes a fármacos continuam crescendo de modo exponencial, a despeito do tratamento, levando, por fim, à morte do hospedeiro. Qualquer melhora nas taxas de erradicação de populações de células malignas provavelmente requer uso de doses mais altas de agentes quimioterápicos (as quais são limitadas pela ocorrência de toxicidade e resistência) ou instituição de terapia no momento em que o tumor contém menor número de células (implicando detecção mais precoce). Terapias adjuvantes, como cirurgia e radioterapia, constituem outras modalidades importantes utilizadas para reduzir o número de células tumorais antes do início da quimioterapia. Cirurgia e radioterapia também podem recrutar maior número de células tumorais no ciclo celular e, assim, aumentar a suscetibilidade dessas células a agentes ciclo-específicos.

▶ Mecanismos de farmacorresistência

Uma vez apresentada essa introdução geral da farmacologia de agentes que têm como alvos bactérias, fungos, parasitos, vírus e câncer, serão discutidos mecanismos de resistência a fármacos, que constituem importante problema em toda a farmacologia antimicrobiana e antineoplásica. Embora a resistência às terapias farmacológicas atuais esteja surgindo de modo relativamente rápido, a taxa de introdução de novos fármacos (particularmente agentes antimicrobianos) é relativamente lenta. Doenças anteriormente curáveis, como gonorreia e febre tifoide, estão se tornando mais difíceis de tratar, e antigas doenças fatais, como tuberculose e malária, estão se tornando cada vez mais resistentes em todo o mundo. Em algumas partes da China, 99% dos microrganismos isolados responsáveis pela gonorreia são resistentes a múltiplos fármacos. Nos EUA, 60% das infecções hospitalares por bactérias gram-positivas são causadas por micróbios resistentes a fármacos. Tuberculose, a quarta causa principal de morte por doenças infecciosas no mundo, apresenta, no momento atual, taxa global de 5% de resistência a múltiplos fármacos (MDR, *multidrug resistance*), embora a taxa de MDR em novos casos de tuberculose varie de 14,6% (Uzbequistão) a 22,3% (Azerbaijão). O aparecimento de tuberculose MDR nos EUA constitui preocupação especial, em decorrência da disseminação desse microrganismo pelo ar. Apesar dessas tendências desanimadoras, apenas cinco novas classes de antibióticos – oxazolidinonas (*linezolida*), lipopeptídios (*daptomicina*), pleuromutilinas (*retapamulina*), estreptograminas (*quinupristina/dalfopristina*) e glicilciclinas (*tigeciclina*) – foram adicionadas à prática clínica nas últimas quatro décadas. Vários exemplos de microrganismos com resistência a fármaco rapidamente emergente sugerem que esse problema precisa ser solucionado imediatamente.

Como patógenos e células cancerosas são capazes de evoluir rapidamente em resposta a pressões adaptativas, resistência a fármacos pode eventualmente aparecer com uso de qualquer agente antimicrobiano ou antineoplásico. Em população de micróbios ou células transformadas, as células que contêm mutações aleatórias promovendo competência sobreviverão. Assim, elevado número de células, rápida taxa de crescimento e taxa elevada de mutações promovem o desenvolvimento de população heterogênea de células que podem adquirir resistência por meio de escape mutacional. Como o uso de um fármaco seleciona inerentemente microrganismos capazes de sobreviver na presença de altas concentrações desse fármaco, resistência é consequência inerente a terapia farmacológica. Em muitos casos, o aparecimento de resistência a fármaco atrapalha o tratamento efetivo.

Causas genéticas da farmacorresistência

A recente explosão da resistência a fármaco tem causas genéticas e não genéticas. Mecanismos genéticos de resistência surgem de mutações cromossômicas e de troca de material genético. A Tabela 32.2 arrola os principais mecanismos de farmacorresistência genética que podem ser causados por mutação cromossômica ou troca genética.

Em geral, ocorrem mutações cromossômicas em gene(s) que codifica(m) o alvo do fármaco ou genes que codificam sistemas de transporte ou metabólicos do fármaco. Essas mutações podem ser, então, transferidas às células-filhas (*transmissão vertical*), criando patógenos ou células cancerosas resistentes a fármaco. Alternativamente, bactérias podem adquirir resistência ao receber material genético de outras bactérias (*transmissão horizontal*). Como exemplo, temos *Staphylococcus aureus* resistente à meticilina (SARM) e enterococo resistente à vancomicina (ERV) são capazes de produzir infecções hospitalares altamente temíveis, na medida em que essas bactérias contêm genes de resistência adquirida. Bactérias adquirem seu material genético mediante três mecanismos principais: conjugação, transdução e transformação. Na *conjugação*, ocorre transferência direta de DNA cromossômico ou plasmídio entre bactérias. O DNA também pode ser transferido de uma célula para outra por vírus bacteriano ou bacteriófago, em processo conhecido como *transdução*. Na *transformação*, bactérias captam DNA desnudo do ambiente.

A resistência a fármaco em bactérias é muitas vezes causada por transferência de plasmídios, que são filamentos de DNA que contêm genes de resistência a fármacos. A transferência de um plasmídio de DNA é especialmente importante para a resistência a fármaco porque esse mecanismo ocorre em altas taxas, tanto dentro de mesma espécie bacteriana quanto entre diferentes espécies de bactérias, e porque genes de resistência a múltiplos fármacos podem ser transferidos.

Redução da concentração intracelular de fármacos

Fármacos devem alcançar seus alvos para serem efetivos. Quando uma quantidade insuficiente de fármaco alcança o alvo, o crescimento de patógenos ou células tumorais e a emergência de cepas resistentes são viáveis. Micróbios e células

MECANISMO	EXEMPLO: AGENTE ANTIMICROBIANO	EXEMPLO: AGENTE ANTINEOPLÁSICO
Redução da concentração intracelular do fármaco		
Inativação do fármaco	Inativação de antibióticos betalactâmicos pela betalactamase	Inativação de antimetabólitos pela desaminase
Evitamento da captação do fármaco	Impedimento da entrada de aminoglicosídios por porinas alteradas	Diminuição da entrada de metotrexato por expressão diminuída do transportador de folato reduzido
Promoção do efluxo do fármaco	Efluxo de múltiplos fármacos pela bomba de efluxo de membrana MDR	Efluxo de múltiplos fármacos pela bomba de efluxo de membrana p170 (MDR1)
Mecanismos baseados em alvo		
Alteração do alvo do fármaco	Expressão de peptidoglicano alterado que não se liga à vancomicina	Expressão de DHFR mutante que não mais se liga a metotrexato
Desvio da necessidade metabólica do alvo	Inibição da timidilato sintase contornada por timidina exógena	Perda de crescimento dependente de receptores de estrogênio resulta em resistência ao tamoxifeno
Insensibilidade à apoptose	Não aplicável	Perda da p53 ativa

TABELA 32.2 Mecanismos de resistência genética a fármaco.

cancerosas desenvolveram vários mecanismos para *inativar fármacos* antes que possam se ligar a seus alvos. Muitas bactérias mostram-se resistentes a penicilinas e cefalosporinas, dada a produção de *betalactamase*, enzima hidrolítica que cliva o anel betalactâmico, e, assim, inutiliza o sítio ativo do fármaco. Uma única molécula de betalactamase pode hidrolisar 10^3 moléculas de penicilina por segundo, reduzindo significativamente a concentração intracelular do fármaco ativo. Como outro exemplo, células cancerosas que hiperexpressam uma enzima desaminase podem inativar rapidamente análogos de purina ou pirimidina (antimetabólitos), tornando esses fármacos menos efetivos.

Patógenos e células cancerosas também podem adquirir mutações que *impedem a captação do fármaco* para a célula ou seu acesso à molécula-alvo. Por exemplo, células cancerosas com mutação de sistemas de transporte do folato tornam-se resistentes a análogos de folato, como *metotrexato*, que precisam de transporte ativo para penetrar nas células, a fim de inibir a DHFR.

Por fim, tanto bactérias quanto células cancerosas podem adquirir a capacidade de causar ativo *efluxo do fármaco* da célula. Usualmente, bactérias dispõem de bombas de membrana para transportar moléculas lipofílicas ou anfipáticas (como antibióticos) para dentro e para fora das células. Superprodução dessas proteínas de membrana ou suas variantes pode mediar o bombeamento ativo de um antibiótico para fora da célula mais rapidamente que sua entrada na célula. Apesar da obtenção de níveis sanguíneos terapêuticos de antibiótico, esse mecanismo de efluxo ativo pode resultar em baixas e ineficazes concentrações intrabacterianas do fármaco. De modo similar, o aparecimento de cânceres resistentes a múltiplos fármacos (MDR) está frequentemente associado a células cancerosas que hiperexpressam proteínas de membrana como a *P-glicoproteína* (p170 ou MDR1), que bombeia ativamente agentes antineoplásicos para fora da célula. Essas bombas de efluxo são particularmente importantes em decorrência de sua capacidade de bombear mais de um tipo de fármaco, possibilitando, assim, que patógenos ou células cancerosas se tornem resistentes a múltiplos fármacos de diferentes classes.

Mecanismos baseados em alvo

Além de destruir fármacos quimicamente ou por bombas de efluxo, células também podem reprogramar ou camuflar alvos de fármacos. Alteração no alvo de um fármaco por mutação de gene(s) que o codifica(m) representa mecanismo comum de desenvolvimento de resistência a fármaco. No enterococo resistente à vancomicina, os genes vanHAX codificam nova via enzimática que reprograma o peptidoglicano de superfície, de modo a terminar na sequência D-Ala-D-lactato em lugar da sequência normal D-Ala-D-Ala. Essa substituição não afeta o processo de ligação cruzada do peptidoglicano na síntese da parede celular bacteriana, porém diminui em 1.000 vezes a afinidade de ligação da *vancomicina* pelo dipeptídio. Quase todos os exemplos de resistência a agentes antivirais são consequentes a alvos modificados. Em células cancerosas, a ocorrência de mudanças tanto quantitativas quanto qualitativas em alvos enzimáticos de agentes antineoplásicos – como DHFR, timidilato sintase e topoisomerase – pode reduzir a ligação do fármaco (potência) e, portanto, conferir resistência a fármaco.

Outro mecanismo de farmacorresistência que se baseia em alvos é o desvio da demanda metabólica para o alvo (ver exemplos na Tabela 32.2).

Insensibilidade à apoptose

A resistência a fármaco em células cancerosas surge por meio de mutações cromossômicas que, em seguida, são transmitidas às células-filhas, criando um tumor resistente. Embora agentes antineoplásicos citotóxicos atuem em uma variedade de alvos moleculares, a maioria, senão todos, acaba causando morte celular por indução de apoptose. Em geral, *lesões moleculares* induzidas por fármacos podem levar a parada do ciclo celular, ativação de processos de reparo ou apoptose. Mutações em proteínas-chave associadas a controle de apoptose, como p53 e Bcl-2, podem resultar em incapacidade de induzir resposta apoptótica à lesão do DNA, podendo reduzir, assim, a sensibilidade de células tumorais a agentes antineoplásicos. Conforme assinalado, tumores com p53 de tipo selvagem, como muitas leucemias, linfomas e cânceres testiculares, são, com frequência, altamente responsivos à quimioterapia. Em contrapartida, muitos cânceres pancreáticos, pulmonares e de cólon exibem alta incidência de mutações p53 e demonstram resposta mínima à quimioterapia.

Por conseguinte, causas genéticas de resistência a fármacos incluem tanto mutações no DNA cromossômico quanto aquisição externa de material genético. Resistência genética pode ser causada por inativação do fármaco, diminuição da captação do fármaco, aumento do efluxo do fármaco, reprogramação de estrutura ou via do alvo, reparo de lesões induzidas por fármacos e insensibilidade a apoptose. Resistência é provavelmente o principal fator de limitação no tratamento efetivo de infecções e câncer. A terapia farmacológica representa um equilíbrio dinâmico, uma "corrida armamentista evolutiva", entre o delineamento de novos fármacos e a evolução de alterações que levam a desenvolvimento de resistência a fármaco.

Práticas que promovem farmacorresistência

Uma das mais importantes causas de resistência a fármaco consiste em prescrição excessiva de antibióticos não indicados para a situação clínica, o que representa problema não apenas em seres humanos, mas também em tratamento e profilaxia de infecções em animais. O uso disseminado promove resistência a fármaco, que é, então, transferida de uma bactéria para outra pelos mecanismos anteriormente descritos. Outros mecanismos de resistência envolvem barreiras farmacológicas e anatômicas ao fármaco, como parede de abscesso ou barreira hematencefálica. A pouca adesão do paciente a tratamento também pode fomentar desenvolvimento de resistência, assim como a disponibilidade errática de fármacos observada em regiões do mundo em desenvolvimento (e até mesmo em algumas comunidades de países desenvolvidos). Viagens internacionais promovem uma comunidade mórbida global, garantindo que a tuberculose resistente a múltiplos fármacos encontrada na Rússia ou no Peru surja, por fim, em hospitais nos EUA. Por fim, deslocamentos demográficos e outras tendências criaram grandes populações suscetíveis a infecções, como pacientes imunocomprometidos com câncer, pacientes com AIDS e população idosa.

▶ Métodos de tratamento
Quimioterapia de combinação

O desenvolvimento de resistência a fármaco depende de diversos fatores, como número de microrganismos ou células cancerosas na população pré-tratamento, taxa de replicação ou "tempo de geração" do organismo ou célula, taxa intrínseca de mutação na população e adequação de célula ou microrganismo resistente. Quando comparado a tratamento com agente único, o uso de associação de fármacos pode diminuir significativamente a probabilidade de desenvolvimento de resistência. Quimioterapia de combinação constitui a abordagem padrão em tuberculose, infecção por HIV e cânceres tratados com antineoplásicos. Há diversos motivos importantes para a administração de múltiplos fármacos simultâneos em esquema quimioterápico de combinação, cujos fundamentos racionais são discutidos de modo mais pormenorizado no Capítulo 40. Em primeiro lugar, o emprego de múltiplos fármacos com mecanismos diferentes de ação propicia ataque em diversas etapas do crescimento de células microbianas ou cancerosas, levando à taxa máxima possível de matança celular. Em segundo lugar, o uso combinado de fármacos com alvos em diferentes vias ou moléculas de patógeno ou célula cancerosa dificulta o desenvolvimento de resistência. Mesmo se a probabilidade de desenvolvimento de uma mutação de resistência a determinado fármaco for relativamente alta, a emergência concomitante de mutações separadas contra vários fármacos diferentes é menos provável. Em terceiro lugar, a administração de doses mais baixas de fármacos que atuam de modo sinérgico na combinação pode reduzir os efeitos adversos associados a esses fármacos. Esse aspecto é particularmente importante na quimioterapia antimicrobiana, na qual a atividade sinérgica das combinações de fármacos foi claramente demonstrada. Em quarto lugar, como numerosos agentes antineoplásicos apresentam diferentes efeitos adversos (toxicidades) limitantes de dose, é frequentemente possível administrar cada fármaco em sua dose máxima tolerada, obtendo, assim, aumento na morte celular global. Por fim, o conceito de quimioterapia de combinação está sendo redefinido na medida em que novos tratamentos se tornam disponíveis. No futuro, cada vez mais, imunoterapia, terapia hormonal e bioterapia se integrarão a esquemas de quimioterapia de combinação (ver Capítulo 53).

Quimioterapia profilática

Na maioria dos casos, agentes antimicrobianos e antineoplásicos são utilizados em tratamento de doença manifesta. Essas classes de fármacos também podem ser utilizadas para evitar a ocorrência de doenças (quimioprofilaxia) antes de possível exposição ou após exposição conhecida. O benefício potencial da quimioprofilaxia deve ser sempre comparado ao risco de criar patógenos ou células cancerosas resistentes a fármaco e ao potencial de toxicidade atribuível ao agente quimioprofilático. Com frequência se utiliza quimioprofilaxia antimicrobiana em pacientes de alto risco para impedir infecções. Por exemplo, viajantes para áreas infestadas com malária tomam agentes antimaláricos profiláticos, como mefloquina (ver Capítulo 36). Quimioprofilaxia também é utilizada em alguns tipos de cirurgia para prevenção de infecções da ferida. Antibióticos são comumente administrados como profilaxia durante procedimentos cirúrgicos passíveis de liberar bactérias no local da ferida, como ressecção de cólon. Antibióticos também são administrados de modo profilático antes de procedimentos odontológicos em pacientes com alto risco de endocardite, visto que esses procedimentos podem provocar bacteriemia transitória. Em certas situações, pacientes imunocomprometidos recebem fármacos antibacterianos, antifúngicos, antivirais e/ou antiparasitários de modo profilático para impedir infecções oportunistas. *Aciclovir*, por exemplo, pode proteger pacientes imunocomprometidos previamente infectados contra doença causada pela reativação de herpesvírus simples latente.

Quimioprofilaxia ou terapia preemptiva também pode ser usada em indivíduos sadios após exposição a determinados patógenos. Terapia profilática ministrada após exposição conhecida ou suspeita a gonorreia, sífilis, meningite bacteriana, HIV e outras infecções frequentemente pode evitar a doença. O risco de soroconversão após picada única de agulha com sangue infectado pelo HIV é de aproximadamente 0,3% (intervalo de confiança [IC] de 95% = 0,2 a 0,5%). Embora se disponha de dados limitados acerca da redução de risco obtida com profilaxia, os Centers for Disease Control and Prevention (CDC) recomendam tratamento com esquema de dois ou três agentes antirretrovirais após exposição (p. ex., *zidovudina* [AZT] e *lamivudina* [3TC] para tratamento pós-exposição básico ou AZT + 3TC + *liponavir/ritonavir* ou outro inibidor da protease do HIV ou inibidor não nucleosídio da transcriptase reversa para tratamento expandido pós-exposição) durante 4 semanas. Esquemas com dois fármacos são preconizados para exposições de risco mais baixo (para minimizar os efeitos adversos), e o acréscimo de um terceiro fármaco é apropriado após exposição de alto risco (p. ex., perfuração por agulha calibrosa e oca, ferida perfurante profunda, sangue visível no dispositivo ou perfuração por agulha com sangue com alta carga viral ou infecção pelo HIV sintomática). Constatou-se também que zidovudina diminui a transmissão materna de HIV, constituindo quimioprofilaxia para o feto (ver Capítulo 37).

▶ Inibidores do metabolismo do folato I Exemplos de alvos seletivos e interações sinérgicas de fármacos

Ácido fólico é a vitamina que participa de diversas reações enzimáticas envolvendo a transferência de unidades de um carbono. Essas reações são essenciais para a biossíntese de: precursores de DNA e RNA, aminoácidos glicina, metionina e ácido glutâmico, tRNA iniciador de formil-metionina e outros metabólitos essenciais. Em vista da importância do metabolismo do folato na bioquímica das células, não é surpreendente que a inibição da biossíntese de folato e a interferência no ciclo do folato tenham sido amplamente utilizadas no tratamento de infecções bacterianas e parasitárias e do câncer.

Metabolismo do folato

A estrutura do ácido fólico contém três componentes químicos (Figura 32.6A): sistema de anel de pteridina, *ácido para-aminobenzoico* (PABA) e aminoácido glutamato. (Devido a sua capacidade de absorver luz ultravioleta, PABA é o ingrediente ativo de numerosos filtros solares de uso tópico.) Nos seres humanos, o folato é vitamina essencial, que deve ser suprida em forma intacta na dieta. Porém, em organismos inferiores, folato é sintetizado de precursores, como mostra a Figura 32.7.

Tanto o folato da dieta quanto o folato sintetizado de precursores entram no ciclo do folato (Figura 32.7). Nesse ciclo, di-hidrofolato é reduzido a tetraidrofolato pela di-hidrofolato redutase (DHFR). A seguir, tetraidrofolato participa de numerosas interconversões metabólicas que envolvem a transferência de um carbono. Tetraidrofolato, por exemplo, é doador essencial de átomos de carbono na síntese do monofosfato de inosina (IMP) (levando a monofosfato de adenosina [AMP] e monofosfato de guanosina [GMP]) e na conversão

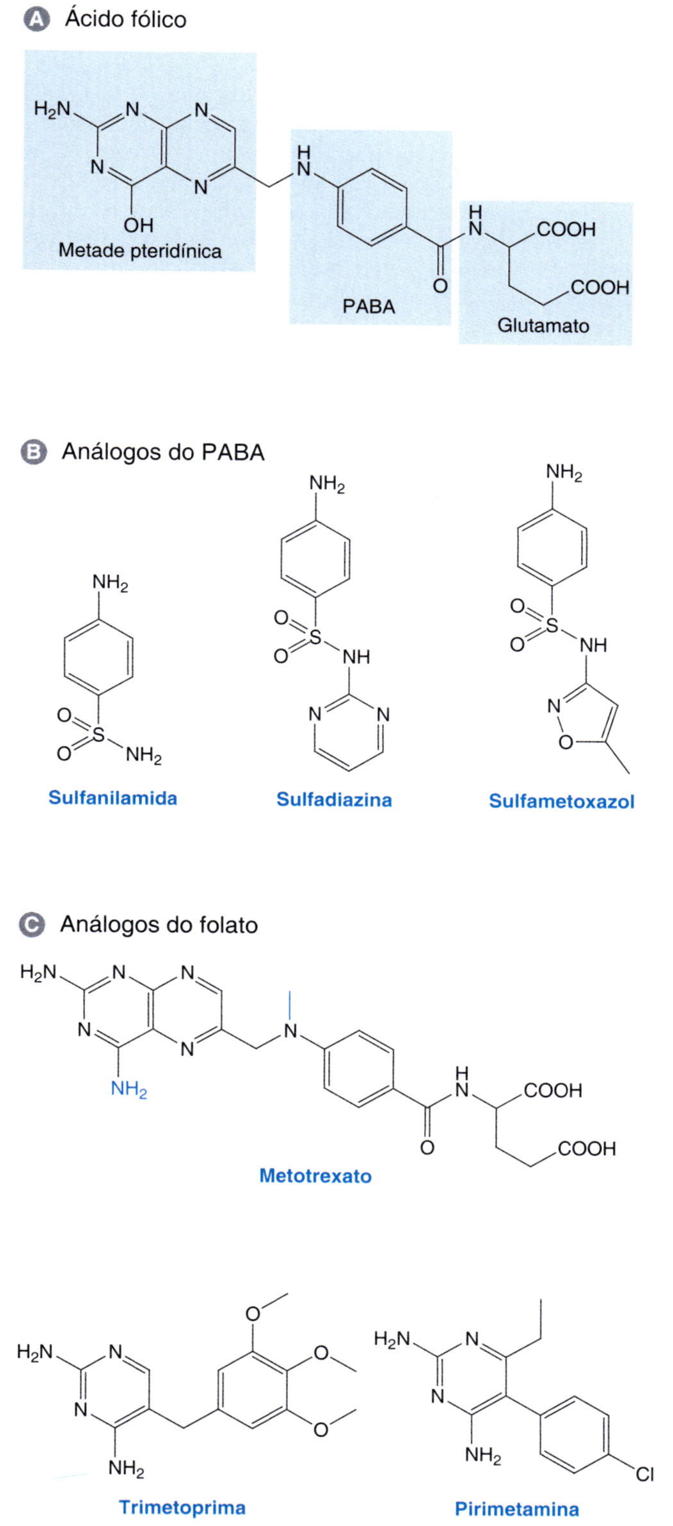

A Ácido fólico

Metade pteridínica

PABA

Glutamato

B Análogos do PABA

Sulfanilamida

Sulfadiazina

Sulfametoxazol

C Análogos do folato

Metotrexato

Trimetoprima

Pirimetamina

FIGURA 32.6 Estruturas de ácido fólico, análogos do PABA (sulfonamidas) e análogos do folato (inibidores da di-hidrofolato redutase). A. Ácido fólico é formado pela condensação de pteridina, ácido para-aminobenzoico (PABA) e glutamato (ver Figura 32.7). Folato é forma não protônica de ácido fólico. **B.** Análogos do PABA (sulfonamidas) assemelham-se estruturalmente ao PABA. Esses agentes inibem a di-hidropteroato sintase, enzima que catalisa a formação de ácido di-hidropteroico a partir de PABA e pteridina (ver Figura 32.7). **C.** Análogos do folato (inibidores da di-hidrofolato redutase) assemelham-se estruturalmente a ácido fólico. Esses agentes inibem a di-hidrofolato redutase, enzima que converte di-hidrofolato em tetraidrofolato.

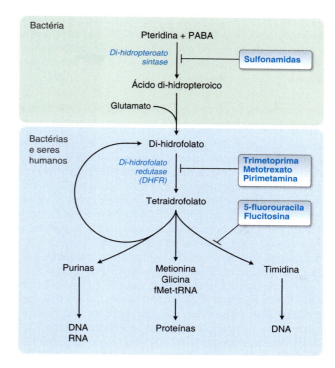

FIGURA 32.7 Síntese e funções do folato. A síntese de folato começa com a formação do ácido di-hidropteroico a partir de pteridina e ácido para-aminobenzoico (PABA). Essa reação é catalisada pela di-hidropteroato sintase. Glutamato e ácido di-hidropteroico condensam-se para formar di-hidrofolato (DHF). DHF é reduzido a tetraidrofolato (THF) pela di-hidrofolato redutase. THF e seus congêneres (*não ilustrados*) atuam como doadores de um carbono em numerosas reações necessárias para a formação de DNA, RNA e proteínas. Em cada uma dessas reações, o folato reduzido (THF) torna-se oxidado a DHF, e a seguir THF deve ser regenerado via redução pela DHFR. Inibidores do metabolismo do folato têm como alvo três etapas na via do folato. Sulfonamidas inibem a di-hidropteroato sintase; trimetoprima, metotrexato e pirimetamina inibem a DHFR; e 5-fluorouracila (5-FU) e flucitosina inibem a timidilato sintase (ver Figura 38.4). Observe que bactérias sintetizam folato *de novo* a partir de pteridina e PABA, enquanto seres humanos necessitam de folato dietético.

de monofosfato de desoxiuridina (dUMP) em monofosfato de desoxitimidina (ver Figura 38.2). Em todas essas reações, tetraidrofolato doa um átomo de carbono e, no processo, é oxidado a di-hidrofolato. Para que ocorram ciclos adicionais de síntese de nucleotídios, di-hidrofolato precisa ser reduzido a tetraidrofolato pela DHFR.

Inibidores do metabolismo do folato

Antimetabólitos podem ser divididos em inibidores do metabolismo do folato, inibidores do metabolismo das purinas, inibidores da ribonucleotídio redutase e análogos nucleotídicos que são incorporados ao DNA. Este capítulo usa *inibidores do metabolismo do folato* para exemplificar a base dos alvos seletivos dos agentes antimicrobianos e antineoplásicos de acordo com a característica distintiva do alvo do fármaco. (As outras classes de agentes antimetabólitos são discutidas no Capítulo 38.) Conforme assinalado, a seletividade pode assumir as seguintes formas: (1) via genética ou bioquímica exclusiva do patógeno ou da célula cancerosa; (2) estrutura (isoforma) de proteína específica do patógeno ou da célula cancerosa; ou (3) necessidade metabólica específica do patógeno ou da célula cancerosa. Quando relevante, a discussão que se segue dará ênfase à base da seletividade de cada agente terapêutico.

Inibidores do metabolismo do folato incluem inibidores da di-hidropteroato sintase e da di-hidrofolato redutase. Em ambos os casos, os fármacos que se assemelham estruturalmente ao substrato fisiológico da enzima atuam como inibidores enzimáticos.

Alvos exclusivos de fármacos | Antimicrobianos inibidores da di-hidropteroato sintase

Bactérias são incapazes de obter ácido fólico do meio ambiente e precisam, portanto, sintetizar a vitamina *de novo* a partir de PABA, pteridina e glutamato (Figura 32.7). Em contrapartida, células de mamíferos utilizam receptores e carreadores de folato na membrana plasmática para adquirir a vitamina intacta. Essa diferença metabólica fundamental entre patógenos e células do hospedeiro faz com que a di-hidropteroato sintase seja alvo ideal para terapia antibacteriana. *Sulfas*, como *sulfametoxazol* e *sulfadiazina*, são análogos do PABA que inibem competitivamente a di-hidropteroato sintase, impedindo, assim, a síntese de ácido fólico em bactérias. Por sua vez, a ausência de ácido fólico impede a síntese bacteriana de purinas, pirimidinas e alguns aminoácidos, resultando finalmente na interrupção do crescimento bacteriano. Geralmente, sulfas são agentes bacteriostáticos, isto é, normalmente impedem crescimento bacteriano, mas não matam bactérias. Há duas classes estruturais de sulfas, a saber: sulfonamidas e sulfonas.

Sulfonamidas e sulfonas

Conforme demonstrado no caso de Hildegard Domagk, *sulfonamidas* foram os primeiros agentes modernos a serem empregados no tratamento de infecções bacterianas (prontosil é precursor das sulfonamidas). A Figura 32.6 mostra a semelhança estrutural entre PABA e análogos de sulfonamidas: *sulfanilamida*, *sulfadiazina* e *sulfametoxazol*. Sulfonamidas são fármacos altamente seletivos, visto que o crescimento das bactérias exige a atividade da enzima que é inibida pelas sulfonamidas, enquanto as células dos mamíferos não expressam essa enzima. Por conseguinte, células de mamíferos não são afetadas por sulfonamidas, e esses fármacos são relativamente desprovidos de efeitos adversos (exceto no caso especial de neonatos, como será assinalado mais adiante).

Apesar da notável seletividade das sulfonamidas, o desenvolvimento de resistência a esses fármacos levou a redução de seu uso. Pode desenvolver-se resistência a sulfonamidas em decorrência de: (1) superprodução do substrato endógeno PABA; (2) mutação no sítio de ligação do PABA na di-hidropteroato sintase, resultando em diminuição da afinidade da enzima por sulfonamidas; ou (3) diminuição da permeabilidade da membrana bacteriana a sulfonamidas. Alguns estreptococos resistentes produzem níveis de PABA que são 70 vezes maiores que o valor normal. A diminuição da permeabilidade da membrana às sulfonamidas pode ser obtida por transferência bacteriana de um plasmídio de resistência.

Dada a elevada incidência de resistência a sulfonamidas na população bacteriana, esses fármacos são raramente administrados como agentes isolados. Com efeito, costumam ser administrados em associação com agente sinérgico, como *trimetoprima* ou *pirimetamina*, conforme será discutido mais adiante.

Sulfonamidas competem com bilirrubina pelos sítios de ligação na albumina sérica e podem causar *kernicterus* em recém-nascidos. *Kernicterus*, afecção caracterizada por acentuada elevação das concentrações de bilirrubina não conjugada

(livre) no sangue de recém-nascidos, pode resultar em lesão cerebral grave. Por esse motivo, recém-nascidos não devem ser tratados com sulfonamidas.

Dapsona, membro da classe das *sulfonas* dos inibidores da di-hidropteroato sintase, é utilizada no tratamento de hanseníase e pneumonia por *Pneumocystis jiroveci*. Como seu mecanismo de ação é igual ao das sulfonamidas, dapsona e trimetoprima ou pirimetamina também podem ser utilizados como combinação sinérgica de fármacos (ver discussão adiante). *Metemoglobinemia* é efeito adverso relativamente comum de dapsona, ocorrendo em cerca de 5% dos pacientes. Geralmente, pacientes suscetíveis apresentam deficiência de glicose-6-fosfato desidrogenase, enzima eritrocitária envolvida na destoxificação de agentes oxidantes endógenos e exógenos (como dapsona).

Inibição seletiva de alvos semelhantes | Antimicrobianos inibidores da di-hidrofolato redutase

Di-hidrofolato redutase (DHFR) é enzima que reduz di-hidrofolato (DHF) a tetraidrofolato (THF). Diversos fármacos, incluindo *trimetoprima*, *pirimetamina* e *metotrexato*, são análogos de folato que inibem competitivamente DHFR e impedem a regeneração de THF a partir de DHF (Figuras 32.6 e 32.7). Por essa ação, esses fármacos impedem a síntese de nucleotídios de purina, bem como a metilação de dUMP a dTMP (ver anteriormente). Inibição farmacológica de DHFR é utilizada tanto no tratamento de infecções quanto na quimioterapia do câncer.

Foram desenvolvidos muitos inibidores de DHFR. Como mostra a Tabela 32.3, *metotrexato* é inibidor potente (subnanomolar) de DHFR, apesar de exibir pouca seletividade entre isoformas da enzima em mamíferos, bactérias e protozoários. Em contrapartida, inibidores com estruturas mais divergentes que a do folato, como *trimetoprima* e *pirimetamina* (Figura 32.6), exibem considerável seletividade de inibição de DHFR entre as diversas isoformas da enzima. Por conseguinte, trimetoprima é agente antibacteriano potente e seletivo, enquanto pirimetamina é fármaco antimalárico potente e seletivo.

Por que trimetoprima e pirimetamina são seletivos para determinada isoforma de DHFR, o que não ocorre com metotrexato? As sequências de aminoácidos da DHFR de muitas espécies foram determinadas, as quais variam acentuadamente entre bactérias, protozoários e seres humanos. Em contrapartida, substratos da DHFR, como di-hidrofolato e NADPH, não se modificaram com o curso evolutivo. Todavia, todas as diversas isoformas da enzima podem catalisar eficientemente a redução de DHF a THF. (Foram feitas observações semelhantes para muitas enzimas, incluindo enzimas glicolíticas.) Isso significa que são muitas as maneiras de codificar uma proteína contendo sítios de ligação e flexibilidade conformacional necessária para catálise. A base da seletividade pode residir em diferenças na estrutura da enzima que são irrelevantes para a ligação de substratos naturais, mas que desempenham papel importante na ligação de análogo (fármaco). Correspondentemente, muito estreita semelhança estrutural entre metotrexato (MTX) e substrato normal di-hidrofolato (Figura 32.6) pode explicar por que MTX exibe pouca seletividade para isoformas da DHFR em ampla variedade de espécies, enquanto estruturas mais divergentes de trimetoprima e pirimetamina se associam a maior seletividade de ligação e inibição de isoformas. A melhor compreensão da base molecular da inibição de DHFR poderá levar ao desenvolvimento de fármacos ainda mais seletivos (Boxe 32.1).

TABELA 32.3 Valores de IC_{50} para três inibidores da di-hidrofolato redutase.

| INIBIDOR DHFR | DHFR DE *E. coli* | ISOFORMAS DE DHFR | |
		DHFR DE MALÁRIA	DHFR DE MAMÍFERO
Trimetoprima	**7**	1.800	350.000
Pirimetamina	2.500	**0,5**	1.800
Metotrexato	0,1	0,7	**0,2**

Todos os valores são expressos em unidades nM (10^{-9} M). Trimetoprima e pirimetamina são inibidores seletivos de *E. coli* e de isoformas maláricas de DHFR, respectivamente. Ao contrário, metotrexato é inibidor não seletivo das três isoformas de DHFR. DHFR = di-hidrofolato redutase; IC_{50} = concentração necessária para inibir 50% da enzima.

Trimetoprima

Trimetoprima é análogo de folato que inibe seletivamente a DHFR bacteriana (Figura 32.6C; Tabela 32.3), impedindo, assim, a conversão de DHF em THF. A exemplo de sulfonamidas, trimetoprima é bacteriostático. Como é excretado em forma inalterada na urina, pode ser utilizado como agente único no tratamento de infecções não complicadas do trato urinário. Entretanto, para a maioria das infecções, utiliza-se trimetoprima em associação ao sulfametoxazol. O fundamento racional dessa quimioterapia antibacteriana de combinação será descrito mais adiante.

Pirimetamina

Pirimetamina é análogo de folato que inibe seletivamente a DHFR dos parasitos (Figura 32.6C; Tabela 32.3). Na atualidade, pirimetamina é o único agente quimioterápico efetivo contra toxoplasmose; para essa indicação, é, em geral, administrada em associação com sulfadiazina. Pirimetamina também tem sido utilizada no tratamento de malária, embora a ocorrência de resistência disseminada tenha limitado sua eficiência em anos mais recentes. Discussão mais pormenorizada das aplicações terapêuticas de pirimetamina e sulfadiazina pode ser encontrada no Capítulo 35.

Alvos comuns | Antineoplásicos inibidores da di-hidrofolato redutase

Metotrexato

Conforme descrito, *metotrexato* (MTX) é análogo de folato que inibe reversivelmente a DHFR. Em células de mamíferos, essa inibição provoca déficit crítico em suprimentos intracelulares de tetraidrofolato, resultando na interrupção da síntese *de novo* de purina e timidilato, portanto, em parada na síntese de DNA e RNA. Em decorrência da interrupção na síntese de DNA, as células dos mamíferos tratadas com metotrexato são detidas na fase S do ciclo celular.

Acredita-se que a base da seletividade relativa de metotrexato para células cancerosas, em comparação com células normais, deva-se ao fato de as células cancerosas em rápido crescimento apresentarem necessidade aumentada de vários compostos que dependem de intermediários do folato, particularmente aqueles necessários (como purinas e timidilato) para síntese de DNA. Além disso, células malignas podem ser mais suscetíveis que células normais aos efeitos de MTX indutores de apoptose (ver discussão adiante). Uso de altas doses de MTX em quimioterapia do câncer foi ampliado pela aplicação do *ácido folínico como resgate*. Nessa técnica, administra-se ácido folínico (N-5 formiltetraidrofolato, também denominado *leucovorin*) ao paciente, várias horas após dose de metotrexato, que, de outro modo, seria letal. O fundamento lógico dessa técnica é que células malignas são destruídas seletivamente, enquanto células normais são "resgatadas" pelo ácido folínico. A explicação molecular para a eficiência do resgate com ácido folínico ainda não está bem clara. Uma hipótese sugere que células normais (não malignas) são capazes de concentrar ácido folínico (portanto, de se proteger dos efeitos de MTX), enquanto células malignas apresentam taxa reduzida de transporte do ácido folínico (portanto, são preferencialmente lesadas por altas doses de MTX). Outra hipótese sugere que MTX em altas doses induz apoptose de células malignas, porém interrupção do ciclo celular em células normais; em seguida, células normais são capazes de utilizar ácido folínico para continuar seu crescimento e divisão, enquanto células malignas já estão condicionadas a sofrer morte celular programada.

MTX é utilizado no tratamento de numerosos tipos de tumores, incluindo carcinomas de mama, pulmão, cabeça e pescoço, leucemia linfoblástica aguda e coriocarcinoma. MTX também pode ser utilizado no tratamento de psoríase e certas doenças autoimunes, como artrite reumatoide. Toxicidade do metotrexato manifesta-se primariamente nas células do hospedeiro que sofrem rápida divisão, causando lesão de mucosa gastrintestinal e medula óssea. Em geral, esses efeitos são reversíveis após a suspensão da terapia. O MTX é extremamente tóxico para o feto, uma vez que ácido fólico é essencial para a diferenciação apropriada das células fetais e fechamento do tubo neural. Recentemente, MTX foi objeto de ensaios clínicos como agente indutor de aborto, isoladamente ou em associação ao *misoprostol,* análogo de prostaglandina, sendo, algumas vezes, usado *off-label* para interromper gravidez ectópica em estágio inicial.

Sinergismo de inibidores da DHFR e sulfonamidas

Tanto trimetoprima quanto pirimetamina podem ser utilizadas em associação com sulfonamidas para bloquear etapas sequenciais na via de biossíntese que leva a tetraidrofolato (Figura 32.7). Esse tipo de quimioterapia de combinação, denominado *bloqueio sequencial*, tem sido efetivo no tratamento de infecções parasitárias (pirimetamina e sulfadiazina) e bacterianas (trimetoprima e sulfametoxazol). Uma base racional para associação de inibidor da DHFR com sulfa consiste na acentuada interação sinérgica observada entre essas duas classes de fármacos (ver Capítulo 40). A sulfonamida diminui a concentração intracelular de di-hidrofolato, o que aumenta a eficiência do inibidor da DHFR, que compete com o di-hidrofolato por sua ligação à enzima. A combinação de sulfa/inibidor da DHFR também pode ser efetiva no tratamento de infecções por cepas de bactérias e parasitos que exibem resistência à monoterapia com inibidor da DHFR. Geralmente, esse fenótipo de resistência a fármaco deve-se à expressão de DHFR estruturalmente alterada, que exibe menor afinidade pelo inibidor. O problema para bactérias ou parasitos é que a DHFR alterada também apresenta menor afinidade pelo ligante natural di-hidrofolato. Nessas cepas, tratamento com sulfonamida pode diminuir a concentração intracelular de di-hidrofolato até o ponto em que a DHFR alterada não é mais capaz de suprir as necessidades metabólicas da célula.

Outra base racional importante para uso combinado de trimetoprima/sulfametoxazol é a de que a resistência a trimetoprima ou sulfametoxazol como único medicamento desenvolve-se com bastante rapidez, enquanto a resistência à combinação desses dois fármacos desenvolve-se muito mais lentamente. Como os dois fármacos atuam sobre enzimas diferentes, seria necessária a ocorrência simultânea de duas mutações diferentes para que as bactérias pudessem desenvolver resistência à combinação desses dois fármacos. Em comparação com a taxa de desenvolvimento de única mutação, a probabilidade de ocorrência simultânea de duas mutações é muito mais baixa (ver Capítulo 40).

► Conclusão e perspectivas

Muitos dos princípios subjacentes ao tratamento farmacológico de doenças microbianas e câncer são semelhantes. Tratamentos farmacológicos de infecção e câncer baseiam-se na inibição seletiva do patógeno ou da célula cancerosa para impedir seu crescimento ou sobrevida, com ocorrência mínima de efeitos adversos passíveis de interferir na função da célula hospedeira. Inibição seletiva de alvo singular, como parede celular bacteriana, constitui a abordagem ideal. Com frequência, devem-se utilizar terapias menos seletivas, cujos alvos consistam em moléculas ou vias semelhantes ou até mesmo idênticas entre patógeno ou célula cancerosa e hospedeiro. Mesmo fármacos altamente seletivos dirigidos contra alvo totalmente exclusivo podem tornar-se ineficazes se o micróbio ou a célula cancerosa sofrer mutação, tornando-se resistente. Tanto micróbios quanto células cancerosas crescem rapidamente, com potencial de desenvolver ou adquirir mutações que conferem resistência. Médicos procuram evitar o desenvolvimento de resistência ao instituir tratamento precemente, utilizando doses máximas toleradas e administrando múltiplos fármacos em associação. Todavia, apesar dessas estratégias, a resistência tornou-se grande obstáculo ao sucesso de tratamento. Com a aquisição de maiores conhecimentos sobre a biologia de micróbios e de células cancerosas, bem como a descoberta de alvos mais singulares, espera-se que os tratamentos se tornem mais seletivos, menos tóxicos e com menos tendência a induzir desenvolvimento de resistência a fármaco.

Agradecimentos

Agradecemos a Heidi Harbison e Harris S. Rose por suas valiosas contribuições nas duas primeiras edições desta obra.

Leitura sugerida

American Cancer Society Statistics. Disponível em http://www.cancer.org/docroot/STT/stt_0.asp. (*Fonte das estatísticas de câncer apresentadas neste capítulo.*)

Antimicrobial Resistance Prevention Initiative: proceedings of an expert panel on resistance. *Am J Med* 2006;119(6 Suppl 1):S1-S76. (*Série de sete artigos e discussão sobre estado atual e mecanismos de resistência de agentes antimicrobianos.*)

Coen DM, Richman DD. Antiviral agents. In: Knipe DM, Howley PM, Griffin DE *et al.*, eds. *Fields virology.* 5th ed. Philadelphia: Lippincott Williams & Wilkins; 2007. (*Revisão detalhada de mecanismos e usos de agentes antivirais.*)

Fischbach MA, Walsh CT. Antibiotics for emerging pathogens. *Science* 2009;325:1089-1093. (*Visão geral da necessidade de novos antibióticos para tratar infecções causadas por microrganismos resistentes a múltiplos fármacos [MDR] e discussão das abordagens para identificar novas classes de antibióticos.*)

LaFemina R, ed. *Antiviral research: strategies in antiviral drug discovery.* Washington, DC: ASM Press; 2009. (*Revisão atualizada das estratégias empregadas para descobrir agentes antivirais.*)

Mandell GL, Bennett JE, Dolin R, eds. *Principles and practice of infectious diseases.* 7th ed. Philadelphia: Churchill Livingstone Inc.; 2009. (*Obra feita por especialistas no manejo clínico das moléstias infecciosas.*)

Moscow J, Morrow CS, Cowan KH. Drug resistance and its clinical circumvention. In: Kufe DW, Bast RC Jr, Hait W *et al.*, eds. *Holland-Frei cancer medicine.* 7th ed. Hamilton, Ontario, Canada: BC Decker and American Association for Cancer Research; 2005. (*Discussão dos mecanismos de resistência a agentes antineoplásicos.*)

Okeke IN, Laxminarayan R, Bhutta ZA *et al.* Antimicrobial resistance in developing countries. Part I: recent trends and current status. *Lancet Infect Dis* 2005;5:481-493. (*Documentação do aumento de resistência a agentes antimicrobianos em países em desenvolvimento.*)

Su X, Jiang F, Qimuge S *et al.* Surveillance of antimicrobial susceptibilities in *Neisseria gonorrhoeae* in Nanjing, China, 1999-2006. *Sex Transm Dis* 2007;34:995-999. (*Dados descritivos primários das alterações nos perfis de resistência de N. gonorrhoeae ao longo do tempo.*)

Vousden KH, Prives C. Blinded by the light: the growing complexity of p53. *Cell* 2009;137:413-431. (*Revisão atualizada de mecanismos, funções e farmacologia de p53.*)

Walsh CT. *Antibiotics: actions, origins, resistance.* Washington, DC: ASM Press; 2003. (*Revisão das bases estruturais e químicas da resistência a fármaco.*)

WHO Statistical Information System. Disponível em http://www.who.int/whosis/. (*Fonte das estatísticas de saúde mundial apresentadas neste capítulo.*)

RESUMO FARMACOLÓGICO: Capítulo 32 | Princípios de Farmacologia Antimicrobiana e Antineoplásica.

FÁRMACO	APLICAÇÕES CLÍNICAS	EFEITOS ADVERSOS *GRAVES* E COMUNS	CONTRAINDICAÇÕES	CONSIDERAÇÕES TERAPÊUTICAS
Inibidores antimicrobianos da di-hidropteroato sintase *Mecanismo – Análogos do PABA que inibem competitivamente a di-hidropteroato sintase microbiana, portanto, impedem a síntese de ácido fólico*				
Sulfonamidas: Sulfanilamida Sulfadiazina Sulfametoxazol Sulfadoxina (ver Capítulo 36) Sulfaleno (ver Capítulo 36)	Infecções vaginais suscetíveis (sulfanilamida) Toxoplasmose (sulfadiazina) Pneumonia por *Pneumocystis jiroveci*, shigelose, diarreia do viajante, infecção de trato urinário, granuloma inguinal, otite média aguda (sulfametoxazol/trimetoprima)	*Kernicterus em recém-nascidos, cristalúria, síndrome de Stevens-Johnson, agranulocitose, anemia aplásica, insuficiência hepática* Distúrbio gastrintestinal, exantema	Lactentes com menos de 2 meses de idade Mulheres grávidas a termo Aleitamento Anemia megaloblástica decorrente da deficiência de folato	Dada a elevada incidência de resistência às sulfonamidas, esses fármacos são comumente administrados em associação a fármaco sinérgico, como trimetoprima ou pirimetamina Sulfonamidas competem com bilirrubina por sítios de ligação na albumina sérica e podem causar *kernicterus* em recém-nascidos Evitar coadministração com PABA, substrato natural da di-hidropteroato sintase
Sulfonas: Dapsona	Hanseníase Dermatite herpetiforme Pneumonia por *Pneumocystis jiroveci*	*Anemia hemolítica, metemoglobinemia, necrólise epidérmica tóxica, eritema nodoso, pancreatite, hepatite tóxica, neuropatia periférica* Dor abdominal	Deficiência de glicose-6-fosfato desidrogenase (G6PD)	Dapsona e trimetoprima ou pirimetamina podem ser utilizadas como associação sinérgica de fármacos Pacientes suscetíveis a anemia hemolítica e metemoglobinemia geralmente apresentam deficiência de G6PD
Inibidores antimicrobianos da di-hidrofolato redutase *Mecanismo – Análogos do folato que inibem competitivamente a di-hidrofolato redutase (DHFR) microbiana e impedem, portanto, a regeneração do tetraidrofolato a partir do di-hidrofolato*				
Trimetoprima	Infecção de trato urinário Veja no item anterior as aplicações da terapia de combinação com sulfametoxazol/trimetoprima	*Síndrome de Stevens-Johnson, leucopenia, anemia megaloblástica* Exantema, prurido	Anemia megaloblástica decorrente da deficiência de folato	Inibe seletivamente a DHFR bacteriana Trimetoprima é bacteriostática e pode ser utilizada como único agente no tratamento da infecção não complicada do trato urinário Geralmente se utiliza em associação a sulfametoxazol
Pirimetamina (ver Capítulo 36)	Toxoplasmose Malária	*Síndrome de Stevens-Johnson, leucopenia, anemia megaloblástica* Exantema	Anemia megaloblástica em deficiência de folato	Inibe seletivamente a DHFR dos parasitos Geralmente utilizada em combinação com sulfadiazina no tratamento de toxoplasmose Ácido fólico pode interferir na eficácia de pirimetamina
Inibidor antineoplásico da di-hidrofolato redutase *Mecanismo – Análogo de folato que inibe competitivamente a DHFR dos mamíferos e impede, portanto, a regeneração do tetraidrofolato a partir do di-hidrofolato*				
Metotrexato	Muitos tipos de tumores, incluindo carcinomas de mama, pulmão, cabeça e pescoço; leucemia linfoblástica aguda; coriocarcinoma Doenças autoimunes, incluindo psoríase, artrite reumatoide Estágio inicial da gravidez ectópica	*Mielossupressão, insuficiência hepática, hemorragia gastrintestinal, inflamação das membranas mucosas, cirrose hepática, doença renal, doença pulmonar intersticial, hiperuricemia* Distúrbio gastrintestinal, estomatite, alopecia, fotossensibilidade, exantema	Gravidez Aleitamento Pacientes com psoríase/ artrite reumatoide que também apresentam alcoolismo, hepatopatia alcoólica, doença hepática crônica, discrasia sanguínea preexistente ou evidências laboratoriais de síndrome de imunodeficiência	Uso de metotrexato em altas doses na quimioterapia do câncer foi ampliado pela aplicação de ácido folínico como resgate Toxicidade de metotrexato para mucosa gastrintestinal e medula óssea é geralmente reversível após interrupção da terapia Extremamente tóxico para o feto, uma vez que ácido fólico é essencial para a diferenciação das células fetais e fechamento do tubo neural Em fase de investigação como agente indutor de aborto, isoladamente ou em associação a análogo da prostaglandina, misoprostol Evite coadministração de vacina contra poliomielite em pacientes imunossuprimidos em uso de metotrexato como componente da quimioterapia Evite consumo concomitante de álcool Utilize cautela extrema com coadministração de naproxeno e fenilbutazona, dados os relatos de casos esporádicos de morte Coadministração com trimetoprima pode resultar em grave toxicidade de metotrexato Absorção oral de metotrexato pode ser diminuída em até 50% em pacientes em uso de misturas de antibióticos orais contendo paromomicina, neomicina, nistatina e vancomicina

33

Farmacologia das Infecções Bacterianas | Replicação, Transcrição e Translação do DNA

Marvin Ryou e Donald M. Coen

▶ Introdução

Processos do dogma central da biologia – replicação, transcrição e translação do DNA – geralmente são semelhantes em bactérias e seres humanos: o DNA é replicado e transcrito em RNA, e o RNA mensageiro é traduzido em proteína. Todavia, existem importantes diferenças bioquímicas nesses processos envolvendo ambos os grupos, as quais podem ser exploradas para desenvolvimento e uso clínico de antibióticos. Três dessas diferenças são utilizadas atualmente como alvos pelos agentes quimioterápicos antibacterianos disponíveis: *topoisomerases*, que regulam o superenrolamento do DNA e medeiam a segregação das fitas replicadas de DNA; *RNA polimerases*, que transcrevem DNA em RNA; e *ribossomos*, que traduzem RNA mensageiro (mRNA) em proteína. Este capítulo revisa sucintamente a bioquímica de tais processos em bactérias e analisa certas diferenças relevantes entre eles em bactérias e humanos. Com base nesses pontos, são discutidos os mecanismos pelos quais os inibidores farmacológicos interrompem a replicação, a transcrição e a translação do DNA bacteriano.

▶ Bioquímica de replicação, transcrição e translação do DNA bacteriano

O dogma central da biologia molecular começa com a estrutura do DNA, macromolécula que transporta a informação genética. Para que esta seja completamente transmitida de uma célula para duas células-filhas, o DNA parental precisa ser copiado em sua totalidade (replicação), e as duas cópias resultantes devem ser segregadas – uma para cada célula-filha. Para expressar os genes que se encontram no DNA, essas porções específicas são copiadas (transcrição) em RNA. A seguir, ocorre leitura de alguns RNA (mRNA) (translação) pela maquinaria de síntese proteica para a produção de proteínas. Outros RNA, como RNA transferidor (tRNA) e RNA ribossomal (rRNA), desempenham funções complexas, essenciais à síntese de proteínas. A discussão que se segue sobre esses processos bacterianos é simplificada ao máximo para ressaltar as etapas inibidas pelos antibióticos.

Estrutura do DNA

O DNA é constituído de duas fitas de desoxirribonucleotídios polimerizados que se enrolam um ao redor do outro em uma conformação de "dupla hélice". O grupo 5′-hidroxila de cada

CASO

Durante o verão de 1976, participantes de uma convenção de ex-combatentes do exército denominada Legião Americana, na Filadélfia, ficaram gravemente doentes com um tipo misterioso de pneumonia. O surto ocorreu no Bellevue Stratford Hotel, onde 150 hóspedes e 32 visitantes contraíram a "doença dos legionários", a qual levou 29 vítimas à morte. Colorações convencionais para escarro, culturas e até mesmo material de autópsia não revelaram nenhum patógeno consistente. O terror de uma doença epidêmica desconhecida espalhou rumores e relatos inéditos de gases venenosos, abastecimentos de água contaminada, terroristas e vírus mortíferos.

Vários meses depois, equipes de pesquisas laboratoriais e de campo dos Centros de Controle e Prevenção de Doenças (Centers for Disease Control and Prevention – CDC) identificaram uma bactéria gram-negativa aeróbia causal e denominaram-na *Legionella pneumophila*. Observou-se que casos tratados com eritromicina e tetraciclina apresentaram melhores desfechos do que os tratados com outros fármacos.

Hoje em dia, a eritromicina e demais macrolídios, claritromicina e azitromicina, são frequentemente utilizados no tratamento da "doença dos legionários" e de muitas infecções por clamídias, estreptococos e estafilococos.

💡 Questões

1. Por que alguns antibióticos, como quinolonas e aminoglicosídios, são bactericidas, enquanto outros, como tetraciclinas e macrolídios, são bacteriostáticos?

2. Qual etapa da translação é bloqueada por tetraciclinas, e qual é interrompida por antibióticos macrolídios?

3. Como a bactéria desenvolve resistência à eritromicina e a outros antibióticos macrolídios?

---

anel desoxirribose do nucleotídio liga-se, por meio de um grupo fosfato, ao grupo 3′-hidroxila do nucleotídio seguinte, formando, assim, o arcabouço fosfodiéster de cada lado da "escada" dupla helicoidal (Figuras 33.1 e 33.2). As purinas *adenina* (A) e *guanina* (G) e as pirimidinas *timina* (T) e *citosina* (C), ligadas de modo covalente ao anel de desoxirribose, associam-se entre si (*A* com *T, G* com *C*) por pontes de hidrogênio, formando os "degraus" da escada (Figura 33.2). É a sequência linear de bases que codifica a informação genética de uma célula. O Capítulo 38 procede a uma revisão do processo de síntese dos precursores nucleotídicos dessas bases. A estrutura do DNA é essencialmente a mesma em bactérias e eucariotas. Todavia, cromossomos bacterianos consistem, habitualmente, em DNA circular, enquanto cromossomos eucarióticos, incluindo os dos seres humanos, em moléculas lineares.

Replicação e segregação do DNA e topoisomerases

As exatas replicação e segregação do DNA bacteriano para as células-filhas envolvem numerosas etapas, e muitas podem constituir alvos apropriados para agentes antibacterianos. Até o momento, nesse processo, as enzimas que têm sido utilizadas como alvo com maior sucesso são *topoisomerases*. Elas desempenham diversas funções durante a replicação e a segregação do DNA.

Durante a replicação, as fitas complementares de DNA são sintetizadas de modo bidirecional, formando duas das denominadas forquilhas de replicação. Para iniciar esse processo, as duas fitas de DNA que compõem a dupla hélice devem desenrolar-se e separar-se. Ao fazê-lo, formam excessivos "*superenrolamentos*", em que o polímero helicoidal se enrola na medida em que gira na mesma direção da volta da hélice. (Esse processo assemelha-se ao que ocorre com fios de telefone durante seu uso.) Os superenrolamentos aumentam a tensão nas fitas de DNA, portanto interferem no desenrolamento adicional. Na ausência de um processo que alivie a tensão criada pelos superenrolamentos, todo o cromossomo deveria girar; isso seria complexo e consumiria energia, podendo emaranhar toda a molécula.

Quando a replicação do DNA é concluída, as duas cópias filhas de DNA enrolam-se uma em torno da outra. Nas bactérias, como os cromossomos são circulares, as cópias filhas enlaçadas formam anéis entrelaçados (catenanos). Estes devem ser separados (resolvidos) antes de sua segregação para as células-filhas.

Topoisomerases desempenham ambas as funções – remoção do excesso de superenrolamento do DNA durante sua replicação e separação do DNA filho entrelaçado. *Elas catalisam essas atividades por meio de ruptura, rotação e religação das fitas de DNA*. Existem dois tipos de topoisomerases. *Topoisomerases tipo I* formam e reúnem quebras de fita simples no DNA, diminuindo o superenrolamento positivo (Figura 33.3).

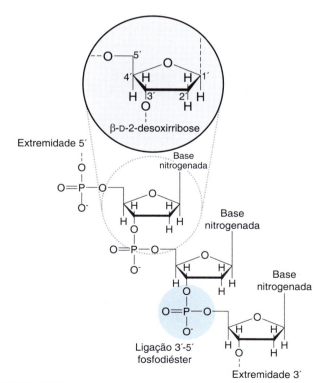

FIGURA 33.1 Estrutura do arcabouço do DNA. DNA é um polímero de nucleotídios em que uma ligação fosfodiéster une os açúcares 2′-desoxirribose de cada nucleotídio vizinho. A ligação fosfodiéster liga 3′-OH de uma desoxirribose a 5′-OH da desoxirribose seguinte, formando, assim, o arcabouço da fita de DNA.

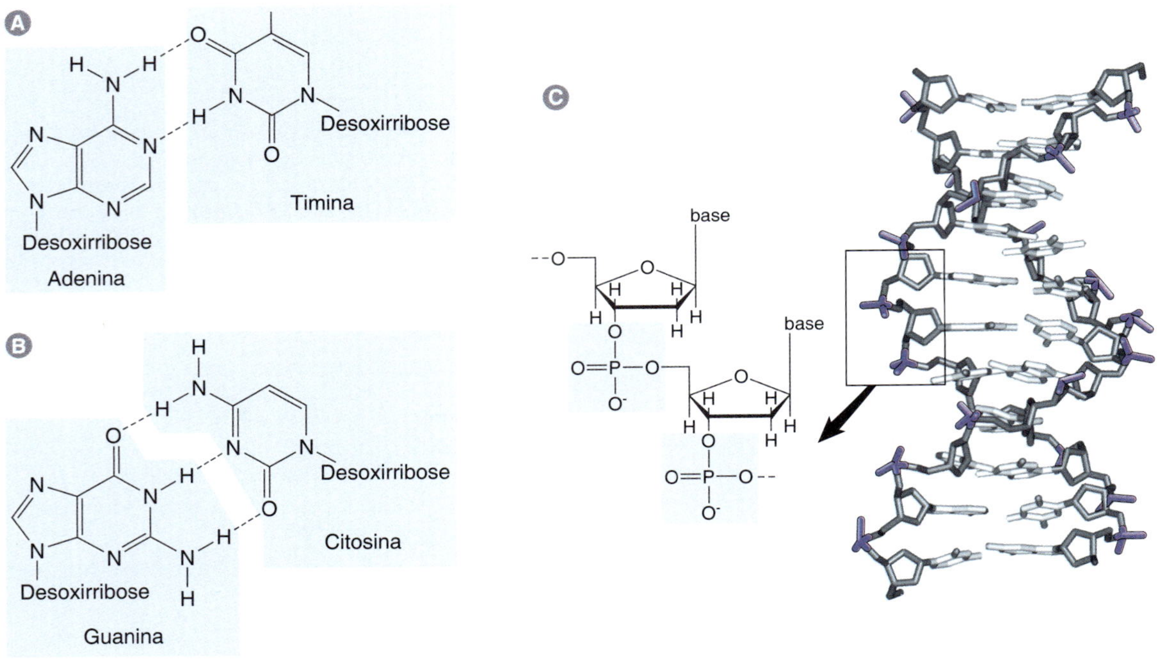

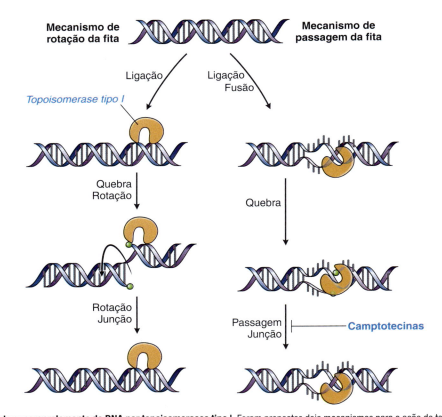

FIGURA 33.2 **Pontes de hidrogênio entre fitas de DNA. A e B.** As *linhas tracejadas* indicam pontes de hidrogênio entre bases complementares em fitas de DNA opostas. Adenina (*A*) e timina (*T*) formam duas pontes de hidrogênio, enquanto guanina (*G*) e citosina (*C*) formam três. **C.** Esses pares de bases A–T e G–C formam os "degraus da escada" da dupla hélice do DNA. Observe que os componentes de desoxirribose e as ligações fosfodiéster estão localizados fora da dupla hélice de DNA, enquanto bases de purinas e pirimidinas encontram-se no centro da molécula.

FIGURA 33.3 **Regulação do superenrolamento do DNA por topoisomerases tipo I.** Foram propostos dois mecanismos para a ação de topoisomerases tipo I. No modelo de rotação da fita, a topoisomerase tipo I liga-se a fitas opostas da dupla hélice de DNA. A seguir, rompe uma fita e permanece ligada a uma das extremidades rompidas (*círculo verde*). A extremidade não ligada da fita rompida pode desenrolar-se em uma ou mais voltas e, a seguir, unir-se (religar-se) à fita parental. No modelo de passagem da fita, a ligação da topoisomerase tipo I à dupla hélice do DNA resulta em fusão (separação) das duas fitas de DNA. A seguir, a topoisomerase ligada ao DNA introduz uma ruptura em uma fita, enquanto permanece ligada a cada extremidade da fita de DNA rompida (*círculos verdes*). A seguir, a fita rompida passa através da hélice e é unida (religada), resultando no desenrolamento efetivo do DNA. As camptotecinas, utilizadas na quimioterapia do câncer (ver Capítulo 38), inibem a junção da fita quebrada do DNA após a passagem da fita.

Topoisomerases tipo II executam essas operações de nuclease e ligase em ambas as fitas de DNA (Figura 33.4). Os dois tipos de topoisomerases podem remover o excesso de superenrolamento do DNA durante sua replicação. Entretanto, apenas as topoisomerases tipo II são capazes de resolver as cópias entrelaçadas de DNA de fita dupla para possibilitar a segregação do DNA nas células-filhas. As enzimas do tipo II são mais complexas e mais versáteis do que as do tipo I, além de serem o alvo molecular mais frequente de agentes quimioterápicos.

O mecanismo de ação da topoisomerase tipo II ocorre em duas etapas. Na primeira, a enzima se liga a um segmento de DNA e forma ligações covalentes com fosfatos de cada fita, cortando ambas. Na segunda, a enzima produz estiramento do DNA da mesma molécula para passar através da quebra, aliviando o superenrolamento (Figura 33.4). É essa passagem de DNA de fita dupla através de uma quebra de fita dupla que possibilita a separação das cópias entrelaçadas de DNA após a replicação e, portanto, a segregação do DNA nas células-filhas.

Existem duas principais topoisomerases tipo II bacterianas. A primeira a ser identificada, *DNA girase*, é incomum por sua capacidade de introduzir superenrolamentos negativos antes da separação das fitas de DNA, neutralizando, assim, os superenrolamentos positivos que se formam à medida que as fitas

se desenrolam. A segunda topoisomerase tipo II principal é a *topoisomerase IV*. DNA girase é particularmente crucial para a segregação em algumas bactérias, enquanto topoisomerase IV é enzima crítica em outras.

Como o superenrolamento é importante tanto para a transcrição quanto para a segregação, as topoisomerases também influenciam esse processo. Em virtude de suas múltiplas funções, estão habitualmente envolvidas com DNA, e isso é relevante para seu papel como alvo de fármacos. Essas enzimas não são cruciais apenas como alvos de agentes antibacterianos, mas também como alvos para a quimioterapia do câncer (ver Capítulo 38).

Transcrição bacteriana

A expressão gênica começa com a transcrição, que envolve a síntese de transcritos de RNA de fitas simples a partir de um molde de DNA. A transcrição é catalisada pela enzima *RNA polimerase*. Nas bactérias, cinco subunidades (2 α, 1 β, 1 β' e 1 σ) associam-se para formar a holoenzima. Conforme discutido adiante, a subunidade σ é fundamental para iniciar a transcrição, enquanto o restante da enzima RNA polimerase – também conhecida como enzima cerne – contém o mecanismo catalítico para a síntese de RNA.

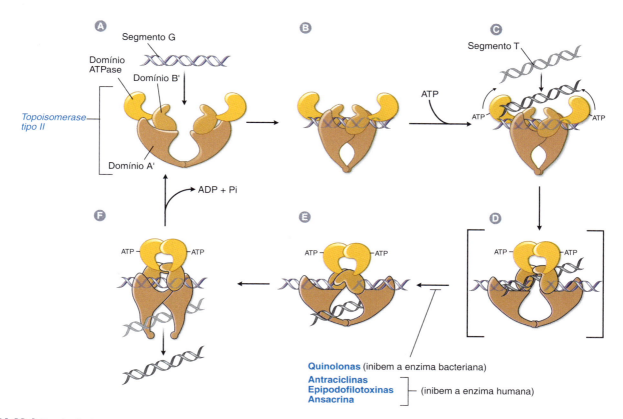

FIGURA 33.4 Regulação do superenrolamento do DNA por topoisomerases tipo II. A. As enzimas topoisomerases tipo II contêm domínios A′, B′ e ATPase. Os domínios A′ e B′ envolvem um segmento da dupla hélice do DNA (segmento G). **B.** A interação com o segmento G induz alteração conformacional da topoisomerase tipo II, ocasionando seu "fechamento" ao redor do segmento G do DNA. **C.** ATP liga-se aos domínios ATPase da topoisomerase, e um segundo segmento da dupla hélice de DNA (segmento T) entra e é "fechado" no domínio B′. **D.** Quando a enzima está envolvida com ambos os segmentos de DNA, a topoisomerase corta as duas fitas do segmento G do DNA. **E.** Essa quebra de fita dupla possibilita a passagem do segmento T através do segmento G para o lado oposto da topoisomerase. **F.** O segmento T é liberado da topoisomerase, e o corte do segmento G é religado. O ATP é hidrolisado a ADP, este se dissocia da topoisomerase, e o ciclo recomeça. O resultado de cada ciclo consiste em trocar o número de voltas do DNA por uma ou, quando duas moléculas separadas de DNA circular estão envolvidas, resolver catenanos. Os antibióticos da classe das quinolonas inibem a passagem do segmento T e a religação do segmento G quebrado pelas topoisomerases tipo II bacterianas. Em concentrações terapêuticas, também promovem a dissociação das subunidades da topoisomerase, resultando em quebras de fita dupla do DNA e morte da bactéria. Diversas classes de agentes quimioterápicos para câncer, incluindo antraciclinas, epipodofilotoxinas e ansacrina, inibem a passagem do segmento T e a religação do segmento G quebrado pelas topoisomerases tipo II humanas, causando, assim, rupturas do DNA de fita dupla e induzindo a apoptose das células cancerosas (ver Capítulo 38).

O processo de transcrição ocorre em três estágios: iniciação, alongamento e término (Figura 33.5). Durante a iniciação, a holoenzima RNA polimerase separa as fitas de um segmento curto do DNA de dupla hélice após reconhecimento de um sítio proximal por sua subunidade σ. Uma vez desenrolada a dupla hélice para formar um molde de fita simples, a RNA polimerase inicia a síntese de RNA em um ponto de iniciação no DNA. Durante o alongamento, a RNA polimerase sintetiza uma fita de RNA complementar, unindo os trifosfatos de ribonucleosídio por meio de ligações fosfodiéster. No processo, a subunidade σ dissocia-se da holoenzima. A síntese de RNA prossegue

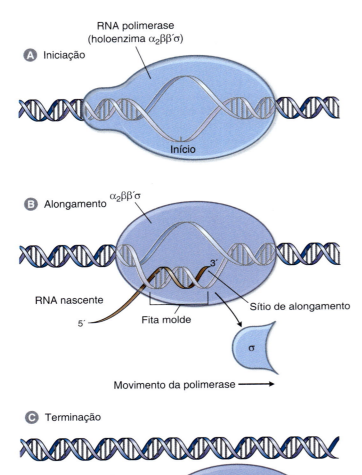

FIGURA 33.5 Transcrição bacteriana. A. Durante a iniciação, a holoenzima RNA-polimerase ($α_2ββ'σ$) procura e reconhece sequências promotoras no DNA. A seguir, separa as fitas da dupla hélice de DNA, expondo o sítio de iniciação para transcrição, e começa a síntese de novo filamento de RNA. **B.** Durante o alongamento, o cerne da enzima (sem a subunidade σ) estende a nova fita de RNA na direção 5′→3′, utilizando a fita de DNA desenrolada como molde. A RNA polimerase separa as fitas da dupla hélice de DNA à medida que se desloca ao longo da fita molde, expulsando a extremidade 5′ do transcrito atrás dela. Rifampicina bloqueia o alongamento por formação de complexo com a subunidade β da RNA polimerase (*não ilustrada*). **C.** Ao alcançar uma sequência de término, o DNA, o cerne da enzima e o RNA recém-sintetizado se separam.

na direção 5′→3′, de modo que a fita de RNA nascente emerge da enzima até atingir uma sequência de término.

A enzima RNA polimerase difere entre bactérias e seres humanos, portanto pode servir de alvo seletivo para a ação de agentes antibacterianos. Nas bactérias, uma RNA polimerase sintetiza todo o RNA na célula (à exceção dos *primers* de RNA curtos necessários para a replicação do DNA, produzidos pela *primase*). Além disso, a RNA polimerase bacteriana é constituída apenas de 5 subunidades. Em contrapartida, eucariotas expressam três RNA polimerases nucleares diferentes, e cada enzima é consideravelmente mais complexa na estrutura de suas subunidades do que a enzima bacteriana correspondente. Por exemplo, a RNA polimerase II eucariótica que sintetiza os precursores do mRNA é composta por 12 subunidades.

Síntese de proteínas bacterianas

Uma vez sintetizados os transcritos de mRNA, estes são traduzidos pelo mecanismo de translação das bactérias. Embora o processo global de translação seja semelhante em bactérias e organismos superiores, existem várias diferenças nos detalhes dos mecanismos que podem ser utilizados para fins farmacológicos. Em particular, número e composição de moléculas de rRNA diferem entre ribossomos bacterianos e humanos. Por conseguinte, ribossomos bacterianos também podem servir como alvos seletivos para antibióticos.

O ribossomo de uma bactéria representativa, *Escherichia coli,* tem coeficiente de sedimentação de *70S* e é constituído de uma *subunidade 30S* e uma *50S*. A subunidade 30S contém um pedaço da molécula de *rRNA* com *16S* e 21 proteínas diferentes, enquanto a 50S contém dois pedaços de rRNA – *rRNA* com *23S* e *rRNA* com *5S* – e 34 proteínas diferentes. *É o rRNA, em vez dos componentes proteicos do ribossomo, o elemento responsável por atividades-chave do ribossomo: decodificação do mRNA, ligação dos aminoácidos uns aos outros e translocação do processo de translação.*

No ribossomo 70S há dois sítios que se ligam aos tRNA durante a translação: o *sítio P* ou *peptidil*, que contém a cadeia peptídica em crescimento, e o *sítio A* ou *aminoacil* (também conhecido como *sítio aceptor*), que se liga às moléculas de tRNA que chegam, transportando os diversos aminoácidos (Figura 33.6). (Existe também um sítio E ou "de saída" (*exit*), que se liga aos tRNA utilizados durante a translação antes de serem ejetados do ribossomo.)

A translação, como a transcrição, pode ser dividida em três etapas (Figura 33.7). Durante a *iniciação*, os componentes do sistema de translação são montados. Primeiro, o mRNA une-se à subunidade 30S do ribossomo bacteriano e a uma molécula específica de tRNA ligada à *metionina formilada* (fMet), o primeiro aminoácido codificado por todo mRNA bacteriano. A molécula de tRNA-metionina formilada ($fMet-tRNA_f$) liga-se a seu códon de iniciação (AUG) no mRNA. A seguir, a subunidade 50S une-se à subunidade 30S para formar o ribossomo 70S completo. Nesse estágio, a molécula $fMet-tRNA_f$ ocupa o sítio P do ribossomo 70S.

O *alongamento* envolve a adição de aminoácidos à extremidade carboxila da cadeia polipeptídica em crescimento, à medida que o ribossomo desloca-se da extremidade 5′ para a extremidade 3′ do mRNA que está sendo traduzido. As moléculas de tRNA que transportam aminoácidos específicos (aminoacil tRNA) penetram no sítio A ribossômico e formam pares de bases com seus códons complementares no mRNA. A utilização do tRNA correto exige não apenas o reconhecimento anticódon-códon entre tRNA e mRNA, respectivamente, como

Ribossomo 70S

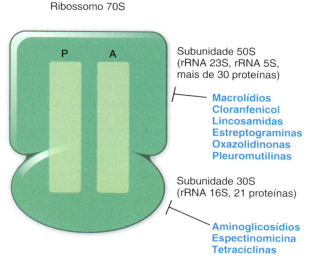

FIGURA 33.6 Ribossomo 70S bacteriano. O ribossomo 70S bacteriano consiste em subunidades 30S e 50S. Cada uma é constituída de RNA ribossomal (rRNA) e numerosas proteínas. Os rRNA são responsáveis pela maior parte das importantes atividades do ribossomo e são alvos de antibióticos que inibem a translação. Aminoglicosídios, espectinomicina e tetraciclinas ligam-se ao rRNA 16S na subunidade 30S, inibindo sua atividade. Macrolídios, cloranfenicol, lincosamidas, estreptograminas, oxazolidinonas e pleuromutilinas ligam-se ao rRNA 23S na subunidade 50S, inibindo sua atividade. *A* = sítio aminoacil (sítio de ligação aminoacil tRNA); *P* = sítio peptidil (sítio de ligação do tRNA unido de modo covalente à cadeia peptídica em alongamento).

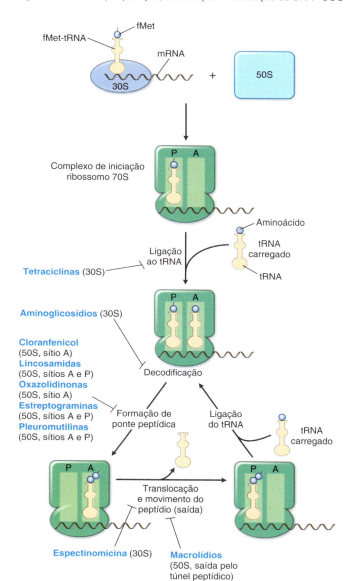

FIGURA 33.7 Translação bacteriana. A translação bacteriana começa com a montagem de um complexo contendo uma subunidade ribossômica 30S, mRNA, tRNA ligado a metionina formilada e a uma subunidade ribossômica 50S. Esta etapa depende da ligação do fMet-tRNA$_f$ a um códon iniciador no mRNA. O ribossomo 70S, após processo de montagem, contém sítios de ligação aminoacil (*A*) e peptidil (*P*). O sítio A aceita a chegada de códons tripletos de mRNA e possibilita a ligação do tRNA ligado ao aminoácido correspondente (*i. e.*, tRNA carregado) a seu respectivo tripleto. A função decodificadora do rRNA 16S ajuda a assegurar a ligação do códon do mRNA ao tRNA correto. Após a entrada de tRNA carregado no sítio A, a atividade de peptidil transferase do rRNA 23S catalisa a formação de ligação peptídica entre o aminoácido que ocupa o sítio A e a extremidade carboxiterminal do peptídio nascente que se encontra no sítio P. Uma vez formada a ligação peptídica, o complexo tRNA-mRNA é translocado do sítio A para o sítio P, a molécula de tRNA que ocupou o sítio P dissocia-se deste sítio, e a cadeia polipeptídica em alongamento desloca-se através do túnel de saída. Nesse estágio, o sítio A está vazio, e a introdução da próxima molécula de tRNA carregada no sítio A completa o ciclo. A translação prossegue até que um códon de terminação seja encontrado no mRNA, quando a proteína recém-sintetizada é então liberada do ribossomo.

Agentes farmacológicos que inibem a translação interferem nas atividades do ribossomo bacteriano. Aminoglicosídios se ligam ao rRNA na subunidade 30S e possibilitam a ligação de tRNA incorretos ao mRNA; tetraciclinas bloqueiam a ligação do aminoacil rRNA ao sítio A; cloranfenicol, lincosamidas, oxazolidinonas, estreptograminas e pleuromutilinas inibem a atividade de formação de pontes peptídicas da subunidade 50S. Espectinomicina e macrolídios inibem a translocação peptídica. O sítio de ligação do segundo componente das estreptograminas se superpõe ao dos macrolídios (*não ilustrado*).

também as funções de *decodificação* desempenhadas pelo rRNA 16S na subunidade ribossomal 30S. A *peptidil transferase*, enzima cuja atividade deriva do rRNA 23S da subunidade 50S (*i. e.*, peptidil transferase é uma ribozima), catalisa a formação de ligação peptídica entre fMet e o aminoácido seguinte, que, por sua vez, está ligado ao tRNA no sítio A (*i. e.*, tRNA no sítio A "aceitou" fMet). Uma vez formada a ligação peptídica, o ribossomo avança três nucleotídios em direção à extremidade 3′ do mRNA. Nesse processo, tRNA$_f$, originalmente ligado à fMet, é ejetado do sítio P (e liga-se ao sítio E). O tRNA, agora ligado a dois aminoácidos, desloca-se do sítio A para o sítio P desocupado, o sítio A fica disponível, e o peptídio em crescimento emerge do túnel de saída do ribossomo. Esse processo é conhecido como *translocação*. Dessa maneira, o alongamento da cadeia polipeptídica resulta de múltiplos ciclos de ligação de aminoacil tRNA ao sítio A, formação de ligação peptídica, e translocação.

Durante o processo de *terminação*, proteínas específicas, denominadas *fatores de liberação*, reconhecem o códon de terminação no sítio A e ativam a liberação de proteína recém-sintetizada e a dissociação do complexo ribossomo-mRNA. Em alguns casos, esse processo parece envolver um mimetismo estrutural dos tRNA pelos fatores de liberação.

Convém ressaltar três aspectos gerais relativos à translação bacteriana. Em primeiro lugar, *as duas subunidades ribossômicas demonstram funções isoladas:* a subunidade 30S é responsável pela decodificação exata da mensagem do mRNA, enquanto a subunidade 50S catalisa a formação das ligações peptídicas. Entretanto, a translocação parece envolver ambas. Em segundo lugar, *o mecanismo catalítico reside no componente RNA do ribossomo, e não nas proteínas ribossômicas.* Em outras palavras, é o rRNA que "executa o trabalho". Em terceiro lugar, *os inibidores da síntese proteica bloqueiam o processo de translação em diferentes etapas.*

▶ Classes e agentes farmacológicos

Existem três categorias gerais de fármacos direcionadas para a replicação, a transcrição e a translação do DNA bacteriano: quinolonas, derivados da rifamicina e substâncias que têm como alvo ribossomos bacterianos. Os antibióticos quinolonas são agentes de amplo espectro; não apenas inibem determinadas topoisomerases, mas também as convertem em agentes que danificam o DNA. Derivados da rifamicina se ligam à enzima RNA polimerase bacteriana, inibindo-a. Um deles, rifampicina, é a base do tratamento da tuberculose. Várias classes de agentes se ligam aos ribossomos bacterianos para inibir a síntese de proteínas. Especificamente, aminoglicosídios, espectinomicina e tetraciclinas se ligam à subunidade ribossômica 30S, enquanto macrolídios, cloranfenicol, lincosamidas, estreptograminas, oxazolidinonas e pleuromutilinas têm como alvo a subunidade ribossômica 50S. Eles geralmente atuam nos microrganismos gram-positivos e gram-negativos, tendo, portanto, amplo uso clínico (ver no Capítulo 34 discussão sobre bactérias gram-positivas e gram-negativas).

A elucidação dos mecanismos de ação dos agentes descritos adiante se baseou essencialmente no campo da genética bacteriana. Em particular, os alvos moleculares dos antibióticos foram identificados a partir do isolamento de bactérias resistentes a determinado antibiótico (p. ex., rifampicina), seguido da demonstração de que a molécula-alvo (p. ex., RNA polimerase) exibe resistência bioquímica ao antibiótico e, por fim, de que a mutação causadora da resistência ao fármaco reside no gene que codifica o alvo. Trabalho recente usando espectroscopia por ressonância magnética e cristalografia por raios X definiu ainda mais as estruturas dos alvos, assim como a natureza molecular das várias interações entre medicamentos e alvos. Na verdade, as análises cristalográficas dos ribossomos e sua ligação a determinados antibióticos receberam o Prêmio Nobel de Química de 2009.

Inibidores de topoisomerases | Quinolonas

Quinolonas constituem importante classe de antibióticos bacterianos, que atuam por inibição de topoisomerases tipo II bacterianas. Uma das primeiras quinolonas de uso clínico foi o *ácido nalidíxico* (Figura 33.8), e o mecanismo de ação das quinolonas foi elucidado, em grande parte, a partir do estudo desse fármaco. Quinolonas recentemente introduzidas são, em sua maioria, fluoradas, incluindo *ciprofloxacino, ofloxacino* e *levofloxacino*. Essas e outras quinolonas fluoradas (*fluoroquinolonas*) são identificadas por seus nomes genéricos, com a terminação "floxacino" (Figura 33.8). São amplamente utilizadas no tratamento de infecções urogenitais, respiratórias e gastrintestinais comuns causadas por microrganismos gram-negativos, incluindo *E. coli, Klebsiella pneumoniae, Campylobacter jejuni, Pseudomonas aeruginosa, Neisseria gonorrhoeae,* e espécies de *Enterobacter, Salmonella* e *Shigella*. Bactérias costumam desenvolver resistência às quinolonas por meio de mutações cromossômicas nos genes que codificam topoisomerases tipo II ou de alterações na expressão de porinas e bombas de efluxo das membranas que determinam a concentração de fármaco no interior das bactérias. Efeitos adversos são infrequentes e podem incluir náuseas, vômitos e diarreia.

Quinolonas atuam por inibição de uma ou ambas as topoisomerases tipo II em bactérias sensíveis, *DNA girase* (topoisomerase II) e *topoisomerase IV*. A seletividade de ação resulta de diferenças na estrutura entre formas bacterianas e eucarióticas dessas enzimas. Quinolonas inibem primariamente DNA girase em microrganismos gram-negativos e topoisomerase IV em microrganismos gram-positivos, como *Staphylococcus aureus*. Como *S. aureus* resistente é disseminado, quinolonas são menos efetivas no tratamento das infecções causadas por essa espécie de bactéria. Por conseguinte, são utilizadas com mais frequência no tratamento de infecções por microrganismos gram-negativos.

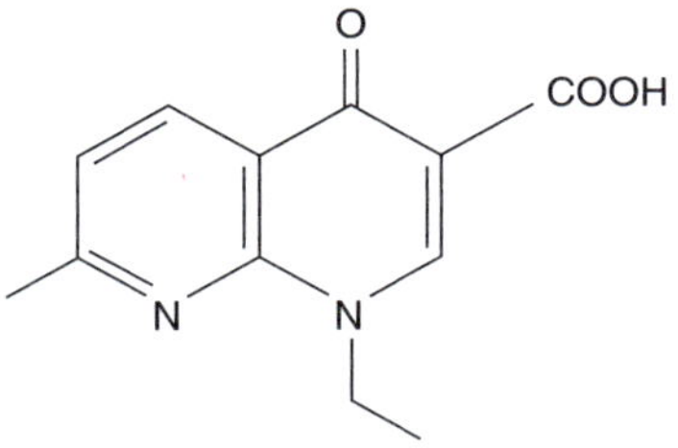

Ácido nalidíxico

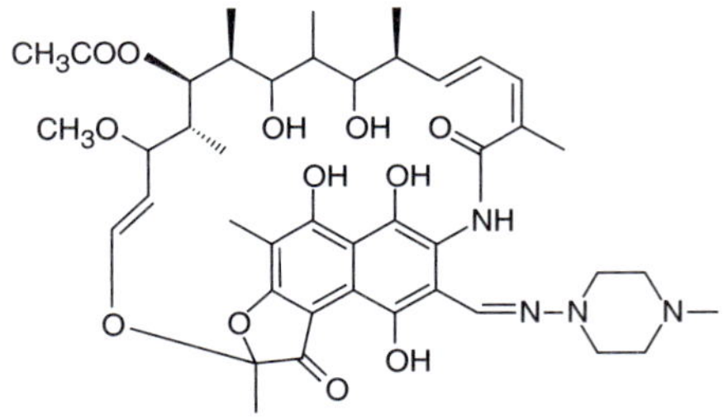

Rifampicina

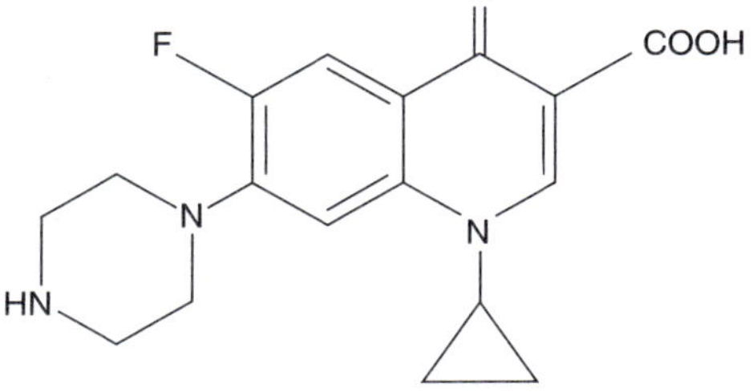

Ciprofloxacino

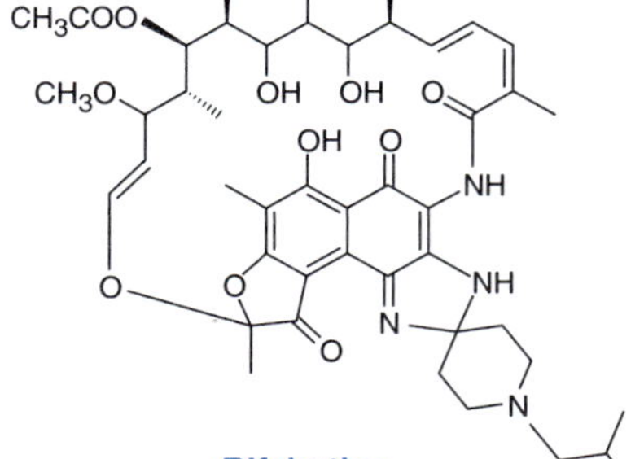

Rifabutina

FIGURA 33.8 Estruturas de agentes antimicrobianos cujos alvos são topoisomerases e transcrição bacterianas. Ácido nalidíxico e ciprofloxacino são antibióticos quinolônicos que inibem topoisomerases tipo II bacterianas. Rifampicina e rifabutina inibem a RNA polimerase DNA-dependente bacteriana.

O mecanismo de ação das quinolonas envolve a subversão da função das topoisomerases tipo II bacterianas. Em geral, essas enzimas se ligam a ambas as fitas de uma molécula de DNA e as quebram, possibilitando que outro fragmento da mesma molécula passe através da quebra (Figura 33.4). Quinolonas inibem essas enzimas antes que o segundo segmento de DNA possa passar, estabilizando, assim, a forma do complexo em que houve quebra do polímero do DNA. Em baixas concentrações, quinolonas inibem reversivelmente topoisomerases tipo II, exercendo ação bacteriostática. Entretanto, em altas concentrações – rapidamente alcançadas em pacientes – convertem as topoisomerases em agentes que lesam o DNA ao estimular a dissociação das subunidades da enzima do DNA quebrado. O DNA com dupla quebra não pode ser replicado, e a transcrição não se processa através dessas quebras. A própria quebra de dupla fita e/ou a resposta bacteriana a essa quebra levam finalmente à morte celular. Por conseguinte, quinolonas em doses terapêuticas são antibióticos bactericidas.

Inibidores da transcrição I Derivados da rifamicina

Rifampicina e seu correlato estrutural, *rifabutina*, são dois derivados semissintéticos do antibiótico de ocorrência natural, *rifamicina B* (Figura 33.8). Embora rifampicina possa ser utilizada para profilaxia de doença meningocócica e tratamento de outras infecções bacterianas, seu principal uso é no tratamento de tuberculose e outras infecções micobacterianas. Mostra-se particularmente efetiva contra micobactérias que residem em fagossomos, visto que é bactericida para bactérias tanto intracelulares quanto extracelulares. Além disso, rifampicina aumenta a atividade *in vitro* da *isoniazida*, outro fármaco de primeira linha utilizado na terapia de combinação para tuberculose (ver Capítulos 34 e 40).

Rifamicinas exercem sua atividade bactericida contra micobactérias pela formação de complexo altamente estável com a RNA polimerase DNA-dependente bacteriana, inibindo, assim, a síntese de RNA. O alvo dos fármacos é a subunidade β da RNA polimerase bacteriana. Rifampicina possibilita o início da transcrição, mas bloqueia o alongamento quando o RNA nascente atinge comprimento de 2 a 3 nucleotídios. Ainda não foi plenamente esclarecido como isso ocorre com todas as rifamicinas e em todas as RNA polimerases bacterianas; entretanto, para uma RNA polimerase bacteriana, há evidências cristalográficas de que rifampicina oclua a via pela qual o RNA nascente emerge da enzima. Rifampicina exibe alta seletividade por bactérias, visto que polimerases de mamíferos (até mesmo de mitocôndrias, consideradas semelhantes às bactérias) são inibidas por ela apenas em concentrações muito mais altas. Por conseguinte, o fármaco é geralmente bem tolerado, e a incidência de efeitos adversos (tipicamente exantema, febre, náuseas, vômitos e icterícia) é baixa.

Como o rápido desenvolvimento de resistência torna a monoterapia de tuberculose não apenas ineficaz, mas também contraproducente, rifampicina é administrada em associação a outros fármacos antituberculosos. Experimentos *in vitro* mostraram que um em cada 10^6 a 10^8 bacilos da tuberculose pode desenvolver resistência à rifampicina por meio de processo mutacional de uma etapa que parece afetar o sítio de ligação do fármaco na polimerase. Entretanto, como componente de esquema terapêutico de múltiplos fármacos, rifampicina pode reduzir de modo acentuado o tempo da taxa de reativação da tuberculose latente (ver Capítulo 40).

Inibidores da translação

Três considerações gerais aplicam-se aos inibidores da translação bacteriana. Em primeiro lugar, o *alvo dos inibidores da translação é a subunidade 30S ou 50S do ribossomo bacteriano*. A discussão dos inibidores da translação que se segue é apresentada em termos de inibição da 30S *versus* 50S (Tabela 33.1).

A segunda consideração diz respeito à seletividade. *Além de seus efeitos inibitórios sobre os ribossomos bacterianos, os inibidores da síntese proteica podem afetar ribossomos mitocondriais, ribossomos citosólicos de mamíferos ou ambos.* A inibição de ribossomos do hospedeiro constitui mecanismo comum pelo qual esses fármacos provocam efeitos adversos. Para alguns antibióticos, como cloranfenicol, a inibição de ribossomos de mamíferos representa grande desvantagem, podendo ocasionar efeitos adversos graves e até mesmo letais. Tetraciclinas também podem inibir ribossomos de mamíferos *in vitro*; todavia, felizmente, essa classe de fármacos concentra-se seletivamente em células bacterianas. Outros inibidores da translação exercem pouca ou nenhuma inibição sobre ribossomos de mamíferos em concentrações clinicamente importantes; para esses agentes, as toxicidades que limitam a dose prescrita parecem atribuíveis a outros mecanismos. A exemplo

TABELA 33.1 Sítios e mecanismos de ação de antibacterianos inibidores da translação.

FÁRMACO OU CLASSE DE FÁRMACOS	SÍTIO DE AÇÃO	MECANISMO DE AÇÃO
Fármacos cujo alvo é a subunidade ribossômica 30S		
Aminoglicosídios	rRNA 16S	Induzem leitura incorreta; interrompem a síntese proteica em concentrações mais altas
Espectinomicina	rRNA 16S	Inibe a translocação
Tetraciclinas	rRNA 16S	Bloqueiam a ligação de aminoacil tRNA ao sítio A
Fármacos cujo alvo é a subunidade ribossômica 50S		
Macrolídios	rRNA 23S	Inibem a translocação por bloquearem a cadeia polipeptídica em crescimento
Cloranfenicol	rRNA 23S	Inibe a formação de ponte peptídica por interferir no posicionamento de tRNA
Lincosamidas	rRNA 23S	Inibem a formação de ponte peptídica por bloquearem a cadeia polipeptídica em crescimento e inibirem os sítios A e P
Estreptograminas	rRNA 23S	Inibem a formação de ponte peptídica por inibirem os sítios A e P; um segundo componente superpõe-se ao mecanismo de ação dos macrolídios
Oxazolidinonas	rRNA 23S	Inibem formação de ponte peptídica por bloquearem a ligação do componente aminoacil ao sítio A
Pleuromutilinas	rRNA 23S	Inibem a formação de ponte peptídica por inibirem os sítios A e P

da maioria dos antibióticos de amplo espectro disponíveis por via oral, os efeitos adversos gastrintestinais talvez sejam devidos à eliminação da flora intestinal normal.

Uma mudança singular e interessante no que concerne à seletividade surgiu na década de 1990. Descobriu-se que certos antibióticos aminoglicosídios, macrolídios e lincosamidas exibem alguma eficácia contra microrganismos eucarióticos (p. ex., parasitos protozoários) que causam infecções oportunistas em pacientes com AIDS e em outros indivíduos imunocomprometidos. Nesses microrganismos, a atividade dos antibióticos pode ser atribuída à inibição da síntese proteica das organelas (ver Capítulo 36).

A terceira consideração acerca dos inibidores da translação bacteriana é que *a inibição completa da síntese proteica não é suficiente para matar uma bactéria*. Bactérias são capazes de produzir diversas respostas a vários tratamentos supressores do crescimento, as quais possibilitam sua permanência em estado dormente até a interrupção do tratamento. Uma dessas respostas viabiliza a sobrevivência das bactérias à inibição completa da síntese proteica. Consequentemente, os inibidores da síntese proteica são, em sua maioria, bacteriostáticos. Aminoglicosídios constituem a principal exceção a essa regra.

Agentes antimicrobianos cujo alvo é a subunidade ribossômica 30S

Aminoglicosídios

Aminoglicosídios são utilizados principalmente no tratamento de infecções causadas por bactérias gram-negativas. São moléculas carregadas eletricamente que não apresentam biodis-

ponibilidade oral, de modo que devem ser administrados por via parenteral. Incluem *estreptomicina* (o primeiro aminoglicosídio, descoberto em 1944), *neomicina, canamicina, tobramicina, paromomicina, gentamicina, netilmicina* e *amicacina* (Figura 33.9). Entre esses, gentamicina, tobramicina e amicacina são os mais empregados, em virtude de menor toxicidade e cobertura mais ampla contra os microrganismos-alvo. (Entretanto, mesmo esses agentes carecem de atividade contra anaeróbios e muitas bactérias gram-positivas.)

Aminoglicosídios ligam-se ao rRNA 16S da subunidade 30S e produzem efeitos sobre a síntese proteica que dependem da concentração do fármaco. Em baixas concentrações, induzem ribossomos a lerem incorretamente o mRNA durante o alongamento, levando à síntese de proteínas que contêm aminoácidos incorretos. A partir desse efeito, é lógico inferir que os aminoglosídios interferem na função de decodificação da subunidade 30S do mRNA. Estruturas cristalinas de complexos 30S-aminoglicosídio ajudaram enormemente a elucidar o processo de decodificação. O modo como influenciam esse processo é mais bem compreendido em se tratando da paromomicina, cuja ligação à subunidade 30S provoca modificação conformacional na subunidade 16S do rRNA que simula a alteração provocada pela ligação do anticódon correto do tRNA (cognato) ao códon do mRNA. Acredita-se que essa mudança de conformação faça com que a subunidade 30S sinalize a subunidade 50S a formar uma ligação peptídica, mesmo com tRNA incorreto no sítio A (Figura 33.10). (Estreptomicina também induz leitura incorreta, mas o mecanismo preciso ainda não é conhecido, visto que a ligação é em local diferente, embora próximo.) Em concentrações mais altas, aminoglicosídios inibem a síntese proteica

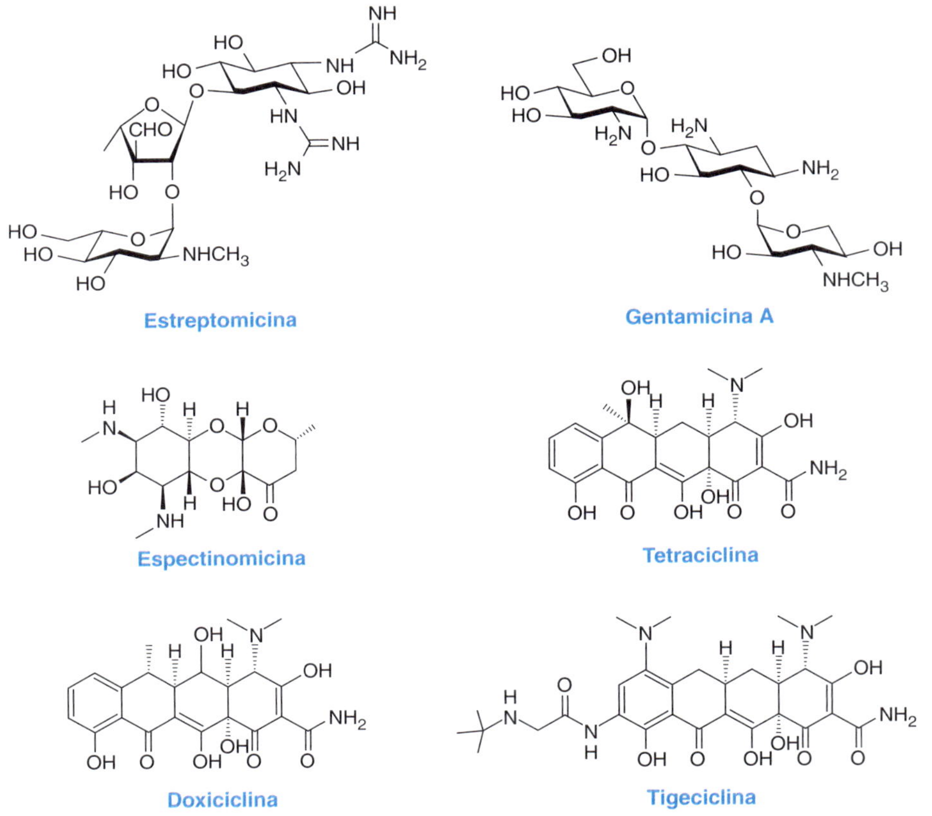

FIGURA 33.9 **Estruturas de agentes antimicrobianos cujo alvo é a subunidade ribossômica 30S.** Estreptomicina e gentamicina são aminoglicosídios. Espectinomicina é derivado estrutural de aminoglicosídios. Tetraciclina e doxiciclina são tetraciclinas. Tigeciclina é uma glicilciclina.

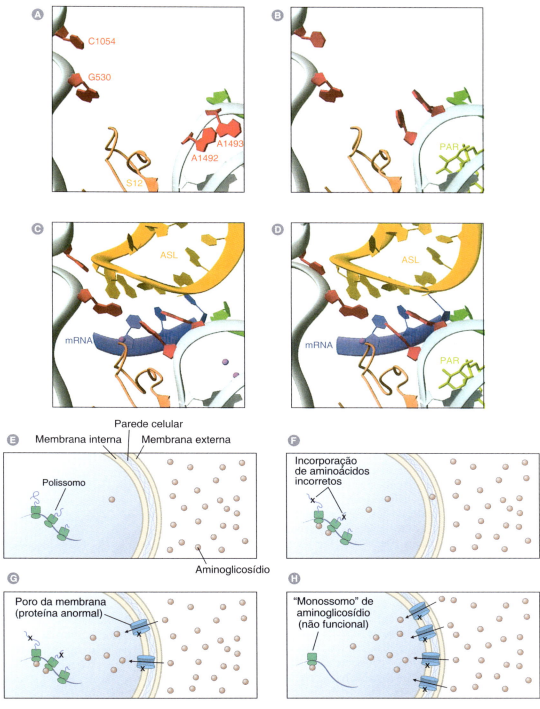

FIGURA 33.10 **O comprometimento da função de decodificação da subunidade ribossômica 30S associado ao modelo de Davis para efeitos dependentes de concentração de aminoglicosídios pode explicar a atividade bactericida desses fármacos. Painéis superiores.** Análise cristalográfica mostra que a ligação de paromomicina (aminoglicosídio) à subunidade ribossômica 30S provoca modificação conformacional no tRNA 16S que simula a alteração provocada pela ligação correta (cognata) do anticódon do tRNA ao códon do mRNA. **A.** Sítio da subunidade ribossômica 30S nativa. As bases A1492 e A1493 no tRNA 16S são "empilhadas" fora do bolsão do sítio A. **B.** Sítio na presença de paromomicina (PAR). As bases A1492 e A1493 estão deslocadas para o bolsão do sítio A pela ligação do antibiótico. **C.** Sítio da subunidade ribossômica 30S nativa preenchido por mRNA e alça do anticódon (ASL) de tRNA. Ocupação do sítio A por mRNA e deslocamento das bases A1492 e A1493 por tRNA para monitorar (decodificar) a interação códon-anticódon. Alteração conformacional em G530 também participa na decodificação. **D.** Paromomicina não modifica significativamente as conformações das bases A1492 e A1493 no bolsão do sítio A ocupado. Todavia, ao deslocá-las para suas conformações ativas (decodificadoras), paromomicina (e, presumivelmente, outros aminoglicosídios) facilita o pareamento de um anticódon incorreto (quase cognato) do tRNA com o códon do mRNA, resultando em leitura incorreta do mRNA. **Painéis inferiores.** De acordo com o modelo de Davis de ação de aminoglicosídios, baixas concentrações desses fármacos induzem leitura incorreta de proteínas, e essas proteínas de leitura incorreta (anormais) possibilitam a entrada de concentrações mais altas de aminoglicosídios na célula, as quais interrompem a síntese proteica. **E.** Inicialmente, há baixas concentrações de aminoglicosídios no interior da célula bacteriana, apesar de suas concentrações extracelulares terapêuticas (altas), visto que as moléculas do fármaco são pouco captadas através das membranas bacterianas. **F.** Baixas concentrações intracelulares de aminoglicosídios ligam-se aos ribossomos bacterianos e induzem a incorporação de aminoácidos incorretos (leitura incorreta) nos polipeptídios nascentes. **G.** Proteínas anormais inserem-se nas membranas bacterianas, formando poros e causando nelas lesão. **H.** Membranas danificadas possibilitam o afluxo de moléculas adicionais de aminoglicosídios para a célula, causando inibição completa da atividade dos ribossomos. O efeito é irreversível, talvez devido à retenção do fármaco no interior da célula ("aprisionamento"). Não é possível reparo da lesão da membrana, visto que novas proteínas não podem ser sintetizadas; o resultado é a morte da célula.

por completo. Ainda não existe a compreensão de como isso acontece, embora haja evidências *in vitro* de que pelo menos alguns aminoglicosídios inibam a translocação e, na verdade, estimulem o movimento do tRNA no sentido oposto (translocação reversa). Em bactérias tratadas, os ribossomos ficam retidos nos códons de iniciação AUG do mRNA. Por fim, o acúmulo desses complexos de iniciação anormais interrompe a translação, a despeito dos ribossomos que não estão ligados ao fármaco.

Ao contrário de outros inibidores da síntese proteica, aminoglicosídios são *bactericidas*. Essa característica é importante no tratamento das infecções graves. Embora não se conheça o mecanismo preciso para a atividade bactericida, um modelo interessante, desenvolvido pelo falecido Bernard Davis, teve certa aceitação (Figura 33.10). O *modelo de Davis* concebe a morte celular em termos de efeitos dependentes da concentração de aminoglicosídios. Quando o fármaco penetra inicialmente na célula, é transportado de modo precário através das membranas bacterianas. Nessas concentrações baixas iniciais, ocorre leitura incorreta, levando à síntese de proteínas aberrantes. Algumas destas são inseridas nas membranas e determinam a formação de poros, possibilitando o fluxo dos aminoglicosídios para o interior da célula, onde interrompem por completo a síntese de proteínas. Consequentemente, não pode haver reparo de lesão da membrana; logo, o extravasamento de íons e, posteriormente, de moléculas maiores acarreta a morte da célula. Um modelo alternativo também evoca a leitura e o desdobramento incorretos das proteínas como etapas fundamentais na ação bactericida, mas sugere que as proteínas "mal desdobradas" são translocadas através da membrana bacteriana interna, onde ativam um sensor que responde ao estresse. A ativação do sensor provoca, então, ativação das vias de estresse oxidativo, resultando em formação de radicais hidroxila, dano de DNA, proteínas e lipídios e morte celular.

Outro importante aspecto da atividade dos aminoglicosídios é que atuam de modo *sinérgico* com outros agentes, como betalactâmicos, que inibem a síntese da parede celular. Por conseguinte, esses dois tipos de fármacos são comumente utilizados em combinação (ver Capítulo 40). A explicação mais sugerida para esse sinergismo é que a inibição da síntese da parede celular aumenta a entrada de aminoglicosídios nas bactérias. O sinergismo entre betalactâmicos e aminoglicosídios contrasta acentuadamente com o antagonismo entre betalactâmicos e inibidores bacteriostáticos da síntese proteica, discutidos adiante.

Foram estabelecidos três mecanismos gerais para a resistência a aminoglicosídios. O primeiro, clinicamente mais comum, consiste na produção codificada por plasmídios de uma enzima transferase ou enzimas que inativam aminoglicosídios por adenilação, acetilação ou fosforilação. O segundo é a possibilidade de a entrada do fármaco na célula ser dificultada, talvez por alteração ou eliminação de porinas ou outras proteínas envolvidas no transporte do fármaco. No terceiro mecanismo, o alvo do fármaco na subunidade ribossômica 30S pode tornar-se resistente à ligação do fármaco, devido a mutação ou atividade de enzima codificada por plasmídio.

Além de vários tipos de toxicidade, como reações de hipersensibilidade e febre induzida por fármacos, aminoglicosídios podem causar três efeitos adversos específicos: ototoxicidade, nefrotoxicidade e bloqueio neuromuscular. Desses, *ototoxicidade* (manifesta por lesão auditiva ou vestibular) é o fator de maior importância que restringe o uso de aminoglicosídios.

Há excelentes evidências de que a ototoxicidade é causada por inibição de ribossomos mitocondriais do hospedeiro pelos aminoglicosídios. Sabe-se que esses fármacos acumulam-se na perilinfa e na endolinfa do ouvido interno e, em altas concentrações, provocam lesão de células ciliadas altamente sensíveis. Aminoglicosídios também podem causar *insuficiência renal aguda*, aparentemente como resultado de acúmulo do fármaco em células tubulares proximais. A bioquímica envolvida nessa toxicidade é pouco compreendida, embora haja suspeita de intoxicação mitocondrial e perturbação da membrana plasmática. Em concentrações muito altas, aminoglicosídios são capazes de provocar bloqueio neuromuscular não despolarizante, causando potencialmente paralisia respiratória. Acredita-se que esse efeito resulte da competição do fármaco com o cálcio em sítios pré-sinápticos, ocasionando diminuição da liberação de acetilcolina, incapacidade de despolarização da placa terminal pós-sináptica e paralisia muscular.

Espectinomicina

Espectinomicina também se liga ao rRNA 16S da subunidade ribossômica 30S (embora em localização diferente da do sítio de ligação de aminoglicosídios) (Figura 33.9). Ela possibilita a formação do complexo 70S, porém inibe a translocação. Ao contrário dos aminoglicosídios, não induz leitura incorreta de códons e não é bactericida. Espectinomicina é administrada por via parenteral e utilizada clinicamente apenas como terapia alternativa para infecções gonorreicas.

Tetraciclinas e glicilciclinas

Tetraciclinas vêm sendo utilizadas clinicamente há muitos anos. Nos EUA, dispõe-se de sete: *clortetraciclina, oxitetraciclina, tetraciclina, demeclociclina, metaciclina, doxiciclina* e *minociclina*. Todas são estreitamente relacionadas em termos estruturais e podem ser consideradas como grupo (Figura 33.9). As diferenças em eficácia clínica são mínimas e concernem, em grande parte, à farmacocinética de absorção, distribuição e excreção de cada fármaco.

Tetraciclinas são antibióticos bacteriostáticos de amplo espectro e bastante usados. Ligam-se de modo reversível ao rRNA 16S da subunidade 30S e inibem a síntese proteica por bloqueio da ligação do aminoacil tRNA no sítio A do complexo mRNA-ribossomo. Essa ação impede a adição de outros aminoácidos ao peptídio nascente. Entretanto, a inibição da síntese proteica não explica totalmente a alta seletividade de tetraciclinas para bactérias, visto que esses fármacos também podem interromper a síntese proteica eucariótica *in vitro* em concentrações não muito mais elevadas. *Na verdade, a elevada seletividade das tetraciclinas provém do acúmulo ativo desses fármacos nas bactérias, mas não nas células dos mamíferos.* Tetraciclinas penetram nas bactérias gram-negativas por difusão passiva por intermédio de proteínas, denominadas porinas, na membrana externa, seguidas de transporte ativo (dependente de energia) através da membrana citoplasmática interna. A captação em bactérias gram-positivas, como *Bacillus anthracis* (agente etiológico do antraz), ocorre de modo semelhante, por sistema de transporte dependente de energia. Em contrapartida, células dos mamíferos carecem desse sistema ativo encontrado nas bactérias suscetíveis.

Como a seletividade bacteriana das tetraciclinas resulta de mecanismos de concentração do fármaco, conclui-se que a resistência pode surgir por aumento no efluxo do fármaco ou redução de seu influxo. Com efeito, *bombas de efluxo* codificadas por plasmídios representam o mais disseminado mecanismo empregado por microrganismos resistentes às tetraciclinas. Outro meio de resistir é produzir proteínas que interfiram na ligação de tetraciclinas ao ribossomo. Um terceiro mecanismo consiste na inativação enzimática das tetraciclinas.

Uma importante característica farmacocinética das tetraciclinas consiste em sua interação com alimentos ricos em cálcio, como laticínios, e com medicamentos que contêm cátions divalentes e trivalentes, como antiácidos. Como tais produtos e medicamentos comprometem sua absorção, tetraciclinas são geralmente tomadas com estômago vazio. Entretanto, quando elas já se encontram na circulação, a mesma interação com cátions – em particular com cálcio – pode causar sequestro do fármaco em osso e dentes, levando potencialmente ao aparecimento de anormalidades de desenvolvimento em pacientes pediátricos. Os dentes também podem tornar-se pigmentados, devido às propriedades de absorção da luz ultravioleta (UV) das tetraciclinas; além disso, esses fármacos podem causar fotossensibilidade cutânea significativa.

Toxicidade renal e distúrbio gastrintestinal são dois efeitos adversos problemáticos de tetraciclinas, e náuseas e vômitos são a razão mais comum da interrupção prematura de um curso desses fármacos. Todas as tetraciclinas se excretam por urina e bile, mas a urina é a principal via para a maioria dos fármacos dessa classe. Em comparação com outras tetraciclinas, menor fração de *doxiciclina* é eliminada pelos rins, tornando-a mais segura para uso em pacientes com insuficiência renal. Além disso, é excretada nas fezes, em grande parte em forma inativa, de modo que quase não altera a flora intestinal. Por conseguinte, o uso de doxiciclina se associa a menor incidência de náuseas, vômitos e superinfecção por microrganismos patogênicos, considerando as outras tetraciclinas, sobretudo em pacientes imunocomprometidos.

Tigeciclina é o primeiro membro de nova classe de antibióticos: as *glicilciclinas*. Foi aprovada em 2005. Sua estrutura de quatro anéis assemelha-se à das tetraciclinas (Figura 33.9). Apresenta amplo espectro de atividade e é recomendada para administração intravenosa no tratamento de infecções cutâneas e abdominais graves, bem como de pneumonia contraída na comunidade causada por microrganismos suscetíveis.

Agentes antimicrobianos cujo alvo é a subunidade ribossômica 50S

Antibióticos clinicamente disponíveis cujo alvo é a subunidade 50S (ou seja, macrolídios, cloranfenicol, lincosamidas, estreptograminas, oxazolidinonas e pleuromutilinas) ligam-se a uma pequena região do rRNA 23S próximo ao centro ativo da peptidil transferase. Pequenas diferenças em seus sítios de ligação podem ser responsáveis por distinções nos mecanismos detalhados de ação.

Macrolídios e cetolídios

Macrolídios são assim denominados por seus grandes anéis de lactona, aos quais estão fixados um ou mais desoxiaçúcares (Figura 33.11). *Eritromicina* é o membro mais bem conhecido desse grupo. Dois derivados semissintéticos de eritromicina, *azitromicina* e *claritromicina*, apresentam espectro mais amplo e são mais bem tolerados do que eritromicina, de modo que seu uso está crescendo. Macrolídios mostraram-se particularmente importantes no tratamento de infecções pulmonares, incluindo a doença dos legionários. Esses agentes exibem excelente penetração no tecido pulmonar e atividade intracelular igualmente relevante contra *Legionella*.

Macrolídios são antibióticos bacteriostáticos que bloqueiam a etapa de translocação da síntese proteica ao atuar sobre o alvo rRNA 23S da subunidade 50S. Eles se ligam a um segmento específico do rRNA 23S e bloqueiam o túnel de saída a partir do qual emergem os peptídios nascentes, como é facilmente ilustrado por estrutura cristalina de eritromicina ligada à subunidade 50S (Figura 33.12).

O uso de macrolídios é complicado pelo problema da resistência, habitualmente codificada por plasmídios. Um mecanismo empregado pelas cepas resistentes (p. ex., *Enterobacteriaceae*) consiste na produção de esterases que hidrolisam os macrolídios. A modificação do sítio de ligação ribossômico por mutação cromossômica representa outro mecanismo de resistência. Algumas bactérias reduzem a permeabilidade de sua membrana aos macrolídios ou (mais comumente) aumentam o efluxo ativo do fármaco. A produção de metilase responde pela maior parte da resistência a macrolídios observada em microrganismos gram-positivos. A metilase modifica o alvo ribossômico dos macrolídios, resultando em diminuição da ligação do fármaco. A produção constitutiva dessa enzima também confere resistência a compostos estruturalmente não relacionados, porém semelhantes quanto a seu mecanismo, como *clindamicina* e *estreptogramina B* (ver discussão adiante).

Reações adversas à eritromicina tipicamente envolvem trato gastrintestinal ou fígado. A intolerância gastrintestinal representa o motivo mais frequente para a interrupção do fármaco, visto que este pode estimular diretamente a motilidade intestinal e causar náuseas, vômitos, diarreia e, algumas vezes, anorexia. Também pode produzir hepatite colestática aguda (com febre, icterícia e comprometimento da função hepática), provavelmente como reação de hipersensibilidade. Metabólitos de eritromicina podem inibir certas isoenzimas do citocromo P450 no fígado, aumentando, assim, a concentração plasmática de numerosos fármacos que também são metabolizados por essas enzimas hepáticas. Em geral, azitromicina e claritromicina são bem toleradas, embora também possam causar comprometimento hepático.

A *telitromicina*, um terceiro derivado semissintético de eritromicina, foi aprovada pela Food and Drug Administration (FDA) em 2004. Formalmente mais conhecida como *cetolídio* do que como macrolídio, apresenta mecanismo de ação semelhante ao dos macrolídios, porém com maior afinidade pela subunidade ribossômica 50S, em virtude de sua capacidade de ligação a sítio adicional no rRNA 23S. Essa maior afinidade possibilita seu uso no tratamento de infecções causadas por certas cepas bacterianas resistentes a macrolídios. À semelhança da eritromicina, telitromicina pode estar envolvida em numerosas interações medicamentosas, e foram relatados casos raros de necrose hepática fulminante.

Cloranfenicol

Cloranfenicol é um antibiótico bacteriostático de amplo espectro, ativo contra microrganismos gram-positivos e gram-negativos, tanto aeróbios quanto anaeróbios. Os microrganismos mais altamente suscetíveis incluem *Haemophilus influenzae*, *Neisseria meningitidis* e algumas cepas de *Bacteroides*. Todavia, o potencial de grave toxicidade limitou o uso sistêmico do fármaco, o qual continua sendo utilizado em certas ocasiões no tratamento de febre tifoide, meningite bacteriana e riquetsioses, porém apenas quando não se dispõe de alternativas mais seguras, como no caso de resistência ou alergia grave a fármacos.

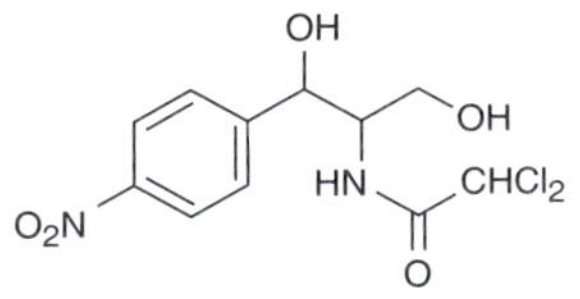

Cloranfenicol

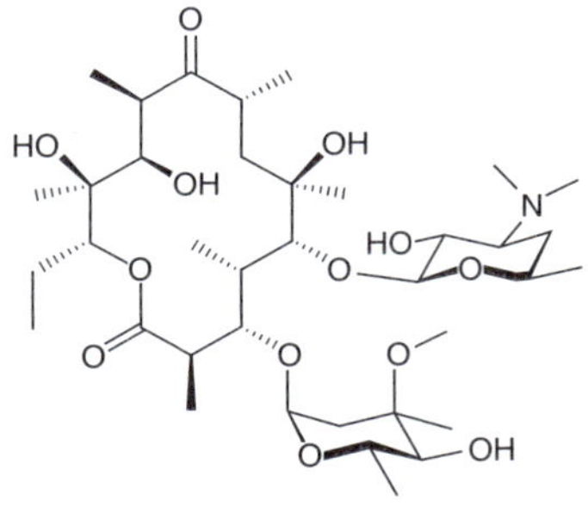

Eritromicina A

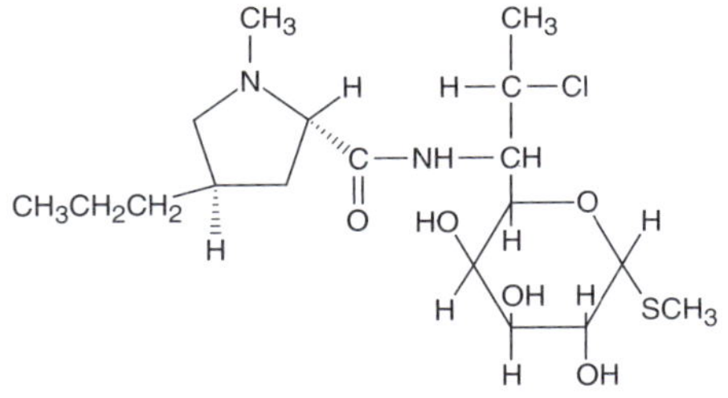

Clindamicina

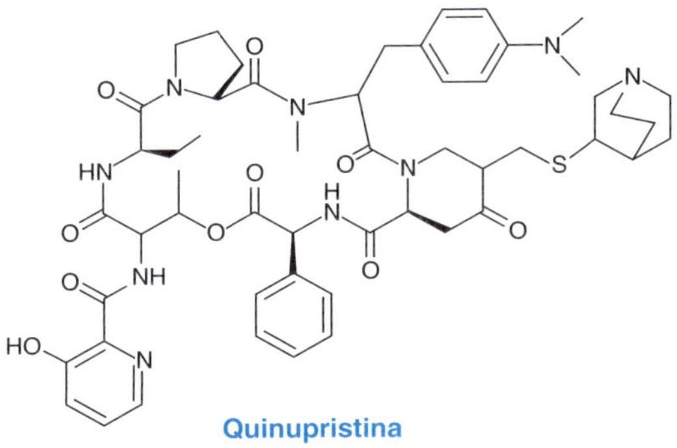

Quinupristina

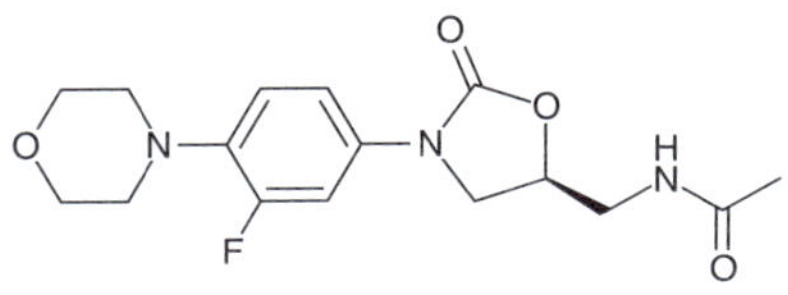

Linezolida

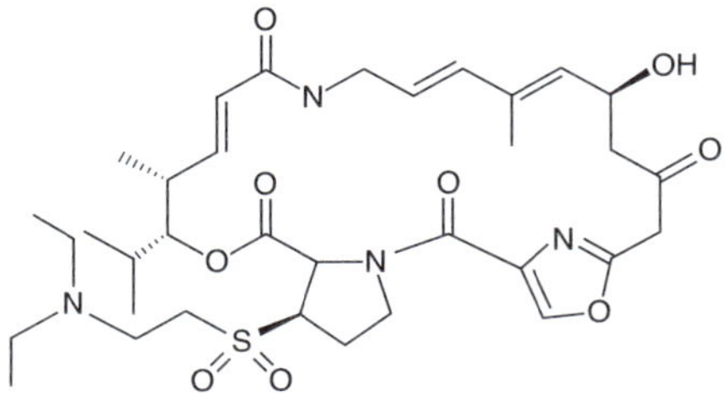

Dalfopristina

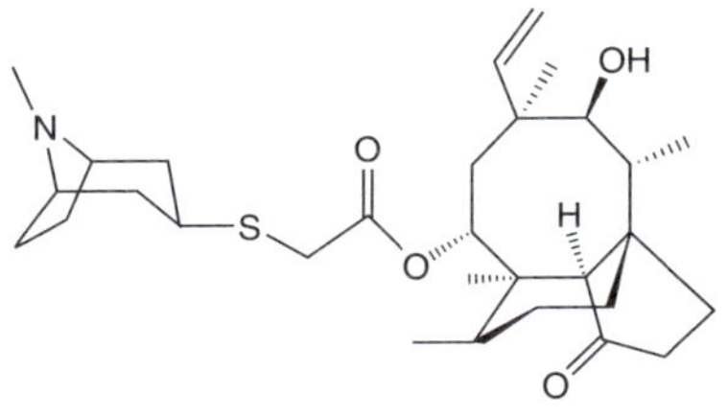

Retapamulina

FIGURA 33.11 **Estruturas de agentes antimicrobianos cujo alvo é a subunidade ribossômica 50S.** Cloranfenicol, eritromicina (macrolídio), clindamicina (lincosamida), quinupristina (estreptogramina), dalfopristina (estreptogramina), linezolida (oxazolidinona) e retapamulina (pleuromutilina) inibem a translação bacteriana ao atuar na unidade ribossômica 50S.

Cloranfenicol liga-se ao rRNA 23S e inibe a formação de ligações peptídicas, aparentemente ao ocupar um sítio que interfere no posicionamento correto do componente aminoacil do tRNA no sítio A (Figura 33.12B).

Microrganismos desenvolveram resistência a cloranfenicol mediante dois mecanismos principais. Surgiu resistência de baixo nível em grandes populações sensíveis a cloranfenicol por meio da seleção de mutantes com permeabilidade diminuída ao fármaco. O tipo mais clinicamente significativo de resistência desenvolveu-se em decorrência da disseminação de *acetiltransferases* específicas codificadas por plasmídios (pelo menos três tipos foram caracterizados), as quais inativam o fármaco.

O mecanismo fundamental subjacente à toxicidade do cloranfenicol parece envolver a inibição da síntese proteica mitocondrial. Uma manifestação dessa toxicidade é a *síndrome do bebê cinzento*, que pode ocorrer quando se administra cloranfenicol em altas doses a recém-nascidos. Como estes carecem de mecanismo efetivo de conjugação com ácido glicurônico para degradação e detoxificação de cloranfenicol, o fármaco pode se acumular até alcançar níveis tóxicos e provocar vômitos, flacidez, hipotermia, pigmentação cinzenta, angústia respiratória

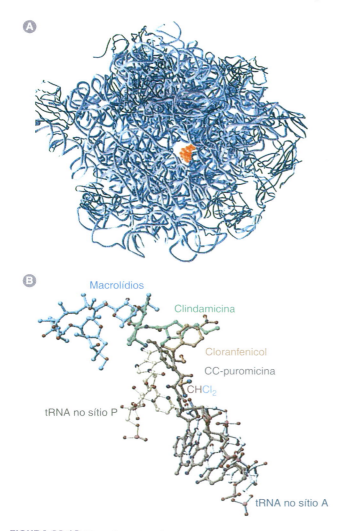

FIGURA 33.12 Mecanismo de ação de eritromicina, clindamicina e cloranfenicol revelado por análise cristalográfica da ligação do medicamento à subunidade ribossômica 50S. **A.** Eritromicina se liga a segmento específico do tRNA 23S e bloqueia o túnel de saída de onde emergem os peptídios nascentes. **B.** Clindamicina e cloranfenicol superpuseram-se parcialmente a sítios de ligação na subunidade ribossômica 50S. Esses sítios estão próximos ao sítio de ligação dos macrolídios. As posições de tRNA em sítios A e P também são mostradas.

e acidose metabólica. Com mais frequência, cloranfenicol causa depressão reversível da eritropoese relacionada com dose e distúrbio gastrintestinal (náuseas, vômitos e diarreia). *Anemia aplásica*, situação rara, porém potencialmente fatal, ocorre por mecanismo idiopático não relacionado com dose.

Efeitos adversos causados pelo cloranfenicol com outros fármacos têm interesse especial. À semelhança dos macrolídios, cloranfenicol aumenta as meias-vidas de certos fármacos, como fenitoína e varfarina, inibindo as enzimas do citocromo P450 que os metabolizam. Cloranfenicol também antagoniza efeitos bactericidas de penicilinas e aminoglicosídios, assim como fazem outros inibidores bacteriostáticos da síntese proteica microbiana.

Lincosamidas

A principal *lincosamida* em uso clínico é *clindamicina* (Figura 33.11), que bloqueia a formação de ligações peptídicas, aparentemente por meio de interações com sítios A (a exemplo de cloranfenicol) e P (Figura 33.12B).

As mais importantes indicações para clindamicina consistem no tratamento das infecções anaeróbias graves causadas por *Bacteroides* e de infecções mistas envolvendo outros anaeróbios. Clindamicina foi considerada causa potencial da *colite pseudomembranosa* decorrente de superinfecção por *Clostridium difficile*. *C. difficile*, membro incomum da flora fecal normal, é selecionado durante a administração de clindamicina ou outros antibióticos orais de amplo espectro. Ele elabora uma citotoxina capaz de provocar colite, caracterizada por ulcerações da mucosa, diarreia intensa e febre. Esse efeito adverso grave representa uma das principais preocupações com o uso da clindamicina oral.

Estreptograminas

Em 1999, a FDA aprovou o primeiro fármaco na classe de *estreptograminas*, inibidores da síntese proteica. O fármaco era uma mistura de duas substâncias químicas distintas: *dalfopristina*, estreptogramina do grupo A, e *quinupristina*, estreptogramina do grupo B (Figura 33.11). Dalfopristina/quinupristina foram aprovadas para tratamento de infecções graves ou potencialmente fatais causadas por *Enterococcus faecium* ou *Streptococcus pyogenes* resistentes à vancomicina. As estreptograminas inibem a síntese proteica por sua ligação ao centro peptidil transferase do rRNA 23S bacteriano. Mutações e modificações que afetam essa região podem conferir resistência. O sítio de ligação do componente B superpõe-se ao dos macrolídios, e, a exemplo destes últimos, acredita-se que estreptograminas bloqueiem a emergência dos peptídios nascentes do ribossomo. O componente A se liga a local superposto aos sítios A e P no centro peptidil transferase e consegue inibir a enzima peptidil transferase *in vitro*.

Estreptograminas são inusitadas entre os antibióticos cujo foco é a subunidade 50S, visto que são bactericidas contra muitas, mas não todas, espécies bacterianas suscetíveis. Ainda não se tem explicação precisa para esse fenômeno; a hipótese atual é que, ao contrário de outros antibióticos cujo alvo é a subunidade 50S, estreptograminas induzem mudança conformacional no ribossomo, que só é reversível após dissociação da subunidade.

Oxazolidinonas

Em 2000, a FDA aprovou *linezolida* (Figura 33.11), o primeiro fármaco da classe *oxazolidinonas* de agentes antibacterianos. Linezolida exerce excelente atividade contra bactérias grampositivas resistentes, incluindo *S. aureus* resistente à meticilina (SARM), estreptococo resistente à penicilina e enterococo resistente à vancomicina (ERV). Embora inicialmente houvesse controvérsia em relação ao mecanismo de ação da linezolida, análises cristalográficas localizaram o sítio de ligação da mesma em um bolsão no sítio A, onde a porção aminoácido no aminoacil tRNA normalmente se liga. Mutações na subunidade 23S do rRNA também podem conferir resistência ao fármaco. Esses resultados e os dos estudos bioquímicos sugerem que linezolida bloqueia as interações produtivas de aminoacil tRNA com o sítio A no centro ativo da peptidil transferase.

Pleuromutilinas

Em 2007, a FDA aprovou *retapamulina* (Figura 33.11), o primeiro agente da classe *pleuromutilina* de antibióticos. Esse fármaco é prescrito em uso tópico para infecções cutâneas bacterianas. Seu mecanismo de ação é relativamente bem compreendido. Como a linezolida, as pleuromutilinas se ligam a um bolsão no sítio A do centro ativo da peptidil transferase, onde aminoacil tRNA normalmente se liga. Ao contrário da linezolida, a ligação das pleuromutilinas se estende para o sítio P. Portanto, o local de ligação das pleuromutilinas é semelhante ao das estreptograminas do grupo A. As localizações das mutações que conferem resistência a essas substâncias são consistentes com este local de ligação. Tais compostos inibem a formação de pontes peptídicas, mas, depois que o alongamento ocorre e os sítios A e P estão ocupados, as pleuromutilinas não são mais ativas.

O fato de três dos antibióticos desenvolvidos mais recentemente inibirem os ribossomos enfatiza o valor dessa complexa estrutura como alvo. Persistem os esforços para descobrir novos inibidores da síntese proteica, e essa pesquisa é auxiliada pela disponibilidade de estruturas de ribossomos ligados a fármacos.

▶ Conclusão e perspectivas

Diversas classes de antibióticos têm como alvo o mecanismo bacteriano responsável pelos processos do dogma central da biologia, afetando a expressão de genes bacterianos em múltiplas etapas. A maioria desses fármacos demonstra ligação seletiva a enzimas ou RNA bacterianos e exibe relativamente poucos efeitos adversos. Entretanto, todos estão associados a certo grau de toxicidade, e alguns (p. ex., cloranfenicol) têm uso clínico limitado, em virtude de seu potencial para causar efeitos adversos fatais.

Várias dessas classes de antibióticos – quinolonas, derivados da rifamicina e outros inibidores da síntese proteica – são bactericidas, porém a maioria dos inibidores da síntese proteica é bacteriostática. A resistência aos fármacos representa um problema sério e persistente para todos esses agentes. Embora o aparecimento de resistência seja consequência esperada do uso de antibióticos, a administração criteriosa desses fármacos, as terapias com múltiplos fármacos e o desenvolvimento contínuo de novos agentes antibacterianos podem combater o estabelecimento da resistência.

O desenvolvimento de novas classes de inibidores ribossômicos bacterianos – glicilciclina, estreptograminas, oxazolidinonas e pleuromutilinas – representa importante progresso na pesquisa de fármacos efetivos contra bactérias resistentes. Elucidação mais apurada do mecanismo de ação desses fármacos contribuirá para a biologia básica da translação e definirá novos alvos bioquímicos para intervenção farmacológica.

Leitura sugerida

Campbell EA, Korzheva N, Mustaev A *et al*. Structural mechanism for rifampicin inhibition of bacterial RNA polymerase. *Cell* 2001;104:901-912. (*Mecanismo de ação da rifampicina*.)

Kohanski MA, Dwyer DJ, Wierzbowski J *et al*. Mistranslation of membrane proteins and two-component system activation trigger antibiotic-mediated cell death. *Cell* 2008;135:679-690. (*Apresentação de novo modelo para a ação bactericida de aminoglicosídios*.)

Ogle JM, Murphy FV, Tarry MJ *et al*. Selection of tRNA by the ribosome requires a transition from an open to a closed form. *Cell* 2002;111:721-732. (*Base estrutural do mecanismo de leitura errada do códon induzida por aminoglicosídios*.)

Steitz TA, Moore PB. RNA, the first macromolecular catalyst: the ribosome is a ribozyme. *Trends Biochem Sci* 2003;28:411-418. (*Revisão da função do RNA como alvo da ação de antibióticos na subunidade 50S*.)

Walsh CT. *Antibiotics: actions, origins, resistance*. Washington, DC: ASM Press; 2003. (*Revisão de síntese, ação e mecanismos de resistência aos antibióticos*.)

RESUMO FARMACOLÓGICO: Capitulo 33 | Farmacologia das Infecções Bacterianas | Replicação, Transcrição e Translação do DNA.

FÁRMACO	APLICAÇÕES CLÍNICAS	EFEITOS ADVERSOS *GRAVES* E COMUNS	CONTRAINDICAÇÕES	CONSIDERAÇÕES TERAPÊUTICAS
Inibidores de topoisomerases: Quinolonas *Mecanismo – Inibem topoisomerases tipo II bacterianas. Em concentrações terapêuticas, quinolonas têm efeito bactericida, por causarem dissociação de topoisomerases do DNA roto, resultando em quebras de DNA de fita dupla e morte celular*				
Ciprofloxacino **Gatifloxacino** **Levofloxacino** **Moxifloxacino** **Norfloxacino** **Ofloxacino**	Infecções por microrganismos gram-negativos	*Lesão da cartilagem, ruptura de tendões, neuropatia periférica, aumento da pressão intracraniana, convulsões, reação de hipersensibilidade grave* Exantema, distúrbio gastrintestinal	Administração concomitante de tizanidina (ciprofloxacino) Reações de hipersensibilidade às quinolonas	As bactérias desenvolvem resistência por meio de mutações cromossômicas nos genes que codificam topoisomerases tipo II ou de alterações na expressão de porinas e bombas de efluxo da membrana, que determinam os níveis do fármaco no interior da bactéria Evitar a coadministração de tioridazina, devido a risco aumentado de cardiotoxicidade (prolongamento QT, *torsade de pointes*, parada cardíaca)
Inibidores da transcrição *Mecanismo – Formam complexo estável com a RNA polimerase DNA-dependente bacteriana, inibindo, assim, a síntese de RNA*				
Rifabutina **Rifampicina**	Profilaxia da doença meningocócica (rifampicina) Infecções micobacterianas, incluindo tuberculose	*Trombocitopenia, hepatotoxicidade* Pigmentação de saliva, lágrimas, suor e urina, doença de tipo gripal, provas de função hepática elevadas, distúrbio gastrintestinal	Infecção ativa por *Neisseria meningitidis*	Rifampicina não é utilizada como agente isolado, devido a rápido desenvolvimento de resistência Rifampicina pode diminuir concentração e eficácia de ciclosporina Evitar administração concomitante de claritromicina e rifabutina, visto que claritromicina aumenta a concentração plasmática de rifabutina, enquanto esta última diminui a concentração plasmática de claritromicina
Agentes antimicrobianos cujo alvo é a subunidade ribossômica 30S *Mecanismo – Ligam-se ao rRNA 16S da subunidade ribossômica 30S e provocam efeitos dependentes de concentração sobre a síntese proteica. Aminoglicosídios são bactericidas, devido à indução da leitura incorreta do mRNA; isto leva à síntese de proteínas aberrantes que podem ativar vias de estresse oxidativo e/ou inserir-se na membrana celular, formando poros que finalmente ocasionam morte celular. Outros fármacos são bacteriostáticos*				
Aminoglicosídios: **Amicacina** **Gentamicina** **Canamicina** **Neomicina** **Netilmicina** **Paromomicina** **Tobramicina** **Estreptomicina**	Infecções graves por microrganismos gram-negativos	*Ototoxicidade, insuficiência renal aguda, bloqueio neuromuscular, paralisia respiratória*	Hipersensibilidade aos aminoglicosídios	Atuam de modo sinérgico com antibióticos betalactâmicos Pode ocorrer resistência por meio de três mecanismos: 1. Produção codificada por plasmídios de uma transferase ou enzimas que inativam aminoglicosídios 2. Comprometimento da entrada do fármaco, possivelmente por alteração ou eliminação de porinas ou outras proteínas envolvidas no transporte de fármacos 3. Mutação do alvo do fármaco na subunidade ribossômica 30S
Espectinomicina	Gonorreia (terapia alternativa)	Dor no local de injeção, náuseas, tontura, insônia	Hipersensibilidade à espectinomicina	Possibilita a formação do complexo 70S, porém inibe a translocação
Tetraciclinas: **Clortetraciclina** **Demeclociclina** **Doxiciclina** **Metaciclina** **Minociclina** **Oxitetraciclina** **Tetraciclina**	Usadas no tratamento de uma variedade de infecções, notavelmente aquelas causadas por *Corynebacterium acnes*, *Legionella pneumophila*, *Treponema pallidum* (sífilis), *Mycoplasma pneumoniae*, espécies de *Chlamydia* e espécies de riquétsias Profilaxia da malária (doxiciclina)	*Fontanela abaulada, pigmentação e hipoplasia dos dentes e parada temporária do crescimento, hepatotoxicidade, pseudotumor cerebral* Fotossensibilidade, exantema, distúrbio gastrintestinal, distúrbio vestibular (minociclina), infecção por *Candida*	Segunda metade da gravidez Lactentes Crianças até 8 anos de idade Pacientes com grave comprometimento renal não devem ser tratados com nenhuma das tetraciclinas, exceto doxiciclina	Tetraciclinas são transportadas ativamente para as células bacterianas Ocorre resistência codificada por plasmídios mediante bombas de efluxo, produção de proteínas que interferem na ligação de tetraciclinas ao ribossomo ou inativação enzimática das tetraciclinas Tetraciclinas devem ser tomadas com estômago vazio, visto que produtos com cálcio interferem na absorção Evitar coadministração com acitretina em virtude do alto risco de hipertensão intracraniana elevada

(continua)

RESUMO FARMACOLÓGICO: Capítulo 33 | Farmacologia das Infecções Bacterianas | Replicação, Transcrição e Translação do DNA. (continuação)

FÁRMACO	APLICAÇÕES CLÍNICAS	EFEITOS ADVERSOS GRAVES E COMUNS	CONTRAINDICAÇÕES	CONSIDERAÇÕES TERAPÊUTICAS
Gliciciclinas: Tigeciclina	Infecção cutânea ou subcutânea complicada. Infecção abdominal complicada. Pneumonia adquirida na comunidade	Distúrbio gastrintestinal	Hipersensibilidade à tigeciclina	Estrutura semelhante à das tetraciclinas

Agentes antimicrobianos cujo alvo é a subunidade ribossômica 50S
Mecanismo — Ligam-se a pequena região do rRNA 23S da subunidade ribossômica 50S, próxima ao centro ativo da peptidil transferase. Todos os fármacos são bacteriostáticos, exceto estreptograminas, que são bactericidas

FÁRMACO	APLICAÇÕES CLÍNICAS	EFEITOS ADVERSOS GRAVES E COMUNS	CONTRAINDICAÇÕES	CONSIDERAÇÕES TERAPÊUTICAS
Macrolídios e cetolídios: Azitromicina, Claritromicina, Eritromicina, Telitromicina	Eritromicina é utilizada no tratamento de uma variedade de infecções, notavelmente aquelas causadas por *Corynebacterium acnes, Legionella pneumophila, Treponema pallidum* (sífilis), *Mycoplasma pneumoniae* e espécies de *Chlamydia*. Claritromicina apresenta atividade aumentada contra *H. influenzae*. Azitromicina apresenta atividade aumentada contra *H. influenzae* e *Moraxella catarrhalis*	*Hepatite colestática aguda, ototoxicidade, necrose hepática fulminante (rara, telitromicina)* Distúrbio gastrintestinal	Disfunção hepática	Resistência pode ser causada por mutações cromossômicas que levam a alteração do sítio de ligação do ribossomo 50S, produção de metilases que modificam o sítio de ligação 50S ou produção de esterases que degradam os macrolídios. Macrolídios e cetolídios inibem o metabolismo hepático de ciclosporina, carbamazepina, varfarina e teofilina, podendo resultar em níveis tóxicos desses fármacos. Macrolídios eliminam certas espécies da flora intestinal que inativam a digoxina, levando, assim, a maior absorção oral de digoxina em alguns pacientes
Cloranfenicol	Antibiótico de amplo espectro, ativo contra bactérias (especialmente anaeróbias) e riquétsias	*Anemia hemolítica em pacientes com baixos níveis de G6PD, anemia aplásica, síndrome do bebê cinzento*	Hipersensibilidade ao cloranfenicol	Cloranfenicol antagoniza os efeitos bactericidas de penicilinas e aminoglicosídios. A maioria dos efeitos adversos se deve à inibição da função mitocondrial. Inibe o metabolismo hepático de varfarina, fenitoína, tolbutamida e clorpropamida, potencializando assim seus efeitos
Lincosamidas: Clindamicina	Infecções causadas por bactérias anaeróbias	*Colite pseudomembranosa, valores aumentados das provas de função hepática, icterícia* Distúrbio gastrintestinal, exantema	Hipersensibilidade à clindamicina	Clindamicina associa-se à proliferação excessiva de *C. difficile*, podendo resultar em colite pseudomembranosa
Estreptograminas: Dalfopristina/ quinupristina	*Enterococcus faecium* vancomicina-resistente (EFCR). Infecções causadas por *Staphylococcus aureus* ou *Streptococcus pyogenes*	Inflamação no local de injeção, distúrbio gastrintestinal, hiperbilirrubinemia, artralgia, mialgia, cefaleia	Hipersensibilidade a dalfopristina/ quinupristina	Não devem ser coadministradas com ISRS devido a risco de síndrome de serotonina. Deve-se evitar coadministração com pimozida, devido a risco aumentado de cardiotoxicidade (prolongamento do QT, *torsade de pointes*, parada cardíaca)
Oxazolidinonas: Linezolida	Infecções por bactérias gram-positivas, particularmente *Enterococcus* resistente à vancomicina, *S. aureus* resistente à meticilina (SARM), *S. agalactiae, S. pneumoniae* (incluindo cepas multirresistentes) e *S. pyogenes*. Pneumonia hospitalar. Infecções de pé diabético complicadas	*Mielossupressão, neuropatia periférica, neuropatia óptica* Distúrbio gastrintestinal, cefaleia	Hipersensibilidade à linezolida	O mecanismo preciso de ação da linezolida permanece incerto. Linezolida está disponível em formulação tanto oral quanto intravenosa
Pleuromutilinas: Retapamulina	Impetigo causado por SARM ou *Streptococcus pyogenes*	Irritação no local da injeção	Não há contraindicações específicas	Aplicação tópica para infecções cutâneas causadas por bactérias

34

Farmacologia das Infecções Bacterianas e Micobacterianas | Síntese da Parede Celular

Tania Lupoli, David C. Hooper, Ramy A. Arnaout, Daniel Kahne e Suzanne Walker

▶ Introdução

Em 1928, Alexander Fleming fez uma descoberta casual que revolucionaria o tratamento das infecções bacterianas. Ele observou que alguns fungos filamentosos produziam um composto capaz de inibir o crescimento das bactérias. O composto isolado foi a *penicilina*, o primeiro de uma longa lista de antibióticos que atuam por meio da inibição da biossíntese do *peptidoglicano*, o principal componente da parede celular das bactérias. Em decorrência de suas propriedades químicas e estruturais singulares, o peptidoglicano tornou-se um alvo atraente e proeminente para a quimioterapia antibacteriana. Entretanto, o aparecimento e a disseminação da resistência a antibióticos complicam cada vez mais o uso clínico de inibidores da síntese da parede celular. Este capítulo procede a uma revisão da bioquímica da síntese dos peptidoglicanos e descreve mecanismos de ação, usos e limitações dos antibióticos que interferem nessa via. As limitações incluem resistência, toxicidade e interações medicamentosas. São também discutidos os antibióticos direcionados para outros componentes essenciais da parede celular bacteriana.

▶ Bioquímica da síntese da parede celular bacteriana

Estrutura e função da parede celular

O peptidoglicano, assim denominado por sua composição peptídica e de açúcar, é uma rede tridimensional de polímeros de açúcares com ligação cruzada peptídica, que circunda a célula bacteriana pelo lado externo de sua membrana citoplasmática (Figura 34.1). O peptidoglicano é também conhecido como *mureína*, do latim *murus* (parede). Quase todas as bactérias de importância clínica produzem peptidoglicano. As principais exceções são *Mycoplasma pneumoniae*, que pode causar pneumonia atípica, e a forma intracelular (ou "corpúsculo reticulado") de *Chlamydia trachomatis*, que pode provocar doença sexualmente transmissível. O peptidoglicano é de suma importância para a sobrevida das bactérias, que são submetidas a grandes flutuações da pressão osmótica, dependendo de seu meio ambiente. As camadas de peptidoglicano que envolvem a célula proporcionam a força de tensão necessária para suportar

CASO

Abril de 1953. A guerra da Coreia chegou a um momento crítico. Em um hospital em Tóquio, a enfermaria de Dr. Alan Pierce acabou de receber uma nova baixa da frente de batalha. Três dias antes, o soldado Morgan H, de 22 anos de idade, foi atingido acima do joelho esquerdo por um atirador quando estava em reconhecimento. Na unidade MASH, a ferida foi desbridada e foi feito um curativo. O soldado H começou imediatamente um ciclo de penicilina em altas doses. Todavia, ao chegar a Tóquio, o soldado H apresentava um quadro de fraqueza e delírio, com febre de 39,4°C. No exame inicial, Dr. Pierce percebeu um odor doce e enjoativo na perna do soldado H. Ao remover o curativo, constatou que a perna estava inchada abaixo do joelho, e que o ferimento estava pútrido e coberto de pus sanguinolento. O diagnóstico é de gangrena, infecção causada pela bactéria gram-positiva *Clostridium perfringens*. Dr. Pierce solicitou a realização imediata de amputação na esperança de salvar a vida do paciente.

Dr. Pierce ficou perturbado com o caso. No ano anterior, viu inúmeros ferimentos mais graves que o do soldado H, porém todos sempre responderam bem ao tratamento agressivo com penicilina. Enquanto refletia sobre o caso, recebeu um comunicado da chegada de mais pacientes – oito homens supostamente acometidos de tuberculose, que acabaram de ser liberados como parte da Operation Little Switch para troca de prisioneiros. Dr. Pierce sabia que dispunha de estreptomicina, mas decidiu verificar se poderia adquirir dos EUA um suprimento de 6 meses do novo agente antituberculose, a isoniazida.

Questões

1. Que tipo de teste Dr. Pierce poderia realizar para confirmar que a infecção do soldado H foi causada por um microrganismo gram-positivo?
2. O que é a penicilina, e qual seu mecanismo de ação?
3. Por que a penicilina não teve efeito para o soldado H, uma vez que funcionou anteriormente para outros pacientes?
4. Por que Dr. Pierce solicitou um suprimento de isoniazida dos EUA?

---

as altas pressões de turgor que, de outro modo, causariam a ruptura da membrana plasmática. Como o peptidoglicano é essencial para a sobrevida das bactérias, sua biossíntese constitui importante alvo para antibióticos. A maior e mais amplamente utilizada classe de inibidores da síntese da parede celular bacteriana, os *antibióticos betalactâmicos* (*betalactâmicos*), inibe as enzimas *transpeptidases*, que medeiam a ligação cruzada peptídica.

As bactérias são convencionalmente divididas em dois grupos – *gram-positivas e gram-negativas* – com base em sua capacidade relativa de conservar a cor púrpura do componente violeta de genciana da coloração de Gram após lavagem com um solvente orgânico, como a acetona. As bactérias gram-po-sitivas conservam o corante e exibem coloração púrpura, enquanto as bactérias gram-negativas perdem o corante e aparecem rosadas com a aplicação subsequente do contracorante safranina. A coloração de Gram é frequentemente utilizada para ajudar a identificar as bactérias presentes em uma amostra de líquido orgânico, como urina, escarro ou pus. A coloração de Gram foi um modo pelo qual Dr. Pierce confirmou o diagnóstico de *C. perfringens* em 1953, e essa técnica continua sendo a prática padrão nos dias atuais. A capacidade de retenção da coloração de Gram resulta de duas características diferenciais da arquitetura da parede celular (Figura 34.1). Em primeiro lugar, as bactérias gram-negativas apresentam membrana externa, que consiste em uma bicamada

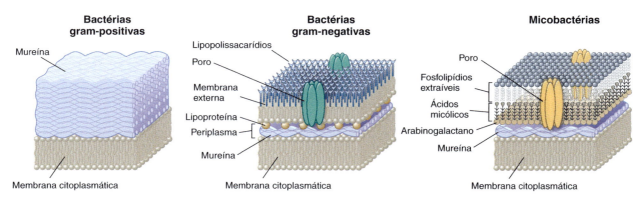

FIGURA 34.1 Arquitetura da parede celular bacteriana. Nas bactérias gram-positivas (*à esquerda*), a parede celular é composta de espessa camada de mureína, por meio da qual nutrientes, produtos de degradação e antibióticos podem se difundir. Os ácidos lipoteicoicos no folheto externo da membrana citoplasmática intercalam-se através da parede celular para a superfície externa das bactérias gram-positivas (*não ilustradas*); as camadas laterais hidrofílicas dessas moléculas estão envolvidas na aderência e nutrição das bactérias e em sua evasão do sistema imunológico do hospedeiro. Nas bactérias gram-negativas (*no centro*), a camada de mureína é mais delgada e está circundada por uma segunda membrana externa constituída por bicamada lipídica. As moléculas hidrofílicas atravessam essa membrana externa utilizando canais, formados por um arranjo cilíndrico de proteínas de poros (porinas). As bactérias gram-negativas têm lipopolissacarídios (LPS) na membrana externa; LPS é o principal antígeno para a resposta imune a microrganismos gram-negativos. A parede celular das micobactérias (*à direita*), que incluem os agentes etiológicos de tuberculose (*M. tuberculosis*) e hanseníase (*M. leprae*), é análoga àquela das bactérias gram-negativas. A principal diferença entre a arquitetura de superfície das micobactérias e das bactérias gram-negativas reside nas estruturas lipídicas fora da camada de mureína. Nas micobactérias, a membrana externa contém ácidos micólicos ligados por arabinogalactano, fosfolipídios extraíveis e outros componentes lipídicos. A figura mostra um modelo simplificado da organização da membrana externa das micobactérias.

assimétrica cujo folheto externo é constituído de lipopolissacarídio. Essa membrana estruturalmente singular forma uma barreira à permeabilidade, que expulsa grande variedade de moléculas e limita a penetração da coloração de Gram no periplasma, o espaço entre as membranas interna e externa em que está localizada a camada de peptidoglicano. Em segundo lugar, as bactérias gram-positivas contêm uma camada de mureína muito espessa, enquanto as bactérias gram-negativas apresentam apenas uma camada fina. Como a coloração de Gram liga-seao peptidoglicano, e a capacidade de ligação e a acessibilidade da camada espessa de mureína são muito maiores nos microrganismos gram-positivos, essas bactérias adquirem uma coloração púrpura.

A membrana externa das bactérias gram-negativas não apenas limita a penetração da coloração de Gram no periplasma, como também impede a penetração de muitas outras moléculas, incluindo antibióticos direcionados para a síntese do peptidoglicano, como vancomicina e bacitracina. Por conseguinte, embora os microrganismos gram-negativos contenham alvos moleculares para esses antibióticos, eles não são suscetíveis. Para possibilitar a captação de nutrientes hidrofílicos e a excreção de produtos de degradação hidrofílicos, as bactérias gram-negativas contêm *porinas* na membrana externa – proteínas beta em barril, que atravessam a membrana externa e possibilitam entrada e saída de determinadas moléculas (ver Figura 34.1). As porinas são importantes do ponto de vista farmacológico porque é através desses poros que a maioria dos antibióticos hidrofílicos que exercem atividade contra microrganismos gram-negativos tem acesso à camada de mureína e às estruturas existentes abaixo dessa camada. Os *lipopolissacarídios* (LPS) que compõem o folheto externo da membrana externa das bactérias gram-negativas também são farmacologicamente importantes. Os lipopolissacarídios são moléculas anfipáticas que protegem as bactérias das moléculas hidrofílicas tóxicas do hospedeiro, como os sais biliares. Os lipopolissacarídios também são importantes para aderência das bactérias às células do hospedeiro e sua evasão da resposta imune do hospedeiro. A polimixina é antibiótico de uso tópico, que facilita sua própria entrada no periplasma por meio de ligação aos LPS e ruptura da integridade da membrana externa. Uma vez no periplasma, a polimixina permeabiliza a membrana interna, descarregando o potencial de membrana de tal modo que as células não conseguem mais produzir a energia necessária para sua sobrevida. Embora a polimixina seja demasiado tóxica para uso sistêmico em pessoas, seu mecanismo de ação sugere a possibilidade de desenvolver moléculas menos tóxicas capazes de romper a membrana externa e possibilitar passagem de antibióticos até seus alvos moleculares nas bactérias gram-negativas.

As bactérias gram-positivas não contêm membrana externa; as enzimas extracelulares envolvidas na síntese da parede celular estão, portanto, acessíveis a variedade mais ampla de antibióticos, em comparação com os que conseguem penetrar nos microrganismos gram-negativos. Todavia, a parede celular dos microrganismos gram-positivos não é simplesmente composta de peptidoglicano; existe um conjunto de outros polímeros de parede celular, os quais desempenham importantes papéis na aderência ao tecido do hospedeiro em outros aspectos da patogenicidade. Esses polímeros incluem os *ácidos lipoteicoicos* e os *ácidos teicoicos da parede*. Trata-se de polímeros aniônicos geralmente compostos de repetições de açúcar acíclico-fosfato funcionalizadas com D-alanina e açúcares cíclicos, como a glicose. Os ácidos lipoteicoicos estão ancorados na membrana bacteriana e estendem-se até as camadas de peptidoglicano. Os

ácidos teicoicos da parede estão ligados de modo covalente ao peptidoglicano e estendem-se através de sua camada mais externa, ultrapassando-a. Esses polímeros são importantes para a infecção do hospedeiro, e as vias de biossíntese constituem alvos possíveis para antibióticos. Em alguns microrganismos gram-positivos, incluindo *Staplylococcus aureus*, as camadas de peptidoglicano também estão funcionalizadas com proteínas necessárias para a patogenia do microrganismo. Essas proteínas fixam-se covalentemente a peptídios sem ligação cruzada no peptidoglicano, por meio de enzimas denominadas *sortases*, as quais também têm sido sugeridas como alvos para antibióticos, a fim de impedir a disseminação da infecção.

Essas importantes diferenças estruturais entre os envelopes celulares das bactérias gram-negativas e das bactérias gram-positivas levam a acesso diferencial dos antibióticos aos alvos celulares e também oferecem diferentes oportunidades para o desenvolvimento de novos antibióticos. Todavia, a biossíntese do peptidoglicano, que é conservada entre microrganismos gram-negativos e gram-positivos, continua sendo o alvo antibacteriano mais importante do envelope celular. Com efeito, a via de biossíntese do peptidoglicano constitui um entre uma quantidade muito pequena de alvos existentes nas bactérias patogênicas para antibacterianos de amplo espectro. Os outros alvos para antibacterianos de amplo espectro incluem a síntese de DNA, RNA e proteínas (ver Capítulo 33). De todos esses processos, apenas a síntese de peptidoglicano é peculiar das bactérias.

Biossíntese de peptidoglicanos

A biossíntese de peptidoglicanos ocorre em três estágios principais. O primeiro estágio é intracelular e consiste na síntese de monômeros de mureína a partir de aminoácidos e de unidades de açúcares; o segundo e o terceiro estágios envolvem a exportação desses monômeros de mureína para a superfície da membrana interna, seguida de sua polimerização em polímeros lineares de peptidoglicano e sua ligação cruzada em redes bidimensionais e tridimensionais (Figura 34.2). Como os detalhes da síntese da parede celular das bactérias podem ser desanimadores, é útil ter em mente os três principais estágios – *síntese de monômeros, polimerização do glicana* e *ligação cruzada dos polímeros* – durante a descrição que se segue. Em princípio, qualquer uma das etapas bioquímicas na síntese de peptidoglicano poderia servir de alvo para antibióticos; na prática, os antibióticos de uso clínico são direcionados apenas contra algumas das etapas desses estágios. Grande quantidade de metabólitos secundários produzidos por microrganismos do solo e marinhos também bloqueia a síntese de peptidoglicanos, proporcionando um reservatório de compostos estrutural e funcionalmente novos para possível desenvolvimento clínico, à medida que os antibióticos disponíveis perdem seu efeito em consequência da disseminação da resistência.

Síntese de monômeros de mureína

O "monômero de mureína" é um dissacarídio, constituído por N-acetilglicosamina conectada à hidroxila C4 do ácido N-acetilmurâmico por ligação beta, o qual é funcionalizado na porção C3 do lactato com um peptídio (Figura 34.2). A primeira fase da síntese de peptidoglicano ocorre no citoplasma e envolve a conversão da UDP-N-acetilglicosamina (UDP-NAG), nucleotídio-açúcar utilizado como bloco de construção em muitos polímeros da parede celular, no pentapeptídio ácido UDP-N-acetil murâmico (UDP-NAM-peptídio; também co-

A Síntese de monômeros de mureína (fase citoplasmática)

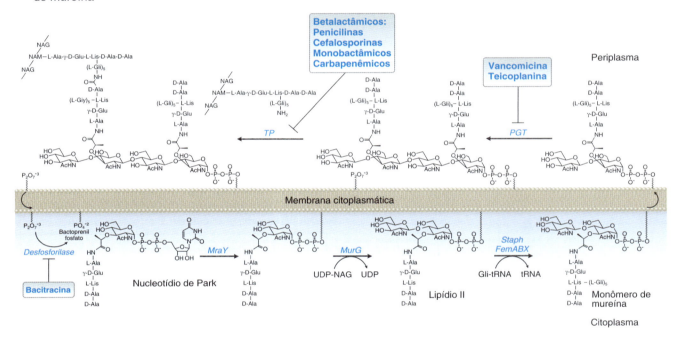

B Conclusão da síntese de monômeros de mureína e exportação, polimerização e ligação cruzada dos monômeros de mureína

FIGURA 34.2 Biossíntese da parede celular bacteriana e a sua inibição por agentes farmacológicos. A biossíntese da parede celular das bactérias pode ser dividida em três estágios principais. **A.** Na fase citoplasmática da síntese dos monômeros de mureína, a glicose sofre amidação e fosforilação a glicosamina-1-fosfato (*não ilustrada*), que é acetilada e conjugada a um nucleotídeo de uridina difosfato (UDP) pela enzima GlmU (*não ilustrada*) para formar UDP-N-acetilglicosamina (UDP-NAG). A adição de fosfo-enolpiruvato (PEP) pela enolpiruvato transferase (MurA) e a redução do produto assim formado pela MurB resultam na formação do ácido UDP-N-acetil murâmico (UDP-NAM). NAG e NAM são as duas unidades de açúcares para a síntese subsequente da parede celular. MurC, MurD e MurE adicionam sequencialmente os aminoácidos L-alanina, D-glutamato e L-lisina ao UDP-NAM. Em algumas bactérias, o ácido diaminopimélico (DAP) é acrescentado em lugar de L-lisina. A alanina racemase converte a L-alanina em D-alanina, e a D-Ala-D-Ala ligase B (DdlB) forma o dipeptídeo D-Ala-D-Ala. A seguir, esse dipeptídeo é acrescentado ao tripeptídeo L-Ala-D-Glu-L-Lis (ou L-Ala-D-Glu-DAP) pela MurF, resultando em uma molécula UDP-NAM ligada a cinco aminoácidos (nucleotídeo de Park). Fosfomicina e fosmidomicina são inibidores seletivos da MurA. Ciclosserina inibe tanto a alanina racemase quanto a D-Ala-D-Ala ligase B, impedindo, assim, a adição de resíduos de alanina à cadeia peptídica em crescimento. **B.** O complexo NAM-pentapeptídeo é transferido do UDP para o carreador de lipídeo, o bactoprenol, pela enzima MraY, e NAG é adicionada da UDP-NAG pela MurG. Em algumas bactérias, um cinco aminoácidos podem ser, então, acrescentados a L-lisina ou DAP para formar um peptidoglicano ramificado; os aminoácidos são acrescentados do amino acil-tRNA. (Aqui, como exemplo, são acrescentados cinco resíduos de glicina a partir do glicil-tRNA.) Isso completa a síntese do monômero de mureína.

No estágio de exportação e polimerização dos monômeros de mureína, o complexo bactoprenol-peptidoglicano é transportado da membrana interna da bactéria até o espaço periplasmático, onde as peptidoglicano glicosiltransferases (PGT) unem o monômero de mureína à cadeia de peptidoglicano em crescimento. Simultaneamente, o bactoprenol é liberado para facilitar outro ciclo de translocação de monômeros de mureína. Bactoprenil difosfato é desfosforilado a bactoprenil fosfato pela desfosforilase, regenerando a forma do carreador de lipídeos que pode reagir com o nucleotídeo de Park.

No estágio final de biossíntese da parede celular, ocorre ligação cruzada dos polímeros glicopeptídicos adjacentes, em reação catalisada por transpeptidases (TP) bacterianas. No exemplo ilustrado, a transpeptidase efetua a ligação cruzada de um pentapeptídeo de glicina em uma cadeia de peptidoglicano com um resíduo D-Ala de uma cadeia de peptidoglicano adjacente; conforme ilustrado de modo detalhado na Figura 34.3, o resíduo D-Ala terminal é deslocado nessa reação.

Bacitracina inibe a desfosforilação do bactoprenol e interrompe, portanto, a síntese e a exportação dos monômeros de mureína. Vancomicina, telavancina (*não ilustrada*) e teicoplanina ligam-se à extremidade terminal D-Ala-D-Ala da unidade de monômero de mureína conjugado com bactoprenol e, assim, impedem a adição mediada pela PGT do monômero de mureína à cadeia de peptidoglicano em crescimento. Os antibióticos betalactâmicos (penicilinas, cefalosporinas, monobactâmicos e carbapenêmicos) inibem as enzimas transpeptidases que efetuam ligações cruzadas de polímeros de peptidoglicano adjacentes.

nhecido como nucleotídio de Park). As primeiras duas enzimas desse processo, MurA e MurB, convertem a hidroxila C3 da NAG em lactato. A *MurA*, também conhecida como enolpiruvato transferase, transfere o enolpiruvato do *fosfoenolpiruvato* (PEP) para a UDP-NAG, a fim de formar o éter enol UDP-NAG piruvato (Boxe 34.1). Em segundo lugar, a flavoenzima *MurB* (também conhecida como UDP-NAG-enolpiruvato redutase) reduz a dupla ligação para produzir UDP-NAM, que apresenta um carboxilato livre para atuar como cabo para a cadeia peptídica. O UDP-NAM é açúcar exclusivo das bactérias, e sua biossíntese proporciona oportunidades para o desenvolvimento de antibióticos seletivos. Um antibiótico clinicamente utilizado que bloqueia a biossíntese do UDP-NAM é a *fosfomicina*, análogo do PEP que inibe a MurA.

Ocorre montagem do componente peptídico do UDP-NAM-peptídio no lactato C3 de aminoácidos e dipeptídios por meio de uma série de ligases dependentes de ATP. *MurC*, *MurD* e *MurE* acrescentam, de modo sequencial, os aminoácidos L-alanina, D-glutamato e um diaminoácido – L-lisina ou *ácido diaminopimélico* (DAP) – ao UDP-NAM. O DAP difere da lisina pela presença de um grupo carboxila, bem como por uma amina na cadeia lateral. As bactérias positivas utilizam, em sua maioria, a L-lisina, enquanto uma minoria de bactérias gram-positivas e todas as bactérias gram-negativas usam o DAP. Esse aspecto é notável, visto que o *m*-DAP não é encontrado em seres humanos, e, portanto, proporciona um alvo singular para o futuro desenvolvimento de fármacos.

A formação do peptídio prossegue com a adição de um dipeptídio D-alanil-D-alanina (D-Ala-D-Ala) à cadeia em crescimento. O dipeptídio é sintetizado a partir de duas moléculas de L-alanina em duas reações. Como os aminoácidos no meio ambiente estão habitualmente disponíveis na conformação L, – que é a conformação encontrada na maioria das proteínas dos mamíferos –, a primeira reação requer a transformação de duas moléculas L-alanina em D-alanina. Essa reação é catalisada pela enzima *alanina racemase*. (De modo semelhante, uma glutamato racemase converte o L-glutamato em D-glutamato, proporcionando o bloco de construção para o segundo aminoácido da cadeia peptídica.) Na segunda reação, uma enzima dependente de ATP, denominada D-Ala sintetase (ou *D-Ala-D-Ala ligase B* [DdlB]) une as duas D-alaninas após ativar inicialmente uma delas como AMP-éster. O dipeptídio D-Ala-D-Ala resultante é adicionado ao UDP-NAM-tripeptídio pela *MurF* para formar UDP-NAM-L-Ala-D-Glu-L-Lis (ou *m*-DAP-)-D-Ala-D-Ala, molécula designada como *nucleotídio de Park* (Figura 34.2A).

A segunda fase da síntese de peptidoglicano ocorre na superfície interna da membrana citoplasmática e começa na transferência do peptídio UDP-NAM para um carreador de fosfolipídio inserido na membrana (Figura 34.2B). Esse carreador é denominado bactoprenil fosfato ou, de modo alternativo, undecaprenil fosfato, dada sua montagem a partir de 11 unidades de isopreno de cinco carbonos. O *bactoprenil fosfato* (BP) é designado como "carreador", na medida em que os monômeros de mureína, bem como muitos outros precursores da parede celular, têm sua montagem efetuada no carreador e são transportados até a superfície da membrana plasmática, onde são liberados em processo que regenera o BP para ciclos subsequentes de reação e transporte de precursores. A reação pela qual o UDP-NAM-peptídio é ancorado ao lipídio carreador é mediada por uma proteína de membrana integral, denominada *MraY*. Essa enzima catalisa uma reação de troca de difosfato, assim denominado porque a ligação da uridina difosfato ao NAM-peptídio é substituída por ligação undecaprenil difosfato, em reação de troca química ilustrada na Figura 34.2B. Essa reação é termodinamicamente neutra, uma vez que os produtos contêm os mesmos tipos de ligações dos componentes iniciais, e, com efeito, a MurY é enzima prontamente reversível. Após a ancoragem do NAM-peptídio ao lipídio carreador na superfície citoplasmática da membrana, uma enzima associada à membrana, denominada *MurG*, catalisa a transferência da N-acetilglicosamina para a hidroxila C4 do açúcar NAM, produzindo o dissacarídio NAM-NAG ancorado a lipídio, comumente designado como *lipídio II*. Por fim, em algumas bactérias gram-positivas, incluindo *S. aureus*, um peptídio de ligação, geralmente composto de cinco resíduos de glicina, é habitualmente acrescentado à lisina (ou DAP) da amina da cadeia lateral. Os aminoácidos adicionais no peptídio de ramificação não são acrescentados do mesmo modo que os da cadeia peptídica principal. Em lugar de serem ativados como ésteres de AMP para ataque por aminas nucleofílicas, esses aminoácidos são ativados por ligações ésteres a moléculas de tRNA.

No *S. aureus*, três enzimas diferentes (*FemA*, *FemB* e *FemX*) são responsáveis pela montagem da ramificação do pentapeptídio de glicina a partir dos tRNA apropriadamente carregados. FemX, que fixa a primeira glicina, é essencial para a sobrevida. FemA e FemB (que acrescentam os próximos quatro resíduos de glicina) não são essenciais à sobrevida, porém sua deleção compromete a viabilidade do microrganismo ao afetar a ligação cruzada e a integridade da parede celular. Por conseguinte, essas enzimas constituem alvos potenciais para o desenvolvimento de antibióticos. Nas bactérias gram-negativas, os monômeros de mureína estão, em geral, ligados diretamente uns aos outros por ligações cruzadas, sem o uso de um peptídio de ramificação.

BOXE 34.1 Enzimas envolvidas na biossíntese da parede celular

À semelhança da maioria das enzimas, as enzimas envolvidas na biossíntese da parede celular são conhecidas por múltiplos nomes. A convenção da nomenclatura Mur empregada aqui é o padrão emergente, porém as enzimas ainda são conhecidas pelos seguintes termos descritivos (entre outros):

GlmU Diamino N-acetiltransferase
MurA Enolpiruvato transferase
MurB UDP-NAG-enolpiruvato redutase

MurC UDP-NAM-L-Ala sintetase
MurD UDP-NAM-L-Ala-D-Glu sintetase
MurE UDP-NAM-L-Ala-D-Glu-2,6-diaminopimelato sintetase
MurF UDP-NAM-tripeptídio-D-Ala-D-Ala sintetase
MraY UDP-NAM-pentapeptídio: undecaprenil-fosfato transferase
MurG Undecaprenildifosfo-NAM-pentapeptídio: NAG transferase
Nota: Undecaprenol é outro termo para bactoprenol.

Essas etapas completam a síntese de um *monômero de mureína*. Para que possam ocorrer os estágios finais da síntese da parede celular, o monômero de mureína precisa ser transferido da superfície interna da membrana citoplasmática para a superfície externa. O modo pelo qual esse processo ocorre continua sendo um mistério. Tendo em vista a existência de "flipases" e exportadores para outras classes de precursores de polímeros acoplados ao bactoprenol, sintetizados no citoplasma, porém destinados à superfície celular, presume-se que um processo de transporte esteja envolvido na translocação do monômero de mureína de sua localização intracelular para o exterior da célula. Embora vários candidatos possíveis tenham sido identificados, nenhum deles foi validado. Essa lacuna na compreensão de um dos processos mais fundamentais nas bactérias é notável, tendo em vista a enorme quantidade de sequências genômicas microbianas atualmente existentes e as ferramentas disponíveis para a rápida identificação de genes essenciais. Talvez por causa desse fato, foi sugerido que o transporte possa ser autocatalítico, em que a longa cadeia lipídica de bactoprenol se enrola ao redor do monômero de mureína, de modo que possa se difundir através da membrana. Nenhum estudo estabeleceu se as taxas desse processo autocatalítico poderiam se aproximar das necessárias para sustentar a síntese de peptidoglicano em uma célula bacteriana em rápido crescimento. Se de fato houver uma proteína dedicada para a exportação de precursores da parede celular, é provável que ela seja essencial e possa constituir um importante alvo para novos antibióticos.

Polimerização

Os monômeros de mureína na superfície externa da membrana citoplasmática sofrem *polimerização* para formar longas cadeias de glicana por meio de vários ciclos de glicosilação. A polimerização é catalisada por enzimas denominadas *peptidoglicano glicosiltransferases* (PGT, ou, anteriormente, transglicosilases). Essas enzimas catalisam vários ciclos de alongamento pela adição de subunidades de dissacarídios à extremidade redutora do polímero em crescimento, sem liberá-lo. A cada reação de glicosilação, o bactoprenil difosfato é liberado e retorna à superfície interna da membrana citoplasmática, onde perde um grupo fosfato para formar bactoprenil fosfato; essa etapa é catalisada pela *desfosforilase*. Nesse estágio, bactoprenil fosfato está pronto para aceitar outro nucleotídio de Park (Figura 34.2B).

As PGT são frequentemente encontradas como domínios catalíticos N-terminais em proteínas bifuncionais, que também incluem um domínio de transpeptidação C-terminal; entretanto, também podem ser encontradas na forma de PGT monofuncionais (também conhecidas como MGT). A maioria das bactérias contém diversas PGT estruturalmente relacionadas, algumas bifuncionais e outras monofuncionais. Suas atividades enzimáticas são semelhantes *in vitro*, porém acredita-se que elas desempenhem diferentes papéis nas células: por exemplo, nos microrganismos em forma de bastonete, algumas PGT são destinadas à síntese de peptidoglicano das paredes laterais, enquanto outras são dedicadas à síntese de peptidoglicano septal. Todavia, essas enzimas podem substituir-se parcialmente entre si, complicando a compreensão detalhada de suas funções específicas. Uma possível maneira de entender essa complexidade biológica tem como base a evolução de múltiplos sistemas superpostos nas bactérias para assegurar sua sobrevida caso apareçam problemas específicos em determinado mecanismo. Essa redundância parcial pode representar tanto vantagem quanto desvantagem quanto ao tratamento antibiótico, dependendo do caso específico.

Ligação cruzada

No estágio final da síntese da parede celular, ocorre ligação cruzada das cadeias de mureína entre si por enzimas denominadas *transpeptidases* (*TP*). Como as transpeptidases foram identificadas pela primeira vez como alvos moleculares da penicilina, são também denominadas *proteínas de ligação da penicilina* (PBP). O domínio de PGT acopla os monômeros de mureína, produzindo filamentos de glicana. Essas cadeias de oligossacarídios precisam formar, então, ligações cruzadas por meio de seus peptídios para produzir a mureína encontrada nas paredes celulares das bactérias. A reação de transpeptidação ocorre em duas etapas: ativação e acoplamento. Na *etapa de ativação*, uma hidroxila de serina no sítio ativo de uma enzima TP ataca a ligação amida D-Ala-D-Ala de um dos peptídios-tronco no polímero de glicana, formando um intermediário enzima-peptidoglicano covalente e liberando alanina. Na *etapa de acoplamento*, um grupo amino livre no aminoácido terminal do peptídio interponte (glicina para muitas bactérias gram-positivas) ou no DAP (bactérias gram-negativas) ataca, então, esse intermediário, produzindo nova ligação amida com ligação cruzada entre os dois peptídios-tronco, com regeneração da enzima ativa (Figuras 34.2B e 34.3). A *penicilina*, um betalactâmico, imita aparentemente o substrato D-Ala-D-Ala terminal: liga-se no sítio ativo da TP, onde reage, em seguida, com o nucleófilo de serina para formar um complexo enzima-penicilina covalente (Figura 34.3). Essa modificação inativa a enzima, resultando, assim, em menores graus de ligação cruzada da parede celular; por sua vez, isso compromete a integridade da parede celular e acaba causando lise da célula (ver discussão adiante).

Em geral, as bactérias contêm diversas TP com especificidades diferentes, mas superpostas. Conforme descrito para as PGT, essas diferentes isoformas das enzimas são utilizadas para produzir diferentes partes da parede. *Escherichia coli*, por exemplo, apresenta seis transpeptidases, algumas das quais formam a metade cilíndrica dessa bactéria em forma de bastonete, enquanto outras produzem suas extremidades hemisféricas. Acredita-se que as diferenças em quantidade e tipo de ligações cruzadas e no comprimento das cadeias de glicana conferem a cada espécie bacteriana seu formato e tamanho característicos, e que a parede celular de cada espécie exibe sua espessura característica. De acordo com essa hipótese, foi constatado que o conjunto de transpeptidases difere de uma espécie para outra e especialmente entre bastonetes, como *E. coli* e *C. perfringens*, e cocos esféricos, como estreptococos e estafilococos.

Acredita-se que, em alguns casos, as bactérias exploram a presença de múltiplas TP para desenvolver resistência a antibióticos no contexto clínico. Uma importante forma de resistência surge em *S. aureus* quando as cepas adquirem uma TP resistente que é capaz de efetuar ligação cruzada do peptidoglicano mesmo quando exposta à meticilina, betalactâmico que geralmente inativa as TP de modo semelhante à penicilina (ver discussão adiante). A parede celular produzida pelo *S. aureus* resistente à meticilina (SARM) na presença do fármaco apresenta níveis mais baixos de ligações cruzadas do que na ausência do fármaco, e acredita-se que isso se deva à ineficiência da TP resistente. Uma possível estratégia para superar o SARM consiste em enfraquecer ainda mais a capacidade de efetuar ligações cruzadas nesta TP resistente.

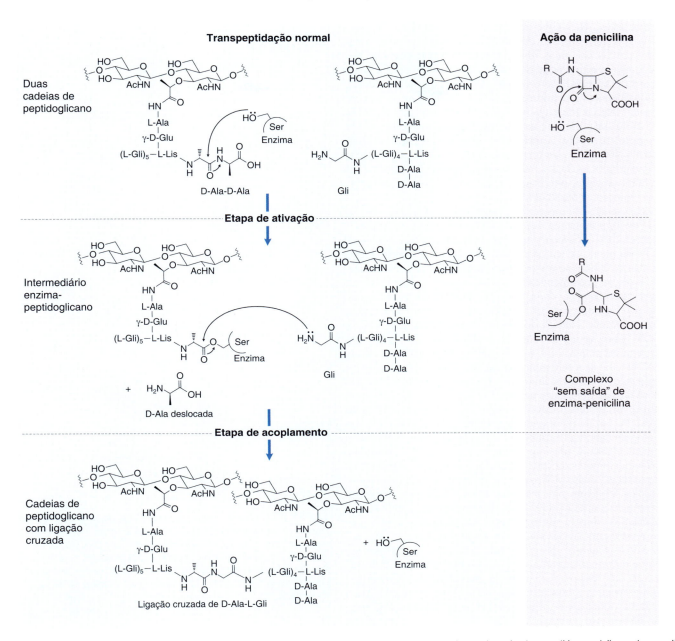

FIGURA 34.3 **Ação da transpeptidase e sua inibição por penicilina.** O lado esquerdo da figura mostra o mecanismo pelo qual as transpeptidases catalisam a transpeptidação, reação que ocorre nas bactérias, mas não nas células dos mamíferos. Um grupo hidroxila nucleofílico no sítio ativo da transpeptidase (enzima) ataca a ligação peptídica entre os dois resíduos de D-Ala na extremidade terminal de uma porção pentapeptídica em uma cadeia de peptidoglicano (*painel superior*). O resíduo terminal de D-alanina é deslocado da cadeia de peptidoglicano, e forma-se um intermediário enzima-D-alanina-peptidoglicano. A seguir, esse intermediário é atacado pela extremidade amino de um pentapeptídio de poliglicina ligado, por meio de sua extremidade carboxiterminal, à L-lisina ou ao ácido diaminopimélico em uma cadeia adjacente de peptidoglicano (ver Figura 34.2) (*painel do meio*). Quando a enzima é liberada do intermediário, forma-se uma nova ligação peptídica (ligação cruzada) entre o resíduo de glicina terminal em uma cadeia de peptidoglicano e o resíduo de D-alanina ativado pela enzima na cadeia de peptidoglicano adjacente. A seguir, a enzima livre pode catalisar outra reação de transpeptidação (*painel inferior*). O lado direito da figura mostra o mecanismo pelo qual a penicilina interfere na transpeptidação, levando à formação de um "complexo sem saída" de peniciloil-enzima. Nessa forma, a enzima é incapaz de catalisar reações subsequentes de transpeptidação (ligação cruzada).

Síntese da parede celular das micobactérias

As estruturas da parede celular descritas anteriormente são encontradas na grande maioria das bactérias de importância clínica, incluindo cocos gram-positivos, como estreptococos e estafilococos, bacilos gram-negativos, como *E. coli* e *Pseudomonas aeruginosa*, e bacilos gram-positivos como *C. perfringens*. Entretanto, a descrição da estrutura da parede celular não seria completa sem mencionar o envelope celular incomum das corinebactérias, grupo de bactérias que inclui os patógenos importantes *Mycobacterium tuberculosis* e *Mycobacterium leprae*. Essas bactérias são classificadas como microrganismos gram-positivos de G + C alta (*i. e.*, alta porcentagem de guanina e citosina no DNA), porém seus envelopes celulares exibem características de bactérias gram-positivas e gram-negativas.

Diferentemente de outras bactérias gram-positivas, as corinebactérias apresentam uma membrana externa. Os açúcares de NAM na camada de peptidoglicano que circunda a membrana citoplasmática (interna) apresentam polímeros de NAG-arabinogalactano ligados de modo covalente, aos quais estão fixados ácidos micólicos. Os ácidos micólicos apresentam longas cadeias de alquil contendo até 90 carbonos, e essas cadeias formam uma camada serosa, que torna a bactéria resistente à descoloração ácida (acidorresistente). Os ácidos micólicos são essenciais para a montagem da membrana externa, porém os detalhes de sua organização não estão bem estabelecidos. Além dos ácidos micólicos, a membrana externa das micobactérias contém fosfolipídios secretados, denominados *lipídios extraíveis* (ver Figura 34.1). As micobactérias apresentam porinas na membrana externa, porém suas estruturas diferem das encontradas em porinas das bactérias gram-negativas.

A síntese de *NAG-arabinogalactano* começa com a transferência de uma molécula de NAG fosfato da UDP-NAG para o bactoprenil fosfato micobacteriano. A seguir, ocorre adição de uma molécula do açúcar ramnose, seguida da adição de várias unidades de galactose e arabinose que formam o arabinogalactano. A adição das unidades de arabinose é catalisada pela *arabinosil transferase*. O *ácido micólico* é um ácido graxo longo, complexo e ramificado. Os materiais iniciais para sua síntese incluem diversas cadeias de hidrocarboneto saturadas longas, que são sintetizadas a partir de unidades de dois carbonos transportadas pela acetil CoA. A enzima *ácido graxo sintetase 1* (FAS1) catalisa a formação dessas cadeias de hidrocarboneto saturadas, enquanto a enzima *ácido graxo sintetase 2* (FAS2) catalisa a ligação dessas cadeias. Em seguida, o produto ligado sofre várias transformações enzimáticas, produzindo ácido micólico. O ácido micólico é, finalmente, adicionado ao NAG-arabinogalactano, que, por sua vez, é fixado ao NAM para organizar e formar um importante componente da membrana externa das micobactérias (Figuras 34.1 e 34.4). Em princípio, qualquer etapa desse processo é passível de intervenção farmacológica. Conforme será discutido mais adiante, os esquemas padrões de tratamento antimicobacteriano incluem antibióticos direcionados contra a síntese do NAG-arabinogalactano e contra as reações iniciais da síntese de ácido micólico.

O envelope celular das micobactérias é espesso, assimétrico e altamente impermeável a substâncias hidrofílicas e hidrofóbicas. *M. tuberculosis* está entre os mais desafiadores patógenos para erradicar, uma vez que seu envelope celular resiste à entrada de numerosos antibióticos, e o microrganismo cresce muito lentamente; convém assinalar que os antibióticos ativos contra a parede celular geralmente são mais efetivos contra bactérias que apresentam crescimento ativo e que rapidamente produzem nova parede celular. Para curar a tuberculose, são necessários esquemas especiais de tratamento, envolvendo terapia a longo prazo com associações de antibióticos.

Autolisinas e degradação da parede celular

Apesar de proporcionar estabilidade, a parede celular é estrutura dinâmica, continuamente modificada por enzimas de síntese e degradação que são primorosamente equilibradas para possibilitar o crescimento e a divisão do microrganismo sem sofrer lise. Para que as bactérias cresçam, é necessário haver expansão da parede celular bacteriana. Para que isso ocorra, é necessária a incorporação de novas unidades de mureína na parede celular existente. Esse processo é difícil em uma parede celular "completa", composta de polímeros de glicana de comprimentos específicos com determinados graus de peptídios de ligação cruzada. Além disso, para que uma bactéria possa se dividir, é necessário que sua parede celular sofra ruptura em algum ponto, possibilitando a separação das duas células-filhas.

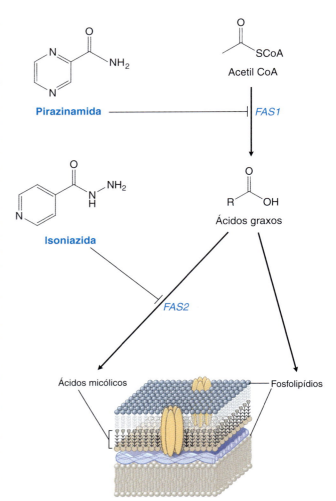

FIGURA 34.4 Síntese de ácido micólico e ação dos fármacos antimicobacterianos. Os ácidos micólicos são produzidos pela ligação cruzada de cadeias de ácidos graxos derivadas da acetil coenzima A (Acetil CoA). Cada uma das setas nessa representação simplificada indica múltiplas etapas de síntese; o enfoque é nas ácido graxo sintetases (FAS1 e FAS2), dada sua importância como alvos de fármacos. Especificamente, a FAS1 é inibida pela pirazinamida, enquanto a FAS2 é inibida pela isoniazida.

As bactérias realizam esses processos pelo uso de *autolisinas* altamente reguladas. Essas enzimas escavam pequenos orifícios na parede celular, possibilitando remodelagem e expansão da parede celular. As diferentes autolisinas exibem preferências por diversas ligações na mureína. À semelhança das enzimas de síntese, muitas são funcionalmente redundantes, mas desempenham funções necessárias na célula. Por exemplo, em *E. coli*, três autolisinas, denominadas NAM-L-alanina amidases, clivam o peptídio-tronco da mureína durante a divisão para promover a separação das células-filhas. A perda dessas amidases produz um defeito perceptível da divisão celular, enquanto a perda de uma delas habitualmente tem pouco ou nenhum efeito.

A síntese de nova mureína e a destruição mediada pelas autolisinas precisam estar cuidadosamente equilibradas para que a bactéria sobreviva. Com efeito, os estudos realizados demonstraram que o bloqueio unilateral da síntese de mureína (p. ex., por fármacos como penicilina) resulta em *autólise* mediada por autolisinas e morte celular. Os eventos moleculares que dão início ao processo de autólise não estão bem elucidados. A hipótese atual é a de que proteínas específicas recrutam os mecanismos de degradação somente depois de a célula ter organizado os processos responsáveis pela síntese da parede celular. Esse recrutamento ordenado assegura que não ocorrerá degradação, a não ser que nova parede celular esteja sendo sintetizada. O *efeito bactericida* da cefalexina, cefalosporina de primeira geração, tem como alvo o mecanismo de síntese, na medida em que inibe especificamente a etapa de transpeptidação da síntese da parede celular e subverte esse mecanismo regulador (ver discussão adiante). A cefalexina não altera a montagem normal do processo de síntese, porém simplesmente inativa esse complexo ao inibir as enzimas transpeptidases. Aparentemente, os mecanismos reguladores da célula podem determinar apenas a presença do mecanismo para a síntese de nova parede celular, e não se ele é funcional. Em consequência, a célula recruta o mecanismo de degradação sem a ocorrência de síntese, resultando em lise. Muitos dos betalactâmicos discutidos nesse capítulo interferem no equilíbrio entre síntese e degradação da parede celular.

Classes e agentes farmacológicos

A farmacologia das classes de fármacos que inibem a síntese da parede celular das bactérias é discutida na mesma sequência da bioquímica de síntese da parede celular (Figura 34.2). Embora tenham identificado fármacos que inibem diversas etapas na bioquímica da síntese da parede celular, a etapa de ligação cruzada dos polímeros (transpeptidação) constitui, sem dúvida alguma, o alvo bioquímico clinicamente mais importante. Por esse motivo, a maior parte da discussão trata do conjunto de agentes que inibem a ligação cruzada dos polímeros de peptidoglicano.

Inibidores da síntese de monômeros de mureína

Fosfomicina e fosmidomicina

Dois agentes inibem a produção de monômeros de mureína ao inibir a síntese de UDP-NAM a partir da UDP-NAG (Figura 34.2A). *Fosfomicina* é análogo de fosfoenolpiruvato (PEP) que inibe a enolpiruvato transferase (também conhecida como MurA) bacteriana por meio da modificação covalente do sítio ativo da enzima. Como o PEP é intermediário essencial no processo de glicólise (dos mamíferos), pode ser surpreendente que esse agente não interfira no metabolismo dos carboidratos das células humanas; essa seletividade de ação antibacteriana é provavelmente produzida por diferenças estruturais entre as enzimas de mamíferos e bactérias que atuam sobre o PEP. Por conseguinte, a fosfomicina não tem nenhum efeito apreciável sobre a enolase, a piruvato quinase ou a carboxiquinase dos seres humanos, e o fármaco é relativamente atóxico. Foi constatado que a fosfomicina apresenta sinergismo antibacteriano *in vitro* com betalactâmicos, aminoglicosídios e fluoroquinolonas.

A fosfomicina penetra na célula por meio de transportadores de glicerofosfato ou de glicose-6-fosfato, normalmente são utilizados pelas bactérias para a captação desses nutrientes do meio ambiente. A fosfomicina mostra-se particularmente efetiva contra bactérias gram-negativas que infectam o trato urinário, incluindo *E. coli* e espécies de *Klebsiella* e *Serratia*, uma vez que o fármaco é excretado de modo inalterado na urina. Foi constatado que dose oral única de 3 g é tão efetiva quanto múltiplas doses de outros agentes no tratamento de infecções do trato urinário. Em geral, a fosfomicina é menos efetiva contra bactérias gram-positivas, visto que essas geralmente carecem

de transportadores seletivos de glicerofosfato e glicose-6-fosfato. Embora a resistência seja geralmente produzida por mutações nesses transportadores, foi encontrada uma cepa de *E. coli* sensível à temperatura, na qual uma mutação da enolpiruvato transferase resulta em diminuição da afinidade da enzima pelo PEP e, portanto, pela fosfomicina. Os efeitos adversos da fosfomicina são incomuns; cerca de 10% dos pacientes desenvolvem cefaleia, diarreia ou náuseas. As interações medicamentosas significativas também são raras; o fármaco pode precipitar quando coingerido com antiácidos ou sais de cálcio, e sua absorção pode ser diminuída pela coadministração com agentes pró-cinéticos, como metoclopramida.

Fosmidomicina, outro análogo do PEP, atua pelo mesmo mecanismo da fosfomicina, e, em geral, a resistência surge como resultado de mutações nos transportadores de glicerofosfato ou glicose 6-fosfato. Entretanto, há também exceções: pelo menos uma cepa de *E. coli* resistente parece conter uma proteína que bombeia ativamente a fosmidomicina para fora da célula.

Ciclosserina

Ciclosserina, análogo estrutural da D-Ala, é agente de segunda linha utilizado no tratamento da infecção por *M. tuberculosis* resistente a múltiplos fármacos (Figura 34.5). Esse agente inibe tanto a alanina racemase, que converte L-Ala em D-Ala, quanto D-Ala-D-Ala ligase, que une duas moléculas de D-Ala (Figura 34.2A). A ciclosserina é inibidor irreversível dessas enzimas e, com efeito, liga-se mais firmemente a elas que seu substrato natural, a D-Ala. A resistência à ciclosserina ocorre por múltiplos mecanismos, alguns dos quais ainda desconhecidos; os mecanismos conhecidos incluem a hiperexpressão da alanina racemase e a ocorrência de mutações no sistema de captação de alanina. A exemplo de muitas moléculas pequenas, incluindo fosfomicina, ciclosserina é excretada na urina. Os efeitos adversos consistem em convulsões, síndromes neurológicas, incluindo neuropatia periférica, e psicose. Deve-se evitar o uso desse fármaco em pacientes com doença neuropsiquiátrica subjacente, alcoolismo e doença renal crônica. Álcool, isoniazida e etionamida potencializam a toxicidade da ciclosserina; piridoxina pode atenuar a neuropatia periférica induzida por ciclosserina. Ciclosserina inibe o metabolismo hepático da fenitoína.

Bacitracina

Bacitracina, assim designada pelo fato de ter sido identificada pela primeira vez em uma espécie de *Bacillus*, é antibiótico peptídico que interfere na desfosforilação do bactoprenil difosfato, tornando o carreador de lipídios bactoprenol inútil para ciclos subsequentes de síntese e exportação de monômeros de

FIGURA 34.5 Estrutura da ciclosserina. Ciclosserina é análogo estrutural da D-alanina, que inibe a interconversão racêmica de L-alanina em D-alanina pela alanina racemase. A ciclosserina também inibe a atividade da D-Ala-D-Ala ligase B, enzima que catalisa a formação do dipeptídio D-Ala-D-Ala, subsequentemente utilizado na síntese de monômeros de mureína (ver Figura 34.2A).

mureína (Figura 34.2B). Por conseguinte, bacitracina é notável entre os agentes dirigidos contra a parede celular, na medida em que seu alvo consiste em um lipídio, e não em proteína ou peptídio. A bacitracina inibe a desfosforilação pela formação de complexo com bactoprenil difosfato, que envolve os anéis imidazol e tiazolina da bacitracina. Essa interação exige um íon de metal divalente, habitualmente Zn^{2+} ou Mg^{2+}; por conseguinte, os fármacos que atuam como quelantes de metais podem interferir na atividade de bacitracina. Dada a significativa toxicidade renal, neurológica e de medula óssea, a bacitracina não é utilizada por via sistêmica. Com mais frequência, é prescrita na forma tópica para infecções dérmicas superficiais ou oftalmológicas. Como a bacitracina não é absorvida por via oral (VO), permanece no lúmen intestinal e, em certas ocasiões, é administrada VO no tratamento da colite por *Clostridium difficile* ou para erradicação de *enterococos resistentes à vancomicina* (ERV) no trato gastrintestinal. Não deve ser coadministrada com outros medicamentos nefrotóxicos ou agentes bloqueadores neuromusculares, visto que estes últimos podem resultar em bloqueio neuromuscular sinérgico.

Inibidores da polimerização da mureína

Vancomicina, teicoplanina e telavancina

Vancomicina e *teicoplanina* são glicopeptídios com atividade bactericida contra bacilos e cocos gram-positivos. *Telavancina* é lipoglicopeptídio relacionado, cujo espectro de ação se assemelha ao da vancomicina. Os bacilos gram-negativos mostram-se resistentes à ação desses fármacos. Esses agentes interrompem a síntese da parede celular por meio de sua ligação firme à extremidade terminal D-Ala-D-Ala da unidade de monômero de mureína, inibindo a *polimerização* do *peptidoglicano* e bloqueando, portanto, a adição de unidades de mureína à cadeia do polímero em crescimento. A telavancina apresenta uma adicional cadeia lateral de lipídio que interage com a membrana celular da bactéria. Essa âncora de lipídio potencializa a ligação do fármaco à extremidade terminal D-Ala-D-Ala e efetua a despolarização da membrana, resultando em maior potência antibacteriana que a da vancomicina. Vancomicina intravenosa (IV) é mais comumente utilizada no tratamento de sepse ou endocardite causada por *Staphylococcus aureus* resistente à meticilina (SARM) (veja discussão mais adiante). Telavancina IV é usada no tratamento de infecções cutâneas graves, envolvendo estafilococos e estreptococos. Vancomicina VO é utilizada no tratamento de infecções gastrintestinais por *C. difficile*; à semelhança da bacitracina (ver anteriormente), o fármaco é pouco absorvido e, portanto, permanece no trato gastrintestinal. Teicoplanina não é utilizada clinicamente nos EUA.

Em geral, a vancomicina, dada sua toxicidade, é utilizada apenas quando uma infecção demonstra ser resistente a outros fármacos. Seus efeitos adversos consistem em rubor cutâneo ou exantema – a denominada *síndrome do homem vermelho* –, que são decorrentes da liberação de histamina e podem ser evitados ao diminuir a velocidade de infusão IV ou mediante administração prévia de anti-histamínicos. Vancomicina também tem sido associada à nefrotoxicidade e ototoxicidade, particularmente quando é coadministrada a outros medicamentos nefrotóxicos ou ototóxicos, como gentamicina. Pacientes com disfunção renal subjacente podem necessitar de redução da dose, bem como da determinação dos níveis do fármaco para evitar maior nefrotoxicidade. Além disso, podem ocorrer febre medicamentosa, exantema por hipersensibilidade e neutrope-

nia induzida por fármaco. Telavancina parece ter um perfil de toxicidade semelhante ao da vancomicina, com nefrotoxicidade ligeiramente maior.

A resistência a vancomicina e telavancina surge mais comumente pela aquisição de enzimas de codificação do DNA, que catalisam a formação de D-Ala-D-lactato, em lugar de D-Ala-D-Ala. A exemplo da D-Ala-D-Ala, o D-Ala-D-lactato é incorporado na unidade de monômero de mureína e participa prontamente na reação da transpeptidase, porém o dipeptídio D-Ala-D-lactato não se liga à vancomicina. A síntese de D-Ala-D-lactato é mediada por duas enzimas: VanH, desidrogenase que produz D-lactato a partir de piruvato, e VanA, ligase que liga D-Ala a D-lactato. Ambas as enzimas são codificadas em um elemento transponível, encontrado no cromossomo bacteriano ou em um plasmídio extracromossômico. Esse elemento também codifica enzimas que degradam a D-Ala-D-Ala, removendo, assim, quaisquer alvos residuais da vancomicina. Na prática clínica, as bactérias resistentes à vancomicina (como os ERV) são frequentemente resistentes à maioria dos outros agentes antibacterianos; por conseguinte, a disseminação da resistência à vancomicina mediada por plasmídios representa sério problema clínico. Foram relatados alguns casos de *S. aureus* resistente à vancomicina (SARV), em decorrência da aquisição de genes de resistência a enterococos. Foi também descrito *S. aureus* com resistência intermediária à vancomicina (SAIV); esses microrganismos apresentam camada de mureína mais espessa, em que quantidades aumentadas de D-Ala-D-Ala atuam como alvo chamariz para a vancomicina.

Inibidores da ligação cruzada de polímeros

Antibióticos betalactâmicos | Considerações gerais

Com mais de 30 fármacos diferentes atualmente utilizados, incluindo a *penicilina* original empregada na tentativa de tratar o soldado H, os betalactâmicos constituem a classe maior e mais amplamente prescrita de antibióticos. Inibem a síntese da parede celular das bactérias. Os diferentes agentes pertencentes a essa classe variam em sua estrutura química (Figura 34.6) e, portanto, no espectro de ação; todavia, todos os betalactâmicos compartilham o mesmo mecanismo antibiótico de ação: a inibição da ligação cruzada dos polímeros de mureína.

Quimicamente, o elemento-chave desse mecanismo de ação consiste na presença de um *anel betalactâmico* de quatro membros (Figura 34.6). Esse anel faz com que todo betalactâmico seja análogo estrutural do dipeptídio D-Ala-D-Ala terminal do nucleotídio de Park, portanto, um substrato para uma ou mais transpeptidases bacterianas. A exemplo do nucleotídio de Park, o betalactâmico reage de modo covalente com o sítio ativo de serina na transpeptidase, formando, assim, um intermediário acil-enzima. Todavia, diferentemente do nucleotídio de Park na reação do substrato normal, o anel betalactâmico torna a extremidade carboxiterminal do betalactâmico incapaz de ser clivada do restante da molécula. Em consequência, a extremidade aminoterminal do peptídio adjacente não pode atacar o intermediário acil-enzima, e a transpeptidase alcança um *complexo "sem saída"* (Figura 34.3). (Esse tipo de inibição enzimática irreversível é algumas vezes denominado *inibição de substrato suicida.*) Contanto que as células estejam em fase de crescimento, a inibição da transpeptidase resulta em autólise mediada por autolisinas e morte celular. Por conseguinte, os betalactâmicos são, em geral, *bactericidas* para as bactérias em divisão ativa.

As diferentes subclasses de agentes betalactâmicos são divididas em quatro famílias – *penicilinas*, *cefalosporinas* (subdivididas em cinco "gerações"), *monobactâmicos* e *carbapenêmicos*. Cada uma dessas subclasses difere estruturalmente quanto aos substituintes químicos que estão fixados ao anel betalactâmico (ver Figura 34.6). Em geral, essas famílias resultaram de esforços de farmacologistas em laboratório para melhorar o *espectro de ação* antibiótica da penicilina e permanecer à frente da disseminação da *resistência a antibióticos*, como foi observado no caso do soldado H. É importante lembrar que o espectro de ação refere-se à quantidade e à variedade de espécies de bactérias contra as quais determinado antibiótico apresenta atividade bactericida ou bacteriostática. Por conseguinte, os betalactâmicos de amplo espectro são geralmente ativos contra bactérias gram-negativas e também contras bactérias gram-positivas, enquanto os betalactâmicos de espectro estreito são, em geral, efetivos apenas contra microrganismos gram-positivos.

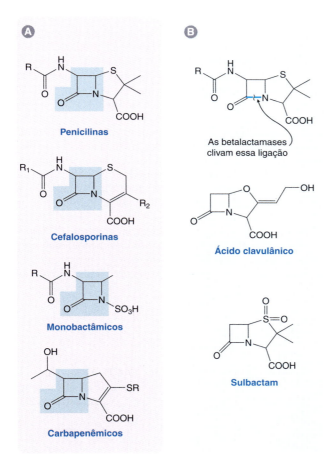

FIGURA 34.6 Características estruturais dos antibióticos betalactâmicos e dos inibidores da betalactamase. A. Os membros da família betalactâmica (penicilinas, cefalosporinas, monobactâmicos e carbapenêmicos) diferem uns dos outros por suas estruturas de arcabouço; cada um dos fármacos dessas subclasses também difere em seus grupos R. Observe que o anel betalactâmico de quatro membros é comum a todas as quatro famílias (*boxes em azul*); esse anel é que confere aos agentes a capacidade de bloquear a reação de transpeptidação (bem como seu nome). **B.** As bactérias que expressam betalactamases são capazes de clivar a ligação betalactâmica (*linha em azul*), necessária para a ação do antibiótico. Os inibidores da betalactamase, ácido clavulânico e sulbactam, atuam como chamarizes por sua ligação às enzimas betalactamases (assim, inibindo-as). Observe a semelhança estrutural entre inibidores da betalactamase e antibióticos betalactâmicos.

Como as transpeptidases bacterianas estão localizadas no espaço periplasmático, entre a membrana citoplasmática e a parede celular, os betalactâmicos precisam atravessar a parede celular e, no caso das bactérias gram-negativas, a membrana externa para exercer seus efeitos. Por conseguinte, o espectro de ação de um agente betalactâmico é determinado por dois fatores: sua capacidade de penetrar na membrana externa e na parede celular e, uma vez no espaço periplasmático, sua capacidade de inibir transpeptidases específicas. Os agentes tanto hidrofílicos quanto (em menor grau) hidrofóbicos difundem-se através da camada espessa de mureína das bactérias gram-positivas, enquanto os agentes hidrofílicos passam pelos poros da membrana externa das bactérias gram-negativas com muito mais facilidade do que os agentes hidrofóbicos. Em consequência, os agentes hidrofílicos, como *ampicilina, amoxicilina* e especialmente, *piperacilina, ticarcilina, carbenicilina* e *mezlocilina*, tendem a apresentar amplo espectro de ação, enquanto os agentes hidrofóbicos, como *oxacilina, cloxacilina, dicloxacilina, nafcilina, meticilina* e *penicilina G* – estreitamente relacionada com o agente disponível para os soldados durante a guerra da Coreia – tendem a exibir espectro de ação estreito (veja discussão adiante para obter maiores detalhes). Isso significa que algumas bactérias gram-negativas são inerentemente resistentes aos betalactâmicos de espectro estreito, simplesmente em decorrência da barreira de permeabilidade constituída por sua membrana externa. (De modo semelhante, as *bactérias intracelulares*, isto é, as que vivem no interior das células humanas, como *Chlamydia*, também são, em geral, inerentemente resistentes aos betalactâmicos, uma vez que as células dos mamíferos tendem a carecer de mecanismos de captação dos betalactâmicos, e na medida em que essas bactérias tendem a apresentar arquitetura singular de sua parede celular ou carecer de parede celular.)

O segundo fator que determina o espectro de ação de um betalactâmico é a extensão com que o fármaco, após alcançar o espaço periplasmático, inibe determinada transpeptidase. Esse fator é determinado, em grande parte, pela afinidade do betalactâmico pela transpeptidase. Conforme assinalado, as bactérias geralmente apresentam diversas transpeptidases, que diferem de modo sutil em sua especificidade de substrato e na atividade de ligação cruzada; essas diferenças tornam-se particularmente proeminentes entre bacilos e cocos. A maioria dos betalactâmicos exibe seletividade para várias transpeptidases diferentes; outros, como meticilina, análogo de penicilina previamente usado contra o *S. aureus*, são específicos apenas para uma enzima.

A resistência a antibióticos pode ser codificada por genes *cromossômicos* (*intrínsecos*) ou *adquiridos* (*extrínsecos*). No caso dos betalactâmicos, a resistência cromossômica nas bactérias gram-positivas é mais comumente conferida por mutação codificada cromossomicamente em um gene codificador de transpeptidase, que anula a capacidade da enzima de ligar-se a determinado betalactâmico, ou por aquisição de um gene que codifica uma transpeptidase com baixa afinidade pelo betalactâmico. Esse mecanismo constitui a causa de resistência de *S. aureus* à meticilina, conforme mencionado, e também é o meio pelo qual pneumococos adquirem resistência à penicilina. A resistência aos betalactâmicos por transpeptidases geneticamente alteradas constitui a exceção, e não a regra, uma vez que os betalactâmicos são, em sua maioria, ativos contra múltiplas transpeptidases, as quais deveriam ser todas alteradas por mutação para abolir a eficiência desses fármacos.

A maior parte da resistência aos betalactâmicos é conferida por proteínas denominadas *betalactamases*, que são codificadas no cromossomo ou em *plasmídios* de DNA extracromossômicos. A aquisição de um plasmídio desse tipo constitui provavelmente o mecanismo pelo qual surgiu a resistência no *C. perfringens* que infectou o soldado H. Como seu próprio nome sugere, as betalactamases são enzimas que inativam os betalactâmicos por clivagem (hidrolítica) do anel betalactâmico. Foram identificadas mais de 100 betalactamases diferentes, exibindo, cada uma delas, atividade contra determinado betalactâmico ou conjunto de betalactâmicos. As betalactamases são secretadas por bactérias gram-positivas; nas bactérias gram-negativas, essas enzimas são retidas no espaço periplasmático, entre a parede celular e a membrana externa. As bactérias gram-negativas produzem uma quantidade muito menor de betalactamase que as bactérias gram-positivas. Entretanto, como as bactérias gram-negativas concentram a betalactamase no local onde ela é necessária no espaço periplasmático, a enzima é mais efetiva para conferir resistência. Esse efeito de concentração, juntamente com a forte barreira de permeabilidade contra as penicilinas proporcionada pela membrana externa da bactéria, torna as bactérias gram-negativas refratárias, em grande parte, à terapia com penicilina.

A codificação de numerosas betalactamases em plasmídios tem importância clínica especial. Como muitos plasmídios são facilmente transferidos por conjugação de uma bactéria a outra, a resistência conferida pelo plasmídio pode disseminar-se rapidamente por uma população de bactérias. Além disso, os plasmídios podem "pular cepas", disseminando a resistência de uma cepa à outra. Certos microrganismos, como *Klebsiella pneumoniae* e *E. coli*, também podem produzir *betalactamases de espectro ampliado* (BLEA) e *carbapenemases*, que os tornam resistentes à maioria dos antibióticos betalactâmicos, incluindo penicilinas, cefalosporinas, monobactâmico *aztreonam* e carbapenêmicos. Outras bactérias, como espécies de *Enterobacter*, podem hiperexpressar uma betalactamase codificada por cromossomo, que produz resistência igualmente ampla aos betalactâmicos.

Os farmacologistas responderam ao desafio das betalactamases de duas maneiras. Em primeiro lugar, conforme assinalado, foram desenvolvidas novas famílias de betalactâmicos cujas estruturas os tornaram menos suscetíveis à clivagem pelas betalactamases existentes. Em segundo lugar, foram desenvolvidos *inibidores da betalactamase*, que podem ser administrados com antibióticos betalactâmicos. Os inibidores da betalactamase são moléculas semelhantes aos betalactâmicos, que se ligam ao sítio ativo das betalactamases, impedindo-as, assim, de destruir os antibióticos betalactâmicos. Os inibidores da lactamase são coadministrados com antibióticos betalactâmicos. Três exemplos de inibidores da betalactamase são *ácido clavulânico* (clavulanato), *sulbactam* e *tazobactam* (Figura 34.6).

Os betalactâmicos atuam de modo sinérgico com os *aminoglicosídios*, inibidores bactericidas da síntese de proteínas discutidos no Capítulo 33. (Para obter maiores detalhes sobre o sinergismo, consulte o Capítulo 40.) Os aminoglicosídios inibem a síntese de proteína por meio de sua ligação à subunidade ribossômica 30S no citoplasma da célula. Para ter acesso ao citoplasma, os aminoglicosídios devem sofrer difusão passiva através da parede celular antes de serem transportados ativamente pela membrana citoplasmática. Acredita-se que as paredes celulares de algumas bactérias, como os enterococos, sejam pouco permeáveis aos aminoglicosídios quando esses fármacos são administrados como monoterapia. Como os betalactâmicos aumentam a permeabilidade da parede celular, a coadministração de um betalactâmico facilita a captação de um aminoglicosídio e, portanto, aumenta seu efeito.

Uma questão interessante é se, reciprocamente, os aminoglicosídios potencializam a atividade dos betalactâmicos ou se, pelo contrário, antagonizam os betalactâmicos por inibição da síntese de autolisinas. Com base em pesquisas realizadas com *Bacillus subtilis*, parece que as paredes celulares das bactérias contêm uma quantidade letal de autolisinas durante todo o crescimento celular, e que as células restringem ativamente a atividade autolítica ao controlar o estado de ativação dessas proteínas. Esse achado sugere que a autólise não necessita da síntese *de novo* de autolisinas; por conseguinte, os aminoglicosídios não deveriam antagonizar os betalactâmicos. De qualquer modo, na ausência de resistência, o aspecto importante é o fato de que, clinicamente, betalactâmicos e aminoglicosídios são sinérgicos.

Os efeitos adversos mais comuns dos betalactâmicos consistem em reações de hipersensibilidade. Por serem moléculas pequenas, não é de esperar que possam estimular as respostas imunes por eles mesmos. Com efeito, esses fármacos não o fazem. Entretanto, os anéis betalactâmicos podem reagir com grupos amino nas proteínas humanas, criando um complexo hapteno-carreador (Figura 34.7). A seguir, o conjugado betalactâmico-proteína pode desencadear resposta de hipersensibilidade. A mais temida dessas reações é a *anafilaxia*, que ocorre geralmente dentro de uma hora após a administração do fármaco, resultando em broncospasmo, angioedema e/ou colapso cardiovascular. Urticária, erupção medicamentosa morbiliforme, doença do soro e febre medicamentosa também podem ocorrer. Proteínas sobre a superfície dos eritrócitos também podem ser modificadas por penicilina, resultando em anemia hemolítica autoimune induzida por fármacos. Raramente, os antibióticos betalactâmicos provocam lúpus induzido por fármacos. Os betalactâmicos de determinada classe frequentemente exibem reação cruzada entre si; todavia, os betalactâmicos de uma classe exibem menos frequentemente reação cruzada com betalactâmicos de outra classe. Os pacientes com alergia à penicilina não devem receber ampicilina nem outras

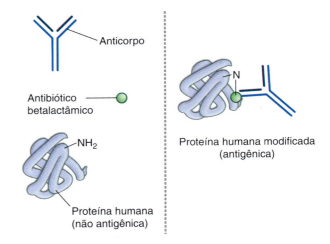

FIGURA 34.7 Toxicidade dos betalactâmicos. Na ausência de modificação, as proteínas humanas geralmente não são antigênicas. Os betalactâmicos podem modificar grupos amino nas proteínas humanas, criando um hapteno betalactâmico imunogênico. Esse novo determinante antigênico pode ser reconhecido como "não próprio" pelos anticorpos do sistema imune do hospedeiro.

penicilinas, dado o alto risco de reatividade cruzada. Os pacientes com alergia à penicilina que não seja anafilaxia podem receber uma cefalosporina. O *aztreonam* (monobactâmico) é singular, uma vez que não apresenta nenhuma reatividade cruzada com penicilinas ou carbapenêmicos; todavia, foi observada a ocorrência de reação cruzada entre aztreonam e ceftazidima (cefalosporina), dada uma cadeia lateral compartilhada. Embora possam ocorrer reações alérgicas a carbapenêmicos em pacientes com alergia à penicilina, elas são infrequentes.

Antibióticos betalactâmicos | Agentes específicos

Penicilinas

Conforme assinalado, existem quatro subclasses estruturalmente distintas de antibióticos betalactâmicos (ver Figura 34.6A). A primeira dessas subclasses, as penicilinas, podem ser ainda subdivididas em cinco grupos, com base em seus espectros de ação.

O primeiro grupo de penicilinas inclui *penicilina G*, administrada IV, e *penicilina V*, seu correspondente oral estável em ácido gástrico. A penicilina G tem uso mais disseminado que a penicilina V; esta é administrada principalmente no tratamento de infecções aeróbico-anaeróbicas mistas de cabeça e pescoço, como abscessos dentários. Além disso, a penicilina V é utilizada na prevenção de febre reumática recidivista em pacientes com episódio anterior e de celulite estreptocócica recorrente em pacientes com linfedema. A penicilina G é utilizada no tratamento de infecções graves por bactérias gram-positivas, como pneumococo e *S. pyogenes* (algumas cepas de cada um deles), diplococos gram-negativos, como espécies de *Neisseria* (exceto *N. gonorrhoeae*, produtora de penicilinase), bacilos gram-positivos do gênero *Clostridium*, a maioria dos anaeróbios (exceto *Bacteroides*) e espiroquetas, como *Treponema* e *Leptospira*. A penicilina G em alta dose pode provocar convulsões. Também provoca reações de hipersensibilidade e exantema mencionados. Todas as penicilinas podem causar nefrite intersticial aguda. As interações medicamentosas são raras, porém os efeitos anticoagulantes da varfarina podem ser potencializados pela administração concomitante de penicilina.

O segundo grupo consiste nas *penicilinas antiestafilocócicas*, incluindo *oxacilina, cloxacilina, dicloxacilina, nafcilina* e *meticilina*. Esses fármacos são estruturalmente resistentes à betalactamase estafilocócica, que é codificada por genes de plasmídios na maioria dos microrganismos isolados. Todavia, dada sua relativa hidrofobicidade, as penicilinas antiestafilocócicas carecem de atividade contra as bactérias Gram-negativas. (Convém lembrar também que a meticilina liga-se apenas a uma única transpeptidase.) Por conseguinte, esses agentes são utilizados, em sua maior parte, no tratamento de infecções da pele ou dos tecidos moles ou infecções documentadas por *S. aureus* sensível à meticilina. O uso das penicilinas antiestafilocócicas orais (cloxacilina e dicloxacilina) é limitado, em decorrência de seus efeitos adversos gastrintestinais (náuseas, vômitos e diarreia associada a antibióticos), bem como do desenvolvimento secundário de colite por *C. difficile*. Os efeitos adversos da nafcilina IV incluem flebite no local de injeção; ocorrem agranulocitose e nefrite intersticial aguda em maior proporção, comparativamente a outras penicilinas. Oxacilina pode causar hepatotoxicidade, reversível após a interrupção do fármaco. A utilidade das penicilinas antiestafilocócicas no tratamento do *S. aureus* tem sido reduzida pelo aparecimento de cepas SARM. Quando se detecta um caso de SARM no hospital, são tomadas precauções espe-

ciais para impedir sua disseminação para outros pacientes. Os pacientes com infecção por SARM geralmente são tratados com vancomicina.

Ampicilina e *amoxicilina* são membros do terceiro grupo de penicilinas, as *aminopenicilinas*, que apresentam grupo amino carregado positivamente na cadeia lateral R (ver Figura 34.6A). Essa carga positiva aumenta a difusão por meio dos canais de porina, mas não confere resistência às betalactamases. Esses agentes são efetivos contra uma variedade de cocos gram-positivos, cocos gram-negativos como *Neisseria gonorrhoeae* e *N. meningitidis,* e bacilos gram-negativos, como *E. coli* e *Haemophilus influenzae,* seu espectro, porém, é limitado por sua sensibilidade à maioria das betalactamases. Ampicilina IV é utilizada mais comumente no tratamento de infecções enterocócicas invasivas e meningite por *Listeria*; a amoxicilina VO é prescrita no tratamento de infecções otorrinolaringológicas não complicadas, na prevenção da endocardite em pacientes de alto risco submetidos a procedimentos dentários e como componente da terapia de combinação para a infecção causada por *Helicobacter pylori*. O efeito adverso mais comum consiste em exantema não urticariforme. O espectro de ambos os agentes é ampliado quando são coadministrados com inibidores da betalactamase, como ácido clavulânico (com amoxicilina) ou sulbactam (com ampicilina) para o tratamento de infecções por microrganismos produtores de betalactamase, como *S. aureus*, *H. influenzae*, *E. coli*, *Klebsiella* e anaeróbios. O próprio sulbactam tem atividade contra *Acinetobacter*.

Os agentes incluídos no quarto grupo de penicilinas, as *carboxipenicilinas*, também apresentam amplo espectro de ação. O grupo carboxila da cadeia lateral R fornece uma carga negativa que confere resistência a algumas betalactamases; todavia, é menos efetivo que um grupo amino de carga positiva para facilitar a difusão através dos canais de porina. Para superar essa limitação no processo de difusão, são administradas altas doses. A resistência às betalactamases codificadas por cromossomos de *Enterobacter* e *Pseudomonas* faz com que esses microrganismos sejam incluídos no espectro das carboxipenicilinas. Esse grupo é constituído de dois membros: *carbenicilina* e *ticarcilina*.

Um quinto grupo, as *ureidopenicilinas*, é representado por *piperacilina* e *mezlocilina*. Esses fármacos apresentam cargas positivas e negativas em suas cadeias laterais R e, em geral, são mais potentes que as carboxipenicilinas. Seu espectro de ação assemelha-se ao das carboxipenicilinas; além disso, exibem atividade contra *Klebsiella* e enterococos.

Cefalosporinas

As cefalosporinas diferem estruturalmente das penicilinas pela presença de um anel acessório de seis membros, em lugar de cinco membros, fixado ao anel betalactâmico (Figura 34.6A).

As cefalosporinas de primeira geração (*cefazolina* e *cefalexina*) mostram-se ativas contra espécies gram-positivas, bem como contra os bacilos gram-negativos *Proteus mirabilis* e *E. coli*, que causam infecções do trato urinário, e *Klebsiella pneumoniae,* que provoca pneumonia, além de infecções do trato urinário. Esses agentes são sensíveis a muitas betalactamases, porém não são degradados pela betalactamase de *K. pneumoniae* codificada por cromossomo, nem pela betalactamase estafilocócica comum. Tanto a cefalexina quanto a cefazolina são utilizadas no tratamento de infecções de pele e tecidos moles; a cefazolina é também utilizada para profilaxia cirúrgica.

As cefalosporinas de segunda geração podem ser divididas em dois grupos. A *cefuroxima*, que representa o primeiro grupo, apresenta atividade aumentada contra *H. influenzae*, em comparação com as cefalosporinas de primeira geração. A *cefotetana* e a *cefoxitina*, que representam o segundo grupo, exibem atividade aumentada contra *Bacteroides*. Além disso, as cefalosporinas de segunda geração exibem, em geral, resistência a maior quantidade de betalactamases que as cefalosporinas de primeira geração. Por conseguinte, a cefuroxima é frequentemente utilizada no tratamento de pneumonia contraída na comunidade, enquanto a cefotetana é prescrita no tratamento de infecções intra-abdominais e pélvicas, incluindo doença inflamatória pélvica. Os efeitos adversos desses fármacos incluem diarreia, discreta elevação das enzimas hepáticas e reações de hipersensibilidade; raramente podem ocorrer agranulocitose ou nefrite intersticial.

As cefalosporinas de terceira geração (*ceftriaxona* e *cefotaxima*) são resistentes a muitas betalactamases e mostram-se, portanto, altamente ativas contra Enterobacteriaceae (*E. coli*, *Proteus* indol-positivo, *Klebsiella*, *Enterobacter*, *Serratia* e *Citrobacter*) e contra *Neisseria* e *H. influenzae*. As cefalosporinas de terceira geração são menos ativas contra microrganismos gram-positivos que os fármacos de primeira geração; apesar disso, exibem boa atividade contra *S. pneumoniae* de sensibilidade intermediária à penicilina (embora possa ocorrer resistência às cefalosporinas). Os usos comuns incluem o tratamento de infecções de vias respiratórias inferiores, meningite por *S. pneumoniae* adquirida na comunidade, infecção gonocócica não complicada, endocardite com cultura negativa e doença de Lyme complicada. Além dos efeitos adversos mencionados, a ceftriaxona pode, ainda que raramente, causar hepatite colestática. A *ceftazidima* é a terceira cefalosporina de terceira geração comumente utilizada; seu espectro de ação difere do dos outros dois agentes, na medida em que apresenta significativa atividade antipseudomonas e mínima atividade contra microrganismos gram-positivos. É utilizada predominantemente no tratamento de infecções hospitalares por bactérias gram-negativas e documentadas infecções por *P. aeruginosa*, bem como na terapia empírica de pacientes neutropênicos com febre. As bactérias gram-negativas que adquiriram atividade betalactamase de espectro ampliado mostram-se resistentes a cefalosporinas de terceira geração.

A *cefepima* é a única cefalosporina de quarta geração atualmente disponível. À semelhança da ceftriaxona, mostra-se altamente ativa contra Enterobacteriaceae, *Neisseria*, *H. influenzae* e microrganismos gram-positivos. Além disso, é tão ativa quanto à ceftazidima contra *P. aeruginosa*. A cefepima também é mais resistente às betalactamases de *Enterobacter* codificadas por cromossomos que as cefalosporinas de terceira geração. Entretanto, diferentemente da ceftazidima, a cefepima não foi aprovada para o tratamento da meningite. Um efeito adverso incomum consiste no desenvolvimento de autoanticorpos contra antígenos eritrocitários, geralmente sem hemólise significativa.

A *ceftarolina* e o *ceftobiprol* são cefalosporinas de quinta geração. Esses fármacos são distintos, uma vez que apresentam atividade antimicrobiana contra *S. aureus* resistente a múltiplos fármacos, incluindo *S. aureus* resistente à meticilina e de resistência intermediaria à vancomicina e cepas resistentes a vancomicina, bem como *S. pneumoniae* e patógenos gram-negativos das vias respiratórias, como *Moraxella catarrhalis* e *H. influenzae*, incluindo cepas que expressam a betalactamase. Ambos os compostos precisam de administração IV. A ceftarolina foi aprovada para tratamento de pneumonia adquirida na comunidade e infecções de pele; o ceftobiprol está em fase de avaliação pela agência americana U.S. Food and Drug Admi-

nistration (FDA). Os estudos clínicos realizados sugerem perfil de segurança semelhante ao de outras cefalosporinas.

Conforme assinalado, as cefalosporinas geralmente podem ser utilizadas em pacientes com alergia não potencialmente fatal às penicilinas. Todavia, as cefalosporinas podem causar reações de hipersensibilidade, portanto, devem ser evitadas em pacientes com reconhecida hipersensibilidade a elas. É interessante assinalar que *cefotetana* e *cefoperazona* contêm uma cadeia lateral de N-metiltiotetrazol (NMTT), que produz dois efeitos adversos singulares. O primeiro consiste em uma síndrome de intolerância ao álcool, conhecida como *reação semelhante ao dissulfiram* (o dissulfiram é um fármaco que inibe o metabolismo do álcool; ver Capítulo 18). O segundo envolve um efeito sobre o metabolismo da vitamina K, resultando em síntese diminuída dos fatores da coagulação dependentes dessa vitamina. Por conseguinte, cefotetana e cefoperazona devem ser utilizadas com cautela em pacientes em uso de varfarina, bem como nos com anormalidades subjacentes da coagulação (ver Capítulo 22). A cefotetana, à semelhança da maioria das cefalosporinas, também pode provocar hemólise mediada por anticorpos.

Monobactâmicos e carbapenêmicos

O único monobactâmico disponível, o *aztreonam*, mostra-se ativo contra a maioria das bactérias gram-negativas, incluindo *P. aeruginosa*, porém carece de atividade contra microrganismos gram-positivos. O aztreonam mostra-se particularmente útil em pacientes com grave alergia à penicilina e que apresentam infecções por microrganismos gram-negativos resistentes, dada a ausência de alergenicidade cruzada com as penicilinas. Todavia, as bactérias gram-negativas com betalactamases de espectro ampliado são resistentes ao fármaco. Seu uso é limitado em decorrência de flebite no local da administração IV, e a sua meia-vida curta exige doses frequentes.

São quatro os carbapenêmicos utilizados na prática clínica, a saber: *imipeném*, *meropeném*, *doripeném* e *ertapeném*. Todos apresentam amplo espectro e proporcionam cobertura contra a maioria dos microrganismos gram-positivos, gram-negativos e anaeróbios. Nenhum deles é ativo contra SARM, ERV ou *Legionella*, e as bactérias gram-negativas com carbapenemases (particularmente *K. pneumoniae*) exibem resistência a esses fármacos. É importante assinalar que ertapeném é muito menos ativo contra *P. aeruginosa* e *Acinetobacter* que os outros três agentes; seu benefício consiste na administração de dose única ao dia. Como imipeném é inativado pela enzima renal humana, a desidropeptidase I, ele é coadministrado com o inibidor da desidropeptidase, a *cilastatina*. Meropeném, doripeném e ertapeném não são inativados pela enzima renal. Todos os quatro fármacos podem causar reações de hipersensibilidade e flebite no local de administração IV. Em níveis plasmáticos elevados, imipeném e meropeném podem causar convulsões. A probenecida pode aumentar os níveis de meropeném. Carbapenêmicos podem diminuir os níveis de valproato.

Inibidores da estabilidade da membrana celular

A *daptomicina* é um antibiótico lipopeptídico cíclico, recentemente aprovado para uso clínico. O mecanismo exato de sua ação não está bem definido, porém daptomicina parece integrar-se nas membranas das bactérias gram-positivas. Em seguida, a oligomerização de daptomicina pode resultar na formação de poros, com consequente efluxo de potássio, despolarização da membrana e morte celular. De administração IV, foi aprovada para o tratamento das infecções cutâneas complicadas e bacteriemia ou endocardite do lado direito causada por *Staphylococcus aureus*. Daptomicina tem eficácia terapêutica no tratamento de cepas de bactérias gram-positivas tanto sensíveis quanto resistentes à meticilina. Os efeitos adversos consistem em miopatia, pneumonia eosinofílica e diarreia por *Clostridium difficile* associada a antibióticos. Por sua associação à miopatia, os inibidores da HMG-CoA redutase (estatinas) não devem ser coadministrados com daptomicina.

Agentes antimicobacterianos

Etambutol, pirazinamida e isoniazida

Etambutol, pirazinamida e *isoniazida* (INH) são três dos cinco agentes de primeira linha utilizados no tratamento da tuberculose (os outros dois são rifampicina e estreptomicina, ambas discutidas no Capítulo 33). Os pacientes com tuberculose ativa e sem história de tratamento prévio começam com esquema de quatro fármacos se a prevalência local de resistência a isoniazida for superior a 4%. Se a resistência a isoniazida for rara, pode-se utilizar esquema de três fármacos sem etambutol (ver Capítulo 40).

Etambutol, um agente bacteriostático, diminui a síntese de arabinogalactano por meio da inibição da arabinosil transferase, que acrescenta unidades de arabinose à cadeia de arabinogalactano em crescimento. Pirazinamida e INH inibem a síntese de ácido. Pirazinamida é um profármaco, que precisa ser convertido em sua forma ativa, o ácido pirazinoico, pela enzima pirazinamidase. O ácido pirazinoico inibe FAS1, a enzima que sintetiza os precursores de ácidos graxos do ácido micólico. Isoniazida e *etionamida*, o agente de segunda linha relacionado, direcionam-se contra o complexo FAS2 e são bactericidas, embora o mecanismo exato dessa ação permaneça desconhecido. Os alvos de pirazinamida e isoniazida estão resumidos na Figura 34.4.

O tratamento da tuberculose ativa requer politerapia. Como a resistência aos agentes antimicobacterianos ocorre habitualmente por mutação, um forte argumento a favor dessa estratégia baseia-se na frequência de mutações de resistência e na quantidade de bactérias presentes em uma infecção clínica. Cada lesão tuberculosa no pulmão infectado pode conter 10^8 bactérias. A frequência de mutantes resistentes a qualquer fármaco antimicobacteriano administrado isoladamente é de cerca de 1 em 10^6 bactérias. Essa frequência significa que, em cada lesão tuberculosa, cerca de 100 bactérias, em média, já estarão resistentes a um agente antimicobacteriano, mesmo antes da administração desse fármaco. A terapia de combinação com apenas dois fármacos diminui a probabilidade de preexistência para apenas 1 bactéria em 10^{12}, enquanto o tratamento com quatro fármacos reduz essa probabilidade para 1 em 10^{24} (ver Capítulo 40). Embora esses dados ainda não estivessem disponíveis quando Dr. Pierce solicitou isoniazida, ele sabia, com base em análise qualitativa, que poderia aumentar probabilidades de sobrevida e recuperação de seu paciente com tuberculose ao associar estreptomicina a isoniazida, agente antimicobacteriano seletivo introduzido em 1952.

Os agentes antimicobacterianos podem produzir diversos efeitos adversos. Etambutol associa-se a neurite óptica; os pacientes relatam a ocorrência de comprometimento da acuidade visual, perda da capacidade de distinção de cores, constrição dos campos visuais e/ou escotomas centrais e periféricos. Em geral, os sintomas aparecem depois de mais de 1 mês de terapia e são reversíveis; entretanto, foi relatada a ocorrência de cegueira irreversível de início súbito. Por conseguinte, pacientes em uso de etambutol devem efetuar exame oftalmológico mensal para avaliar tanto acuidade visual quanto distinção de cores. Pirazinamida associa-se a artralgias e hiperuricemia (habitualmente assintomática); importante ressaltar que esse fármaco produz comumente hepatotoxicidade, que pode ser grave e irreversível. Enquanto pacientes que apresentam hepatotoxicidade leve causada por INH podem tomar novamente o fármaco, os que apresentam hepatotoxicidade induzida por pirazinamida não devem ser novamente expostos a ela. Isoniazida associa-se a hepatite e neuropatia periférica. A hepatotoxicidade induzida por INH pode ser leve, manifestando-se apenas por elevação mínima das enzimas hepáticas, o que não exige interrupção do fármaco (ocorre em 10 a 20% dos pacientes), ou pode ser grave, levando a desenvolvimento de hepatite sintomática (ocorre em 0,1% dos pacientes, com risco aumentado em idosos que apresentam doença hepática subjacente e também fazem uso de rifampicina). As manifestações neurológicas tóxicas de INH consistem em parestesias, neuropatia periférica e ataxia; essa toxicidade deve-se à inibição competitiva da piridoxina pela INH na síntese de neurotransmissores e pode ser evitada com a suplementação de piridoxina. Isoniazida também pode inibir ou induzir as enzimas do citocromo P450 e interagir, portanto, com vários outros fármacos, incluindo rifampicina, os anticonvulsivantes carbamazepina e fenitoína, os antifúngicos de tipo azólico e o álcool.

A resistência a esses fármacos e aos agentes antimicobacterianos em geral resulta de mutações cromossômicas. Com mais frequência, a resistência ao etambutol resulta de mutações no gene da arabinosil transferase, algumas das quais causam hiperexpressão da enzima-alvo. A resistência à isoniazida origina-se habitualmente de mutação inativadora da enzima micobacteriana, a *catalase-peroxidase*, que converte a isoniazida em sua forma antimicobacteriana. As mutações no gene *inhA,* que é necessário para a síntese de ácido glicólico, também confere resistência a INH. Em geral, a resistência a pirazinamida é produzida por mutações do gene da pirazinamidase, resultando na incapacidade de converter o profármaco em sua forma ativa.

As micobactérias, como *Mycobacterium tuberculosis*, são altamente resistentes à maioria dos betalactâmicos, em decorrência da ação das betalactamases de espectro ampliado. O *meropeném*, um carbapenêmico, demonstrou ser promissor na terapia de combinação com o inibidor da betalactamase, o clavulanato, contra *M. tuberculosis* resistente a múltiplos fármacos. O meropeném é singular entre os betalactâmicos, na medida em que é substrato e inibidor fraco da betalactamase do *M. tuberculosis*. Tanto meropeném quanto clavulanato foram aprovados pela FDA e podem ser utilizados no tratamento de crianças, uma vez que não apresentam efeitos adversos graves. A associação desses dois fármacos, de administração IV, encontra-se, no momento atual, em estudos clínicos de fase 2.

▶ Conclusão e perspectivas

A parede celular das bactérias oferece diversos alvos antibacterianos peculiares. Essa estrutura, que consiste em uma rede tridimensional de polímeros de peptídio-açúcar de ligação cruzada, denominados *mureína*, é sintetizada em três estágios: (1) síntese de monômeros de mureína; (2) polimerização dos monômeros em polímeros de mureína; e (3) ligação cruzada de polímeros para completar a parede.

Os agentes antibacterianos estão presentes em todos os três estágios de síntese da parede celular: fosfomicina e ciclosserina atuam no primeiro estágio; vancomicina, teicoplanina, telavancina e bacitracina exercem sua ação no segundo estágio; e betalactâmicos, grupo maior e mais importante, agem no terceiro estágio. Os betalactâmicos – que incluem penicilinas, cefalosporinas, monobactâmicos e carbapenêmicos – são bactericidas; a morte celular autolítica resulta, mais provavelmente, da ação sem oposição de proteínas de remodelagem da parede, denominadas *autolisinas*. As diferenças estruturais e químicas entre os betalactâmicos determinam seus espectros de atividade contra bactérias com diferentes arquiteturas da parede celular.

A resistência aos antibióticos betalactâmicos é geralmente conferida por betalactamases codificadas por plasmídios. Os farmacologistas abordaram esse mecanismo de resistência: (1) com o desenvolvimento de novos agentes betalactâmicos, como cefalosporinas de segunda e de terceira gerações que são resistentes à degradação por numerosas betalactamases; e (2) com a coadministração de "chamarizes" betalactâmicos, como ácido clavulânico e sulbactam, que atuam como inibidores da betalactamase. Como as betalactamases podem ser codificadas em plasmídios, elas podem disseminar-se por populações bacterianas (e humanas) com grande velocidade, tornando o desenvolvimento de antibiótico uma contínua "corrida armamentista".

Os agentes antimicobacterianos atuam ao bloquear várias etapas na síntese de moléculas, como ácido micólico e arabinogalactano, que são exclusivas da parede celular das micobactérias. Em geral, a resistência a esses agentes deve-se à ocorrência de mutações cromossômicas; entretanto, a terapia de combinação é de suma importância para evitar o desenvolvimento de resistência por mutações. As futuras inovações provavelmente incluirão o desenvolvimento de novos agentes direcionados contra os outros alvos moleculares singulares apresentados pela bioquímica da parede celular bacteriana.

Agradecimentos

Agradecemos a Robert R. Rando e Anne G. Kasmar por suas valiosas contribuições nas duas primeiras edições desta obra.

Leitura sugerida

Brennan PJ. The envelope of mycobacteria. *Annu Rev Biochem* 1995; 64:29-63. (*Revisão da estrutura, da composição e da síntese da parede celular das micobactérias.*)

Bush K. Alarming β-lactamase-mediated resistance in multidrug-resistant *Enterobacteriaceae*. *Curr Opin Microbiol* 2010; 13:558-564. (*Revisão sobre a resistência a β-lactâmicos em bactérias gram-negativas, com foco em estudos recentes sobre ESBL e resistência mediada por carbepenemase.*)

El Zoeiby A, Sanschagrin F, Levesque RC. Structure and function of the Mur enzymes: development of novel inhibitors. *Mol Microbiol* 2003; 47:1-12. (*Revisão da estrutura, da ação catalítica e da inibição de MurA-MurF.*)

Gale EF, Cundliffe E, Reynolds PE *et al. The molecular basis of antibiotic action.* 2nd ed. London: John Wiley; 1981. (*Texto clássico sobre antibióticos que descreve as experiências que resultaram na descoberta de muitos dos mecanismos de ação comentados neste capítulo.*)

Howden BP, Davies JK, Johnson PD *et al.* Reduced vancomycin susceptibility in *Staphylococcus aureus*: resistance mechanisms, laboratory detection, and clinical implications. *Clin Microbiol Rev* 2010; 23:99-139. (*Revisão de VISA e VRSA, incluindo definições, fatores de risco e mecanismos de resistência.*)

Jacoby GA, Munoz-Price LS. The new betalactamases. *N Engl J Med* 2005; 352:380-391. (*Revisão da farmacologia de betalactamases recentemente desenvolvidas.*)

Kelkar PS, Li JT. Cephalosporin allergy. *N Engl J Med* 2001; 345:804-809. (*Revisão abrangente da literatura sobre as reações a cefalosporinas em pacientes com história pregressa de alergia à penicilina.*)

Ma Z, Lienhardt C, McIlleron H *et al.* Global tuberculosis drug development pipeline: the need and the reality. *Lancet* 2010; 375:2100-2109. (*Revisão de fármacos aprovados e em investigação para o tratamento da tuberculose.*)

Paterson DL, Bonomo DA. Extended-spectrum betalactamases: a clinical update. *Clin Microbiol Rev* 2005; 18:657-686. (*Revisão da microbiologia, da transmissão e do tratamento com betalactamases de espectro ampliado.*)

Rattan A, Kalia A, Ahmad N. Multidrug-resistant *Mycobacterium tuberculosis*: molecular perspectives. *Emerg Infect Dis* 1998; 4:195-209. (*Discussão sobre o problema de resistência a fármacos na tuberculose.*)

RESUMO FARMACOLÓGICO: Capítulo 34 I Farmacologia das infecções bacterianas e micobacterianas I Síntese da parede celular.

FÁRMACO	APLICAÇÕES CLÍNICAS	EFEITOS ADVERSOS *GRAVES* E COMUNS	CONTRAINDICAÇÕES	CONSIDERAÇÕES TERAPÊUTICAS
Inibidores da síntese de monômeros de mureína *Mecanismo — Consulte o fármaco específico*				
Fosfomicina Fosmidomicina	Infecções do trato urinário por micror-ganismos Gram-negativos: *E. coli*, *Klebsiella*, *Serratia*, clostrídios	Cefaleia, diarreia, náuseas	Hipersensibilidade à fosfomicina ou à fosmidomicina	Análogos do fosfoenolpiruvato (PEP) que inibem a enolpiruvato transferase (MurA) por meio de modificação covalente do sítio ativo da enzima, inibindo, assim, a síntese de UDP-NAM a partir da UDP-NAG Sinergismo com betalactâmicos, aminoglicosídios e fluoroquinolonas Diminuição da absorção quando coadministradas com antiácidos e agentes de motilidade
Ciclosserina	*M. tuberculosis* Complexo *M. avium*	*Convulsões* Sonolência, neuropatia periférica, psicose	Epilepsia Depressão, ansiedade, psicose Insuficiência renal grave Uso abusivo de álcool	Inibe tanto a alanina racemase quanto a D-Ala-D-Ala ligase Álcool, isoniazida e etionamida potencializam a toxicidade da ciclosserina Piridoxina pode impedir a neuropatia periférica induzida por ciclosserina Ciclosserina inibe o metabolismo hepático de fenitoína
Bacitracina	Infecções cutâneas e oculares (aplicação tópica) Descontaminação gastrintestinal (GI) de *C. difficile* ou de enterococos resistentes à vancomicina (VO)	*Se ocorrer absorção sistêmica: nefrotoxicidade, supressão da medula óssea* Com aplicação tópica; dermatite de contato, visão embaçada, olhos vermelhos	Coadministração com agentes nefrotóxicos ou agentes bloqueadores neuromuscula-res (contraindicação para administração VO de bacitracina)	Inibe a desfosforilação do bactoprenil difosfato
Inibidores da síntese de polímeros de mureína *Mecanismo — Ligam-se à extremidade terminal D-Ala-D-Ala da unidade de monômeros de mureína e inibem a peptidoglicano glicosiltransferase (PGT), impedindo, assim, a adição de unidades de mureína à cadeia do polímero em crescimento*				
Vancomicina Telavancina Teicoplanina	Infecções por *S. aureus* resistente à meticilina (IV) Infecções cutâneas graves, envolvendo estafilococos e estreptococos (IV) Enterocolite por *C. difficile* (VO)	Neutropenia, ototoxicidade, nefrotoxicidade, anafilaxia "Síndrome do homem vermelho" (rubor e eritrodermia), febre medicamentosa, exantema por hipersensibilidade	Soluções contendo glicose em pacientes com alergia conhecida ao milho	Nefrotoxicidade aumentada com aminoglicosídios Pode-se evitar a "síndrome do homem vermelho" ao diminuir a velocidade de infusão ou com pré-administração de anti-histamínicos A resistência à vancomicina surge mais comumente com a aquisição de enzimas com codificação do DNA que catalisam a formação de D-Ala-D-Ala-lactato Telavancina apresenta nefrotoxicidade ligeiramente maior que vancomicina Teicoplanina não é utilizada clinicamente nos EUA
Inibidores da ligação cruzada de polímeros: penicilina *Mecanismo — Os betalactâmicos inibem a transpeptidase pela formação de um intermediário acil enzima covalente ("sem saída"). As penicilinas apresentam um anel acessório de cinco membros fixado ao anel betalactâmico*				
Penicilina G Penicilina V	*S. aureus* e *S. pyogenes* sensíveis à penicilina, anaeróbios orais, *N. meningitidis*, espécies de clostrídios Sífilis Framboesia Leptospirose Profilaxia da febre reumática (penicilina V)	*Convulsões, enterocolite pseudomembranosa, eosinofilia induzida por fármacos, anemia hemolítica, neuropatia, nefrite intersticial aguda, anafilaxia* Exantema, febre, reação no local de injeção; reação de Jarisch-Herxheimer quando utilizadas no tratamento da sífilis	Hipersensibilidade às penicilinas	A penicilina G é a preparação IV; a penicilina V é a preparação VO Os efeitos anticoagulantes de varfarina podem ser potencializados pela administração concomitante de penicilina A penicilina G IV é preferida à penicilina V (VO) no hospital Sensíveis a betalactamases
Oxacilina Cloxacilina Dicloxacilina Nafcilina Meticilina	Infecções de pele e tecidos moles ou infecção sistêmica por *S. aureus* produtor de betalactamase sensível à meticilina	Diarreia, náuseas, vômitos, enterocolite pseudomembranosa (cloxacilina, dicloxacilina) Hepatite (oxacilina) Nefrite intersticial, flebite (nafcilina)	Hipersensibilidade às penicilinas	Resistentes a betalactamases Atividade antibacteriana de espectro estreito; utilizadas principalmente no tratamento de infecções de pele e tecidos moles ou infecções documentadas por *S. aureus* sensível à meticilina

(continua)

RESUMO FARMACOLÓGICO: Capítulo 34 | Farmacologia das infecções bacterianas e micobacterianas | Síntese da parede celular.

FÁRMACO	APLICAÇÕES CLÍNICAS	EFEITOS ADVERSOS *GRAVES* E COMUNS	CONTRAINDICAÇÕES	CONSIDERAÇÕES TERAPÊUTICAS
Ampicilina **Amoxicilina** **Amoxicilina/ácido clavulânico** **Ampicilina/ sulbactam**	Infecções enterocócicas invasivas e meningite por *Listeria* (ampicilina) Infecções otorrinolaringológicas não complicadas, prevenção de endocardite, profilaxia para cirurgia dentária, componente da terapia de combinação para a infecção por *Helicobacter pylori* (amoxicilina) Microrganismos produtores de betalactamase, como *S. aureus*, *H. influenzae*, *E. coli*, *Klebsiella*, *Acinetobacter*, *Enterobacter*, anaeróbios (amoxicilina/ácido clavulânico, ampicilina/sulbactam)	Exantema, náuseas, vômitos, diarreia	Hipersensibilidade às penicilinas	Atividade antibacteriana de amplo espectro Ampicilina e amoxicilina são sensíveis às betalactamases na forma de fármacos administrados isoladamente; ácido clavulânico e sulbactam são inibidores da betalactamase O grupo amino de carga positiva na cadeia lateral aumenta a difusão através dos canais de porina nas bactérias gram-negativas
Carbenicilina **Ticarcilina** **Piperacilina** **Mezlocilina**	Utilizadas principalmente como tratamento ou profilaxia contra a infecção por *P. aeruginosa* Pneumonia hospitalar causadas por microrganismos gram-negativos resistentes	Iguais aos da ampicilina e da amoxicilina	Hipersensibilidade às penicilinas	Apresentam atividade antibacteriana de amplo espectro, porém são utilizadas principalmente contra *P. aeruginosa* Em geral, sensíveis às betalactamases Carbenicilina e ticarcilina apresentam um grupo carboxila na cadeia lateral, que confere resistência a algumas betalactamases Em geral, piperacilina e mezlocilina são mais potentes que carbenicilina e ticarcilina contra um espectro semelhante de microrganismos; diferentemente de carbenicilina e ticarcilina, piperacilina e mezlocilina são ativas contra *Klebsiella* e enterococos

Inibidores da ligação cruzada de polímeros: cefalosporinas

Mecanismo — Betalactâmicos inibem as transpeptidase, formando um intermediário acil-enzima covalente ("sem saída"). Cefalosporinas apresentam um anel acessório de seis membros fixado ao anel betalactâmico

FÁRMACO	APLICAÇÕES CLÍNICAS	EFEITOS ADVERSOS *GRAVES* E COMUNS	CONTRAINDICAÇÕES	CONSIDERAÇÕES TERAPÊUTICAS
Cefazolina **Cefalexina**	*Proteus mirabilis*, *E. coli*, *Klebsiella pneumoniae* Infecções de pele e tecidos moles Profilaxia cirúrgica	*Enterocolite pseudomembranosa, leucopenia, trombocitopenia, hepatotoxicidade* Náuseas, vômitos, diarreia, exantema	Hipersensibilidade às cefalosporinas (raramente, reação cruzada com penicilinas)	Cefalosporinas de primeira geração Cobertura relativamente boa contra microrganismos gram-positivos Sensíveis a muitas betalactamases
Cefuroxima **Cefotetana** **Cefoxitina**	*H. influenzae* (cefuroxima) *H. influenzae*, *Enterobacter* spp., *Neisseria* spp., *P. mirabilis*, *E. coli*, *K. pneumoniae* (cefotetana e cefoxitina)	Iguais aos da cefazolina, exceto que a cefotetana pode produzir reação semelhante ao dissulfiram com o consumo de álcool e pode bloquear a síntese dos fatores da coagulação dependentes da vitamina K	Hipersensibilidade às cefalosporinas (raramente, reação cruzada com as penicilinas)	Cefalosporinas de segunda geração Cobertura relativamente mais ampla contra microrganismos gram-negativos em comparação com as cefalosporinas de primeira geração Mais resistentes a betalactamases que as cefalosporinas de primeira geração Cefuroxima é principalmente utilizada no tratamento da pneumonia adquirida na comunidade Cefotetana e cefoxitina são principalmente utilizadas no tratamento de infecções intra-abdominais e pélvicas
Cefotaxima **Ceftizoxima** **Ceftriaxona** **Cefoperazona** **Ceftazidima**	*N. gonorrhoeae*, *Borrelia burgdorferi*, *H. influenzae*, a maioria das *Enterobacteriaceae* (ceftriaxona) *H. influenzae* (cefotaxima) *P. aeruginosa* (ceftazidima)	Iguais aos da cefazolina, exceto que a ceftriaxona pode causar hepatite colestática, enquanto a cefoperazona pode provocar uma reação semelhante ao dissulfiram com o consumo de álcool e pode bloquear a síntese dos fatores da coagulação dependentes de vitamina K	Hipersensibilidade às cefalosporinas (raramente, reação cruzada com penicilinas)	Cefalosporinas de terceira geração Maior penetração das cefalosporinas no SNC Resistentes a muitas betalactamases Altamente ativas contra *Enterobacteriaceae*, porém com menor atividade que as cefalosporinas de primeira geração contra microrganismos gram-positivos

Fármaco	Aplicações clínicas	Efeitos adversos graves e comuns	Contraindicações	Considerações terapêuticas
Cefepima	Enterobacteriaceae, Neisseria, H. influenzae, P. aeruginosa, microrganismos gram-positivos	Iguais aos da cefazolina, exceto que a cefepima pode provocar a formação de autoanticorpos antieritrocitários sem hemólise significativa	Hipersensibilidade às cefalosporinas (raramente, reação cruzada com as penicilinas)	Cefalosporina de quarta geração Resistente a muitas betalactamases
Ceftarolina	Infecções por S. aureus resistente à meticilina, infecções por S. aureus resistentes à vancomicina, S. pneumoniae, Moraxella catarrhalis, Haemophilus influenzae	Iguais aos da cefazolina, exceto que a ceftarolina pode causar anemia hemolítica induzida por fármacos	Hipersensibilidade às cefalosporinas (raramente, reação cruzada com penicilinas)	Cefalosporina de quinta geração Ceftobiprol é uma cefalosporina de quinta geração em estudos clínicos de fase avançada, com espectro de ação semelhante

Inibidores da ligação cruzada de polímeros: monobactâmicos/carbapenêmicos
Mecanismo – Betalactâmicos inibem a transpeptidase pela formação de um intermediário acil-enzima covalente ("sem saída")

Fármaco	Aplicações clínicas	Efeitos adversos graves e comuns	Contraindicações	Considerações terapêuticas
Aztreonam	Bactérias gram-negativas Utilizada em pacientes alérgicos às penicilinas	Iguais aos de penicilinas	Hipersensibilidade a aztreonam	Monobactâmico Nenhuma cobertura contra microrganismos gram-positivos
Imipeném/cilastatina **Meropeném** **Doripeném** **Ertapeném**	Bactérias gram-positivas e gram-negativas, exceto SARM, ERV e Legionella (o ertapeném não é ativo contra o Pseudomonas ou Acinetobacter)	Iguais aos das penicilinas Além disso, os níveis plasmáticos elevados de imipeném e meropeném podem causar convulsões	Hipersensibilidade a imipeném, meropeném, doripeném ou ertapeném	Cilastatina inibe desidropeptidase I renal que, de outro modo, inativaria o imipeném Probenecida pode aumentar os níveis de meropeném Todos os quatro agentes diminuem os níveis de valproato

Inibidores da estabilidade da membrana celular
Mecanismo – Daptomicina integra-se nas membranas das bactérias gram-positivas, levando à formação de poros que possibilitam o efluxo de potássio e causam despolarização da membrana e morte celular

Fármaco	Aplicações clínicas	Efeitos adversos graves e comuns	Contraindicações	Considerações terapêuticas
Daptomicina	Infecções cutâneas complicadas Bacteriemia ou endocardite do lado direito por S. aureus	Miopatia, pneumonia eosinofílica, diarreia por C. difficile associada a antibióticos Vômitos, constipação intestinal, anemia	Hipersensibilidade à daptomicina	Daptomicina não deve ser coadministrada com estatina, dado o risco aumentado de miopatia

Agentes antimicobacterianos
Mecanismo – Consulte o fármaco específico

Fármaco	Aplicações clínicas	Efeitos adversos graves e comuns	Contraindicações	Considerações terapêuticas
Etambutol	Espécies de Mycobacterium	Neurite óptica, cegueira, neuropatia periférica, neutropenia, trombocitopenia Hiperuricemia, mania, náuseas, vômitos	Neurite óptica conhecida Pacientes incapazes de relatar alterações visuais, como crianças pequenas Coadministração com antiácidos	Diminui a síntese de arabinogalactano por meio da inibição da arabinosil transferase, que acrescenta unidades de arabinose à cadeia de arabinogalactano em crescimento Micobacteriostático e usado em associação a outros antimicobacterianos, incluindo rifampicina e estreptomicina
Pirazinamida	Espécies de Mycobacterium	Anemia, hepatotoxicidade Artralgias, hiperuricemia (habitualmente assintomáticas)	Gota aguda Disfunção hepática grave	Pirazinamida é um profármaco que precisa ser convertido em sua forma ativa, o ácido pirazinoico, que inibe a ácido graxo sintetase 1 (FAS1) Utilizada em associação com outros antimicobacterianos, incluindo rifampicina e estreptomicina
Isoniazida **Etionamida**	Espécies de Mycobacterium	Hepatite, neurotoxicidade (parestesias, neuropatia periférica, ataxia), lúpus eritematoso sistêmico, convulsões, anormalidades hematológicas	Doença hepática ativa	Inibem a síntese de ácido micólico, uma vez que são direcionadas para a ácido graxo sintetase 2 (FAS2) Podem inibir ou induzir as enzimas do citocromo P450 e podem, portanto, interagir com outros fármacos, como rifampicina, medicações anticonvulsivantes (carbamazepina e fenitoína), antifúngicos azólicos e álcool São micobactericidas e utilizadas em associação a outros antimicobacterianos, incluindo rifampicina e estreptomicina A neurotoxicidade de isoniazida pode ser evitada com suplementação de piridoxina

35
Farmacologia das Infecções Fúngicas

Ali Alikhan, Charles R. Taylor e April W. Armstrong

Introdução

Os fungos são microrganismos de vida livre que se apresentam como *leveduras* (células isoladas, fungos esféricos), *bolores* (fungos filamentosos multicelulares) ou combinação de ambas as formas (os denominados *fungos dimórficos*). Todos são organismos *eucarióticos*. Em virtude de sua semelhança filogenética, fungos e seres humanos dispõem de vias metabólicas homólogas para produção de energia, síntese de proteínas e divisão celular. Consequentemente, *há maior dificuldade no desenvolvimento de agentes antifúngicos seletivos do que no de agentes antibacterianos seletivos*. O sucesso de muitos agentes antibacterianos resultou da identificação de alvos moleculares exclusivos nas bactérias, ressaltando a necessidade de também identificar alvos fúngicos exclusivos passíveis de serem explorados.

Certas populações de pacientes são particularmente suscetíveis às infecções fúngicas (micoses), entre elas pacientes cirúrgicos, internados em unidade de terapia intensiva (UTI), com próteses e com comprometimento das defesas imunológicas. Nas últimas três décadas, constatou-se que o uso disseminado de antibióticos de amplo espectro e de cateteres intravenosos por longo prazo, bem como a infecção pelo vírus da imunodeficiência humana (HIV), contribuíram para a incidência crescente de micoses oportunistas e sistêmicas. Além disso, o avanço concernente aos transplantes de órgãos, à terapia imunossupressora e à quimioterapia do câncer contribuiu para elevar o número de pacientes cronicamente imunossuprimidos, suscetíveis, em especial, a infecções fúngicas.

O diagnóstico dessas infecções depende, tradicionalmente, de métodos que se baseiam em culturas e exame direto de amostras à microscopia óptica. Entretanto, devido ao crescimento insensível dos fungos, a cultura se torna ineficiente, enquanto o exame microscópico direto pode não ser confiável nem identificar de modo definitivo a espécie. Essas desvantagens têm implicações clínicas importantes, visto que, com frequência, o prognóstico se correlaciona inversamente com o tempo decorrido entre a manifestação clínica da doença e o diagnóstico acurado. Consequentemente, um dos principais enfoques da micologia moderna consiste no desenvolvimento de métodos rápidos não fundamentados em cultura para estabelecimento de diagnóstico precoce. As novas técnicas diagnósticas se baseiam em reação em cadeia da polimerase (PCR), *western blot* (detecção de proteínas), detecção de antígenos e identificação de metabólitos fúngicos. Como muitas ainda estão em investigação, devem ser efetuadas com métodos tradicionais que consideram culturas.

Antigamente, acreditava-se que as opções de tratamento para infecções fúngicas oportunistas e sistêmicas eram limitadas. Entretanto, agora elas estão em expansão. Os processos fúngicos que vêm sendo explorados no desenvolvimento de agentes antifúngicos incluem síntese de ácidos nucleicos, mitose e síntese e estabilidade da membrana. Os agentes antifúngicos tradicionais, azólicos e poliênicos, são dirigidos contra alvos moleculares envolvidos em síntese e estabilidade da membrana dos fungos. Equinocandinas, nova classe de agentes antifúngicos, têm como alvo um complexo enzimático envolvido na síntese da parede celular dos fungos. Com a emergência

CASO

James F, 31 anos, HIV-positivo, procurou seu médico, após viajar pelo sul da Califórnia, com quadro de febre, tosse e dor torácica que perdurava há 3 semanas. Seu histórico é notável pelo uso de drogas ilícitas intravenosas no passado. A avaliação clínica e a radiografia de tórax revelaram infiltrado no lobo inferior esquerdo e adenopatia paratraqueal esquerda. As culturas de escarro foram positivas para *Coccidioides immitis*, e os exames de sangue apresentaram títulos elevados de anticorpos dirigidos contra esse patógeno fúngico. O médico estabeleceu o diagnóstico preliminar de coccidioidomicose pulmonar e prescreveu tratamento com anfotericina B.

Todavia, no decorrer dos dias, James não melhorou. Ele chegou à emergência com febre, calafrios, sudorese, tosse, fadiga e cefaleia. Sua temperatura era 37,7°C, porém não mostrou evidências de meningite ou adenopatia periférica. O exame pulmonar revelou sibilos difusos sobre os campos pulmonares do lado esquerdo, tanto na inspiração quanto na expiração. A broncoscopia apresentou estreitamento do lúmen da traqueia por numerosos granulomas mucosos do brônquio principal esquerdo até a metade da traqueia. A cultura fúngica revelou *Coccidioides immitis*, e o diagnóstico definitivo de coccidioidomicose pulmonar crônica foi estabelecido.

Procedeu-se à remoção broncoscópica dos granulomas e a anfotericina B foi mantida. Uma semana depois, os sintomas do paciente começaram a ceder, a anfotericina B foi suspensa, e iniciou-se um tratamento com fluconazol.

💡 Questões

1. Que fatores predispuseram James à infecção fúngica?
2. Quais os mecanismos de ação da anfotericina B e do fluconazol?
3. Que efeitos adversos James poderia apresentar como consequência do tratamento com anfotericina B e fluconazol?

---

progressiva de fungos resistentes, será cada vez mais importante identificar e explorar novos alvos moleculares para a terapia antifúngica.

▶ Bioquímica de membrana e parede celular dos fungos

Embora os fungos tenham ultraestrutura celular semelhante à das células animais, existem diversas diferenças bioquímicas singulares exploradas no desenvolvimento de agentes antifúngicos. Até o momento, a mais importante reside no esterol principal utilizado para manter a estrutura e a função da membrana plasmática. As células dos mamíferos utilizam o colesterol para esse propósito, enquanto células fúngicas, *ergosterol*, esterol estruturalmente distinto. A biossíntese do ergosterol envolve uma série de etapas, das quais duas são utilizadas como alvos para os fármacos antifúngicos atualmente disponíveis (Figura 35.1). As enzimas que catalisam a síntese de ergosterol se localizam nos microssomos dos fungos, que contêm um sistema de transporte de elétrons quase idêntico ao encontrado nos microssomos hepáticos dos mamíferos.

A primeira etapa, a conversão de *esqualeno* em *lanosterol*, é catalisada pela enzima *esqualeno epoxidase*, a qual é o alvo molecular dos agentes antifúngicos *alilamina* e *benzilamina*. A enzima do citocromo P450 específica de fungos, a *14α-esterol desmetilase*, medeia a reação-chave na segunda etapa, a conversão do lanosterol em ergosterol. Agentes antifúngicos *imidazólicos* e *triazólicos* inibem essa enzima. Por conseguinte, esses quatro tipos de fármacos inibem a biossíntese de ergosterol. Como este é necessário para a manutenção e a função da estrutura da membrana plasmática, tais agentes comprometem a integridade da membrana fúngica. Inibidores da síntese de ergosterol suprimem o crescimento das células fúngicas na maioria das circunstâncias (efeito *fungistático*), embora possam, algumas vezes, matá-las (efeito *fungicida*).

As células fúngicas são circundadas pela parede celular, estrutura rígida que tem sido estudada intensivamente como novo e importante alvo da terapia antifúngica. Os principais

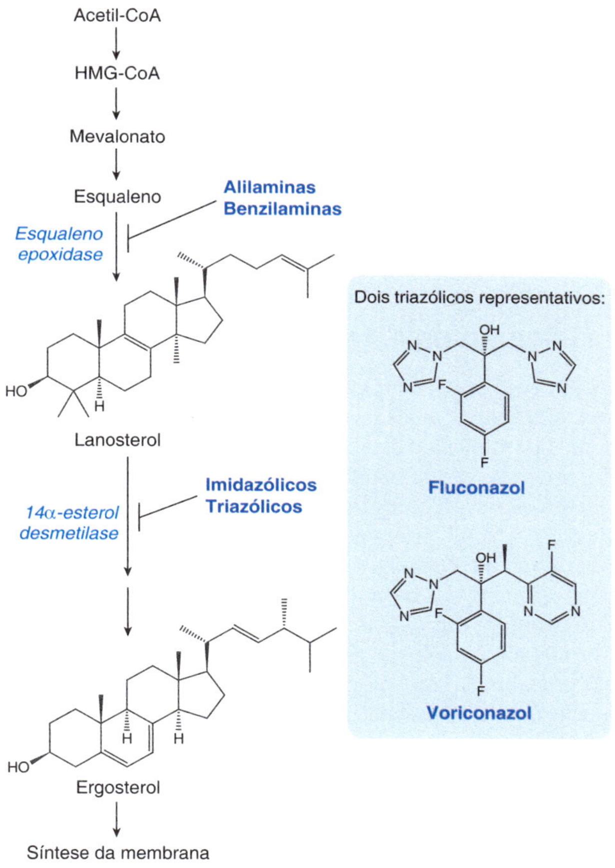

FIGURA 35.1 Via de síntese do ergosterol. O ergosterol é sintetizado nas células fúngicas a partir de unidades de acetil-CoA. Um dos intermediários, esqualeno, é convertido em lanosterol pela ação da esqualeno epoxidase. Alilaminas e benzilaminas inibem a ação dessa enzima. A 14α-esterol desmetilase, enzima do citocromo P450 não expressa em células de mamíferos, catalisa a primeira etapa na conversão do lanosterol no esterol exclusivo dos fungos, ergosterol. Imidazólicos e triazólicos inibem a 14α-esterol desmetilase, portanto impedem a síntese de ergosterol, principal esterol das membranas dos fungos. Fluconazol e voriconazol são triazólicos representativos.

componentes da parede celular fúngica são *quitina*, β-*(1,3)-D-glicana*, β-*(1,6)-D-glicana* e glicoproteínas (especialmente proteínas que contêm cadeias de manose complexas, ou *manoproteínas*). A quitina é um polissacarídio linear que consiste em mais de 2.000 unidades de N-acetilglicosamina unidas por ligações β-(1,4); essas cadeias são reunidas em microfibrilas que formam o suporte fundamental da parede celular. β-(1,3)-D-glicana e β-(1,6)-D-glicana, polímeros de unidades de glicose unidas por ligações β-(1,3) e β-(1,6) glicosídicas, respectivamente, são os componentes mais abundantes da parede celular. Esses polímeros de glicana estão ligados de modo covalente à estrutura de quitina. Glicoproteínas da parede celular constituem um grupo diverso de proteínas, associadas de modo não covalente a outros componentes da parede celular ou ligadas de maneira covalente a quitina, glicana e demais proteínas da parede celular. Como as células dos mamíferos não dispõem de paredes celulares, espera-se que fármacos dirigidos contra a parede celular fúngica tenham alto índice terapêutico. Agentes antifúngicos *equinocandinas* utilizam como alvo a enzima β-*(1,3)-D-glicana sintase*, que acrescenta resíduos de glicose a partir da molécula doadora UDP-glicose à cadeia polissacarídica em crescimento. Ao inibir a biossíntese da parede celular, equinocandinas rompem a integridade dela. Com frequência, atuam como fungicidas, embora sejam agentes fungistáticos em algumas circunstâncias (ver Leituras sugeridas).

A adesão do fungo constitui o terceiro alvo potencial dos fármacos antifúngicos. A adesão às células do hospedeiro é mediada pela ligação de *adesinas* fúngicas aos receptores dessas células. Por exemplo, em leveduras, a adesão é mediada por aspartil proteases e fosfolipases. Atualmente, estão sendo desenvolvidos compostos que bloqueiam interações de adesão entre células de fungos e de mamíferos.

▶ Fisiopatologia das infecções fúngicas

Micoses (infecções fúngicas) podem ser divididas em infecções superficiais cutâneas e subcutâneas, sistêmicas ou primárias e oportunistas. Poucos fungos apresentam virulência suficiente para serem considerados patógenos primários capazes de produzir infecções graves em hospedeiros imunocompetentes. Entretanto, hospedeiros imunocomprometidos podem desenvolver infecções sistêmicas graves por fungos que não são patogênicos nos indivíduos normais. No caso descrito neste capítulo, é provável que a infecção pelo HIV de James tenha aumentado seu risco de contrair infecção por *Coccidioides immitis*. Por conseguinte, a patogenia das infecções fúngicas baseia-se na inter-relação do sistema imune do hospedeiro e a patogenicidade de determinado fungo. Leucócitos polimorfonucleares, imunidade celular e imunidade humoral constituem importantes componentes da defesa imunológica do hospedeiro contra os patógenos fúngicos.

A patogenia das infecções fúngicas está apenas parcialmente elucidada, e diferentes fungos apresentam fatores de virulência distintos, peculiares a determinado patógeno. Adesão representa uma etapa inicial nos estágios precoces da infecção. Podem ocorrer adesão e localização na pele, nas mucosas e na superfície de próteses. Por exemplo, espécies de *Candida* aderem a uma variedade de superfícies por combinação de interações específicas ligante-receptor, bem como mediante forças inespecíficas, como interações de van der Waals e eletrostáticas.

Subsequentemente, os patógenos virulentos invadem a superfície colonizada e proliferam nos tecidos profundos, alcançando, algumas vezes, a circulação sistêmica. A disseminação sistêmica pode ser acelerada por lesão do tecido local, como a causada por quimioterapia do câncer, isquemia ou prótese. Além disso, alguns patógenos secretam enzimas líticas que propiciam o crescimento invasivo e a disseminação sistêmica dos fungos. *C. immitis* rompe a mucosa respiratória pela produção de uma proteinase alcalina que tem a capacidade de digerir as proteínas estruturais no tecido pulmonar. Também produz a proteinase extracelular de 36 kDa, que degrada elastina, colágeno, imunoglobulinas e hemoglobina humanos.

A composição da parede celular dos fungos desempenha importante papel na patogenia das infecções fúngicas. Patógenos como *Blastomyces dermatitidis*, *Histoplasma capsulatum* e *Paracoccidioides brasiliensis* modulam o complemento de glicoproteínas em sua parede celular em resposta a interações com o sistema imune do hospedeiro. Por exemplo, a parede celular de *B. dermatitidis* contém glicoproteína de 120 kDa, a WI-1, que desencadeia potente resposta imune humoral e celular. Cepas não virulentas de *B. dermatitidis* aumentam a expressão de WI-1, reconhecida pelo sistema imune do hospedeiro, levando à eliminação do patógeno por meio de fagocitose. Em contrapartida, a parede celular de cepas virulentas de *B. dermatitidis* contém níveis elevados de α-(1,3)-glicana, inversamente correlacionados com a quantidade de WI-1 detectável sobre a superfície celular. Acredita-se que a quantidade aumentada de α-(1,3)-glicana na parede celular mascare efetivamente a glicoproteína de superfície WI-1, possibilitando, assim, que cepas virulentas escapem à detecção e à destruição pelo sistema imune do hospedeiro.

A capacidade de um fungo patogênico de mudar de um morfotipo para outro é denominada *mudança fenotípica* (*phenotype switching*). Ao responder a mudanças no microambiente, as espécies de *Candida* são capazes de sofrer transformação de levedura para hifas. Estas últimas apresentam um "sentido de tato", que torna possível seu crescimento em fendas e poros, aumentando, assim, seu potencial infiltrativo. De modo semelhante, *B. dermatitidis* sofre transformação de conídios (pequenas estruturas reprodutivas assexuadas) para formas de leveduras maiores. Estas oferecem importante vantagem em termos de sobrevida, visto que são capazes de resistir à ação fagocítica de neutrófilos e macrófagos.

▶ Classes e agentes farmacológicos

O agente antifúngico ideal deveria ter quatro características: amplo espectro de ação contra uma variedade de fungos patogênicos, baixa toxicidade farmacológica, múltiplas vias de administração e excelente penetração no líquido cefalorraquidiano (LCR), na urina e nos ossos. Com o recente progresso na identificação de novos alvos para a terapia antifúngica, as opções de tratamento estão se ampliando para combater tanto infecções fúngicas superficiais quanto profundas. Alguns agentes antifúngicos podem ser utilizados no tratamento de micoses em geral (em determinados casos, empregando diferentes formulações), enquanto outros se restringem a indicações mais limitadas. Nesta seção, os fármacos antifúngicos atualmente disponíveis são classificados de acordo com seus alvos moleculares e mecanismos de ação. Os principais alvos moleculares consistem em enzimas e outras moléculas envolvidas na síntese de DNA, na mitose, na síntese da membrana plasmática e da parede celular dos fungos (Figura 35.2). Como os ensaios clínicos conduzidos para receber aprovação regulamentar de novos fármacos frequentemente excluem crianças e mulheres em idade fértil (ver Capítulo 50), a segurança de alguns agentes antifúngicos mais recentes não está precisamente estabelecida nesses grupos. Por conseguinte, o médico deve confrontar os riscos do tratamento com os benefícios esperados.

Inibidor da síntese de ácido nucleico dos fungos | Flucitosina

Flucitosina é o nome da pirimidina fluorada, a 5-fluorocitosina. É captada seletivamente por células fúngicas mediante permeases específicas de citosina, apenas expressas nas membranas dos fungos. Células dos mamíferos são protegidas, uma vez que carecem desses transportadores. No interior da célula fúngica, a enzima citosina desaminase converte flucitosina em 5-fluorouracila (5-FU). (A própria 5-FU é antimetabólito uti-

lizado na quimioterapia do câncer; ver Capítulo 38.) Reações subsequentes convertem 5-FU em ácido 5-fluorodesoxiuridílico (5-FdUMP), potente inibidor da *timidilato sintase*. A inibição desta resulta em inibição da síntese de DNA e divisão celular (Figura 35.3). Flucitosina parece ser fungistática na maioria das circunstâncias. Embora as células de mamíferos careçam de permeases específicas de citosina e de citosina desaminase, fungos e bactérias no intestino são capazes de converter flucitosina em 5-fluorouracila, o que pode causar efeitos adversos nas células do hospedeiro.

Tipicamente, flucitosina é associada à anfotericina B no tratamento de micoses sistêmicas; quando o fármaco é utilizado em monoterapia, verifica-se rápido desenvolvimento de resistência, devido a mutações na citosina permease ou na citosina desaminase fúngicas. Embora flucitosina não tenha atividade intrínseca contra *Aspergillus*, é possível demonstrar experimen-

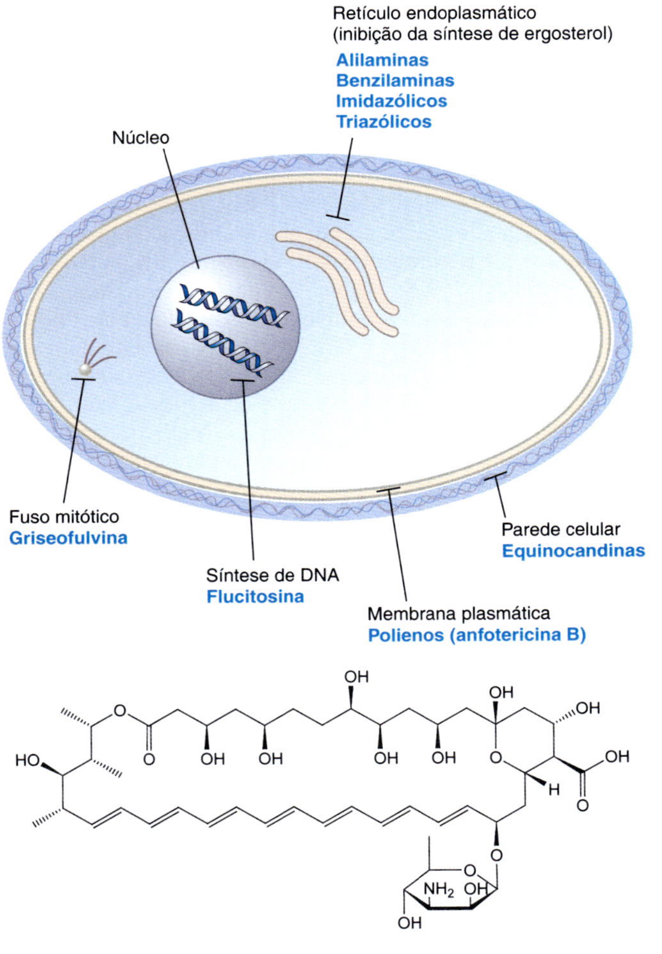

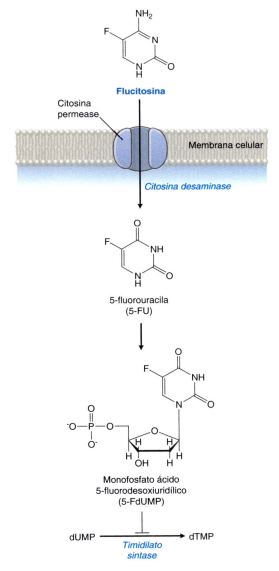

FIGURA 35.2 Alvos celulares de agentes antifúngicos. Fármacos antifúngicos atualmente disponíveis atuam sobre alvos moleculares distintos. Flucitosina inibe a síntese de DNA dos fungos. A griseofulvina inibe a mitose pela ruptura do fuso mitótico. Alilaminas, benzilaminas, imidazólicos e triazólicos inibem a via de síntese do ergosterol no retículo endoplasmático. Polienos se ligam ao ergosterol na membrana fúngica e, portanto, rompem a integridade da membrana plasmática. Anfotericina B é polieno representativo. Equinocandinas inibem a síntese da parede celular dos fungos.

FIGURA 35.3 Mecanismo de ação da flucitosina. Flucitosina penetra na célula fúngica por meio da citosina permease transmembrana. No interior da célula, a citosina desaminase converte flucitosina em 5-fluorouracila (5-FU), subsequentemente convertida em monofosfato ácido 5-fluorodesoxiuridílico (5-FdUMP). Este inibe a timidilato sintase e, portanto, bloqueia a conversão do desoxiuridilato (dUMP) em desoxitimidilato (dTMP). Na ausência de dTMP, a síntese de DNA é inibida.

talmente a destruição sinérgica dele por meio da combinação de flucitosina e anfotericina B. O mecanismo dessa interação parece envolver o aumento da captação de flucitosina pelas células fúngicas, em virtude da lesão da membrana plasmática do fungo induzida pela anfotericina. O espectro de atividade da flucitosina administrada como único medicamento limita-se a candidíase, criptococose e cromomicose. O tratamento combinado com anfotericina B é preconizado para meningite criptocócica em adultos HIV-positivos. A vantagem farmacocinética da flucitosina reside em seu grande volume de distribuição, com excelente penetração no sistema nervoso central (SNC), nos olhos e no trato urinário. Os efeitos adversos dependentes da dose consistem em supressão da medula óssea — que resulta em leucopenia e trombocitopenia —, náuseas, vômitos, diarreia e disfunção hepática. Flucitosina está contraindicada durante a gravidez.

Inibidor da mitose dos fungos | Griseofulvina

Griseofulvina, derivada do *Penicillium griseofulvum* na década de 1950, inibe a mitose dos fungos por sua ligação à tubulina e a uma proteína associada aos microtúbulos, rompendo, assim, a organização do fuso mitótico. Também foi relatado que o fármaco inibe a síntese de RNA e DNA do fungo. Ele se acumula nas células precursoras de queratina e se liga firmemente à queratina em células diferenciadas. A associação prolongada e estável de griseofulvina a queratina possibilita novo crescimento de pele, cabelos ou unhas livres de infecção por dermatófitos. Na maioria das situações, griseofulvina parece ser fungistática.

Na atualidade, o uso terapêutico desse medicamento por via oral é limitado, devido à disponibilidade de agentes antifúngicos tópicos, bem como de outros agentes orais com menos efeitos adversos. Griseofulvina pode ser utilizada no tratamento de infecção fúngica de pele, cabelos e unhas por *Trichophyton*, *Microsporum* e *Epidermophyton*. O fármaco não é efetivo contra leveduras (como *Pityrosporum*) e fungos dimórficos. Doses devem ser administradas em intervalos de 6 h, visto que os níveis sanguíneos de griseofulvina podem ser variáveis; observa-se aumento da absorção quando o fármaco é ingerido com refeição gordurosa. É importante continuar o tratamento até haver substituição completa de pele, cabelos ou unhas infectados por tecido normal.

O uso da griseofulvina não está associado a elevada incidência de efeitos adversos graves. Um efeito adverso relativamente comum (que ocorre em até 15% dos casos) consiste em cefaleia, que tende a desaparecer com a continuação do tratamento. Outros efeitos sobre o sistema nervoso incluem letargia, vertigem e visão embaçada, os quais podem ser exacerbados com consumo de álcool. Em certas ocasiões, pode-se observar hepatotoxicidade ou albuminúria sem insuficiência renal. Durante o primeiro mês de terapia, efeitos adversos hematológicos, incluindo leucopenia, neutropenia e monocitose, são prováveis. Doença do soro, angioedema, dermatite esfoliativa e necrólise epidérmica tóxica são extremamente raros, porém potencialmente fatais. Algumas vezes, o uso crônico da griseofulvina pode resultar em aumento dos níveis fecais de protoporfirina. A administração concomitante da griseofulvina com barbitúricos diminui sua absorção gastrintestinal. Como ela induz enzimas hepáticas do citocromo P450, pode aumentar o metabolismo da varfarina e reduzir potencialmente a eficácia dos contraceptivos orais com baixo teor de estrógeno. A griseofulvina deve ser evitada durante a gravidez, visto que foram relatadas anormalidades fetais.

Inibidores da via de síntese do ergosterol

Inibidores da esqualeno epoxidase

Alilaminas e benzilaminas

Na via de síntese do ergosterol (Figura 35.1), esqualeno é convertido em lanosterol pela ação da *esqualeno epoxidase*. Inibidores dessa enzima impedem a formação do lanosterol, precursor do ergosterol. Esses fármacos também promovem acúmulo do metabólito tóxico do esqualeno nas células fúngicas, o que os torna fungicidas na maioria das circunstâncias. Os agentes antifúngicos que inibem a esqualeno epoxidase podem ser divididos em *alilaminas* e *benzilaminas*, com base em suas estruturas químicas: *terbinafina* e *naftifina* são alilaminas, enquanto *butenafina* é benzilamina.

A *terbinafina* está disponível em formulações oral e tópica. Quando administrada por via oral, 99% da dose se liga às proteínas no plasma, e o fármaco sofre metabolismo de primeira passagem no fígado. Em virtude desse metabolismo, a biodisponibilidade oral da terbinafina é de 40%. Sua meia-vida de eliminação é extremamente longa, de cerca de 300 h, devido a seu acúmulo extenso na pele, nas unhas e na gordura. A forma oral da terbinafina é utilizada no tratamento de onicomicose, tinha do corpo, tinha crural, tinha do pé e tinha do couro cabeludo. Terbinafina não é recomendada para pacientes com insuficiências renal e hepática ou gestantes. Raramente, a forma oral pode ocasionar hepatotoxicidade, síndrome de Stevens-Johnson, neutropenia e exacerbação de psoríase ou lúpus eritematoso cutâneo subagudo. É necessário monitorar enzimas de função hepática durante o tratamento. Os níveis plasmáticos de terbinafina aumentam com a coadministração de cimetidina (inibidor do citocromo P450), enquanto diminuem com a coadministração de rifampicina (indutor do citocromo P450). Terbinafina tópica está disponível em forma de creme ou *spray* e é indicada para tinha do pé, tinha crural e tinha do corpo.

À semelhança da terbinafina, *naftifina* é inibidor da esqualeno epoxidase, com amplo espectro de atividade antifúngica. Só está disponível nas formas tópicas de creme e gel; mostra-se efetiva em tinha do corpo, tinha crural e tinha do pé.

Butenafina, uma benzilamina, é agente antifúngico tópico com mecanismo de ação e espectro de atividade semelhantes aos das alilaminas. Alilaminas e benzilaminas tópicas são mais efetivas que os agentes azólicos tópicos contra dermatófitos comuns, particularmente os que causam tinha do pé. Todavia, terbinafina e butenafina tópicas são menos efetivas do que agentes azólicos tópicos contra infecções de pele por *Candida* (ver adiante).

Inibidores da 14α-esterol desmetilase

Imidazólicos e triazólicos

Outro importante alvo molecular na via de síntese do ergosterol é a *14α-esterol desmetilase*, enzima do citocromo P450 microssomal que converte lanosterol em ergosterol. Os azólicos são agentes antifúngicos que inibem essa enzima. A consequente diminuição na síntese de ergosterol e o acúmulo de 14α-metil esteróis rompem as cadeias acil estreitamente agrupadas dos fosfolipídios nas membranas dos fungos. A desestabilização da membrana fúngica leva à disfunção das enzimas associadas à membrana, incluindo as da cadeia de transporte de elétrons, podendo ocasionar, em última análise, morte celular. Entretanto, agentes azólicos não são totalmente seletivos para a enzima P450 fúngica, e também podem inibir enzimas P450 hepáticas. Apesar de a extensão da inibição hepática das enzimas P450 variar de acordo com o agente azólico, *as interações medicamentosas representam importante consideração sempre que for prescrito um agente antifúngico azólico.* Por exemplo, ciclosporina é agente imunossupressor utilizado para impedir a rejeição de enxertos em receptores de transplantes alogênicos de rim, fígado e coração. Ela é metabolizada por enzimas P450 hepáticas e excretada na bile. Para minimizar o risco de nefrotoxicidade e hepatotoxicidade associadas ao fármaco, pacientes em uso concomitante de agente antifúngico azólico devem ser tratados com doses mais baixas de ciclosporina.

Como grupo, azólicos apresentam amplo espectro de atividade antifúngica e mostram-se clinicamente úteis contra *B. dermatitidis, Cryptococcus neoformans, H. capsulatum,* espécies de *Coccidioides, P. brasiliensis,* dermatófitos e a maioria das espécies de *Candida.* Eles exibem atividade clínica intermediária contra *Fusarium, Sporothrix schenckii, Scedosporium apiospermum* e espécies de *Aspergillus.* Patógenos responsáveis por zigomicose (infecções fúngicas invasivas causadas por espécies de *Zygomycetes*) e *Candida krusei* são resistentes a azólicos. Em geral, esses agentes são mais fungistáticos do que fungicidas contra microrganismos sensíveis.

Agentes antifúngicos azólicos podem ser divididos em duas grandes classes, *imidazólicos* e *triazólicos,* que compartilham o mesmo mecanismo de ação e têm espectro antifúngico semelhante. Como triazólicos de administração sistêmica tendem a ter menos efeito do que imidazólicos sistêmicos sobre a síntese de esteróis nos seres humanos, o desenvolvimento de novos fármacos tem sido direcionado principalmente para triazólicos.

A classe dos imidazólicos inclui *cetoconazol, clotrimazol, miconazol, econazol, butoconazol, oxiconazol, sertaconazol* e *sulconazol. Cetoconazol* foi introduzido em 1977 como protótipo dessa classe. Está disponível em formulações orais e tópicas. Seu amplo espectro de ação combate *C. immitis, C. neoformans,* espécies de *Candida, H. capsulatum, B. dermatitidis* e uma variedade de dermatófitos. Seus perfis farmacocinético e de efeitos adversos limitam sua utilidade clínica (de fato, cetoconazol oral foi substituído por itraconazol no tratamento de muitas micoses; ver discussão adiante). A absorção gastrintestinal do cetoconazol oral depende da conversão do fármaco em sal no ambiente ácido do estômago. Por conseguinte, não pode ser utilizado se o paciente tiver acloridria ou estiver recebendo bicarbonato, antiácidos, bloqueadores H2 ou inibidores da bomba de prótons. Cetoconazol penetra pouco no LCR e na urina, o que limita sua eficácia em infecções do SNC e do trato urinário. Em cerca de 20% dos pacientes, o fármaco provoca náuseas, vômitos ou anorexia; em 1 a 2%, disfunção hepática.

O cetoconazol inibe de modo potente as enzimas P450 hepáticas e, por conseguinte, afeta o metabolismo de muitos outros fármacos. Em doses terapêuticas, também inibe enzimas P450 17,20-liase e a enzima de clivagem da cadeia lateral em glândulas suprarrenais e gônadas, diminuindo, assim, a síntese de hormônios esteroides. Foi relatada insuficiência suprarrenal persistente em associação à terapia com cetoconazol; em altas doses, a inibição significativa da síntese de androgênios pode resultar em ginecomastia e impotência. Esse efeito adverso dependente da dose tem sido explorado terapeuticamente por alguns médicos que prescrevem cetoconazol para inibir a produção de androgênios em pacientes com câncer de próstata avançado, bem como para inibir a síntese de corticosteroides em pacientes com câncer suprarrenal avançado.

Cetoconazol tópico é amplamente utilizado para tratar infecções comuns por dermatófitos e dermatite seborreica. Foi constatado que apresenta atividade anti-inflamatória comparável à da hidrocortisona. O creme de cetoconazol contém sulfitos, de modo que seu uso deve ser evitado em pacientes com hipersensibilidade a essas substâncias, visto que foram relatados casos de asma e até mesmo de anafilaxia.

Clotrimazol, miconazol, econazol, butoconazol, oxiconazol, sertaconazol e *sulconazol* são agentes antifúngicos imidazólicos tópicos utilizados no tratamento de infecções fúngicas superficiais do estrato córneo, da mucosa escamosa e da córnea. Todos esses agentes são comparáveis quanto à sua eficácia. Além de inibir a 14α-esterol desmetilase, miconazol afeta a síntese de ácidos graxos e inibe enzimas oxidativa e peroxidase dos fungos. Em geral, azólicos tópicos atualmente disponíveis não são efetivos contra infecções fúngicas de cabelos ou unhas, e a forma tópica não deve ser utilizada para tratamento de micoses subcutâneas ou sistêmicas. Estão disponíveis para aplicação cutânea e vaginal, e a escolha de determinado agente deve basear-se em custo e disponibilidade. Os efeitos adversos raros desses fármacos incluem prurido, ardência e sensibilização.

A classe de agentes antifúngicos triazólicos inclui *itraconazol, fluconazol, voriconazol, terconazol* e *posaconazol;* outro componente dessa classe, *ravuconazol,* tem sido objeto de estudos clínicos. *Itraconazol* está disponível em formulações oral e intravenosa. Em virtude de seu amplo espectro de atividade, substituiu, em grande parte, cetoconazol oral no tratamento de numerosas micoses. A absorção do itraconazol oral torna-se máxima no ambiente gástrico ácido. Entretanto, como a biodisponibilidade oral de tal agente é imprevisível, prefere-se, algumas vezes, sua administração intravenosa. Itraconazol é oxidado no fígado ao metabólito ativo hidroxi-itraconazol, cuja ligação às proteínas plasmáticas é de mais de 90%. Hidroxi-itraconazol inibe a 14α-esterol desmetilase fúngica. Em comparação com cetoconazol e fluconazol, exibe atividade aumentada em aspergilose, blastomicose e histoplasmose. O itraconazol não é transportado de modo eficiente ao LCR, à urina ou à saliva; todavia, pode ser utilizado em certas infecções fúngicas meníngeas, visto que atinge níveis elevados nas meninges. Hepatotoxicidade constitui seu principal efeito adverso. Outros relatos incluem náuseas, vômitos, dor abdominal, diarreia, hipopotassemia, edema de pés e queda de cabelos.

Posaconazol é derivado triazólico do itraconazol. É fungistático contra a maioria das espécies de *Candida, Cryptococcus, Trichosporon* e algumas espécies de *Fusarium.* Também é ativo contra isolados resistentes a múltiplos agentes (MDR) de *Candida, Aspergillus e Zygomycetes.* É basicamente prescrito para a profilaxia e o tratamento de infecções invasivas por fungos. Seus efeitos adversos mais frequentes são náuseas, vômitos, diarreia, erupção cutânea, hipopotassemia, trombocitopenia e alterações das provas de função hepática. Podem ocorrer interações medicamentosas quando é associado à cimetidina, rifabutina e fenitoína. Portanto, esses fármacos devem ser evitados quando o paciente está sendo medicado com posaconazol. Neste caso, também devem ser reduzidas doses de ciclosporina, tacrolimo e midazolam.

Fluconazol é, hoje em dia, o agente antifúngico mais amplamente utilizado. É um triazólico hidrofílico, disponível em formulações oral e intravenosa. Sua biodisponibilidade na forma oral é de quase 100%, e, ao contrário do cetoconazol e do itraconazol, sua absorção não é influenciada pelo pH gástrico. Uma vez absorvido, o fluconazol sofre difusão livre no LCR, no escarro, na urina e na saliva. É excretado primariamente pelos rins.

Seu perfil de efeitos adversos relativamente baixo (ver adiante) e sua excelente penetração no LCR tornam fluconazol o fármaco de escolha para tratamento de candidíase sistêmica e meningite criptocócica. Devido à morbidade associada à administração intratecal de anfotericina B, fluconazol é também o fármaco de escolha para meningite por coccídios. Embora seja ativo contra blastomicose, histoplasmose e esporotricose, é menos efetivo do que o itraconazol contra essas infecções. Fluconazol não é efetivo contra aspergilose.

Verifica-se rápido desenvolvimento de resistência fúngica a fluconazol, particularmente com espécies de *Candida*, os patógenos mais notáveis quanto ao desenvolvimento de resistência (p. ex., *C. glabrata*). Mecanismos de resistência aos fármacos incluem mutação das enzimas P450 fúngicas e hiperexpressão de proteínas transportadoras de efluxo de múltiplos fármacos.

Foram observadas numerosas interações medicamentosas com fluconazol. Por exemplo, esse agente pode aumentar níveis de amitriptilina, ciclosporina, fenitoína e varfarina, e os níveis e efeitos do fluconazol podem ser reduzidos por carbamazepina, isoniazida e fenobarbital. Os efeitos adversos do fluconazol consistem em náuseas, vômitos, dor abdominal e diarreia em cerca de 10% dos pacientes, bem como alopecia reversível com terapia oral prolongada. Foram relatados casos raros de síndrome de Stevens-Johnson e insuficiência hepática.

Ravuconazol, derivado do fluconazol que está sendo submetido a ensaios clínicos, apresenta espectro ampliado de atividade antifúngica *in vitro* contra múltiplas espécies de fungos, incluindo *Aspergillus* e as espécies de *Candida* relativamente resistentes, *C. krusei* e *C. glabrata*.

Voriconazol é agente antifúngico triazólico disponível em formas para uso oral e parenteral. Trata-se do fármaco de escolha no tratamento da aspergilose invasiva e de outros fungos filamentosos, como *Fusarium* e *Scedosporium*. É fungicida contra praticamente todas as espécies de *Aspergillus*, e seu espectro de atividade também engloba espécies de *Candida* (inclusive *C. krusei* e *C. glabrata*) e diversos fungos recentemente emergentes. É ineficaz no tratamento de zigomicose. Em comparação com anfotericina, o voriconazol se associa a desfechos significativamente mais favoráveis, sobretudo nos casos de tratamento difícil, como receptores de transplante de medula óssea alogênico, pacientes com infecções do SNC e pacientes com infecções disseminadas. Voriconazol inibe as enzimas P450 hepáticas em grau significativo, e são utilizadas doses mais baixas de ciclosporina ou tacrolimo quando associados ao voriconazol. Em virtude de seu metabolismo acelerado, sua coadministração com ritonavir, rifampicina e rifabutina está contraindicada. A formulação intravenosa de voriconazol não deve ser utilizada em pacientes com insuficiência renal, devido ao acúmulo do excipiente ciclodextrina, que causa toxicidade ao SNC. Hepatotoxicidade é comum, mas pode ser controlada pela redução da dose. Podem ocorrer sintomas visuais incomuns (fotofobia e luzes coloridas) com concentrações plasmáticas máximas de voriconazol; tipicamente, esses sintomas duram 30 a 60 min.

O *terconazol* é um agente triazólico tópico utilizado no tratamento de candidíase vaginal. Seu mecanismo de ação e seu espectro de atividade antifúngica assemelham-se aos de outros azólicos tópicos. Está disponível na forma de supositório vaginal, aplicado ao deitar.

Inibidores da estabilidade da membrana dos fungos | Polienos

Anfotericina B e *nistatina*, agentes antifúngicos macrolídios *poliênicos*, foram desenvolvidas na década de 1950. Ambas atuam mediante ligação ao ergosterol, com ruptura da estabilidade da membrana dos fungos. São produtos naturais derivados de espécies *Streptomyces*. Durante décadas, anfotericina B foi o único tratamento efetivo para as micoses sistêmicas, incluindo candidíase, meningite criptocócica, aspergilose invasiva, zigomicose, coccidioidomicose, blastomicose e histoplasmose. Tanto seu efeito terapêutico quanto sua toxicidade estão relacionados com a afinidade pelos esteróis das membranas plasmáticas. Felizmente, *a afinidade da anfotericina B pelo ergosterol é 500 vezes maior do que sua afinidade pelo colesterol*. A ligação da anfotericina B ao ergosterol produz canais ou poros que alteram a permeabilidade da membrana do fungo e viabilizam o extravasamento de constituintes celulares essenciais, acarretando finalmente a morte da célula. A concentração de ergosterol associado à membrana em determinada espécie de fungo determina se a anfotericina B será fungicida ou fungistática para essa espécie. A resistência a esse fármaco, apesar de menos frequente do que a de outros agentes antifúngicos, é atribuível à redução no conteúdo de ergosterol da membrana fúngica. Além de sua atividade na formação de poros, anfotericina B parece desestabilizar as membranas dos fungos mediante geração de radicais livres tóxicos, com oxidação do fármaco.

Como é altamente insolúvel, tal agente é apresentado na forma de suspensão coloidal de desoxicolato tamponada. Essa suspensão é pouco absorvida pelo trato gastrintestinal e deve ser administrada por via intravenosa. Uma vez na corrente sanguínea, mais de 90% do fármaco liga-se rapidamente a sítios teciduais, enquanto o restante liga-se às proteínas plasmáticas. A penetração de anfotericina B no LCR é extremamente baixa (2 a 4%). Por conseguinte, terapia intratecal pode ser necessária em caso de doença meníngea grave. O fármaco também sofre pouca difusão no humor vítreo e no líquido amniótico.

A toxicidade da anfotericina B limita seu uso clínico. Seus efeitos adversos são divididos em três grupos: reações sistêmicas imediatas, efeitos renais e efeitos hematológicos. Reações sistêmicas podem incluir "tempestade de citocinas", em que a anfotericina B desencadeia liberação de fator de necrose tumoral-alfa (TNF-α) e interleucina-1 (IL-1) das células do sistema imune do hospedeiro. Por sua vez, TNF-α e IL-1 provocam febre, calafrios, tremores musculares e hipotensão nas primeiras horas após a administração do fármaco. Em geral, essas respostas podem ser minimizadas ao diminuir a taxa de administração do medicamento ou mediante pré-tratamento com agentes antipiréticos (p. ex., paracetamol, agentes anti-inflamatórios não esteroides [AINE] ou hidrocortisona).

A toxicidade renal de anfotericina B constitui evento adverso grave, cujo mecanismo não é conhecido, mas pode estar relacionado com vasoconstrição de arteríolas aferentes mediada por anfotericina, resultando em isquemia renal. Com frequência, a toxicidade renal é fator limitante na determinação do grau de resposta terapêutica à anfotericina B. Pode ser necessário suspender temporariamente a terapia se o nível sanguíneo de ureia ultrapassar 50 mg/dℓ, ou se o nível sérico de creatinina for superior a 3 mg/dℓ. (Ureia e creatinina são medidas substitutas da função renal.) Podem ocorrer acidose tubular renal, cilindrúria (cilindros de células renais na urina) e hipopotassemia a ponto de exigir reposição eletrolítica. No caso descrito na introdução, o tratamento com anfotericina B foi interrompido imediatamente após desaparecimento dos sintomas agudos do paciente, a fim de evitar o desenvolvimento de toxicidade renal.

A toxicidade hematológica da anfotericina B também é comum, e a anemia é provavelmente secundária à produção diminuída de eritropoetina. As toxicidades renal e hematológica do fármaco são cumulativas e estão relacionadas com a dose. As medidas terapêuticas passíveis de minimizá-las consistem em evitar o uso de outros fármacos nefrotóxicos, como aminoglicosídios e ciclosporina, e manter o estado de euvolemia para proporcionar perfusão renal adequada.

Tentativas de reduzir a nefrotoxicidade também suscitaram o desenvolvimento de formulações lipídicas de anfotericina B. A estratégia é acondicionar a substância em lipossomos ou outros carreadores lipídicos com o objetivo de impedir exposição significativa do túbulo proximal a ela. Amphotec®, Abelcet® e AmBisome® são preparações de anfotericina B contendo lipídios aprovadas pela FDA. Todas são iguais quanto à eficácia, assim como desoxicolato de anfotericina nativo. São menos tóxicas do que o composto nativo, porém de maior custo.

Nistatina, composto estruturalmente semelhante à anfotericina B, é antifúngico poliênico que também atua mediante ligação ao ergosterol e formação de poros nas membranas celulares dos fungos. É utilizado topicamente no tratamento de candidíase que acomete pele, mucosa vaginal e mucosa oral. Nistatina não sofre absorção sistêmica a partir da pele, da vagina ou do trato gastrintestinal.

Inibidores da síntese da parede celular dos fungos | Equinocandinas

Os componentes-chave da parede celular dos fungos são quitina, β-(1,3)-D-glicana, β-(1,6)-D-glicana e glicoproteínas. Como as células humanas não têm parede celular, os componentes da parede celular dos fungos representam alvos exclusivos para a terapia antifúngica, e os agentes antifúngicos dirigidos contra esses alvos tendem a ser relativamente atóxicos. *Equinocandinas* formam nova classe de agentes desse tipo, cujo alvo é a síntese da parede celular fúngica por meio de inibição não competitiva da síntese de β-(1,3)-D-glicanas. A ruptura da integridade da parede celular resulta em estresse osmótico, lise da célula fúngica e, por fim, morte do fungo. A classe das equinocandinas inclui *caspofungina*, *micafungina* e *anidulafungina*; todas são lipopeptídios semissintéticos derivados de produtos naturais. As equinocandinas apresentam atividade antifúngica in vitro e in vivo contra espécies de *Candida* e *Aspergillus*. Os três tipos são fungicidas que combatem *C. glabrata* e *C. krusei*, por exemplo, e fungistáticos que atuam contra espécies de *Aspergillus*. Sua atividade contra zigomicetos é insatisfatória. Estão atualmente disponíveis apenas em forma parenteral, devido à insuficiente biodisponibilidade para uso oral.

Caspofungina foi a primeira equinocandina a ser aprovada para uso. É usada como terapia primária para candidíase esofágica e candidemia, terapia de recuperação para infecções causadas por *Aspergillus* e terapia empírica para neutropenia febril. A exemplo de outras equinocandinas, liga-se altamente às proteínas plasmáticas (97%); metaboliza-se no fígado mediante hidrólise de pontes peptídicas e N-acetilação; penetra pouco no LCR (embora dados obtidos de animais indiquem que equinocandinas têm alguma atividade no SNC). Caspofungina não requer ajuste de dose quando há insuficiência renal; todavia, é necessário proceder a ajuste em pacientes com disfunção hepática moderada. Como a coadministração com ciclosporina aumenta significativamente as concentrações plasmáticas de caspofungina e eleva as enzimas de função hepática, essa associação geralmente não é recomendada, a não ser que o benefício esperado supere os riscos. Do mesmo modo, a coadministração com tacrolimo reduz sobremaneira as concentrações plasmáticas deste. Para alcançar concentrações plasmáticas terapêuticas, pode ser necessário aumentar a dose de caspofungina em pacientes em uso de nelfinavir, efavirenz, fenitoína, rifampicina, carbamazepina ou dexametasona.

Micafungina foi aprovada para tratamento da candidíase esofágica e profilaxia antifúngica em receptores de transplante de células-tronco hematopoéticas. Também é efetiva contra candidemia e aspergilose pulmonar. *Anidulafungina* foi aprovada para tratamento de candidíase esofágica e candidemia. Inúmeros casos espaçados relataram o uso de equinocandinas em associação a anfotericina B, flucitosina, itraconazol ou voriconazol em pacientes com infecções fúngicas refratárias. *Aminocandina* é equinocandina experimental com espectro de ação semelhante ao das outras equinocandinas. Sua meia-vida é três a quatro vezes maior do que a das demais, possibilitando a administração a intervalos maiores.

Em geral, equinocandinas são bem toleradas; seu perfil de efeitos adversos é comparável ao do fluconazol. Como contêm arcabouço peptídico, podem-se observar sintomas relacionados com liberação de histamina (ver adiante Leituras sugeridas). Outros efeitos adversos incluem cefaleia, febre (mais comum com caspofungina), provas de função hepática anormais e, raramente, hemólise.

▶ Conclusão e perspectivas

O desenvolvimento de agentes antifúngicos progrediu significativamente desde a introdução da anfotericina B. Com o aumento da população de pacientes imunocomprometidos, infecções fúngicas oportunistas resistentes à terapia antifúngica convencional representam novo desafio para pesquisadores e médicos. Por exemplo, há extrema necessidade de agentes antifúngicos para tratamento de zigomicose. Novos agentes antifúngicos *tópicos* efetivos estão sendo ansiosamente procurados para tratamento de dermatofitose de unhas e cabelos, visto que as terapias orais para essas infecções fúngicas superficiais estão associadas a riscos como hepatotoxicidade. O desenvolvimento de inibidores de protease e de fosfolipase representa novas possibilidades para tratamento de infecção por espécies de *Candida* e *Cryptococcus*, respectivamente. Com a identificação de novos e exclusivos alvos moleculares em fungos patogênicos, serão desenvolvidos agentes antifúngicos com os objetivos de minimizar a toxicidade relacionada com o mecanismo *on target* e expandir o espectro antifúngico de ação.

Leitura sugerida

Gauwerky K, Borelli C, Korting HC. Targeting virulence: a new paradigm for antifungals. *Drug Discov Today* 2009; 14:214-222. (*Discussão dos fatores de virulência dos fungos e seus inibidores, com ênfase nas recentes opções de agentes antifúngicos, inclusive inibidores da proteinase aspártica secretada por C. albicans.*)

Mohr J, Jonson M, Cooper T et al. Current options in antifungal pharmacotherapy. *Pharmacotherapy* 2008; 28:614-645. (*Discussão de mecanismo de ação, eficácia clínica e segurança de polienos, azólicos, equinocandinas e antimicóticos experimentais.*)

Naeger-Murphy N, Pile JC. Clinical indications for newer antifungal agents. *J Hosp Med* 2008; 4:102-111. (*Discussão do uso de novos agentes da classe das equinocandinas e triazólicos de última geração em várias situações clínicas comuns e/ou importantes.*)

Patterson TF. Advances and challenges in management of invasive mycosis. *Lancet* 2005; 366:1013-1025. (*Discussão focalizada em patógenos fúngicos que acometem hospedeiros imunocomprometidos e estratégias de manejo desses patógenos oportunistas.*)

Ruiz-Herrera J, Victoria Elorza M, Valentin E et al. Molecular organization of the cell wall of Candida albicans and its relation to pathogenicity. *FEMS Yeast Res* 2006; 6:14-29. (*Revisão abrangente da parede celular fúngica.*)

RESUMO FARMACOLÓGICO: Capítulo 35 I Farmacologia das Infecções Fúngicas.

FÁRMACO	APLICAÇÕES CLÍNICAS	EFEITOS ADVERSOS GRAVES E COMUNS	CONTRAINDICAÇÕES	CONSIDERAÇÕES TERAPÊUTICAS
Inibidor da síntese de ácido nucleico dos fungos: flucitosina Mecanismo – *Flucitosina é convertida, em várias etapas, a 5-FdUMP, que inibe a timidilato sintase e, portanto, interfere na síntese de DNA*				
Flucitosina	Candidíase Criptococose Cromomicose	*Supressão da medula óssea (leucopenia, trombocitopenia), cardiotoxicidade* Distúrbio gastrintestinal, disfunção hepática	Gravidez	Mutações em citosina permease ou citosina desaminase respondem pelo desenvolvimento de resistência A combinação de flucitosina e anfotericina B resulta em destruição sinérgica de *Aspergillus* Utilizar com cautela em pacientes com comprometimento renal
Inibidor da mitose dos fungos: griseofulvina Mecanismo – *Liga-se a tubulina e proteína associada a microtúbulos, rompendo, assim, a organização do fuso mitótico*				
Griseofulvina	Infecção fúngica de pele, cabelos ou unhas devida a *Trichophyton, Microsporum* ou *Epidermophyton*	*Hepatotoxicidade, albuminúria, leucopenia, neutropenia, monocitose, doença do soro, angioedema, necrólise epidérmica tóxica* Cefaleia, letargia, vertigem, visão embaçada, aumento dos níveis de protoporfirinas fecais	Gravidez Porfiria e insuficiência hepática	Continuar o tratamento até substituição completa de pele, cabelos ou unhas infectados por tecido normal Coadministração com barbitúricos reduz a absorção gastrintestinal de griseofulvina Griseofulvina induz enzimas P450 hepáticas, o que pode resultar em aumento do metabolismo de varfarina e redução da eficácia de contraceptivos orais com baixo teor de estrógenos
Inibidores da esqualeno epoxidase: alilaminas e benzilaminas Mecanismo – *Inibem a conversão de esqualeno a lanosterol ao inibirem a esqualeno epoxidase*				
Terbinafina Naftifina Butenafina	Onicomicose (terbinafina) Tinha do corpo Tinha crural Tinha do pé Tinha do couro cabeludo	*Hepatotoxicidade, síndrome de Stevens-Johnson, neutropenia, exacerbação de psoríase ou lúpus eritematoso cutâneo subagudo (terbinafina oral)* Distúrbio gastrintestinal (terbinafina oral) Sensação de ardência e irritação local da pele (aplicação tópica)	Hipersensibilidade a terbinafina, naftifina ou butenafina	Terbinafina e naftifina são alilaminas, enquanto butenafina é uma benzilamina Níveis plasmáticos de terbinafina aumentam na coadministração de cimetidina e diminuem na coadministração de rifampicina Naftifina só está disponível topicamente sob forma de creme ou gel Alilaminas e benzilaminas tópicas são mais efetivas do que agentes azólicos tópicos contra dermatófitos comuns, particularmente os que causam tinha do pé
Inibidores da 14α-esterol desmetilase: imidazólicos e triazólicos Mecanismo – *Inibem a conversão final de lanosterol em ergosterol por meio da inibição da 14α-esterol desmetilase; a consequente diminuição na síntese de ergosterol e o acúmulo de 14α-metil esteróis rompem as cadeias acil estreitamente acondicionadas dos fosfolipídios na membrana dos fungos*				
Antifúngicos imidazólicos: Cetoconazol Butoconazol Clotrimazol Econazol Miconazol Oxiconazol Sertaconazol Sulconazol	*Coccidioides immitis, Cryptococcus neoformans,* espécies de *Candida, Histoplasma capsulatum, Blastomyces dermatitidis* e uma variedade de dermatófitos (cetoconazol) Infecções fúngicas superficiais de estrato córneo, mucosa escamosa e córnea (butoconazol, clotrimazol, econazol, miconazol, oxiconazol, sertaconazol, sulconazol)	Distúrbio gastrintestinal, disfunção hepática, ginecomastia, diminuição da libido, irregularidade menstrual (cetoconazol) Prurido e ardência (butoconazol, clotrimazol, econazol, miconazol, oxiconazol, sertaconazol, sulconazol)	Coadministração com anfotericina B ou triazolam oral (cetoconazol) Hipersensibilidade a cetoconazol, butoconazol, clotrimazol, econazol, miconazol, oxiconazol, sertaconazol ou sulconazol	Cetoconazol está disponível por via oral e em formas tópicas Cetoconazol inibe a P450 3A4 e aumenta os níveis de muitos fármacos, incluindo varfarina, tolbutamida, fenitoína, ciclosporina, anti-histamínicos H1 e outros Agentes que diminuem a acidez gástrica interferem na absorção de cetoconazol Butoconazol, clotrimazol, econazol, miconazol, oxiconazol, sertaconazol e sulconazol são agentes antifúngicos imidazólicos tópicos Azólicos tópicos devem ser aplicados à pele 2 vezes/dia por 3 a 6 semanas, enquanto as preparações vaginais devem ser utilizadas 1 vez/dia, ao deitar, durante 1 a 7 dias

Fármaco	Aplicações clínicas	Efeitos adversos graves e comuns	Contraindicações	Considerações terapêuticas
Antifúngicos triazólicos: **Fluconazol** **Itraconazol** **Posaconazol** **Terconazol** **Voriconazol**	Aspergilose, blastomicose, candidíase, histoplasmose, onicomicose (itraconazol) Candidíase, meningite criptocócica (fluconazol) Aspergilose, candidíase, *Fusarium*, *Monosporium apiospermum* (voriconazol) Candidíase vulvovaginal (terconazol) Profilaxia de aspergilose e profilaxia e tratamento de candidíase (posaconazol)	*Toxicidade hepática, síndrome de Stevens-Johnson* Distúrbio gastrintestinal, exantema, hipopotassemia, hipertensão, edema, cefaleia (itraconazol)	Coadministração com dofetilida, midazolam oral, pimozida, levacetilmetadol, quinidina, lovastatina, sinvastatina ou triazolam (itraconazol e fluconazol) Coadministração com alcaloides do esporão do centeio metabolizados por P450 3A4, como di-hidroergotamina, ergotamina, ergonovina e metilergonovina (itraconazol e fluconazol) Gravidez Hipersensibilidade a fluconazol, itraconazol, posaconazol, terconazol ou voriconazol	Fluconazol e itraconazol inibem a P450 3A4 O creme de terconazol a 0,4% é utilizado durante 7 dias, enquanto o creme a 0,8% é utilizado durante 3 dias para candidíase vulvovaginal Ravuconazol encontra-se em fase de ensaios clínicos

Inibidores da estabilidade da membrana dos fungos: poliemos
Mecanismo – Ligam-se a ergosterol e formam poros que alteram permeabilidade e estabilidade da membrana dos fungos

Fármaco	Aplicações clínicas	Efeitos adversos graves e comuns	Contraindicações	Considerações terapêuticas
Anfotericina B	Aspergilose potencialmente fatal, criptococose, blastomicose da América do Norte, candidíase sistêmica, coccidioidomicose, histoplasmose, candidíase sistêmica, zigomicose	*Toxicidade renal (acidose tubular renal, cilindrúria, hipopotassemia), tempestade de citocinas (febre, calafrios, hipotensão), anemia* Perda de peso, distúrbio gastrintestinal	Hipersensibilidade à anfotericina B	Anfotericina B existe como suspensão coloidal de desoxicolato tamponada, que deve ser administrada por via intravenosa; terapia intratecal pode ser necessária para doença meníngea grave Formulações lipídicas de anfotericina B foram delineadas para reduzir a exposição do fármaco ao túbulo proximal do néfron, minimizando, assim, a nefrotoxicidade Amphotec®, Abelcet® e AmBisome® são preparações de anfotericina B contendo lipídios aprovadas pela FDA Associação a flucitosina é recomendada para tratamento de meningite criptocócica em adultos infectados por HIV
Nistatina	Candidíase mucocutânea	Dermatite de contato rara	Hipersensibilidade à nistatina	Nistatina não é absorvida sistemicamente pela pele, pela vagina ou pelo trato gastrintestinal Nistatina é utilizada clinicamente para tratamento tópico de candidíase de pele, mucosa vaginal ou mucosa oral

Inibidores da síntese da parede celular dos fungos: equinocandinas
Mecanismo – Inibem de modo não competitivo a síntese de β-(1,3)-D-glicanas, levando à ruptura da integridade da parede celular

Fármaco	Aplicações clínicas	Efeitos adversos graves e comuns	Contraindicações	Considerações terapêuticas
Caspofungina **Micafungina** **Anidulafungina**	Candidíase esofágica, candidemia, terapia de recuperação de infecções por *Aspergillus*, terapia empírica de neutropenia febril (caspofungina) Candidíase esofágica, profilaxia antifúngica para receptores de transplantes de células-tronco hematopoéticas, candidemia, aspergilose pulmonar (micafungina) Candidíase esofágica, candidemia (anidulafungina)	Prurido, exantema, distúrbio gastrintestinal, aumento das enzimas hepáticas, tromboflebite, cefaleia, febre	Hipersensibilidade a caspofungina, micafungina ou anidulafungina	Todas as três equinocandinas são fungicidas contra espécies de *Candida*, como *C. glabrata* e *C. krusei*, e fungistáticas contra espécies de *Aspergillus* Coadministração de ciclosporina com caspofungina aumenta significativamente a concentração plasmática de caspofungina e eleva as enzimas de função hepática Coadministração com tacrolimo aumenta significativamente a concentração plasmática de tacrolimo A dose de caspofungina deve ser ajustada para pacientes com disfunção hepática moderada

36

Farmacologia das Infecções Parasitárias

Louise C. Ivers e Edward T. Ryan

▶ Introdução

Mais de um bilhão de pessoas no mundo inteiro são infectadas por parasitos. Os parasitos de importância médica incluem protozoários (microrganismos que causam malária, toxoplasmose, giardíase, amebíase, leishmaniose e tripanossomíase) e helmintos ("vermes"). Vermes que infestam seres humanos incluem cestódeos ("vermes chatos" ou platelmintos e "tênias", essas causadoras da teníase), nematódeos ("vermes cilíndricos" que causam filaríase, estrongiloidíase e ascaridíase) e trematódeos ("fascíolas", como o verme que causa esquistossomose).

Idealmente, agentes antiparasitários deveriam ter como alvos estruturas ou vias bioquímicas presentes ou acessíveis apenas em parasitos. Entretanto, muitos dos fármacos antiparasitários atuam mediante mecanismos desconhecidos ou pouco definidos. Este capítulo trata de vários dos fármacos mais bem definidos, incluindo os ativos contra espécies de *Plasmodium* (que causam a malária), *Entamoeba histolytica* (que provoca amebíase) e *Onchocerca volvulus* (responsável pela oncocercíase, infecção causada por filária, conhecida como "cegueira do rio").

Em cada um desses casos, agentes antiparasitários interferem com necessidades metabólicas do parasito, como dependência: de metabolismo do heme, por plasmódios; de vias específicas de fermentação, por parasitas intestinais; e de atividade neuromuscular, por helmintos. Esses três exemplos não abrangem todos os antiparasitários, porém ressaltam oportunidades de utilizar ou delinear agentes farmacológicos para interromper exigências metabólicas específicas dos parasitos.

▶ Plasmódios da malária

A cada ano, aproximadamente 300 milhões de indivíduos em mais de 90 países desenvolvem malária, e quase 1 milhão de indivíduos morrem dessa infecção. Malária é a mais importante doença parasitária em seres humanos e uma das mais importantes infecções que os acometem. A malária humana é causada por uma das cinco espécies de plasmódios: *Plasmodium falciparum, P. vivax, P. ovale* e *P. malariae* e *P. knowlesi*. O tipo mais grave de malária é provocado por *P. falciparum*.

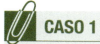

CASO 1

Binata, uma menina de 3 anos de idade que vive no Senegal, gozava de boa saúde até que, certo dia, começou a sentir calor, teve sudorese e calafrios, parou de se alimentar e tornou-se intermitentemente apática e letárgica. Muitos dias depois, esses sintomas alcançaram o auge com uma convulsão, e a menina entrou em estado de coma. Os pais de Binata levaram-na imediatamente à clínica local, na qual a criança inconsciente foi examinada: o pescoço não apresentava rigidez, porém a temperatura era de 39,4°C. Seus pulmões estavam claros à ausculta, e não havia exantema. O esfregaço de sangue periférico revelou trofozoítos em anel de *P. falciparum* em cerca de 10%

dos eritrócitos. Binata recebeu os únicos agentes antimaláricos disponíveis na clínica: cloroquina e pirimetamina-sulfadoxina; todavia, a criança não melhorou e faleceu em 24 h.

 Questões

1. Por que Binata morreu?
2. Por que a criança não melhorou após receber os agentes antimaláricos?
3. Com que frequência uma criança morre de malária?

CASO 2

Sr. G, de 36 anos de idade, é engenheiro de *software*, casado, nascido e criado na Índia. Mudou-se para os EUA e gozou de boa saúde durante os primeiros 6 meses. Começou, então, a apresentar episódios de febre, cefaleia e dores no corpo. Uma semana depois, procurou um médico, que, ao examinar um esfregaço de sangue de Sr. G, diagnosticou malária e prescreveu tratamento com cloroquina. Essa terapia resolveu completamente os sintomas. Entretanto, 3 meses depois, Sr. G observou

recorrência de febre e outros sintomas e retornou ao consultório do médico.

 Questões

4. Qual é a provável explicação para a recorrência da febre de Sr. G?
5. De que maneira o tratamento de Sr. G pode ser modificado para não haver recidiva da doença?

Fisiologia de plasmódios da malária

Ciclo de vida

O ciclo de vida da malária envolve um parasito, um mosquito vetor e um hospedeiro humano (Figura 36.1). Um mosquito *Anopheles* spp. pode ingerir formas sexuadas dos parasitos da malária (gametócitos) ao alimentar-se do sangue de ser humano infectado. Após fusão dos gametócitos masculino e feminino e maturação do zigoto no mosquito, *esporozoítos* são liberados do oocisto. Esporozoítos, que migram para as glândulas salivares do mosquito, podem ser inoculados na corrente sanguínea de outro hospedeiro humano, durante subsequente refeição de sangue. No ser humano, os esporozoítos abandonam o sangue e multiplicam-se no fígado, formando *esquizontes teciduais*. Esse *estágio hepático exoeritrocitário* é assintomático. Em típica infecção por *P. falciparum*, células hepáticas liberam parasitos na corrente sanguínea, sob forma de *merozoítos*, dentro de 1 a 12 semanas após a picada infectante do mosquito. Um único esporozoíto pode produzir mais de 30 mil merozoítos. Merozoítos invadem hemácias, multiplicam-se de modo assexuado e formam *esquizontes sanguíneos*. Trata-se do *estágio eritrocitário*. Eritrócitos infectados acabam por se romper, liberando outra geração de merozoítos, que continua o ciclo eritrocitário. Raros merozoítos também maturam a gametócitos. A ingestão desses gametócitos circulantes por um mosquito apropriado completa o ciclo de vida. Os sintomas clínicos da malária, mais usualmente febre, são causados por lise intravascular de eritrócitos e liberação subsequente de merozoítos no sangue. As febres de Binata e de Sr. G estavam associadas a

esses episódios hemolíticos. Infelizmente, Binata desenvolveu malária cerebral por *P. falciparum*.

Eritrócitos infectados por *P. falciparum* expressam "protuberâncias" sobre sua superfície, constituídas por proteínas do hospedeiro e do parasito. As proteínas do parasito incluem a PfEMP-1, família de proteínas constituída por aproximadamente 100 a 150 produtos gênicos, que medeiam a fixação de eritrócitos infectados a receptores celulares – incluindo CD36, ICAM-1, ELAM-1 e sulfato de condroitina – sobre a superfície endotelial no hospedeiro humano. Essa ligação intravascular em um episódio de malária ocorre apenas durante a infecção causada pelo *P. falciparum* e contribui para a "aglutinação" intravascular dos eritrócitos. A fixação ao endotélio diminui o tempo durante o qual os eritrócitos infectados circulam sistemicamente, reduzindo, assim, a probabilidade de depuração dessas células infectadas por sequestro esplênico. Essa "aglutinação" também é responsável, em grande parte, pela fisiopatologia da malária causada por *P. falciparum*. A aglutinação pode afetar qualquer órgão, incluindo cérebro, pulmões e rins; a lesão desses órgãos resulta em hipoxia tecidual, necrose focal e hemorragia. No caso de Binata, houve acometimento do cérebro (a denominada *malária cerebral*).

Malária cerebral não tratada é quase sempre fatal, e mesmo com tratamento ótimo a taxa de mortalidade de malária cerebral ultrapassa 20%. Binata foi tratada com dois fármacos que, historicamente, foram muito importantes no tratamento de pacientes com malária, mas que, infelizmente, não são mais efetivos em muitas regiões do mundo, dada a disseminação de *P. falciparum* resistente a fármacos. Esses fármacos (cloroquina e as-

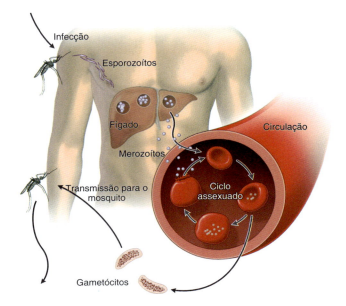

FIGURA 36.1 Ciclo de vida da malária. Plasmódios de malária apresentam complexo ciclo de vida, que depende do ser humano e do mosquito *Anopheles* spp. Gametócitos de um humano infectado são transferidos ao mosquito durante uma picada. No estômago do mosquito, forma-se e matura o zigoto, que se torna um oocisto na parede externa do estômago (*não ilustrado*). Esporozoítos liberados do oocisto migram para as glândulas salivares. Durante sua próxima refeição de sangue, o mosquito transfere esporozoítos de *Plasmodium* spp. de sua saliva para outro ser humano. Esporozoítos penetram na corrente sanguínea do hospedeiro e migram para o fígado. Ali se multiplicam e, a seguir, provocam lise nos hepatócitos infectados, liberando merozoítos na circulação. Merozoítos infectam eritrócitos, que sofrem ciclos assexuados de infecção e lise eritrocitárias. Alguns merozoítos se diferenciam em gametócitos, que podem ser ingeridos por outro mosquito, continuando, assim, o ciclo de infecção. *P. vivax* e *P. ovale* também formam hipnozoítos dormentes, que podem permanecer nos hepatócitos infectados por meses a anos antes de sua liberação na circulação (*não ilustrado*).

sociação fixa de pirimetamina e sulfadoxina), em grande parte em decorrência de baixo custo e disponibilidade, têm sido amplamente utilizados em muitas áreas em desenvolvimento no mundo para tratar crianças de mais idade e adultos com imunidade parcial à malária. Todavia, esses fármacos têm pouca utilidade clínica no tratamento de indivíduos não imunes, como Binata. Dada a crescente ineficácia desses fármacos mais antigos, recomenda-se, na atualidade, que indivíduos com malária na África Subsaariana sejam tratados com um derivado da artemisinina, em associação a um segundo fármaco (ver adiante).

Infelizmente, a história de Binata é muito comum. No mundo inteiro, uma criança, em média, morre de malária a cada 60 segundos; dessas mortes, mais de 90% ocorrem na África Subsaariana, mais de 90% acometem crianças com menos de 5 anos de idade e mais de 95% são causados por *P. falciparum*. Ainda não foi desenvolvido nenhum agente farmacológico capaz de interferir no papel recentemente elucidado da PfEMP-1 na fixação endotelial de eritrócitos infectados por parasitos da malária.

No caso de Sr. G, o esfregaço de sangue periférico revelou parasitos *P. vivax* no interior de seus eritrócitos. Como as infecções causadas por *P. falciparum* e *P. malariae* envolvem apenas um ciclo de invasão celular hepática, os fármacos que eliminam essas espécies dos eritrócitos são habitualmente suficientes para vencer a infecção. Infelizmente, *P. vivax* e *P. ovale* também apresentam formas hepáticas latentes (*hipnozoítos*) que liberam merozoítos durante meses até 1 ou 2 anos. Por

conseguinte, indivíduos infectados por *P. vivax* ou *P. ovale* devem ser tratados com agentes efetivos não apenas contra plasmódios do estágio eritrocitário, mas também contra parasitos do estágio hepático (ver adiante). Como cloroquina não elimina formas hepáticas de *P. vivax* e *P. ovale*, houve recidiva da infecção de Sr. G.

Metabolismo do grupo heme

Plasmódios têm capacidade limitada para síntese *de novo* de aminoácidos; por conseguinte, dependem de aminoácidos liberados de moléculas ingeridas de *hemoglobina* do hospedeiro. Dentro dos eritrócitos, plasmódios degradam hemoglobina em um vacúolo digestivo, que consiste em lisossomo especializado com pH ácido (Figura 36.2). A hemoglobina sofre degradação sequencial a seus aminoácidos constituintes por ação de proteases aspárticas de plasmódio (plasmepsinas), cisteína protease (falcipaína) e metaloprotease (falcilisina). A degradação da hemoglobina libera aminoácidos básicos protônicos e ferriprotoporfirina IX, metabólito tóxico do heme. Ferriprotoporfirina IX é destoxificada a hemozoína cristalina mediante polimerização. Se não for polimerizada, ferriprotoporfirina IX provoca lesão na membrana lisossomal e toxicidade para o parasito da malária. Acredita-se que os antimaláricos da quinolina (ver adiante) atuem por intermédio da inibição da polimerização do grupo heme, criando, dessa maneira, ambiente tóxico para os plasmódios intraeritrocitários.

Cadeia de transporte de elétrons

Plasmódios da malária também apresentam mitocôndrias com minúsculo genoma (de aproximadamente 6 kb) que codifica apenas três *citocromos* (grandes complexos proteicos envolvidos em transporte de elétrons e fosforilação oxidativa). Esses citocromos, juntamente com diversas proteínas mitocondriais específicas derivadas do genoma nuclear do plasmódio, formam uma cadeia de transporte de elétrons rudimentar, cuja organização assemelha-se à encontrada nos mamíferos (Figura 36.3). Nessa cadeia de transporte de elétrons, proteínas integrais da membrana interna mitocondrial são reduzidas e, em seguida, oxidadas durante o transporte de elétrons de uma proteína intermediária para outra. A energia liberada pelo transporte de elétrons é utilizada para impulsionar bombeamento de prótons através da membrana mitocondrial, e a energia armazenada no gradiente de prótons impulsiona a síntese de ATP. Nessa cadeia de transporte de elétrons, o oxigênio constitui o aceptor final de elétrons, resultando em redução de oxigênio para a água.

Plasmódios obtêm a maior parte de seu ATP diretamente da glicólise e, provavelmente, não utilizam o transporte mitocondrial de elétrons como importante fonte de energia. Todavia, plasmódios dependem desse transporte de elétrons para a oxidação de enzimas-chave envolvidas na síntese de nucleotídios. Por exemplo, a *di-hidro-orotato desidrogenase* (DHOD), enzima que medeia uma etapa inicial da síntese de pirimidinas (ver Capítulo 38), catalisa a oxidação do di-hidro-orotato a orotato. Como parte dessa reação, a enzima DHOD é reduzida, precisando ser antes reoxidada para efetuar outro ciclo de catálise. *Ubiquinona*, proteína integral de membrana localizada perto do início da cadeia de transporte de elétrons, aceita elétrons da DHOD reduzida, regenerando, assim, a forma oxidada da DHOD, necessária para a síntese de pirimidinas. Como os plasmódios dependem da síntese de pirimidinas *de novo* para replicar seu DNA, a suspensão da capacidade da ubiquinona de oxidar a DHOD pode interromper a replicação do DNA dos plasmódios (ver adiante).

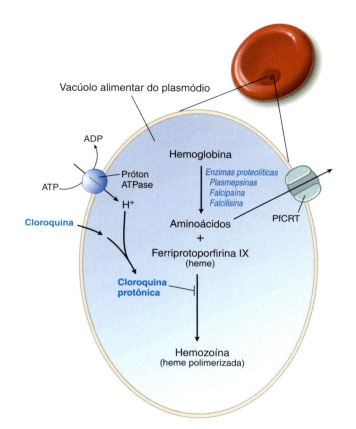

FIGURA 36.2 Mecanismos propostos de metabolismo do grupo heme no vacúolo alimentar do plasmódio. Plasmódios causadores de malária apresentam um vacúolo alimentar especializado, que mantém ambiente intravacuolar ácido por ação de próton ATPase na membrana vacuolar. No interior do vacúolo, a hemoglobina humana é utilizada como fonte de alimento. A hemoglobina sofre proteólise a aminoácidos por ação de várias enzimas proteolíticas derivadas do plasmódio, incluindo plasmepsinas, falcipaína e falcilisina. A seguir, os aminoácidos protônicos são removidos do vacúolo alimentar pelo transportador PfCRT. A degradação da hemoglobina também libera heme (ferriprotoporfirina IX). Ferriprotoporfirina IX livre pode reagir com oxigênio, produzindo superóxido (O_2^-); enzimas de defesa oxidantes, como superóxido dismutase e catalase derivadas do plasmódio, convertem o superóxido potencialmente citotóxico em H_2O (*não ilustrado*). Plasmódios polimerizam ferriprotoporfirina IX ao derivado atóxico hemozoína; evidências sugerem que a polimerização exige atividade de proteínas ricas em histidina de carga positiva (*não ilustrado*). O ferro da ferriprotoporfirina IX também pode ser oxidado do estado ferroso (Fe^{2+}) ao férrico (Fe^{3+}), com produção concomitante de peróxido de hidrogênio (H_2O_2). Acredita-se que muitos agentes antimaláricos interrompam o processo do metabolismo do grupo heme da malária; os propostos mecanismos de ação desses fármacos incluem inibição da polimerização de heme, aumento de produção de oxidantes e reação com heme para formar metabólitos citotóxicos. A figura mostra a inibição da polimerização da ferriprotoporfirina IX por cloroquina protônica.

Farmacologia de agentes antimaláricos

Agentes antimaláricos atualmente disponíveis atuam contra alvos constituídos por quatro vias fisiológicas nos plasmódios: metabolismo do grupo heme (*cloroquina*, *quinina*, *mefloquina* e *artemisinina*), transporte de elétrons (*primaquina* e *atovaquona*), translação de proteínas (*doxiciclina*, *tetraciclina* e *clindamicina*) e metabolismo do folato (*sulfadoxina-pirimetamina* e *proguanil*). A seção a seguir discorre sobre os agentes farmacológicos dirigidos contra essas vias.

Do ponto de vista clínico, antimaláricos podem ser classificados em agentes utilizados para profilaxia (prevenção da malária em indivíduos que residem em região de malária ou estão

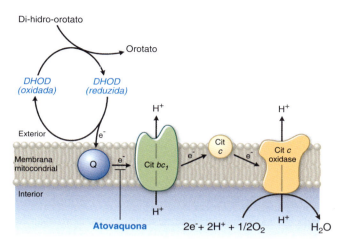

FIGURA 36.3 Cadeia mitocondrial de transporte de elétrons em plasmódios. A cadeia de transporte de elétrons consiste em uma série de etapas de oxidação-redução, que culminam na doação de elétrons ao oxigênio, formando água. Nos plasmódios, a cadeia de transporte de elétrons atua como aceptor de elétrons para a di-hidro-orotato desidrogenase (DHOD) reduzida, enzima essencial para a síntese de pirimidinas do plasmódio. Nessa cascata, a ubiquinona reduzida (*Q*) transfere elétrons ao complexo do citocromo bc_1 (*Cit bc_1*), que, então, passa elétrons ao citocromo *c* (*Cit c*) e, finalmente, ao citocromo *c oxidase* (*Cit c oxidase*). Em redução de 4 elétrons do oxigênio molecular (*ilustrado aqui como metade da reação*), a citocromo *c* oxidase doa elétrons ao oxigênio para formar água. Essa cadeia de transferência de elétrons também envolve o bombeamento de prótons através da membrana mitocondrial por Cit bc_1 e Cit *c* oxidase. O gradiente eletroquímico de prótons resultante é utilizado para a reação de ATP (*não ilustrado*). Atovaquona antagoniza a interação entre ubiquinona e complexo do citocromo bc_1 do plasmódio, interrompendo, assim, a síntese de pirimidinas ao impedir a regeneração da DHOD oxidada.

viajando por essa área), agentes empregados no tratamento de indivíduos com malária aguda na fase eritrocitária e agentes utilizados para eliminar a infecção de malária no estágio hepático de hipnozoíto. Em geral, fármacos utilizados para profilaxia devem ser bem tolerados e de fácil administração.

Inibidores do metabolismo do grupo heme

Durante muitos séculos, agentes que atuam sobre parasitos intraeritrocitários da malária constituíram a base de esquemas de tratamento antimalárico. Esses compostos são, em sua maioria, congêneres de quinolina, e, por conseguinte, acredita-se que todos tenham mecanismos de ação semelhantes. Acredita-se também que artemisinina, discutida no final desta seção, atua ao inibir o metabolismo de heme, embora sua estrutura seja diferente da de quinolinas.

Cloroquina

Nesses últimos 2 mil anos, o homem vem utilizando raízes de *Dichroa febrifuga* ou folhas da hidrângea no tratamento de indivíduos com malária. Mais recentemente foi constatado ser a casca da árvore *cinchona* um remédio mais efetivo. Em todas essas plantas, um composto *quinolina* é o agente antiplasmódio farmacologicamente ativo. *Cloroquina*, uma 4-aminoquinolina, foi introduzida em 1935 para uso no tratamento de malária. Cloroquina é base fraca que, em forma neutra, difunde-se livremente através da membrana do vacúolo alimentar do parasito. Uma vez dentro do ambiente ácido do vacúolo, cloroquina torna-se rapidamente protônica, sendo incapaz de difundir-se para fora do vacúolo. Em consequência, cloroquina protônica acumula-se em altas concentrações no vacúolo alimentar do parasito, onde se liga à ferriprotoporfirina IX e inibe a polimerização desse metabólito de heme. O acúmulo da ferriprotoporfirina IX não polimerizada leva à lesão oxidativa da membrana, sendo tóxica para o parasito. *Por conseguinte, cloroquina envenena o parasito ao impedir a destoxificação de um produto tóxico do catabolismo da hemoglobina* (Figura 36.2).

Cloroquina concentra-se por até 100 vezes em eritrócitos parasitados em comparação com eritrócitos não infectados. Além disso, a concentração de cloroquina necessária para alcalinizar lisossomos das células de mamíferos é muito maior que a necessária para elevar o pH nos vacúolos alimentares dos parasitos da malária. Por conseguinte, cloroquina é relativamente atóxica para seres humanos, apesar de o fármaco provocar comumente prurido em indivíduos de pele escura podendo exacerbar também psoríase e porfiria. Entretanto, quando administrada em doses supraterapêuticas, cloroquina pode causar vômitos, retinopatia, hipotensão, confusão e morte. Com efeito, cloroquina é utilizada no mundo inteiro em suicidas a cada ano (em grande parte por ser de baixo custo, disponível e tóxica em altas doses), e a ingestão acidental por crianças pode ser fatal.

Quando inicialmente introduzida, cloroquina foi o fármaco de primeira linha contra todos os tipos de malária; todavia, é agora ineficaz contra a maioria das cepas de *P. falciparum* na África, na Ásia e na América do Sul (Figura 36.4). Hipóteses formuladas a respeito de mecanismos responsáveis pela resistência à cloroquina baseiam-se no achado de que plasmódios resistentes à cloroquina acumulam menor quantidade do fármaco no interior dos vacúolos alimentares que plasmódios a ele sensíveis. No vacúolo alimentar, o parasito produz aminoácidos protônicos à medida que degrada a hemoglobina. Esses aminoácidos protônicos abandonam o lisossomo por meio de uma proteína transmembrana, denominada PfCRT, codificada por *pfcrt* no cromossomo 7 do *P. falciparum*. Várias mutações de PfCRT associaram-se à resistência à cloroquina; a substituição de lisina por treonina na posição 76 (K76T), por exemplo, está altamente correlacionada com resistência à cloroquina. Essa PfCRT mutante provavelmente bombeia cloroquina pro-

tônica para fora do vacúolo alimentar. Essa ação alterada da bomba também pode ser prejudicial ao parasito, talvez dada a exportação alterada de aminoácidos e/ou alterações do pH do vacúolo. Muitas cepas de *P. falciparum* com mutações do *pfcrt* apresentam uma segunda mutação no gene *pfmdr1* que codifica Pgh1, proteína de membrana do vacúolo alimentar envolvida na regulação do pH. Especulou-se que essa segunda mutação proporciona ação "corretiva" que possibilita que *P. falciparum* resistente à cloroquina continue a crescer na presença de mutação de *pfcrt*.

Na atualidade, cepas de *P. vivax* com sensibilidade diminuída à cloroquina estão sendo identificadas com frequência crescente em áreas de Papua-Nova Guiné, Indonésia e outras áreas focais da Oceania e da América do Sul, embora ainda não se tenha estabelecido o mecanismo exato dessa diminuição de sensibilidade à cloroquina nessas cepas. A despeito da preocupação relacionada com resistência crescente, cloroquina continua sendo o fármaco de escolha para tratamento da maioria dos indivíduos com malária causada por *P. vivax*, *P. ovale*, *P. malariae*, *P. knoelesi* e cepas de *P. falciparum* sensíveis à cloroquina. Além disso, pode ser utilizada de modo profilático na prevenção da malária causada por cepas sensíveis de plasmódios.

Quinina e quinidina

Quinina é alcaloide constituído por um anel quinolina ligado a um anel de quinuclidina por um carbinol secundário. Seu isômero óptico, *quinidina*, apresenta ações farmacológicas idênticas. Por semelhança estrutural com outras quinolinas antimaláricas, acredita-se que quinina ataque os plasmódios pelo mecanismo descrito. Constatou-se também que quinina intercala-se no DNA por ligação de hidrogênio, inibindo, assim, separação das fitas, transcrição e translação do DNA. O efeito global consiste em diminuição de crescimento e replicação da forma eritrocitária dos plasmódios. Quinina e quinidina têm sido utilizadas no tratamento de indivíduos com malária no estágio eritrocitário agudo, porém não são usadas de modo profilático. Administração de quinina pode causar *cinchonismo*, síndrome caracterizada por zumbido, surdez,

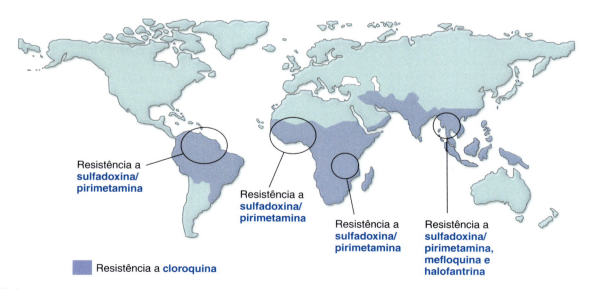

FIGURA 36.4 Distribuição geográfica do Plasmodium falciparum resistente a fármacos. Historicamente, a cloroquina foi o fármaco de escolha para profilaxia e tratamento de indivíduos com malária por *P. falciparum*. Infelizmente, hoje em dia, *P. falciparum* tornou-se resistente à cloroquina na maioria das áreas do mundo (*na cor azul*). Em muitas áreas, *P. falciparum* também é resistente a outros agentes antimaláricos, incluindo sulfadoxina-pirimetamina, mefloquina e halofantrina. (Halofantrina está associada a cardiotoxicidade potencialmente letal, portanto, é raramente utilizada.)

cefaleias, náuseas, vômitos e distúrbios visuais. Quinina e quinidina também podem prolongar o intervalo QT cardíaco (ver Capítulo 23).

Mefloquina

Mefloquina é composto quinolínico estruturalmente relacionado com outros agentes antimaláricos. Ao contrário de quinina, mefloquina não se liga ao DNA. O exato mecanismo de ação de mefloquina é desconhecido, embora pareça interromper a polimerização da hemozoína nos parasitos da malária intraeritrocitários. Mefloquina apresenta diversos efeitos adversos, incluindo náuseas, anormalidades da condução cardíaca (como bradicardia, prolongamento do intervalo QT e arritmias) e efeitos neuropsiquiátricos, a saber: sonhos vívidos/pesadelos, insônia, ansiedade, depressão, alucinações, convulsões e, raramente, psicose. Mecanismos responsáveis por esses efeitos adversos não são conhecidos. Mefloquina pode ser utilizada tanto terapêutica quanto profilaticamente. Foram relatadas cepas de *P. falciparum* resistentes tanto a cloroquina quanto a mefloquina em áreas do Sudeste Asiático.

Artemisinina

Artemisinina, oriunda da planta *Artemisia annua*, é utilizada na China (onde é conhecida como *qinghao*) há séculos no tratamento de indivíduos com febre. Agora, derivados da artemisinina se tornaram primeira opção para tratar indivíduos com malária causada por *Plasmodium falciparum* em muitas regiões do mundo. Esse composto é tanto uma lactona sesquiterpênica quanto um endoperóxido cíclico. Quando é ativada por ferro livre ou ligado ao grupo heme, forma um radical livre com centro de carbono (Figura 36.5). Esse radical livre tem a capacidade de alquilar muitas proteínas, assim como heme. O mecanismo de especificidade de artemisinina por eritrócitos infectados por plasmódios é desconhecido – as fontes potenciais da especificidade incluem demanda de artemisinina por heme para formar radicais livres e acúmulo preferencial de artemisinina em plasmódios. A ação farmacológica pode relacionar-se com a produção de radicais livres no vacúolo alimentar do parasito e subsequente inibição de PfATP6, Ca^{2+} ATPase do parasito que é ortóloga da bomba de cálcio SERCA de mamíferos (ver Capítulo 24). Administração de artemisinina e seus derivados (*artesunato*, *artemeter*, *di-hidroartemisinina*) associa-se a rápida diminuição no nível de parasitos da malária no sangue do indivíduo infectado e a rápida resolução dos sintomas em pacientes com malária no estágio eritrocitário. Ao contrário de outros antimaláricos, artemisininas afetam gametócitos do estágio sanguíneo e, assim, conseguem reduzir a transmissão de malária por um ser humano infectado. Artemisinina não é eficaz como agente profilático contra a malária.

Em decorrência de curta meia-vida das artemisininas e risco subsequente de recrudescência da malária, bem como para reduzir a probabilidade de resistência ao fármaco, a Organização Mundial da Saúde (OMS) enfaticamente recomenda que artemisininas não sejam prescritas como monoterapia. Artemisininas devem ser usadas como combinações fixas, geralmente uma artemisinina de ação rápida e um segundo agente com meia-vida mais longa (essa associação é denominada terapia combinada com artemisinina [TCA]). As combinações incluem artemeter-lumefantrina, artesunato-mefloquina, artesunato-amodiaquina e di-hidroartemisinina-piperazina. Existem formulações orais, parenterais e retais (supositório). A OMS recomenda, então, que TCA seja tratamento de primeira linha para malária causada por *P. falciparum* resistente à cloroquina. Em comparação com quinina, artesunato é superior e se acompanha de menor risco de morte, eliminação mais rápida do parasito e menor incidência de eventos adversos. Resistência *in vitro* a artemisinina tem sido associada a mutações na bomba de cálcio PfATP6 do parasito (ver anteriormente). Há relatos recentes de resistência a artemisinina em pacientes da Ásia.

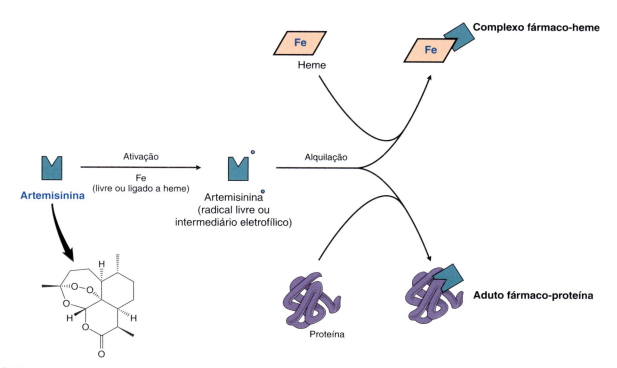

FIGURA 36.5 Mecanismo proposto de ação da artemisinina. Artemisinina é endoperóxido cíclico que forma radical livre após ativação pelo ferro (Fe). O mecanismo de ação de artemisinina não é conhecido com certeza, mas pode envolver alquilação de macromoléculas, como heme e proteínas, resultando na formação de adutos artemisinina-heme e artemisinina-proteína, que são tóxicos para os plasmódios. Um desses adutos envolve PfATP6, uma Ca^{2+}ATPase do parasito (*não ilustrada*).

No todo, artemisinina e seus derivados são mais bem tolerados que a maioria de outros agentes antimaláricos. Em animais de laboratório, a injeção intramuscular de formulações de base oleosa de artemisinina comprovadamente provoca neuropatia do tronco encefálico. Esse efeito potencialmente letal não foi observado em seres humanos, mas alguns estudos encontraram evidências sugestivas de que artemisininas podem estar associadas a comprometimento auditivo e outros efeitos neurotóxicos em seres humanos. Hipoglicemia ocorre menos frequentemente do que com terapia à base de quinina. Não se dispõe de dados de segurança durante a gravidez.

Inibidores do transporte de elétrons

Apesar de a cadeia de transporte de elétrons constituir característica ubíqua de células eucarióticas, foram desenvolvidos dois agentes que parecem interromper a cadeia de transporte de elétrons dos plasmódios. Essa seletividade deve-se a estruturas moleculares diferentes do mesmo alvo bioquímico, mais que à presença de via enzimática singular nos plasmódios (ver Capítulo 32).

Primaquina

Primaquina foi aprovada em 1952 para tratamento de malária. Como ataca formas hepáticas de malária causada por *P. vivax* e *P. ovale*, é utilizada para impedir a recrudescência dessas infecções e no momento atual constitui o único fármaco padrão disponível para esse uso. No caso de Sr. G, primaquina pode ser prescrita para eliminar formas hepáticas de sua malária e evitar a recorrência de seus sintomas. Primaquina interrompe acentuadamente os processos metabólicos das mitocôndrias dos plasmódios. A atividade antimalárica é provavelmente atribuível a *quinona*, metabólito de primaquina que interfere com a função de *ubiquinona* como transportador de elétrons na cadeia respiratória. Outro potencial mecanismo de ação envolve a capacidade de certos metabólitos de primaquina de provocar lesão oxidativa inespecífica das mitocôndrias dos plasmódios.

Primaquina é utilizada predominantemente para eliminar hipnozoítos hepáticos de indivíduos com malária causada por *P. vivax* ou *P. ovale*. As cepas de *P. vivax* exibem variabilidade intrínseca em sua suscetibilidade à primaquina. Por exemplo, a cepa Chesson, isolada pela primeira vez de um soldado norte-americano em Papua-Nova Guiné, na década de 1940, é menos sensível a primaquina que outras cepas. Por causa dessa variabilidade, recomenda-se, hoje em dia, dose aumentada de primaquina (em comparação com a dose mais comumente administrada) como tratamento padrão. Primaquina também pode ser utilizada como agente profilático.

Indivíduos com *deficiência de glicose-6-fosfato desidrogenase* (G6PD) têm limitada capacidade de proteger seus eritrócitos contra lesão oxidativa. G6PD é necessária para reduzir NADP$^+$ a NADPH, que converte *glutationa* oxidada em glutationa reduzida. Glutationa reduzida protege os eritrócitos ao catalisar a degradação de compostos oxidantes tóxicos. A administração de primaquina provoca estresse oxidativo significativo, devido à formação de numerosos compostos oxidados. Em consequência, primaquina pode induzir *hemólise* maciça e potencialmente fatal em indivíduos com deficiência de G6PD. Por conseguinte, primaquina nunca deve ser administrada a indivíduo sem antes confirmar a presença de atividade adequada de G6PD em seus eritrócitos. *Primaquina nunca deve ser administrada a mulheres grávidas*, uma vez que atravessa a placenta e pode induzir hemólise fatal nos eritrócitos fetais, independentemente do estado da G6PD materna. Primaquina

também pode causar distúrbios gastrintestinais, metemoglobinemia, neutropenia, hipertensão, arritmias e sintomas neurológicos.

Atovaquona

Atovaquona é análogo estrutural de ubiquinona, proteína móvel na cadeia de transporte de elétrons. Sob condições fisiológicas, a transferência de dois elétrons da ubiquinona reduzida para o complexo do citocromo bc_1 oxida a ubiquinona (Figura 36.3). Atovaquona inibe a interação entre ubiquinona reduzida e complexo do citocromo bc_1 e interrompe, portanto, o transporte de elétrons. Como plasmódios dependem da cadeia de transporte de elétrons para regenerar a di-hidro-orotato redutase oxidada, o tratamento com atovaquona interrompe a síntese de pirimidinas e, por conseguinte, impede a replicação do DNA dos plasmódios. É provável que a inibição da cadeia de transporte de elétrons também comprometa outras etapas no metabolismo intermediário que dependem do ciclo de oxidação/redução de proteínas.

O complexo do citocromo bc_1 é característica ubíqua dos organismos eucarióticos. A seletividade de atovaquona por plasmódios baseia-se, provavelmente, em diferenças nas sequências de aminoácidos entre regiões de ligação ubiquinona-citocromo bc_1 de seres humanos e plasmódios. Atovaquona inibe a atividade do citocromo bc_1 de plasmódios com seletividade aproximadamente 100 vezes maior em comparação com a forma humana da proteína. Todavia, essa seletividade é facilmente rompida; mutação única e pontual no complexo do citocromo bc_1 pode tornar plasmódios resistentes a atovaquona. Por esse motivo, atovaquona não é utilizada em monoterapia. Atovaquona pode ser coadministrada com *doxiciclina*, inibidor de síntese proteica, ou com *proguanil*, inibidor de di-hidrofolato redutase (associação em dose fixa; ver discussão adiante). Proguanil e atovaquona são sinérgicos em sua atividade antimalárica. É interessante assinalar que esse sinergismo pode não estar relacionado com a ação de proguanil como antifolato, uma vez que outros inibidores da di-hidrofolato redutase não apresentam efeitos sinérgicos com atovaquona. Na verdade, quando administrado com atovaquona, proguanil pode atuar como agente de desacoplamento nas membranas mitocondriais, aumentando, assim, a despolarização mitocondrial mediada pela atovaquona.

Em geral, atovaquona é bem tolerada; seu uso está associado a baixa incidência de efeitos adversos gastrintestinais e ocorrência ocasional de exantema. Associada a segundo agente antimalárico, atovaquona pode ser utilizada terapêutica e profilaticamente.

Inibidores da translação

Doxiciclina, tetraciclina e clindamicina

Agentes que interrompem síntese de proteínas dos parasitos incluem *doxiciclina*, *tetraciclina* e *clindamicina*. Doxiciclina é isômero estrutural de tetraciclina e é produzida de modo semissintético a partir de oxitetraciclina ou metaciclina. Doxiciclina inibe a síntese de proteínas do parasito por sua ligação à subunidade ribossômica 30S, bloqueando, assim, a ligação de amino-acil tRNA a mRNA (ver Capítulo 33). Em decorrência de sua elevada lipofilia, doxiciclina penetra bem nos tecidos corporais, apresenta grande volume de distribuição e sofre reabsorção em túbulos renais e trato gastrintestinal, resultando em meia-vida longa. Com biodisponibilidade oral e meia-vida longa, doxiciclina é fármaco útil (em combinação com artesunato ou quinina) para tratamento de indivíduos infectados por

P. falciparum resistente à cloroquina. Doxiciclina não deve ser utilizada como agente antimalárico isolado. Seus efeitos adversos consistem em fotossensibilidade cutânea, despigmentação dos dentes em crianças e candidíase vaginal. Efeitos gastrintestinais (incluindo náuseas, diarreia e dispepsia) costumam ser leves, embora raramente possa ocorrer ulceração esofágica.

Tetraciclina e doxiciclina apresentam perfis farmacológicos semelhantes; todavia, mas tetraciclina deve ser tomada 4 vezes/dia. Tetraciclina pode ser associada a quinina para tratamento de malária resistente a cloroquina; entretanto, seu uso não é recomendado como quimioprofilático de malária.

Clindamicina inibe síntese de proteínas por sua ligação à subunidade ribossômica 50S (ver Capítulo 33). Pode ser combinada a artesunato ou quinina no tratamento de indivíduos com malária, quando o uso de tetraciclina ou doxiciclina for contraindicado (p. ex., em mulheres grávidas ou em crianças com menos de 8 anos de idade). Em geral, clindamicina é bem tolerada, particularmente em crianças; seu principal efeito adverso consiste em risco aumentado de diarreia associada a antibióticos e colite causada por *Clostridium difficile*. Clindamicina não é utilizada como quimioprofilático de malária.

Inibidores do metabolismo do folato

Ácido fólico é vitamina envolvida na transferência de unidades de um carbono em várias vias de biossíntese, incluindo a dos precursores de DNA e RNA e certos aminoácidos (ver Capítulo 32). Em seres humanos, folato é vitamina essencial, que precisa ser ingerida na dieta. Em parasitos e bactérias, folato é sintetizado *de novo*, proporcionando alvo útil para a ação farmacológica seletiva. A inibição do metabolismo do folato pode resultar em tratamento bem-sucedido de infecções parasitárias. No contexto da malária, antifolatos atuam contra isoformas de di-hidropteroato sintetase e di-hidrofolato redutase específicas dos parasitos. Terapia de combinação inclui sulfonamida e pirimetamina. Dispõe-se de duas formulações antimaláricas, *sulfadoxina-pirimetamina* e a menos usada *sulfaleno-pirimetamina*.

Sulfadoxina-pirimetamina

Sulfadoxina é análogo de ácido para-aminobenzoico (PABA), que inibe competitivamente a di-hidropteroato sintetase dos parasitos, enzima essencial na via de síntese de ácido fólico. *Pirimetamina* é análogo do folato que inibe competitivamente a di-hidrofolato redutase dos parasitos, enzima que converte di-hidrofolato em tetra-hidrofolato (Figuras 32.6 e 32.7). Em combinação, sulfadoxina e pirimetamina atuam de modo sinérgico, inibindo o crescimento dos parasitos da malária.

Combinações de sulfadoxina-pirimetamina são altamente eficazes contra estágios esquizontes sanguíneos do *P. falciparum*, mas não contra gametócitos, sendo menos efetivas contra outras espécies de malária. Ambos os fármacos ligam-se altamente às proteínas, resultando em meias-vidas de eliminação prolongadas. A meia-vida longa da combinação exerce pressão seletiva para desenvolvimento de resistência a fármacos em áreas com elevado nível de transmissão de malária, de modo que a resistência crescente a essa combinação a tornou não efetiva para tratamento e profilaxia em muitas partes do mundo (Figura 36.4).

Indivíduos infectados por estirpes sensíveis de malária podem ser tratados com sulfadoxina-pirimetamina em dose única conveniente. As reações medicamentosas mais graves envolvem hipersensibilidade ao componente sulfonamida da combinação. Foram relatadas reações cutâneas graves, como síndrome de Stevens-Johnson ou eritema multiforme, porém sua incidência é rara após terapia de dose única para malária. Efeitos hematológicos adversos incluem anemia megaloblástica, leucopenia e trombocitopenia. Sulfadoxina-pirimetamina não é utilizada como agente quimioprofilático contra malária.

Proguanil

Proguanil é derivado de pirimidina e, como ela, é inibidor de di-hidrofolato redutase. Proguanil atua contra formas hepáticas pré-eritrocitárias de *P. falciparum* e *P. vivax*. Proguanil tem sido usado para profilaxia em associação com cloroquina em áreas do mundo em que a resistência à cloroquina não é disseminada. Todavia, outros agentes profiláticos são significativamente mais efetivos, e essa combinação não é recomendada. Proguanil também pode ser utilizado em combinação sinérgica com atovaquona em tratamento e prevenção de malária (discutido anteriormente). Em geral, proguanil é bem tolerado, porém tem sido associado a ulcerações orais, pancitopenia, trombocitopenia e granulocitopenia.

Resistência a agentes antimaláricos

Resistência a agentes antimaláricos representa sério problema de saúde pública e significativa barreira ao tratamento eficaz de indivíduos com malária. Em associação a colapso de efetivos esforços preventivos, ausência de poder político e fatores socioeconômicos, o declínio da eficácia dos fármacos antimaláricos tem contribuído significativamente para a crescente carga de morbidade e mortalidade de malária no mundo inteiro.

Após sua introdução em 1946, cloroquina passou a constituir a terapia padrão para tratamento de indivíduos com malária por muitos anos. Resistência à cloroquina foi relatada pela primeira vez na década de 1950, e, desde então, aumentou constantemente. Na atualidade, resistência tem sido relatada em todas as partes do mundo, exceto na ilha de Hispaniola e em partes focais da América Central, da América do Sul e da Ásia. Recentemente, foi detectado no Haiti o haplotipo de *P. falciparum* resistente à cloroquina, mas ainda não há notificação de resistência clínica. O risco de falha terapêutica com cloroquina é de mais de 60% em algumas áreas da África subsaariana e acima de 80% no Sudeste Asiático. A mortalidade infantil duplicou na África oriental e na África do Sul nas décadas de 1980 e 1990, quando houve aumento da resistência à cloroquina e à sulfadoxina-pirimetamina. Resistência à cloroquina foi associada à duplicação global da mortalidade infantil por malária, com aumentos de até 11 vezes em certas áreas. De modo similar, resistência de *P. vivax* à cloroquina, desconhecida até 1989, tornou-se atualmente endêmica em Indonésia e Papua-Nova Guiné. Surgiram também relatos de *P. vivax* resistente à cloroquina na América do Sul, no Brasil, em Mianmar e na Índia.

Foi relatada resistência à sulfadoxina-pirimetamina após sua introdução em 1971, como terapia de segunda linha para tratamento de indivíduos infectados por *P. falciparum* resistente à cloroquina. Resistência à sulfadoxina-pirimetamina foi inicialmente relatada no Sudeste Asiático; todavia, na atualidade, tornou-se relativamente disseminada na América do Sul e prevalente na África.

Foram observadas cepas de *P. falciparum* resistentes à mefloquina no Sudeste Asiático após a introdução disseminada desse fármaco na década de 1980. Resistência à mefloquina ainda não está mais amplamente disseminada, em grande parte, como consequência do fato de que esse fármaco não é, hoje em dia, utilizado de modo rotineiro no tratamento de indivíduos com malária.

Em 2008, foram descritas no Camboja cepas de *P. falciparum* com resistência relativa à artemisinina.

Muitos fatores contribuem para desenvolvimento de resistência a fármacos nos parasitos da malária, incluindo uso inapropriado e/ou não supervisionado dos fármacos, disponibilidade inconsistente dos fármacos, pouca adesão dos pacientes a esquemas de tratamento, em decorrência de efeitos adversos e outros fatores, qualidade inconsistente na fabricação dos fármacos, presença de medicamentos falsificados e custos proibitivos. Terapia de combinação para reduzir desenvolvimento de resistência constitui estratégia que vem sendo empregada há muito tempo no tratamento de pacientes com tuberculose, hanseníase e infecção pelo HIV, e essa abordagem também é fortemente recomendada para tratamento de indivíduos com malária. A OMS exigiu interrupção de produção de todos os produtos contendo apenas artemisinina e solicitou produção apenas de combinações fixas de dois fármacos, contendo artemisinina. Embora artemisininas de rápida ação possam reduzir a carga de parasitos por um fator de 10^4 a cada ciclo de tratamento, resultando em rápida eliminação dos parasitos da corrente sanguínea, a meia-vida curta desses fármacos favorece a possibilidade de recrudescência de infecção e risco de pressão seletiva para resistência ao fármaco. Para superar esses riscos, a OMS recomenda a combinação de uma artemisinina com um agente esquizonticida sanguíneo de eliminação lenta.

▶ Outros protozoários

Além do plasmódio, outros protozoários de importância médica incluem a *Entamoeba histolytica*, microrganismo responsável por amebíase; *Giardia lamblia*, microrganismo causador de giardíase; *Cryptosporidium hominis/parvum*, indutor de criptosporidiose; *Trypanosoma brucei rhodesiense* e *T. b. gambiense*, agentes etiológicos da doença do sono africana; *Trypanosoma cruzi*, causador da doença de Chagas; e *Leishmania* spp., agentes da leishmaniose. Como *E. histolytica* é mais bem conhecida, a seção de fisiologia mais adiante abordará esse parasito; entretanto, a seção de farmacologia inclui não apenas agentes efetivos contra a amebíase, mas também aqueles que o são contra doença do sono africana, doença de Chagas e leishmaniose.

Fisiologia de protozoários intestinais

Entamoeba dispar e *E. histolytica,* protozoários entéricos, são morfologicamente indistinguíveis, embora essas duas espécies possam ser diferenciadas com uso de anticorpos monoclonais específicos. *E. dispar* não provoca doença invasiva (*i. e.*, não compromete o epitélio intestinal), enquanto *E. histolytica* pode causar estado de portador assintomático, colite invasiva ou as denominadas *infecções metastáticas* (usualmente abscessos hepáticos).

Cerca de 5 a 10% dos indivíduos que vivem na pobreza em países em desenvolvimento apresentam evidências sorológicas de infecção anterior por *E. histolytica*. Estima-se que 50 milhões de casos de disenteria sejam causados por *E. histolytica* anualmente, resultando em 40 mil a 100 mil mortes. Como a mulher de Sr. S compartilhou com ele alimentos e água, é provável que também esteja infectada por *E. histolytica*. Por motivos incertos, ela excretou *E. histolytica* de modo assintomático, enquanto seu marido desenvolveu doença invasiva.

Ciclo de vida de Entamoeba histolytica

Ocorre infecção colônica por *E. histolytica* em consequência da ingestão de cistos por via fecal-oral, como, por exemplo, com ingestão de água contaminada. A ocorrência ou não de invasão intestinal pode ser função de número de cistos ingeridos, cepa do parasito, motilidade do trato gastrintestinal do hospedeiro e presença de bactérias entéricas apropriadas que servem de nutrição para as amebas. Ocorre doença quando trofozoítos ativos invadem o epitélio intestinal, podendo ocorrer disseminação secundária para o fígado através da circulação porta (Figura 36.6). Como o próprio nome indica, *E. histolytica* provoca lise e destruição do tecido humano. Geralmente, trofozoítos multiplicam-se superficialmente à muscular da mucosa do intestino e disseminam-se lateralmente. Também podem penetrar mais profundamente, por vezes perfurando a parede intestinal, com disseminação local. A disseminação para o fígado também é comum. No caso de Sr. S, a tomografia computadorizada revelou comprometimento do fígado, com formação de abscesso.

E. histolytica existe em duas formas: *cisto* inativo, porém infectante, e *trofozoíto* ativo. Cistos são ingeridos em água ou alimentos contaminados. Perda do encistamento ocorre no intestino delgado, onde trofozoítos amadurecem. O trofozoíto é

CASO 3

Sr. S, jornalista norte-americano de 29 anos de idade, voltou de uma viagem feita ao Sudeste Asiático. Sentiu-se bem disposto nas primeiras 5 semanas de seu retorno, mas começou, então, a apresentar diarreia leve, dor abdominal e mal-estar. Não atribuiu os sintomas à viagem, visto que estes surgiram bem depois. Além disso, sua mulher consumiu os mesmos alimentos e água durante a viagem, e encontrava-se bem. Por esse motivo, Sr. S ignorou os sintomas por 1 semana, mas acabou procurando seu médico ao perceber que o incômodo não cedeu espontaneamente. O exame físico revelou hipersensibilidade no quadrante superior direito do abdome. O exame de sangue mostrou níveis elevados de enzimas hepáticas, e a tomografia computadorizada revelou abscesso hepático. O exame de fezes foi positivo para heme e cistos de *E. histolytica*. O médico prescreveu metronidazol por 10 dias e, na sequência, paromomicina por mais 1 semana. Os exames de imagem confirmaram a regressão do abscesso hepático de Sr. S.

💡 Questões

6. Por que a mulher de Sr. S está assintomática?
7. Quais as complicações potenciais da doença de Sr. S, caso não seja tratada?
8. Por que Sr. S passou a tomar paromomicina após o tratamento com metronidazol?

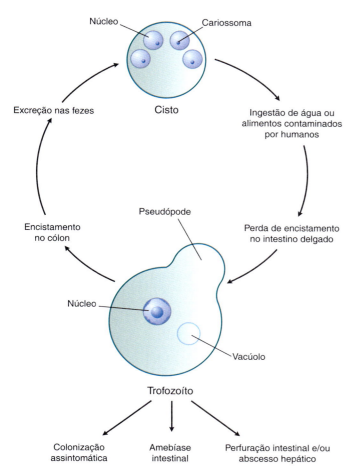

FIGURA 36.6 Manifestações de amebíase. A ingestão de cistos de *Entamoeba histolytica* pode resultar em vários desfechos clínicos diferentes, incluindo desde excreção assintomática dos cistos até desenvolvimento de doença invasiva. Ocorre infecção assintomática quando os cistos ingeridos perdem o encistamento (amadurecimento) no intestino delgado, mas não invadem a mucosa intestinal. Esses trofozoítos, então, sofrem encistamento no cólon e são eliminados nas fezes. Ocorre doença invasiva quando trofozoítos ativos invadem o epitélio intestinal. Essa invasão pode resultar em colonização assintomática, amebíase intestinal (disenteria amebiana) – caracterizada por diarreia e cólicas abdominais – ou perfuração intestinal. Disseminação da infecção pela veia porta pode causar abscessos hepáticos.

capaz de invadir os tecidos do hospedeiro. No corpo humano, trofozoítos movem-se com uso de pseudópodes e ingerem bactérias, outros protozoários e eritrócitos do hospedeiro. O trofozoíto pode converter-se em forma de cisto binucleado, que amadurece, produzindo cisto tetranucleado que migra pelo cólon, mas não tem capacidade de invadir a mucosa (Figura 36.6).

Sintomas de amebíase variam desde diarreia e cólica abdominal até disenteria fulminante e formação de abscesso hepático. Menos de 40% dos indivíduos com disenteria amebiana apresentam febre, e o exame microscópico das fezes revela, em geral, poucos neutrófilos. Sinais e sintomas surgem alguns dias a 1 ano após a exposição ou nunca aparecem. As manifestações clínicas de Sr. S surgiram cerca de 1 mês após a exposição, fazendo com que ele não as conectasse com sua viagem.

Vias de fermentação

E. histolytica e outros parasitos do lúmen intestinal formam grupo diverso de eucariotas com novas adaptações em seus nichos anaeróbicos. *E. histolytica*, por exemplo, não apresenta *enzimas de fermentação* (desidrogenase láctica e piruvato descarboxilase) existentes em leveduras e outros eucariotas. Amebas também não apresentam enzimas de fosforilação oxidativa, ciclo de Krebs e piruvato desidrogenase. Na verdade, as amebas (e muitos microrganismos anaeróbios) utilizam novas enzimas para prover fonte de elétrons para transferências que impulsionam o metabolismo.

Amebas são fermentadores obrigatórios de glicose a etanol (Figura 36.7).

Muitas dessas enzimas de fermentação, ausentes em seres humanos, leveduras e maioria das eubactérias, contêm um conjunto de complexos de ferro-enxofre, denominados *ferredoxinas*, que transferem elétrons em condições acentuadamente redutoras (anaeróbicas). Essa atividade contrasta com as de heme e citocromos, que utilizam centros de ferro para transferência de elétrons em condições oxidantes (aeróbicas). Piruvato-ferredoxina óxido redutase (*PFOR*), que contém um único domínio de ferredoxina, catalisa a descarboxilação do piruvato a acetil CoA, com produção de CO_2. A atividade de PFOR também produz ferredoxina reduzida, que pode reduzir prótons para formar gás hidrogênio, ou reduzir $NADP^+$ a NADPH. Acetil CoA é reduzida a etanol pela álcool desidrogenase E (ADHE), com recuperação de dois cofatores NAD^+. Bactérias anaeróbias (p. ex., *Helicobacter* spp. e *Clostridium* spp.) expressam PFOR, ferredoxinas e ADHE semelhantes às dos protozoários intestinais. Com efeito, análises filogenéticas sugerem que a maioria dos genes que codificam enzimas de fermentação dos parasitos e muitos dos genes que codificam enzimas parasitárias envolvidas no metabolismo energético foram lateralmente transferidos a partir de bactérias anaeróbias. Embora a transferência lateral de genes seja muito frequente entre bactérias, ela é extremamente rara entre bactérias e eucariotas superiores, que (com exceção de parasitos como *E. histolytica* que compartilha nichos ambientais com bactérias) mantêm seus gametas em ambiente estéril.

Farmacologia de agentes antiprotozoários

Metronidazol

Metronidazol é inativo até ser reduzido no hospedeiro ou em células microbianas que têm grande potencial redox negativo; esses potenciais redox são encontrados em muitos parasitos intestinais anaeróbicos ou microaerofílicos. Pode ocorrer ativação por interação com ferredoxina reduzida ou com nitrorredutases específicas (Figura 36.7). Metronidazol ativado forma compostos citotóxicos reduzidos, que se ligam a proteínas, membranas e DNA em células-alvo, causando lesão grave.

Sensibilidade ao metronidazol está diretamente relacionada com a presença de atividade da PFOR. A maioria de eucariotas e eubactérias carece de PFOR e, por conseguinte, é incapaz de ativar o metronidazol. Todavia, em tecidos pouco oxigenados, como abscessos, metronidazol pode ser ativado. Como PFOR é expressa em protozoários, porém não tem nenhum equivalente no sistema de mamíferos, o fármaco é seletivamente tóxico para amebas e microrganismos anaeróbios.

Uso disseminado de metronidazol levou ao desenvolvimento de resistência no *Helicobacter pylori*, causa bacteriana comum de gastrite e úlceras pépticas (ver Capítulo 46). Essa resistência deve-se à mutação nula no gene *rdxA*, que codifica NADPH nitrorredutase insensível a oxigênio. Foi também observada resistência de baixo nível ao metronidazol em vários

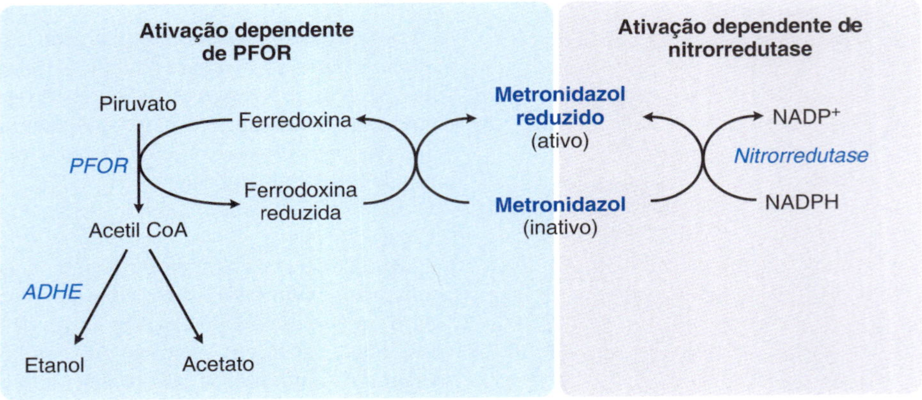

FIGURA 36.7 Enzimas de fermentação de microrganismos anaeróbios e mecanismos de ativação de metronidazol. Microrganismos anaeróbios metabolizam piruvato a acetil CoA; essa conversão é catalisada pela enzima piruvato-ferredoxina-oxido redutase (PFOR). A seguir, acetil CoA é hidrolisada a acetato ou oxidada a etanol pela álcool desidrogenase E (ADHE). Metronidazol é profármaco; contém um grupo nitro que deve ser reduzido para que o fármaco se torne ativo. Metronidazol reduzido mostra-se altamente efetivo contra microrganismos anaeróbios, provavelmente por causa da formação de intermediários citotóxicos, que provocam lesão de DNA, proteínas e membranas. Dois aspectos do metabolismo anaeróbico proporcionam oportunidades para redução seletiva do grupo nitro. Em primeiro lugar, a reação catalisada por PFOR resulta em redução da ferredoxina; a seguir, ferredoxina reduzida pode transferir seus elétrons a metronidazol, resultando em metronidazol reduzido (ativo) e ferredoxina reoxidada. Em segundo lugar, muitos microrganismos anaeróbios expressam enzimas nitrorredutases, que reduzem seletivamente metronidazol e, nesse processo, oxidam NADPH a NADP$^+$.

protozoários anaeróbios, incluindo tricomonas (em decorrência da expressão diminuída de ferrodoxina), giárdias (causada por diminuição de atividade de PFOR e permeabilidade ao fármaco) e amebas (consequência da expressão aumentada da *superóxido dismutase*). Entretanto, a resistência a metronidazol entre parasitos intestinais ainda não se tornou clinicamente importante.

Há três explicações para o desenvolvimento lento de resistência a metronidazol entre parasitos entéricos. Em primeiro lugar, parasitos luminais são, em geral, diploides, de modo que a ocorrência de uma única mutação geralmente não confere resistência. Isso contrasta com o caso de bactérias haploides e certos estágios haploides de *P. falciparum,* nos quais resistência desenvolve-se mais rapidamente. Em segundo lugar, parasitos intestinais têm poucas alternativas metabólicas para a atividade da PFOR. Em terceiro lugar, metronidazol é hidrofílico, de modo que a hiperexpressão ou a modificação da glicoproteína P, que confere resistência a fármacos hidrofóbicos, não aumenta o efluxo de metronidazol.

Efeitos adversos de metronidazol consistem em desconforto gastrintestinal, cefaleias, neuropatia ocasional, gosto metálico e náuseas. Metronidazol também provoca náuseas e rubor quando tomado concomitantemente com álcool (produzindo o denominado *efeito semelhante ao dissulfiram,* causado pela inibição do metabolismo do etanol). Mostra-se ativo contra trofozoítos da *E. histolytica* nos tecidos, porém exibe muito menos atividade contra amebas intraluminais (provavelmente, em grande parte, dada a extensa absorção do fármaco no trato gastrintestinal superior, resultando em baixa concentração na luz do cólon, onde vivem as amebas). Por conseguinte, indivíduos com amebíase invasiva geralmente são tratados em primeiro lugar com metronidazol (para erradicar trofozoítos que invadem ativamente os tecidos do hospedeiro) e, a seguir, com um segundo fármaco apresentando maior atividade intraluminal, como *iodoquinol* ou *paromomicina*. Esses dois últimos agentes matam amebas mediante mecanismos desconhecidos, mas são pouco absorvidos do trato gastrintestinal e alcançam, portanto, altas concentrações no lúmen do cólon.

Tinidazol

Tinidazol, nitroimidazol de segunda geração relacionado com metronidazol, é também efetivo contra diversos protozoários, sendo licenciado para tratamento de giardíase, amebíase e tricomoníase vaginal. Seu mecanismo de ação não está bem esclarecido, porém se acredita que seja semelhante ao de metronidazol e relacionado com a geração de radicais livres citotóxicos. Um benefício particular de tinidazol é ter duração de ciclo terapêutico mais curta que a de metronidazol. Tinidazol é mais bem tolerado que metronidazol, porém é ineficaz como agente luminicida para tratamento de infecções por amebas. Seus efeitos adversos são raros e discretos, consistindo em desconforto gastrintestinal e desenvolvimento ocasional de gosto metálico na boca. Tinidazol não é recomendado durante primeiro trimestre de gravidez e aleitamento, bem como para crianças com menos de 3 anos de idade.

Nitazoxanida

Nitazoxanida é derivado nitrotiazolil-salicilamida estruturalmente relacionado com metronidazol. Apresenta amplo espectro de ação, incluindo atividade contra protozoários, bactérias anaeróbias e helmintos (Figura 36.7). Nos EUA, foi aprovada para uso em crianças com giardíase e em adultos e crianças com criptosporidiose. Como análogo estrutural de pirofosfato de tiamina, nitazoxanida inibe PFOR, que converte piruvato em acetil CoA em protozoários e bactérias anaeróbias. Seu mecanismo de ação contra helmintos não está bem esclarecido. Após administração oral, nitazoxanida é rapidamente hidrolisada ao metabólito ativo, tizoxanida. O metabólito ativo é excretado em urina, bile e fezes. Em geral, nitazoxanida é bem tolerada, com poucos efeitos adversos relatados.

Outros agentes antiprotozoários

Pentamidina pode ser utilizada no estágio inicial do tratamento de tripanossomíase africana (doença do sono africana), causada por *Trypanosoma brucei gambiense* e certas cepas de *T. b. rhodesiense*. Tripanossomíase de estágio inicial é definida como doença que não acomete o sistema nervoso central (SNC). Pentamidina inibe a síntese de DNA, RNA, proteínas e fosfolipídios. O fármaco apresenta alta afinidade pelo DNA em cinetoplastos (organela que contém DNA em certos protozoários) e suprime replicação e função de cinetoplastos. Protozoários que contêm cinetoplastos incluem *Trypanosoma* e *Leishmania* spp. Pentamidina também pode inibir a *di-hidrofolato redutase*. Algumas cepas de *Trypanosoma* apresentam sistema de captação de alta afinidade para o fármaco, contribuindo para sua seletividade. Pentamidina pode provocar fadiga, tontura, hipotensão, pancreatite e lesão renal. Na atualidade, pentamidina é utilizada mais comumente como tratamento de segunda linha de indivíduos com *pneumonia por Pneumocystis jiroveci* (*P. carinii*) (PPC), infecção comum que acomete pacientes com AIDS.

Suramina é outro fármaco utilizado para tratar indivíduos com tripanossomíase africana de estágio inicial. Interage com muitas macromoléculas e inibe numerosas enzimas, incluindo as envolvidas no metabolismo energético (p. ex., glicerol fosfato desidrogenase). Inibe também a RNA polimerase e, por conseguinte, interfere na replicação dos parasitos. Suramina pode causar prurido, parestesias, vômitos e náuseas. A base bioquímica da seletividade relativa de suramina para tripanossomíase africana não está bem elucidada.

Melarsoprol é empregado como fármaco de primeira linha no tratamento de indivíduos com tripanossomíase africana de estágio avançado (*i. e.*, doença que compromete o SNC). Melarsoprol foi desenvolvido pela conjugação do quelante de metais pesados, dimercaptopropanol, com arsênio trivalente do óxido de melarseno. O fármaco é insolúvel em água e deve ser dissolvido em propilenoglicol. Tripanossomos sanguíneos carecem de ciclo funcional do ácido tricarboxílico e dependem totalmente da glicólise para produção de ATP. Melarsoprol inibe a piruvato quinase dos tripanossomos, com consequente inibição da glicólise e diminuição da produção de ATP. Os tripanossomos afetados perdem rapidamente sua motilidade e sofrem lise. Melarsoprol também inibe a captação de adenina e adenosina por transportadores dos tripanossomos. As células dos mamíferos são menos permeáveis ao fármaco que os tripanossomos, e parte da seletividade do melarsoprol baseia-se nessa menor permeabilidade. Infelizmente, melarsoprol ainda é muito tóxico para seres humanos (taxa de mortalidade de 4 a 6%). Melarsoprol é administrado por via intravenosa e pode causar flebite grave. É também corrosivo para plásticos, o que limita seu armazenamento e opções de administração. Além disso, 5 a 10% dos pacientes com tripanossomíase africana de estágio avançado desenvolvem inflamação intensa do cérebro após administração de melarsoprol ("*encefalopatia reativa*").

Essa complicação se associa a taxa de mortalidade de mais de 50%. Administração concomitante de corticosteroides diminui a probabilidade de encefalopatia reativa. Polineuropatia após administração de melarsoprol também é comum (10%) e pode ser reduzida pela administração concomitante de tiamina.

Eflornitina (α-difluorometilornitina) constitui alternativa muito menos tóxica a melarsoprol no tratamento de pacientes com tripanossomíase africana causada por *T. b. gambiense* (doença do sono da África ocidental). Eflornitina mostra-se altamente efetiva contra estágios inicial e avançado da doença do sono africana ocidental, mas não contra a tripanossomíase africana oriental (causada por *T. b. rhodesiense*). Eflornitina é inibidor seletivo e irreversível da *ornitina descarboxilase* e, por conseguinte, da síntese de poliaminas. Ornitina descarboxilase converte ornitina em putrescina; trata-se de etapa limitante de velocidade na síntese de putrescina e das poliaminas espermina e espermidina. Poliaminas estão envolvidas em síntese de ácidos nucleicos e regulação da síntese de proteínas. *T. b. gambiense* é suscetível a eflornitina, possivelmente por causa da renovação lenta de ornitina descarboxilase nesses parasitos; *T. b. rhodesiense* apresenta maior taxa de renovação (como as células humanas) e é menos sensível.

Nifurtimox é utilizado no tratamento de tripanossomíase americana (doença de Chagas), causada por *Trypanosoma cruzi*. O fármaco sofre redução e produz radicais de oxigênio tóxicos intracelulares no parasito. Forma inicialmente intermediários reduzidos, como radicais nitro ânion, os quais podem, então, ser reoxidados e, no processo, produzir ânions *superóxido* que reagem com água para originar peróxido de hidrogênio citotóxico. Alguns parasitos, como tripanossomos, carecem de *catalase* e outras enzimas capazes de degradar peróxido de hidrogênio. Por conseguinte, esses parasitos são sensíveis à toxicidade de fármacos nitroaromáticos. As células dos mamíferos são protegidas, dado seu complemento de enzimas antioxidantes, como catalase, glutationa peroxidase e superóxido dismutase. Nifurtimox pode provocar anorexia, vômitos, perda da memória, transtornos do sono e convulsões.

Estibogliconato de sódio e *antimoniato de meglumina* são utilizados para tratar leishmaniose, causada por parasitos do gênero *Leishmania*. Esses fármacos contêm antimônio pentavalente e atuam por mecanismo desconhecido. Postula-se que esses agentes inibam via glicolítica e oxidação de ácidos graxos, dois processos cruciais para o metabolismo intermediário. Antimônio pentavalente também pode ter muitos efeitos inespecíficos, como modificação de grupos sulfidrila. Esses fármacos podem causar supressão de medula óssea, prolongamento de intervalo QT, pancreatite e exantema cutâneo.

 CASO 4

Thumbi é um menino que gosta de pescar no rio próximo a sua aldeia, na República Democrática do Congo. Aos 13 anos de idade, emigrou com a família para os EUA. Pouco tempo depois, começou a coçar vigorosamente os braços e as pernas. Seis meses depois, a mãe o levou a um dermatologista. O exame físico revelou exantema macular e papular, com escoriações em braços e pernas, além de alguns nódulos subcutâneos. A análise do sangue periférico mostrou a existência de eosinofilia de alto grau. Efetuou-se excisão de um nódulo, que, examinado por patologista, estabeleceu o diagnóstico. Thumbi começou o tratamento com ivermectina, porém retornou no dia seguinte em estado febril, sentindo mais coceira que antes.

 Questões

9. O que o patologista observou no nódulo subcutâneo?
10. Por que Thumbi se sentiu pior imediatamente após o tratamento com ivermectina?

Resistência de leishmânias a agentes antimoniais está sendo reconhecida com frequência crescente, particularmente no sul da Ásia. Agentes alternativos incluem *anfotericina* e *miltefosina*. O mecanismo de ação de miltefosina é desconhecido. Trata-se de análogo sintético de éter fosfolipídio, quimicamente semelhante a fosfolipídios naturais existentes em membranas celulares. Foi constatado que miltefosina apresenta atividade antineoplásica, imunomoduladora e antiprotozoária. Presume-se que os efeitos citostáticos e citotóxicos da miltefosina sejam produzidos por inibição de sistemas enzimáticos associados a membranas plasmáticas (como proteinoquinase C) e da biossíntese de fosfatidilcolina. Miltefosina também pode inibir respostas induzidas pelo fator de ativação das plaquetas e formação de fosfato de inositol. Efeitos imunomoduladores de miltefosina incluem ativação de células T, produção de interferona-gama nas células mononucleares periféricas e aumento da expressão do receptor de interleucina-2 e HLA-DR. O fármaco pode ser administrado por via oral e utilizado no tratamento de pacientes com leishmaniose visceral.

► Helmintos

Helmintos são vermes multicelulares com sistemas digestório, excretor, nervoso e reprodutor. Helmintos podem infectar fígado, sangue, intestino e outros tecidos do hospedeiro humano. Helmintos clinicamente importantes podem ser divididos, do ponto de vista filogenético, em três classes: *nematódeos* (vermes cilíndricos), *trematódeos* (fascíolas) e *cestódeos* (tênias). A presença de sistema nervoso rudimentar proporciona diversos alvos possíveis para agentes anti-helmínticos. A fisiologia de *Onchocerca volvulus*, que causa oncocercíase ("cegueira do rio"), fornece exemplo de alvos potenciais para fármacos anti-helmínticos. Embora a maior parte da discussão que se segue enfoque fisiologia e farmacologia de oncocercíase, são também apresentados vários outros agentes anti-helmínticos.

Fisiologia de helmintos

Seres humanos podem ser infectados por helmintos quando ingerem água ou alimentos contaminados com ovos ou larvas. Além disso, larvas presentes no solo podem penetrar a pele humana, e insetos também podem transmitir outras larvas por meio de picadas. Se seres humanos forem o hospedeiro definitivo, ovos ou larvas desenvolvem-se em vermes adultos, que podem migrar pelos tecidos e entrar em estágio sexual. Durante esse estágio, vermes adultos liberam ovos ou larvas, que podem ser, então, eliminados do hospedeiro por tratos gastrintestinal ou urinário. Larvas presentes em seres humanos também podem ser ingeridas por insetos durante refeição de sangue. No ambiente ou dentro de vetores hospedeiros, ovos ou larvas tornam-se infectantes para seres humanos, com reinício do ciclo.

Ciclo de vida de Onchocerca volvulus

Oncocercíase é uma das oito infecções humanas causadas por filárias (um tipo específico de infecção por nematódeos). No caso de Thumbi, uma mosca negra *Simulium* spp. infectada picou e inoculou larvas de *O. volvulus* em sua pele, na África. A seguir, vermes adultos desenvolveram-se nos tecidos subcutâneos de Thumbi. Machos e fêmeas adultos dessas filárias estabeleceram-se em nódulos subcutâneos, onde se acasalaram (Figura 36.8). Vermes adultos são grandes (3 a 80 cm de comprimento), assemelham-se a espaguete e podem viver por 10 a 15 anos. Os nódulos apresentam aspecto característi-

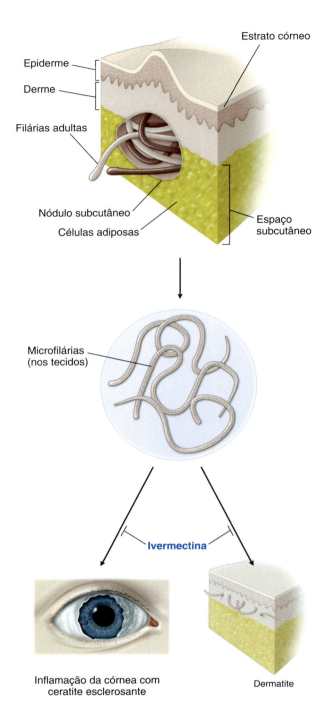

FIGURA 36.8 Ciclo de vida de *Onchocerca volvulus*. Filárias adultas acasalam-se em nódulos subcutâneos nos seres humanos, liberando microfilárias que migram através de pele e tecidos subcutâneos e provocam dermatite e prurido quando morrem. Microfilárias que morrem na córnea induzem inflamação ocular, que pode levar a cicatriz da córnea e cegueira ("cegueira do rio"). Ivermectina, agente de escolha no tratamento de indivíduos com oncocercíase, é efetiva apenas contra as microfilárias; o fármaco não mata filárias adultas.

co, que foi reconhecido pelo patologista. A partir desses nódulos ("*oncocercomas*"), fêmeas grávidas liberam milhões de microfilárias, que migram livremente através de pele e córnea. Se ingeridas pela mosca *Simulium*, pode ocorrer maturação adicional, e o ciclo continua. O diagnóstico de oncocercíase baseia-se habitualmente na detecção microscópica de microfilárias em retalhos de pele, e não no exame patológico de oncocercomas excisados. Microfilárias são pequenas (200 a 400 µm); quando degeneram e morrem, provocam reações inflamatórias locais, causando prurido, dermatite e, por fim, cicatrizes. Quando microfilárias morrem na córnea, induzem queratite puntiforme que, no decorrer dos anos, leva a cicatrizes e cegueira. Esse comprometimento ocular tornou oncocercíase a principal causa de cegueira infecciosa no mundo (seguida por tracoma) e constitui o motivo por ser também referida como "cegueira do rio" (refletindo também o fato de que moscas negras transportadoras de larvas residem em áreas com rios, como aquele em que Thumbi gostava de pescar). Sem tratamento, Thumbi poderia tornar-se um de centenas de milhares de indivíduos no mundo que estão atualmente cegos ou com comprometimento visual em decorrência de oncocercíase.

Atividade neuromuscular

A camada subcuticular do músculo longitudinal dos nematódeos é inibida por transmissores *GABAérgicos* e excitada por transmissores *colinérgicos*. Os neurônios motores dos invertebrados não são mielinizados, tornando-os mais vulneráveis a neurotoxina que os neurônios motores somáticos mielinizados dos seres humanos. (Ver Capítulo 8, para obter mais informações sobre o sistema nervoso humano.) Muitos agentes anti-helmínticos modulam a atividade neuromuscular dos parasitos por meio de aumento de sinalização inibitória, antagonismo de sinalização excitatória (bloqueio não despolarizante) ou estimulação tônica de sinalização excitatória (bloqueio despolarizante).

Farmacologia de agentes anti-helmínticos

Agentes que interrompem a atividade neuromuscular

Ivermectina

Ivermectina é lactona macrocíclica semissintética que atua contra ampla gama de helmintos e artrópodes e tem sido utilizada mais extensamente em tratamento e controle de oncocercíase. O exato mecanismo de ação de ivermectina não está esclarecido, porém estudos realizados em *Caenorhabditis elegans* (helminto do solo extensamente estudado em biologia de eucariotas como modelo de organismo simples) sugerem que mecanismo de ação envolva potencialização e/ou ativação direta de *canais de cloreto regulados por glutamato* em membranas plasmáticas de nematódeos. Essa ação resulta em hiperpolarização de células neuromusculares e paralisia da faringe. Acredita-se também que ivermectina afete a transmissão inibitória do *ácido gama-aminobutírico* (*GABA*), potencializando sua liberação de terminações pré-sinápticas, ativando diretamente seus receptores e potencializando sua ligação ao receptor. Todos esses efeitos aumentam a transmissão de sinais mediada por GABA em nervos periféricos, resultando em hiperpolarização. O efeito final é variável, dependendo do sistema modelo do nematódeo em estudo, porém *o resultado final consiste em bloqueio da transmissão neuromuscular e paralisia do verme.*

Paralisia da faringe do *O. volvulus* inibe a captação de nutrientes e mata larvas em desenvolvimento (microfilárias). Infelizmente, ivermectina não mata filárias adultas. Entretanto, destrói microfilárias *in utero*, impedindo, assim, produção e liberação de novas microfilárias das fêmeas adultas durante pelo menos 6 meses. Por conseguinte, ivermectina é utilizada para impedir a lesão ocular mediada por microfilárias e diminuir transmissão entre seres humanos e vetores (uma vez que microfilárias são infectantes para moscas do gênero *Simulium*); entretanto, não pode curar hospedeiros humanos da infecção

por *O. volvulus*. Como ivermectina não é curativa, costuma ser administrada a indivíduos infectados a cada 6 a 12 meses durante a expectativa de vida de vermes adultos (5 a 10 anos).

Ivermectina não interage com receptores de GABA em vertebrados, porém sua afinidade por receptores de GABA de invertebrados é cerca de 100 vezes maior. Cestódeos e trematódeos carecem de receptores de ivermectina de alta afinidade, o que pode explicar a resistência desses organismos ao fármaco. Em seres humanos, receptores de GABA são encontrados principalmente no SNC; entretanto, como ivermectina não atravessa a barreira hematencefálica, o fármaco é, em geral, bem tolerado. Quando a barreira hematencefálica torna-se permeável, como em pacientes com meningite, ivermectina pode ser mais tóxica, o que resulta em cefaleias, ataxia e coma. Efeitos adversos de ivermectina são usualmente atribuíveis a respostas inflamatórias ou alérgicas às microfilárias que estão morrendo ("*reação de tipo Mazzotti*") e incluem cefaleias, tontura, fraqueza, exantema, prurido, edema, dor abdominal, hipotensão e febre. Essa foi o motivo por que Thumbi sentiu-se pior no dia seguinte após iniciar o tratamento.

Ivermectina é largamente utilizada no tratamento de animais com infecções por nematódeos, e já foi reconhecida resistência à ivermectina em parasitos de gado. Embora se desconheça o mecanismo exato de resistência, glicoproteína P pode estar envolvida. Em estudos em camundongos, hipersensibilidade à ivermectina resulta de ruptura do gene *mdr1a* que codifica um transportador de membrana de glicoproteína P. Além disso, a análise do cDNA da glicoproteína P de *Haemonchus contortus* (nematódeo de importância veterinária) mostra homologia de 65% em sequências de glicoproteína P/proteína de resistência a múltiplos fármacos (MDR) em camundongos e seres humanos. Expressão de mRNA da glicoproteína P é maior em cepas de *H. contortus* selecionadas por ivermectina que em cepas não selecionadas, e verapamil, que reverte a resistência a múltiplos fármacos ao bloquear canais de glicoproteína P, aumenta a eficácia de ivermectina. Felizmente, não foi ainda documentada resistência clinicamente importante em seres humanos.

Além de seu uso no tratamento de pacientes com oncocercíase, ivermectina é prescrita para tratar estrongiloidíase e larva *migrans* cutânea (ambas são infecções causadas por nematódeos) e escabiose (infestação por ectoparasitas).

Piperazina e pamoato de pirantel

Piperazina e *pamoato de pirantel* são agentes anti-helmínticos de interesse primariamente histórico. Estes serão discutidos no Resumo farmacológico.

Outros agentes anti-helmínticos

Albendazol, *mebendazol* e *tiabendazol* inibem a polimerização de tubulina por ligar-se a β-tubulina. Evidências sugerem que esses agentes são seletivos para a isoforma de β-tubulina de nematódeos, diminuindo, assim, sua toxicidade para o hospedeiro. Inibição da polimerização de tubulina impede motilidade e replicação do DNA de nematódeos (ver Capítulo 38), resultando em alterações degenerativas em células tegumentares e intestinais de helmintos e causando, por fim, imobilização e morte dos vermes. Efeitos de fármacos contra células teciduais imóveis de larvas de cestódeos (p. ex., cisticercose e equinococose) não estão tão bem elucidados, mas também podem envolver ligação de β-tubulina. Nesse caso, os fármacos rompem a integridade tegumentar do protoescólex, estrutura larvar que se transforma finalmente na "cabeça" do cestódeo adulto. Tiabendazol provoca náuseas significativas, vômitos e anorexia em doses terapêuticas e raramente é utilizado. Mebendazol e albendazol são mais bem tolerados, e, albendazol tem a maior biodisponibilidade oral dentre os três fármacos.

Praziquantel constitui o fármaco de escolha para tratar infecções causadas por cestódeos adultos (tênias) e trematódeos (fascíolas). Vale ressaltar que praziquantel também constitui o fármaco de escolha para tratar indivíduos com esquistossomose, infecção por trematódeos que provoca considerável morbidade e mortalidade no mundo inteiro. Embora se desconheça o mecanismo exato de ação de praziquantel, parece que o fármaco aumenta a permeabilidade da membrana do parasito ao cálcio, resultando em contração e paralisia dos vermes. Os principais efeitos adversos de praziquantel incluem náuseas, cefaleia e desconforto abdominal.

Dietilcarbamazina (DEC), derivado de piperazina, é fármaco de escolha no tratamento de certas filaríases, incluindo a filaríase linfática. Seu uso no tratamento de oncocercíase foi suplantado, em grande parte, por ivermectina (predominantemente por causa de sua tolerabilidade e facilidade de administração). Todavia, ao contrário de ivermectina, DEC mata filárias adultas, sendo, pois, agente curativo. O mecanismo de ação de DEC é desconhecido, e as hipóteses atuais incluem estimulação de mecanismos imunes inatos, inibição de polimerização de microtúbulos e inibição do metabolismo de ácido araquidônico. DEC é razoavelmente bem tolerada em baixas doses. Os principais efeitos adversos incluem anorexia, cefaleia e náuseas, entretanto, administração de DEC pode precipitar reações de Mazzotti em indivíduos com carga maciça de microfilárias, e essas reações podem ser fatais. Administração de doses gradualmente maiores de DEC minimiza essa possibilidade. DEC é excretada pelos rins e pode ser necessário efetuar ajuste de dose em indivíduos com diminuição da função renal.

Agentes antibacterianos também podem desempenhar papel no tratamento de certas infestações helmínticas. Foi constatado, por exemplo, que *O. volvulus* contém um simbionte obrigatório (endobactéria *Wolbachia*) importante na fertilidade do helminto, e uso de doxiciclina no tratamento de pacientes com oncocercíase leva a redução de fertilidade, embriogênese e viabilidade de *O. volvulus*.

▶ Conclusão e perspectivas

O desenvolvimento de novos agentes antiparasitários dependerá da contínua investigação de diferenças moleculares e metabólicas entre parasitos e hospedeiros. Recentes avanços em aplicação de técnicas genéticas e biológicas moleculares ao estudo de parasitos eucariotas e conhecimento detalhado de genomas, transcriptomas e proteomas de parasitos, vetores e hospedeiros deverão facilitar o desenvolvimento de agentes mais seletivos e efetivos contra numerosas infecções parasitárias. O desenvolvimento de resistência a agentes antiparasitários representa preocupação crescente, mais notável entre parasitos causadores de malária e leishmaniose, exigindo uso criterioso dos fármacos atualmente disponíveis e desenvolvimento de novos agentes, incluindo vacinas antiparasitárias.

Apesar de esforços permanentes visando ao desenvolvimento de tratamentos efetivos para malária, a doença continua sendo importante causa global de morbidade e mortalidade. Desenvolvimento de vacina efetiva contra malária deverá ter grande impacto nessa praga global. Todavia, tal desenvolvimento tem sido dificultado por sérios desafios científicos, incluindo diversidade de espécies e cepas de parasitos, diversidade de formas de vida dos parasitos, sua localização intracelular e a capacidade do *P. falciparum* de sofrer variação antigênica. A situação tem sido agravada pela falta de incentivos econômicos para desenvolvimento de vacinas. Infelizmente, a complexidade dos parasitos e sua íntima relação com hospedeiros infectados sugerem que haverá dificuldades no desenvolvimento de vacinas antiparasitárias efetivas (particularmente contra malária).

Leitura sugerida

Anderson VR, Curran MP. Nitazoxanide: a review of its use in the treatment of gastrintestinal infections. *Drugs* 2007; 67:1947-1967. (*Revisão das propriedades de nitazoxanida contra parasitos e bactérias anaeróbias.*)

Hoerauf A. Filariasis: new drugs and new opportunities for lymphatic filariasis and onchocerciasis. *Curr Opin Infect –Dis* 2008; 6:673-681. (*Relatos de tratamento antibacteriano direcionado para endossimbiontes de filarioses.*)

Noedl H, Se Y, Schaecher K, Smith BL, Socheat D, Fukuda MM. Evidence of artemisinin-resistant malaria in western Cambodia. Artemisinin Resistance in Cambodia 1 (ARC1) Study Consortium. *N Engl J Med* 2008; 359:2619-2620. (*Relata distúrbios de resistência a derivados de artemisinina.*)

Nosten F, White NJ. Artemisinin-based combination treatment of falciparum malaria. *Am J Trop Med Hyg* 2007; 77(6 Suppl):181-192. (*Revisão de tratamento de malária com associações com artemisinina.*)

Omura S. Ivermectin: 25 years and still going strong. *Int J Antimicrob Agents* 2008;3:91-98. (*Revisão de importante agente antiparasitário – ivermectina – com várias indicações de uso.*)

Whitty CJ, Chandler C, Ansah E, Leslie T, Staedke SG. Deployment of ACT antimalarials for treatment of malaria: challenges and opportunities. *Malar J* 2008; 7(Suppl 1):S7. (*Descrição de desafios da administração do tratamento combinado com artemisinina.*)

RESUMO FARMACOLÓGICO: Capítulo 36 | Farmacologia de Infecções Parasitárias.

Agentes antimaláricos: inibidores do metabolismo de heme
Mecanismo – Diminuem metabolismo e/ou remoção de produtos tóxicos de heme, resultando em aumento de toxicidade para os plasmódios

FÁRMACO	APLICAÇÕES CLÍNICAS	EFEITOS ADVERSOS *GRAVES* E COMUNS	CONTRAINDICAÇÕES	CONSIDERAÇÕES TERAPÊUTICAS
Cloroquina	Malária, todas as espécies	*Retinopatia, prolongamento do intervalo QT, metemoglobinemia, amnésia, morte (em doses supraterapêuticas)* Prurido, fraqueza muscular, agravamento de psoríase e porfiria	Alterações dos campos visuais	Cloroquina protônica acumula-se no interior do vacúolo alimentar do parasito, onde se liga à ferriprotoporfirina IX (heme), inibindo sua polimerização; o acúmulo de ferriprotoporfirina IX não polimerizada resulta em lesão oxidativa da membrana A maioria das cepas de *P. falciparum* em África, Ásia e América do Sul desenvolveu resistência à cloroquina Mata apenas os plasmódios no estágio eritrocitário Utilizada terapêutica e profilaticamente
Quinina **Quinidina (ver Capítulo 23)**	Malária, particularmente por *P. falciparum*	*Cinchonismo (zumbido, surdez, cefaleias, náuseas, vômitos e distúrbios visuais), prolongamento do intervalo QT, coagulação intravascular disseminada, trombocitopenia, hepatotoxicidade, síndrome hemolítico-urêmica, nefrite intersticial* Exantema, hipoglicemia, distúrbio gastrintestinal, cefaleia	Deficiência de glicose-6-fosfato desidrogenase (G6PD) Miastenia *gravis*	Mecanismo semelhante ao da cloroquina; além disso, quinina intercala-se no DNA Utilizada no tratamento de malária aguda no estágio eritrocitário; não é usada de modo profilático
Mefloquina	Malária resistente à cloroquina	*Convulsões, sintomas neuropsiquiátricos (sonhos vívidos, insônia, depressão, alucinações, psicose) anormalidades da condução cardíaca (bradicardia, prolongamento do intervalo QT, arritmia)* Distúrbio gastrintestinal, tontura	Depressão Transtorno de ansiedade generalizada Psicose Esquizofrenia Convulsões	Parece interromper polimerização de heme a hemozoína no interior de parasitos da malária no estágio intraeritrocitário Utilizada terapêutica e profilaticamente
Artemisinina **Artesunato** **Artemeter** **Di-hidroartemisinina**	Malária, todas as espécies	*Anemia hemolítica, bradicardia, efeitos neurotóxicos potenciais*	Hipersensibilidade a artemisinina e seus derivados	Formam radicais livres com centro de carbono, que alquilam heme Terapia de primeira linha para malária não complicada e complicada, em associação com segundo agente Artemeter-lumefantrina oral está disponível comercialmente nos EUA para o tratamento de malária Não são utilizados profilaticamente Artesunato intravenoso está disponível nos programas do CDC que investigam novos fármacos para tratamento de malária *P. falciparum* complicada

Agentes antimaláricos: Inibidores do transporte de elétrons
Mecanismo – Inibem a cadeia de transporte de elétrons dos plasmódios

FÁRMACO	APLICAÇÕES CLÍNICAS	EFEITOS ADVERSOS *GRAVES* E COMUNS	CONTRAINDICAÇÕES	CONSIDERAÇÕES TERAPÊUTICAS
Primaquina	*P. vivax* *P. ovale*	*Anemia hemolítica, leucopenia, metemoglobinemia* Desconforto gastrintestinal	Deficiência de glicose-6-fosfato desidrogenase (G6PD) Gravidez Medicamentos concomitantes que causam supressão de medula óssea Artrite reumatoide Lúpus eritematoso	Interrompe o metabolismo das mitocôndrias dos plasmódios, provavelmente por meio de inibição da ubiquinona e lesão oxidativa inespecífica Utilizada na erradicação de hipnozoítos de *P. vivax* e *P. ovale*, algumas vezes utilizada como profilaxia primária contra todos os plasmódios causadores de malária Mata parasitos da malária tanto no fígado quanto no estágio eritrocitário

(continua)

RESUMO FARMACOLÓGICO: Capítulo 36 | Farmacologia de Infecções Parasitárias. (*continuação*)

FÁRMACO	APLICAÇÕES CLÍNICAS	EFEITOS ADVERSOS *GRAVES* E COMUNS	CONTRAINDICAÇÕES	CONSIDERAÇÕES TERAPÊUTICAS
Atovaquona	*P. falciparum* Toxoplasmose Babesiose	Desconforto gastrintestinal, cefaleia, elevação de enzimas hepáticas	Hipersensibilidade a atovaquona	Inibe a interação entre ubiquinona reduzida e complexo do citocromo bc_1 Utilizada em combinação com proguanil ou doxiciclina
Agentes antimaláricos: inibidores da tradução *Mecanismo – Inibem a síntese de proteínas por sua ligação à subunidade ribossômica 30S (doxiciclina e tetraciclina) ou à subunidade ribossômica 50S (clindamicina)*				
Doxiciclina Tetraciclina Clindamicina	Malária, todas as espécies (consulte o Capítulo 33 para ver outras indicações)	Fotossensibilidade, distúrbio gastrintestinal, ulceração do esôfago, despigmentação dos dentes em crianças, abaulamento da fontanela em recém-nascidos, candidíase vaginal (doxiciclina e tetraciclina) Distúrbio gastrintestinal e risco aumentado de colite por *C. difficile* (clindamicina)	Hipersensibilidade a doxiciclina, tetraciclina ou clindamicina Segunda metade da gravidez e infância até os 8 anos de idade (doxiciclina e tetraciclina)	Em combinação com quinina, doxiciclina ou tetraciclina são utilizadas no tratamento de *P. falciparum* resistente a cloroquina Clindamicina é utilizada em associação com quinina quando doxiciclina ou tetraciclina estão contraindicadas (p. ex., em mulheres grávidas ou em crianças com menos de 8 anos de idade)
Agentes antimaláricos: inibidores do metabolismo do folato *Mecanismo – Consulte o fármaco específico*				
Sulfadoxina-pirimetamina Sulfaleno-pirimetamina	*P. falciparum*	*Síndrome de Stevens-Johnson, necrólise epidérmica tóxica, anemia megaloblástica, leucopenia, trombocitopenia, nefrotoxicidade* Desconforto gastrintestinal, urticária	Discrasias hematológicas Lactentes com menos de 2 meses de idade Gravidez ou aleitamento Doença hepática ou renal grave	Sulfadoxina e sulfaleno são análogos de PABA que inibem competitivamente a di-hidropteroato sintetase dos plasmódios. Pirimetamina é análogo de folato que inibe competitivamente a di-hidrofolato redutase dos plasmódios Efetivos contra estágios de esquizontes sanguíneos de *P. falciparum*, mas não contra gametócitos Sulfadoxina-pirimetamina pode ser administrada em dose única, entretanto, a resistência mundial a essa combinação restringiu acentuadamente sua utilidade
Proguanil	Malária, todas as espécies	*Pancitopenia, trombocitopenia, granulocitopenia* Ulcerações orais, desconforto gastrintestinal, prurido, cefaleia	Profilaxia de malária por *P. falciparum* em pacientes com grave comprometimento renal	Derivado da pirimidina, que inibe a di-hidrofolato redutase dos plasmódios Ativo primariamente contra formas pré-eritrocitárias hepáticas de *P. falciparum* e *P. vivax* Em associação a cloroquina, é utilizado para profilaxia em áreas em que a resistência a cloroquina ainda não está disseminada Também utilizado em combinação com atovaquona para tratamento e prevenção de malária
Agentes antiprotozoários *Mecanismo – Consulte o fármaco específico*				
Metronidazol Tinidazol	Bactérias anaeróbias Amebíase Giardíase Tricomoníase	*Leucopenia, trombocitopenia, ototoxicidade* Efeito semelhante a dissulfiram com álcool, distúrbio gastrintestinal, cefaleia, neuropatia, gosto metálico na boca, vaginite	Hipersensibilidade a metronidazol ou outros agentes nitroimidazólicos Hipersensibilidade a parabenos (formulação em gel) Primeiro trimestre de gravidez Uso concomitante de álcool resulta em reação semelhante a dissulfiram	Metronidazol é ativado por enzimas presentes em parasitos e bactérias anaeróbias, formando compostos citotóxicos reduzidos que provocam lesão de proteínas, membranas e DNA microbianos Ativo contra trofozoítos de *E. histolytica* nos tecidos, porém com atividade muito menor contra amebas intraluminais Pacientes com amebíase invasiva geralmente são tratados em primeiro lugar com metronidazol e, depois, com segundo agente, como iodoquinol ou paromomicina Tinidazol é nitroimidazol de segunda geração relacionado com metronidazol; quando com ele comparado, é mais bem tolerado e exige menor duração de tratamento

Fármaco	Aplicações clínicas	Efeitos adversos	Contraindicações	Considerações terapêuticas
Nitazoxanida	Giardíase Criptosporidiose	Desconforto gastrintestinal, cefaleia	Hipersensibilidade à nitazoxanida	Estruturalmente relacionada com metronidazol Inibe a enzima piruvato-ferredoxina óxido redutase (PFOR), que converte piruvato em acetil CoA em protozoários e bactérias anaeróbias O mecanismo de ação contra helmintos não está bem esclarecido
Pentamidina	Tripanossomíase africana Pneumonia por *Pneumocystis carinii (jiroveci)*	*Pancreatite, nefrotoxicidade, arritmias cardíacas, hipotensão, hipoglicemia, leucopenia, trombocitopenia* Exantema, anormalidades de enzimas hepáticas, broncospasmo, tontura	Hipersensibilidade à pentamidina	Inibe síntese de DNA, RNA, proteína e fosfolipídios e atividade da di-hidrofolato redutase Tem alta afinidade por DNA em cinetoplastos e suprime replicação e função do cinetoplasto Comumente utilizada como tratamento de segunda linha para indivíduos com pneumonia por *Pneumocystis carinii (jiroveci)*
Suramina	Estágio inicial de tripanossomíase africana	Prurido, parestesias, vômitos, náuseas	Hipersensibilidade à suramina	Inibe RNA polimerase e glicerol fosfato desidrogenase
Melarsoprol	Estágio avançado de tripanossomíase africana	*Encefalopatia reativa, morte* Febre, flebite, neuropatia	Hipersensibilidade ao melarsoprol	Fármaco de primeira linha para estágio avançado de tripanossomíase africana, em que a doença acomete o sistema nervoso central Melarsoprol inibe a piruvato quinase dos tripanossomos, inibindo, assim, a glicólise e diminuindo a produção de ATP; melarsoprol também inibe captação de adenina e adenosina por transportadores dos tripanossomos O tratamento pode estar associado à taxa de mortalidade de 4 a 6% Administração concomitante de corticosteroides diminui a probabilidade de encefalopatia reativa Administração concomitante de tiamina diminui a probabilidade de polineuropatia
Eflornitina	Tripanossomíase africana ocidental (IV) Remoção de pelos (aplicação tópica)	*Mielossupressão, trombocitopenia, convulsões, ototoxicidade*	Hipersensibilidade à eflornitina	Ativa contra estágios precoce e avançado de tripanossomíase africana ocidental (causada por *T. b. gambiense*); todavia, não é efetiva contra tripanossomíase africana oriental (causada por *T. b. rhodesiense*) Eflornitina é inibidor seletivo e irreversível da ornitina descarboxilase; *T. b. gambiense* são sensíveis a eflornitina, possivelmente em decorrência da renovação lenta da ornitina descarboxilase Nos EUA, utiliza-se formulação tópica de eflornitina para remoção de pelos
Nifurtimox	Tripanossomíase americana (doença de Chagas)	*Pancitopenia, neuropatia, convulsões* Vômitos, anorexia, perda da memória, transtornos do sono	Hipersensibilidade ao nifurtimox	Produz radicais de oxigênio intracelulares, tóxicos ao parasito; células de mamíferos são protegidas pela atividade de enzimas antioxidantes, como catalase, glutationa peroxidase e superóxido dismutase
Estibogliconato de sódio **Antimoniato de meglumina**	Leishmaniose	*Mielossupressão, pancreatite química, prolongamento do intervalo QT, disfunção renal* Exantema	Hipersensibilidade ao estibogliconato de sódio ou ao antimoniato de meglumina	Contêm antimônio pentavalente e atuam por mecanismo desconhecido; acredita-se que inibam a via glicolítica e a oxidação de ácidos graxos
Miltefosina	Leishmaniose visceral (oral) Linfomas cutâneos e metástases cutâneas de câncer de mama (aplicação tópica)	*Leucocitose, trombocitose* Desconforto gastrintestinal, prurido, exantema	Aleitamento Radioterapia concomitante da pele afetada Metástases grandes e profundas Seu uso não é recomendado para áreas muito pequenas e bem definidas, para as quais cirurgia ou radioterapia devem ser bem-sucedidas Gravidez	Análogo de éter fosfolipídio sintético, semelhante a fosfolipídios naturais de membranas celulares Apresenta atividade antineoplásica, imunomoduladora e antiprotozoária Pode inibir sistemas enzimáticos associados a membranas plasmáticas (como proteinoquinase C) e biossíntese de fosfatidilcolina Pode inibir também respostas induzidas pelo fator de ativação das plaquetas e formação de fosfato de inositol Efeitos imunomoduladores incluem ativação de células T, produção de interferona-gama e aumento de receptor de interleucina-2 e expressão de HLA-DR

(continua)

RESUMO FARMACOLÓGICO: Capítulo 36 | Farmacologia de Infecções Parasitárias. (continuação)

Agentes anti-helmínticos
Mecanismo — Todos os mecanismos levam a paralisia e morte dos vermes; consulte o fármaco específico para cada mecanismo

FÁRMACO	APLICAÇÕES CLÍNICAS	EFEITOS ADVERSOS GRAVES E COMUNS	CONTRAINDICAÇÕES	CONSIDERAÇÕES TERAPÊUTICAS
Ivermectina	Oncocercíase Filaríase linfática Estrongiloidíase Escabiose Larva *migrans* cutânea	*Convulsões* Respostas inflamatórias ou alérgicas às microfilárias que estão morrendo ("reação do tipo Mazzotti"), incluindo prurido, febre, tontura, cefaleia	Hipersensibilidade à ivermectina	Potencializa canais de cloreto regulados por glutamato em membranas celulares de nematódeos e também liberação de GABA das terminações pré-sinápticas → hiperpolarização de células neuromusculares e paralisia da faringe Não mata filárias adultas e, por conseguinte, é incapaz de curar o hospedeiro humano com infecção por *O. volvulus* Ivermectina não atravessa a barreira hematencefálica; todavia, o fármaco apresenta toxicidade aumentada para o SNC (cefaleias, ataxia, coma) quando a barreira hematencefálica torna-se permeável (como na meningite) Foi constatada resistência à ivermectina em parasitos de gado, mas não nos seres humanos (até o momento); em parasitos de gado, glicoproteína P pode estar envolvida na resistência à ivermectina
Albendazol Mebendazol Tiabendazol	Infecções por nematódeos Cisticercose Equinococose	*Agranulocitose, leucopenia, pancitopenia, trombocitopenia, hepatotoxicidade, insuficiência renal aguda* Distúrbio gastrintestinal, cefaleia	Hipersensibilidade ao albendazol, ao mebendazol e ao tiabendazol	Inibem polimerização de tubulina por sua ligação à β-tubulina → alterações degenerativas em células tegumentares e intestinais dos helmintos Tiabendazol provoca náuseas significativas, vômitos e anorexia em doses terapêuticas e raramente é utilizado Mebendazol e albendazol são mais bem tolerados; dos três fármacos, albendazol é o que apresenta maior biodisponibilidade oral É necessário redução de dose em pacientes com insuficiência renal
Praziquantel	Esquistossomose Infecções por tênias Infecções por fascíola hepática	Cefaleia, distúrbio gastrintestinal	Hipersensibilidade ao praziquantel	Aumenta a permeabilidade da membrana do parasito ao cálcio → contração e paralisia dos vermes
Dietilcarbamazina	Filaríase	*"Reações de tipo Mazzotti" em indivíduos com carga maciça de microfilárias* Anorexia, cefaleia, náuseas	Hipersensibilidade à dietilcarbamazina	Mecanismo de ação desconhecido; acredita-se que estimule sistema imune inato e iniba polimerização de microtúbulos e metabolismo do ácido araquidônico Mata filárias adultas e é considerado agente curativo Excretada pelos rins; deve-se considerar ajuste de dose em indivíduos com diminuição de função renal
Pamoato de pirantel	Infecções por oxiúros, vermes cilíndricos e ancilóstomos	Distúrbio gastrintestinal, tontura	Hipersensibilidade ao pamoato de pirantel	Provoca liberação constante de acetilcolina → ativação persistente de receptores nicotínicos de acetilcolina dos parasitos → paralisia tônica Substituído, em grande parte, por fármacos mais efetivos e mais bem tolerados
Piperazina	Infecção por vermes cilíndricos	Distúrbio gastrintestinal, prurido	Hipersensibilidade à piperazina	Agonista do GABA → paralisia flácida Raramente utilizada

37

Farmacologia das Infecções Virais

Robert W. Yeh e Donald M. Coen

▶ Introdução

As infecções virais estão entre as principais causas de morbidade e mortalidade no mundo inteiro. A despeito dos progressos realizados no desenvolvimento de fármacos antivirais, as medidas de saúde pública e as vacinas profiláticas continuam sendo os principais meios pelos quais a sociedade controla a disseminação das infecções virais. Essa situação fica dolorosamente patente diante da persistência epidêmica da síndrome de imunodeficiência adquirida (AIDS). Apesar dos avanços nas terapias com agentes anti-HIV, a AIDS continua sendo causa comum de morte, particularmente em alguns países da África, onde uma em cada cinco pessoas é infectada pelo vírus da imunodeficiência humana (HIV). Essa enorme prevalência é atribuível, em grande parte, a falhas nas medidas de saúde pública e à falta de uma vacina efetiva contra o HIV, dentro de um contexto em que os fármacos anti-HIV têm custo demasiado alto.

Apesar dessas estatísticas sombrias, o conjunto de fármacos disponíveis para combater os vírus tem sido de inestimável utilidade para salvar milhões de vidas a cada ano e para melhorar a qualidade de vida de incontáveis pacientes acometidos de doenças virais. Este capítulo descreve a fisiologia da replicação viral e as etapas no ciclo de vida dos vírus que servem de alvos para os medicamentos antivirais atuais. Os conceitos-chave deste capítulo incluem: (1) os vírus sofrem replicação intracelular e, para isso, utilizam os mecanismos da célula hospedeira; (2) mesmo com esse modo de replicação, diversos alvos potenciais têm sido explorados para a terapia com fármacos antivirais; e (3) os agentes antivirais atuais exploram, em sua maioria, as diferenças existentes entre as estruturas e as funções das proteínas virais e humanas para obter seletividade de ação antiviral.

▶ Fisiologia da replicação viral

Os vírus replicam-se ao se associarem aos mecanismos metabólicos da célula hospedeira. Em consequência, são menores as diferenças entre os vírus e seus hospedeiros humanos passíveis de exploração para o desenvolvimento de fármacos que entre as bactérias e os seres humanos. É também mais difícil desenvolver agentes ativos contra um amplo espectro de vírus que contra as bactérias. Essa dificuldade advém do fato de que os vírus constituem um grupo heterogêneo de agentes infecciosos, enquanto as bactérias compartilham, em sua maioria, uma estrutura de parede celular comum e mecanismos distintos de transcrição e tradução.

Apesar desses obstáculos, todos os vírus codificam proteínas que diferem consideravelmente de suas correspondentes humanas. Além disso, algumas proteínas do hospedeiro são mais importantes para a replicação viral que para a saúde humana. Em princípio, muitas dessas proteínas poderiam atuar como alvos para fármacos antivirais. Na prática, entretanto, uma quantidade relativamente pequena de proteínas virais e uma quantidade ainda menor de proteínas do hospedeiro servi-

CASO

Em 1993, Sr. M, um homem de 26 anos de idade, procurou sua médica, Dra. Rose, e queixou-se de faringite, febre e fadiga persistentes há várias semanas. Ao exame físico, Dra. Rose verificou linfadenopatia cervical bilateral, um achado compatível com os "sintomas de tipo gripal" do paciente. A médica considerou a possibilidade de uma infecção, provavelmente um resfriado simples, uma gripe ou uma faringite. Como os sintomas de Sr. M se assemelhavam à mononucleose, a doutora também incluiu em seu diagnóstico diferencial a possibilidade de infecção por citomegalovírus (CMV), infecção pelo vírus Epstein-Barr (EBV), toxoplasmose e HIV. Os exames laboratoriais para *Streptococcus*, CMV, EBV, toxoplasmose e HIV foram negativos. Sr. M estava preocupado com a possibilidade de infecção pelo HIV e a falta de tratamentos verdadeiramente efetivos para a AIDS, embora tenha negado qualquer atividade sexual sem preservativo, uso de drogas intravenosas (IV) e outros potenciais riscos de exposição. A médica disse ao Sr. M que, com repouso, seus sintomas logo desapareceriam, mas recomendou nova consulta dentro de 6 meses para acompanhamento. Ela explicou que, caso ele tivesse contraído há pouco tempo o HIV, seu organismo ainda não teria produzido anticorpos suficientes para serem evidentes no teste de anticorpos anti-HIV.

Cinco anos depois, Sr. M retornou ao consultório da Dra. Rose. Nesse intervalo, não consultou nenhum outro médico e, atualmente, ele está apresentando vários sintomas novos. Surgiram múltiplas lesões abertas em lábios e boca, e ele confessou que tem lesões semelhantes na área genital. O teste ELISA solicitado foi positivo para anticorpos anti-HIV, e a medida da carga viral revelou níveis elevados de RNA do HIV no sangue. A contagem de células CD4 de Sr. M foi de 100 por mm^3 (faixa normal: 800 a 1.200 por mm^3). Dra. Rose prescreveu imediatamente um esquema farmacológico de zidovudina (AZT), lamivudina (3TC) e ritonavir, explicando que o uso de uma combinação de fármacos anti-HIV constituiria a melhor opção para reduzir a carga viral e impediria o desenvolvimento de doença mais grave. Além disso, Dra. Rose prescreveu aciclovir oral para tratar o herpes oral e genital.

Nos três anos seguintes, a carga viral de HIV de Sr. M caiu para níveis indetectáveis, e seu estado melhorou. As infecções por herpes-vírus também foram controladas. Hoje em dia, a saúde de Sr. M está aparentemente boa, e, apesar de exigir considerável esforço, ele seguiu rigorosamente sua medicação.

Questões

1. Qual é o mecanismo de ação do aciclovir?
2. Por que o aciclovir não costuma provocar toxicidade significativa nos seres humanos, enquanto o AZT o faz?
3. Quais os mecanismos de ação dos três fármacos anti-HIV prescritos por Dra. Rose?
4. Por que é necessária uma terapia de combinação antirretroviral para tratar efetivamente a infecção pelo HIV?
5. Quais os efeitos adversos potenciais que Sr. M. poderia apresentar em consequência do tratamento prolongado com ritonavir?

ram, até o momento, como alvos úteis para a terapia. Todavia, a exploração de maior quantidade de proteínas virais para terapia antiviral, em comparação com a quantidade de proteínas bacterianas que foram exploradas para terapia antibacteriana, respalda o notável progresso realizado no desenvolvimento de fármacos antivirais. Entretanto, os fármacos antivirais, em sua maioria, são ativos contra apenas um ou alguns vírus, enquanto a maior parte dos fármacos antibacterianos é direcionada contra múltiplas espécies bacterianas.

Os vírus ocorrem na forma de pequenas partículas, denominadas *vírions*, que, por sua vez, consistem em um genoma de ácido nucleico acondicionado dentro de uma camada de proteína codificada pelo vírus, denominada *capsídio*. Em alguns vírus, o capsídio é circundado por um *envelope*, uma membrana com bicamada lipídica que contém proteínas do envelope codificadas pelo vírus. Os genomas virais podem consistir em DNA ou em RNA e podem ser de fita simples ou fita dupla.

Ciclo de vida dos vírus

Quase todos os vírus apresentam o mesmo ciclo de vida geral por replicação (Figura 37.1). A Figura 37.2 ilustra o ciclo de vida específico do HIV que, por ser um retrovírus, contém RNA que é transcrito em DNA. (Uma ilustração ligeiramente diferente poderia ser apresentada para alguns vírus contendo RNA, como o vírus *influenza*, em que o próprio RNA viral é replicado e transcrito.) No início da infecção, o vírus se fixa à célula hospedeira. Essa *fixação* é mediada por proteínas existentes sobre a superfície do vírus, que se ligam especificamente a determinado componente da membrana do hospedeiro. O envelope viral do HIV, por exemplo, contém a glicoproteína gp120, proteína transmembrana que medeia a ligação e a fixação do vírus às células hospedeiras que expressam CD4 e receptores de quimiocinas, como CCR5 ou CXCR4 (Figura 37.2). Em seguida, ocorre *entrada* do vírion, que atravessa a membrana celular do hospedeiro. No HIV, o processo de entrada depende da gp41, proteína do envelope viral que efetua a fusão da membrana do HIV com a célula-alvo.

Em seguida, o vírion perde uma quantidade de suas proteínas do capsídio – o estágio de *desnudamento* – o suficiente para que o ácido nucleico se torne disponível para a *transcrição* em mRNA, que, então, sofre *translação* para os ribossomos celulares. No caso dos retrovírus, o desnudamento possibilita a ocorrência da transcrição reversa. Para certos vírus de RNA, o desnudamento é seguido diretamente pela translação ao RNA viral.

A próxima etapa do ciclo é a *replicação do genoma;* estágio que exige um suprimento de ribonucleosídios trifosfatos para os vírus de RNA e de desoxirribonucleosídios trifosfatos para os vírus de DNA. No caso dos vírus de DNA, a produção desses desoxirribonucleosídios trifosfatos ocorre por duas vias: a via de recuperação, que emprega a timidinoquinase, enzima farmacologicamente importante; e a via *de novo*, que inclui a enzima timidilatoquinase. Os nucleosídios trifosfatos são incorporados em novos genomas virais por uma polimerase viral ou celular. (Para obter mais detalhes sobre o metabolismo dos nucleotídios, consulte o Capítulo 38.) No caso do herpes-vírus simples (HSV), a produção de desoxirribonucleosídios trifosfatos envolve a fosforilação de nucleosídios por meio da via de recuperação por uma timidinoquinase viral; em seguida, uma DNA polimerase viral acrescenta desoxirribonucleosídios trifosfatos ao genoma de DNA em crescimento. A exploração desse processo em duas etapas levou ao desenvolvimento de alguns dos agentes antivirais mais efetivos e seguros atualmente disponíveis, visto que *as diferenças existentes entre as quinases e as polimerases humanas e virais permitem que os fármacos se beneficiem de duas etapas diferentes em uma única via.*

As proteínas virais sintetizadas no interior da célula organizam-se com os genomas virais dentro da célula do hospedeiro, em um processo conhecido como *montagem*. No caso de numerosos vírus, a montagem é seguida de um processo denominado *maturação viral*; essencial para que os víríons recém-formados se tornem infecciosos e que, em geral, envolve a clivagem de poliproteínas virais por proteases. No caso de alguns vírus, a maturação ocorre dentro da célula hospedeira; para outros, como o HIV, ela se dá fora da célula hospedeira. Os vírus *abandonam* a célula por lise celular ou por brotamento através da membrana celular. Nos vírus *influenza*, os víríons recém-formados exigem uma etapa adicional de *liberação* a partir da superfície extracelular da membrana celular do hospedeiro.

Em resumo, quase todos os vírus sofrem replicação por meio das seguintes etapas: fixação, entrada, desnudamento, replicação do genoma, transcrição, translação, montagem e saída. Alguns vírus apresentam etapas adicionais, como maturação e liberação. Os estágios de infecção dos retrovírus ocorrem em sequência diferente da observada na maioria dos outros vírus, apresentando etapas adicionais em seu ciclo de vida. A replicação do HIV, por exemplo, inclui a etapa adicional de *integração*, em que o genoma viral é incorporado ao genoma do hospedeiro (Figura 37.2). Em cada uma dessas etapas, estão envolvidas proteínas específicas do hospedeiro e/ou do vírus. As diferenças entre as proteínas virais e as do hospedeiro em qualquer uma dessas etapas podem ser utilizadas como alvo para a terapia antiviral.

Diferentes vírus apresentam conjuntos amplamente diferentes de genes. Alguns deles, como o vírus da hepatite B (HBV, do inglês *herpes B virus*), contêm genomas compactos, que codificam somente proteínas do envoltório e algumas utilizadas em expressão dos genes e replicação do genoma. Outros, como os herpes-vírus, codificam escores de proteínas que desempenham muitas funções diferentes. Por conseguinte, as proteínas virais que até hoje constituíram os melhores alvos para os fár-

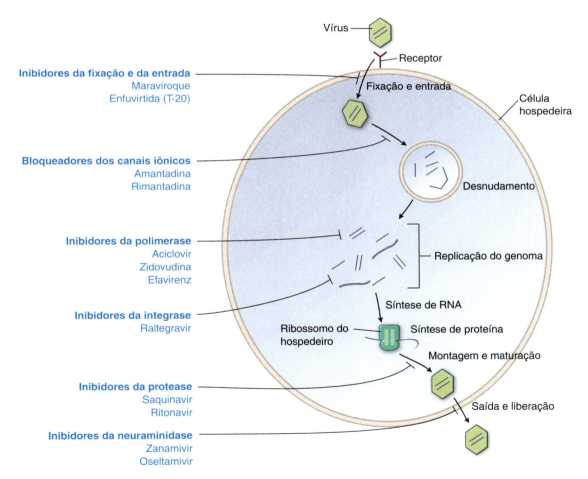

FIGURA 37.1 Ciclo de vida dos vírus e intervenção farmacológica. O ciclo de vida dos vírus pode ser dividido em uma sequência de diversas etapas individuais, em que cada uma representa um local potencial de intervenção farmacológica. Esta figura mostra um ciclo de replicação geral dos vírus no interior das células, juntamente com uma lista de classes de fármacos e exemplos de agentes específicos que bloqueiam cada uma dessas etapas. Muitos dos agentes antivirais atualmente aprovados consistem em análogos nucleosídios, cujo alvo é a replicação do genoma, inibindo, geralmente, a DNA polimerase ou a transcriptase reversa virais. Várias outras classes de fármacos são direcionadas para outras etapas do ciclo de vida dos vírus, incluindo fixação e entrada, desnudamento, montagem e maturação, bem como saída e liberação. Convém assinalar que os detalhes da replicação viral diferem para cada tipo de vírus, proporcionando, com frequência, alvos singulares para intervenção farmacológica e desenvolvimento de fármacos.

macos antivirais consistem em enzimas envolvidas em replicação ou maturação do genoma, embora outras etapas no ciclo de vida dos vírus também possam servir de alvos para os agentes antivirais.

▶ Classes e agentes farmacológicos

Inibição de fixação e entrada dos vírus

Todos os vírus precisam infectar células para replicação. Por conseguinte, a inibição dos estágios iniciais de fixação e entrada dos vírus proporciona uma medida "preventiva" conceitual contra a infecção e, assim, pode limitar a disseminação do vírus pelo corpo. Dois fármacos anti-HIV, *maraviroque* e *enfu-*

virtida (*T-20*), atuam nessas etapas. Ambos têm propriedades singulares como agentes antivirais: o maraviroque tem como alvo uma proteína do hospedeiro, em lugar de uma proteína viral; e a enfuvirtida é um peptídio.

Maraviroque

O maraviroque tem como alvo o receptor de quimiocina CCR5. O desenvolvimento do maraviroque teve sua origem em estudos clínicos de indivíduos que foram expostos repetidamente ao HIV, mas não desenvolveram AIDS. Foi constatado que alguns desses indivíduos apresentam uma deleção do gene *CCR5*. A ausência do produto do gene CCR5 impede a infecção pelas cepas do HIV que são mais frequentemente transmitidas entre

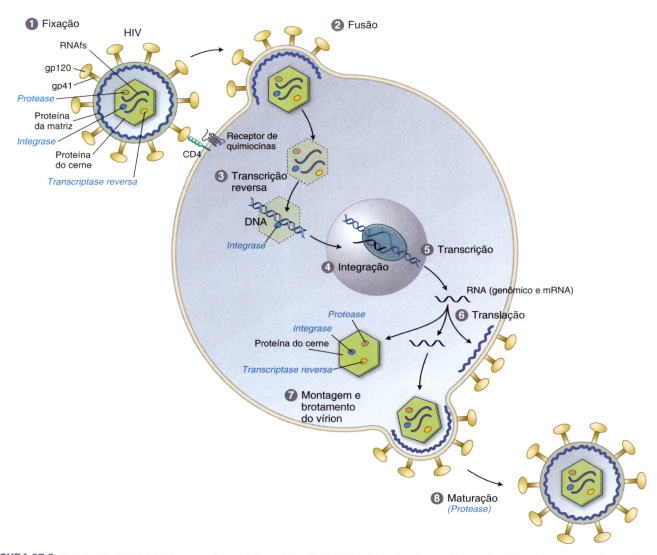

FIGURA 37.2 Ciclo de vida do HIV. O HIV é um retrovírus que infecta células CD4+. **1.** A fixação do vírus depende de interações de ligação entre as proteínas virais, gp41 e gp120, bem como a CD4 e certos receptores de quimiocinas da célula hospedeira. **2.** A fusão da membrana viral (envelope) com a membrana plasmática da célula hospedeira possibilita a entrada do genoma do HIV complexado com certas proteínas do vírion na célula hospedeira. **3.** O desnudamento possibilita a transcrição do RNA de fita simples (RNAfs) do genoma do HIV pela transcriptase reversa em DNA de fita dupla. **4.** O DNA do HIV é integrado no genoma da célula hospedeira, em reação que depende da integrase codificada pelo HIV. **5.** A transcrição gênica e o processamento pós-transcrição por enzimas da célula hospedeira produzem RNA do HIV genômico e mRNA viral. **6.** O mRNA viral é transladado para proteínas nos ribossomos da célula hospedeira. **7.** Ocorre montagem das proteínas em vírions imaturos, que sofrem brotamento da membrana celular do hospedeiro. **8.** Os vírions sofrem clivagem proteolítica, com maturação em vírions totalmente infecciosos. Os agentes anti-HIV atualmente aprovados são direcionados contra fixação e fusão do vírus, transcriptase reversa, integração e maturação virais. O desenvolvimento de resistência aos fármacos pode ser significativamente retardado com uso de combinações de fármacos que têm como alvo uma única etapa (p. ex., dois ou mais inibidores da transcriptase reversa) ou mais de uma etapa no ciclo de vida do HIV (p. ex., inibidores da transcriptase reversa e inibidores da protease).

as pessoas. Nos demais aspectos, a deleção tem pouco impacto negativo na saúde humana. Então, as empresas farmacêuticas efetuaram triagens à procura de compostos capazes de impedir a ligação das quimiocinas ao CCR5 e modificaram quimicamente os principais compostos candidatos para otimizar suas propriedades farmacodinâmicas e farmacocinéticas. (Essas "triagens baseadas em alvos" tiveram anteriormente sucesso no desenvolvimento de inibidores não nucleosídios da transcriptase reversa dirigidos contra o HIV; ver Boxe 37.2.) O maraviroque, que representa o resultado final desse processo, bloqueia a infecção por cepas de HIV que utilizam o CCR5 para sua

fixação e entrada (Figura 37.3). Entretanto, não é ativo contra cepas do HIV que utilizam o receptor CXCR4. O maraviroque foi aprovado para uso em associação a outros fármacos anti-HIV para pacientes que apresentem cargas virais detectáveis e contínuas ou cujo vírus é resistente a múltiplos fármacos.

Enfuvirtida (T-20)

A enfuvirtida é um peptídio que se assemelha estruturalmente a um segmento da gp41, a proteína do HIV que medeia a fusão da membrana. O mecanismo proposto para a fusão da membrana mediada pela gp41 e a ação da T-20 estão ilustrados

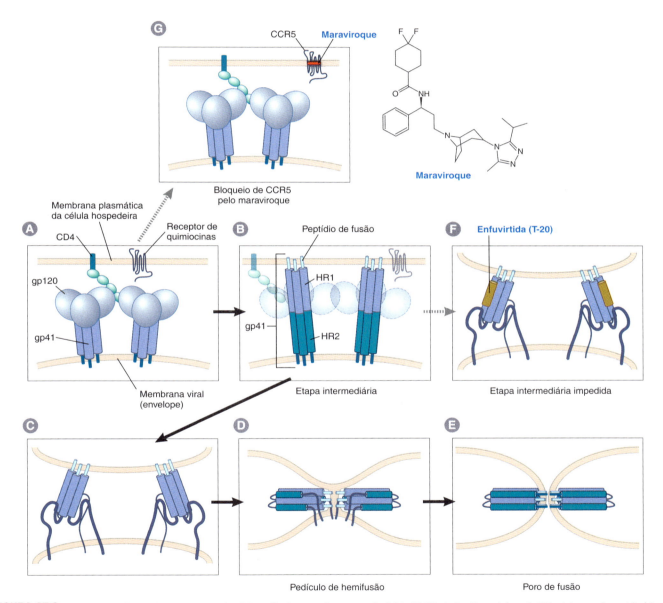

FIGURA 37.3 Modelo de fusão mediada pela gp41 do HIV e ação de maraviroque e enfuvirtida (T-20). A. As glicoproteínas do HIV existem na forma trimérica na membrana viral (envelope). Cada molécula de gp120 é representada como uma esfera fixada de modo não covalente a gp41. **B.** A ligação gp120-CD4 e certos receptores de quimiocinas na membrana plasmática da célula hospedeira provoca uma mudança de conformação da gp41 que expõe o peptídio de fusão, a região de repetição heptada 1 (HR1) e a região de repetição heptada 2 (HR2). O peptídio de fusão é inserido na membrana plasmática da célula hospedeira. **C.** A gp41 sofre mudanças adicionais em sua conformação, caracterizadas principalmente pelo desdobramento e novo dobramento das repetições HR2. **D.** O novo dobramento completo das regiões HR cria um pedículo de hemifusão, em que os folhetos externos da membrana viral e da membrana da célula hospedeira são fundidos. **E.** A formação de um poro de fusão completo possibilita a entrada do vírus na célula hospedeira. **F.** A enfuvirtida (T-20) é um fármaco peptídico sintético que imita a HR2, liga-se a HR1 e impede a interação HR2-HR1 (*seta tracejada*). Por conseguinte, o fármaco interrompe o processo de interação entre o vírus e a célula hospedeira no estágio de fixação, impedindo a fusão da membrana e a entrada do vírus. **G.** O maraviroque é uma pequena molécula antagonista do receptor de quimiocina CCR5; o fármaco bloqueia a infecção celular de cepas do HIV que usam CCR5 para a sua fixação e entrada (*seta tracejada*). A estrutura do maraviroque está ilustrada.

na Figura 37.3. No vírion nativo, a gp41 é mantida em uma conformação que a impede de fundir-se com membranas ou de ligar-se a T-20. A fixação do HIV a seus receptores celulares desencadeia uma mudança de conformação da gp41, que expõe um segmento que pode ser inserido em membranas (peptídio de fusão), uma região de repetição heptada (HR1), e uma segunda região de repetição heptada imitada pela T-20 (HR2). Em seguida, ocorre novo dobramento da gp41, de modo que os segmentos HR2 ligam-se diretamente aos segmentos HR1. Se o peptídio de fusão estiver corretamente inserido na membrana celular do hospedeiro, esse novo dobramento estabelece estreita proximidade entre o envelope do vírion e a membrana celular, possibilitando a fusão da membrana (por meio de mecanismos que ainda não estão bem elucidados). Entretanto, na presença de T-20, o fármaco liga-se aos segmentos HR1 expostos e impede o processo de novo dobramento, impedindo, assim, a fusão do envelope do HIV com a membrana da célula hospedeira.

A enfuvirtida foi aprovada para uso em associação a outros fármacos anti-HIV para pacientes cuja infecção pelo HIV não consegue ser controlada por medicamentos anti-HIV de primeira linha. Como a enfuvirtida é um peptídio, ela precisa ser administrada por via parenteral, geralmente por injeções subcutâneas, 2 vezes/dia.

Inibição do desnudamento viral

As adamantanas, *amantadina* e *rimantadina* (cujas estruturas estão ilustradas na Figura 37.4) são inibidores do desnudamento viral, com atividade exclusiva contra o vírus *influenza* A (mas não contra os vírus *influenza* B ou C).

A Figura 37.4 fornece o esquema de um modelo bem-aceito para o mecanismo de ação desses fármacos. Os vírions da *influenza* penetram nas células através de endocitose mediada por receptores e são internalizados em endossomos (ver Capítulo 1). Com a acidificação dos endossomos, decorrente da ação de uma bomba de prótons endossômica, são observados dois eventos. Em primeiro lugar, ocorre uma modificação significativa na conformação da proteína do envelope viral, a *hemaglutinina*. Essa alteração de conformação possibilita a fusão do envelope do vírus *influenza* com a membrana do endossomo (ver discussão anterior sobre a fusão da membrana mediada pelo HIV). Por si só, tal ação poderia liberar a ribonucleoproteína viral (incluindo o genoma de RNA do vírion), porém não seria suficiente para possibilitar a sua transcrição: é também necessário um segundo evento dependente de pH no interior do vírion. Esse evento consiste no influxo de prótons através de um canal de prótons, denominado *M2*, no envelope viral, que induz a dissociação da *proteína da matriz* do vírion do restante da ribonucleoproteína. A amantadina e a rimantadina inibem o influxo de prótons através do M2. Ainda não foi esclarecido o mecanismo exato pelo qual essa inibição ocorre. Esses fármacos, por serem moléculas hidrofóbicas com carga positiva em uma das extremidades, assemelham-se a bloqueadores dos canais iônicos celulares (ver Capítulos 11 e 23). Entretanto, os dados atualmente disponíveis são controversos no que concerne aos detalhes do mecanismo de bloqueio do canal M2 pelas adamantanas. Um conjunto de estudos foi interpretado para sustentar um modelo no qual as adamantanas simplesmente "tampam" (*i. e.*, ocluem fisicamente) o canal. O outro conjunto de estudos sustenta um modelo no qual os fármacos ligam-se à parte externa do canal e impedem alostericamente a sua abertura.

A amantadina pode causar tontura e dificuldade de concentração; essas reações adversas devem-se, provavelmente, aos efeitos do fármaco sobre os canais iônicos do hospedeiro. De fato, os efeitos não pretendidos da amantadina sobre os canais do hospedeiro provavelmente respondem por outra aplicação terapêutica desse fármaco: o tratamento da doença de Parkinson (ver Capítulo 13). A rimantadina é análoga à amantadina, com mecanismo de ação antiviral semelhante, que adquiriu muito mais ampla aceitação que a amantadina na prática clínica, dada sua ausência relativa de efeitos adversos, particularmente efeitos neurológicos que podem ser problemáticos no indivíduo idoso. Rimantadina é comumente utilizada como agente profilático em situações nas quais existe grande população sob risco de morbidade por *influenza* (p. ex., clínicas geriátricas). Entretanto, a resistência às adamantanas desenvolve-se rapidamente, e os vírus resistentes conservam sua patogenicidade. Com efeito, determinadas cepas de *influenza* A emergem como patógenos humanos já resistentes às adamantanas. O uso das adamantanas foi suplantado, em grande parte, pelos inibidores da neuraminidase (ver mais adiante a seção Inibição da liberação viral).

Inibição da replicação do genoma viral

A grande maioria dos fármacos que inibem a replicação do genoma viral atua por meio da inibição de uma polimerase. Cada vírus emprega uma polimerase para a replicação de seu genoma. Alguns vírus (p. ex., papilomavírus) utilizam DNA polimerases celulares; para esses vírus, os fármacos direcionados contra as polimerases também inibiriam a replicação do DNA celular e seriam, portanto, inaceitavelmente tóxicos. Entretanto, os vírus codificam, em sua maioria, as suas próprias polimerases, de modo que essa etapa no ciclo de vida do vírus constitui um excelente alvo para fármacos antivirais. Os vírus cujas polimerases serviram de alvos bem-sucedidos para fármacos aprovados pela agência americana Food and Drug Administration (FDA) incluem certos herpes-vírus humanos, retrovírus HIV e hepadnavírus HBV. Esses fármacos constituem, em sua maioria, os denominados *análogos nucleosídios* (Figura 37.5). Alguns deles, conforme será discutido adiante, são *inibidores não nucleosídios* de DNA polimerase ou transcriptase reversa. Estes últimos não se assemelham aos nucleosídios fisiológicos em sua estrutura, porém inibem a atividade de DNA polimerase ou transcriptase reversa por meio de sua ligação a um sítio diferente do desoxirribonucleosídio trifosfato.

Todos os análogos nucleosídios precisam ser ativados por fosforilação, habitualmente à forma trifosfato, para exercer seus efeitos. Como resultado da fosforilação, esses agentes são capazes de imitar os desoxirribonucleosídios trifosfatos, que são os substratos naturais das DNA polimerases. *Os análogos nucleosídios inibem as polimerases ao competir com o substrato trifosfato natural; em geral, esses análogos também são incorporados na cadeia de DNA em crescimento, onde eles frequentemente interrompem o processo de alongamento.* Uma ou ambas as características – inibição enzimática e incorporação ao DNA – podem ser importantes para a atividade antiviral.

Quanto mais eficiente for a fosforilação do análogo nucleosídio pelas enzimas celulares, e quanto mais potentes forem as formas fosforiladas contra as enzimas celulares, mais tóxico será o análogo nucleosídio. Por conseguinte, a seletividade depende do grau com que as enzimas virais fosforilam mais eficientemente o fármaco que as enzimas celulares, bem

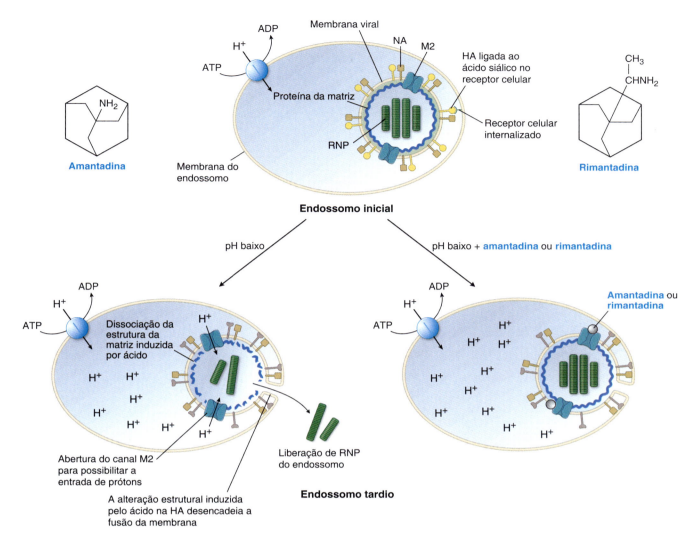

FIGURA 37.4 Desnudamento do vírus *influenza* e efeito de amantadina e rimantadina. São mostradas as estruturas das adamantanas, amantadina e rimantadina. O vírus *influenza* penetra nas células hospedeiras através do processo de endocitose mediada por receptores (*não ilustrada*) e é contido dentro de um endossomo inicial. O endossomo inicial contém uma H^+-ATPase que acidifica o endossomo ao bombear prótons do citosol para dentro do endossomo. Uma mudança de conformação dependente de pH baixo na proteína hemaglutinina (HA) do envelope viral desencadeia o processo de fusão da membrana viral com a membrana endossômica. Todavia, a fusão por si só não é suficiente para provocar o desnudamento viral. Além disso, os prótons do endossomo de pH baixo devem penetrar no vírus através de M2, um canal de prótons regulado por pH existente no envelope viral, que se abre em resposta à acidificação. A entrada de prótons através do envelope viral provoca dissociação da proteína de matriz da ribonucleoproteína (RNP) do vírus *influenza*, liberando a RNP e, por conseguinte, o material genético do vírus para o citosol da célula hospedeira. A amantadina e a rimantadina bloqueiam a função dos canais iônicos M2 e inibem, portanto, a acidificação do interior do vírion, a dissociação da proteína da matriz e o desnudamento. Observe que a figura mostra o fármaco "tampando" o canal (*painel inferior à direita, gráfico do canal na parte superior*); todavia, há também evidências de que o fármaco possa ligar-se ao lado externo do canal (*painel inferior à direita, gráfico do canal na parte inferior*). NA = neuraminidase.

como do grau com que a síntese de DNA viral é mais potente e efetivamente inibida que as funções celulares. O desafio no delineamento de análogos nucleosídios é fazer com que o fármaco tenha suficiente semelhança com um nucleosídio natural para que possa ser ativado, e seu trifosfato possa inibir uma polimerase viral, porém não tão similar a um nucleosídio natural a ponto de inibir os processos celulares. Todos os análogos nucleosídios recorrem a variações dessas características para alcançar seus respectivos graus de seletividade. As duas principais categorias de análogos nucleosídios são os agentes anti-herpes-vírus e os agentes anti-HIV. Dois agentes anti-HIV (*adefovir* e lamivudina) e um terceiro fármaco, o *entecavir* (Figura 37.5), também foram aprovados para uso contra o vírus da hepatite B.

Análogos nucleosídios e nucleotídios anti-herpes-vírus

Embora as doenças causadas por herpes-vírus não ameacem a vida da maioria dos indivíduos acometidos, algumas delas – como o herpes genital, causado pelo HSV, e o herpes-zóster, causado pelo vírus varicela-zóster (VZV) – podem ser dolorosas e emocionalmente debilitantes. Entretanto, para pacientes imunocomprometidos, como Sr. M, as doenças causadas por herpes-vírus, como a esofagite por HSV e a pneumonia ou retinite por citomegalovírus (CMV), podem provocar condições devastadoras ou até mesmo fatais. Os herpes-vírus também têm a propriedade de *latência*, em que os genomas virais residem no interior de uma célula e somente expressam, no máximo, alguns genes, evitando, dessa maneira, a vigilância imune. Os vírus podem, então, reativar muito tempo depois da infecção

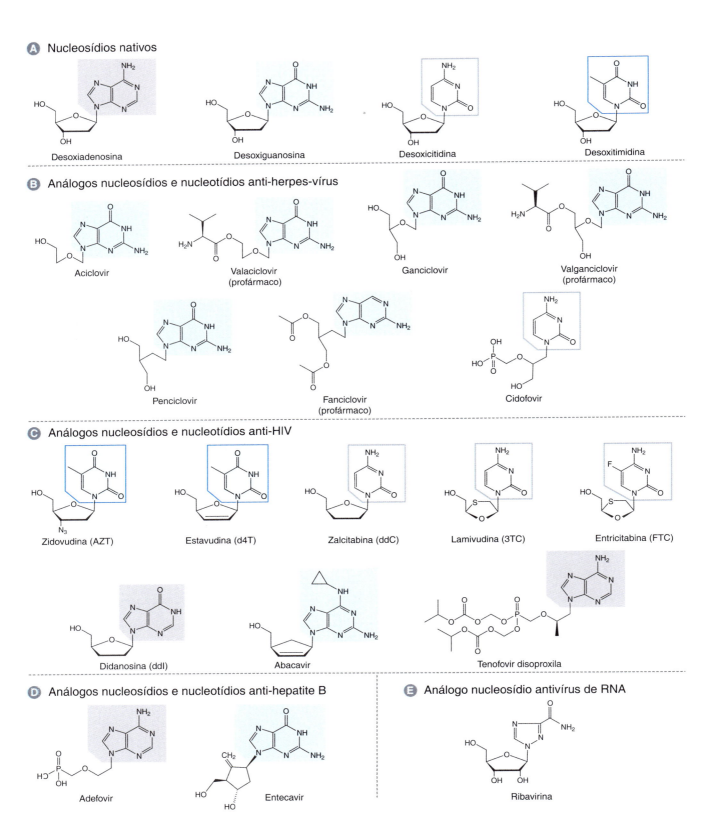

FIGURA 37.5 Análogos nucleosídios e nucleotídios antivirais. A. Os nucleosídios empregados como precursores para a síntese de DNA estão representados em suas conformações *anti*. Cada nucleosídio consiste em uma base purina (adenina e guanina) ou pirimidina (citosina e timidina) ligada a um açúcar desoxirribose. Esses desoxinucleosídios são fosforilados em processo sequencial a formas trifosfato (*não ilustradas*) para uso na síntese de ácidos nucleicos. **B.** Com exceção do cidofovir, os análogos nucleosídios e nucleotídios anti-herpes-vírus são imitações estruturais da desoxiguanosina. Por exemplo, o aciclovir consiste em base guanina ligada a açúcar acíclico. Cidofovir, que imita o desoxinucleotídio monofosfato de desoxicitidina, utiliza uma ligação fosfonato (C-P) para imitar a ligação P-O fisiológica do nucleotídio nativo. Valaciclovir, fanciclovir e valganciclovir são profármacos com maior biodisponibilidade oral que aciclovir, penciclovir e ganciclovir, respectivamente. **C.** Os análogos nucleosídios e nucleotídios anti-HIV imitam uma variedade de nucleosídios e nucleotídios endógenos e exibem variações não apenas no açúcar, como também em sua base. AZT, por exemplo, é uma imitação da desoxitimidina que apresenta um grupo 3'-azido em lugar do 3'-OH nativo. Estavudina, zalcitabina e lamivudina também contêm açúcares modificados ligados a bases naturais. O tenofovir, apresentado aqui na forma de seu profármaco, o tenofovir disoproxila, é um análogo fosfonado do monofosfato de desoxiadenosina. Entre os análogos que contêm bases modificadas, a didanosina imita a desoxinosina e é convertida na didesoxiadenosina, enquanto a entricitabina contém uma citosina fluoro-modificada, e o abacavir, uma guanina cicloprolil-modificada. **D.** O adefovir é um análogo fosfonato do nucleotídio endógeno, o monofosfato de desoxiadenosina, enquanto o entecavir é um análogo desoxiguanosina, com um componente raro que substitui a desoxirribose. Esses dois compostos e a lamivudina (ver *painel C*) foram aprovados para uso no tratamento da infecção pelo HBV. **E.** A ribavirina, que contém uma imitação da purina ligada à ribose, foi aprovada para uso contra vírus de RNA, HCV e RSV.

primária, causando doença. Nenhum fármaco antiviral atualmente disponível tem a capacidade de atacar os vírus durante o período de latência; com efeito, todos os fármacos disponíveis atuam apenas sobre vírus que sofrem replicação ativa.

O HSV é o herpes-vírus mais bem caracterizado quanto a sua replicação, correspondendo ao esquema ilustrado na Figura 37.1. À semelhança de todos os herpes-vírus, o HSV é vírus grande que contém DNA de fita dupla e codifica uma variedade de proteínas envolvidas na replicação do DNA, as quais são classificadas em dois grupos. O primeiro grupo, que inclui a *DNA polimerase* viral, participa diretamente na replicação do DNA e é absolutamente essencial para a replicação do vírus. O segundo grupo, que inclui a *timidinoquinase* viral, ajuda a catalisar a formação dos desoxirribunucleosídios trifosfatos necessários para a replicação do DNA. As proteínas que pertencem ao segundo grupo não são essenciais para a replicação do vírus em cultura celular ou em certas células de hospedeiros mamíferos, visto que as enzimas celulares podem substituir suas atividades. A DNA polimerase e a timidinoquinase virais diferem suficientemente das enzimas celulares correspondentes para possibilitar o desenvolvimento de análogos nucleosídios antivirais seletivos.

Aciclovir

O *aciclovir* (ACV) é um fármaco utilizado contra o HSV e o VZV. O aciclovir, que ilustra os mecanismos fundamentais dos análogos nucleosídios, é o fármaco que convenceu a comunidade médica de que os agentes antivirais podem ser seguros e efetivos. O aciclovir foi descoberto durante uma triagem de compostos para atividade contra a replicação do HSV. Apresenta elevado índice terapêutico (dose tóxica/dose efetiva), dada sua alta seletividade.

A estrutura do aciclovir consiste em base de guanina fixada a anel de açúcar rompido e incompleto (Figura 37.5). O nome do composto tem por base essa molécula acíclica semelhante a açúcar, responsável por certos aspectos de sua ação.

HSV e VZV codificam uma timidinoquinase (TK), que tem a capacidade de fosforilar não apenas a timidina (dT), mas também outras pirimidinas, como dU e dC, dimidilato (dTMP) e uma variedade de análogos nucleosídios – incluindo alguns, como o aciclovir, que não contém uma base pirimidina. Nenhuma enzima de mamífero fosforila o aciclovir de modo tão eficiente quanto o fazem as TK de HSV e VZV. Por conseguinte, as células infectadas por HSV e VZV contêm muito mais aciclovir fosforilado que as não infectadas; esse achado explica grande parte da seletividade antiviral do aciclovir. Ocorre, também, alguma fosforilação nas células não infectadas, que é responsável, talvez, por parte da toxicidade do aciclovir (relativamente incomum).

A fosforilação do ACV produz o composto monofosfato de ACV. A seguir, esse monofosfato é convertido em difosfato de ACV e trifosfato de ACV, talvez exclusivamente por enzimas celulares (Figura 37.6A). A seguir, o trifosfato de ACV inibe a DNA polimerase do herpes-vírus; além disso, inibe a DNA polimerase viral mais poderosamente que a DNA polimerase celular. A inibição da DNA polimerase do HSV *in vitro* é um processo em três etapas. Na primeira etapa, o trifosfato de ACV inibe competitivamente a incorporação do dGTP (a presença de altas concentrações de dGTP pode reverter a inibição nessa etapa inicial). Em seguida, o trifosfato de ACV atua como substrato e é incorporado na cadeia de DNA em crescimento, em local oposto a um resíduo C. A polimerase é translocada para a posição seguinte no modelo, mas não pode

acrescentar novo trifosfato de desoxirribonucleosídio, dada a ausência de 3′-hidroxila no trifosfato de ACV. Por conseguinte, o trifosfato de ACV também é elemento de terminação da cadeia. Por fim, contanto que o próximo trifosfato de desoxirribonucleosídio esteja presente, a polimerase viral congela em um "complexo sem saída", resultando em inativação aparente da enzima (Figura 37.6B). (O mecanismo de "congelamento" da polimerase permanece desconhecido.) É interessante assinalar que a DNA polimerase α celular não sofre inativação no complexo "sem saída". Ainda não se sabe se a etapa de inativação é importante *in vivo*, ou se a incorporação do ACV e a terminação da cadeia são suficientes para inibir a replicação viral. De qualquer modo, os estudos de mutações de resistência ao ACV no gene da DNA polimerase viral mostram que os efeitos do trifosfato de ACV sobre a polimerase viral constituem importante componente da seletividade do aciclovir.

Todos os mutantes resistentes a aciclovir estudados até hoje contêm mutações no gene da TK, no gene da DNA polimerase ou em ambos. Como a TK não é essencial para a replicação do vírus em cultura celular, as mutações que inativam a enzima de modo parcial ou completo não impedem a replicação do vírus. Além disso, algumas mutações de TK tornam a enzima incapaz de fosforilar o aciclovir, porém possibilitam a fosforilação da timidina. Como a DNA polimerase é essencial para a replicação do vírus, as mutações de resistência não inativam essa enzima, apenas a alteram, de modo que são necessárias concentrações mais altas de trifosfato de ACV para inibi-la.

Clinicamente, o HSV resistente ao aciclovir constitui um problema principalmente nos hospedeiros imunocomprometidos. Em modelos animais de infecção pelo HSV, verifica-se frequentemente que os mutantes resistentes ao aciclovir apresentam patogenicidade reduzida; o grau de atenuação, porém, depende, em grande parte, do tipo de mutação. Esses estudos sugerem que existem múltiplos mecanismos pelos quais o vírus pode sofrer mutação para conservar tanto sua resistência a fármacos quanto sua patogenicidade.

Valaciclovir é um profármaco do aciclovir, cuja biodisponibilidade oral é aproximadamente cinco vezes maior que a do aciclovir (Figura 37.5). Esse composto, que contém estrutura do aciclovir ligada de modo covalente a valina, é rapidamente convertido em aciclovir após administração oral.

Fanciclovir e penciclovir

Fanciclovir (Figura 37.5) é o análogo diacetil 6-desoxi do *penciclovir*, a forma ativa do fármaco. O fanciclovir é bem absorvido por via oral (VO) e, subsequentemente, é modificado por uma esterase e uma oxidase, produzindo o penciclovir. Em seres humanos, isso resulta em biodisponibilidade oral de 70%. À semelhança do aciclovir, a estrutura do penciclovir consiste em uma guanina ligada a uma molécula acíclica semelhante a açúcar, que carece de um componente 2′ CH$_2$.

O mecanismo de ação do penciclovir assemelha-se ao do aciclovir (Figura 37.6), com diferenças quantitativas apenas detectadas por ensaios bioquímicos e análises de mutantes resistentes. O penciclovir é ativado mais eficientemente que o aciclovir pela TK de HSV e VZV; entretanto, o trifosfato de penciclovir é um inibidor menos seletivo das DNA polimerases virais que o trifosfato de ACV. Fanciclovir é utilizado no tratamento de infecções por HSV e herpes-zóster (que é causado pela reativação do VZV), enquanto a pomada de penciclovir é utilizada no tratamento do herpes simples causado pelo HSV.

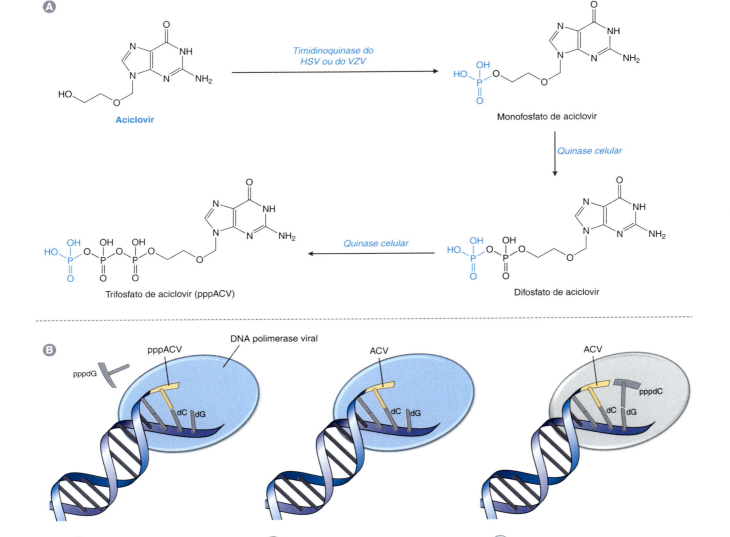

FIGURA 37.6 Mecanismo de ação do aciclovir. A. O aciclovir é um análogo nucleosídio, seletivamente fosforilado pela timidinoquinase de HSV ou VZV, produzindo o monofosfato de aciclovir. A seguir, as enzimas celulares do hospedeiro fosforilam sequencialmente o monofosfato de aciclovir em suas formas difosfato e trifosfato (pppACV). **B.** O trifosfato de aciclovir apresenta um mecanismo de inibição da DNA polimerase do herpes-vírus *in vitro* em três etapas: (**1**) atua como inibidor competitivo da ligação de dGTP (pppdG); (**2**) atua como substrato da dC, com a qual sofre emparelhamento na fita modelo, incorporando-se na cadeia de DNA em crescimento e resultando em terminação da cadeia; e (**3**) captura a polimerase na cadeia de DNA interrompida pelo ACV quando ocorre ligação do próximo trifosfato de desoxirribonucleosídio (*ilustrado aqui como dCTP ou pppdC*).

Ganciclovir

As infecções humanas pelo CMV não são aparentes na maioria dos adultos; entretanto, o CMV pode causar doenças potencialmente fatais, como pneumonia, ou retinite passível de ameaçar a visão, em indivíduos imunocomprometidos. O CMV é muito menos sensível a aciclovir que HSV e VZV, principalmente em decorrência do menor acúmulo de aciclovir fosforilado nas células infectadas por CMV que nas infectadas por HSV ou VZV. *Ganciclovir* é um análogo nucleosídio que foi originalmente sintetizado como derivado do aciclovir, com a intenção de desenvolver outro fármaco anti-HSV. Entretanto, constatou-se que o ganciclovir é demasiado tóxico para essa indicação.

Todavia, demonstrou ser muito mais potente que o aciclovir contra o CMV, de modo que foi o primeiro agente antiviral aprovado para uso contra esse vírus.

À semelhança do aciclovir, o ganciclovir contém uma guanina ligada a uma molécula acíclica semelhante a açúcar, que carece de componente 2′. Entretanto, o ganciclovir contém o grupo 3′ CHOH, ausente no aciclovir (Figura 37.5). Por conseguinte, o ganciclovir assemelha-se mais estreitamente ao composto natural, a desoxiguanosina, e essa semelhança pode ser responsável por sua maior toxicidade. (Com efeito, o ganciclovir é tão tóxico que deve ser utilizado apenas para tratamento de infecções graves.)

CMV não codifica um homólogo da TK do HSV (que fosforila o ganciclovir com muita eficiência). Todavia, os estudos genéticos realizados revelaram a existência de uma proteinoquinase viral, denominada UL97, que fosforila o ganciclovir, resultando em um aumento de 30 vezes na quantidade de ganciclovir fosforilado nas células infectadas, em comparação com as células não infectadas. O trifosfato de ganciclovir inibe mais poderosamente a DNA polimerase do CMV que as DNA polimerases celulares. Por conseguinte, como no caso de aciclovir e HSV, *o ganciclovir é seletivo contra o CMV em duas etapas: a fosforilação e a polimerização do DNA.* Todavia, a seletividade contra o CMV em cada etapa não é tão pronunciada quanto a do aciclovir contra o HSV; em consequência, o fármaco é mais tóxico que o aciclovir. A toxicidade manifesta-se mais comumente na forma de supressão da medula óssea, particularmente neutropenia. A resistência ao ganciclovir representa um problema clínico em uma fração substancial de pacientes.

Valganciclovir é profármaco do ganciclovir, que tem biodisponibilidade oral maior que a do ganciclovir. Valganciclovir é um éster valina do ganciclovir, tornando a relação entre valganciclovir e ganciclovir semelhante à observada entre valaciclovir e aciclovir (Figura 37.5).

Cidofovir

Esse análogo acíclico da citosina contendo fosfonato, também conhecido como hidroxifosfonilmetoxipropilcitosina (HPMPC), representa um desvio no mecanismo de ação dos análogos nucleosídios anti-herpes-vírus. Com efeito, o cidofovir pode ser considerado mais um análogo nucleotídio que um análogo nucleosídio. Com seu grupo fosfonato, o *cidofovir* imita o monofosfato de desoxicitidina; por conseguinte, ele já está fosforilado (Figura 37.5). Em consequência, o cidofovir não necessita de quinases virais para sua fosforilação e mostra-se, portanto, ativo contra mutantes virais deficientes em quinase e resistentes a ganciclovir. Embora se assemelhe estruturalmente com um composto fosforilado, cidofovir penetra nas células com razoável eficiência. É subsequentemente fosforilado (duas vezes) por enzimas celulares, produzindo um análogo de dCTP, que inibe as DNA polimerases do herpesvírus com mais potência que as DNA polimerases celulares. A seletividade foi confirmada por mapeamento de mutações de resistência ao cidofovir no gene da DNA polimerase do CMV.

O cidofovir foi aprovado para uso no tratamento da retinite por CMV em pacientes com HIV/AIDS. O difosfato de cidofovir apresenta meia-vida intracelular prolongada. Por conseguinte, seu uso requer doses relativamente infrequentes (apenas 1 vez/semana ou menos). Dado seu mecanismo de depuração renal, cidofovir precisa ser coadministrado com probenecida. (A probenecida inibe um transportador de ânions no túbulo proximal, portanto, diminui a excreção do cidofovir.) A nefrotoxicidade constitui importante problema e é preciso ter muita cautela na administração desse fármaco.

Dois fármacos relacionados que contêm fosfonato, *tenofovir* e *adefovir*, são análogos acíclicos do monofosfato de desoxiadenosina (Figura 37.5). O tenofovir, aprovado como fármaco anti-HIV em 2001, pode ser administrado apenas 1 vez/dia, o que representa uma importante vantagem para indivíduos infectados pelo HIV, que devem obedecer a complexos esquemas de quimioterapia de combinação. Adefovir foi aprovado como agente anti-HBV em 2002. Os mecanismos de ação desses fármacos contra seus respectivos vírus assemelham-se aos do cidofovir contra CMV. (Ver mais adiante discussão sobre a replicação de HIV, HBV e de outros fármacos ativos contra esses vírus.)

Outros análogos nucleosídios anti-herpes-vírus

Vários outros análogos nucleosídios com atividade anti-herpes-vírus foram desenvolvidos e aprovados antes do desenvolvimento do aciclovir. Esses agentes apresentam maior toxicidade que o aciclovir, de modo que não são amplamente usados; todavia, estão relacionados ao fim do capítulo, no Resumo farmacológico.

Análogos nucleosídios e nucleotídios anti-HIV e anti-HBV

HIV é um retrovírus. Todos os retrovírus contêm um genoma de RNA dentro de um capsídio circundado por um envelope lipídico crivado de glicoproteínas. O capsídio também contém três enzimas que são particularmente importantes do ponto de vista farmacológico: transcriptase reversa, integrase e protease. Essas enzimas são essenciais para a replicação do HIV (Figura 37.2). A *transcriptase reversa* (TR) é uma DNA polimerase que tem a capacidade de copiar tanto o DNA quanto o RNA. A TR transcreve o genoma retroviral de RNA em DNA de fita dupla após a entrada do vírus em nova célula. Em seguida, o DNA viral é integrado no genoma do hospedeiro por meio da ação da enzima viral *integrase*. Subsequentemente, a RNA polimerase celular copia o DNA viral integrado de volta a RNA para produzir RNA viral genômico de comprimento completo e mRNA que codificam as diversas proteínas virais. As proteínas estruturais organizam-se no RNA genômico de comprimento completo, e, pouco depois, o vírus sofre brotamento através da membrana celular e amadurece em uma forma capaz de infectar novas células. A *protease* cliva as proteínas virais durante os processos de montagem e maturação (ver discussão adiante). Na ausência dessas clivagens, as partículas virais formadas permanecem funcionalmente imaturas e não infecciosas.

À semelhança dos herpes-vírus, o HIV produz infecções latentes em seres humanos, e parece não haver à disposição nenhum fármaco antiviral capaz de atacar o vírus durante sua latência. Na verdade, os fármacos disponíveis atuam apenas sobre os vírus em replicação.

Zidovudina

À semelhança dos fármacos anti-herpes-vírus anteriormente descritos, *zidovudina* (*azidotimidina* [AZT]) é um análogo nucleosídio com um açúcar alterado. Especificamente, AZT contém uma base timina ligada a um açúcar, em que a 3′ hidroxila normal foi convertida em um grupo azido (Figura 37.5). Por conseguinte, à semelhança do aciclovir, AZT é agente de terminação obrigatória da cadeia.

AZT é substrato para a TK celular, que fosforila AZT em monofosfato de AZT. (Diferentemente dos herpes-vírus, o HIV *não* codifica sua própria quinase.) O monofosfato de AZT é, então, convertido na forma de difosfato pela timidilatoquinase celular, e na forma de trifosfato pela nucleosídio difosfatoquinase celular. Por conseguinte, ao contrário de aciclovir e ganciclovir, não se observa seletividade na etapa de ativação, e *AZT fosforilada acumula-se em quase todas as células que sofrem divisão no corpo, e não apenas nas células infectadas.* O acúmulo de AZT fosforilada em quase todas as células em divisão é responsável por sua toxicidade aumentada em comparação com um fármaco como aciclovir.

O trifosfato de AZT, cujo alvo é a transcriptase reversa do HIV, é inibidor consideravelmente mais potente da TR do HIV que das DNA polimerases humanas testadas até hoje. O mecanismo detalhado pelo qual AZT inibe a TR não está totalmente elucidado; todavia, como no caso do aciclovir, a incorporação do trifosfato de AZT na cadeia de DNA em crescimento é importante.

Por conseguinte, AZT pode ser comparada com aciclovir e ganciclovir (Tabela 37.1). Aciclovir é o mais seletivo desses fármacos, dada sua alta seletividade tanto na etapa de ativação (quinase) quanto na etapa de inibição (polimerase). AZT é provavelmente o fármaco de menor seletividade, uma vez que não é seletiva na etapa de ativação. Embora AZT seja relativamente seletiva na etapa de inibição, as formas fosforiladas da AZT inibem enzimas importantes. Monofosfato de AZT, por exemplo, é substrato e também inibidor da timidilatoquinase celular, essencial para a replicação celular. Ganciclovir ocupa uma posição intermediária quanto a sua seletividade, que é modesta nas etapas de ativação e inibição.

Principalmente, em decorrência de seu acúmulo em quase todas as células que sofrem divisão no corpo, a toxicidade da AZT fosforilada representa um sério problema clínico. Em particular, a AZT provoca supressão da medula óssea, que se manifesta mais comumente na forma de neutropenia e anemia. A toxicidade da AZT parece ser causada não apenas pelos efeitos do trifosfato de AZT sobre as polimerases celulares, mas também pelos efeitos do monofosfato de AZT sobre a timidilatoquinase celular (ver anteriormente). A eficiência clínica limitada da AZT e os problemas relacionados com sua toxicidade e aparecimento de resistência levaram ao desenvolvimento de outros fármacos anti-HIV e ao uso da quimioterapia de combinação para o HIV (Boxe 37.1).

Lamivudina

Dispõe-se de vários outros análogos nucleosídios anti-HIV, que utilizam mais as enzimas celulares que as enzimas virais para ativação em suas formas de trifosfato. Esses análogos, ilustrados na Figura 37.5, estão relacionados no Resumo farmacológico. A exemplo da AZT, todos esses análogos são fármacos que causam terminação obrigatória da cadeia. A maioria exibe efeitos tóxicos, e acredita-se que essa toxicidade seja decorrente da inibição da DNA polimerase mitocondrial pelas formas de trifosfato. Entre esses análogos, *lamivudina* ou *3TC* parece exibir menor toxicidade, o que pode estar relacionado com sua estrutura notavelmente rara: 3TC é um L-estereoisômero, não o D-estereoisômero padrão dos nucleosídios biológicos, e contém um átomo de enxofre em seu anel de cinco membros (Figura 37.5). A ausência de certas toxicidades da 3TC também pode ser atribuível a sua inibição relativamente fraca da DNA polimerase mitocondrial. Com efeito, o trifosfato de 3TC é um inibidor consideravelmente mais potente da TR do HIV que das polimerases celulares. Todavia, verifica-se rápido desenvolvimento de resistência a 3TC em pacientes tratados com esse fármaco apenas, de modo que a lamivudina é quase sempre utilizada em associação a outros fármacos anti-HIV (Boxe 37.1).

Entricitabina (FTC) está estruturalmente relacionada com 3TC (Figura 37.5). Esse composto pode ser administrado apenas 1 vez/dia, constituindo uma importante vantagem para pacientes com HIV; na realidade, FTC é frequentemente usada em combinação com outros fármacos anti-HIV administrados 1 vez/dia.

Além de seu uso no tratamento da infecção pelo HIV, 3TC é também administrada a pacientes com infecções crônicas pelo HBV e evidências de replicação viral ativa. O HBV é um vírus de DNA raro. No interior do vírion do HBV, existe um genoma de DNA de fita parcialmente dupla e uma DNA polimerase viral, que também atua como TR. Após sua entrada no núcleo da célula, essa polimerase finaliza a síntese do DNA viral. O DNA resultante não se integra normalmente; na verdade, serve de modelo epissomal para transcrição pela RNA polimerase celular, que o transcreve em RNA, produzindo o RNA genômico de comprimento completo e o mRNA que codificam as várias proteínas virais. Em seguida, as proteínas estruturais, incluindo a polimerase viral, organizam-se no RNA genômico de comprimento completo. No interior das partículas resultantes, que ainda se encontram na célula infectada, a polimerase transcreve o RNA em DNA de fita parcialmente dupla. Por fim, a partícula viral sofre brotamento a partir da célula, adquirindo um envelope lipídico. O trifosfato de 3TC é um potente inibidor da polimerase do HBV. Dois outros fármacos anti-HBV são adefovir e entecavir (Figura 37.5).

Inibidores não nucleosídios da DNA polimerase

Os análogos nucleosídios podem inibir as enzimas celulares, assim como as virais. Em consequência, foram envidados esforços para descobrir compostos com estruturas diferentes, capazes de atuar seletivamente sobre as enzimas virais. O primeiro desses compostos de uso clínico foi o *foscarnete* (ácido fosfonofórmico [AFF]; Figura 37.7). O foscarnete inibe as DNA e RNA polimerases codificadas por ampla variedade de vírus. Apresenta espectro de atividade relativamente amplo *in vitro* (incluindo contra o HIV); todavia, clinicamente, é utilizado para certas infecções graves por HSV e CMV, quando a terapia com aciclovir ou ganciclovir não é bem-sucedida (p. ex., em decorrência do desenvolvimento de resistência). Além disso, deve-se assinalar que alguns mutantes de polimerases resistentes a aciclovir e ganciclovir exibem pelo menos resistência moderada ao foscarnete.

Quanto a seu mecanismo de ação, o foscarnete difere dos análogos nucleosídios, na medida em que não há necessidade de sua ativação por enzimas celulares ou virais; em vez disso, o foscarnete inibe diretamente a DNA polimerase viral ao imitar o produto pirofosfato da polimerização do DNA. A seletividade resulta da sensibilidade aumentada da DNA polimerase viral em relação às enzimas celulares; esse resultado bioquímico foi confirmado pela existência de mutantes de DNA polimerase resistentes ao foscarnete. Como seria esperado de um composto que imita tão estreitamente uma substância natural (pirofosfato), a seletividade do foscarnete não é tão alta quanto a do aciclovir. O foscarnete inibe a divisão celular em concentrações que não são muito mais altas que sua concentração efetiva contra o herpes-vírus. As principais desvantagens do uso do foscarnete incluem sua falta de biodisponibilidade oral e sua baixa solubilidade; o comprometimento renal constitui sua principal toxicidade, o que limita a dose.

TABELA 37.1 Seletividade de ação dos análogos nucleosídios antivirais é determinada pela especificidade das quinases e polimerases virais e celulares.

FÁRMACO	ESPECIFICIDADE DA QUINASE	ESPECIFICIDADE DA POLIMERASE
Aciclovir	TK viral >> quinases celulares	DNA polimerase viral >> DNA polimerase celular
Ganciclovir	UL97 viral > quinases celulares	DNA polimerase viral > DNA polimerase celular
Zidovudina (AZT)	TK celular	TR viral >> DNA polimerase celular

Os fármacos são apresentados por ordem de seletividade de ação: >> = grande diferença de especificidade; > = diferença modesta de especificidade. TK = timidinoquinase; TR = transcriptase reversa.

BOXE 37.1 Quimioterapia de combinação no tratamento do HIV

Quando a AZT foi introduzida pela primeira vez, a monoterapia com esse fármaco retardou a progressão da doença em indivíduos infectados pelo HIV e prolongou a sobrevida de pacientes com AIDS avançada. No final da década de 1980 e no início da década de 1990, a AZT representou um grande avanço no tratamento. Todavia, desde então, as desvantagens da AZT como monoterapia passaram a ser bem reconhecidas. AZT provoca toxicidade considerável – incluindo anemia, náuseas, cefaleia, insônia, artralgia e, raramente, acidose láctica – e produz apenas redução modesta (3 a 10 vezes) e transitória na carga viral do HIV no plasma. Os pacientes tratados com AZT como monoterapia evoluem, em sua maioria, inexoravelmente para a AIDS. Na maioria desses pacientes, pode-se detectar a presença de vírus resistente à AZT, e, em geral, a opinião é de que essas variantes resistentes à AZT contribuem para a baixa eficácia a longo prazo da monoterapia com AZT.

Foram observados problemas semelhantes com o uso da maioria dos outros fármacos anti-HIV como monoterapia. Quando 3TC, INNTR ou inibidores da protease foram utilizados como agentes isolados, embora a eficácia antiviral inicial observada fosse maior que a de AZT (redução de mais de 30 vezes na concentração de HIV no plasma), ainda assim era incompleta, e verificou-se o desenvolvimento de resistência ainda mais rapidamente que a observada com AZT. Toxicidade, propriedades farmacocinéticas desfavoráveis e interações medicamentosas também representam problemas significativos com muitos dos agentes disponíveis.

Dadas essas desvantagens, a quimioterapia de combinação (*i. e.*, o uso de "coquetéis de fármacos"; ver o Capítulo 40) tornou-se o padrão de tratamento para indivíduos infectados pelo HIV. Os "coquetéis" são mais eficazes que os agentes isolados e produzem maiores reduções na carga viral do HIV. A quimioterapia de combinação também diminui o desenvolvimento de resistência, na medida em que a replicação do vírus é inibida de modo mais eficiente, portanto, as probabilidades de ocorrência de mutações durante a replicação são reduzidas; além disso, são necessárias múltiplas mutações para conferir resistência a todos os fármacos incluídos no "coquetel". Teoricamente, a quimioterapia de combinação pode possibilitar o uso de cada fármaco em doses mais baixas, diminuindo, assim, sua toxicidade. Hoje em dia, é amplamente aceito que os pacientes infectados pelo HIV devem iniciar seu tratamento com quimioterapia de combinação, e não com fármaco único. Com efeito, todos os novos fármacos anti-HIV são atualmente aprovados pela FDA para uso em combinação apenas, e certos fármacos são associados em um único comprimido. Um aspecto ainda controverso é determinar se o paciente deva ser tratado com quimioterapia de combinação tão cedo quanto possível – o que também submete o paciente a efeitos adversos desagradáveis e aumenta o risco de pouca adesão a tratamento (p. ex., resistência)

– ou se a carga viral deveria ultrapassar determinados limiares (ou se as contagens de células T CD4$^+$ deveriam cair a níveis inferiores de certos limiares) antes de instituir a quimioterapia de combinação. Para resolver essa questão, podem ser necessários estudos a longo prazo que incluam um período significativo de acompanhamento. Em 2006, um único comprimido contendo três agentes anti-HIV – tenofovir, entricitabina e efavirenz – foi aprovado para uso em esquema de dose única ao dia, esperando-se, assim, melhorar a adesão do paciente ao tratamento.

Na quimioterapia de combinação antibacteriana e antineoplásica, é comum associar apenas fármacos que afetem diferentes alvos (ver Capítulo 40). Todavia, na quimioterapia de combinação anti-HIV, dois ou até mesmo três inibidores da TR (p. ex., tenofovir, entricitabina e efavirenz) têm sido associados a benefícios evidentes. Um fator responsável por esse sucesso pode ser a eficácia incompleta de cada um dos fármacos isoladamente; a associação desses fármacos pode produzir maior eficácia. (Como alguns desses fármacos apresentam perfis de toxicidade que diferem uns dos outros, é possível associar esses agentes sem qualquer aumento significativo da toxicidade global.) Um segundo fator é que as mutações que conferem resistência a determinado fármaco não produzem necessariamente resistência aos outros fármacos. Os mutantes resistentes à AZT, por exemplo, continuam sendo sensíveis aos INNTR e até mesmo a alguns outros análogos nucleosídios. Um terceiro provável fator é que as mutações que conferem resistência a determinado fármaco possam suprimir os efeitos de mutações que conferem resistência a outro fármaco, embora o significado clínico desse achado seja controvertido. Um quarto fator possível é que certas mutações de resistência diminuem o "condicionamento" do vírus, isto é, sua capacidade de replicação no paciente. Por conseguinte, pode ser benéfico incluir no esquema de terapia de combinação um fármaco ao qual o vírus seja resistente, a fim de manter uma pressão seletiva a favor desse vírus resistente a fármacos.

Em muitos pacientes submetidos à terapia de combinação anti-HIV (frequentemente denominada terapia antirretroviral intensamente ativa ou *TARIA*), a concentração do vírus no sangue cai em níveis inferiores ao limite de detecção (menos de 50 cópias de RNA do HIV/ mℓ em um teste padrão). Alguns cientistas especularam que o vírus poderia ser erradicado com "coquetéis" de fármacos se o tratamento fosse mantido por um período suficientemente longo. Todavia, os fármacos anti-HIV, à semelhança dos agentes anti-herpes-vírus, atacam apenas os vírus em replicação, e não os vírus latentes, e as evidências mais firmes são as de que os vírus latentes podem permanecer no corpo durante muitos anos. Apesar dessa limitação e do custo algumas vezes proibitivo dos agentes anti-HIV, para muitos pacientes a terapia de combinação continua sendo a melhor notícia sobre o tratamento da AIDS desde o início da epidemia.

Inibidores não nucleosídios da transcriptase reversa (INNTR)

Os INNTR – *efavirenz, nevirapina, delavirdina* e *etravirina* – foram desenvolvidos utilizando uma abordagem racional de triagem de alta produtividade baseada em alvos (Boxe 37.2 e Figura 37.7). Com efeito, estão entre os primeiros sucessos obtidos com essa abordagem amplamente utilizada hoje em dia. Diferentemente dos análogos nucleosídios, esses fármacos ini-

bem seus alvos de modo direto, sem a necessidade de qualquer modificação química. Os estudos de cristalografia com raios X revelaram que os INNTR ligam-se proximamente ao sítio catalítico da TR e possibilitam a ligação da TR a um nucleosídio trifosfato e molde iniciador, porém, inibem a junção dos dois. São biodisponíveis VO, e, em geral, seus efeitos adversos (mais comumente, exantema) são menos graves que os do fos-

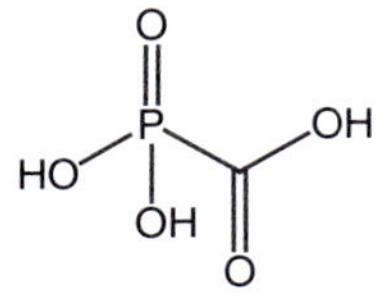

FIGURA 37.7 Inibidores não nucleosídios da DNA polimerase e da transcriptase reversa. O foscarnete é um análogo pirofosfato, que inibe as DNA e RNA polimerases virais. Foi aprovado para tratamento das infecções por HSV e CMV, resistentes a análogos nucleosídios anti-herpes-vírus. Os inibidores não nucleosídios da transcriptase reversa (INNTR) – efavirenz, nevirapina, delavirdina e etravirina – atuam sobre a transcriptase reversa do HIV-1 e foram aprovados em associação a outros agentes antirretrovirais no tratamento da infecção pelo HIV-1. Observe que suas estruturas diferem significativamente das dos análogos nucleosídios e nucleotídios anti-HIV (compare com a Figura 37.5).

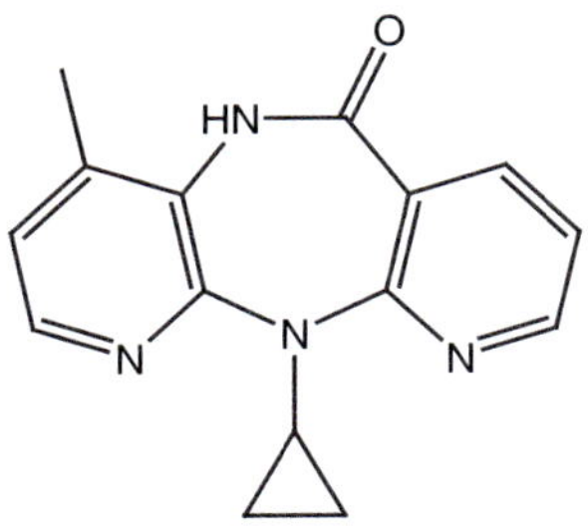

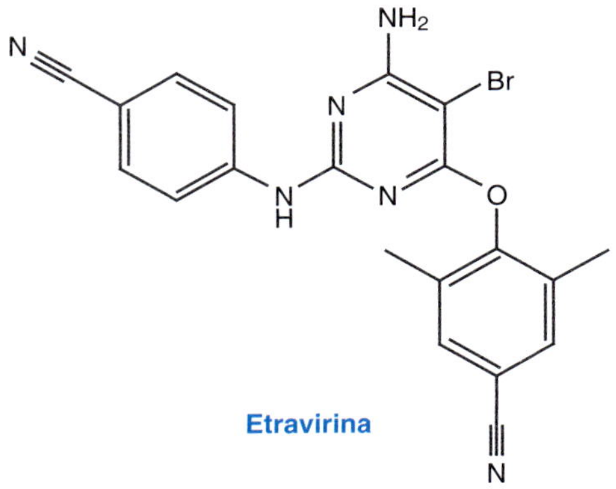

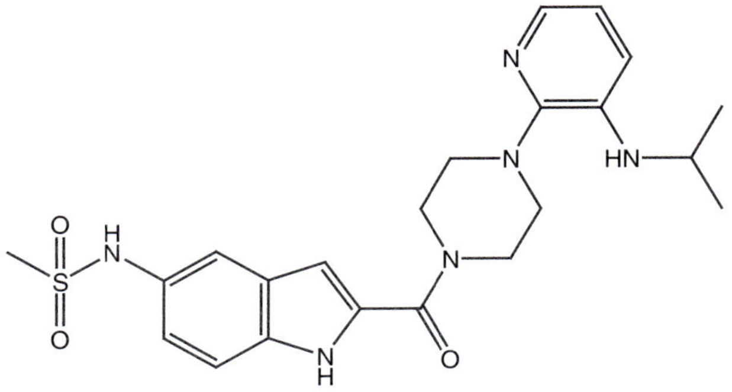

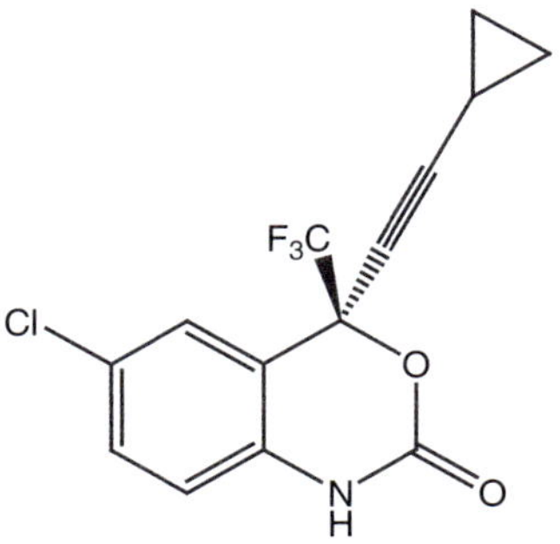

carnete e os da maioria dos análogos nucleosídios. A principal limitação para seu uso consiste no rápido desenvolvimento de resistência, exigindo a utilização desses fármacos em associação a outros agentes anti-HIV (Boxe 37.1). Um dos INNTR, o *efavirenz*, foi o primeiro fármaco anti-HIV a ser tomado 1 vez/dia. Em 2006, um único comprimido, contendo efavirenz, tenofovir e FTC, foi aprovado pela FDA para administração 1 vez/dia.

Inibidores da integrase do HIV

A integrase, uma enzima que realiza a integração do genoma do HIV, é essencial para a replicação do genoma do HIV. A integrase organiza as sequências nas extremidades do DNA do HIV, cliva dinucleotídios de cada fita 3′, transfere essas fitas para o DNA-alvo (celular) e liga o DNA do HIV ao DNA-alvo de modo covalente (Figura 37.8). Os cientistas desenvolveram um ensaio para inibição da reação de transferência de fitas de DNA da integrase, que foi empregado na triagem de compostos ativos. Entre várias classes de compostos que demonstraram ter atividade nesse ensaio e atividade anti-HIV em cultura celular, um deles foi desenvolvido com sucesso: *raltegravir*, disponível VO e aprovado pela FDA (sua estrutura é ilustrada na Figura 37.8C) para uso em combinação com outros fármacos anti-HIV. Ensaios clínicos em andamento estão avaliando a utilização do raltegravir em pacientes virgens de tratamento; na atualidade, a principal aplicação do raltegravir é observada em pacientes que desenvolveram resistência a outros fármacos anti-HIV. A resistência a raltegravir pode resultar de uma de várias mutações pontuais no gene da integrase do HIV, ressaltando a necessidade de administrar esse fármaco em associação a outros agentes antirretrovirais.

Inibição da maturação viral

Para muitos vírus, incluindo o HIV, a montagem de proteínas e ácido nucleico em partículas não é suficiente para produzir um vírion infeccioso; em vez disso, é necessária uma etapa adicional, denominada *maturação*. Na maioria dos casos (incluindo o HIV), os vírus codificam proteases essenciais para a maturação. A protease do HIV cliva as poliproteínas de fusão gag e gag-pol, produzindo proteínas funcionais do capsídio e enzimas virais. Como as proteases virais são essenciais para a replicação de diversos vírus, muitos esforços foram envidados para descobrir fármacos ativos contra essas enzimas. Grande parte do estímulo para esses esforços resultou do sucesso e das experiências adquiridos com o desenvolvimento dos *inibidores da protease do HIV*. Os agentes antivirais aprovados cujo alvo é a protease do HIV – *saquinavir*, *ritonavir*, *amprenavir* (e seu profármaco com maior biodisponibilidade oral, *fosamprenavir*), *indinavir*, *nelfinavir*, *lopinavir*, *atazanavir*, *tipranavir* e *darunavir* (todos ilustrados na Figura 37.9, à exceção de fosamprenavir e darunavir) – são exemplos bem-sucedidos do delineamento racional de fármacos (Boxe 37.3 e Figura 37.10).

Por várias razões, a protease do HIV era (e continua sendo) um alvo atraente para intervenção farmacológica. Em primeiro lugar, essa enzima é essencial para a replicação do HIV. Em segundo lugar, é suficiente a ocorrência de uma mutação pontual para inativar a enzima, sugerindo que uma pequena molécula poderia inibir com êxito sua atividade. Em terceiro lugar, as sequências clivadas pela protease do HIV são conservadas e um tanto raras, sugerindo a necessidade de especificidade e de um ponto de início para o delineamento de fármacos. Em quarto lugar, a protease do HIV – ao contrário das proteases humanas

---

BOXE 37.2 Desenvolvimento dos inibidores não nucleosídios da transcriptase reversa (INNTR) e do antagonista do CCR5

Os INNTR foram descobertos com o uso de métodos de triagem de alta produtividade baseados em alvos. O gene que codifica a TR do HIV foi hiperexpresso em *E. coli,* e grandes quantidades de TR foram purificadas e utilizadas em ensaio de TR capaz de ser facilmente automatizado. Com esse ensaio, milhares de compostos foram submetidos à triagem quanto a sua capacidade de inibir a TR. Em seguida, os compostos candidatos foram testados quanto a sua especificidade em uma contratriagem, avaliando essa habilidade de inibir uma polimerase não relacionada. Os compostos que surgiram foram quimicamente modificados para melhorar sua estabilidade, farmacocinética e perfil de toxicidade. Esse processo finalmente levou aos INNTR, que são altamente específicos e atuam sobre a TR do HIV em baixas concentrações, sem inibir até mesmo a TR do vírus HIV-2 estreitamente relacionado.

O antagonista do CCR5, maraviroque, também foi desenvolvido utilizando uma triagem de alta produtividade baseada em alvos. Nesse caso, o ensaio foi planejado para descobrir compostos importantes capazes de impedir a ligação de ligantes endógenos (quimiocinas) ao CCR5. Como no caso do desenvolvimento dos INNTR, os principais compostos foram, então, avaliados quanto a sua especificidade contra o CCR5 e foram quimicamente modificados para otimizar sua potência, atividade antiviral, farmacocinética e perfil de toxicidade. O resultado final foi o maraviroque, antagonista seletivo do CCR5, que é utilizado em associação ao tratamento antirretroviral de adultos infectados pelo HIV-1 com tropismo CCR5.

---

mais estreitamente relacionadas – é um dímero simétrico de duas subunidades idênticas, em que cada uma contribui para o sítio ativo, sugerindo novamente a necessidade de especificidade e de um ponto de início para o delineamento de fármacos. Por fim, a enzima pode ser facilmente hiperexpressa e submetida a testagem, e sua estrutura cristalina já foi estabelecida. Todos esses fatores aumentaram a probabilidade de sucesso na descoberta de fármacos.

O ritonavir, um inibidor da protease do HIV, fornece um exemplo de delineamento racional de fármacos. Trata-se de um peptidomimético (*i. e.*, imita a estrutura de um peptídio; ver Boxe 37.3 e Figura 37.10), e seu delineamento começou com a identificação de um dos substratos naturais da protease do HIV, um sítio para clivagem de uma proteína mais longa em transcriptase reversa, de caráter inusitado, uma vez que contém uma ligação fenilalanina-prolina (Phe-Pro) (Figura 37.10, parte superior); enzimas de mamíferos raramente ou nunca efetuam clivagem nesse sítio. Para se beneficiar da característica de dímero simétrico da estrutura da protease do HIV, foram desenvolvidos inibidores correspondentemente simétricos, em que Pro foi substituída por Phe. Além disso, foi utilizado CHOH em lugar do C=O nativo da ligação peptídica para imitar o estado de transição de catálise pela protease, que é o intermediário catalítico que se liga mais estreitamente à enzima (Figura 37.10). Os inibidores desenvolvidos, diferentemente do peptídio original e do estado de transição nativo, não podem ser clivados pela enzima. O Boxe 37.3 analisa como esses inibidores simétricos evoluíram até o ritonavir (ver também Figura 37.10).

Embora um delineamento mais engenhoso não seja garantia de que um fármaco será ativo contra determinado vírus com base no mecanismo esperado, os inibidores da protease atuam conforme a expectativa. Os compostos são potentes em cultura celular, embora sejam frequentemente menos potentes contra a replicação do vírus que contra a enzima *in vitro*. Dentro do previsto, as células infectadas pelo HIV expostas a inibidores da protease continuam produzindo proteínas virais, porém essas proteínas não são processadas de modo eficiente. As partículas sofrem brotamento a partir das células infectadas, porém essas partículas são imaturas e não infecciosas. Evidências convincentes de que os inibidores da protease atuam dentro das expectativas provêm da observação de que as mutações que conferem resistência aos fármacos estão mapeadas em sequências do HIV que codificam a protease.

Inibidores da protease, utilizados em associação a outros fármacos anti-HIV, tiveram grande impacto na terapia da AIDS (Boxe 37.1). Entretanto, também apresentaram efeitos adversos inesperados, envolvendo anormalidades metabólicas e na distribuição de gordura, e os mecanismos desses efeitos adversos ainda estão pouco elucidados.

Inibição da liberação viral

O delineamento racional também levou ao desenvolvimento de inibidores das neuraminidases do vírus *influenza*. O fundamento lógico para esses inibidores, que bloqueiam a liberação do vírus da célula hospedeira, provém do mecanismo de fixação e liberação viral. O vírus *influenza* fixa-se às células por meio de interações entre hemaglutinina, proteína presente no envelope viral, e componentes de ácido siálico, encontrados em muitas glicoproteínas da superfície celular. Após a saída do vírus *influenza* das células no final de um ciclo de replicação, a hemaglutinina nos vírions nascentes liga-se novamente às terminações do ácido siálico, fixando, assim, os vírions à superfície celular e impedindo a liberação do vírus. Para superar esse problema, o vírus *influenza* codifica uma enzima ligada ao envelope, denominada *neuraminidase*, que cliva o ácido siálico das glicoproteínas de membrana, possibilitando, assim, a liberação viral. Na ausência de neuraminidase, o vírus permanece fixado e incapaz de se disseminar para outras células. Em 1992, foi estabelecida a estrutura do complexo neuraminidase-ácido siálico. A estrutura mostra que o ácido siálico ocupa duas das três bolsas bem definidas da enzima. Com base nessa estrutura, em grande parte, foi desenvolvido um novo análogo do ácido siálico para maximizar as interações energeticamente favoráveis em todas as três bolsas de ligação potenciais (Figura 37.11). Esse composto, atualmente conhecido como *zanamivir*, inibe a neuraminidase, com K_i de cerca de 0,1 nM. O zanamivir mostra-se ativo contra a *influenza* A e a *influenza* B, com potências de cerca de 30 nM. Os estudos realizados com mutantes resistentes confirmaram o mecanismo de ação anteriormente descrito. Todavia, o zanamivir apresenta baixa biodisponibilidade oral, portanto, precisa ser administrado por inalador.

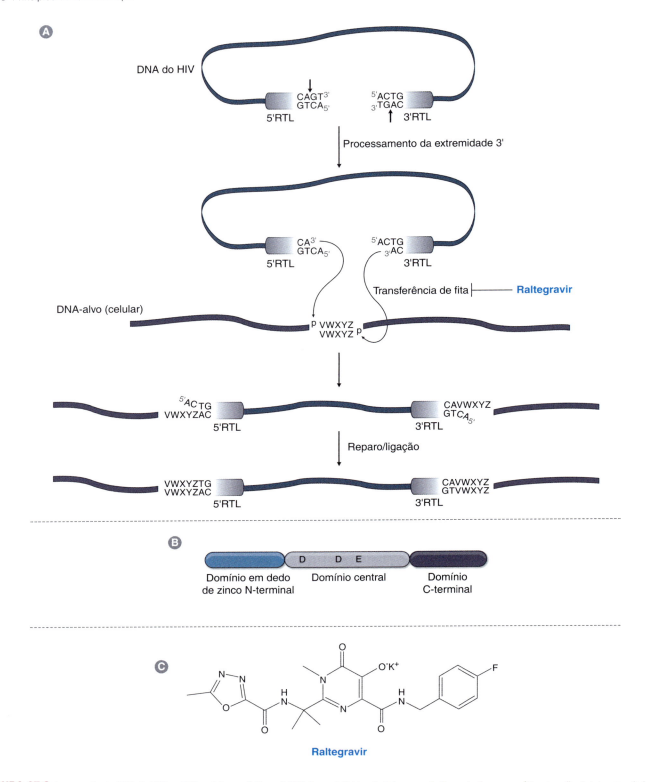

FIGURA 37.8 Integração do DNA do HIV no DNA celular e efeito anti-HIV de um inibidor da integrase. A. Reprodução esquemática da ação da integrase do HIV. O DNA de fita dupla do HIV é produzido por transcrição reversa como molécula linear de extremidade cega, com sequências repetidas, conhecidas como repetições terminais longas (RTL), em ambas as extremidades. A 5' RTL inclui o promotor/amplificador da transcrição do HIV, enquanto a 3' RTL inclui o sinal de poliadenilação. Nas extremidades de ambas as RTL estão sequências idênticas de quatro pares de bases. Na primeira etapa de integração (processamento 3' terminal), a integrase do HIV remove os dois nucleotídios terminais das fitas 3' de ambas as extremidades do DNA viral, resultando em projeções 5' de duas bases (AC). Na segunda etapa (transferência da fita), a integrase cria uma clivagem cruzada do DNA do hospedeiro e, então, catalisa o ataque das extremidades 3' OH do DNA viral nas ligações fosfodiéster do DNA do hospedeiro, resultando na formação de novas ligações fosfodiéster que unem o DNA do hospedeiro e o DNA viral em ambas as extremidades do genoma. A projeção AC do DNA viral não é unida, e o processo também resulta em lacunas de fita simples no DNA do hospedeiro em cada lado do genoma viral. Isso leva à terceira etapa (reparo/ligação), em que as projeções AC são removidas, e as lacunas no DNA do hospedeiro são preenchidas, criando uma curta duplicação de sequências do hospedeiro em ambos os lados do DNA viral integrado. O raltegravir inibe a reação de transferência de fitas. **B.** Estrutura de domínio de um monômero da integrase do HIV. O raltegravir liga-se ao sítio ativo no domínio central catalítico e inibe a reação de transferência de fita. A tríade catalítica Asp-64, Asp-116 e Glu-152 é mostrada como D-D-E no domínio central. **C.** Estrutura do raltegravir.

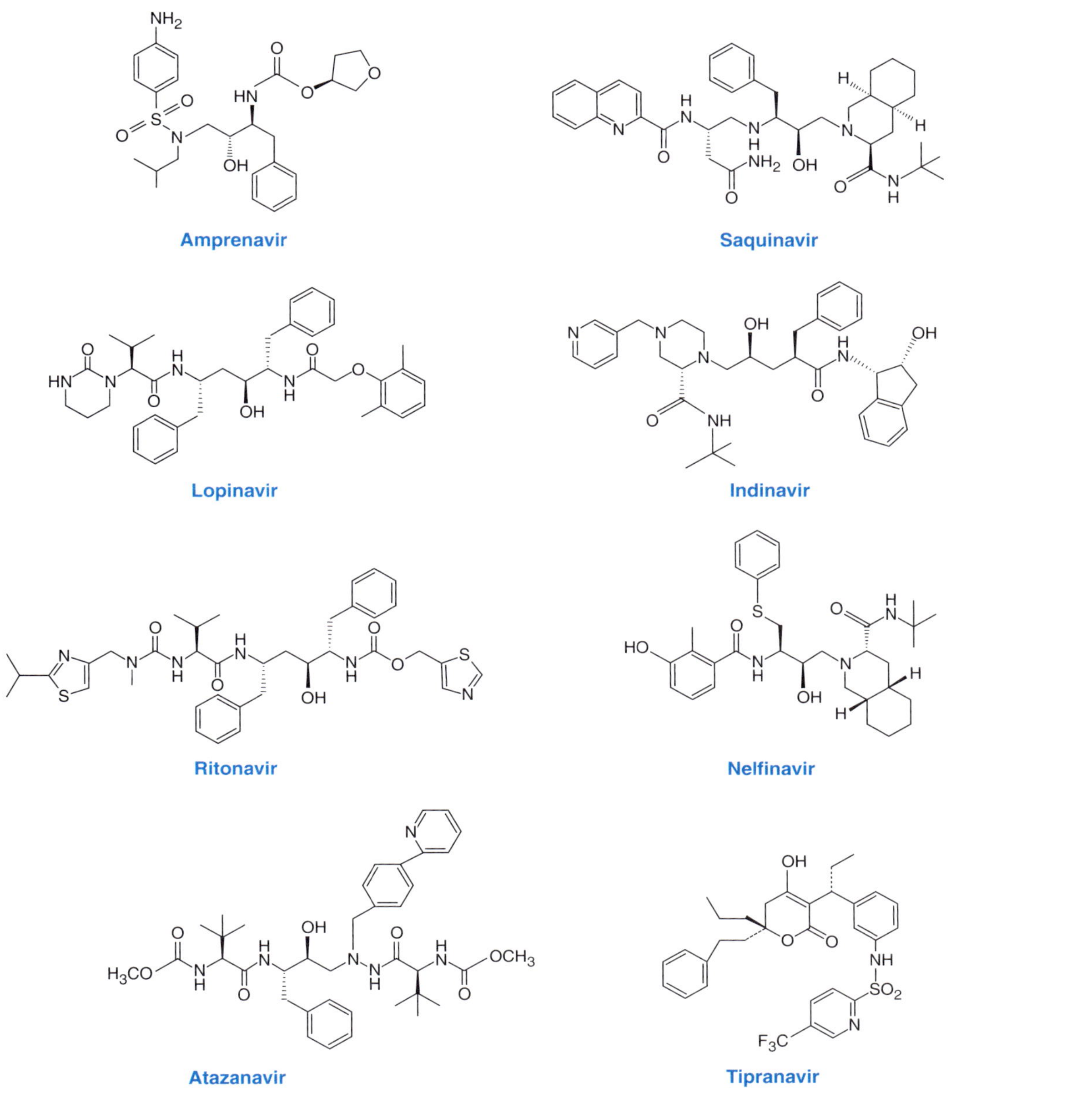

FIGURA 37.9 Inibidores da protease anti-HIV. A figura ilustra as estruturas dos inibidores da protease anti-HIV: amprenavir, saquinavir, lopinavir, indinavir, ritonavir, nelfinavir, atazanavir e tipranavir. Esses compostos imitam peptídios (peptidomiméticos), e eles, com exceção do tipranavir, contêm ligações peptídicas. A figura não ilustra dois outros inibidores da protease anti-HIV, darunavir e fosamprenavir (profármaco do amprenavir).

Os esforços voltados à melhora da farmacocinética do zanamivir resultaram em um novo fármaco, o *oseltamivir* (Figura 37.11), cuja biodisponibilidade oral é de cerca de 75%. O oseltamivir liga-se bem a duas das três bolsas de ligação da neuraminidase. Quando administrado de modo profilático, o oseltamivir diminui o número de casos de *influenza* em populações suscetíveis (p. ex., residentes em asilos). Tanto oseltamivir quanto zanamivir diminuem a duração dos sintomas gripais em pacientes que já foram infectados pelo vírus. Entretanto, essa redução é de apenas 1 dia, em média, e até mesmo esse modesto efeito requer que os fármacos sejam tomados dentro de 2 dias após o aparecimento dos sintomas. Embora se tenha reconhecido universalmente que até mesmo 1 dia a menos de gripe representa benefício, existe considerável desacordo quanto ao fato de o benefício justificar o custo desses fármacos e seus efeitos adversos potenciais. Além disso, há preocupação

cada vez maior sobre o desenvolvimento de resistência a esses fármacos, embora essa tenha ocorrido com menos frequência que com as adamantanas. Mais conhecida talvez seja a eficácia aparente de oseltamivir em prevenir doença humana grave e mortalidade devida à *influenza* aviária H5N1 ("gripe aviária") ou pela cepa pandêmica H1N1 de 2009 ("gripe suína"), que levou a sua estocagem. De qualquer modo, os inibidores da neuraminidase representam um triunfo no delineamento racional de fármacos.

Fármacos antivirais com mecanismos de ação desconhecidos

Apesar do sucesso crescente do delineamento racional de fármacos, diversos agentes antivirais atuam por meio de mecanismos desconhecidos ou apenas parcialmente elucidados. Alguns

BOXE 37.3 Desenvolvimento do ritonavir

O desenvolvimento do ritonavir fornece um exemplo de delineamento de fármacos com base em sua estrutura ("racional"). Os cientistas começaram com um modelo do estado de transição que é produzido durante a clivagem de um substrato pela protease do HIV (Figura 37.10). Foi delineado um análogo do estado de transição, utilizando apenas um resíduo em cada lado do sítio de clivagem. Dado o conhecimento de que a protease do HIV é um dímero simétrico, os cientistas decidiram utilizar o mesmo resíduo – a fenilalanina – em ambos os lados do sítio de clivagem, com um grupo CHOH que imita o estado de transição como centro de simetria. Essa molécula, a A-74702, demonstrou ser um inibidor muito fraco da protease do HIV; no entanto, a adição de grupos simétricos em ambas as extremidades para formar A-74704 (Figura 37.10, em que Val = valina; Cbz = carbobenziloxi) resultou em aumento de potência superior a 40 mil vezes (IC_{50} = 5 nM). Entretanto, todas as tentativas de modificação da molécula A-74704 para melhorar sua solubilidade aquosa também reduziram a potência, de modo que um inibidor potente relacionado, A-75925, cujo centro de simetria foi uma liga-ção C-C entre dois grupos CHOH, tornou-se a base para modificações adicionais. As modificações simétricas efetuadas em ambas as extremidades da molécula resultaram em um inibidor solúvel e altamente potente, A-77003. Esse composto, todavia, não era biodisponível VO. Outras modificações, que removeram um grupo OH central e alteraram outros componentes em cada extremidade da molécula, produziram um composto – o ritonavir –, que era menos solúvel, porém exibia melhor atividade antiviral e boa biodisponibilidade oral. As concentrações terapêuticas do ritonavir alcançadas no plasma ultrapassam acentuadamente a concentração necessária para sua atividade antiviral. No processo de delineamento de fármacos com base em sua estrutura, modificações sucessivas efetuadas nessas moléculas se beneficiaram de estruturas radiográficas da protease do HIV complexada com cada inibidor. Ao examinar essas estruturas, os cientistas foram capazes de fornecer estimativas acerca dos grupos químicos específicos a acrescentar ou remover. O resultado foi o ritonavir, inibidor da protease do HIV terapeuticamente útil.

desses agentes, como o fomivirseno, foram originalmente desenvolvidos para atuar por meio de mecanismo específico; entretanto, posteriormente, constatou-se terem mais efeitos farmacológicos. Outros, como a ribavirina, foram descobertos empiricamente.

Fomivirseno

O *fomivirseno*, um fármaco anti-CMV, foi criado para ser um oligonucleotídio antissentido, direcionado para RNA específicos. Estatisticamente, um oligonucleotídio complementar com um RNA viral e de comprimento superior a 15 bases terá sítio de ligação exclusivo para o vírus em relação ao genoma humano completo. Esse oligonucleotídio deve ser capaz de efetuar emparelhamento de bases com o segmento de RNA específico do vírus e interromper sua função ao promover a degradação do RNA ou, menos comumente, ao inibir seu processamento ou translação. Se o RNA viral for um mRNA, a ligação do oligonucleotídio deve impedir a síntese da proteína codificada pelo mRNA.

O fomivirseno é o primeiro fármaco oligonucleotídio aprovado pela FDA. Trata-se de um oligonucleotídio fosforotioato (i. e., o enxofre substitui um dos oxigênios na estrutura fosfodiéster) criado para ligar-se a um mRNA que codifica a *IE2*, uma proteína reguladora do CMV. Apesar de sua grande carga negativa, os oligonucleotídios penetram nas células de modo relativamente eficiente. Em uma cultura celular, em condições apropriadas, o fomivirseno é mais potente que o ganciclovir contra o CMV, exibindo atividade em concentrações submicromolares.

A despeito de seu delineamento, não é absolutamente certo que o fomivirseno atue por ligação ao mRNA da IE2. Alterações efetuadas na sequência do fomivirseno, que reduzem substancialmente o emparelhamento de bases, não diminuem de modo significativo a atividade antiviral, enquanto alterações que não minoram consideravelmente o emparelhamento de bases podem causar acentuada redução nessa. Foi isolado um mutante resistente de CMV, porém sua mutação não se en-contra na região complementar do fomivirseno. De qualquer modo, o fármaco foi aprovado para tratamento da doença oftálmica por CMV, como a retinite causada pelo CMV. Entretanto, o paciente precisa ser altamente motivado para receber a terapia, dado o fato de a administração do fármaco ser intravítrea. Além disso, com o declínio da retinite por CMV nos países desenvolvidos após o uso de terapias de combinação anti-HIV, o fomivirseno raramente é utilizado.

Independentemente de suas limitações, o fomivirseno pode abrir caminho para o desenvolvimento de outros fármacos oligonucleotídios. Em particular, muitos esforços estão sendo envidados para desenvolver RNA de interferência curtos (RNAic) como fármacos antivirais capazes de induzir a clivagem dos mRNA virais. Por fim, RNA antissentido, RNAic, ribozimas antivirais ou até mesmo proteínas inibitórias poderão ser administrados por meio de abordagens de terapia gênica. As abordagens de terapias antissentido e gênica também poderão melhorar a compreensão da função de genes da célula hospedeira.

Docosanol

O *n-docosanol* é um álcool saturado de 22 carbonos com atividade contra HSV e alguns outros vírus envelopados. Embora se saiba, há muito tempo, que os alcoóis saturados de cadeia mais curta inativam a infecciosidade dos vírions, mas também apresentam citotoxicidade, o docosanol carece de citotoxicidade significativa. Estudos com cultura de células sugerem que docosanol atua, pelo menos em parte, entre o estágio de fixação do HSV e o estágio de translação da proteína viral, com alguns efeitos sobre a entrada do vírus quando utilizado em determinadas doses. As células precisam ser tratadas previamente com docosanol durante várias horas para que o efeito antiviral se torne manifesto, e há evidências de que, durante esse período, o docosanol seja metabolizado e incorporado nas membranas das células hospedeiras. Entretanto, ainda não se esclareceu qual a base, se existente, para a seletividade da ação antiviral; não foi relatado nenhum mutante resistente ao docosanol que pudesse

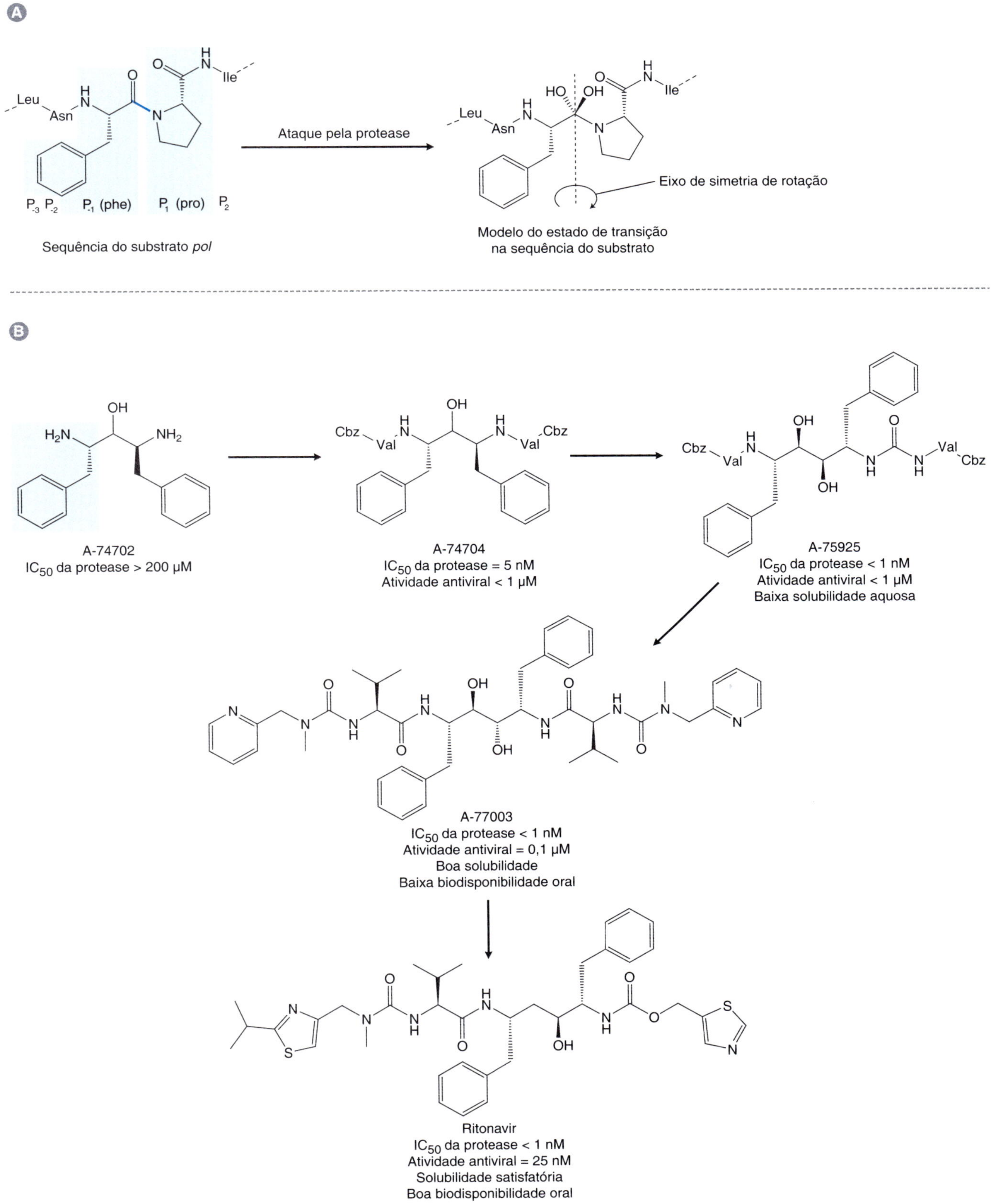

FIGURA 37.10 Etapas na evolução do ritonavir. A. O produto do gene *pol* do HIV apresenta uma sequência de fenilalanina (Phe)-prolina (Pro), que é incomum como sítio de clivagem para as proteases humanas. A protease do HIV cliva essa ligação Phe-Pro. O estado de transição da reação da protease inclui um eixo de simetria de rotação. **B.** O desenvolvimento de um inibidor seletivo da protease do HIV baseado na estrutura começou com um composto (A-74702) que continha dois análogos de fenilalanina e um componente CHOH entre eles. Esse composto, que demonstrou ter atividade inibitória fraca, foi, então, modificado para maximizar sua atividade de antiprotease e, ao mesmo tempo, maximizar atividade antiviral, solubilidade aquosa e biodisponibilidade oral. A maximização da atividade antiprotease foi medida como redução progressiva em IC_{50} (*i. e.*, a concentração do fármaco necessária para produzir inibição de 50% da enzima). Para obter mais detalhes, consulte o Boxe 37.3.

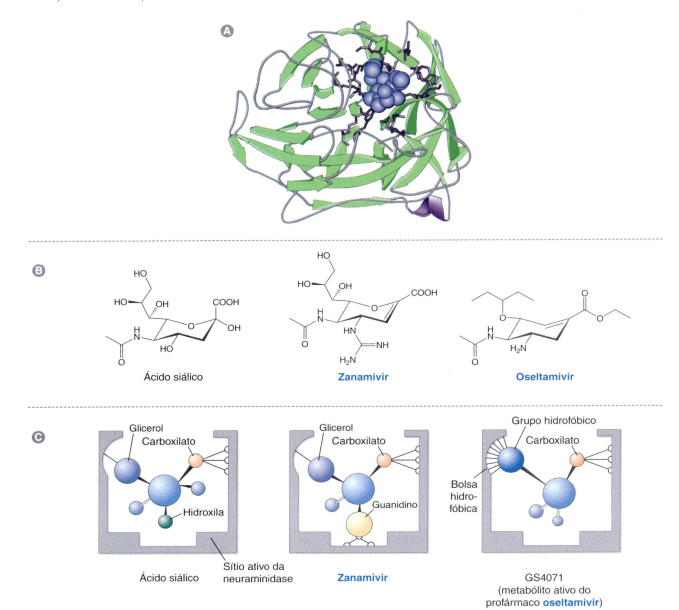

FIGURA 37.11 Delineamento de inibidores da neuraminidase com base na estrutura. A. Modelo de ácido siálico (estrutura que preenche o espaço) ligado à neuraminidase do vírus da *influenza* A, mostrando os aminoácidos ligados ao ácido siálico na forma de bastões. Essa estrutura foi utilizada para planejar análogos do estado de transição capazes de ligação mais firme à neuraminidase que o ácido siálico, resultando em potentes inibidores da enzima. **B.** Estruturas de ácido siálico e de zanamivir e oseltamivir, inibidores da neuraminidase. **C.** Representação esquemática do sítio ativo da neuraminidase do vírus *influenza*, mostrando a ligação de ácido siálico, zanamivir e GS4071 a vários aspectos diferentes do sítio ativo. (O oseltamivir é o profármaco etil éster do GS4071.)

esclarecer o mecanismo de ação do fármaco. O docosanol foi aprovado pela FDA como fármaco de venda sem necessidade de prescrição para tratamento tópico dos episódios orofaciais recorrentes do HSV (herpes simples), embora sua eficácia clínica seja controversa, assim como a relação de qualquer eficácia com um efeito antiviral.

Ribavirina

A *ribavirina* foi promovida como "agente antiviral de amplo espectro" e, com efeito, exibe atividade contra numerosos vírus *in vitro,* bem como eficácia contra diversos vírus *in vivo.* Todavia, para uso em pacientes, a ribavirina só foi aprovada em forma de aerossol (aplicação tópica para pulmões) para infecção grave pelo vírus sincicial respiratório (RSV, do inglês

respiratory syncytial virus), e apenas em associação a interferona no tratamento da infecção crônica pelo vírus da hepatite C (HCV, do inglês *hepatitis C virus*).

Estruturalmente, a ribavirina difere de outros análogos nucleosídios, uma vez que apresenta um açúcar natural (ribose) fixado a um componente não natural semelhante a uma base, que se assemelha mais às purinas (adenina ou guanina) (Figura 37.5). Seu mecanismo de ação ainda não está bem elucidado. A ribavirina é convertida em monofosfato pela adenosinoquinase celular, e sabe-se que o fármaco inibe a inosina monofosfato desidrogenase celular, reduzindo, assim, os reservatórios celulares de GTP (ver Capítulo 38). A princípio, pode parecer improvável que esse mecanismo possa conferir atividade antiviral seletiva, embora haja alguns dados que sustentem esse conceito com base em estudos de alguns mutantes virais. É possível que certas enzimas virais, como a enzima que acrescenta *caps* de 7-metilguanosina ao mRNA, tenham valores mais altos de K_m (portanto, menores afinidades) para o GTP que a maioria das enzimas celulares. Por conseguinte, a redução das concentrações intracelulares de GTP abaixo dos valores de K_m dessas enzimas virais pode ter efeito antiviral seletivo.

A inibição da RNA polimerase viral poderia representar um segundo mecanismo seletivo possível para a ação da ribavirina. É interessante assinalar que tanto o difosfato quanto o trifosfato de ribavirina exibem atividade inibitória contra as RNA polimerases de certos vírus.

Um terceiro mecanismo possível também envolve a RNA polimerase viral. A natureza suscetível a erros dessa enzima resulta em altas taxas de mutação, e foi constatado que a ribavirina aumenta as taxas de mutação de diversos vírus (incluindo o HCV) quando no estudo em um sistema de replicação *in vitro*. Acredita-se que as taxas aumentadas de mutação sejam causadas pela incorporação da ribavirina ao RNA (sem terminação da cadeia), embora também possam contribuir os efeitos do fármaco sobre as reservas de GTP. O mecanismo proposto, denominado "catástrofe por erro", postula que a taxa aumentada de mutação impele a taxa já elevada de erros da polimerase "além dos limites" de um "limiar de erro", de modo que ocorra pouca ou nenhuma produção de genomas virais funcionais. Esse conceito é interessante, porém com controvérsias (p. ex., as mutações que fazem com que a replicação do RNA do HCV se torne resistente à ribavirina não foram encontradas no gene da RNA polimerase viral).

Não se sabe se algum dos mecanismos propostos para a ação da ribavirina é relevante para o efeito terapêutico do fármaco sobre as infecções humanas por RSV ou HCV. Com efeito, no caso do HCV, é possível que parte dos efeitos terapêuticos da ribavirina seja mediada pelo sistema imune. A aquisição de maiores conhecimentos sobre os mecanismos de ação da ribavirina poderá levar a aprimoramento das terapias antivirais.

Fármacos que modulam o sistema imune

Três classes de fármacos que explicitam o uso de processos imunes do hospedeiro são utilizadas no tratamento das infecções virais. Essas classes incluem imunização, interferonas e imiquimode. Para obter conhecimento básico do sistema imune, consulte o Capítulo 41.

A *imunização ativa* e a *imunização passiva* inibem a infecção viral em decorrência da produção de anticorpos dirigidos contra proteínas do envelope viral; os quais bloqueiam, então, a fixação e a penetração dos vírions nas células e aumentam sua eliminação. Alguns anticorpos são diretamente virucidas, causando destruição ou inativação dos vírions antes que o vírus possa interagir com seu(s) receptor(es) nas células-alvo. Naturalmente, muitas vacinas servem de exemplos de imunização ativa contra vírus (sarampo, caxumba, rubéola, hepatite B), e, em sua maioria, são utilizadas profilaticamente. Um exemplo de vacina utilizada terapeuticamente é a *vacina antirrábica*, que pode salvar vidas de indivíduos já infectados pelo vírus da raiva. Entre os exemplos de imunização passiva, destaca-se o uso profilático de imunoglobulinas humanas misturadas com atividade anti-RSV ou um anticorpo monoclonal humanizado, o *palivizumabe*, para impedir a infecção por RSV em crianças de alto risco.

As interferonas e o imiquimode fazem uso da resposta imune inata (ver Capítulo 41) e não são diretamente direcionados para produtos gênicos virais. As interferonas foram inicialmente identificadas como proteínas produzidas em resposta à infecção viral e capazes de inibir a replicação do mesmo vírus ou de outros vírus. São dois os tipos principais de interferonas. As *interferonas do tipo I* incluem a *alfainterferona* e a *betainterferona*, produzidas por muitos tipos celulares e que interagem com o mesmo receptor de superfície celular. As *interferonas do tipo II* incluem a *gamainterferona*, geralmente produzida por células do sistema imune, em particular as células T, e que interage com receptor distinto. A interação das interferonas com seus receptores induz uma série de eventos de sinalização que ativam e/ou induzem a expressão de proteínas que combatem as infecções virais. Um exemplo relativamente bem-elucidado é o de uma proteinoquinase, denominada PKR, que é ativada por RNA de fita dupla. (O RNA de fita dupla é frequentemente produzido durante infecções virais.) A PKR fosforila um componente do mecanismo de translação do hospedeiro, impedindo, assim, a síntese de proteína e, consequentemente, a produção de vírus nas células infectadas.

A *alfainterferona* é utilizada como agente terapêutico no tratamento de HCV, HBV, condiloma acuminado (causado por certos papilomavírus humanos [HPV, do inglês *human papillomaviruses*]) e sarcoma de Kaposi (causado por herpes-vírus associado ao sarcoma de Kaposi [KSHV], também conhecido como herpes-vírus humano 8). A alfainterferona é habitualmente administrada em forma modificada com polietilenoglicol (peguilada) para melhorar seu perfil farmacocinético após injeção. Embora o mecanismo pelo qual as interferonas inibem a replicação de certos vírus seja razoavelmente bem-compreendido (p. ex., pela indução da PKR), seus mecanismos de ação contra HCV, HBV, HPV e KSHV ainda estão pouco elucidados. É interessante assinalar que todos esses vírus codificam proteínas que inibem a ação da interferona. A compreensão do mecanismo dessa inibição pode ajudar a esclarecer a ação das interferonas na inibição da replicação viral, que constitui uma área ativa de investigação.

A alfainterferona também é empregada no tratamento de certas neoplasias malignas relativamente raras, enquanto a *betainterferona* é utilizada no tratamento da esclerose múltipla. Mais uma vez, os mecanismos pelos quais as interferonas exercem seus efeitos terapêuticos nessas situações clínicas estão pouco elucidados.

O *imiquimode* foi aprovado para tratamento de certas doenças causadas por HPV. Ele interage com receptores semelhantes a Toll, TLR7 e TLR8, para reforçar a imunidade inata, incluindo a secreção de interferonas. Os receptores semelhantes a Toll são proteínas de membrana que reconhecem padrões moleculares associados a patógenos. A ativação desses receptores induz eventos de sinalização intracelulares importantes na defesa contra patógenos. No caso do imiquimode, ainda não se sabe exatamente como essa estimulação resulta em tratamento efetivo da doença causada pelo HPV.

▶ Conclusão e perspectivas

Os vários estágios no ciclo de vida dos vírus proporcionam um embasamento para a compreensão dos mecanismos de ação dos agentes antivirais atualmente disponíveis e para o desenvolvimento de novas terapias antivirais. A grande maioria dos fármacos antivirais disponíveis no momento atual inibe os vírus no estágio de replicação do genoma, beneficiando-se das diferenças estruturais e funcionais existentes entre as polimerases virais e as do hospedeiro. Além disso, maraviroque e enfuvirtida (T-20) inibem a fixação e a entrada do vírus; adamantanas, a maturação viral; inibidores da protease agem sobre a maturação viral; e inibidores de neuraminidase, sobre a liberação viral. Entretanto, é importante ter em mente que muitos desses fármacos inibem apenas um vírus (p. ex., o HIV) e, em alguns casos, limitam-se a somente uma espécie desse vírus (p. ex., HIV-1, mas não HIV-2). Apenas uma minúscula fração de vírus causadores de doença humana pode ser tratada efetivamente com as terapias antivirais disponíveis nos dias atuais. Todavia, foram feitos grandes avanços. Simultaneamente à redação deste capítulo, novos fármacos específicos anti-HCV estão sendo analisados pela FDA. No caso de Sr. M, o tratamento da infecção pelo HIV com uma combinação de fármacos pode reduzir a carga viral para níveis indetectáveis e retardar a progressão da AIDS em muitos anos. Embora as terapias antivirais ainda não representem prevenção ou cura para essa doença, esses tratamentos já diminuíram tanto a morbidade quanto a mortalidade do HIV/AIDS em milhões de pessoas.

Leitura sugerida

Coen DM, Richman DD. Antiviral agents. In: Knipe DM, Howley PN, Griffin DE et al., eds. *Fields virology.* 5th ed. Philadelphia: Lippincott Williams & Wilkins; 2006. (*Revisão detalhada dos aspectos gerais e específicos dos mecanismos e usos dos agentes antivirais.*)

Hay AJ, Wolstenholme AJ, Skehel JJ et al. The molecular basis of the specific anti-influenza inhibition of amantadine. *EMBO J* 1985; 4:3021-3024. (*Esse artigo clássico pode ser utilizado na identificação do alvo de um fármaco.*)

LaBranche C, Galasso G, Moore JP et al. HIV fusion and its inhibition. *Antiviral Res* 2001;50:95-115. (*Resumo dos fatos conhecidos sobre a fusão do HIV, incluindo uma discussão dos inibidores de fusão em investigação.*)

von Itzstein M, Wu WY, Kok GB et al. Rational design of potent sialidase-based inhibitors of influenza virus replication. *Nature* 1993;363:418-423. (*Descreve o delineamento com base na estrutura do zanamivir.*)

Yazdanpanah Y, Sissoko D, Egger M et al. Clinical efficacy of antiretroviral combination therapy based on protease inhibitors or non-nucleoside analogue reverse transcriptase inhibitors: indirect comparison of controlled trials. *Br Med J* 2004;328:249-256. (*Revisão sobre as terapias de combinação utilizadas no tratamento do HIV.*)

RESUMO FARMACOLÓGICO: Capítulo 37 | Farmacologia de Infecções Virais.

FÁRMACO	APLICAÇÕES CLÍNICAS	EFEITOS ADVERSOS *GRAVES* E COMUNS	CONTRAINDICAÇÕES	CONSIDERAÇÕES TERAPÊUTICAS
Inibidores da fixação e da entrada dos vírus *Mecanismo – Maraviroque bloqueia o receptor de quimiocina CCR5. Enfuvirtida bloqueia a fixação e a entrada do HIV ao inibir a fusão mediada pela gp41 do envelope do HIV com a membrana plasmática do hospedeiro*				
Maraviroque	Vírus da imunodeficiência humana (HIV)	*Hepatotoxicidade, infarto/isquemia do miocárdio, síndrome de reconstituição imune, risco de infecção* Exantema, tontura, infecção das vias respiratórias superiores, febre	Hipersensibilidade ao maraviroque	Maraviroque bloqueia a infecção de cepas do HIV que utilizam o CCR5 para sua fixação e entrada, porém não é ativo contra cepas que utilizam o receptor CXCR4 Utilizado em associação a outros fármacos anti-HIV em pacientes que tenham cargas virais detectáveis continuadas ou apresentem vírus resistente a múltiplos fármacos
Enfuvirtida (T-20)	HIV	*Síndrome de Guillain-Barré, insuficiência renal, trombocitopenia, neutropenia, eosinofilia* Neuropatia periférica, paralisia do sexto nervo, conjuntivite	Hipersensibilidade à enfuvirtida	Enfuvirtida é um peptídio que precisa ser administrado por via parenteral, com injeções 2 vezes/dia Utilizado em associação a outros fármacos anti-HIV em pacientes nos quais o HIV não conseguiu ser controlado com outros medicamentos anti-HIV
Inibidores do desnudamento viral *Mecanismo – Inibem o desnudamento do vírus influenza A por meio do bloqueio do M2, um canal de prótons que acidifica o interior do vírus; a acidificação é necessária para a dissociação da proteína da matriz viral da ribonucleoproteína viral*				
Amantadina Rimantadina	*Influenza A* Parkinsonismo (amantadina)	*Síndrome neuroléptica maligna, exacerbação de transtorno mental* Hipotensão ortostática, edema periférico, distúrbio gastrintestinal, confusão, tontura, insônia, irritabilidade, alucinação	Hipersensibilidade à amantadina ou à rimantadina	Rimantadina provoca menos efeitos neurológicos que amantadina O uso desses fármacos foi suplantado, em grande parte, pelos inibidores da neuraminidase
Análogos nucleosídios e nucleotídios anti-herpes-vírus *Mecanismo – A fosforilação do fármaco por quinases virais leva à inibição da síntese de DNA nas células infectadas por vírus. Aciclovir, valaciclovir, fanciclovir, penciclovir, ganciclovir e valganciclovir são fosforilados por quinases virais e, a seguir, inibem a DNA polimerase viral. Cidofovir é fosforilado por enzimas celulares e, em seguida, inibe a DNA polimerase do CMV*				
Aciclovir Valaciclovir	Herpes-vírus simples (HSV, do inglês *herpes simplex virus*) Vírus varicela-zóster (VZV, do inglês *varicella-zoster virus*)	*Insuficiência renal (administração IV), púrpura trombocitopênica trombótica em pacientes imunocomprometidos, alterações encefalopáticas, síndrome hemolítico-urêmica* Distúrbio gastrintestinal, agitação tontura	Hipersensibilidade a aciclovir e valaciclovir	O valaciclovir é profármaco do aciclovir, com maior biodisponibilidade oral
Penciclovir Fanciclovir	HSV VZV	*Eritema multiforme* Distúrbio gastrintestinal, cefaleia	Hipersensibilidade a fanciclovir ou penciclovir	Fanciclovir é um análogo diacetil 6-desoxi e profármaco do penciclovir, a forma ativa do fármaco
Ganciclovir Valganciclovir	Citomegalovírus (CMV)	Neutropenia, trombocitopenia, anemia, febre, flebite	Neutropenia grave Trombocitopenia grave	Valganciclovir é o profármaco do ganciclovir com maior biodisponibilidade oral
Cidofovir	Retinite por CMV	*Nefrotoxicidade, neutropenia, acidose metabólica, diminuição da pressão intraocular* Distúrbio gastrintestinal, cefaleia, exantema	Insuficiência renal Agentes nefrotóxicos concomitantes	Deve ser coadministrado com probenecida Meia-vida longa, exigindo apenas uma dose semanal
Vidarabina Idoxuridina Trifluridina	Queratite por HSV Raramente, vidarabina para infecção grave por HSV ou VZV	Irritação ocular, lacrimejamento, intolerância à luz	Hipersensibilidade a vidarabina, idoxuridina ou trifluridina	Os primeiros fármacos anti-HSV, com toxicidade aumentada em comparação a outros agentes Trifluridina é utilizada como preparação oftálmica

(continua)

RESUMO FARMACOLÓGICO: Capítulo 37 | Farmacologia de Infecções Virais (continuação).

FÁRMACO	APLICAÇÕES CLÍNICAS	EFEITOS ADVERSOS *GRAVES* E COMUNS	CONTRAINDICAÇÕES	CONSIDERAÇÕES TERAPÊUTICAS
Análogos nucleosídios e nucleotídios anti-HIV e anti-HBV *Mecanismo – Os análogos nucleosídios anti-HIV são fosforilados por quinases celulares e, em seguida, inibem a transcriptase reversa viral. Os análogos nucleosídios anti-HBV também são fosforilados por enzimas celulares e, em seguida, inibem a DNA polimerase*				
Zidovudina (AZT) Estavudina (d4T) Zalcitabina (ddC) Lamivudina (3TC) Entricitabina (FTC) Didanosina (ddI) Abacavir	HIV Vírus da hepatite B (HBV) (lamivudina)	*Neutropenia, anemia, pancreatite, acidose láctica, hepatomegalia com esteatose, neurite óptica, neuropatia periférica, hipersensibilidade fatal (abacavir)*	Hipersensibilidade a zidovudina, estavudina, zalcitabina, lamivudina, entricitabina, didanosina ou abacavir	A maior parte da toxicidade deve-se à inibição da DNA polimerase mitocondrial pelas formas trifosfato dos fármacos Lamivudina é menos tóxica, possivelmente dada a estrutura de L-estereoisômero Entricitabina é administrada 1 vez/dia
Tenofovir Adefovir Entecavir	HIV (tenofovir) HBV (adefovir, entecavir)	*Acidose láctica, hepatotoxicidade (tenofovir), toxicidade renal (adefovir)*	Hipersensibilidade a tenofovir, adefovir ou entecavir	A dose de entecavir deve ser ajustada para pacientes com insuficiência renal moderada
Inibidores não nucleosídios da DNA polimerase *Mecanismo – Inibem diretamente a DNA polimerase viral ao imitar o produto pirofosfato da reação de polimerização do DNA*				
Foscarnete	HSV CMV	*Comprometimento renal, desequilíbrio eletrolítico, convulsões* Anemia, febre, distúrbio gastrintestinal	Administração concomitante de trióxido de arsênio, bepridil, levometadil, mesoridazina, pimozida, probucol, tioridazina, ziprasidona, pentamidina IV	O comprometimento renal constitui a principal toxicidade que limita a dose administrada
Inibidores não nucleosídios da transcriptase reversa (INNTR) *Mecanismo – Ligam-se próximo ao sítio catalítico da transcriptase reversa, portanto, inibem a ação da enzima de unir os desoxirribonucleotídios com a fita modelo iniciadora*				
Efavirenz Nevirapina Delavirdina Etravirina	HIV	*Exantema, efeitos psiquiátricos (depressão, ideação suicida), tontura, insônia*	A administração concomitante de fármacos metabolizados pela P450 3A4 é contraindicada para todos os INNTR – é preciso verificar o metabolismo dos medicamentos administrados concomitantemente antes de prescrever INNTR	A resistência desenvolve-se rapidamente, exigindo uso desses fármacos em associação a outros agentes anti-HIV
Inibidores da integração viral *Mecanismo – Inibe a integrase, enzima viral que facilita a integração do HIV no genoma celular*				
Raltegravir	HIV	*Risco de suicídio, insuficiência renal, rabdomiólise* Insônia, náuseas, astenia, tontura, cefaleia, fadiga	Hipersensibilidade ao raltegravir	Raltegravir foi aprovado para uso apenas em associação a outros fármacos anti-HIV
Inibidores da maturação viral *Mecanismo – Inibem a protease do HIV necessária para a maturação viral; os vírions do HIV sofrem replicação e brotamento a partir da célula, porém essas partículas não são infecciosas*				
Saquinavir Ritonavir Amprenavir Fosamprenavir Indinavir Nelfinavir Lopinavir Atazanavir Tipranavir Darunavir	HIV	*Dislipidemia (↑ colesterol, ↑ triglicerídios), lipodistrofia, hiperglicemia*	Comprometimento hepático grave Administração concomitante de substratos da P450 3A4 com índices terapêuticos estreitos, incluindo derivados do esporão do centeio, pimozida, midazolam, triazolam	Lopinavir é administrado em associação a ritonavir; ritonavir inibe a P450 3A4, aumentando, assim, os níveis plasmáticos de lopinavir Muitos inibidores da protease são indutores e/ou inibidores das enzimas P450, particularmente a 3A4, com numerosas interações medicamentosas farmacocinéticas Fosamprenavir é o profármaco do amprenavir com maior biodisponibilidade oral

Inibidores da liberação viral

Mecanismo – Inibem a neuraminidase do vírus influenza, de modo que os vírions recém-sintetizados permanecem fixados à célula hospedeira

Fármaco	Aplicações clínicas	Efeitos adversos	Contraindicações	Considerações terapêuticas
Zanamivir **Oseltamivir**	*Influenza* A e B	*Broncospasmo, depressão respiratória* Distúrbio gastrintestinal, cefaleia, sintomas nasais	Hipersensibilidade a zanamivir ou oseltamivir	Inibem tanto a *influenza* A quanto a *influenza* B Zanamivir é administrado por inalador Oseltamivir foi aprovado para profilaxia e tratamento; zanamivir está indicado apenas para tratamento Oseltamivir é utilizado no tratamento da doença humana grave causada por H5N1 (gripe aviária) e H1N1 (gripe suína)

Agentes antivirais com mecanismos de ação desconhecidos

Mecanismo – Ver fármaco específico

Fármaco	Aplicações clínicas	Efeitos adversos	Contraindicações	Considerações terapêuticas
Fomivirseno	Retinite por CMV (fármaco de segunda linha)	Distúrbios inflamatórios do olho, elevação transitória da pressão intraocular	Terapia com cidofovir IV ou intravítreo dentro de 2 a 4 semanas, dado o risco de inflamação ocular exagerada	Fomivirseno foi delineado como nucleotídio antissentido, porém seu verdadeiro mecanismo de ação é incerto Administração intravítrea
Ribavirina	Vírus sincicial respiratório (RSV) Vírus da hepatite C (em associação a alfainterferona)	*Bradiarritmia, hipotensão, pancreatite, anemia hemolítica, púrpura trombocitopênica trombótica, hepatotoxicidade, infecção bacteriana, suicídio* Exantema, distúrbio gastrintestinal, cefaleia, conjuntivite, fadiga	Gravidez ou mulheres com possibilidade de engravidar (inalação) Depuração da creatinina inferior a 50 mℓ/min (oral) Doença cardíaca significativa (oral) Hemoglobinopatias (oral) Hepatite autoimune (oral, em associação a alfapeginterferona 2a) Descompensação hepática grave	Ribavirina pode inibir a inosina monofosfato desidrogenase, resultando em níveis celulares mais baixos de GTP; ribavirina também pode inibir as RNA polimerases virais ou tornar as polimerases mais sujeitas a erros Administração na forma de aerossol para tratamento do RSV
Doconasol	Herpes-vírus simples (HSV)	Cefaleia, reação no local de aplicação	Hipersensibilidade a docosanol	Docosanol carece de citotoxicidade significativa Seu exato mecanismo de ação é desconhecido

Agentes antivirais que modulam o sistema imune

Mecanismo – As interferonas ativam cascatas de sinalização que levam à produção de proteínas antivirais, incluindo a proteinoquinase R, que impede o mecanismo de translação do hospedeiro nas células infectadas por vírus. Imiquimode interage com receptores semelhantes a Toll para reforçar a imunidade inata, incluindo a secreção de interferonas

Fármaco	Aplicações clínicas	Efeitos adversos	Contraindicações	Considerações terapêuticas
Alfainterferona	Vírus da hepatite C (HCV) Vírus da hepatite B (HBV) Sarcoma de Kaposi Leucemia mielógena crônica Leucemia de células pilosas Melanoma maligno Carcinoma de células renais	*Hemorragia gástrica, anemia aplásica, neutropenia, trombocitopenia, aumento das enzimas hepáticas, doenças autoimunes, transtorno psicótico* Depressão, alteração do estado mental, sintomas semelhantes a gripe	Hipersensibilidade à alfainterferona	Modificada com polietilenoglicol (peguilada) para melhorar o perfil farmacocinético
Imiquimode	Papilomavírus humano (HPV) Carcinoma basocelular Queratose actínica	Irritação da pele, incluindo eritema, erosão superficial e formação de crostas e sensação de queimação	Hipersensibilidade ao imiquimode	Lave as mãos antes e depois da aplicação

38
Farmacologia do Câncer | Síntese, Estabilidade e Manutenção do Genoma

David A. Barbie e David A. Frank

► Introdução

Tradicionalmente, a terapia do câncer tem por base o princípio de que células tumorais encontram-se frequentemente no ciclo celular, sendo, portanto, mais sensíveis que células normais à interferência na síntese de DNA e mitose. Na verdade, os *antimetabólitos* – classe de agentes análogos de folatos, purinas e pirimidinas endógenos e inibidores de enzimas de síntese de nucleotídios – foram alguns dos primeiros fármacos a serem testados como agentes quimioterápicos. No final da década de 1940, Sidney Farber *et al.* administraram o composto antifolato *aminopterina* a pacientes com leucemia aguda e observaram remissões temporárias em mais de metade deles.

Dado seu rápido crescimento e divisão, acredita-se que células cancerosas também sejam mais sensíveis que células normais ao efeito de agentes que produzem lesão no DNA. Também no final da década de 1940, *mostardas nitrogenadas* – derivados de agentes que haviam causado supressão da medula óssea após exposições durante a guerra – foram testadas em pacientes com linfoma e leucemia, induzindo remissões.

Esses e outros achados levaram ao desenvolvimento de múltiplas classes de agentes antineoplásicos, delineados para interferir em unidades formadoras de síntese do DNA e mitose, ou para produzir lesão do DNA e instabilidade cromossômica, promovendo, portanto, citotoxicidade e morte celular programada (*apoptose*). Infelizmente, a janela terapêutica desses

CASO

Um dia, JL, um estudante de pós-graduação de 23 anos de idade, até então em boa saúde, percebeu durante o banho a presença de nódulo de consistência dura no testículo esquerdo. Preocupado com o achado, o médico de JL solicitou uma ultrassonografia, que revelou a existência de massa sólida sugestiva de câncer. O testículo foi removido cirurgicamente, e a revisão patológica confirmou o diagnóstico de câncer testicular. Uma radiografia de tórax também revelou vários nódulos pulmonares, que foram considerados como disseminação metastática do câncer. JL foi tratado com vários ciclos de quimioterapia de combinação, incluindo bleomicina, etoposídeo e cisplatina. Os nódulos pulmonares desapareceram por completo. Um ano depois, JL retomou os estudos, sem nenhum sinal de recidiva do câncer. Entretanto, a cada consulta subsequente de acompa-

nhamento, o médico de JL indaga se ele tem sentido alguma dificuldade respiratória.

 Questões

1. Como achados acidentais levaram à descoberta da cisplatina, o fármaco mais eficaz contra câncer testicular?
2. Qual é o alvo molecular de cada fármaco que compõe a quimioterapia de combinação administrada a JL?
3. Por que o médico de JL indaga sobre a ocorrência de dispneia a cada consulta de acompanhamento?
4. Por meio de que mecanismos o etoposídeo, a bleomicina e a cisplatina atuam de modo sinérgico contra o câncer testicular de JL?

fármacos é estreita, uma vez que afetam células normais em tecidos como trato gastrintestinal e medula óssea que sofrem divisão celular. O uso de quimioterapia de combinação com fármacos de diferentes classes ajudou a aumentar a eficácia e, ao mesmo tempo, a minimizar toxicidades superpostas que limitam a dose dos fármacos; todavia, a capacidade de curar pacientes com a maioria das formas de câncer avançado permanece limitada. Essa eficácia limitada deve-se, em parte, ao desenvolvimento de múltiplos mecanismos de *resistência*, incluindo a incapacidade das células tumorais de sofrer apoptose em resposta à lesão do DNA ou estresse. Além disso, tornase cada vez mais evidente que populações de *células-tronco cancerosas* podem apresentar baixas taxas de proliferação e outras propriedades que as tornam resistentes à quimioterapia citotóxica.

Bioquímica de síntese, estabilidade e manutenção do genoma

O dogma central da biologia molecular afirma que o DNA contém toda a informação necessária para codificar macromoléculas celulares – especificamente, que o DNA é transcrito a RNA, e este último é, então, transladado a proteínas. Antimetabólitos inibem a síntese de nucleotídios, que são unidades formadoras de DNA e RNA. A Figura 38.1A fornece uma visão geral da síntese de nucleotídios, enquanto a Figura 38.1B mostra as etapas em que alguns dos fármacos a serem discutidos neste capítulo inibem o metabolismo dos nucleotídios.

Síntese de nucleotídios

Nucleotídios, precursores de DNA e RNA, incluem nucleotídios de *purinas* e nucleotídios de *pirimidinas*. Purinas e pirimidinas são bases empregadas para determinar o código químico dentro de DNA e RNA. Adenina e guanina são purinas; citosina, timina e uracila são pirimidinas. *Nucleosídios* são derivados de purinas e pirimidinas conjugadas com ribose ou desoxirribose. *Nucleotídios* são ésteres monofosfato, difosfato ou trifosfato dos nucleosídios correspondentes. Uma base adenina ligada de modo covalente a um açúcar ribose e a um éster difosfato, por exemplo, é denominada *difosfato*

de adenosina (*ADP*). As diversas bases púricas e pirimídicas, bem como nucleosídios e nucleotídios são apresentados na Tabela 38.1.

A síntese de nucleotídios envolve três conjuntos gerais de reações sequenciais: (1) síntese de ribonucleotídios; (2) redução de ribonucleotídios a desoxirribonucletídios; e (3) conversão de desoxiuridilato (dUMP) em desoxitimidilato (dTMP) (Figura 38.2). A síntese de ribonucleotídios difere para purinas e para pirimidinas, de modo que a síntese de cada classe de moléculas é discutida individualmente. Todos os ribonucleotídios são reduzidos a desoxirribonucleotídios por uma única enzima, a *ribonucleotídio redutase*. Desoxirribonucleotídios originados de ribonucleotídios e dUMP são utilizados na síntese de DNA. Como folato é cofator essencial na síntese de ribonucleotídios de purina e dTMP, o metabolismo do folato é discutido separadamente (ver Capítulo 32).

Síntese de ribonucleotídios de purinas

Adenina e *guanina*, as bases púricas apresentadas na Tabela 38.1, são sintetizadas como componentes de ribonucleotídios (para a síntese de RNA) e de desoxirribonucleotídios (para a síntese de DNA). Derivados de adenina e guanina, que incluem ATP, GTP, AMPc e GMPc, também são utilizados para o armazenamento de energia e a sinalização celular. A síntese de purinas começa com a montagem do *inosinato* (IMP) de fosfato de ribose, componentes derivados dos aminoácidos glicina, aspartato e glutamina e transferências de um carbono catalisadas pelo *tetraidrofolato* (THF), conforme ilustrado na Figura 38.2. Dada a função principal de THF na síntese de purinas, importante estratégia quimioterápica consiste em reduzir a quantidade disponível de THF para a célula, inibindo, assim, a síntese de purinas.

A Figura 38.3 mostra o papel essencial desempenhado pelo IMP na síntese de purinas. O IMP pode ser aminado a AMP ou oxidado a GMP. Por sua vez, o AMP e o GMP podem ser convertidos em ATP e GTP, respectivamente, e, em seguida, incorporados ao RNA ou reduzidos a dAMP ou dGMP, respectivamente, como descrito adiante.

Bases púricas, nucleosídios e nucleotídios são rapidamente interconvertidos por múltiplas enzimas presentes no interior da célula. Em uma dessas reações, a enzima *adenosina desami-*

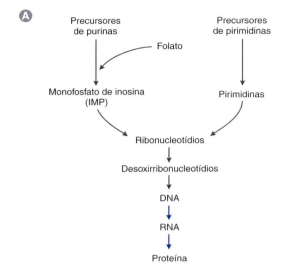

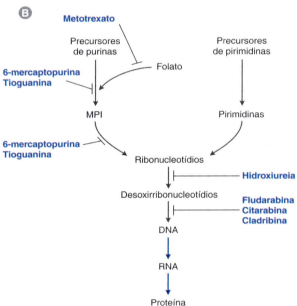

FIGURA 38.1 **Considerações gerais da biossíntese** *de novo* **de nucleotídios.**
A. O folato é cofator essencial na síntese de monofosfato de inosina (IMP), do qual derivam todos os nucleotídios de purinas. A síntese de pirimidinas não requer folato, embora este seja necessário para metilação de desoxiuridilato (dUMP) a desoxitimi-dilato (dTMP) (ver Figura 38.2). Ribonucleotídios contêm uma das bases púricas ou pirimídicas ligada ao fosfato de ribose. Subsequente redução de ribose na posição 2′ produz desoxirribonucleotídios, que são polimerizados a DNA, enquanto ribonucleotídios são utilizados para formar RNA (*não ilustrado*). O dogma central da biologia molecular estabelece que o código do DNA determina a sequência do RNA (transcrição), e que o RNA é, então, transladado em proteína. **B.** Metotrexato inibe a di-hidrofolato redutase (DHFR) e impede, portanto, a utilização do folato na síntese de nucleotídios de purinas e dTMP. 6-mercaptopurina e tioguanina inibem a formação de nucleotídios de purinas. Hidroxiureia inibe a enzima que converte ribonucleotídios em desoxirribonucleotídios. Fludarabina, citarabina e cladribina são análogos de purinas e pirimidinas que inibem a síntese de DNA. 5-fluorouracila inibe a enzima que converte dUMP em dTMP (*não ilustrado*).

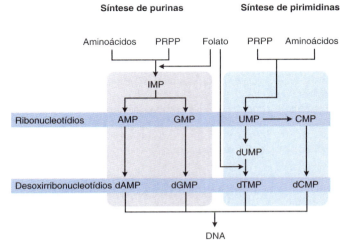

FIGURA 38.2 **Síntese de nucleotídios.** A síntese de purinas (*à esquerda*) começa com a formação de monofosfato de inosina (IMP) de aminoácidos, fosforribosilpiro-fosfato (PRPP) e folato. O IMP é aminado a adenilato (AMP) ou oxidado a guanilato (GMP). Ribonucleotídios AMP e GMP são reduzidos para formar desoxirribonucleo-tídios, monofosfato de desoxiadenosina (dAMP) e monofosfato de desoxiguanosina (dGMP), respectivamente. (A conversão de ribonucleotídios em desoxirribonucleotí-dios ocorre, na verdade, em nível de difosfatos e trifosfatos correspondentes, por exemplo, ADP → dADP e ATP → dATP.) A síntese de pirimidina (*à direita*) começa com a formação de orotato de aspartato e carbamoil fosfato (ver Figura 38.4). O orotato recebe ribose e é descarboxilado a uridilato (UMP); aminação de UMP produz citidi-lato (CMP). (Conversão de UMP em CMP ocorre, na verdade, em nível de trifosfatos correspondentes, isto é, UTP → CTP.) Os ribonucleotídios UMP e CMP são reduzidos para formar desoxirribonucleotídios, monofosfato de desoxiuridina (dUMP) e mono-fosfato de desoxicitidina (dCMP). O dUMP é convertido em monofosfato de desoxiti-midina (dTMP), em reação que depende de folato. Em nível de trifosfatos correspon-dentes (*não ilustrados*), desoxirribonucleotídios são incorporados ao DNA, enquanto ribonucleotídios são incorporados ao RNA (*não ilustrado*). Observe o papel central do folato como cofator essencial na síntese de nucleotídios de purina e dTMP.

Síntese de ribonucleotídios de pirimidinas

Ribonucleotídios de pirimidinas são sintetizados de acordo com a via metabólica ilustrada na Figura 38.4. O anel pirimidínico básico, orotato, é formado de carbamoil fosfato e aspartato. A seguir, orotato reage com fosfato de ribose; o produto de descarboxilação dessa reação produz *uridilato* (UMP). A exemplo de IMP na síntese de purinas, UMP tem papel fundamental na síntese de pirimidinas. O próprio UMP é componente nucleotídico de RNA e também precursor comum de componentes de RNA e DNA, ou seja, citidilato (CMP), desoxicitidilato (dCMP) e desoxitimidilato (dTMP). CTP é formado pela aminação de UTP.

Redução de ribonucleotídios e síntese de timidilato

Os ribonucleotídios ATP, GTP, UTP e CTP, necessários para síntese de RNA, são organizados em molde de DNA e ligados para compor RNA. Alternativamente, ribonucleotídios podem ser reduzidos na posição 2′ da ribose, formando desoxirribonucleotídios dATP, dGTP, dUTP e dCTP. A conversão de ribonucleotídios em desoxirribonucleotídios é catalisada pela enzima *ribonucleotídio redutase*. (Na realidade, ribonucleotídio redutase utiliza, como substratos, formas difosfato de quatro ribonucleotídios, produzindo dADP, dGDP, dUDP e dCDP; entretanto, nucleotídios podem sofrer rápida interconversão entre suas formas monofosfato, difosfato e trifosfato.)

nase (ADA) catalisa a conversão irreversível de adenosina ou 2′-desoxiadenosina em inosina ou 2′-desoxi-inosina, respectivamente. A inibição de ADA faz com que as reservas intracelulares de adenosina e 2′-desoxiadenosina ultrapassem as de outras purinas, resultando, por fim, em efeitos metabólicos que são tóxicos para a célula (ver discussão da pentostatina, adiante).

TABELA 38.1 Derivados das purinas e piridiminas | Bases, nucleosídios e nucleotídios.

	BAES	RIBONUCLEOSÍDIO	RIBONUCLEOTÍDIO	DESOXIRRIBONUCLEOSÍDIO	DESOXIRRIBONUCLEOTÍDIO
Purinas	Adenina (A)	Adenosina	Adenilato (AMP)	Desoxiadenosina	Desoxiadenilato (dAMP)
	Guanina (G)	Guanosina	Guanilato (GMP)	Desoxiguanosina	Desoxiguanilato (dGMP)
Piridiminas	Citosina (C)	Citidina	Citidilato (CMP)	Desoxicitidina	Desoxicitidilato (dCMP)
	Uracila (U)	Uridina	Uridilato (UMP)	Desoxiuridina	Desoxiuridilato (dUMP)
	Timina (T)	NENHUM	NENHUM	Desoxitimidina	Desoxitimidilato (dTMP)

Nas Figuras 38.2 a 38.4, observe que a ribonucleotídio redutase catalisa a formação de precursores de DNA – dATP, dGTP e dCTP. Entretanto, o precursor de DNA dTTP não é sintetizado diretamente pela ribonucleotídio redutase. Em vez disso, dUMP precisa ser modificado para formar dTMP. Conforme observado na Tabela 38.1, dTMP é produto de metilação de dUMP, a qual é catalisada pela *timidilato sintase*, com metilenotetraidrofolato (MTHF) atuando como doador de grupo metila (Figura 38.4). Quando MTHF doa seu grupo metila, é oxidado a di-hidrofolato (DHF). DHF deve ser reduzido a THF pela *di-hidrofolato redutase* (DHFR) e, em seguida, ser convertido em MTHF para atuar como cofator em outro ciclo de síntese de dTMP. A inibição de DHFR impede a regeneração de tetraidrofolato e inibe, portanto, a conversão de dUMP em dTMP, resultando finalmente em níveis celulares insuficientes de dTMP para a replicação de DNA.

Síntese de ácidos nucleicos

Contanto que haja níveis suficientes de nucleotídios disponíveis, tanto DNA quanto RNA podem ser sintetizados, e podem ocorrer síntese de proteínas, crescimento e divisão celulares. Numerosos fármacos, incluindo os antimetabólitos discutidos neste capítulo, são capazes de inibir síntese de DNA e RNA. Para evitar qualquer repetição, a discussão detalhada da síntese de DNA e RNA é fornecida no Capítulo 33. Para os propósitos deste capítulo, o leitor deve estar atento para o fato de que *RNA e DNA são formados por polimerização de ribonucleotídios e desoxirribonucleotídios, respectivamente.* Polímeros de RNA são alongados pela enzima *RNA polimerase*, enquanto DNA é alongado pela *DNA polimerase*. Embora antimetabólitos inibam primariamente enzimas que medeiam síntese de nucleotídios, alguns antimetabólitos também inibem DNA e RNA polimerases (ver adiante).

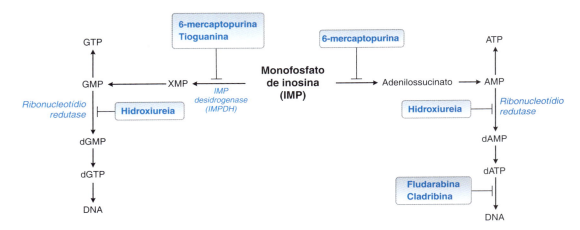

FIGURA 38.3 Detalhes da síntese de purinas. Inosina monofosfato (IMP) ocupa posição central na síntese de nucleotídios de purina. IMP é oxidado pela IMP desidrogenase (IMPDH) a xantilato (XMP), que é convertido a monofosfato de guanosina (GMP). GMP pode ser incorporado a DNA ou RNA na forma de trifosfato de desoxiguanosina (dGTP) ou trifosfato de guanosina (GTP), respectivamente. Alternativamente, IMP pode ser aminado a monofosfato de adenosina (AMP) por meio de um intermediário adenilossuccinato. AMP pode ser incorporado a DNA ou RNA, na forma de trifosfato de desoxiadenosina (dATP) ou trifosfato de adenosina (ATP), respectivamente. 6-mercaptopurina e tioguanina inibem IMPDH e interrompem, portanto, síntese de GMP. 6-mercaptopurina também inibe a conversão de IMP em adenilossuccinato e, então, interrompe síntese de AMP. Hidroxiureia inibe a ribonucleotídio redutase e, dessa maneira, inibe formação dos desoxirribonucleotídios necessários à síntese de DNA. Fludarabina e cladribina são análogos halogenados de adenosina que inibem síntese de DNA.

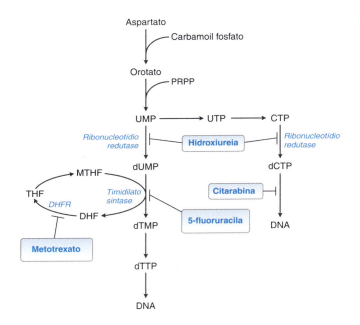

FIGURA 38.4 Detalhes da síntese de pirimidinas. O aspartato (aminoácido) e o carbamoil fosfato se combinam para formar orotato que, em seguida, associa-se ao fosforribosilpirofosfato (PRPP) para compor uridilato (UMP). O UMP ocupa posição central na síntese de nucleotídios de pirimidinas; pode ser fosforilado sequencialmente ao trifosfato de uridina (UTP). O UTP é incorporado ao RNA (*não ilustrado*) ou aminado para formar trifosfato de citidina (CTP). O CTP é incorporado ao RNA (*não ilustrado*) ou reduzido pelo ribonucleotídio redutase a trifosfato de desoxicitidina (dCTP), que é incorporado a DNA. Alternativamente, o UMP pode ser reduzido a desoxiuridilato (dUMP). Timidilato sintase converte dUMP em desoxitimidilato (dTMP), em reação que depende de folato. O dTMP é fosforilado a trifosfato de desoxitimidina (dTTP), que é incorporado a DNA. Hidroxiureia inibe a formação de desoxirribonucleotídios e inibe, portanto, síntese de DNA. Citarabina, análogo de citidina, inibe a incorporação de dCTP a DNA. 5-fluoruracila inibe a síntese de dTMP por inibição de timidilato sintase. O metotrexato inibe di-hidrofolato redutase (DHFR), enzima responsável pela regeneração de tetraidrofolato (THF) de DHF. Ao inibir a DHF redutase, esse fármaco atua do mesmo modo na formação do metilenotetraidrofolato (MTHF), composto de folato necessário para síntese de dTMP.

Reparo de DNA e manutenção de cromossomos

Mutações e outras lesões no DNA podem ocorrer espontaneamente ou em consequência de exposição a agentes químicos ou radiação que danificam o DNA. São diversas as vias gerais para reparo dessas lesões, incluindo *reparo de pareamento incorreto* (RPI) para erros na replicação do DNA, *reparo por excisão de bases* (REB) para pequenas modificações em bases e quebras de fitas simples, *reparo por excisão de nucleotídios* (REN) para remoção de complexos volumosos, e *recombinação homóloga* ou *junção terminal não homóloga* para quebras de fitas duplas (Figura 38.5). As vias de reparo do DNA são importantes não apenas porque podem alterar a eficácia da quimioterapia, mas também porque sua perda frequentemente contribui para o desenvolvimento de tumores por comprometimento de integridade genômica e facilitação de mutações em oncogenes e genes supressores tumorais. *Telômeros*, sequências repetidas que recobrem as extremidades dos cromossomos, também desempenham papel importante em estabilidade genômica e prevenção de fusão de cromossomos. A enzima *telomerase*, que evita o encurtamento do telômero em células cancerosas, representa componente-chave no processo de imortalização e transformação oncogênica.

Reparo de pareamento incorreto

Durante a replicação de DNA, erros como pareamentos incorretos de base única e inserções ou deleções de sequências repetidas de microssatélites (instabilidade de microssatélites) são reconhecidos e reparados por proteínas do sistema de reparo de pareamento incorreto (RPI). Para pareamentos incorretos de única base, o reconhecimento envolve um heterodímero entre as proteínas MSH2 e MSH6, ao passo que, para alças de inserção/deleção, MSH2 também pode atuar com MSH3 (Figura 38.6). Esses complexos recrutam proteínas MLH1 e PMS2 (bem como MLH3 para alças de inserção/deleção), que, por sua vez, recrutam exonucleases e componentes do mecanismo de replicação de DNA para excisão e reparo da lesão. Mutações

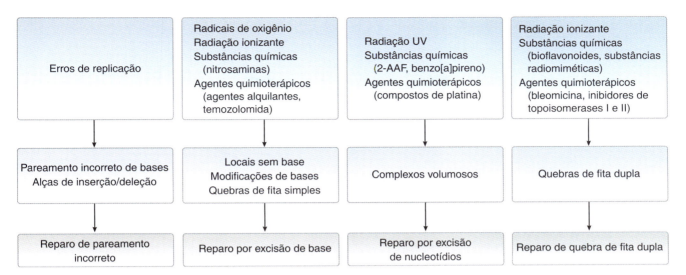

FIGURA 38.5 Mecanismos de lesão e reparo de DNA. Em resposta à lesão de DNA, há várias vias gerais que medeiam o reparo de lesões de DNA. Erros de replicação costumam resultar de pareamento incorreto de bases ou alças de inserção/deleção em regiões de repetições microssatélites de DNA; essas lesões são reparadas pela via de reparo de pareamento incorreto (RPI). Radiação ionizante, radicais de oxigênio, diversas substâncias químicas e agentes quimioterápicos podem causar formação de sítios sem bases, modificações de bases e quebras de fita simples, cujo reparo é efetuado pela via de reparo por excisão de bases (REB). Irradiação UV e certas substâncias químicas e agentes quimioterápicos que modificam o DNA podem levar à formação de complexos volumosos, que são excisados e reparados pela via de reparo por excisão de nucleotídios (REN). Radiação ionizante, substâncias químicas radiomiméticas, bleomicina, inibidores de topoisomerase naturais (bioflavonoides) e quimioterápicos (camptotecinas, antraciclinas, epipodofilotoxinas) podem induzir quebras de fita dupla do DNA, que induzem reparo pela via de reparo de quebra de fita dupla (RQFD). 2-AAF = acetilaminofluoreno.

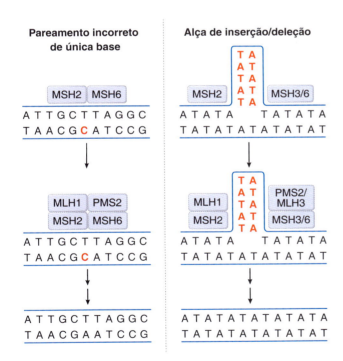

FIGURA 38.6 Via de reparo de pareamento incorreto. Erros de replicação podem resultar em pareamento incorreto de base única ou alças de inserção/deleção em regiões repetidas de microssatélites, em consequência de pareamento de bases complementares dentro da mesma fita. Pareamentos incorretos de única base são reconhecidos por heterodímero MSH2/MSH6, enquanto alças de inserção/deleção são reconhecidas pelo heterodímero MSH2/MSH3 ou MSH2/MSH6. Componentes adicionais do mecanismo de reparo de pareamento incorreto são, então, recrutados, incluindo MLH1/PMS2 para pareamentos incorretos de única base, ou MLH1/PMS2 ou MLH1/MLH3 para alças de inserção/deleção. Subsequentemente, são recrutados exonucleases e componentes do mecanismo de replicação de DNA para excisão e reparo das lesões.

de linhagem germinativa em MLH1, PMS2, MSH2 ou MSH6 estão associadas com 70 a 80% dos casos de *câncer de cólon sem polipose hereditário*. Além disso, *instabilidade de microssatélites*, característica essencial de RPI deficiente, é observada em 15 a 25% dos cânceres colorretais esporádicos.

Reparo por excisão de bases

Quebras de fita simples (QFS) do DNA – que podem ser formadas diretamente por radiação ionizante ou indiretamente, em decorrência da excisão enzimática de uma base modificada por DNA glicosilase – ativam a enzima *poli(ADP-ribose) polimerase 1* (*PARP1*) (Figura 38.7). No sítio da quebra, PARP1 transfere grupos de ADP-ribose de NAD para ele próprio e para diversas outras proteínas envolvidas no metabolismo de DNA e cromatina. Adição covalente de oligômeros de ADP-ribose carregados negativamente altera interações dessas proteínas com DNA e outras proteínas. PARP1 recruta a proteína do REB, a XRCC1; juntamente com *DNA polimerase β* e *DNA ligase III*, a XRCC1, facilita o reparo da lesão. A PARP1 também está envolvida no reconhecimento de quebras de fita dupla (QFD) de DNA e no recrutamento da *proteinoquinase DNA-dependente* no reparo de QFD (ver adiante), bem como em vias de morte celular, modificação de estrutura de cromatina, regulação de transcrição e função do aparelho mitótico.

Reparo por excisão de nucleotídios

Em resposta à formação de complexos volumosos que deformam a dupla hélice do DNA, como os induzidos por radiação ultravioleta e agentes quimioterápicos que causam lesão no DNA, um conjunto complexo de proteínas reconhece a lesão e inicia seu reparo mediante um processo denominado *reparo por excisão de nucleotídios* (REN). O reparo envolve abertura local da dupla hélice em torno do sítio de lesão, incisão da fita lesada em ambos os lados da lesão, excisão do oligonucleotídio

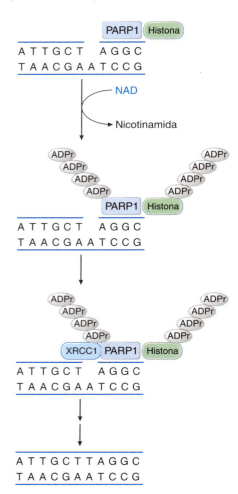

FIGURA 38.7 **Via de reparo por excisão de bases.** A enzima poli (ADP-ribose) polimerase 1 (PARP1) é recrutada para sítios de quebra de fita única em decorrência de radiação ionizante ou excisão por lesão de bases. A PARP1 poli-ADP atua (ADPr) em uma variedade de alvos no local de lesão, incluindo ele próprio e histonas. Proteínas ADPr-modificadas recrutam, então, proteínas adicionais, como XRCC1, que, por sua vez, recrutam DNA polimerase β e DNA ligase III para reparo da lesão.

que contém a lesão e, por fim, síntese do reparo do DNA e ligação. A endonuclease ERCC1 tem participação importante na excisão direcionada da lesão do DNA. Os genes envolvidos no reparo por excisão de nucleotídios foram parcialmente identificados em estudo das síndromes clínicas *xeroderma pigmentoso* e *síndrome de Cockayne*, raros distúrbios de fotossensibilidade nos quais há defeitos em REN.

Reparo de quebras de fita dupla

Em resposta à quebra de fita dupla, a ativação da quinase de ataxia telangiectasia mutante (ATM) resulta na geração da histona fosforilada gama-H2AX no local da quebra. Juntamente com a proteína MDC1, gama-H2AX recruta para o *locus* de lesão do DNA um complexo (MRN) contendo proteínas Mre11 e Rad50 e gene 1 da síndrome de quebra de Nijmegen (NBS1) (Figura 38.8). O produto do gene *BRCA1* de suscetibilidade a câncer de mama e ovário é fosforilado, também, pelas quinases ATM, ATR e CHK2 em resposta à quebra de fita dupla, e BRCA1, RAD51 e *BRCA2* fosforilados também são recrutados para o sítio de quebra. Subsequente reparo é mediado por *recombinação homóloga*, com formação e resolução de uma

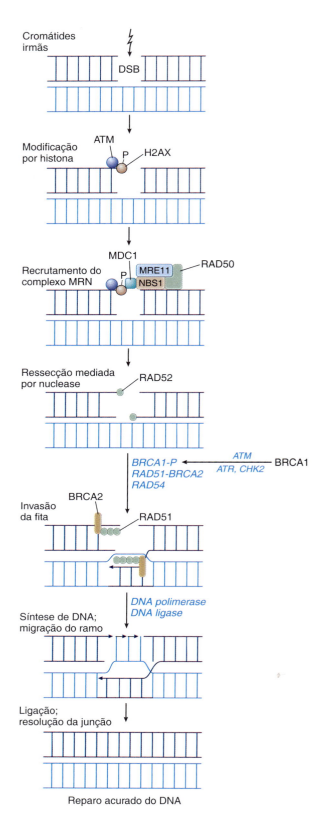

Reparo acurado do DNA

FIGURA 38.8 **Via de reparo de quebra de fita dupla.** Quinase de ataxia telangiectasia mutante (ATM) reconhece sítios de ruptura de fita dupla de DNA e liga-se a eles. Com sua ativação, ATM quinase marca o sítio pela geração da histona fosforilada gama-H2AX. Gama-H2AX e proteína MDC1 recrutam o complexo (MRN) Mre11/Rad50/gene 1 da síndrome de quebra Nijmegen (NBS1) para o local de lesão. Após RAD52 ser recrutado e nucleases mediarem ressecção de DNA, BRCA1 é recrutado para o local e fosforilado por ATM, ATR e CHK2 quinases. Juntamente com RAD51 e BRCA2, BRCA1 fosforilado facilita o reparo da quebra de fita dupla por recombinação homóloga (*ilustrada na figura*) ou junção terminal não homóloga (*JTNH; não ilustrada*).

junção Holliday (Figura 38.8), ou por *junção terminal não homóloga* (JTNH), em que proteinoquinase DNA-dependente e complexo de proteínas, incluindo XRCC4, catalisam processos nucleolíticos que permitem a junção terminal pela DNA ligase IV. Reparo de DNA efetuado por recombinação homóloga é mais acurado que o mediado por JTNH.

Biologia do telômero

Telômeros humanos consistem em uma sequência de repetições simples TTAGGG. Essas repetições assumem uma forma e são dobradas e ligadas por um complexo de proteínas para originar uma estrutura singular, denominada "alça t" (Figura 38.9). Na estrutura da alça t, longa projeção de fita simples na extremidade 3′ do DNA invade o componente de DNA de fita dupla proximal; esse processo é facilitado por TRF1, TRF2 e outros fatores proteicos. Acredita-se que alça t e seu associado complexo de proteínas desempenhem importantes papéis em cobertura e proteção da extremidade do cromossomo, bem como na proteção de telômeros contra o reconhecimento pelo mecanismo de controle de lesão de DNA.

Como a DNA polimerase é incapaz de replicar por completo as extremidades de cromossomos lineares, ocorre encurtamento dos telômeros a cada divisão nas células normais. O encurtamento dos telômeros resulta finalmente em ruptura dos capuzes teloméricos, ativação de ponto de controle de lesão do DNA e estado de parada do ciclo denominado *senescência celular* (Figura 38.10). Quando células são capazes de transpor esse controle mediante inativação da *proteína supressora tumoral p53*, que normalmente regula a parada do ciclo celular ou a apoptose em resposta à lesão do DNA, observam-se fusões cromossômicas. Acredita-se que o encurtamento progressivo de telômeros

com a idade promova instabilidade genômica e contribua para a oncogênese. Todavia, células também continuam a morrer nessas condições. Ativação da enzima *telomerase*, transcriptase reversa que utiliza molde de RNA para sintetizar repetições TTAGGG, permite que a célula restaure o comprimento dos telômeros e se divida indefinidamente. Observa-se ativação da telomerase em células normais da linhagem germinativa e algumas populações de células-tronco, e foi constatado que ela mantém a presença da projeção 3′ em células normais. O processo de imortalização associado à ativação da telomerase também é essencial para formação e manutenção de tumores. Em um número reduzido de tumores, verifica-se a ativação de uma via alternativa de alongamento dos telômeros (ALT, do inglês *alternative lengthening of telomeres*).

Microtúbulos e mitoses

Após a replicação de seu DNA, a célula está preparada para sofrer mitose. Nesse processo, cromossomos se condensam e são segregados em duas células-filhas idênticas. Transições do ciclo celular da replicação do DNA (fase S) para fase G2 e, em seguida, para mitose (fase M) são complexas e dependem da ação coordenada de várias das denominadas *quinases ciclina-dependentes* (QCD; ver Capítulo 32). O avanço durante a mitose também é facilitado por enzimas que incluem aurora quinases e *polo-like* quinases. Muitas células cancerosas exibem desregulação do tempo do ciclo celular e anormalidades na mitose. Assim sendo, inibição farmacológica dessas quinases reguladoras é área de pesquisa do câncer. Atualmente, entretanto, a maquinaria dos microtúbulos é alvo primário dos agentes que atuam na mitose.

Microtúbulos são fibras cilíndricas e ocas, compostas de polímeros de tubulina, proteína heterodimérica que consiste em subunidades de α-*tubulina* e β-*tubulina* (Figura 38.11). α-tubulina e β-tubulina são codificadas por genes separados, que apresentam estruturas tridimensionais semelhantes. Tanto α-tubulina quanto β-tubulina se ligam a GTP; além disso, β-tubulina (mas não α-tubulina) pode hidrolisar GTP a GDP. Microtúbulos se originam de um centro organizador central de microtúbulos (o centrossomo, que inclui dois centríolos e proteínas associadas), onde γ-*tubulina* (proteína com homologia para α-tubulina e β-tubulina) efetua nucleação da polimerização de tubulina. Microtúbulos nascentes se organizam em protofilamentos, que consistem em polímeros longitudinais de subunidades de tubulina. Cada protofilamento interage lateralmente com dois outros protofilamentos, formando um tubo de centro oco, de 24 nm de diâmetro, que consiste em 13 protofilamentos de disposição concêntrica. *Como a tubulina é um heterodímero, esse tubo apresenta assimetria inerente;* a extremidade de um microtúbulo mais próximo do centrossomo é delimitada por α-tubulina e denominada extremidade (−) ("menos"), enquanto a extremidade de um microtúbulo que se estende do centrossomo é delimitada por β-tubulina e denominada extremidade (+) ("mais") (Figura 38.11). Unidades de tubulina são adicionadas em diferentes taxas às extremidades (−) e (+); a extremidade (+) cresce (com a adição de tubulina) duas vezes mais rapidamente que a extremidade (−).

Microtúbulos não são estruturas estáticas. Na verdade, apresentam propriedade inerente, conhecida como *instabilidade dinâmica* (Figura 38.12). São adicionados heterodímeros de tubulina à extremidade do microtúbulo com ligação de GTP a ambas as subunidades α-tubulina e β-tubulina. À medida que o microtúbulo cresce, a β-tubulina de cada heterodímero de tubulina hidrolisa GTP a GDP. Essa hidrólise introduz mudança

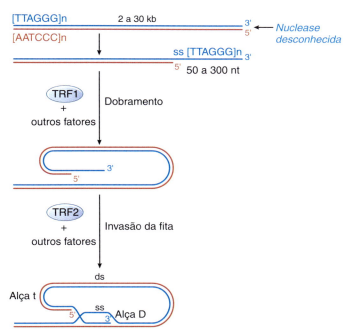

FIGURA 38.9 Estrutura do telômero. Telômeros humanos têm 2 a 30 quilobases (kb) de comprimento e consistem em repetições de sequência simples TTAGGG. Nuclease ainda não identificada gera projeção de fita simples 3′-terminal de 50 a 300 nucleotídios (nt). Proteínas de ligação do telômero TRF1, TRF2 e outros fatores facilitam dobramento e invasão proximal do DNA telomérico de fita dupla pela projeção de fita simples, produzindo estrutura estável de "alça t". Essa estrutura desempenha importante papel em revestimento e proteção das extremidades dos cromossomos.

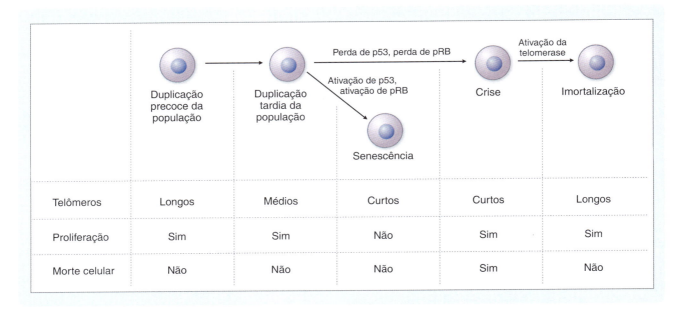

	Duplicação precoce da população	Duplicação tardia da população	Senescência	Crise	Imortalização
Telômeros	Longos	Médios	Curtos	Curtos	Longos
Proliferação	Sim	Sim	Não	Sim	Sim
Morte celular	Não	Não	Não	Sim	Não

FIGURA 38.10 Manutenção do cromossomo e sua relação com imortalização. À medida que células primárias sofrem sucessivas duplicações em sua população, telômeros encurtam-se progressivamente, dada a incapacidade da DNA polimerase de replicar as extremidades de cromossomos lineares. Por fim, um ponto de controle é desencadeado, mediado pelas proteínas p53 e pRB, resultando em estado de parada de crescimento, denominado *senescência celular*. A senescência pode ser transposta pela inativação de p53 e pRB; todavia, em última análise, telômeros criticamente curtos induzem as células a entrar em um estado denominado *crise* e a morrer. A ativação da telomerase permite que a célula mantenha telômero de comprimento adequado e se divida indefinidamente, resultando em imortalização. Notavelmente, a expressão exógena da telomerase isolada em células primárias é suficiente para que essas células transponham a senescência celular e se tornem imortalizadas.

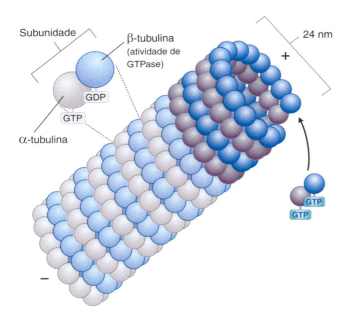

FIGURA 38.11 Estrutura do microtúbulo. Microtúbulos são túbulos cilíndricos ocos que se polimerizam de subunidades de tubulina. Cada subunidade de tubulina é um heterodímero composto de α-tubulina (*na cor rosa*) e β-tubulina (*na cor azul*). Tanto α-tubulina quanto β-tubulina ligam-se ao GTP (*tonalidade escura de rosa e azul*); β-tubulina hidrolisa GTP a GDP após a adição da subunidade de tubulina à extremidade de um microtúbulo (*tonalidade mais clara de rosa e azul*). Microtúbulos são estruturas dinâmicas que crescem e se encurtam no sentido longitudinal; tubos cilíndricos são compostos de 13 subunidades de disposição concêntrica, resultando em diâmetro de 24 nm. Observe que microtúbulos apresentam assimetria estrutural inerente. Uma de suas extremidades é limitada por α-tubulina e denominada extremidade (–) ("menos"); a extremidade oposta é limitada por β-tubulina e denominada extremidade (+) ("mais").

conformacional na tubulina, que desestabiliza o microtúbulo. O mecanismo exato dessa desestabilização não é conhecido, mas pode estar relacionado com a redução na força das interações laterais dos protofilamentos ou com o aumento na tendência dos protofilamentos a "se curvar", distanciando-se do microtúbulo reto.

Por conseguinte, a estabilidade do microtúbulo é determinada pela taxa de polimerização do microtúbulo em relação à taxa de hidrólise de GTP pela β-tubulina. Se um microtúbulo polimeriza tubulina mais rapidamente que β-tubulina hidrolisa GTP a GDP, então, no estado de equilíbrio dinâmico, há um capuz de β-tubulina ligada a GTP na extremidade (+) do microtúbulo. Esse capuz de GTP proporciona estabilidade à estrutura do microtúbulo, permitindo maior polimerização do microtúbulo. Por outro lado, se a polimerização de tubulina procede mais lentamente que a hidrólise de GTP a GDP pela β-tubulina, a extremidade (+) do microtúbulo é enriquecida com β-tubulina ligada a GDP no estado de equilíbrio dinâmico. Essa conformação de tubulina ligada a GDP é instável e induz rápida despolimerização do microtúbulo. A rápida capacidade de montagem e desmontagem dos microtúbulos é importante para suas numerosas funções fisiológicas. Agentes farmacológicos podem interromper a função dos microtúbulos, impedindo a montagem da tubulina em microtúbulos ou estabilizando microtúbulos já existentes (e, dessa maneira, impedindo sua desmontagem).

Microtúbulos desempenham importantes funções fisiológicas na mitose, no trânsito de proteínas intracelulares, no movimento vesicular, bem como na estrutura e formato de células. Mitose é a função fisiológica que serve de alvo para agentes farmacológicos; entretanto, outras funções fisiológicas predizem muitos dos efeitos adversos de fármacos que interrompem a função microtubular.

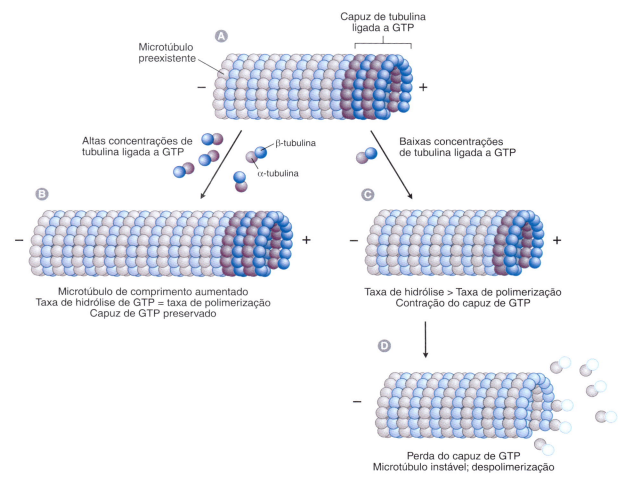

FIGURA 38.12 Instabilidade dinâmica de microtúbulos. A. Um microtúbulo preexistente caracteriza-se por subunidades de tubulina que hidrolisaram predominantemente GTP da β-tubulina a GDP (*rosa-claro e azul-claro*). Porém, subunidades de β-tubulina recentemente adicionadas ao microtúbulo ainda não hidrolisaram GTP (*rosa-escuro e azul-escuro*). Subunidades de tubulina ligadas a GTP formam um capuz na extremidade (+) do microtúbulo. **B.** Na presença de alta concentração de subunidades de tubulina livres ligadas a GTP, nova tubulina ligada a GTP é adicionada à extremidade (+) do microtúbulo, em taxa igual ou superior à taxa de hidrólise de GTP pela β-tubulina. A manutenção de um capuz de tubulina ligada a GTP resulta em microtúbulo estável. **C.** Na presença de baixa concentração de subunidades de tubulina livre ligadas a GTP, nova tubulina ligada a GTP é adicionada à extremidade (+) do microtúbulo, em taxa inferior à taxa de hidrólise do GTP pela β-tubulina. Isso resulta em contração do capuz de tubulina ligada a GTP. **D.** O microtúbulo que carece de capuz de tubulina ligada a GTP é instável e sofre despolimerização.

Convém lembrar que microtúbulos se formam de centrossomos, que consistem em centríolos e outras proteínas associadas. Na mitose, dois centrossomos se alinham nas extremidades opostas da célula. Microtúbulos são extremamente dinâmicos durante a fase M; crescem e encurtam-se durante a fase M, em taxas muito mais altas que durante as outras fases do ciclo celular. Esse aumento de instabilidade dinâmica durante a fase M permite localização e fixação dos microtúbulos aos cromossomos. Microtúbulos que surgem de cada centrossomo se ligam a cinetócoros, que consistem em proteínas que se fixam ao centrômero de um cromossomo. Quando o cinetócoro de cada cromossomo se fixa a um microtúbulo, as proteínas associadas ao microtúbulo atuam como motores, alinhando cromossomos ligados a cinetócoros no equador da célula (definido como o ponto médio entre os dois centrossomos). Quando todos cromossomo encontram-se alinhados no equador, os microtúbulos encurtam-se, separando um par diploide de cromossomos em cada metade da célula. Por fim, ocorre citocinese (*i. e.*, divisão do citoplasma), com formação de duas células filhas. Embora muitas outras proteínas estejam envolvidas na regulação da mitose, microtúbulos assumem um papel crítico no processo.

Ruptura na função de microtúbulos congela as células na fase M, levando finalmente à ativação da morte celular programada (apoptose).

▶ Classes e agentes farmacológicos

A quimioterapia antineoplásica tradicional pode ser subdividida em várias classes de agentes. Antimetabólitos inibem enzimas que participam na síntese e no metabolismo de nucleotídios ou são incorporados como análogos ao DNA, resultando em interrupção da cadeia ou perda de continuidade dos filamentos. Antimetabólitos atuam primariamente durante a fase S do ciclo celular, ou seja, durante a replicação do DNA. Outras classes de agentes, que induzem citotoxicidade por meio de modificação na estrutura do DNA e geração de dano no DNA, incluem agentes alquilantes, compostos de platina, bleomicina e inibidores da topoisomerase. Esses agentes exercem seus efeitos durante múltiplas fases do ciclo celular. A categoria final de agentes inibe montagem de microtúbulos ou despolimerização, rompendo o fuso mitótico e interferindo na mitose. A Tabela 40.2 apresenta um resumo das principais classes de agentes quimioterápicos, sua especificidade no ciclo celular e seus principais efeitos tóxicos (Capítulo 40).

Inibidores da timidilato sintase

O timidilato (dTMP) é sintetizado por metilação de 2'-desoxiuridilato (dUMP). Essa reação, catalisada por timidilato sintase, necessita de MTHF como cofator (Figura 38.4). *5-fluorouracila* (5-FU; Figura 38.13) inibe a síntese de DNA, interferindo primariamente na biossíntese de timidilato. 5-FU é inicialmente convertida em 5-fluoro-2'-desoxiuridilato (FdUMP) pelas mesmas vias que convertem uracila em dUMP. Em seguida, FdUMP inibe a *timidilato sintase*, formando, juntamente com MTHF, um complexo enzima-substrato-cofator ternário covalente e estável. Células privadas de dTMP por suficiente período sofrem a denominada "morte por falta de timina". 5-FU também pode ser metabolizada a trifosfato de floxuridina (FUTP), que pode ser incorporado a mRNA em lugar de uridilato, podendo interferir, assim, no processamento de RNA. Inibição da timidilato sintase por FdUMP, ou interferência no processamento de RNA por FUTP ou a combinação de ambos os mecanismos podem explicar o efeito tóxico de 5-FU sobre as células. Porém, certos congêneres de 5-FU que inibem timidilato sintase, mas não se incorporam a RNA, mostram eficácia antitumoral semelhante à de 5-FU. Esse achado aponta para a inibição de timidilato sintase como mecanismo dominante de ação de 5-FU.

A 5-FU é utilizada como agente antineoplásico, particularmente no tratamento de carcinomas de mama e trato gastrintestinal. 5-FU também tem sido utilizada no tratamento tópico de ceratoses pré-malignas de pele ou de múltiplos carcinomas de células basais superficiais. Como 5-FU depleta timidilato de células normais, bem como de células cancerosas, esse fármaco é altamente tóxico e deve ser utilizado com cautela.

A *capecitabina*, profármaco de 5-FU disponível por via oral (VO), é absorvida pela mucosa gastrintestinal e convertida em 5-FU por meio de uma série de três reações enzimáticas. Foi aprovada para tratamento de câncer colorretal metastático e como terapia de segunda linha no câncer de mama metastático. Ensaios clínicos demonstraram que a eficácia de capecitabina VO é similar à de 5-FU intravenosa (IV).

A elucidação do mecanismo de ação de 5-FU levou ao emprego de combinação de *5-FU/ácido folínico* como quimioterapia de primeira linha para câncer colorretal. Como 5-FU inibe a timidilato sintase por formação de complexo ternário envolvendo a enzima (timidilato sintase), o substrato (5-FdUMP) e o cofator MTHF, foi aventada a hipótese de que aumento nos

níveis de MTHF poderia potencializar a atividade de 5-FU. Ensaios clínicos comprovaram ser a hipótese correta, mostrando que a eficácia da combinação é superior à da 5-FU isolada. Trata-se de importante exemplo de uso do conhecimento de mecanismos envolvidos para melhorar a eficiência clínica de um fármaco.

O *pemetrexede* é análogo do folato que, à semelhança do folato endógeno e do metotrexato – inibidor da di-hidrofolato redutase (DHFR) (ver Capítulo 32), é transportado para o interior das células pelo carreador de folato reduzido e modificado pela enzima intracelular folilpoliglutamato sintase. Esse agente é potente inibidor de timidilato sintase e muito mais fraco inibidor de DHFR. À semelhança de 5-FU, seu efeito citotóxico se deve, provavelmente, à indução de morte celular "por ausência de timina". (Observe que o derivado de 5-FU, 5-FdUMP, inibe timidilato sintase por sua ligação ao sítio dUMP [substrato] da enzima, enquanto pemetrexede o faz por sua ligação ao sítio MTHF [cofator] na enzima.) Pemetrexede foi aprovado pela agência americana Food and Drug Administration (FDA) para tratamento de todos os subtipos de câncer de pulmão de células não pequenas, com exceção do subtipo escamoso, dada a ausência de eficácia do agente nesse subtipo. Também é utilizado em combinação com cisplatina (ver adiante) no tratamento de mesotelioma pleural maligno. Para reduzir toxicidade em células normais, pacientes tratados com pemetrexede também recebem suplementação de ácido fólico e vitamina B_{12}.

Inibidores do metabolismo de purinas

A *6-mercaptopurina* (6-MP) e a *azatioprina* (AZA), profármaco convertido não enzimaticamente em 6-MP nos tecidos, são análogos de inosina que inibem interconversões entre nucleotídios de purina (Figura 38.14). 6-mercaptopurina contém um átomo de enxofre em lugar do grupo ceto no carbono 6 do anel de purina. Após sua entrada nas células, mercaptopurina é convertida pela enzima *hipoxantina-guanina-fosforribosil transferase* (HGPRT, ver Capítulo 48) à forma de nucleotídio, 6-tioinosina-5'-monofosfato (T-IMP). Acredita-se que T-IMP iniba a síntese de nucleotídios de purina mediante vários mecanismos. Em primeiro lugar, T-IMP inibe enzimas que convertem IMP em AMP e GMP, incluindo a inosina-monofosfato desidrogenase (IMPDH) (Figura 38.3). Em segundo lugar, T-IMP (a exemplo de AMP e GMP) é inibidor por "retroalimentação" da enzima que sintetiza fosforribosilamina, primeira etapa na síntese de nucleotídios de purinas. Ambos os mecanismos levam a acentuada redução nos níveis celulares de AMP e GMP, que são metabólitos essenciais para as sínteses de DNA e RNA, armazenamento de energia, sinalização celular e outras funções. A 6-MP também pode inibir síntese de DNA e RNA por mecanismos menos bem caracterizados.

A principal aplicação clínica da 6-MP se faz para leucemia linfoblástica aguda (LLA), particularmente na fase de manutenção de esquema prolongado de quimioterapia de combinação. A 6-MP também é ativa contra linfócitos normais e pode ser utilizada como agente imunossupressor. Por motivos desconhecidos, o profármaco AZA é imunossupressor superior em comparação a 6-MP e constitui, em geral, o fármaco de escolha para essa aplicação. O AZA é discutida em detalhes no Capítulo 45.

Tanto a eficiência quanto a toxicidade da 6-MP são potencializadas pelo *alopurinol*. O alopurinol inibe a xantino-oxidase, impedindo, assim, a oxidação da 6-MP a seu metabólito inativo, o ácido 6-tioúrico. (Com efeito, o alopurinol foi descoberto em um esforço no sentido de inibir o metabolismo de 6-MP pela

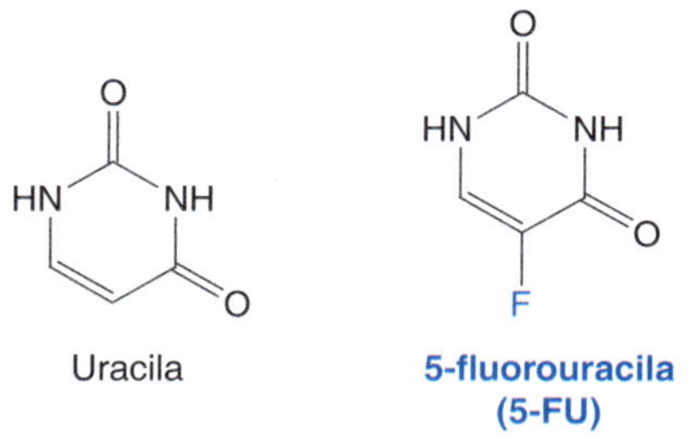

FIGURA 38.13 Estruturas de uracila e 5-fluorouracila. Observe a semelhança estrutural entre uracila e 5-fluorouracila (5-FU). Uracila é a base no dUMP, substrato endógeno de timidilato sintase (ver Figura 38.4), e 5-FU é metabolizada a FdUMP, inibidor irreversível de timidilato sintase.

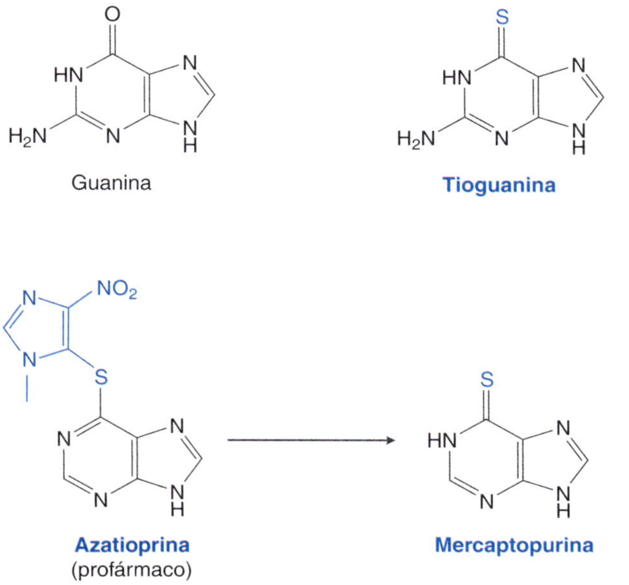

FIGURA 38.14 Estruturas de guanina, tioguanina, azatioprina e mercaptopurina. Tioguanina, azatioprina e mercaptopurina são análogos estruturais de purinas. A tioguanina assemelha-se à guanina e pode ter adição de ribose e ser fosforilada paralelamente com nucleotídios endógenos. As formas de nucleotídio da tioguanina inibem irreversivelmente IMPDH (ver Figura 38.3) e, após sua incorporação ao DNA, inibem sua replicação. A azatioprina é um profármaco da mercaptopurina; a azatioprina reage com compostos sulfidrílicos no fígado (p. ex., glutationa), liberando mercaptopurina. A forma de nucleotídio da mercaptopurina, o monofosfato de tioinosina (T-IMP), inibe enzimas que convertem IMP em AMP e GMP (ver Figura 38.3). O T-IMP também inibe a primeira etapa da síntese de nucleotídios de purina.

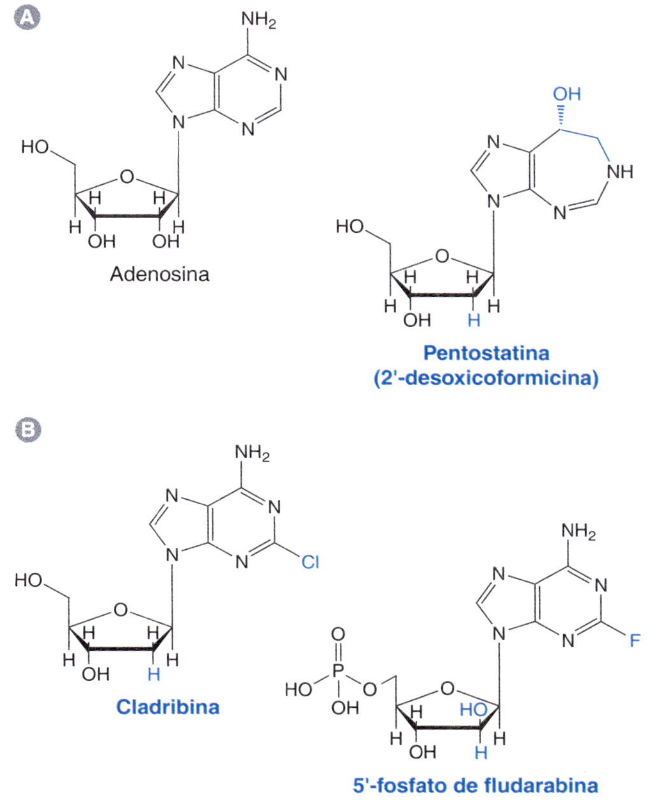

FIGURA 38.15 Estruturas de adenosina, pentostatina, cladribina e fludarabina. A. A pentostatina inibe a adenosina desaminase (ADA), enzima que converte adenosina e 2′-desoxiadenosina em inosina e 2′-desoxi-inosina, respectivamente. A pentostatina se liga à ADA com afinidade muito alta ($K_d = 2,5 \times 10^{-12}$ M), dada a sua semelhança estrutural com o intermediário (estado de transição) nessa reação enzimática. **B.** Cladribina e 5′-fosfato de fludarabina também são análogos de adenosina. Cladribina é análogo de purina clorado que se incorpora a DNA e provoca quebras das fitas de DNA. Fosfato de fludarabina é análogo de purina fluorado que se incorpora ao DNA e ao RNA; esse fármaco também inibe DNA polimerase e ribonucleotídio redutase.

xantina oxidase.) A coadministração de alopurinol com 6-MP permite uma redução da dose de 6-MP em até dois terços (embora a toxicidade também seja proporcionalmente aumentada). O alopurinol é frequentemente utilizado como único medicamento para prevenir a hiperuricemia que pode surgir em consequência da destruição das células cancerosas por agentes quimioterápicos (*síndrome de lise tumoral*). O emprego do alopurinol no tratamento da gota é descrito no Capítulo 48.

A *pentostatina* (Figura 38.15) é um inibidor seletivo de adenosina deaminase (ADA). O fármaco é um análogo estrutural do intermediário na reação catalisada por ADA e se liga à enzima com alta afinidade. A consequente inibição de ADA produz aumento nos níveis intracelulares de adenosina e 2′-desoxiadenosina. Esses aumentos têm múltiplos efeitos sobre o metabolismo de nucleotídios de purina. Em particular, 2′-desoxiadenosina inibe irreversivelmente a S-adenosil-homocisteína hidrolase, e o aumento resultante de S-adenosil-homocisteína intracelular é tóxico para linfócitos. Essa ação pode explicar a eficácia da pentostatina contra algumas leucemias e linfomas. A pentostatina se mostra particularmente efetiva contra leucemia de células pilosas.

Inibidores da ribonucleotídio redutase

Hidroxiureia inibe a ribonucleotídio redutase ao eliminar um radical tirosil no sítio ativo da enzima. Na ausência desse radical livre, a ribonucleotídio redutase é incapaz de converter nucleotídios em desoxinucleotídios, com consequente inibição da síntese de DNA.

A hidroxiureia é aprovada para uso em tratamento de anemia falciforme do adulto e em certas doenças neoplásicas. O mecanismo de ação de hidroxiureia no tratamento de anemia falciforme pode ou não estar relacionado com a inibição da ribonucleotídio redutase. Como alternativa desse mecanismo, foi constatado que a hidroxiureia aumenta a expressão da isoforma fetal da hemoglobina (HbF), que inibe a polimerização da hemoglobina falciforme (HbS), diminuindo, assim, os eritrócitos em forma de foice em condições de hipoxia. A hidroxiureia diminui significativamente a incidência de crise dolorosa (vaso-oclusiva) em pacientes com anemia falciforme. O mecanismo pelo qual a hidroxiureia aumenta a produção de HbF não é conhecido. O papel da hidroxiureia no tratamento da doença é discutido mais detalhadamente no Capítulo 44.

A hidroxiureia é mais comumente empregada no tratamento de distúrbios mieloproliferativos, como policitemia vera e trombocitose essencial, ou no controle paliativo de contagens sanguíneas em leucemia mieloide aguda. Em distúrbios mieloproliferativos, hidroxiureia pode ser utilizada como único medicamento ou em associação com outros agentes para inibir o crescimento excessivo de células mieloides na medula óssea. As aplicações da hidroxiureia para essas indicações têm sido um tanto limitadas pela preocupação de que seu uso prolongado possa ser leucemogênico: esse é um exemplo do fenômeno pelo qual certos agentes antitumorais também podem causar câncer.

Análogos de purinas e pirimidinas incorporados ao DNA

Vários antimetabólitos exercem seu principal efeito terapêutico ao atuar como nucleotídios "trapaceiros". Esses fármacos são substratos em diversas vias de metabolismo de nucleotídios, incluindo ribosilação, redução de ribonucleotídios e fosforilação de nucleosídios e nucleotídios. As formas trifosfato de açúcar desses fármacos podem ser, então, incorporadas ao DNA. Uma vez incorporados, esses compostos atacam a estrutura do DNA, resultando em terminação de sua cadeia, quebra de fitas e inibição do crescimento celular. A *tioguanina* é um análogo da guanina, em que átomo de enxofre substitui o átomo de oxigênio no carbono 6 do anel de purina (Figura 38.14). A exemplo da mercaptopurina, a tioguanina é convertida pela HGPRT em sua forma de nucleotídio, 6-tioguanosina-5′-monofosfato (6-tioGMP). Ao contrário do T-IMP, a forma de nucleotídio de mercaptopurina, 6-tioGMP constitui bom substrato para guanilciclase, enzima que catalisa a conversão de GMP em GTP. Por esse mecanismo, 6-tioGMP é convertido em 6-tioGTP, que é incorporado ao DNA. Dentro da estrutura de DNA, o 6-tioGTP interfere na transcrição do RNA e replicação do DNA, resultando em morte celular. O 6-tioGMP também inibe de modo irreversível a IMPDH e causa, portanto, depleção das reservas celulares de GMP (Figura 38.3). A tioguanina é utilizada no tratamento de leucemia mieloide aguda. Os principais efeitos adversos de tioguanina incluem supressão da medula óssea e lesão gastrintestinal.

O *fosfato de fludarabina* (Figura 38.15) é análogo do nucleotídio de purina fluorado, estruturalmente relacionado com o agente antiviral vidarabina (ver Capítulo 37). A forma trifosfato de fludarabina incorpora-se ao DNA e ao RNA, resultando em terminação da cadeia de DNA. O trifosfato de fludarabina também inibe a DNA polimerase e o ribonucleotídio redutase e, por conseguinte, diminui a síntese de nucleotídios e ácidos nucleicos nas células. A importância relativa dessas ações na toxicidade celular do fármaco ainda não foi elucidada. Fosfato de fludarabina é utilizado no tratamento de distúrbios linfoproliferativos, particularmente leucemia linfocítica crônica (LLC) e linfomas de células B de baixo grau.

A *cladribina* é análogo de purina clorado, estruturalmente relacionado com fosfato de fludarabina (Figura 38.15). Trifosfato de cladribina incorpora-se a DNA, causando quebras de fitas. A cladribina também depleta reservas intracelulares dos metabólitos purínicos essenciais, NAD e ATP e foi aprovada para uso no tratamento de leucemia de células pilosas, além de ter sido utilizada experimentalmente no tratamento de outros tipos de leucemia e linfoma.

A *citarabina* (*araC*) é um análogo de citidina metabolizado a araCTP (Figura 38.16). O araCTP compete com o CTP pela DNA polimerase, e a incorporação do araCTP ao DNA resulta em término da cadeia e morte celular (Figura 38.4). Foi observado sinergismo entre citarabina e ciclofosfamida, presumivelmente em decorrência da redução do reparo do DNA resultante da inibição da DNA polimerase causada por citarabina. A citarabina é utilizada para indução e manutenção da remissão na leucemia mieloide aguda; mostra-se particularmente efetiva para essa indicação quando associada a uma antraciclina.

A *5-azacitidina* é um análogo de citidina cujo metabólito trifosfato é incorporado ao DNA e ao RNA (Figura 38.16). Uma vez incorporada no DNA, a azacitidina interfere com a metilação da citosina, alterando a expressão gênica e promo-

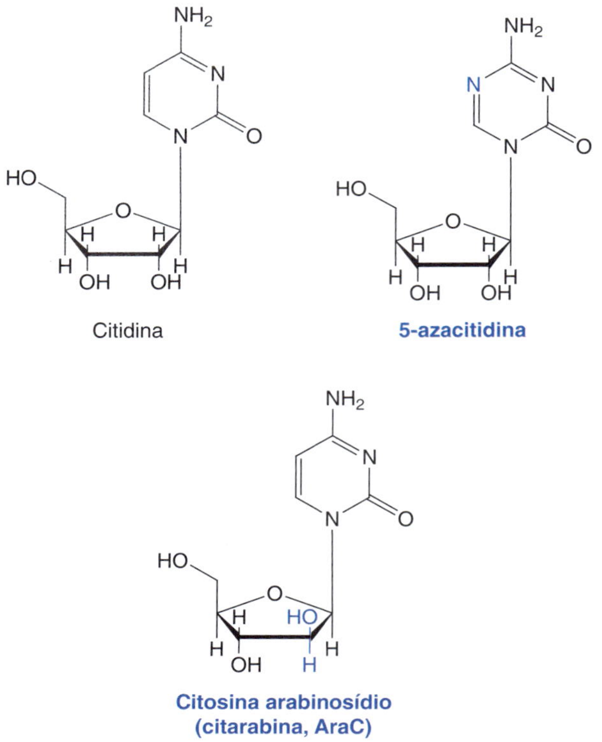

FIGURA 38.16 Estruturas da citidina, da citarabina e da azacitidina. Tanto a citarabina quanto a azacitidina são análogos do nucleosídio citidina. A citarabina contém um açúcar arabinose no lugar da ribose (observe a quiralidade do grupo hidroxila *mostrado em azul*). A incorporação do trifosfato de citarabina (araCTP) ao DNA inibe a síntese posterior de ácido nucleico, visto que a substituição da 2′-desoxirribose pela arabinose interrompe o alongamento da fita. A azacitidina apresenta um grupo azida (*ilustrado em azul*) dentro do anel de pirimidina; esse fármaco se incorpora aos ácidos nucleicos e interfere na metilação das bases de citosina.

vendo diferenciação celular. Azacitidina e seu 2′ desoxiderivado *decitabina* (5-aza-2′-desoxicitidina) foram aprovados pela FDA para tratamento de doença mielodisplásica.

A *gencitabina* é um análogo fluorado da citidina em que átomos de hidrogênio no carbono 2′ de desoxicitidina são substituídos por átomos de flúor. A forma difosfato de gencitabina inibe a ribonucleotídio redutase; a trifosfato de gencitabina é incorporada ao DNA, interferindo em sua replicação e resultando em morte celular. A gencitabina mostra-se ativa contra vários tumores sólidos, incluindo cânceres de pâncreas, mama, bexiga e pulmão (células não pequenas). Além disso, foi incorporada a esquemas terapêuticos para processos malignos, como doença de Hodgkin.

Agentes que modificam diretamente a estrutura do DNA

Agentes alquilantes

O advento da quimioterapia moderna se deu na década de 1940, quando foi observado pela primeira vez que agentes alquilantes altamente reativos induziam remissões em neoplasias malignas até então intratáveis. O uso clínico desses agentes foi favorecido por observações de que mostardas nitrogenadas, derivadas de produtos usados em tempo de guerra, provocavam supressão das células hematopoéticas, sugerindo que poderiam ter utilidade terapêutica em neoplasias malignas derivadas do sangue, como leucemias e linfomas. Pouco depois, foi sugerido que os agentes alquilantes também poderiam ser úteis no tratamento de tumores epiteliais, tumores mesenquimatosos, carcinomas e sarcomas; com efeito, hoje em dia esses agentes são comumente utilizados no tratamento de todas essas doenças.

Agentes alquilantes – como *ciclofosfamida*, *mecloretamina*, *melfalana*, *clorambucila* e *tiotepa* – são moléculas eletrofílicas fixadas a sítios nucleofílicos no DNA, resultando em ligação covalente de grupo alquila ao sítio nucleofílico. Dependendo do agente específico, a alquilação pode ocorrer em átomos de nitrogênio ou oxigênio da base, estrutura de fosfato ou proteína associada ao DNA. Átomos N-7 e O-6 das bases de guanina são particularmente suscetíveis à alquilação. Em geral, agentes alquilantes têm dois grupos reativos fortes (Figura 38.17). Essa estrutura confere a capacidade de bis-*alquilação* (duas reações alquilantes), permitindo a ligação cruzada do agente à própria molécula de DNA – mediante ligação de dois resíduos de guanina, por exemplo – ou a proteínas. A *bis*-alquilação (ligação cruzada) parece constituir o principal mecanismo de citotoxicidade (Figura 38.18A). A alquilação de resíduos de guanina também pode resultar em clivagem do anel de guanina imidazol, pareamento anormal de bases entre guanina alquilada e timina, ou em excisão de resíduo de guanina (Figura 32.18B-D). A clivagem do anel rompe a estrutura molecular do DNA; o pareamento anormal de bases de DNA provoca codificação incorreta e mutação, enquanto a excisão de resíduo de guanina leva à cisão do arcabouço de açúcar-fosfato do DNA. É importante ressaltar que mutações causadas por esses processos podem aumentar o risco de desenvolvimento de novos cânceres.

Embora todas as mostardas nitrogenadas sejam relativamente reativas, cada agente em particular varia na velocidade de reação com nucleófilos; esse aspecto tem impacto significativo em seu uso clínico. Compostos altamente instáveis, como mecloretamina, não podem ser administrados VO, na medida em que esses agentes alquilam moléculas-alvo dentro de segundos a minutos. Dada essa alta reatividade, essas moléculas são poderosos vesicantes (*i. e.*, produzem vesículas), podendo causar grave lesão de pele e tecidos moles se houver extravasamento dos vasos sanguíneos. A rápida reatividade dos agentes alquilantes pode ser explorada pela infusão direta do fármaco no local de um tumor. Por exemplo, tiotepa pode ser instilada na bexiga para tratar cânceres de bexiga superficiais. Ao contrário de mecloretamina e tiotepa, clorambucila e melfalana são muito menos reativas, portanto, podem ser administradas VO. Ciclofosfamida mostra-se particularmente útil, uma vez que se trata de profármaco não reativo, que exige ativação pelo sistema hepático do citocromo P450; esse agente pode ser administrado VO ou IV (Figura 38.19).

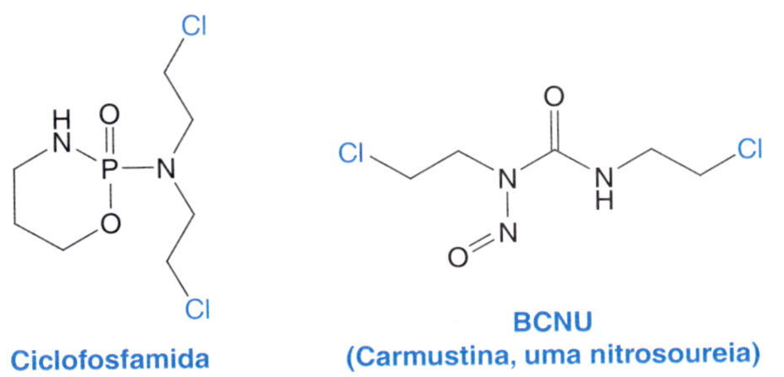

Nitrosoureias, como a BCNU (*carmustina*), têm como alvo o DNA, atuando de modo muito semelhante à ciclofosfamida e a outros agentes alquilantes. Como ciclofosfamida, esses compostos requerem bioativação. Entretanto, ao contrário da maioria dos agentes alquilantes, nitrosoureias fixam também grupos carbamoil a seus alvos associados a DNA. Ainda não foi esclarecido se a adição de carbamoil contribui significativamente para a atividade de nitrosoureias.

Alguns agentes alquilantes são melhores que outros em sua ação contra tumores específicos. Nitrosoureias, por exemplo, são úteis no tratamento de tumores cerebrais, uma vez que sua elevada lipossolubilidade permite que atravessem a barreira hematencefálica. De modo semelhante, o antibiótico alquilante *mitomicina* atua contra células tumorais hipóxicas, como as que se encontram no centro de um tumor sólido, pois isso exige sua ativação biorredutiva, que ocorre mais rapidamente em ambientes com baixo teor de oxigênio.

Muitos agentes alquilantes não clássicos também devem ser mencionados como fármacos clinicamente úteis. O primeiro deles é *dacarbazina*, molécula sintética que é componente de esquema de combinação de quimioterápicos potencialmente curativo para a doença de Hodgkin. A dacarbazina também apresenta alguma atividade no tratamento de melanoma e sarcomas. A *procarbazina* é um fármaco ativo VO, utilizado no tratamento de doença de Hodgkin. Um metabólito da procarbazina atua como inibidor da monoamina oxidase, e pode ocorrer toxicidade relacionada com essa atividade – como sensibilidade à tiramina, hipotensão e ressecamento da boca. *Temozolamida*, agente alquilante VO, é derivado imidazotetrazina de dacarbazina. É amplamente utilizada no tratamento de gliomas, sobretudo do glioblastoma multiforme. Sua ação é sinérgica com radioterapia (RT) e aumenta a sobrevida dos portadores de glioblastoma quando é associada à RT. Por fim, *altretamina* mostra-se útil no tratamento de câncer ovariano refratário. Embora seja estruturalmente relacionada com agentes alquilantes da classe da trietilenomelamina (como tiotepa), ainda existem controvérsias quanto a seu mecanismo de ação envolver alquilação do DNA.

Mediante seleção natural, células tumorais podem desenvolver resistência a agente alquilante único, bem como resistência cruzada a outros fármacos de mesma classe. Foram relatados diversos mecanismos para desenvolvimento de resistência. Fármacos altamente reativos podem ser desativados por nucleófilos intracelulares, como *glutationa*. Alternativamente, células podem se tornar resistentes ao reduzir a captação do fármaco ou acelerar o processo de reparo do DNA. Uma enzima, a O^6-*metilguanina*-DNA *metiltransferase* (MGMT), impede lesão permanente de DNA ao remover complexos de alquila na posição O^6 da guanina antes da formação de ligações cruzadas no DNA. O aumento da expressão dessa enzima em células neoplásicas está associado à resistência a agentes alquilantes. Por outro lado, a silencialidade do gene *MGMT* prediz benefício clínico de temozolamida em glioblastoma.

A toxicidade de agentes alquilantes é dose-dependente e pode ser grave. Em geral, efeitos adversos resultam de lesão no DNA de células normais. Três tipos de células são preferencialmente afetados por agentes alquilantes. Em primeiro lugar, a toxicidade se manifesta com frequência em tecidos de rápida proliferação, como medula óssea, epitélio dos tratos gastrintestinal e geniturinário e folículos pilosos. Isso resulta em mielossupressão, distúrbio gastrintestinal e alopecia (queda dos cabelos). Em segundo lugar, a toxicidade específica de órgãos pode resultar de baixa atividade de uma via de reparo

FIGURA 38.17 Estruturas de ciclofosfamida e BCNU. Ciclofosfamida e BCNU (carmustina) têm dois grupos reativos cloreto (*azul*). A presença de dois grupos reativos permite *bis*-alquilação por esses agentes alquilantes, com consequente ligação cruzada de macromoléculas, como DNA. A capacidade de ligação cruzada de DNA é crucial para a lesão ali provocada por esses fármacos.

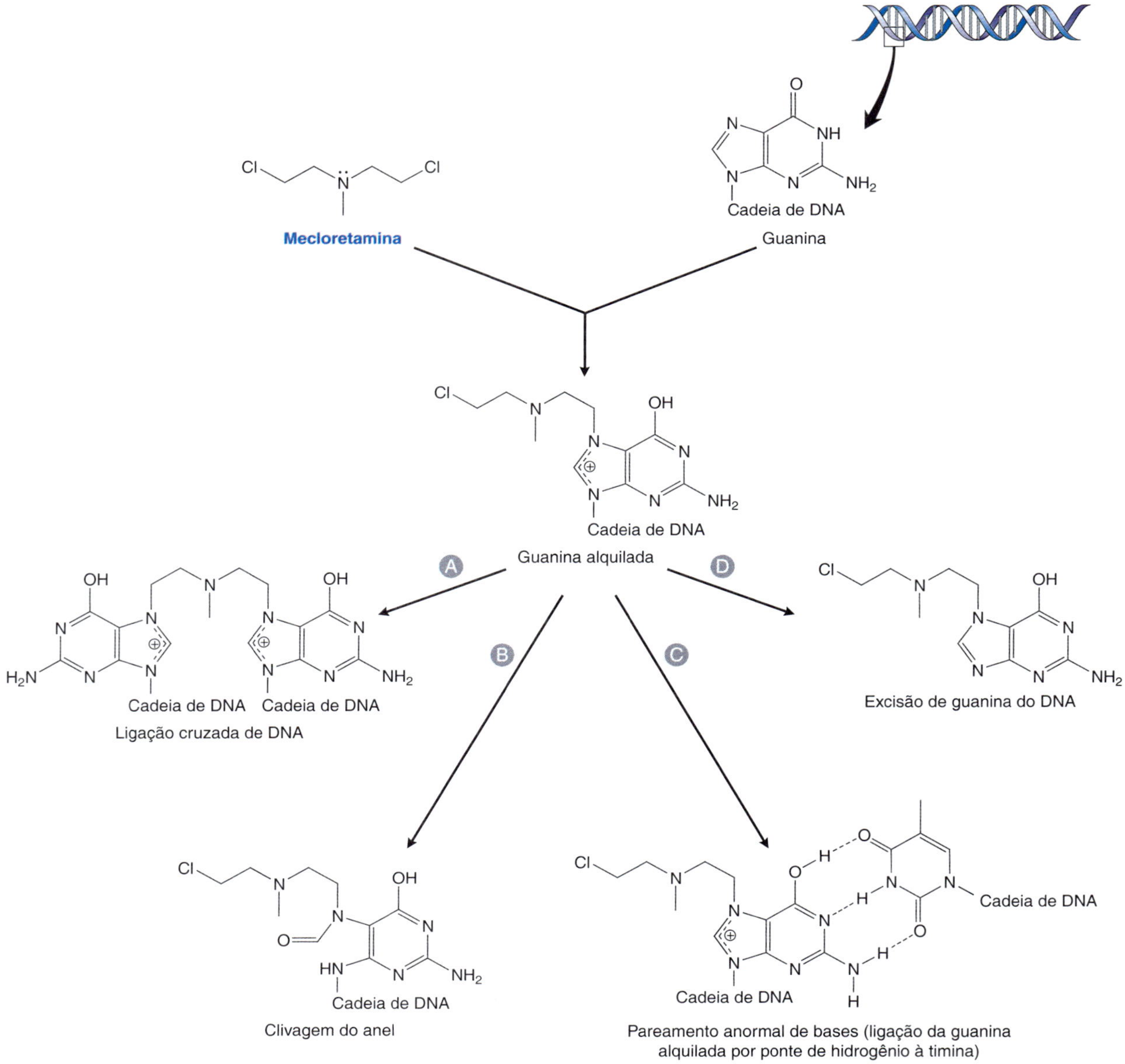

FIGURA 38.18 Desfechos bioquímicos da alquilação de guanina. Em reações como as exemplificadas aqui com mecloretamina, a alquilação da guanina pode provocar vários tipos de lesão do DNA. O nitrogênio da mecloretamina efetua ataque nucleofílico em um de seus próprios β-carbonos, resultando em intermediário instável altamente eletrofílico (*não ilustrado*). O N-7 nucleofílico da guanina reage com esse intermediário instável, resultando em guanina alquilada. Há quatro desfechos potenciais que podem resultar dessa alquilação inicial, e todos eles provocam lesão estrutural do DNA. **A.** O processo de alquilação pode ser repetido, em que uma segunda guanina atua como nucleófilo. A consequente ligação cruzada do DNA parece constituir importante mecanismo pelo qual agentes alquilantes causam lesão do DNA. **B.** A clivagem do anel imidazol rompe a estrutura da base de guanina. **C.** A guanina alquilada pode se ligar por ponte de hidrogênio à timina mais que à citosina, levando à mutação no DNA. **D.** A excisão do resíduo de guanina alquilada resulta em fita de DNA desprovida de purina.

de lesão do DNA no tecido em questão. Em terceiro lugar, um tecido pode ser preferencialmente afetado devido a acúmulo de composto tóxico nesse tecido específico; por exemplo, *acroleína* (subproduto da ativação da ciclofosfamida ou de seu análogo, *ifosfamida*) pode produzir cistite hemorrágica, devido a seu acúmulo e concentração na bexiga (Figura 38.19). Essa toxicidade pode ser tratada com uso de uma molécula contendo sulfidrila, a *mesna*, que também é concentrada na urina e inativa rapidamente acroleína.

A resposta imune requer rápida proliferação de linfócitos, tornando essas células particularmente vulneráveis à lesão por agentes alquilantes. Por conseguinte, além de sua atividade antineoplásica, agentes alquilantes, como ciclofosfamida, tam-

bém são efetivos como imunossupressores. Essa "toxicidade" tem sido utilizada clinicamente: quando administrados em doses mais baixas que as necessárias para terapia antineoplásica, agentes alquilantes são utilizados em tratamento de doenças autoimunes e rejeição de órgãos (ver Capítulo 45).

Uma abordagem para limitar a toxicidade tem sido o desenvolvimento de agentes alquilantes que se acumulam preferencialmente no interior das células tumorais. Um exemplo desse agente é melfalana, ou mostarda de fenilalanina, delineada para ter como alvo células de melanoma, que acumulam fenilalanina para biossíntese de melanina. Outro exemplo é *estramustina*, cujo componente de mostarda está conjugado a estrogênio; esse agente foi delineado para atacar células de

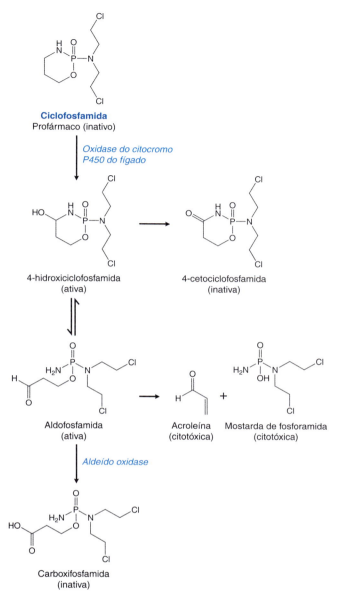

Ciclofosfamida
Profármaco (inativo)

*Oxidase do citocromo
P450 do fígado*

4-hidroxiciclofosfamida
(ativa)

4-cetociclofosfamida
(inativa)

Aldofosfamida
(ativa)

Acroleína
(citotóxica)

Mostarda de fosforamida
(citotóxica)

Aldeído oxidase

Carboxifosfamida
(inativa)

FIGURA 38.19 Ativação e metabolismo de ciclofosfamida. Ciclofosfamida é um profármaco que deve ser oxidado por enzimas P450 do fígado para se tornar farmacologicamente ativo. A hidroxilação converte ciclofosfamida em 4-hidroxici-clofosfamida; esse metabólito ativo pode ser ainda oxidado ao metabólito inativo 4-cetociclofosfamida ou sofrer clivagem do anel a metabólito ativo, a aldofosfamida. A aldofosfamida pode ser oxidada por aldeído oxidase a metabólito inativo, a carboxi-fosfamida, ou ser convertida em metabólitos altamente tóxicos, acroleína e mostarda de fosforamida. O acúmulo de acroleína na bexiga pode causar cistite hemorrágica; esse efeito adverso da ciclofosfamida pode ser atenuado por coadministração de mesna, composto sulfidrílico que inativa acroleína (*não ilustrado*).

veis de cura. A exemplo de agentes alquilantes, as propriedades antineoplásicas de cisplatina foram descobertas por observação casual. Durante o estudo de efeitos da eletricidade sobre bactérias, foi constatado que um produto do eletrodo de platina estava inibindo a síntese de DNA nos micróbios. Ao ser purificado o composto, foi constatado tratar-se de cisplatina, que consiste em um átomo de platina ligado a duas aminas e dois cloros na conformação *cis*. Esse achado incidental levou ao uso clínico da cisplatina, que hoje em dia constitui o fármaco mais ativo utilizado no tratamento do câncer testicular (ver o caso de JL). Como agente antitumoral, acredita-se que cisplatina atue de modo semelhante aos agentes *bis*-alquilantes (i. e., agentes alquilantes com dois grupos reativos), por ação sobre centros nucleofílicos em guanina (N-7 e O-6), adenina (N-1 e N-3) e citosina (N-3).

A conformação *cis* de cisplatina (Figura 38.20) permite ao fármaco estabelecer ligações cruzadas intrafita entre resíduos de guanina adjacentes, resultando em lesão do DNA (Figura 38.21B). Essa característica estrutural é crítica para a ação de cisplatina. O isômero *trans*, apesar de sua capacidade de se ligar de modo covalente ao DNA, exibe pouca atividade antitumoral. Células tumorais podem desenvolver resistência à cisplatina, por aumento no processo de reparo das lesões do DNA, diminuição da captação do fármaco ou potencialização da inativação do fármaco por síntese suprarregulada de nucleófilos, como glutationa.

Conforme demonstrado no caso de JL, a cisplatina se mostra eficaz no tratamento de cânceres geniturinários, como os de testículo, bexiga e ovário. A cisplatina e o composto relacionado, *carboplatina* (Figura 38.20), também estão entre os fármacos mais eficazes utilizados contra o câncer de pulmão. A exemplo de muitos agentes quimioterápicos, o fundamento lógico para a eficácia de cisplatina e carboplatina no tratamento de certos tipos de tumores em comparação com outros ainda não está bem esclarecido.

Cisplatina pode ser administrada IV, mas também pode ser efetiva quando exposta diretamente às células tumorais. Um exemplo é o tratamento do câncer de ovário, que se dissemina ao longo do revestimento interno da cavidade peritoneal. Para essa aplicação, cisplatina pode ser infundida diretamente na cavidade peritoneal para obter concentrações locais elevadas do fármaco, diminuindo, ao mesmo tempo, a toxicidade sistêmica.

O oncologista de JL avaliou cuidadosamente os efeitos tóxicos de cisplatina ao estabelecer a dose desse fármaco e dos outros agentes incluídos no esquema de quimioterapia de combinação. Como as toxicidades que limitam as doses de cisplati-

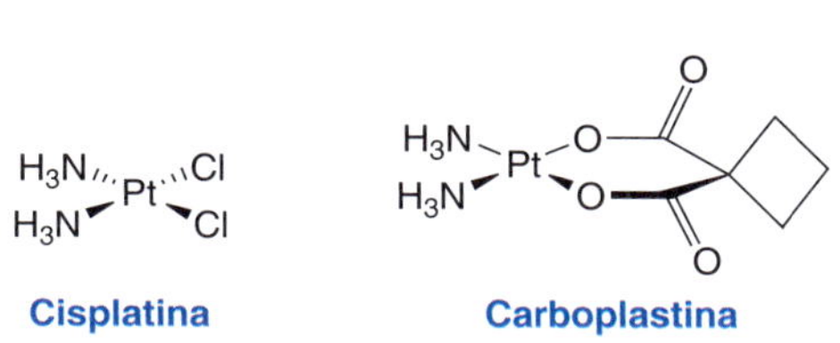

câncer de mama que expressam o receptor de estrogênio. É interessante assinalar que nem melfalana nem estramustina atuam conforme o desejado, embora ambas tenham utilidade clínica; por mecanismos ainda não bem elucidados, melfalana apresenta atividade contra mieloma múltiplo, enquanto estramustina é utilizada no tratamento de câncer de próstata.

Compostos de platina

A introdução de *cisplatina* (*cis*-diaminodicloroplatina [II]) para uso clínico na década de 1970 transformou tumores previamente intratáveis, como câncer testicular, em tumores passí-

Cisplatina   **Carboplastina**

FIGURA 38.20 Estruturas de cisplatina e carboplatina. Cisplatina e carboplatina são complexos coordenados de platina (Pt). A estrutura *cis* dessas moléculas (*i. e.*, a presença de dois grupos reativos no mesmo lado da molécula, em lugar de extremidades opostas) proporciona a capacidade de ligação cruzada de guaninas adjacentes na mesma fita de DNA (ligação cruzada intrafita) ou, com menos frequência, em fitas opostas de DNA (ligação cruzada interfita). Compostos semelhantes com conformação *trans* não podem efetuar ligações cruzadas efetivas de guaninas adjacentes.

na, bleomicina e etoposídeo diferem umas das outras, cada um desses fármacos pode ser utilizado na dose máxima tolerada (ver Capítulo 40). No caso de cisplatina, a toxicidade dose-limitante do fármaco consiste em *nefrotoxicidade*. Sintomas gastrintestinais, como náuseas e vômitos, também são comuns; esse fato é preocupante, uma vez que a desidratação que ocorre em consequência de vômitos prolongados pode exacerbar a lesão renal induzida por cisplatina e levar à insuficiência renal irreversível. A neurotoxicidade, que se manifesta, primariamente, como parestesias de mãos e pés e perda de audição, também ocorre com frequência. Compostos que contêm tiol, como *amifostina*, podem melhorar a nefrotoxicidade de cisplatina sem diminuir seus efeitos antitumorais. *Carboplatina*, análogo de cisplatina associado a menos nefrotoxicidade, substituiu cisplatina em muitos esquemas de quimioterapia. A *oxaliplatina*, terceiro composto de platina, tem atuação no tratamento de câncer colorretal. À semelhança da cisplatina, a oxaliplatina provoca neurotoxicidade cumulativa; também induz neurotoxicidade aguda peculiar, que é exacerbada pela exposição a temperaturas frias.

No câncer de pulmão de células não pequenas, sugeriu-se que níveis da proteína ERCC1 de reparo por excisão de nucleotídio predizem a resposta à quimioterapia adjuvante à base de platina. Como descrito, a via REN remove maciços aductos de DNA formados por agentes como a cisplatina. Na verdade, níveis mais baixos de ERCC1 foram associados a maiores benefícios da terapia à base de platina, presumivelmente porque células com NER disfuncional não conseguem reparar lesão de DNA induzida por platina.

Bleomicina

Bleomicinas, família de glicopeptídios naturais sintetizados por uma espécie de *Streptomyces*, exibem atividade citotóxica proeminente. Utiliza-se clinicamente uma mistura de vários desses glicopeptídios, que diferem apenas nas cadeias laterais (Figura 38.21A). A bleomicina se liga ao DNA e quela o ferro (II), resultando na formação de radicais livres que provocam quebras de fitas simples e dupla de DNA. Como com muitos agentes quimioterápicos, mecanismos de resistência a múltiplos fármacos, como aumento do efluxo de fármacos de células tumorais, podem reduzir a suscetibilidade do tumor à bleomicina.

No processo de quelação de ferro, a bleomicina forma um anel semelhante a heme. Acredita-se que o complexo quelado retire um radical de hidrogênio da posição 4′ de um resíduo de pirimidina adjacente (timina ou citosina). O intermediário instável decompõe-se em presença de oxigênio, produzindo pirimidina abstraída e fosfodiéster livre em uma ou ambas as fitas de DNA (Figura 38.21A).

Em comparação aos demais agentes que provocam lesão de DNA, a bleomicina causa menos toxicidade mielossupressiva. Entretanto, dada sua reatividade com oxigênio, pode causar *fibrose pulmonar*, que constitui sua toxicidade mais problemática e limitante de dose. Os efeitos da bleomicina sobre função pulmonar são cumulativos e irreversíveis. Por conseguinte, seu uso é restrito, em grande parte, a esquemas de quimioterapia de combinação potencialmente curativos para carcinoma testicular e doença de Hodgkin. No caso de JL, foi a preocupação relativa à toxicidade pulmonar que levou o médico a monitorar a função pulmonar do paciente durante toda a terapia e a questionar sobre dispneia a cada consulta. O agravamento da função pulmonar teria exigido ajuste na terapia de JL.

Inibidores da topoisomerase

Diversos agentes quimioterápicos lesam DNA ao explorar a função natural de nuclease/ligase de topoisomerases. A fisiologia básica desse processo é discutida no Capítulo 33. Antineoplásicos *camptotecinas*, *antraciclinas*, *epipodofilotoxinas* e *ansacrina* atuam dessa maneira. Esses compostos interferem na função adequada de topoisomerases e induzem topoisomerases celulares a participar na destruição de DNA.

Camptotecinas

As camptotecinas são moléculas semissintéticas derivadas de extratos alcaloides da árvore *Camptotheca*. O alvo das camptotecinas é a *topoisomerase I*, causando lesão das fitas de DNA.

A topoisomerase I modula superespirais por complexação com DNA e quebra de uma de suas duas fitas (ver Figura 33.3). Camptotecinas atuam ao estabilizar esse complexo de DNA fragmentado, impedindo a religação da quebra da fita pela topoisomerase I. A seguir, outras enzimas de replicação se ligam ao complexo camptotecina-DNA-topoisomerase, convertendo a lesão de DNA de fita simples em quebra de fita dupla. Com frequência, células neoplásicas são incapazes de proceder ao reparo da lesão assim produzida.

Dois derivados de camptotecinas, a *irinotecana* e a *topotecana*, são clinicamente úteis. A irinotecana foi inicialmente introduzida para tratamento de câncer de cólon avançado, embora também possa ser efetiva para tratar outros tipos tumorais. Trata-se de profármaco hidrossolúvel, clivado pela enzima carboxil esterase para liberar o metabólito lipofílico *SN-38*. Embora SN-38 seja aproximadamente mil vezes mais ativo do que irinotecana na inibição de topoisomerase I, liga-se mais intensamente às proteínas que a irinotecana e apresenta meia-vida muito mais curta *in vivo*. Por conseguinte, a contribuição relativa de SN-38 para os efeitos antineoplásicos de irinotecana permanece incerta. Uso de irinotecana é limitado por grave toxicidade gastrintestinal, produzindo diarreia potencialmente fatal. Como muitos outros agentes quimioterápicos, irinotecana também causa mielossupressão dose-dependente. SN-38 é metabolizado por UDP-glicuronosil transferase (UGT) A1, e pacientes com anormalidades nessa enzima (síndrome de Gilbert) são muito suscetíveis aos efeitos tóxicos de irinotecano. Esse achado apoia a hipótese de que SN-38 contribui importantemente para os efeitos do irinotecano.

A topotecana é utilizada no tratamento dos cânceres ovariano metastático, pulmão de pequenas células e outras neoplasias. Especificamente, esse agente é efetivo no tratamento de neoplasias ovarianas resistentes à cisplatina, difíceis de tratar efetivamente.

Antraciclinas

Antraciclinas, antibióticos antitumorais naturais isolados de uma espécie do fungo *Streptomyces*, estão entre os agentes quimioterápicos citotóxicos de maior utilidade clínica contra o câncer. Embora diversos mecanismos pareçam estar envolvidos em sua atividade, a capacidade das antraciclinas de provocar lesão em DNA resulta mais provavelmente de sua intercalação no DNA (Figura 38.21C). Essa intercalação interfere com a ação de *topoisomerase II*, resultando em lesões de DNA, como cisão das fitas, e, por fim, em morte celular (ver Figura 33.4).

Como muitos outros agentes antineoplásicos, antraciclinas causam mielossupressão e alopecia. Antraciclinas são excretadas na bile, e sua dose precisa ser reduzida em pacientes com disfunção hepática. Esses agentes são importantes compo-

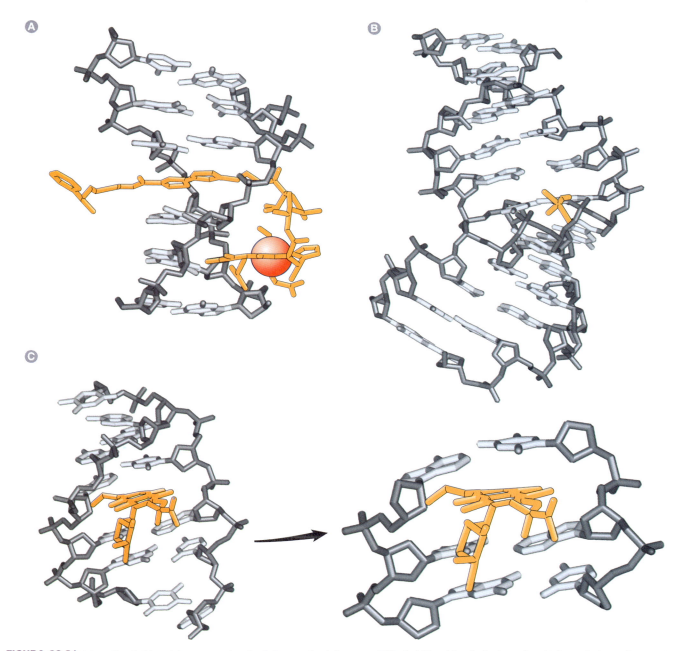

FIGURA 38.21 Interações de bleomicina, compostos de platina e antraciclinas com DNA. A. A bleomicina (*indicada em laranja*) liga-se à dupla hélice de DNA e, dessa maneira, expõe nucleotídios do DNA ao átomo de ferro (II) (*esfera em vermelho*) que está complexado com bleomicina. Na presença de oxigênio molecular, o complexo ferro-bleomicina produz espécies de oxigênio ativado que causam quebras de fitas simples e dupla no DNA por mecanismo de radicais livres. **B.** Os complexos de platina (*indicados em laranja*) efetuam ligações cruzadas com átomos N-7 em resíduos adjacentes de guanina, formando ligações cruzadas de DNA intrafita. **C.** A daunorrubicina, uma antraciclina (*indicada em laranja*), intercala-se na estrutura do DNA (*ver vista ampliada à direita*) e, dessa maneira, impede etapas de passagem e religação de fitas que constituem parte do ciclo catalítico da topoisomerase II (ver Figura 33.4). Antraciclinas também podem danificar o DNA por mecanismo de radicais livres.

nentes de esquemas de quimioterapia para uma variedade de neoplasias malignas, particularmente cânceres hematológicos (como leucemias e linfomas) e câncer de mama.

Doxorrubicina (*Adriamicina*®) é o fármaco mais conhecido desse grupo e se associa à *insuficiência cardíaca*. Acredita-se que doxorrubicina facilite a produção excessiva de radicais livres no miocárdio, com consequente lesão das membranas celulares cardíacas. A cardiotoxicidade se relaciona com a concentração plasmática máxima e com a dose cumulativa de doxorrubicina. É possível reduzir a cardiotoxicidade por meio de coadministração de *dexrazoxano*, que se acredita iniba a

formação de radicais livres por quelação ao ferro intracelular e prevenção de produção de radicais livres mediada por ferro.

Epipodofilotoxinas

Como as antraciclinas, *epipodofilotoxinas* parecem atuar primariamente ao inibir a religação mediada por topoisomerase II de quebras em fitas duplas de DNA (ver Figura 33.4). Agentes antineoplásicos *etoposídeo* (VP-16) e *teniposídeo* (*VM-26*) são derivados semissintéticos de um composto isolado da planta *Podophyllum*. Esses fármacos ligam-se à topoisomerase

II e DNA, retendo o complexo em seu estado clivado. Com frequência, células tumorais desenvolvem resistência ao etoposídeo, por aumento na expressão de *P-glicoproteína*. Essa proteína atua normalmente como bomba de efluxo para livrar a célula de moléculas tóxicas, como subprodutos metabólicos naturais, mas também pode remover agentes quimioterápicos derivados de produtos naturais antes que exerçam seus efeitos citotóxicos. Etoposídeo mostra-se útil no tratamento de cânceres testicular e pulmonar e de leucemia. Tanto etoposídeo quanto teniposídeo são utilizados no tratamento de vários linfomas. Supressão da medula óssea constitui a principal toxicidade dessas duas epipodofilotoxinas de uso clínico.

A associação de fármacos que provocam lesão direta de DNA, como cisplatina e bleomicina, com agentes que inibem topoisomerase II, como etoposídeo, pode ter poderosos efeitos antineoplásicos sinérgicos. Esse sinergismo pode estar relacionado com o papel de topoisomerases no reparo de lesões do DNA ou com a capacidade combinada dessas classes de fármacos para induzir lesão suficiente de DNA para deflagrar o processo de apoptose. Na prática, os fármacos dessas classes são coadministrados em muitos esquemas antineoplásicos bem-sucedidos. Como mostra o caso de JL, a combinação de etoposídeo, bleomicina e cisplatina pode curar a maioria dos casos de câncer testicular metastático.

Ansacrina

A *ansacrina* é outro exemplo de agente quimioterápico que atua primariamente por inibição da religação de quebras de fita dupla de DNA mediada por topoisomerase II. Esse composto atua sobre o DNA, intercalando-se entre pares de bases, deformando a dupla hélice, produzindo ligações cruzadas de DNA-proteína e provocando lesões de fitas simples e dupla do DNA. Sua aplicação clínica limita-se, em geral, ao tratamento de leucemia recorrente e câncer de ovário.

Inibidores de microtúbulos

Os microtúbulos dependem da instabilidade dinâmica para sua função fisiológica. Sem capacidade de modificar rapidamente seu comprimento, os microtúbulos quase não desempenham nenhuma função além de fornecer suporte estrutural para célula quiescente. Apesar de os microtúbulos desempenharem papéis importantes em numerosos aspectos da fisiologia celular, os fármacos que inibem sua função são preferencialmente tóxicos para células na fase M. Alcaloides da vinca inibem a polimerização de microtúbulos, enquanto taxanos inibem sua despolimerização. Outros inibidores da polimerização de microtúbulos, incluindo griseofulvina e colchicina, são discutidos nos Capítulos 35 e 48, respectivamente.

Inibidores da polimerização de microtúbulos I Alcaloides da vinca

Alcaloides da vinca, *vimblastina* e *vincristina*, são produtos naturais originalmente isolados da planta *Vinca rosea*. Alcaloides da vinca ligam-se à β-tubulina em porção da molécula que se superpõe ao domínio de ligação de GTP (Figura 38.22). A ligação de alcaloides da vinca à β-tubulina na extremidade (+) de microtúbulos inibe a polimerização de tubulina e, portanto, impede a extensão dos microtúbulos. Como esses devem adicionar constantemente tubulina para manter a estabilidade (i. e., devem manter um capuz de tubulina ligada ao GTP), a inibição da adição de tubulina leva finalmente à despolimerização de microtúbulos existentes (Figura 38.12).

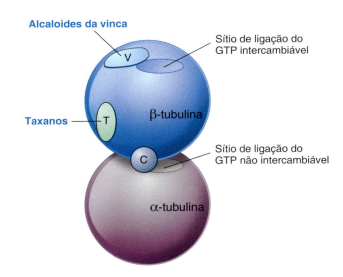

FIGURA 38.22 Sítios de ligação de fármacos inibidores dos microtúbulos à tubulina. O heterodímero de tubulina é composto de α-tubulina (*roxo*) e β-tubulina (*azul*). Tanto α-tubulina quanto β-tubulina ligam-se a GTP. Na α-tubulina, GTP não é hidrolisado; por essa razão, o sítio de ligação de GTP na α-tubulina é conhecido como não intercambiável. β-tubulina hidrolisa GTP a GDP; por esse motivo, o sítio de ligação de GTP na β-tubulina é denominado sítio intercambiável. As duas principais classes de antineoplásicos, que são inibidores de microtúbulos, ligam-se a sítios distintos no heterodímero de tubulina. Os alcaloides da vinca, inibidores da polimerização de microtúbulos, ligam-se à β-tubulina próximo ao sítio de ligação do GTP intercambiável (*V*). Associam-se preferencialmente na extremidade (+) dos microtúbulos, portanto, inibem a adição de novas subunidades de tubulina ao microtúbulo. Os taxanos, estabilizadores de microtúbulos polimerizados, ligam-se a um sítio diferente na β-tubulina (*T*). Podem estabilizar interações entre subunidades de tubulina ou a forma de protofilamentos dos microtúbulos. A colchicina se liga ao sítio localizado na interface entre α-tubulina e β-tubulina (*C*). Não é utilizada na quimioterapia do câncer, porém no tratamento da gota (ver Capítulo 48).

A vimblastina é utilizada no tratamento de certos linfomas e, como parte de esquema de múltiplos fármacos (com cisplatina e bleomicina), para tratar câncer testicular metastático. Em doses farmacológicas, provoca náuseas e vômitos. A *mielossupressão* constitui o efeito adverso que limita a dose da vimblastina.

A vincristina desempenha importante papel na quimioterapia de leucemias pediátricas. É também componente de esquemas de quimioterapia utilizados para tratar a doença de Hodgkin e alguns linfomas não Hodgkin. Em doses farmacológicas, vincristina provoca náuseas e vômitos, bem como causa certo grau de mielossupressão, mas não tão elevado quanto o de vimblastina. Usualmente, a *neuropatia periférica* é o efeito adverso dose-limitante de vincristina; essa toxicidade pode resultar de inibição da função de trânsito de microtúbulos em nervos periféricos longos que se estendem da medula espinal até as extremidades.

A *eribulina* é um análogo de produto natural originado de *Halichondria genus* de esponjas marinhas. Liga-se à extremidade (+) de microtúbulos e inibe sua dinâmica. Foi aprovada em 2010 para uso no tratamento de câncer metastático de mama.

Inibidores da despolimerização de microtúbulos I Taxanos

Os taxanos, que incluem o *paclitaxel* e o *docetaxel*, são produtos naturais originalmente derivados da casca do teixo europeu. Ligam-se à subunidade β-tubulina de microtúbulos, em local distinto do sítio de ligação dos alcaloides da vinca

(Figura 38.22). Foi constatado que o paclitaxel se liga à *parte interna* dos microtúbulos. Ao contrário dos alcaloides da vinca, taxanos promovem polimerização de microtúbulos e inibem sua despolimerização. A estabilização de microtúbulos em estado polimerizado interrompe as células em mitose e, por fim, leva à ativação do processo de apoptose.

Existem duas hipóteses principais para as propriedades aparentes estabilizadoras de microtúbulos de taxanos. Em primeiro lugar, taxanos poderiam reforçar interações laterais entre protofilamentos de microtúbulos. O aumento das interações laterais diminuiria a tendência de os protofilamentos "descamarem" do cilindro de microtúbulos. Em segundo lugar, taxanos poderiam acertar protofilamentos individuais. Quando a β-tubulina hidrolisa o GTP a GDP, os protofilamentos tendem a "se enrolar", produzindo distorção na integridade do cilindro do microtúbulo. Ao consertar os protofilamentos, taxanos poderiam reduzir a tendência dos protofilamentos de se separarem do microtúbulo intacto. *In vivo*, ambos os mecanismos podem ser importantes para a estabilização de microtúbulos mediada por taxanos; mecanismos alternativos também são possíveis.

O paclitaxel é utilizado como agente antineoplásico no tratamento de muitos tumores sólidos, particularmente cânceres de mama, ovário e pulmão de células não pequenas. Paclitaxel apresenta efeitos adversos importantes. É comum ocorrer reação aguda de hipersensibilidade em resposta ao paclitaxel ou, mais provavelmente, ao veículo em que ele é solubilizado; esse efeito pode ser evitado com a administração de dexametasona (agonista de receptor glicocorticoide) e de um antagonista de receptor H_1 de histamina antes do tratamento com paclitaxel. Muitos pacientes sofrem de mialgias e mielossupressão em consequência do uso de paclitaxel, e o fármaco em altas doses pode causar toxicidade pulmonar. A *neuropatia periférica*, em geral, expressa como déficit sensorial em "meia e luva" nas extremidades, pode limitar a quantidade cumulativa de fármaco que pode ser administrada com segurança.

O *paclitaxel ligado à albumina* é uma forma com tamanho médio de partículas de 130 nanômetros. Nanopartículas de paclitaxel ligadas à albumina não provocam reação de hipersensibilidade, não exigem pré-medicação e causam menos mielossupressão que o paclitaxel tradicional com solvente. Atualmente, essa formulação está aprovada para tratamento de câncer metastático de mama e tem sido testada para determinar a atividade em outros tipos de câncer.

O docetaxel é prescrito mais frequentemente para tratamento de cânceres de mama e de pulmão de células não pequenas. Como o paclitaxel, o docetaxel causa reação de hipersensibilidade aguda que pode ser evitada por administração prévia de glicocorticoides. Em certas ocasiões, docetaxel apresenta efeito adverso específico de retenção hídrica, provavelmente resultante do aumento da permeabilidade capilar. Docetaxel não provoca neuropatia tão frequentemente quanto o paclitaxel. Entretanto, a mielossupressão associada ao docetaxel é profunda e limita habitualmente a dose a ser administrada.

▶ Conclusão e perspectivas

Os agentes antineoplásicos descritos neste capítulo exercem seus efeitos sobre o genoma, impedindo eficiente replicação de DNA, induzindo lesão no DNA e interferindo na mitose. Como muitas células normais, bem como as células cancerosas, transitam pelo ciclo celular, esses agentes são associados a múltiplas toxicidades que limitam suas doses. Além disso, embora células cancerosas sejam suscetíveis à lesão do DNA, em alguns casos a ocorrência de mutações em proteínas-chave de controle, como P53, evita apoptose que, de outro modo, seria induzida por esses agentes.

Novas abordagens estão sendo desenvolvidas para produzir lesão de DNA mais especificamente. Foi constatado, por exemplo, que camundongos com deficiência de PARP1 são capazes de superar o defeito no reparo de quebras de fita simples ao converter rupturas de fita simples em rupturas de fita dupla, seguido de reparo do DNA pela via de QFD. Além disso, células humanas normais tratadas em cultura com inibidores de PARP1 são capazes de sofrer divisão celular normal, embora essas células manifestem aumento de suscetibilidade à lesão do DNA em consequência de reparo deficiente de quebras de fita simples. Em contrapartida, células com deficiência de BRCA1⁻ ou BRCA2⁻, envolvidas no reparo de RFD, são destruídas em resposta a tratamento com inibidores de PARP1; em comparação com células normais, células BRCA1⁻ ou BRCA2⁻ são até mil vezes mais sensíveis à ação de inibidores da PARP1. Presumivelmente, células BRCA1⁻ e BRCA2⁻ são mais sensíveis, dado o comprometimento das vias de reparo de quebra de fita simples e quebra de fita dupla, resultando em acúmulo letal de lesão do DNA. Com base nesses achados, *inibidores de PARP1* atualmente são testados em ensaios clínicos para tratamento de câncer de mama ou ovário deficiente em BRCA, podendo ser efetivos em outros tumores em que a resposta à lesão do DNA esteja comprometida.

A observação de que a telomerase esteja expressa na maioria das células cancerosas e constitua componente-chave no processo de imortalização destaca essa enzima como importante alvo na futura terapia do câncer. Embora a telomerase seja expressa, em certo grau, em células-tronco e células que normalmente sofrem divisão, a maioria das células normais carece de expressão de telomerase. Por conseguinte, a dependência de células tumorais do estado imortalizado poderia conferir aos *inibidores da telomerase* um índice terapêutico favorável. Todavia, ainda não foram descobertos agentes efetivos, e uma preocupação é a de que possam ser necessárias múltiplas divisões celulares para encurtar o comprimento do telômero em nível crítico para a sobrevida celular. Combinações de inibidores da telomerase com agentes citotóxicos tradicionais ou novas terapias com alvos moleculares poderiam produzir efeitos sinérgicos. Essas estratégias, bem como as descritas no Capítulo 39, ajudarão a terapia para câncer avançado, além das abordagens citotóxicas gerais, enfatizando o tratamento em anormalidades moleculares responsáveis pela estimulação da oncogênese.

Leitura sugerida

Brody LC. Treating cancer by targeting a weakness. *N Engl J Med* 2005; 353:949-950. (*Avanços em terapia do câncer baseada em alvos.*)

Gazdar A. DNA repair and survival in lung cancer. *N Engl J Med* 2007; 356:771-773. (*Estado da via de reparo do DNA e sua correlação com sobrevida e resposta à quimioterapia.*)

Hahn WC. Role of telomeres and telomerase in the pathogenesis of human cancer. *J Clin Oncol* 2003; 21:2034-2043. (*Possíveis aplicações terapêuticas de inibidores da telomerase.*)

Peltomaki P. Role of DNA mismatch repair defects in the pathogenesis of human cancer. *J Clin Oncol* 2003; 21:1174-1179. (*Descobertas da fisiopatologia dos mecanismos de reparo do DNA.*)

Venkitaraman AR. Cancer susceptibility and the functions of BRCA1 and BRCA2. *Cell* 2002;108:171-182. (*Fisiopatologia de BRCA1 e BRCA2.*)

RESUMO FARMACOLÓGICO: Capítulo 38 | Farmacologia do Câncer | Síntese, Estabilidade e Manutenção do Genoma.

FÁRMACO	APLICAÇÕES CLÍNICAS	EFEITOS ADVERSOS *GRAVES* E COMUNS	CONTRAINDICAÇÕES	CONSIDERAÇÕES TERAPÊUTICAS
Inibidores da timidilato sintase				
Mecanismo – Inibem a timidilato sintase, diminuindo, assim, a disponibilidade celular de dTMP e causando morte celular por "falta de timina"				
Fluorouracila (5-FU)	Câncer de mama Câncer gastrintestinal (GI) Câncer de pele (aplicação tópica)	*Aterosclerose coronariana, tromboflebite, úlcera GI, mielossupressão, síndrome cerebelar, alterações visuais, estenose do sistema lacrimal* Alopecia, exantema, prurido, fotossensibilidade, distúrbio GI, estomatite, cefaleia	Depressão grave da medula óssea Estado nutricional deficiente Infecção grave Deficiência de di-hidropirimidina desidrogenase Gravidez	5-FU é análoga da uracila que, após modificação intracelular, inibe a timidilato sintase por ligação ao sítio de desoxiuridilato (substrato) na enzima Além de inibir a timidilato sintase, 5-FU interfere na síntese de proteína após incorporação do metabólito do fármaco FUTP ao mRNA Pode-se utilizar ácido folínico para potencializar a ação de 5-FU
Capecitabina	Câncer colorretal metastático Câncer de mama	Iguais aos de fluorouracila	Deficiência de di-hidropirimidina desidrogenase Comprometimento renal grave	Profármaco de 5-FU disponível VO
Pemetrexede	Câncer de pulmão de células não pequenas Mesotelioma pleural maligno (em associação com cisplatina)	*Mielossupressão, angina, infarto do miocárdio, acidente vascular cerebral, tromboflebite, lesão hepática, exantema cutâneo bolhoso* Fadiga, náuseas, vômitos, diarreia, estomatite	Hipersensibilidade ao pemetrexede Comprometimento renal grave	Pemetrexede é análogo de folato que, após modificação intracelular, inibe timidilato sintase por ligação ao sítio do metilenotetraidrofolato (cofator) na enzima Coadministrado com ácido fólico e vitamina B$_{12}$ para reduzir toxicidade hematológica e GI
Inibidores do metabolismo de purinas				
Mecanismo – Metabólitos inibem IMPDH e outras enzimas sintéticas, interferindo, assim, na síntese de AMP e GMP				
6-Mercaptopurina (6-MP) **Azatioprina**	Leucemia linfoblástica aguda, leucemia mieloide aguda, doença de Crohn (6-MP) Imunossupressão em transplante renal, artrite reumatoide, doença intestinal inflamatória (azatioprina)	*Pancreatite, mielossupressão, hepatotoxicidade, infecção* Gastrite	Gravidez	Aumento de eficiência e toxicidade por alopurinol Azatioprina é profármaco menos tóxico que 6-MP Azatioprina é utilizada para imunossupressão de doenças autoimunes
Pentostatina	Leucemia de células pilosas Linfoma de células T	*Arritmias cardíacas, insuficiência cardíaca, mielossupressão, hepatotoxicidade, neurotoxicidade, nefrotoxicidade, toxicidade pulmonar* Exantemas, calafrios, vômitos, mialgia, infecção das vias respiratórias superiores, febre	Hipersensibilidade à pentostatina	Inibidor seletivo de adenosina desaminase (ADA)
Inibidores da ribonucleotídio redutase				
Mecanismo – Inibe a ribonucleotídio redutase, enzima que converte ribonucleotídios em desoxirribonucleotídios				
Hidroxiureia	Neoplasias malignas hematológicas Câncer de cabeça e pescoço Melanoma Carcinoma ovariano Anemia falciforme (apenas em adultos)	*Mielossupressão, leucemia secundária com uso prolongado* Toxicidade GI, úlcera de pele	Depressão grave da medula óssea	Inibe a ribonucleotídio redutase por diminuir radicais livres de tirosina essenciais no sítio ativo da enzima Na anemia falciforme, acredita-se que hidroxiureia atue aumentando hemoglobina F

Análogos de purina e pirimidina incorporados ao DNA
Mecanismo – A incorporação em DNA e RNA resulta em inibição da DNA polimerase, com consequente morte celular

Fármaco	Indicações	Contraindicações	Observações
Tioguanina	Leucemia mieloide aguda	*Mielossupressão, hiperuricemia, perfuração intestinal, hepatotoxicidade, infecção* Distúrbio GI	Resistência prévia a tioguanina ou mercaptopurina	Análogo da guanina
Fosfato de fludarabina	Leucemia linfocítica crônica de células β Linfoma não Hodgkin	*Aplasia da pele, anemia hemolítica autoimune, mielossupressão, neurotoxicidade, pneumonia, infecção* Edema, distúrbio GI, astenia, fadiga	Hipersensibilidade à fludarabina	Análogo de nucleotídio de purina
Cladribina	Leucemia de células pilosas Esclerose múltipla	*Neutropenia febril, mielossupressão, neurotoxicidade, infecção* Exantema, reação no local de injeção, náuseas, cefaleia	Hipersensibilidade à cladribina	Análogo de adenosina
Citarabina (araC)	Leucemia linfoblástica aguda Leucemia mieloide aguda Leucemia mieloide crônica Leucemia meníngea Doença de Hodgkin Linfoma não Hodgkin	*Mielossupressão, neuropatia, nefrotoxicidade, disfunção hepática, infecção* Tromboflebite, exantema, hiperuricemia, distúrbio GI, úlceras de boca ou ânus	Hipersensibilidade à citarabina	Análogo de citidina
Azacitidina Decitabina	Síndrome mielodisplásica	*Mielossupressão, insuficiência renal* Edema periférico, distúrbio GI, coma hepático, letargia, tosse, febre	Tumores hepáticos malignos avançados	Análogo de citidina
Gencitabina	Câncer pancreático Câncer de pulmão de células não pequenas Câncer de mama Câncer ovariano Câncer vesical Sarcoma Doença de Hodgkin	*Mielossupressão, neutropenia febril, toxicidade pulmonar, hepatotoxicidade, síndrome hemolítico-urêmica* Febre, distúrbio GI, elevação de enzimas hepáticas, edema, exantema, parestesias	Hipersensibilidade à gencitabina Gravidez	Análogo de citidina

Agentes que modificam diretamente a estrutura do DNA: agentes alquilantes
Mecanismo – Ligam-se de modo covalente ao DNA, frequentemente com ligação cruzada no DNA ou proteínas associadas

Fármaco	Indicações	Contraindicações	Observações
Ciclofosfamida	Doenças autoimunes Leucemias e linfomas Micose fungoide avançada Neuroblastoma Câncer ovariano Retinoblastoma Câncer de mama Histiocitose maligna	*Mielossupressão, miocardiopatia, síndrome de Stevens-Johnson, cistite hemorrágica, azoospermia, pneumonia intersticial, infecção* Alopecia, distúrbio GI, leucopenia, amenorreia	Grave depressão da função da medula óssea	Acroleína, metabólito de ciclofosfamida, provoca cistite hemorrágica; é possível evitar esse efeito adverso com coadministração de mesna

(continua)

RESUMO FARMACOLÓGICO: Capítulo 38 | Farmacologia do Câncer | Síntese, Estabilidade e Manutenção do Genoma. *(continuação)*

FÁRMACO	APLICAÇÕES CLÍNICAS	EFEITOS ADVERSOS *GRAVES* E COMUNS	CONTRAINDICAÇÕES	CONSIDERAÇÕES TERAPÊUTICAS
Mecloretamina **Melfalana** **Estramustina** **Clorambucila** **Mitomicina** **Tiotepa** **Carmustina** **Dacarbazina** **Procarbazina** **Temozolomida** **Altretamina** **Ifosfamida**	Leucemia e doença de Hodgkin (mecloretamina) Linfoma (melfalana) Câncer de próstata (estramustina) Leucemia (clorambucila) Câncer gástrico e pancreático (mitomicina) Câncer de bexiga (tiotepa) Câncer cerebral (carmustina) Doença de Hodgkin (dacarbazina e procarbazina) Astrocitoma anaplástico e glioblastoma multiforme (temozolomida) Câncer ovariano (altretamina) Câncer testicular de células germinativas (ifosfamida)	*Iguais aos de ciclofosfamida*	Presença de doença infecciosa conhecida (mecloretamina) Tromboflebite ativa ou distúrbio tromboembólico (estramustina) Distúrbio da coagulação ou comprometimento renal (mitomicina) Disfunção hepática, renal ou medular (tiotepa) Grave depressão da medula óssea (procarbazina, altretamina, ifosfamida) Toxicidade neurológica grave (altretamina)	Tiotepa é instilada diretamente na bexiga Carmustina é nitrosoureia que fixa grupo carbamoil a proteínas-alvo Ifosfamida é comumente coadministrada com mesna

Agentes que modificam diretamente a estrutura do DNA: compostos de platina
Mecanismo – Ligação cruzada de bases de guanina intrafita

FÁRMACO	APLICAÇÕES CLÍNICAS	EFEITOS ADVERSOS *GRAVES* E COMUNS	CONTRAINDICAÇÕES	CONSIDERAÇÕES TERAPÊUTICAS
Cisplatina **Carboplatina**	Cânceres geniturinários Cânceres pulmonares	*Nefrotoxicidade (cisplatina), mielossupressão, neuropatia periférica, ototoxicidade* Desequilíbrio eletrolítico	Grave depressão da medula óssea Comprometimento renal ou da audição	Cisplatina pode ser injetada por via intraperitoneal para tratamento de câncer ovariano Coadministração de amifostina com cisplatina pode limitar nefrotoxicidade
Oxaliplatina	Câncer colorretal	*Neurotoxicidade aguda e persistente, mielossupressão, colite, disfunção hepática* Distúrbio GI, dor lombar, tosse, febre	Hipersensibilidade à oxaliplatina	Neurotoxicidade aguda é exacerbada por exposição a temperaturas frias

Agentes que modificam diretamente a estrutura do DNA: bleomicina
Mecanismo – Liga-se ao oxigênio e quela Fe(II); liga-se a DNA e resulta em rupturas de fitas por produção de intermediários oxidativos

FÁRMACO	APLICAÇÕES CLÍNICAS	EFEITOS ADVERSOS *GRAVES* E COMUNS	CONTRAINDICAÇÕES	CONSIDERAÇÕES TERAPÊUTICAS
Bleomicina	Câncer testicular Doença de Hodgkin Linfoma não Hodgkin Carcinoma de células escamosas	*Fibrose pulmonar, doença vascular, infarto do miocárdio, acidente vascular cerebral, doença de Raynaud, hepatotoxicidade, nefrotoxicidade, mielossupressão rara* Alopecia, exantema, hiperpigmentação, hipersensibilidade cutânea, distúrbio GI, estomatite	Hipersensibilidade à bleomicina	Efeitos sobre função pulmonar limitam a dose e são irreversíveis

Inibidores da topoisomerase
Mecanismo – Inibem topoisomerases I ou II, resultando em quebra de fitas de DNA

FÁRMACO	APLICAÇÕES CLÍNICAS	EFEITOS ADVERSOS *GRAVES* E COMUNS	CONTRAINDICAÇÕES	CONSIDERAÇÕES TERAPÊUTICAS
Irinotecana **Topotecana**	Câncer colorretal (irinotecana) Câncer de pulmão de células pequenas, carcinoma cervical, câncer ovariano (topotecana)	*Diarreia potencialmente fatal, mielossupressão, neutropenia febril, disfunção hepática, doença pulmonar intersticial* Alopecia, eosinofilia	Depressão grave da medula óssea	Irinotecana e topotecana são camptotecinas que inibem a topoisomerase I A ação é específica para a fase S

Fármaco	Aplicações clínicas	Efeitos adversos	Contraindicações	Considerações
Doxorrubicina **Daunorrubicina** **Epirrubicina**	Leucemias, linfomas, câncer de mama, câncer de bexiga, câncer de tireoide, câncer GI, nefroblastoma, osteossarcoma, câncer ovariano, carcinoma de células pequenas do pulmão, sarcoma de tecido mole (doxorrubicina) Leucemia linfoblástica aguda e leucemia mieloide aguda (daunorrubicina) Câncer de mama (epirrubicina)	*Insuficiência cardíaca (particularmente doxorrubicina), mielossupressão* Alopecia, exantema, distúrbio GI	Insuficiência cardíaca preexistente Depressão grave de medula óssea Disfunção hepática grave (epirrubicina)	Doxorrubicina, daunorrubicina e epirrubicina são antraciclinas que inibem topoisomerase II Excretadas na bile (reduzir dose em pacientes com disfunção hepática) A ação é específica para a fase G2
Etoposídeo **Teniposídeo**	Câncer testicular e pulmonar, leucemia (etoposídeo) Leucemia linfoblástica aguda, linfoma não Hodgkin (teniposídeo)	Iguais aos da doxorrubicina	Hipersensibilidade ao etoposídeo ou ao teniposídeo	Etoposídeo e teniposídeo são epipodofilotoxinas que inibem a topoisomerase II A ação é específica para as fases S tardia e G2
Ansacrina	Leucemia recorrente Câncer ovariano	*Alterações ECG, incluindo prolongamento de QT, íleo paralítico, mielossupressão, convulsão, azoospermia, hepatotoxicidade* Alopecia, distúrbio GI	Hipersensibilidade à ansacrina	Inibe topoisomerase II

Agentes que inibem a polimerização de microtúbulos
Mecanismo – Ligam-se às subunidades de tubulina e impedem polimerização de microtúbulos

Fármaco	Aplicações clínicas	Efeitos adversos	Contraindicações	Considerações
Vimblastina	Câncer testicular metastático Linfoma Sarcoma de Kaposi relacionado com AIDS Câncer de mama Coriocarcinoma Histiocitose maligna Micose fungoide	*Mielossupressão, hipertensão, neurotoxicidade, azoospermia* Alopecia, dor óssea, distúrbio GI	Infecção bacteriana Granulocitopenia significativa	A supressão da medula óssea limita a dose administrada
Vincristina	Leucemias Doença de Hodgkin Linfoma não Hodgkin Rabdomiossarcoma Nefroblastoma	*Neuropatia periférica, miopatia, mielossupressão* Alopecia, distúrbio GI, diplopia	Síndrome de Charcot-Marie-Tooth Uso intratecal	A neuropatia periférica limita a dose administrada
Eribulina	Câncer de mama metastático em pacientes que passaram por duas quimioterapias que continham antraciclina e taxano	*Mielossupressão, neuropatia periférica, prolongamento de QT* Alopecia, distúrbio GI	Síndrome congênita do QT longo	Neuropatia periférica e mielossupressão limitam a dose administrada

Agentes que inibem a despolimerização de microtúbulos
Mecanismo – Ligam-se a tubulina polimerizada e inibem a despolimerização dos microtúbulos

Fármaco	Aplicações clínicas	Efeitos adversos	Contraindicações	Considerações
Paclitaxel **Paclitaxel ligado a albumina**	Câncer ovariano (paclitaxel) Câncer de pulmão de células não pequenas (paclitaxel) Sarcoma de Kaposi relacionado com AIDS (paclitaxel) Câncer de mama (paclitaxel ligado à albumina)	*Mielossupressão, toxicidade pulmonar, reação de hipersensibilidade grave, miopatia, neuropatia periférica* Alopecia, distúrbio GI, artralgia	Neutropenia grave	A neuropatia periférica limita a dose administrada
Docetaxel	Câncer de mama Câncer gástrico Câncer de próstata Câncer de pulmão de células não pequenas	*Mielossupressão, síndrome de Stevens-Johnson, síndrome de retenção hídrica resultando em edema grave, neuropatia, hepatotoxicidade, colite* Alopecia, distúrbio GI, astenia, febre	Neutropenia grave	A mielossupressão limita a dose administrada

39
Farmacologia do Câncer | Transdução de Sinais

David A. Barbie e David A. Frank

▶ Introdução

A terapia antineoplásica tradicional consiste em agentes dirigidos contra a replicação do DNA e a divisão celular. Esses fármacos exibem certo grau de seletividade contra as células cancerosas, que tendem a apresentar maior fração de crescimento e, em alguns casos, suscetibilidade aumentada à lesão do DNA em comparação com as células normais. Entretanto, a janela terapêutica desses fármacos é estreita, resultando em toxicidade para células-tronco normais e em efeitos adversos hematológicos e gastrintestinais. Com os avanços significantes da biologia básica das células tumorais nessas últimas décadas, e a identificação de numerosos oncogenes e genes supressores de tumor, existe o potencial de desenvolver agentes que tenham alvos mais específicos na circuitação molecular responsável pela proliferação descontrolada das células cancerosas. Um dos primeiros exemplos de fármaco desse tipo é o modulador seletivo dos receptores de estrogênio, o *tamoxifeno* (ver Capítulo 29), que tem sido um dos mais ativos agentes no tratamento do câncer de mama positivo para receptores de hormônios, com perfil relativamente modesto de efeitos adversos. Mais recentemente, o notável sucesso do *mesilato de imatinibe* no tratamento da leucemia mieloide crônica sugeriu que, em alguns casos, as células tumorais dependam de determinados oncogenes, como BCR-ABL, para sua sobrevida. Este capítulo ressalta os princípios básicos da terapia do câncer dirigida contra alvos e fornece detalhes de recentes avanços e tendências para o futuro.

▶ Bioquímica da transdução de sinais intercelulares e intracelulares

Fatores de crescimento e receptores de fatores de crescimento

A estimulação do crescimento e da proliferação celulares por sinais externos é mediada pela interação de fatores de crescimento com receptores específicos de superfície celular. Em geral, receptores de fatores de crescimento contêm um domínio extracelular de ligação do ligante, um domínio transmembrana hidrofóbico e uma cauda citoplasmática que apresenta atividade intrínseca de tirosinoquinase ou proteína associada de tirosinoquinase (Figura 39.1A,B). A interação do ligante do fator de crescimento normalmente resulta em oligomerização do receptor, mudança na conformação do domínio citoplasmático do receptor e ativação da tirosinoquinase. Subsequentemente,

CASO

MW é uma mulher de 65 anos de idade com câncer metastático pulmonar de células não pequenas. A cliente nunca fumou, e o tumor primário consiste em adenocarcinoma com características bronquioalveolares. Inicialmente, foi tratada com carboplatina, paclitaxel e bevacizumabe. O tumor, no entanto, progrediu. Após discussão com seu oncologista, MW passou a ser tratada com o inibidor oral do receptor do fator de crescimento da epiderme (EGFR), o erlotinibe. Ela desenvolveu exantema cutâneo e diarreia; no mais, tolerou bem o medicamento. Foram efetuadas tomografias computadorizadas para reestadiamento 2 meses após o início do tratamento com erlotinibe. Os exames revelaram notável redução na carga tumoral, e, após 6 meses, MW não apresentava qualquer evidência residual de câncer. O sequenciamento do gene do EGFR de seu tumor primário revelou mutação no domínio de quinase no códon 858, que resultou em substituição da arginina por leucina (L858R). Infelizmente, em seguida, MW desenvolveu recidiva da doença. Uma segunda biopsia revelou que o tumor agora também apresentava amplificação do receptor MET de tirosinoquinase. Ela decidiu participar de ensaio clínico com inibidor de MET para tratamento da recidiva do câncer de pulmão de células não pequenas.

💡 Questões

1. Como a sinalização por meio de EGFR promove crescimento e sobrevida das células?

2. Por qual mecanismo erlotinibe inibe EGFR e o crescimento das células cancerosas?

3. Como a amplificação da expressão de MET leva à recidiva do tumor apesar do tratamento com erlotinibe?

4. Qual é o mecanismo de ação do bevacizumabe, e como este poderia potencializar a quimioterapia citotóxica?

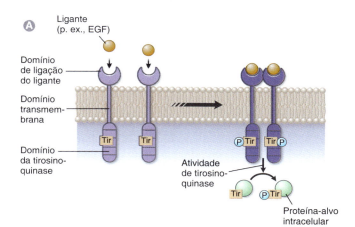

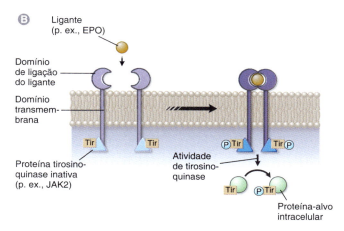

FIGURA 39.1 Estrutura e função de receptores de fatores de crescimento. A. Receptores de fatores de crescimento, exemplificados pelo receptor do fator de crescimento da epiderme (EGF), contêm um domínio de ligação do ligante extracelular, um domínio transmembrana hidrofóbico e um domínio citoplasmático com atividade intrínseca de tirosinoquinase. A ligação do ligante resulta em homodimerização do receptor (ou em heterodimerização com outros membros da família), deflagrando ativação da tirosinoquinase, autofosforilação do receptor nos resíduos da tirosina (Tir) e fosforilação de proteínas-alvo intracelulares. **B.** Receptores de fatores de crescimento exemplificados pelos receptores de citocinas tipo I (como o receptor de eritropoetina [EPO]) carecem de atividade intrínseca de tirosinoquinase. Em vez disso, associam-se a proteínas intracelulares tirosinoquinases, como JAK2. Com a dimerização do receptor induzida pelo ligante, a quinase associada é ativada e autofosforilada nos resíduos da tirosina, ocasionando o recrutamento e a fosforilação de proteínas-alvo intracelulares.

alvos intracelulares são fosforilados, propagando um sinal que culmina em progressão pelo ciclo celular e proliferação celular.

Exemplo de receptor de tirosinoquinase é o *receptor do fator de crescimento da epiderme* (EGFR, do inglês *epidermal growth factor receptor*), que apresenta atividade intrínseca de tirosinoquinase e pertence à família mais ampla de proteínas ErbB, incluindo EGFR (ErbB1), HER-2/*neu* (ErbB2), ErbB3 e ErbB4. A ligação do fator de crescimento da epiderme (EGF) ou do fator transformador de crescimento α (FTC-α) ao EGFR provoca homodimerização do receptor e propagação de um sinal de crescimento. Além disso, pode ocorrer heterodimerização entre membros da família, produzindo maior diversidade no sinal transduzido. Os receptores ErbB são expressos em células epiteliais e, com frequência, ativados ou hiperexpressos em uma variedade de carcinomas (p. ex., EGFR no câncer pulmonar de células não pequenas e HER-2/*neu* no câncer de mama).

Outros exemplos de receptores de tirosinoquinase incluem receptor do fator de crescimento derivado das plaquetas (PDGFR, do inglês *platelet-derived growth factor receptor*), receptor do fator de crescimento dos fibroblastos (FGFR, do inglês *fibroblast growth factor receptor*), c-KIT, tirosinoquinase semelhante a FMS (FLT-3) e MET. A sinalização por meio desses receptores ativa o crescimento de determinados tecidos hematopoéticos e mesenquimatosos, e observa-se frequentemente desregulação desses receptores em distúrbios mieloproliferativos específicos, leucemias e sarcomas (Tabela 39.1).

TABELA 39.1 Receptores de tirosinoquinases associados ao câncer.	
RECEPTOR DE TIROSINOQUINASE	**NEOPLASIA MALIGNA OU DISTÚRBIO MIELOPROLIFERATIVO**
EGFR (ErbB1)	Câncer pulmonar de células não pequenas Câncer de cabeça e pescoço Câncer de cólon Câncer pancreático Glioblastoma
HER-2/*neu* (ErbB2)	Câncer de mama Câncer ovariano Câncer de cabeça e pescoço
PDGFR	Síndrome hipereosinofílica Doença de mastócitos Dermatofibrossarcoma protuberante Tumor estromal gastrintestinal (TEGI)
FGFR3	Mieloma múltiplo Câncer de bexiga
KIT	Tumor estromal gastrintestinal (TEGI), mastocitose sistêmica
FLT-3	Leucemia mieloide aguda
RET	Neoplasia endócrina múltipla tipo 2 Carcinoma medular da tireoide familiar
c-MET	Carcinoma hepatocelular Melanoma Glioblastoma Neoplasias epiteliais

Outros receptores hematopoéticos dependem da interação com uma tirosinoquinase citoplasmática associada para transdução de um sinal de crescimento. Por exemplo, receptores de citocinas tipo I, como receptor de eritropoetina (EpoR), receptor de trombopoetina (TpoR) e receptor de fator estimulante de colônia de granulócitos (GCSFR, do inglês *G-CSF receptor*), formam homodímeros especificamente orientados com a ligação do ligante, acarretando ativação da tirosinoquinase associada a JAK2, levando à sinalização adicional e, por fim, ao crescimento da célula. Mutações ativadoras dos próprios receptores (p. ex., EpoR) foram implicadas em determinadas afecções, como policitemia congênita. Uma mutação ativadora comum de JAK2, que converte valina em fenilalanina na posição 617 (V617F), foi encontrada na maioria dos pacientes com o distúrbio mieloproliferativo policitemia vera e em proporção significativa de pacientes com trombocitemia essencial e metaplasia mieloide com mielofibrose.

Vias de transdução de sinais intracelulares

A ativação de um receptor de fator de crescimento dá início à transdução de uma série de sinais intracelulares, culminando em eventos como entrada no ciclo celular, promoção da translação de proteínas e crescimento celular, com aumento da sobrevida da célula. Duas grandes categorias de vias ativadas por tirosinoquinases de receptores são as vias da *RAS-MAP quinase* e da *fosfatidilinositol-3-quinase* (PI3K)-AKT (Figura 39.2).

O gene *ras* de Kirsten foi inicialmente identificado como oncogene retroviral em ratos, e subsequentemente foram constatados vários homólogos humanos, incluindo K-*ras*, H-*ras* e N-*ras*. A proteína (RAS) codificada pelo gene *ras* é dirigida para a membrana plasmática pela adição, mediada pela farnesil transferase, de um grupo farnesil hidrofóbico à sua extremidade COOH terminal; esse processo específico aproxima muito a proteína RAS dos receptores de tirosinoquinases ativadas. Outras tirosinoquinases não receptoras intracelulares, como ABL e SRC, também originalmente identificadas como produtos de oncogenes, podem ativar, de modo semelhante, a sinalização por meio da RAS (Figura 39.2A).

Com o processo de ativação pela ligação a GTP, RAS desencadeia uma série de eventos de fosforilação via quinases RAF, MEK e ERK (MAP quinase), cujos alvos incluem fatores de transcrição que promovem a ativação de genes envolvidos na proliferação. Por exemplo, a ativação da transcrição da ciclina D resulta na expressão da ciclina D e na ligação a seus parceiros catalíticos, as quinases ciclina-dependentes 4 e 6 (CDK4 e CDK6) (Figura 39.3). Esses complexos iniciam a fosforilação da *proteína do retinoblastoma* (pRB), retirando, assim, a repressão do fator de transcrição E2F pela pRB. E2F medeia a expressão de componentes do processo de replicação do DNA e de enzimas envolvidas na síntese de nucleotídios. Por conseguinte, a fosforilação de pRB por ciclina D/CDK4/6 e a subsequente ativação de outros complexos ciclina-CDK (como a ciclina E-CDK2) acarretam transição da fase G1 para a fase S e progressão pelo ciclo celular. Embora essas cascatas de sinalização pareçam desnecessariamente complicadas, elas possibilitam a integração de diversos sinais extra e intracelulares, viabilizam múltiplos pontos de controle por retroalimentação e a regulação rigorosa de eventos críticos, como a proliferação celular.

Uma segunda via importante de sinalização intracelular é controlada pela lipídio quinase *PI3K*. A estimulação de receptores para fatores de crescimento, como insulina ou fator de crescimento semelhante à insulina (IGF), comumente ativa PI3K, por meio de uma proteína substrato associada ao receptor de insulina (IRS, do inglês *insulin receptor substrate protein*). Membros da família ErbB também podem ativar essa via pela fosfolipase C-γ (PLC-γ), e a proteína RAS pode, igualmente, promover a sinalização por essa via (Figura 39.2B). A ativação de PI3K resulta em geração de fosfatidilinositol-3,4,5-trifosfato (PIP3) a partir de fosfolipídios da membrana plasmática, ativação da quinase-1 fosfoinositídio-dependente (PDK-1) por translocação para a membrana celular e fosforilação de AKT por PDK-1. Essa via é regulada negativamente pela lipídio fosfatase PTEN, que degrada PIP3. Os efeitos distais da ativação de AKT incluem promoção da translação e crescimento celular pelo alvo da rapamicina nos mamíferos (mTOR). Além disso, a fosforilação dos fatores de transcrição da família cabeça bifurcada (*forkhead*) (FOXO) por AKT resulta em sua exclusão do núcleo, impedindo expressão dos genes envolvidos na parada do ciclo celular, resistência ao estresse e apoptose. Por conseguinte, o efeito final da ativação da via PI3K-AKT é a promoção da sobrevida da célula. Mutações ativadoras na subunidade catalítica de PI3K (PI3KCA) e mutações inativadoras em PTEN são frequentemente observadas em vários tipos de processos malignos, inclusive cânceres de mama, cólon, próstata e glioblastoma.

A sinalização mediante receptores de citocina tipo I associa-se à ativação da via *JAK-STAT* (Figura 39.2C). Os receptores dos fatores de crescimento, como RFCE, bem como as tirosinoquinases intracelulares, como SRC, também podem sinalizar por ativação de *STAT*, família de proteínas que transitam do citoplasma para o núcleo e deste para o citoplasma a fim de

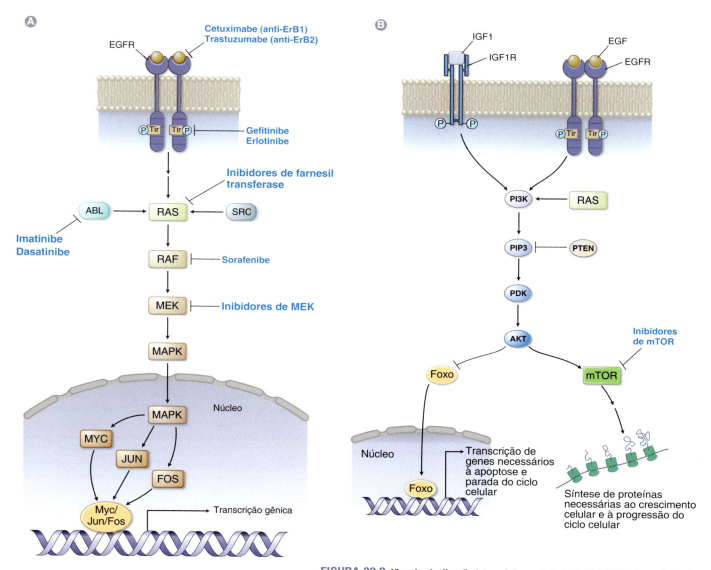

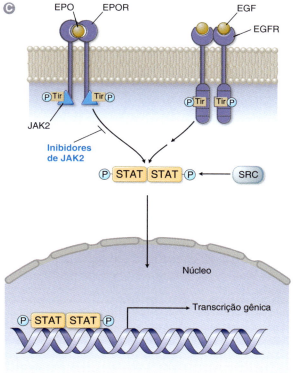

FIGURA 39.2 Vias de sinalização intracelulares. A. A via da RAS-MAP quinase é ativada por múltiplos receptores de fatores de crescimento (exemplificados nesta figura pelo receptor de EGF, EGFR), bem como por várias tirosinoquinases intracelulares, como SRC e ABL. RAS é recrutada para a membrana plasmática por farnesilação e ativada por ligação a GTP. A RAS ativada estimula uma sequência de eventos de fosforilação mediados por RAF, MEK e ERK (MAP) quinases. MAP quinase (MAPK) ativada é translocada para o núcleo e ativa proteínas, como MYC, JUN e FOS, que promovem a transcrição de genes envolvidos na progressão do ciclo celular. Cetuximabe e trastuzumabe atuam como antagonistas dos receptores de EGF (ErbB1) e de HER-2 (ErbB2), respectivamente. Gefitinibe e erlotinibe inibem o receptor de tirosinoquinase. Inibidores da farnesil transferase impedem a ativação da RAS. Imatinibe e dazatinibe inibem a ABL quinase; sorafenibe inibe a RAF quinase; e diversos agentes em desenvolvimento (ver texto) inibem a MEK quinase. **B.** A via da PI3 quinase (PI3K) é ativada por RAS e diversos receptores de fatores de crescimento (exemplificados nesta figura pelos receptores do fator de crescimento semelhante à insulina 1 [IGF1R, do inglês *insuline-like growth fator 1*] e do fator de crescimento da epiderme [EGFR]). A PI3K ativada gera fosfatidilinositol-3,4,5-trifosfato (PIP3), que ativa a quinase-1 fosfoinositídio-dependente (PDK). Por sua vez, PDK fosforila AKT. PTEN é inibidor endógeno da ativação de AKT. AKT fosforilada faz transdução de múltiplos sinais distais, incluindo ativação do alvo da rapamicina de mamíferos (mTOR) e inibição da família FOXO de fatores de transcrição. A ativação do mTOR promove a síntese de proteínas necessárias para o crescimento celular e a progressão do ciclo celular. Como a família FOXO de fatores de transcrição ativa a expressão de genes envolvidos em parada do ciclo celular, resistência ao estresse e apoptose, a inibição da FOXO promove proliferação celular e desenvolvimento de resistência à apoptose. Rapamicina (sirolimo) e seus derivados são inibidores de mTOR, que inibem progressão do ciclo celular e promovem apoptose. **C.** A via STAT é ativada por SRC e diversos receptores de fatores de crescimento (exemplificados nesta figura pelos receptores de eritropoetina [REPO], que sinalizam proteínas STAT por meio da JAK2 quinase, e de EGF [EGFR], que sinalizam indiretamente proteínas STAT). A fosforilação de STAT induz homodimerização mediada pelo domínio SH2, e os homodímeros de STAT fosforilados são translocados para o núcleo e ativam a transcrição. Estão sendo desenvolvidos inibidores da JAK2 para tratamento de policitemia vera e outros distúrbios mieloproliferativos, dos quais muitos compartilham uma mutação ativadora comum de JAK2 (V617F).

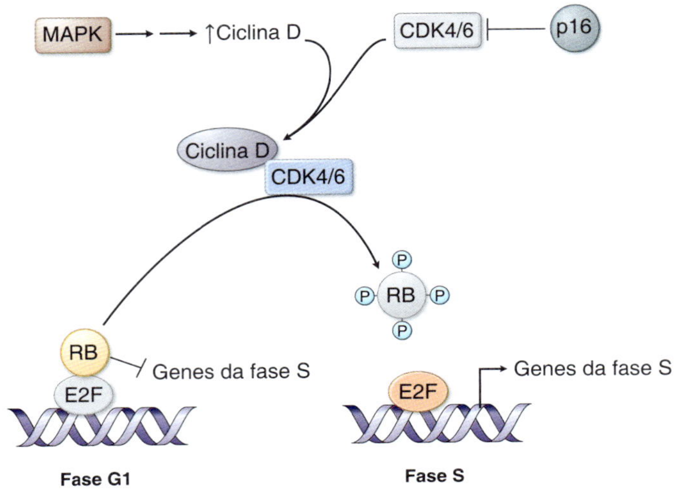

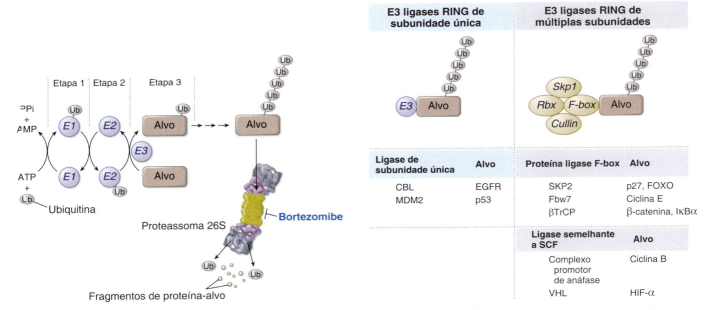

FIGURA 39.3 Regulação da transição G1/S do ciclo celular. A ativação de MAP quinase resulta em aumento da expressão de ciclinas de tipo D. A ciclina D liga-se a seus parceiros catalíticos, as quinases 4 e 6 ciclina-dependentes (CDK4 e CDK6), que fosforilam a proteína do retinoblastoma (RB). A fosforilação de RB libera sua repressão transcricional de genes da fase S, possibilitando ao fator de transcrição E2F ativar a transcrição de genes necessários para a entrada nessa fase. Esses genes incluem ciclina E, bem como DNA polimerase e enzimas envolvidas na síntese de nucleotídios. Ciclina E liga-se a seu parceiro catalítico CDK2, que fosforila ainda mais a RB, criando uma alça de retroalimentação positiva que impulsiona as células na fase S (*não ilustrada*). O sistema CDK2/CDK4/CDK6 é contrabalançado por inibidores de quinases ciclina-dependentes (CDKI), como p16, que inibe CDK4/6, e p21 e p27, que inibem CDK2 (*não ilustrada*).

regular diretamente a transcrição. A ativação das JAK ou Janus quinases, por transfosforilação induzida pela dimerização do receptor, possibilita o recrutamento de proteínas STAT por seus domínios SH2. A seguir, essas proteínas são fosforiladas, levando à formação de homodímeros ou heterodímeros mediados pelo domínio SH2, que se translocam para o núcleo e regulam a transcrição.

Estrutura e função do proteassoma

Os processos celulares essenciais, como progressão pelo ciclo celular e apoptose, também são regulados em nível pós-translacional pela degradação de proteínas. Um dos principais sistemas envolvidos nesse controle é a *via da ubiquitina proteassoma*, constituída por três enzimas cujos alvos consistem em proteínas específicas para conjugação da ubiquitina e destruição pelo proteassoma (Figura 39.4A). *Ubiquitina* é proteína de 9 kDa, cujo nome deriva de sua distribuição disseminada pelos tecidos e de sua conservação em eucariotas. A primeira enzima envolvida no processo, a E1, utiliza ATP para ativar ubiquitina. A segunda enzima da cascata, a E2, é enzima conjugada a ubiquitina, que a transporta transitoriamente e atua com uma terceira enzima, a ubiquitina ligase E3, para formar uma cadeia de poliubiquitina, transferida para a proteína-alvo em resíduo de lisina interno.

E1 é inespecífica, e existem diferentes enzimas E2 de conjugação de ubiquitina com grau limitado de especificidade. O componente da ubiquitina ligase E3 é responsável, em grande parte, pela especificidade da proteína-alvo. A família RING de ligases E3 contém um domínio RING *finger* característico,

FIGURA 39.4 A via de ubiquitina-proteassoma. A. Ubiquitina (Ub) é ativada por conjugação ATP-dependente a E1, a primeira enzima da via. A seguir, a ubiquitina ativada passa do sítio ativo cisteína de E1 para o sítio ativo cisteína da enzima conjugadora de ubiquitina, E2, que atua de modo coordenado com a ubiquitina ligase E3, fixando a ubiquitina a alvos proteicos. A poliubiquitinação de proteínas-alvo resulta em seu reconhecimento pelo proteassoma 26S, que consiste em subunidade regulatória externa 19S e em câmara central interna 20S. O proteassoma medeia a degradação proteolítica da proteína-alvo em fragmentos peptídicos curtos. Bortezomibe é inibidor de proteassoma, aprovado para uso em mieloma múltiplo, em fase de investigação para uso em outras neoplasias malignas. **B.** A família RING de ubiquitina ligases E3 consiste em enzimas de subunidade única (*à esquerda*) e complexos proteicos de múltiplas subunidades (*à direita*). As ligases de subunidade única incluem CBL, cujo alvo é EGFR para degradação, e MDM2, cujo alvo é a p53 para degradação. Os complexos de E3 ligase RING de múltiplas subunidades incluem membros da família de SCF e semelhantes a SCF, assim denominados por suas subunidades Skp1, Cullin e proteína F-box. O componente proteico F-box medeia a especificidade da proteína-alvo; por exemplo, o alvo de SKP2 é p27 e FOXO para degradação, o alvo de Fbw7 é ciclina E para degradação, e o alvo de βTrCP é β-catenina e IκBα para degradação. Os complexos de ligase semelhantes a SCF incluem o complexo promotor de anáfase, cujo alvo é ciclina B para degradação, e VHL, cujo alvo é a subunidade α do fator induzível de hipoxia 1 (HIF-1α) para degradação.

com resíduos de histidina e cisteína conservados, complexados com dois íons Zn^{2+} centrais. As ligases RING E3 podem ser subdivididas em ligases E3 de subunidade única e complexos de múltiplas subunidades, como a família de proteínas Skp1-Cullin-F-box (SCF) de ligases E3. Nestes últimos complexos, o componente em RING *finger*, Rbx, é distinto do componente de especificidade, a proteína F-box, assim denominada devido a um motivo característico identificado pela primeira vez na ciclina F.

Uma vez seletivamente ligadas à ubiquitina, as proteínas constituem alvos para degradação pelo proteassoma 26S, partícula cilíndrica encontrada tanto no citoplasma quanto no núcleo. A subunidade 20S central é o componente catalítico com múltiplos sítios proteolíticos, enquanto o componente regulatório 19S medeia a ligação de proteínas conjugadas à ubiquitina e apresenta múltiplas ATPases envolvidas em desdobramento e liberação de substrato na câmara 20S central. Os substratos são clivados progressivamente, com degradação completa de uma proteína antes da entrada de outra. Segmentos peptídicos curtos, com comprimento médio de 6 a 10 aminoácidos, são expelidos e subsequentemente hidrolisados a seus aminoácidos componentes no citosol.

A regulação da degradação de proteína ocorre, em grande parte, no nível da ubiquitina ligase E3 e governa aspectos essenciais de controle do ciclo celular, apoptose e outros processos celulares importantes (Figura 39.4B). Por exemplo, CBL é uma ubiquitina ligase E3 RING de subunidade única cujo alvo consiste em membros da família EGFR fosforilados para degradação. Além disso, tanto ciclinas quanto inibidores de quinase ciclina-dependente constituem importantes alvos para degradação por proteassoma mediada por ubiquitina. O complexo promotor de anáfase é uma ligase E3 contendo multiproteína RING, o qual é ativado por fosforilação tardia na mitose, desencadeando degradação de ciclina B e progressão por mitose. A regulação da transição do ciclo celular G1-S é mediada, em parte, pelo inibidor da quinase ciclina-dependente p27, que inibe complexos de ciclinas E/CDK2 e A/CDK2. A degradação de p27 é regulada por outra SCF E3 ligase, que se liga a p27 por seu componente de especificidade F-box, Skp2. Por conseguinte, a hiperexpressão de Skp2, encontrada em diversos tipos de tumores, pode promover a progressão do ciclo celular pela degradação de p27. A degradação de FOXO por Skp2 constitui um segundo mecanismo pelo qual a hiperexpressão de Skp2 pode promover tumorigênese. Ainda outro complexo de SCF E3 ligase regula a atividade da ciclina E, que atua como alvo para degradação pela proteína F-box, Fbw7. A perda da Fbw7 foi implicada na progressão de tumores, devido a níveis elevados de ciclina E.

Outro exemplo de ligase E3 que desempenha papel crítico na regulação da apoptose e do ciclo celular é a MDM2, ligase E3 de RING *finger* de subunidade única cujo alvo é a p53 para degradação. A ativação da MDM2 está ligada ao comprometimento do processo de apoptose e à promoção da tumorigênese por meio da perda de p53. MDM2 é inibida pela proteína p14^{ARF}, que compartilha o mesmo *locus* genômico do inibidor CDK4/6, p16. A ruptura desse *locus*, um dos eventos mais comuns no câncer, leva, em última análise, à inativação de p53 e pRB.

Outras vias celulares essenciais reguladas pela degradação do proteassoma mediada por ubiquitina incluem vias de sinalização WNT e do fator nuclear *kappa* B (NFκB). Ambas constituem alvos para a proteína F-box comum, βTrCP, que reconhece substratos fosforilados (Figura 39.5). A ativação da sinalização WNT evita a fosforilação da β-catenina, impos-

sibilitando seu reconhecimento por βTrCP e sua ligação com ubiquitina pela ligase SCF E3. A seguir, a β-catenina não fosforilada transloca-se para o núcleo com seus associados TCF/LEF e ativa a transcrição de genes como myc e ciclina D1. Essa via também é regulada pelo gene da *polipose adenomatosa do colo* (APC), que forma parte do complexo que promove fosforilação e destruição subsequente de β-catenina. A perda de APC em células colorretais impede a fosforilação da β-catenina, resultando em seu acúmulo e na promoção de câncer.

A proteína F-box BTrCP também regula a sinalização por intermédio de NFκB, inibido por sua associação ao inibidor de NFκB (IκB). A fosforilação de IκB por uma família de IκB quinases (IKK) possibilita a βTrCP ligar-se a IκB e ativar sua destruição (mediada por proteossoma). A liberação da inibição por IκB proporciona a translocação de NFκB para o núcleo e a ativação da transcrição de genes envolvidos em inflamação, proliferação e sobrevida. IKK específicas podem ser ativadas de maneira anormal em células cancerosas e, assim, gerar ambiente que favorece a sobrevida das células tumorais.

Angiogênese

Tumores sólidos precisam desenvolver neovasculatura para sustentar seu crescimento e sobreviver a condições de hipoxia. Angiogênese tumoral é processo complexo que envolve diversos fatores pró- e antiangiogênicos distintos. A família de proteínas e receptores do *fator de crescimento endotelial vascular* (VEGF, do inglês *vascular endothelial growth factor*) emergiu como regulador-chave desse processo. Ela consiste em sete ligantes, incluindo VEGF-A,-B, -C, -D, -E e o fator de crescimento placentário (PlGF, do inglês *placenta growth factor*) -1 e -2 (Tabela 39.2). Esses ligantes apresentam afinidades variáveis pelos principais receptores do VEGF, VEGFR1 (também conhecido como Flt-1), VEGFR2 (Flk-1/KDR) e VEGFR3 (Flt-4). São receptores de tirosinoquinases. Neuropilinas (NRP-1 e -2) são correceptores que carecem de um domínio de sinalização intracelular e potencializam a ligação do ligante a VEGFR1 e VEGFR2. Estes são expressos sobre o endotélio vascular e desempenham funções essenciais na sinalização da angiogênese, enquanto a sinalização por VEGFR3 parece desempenhar importante papel na linfangiogênese (*i. e.*, desenvolvimento de novos vasos linfáticos). Foi constatado que VEGFR2, que parece ser o principal receptor pró-angiogênico de VEGF-A, sinaliza por via de RAF/MAP quinase para promover proliferação de células endoteliais, bem como por via PI3K/AKT para promover sobrevida de células endoteliais. VEGF também induz poderosamente a permeabilidade vascular, utilizando vias de sinalização semelhantes para promover formação de organelas vesiculares nas células transendoteliais e abrir junções interendoteliais. Invasão e migração de células endoteliais são promovidas por ativação de metaloproteinases e serina proteases da matriz e reorganização da actina intracelular.

A ativação do VEGF é mediada por estímulos como hipoxia, citocinas, fatores de crescimento e uma variedade de oncogenes e genes supressores de tumor. A regulação da resposta à hipoxia é mediada pela proteína de *von Hippel-Lindau* (VHL), componente de complexo de ubiquitina ligase E3 RING semelhante a SCF cujo alvo é o *fator induzível por hipoxia 1α* (HIF-1α, do inglês *hypoxia-inducible factor*) para destruição (Figura 39.6). A perda de VHL constitui o evento que define a síndrome de von Hippel-Lindau hereditária e é achado frequente no carcinoma renal esporádico de células claras.

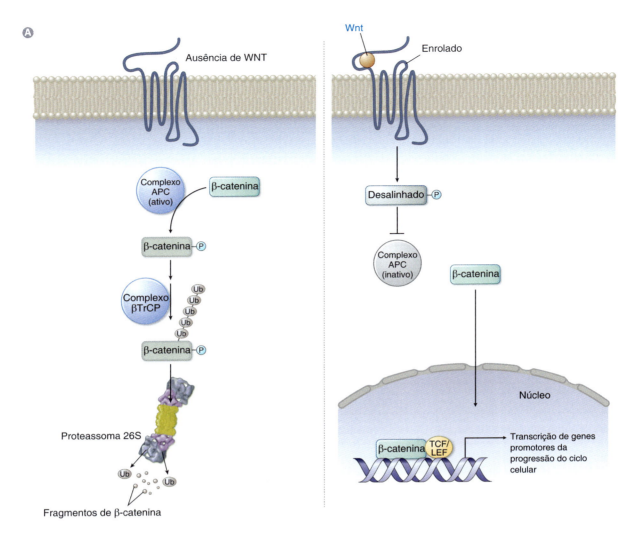

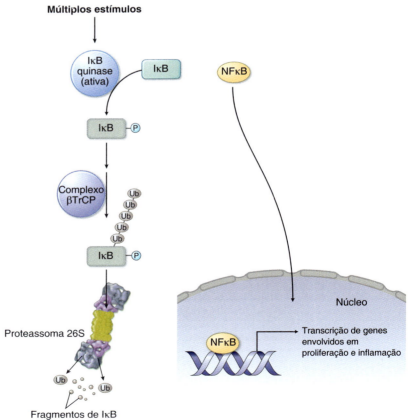

FIGURA 39.5 Vias de sinalização de WNT e NFκB. A. Na ausência de sinalização de WNT, β-catenina é fosforilada pelo complexo proteico da polipose adenomatosa do cólon (APC, de *adenomatous polyposis coli*). A β-catenina fosforilada é reconhecida por βTrCP e, dessa maneira, atua como alvo para degradação pelo proteassoma mediada pela ubiquitina. A ativação da sinalização WNT inibe a função de APC, possibilitando o acúmulo de β-catenina e sua translocação para o núcleo. Neste, β-catenina complexa-se com seus parceiros TCF/LEF e ativa a transcrição de genes que promovem a progressão do ciclo celular. A perda hereditária ou adquirida de APC viabiliza o acúmulo de β-catenina, contribuindo para a oncogênese no câncer de cólon. **B.** De modo semelhante, a proteína IκB funciona como alvo para degradação pelo proteassoma mediada pela ubiquitina em consequência de fosforilação por IκB quinase e reconhecimento por βTrCP. Na ausência de estímulos, IκB liga-se a NFκB, inibindo-o. Na presença de estímulos, a degradação de IκB pelo proteassoma propicia translocação de NFκB para o núcleo e ativação da transcrição dos genes envolvidos em proliferação e inflamação.

TABELA 39.2 Receptores do fator de crescimento endotelial vascular.

RECEPTOR	EXPRESSÃO TECIDUAL	CORRECEPTORES	LIGANTES
VEGFR1	Endotélio vascular	Neuropilina-1	VEGF-A
	Células hematopoéticas	Neuropilina-2	VEGF-B
	Células musculares lisas	–	PlGF-1
	Osteoclastos	–	PlGF-2
VEGFR2	Endotélio vascular	Neuropilina-1	VEGF-A
	Células neuronais	Neuropilina-2	VEGF-E
VEGFR3	Endotélio vascular	Nenhum	VEGF-C
	Endotélio linfático	–	VEGF-D
	Monócitos e macrófagos	–	–

PlGF = fator de crescimento placentário; VEGFR = receptor do fator de crescimento endotelial vascular.

Em condições normais de oxigenação sanguínea, HIF-1α sofre hidroxilação oxigênio-dependente, possibilitando a ligação de VHL e a degradação subsequente mediada pela ubiquitina. Em condições hipóxicas, HIF-1α não é hidroxilado, e VHL não consegue acoplar-se a ele. Deste modo, HIF-1α nativo consegue translocar-se ao núcleo e emparelhar com seu parceiro de ligação HIF-1β, ativando a transcrição de genes induzíveis por hipoxia, como VEGF, PDGF-β e TGF-α. Então,

a angiogênese é estimulada por condições hipóxicas e ativação inapropriada de HIF-1, devido à perda da expressão de VHL em tumores.

Citocinas como IL-1 e IL-6, bem como prostaglandinas e ativação de COX-2, também podem estimular a produção de VEGF. Foi também constatado que a sinalização por meio de membros da família de EGFR, PDGFR e IGF-1R (do inglês *insuline-like growth factor-1 receptor*) induz a expressão de VEGF. Por fim, a ativação de oncogenes, como RAS, SRC e BCR-ABL, e a inativação de genes supressores tumorais, como p53 e PTEN, podem produzir o VEGF, promovendo, assim, angiogênese e manutenção do tumor.

▶ Classes e agentes farmacológicos

Antagonistas dos receptores de fatores de crescimento e de transdução de sinais

A identificação de vias específicas que sofrem desregulação em certos tumores propicia, de maneira mais seletiva, o uso potencial de componentes-chave dessas vias como alvos. Enquanto as vias de fatores de crescimento e transdução de sinais anteriormente descritas são ativas durante a fisiologia celular normal, alguns tumores podem tornar-se dependentes de determinada via para seu crescimento e sua sobrevida. Por outro lado, em células normais, a redundância das vias de sinalização proporciona compensação, exemplificada pela observação de

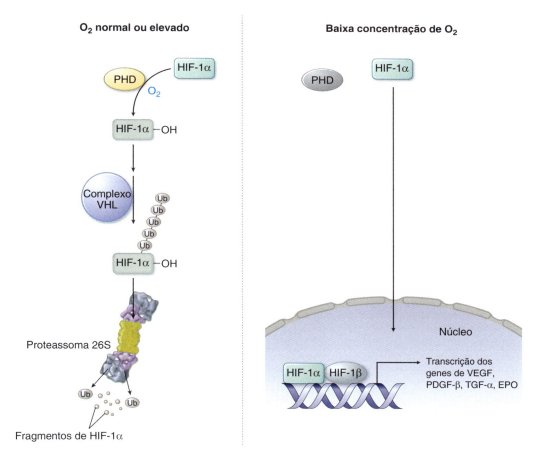

FIGURA 39.6 **Regulação da resposta à hipoxia.** *Painel esquerdo*: em condições de concentrações normais ou elevadas de oxigênio, o fator induzível por hipoxia 1α (HIF-1α) é hidroxilado (em reação dependente de oxigênio) pela prolil hidroxilase PHD. HIF-1α hidroxilado é reconhecido por VHL e, portanto, torna-se alvo para degradação pelo proteassoma mediada por ubiquitina. *Painel direito*: PHD é inativa em condições de baixa concentração de oxigênio, possibilitando acúmulo de HIF-1α e sua translocação para o núcleo. Neste, HIF-1α se torna complexa com HIF-1β e ativa a transcrição de genes induzíveis por hipoxia, como VEGF, PDGF-β, TGF-α e eritropoetina (EPO).

que a inativação do gene RFCE no camundongo produz defeitos mínimos. Por conseguinte, a janela terapêutica desses novos agentes dirigidos contra alvos específicos tende a ser mais ampla que a da quimioterapia citotóxica tradicional, com diferente espectro de efeitos adversos.

Antagonistas do receptor do EGF

Gefitinibe e erlotinibe

A expressão do EGFR em células epiteliais e sua amplificação e/ou ativação em proporção significativa em cânceres pulmonares de células não pequenas (CPCNP) suscitaram o desenvolvimento de inibidores de pequenas moléculas do EGFR e sua avaliação em pacientes com CPCNP avançado. O primeiro desses agentes a ser testado foi *gefitinibe*, fármaco disponível por via oral que, além de competir com a ligação do ATP ao domínio de tirosinoquinase citoplasmático do EGFR, age como inibidor reversível da atividade da tirosinoquinase do EGFR (Figura 39.2A). Em pacientes com CPCNP metastático, submetidos a múltiplos esquemas quimioterápicos anteriores, as taxas de resposta a gefitinibe foram da ordem de 10% em estudos conduzidos nos EUA e de 20% em ensaios clínicos realizados no Japão e na Europa. Durante esses estudos, foi constatado que pacientes com tendência a responder a gefitinibe eram mulheres, não fumantes, asiáticas, com histologia tumoral broncoalveolar.

Tendo em vista as notáveis respostas obtidas em alguns casos, foi feito o sequenciamento do gene do EGFR a partir de tumores desses pacientes. Constataram-se mutações ativadoras comuns no domínio de quinase do EGFR, incluindo L858R e deleções *in frame* estendendo-se pelas posições 746 e 753. Essas mutações intensificam a atividade da tirosinoquinase em resposta ao EGF e aumentam a sensibilidade ao gefitinibe. Sinais gerados por esses EGFR mutantes ativam seletivamente as vias AKT e STAT, promovendo a sobrevida da célula. Estudos recentes mostraram que o rastreamento de pacientes com câncer de pulmão à procura de mutações EGFR consegue identificar os que provavelmente mais se beneficiarão do tratamento com inibidores desse receptor, mesmo antes da instituição da quimioterapia padrão.

Erlotinibe é uma pequena molécula inibidora do EGFR clinicamente ativa por via oral e semelhante ao gefitinibe (Figura 39.2A). Ambos os fármacos produziram resultados e efeitos adversos similares nos estudos de fase II, incluindo exantema cutâneo e diarreia. Entretanto, estudos de fase III randomizados demonstraram benefício estatisticamente significativo em termos de sobrevida com relação ao erlotinibe, mas não ao gefitinibe (em pacientes que não foram estratificados pelo estado de mutação do EGFR). Assim sendo, erlotinibe é aprovado pela FDA como tratamento de segunda ou terceira linha contra o câncer metastático de pulmão de células não pequenas.

Pacientes que, inicialmente, respondem ao erlotinibe ou ao gefitinibe, mas subsequentemente desenvolvem resistência, apresentam uma única mutação secundária, T790M, no domínio da EGFR quinase. Receptores do EGF que exibem ambas as mutações ativadoras e a mutação secundária T790M apresentam reduzida sensibilidade à inibição por erlotinibe e gefitinibe. Foi constatado que inibidores irreversíveis de EGFR mais novos, que atuam mediante ligação cruzada covalente com o receptor, superam a resistência gerada pela mutação T790M. Recentemente também foi constatado que tumores resistentes à inibição do EGFR podem ter amplificação de MET, receptor de tirosinoquinase que normalmente está sob o controle de ligante do fator de crescimento do hepatócito (HGF, do inglês *hepatocyte growth factor*). A amplificação de MET possibilita a essas células reativarem anterogradamente as vias de sobrevida bloqueadas pela inibição do EGFR. As estratégias atuais envolvem a combinação de antagonistas do EGFR com *inibidores de MET*, em desenvolvimento para uso clínico. Outras abordagens para aumentar a eficácia da inibição do EGFR por pequenas moléculas são o desenvolvimento de inibidores como *lapatinibe*, que inibe tanto RFCE quanto ErbB2 (HER-2), e *vandetanibe*, que inibe EGFR, VEGFR e RET.

Erlotinibe demonstrou atividade contra uma série de outras neoplasias malignas epiteliais nas quais ocorre hiperexpressão do EGFR, incluindo cânceres de cólon, pâncreas e cabeça e pescoço. O EGFR está frequentemente amplificado, com mutação ou hiperexpresso em pacientes com glioblastoma; entretanto, são observadas taxas de resposta de apenas 10 a 20% com o uso de antagonistas desse receptor, de modo semelhante ao que ocorre em pacientes com CPCNP avançado. Em grande parte dos pacientes com glioblastoma, foi identificada uma variante de deleção genômica do EGFR constitutivamente ativa, EGFRvIII. Como esse receptor mutante também depende da sinalização de PI3K/AKT, aventou-se a hipótese de que a perda de PTEN poderia comprometer a resposta a inibidores do EGFR nesse contexto, ativando de maneira independente a AKT (Figura 39.2B). Com efeito, a coexpressão de RFCEvIII e PTEN no glioblastoma correlaciona-se com uma resposta ao erlotinibe.

Cetuximabe e trastuzumabe

As estratégias para o uso da sinalização por membros da família do EGFR como alvo também incluíram o desenvolvimento de anticorpos monoclonais que se ligam com alta afinidade ao domínio extracelular de ligação de ligante do receptor. Exemplo desses anticorpos é o *cetuximabe*, anticorpo monoclonal IgG1 murino/humano quimérico que se liga ao EGFR (ErbB1) com elevada especificidade e maior afinidade do que a dos ligantes fisiológicos, EGF ou TGF-α (Figura 39.2A). Quando administrado em combinação com irinotecana, cetuximabe melhora as taxas de resposta nos cânceres colorretais que expressam o EGFR.

Os principais efeitos adversos do cetuximabe assemelham-se àqueles dos antagonistas do EGFR, incluindo exantema cutâneo e diarreia. É interessante assinalar que o desenvolvimento de exantema cutâneo em resposta ao cetuximabe é preditivo de resposta do tumor, refletindo, talvez, o grau de bloqueio do EGFR pelo fármaco. Como único agente, cetuximabe intensifica a eficácia da radioterapia no câncer de cabeça e pescoço localmente avançado, melhorando o controle locorregional e a sobrevida global em comparação com apenas radioterapia. Efeitos menos notáveis têm sido observados no CPCNP, em que mutações do EGFR não fornecem previsão sobre a resposta ao cetuximabe.

Constatou-se recentemente que a expressão tumoral das mutações ativadoras KRAS está associada à resistência aos inibidores do EGFR. É provável que isso se deva ao fato de que a ativação constitutiva de RAS pode contornar o bloqueio precedente da sinalização do EGFR (Figura 39.2A). Para ajudar a prever a resposta à terapia com inibidor do EGFR, faz-se a determinação rotineira do estado mutacional KRAS em tumores como cânceres de pulmão e cólon.

Trastuzumabe, outro anticorpo monoclonal IgG murino/humano quimérico, é dirigido contra ErbB2 (HER2) (Figura 39.2A). Aproximadamente 25 a 30% dos cânceres de mama estão associados a amplificação e hiperexpressão de *Her2/neu*; esses cânceres também exibem comportamento mais agressivo. Por meio da formação de heterodímeros, HER2 amplifica o sinal produzido por outros membros da família ErbB. Trastuzumabe infrarregula HER2, portanto rompe essa sinalização. *In vivo*, o medicamento também parece induzir citotoxicidade celular anticorpo-dependente e inibir angiogênese.

Trastuzumabe apresenta atividade significativa em cânceres de mama com altos níveis de amplificação de HER2. Além dessa atividade intrínseca do fármaco no câncer de mama avançado e metastático, o tratamento dos cânceres de mama com amplificação de HER2, tendo trastuzumabe como adjuvante (ou seja, após ressecção do tumor), aumenta a eficácia da quimioterapia e reduz a taxa de recidiva em 50%. Cardiotoxicidade é o principal efeito adverso desse agente, em particular quando utilizado em associação a antraciclinas. Ele não atravessa a barreira hematencefálica, por isso pode ocorrer recaída de metástases cerebrais de câncer de mama. *Lapatinibe*, pequena molécula inibidora de EGFR/HER2, também foi aprovado pela FDA para tratamento de câncer de mama metastático com hiperexpressão de HER2. Ele atravessa a barreira hematencefálica e apresenta atividade contra metástases cerebrais.

Inibidores de BCR-ABL/C-KIT/RFCPD

Imatinibe

Imatinibe é uma pequena molécula inibidora da tirosinoquinase inicialmente desenvolvida como derivado da 2-fenilaminopirimidina específico contra PDGFR. Subsequentemente, foi constatado que é um potente inibidor de ABL quinases, incluindo a proteína de fusão BCR-ABL produzida em consequência da translocação cromossômica t(9;22) (cromossomo Filadélfia) encontrada na *leucemia mieloide crônica* (LMC), também capaz de inibir o receptor de tirosinoquinase C-KIT (Figura 39.2A). *Imatinibe é o exemplo canônico de um agente terapêutico com alvo específico, visto que a BCR-ABL é exclusivamente expressa por células leucêmicas e é essencial para sua sobrevida.*

Estudos iniciais *in vitro* demonstraram que o imatinibe inibe potente e especificamente o crescimento de células que expressam BCR-ABL. A avaliação subsequente de uma formulação oral em camundongos demonstrou supressão do crescimento de tumores humanos BCR-ABL-positivos, com efeitos adversos mínimos. Estudos iniciais do imatinibe em pacientes com LMC na fase crônica produziram resultados impressionantes, com normalização das contagens hematológicas (resposta hematológica) em 95% dos pacientes e redução significativa das células que expressam o cromossomo Filadélfia (resposta citogenética) em 41% dos pacientes. Em estudo de fase III, o imatinibe foi superior ao tratamento convencional com interferona e citarabina em pacientes com LMC em fase crônica, com taxa de resposta hematológica de 95% e resposta citogenética completa em 76% dos pacientes. O tratamento das fases acelerada ou blástica da LMC com esse fármaco é menos efetivo, porém está associado a algumas respostas. O imatinibe é relativamente bem tolerado, e seus principais efeitos adversos consistem em mielossupressão, edema superficial, náuseas, cãibras musculares, exantema cutâneo e diarreia.

Em vista do desenvolvimento relativamente recente desse medicamento, é necessário acompanhamento a longo prazo para determinar a persistência das respostas obtidas com o transcorrer do tempo. Na verdade, fração significativa de pacientes ainda evidencia o transcrito BCR-ABL quando são usados testes sensíveis como a reação em cadeia da polimerase transcriptase reversa (RT-PCR), mesmo nos casos de resposta citogenética plena.

A mutação de C-KIT, receptor do fator de células-tronco (FCT), é observada com frequência em *tumores estromais gastrintestinais* (TEGI) e em distúrbio mieloproliferativo, a *mastocitose sistêmica*. Em TEGI, mutações e deleções *in frame* de C-KIT são tipicamente encontradas no domínio justamembrana, resultando em ativação constitutiva da tirosinoquinase na ausência de ligante. Por outro lado, na mastocitose sistêmica, a característica mutação ativadora de C-KIT, D816V, encontra-se no próprio domínio da tirosinoquinase.

Imatinibe exibiu significativa atividade nos tumores estromais gastrintestinais avançados, mas demonstrou ser, em grande parte, ineficaz no tratamento da mastocitose sistêmica. Na verdade, estudos bioquímicos constataram que o fármaco não é efetivo sobre o alvo C-KIT quinases com a mutação D816V.

A *síndrome hipereosinofílica idiopática* e a variante da mastocitose sistêmica com eosinofilia caracterizam-se pela expressão da proteína de fusão FIPL1-PDGFRa. Esta proteína, gerada por uma deleção cromossômica intersticial, causa sinalização constitutiva por meio de PDGFRa. A inibição de PDGFRa pelo imatinibe mostrou-se uma abordagem terapêutica bem-sucedida em ambas as condições.

Dasatinibe e nilotinibe

Estudos cristalográficos revelam que alvos de imatinibe consistem no sítio de ligação de ATP da ABL, apenas quando a alça de ativação da quinase encontra-se fechada, estabilizando, assim, a proteína em uma conformação inativa (ver Figura 1.2). Foi observada resistência clínica ao imatinibe em alguns pacientes com LMC, ocasionalmente devido à amplificação de BCR-ABL, porém mais frequentemente em virtude da aquisição de mutações de resistência. Apenas uma fração dessas mutações interfere de maneira direta na ligação do fármaco, enquanto a maioria delas afeta a capacidade da ABL de adotar a conformação fechada à qual o imatinibe se liga.

Uma segunda classe de inibidores da tirosinoquinase, os duplos inibidores SRC-ABL, pode ligar-se ao sítio de ligação de ATP na ABL, independentemente do estado de conformação da alça de ativação. Um desses fármacos, o *dasatinibe* (BMS-354825), apresenta eficácia significativamente maior do que o imatinibe contra BCR-ABL de tipo selvagem, e inibe a atividade da maioria das isoformas de BCR-ABL clinicamente relevantes e resistentes ao imatinibe, à exceção da mutação T315I (Figura 39.2A).

Outra abordagem fundamentada na estrutura para melhorar a eficácia do imatinibe tem sido substituir grupos de ligação alternativos pelo grupo N-metilpiperazina, levando ao desenvolvimento do *nilotinibe*. À semelhança do dasatinibe, a afinidade do nilotinibe pela BCR-ABL de tipo selvagem é substancialmente maior do que a do imatinibe, e o nilotinibe inibe a maioria dos mutantes resistentes ao imatinibe, exceto T315I. Tanto dasatinibe quanto nilotinibe exercem atividade em pacientes com LMC que desenvolveram resistência ao imatinibe, e ambos têm sido objeto de testes clínicos adicionais. Tais fármacos também inibem a quinase C-KIT com a mutação D816V *in vitro* e estão em fase de teste em pacientes com mastocitose sistêmica.

Inibidores de FLT3

Uma das mutações mais comuns na *leucemia mieloide aguda* (LMA), ocorrendo em aproximadamente 25 a 30% dos pacientes, envolve duplicação interna em série no domínio justamembrana do receptor de tirosinoquinase FLT3. Essa mutação resulta em dimerização independente do ligante e ativação da sinalização pelas vias RAS/MAPK e STAT. Foram desenvolvidos vários inibidores de FLT3 que demonstram atividade antileucêmica *in vitro*. Inúmeros agentes experimentais isolados, como PKC412, demonstraram atividade em pacientes com LMA recidivante ou refratária que apresentavam mutações FLT3. Estudos em andamento examinam se inibidores de FLT3 podem melhorar os desfechos na LMA em associação à quimioterapia convencional.

Inibidores de JAK2

Apesar do sucesso do imatinibe no tratamento da LMC, a base genética de outros importantes *distúrbios mieloproliferativos* (policitemia vera, trombocitemia essencial e metaplasia mieloide com mielofibrose) permaneceu, até recentemente, obscura. Agora, tornou-se evidente que uma mutação ativadora comum de JAK2 (V617F) está na base da sinalização e da proliferação anormais na maioria dos casos, embora ainda não se tenha esclarecido como ela pode levar a esse espectro de distúrbios (ver Figura 39.2C). A mutação V617F é observada no domínio de pseudoquinase da JAK2, e a ruptura dessa região autoinibitória leva a atividade não controlada da quinase. *In vitro*, inibidores seletivos JAK2 inibem o crescimento das células contendo a mutação JAK2 (V617F) e provocam a apoptose das mesmas. Em modelos animais, esses inibidores apresentam eficácia terapêutica contra a doença hematológica induzida por JAK2 (V617F). Por isso, estão sendo desenvolvidos inibidores de JAK2 para tratamento de policitemia vera, trombocitemia essencial e metaplasia mieloide com mielofibrose.

Inibidores da via de RAS/MAP quinase

A mutação oncogênica de *ras* constitui um dos eventos mais comuns nos processos malignos, ocorrendo em cerca de 30% dos cânceres humanos. Com frequência, são observadas mutações K-*ras* em cânceres pulmonar de células não pequenas, colorretal e pancreático, enquanto mutações H-*ras* são encontradas em cânceres de rim, bexiga e tireoide. Mutações N-*ras* manifestam-se em melanoma, carcinoma hepatocelular e neoplasias malignas hematológicas. Todavia, apesar da frequência dessas mutações, a inibição de RAS tem sido, até o momento, difícil, e seu sucesso clínico, mínimo. A maioria dos esforços tem se direcionado para o alvo de farnesilação da RAS e a inibição de efetores distais.

A farnesilação de RAS é essencial para sua associação à membrana plasmática e subsequente ativação. Foram desenvolvidos diversos inibidores da farnesil transferase (FTI, do inglês *farnesyltransferase inhibitors*) que inibem esse processo (Figura 39.2A). Embora eles demonstrem atividade contra a RAS *in vitro*, algumas RAS mutantes exibem resistência. Existem numerosos outros alvos de farnesilação que poderiam ser inibidos pelos FTI, o que provavelmente os tornaria responsáveis pelos efeitos citotóxicos desses fármacos. Os FTI testados clinicamente incluem *tipifarnibe* e *lonafarnibe*. O primeiro demonstrou agir em LMA recidivante/refratária, embora as respostas pareçam independentes de mutações *ras*. Os testes clínicos de FTI em tumores sólidos ainda não alcançaram sucesso.

Imediatamente abaixo de RAS encontra-se a serina-treonina quinase RAF, que fosforila MEK, que, por sua vez, fosforila a MAP quinase, acarretando a ativação de fator de transcrição

(Figura 39.2A). Há três membros da família RAF: A-RAF, B-RAF e C-RAF. Mutações ativadoras em B-RAF foram encontradas em proporção significativa de melanomas malignos e também observadas em menor frequência em cânceres pulmonar, colorretal, ovariano e tireoidiano. *Sorafenibe* foi inicialmente delineado como inibidor de C-RAF, no entanto também demonstra intensa atividade inibitória contra B-RAF, tanto do tipo selvagem quanto mutante. O fármaco revelou atividade substancial contra linhagens de células de melanoma que contêm mutações B-RAF ativadoras, e está sendo testado para uso clínico em melanoma. Sorafenibe também inibe a atividade de tirosinoquinase de VEGFR-2 e PDGFR-β e tem expressado eficácia clínica no tratamento do carcinoma avançado de células renais e do carcinoma hepatocelular.

Existem dois homólogos de MEK, MEK1 e MEK2, ambos com dupla atividade de serina-treonina e tirosinoquinase, fosforilando e ativando ERK1 e ERK2. CI-1040 é inibidor altamente ativo de MEK1 e MEK2 (Figura 39.2A). Testes clínicos iniciais com CI-1040 em pacientes com tumores sólidos revelaram alguma atividade, porém com características farmacocinéticas desfavoráveis. Foram desenvolvidos inibidores de MEK de segunda geração mais potentes e biodisponíveis, em fase de estudos clínicos.

Um importante conceito emergente é a necessidade de identificar subgrupos específicos de cânceres suscetíveis a agentes dirigidos contra alvos específicos, exemplificados pela sensibilidade do CPCNP com mutação do EGFR a gefitinibe e erlotinibe. Uma abordagem atual consiste em reconhecer perfis de expressão gênica que sejam marcadores de ativação de oncogenes. Por exemplo, um perfil específico de expressão gênica foi caracterizado para ativação de RAS, e esse perfil correlaciona-se com a mutação de RAS e a ativação da via RAS em linhagens celulares e amostras de tumores. Apenas as linhagens celulares que exibem perfis de expressão gênica em concordância com a ativação de RAS respondem aos FTI *in vitro*. Por conseguinte, a seleção de pacientes para ensaios clínicos com base nessa abordagem pode enriquecer a atividade clínica de certos agentes como os FTI. Outra abordagem tem sido a identificação de subgrupos de perfis de ativação da via RAS que predizem a resposta à inibição distal de determinados alvos, como MEK. A comparação de linhagens celulares com mutações N-RAS ativadoras com aquelas que apresentam mutações B-RAF ativadoras mostrou que apenas estas últimas exibem alta sensibilidade ao inibidor de MEK, CI-1040, possivelmente pelo fato de o MEK ser mais imediatamente distal ao RAF. Assim sendo, a seleção de pacientes com tumores que apresentam mutações B-RAF para ensaios clínicos com inibidores de MEK potencialmente produzirá maior eficácia. Por fim, é possível que vias inesperadas representem alvos especialmente importantes na presença de oncogenes como K-RAS. O advento de rastreamento genético em células de mamíferos usando interferência de RNA (RNAi) proporciona uma oportunidade para identificar vias sinalizadoras específicas das quais um tumor pode ser dependente.

Inibidores do mTOR

A sinalização por meio da via PI3K/AKT leva à ativação distal do alvo de rapamicina de mamífero (mTOR) (Figura 39.2B). mTOR é uma serina-treonina quinase que regula múltiplas funções celulares, incluindo crescimento e proliferação das células mediante ativação da síntese das proteínas. A regulação do mTOR é efetuada, em parte, por ativação da proteína S6 quinase (p70^{S6k}) do ribossomo 40S e inativação da proteína de ligação 4E (4E-BP1) que regula a translação de certos mRNA. Observa-se atividade desregulada do mTOR em uma variedade de neoplasias malignas, nas quais a via PI3K é ativada ou a PTEN, perdida. Além disso, síndromes de hamartoma, como esclerose tuberosa, resultam em ativação do mTOR. O complexo proteico da esclerose tuberosa (TSC1/2) atua como intermediário entre AKT e mTOR: a TSC1/2 nativa inibe mTOR, e a ativação de AKT resulta em fosforilação de TSC1/2 e subsequente cessação da repressão do mTOR.

TOR foi originalmente identificado em uma triagem à procura de mutações em leveduras que conferiam resistência à rapamicina, e, subsequentemente, foi descoberto mTOR como seu homólogo em mamíferos. *Rapamicina* (também conhecida como *sirolimo*) liga-se à FKBP12, membro da família de proteínas de ligação de FK506, e o complexo rapamicina–FKBP12 liga-se ao mTOR, inibindo sua atividade. Além de suas propriedades imunossupressoras, a rapamicina promove inibição do ciclo celular, apoptose e inibição da angiogênese ao bloquear a translação de alvos distais ao mTOR, como ciclina D1, c-MYC, proteína antiapoptótica BAD e HIF-1α.

Diversos derivados da rapamicina estão sendo submetidos a testes clínicos em várias neoplasias malignas, incluindo *tensirolimo* e *everolimo*. Ambos são ésteres solúveis análogos da rapamicina, que exercem inibição dose-dependente sobre o crescimento de células tumorais *in vitro*. Tensirolimo está aprovado para tratamento de carcinoma de células renais e tem mostrado atividade em câncer de mama e linfoma não Hodgkin de células do manto. Os efeitos tóxicos observados incluíram exantema cutâneo, mucosite, trombocitopenia e leucopenia.

É provável que determinados subgrupos de pacientes sejam beneficiados por inibidores do mTOR, e futuros ensaios clínicos deverão ser planejados para tal. Por exemplo, no carcinoma de células renais, foi constatado que a ativação do HIF-1α, devido à perda da expressão de VHL, sensibiliza células à inibição pelo mTOR, o que explica a atividade clínica do tensirolimo em um subgrupo de pacientes. Pacientes com glioblastoma e perda de expressão de PTEN podem ser particularmente responsivos à inibição do mTOR, em virtude da ativação da via PI3K/AKT nessa neoplasia maligna. Além disso, como a sinalização do EGFR também depende dessa via (Figura 39.2B), a terapia de combinação utilizando inibidores de EGFR e mTOR está sendo explorada.

Inibidores do proteassoma

À luz da importância da degradação do proteassoma mediada pela ubiquitina na regulação do ciclo celular, na apoptose e em outros processos envolvidos na transformação neoplásica, inibidores do proteassoma foram testados tanto *in vitro* quanto *in vivo* para efeitos antitumorais. A pequena molécula *bortezomibe*, dipeptídio ligado a componente boronato, apresenta alta afinidade e especificidade contra um alvo de resíduo de treonina N-terminal ativo na subunidade catalítica 20S do proteassoma (Figura 39.4A). Bortezomibe induz inibição do crescimento e da apoptose de células tumorais, com relativamente poucos efeitos tóxicos sobre células normais. Clinicamente, os efeitos do bortezomibe são reversíveis, exigindo administração de doses intravenosas em esquema de 2 vezes/semana.

Esse fármaco tem demonstrado considerável eficácia em ensaios clínicos de pacientes com mieloma múltiplo. Seus principais efeitos adversos consistem em neuropatia, trombocitopenia e neutropenia. Em virtude de seu perfil de efeitos adversos relativamente modesto, o bortezomibe também foi incorporado em esquemas de combinação para terapia primária do mieloma múltiplo, com algumas das mais altas taxas de resposta registradas até hoje nessa doença. Além disso, o medicamento está sendo testado isoladamente e em associação à quimioterapia convencional em inúmeras outras neoplasias malignas.

Foram propostos diversos mecanismos para explicar a eficácia do bortezomibe no mieloma múltiplo. Um deles envolve a inibição de NFκB por meio da estabilização de IκB (Figura 39.5B). Uma vez que NFκB ativa a transcrição de genes que promovem proliferação celular e bloqueiam apoptose em resposta a inflamação e outros estímulos, seria esperado que o antagonismo dessas ações pelo bortezomibe resultasse em inibição do crescimento e da apoptose. Um segundo mecanismo proposto envolve o acúmulo de proteínas com dobramento incorreto, ocasionando morte celular. A exemplo dos plasmócitos, a partir dos quais se originam, as células do mieloma múltiplo sintetizam grandes quantidades de imunoglobulina. O proteassoma pode desempenhar importante papel na degradação de proteínas com dobramento incorreto nessas células, e a inibição da função do proteassoma pelo bortezomibe pode ser fatal nesse contexto. Foi também sugerido que o bortezomibe possa causar estabilização de inibidores de CDK e de p53. Com efeito, a mutação de p53 está associada a desenvolvimento de resistência ao fármaco. Outro mecanismo de resistência ao bortezomibe envolve aumento na expressão da proteína do choque térmico 27 (PCT-27); estudos estão sendo delineados para inibir essas proteínas a fim de superar a resistência ao medicamento e aumentar sua eficácia.

Inibidores da angiogênese

O reconhecimento do papel primário do VEGF e de seus receptores na regulação da angiogênese levou ao desenvolvimento de estratégias para bloquear a função do VEGF como modo de romper a vasculatura tumoral. Até o momento, as abordagens mais bem-sucedidas incluem desenvolvimento de anticorpos neutralizantes contra VEGF ou VEGFR e pequenas moléculas inibidoras do domínio de tirosinoquinase do VEGFR.

Anticorpos anti-VEGF

Bevacizumabe é um anticorpo IgG1 monoclonal recombinante murino humanizado dirigido contra VEGF-A, um dos principais membros pró-angiogênicos da família do VEGF (Tabela 39.2). Em modelos murinos, o bloqueio do VEGF com anticorpo monoclonal inibe a angiogênese e o crescimento de xenoenxertos de tumores humanos. Estudos clínicos preliminares foram planejados para testar a eficácia do bevacizumabe no carcinoma metastático de células renais, visto que a maioria desses cânceres hiperexpressa VEGF como consequência da perda de expressão de VHL e da ativação de HIF-1.

A incorporação do bevacizumabe em esquemas de quimioterapia padronizados foi bem-sucedida contra diversos tipos de tumores. A adição desse fármaco à quimioterapia para câncer de cólon metastático produziu melhora significativa nas taxas de resposta e na sobrevida. A melhora na sobrevida resultou da adição do bevacizumabe à carboplatina e ao paclitaxel no tratamento do CPCNP metastático, embora pacientes com metástases cerebrais, histologia de células tumorais escamosas e tumores centrais tenham sido excluídos desses estudos, visto que sangramento intratumoral poderia ocasionar hemorragia cerebral potencialmente fatal ou hemoptise grave. Já foi constatada melhora das taxas de resposta em carcinoma metastático de células renais, câncer metastático de mama e glioblastoma, e ensaios clínicos estão sendo realizados para determinar se o bevacizumabe confere benefício em termos de sobrevida a esses tipos de tumores. Além disso, há estudos em andamento para determinar a eficácia da medicação em outros tumores sólidos, tais como cânceres de ovário e pâncreas.

A potencialização da quimioterapia citotóxica por bevacizumabe e sua modesta atividade como agente isolado sugerem que seu mecanismo de ação pode não ser tão simples quanto indução de hipoxia tumoral e privação de nutrientes. A ativação da sinalização do VEGFR aumenta a permeabilidade vascular, produzindo elevadas pressões do líquido intersticial nos tumores. Foi postulado que essa alta pressão de líquido intersticial impede a liberação ótima da quimioterapia para o tumor, e, com efeito, foi constatado que a inibição do VEGF com bevacizumabe diminui a permeabilidade vascular, reduz a pressão do líquido intersticial e melhora a liberação do fármaco nos tumores.

Os efeitos adversos do bevacizumabe são proteinúria, hipertensão, risco de trombose ou sangramento, risco de perfuração gastrintestinal e comprometimento da cicatrização de feridas.

Inibidores do VEGFR

Outras estratégias visando inibir a sinalização do VEGF incluíram desenvolvimento de anticorpos monoclonais dirigidos contra o VEGFR e pequenas moléculas inibidoras da atividade da VEGFR tirosinoquinase. Há interesse especial nessas pequenas moléculas, visto que vários desses agentes inibem múltiplos receptores de tirosinoquinase (Tabela 39.3). Por exemplo, *vandetanibe* inibe VEGFR-1, VEGFR-2 e VEGFR-3, assim como EGFR e RET. Consistente com a eficácia constatada do bevacizumabe e do erlotinibe no tratamento do câncer de pulmão de células não pequenas, presumivelmente via inibição de VEGF e EGFR, respectivamente, o vandetanibe também mostra atividade em pacientes com esse tipo de câncer.

O tratamento do carcinoma renal de células claras fornece outro exemplo de como a ampla atividade desses agentes pode ser utilizada. A perda de expressão de VHL e a ativação de HIF-1 resultam na expressão de VEGF, PDGF-β e TGF-α

em proporção substancial desses tumores, e a inibição isolada do VEGF com o bevacizumabe só produziu benefício modesto em pacientes com carcinoma renal metastático. Foi observada atividade mais significativa com inibidores dos receptores de tirosinoquinase: *sunitinibe*, que inibe VEGFR-1, VEGFR-2 e VEGFR, e *sorafenibe*, que inibe não apenas B-RAF, mas também VEGFR-1, VEGFR-2 e PDGFR. Devido à natureza refratária do carcinoma de células renais à quimioterapia tradicional, o desenvolvimento e o uso desses novos agentes, com base em compreensão mais profunda da biologia das células tumorais, representam grande avanço no tratamento desse tumor.

Sunitinibe e outros inibidores do VEGFR, usados contra múltiplos alvos, estão sendo avaliados em câncer de tireoide, carcinoma hepatocelular e vários outros tipos de tumores sólidos. Vandetanibe também está sendo avaliado especificamente em câncer medular de tireoide, devido a sua capacidade de inibir RET, o oncogene que predispõe a neoplasia endócrina múltipla (NEM) de tipo 2 e câncer medular de tireoide.

Talidomida e lenalidomida

Talidomida é derivado sintético do ácido glutâmico que demonstrou propriedades sedativas e antieméticas e foi comercializado fora dos EUA em meados da década de 1950 como tratamento para êmese matinal em mulheres grávidas. Tragicamente, descobriu-se que ela é teratogênica, causando graves deformidades de desenvolvimento, como parada do desenvolvimento dos membros (focomelia). Subsequentemente, a talidomida mostrou propriedades imunomoduladoras, inibindo a síntese de TNF-α e apresentando eficácia no tratamento de eritema nodoso da hanseníase (ENH). Além disso, foi aventada a hipótese de que o desenvolvimento anormal dos membros causado por esse fármaco era devido a propriedades antiangiogênicas, e, com efeito, foi constatado que o medicamento inibe a angiogênese induzida pelo fator de crescimento básico dos fibroblastos (bFGF). A talidomida também coestimula células T. Em virtude dessa associação de propriedades, ela é, hoje em dia, considerada como *fármaco imunomodulador* (FIM).

Como a densidade microvascular aumentada na medula óssea se associa a desfechos ruins no mieloma múltiplo, a talidomida foi inicialmente testada em pacientes com doença avançada e demonstrou atividade clínica significante. Atualmente, sua associação à dexametasona constitui esquema padrão de primeira linha para pacientes com mieloma múltiplo. Os principais efeitos adversos incluem risco de trombose, neuropatia, constipação intestinal e sonolência. Acumulam-se evidências de que a eficácia da talidomida no tratamento do mieloma múltiplo correlaciona-se com suas propriedades imunomoduladoras e antiangiogênicas.

Lenalidomida é análogo sintético de segunda geração da talidomida. Enquanto mantém a atividade antiangiogênica da talidomida, exerce maior inibição sobre TNF-α e coestimulação de células T, bem como atividade antitumoral direta, com indução de apoptose. Lenalidomida mostra atividade mesmo em mieloma múltiplo refratário à talidomida e, quando combinada a bortezomibe e dexametasona, apresenta taxas de resposta bastante elevadas no tratamento primário de mieloma múltiplo. A incidência de trombose com lenalidomida é acentuadamente reduzida em comparação com a da talidomida, e lenalidomida também provoca menos neuropatia, constipação intestinal e sonolência. Esse fármaco também apresenta atividade significativa no tratamento das síndromes mielodisplásicas, principalmente em pacientes com deleção do braço longo

TABELA 39.3 Inibidores dos receptores do fator de crescimento endotelial vascular.	
INIBIDORES DA VEGFR TIROSINOQUINASE	**ALVOS**
Sunitinibe	VEGFR-1, VEGFR-2, VEGFR-3, PDGFR, KIT, RET, FLT3, CSF-1R
Sorafenibe	VEGFR-1, VEGFR-2, VEGFR-3, PDGFR, B-RAF, KIT, RET, FLT3
Pazopanibe	VEGFR-1, VEGFR-2, VEGFR-3, PDGFR, FGFR-1, FGFR-3, KIT, Itk, Lck, c-Fms
Axitinibe	VEGFR-1, VEGFR-2
Vatalanibe	VEGFR-1, VEGFR-2
Vandetanibe	VEGFR-1, VEGFR-2, VEGFR-3, EGFR, RET

Itk = célula T quinase induzida por interleucina-2; VEGFR = receptor do fator de crescimento endotelial vascular; PDGFR = receptor do fator de crescimento derivado das plaquetas; FGFR = receptor do fator de crescimento de fibroblastos.

do cromossomo 5 (del 5q) ou com citogenética normal. Seus principais efeitos adversos consistem em mielossupressão e trombocitopenia.

Anticorpos monoclonais específicos contra tumores

A maioria das neoplasias malignas hematológicas expressa marcadores de superfície celular específicos, que têm sido utilizados para a subclassificação desses processos malignos por imuno-histoquímica e citometria de fluxo. O desenvolvimento de anticorpos monoclonais quiméricos contra vários desses antígenos oportunizou a terapia com anticorpos dirigidos a alvos em muitos desses distúrbios (ver Tabela 53.1).

Embora o mecanismo de ação dos anticorpos monoclonais ainda não esteja totalmente elucidado, provavelmente está relacionado com a indução de citotoxicidade mediada por células anticorpo-dependentes e apoptose. Por exemplo, linfomas de células B expressam tipicamente o antígeno de superfície celular CD20, que, em condições normais, é encontrado quase exclusivamente nas células B maduras. O anticorpo monoclonal IgG1 anti-CD20, *rituximabe*, demonstrou atividade significativa como agente único e aumento dos efeitos da quimioterapia no linfoma não Hodgkin (LNH) de células B. Hoje em dia, é rotineiramente incorporado ao tratamento dessa doença. Dentre os principais efeitos adversos destacam-se imunossupressão, devido à ação sobre células B maduras normais, e reações de hipersensibilidade relacionadas com a natureza quimérica do anticorpo.

A conjugação de isótopos radioativos com anticorpos anti-CD20, como iodo-131 (I^{131}) *tositumomabe* e ítrio-90 (Y^{90}) *ibritumomabe tiuxetana*, possibilitou a radioimunoterapia dirigida especificamente contra LNH de células B. Esses agentes estão sendo incorporados a esquemas de tratamento de pacientes com doença refratária e como terapia de indução para transplante de células-tronco.

Alentuzumabe é anticorpo monoclonal humanizado dirigido contra o antígeno panleucocitário CD52. Esse agente tem sido utilizado no tratamento da leucemia linfocítica crônica (LLC) e como componente de esquemas de condicionamento para transplante de células-tronco. Como induz lise de populações de células T e células B, seu principal efeito adverso é imunossupressão significativa, incluindo risco de pneumonia por *Pneumocystis jiroveci* e de infecções por fungos, citomegalovírus e herpes-vírus. Por conseguinte, é necessário profilaxia para infecções oportunistas.

Outros exemplos de conjugados de anticorpos são denileucina diftitox e gentuzumabe ozogamicina. *Denileucina diftitox*, proteína de fusão recombinante composta de fragmentos de toxina diftérica e IL-2 humana, tem como alvo o componente CD25 do receptor de IL-2 e sua atividade no LNH de células T foi comprovada. *Gentuzumabe ozogamicina* é conjugado entre o antibiótico antitumoral calicheamicina e o anticorpo monoclonal dirigido contra CD33, encontrado sobre a superfície de blastos leucêmicos em mais de 80% dos pacientes com LMA.

▶ Conclusão e perspectivas

A elucidação da circuitação molecular e bioquímica que regula a proliferação das células normais e a identificação das mutações-chave que promovem a oncogênese propiciaram o uso de vias específicas desreguladas em tumores como alvos de agentes terapêuticos. O sucesso do mesilato de imatinibe no tratamento da LMC demonstra que os cânceres podem tornar-se dependentes de oncogenes, como BCR-ABL, exigindo sinalização de oncoproteínas para sua contínua proliferação e sobrevida. Embora os inibidores de receptores de tirosinoquinase e quinases intracelulares tenham índice terapêutico maior do que o das terapias antineoplásicas tradicionais e tenham obtido algum êxito em certos tumores, as respostas em muitos casos não são duráveis nem completas. A identificação de subgrupos de tumores nos quais ocorre ativação de vias específicas, como a mutação do EFGR no CPCNP, deverá orientar a terapia e melhorar as taxas de resposta. As assinaturas oncogênicas em *microarrays* e as correlações entre mutações específicas e sensibilidade a agentes dirigidos contra alvos específicos deverão facilitar o planejamento de ensaios clínicos voltados para subgrupos de pacientes, com maior probabilidade de resposta. A eficácia também deverá ser melhorada com fármacos de segunda e terceira gerações que apresentam maior especificidade para alvos e capacidade de superar mutações de resistência.

Todavia, é evidente que múltiplos fatores contribuem para o desenvolvimento do tumor, incluindo mutações em vias que regulam progressão do ciclo celular, apoptose, degradação por proteassoma e angiogênese. A biologia desses processos, a invasão da célula tumoral e a aquisição de potencial metastático provavelmente fornecerão novos alvos para a terapia dirigida. A exemplo da quimioterapia de combinação, as terapias específicas bem-sucedidas do futuro envolverão, talvez, a inibição de múltiplas vias, utilizando associação de agentes dirigidos contra os defeitos identificados em tumores individuais. Além disso, abordagens sistemáticas envolvendo RNAi e rastreamento químico identificaram vulnerabilidades inesperadas associadas a genótipos específicos de câncer, um conceito derivado do rastreamento "letal sintético" em leveduras. O grau mais elevado de especificidade inerente a essas estratégias provavelmente resultará em índice terapêutico superior, em comparação com a quimioterapia antineoplásica de combinação tradicional, e certamente alcançará maior grau de sucesso clínico.

Leitura sugerida

Bartlett JB, Dredge K, Dagleish AG. The evolution of thalidomide and its IMiD derivatives as anticancer agents. *Nat Rev Cancer* 2004;4:314-322. (*Resumo histórico e científico de talidomida e seus derivados.*)

Hanahan D, Weinberg RA. The hallmarks of cancer. *Cell* 2000;100: 57-70. (*Excelente resumo das alterações genéticas que resultam em oncogênese.*)

Hicklin DJ, Ellis LM. Role of the vascular endothelial growth factor pathway in tumor growth and angiogenesis. *J Clin Oncol* 2005; 23:1011-1027. (*Revisão das vias FCEV.*)

Kaelin WG. The concept of synthetic lethality in the context of anticancer therapy. *Nat Rev Cancer* 2005;5:689-698. (*Abordagens recentes no desenvolvimento de antineoplásicos orientado segundo o genótipo do tumor.*)

Krause DS, van Etten RA. Tyrosine quinases as targets for cancer therapy. *N Engl J Med* 2005;353:172-187. (*Avanços na inibição da tirosina quinase.*)

Mani A, Gelmann EP. The ubiquitin-proteasome pathway and its role in cancer. *J Clin Oncol* 2005;23:4776-4789. (*Detalhes bioquímicos das vias da ubiquitina.*)

Wullchleger S, Loewith R, Hall M. TOR signaling in growth and metabolism. *Cell* 2006;124:471-484. (*Possíveis aplicações dos inibidores de mTOR.*)

RESUMO FARMACOLÓGICO: Capítulo 39 I Farmacologia do Câncer I Transdução de Sinais.

FÁRMACO	APLICAÇÕES CLÍNICAS	EFEITOS ADVERSOS *GRAVES* E COMUNS	CONTRAINDICAÇÕES	CONSIDERAÇÕES TERAPÊUTICAS
Inibidores do EGFR (ErbB1) e HER2/neu (ErbB2) *Mecanismo – Pequenas moléculas e anticorpos monoclonais inibidores do RFCE e HER2/neu; ver fármaco específico*				
Gefitinibe	Câncer pulmonar de células não pequenas	*Doença pulmonar intersticial, erosão da córnea* Exantema, diarreia	Hipersensibilidade ao gefitinibe	Inibidor reversível do domínio citoplasmático da tirosinoquinase do EGFR (ErbB1) Resposta mais favorável em pacientes com carcinoma de células broncoalveolares
Erlotinibe	Câncer pulmonar de células não pequenas Carcinoma do pâncreas	*Infarto do miocárdio, hemorragia gastrintestinal, trombose venosa profunda, anemia hemolítica microangiopática, elevação das enzimas hepáticas, acidente vascular cerebral, conjuntivite, queratite* Exantema, diarreia	Hipersensibilidade ao erlotinibe	Erlotinibe é inibidor reversível do domínio citoplasmático de tirosinoquinase do EGFR (ErbB1); compete com a ligação do ATP ao domínio da quinase Erlotinibe tem benefício em relação à sobrevida estatisticamente maior do que gefitinibe
Cetuximabe	Câncer colorretal Câncer de cabeça e pescoço	*Parada cardíaca, leucopenia, insuficiência renal, doença pulmonar intersticial, embolia pulmonar, infecção* Exantema, diarreia, hipomagnesemia, distúrbio gastrintestinal, astenia, cefaleia	Hipersensibilidade ao cetuximabe	Anticorpo monoclonal que se liga ao domínio extracelular do EGFR (ErbB1) Melhor taxa de resposta no câncer colorretal que expressa EGFR quando combinado com irinotecana Desenvolvimento de exantema indica resposta tumoral
Trastuzumabe	Câncer de mama ou câncer gástrico metastático com hiperexpressão de HER2	*Cardiotoxicidade, síndrome nefrótica, pneumonia intersticial* Diarreia, anemia, leucopenia	Hipersensibilidade ao trastuzumabe	Anticorpo monoclonal contra ErbB2 (HER2) Tratamento com trastuzumabe no contexto adjuvante aumenta a eficácia da quimioterapia e reduz taxas de recidiva
Lapatinibe	Câncer de mama com hiperexpressão de HER2	*Cardiotoxicidade, hepatotoxicidade, pneumonia intersticial* Exantema, diarreia, náusea e fadiga	Hipersensibilidade ao lapatinibe	Lapatinibe é inibidor reversível de EGFR e ErbB2 Lapatinibe pode prolongar o intervalo QT
Inibidores de BCR-ABL, C-KIT e PDGFR *Mecanismo – Pequenas moléculas inibidoras de tirosinoquinase ativas contra ABL quinases (incluindo a proteína de fusão BCR-ABL), KIT e PDGFR*				
Imatinibe	Leucemia mieloide crônica (LMC) com expressão do cromossomo Filadélfia Tumor estromal gastrintestinal (TEGI) com expressão de Kit (CD117) Síndrome hipereosinofílica idiopática	*Edema, mielossupressão, hepatotoxicidade* Náuseas, cãibras musculares, diarreia, exantema	Hipersensibilidade ao imatinibe	Observa-se resposta hematológica e citogenética (desaparecimento do cromossomo Filadélfia) em grande parte dos pacientes com LMC na fase crônica; observa-se resposta molecular (desaparecimento de BCR-ABL) em menor proporção
Dasatinibe **Nilotinibe**	LMC Leucemia linfoblástica aguda expressando o cromossomo Filadélfia (dasatinibe)	*Mielossupressão trombocitopenia, prolongamento de QT (ambos os fármacos), morte súbita (apenas nilotinibe)* Exantema, desconforto gastrintestinal, dor musculoesquelética, cefaleia, fadiga, dispneia e febre	Hipopotassemia, hipomagnesemia, síndrome de QT longo (nilotinibe) Dasatinibe não tem contraindicações	Dasatinibe e nilotinibe têm maior eficácia do que imatinibe contra BCR-ABL do tipo selvagem *in vitro*, além de inibirem isoformas BCR-ABL resistentes a imatinibe, com exceção da mutação T315I

Inibidores das vias RAS/MAP quinases
Mecanismo – Inibem os tipos selvagem e mutante de B-RAF

Fármaco	Aplicações clínicas	Efeitos adversos graves e comuns	Contraindicações	Considerações terapêuticas
Sorafenibe	Carcinoma de células renais Carcinoma hepatocelular	*Doença cardiovascular, eritema multiforme, hemorragia, distúrbio tromboembólico, insuficiência renal aguda* Hipertensão, alopecia, exantema mão-pé e dor devidos à terapia citotóxica, exantema, distúrbio gastrintestinal, níveis elevados de amilase e de lipase, contagens hematológicas diminuídas, neuropatia	Hipersensibilidade ao sorafenibe	Atividade significativa contra linhagens de células do melanoma que apresentam mutações de B-RAF ativadoras Inibe também PDGFR-2, PDGFR-β e outro receptor de tirosinoquinase

Inibidores de mTOR
Mecanismo –mTOR é uma serina-treoninoquinase que regula crescimento e proliferação celulares por ativação da translação; rapamicina liga-se a FKBP12, e o complexo rapamicina-FKBP12 liga-se a mTOR e inibe sua atividade

Fármaco	Aplicações clínicas	Efeitos adversos graves e comuns	Contraindicações	Considerações terapêuticas
Rapamicina (sirolimo)	Profilaxia de rejeção de transplante renal	*Sensibilidade aumentada à infecção, linfoma, neoplasias; doença pulmonar intersticial, microangiopatia trombótica* Hipertensão, edema periférico, reação de hipersensibilidade, angioedema, hiperlipidemia, toxicidade renal, trombocitopenia	Hipersensibilidade à rapamicina	Além de inibir mTOR, rapamicina também bloqueia alvos distais a mTOR, como ciclina D1, c-MYC, proteína antiapoptótica BAD e HIF-1 Evitar coadministração com fármacos que induzam ou inibam CYP3A4
Tensirolimo Everolimo	Carcinoma da célula renal	*Reação de hipersensibilidade, pneumonia, doença intersticial pulmonar, infecções* Exantema, astenia, mucosite, anemia, níveis eletrolíticos alterados	Hipersensibilidade a tensirolimo e everolimo	Tensirolimo e everolimo são ésteres análogos à rapamicina

Inibidor do proteassoma
Mecanismo – Inibe um resíduo de treonina N-terminal de sítio ativo dentro da subunidade catalítica 20S do proteassoma

Fármaco	Aplicações clínicas	Efeitos adversos graves e comuns	Contraindicações	Considerações terapêuticas
Bortezomibe	Mieloma múltiplo Linfoma de células do manto	*Insuficiência cardíaca, neutropenia, trombocitopenia* Neuropatia, hipotensão, exantema, distúrbio gastrintestinal, artralgia	Hipersensibilidade a bortezomibe, boro ou manitol	Devido a seus efeitos adversos relativamente modestos, o bortezomibe é incorporado em esquemas de combinação para tratamento primário de mieloma múltiplo, com boas taxas de resposta

Inibidores da angiogênese
Mecanismo – Anticorpos neutralizantes contra VEGF ou VEGFR e pequenas moléculas inibidoras do domínio de tirosinoquinase do RFCEV; ver fármaco específico

Fármaco	Aplicações clínicas	Efeitos adversos graves e comuns	Contraindicações	Considerações terapêuticas
Bevacizumabe	Câncer colorretal metastático Câncer pulmonar de células não pequenas	*Tromboembolia arterial, crise hipertensiva, comprometimento da cicatrização de feridas, perfuração gastrintestinal, síndrome nefrótica* Neuropatia, tontura, cefaleia, distúrbio gastrintestinal	Hipersensibilidade ao bevacizumabe	Anticorpo IgG1 monoclonal contra VEGF-A Estão sendo conduzidos estudos clínicos para estabelecer a eficácia em outros tumores sólidos, como cânceres de mama, células renais, ovário e pâncreas e glioblastoma

(continua)

RESUMO FARMACOLÓGICO: Capítulo 39 | Farmacologia do Câncer | Transdução de Sinais.

FÁRMACO	APLICAÇÕES CLÍNICAS	EFEITOS ADVERSOS *GRAVES* E COMUNS	CONTRAINDICAÇÕES	CONSIDERAÇÕES TERAPÊUTICAS
Sunitinibe	Carcinoma de células renais Tumor estromal gastrintestinal	*Disfunção ventricular esquerda, anemia, hemorragia, neutropenia, trombocitopenia, linfopenia, hepatotoxicidade* Inflamação de mucosas, neuropatia, distúrbio gastrintestinal, disfunção da tireoide	Hipersensibilidade ao sunitinibe	Inibe VEGFR-1, VEGFR-2, PDGFR e outro receptor de tirosinoquinases
Pazopanibe	Carcinoma de célula renal	*Hepatotoxicidade, hemorragia, trombose arterial* Distúrbio gastrintestinal, hipotireoidismo, hipertensão	Hipersensibilidade ao pazopanibe	Inibe VEGFR-2, PDGFR-β, KIT e outro receptor de tirosinoquinases Pazopanibe pode prolongar o intervalo QT
Talidomida	Mieloma múltiplo Eritema nodoso da hanseníase	*Teratogênese, distúrbio trombótico, neutropenia, leucopenia, síndrome de Stevens-Johnson* Neuropatia periférica, edema, hipocalcemia, constipação intestinal, sonolência	Gravidez Mulheres com possibilidade de engravidar Homens que não utilizem preservativo de látex	Fármaco imunomodulador que inibe a angiogênese induzida pelo fator de crescimento dos fibroblastos básico (bFCF); coestimula também as células T A associação da talidomida à dexametasona constitui esquema padrão de primeira linha para tratamento do mieloma múltiplo
Lenalidomida	Mieloma múltiplo Síndrome mielodisplásica	*Iguais aos da talidomida, exceto pela menor incidência de trombose, neuropatia, constipação intestinal e sonolência*	Iguais às da talidomida	Análogo da talidomida com aumento da inibição de TNF-α e melhores propriedades coestimuladoras das células T, enquanto mantém atividade antiangiogênica A associação de lenalidomida a bortezomida e dexametasona produz altas taxas de resposta no mieloma múltiplo

Anticorpos monoclonais específicos contra tumores e outras proteínas recombinantes
Mecanismo – Ver fármaco específico; ver Capítulo 53

FÁRMACO	APLICAÇÕES CLÍNICAS	EFEITOS ADVERSOS *GRAVES* E COMUNS	CONTRAINDICAÇÕES	CONSIDERAÇÕES TERAPÊUTICAS
Rituximabe **Tositumomabe** **Ibritumomabe** **Alentuzumabe** **Denileucina diftitox** **Gentuzumabe**	Linfoma não Hodgkin de células B (rituximabe, tositumomabe, ibritumomabe) Leucemia linfocítica crônica (alentuzumabe) Linfoma não Hodgkin de células T (denileucina diftitox) Leucemia mieloide aguda (gentuzumabe)	*Imunossupressão significativa (incluindo aumento de risco de desenvolvimento de infecções oportunísticas bacterianas, fúngicas e virais), hipersensibilidade, reação anafilactoide relacionada com anticorpo quimérico* Anormalidades hematológicas, reações à infusão	Reações de hipersensibilidade	Rituximabe: anticorpo anti-CD20 Tositumomabe: anticorpo anti-CD20 Ibritumomabe: anticorpo anti-CD20 Alentuzumabe: anticorpo anti-CD52 Denileucina diftitox: proteína de fusão da toxina diftérica e IL-2 Gentuzumabe: conjugado de um anticorpo anti-CD33 e calicheamicina (antibiótico antitumoral)

40

Princípios de Quimioterapia de Combinação

Quentin J. Baca, Donald M. Coen e David E. Golan

► Introdução

Muitas infecções e alguns tipos de câncer podem ser tratados com sucesso com monoterapia medicamentosa. No entanto, esta, muitas vezes, falha quando patógenos ou tumores desenvolvem resistência ao agente utilizado, existem múltiplos patógenos com suscetibilidades diferentes ou a dose do agente terapêutico é limitada pelos efeitos tóxicos. Sob essas circunstâncias, a quimioterapia de combinação pode oferecer vantagens decisivas. Os fármacos em esquema de múltiplos agentes podem interagir de modo sinérgico, aumentando a eficácia antimicrobiana ou antineoplásica da combinação, e podem diminuir a probabilidade de desenvolvimento de resistência. Combinações são frequentemente empregadas quando o tratamento deve ser iniciado antes da identificação definitiva do patógeno, e combinações sinérgicas podem ser usadas para reduzir toxicidade quando os fármacos da combinação apresentam baixo índice terapêutico. Embora a quimioterapia de combinação abra novas portas para a eliminação eficaz de patógeno ou tumor do corpo, também introduz um nível adicional de complexidade, com potencial de múltiplos efeitos adversos e interações medicamentosas. Qualquer esquema de combinação de fármacos deve ter por objetivo possibilitar a remoção eficiente de patógeno ou tumor agressor, sem produzir toxicidade inaceitável no hospedeiro.

► Terapia de combinação antimicrobiana

No tratamento de infecções microbianas, as associações de fármacos são usadas para: (1) evitar emergência de farmacorresistência; (2) aumentar atividade (eficácia) da terapia medicamentosa contra a infecção específica; (3) reduzir toxicidade ao hospedeiro; (4) lidar com múltiplas infecções simultâneas (algumas vezes denominadas *infecções polimicrobianas*); e (5) tratar empiricamente uma infecção potencialmente fatal antes da identificação do microrganismo causal. Como os micróbios estão geneticamente distantes dos seres humanos, as combinações de agentes antimicrobianos também podem ter como alvos diversas moléculas diferentes que são específicas dos micróbios, potencialmente sem aumento concomitante de efeitos adversos. Em contrapartida, as combinações de fármacos antineoplásicos são frequentemente limitadas por efeitos adversos (ver adiante). A seção a seguir fornece um arcabouço conceitual para diferentes tipos de interações de agentes antimicrobianos e discute exemplos específicos de terapia de combinação antimicrobiana.

Concentração inibitória mínima e concentração bactericida mínima

Agentes antimicrobianos com atividade contra determinado microrganismo patogênico – bactéria, protozoário ou fungo – podem ser caracterizados pela *concentração inibitória mínima*

CASO

Sr. M, de 27 anos de idade, habitante da zona rural do Haiti, procurou uma clínica por causa de uma tosse crônica. O paciente não tinha condições financeiras para se tratar em uma clínica particular, de modo que foi à drogaria e pediu ao farmacêutico algum medicamento apropriado. O farmacêutico supôs que Sr. M estivesse com tuberculose e lhe vendeu um suprimento de isoniazida e rifampicina para 2 semanas. Sr. M fez uso dos medicamentos por 2 dias, mas esses lhe causaram náuseas, de modo que decidiu utilizar apenas isoniazida durante 2 semanas. Os sintomas desapareceram.

Três meses depois, Sr. M voltou a tossir. Dessa vez, percebeu sangue no escarro e apresentou sudorese noturna. Tomou o que restava do suprimento de 2 semanas de rifampicina e sentiu breve alívio dos sintomas. Todavia, dentro de poucos dias, tosse, escarro sanguinolento e suores noturnos voltaram. Como não tinha dinheiro suficiente para comprar mais medicamentos, dirigiu-se ao hospital público mais próximo em busca de atendimento e medicamentos gratuitos. O médico da instituição colheu três amostras de escarro e todas foram positivas para bacilos acidorresistentes. O médico também enviou uma amostra de escarro ao laboratório para cultura; entretanto, como o agente etiológico da tuberculose, *Mycobacterium tuberculosis*,

é de crescimento lento, ele também prescreveu de imediato ao Sr. M, um esquema farmacológico que consistiu em isoniazida, rifampicina, pirazinamida e etambutol durante 2 meses, seguido de isoniazida e rifampicina, por 4 meses.

Várias semanas mais tarde, a cultura revelou que a tuberculose do Sr. M não é sensível a isoniazida nem a rifampicina, e ele agora procura nova recomendação para tratamento.

💡 Questões

1. Por que o médico do hospital público prescreveu quatro fármacos diferentes ao Sr. M?
2. Como a resistência é transferida de uma geração de bacilos da tuberculose à seguinte? Como esse mecanismo de transferência de resistência se compara ao que acontece com penicilina?
3. Por que os esforços iniciais de tratamento não tiveram êxito? Que estratégia de tratamento poderia ter sido empregada para evitar a falha no tratamento?
4. Sr. M apresenta tuberculose resistente a múltiplos fármacos (TB-RMF)? Deveria ele manter o esquema de quatro fármacos que inclui isoniazida e rifampicina? Se a resposta for negativa, como esse tratamento deveria ser modificado?

(CIM) e *concentração bactericida mínima* (CBM) para o par fármaco-patógeno. CIM é definida como a menor concentração de fármaco capaz de inibir o crescimento do microrganismo depois de 18 a 24 h de incubação *in vitro*. CBM é definida como a menor concentração do fármaco que elimina 99,9% de uma cultura de bactérias ou de algum outro microrganismo depois de 18 a 24 h de incubação *in vitro*. Em geral, CBM é maior que CIM. As comparações entre CIM ou CBM e as concentrações clinicamente alcançadas de agentes antimicrobianos possibilitam agrupar esses fármacos em duas grandes categorias: *-cida* e *-stático* (Tabela 40.1; ver Capítulo 32). Um agente antimicrobiano é *-stático* (p. ex., bacterio*stático,* fungi*stático*), quando sua CIM encontra-se dentro da faixa terapêutica do fármaco, mas não sua CBM; e o agente é *-cida* (p. ex., bacteri*cida,* fungi*cida*), quando sua CBM encontra-se dentro da faixa terapêutica do fármaco. É importante assinalar que CIM e CBM referem-se a um par fármaco-micróbio em especial dentro de um conjunto específico de condições. Muitos fármacos com atividade contra determinado microrganismo são -státicos em um meio de cultura, porém -cidas em outro meio de cultura, ou são -cidas em concentrações suficientemente altas *in vitro*. Além disso, para dado fármaco, CIM e CBM podem diferir de um micróbio para outro. Com efeito, um fármaco pode ser -stático contra um microrganismo e -cida contra outro. Como definição operacional, pode-se dizer que, *em concentrações terapêuticas, fármacos -cidas matam o microrganismo, enquanto fármacos -státicos apenas interrompem o crescimento microbiano*. Nessa definição, a concentração terapêutica refere-se a níveis plasmáticos do fármaco suficientes para exercer atividade farmacológica (aqui, matar o microrganismo ou interromper seu crescimento), sem toxicidade inaceitável para o paciente. A maioria dos inibidores da síntese da parede celular bacteriana, por exemplo, é bactericida, enquanto a maioria dos

TABELA 40.1 Exemplos de antibióticos bactericidas e bacteriostáticos.

ANTIBIÓTICOS BACTERICIDAS		ANTIBIÓTICOS BACTERIOSTÁTICOS
DEPENDENTES DE CONCENTRAÇÃO	**DEPENDENTES DE TEMPO**	
Aminoglicosídios	Betalactâmicos	Cloranfenicol
Bacitracina	Isoniazida	Clindamicina
Quinolonas	Metronidazol	Etambutol
	Pirazinamida	Macrolídios
	Rifampicina	Sulfonamidas
	Vancomicina	Tetraciclinas
		Trimetoprima

inibidores da síntese de proteínas bacterianas é bacteriostática (ver Capítulos 33 e 34).

Conforme assinalado no Capítulo 32, importante distinção entre fármacos -státicos e -cidas reside em suas aplicações clínicas. *Em geral, o uso bem-sucedido de fármacos -státicos no tratamento de infecções requer a integridade do sistema imune do hospedeiro*. Essa exigência se deve ao fato de os fármacos -státicos não matarem os microrganismos existentes, mas apenas impedirem sua multiplicação. Por conseguinte, esses fármacos dependem dos mecanismos imunes e inflamatórios do hospedeiro para proceder à eliminação dos microrganismos do corpo. Esses fármacos são mais eficazes quando iniciados precocemente no curso de uma infecção, no momento em que a carga infecciosa é mais baixa. Além disso, a retirada de agente bacteriostático antes de o sistema imune ter eliminado completamente a infecção pode resultar em retomada do crescimento microbiano e reaparecimento da infecção (Figura 40.1).

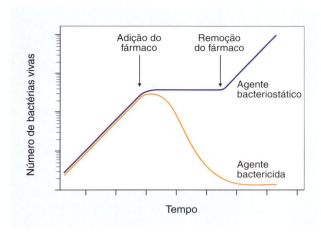

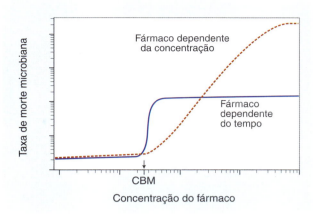

FIGURA 40.1 Comparação dos efeitos de agentes bacteriostáticos e bactericidas sobre a cinética de crescimento das bactérias *in vitro*. Na ausência de fármaco, as bactérias crescem com cinética exponencial (de primeira ordem). Um fármaco bactericida mata o microrganismo-alvo, conforme demonstrado pela diminuição do número de bactérias vivas dependente do tempo. Um agente bacteriostático impede o crescimento microbiano sem matar as bactérias. A remoção de agente bacteriostático é seguida de aumento exponencial no número de bactérias, uma vez que as bactérias previamente inibidas voltam a crescer. Agentes bacteriostáticos erradicam as infecções ao limitar o crescimento do microrganismo infectante por um período suficiente para possibilitar ao sistema imune do hospedeiro matar as bactérias.

FIGURA 40.2 Relação entre taxa de destruição microbiana e concentração de agentes bactericidas com concentração dependente do tempo e concentração dependente do fármaco. Agentes bactericidas dependentes do tempo exibem taxa constante de morte microbiana em concentrações superiores à CBM (*linha cheia*). Em contrapartida, agentes bactericidas dependentes da concentração produzem morte aumentada com concentrações crescentes do fármaco (*linha pontilhada*). Observe que a eficácia dos agentes bactericidas dependentes da concentração acaba alcançando um platô, na medida em que a concentração efetiva do fármaco é limitada pela velocidade de difusão do fármaco para o alvo molecular.

De acordo com seu mecanismo de destruição celular, agentes bactericidas podem ser ainda caracterizados como *dependentes do tempo* ou *dependentes da concentração* (Figura 40.2). Os agentes bactericidas dependentes do tempo exibem taxa constante de destruição que não depende da concentração do fármaco, contanto que essa concentração seja superior à CBM. Por conseguinte, a consideração adicional para o uso clínico desses agentes não consiste na concentração absoluta do fármaco alcançada, mas no tempo em que a concentração do fármaco permanece dentro da faixa terapêutica (definida como [fármaco] > CBM). Em contrapartida, agentes bactericidas dependentes da concentração apresentam taxa de extermínio que aumenta com a concentração do fármaco ([fármaco] > CBM). Para esses agentes, dose única muito grande pode ser suficiente para eliminar a infecção.

Tipos de interações medicamentosas I Sinergismo, aditividade e antagonismo

Até este momento, foram consideradas as propriedades gerais dos fármacos utilizados como agentes isolados no tratamento de infecção microbiana. Quando esses fármacos são utilizados em associação com outros agentes, seus efeitos podem ser modificados (aumentados ou diminuídos). De fato, fármacos que exibem pouca ou nenhuma atividade contra determinado microrganismo quando utilizados como agentes isolados, podem apresentar alta atividade quando administrados em combinação com outro agente. Um exemplo desse conceito envolve o tratamento da infecção por *Enterococcus faecalis*, microrganismo gram-positivo que exibe pouca sensibilidade a *aminoglicosídios*. Convém lembrar que os aminoglicosídios matam as bactérias por induzir leitura incorreta do código genético e translação de proteínas defeituosas, causando maior lesão celular (ver Capítulo 33). No caso de *E. faecalis,* aminoglicosídios

são incapazes de penetrar na espessa parede celular do microrganismo para atingir seu alvo, a subunidade ribossômica 30S. Entretanto, quando utilizados em combinação com inibidor da síntese da parede celular, como *vancomicina* ou antibiótico *betalactâmico*, aminoglicosídios são capazes de alcançar os ribossomos bacterianos e matar efetivamente as bactérias (ver Capítulo 34). O efeito potencializador do inibidor da síntese da parede celular sobre a atividade do aminoglicosídio fornece um exemplo do importante conceito farmacológico de *sinergismo*.

Com base nesse exemplo, pode-se questionar se a combinação de dois fármacos com atividade individual contra determinado micróbio sempre resultará em uma combinação farmacológica mais eficaz. Surpreendentemente, para muitas combinações, isso não acontece. Na verdade, quando dois fármacos com atividade contra o mesmo patógeno são combinados, eles podem interagir para aumentar a eficácia da combinação (sinergismo) ou diminuí-la (*antagonismo*). Alternativamente, os fármacos podem não interagir, e o efeito da combinação consiste simplesmente na soma dos efeitos de cada fármaco utilizado individualmente (*aditividade*). A interação entre dois agentes antimicrobianos é frequentemente quantificada ao selecionar um desfecho particular (p. ex., inibição do crescimento bacteriano) e, então, medir o efeito de várias combinações dos dois fármacos que alcançam esse desfecho. Quando os dados obtidos são representados graficamente, podem-se obter informações adicionais (Figura 40.3). As interseções x e y correspondem às CIM dos dois fármacos, e a concavidade da curva indica a natureza da interação entre os dois fármacos – a concavidade voltada para cima é sinérgica, e a voltada para baixo, antagonista; a curva linear é aditiva. A discussão que se segue fornece o fundamento matemático dessas relações.

Suponha que os fármacos A e B inibam uma enzima específica necessária para o crescimento das bactérias. Nesse caso, a relação $[A]/CIM_A$ representaria a fração de inibição de crescimento bacteriano que pode ser atribuída à presença do fármaco A. Essa fração é conhecida como concentração inibitória fra-

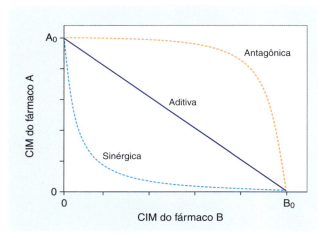

FIGURA 40.3 **Quantificação das interações aditivas, sinérgicas e antagonistas entre fármacos.** Combinações de fármacos podem exibir efeitos aditivos, sinérgicos ou antagonistas. A natureza dessa interação pode ser representada graficamente ao observar o efeito que cada fármaco exerce sobre a concentração inibitória mínima (CIM) de outro. Se dois fármacos tiverem interação aditiva, a adição de quantidades crescentes do Fármaco B ao Fármaco A resultará em diminuição linear na CIM do Fármaco A; nesse caso, os dois fármacos podem ser considerados intercambiáveis. Se dois fármacos tiverem interação sinérgica, a adição do Fármaco B ao Fármaco A resultará em CIM significativamente menor para o Fármaco A (*i. e.,* ocorre aumento na potência do Fármaco A). Se dois fármacos tiverem interação antagonista, a adição do Fármaco B ao Fármaco A não diminuirá significativamente a CIM do Fármaco A; em alguns casos (*não ilustrados*), é necessário administrar doses muito mais altas dos fármacos para obter o mesmo efeito observado quando cada fármaco é utilizado como medicamento único. A_0 e B_0 são as CIM dos Fármacos A e B, respectivamente, quando utilizados como agentes isolados.

cionária de A (CIF_A). De modo semelhante, $CIF_B = [B]/CIM_B$ é a fração de inibição de crescimento que pode ser atribuída ao fármaco B. Assume-se, então, que a concentração de A seja diminuída apenas em pequena quantidade, $-d[A]$. Para compensar essa perda de inibição do crescimento ($dCIF_A = -d[A]/CIM_A$), é necessário aumentar a concentração de B em quantidade $+d[B]$.

Para fármacos aditivos, a relação $-d[A]/d[B]$ (igual à inclinação da curva na Figura 40.3) é uma constante, dado que uma unidade de A tem exatamente a mesma atividade das unidades (CIM_A/CIM_B) de B. A e B, por exemplo, podem ligar-se a sítios independentes da enzima (*i. e.,* um fármaco não tem efeito sobre a ligação de outro).

Em contrapartida, se A e B forem sinérgicos, a quantidade de B ($d[B]$) necessária para compensar a diminuição de A ($-d[A]$) depende da quantidade presente de A. Devido ao efeito potencializador do fármaco A sobre o fármaco B, a $d[B]$ é menor para maior concentração de $[A]$ (*i. e.,* $d^2[A]/d[B]^2 > 0$, que corresponde à curva côncava voltada para cima na Figura 40.3). Por exemplo, a ligação de A poderia induzir uma mudança conformacional na enzima que aumenta a ligação de B.

Por dedução, A e B são antagonistas quando a quantidade de B necessária para compensar pequena redução na concentração de A for maior para a concentração mais alta de $[A]$ (*i. e.,* $d^2[A]/d[B]^2 < 0$, que corresponde à curva côncava para baixo na Figura 40.3). A e B poderiam, por exemplo, competir por ligação no mesmo sítio na enzima.

Dado seu caráter intuitivo e sua simplicidade, esse modelo matemático descrito é frequentemente utilizado para definir sinergismo, aditividade e antagonismo. A determinação

experimental e a análise quantitativa dos efeitos de múltiplos fármacos, todavia, estão além dos propósitos dessa obra. O leitor interessado deve consultar o trabalho de T. C. Chou (1984, 2006) que aborda com detalhes esse assunto.

Várias generalizações podem ser formuladas acerca da natureza das interações medicamentosas entre diferentes classes de agentes antimicrobianos. Em primeiro lugar, muitos agentes bacteriostáticos (*tetraciclina, eritromicina, cloranfenicol*) antagonizam a ação dos agentes bactericidas (*vancomicina, penicilina*), na medida em que inibem o crescimento celular e/ou impedem os processos celulares necessários para a ação dos fármacos bactericidas (descritos adiante de modo mais pormenorizado). Em segundo lugar, dois agentes bactericidas atuam habitualmente de modo sinérgico quando utilizados em combinação. Notável exceção a esta última generalização é a *rifampicina*, inibidor bactericida da RNA polimerase, que antagoniza outros agentes bactericidas ao inibir o crescimento celular. Por fim, as interações entre dois agentes bacteriostáticos são frequentemente aditivas, porém não podem ser previstas em todos os casos.

Exemplos de terapia de combinação antimicrobiana

Tuberculose

O tratamento da tuberculose ilustra um das principais motivos pelos quais se utilizam combinações de fármacos: suprimir a emergência de resistência. No curso dessa doença, os bacilos da tuberculose (também denominados *micobactérias*) são inalados e fagocitados pelos macrófagos alveolares, nos quais os bacilos multiplicam-se no interior de vacúolos intracelulares. Resposta linfocítica predominantemente mediada por células T é, então, desencadeada, e macrófagos e células T auxiliares formam grandes granulomas que circundam os locais infectados. Em geral, macrófagos ativados são capazes de manter a infecção sob controle ao matar os bacilos em multiplicação, porém, infelizmente, são incapazes de erradicar a infecção por completo. A lesão tecidual é causada pela liberação de proteases neutras e de intermediários de oxigênio reativo dos macrófagos ativados, resultando finalmente em necrose central nas cavidades tuberculosas dos pulmões. No interior de cada uma dessas cavidades, até 10^8 a 10^9 bacilos vivos podem ser contidos por macrófagos e células T auxiliares.

Em geral, a cura bem-sucedida das infecções tuberculosas exige o uso de combinações de fármacos com atividade antimicobacteriana. Fármacos comumente utilizados incluem *isoniazida, rifampicina, pirazinamida* e *etambutol* (ver Capítulo 34). Conforme ilustrado no caso de Sr. M, um esquema padrão poderia consistir em 2 meses de isoniazida, rifampicina, pirazinamida e etambutol, seguidos de 4 meses de isoniazida e rifampicina. Um ou dois fármacos desse esquema são algumas vezes substituídos por *estreptomicina* e outros fármacos de segunda linha se resistência se desenvolve. Isoniazida e rifampicina são os fármacos preferidos, dada sua capacidade de matar micobactérias intra e extracelulares.

Como assinalado no Capítulo 34, a resistência aos agentes antimicobacterianos desenvolve-se primariamente mediante mutações cromossômicas, e a frequência de resistência a qualquer um dos fármacos é de cerca de 1 em 10^6 bactérias. Essas mutações são transferidas para as células-filhas quando as bactérias sofrem replicação, levando ao estabelecimento de uma população resistente ao fármaco. O Capítulo 34 discute as implicações do fato de que uma cavidade tuberculosa contém entre 10^8 e 10^9 bactérias, enquanto a frequência de mutantes resistentes a um único fármaco é de cerca de 1 em 10^6. Em média, 100 bactérias se mostram resistentes a cada fármaco em qualquer lesão única, mesmo antes da administração do fármaco. Além disso, o tratamento com apenas um fármaco resultaria na seleção de bacilos resistentes a esse agente. No caso de Sr. M, as duas semanas iniciais de tratamento com isoniazida provavelmente mataram todos os bacilos sensíveis à isoniazida na cavidade, o que explica o desaparecimento dos sintomas após duas semanas de tratamento. Entretanto, os 100 ou mais bacilos resistentes à isoniazida que foram selecionados pelo uso da monoterapia para Sr. M permaneceram e se multiplicaram. Se fosse administrada rifampicina, bem como isoniazida, apenas 1 em 10^{12} bacilos teria se tornado resistente a ambos os fármacos.

No decorrer dos 3 meses em que Sr. M interrompeu a isoniazida, os bacilos resistentes a isoniazida que permaneceram em seus pulmões multiplicaram-se, levando à recidiva dos sintomas. Em consequência, começou a utilizar rifampicina. De 10^8 a 10^9 bacilos resistentes à isoniazida em cada lesão, houve novamente probabilidade de 1 em 10^6 de que um bacilo tenha sofrido mutação para adquirir resistência a rifampicina. Ao tomar rifampicina durante 2 semanas, Sr. M matou todos os bacilos sensíveis à rifampicina, porém selecionou os microrganismos resistentes a esse fármaco. Por conseguinte, ainda permaneceram bacilos resistentes tanto à isoniazida quanto à rifampicina, constituindo o fenótipo de *tuberculose resistente a múltiplos fármacos* (TB-RMF).

Sr. M necessita de um novo esquema farmacológico para tratamento da TB-RMF. O esquema ideal deve consistir em fármacos que demonstraram ser efetivos em testes de sensibilidade. Além disso, devem-se evitar fármacos anteriormente utilizados no plano de tratamento malsucedido (*i. e.*, pirazinamida e etambutol), porque seus bacilos podem ter desenvolvido resistência a esses agentes. O tratamento da TB-RMF precisa ter início com, no mínimo, quatro novos agentes, aos quais os bacilos de Sr. M sejam comprovadamente sensíveis. De modo geral, esses esquemas incluem doses diárias de aminoglicosídio parenteral (*estreptomicina, canamicina* ou *amicacina*) ou antibiótico peptídico parenteral (*capreomicina*) associados a fluoroquinolona (*levofloxacilino* ou *moxifloxacino*) durante pelo menos 4 a 6 meses. Três a cinco agentes orais devem ser associados ao aminoglicosídio e à fluoroquinolona durante 18 a 24 meses após a cultura de escarro se tornar negativa. *Etionamida* e *clofazimina* são agentes de segunda linha que poderiam ser incluídos nesse esquema de tratamento. É preciso mencionar que o esquema de segunda linha é significativamente mais tóxico que o de primeira.

Considerando-se todos os aspectos anteriormente discutidos, deve-se evitar TB-RMF a todo custo. Os pacientes com tuberculose sensível a fármacos devem ter acesso à terapia de combinação e também devem receber ajuda na aderência à terapia de combinação para evitar o desenvolvimento de bacilos resistentes a fármacos. Esses princípios constituem a base do DOTS (*Directly Observed Therapy Short Course*), tratamento de curto prazo diretamente supervisionado, recomendado pela Organização Mundial da Saúde (OMS) para tratamento da tuberculose. DOTS é um programa de saúde pública constituído de cinco componentes: (1) compromisso político e recursos para controle de TB; (2) uso de microscopia em esfregaço de escarro para diagnóstico acurado de TB; (3) tratamento padronizado de 6 a 8 meses, diretamente supervisionado por agente comunitário de saúde, no mínimo durante os primeiros 2 me-

ses; (4) suprimento regular e ininterrupto dos medicamentos; e (5) registro e relato padronizados de tratamento e evolução de cada paciente às autoridades centrais. Quando utilizado em casos de TB sensível a fármacos, DOTS apresenta notável índice de cura e pode impedir o desenvolvimento de resistência. Conforme assinalado, o tratamento da TB-RMF exige terapia mais intensiva, mais invasiva, mais tóxica e de duração mais longa que o esquema padronizado DOTS.

A importância do controle da TB-RMF é realçada pela crescente prevalência de TB extensivamente resistente (TB-ERF), que foi observada em todas as regiões do planeta em 2006. As opções terapêuticas para essa forma de TB são extremamente limitadas; por definição, os microrganismos isolados apresentam o fenótipo de TB-RMF (resistência a isoniazida e rifampicina), assim como resistência a fluoroquinolonas e a, no mínimo, um dos três fármacos parenterais prescritos habitualmente para TB (capreomicina, canamicina e amicacina). Uma vez que a prevalência de TB-ERF costuma ser mais elevada em países com escassez de recursos e em pessoas coinfectadas pelo vírus da imunodeficiência humana (HIV), as organizações mundiais de saúde têm enfatizado a necessidade de resposta global coordenada para limitar a propagação da TB-ERF.

Combinações sinérgicas

Um segundo motivo para usar esquema farmacológico de combinação consiste em tirar proveito do sinergismo entre as ações de dois fármacos. Esse aspecto é particularmente importante no contexto de infecções que não são facilmente eliminadas pelas defesas imunológicas de pacientes imunocomprometidos. No paciente imunocompetente, os agentes bacteriostáticos e bactericidas são, com frequência, igualmente eficazes na eliminação de uma infecção. Entretanto, agentes bactericidas são nitidamente preferidos no contexto de pacientes imunocomprometidos (p. ex., pacientes com HIV-AIDS, pacientes imunossuprimidos submetidos a transplante e pacientes neutropênicos com câncer), infecção endovascular (p. ex., endocardite bacteriana) ou meningite. A razão do uso de combinações bactericidas no paciente imunocomprometido deve ser óbvia – o hospedeiro não tem quantidade suficiente de linfócitos e/ou neutrófilos funcionais para eliminar até mesmo uma população bacteriana que não esteja sofrendo divisão. No caso da endocardite, a razão não é tão evidente. Nesse quadro, embora não haja deficiência na contagem absoluta de leucócitos, os fagócitos são incapazes de penetrar eficientemente na "vegetação" espessa – composta de rede de fibrina, plaquetas e produtos bacterianos – que circunda as bactérias. Com frequência, são indicadas combinações de agentes bactericidas no tratamento da meningite para maximizar a probabilidade de superar a opsonização fraca das bactérias por anticorpo e complemento no local imunologicamente privilegiado das meninges (ver Capítulo 8).

Um exemplo de sinergismo antibacteriano envolve o uso de *penicilina* e *aminoglicosídio* no tratamento das causas mais comuns de endocardite bacteriana aguda e subaguda, o *Staphylococcus aureus* e o *Streptococcus viridans*, respectivamente. Conforme descrito, o mecanismo do sinergismo depende da inibição da biossíntese da parede celular pela penicilina, possibilitando a penetração do aminoglicosídio na camada espessa de peptidoglicano desses microrganismos gram-positivos.

Duas outras combinações sinérgicas comumente utilizadas incluem: (1) a combinação antifúngica de *anfotericina B* e *flucitosina*; e (2) a combinação antibacteriana e antiprotozoária de *sulfonamida* e *trimetoprima* ou *pirimetamina*. Esses exemplos clássicos servem para ilustrar dois mecanismos básicos pelos quais um fármaco pode potencializar a atividade do outro. Acredita-se que, de maneira análoga à ação das penicilinas, que aumentam a captação dos aminoglicosídios pelas bactérias gram-positivas, a anfotericina B aumenta a captação de flucitosina pelas células fúngicas ao provocar lesão das membranas celulares dos fungos ricas em ergosterol (ver Capítulo 35). Somente após penetrar na membrana do fungo é que flucitosina pode ser convertida em sua forma ativa (5-fluorouracila, que é convertida em 5-FdUMP, inibidor irreversível da timidilato sintase) por uma desaminase específica de fungo. Anfotericina B tem baixo índice terapêutico (primariamente como consequência de sua nefrotoxicidade), mas seu efeito sinérgico em combinação com flucitosina possibilita a redução da dose de anfotericina B necessária para tratar uma micose sistêmica como a meningite criptocócica (com correspondente redução da toxicidade).

Sulfametoxazol e *trimetoprima* costumam ser empregados em combinação no tratamento de pneumonia por *Pneumocystis jiroveci*, uma infecção oportunista frequentemente observada em pacientes com AIDS, bem como no tratamento de muitas infecções do trato urinário causadas por microrganismos gram-negativos entéricos. Combinação análoga, *sulfadoxina* e *pirimetamina*, é utilizada no tratamento de malária, toxoplasmose e outras infecções por protozoários. Essas combinações ilustram um segundo mecanismo pelo qual fármacos podem exercer efeito sinérgico. O mecanismo desse sinergismo baseia-se na inibição de duas etapas na biossíntese de ácido fólico, afetando a concentração celular do mesmo metabólito crítico, o di-hidrofolato (ver Capítulo 32). A forma reduzida desse metabólito, o tetraidrofolato, é substrato necessário para a biossíntese de purinas e para muitas reações de transferência de um carbono, sendo, portanto, necessária para a replicação do DNA e a divisão celular (Figura 32.7).

Coadministração de penicilinas com inibidores da betalactamase

A combinação de antibiótico betalactâmico com inibidor da betalactamase (p. ex., *ácido clavulânico*, *sulbactam*, *tazobactam*) ilustra um mecanismo de interação medicamentosa que não é tecnicamente sinérgico (na medida em que o inibidor da betalactamase não tem nenhuma atividade antibacteriana intrínseca), mas compartilha semelhança funcional com as combinações de fármacos discutidas anteriormente. Ácido clavulânico é inibidor da betalactamase, enzima utilizada por muitas bactérias gram-positivas e gram-negativas resistentes a betalactâmicos para inativar penicilinas (ver Capítulo 34). Ao impedir hidrólise e inativação das penicilinas, o ácido clavulânico (e outros inibidores da betalactamase) aumenta acentuadamente a potência das penicilinas (e de outros betalactâmicos) contra bactérias que expressam a betalactamase. Essa combinação mostra-se eficaz no tratamento de infecções causadas por *Streptococcus pneumoniae* resistente à penicilina, bactéria que constitui causa comum de otite média em lactentes. Em geral, esses microrganismos adquiriram resistência às penicilinas por meio de uma betalactamase codificada por plasmídios.

Infecções polimicrobianas e potencialmente fatais

Combinações de agentes antimicrobianos são utilizadas não apenas para impedir o desenvolvimento de resistência e atuar de modo sinérgico contra patógeno específico conhecido, mas também para tratar infecções polimicrobianas e infecções para as quais o tratamento deve ser iniciado antes da identificação do micróbio causador da infecção. Considere-se, por exemplo,

o caso de apêndice roto ou do divertículo colônico do qual bactérias extravasaram para a cavidade peritoneal. Esse abscesso intra-abdominal provavelmente contém amplo espectro de microrganismos – demasiado amplo para efetivamente ser alvo de antibiótico único. Após drenagem do abscesso, o tratamento com uma combinação de agentes antibacterianos como *aminoglicosídio* – para matar Enterobacteriaceae gram-negativas aeróbias (p. ex., *E. coli*) – e *clindamicina* ou *metronidazol* – para matar anaeróbios (p. ex., *Bacteroides fragilis;* ver Capítulo 36) – frequentemente resulta em eliminação da infecção. Nos casos em que se indica tratamento presuntivo antes da identificação do microrganismo causal, deve-se efetuar cultura de amostras de líquidos corporais, como sangue, escarro, urina e líquido cefalorraquidiano (LCR) antes de instituir a terapia. Em seguida, administra-se combinação de fármacos com atividade contra os micróbios que mais provavelmente estejam envolvidos na infecção (ou que poderiam resultar em desfecho mais grave) até que se efetue identificação bacteriológica positiva e sejam obtidos resultados da sensibilidade a fármacos. Nesse estágio, pode ser possível interromper fármacos desnecessários e implementar monoterapia específica.

Combinações farmacológicas desfavoráveis

Algumas vezes, quimioterapia de combinação pode resultar em antagonismo, embora essa situação deva ser evitada, se possível. Antagonismo é mais comumente observado quando se utilizam agentes -státicos em associação com agentes -cidas. *Tetraciclinas*, por exemplo, são antimicrobianos bacteriostáticos que antagonizam a atividade bactericida de *penicilinas* (ver Capítulo 33). Convém lembrar que a atividade bactericida de penicilinas depende do crescimento das células. Ao inibir a reação de transpeptidação envolvida na ligação cruzada da parede celular bacteriana, as penicilinas criam desequilíbrio entre a síntese da parede celular e sua degradação mediada por autolisina. Se a célula bacteriana continuar crescendo, esse processo leva à formação de um esferoplasto e, por fim, à lise osmótica. Por conseguinte, um inibidor da síntese proteica, como tetraciclina, que interrompe o crescimento celular, antagonizará o efeito de um betalactâmico. De forma semelhante, *imidazólicos* e *triazólicos* são agentes fungistáticos que antagonizam a atividade fungicida da *anfotericina B* (ver Capítulo 35). O mecanismo desse antagonismo pode ser percebido ao verificar que anfotericina B atua por ligação ao ergosterol e formação de poros na membrana fúngica, enquanto imidazólicos e triazólicos inibem a enzima microssomal dependente do citocromo P450, a 14α-esterol desmetilase, envolvida na biossíntese do ergosterol. Por conseguinte, imidazólicos e triazólicos opõem-se à ação de anfotericina B, por diminuírem a concentração do alvo desta última. Apesar dessas considerações, antimicrobianos -státicos e -cidas são algumas vezes clinicamente associados quando não há alternativas satisfatórias. Nesses casos, pode ser necessário aumentar a dose de um ou ambos os agentes de modo a sobrepujar a interação medicamentosa antagonista. O consequente aumento das concentrações de agentes terapêuticos também aumenta a probabilidade de efeitos adversos.

▶ Terapia de combinação antiviral I HIV

Conforme discutido no Capítulo 37, nenhum agente anti-HIV demonstra benefício supressor por longo prazo quando utilizado como medicamento único. Isso se deve, em grande parte, ao desenvolvimento de resistência ao fármaco.

O ciclo de vida viral é de suma importância para compreender o motivo pelo qual a monoterapia contra o HIV não consegue suprimir a replicação do vírus por longo prazo (ver Capítulo 37; Figura 37.2). Após ligação e fusão do vírus, a enzima viral transcriptase reversa (TR) sintetiza DNA de fita dupla a partir do genoma de RNA viral de fita simples. O DNA, então, integra-se ao cromossomo do hospedeiro e sofre repetidas transcrições, utilizando o processo de transcrição da célula hospedeira. Essas transcrições genômicas completas são finalmente acondicionadas em vírions, que infectam novas células. Porém, a TR do HIV é relativamente imperfeita, de modo que as taxas de erros na replicação são muito elevadas. Além disso, a transcrição do DNA integrado em RNA também está sujeita a erro. Em consequência, cada nova partícula de HIV contém, em média, uma mutação em relação ao vírus parental. Embora a taxa de erro resultante não seja tão alta a ponto de ser intolerável para o vírus, ela é suficientemente elevada para que, depois de repetidos ciclos de infecção, transcrição reversa e transcrição, significativo número de vírus passe a codificar alvos alterados de terapia anti-HIV, adquirindo, assim, resistência, mesmo antes do tratamento.

No contexto de elevadas taxas de mutação, a quimioterapia de combinação mostra-se benéfica. Combinações de inibidores da TR (p. ex., AZT e 3TC) são mais efetivas que inibidor da TR isolado, em parte pelo fato de que a resistência a um análogo de nucleosídio não confere necessariamente resistência a outro. O atual padrão de tratamento da infecção pelo HIV é a denominada "terapia tríplice", que pode utilizar muitas combinações, por exemplo, dois inibidores da TR análogos de nucleosídio (ITRN) e um inibidor da transcriptase reversa não nucleosídio (ITRNN), um ITRN em combinação com um ITRNN e um inibidor da protease (IP), ou dois ITRN e um IP. Ensaios clínicos realizados demonstraram que tais combinações são capazes de reduzir os níveis plasmáticos de RNA viral abaixo do limite de detecção (em geral, 50 cópias/mℓ). Nesses baixos níveis de replicação viral, a probabilidade de desenvolvimento de resistência a qualquer um dos fármacos é acentuadamente reduzida. Assim, por exemplo, foi constatado que as combinações permanecem efetivas por períodos muito mais longos que qualquer agente isoladamente. Entretanto, esquemas complicados de administração e efeitos adversos de algumas associações medicamentosas podem reduzir a adesão a tratamento. Embora algumas formulações combinadas de antirretrovirais tenham reduzido a "carga de comprimidos", simplificando e aumentando a adesão ao tratamento, o momento ideal para iniciá-lo ainda permanece sem definição. O tratamento precoce de pacientes sintomáticos com contagens baixas de células T CD4 (< 350 células/μℓ) reduz a morbidade e a mortalidade associadas à infecção pelo HIV, contudo, ainda não foram estabelecidos riscos e benefícios relativos ao tratamento agressivo de pacientes assintomáticos com contagens elevadas de CD4.

► Quimioterapia de combinação antineoplásica

A quimioterapia antineoplásica depara-se com várias dificuldades intrínsecas. *As células cancerosas podem ser consideradas como células "próprias alteradas", que mantêm diversas semelhanças com as células normais não cancerosas, tornando difícil estabelecer alvos específicos contra as células cancerosas.* Além disso, muitos dos agentes quimioterápicos atualmente disponíveis para o câncer apresentam sérios efeitos adversos, que frequentemente limitam sua dose e frequência de

administração. Apesar desses obstáculos, a quimioterapia de combinação sofreu notáveis avanços no tratamento do câncer, incluindo os exemplos de doença de Hodgkin e câncer testicular discutidos no final desta seção. A Tabela 40.2 fornece uma visão geral das principais classes de fármacos antineoplásicos, incluindo seus mecanismos de ação, especificidades do ciclo celular, principais mecanismos de resistência e toxicidades limitantes de dose. Observe que todas essas classes de fármacos foram discutidas em capítulos anteriores; a discussão que se segue integra as informações relevantes sobre cada fármaco individual em um contexto clínico.

Considerações gerais

Para perceber os desafios que precisam ser enfrentados ao tratar o câncer com terapias farmacológicas, convém examinar o modelo atual de transformação oncogênica. As células somáticas normais sofrem diferenciação durante seu processo de maturação a partir de pequena população de células-tronco com capacidade de regeneração. Como as células perdem sua capacidade de divisão à medida que progridem ao longo de sua via de diferenciação, as neoplasias malignas tendem a surgir em populações de células imaturas ou indiferenciadas (talvez até mesmo a partir de células-tronco). Em nível molecular, o processo de transformação maligna envolve múltiplas etapas, incluindo a perda de produtos de genes supressores tumorais (p. ex., p53 e Rb) e a ativação de proto-oncogenes (p. ex., *ras* e *c-myc*) por meio de vários processos, como mutação somática, translocação de DNA e amplificação gênica. As alterações adquiridas em genes que regulam a progressão das células pelo ciclo celular conferem uma vantagem quanto ao crescimento para as células malignas, que passam a proliferar na ausência de sinais reguladores normais de crescimento. Algumas das células transformadas mais agressivas se multiplicam em velocidade de cerca de duas divisões por dia. Nessa velocidade, uma única célula desse tipo pode dar origem a massa clinicamente detectável de 1 g (10^9 células) em apenas 15 dias, podendo ser alcançada carga tumoral de 1 kg (10^{12} células) em 20 dias, o que é frequentemente incompatível com a vida.

Felizmente, a oncogênese costuma ocorrer muito mais lentamente – um fato que sustenta o conceito de triagem para muitos tipos de câncer (p. ex., cervical, prostático e de colônico). Uma célula maligna pode dar origem a uma pequena colônia de células (10^6 células) com bastante rapidez, porém seu crescimento posterior é detido pela disponibilidade limitada de oxigênio e nutrientes. Como o oxigênio pode difundir-se passivamente nos tecidos à distância de apenas 2 a 3 mm, as células do centro da massa tumoral em crescimento tornam-se hipóxicas e entram na fase G_0 (de repouso). Em consequência, a porcentagem de células que sofrem difusão ativa (*i. e.*, a fração de crescimento do tumor) diminui à medida que o tamanho do tumor aumenta. Além disso, a proliferação contínua de células nas margens do tumor provoca diminuição adicional da pO_2 no centro do tumor, de modo que as células tumorais hipóxicas começam a morrer (necrose central). O tumor continua crescendo, ainda que em velocidade mais lenta, na medida em que a velocidade de divisão celular nas margens excede a da necrose central. Em algum momento, as células tumorais hipóxicas podem expressar ou induzir a expressão estromal de fatores angiogênicos (p. ex., fator de crescimento endotelial vascular [FCEV]), que induzem a vascularização do tumor. A vascularização pode ser acompanhada de súbito aumento da fração de crescimento, à medida que as células que se encontram na fase G_0 entram no ciclo celular.

TABELA 40.2 Classes de agentes quimioterápicos para o câncer com exemplos selecionados.

CLASSE DE FÁRMACOS	MECANISMO DE AÇÃO	PRINCIPAL MECANISMO DE RESISTÊNCIA	TOXICIDADE LIMITANTE DE DOSE
Agentes alquilantes			
Ciclofosfamida	Ligação cruzada de DNA, RNA, proteína (não específico no ciclo celular)	↑ reparo do DNA, ↓ captação de fármacos, ↑ inativação de fármacos	Medula óssea
Complexos de platina			
Cisplatina	Ligações cruzadas intrafitas de DNA (G-G) (não específico no ciclo celular)	↑ reparo do DNA, ↓ captação de fármacos, ↑ inativação de fármacos	Renal
Antimetabólitos			
Metabolismo do ácido fólico Metotrexato **Análogos de purina** Mercaptopurina **Análogos de pirimidina** 5-fluorouracila	Ruptura da síntese, utilização e incorporação de nucleotídios (específicos da fase S do ciclo celular)	↓ captação de fármacos, ↓ ativação de fármacos, ↑ inativação de fármacos, ↑ ou alteração da enzima-alvo, via de recuperação	Medula óssea
Substituto de ureia Hidroxiureia	Inibe a ribonucleotídio redutase (específica da fase S do ciclo celular)	↑ reparo do DNA, ↓ captação de fármacos, ↑ inativação de fármacos	Medula óssea
Produtos naturais			
Bleomicina	Cisão das fitas de DNA (específica da fase G2 do ciclo celular)	↑ reparo do DNA?, ↓ captação de fármacos? ↑ inativação de fármacos?, ↑ efluxo de fármacos?	Fibrose pulmonar
Camptotecinas Camptotecina	Inibição da topoisomerase I (específicas da fase S do ciclo celular)	↑ efluxo de fármacos	Medula óssea
Antraciclinas Doxorrubicina	Intercalação no DNA, inibição da topoisomerase II, peroxidação lipídica específica da fase G2 do ciclo celular)	↑ efluxo de fármacos	Medula óssea/cardiotoxicidade
Epipodofilotoxinas Etoposídeo	Inibição da topoisomerase II (específica da fase celular S/G2 do ciclo celular)	↑ efluxo de fármacos	Medula óssea/gastrotoxicidade (diarreia)
Alcaloides da vinca Vincristina	Ruptura da montagem de microtúbulos (específica da fase M do ciclo celular)	↑ efluxo de fármacos	Medula óssea/ neuropatia
Taxanos Paclitaxel	Ruptura da desmontagem de microtúbulos (específico da fase M do ciclo celular)	↑ efluxo de fármacos	Medula óssea (leve)
Agentes diferenciadores			
Tretinoína	Induz diferenciação de células cancerosas Agonista α do receptor de ácido retinoico	Mutação do gene de fusão α-PML-RAR	Síndrome do ácido retinoico
Modificadores de vias endógenas			
Moduladores hormonais			
Prednisona	Agonista do receptor de glicocorticoides	Perda da sensibilidade hormonal (↑ ou alteração do receptor-alvo)	Síndrome cushingoide
Tamoxifeno	Antagonista/modulador do receptor de estrógenos	Perda de crescimento dependente de estrógeno	Câncer endometrial/trombose
Anastrozol	Inibidor da aromatase	Perda de crescimento dependente de estrógeno	Osteoporose
Flutamida	Antagonista do receptor de andrógenos	Perda de crescimento dependente de andrógeno	Hepatotoxicidade
Leuprolida	Agonista do receptor de GnRH	Perda do crescimento dependente de andrógeno	Osteoporose
			Medula óssea, neurotoxicidade, cardiotoxicidade
Imunomoduladores			
Interferona-α	Agonista do receptor de interferona, mecanismo específico desconhecido		Hipotensão, edema pulmonar
Interleucina-2	Agonista de receptor IL-2 (estimula diferenciação e proliferação de células B e T)		
(Ver Tabela 53.2 para mais exemplos)			
Compostos ou proteínas liberados no alvo			
Conjugados de toxinas Denileucina diftitox	Libera toxina diftérica para células que expressam receptor IL-2	Redução na expressão do receptor	Edema intenso, sintomas sistêmicos similares aos gripais

(continua)

TABELA 40.2 Classes de agentes quimioterápicos para o câncer com exemplos selecionados. (*continuação*)

CLASSE DE FÁRMACOS	MECANISMO DE AÇÃO	PRINCIPAL MECANISMO DE RESISTÊNCIA	TOXICIDADE LIMITANTE DE DOSE
Conjugados de pequenas moléculas Gentuzumabe ozogamicina	Libera caliqueamicina para células de leucemia mieloide que expressam antígeno de superfície CD33	Redução na expressão do receptor	Hepatotoxicidade, reações de infusão
Conjugados radioterápicos Tositumomabe I^{131} (Ver Tabela 53.4 para mais exemplos)	Libera iodo radioativo para células que expressam antígeno de superfície CD20	Redução na expressão do receptor	Reações de hipersensibilidade, medula óssea
Agentes que interferem com vias de sinalização **Anticorpos monoclonais puros**			
Cetuximabe	Liga-se e inibe o receptor do fator de crescimento epidérmico (RFCE)	Mutação RFCE	Pele, toxicidade gastrintestinal (diarreia)
Trastuzumabe	Liga-se ao receptor de superfície celular ErbB2 (Her2/*neu*) e controla o crescimento da célula cancerosa	Modula a via de sinalização, ligando-se a sítio de ruptura	Cardiotoxicidade
Bevacizumabe	Liga-se e neutraliza o fator de crescimento endotelial vascular (FCEV)	Múltiplos mecanismos intrínsecos e/ou adaptativos para livrar-se da dependência de FCEV da angiogênese tumoral	Rim (proteinúria), hipertensão
Inibidores de BCR-ABL/C-KIT/PDGFR (Ver Tabela 53.4 para mais exemplos)	Inibem o domínio da proteína tirosina quinase	Mutação da enzima-alvo (p. ex., mutação de BCR-ABL)	Pele, toxicidade gastrintestinal (diarreia), retenção hídrica
Inibidores de proteassoma Bortezomibe	Inibem a degradação proteica pelo proteassoma, promovendo a morte de células tumorais	Mutação p53, ↑ da expressão de HSP-27	Neurotoxicidade/medula óssea

Como uma única célula maligna tem a capacidade de sofrer expansão clonal para dar origem a um tumor, acredita-se que cada célula maligna deva ser destruída para obter-se a cura do câncer. Essa hipótese, juntamente com a hipótese de "destruição logarítmica" para matar células tumorais (ver Capítulo 32), sugere que *é necessário administrar múltiplos ciclos de quimioterapia nas doses mais altas toleráveis e nos intervalos mais frequentes toleráveis para obter cura.* A quimioterapia antineoplásica obedece habitualmente à cinética de primeira ordem (*i. e.*, uma *fração* constante de células tumorais é eliminada a cada ciclo de quimioterapia). Essa cinética de destruição de células tumorais difere da destruição dependente do tempo que caracteriza muitos agentes antimicrobianos, que obedece à cinética de ordem zero (*i. e.*, um *número* fixo de micróbios é eliminado por unidade de tempo).

Soma-se à dificuldade de tratamento bem-sucedido para o câncer o fenômeno de progressão tumoral, no qual uma população clonada de células malignas se torna heterogênea por acúmulo de múltiplas alterações genéticas e epigenéticas. Quando submetidos à pressão seletiva por vigilância imune ou administração de agente antineoplásico, subclones do tumor com fenótipos relativamente não antigênicos ou resistentes a fármacos são selecionados. Mutações que conferem resistência a fármacos são particularmente preocupantes, uma vez que muitas células transformadas, tendo perdido sua capacidade de reparo do DNA lesado, caracterizam-se por instabilidade genômica. Por conseguinte, deleções, amplificações gênicas, translocações e mutações pontuais não são eventos raros e podem resultar em resistência a fármacos antineoplásicos por qualquer dos mecanismos apresentados na Tabela 40.3.

Com a possível exceção das classes de terapias mais recentemente desenvolvidas, baseadas em alvos moleculares seletivamente expressos por clone de células malignas (p. ex., anticorpo monoclonal dirigido contra antígeno de célula tumoral ou inibidor enzimático dirigido contra molécula de transdução de sinais que sofreu mutação; ver Capítulos 1, 39 e 53), a quimioterapia antineoplásica tem como foco interromper o ciclo celular nas células em rápida divisão. Alguns desses agentes atuam ao induzir lesão do DNA e apoptose subsequente em todas as fases do ciclo celular, ao passo que outros atuam seletivamente em uma fase do ciclo celular (ver Capítulo 32, especialmente a Figura 32.4). Infelizmente, esses fármacos também estão associados a toxicidade significativa, sobretudo para tecidos que normalmente apresentam elevada taxa de renovação celular (p. ex., medula óssea, folículos pilosos, epitélio intestinal). Em consequência, neutropenia, trombocitopenia, anemia, alopecia, náuseas e ulcerações orais e intestinais constituem efeitos adversos comuns de muitos agentes antineoplásicos.

Embora muitos linfomas de rápido crescimento e leucemias pareçam desaparecer com a quimioterapia antineoplásica, tumores sólidos mais indolentes devem ser tratados com radioterapia adjuvante (*i. e.*, para potencializar a quimioterapia) e/ou cirurgia. Quando esses tumores são detectados clinicamente, frequentemente já estão muito grandes e podem ter amplas metástases. Nesses casos, a remoção cirúrgica do tumor primário é muitas vezes seguida de radioterapia e/ou quimioterapia sistêmica, utilizando agentes que penetram em vários tecidos (p. ex., cérebro, fígado) passíveis de abrigar doença metastática.

Em resumo, a terapia para o câncer deve eliminar todas as células malignas do corpo, tornando desejável o uso de altas doses de agentes quimioterápicos. (Na prática, mecanismos imunes podem ser capazes de extinguir quantidades pequenas de células cancerosas remanescentes, se essas células forem suficientemente imunogênicas.) Todavia, a toxicidade desses agentes relativamente não seletivos limita as doses passíveis

TABELA 40.3 Mecanismos de resistência tumoral a agentes quimioterápicos.

MECANISMO DE RESISTÊNCIA TUMORAL	EXEMPLOS
Mecanismos farmacocinéticos	
Acúmulo insuficiente do fármaco	
Captação insuficiente do fármaco	Metotrexato
Efluxo do fármaco a partir da célula tumoral (fenótipo MDR)	Alcaloides da vinca, etoposídeos, doxorrubicina
Distribuição insuficiente do fármaco	Metotrexato, ara-C
Locais santuários (p. ex., cérebro, testículo)	
Metabolismo desfavorável do fármaco ou profármaco	
Ativação insuficiente do profármaco	5-FU, 6-MP, Ara-C, 6-TG
Inativação aumentada do fármaco	
Hiperexpressão da citidina desaminase	Ara-C
Hiperexpressão da fosfatase alcalina	6-TG, 6-MP
Mecanismos farmacodinâmicos	
Hiperexpressão, alteração ou perda da molécula-alvo*	
Di-hidrofolato redutase	Metotrexato
Concentração diminuída de cofator	5-FU
Concentração aumentada da molécula competidora	Metabólito do Ara-C (dCTP)
Reparo de lesões induzidas por fármacos em DNA, proteínas ou lipídios (membranas)	Agentes alquilantes
Utilização aumentada de vias alternativas	Antimetabólitos
Resistência à apoptose induzida por fármacos	A maioria dos agentes antineoplásicos

*Em decorrência de mutação, amplificação, deleção ou alteração epigenética do DNA; alteração da transcrição ou processamento pós-transcrição; alteração da translação ou modificação pós-translação; ou alteração da estabilidade do alvo.

de administrar. Além disso, a resistência a esses fármacos pode desenvolver-se mediante alterações genéticas. Por fim, como o alvo desses agentes consiste, principalmente, em células que sofrem rápida divisão, os fármacos antineoplásicos são muito menos efetivos contra grandes tumores sólidos com baixa fração de crescimento. Cada uma dessas considerações aponta para a necessidade de esquemas farmacológicos de combinação para tratamento do câncer. A seguir, serão discutidos os princípios farmacológicos básicos desses esquemas.

Fundamentos da quimioterapia de combinação

Os esquemas de antineoplásicos em combinação incluem geralmente agentes que atuam sobre diferentes alvos moleculares, em várias fases do ciclo celular e com diversas toxicidades que limitam a dose administrada (Tabela 40.2). Essa estratégia afeta células tumorais que sofrem divisão assincrônica, diminui o desenvolvimento de resistência a fármacos e possibilita que cada fármaco possa ser administrado em sua dose mais alta tolerável, maximizando, assim, a eficácia, sem toxicidade excessiva. Avanços recentes em terapia de suporte também aumentaram as doses máximas toleradas de muitos agentes antineoplásicos. Por exemplo, o uso rotineiro de antieméticos, transplante de medula óssea autóloga, fatores de crescimento hematopoéticos (*GM-CSF*, *G-CSF*, *eritropoetina*) e antibió-

ticos de amplo espectro profiláticos reduziram as complicações dos esquemas de quimioterapia mielossupressora. De modo semelhante, o tratamento com *alopurinol* para impedir hiperuricemia que poderia ocorrer em consequência de liberação disseminada e metabolismo de purinas a partir das células tumorais necróticas (*i. e., síndrome de lise tumoral*) reduziu a morbidade associada a altas doses de quimioterapia sistêmica (ver Capítulo 48). Por fim, a denominada *"leucovorina de resgate"* após administração de altas doses de *metotrexato* poupa seletivamente as células não malignas, impedindo sua morte associada à depleção de tetraidrofolato (ver Capítulo 32).

Ao contrário do tratamento de infecções bacterianas e virais, a quimioterapia para o câncer emprega frequentemente estratégia de doses intermitentes. O principal fundamento para essa estratégia consiste em evitar toxicidade inaceitável para células e tecidos normais, proporcionando tempo suficiente para haver recuperação da medula óssea, por exemplo. As doses intermitentes também podem ter a vantagem de "empurrar" algumas células, que não estão se dividindo, para fora da fase G_0, tornando-as mais suscetíveis a ciclos subsequentes de quimioterapia. Este último fundamento levou ao uso da radioterapia adjuvante e à inclusão de fármacos inespecíficos do ciclo celular em certos esquemas de quimioterapia de combinação; ambas as estratégias aumentaram as frações de crescimento de tumores, segundo alguns estudos. Apesar dessas considerações, a administração contínua de agentes quimioterápicos é ocasionalmente benéfica no tratamento de tumores cujo ciclo é lento (p. ex., mieloma múltiplo) ou em casos em que a infusão em bolo do fármaco se associa a toxicidade significativamente maior (p. ex., *antraciclinas*).

Por fim, algumas combinações de agentes antineoplásicos recorrem a efeitos sinérgicos conhecidos. Um exemplo clinicamente importante é a interação entre *5-fluorouracila* (5-FU) e *metotrexato*. Esses fármacos são utilizados em associação no tratamento de muitos adenocarcinomas, incluindo cânceres de mama, cólon e próstata. Ambos os fármacos são específicos da fase S e têm toxicidades comuns que limitam sua dose (lesão de medula óssea e mucosa intestinal), de modo que seu uso em combinação pode ser surpreendente (ver Capítulos 32 e 38). O mecanismo dessa sinergia parece consistir na ativação aumentada da 5-FU na presença de metotrexato. É preciso lembrar que metotrexato inibe a biossíntese de purina e que 5-FU é metabolizada por vias de recuperação celular que finalmente convertem o fármaco na forma ativa 5-FdUMP. A primeira etapa na ativação da 5-FU exige 5-fosforribosil 1-pirofosfato (PRPP) e é catalisada pela enzima fosforribosil transferase: 5-FU + PRPP → 5-FUMP + PP$_i$. Metotrexato aumenta os níveis celulares de PRPP, provavelmente por causa da menor utilização de PRPP nas vias de síntese de purina. Os níveis elevados de PRPP favorecem a conversão de 5-FU a 5-FUMP, que acaba sendo convertido a 5-FdUMP por ação de ribonucleotídio redutase e outras enzimas.

Exemplos de quimioterapia de combinação antineoplásica

Doença de Hodgkin

O tratamento da doença de Hodgkin (DH) ilustra o uso racional de combinações de agentes antineoplásicos. Nessa doença, há proliferação clonal de células de Reed-Sternberg (RS) dentro de denso conjunto de células inflamatórias reativas. A DH origina-se de um único linfonodo e progride de modo contíguo, acometendo o tecido linfoide adjacente. A célula de RS é a célula neoplásica, que parece originar-se de células B, tornando a doença um verdadeiro linfoma. Subtipos patológicos, definidos com base em morfologia das células de RS e padrão de alterações inflamatórias reativas circundantes, incluem a DH com esclerose nodular, população celular mista e depleção de linfócitos.

Em geral, os pacientes apresentam linfadenopatia (cervical, supraclavicular, axilar ou inguinal) e/ou sintomas sistêmicos, incluindo febre, mal-estar, prurido, sudorese noturna e perda de peso. O estágio da doença determina o tratamento; assim, pacientes com doença nos estágios iniciais (estágios I e II) são submetidos a radioterapia, com ou sem quimioterapia, enquanto pacientes com doença nos estágios avançados (estágios III e IV) necessitam de quimioterapia de combinação (Tabela 40.4).

Antes da introdução dos agentes alquilantes em meados da década de 1960, a quimioterapia com agente único para DH avançada resultava em sobrevida média de 1 ano. Com o desenvolvimento do *MOPP* (*mecloretamina*, *vincristina*, *procarbazina* e *prednisona*), a primeira combinação bem-sucedida de agentes antineoplásicos, metade desses pacientes obteve cura da doença. Entretanto, o tratamento permaneceu limitado pela significativa toxicidade, incluindo complicações gastrintestinais e neurológicas precoces, bem como esterilidade tardia e neoplasias malignas secundárias (síndrome mielodisplásica, leucemia não linfocítica aguda e linfoma não Hodgkin). Investigações adicionais levaram ao desenvolvimento da combinação *ABVD* (*doxorrubicina*, *bleomicina*, *vimblastina* e *dacarbazina*), que é menos tóxica e mais efetiva que MOPP. O esquema ABVD é o padrão atual de tratamento para a forma avançada de DH, embora estudos de novas associações medicamentosas estejam em andamento. O fundamento da combinação ABVD provém do reconhecimento de que esse esquema combina agentes tanto seletivos quanto não seletivos do ciclo celular, bem como fármacos com diferentes toxicidades limitantes de dose. Em comparação com MOPP, ABVD está associado a um número significativamente menor de complicações hematológicas e gonadais e neoplasias malignas secundárias.

Câncer testicular

Os princípios de quimioterapia de combinação antineoplásica também são exemplificados no tratamento do câncer testicular. Esse tumor, que surge do epitélio espermatogênico do testículo, é habitualmente detectado como massa testicular ao exame físico. O tumor origina metástases para linfonodos pélvicos e periaórticos, por meio dos canais linfáticos, antes de sofrer ampla disseminação por via hematogênica. O tratamento da doença local (sem evidência de metástases) consiste em remoção cirúrgica do testículo afetado, com ou sem radiação pélvica. A doença avançada exige tratamento sistêmico com quimioterapia de combinação. O esquema padrão de tratamento é o *BEC* (Figura 40.4). Dos três fármacos utilizados nesse esquema (*bleomicina*, *etoposídeo* e *cisplatina*), cisplatina é o fármaco inespecífico do ciclo celular, que pode induzir células tumorais que não sofrem divisão a passar para o reservatório de ciclo ativo, no qual se tornam suscetíveis à ação sinérgica dos agentes específicos do ciclo celular, bleomicina e etoposídeo. Os fármacos nessa combinação apresentam vários alvos moleculares, atuam em fases distintas do ciclo celular e exibem diferentes toxicidades limitantes de dose. As doses intermitentes proporcionam tempo suficiente para que cada órgão afetado (pulmão, medula óssea e rins, respectivamente) possa se recuperar entre os ciclos. Após remoção cirúrgica do tumor primário, esse esquema leva habitualmente à cura.

Tratamento de doença refratária ou recorrente

Embora a quimioterapia de combinação tenha resultado em pronunciada melhora de sobrevida no caso de alguns cânceres, muitos outros se tornam refratários à quimioterapia de combinação padrão. Se um esquema de quimioterapia padrão fracassar, outras opções incluem terapia com fármacos experimentais, cuidados paliativos ou novos fármacos aprovados para uso após a falha do tratamento. Muitos pacientes decidem inscrever-se em ensaios clínicos experimentais. Essa decisão pode estar baseada na esperança de que um agente em fase de investigação possa demonstrar eficácia, porém com a compreensão de que o verdadeiro benefício poderá ser obtido só em futuros pacientes. Os tratamentos paliativo e hospitalar constituem alternativas

TABELA 40.4 Sistema de estadiamento de Ann Arbor para doença de Hodgkin.		
ESTÁGIO	**DESCRIÇÃO**	**SUBCLASSIFICAÇÃO**
I	Comprometimento de única região de linfonodos	IA: Ausência de sintomas sistêmicos IB: Sintomas sistêmicos (p. ex., febre, sudorese noturna, perda de peso) IE: Extensão contígua extranodal
II	Comprometimento de duas ou mais regiões de linfonodos no mesmo lado do diafragma	IIA: Ausência de sintomas sistêmicos IIB: Sintomas sistêmicos IIE: Extensão contígua extranodal
III	Comprometimento de regiões de linfonodos em ambos os lados do diafragma	IIIA: Ausência de sintomas sistêmicos IIIB: Sintomas sistêmicos IIIS: Comprometimento esplênico IIIE: Extensão contígua extranodal
IV	Doença disseminada, comprometendo múltiplos órgãos extralinfáticos (p. ex., fígado, baço, medula óssea)	IVA: Ausência de sintomas sistêmicos IVB: Sintomas sistêmicos

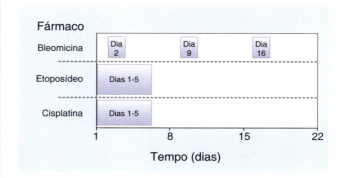

FIGURA 40.4 Esquema de quimioterapia de combinação com bleomicina, etoposídeo e cisplatina (BEC) para câncer testicular. Esse esquema consiste em uma combinação de bleomicina, etoposídeo e cisplatina. A cisplatina é um fármaco inespecífico do ciclo celular; este agente pode induzir a passagem de células que não sofrem divisão para o ciclo celular, no qual podem ser destruídas por bleomicina, agente específico da fase G2, e etoposídeo, agente específico da fase S/G2. O esquema de doses intermitentes limita a toxicidade do fármaco e proporciona tempo para que a medula óssea se recupere da mielossupressão induzida pelos fármacos. O ciclo de 3 semanas mostrado aqui é geralmente administrado por quatro vezes em sucessão (12 semanas no total).

para terapia farmacológica contínua nos casos de doença metastática avançada. Um número crescente de fármacos com novos mecanismos de ação tem sido disponibilizado para doenças que, de outro modo, seriam refratárias ao tratamento. Muitos desses agentes atuam seletivamente sobre antígenos específicos tumorais e vias de transdução de sinais, conforme discutido nos Capítulos 39 e 53. Combinações otimizadas desses fármacos e de outros agentes antineoplásicos quanto à eficácia e à segurança representam importante desafio para o futuro.

▶ Conclusão e perspectivas

Os princípios da quimioterapia de combinação ressaltam a importância do tratamento com associações de fármacos em uma variedade de situações clínicas. O uso de combinações de fármacos aumentou acentuadamente a efetividade do tratamento das doenças tanto infecciosas quanto neoplásicas. As vantagens oferecidas por esquemas de múltiplos fármacos em comparação com monoterapia incluem aumento da eficácia antimicrobiana, antiviral e antineoplásica, diminuição da resistência global a fármacos, redução da toxicidade para o hospedeiro e cobertura mais ampla de microrganismos patogênicos suspeitos. Essas vantagens são ilustradas pelo uso racional de associações de fármacos no tratamento de infecções causadas por *Mycobacterium tuberculosis* e HIV, bem como no tratamento de distúrbios neoplásicos, como doença de Hodgkin e câncer testicular. O tratamento de doenças causadas por microrganismos resistentes a múltiplos fármacos, como TB-RMF e HIV-RMF, continua sendo um desafio especial, assim como o tratamento dos cânceres geneticamente heterogêneos com baixa fração de crescimento, como os de pulmão, cólon, mama e próstata. O aprimoramento contínuo de esquemas de quimioterapia de combinação dependerá da compreensão mais aprofundada de alvos moleculares e vias metabólicas utilizadas por microrganismos e células cancerosas.

Agradecimentos

Agradecemos a Shreya Kangovi e Gia Landry por suas cópias iniciais e discussão do caso do Sr. M. Também agradecemos a Ryan L. Albritton por sua valiosa contribuição para este capítulo nas duas primeiras edições desta obra.

Leitura sugerida

Bergers G, Hanahan D. Modes of resistance to antiangiogenic therapy. *Nat Rev Cancer* 2008;8:592-603. (*Revisão dos mecanismos adaptativos e intrínsecos que explicariam a resistência dos cânceres ao bevacizumabe e outros agentes antiangiogênicos.*)

Canellos GP, Anderson JR, Propert KJ *et al.* Chemotherapy of advanced Hodgkin's disease with MOPP, ABVD, or MOPP alternating with ABVD. *N Engl J Med* 1992; 327:1478-1484. (*Essas combinações de agentes antineoplásicos mantêm o padrão de tratamento da forma avançada da doença de Hodgkin.*)

Centers for Disease Control and Prevention (CDC). Emergence of *Mycobacterium tuberculosis* with extensive resistance to second line drugs–worldwide, 2000-2004. *MMWR Morb Mortal Wkly Rep* 2006;55:301-305. (*Revisões da rede internacional de laboratórios de tuberculose [TB] no tocante à incidência e à prevalência de Mycobacterium tuberculosis resistente a múltiplos fármacos [RMF] e extremamente farmacorresistente [EFR].*)

Chou R, Huffman LH, Fu R *et al.* Screening for HIV: a review of the evidence for the U.S. Preventive Services Task Force. *Ann Intern Med* 2005;143:55-73. (*Comparação de benefícios e riscos do rastreamento de HIV e revisão da eficácia da terapia antirretroviral extremamente ativa [HAART] em pacientes com formas avançadas da infecção pelo HIV.*)

Chou TC, Talalay P. Quantitative analysis of dose-effect relationships: the combined effects of multiple drugs or enzyme inhibitors. A*dv Enzyme Regul* 1984;22:27-55. (*Análise detalhada de modelos de combinações medicamentosas sinérgicas, antagônicas e aditivas.*)

Chou TC. Theoretical basis, experimental design, and computerized simulation of synergism and antagonism in drug combination studies. *Pharmacol Rev* 2006;58:621-681. (*Análise detalhada de modelos de associações medicamentosas sinérgicas, antagônicas e aditivas.*)

Dancey JE, Chen HX. Strategies for optimizing combinations of molecular targeted anticancer agents. *Nat Rev Drug Discov* 2006;5:649-659. (*Discussão dos princípios que determinam as combinações de agentes antineoplásicos que poderiam ser mais promissoras em ensaios pré-clínicos e clínicos.*)

Harvey RJ. Synergism in the folate pathway. *Rev Infect Dis* 1982;4:255-260. (*Descrição da cinética do sinergismo entre trimetoprima e sulfonamidas.*)

Luo J, Solimini NL, Elledge SJ. Principles of cancer therapy: oncogene and non-oncogene addiction. *Cell* 2009;136:823-837. (*Revisões das terapias antineoplásicas direcionadas para os 12 marcos de câncer e proposta de princípios para elaboração de novas abordagens terapêuticas e associações medicamentosas antineoplásicas.*)

Ormerod LP. Multidrug-resistant tuberculosis (MDR-TB): epidemiology, prevention and treatment. *Br Med Bull* 2005;73/74: 17-24. (*Revisão de epidemiologia, prevenção e tratamento da tuberculose resistente a múltiplos fármacos.*)

Yazdanpanah Y, Sissoko D, Egger M *et al.* Clinical efficacy of antiretroviral combination therapy based on protease inhibitors or non-nucleoside analogue reverse transcriptase inhibitors: indirect comparison of controlled trials. *Br Med J* 2004; 328:249-256 (*Revisão das associações medicamentosas usadas no tratamento da infecção pelo HIV.*)

Parte 6

Princípios de Inflamação e Farmacologia Imune

41

Princípios de Inflamação e o Sistema Imune

Ehrin J. Armstrong e Lloyd B. Klickstein

▶ Introdução

Inflamação e sistema imune estão estreitamente inter-relacionados. A inflamação consiste em complexa rede de respostas a lesão tecidual e infecção, caracterizada pelos cinco sinais clínicos, a saber: *rubor* (vermelhidão), *calor*, *tumor* (tumefação), *dolor* (dor) e *functio laesa* (perda da função). O sistema imune compreende células e fatores solúveis, como anticorpos e proteínas do complemento, que medeiam a resposta inflamatória; essas células e fatores eliminam o estímulo inflamatório desencadeante e iniciam o processo de memória imunológica.

A resposta inflamatória normal é um processo agudo, que se resolve após a remoção do estímulo desencadeante. Podem ocorrer doenças de inflamação e imunidade decorrente da inflamação inapropriada ou quando a resposta inflamatória normal progride para inflamação crônica, por causa da resposta inapropriada a determinado estímulo (p. ex., alergias) por longo prazo, ou porque o agente agressor não foi removido (p. ex., infecção crônica, transplante e autoimunidade).

São utilizadas duas estratégias farmacológicas para atuar na fisiopatologia das doenças imunes. A primeira envolve modificação dos mediadores de sinalização do processo inflamatório ou supressão de componentes do sistema imune. Essa estratégia constitui o fundamento racional dos fármacos que afetam as vias de eicosanoides (Capítulo 42), histamina (Capítulo 43) e células do sistema imune (Capítulos 44 e 45). Essa abordagem (pelo fato de depender da elucidação dos eventos moleculares nas vias pertinentes) ainda se encontra em seu início, mas promete levar ao desenvolvimento de fármacos novos em futuro previsível.

A segunda abordagem farmacológica utilizada em doenças, como ulcerosa péptica (Capítulo 46), asma (Capítulo 47) e gota (Capítulo 48), envolve a modificação do estímulo fisiopatológico subjacente, removendo, assim, o estímulo para a inflamação. A diferença entre essas duas abordagens é, algumas vezes, indistinta e continuará obscura enquanto a fisiopatologia da doença inflamatória crônica não for elucidada mais especificamente em nível molecular.

Este capítulo fornece embasamento suficiente sobre a fisiologia da inflamação e do sistema imune para compreender os capítulos subsequentes desta seção. O tratamento é necessariamente breve, com ênfase nos alvos farmacologicamente importantes da resposta inflamatória. O capítulo é organizado em quatro partes. A primeira fornece uma visão geral do sistema imune. A segunda introduz os sinais moleculares que medeiam comunicação celular e inflamação. A terceira discute células imunes e inflamatórias, bem como moléculas de sinalização, no contexto de uma resposta inflamatória integrada. Por fim, a quarta parte apresenta a inflamação crônica, estado patológico

CASO

Mark estava estressado. Faltavam duas semanas para o United States Medical Licensing Examination e ele mal começara a estudar. Sem qualquer pretensão de manter um estilo de vida equilibrado, Mark dirigiu-se ao laboratório de microbiologia tarde da noite para rever as técnicas de coloração pelo método de Gram. Enquanto aplicava violeta de genciana da coloração de Gram, Mark cortou o polegar na borda da lâmina do microscópio. Temendo o pior, mas pensando que não teria tempo para limpar adequadamente o polegar, ele continuou estudando com afinco. No decorrer das 5 h seguintes, o polegar de Mark tornou-se progressivamente edemaciado, quente, vermelho e hipersensível. Ele permaneceu concentrado nos estudos e continuou estudando à tarde. Entretanto, à noite, ele apresentou febre e o edema do polegar cresceu. No terceiro dia, surgiu pus no local do corte. Entretanto, no quarto dia, o organismo de Mark pareceu ter vencido o agente agressor. A tumefação di-

minuiu, o local do corte perdeu o aspecto vermelho intenso e a febre cedeu abruptamente. Aliviado ao ver que não foi vítima de sua própria procrastinação, Mark continuou estudando e fez o exame com sucesso, não obstante seu ferimento ter-lhe mostrado aspectos fundamentais da imunologia.

Questões

1. O que ativou o sistema imune de Mark em resposta à presença de bactérias em seu ferimento?
2. Quais mediadores são responsáveis pela febre de Mark?
3. Que alterações vasculares são responsáveis pela tumefação imediata do polegar de Mark?
4. Quais sinais químicos mediaram a resposta inflamatória no polegar de Mark?

---

que frequentemente está associado à autoimunidade. Para obter uma discussão mais extensa desse assunto em rápida evolução, consulte as Leituras sugeridas, no final deste capítulo.

▶ Visão geral do sistema imune

O papel fundamental do sistema imune consiste em distinguir o próprio do não próprio. O "não próprio" pode ser microrganismo infeccioso, órgão transplantado ou tecido endógeno incorretamente considerado algo estranho. Como a proteção contra infecção constitui a função clássica do sistema imune, as expressões "infecção" e "agente infeccioso" são geralmente utilizadas para referir-se a estímulo desencadeante de uma resposta imune. Entretanto, é preciso compreender que o sistema imune pode ser incentivado a reagir contra qualquer entidade não própria.

Pele e outras barreiras teciduais formam a primeira linha de defesa contra qualquer infecção. (No caso descrito na introdução, a infecção de Mark ocorreu somente após ter cortado a pele.) Quando um agente agressor penetra nessas barreiras, o sistema imune desencadeia uma resposta. As respostas imunes classificam-se em inatas e adaptativas. As respostas *inatas* são reações estereotipadas a determinado estímulo (p. ex., liberação de histamina, fagocitose de uma bactéria). Em alguns casos, as respostas inatas são suficientes para neutralizar o agente agressor. As células do sistema imune inato, especialmente as células apresentadoras de antígeno, também podem processar o agente agressor em pequenos fragmentos; esse processamento é necessário para a ativação do sistema imune adaptativo. Respostas *adaptativas* são reações neutralizantes específicas para o antígeno agressor (p. ex., anticorpos, células T citotóxicas). Em geral, pois, *o sistema imune inato reconhece os elementos estranhos* (nonself) *e inicia e ativa a resposta a determinado elemento agressor estranho*; *o sistema imune adaptativo desencadeia resposta que neutraliza ou mata especificamente este agente.*

Há vários tipos diferentes de células no sistema imune, que interagem em complexa rede de sinalização e comunicação, produzindo a resposta global. As células do sistema imune derivam de dois tipos de células pluripotentes na medula óssea:

células-tronco *mieloides* e células-tronco *linfoides*. A célula-tronco linfoide é, algumas vezes, denominada *célula-tronco linfoide comum*, uma vez que origina as células B e T. Em geral, precursores das células do sistema imune inato são produzidos pelas células-tronco mieloides, enquanto precursores das células do sistema imune adaptativo, pelas células-tronco linfoides. Embora haja algumas exceções, a Figura 41.1 apresenta células-tronco mieloides e linfoides e a diferenciação das células precursoras nos tipos celulares maduros. A origem desses tipos de células também é discutida no Capítulo 44. Um arcabouço conceitual útil seria visualizar o sistema imune inato como a memória imunológica de uma *espécie*, que não varia ao longo da vida de uma pessoa e, em geral, é igual nos indivíduos de uma mesma espécie. Em contrapartida, o sistema imune adaptativo estabelece a memória imunológica de uma *pessoa* durante sua vida, dependendo de sua exposição a patógenos, vacinas ou outros estímulos imunológicos. A imunidade adaptativa é, portanto, singular a cada pessoa.

Imunidade inata

As células do sistema imune inato são as primeiras que respondem a um agente agressor que penetrou na pele ou em outra barreira (Tabela 41.1). As células imunes inatas executam três tarefas importantes. Em primeiro lugar, defendem o organismo contra infecções bacterianas e parasitárias, neutralizando o agente infeccioso com proteínas citotóxicas secretadas, ou por fagocitose (ingestão) da bactéria ou do parasito. Em segundo lugar, a fagocitose do agente agressor inicia a digestão proteolítica de macromoléculas microbianas a fragmentos (antígenos), que são, então, dispostos, juntamente com proteínas do complexo principal de histocompatibilidade (MHC) de classe II, sobre a superfície de células apresentadoras de antígenos. Por sua vez, essas células, que incluem macrófagos e células dendríticas, ativam células do sistema imune adaptativo. Em sua terceira tarefa, células imunes inatas secretam numerosas citocinas (ver adiante) que amplificam ainda mais a resposta imune. Os principais tipos de células do sistema imune inato incluem *granulócitos* (neutrófilos, eosinófilos e basófilos), *mastócitos* e *células apresentadoras de antígeno* (macrófagos e células dendríticas). Alguns imunologistas consideram que

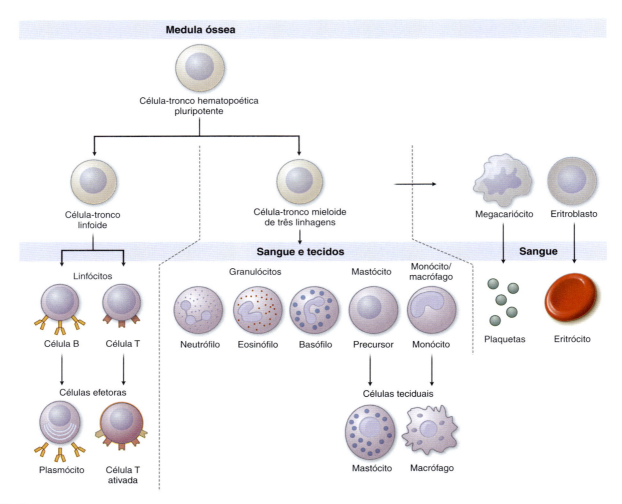

FIGURA 41.1 Desenvolvimento de células do sistema imune. Todas as células hematopoéticas desenvolvem-se da célula-tronco hematopoética pluripotente. Essa célula origina a célula-tronco linfoide e origina a célula-tronco mieloide de três linhagens. A célula-tronco linfoide e suas células progenitoras (*não ilustradas*) dão origem aos linfócitos maduros (células B e T), que medeiam respostas imunes adaptativas. Quando expostas a antígenos específicos, as células B diferenciam-se em plasmócitos produtores de anticorpos, e as células T adotam um fenótipo ativado. A célula-tronco mieloide e suas células progenitoras, incluindo megacariócitos, eritroblastos e precursores mieloides (*não ilustrados*), proliferam e diferenciam-se em eosinófilos, basófilos, mastócitos, monócitos, plaquetas, eritrócitos e neutrófilos maduros. Nos tecidos, monócitos diferenciam-se em macrófagos, e precursores de mastócitos sofrem diferenciam-se em mastócitos. (Ver Figura 44.1 para mais detalhes sobre a diferenciação das linhagens celulares na medula óssea.).

células destruidoras naturais (*natural killer*, NK), células T NK e células T γδ desempenhem funções imunes inatas. A biologia desses tipos celulares está além do escopo deste texto.

"Granulócito" é termo descritivo, que se baseia no aspecto dos grânulos citoplasmáticos existentes no interior dessas células. *Neutrófilos*, o tipo celular mais abundante do sistema imune inato, são células fagocíticas primariamente responsáveis pela defesa do organismo contra a infecção bacteriana. Essas células envolvem as bactérias invasoras em vesículas fagocíticas e as destroem no interior dessas vesículas, utilizando enzimas como a mieloperoxidase. *Eosinófilos* são granulócitos circulantes, primariamente envolvidos na defesa contra infecções parasitárias. Como os parasitos são, com frequência, muito grandes para serem fagocitados, os eosinófilos fixam-se ao exterior do parasito e secretam substâncias citotóxicas diretamente sobre o parasito. Tanto *basófilos* (circulantes) quanto *mastócitos* (que residem nos tecidos) ligam-se ao anticorpo IgE, exibem essa IgE sobre a superfície celular e têm grânulos contendo histamina, que são liberados quando um antígeno exógeno liga-se à IgE, estabelecendo com ela ligação cruzada.

Basófilos e mastócitos são importantes nas respostas alérgicas. Eosinófilos e basófilos são assim denominados por causa de seus padrões eosinofílico e basofílico, respectivamente, quando corados pelo método de Wright-Giemsa.

Células apresentadoras de antígeno

Células apresentadoras de antígeno (APC, do inglês *antigen-presenting cells*) processam macromoléculas (especialmente proteínas) de um agente invasor para exibir os fragmentos processados sobre a superfície da APC. Dessa maneira, os fragmentos atuam como impressões (*fingerprints*) moleculares, utilizadas pelas células do sistema imune adaptativo para reconhecer o agente invasor. As APC são iniciadoras importantes das respostas imunes, na medida em que, além de apresentarem antígenos não próprios às células T (ver adiante), fornecem os sinais coestimuladores necessários para ativação de células T. O conceito de *coestimulação,* em que são necessários dois sinais separados para desencadear uma resposta imune a determinado estímulo, é discutido adiante.

TABELA 41.1 Células do sistema imune.

TIPO CELULAR	FUNÇÃO
Imunidade inata	
Macrófago	Célula residente em tecidos, derivada de monócito Fagocita restos celulares estranhos Envolvido na inflamação crônica Célula apresentadora de antígeno
Célula dendrítica	Transporta e apresenta antígenos às células T nos linfonodos Célula apresentadora de antígeno
Neutrófilo	Fagocita e mata patógenos invasores, especialmente bactérias
Eosinófilo	Defende contra parasitos
Basófilo/mastócito	Liberam histamina, leucotrienos e outros mediadores após exposição a antígenos
Imunidade adaptativa	
Célula T citotóxica (T_C)	Efetora da imunidade adaptativa celular
Célula T auxiliar (T_H)	Controla respostas imunes adaptativas
Célula B	Sintetiza e secreta anticorpos Célula apresentadora de antígeno

Monócitos que saem da corrente sanguínea e se instalam nos tecidos podem diferenciar-se em *macrófagos*. Como "APC profissionais", macrófagos processam e apresentam fragmentos antigênicos de um patógeno invasor para reconhecimento por células T. A capacidade dos macrófagos de englobar e destruir patógenos é amplificada por outros componentes do sistema imune, incluindo anticorpos e complementos que medeiam a opsonização e citocinas que intensificam a capacidade de destruição. Além disso, macrófagos produzem citocinas, como TNF-α, que modificam as respostas imunes. *Células dendríticas* são apresentadoras de antígenos que, em sua forma madura, são encontradas principalmente nas áreas do tecido linfoide. As células dendríticas são as APC de maior importância na iniciação das respostas imunes adaptativas. Células dendríticas imaturas residem em tecidos não linfoides, prontas para englobar e processar antígenos estranhos; em seguida, as células dendríticas transportam esses antígenos até os tecidos linfoides e os apresentam às células T.

Ativação da resposta imune inata

Células imunes inatas respondem a determinantes comuns presentes em numerosos agentes invasores (p. ex., lipopolissacarídio [LPS] na membrana externa das bactérias gram-negativas). Para desempenhar esse papel, as células imunes inatas utilizam um *reconhecimento padrão* para fagocitar uma classe de agentes infecciosos, em vez de um agente infeccioso específico. Em contrapartida, as células imunes adaptativas, conforme será discutido adiante, deflagram uma resposta específica à conformação tridimensional de determinado antígeno, designado como *epítopo*. Sob uma perspectiva teleológica, a imunidade inata desempenha ampla função de regulação, procurando anular efeitos prejudiciais de invasores estranhos de modo rápido e estabelecer se determinado agente infeccioso deve ser ainda atacado pela imunidade adaptativa; uma vez que a imunidade adaptativa fornece resposta especializada, específica para agente infeccioso invasor particular. Em uma pessoa, as células imunes inatas respondem de modo similar e em extensão igual a repetidas infecções determinadas pelo mesmo agente. Contrariamente, as células adaptativas desencadeiam resposta mais rápida e mais intensa a uma reexposição ao agente infeccioso.

A função padrão de reconhecimento das células imunes inatas é mediada por inúmeros mecanismos. Um mecanismo importante envolve *receptores semelhantes a toll* (*TLR*, do inglês *toll-like receptors*), proteínas transmembrana que se ligam para compartilhar componentes microbianos, como LPS expresso em bactérias gram-negativas, mananos expressos por fungos e RNA de fita dupla expressos em patógenos virais. Dez TLR são expressos em seres humanos, e cada um deles apresenta distribuição característica nas células imunes e um conjunto de ligantes associados a patógenos. TLR4 expresso por células apresentadoras de antígenos, por exemplo, liga-se ao LPS. A ligação de TLR a seus ligantes ativa uma cascata de sinalização intracelular, que converge na expressão de citocinas proinflamatórias, levando a maior recrutamento de células imunes e ativação da resposta inflamatória. Uma função fundamental da imunidade inata é proporcionar um "alarme" imediato que recruta elementos de imunidade adaptativa. Esse alarme indica que uma estrutura molecular associada a um patógeno foi detectada e serve como sistema de aviso precoce para que o sistema imune adaptativo inicie uma resposta imune contra antígenos associados a patógenos encontrados no contexto de um agonista TLR ou outro sinal imune inato. Diversos agentes farmacológicos estão sendo investigados como moduladores da sinalização dos TLR. *Imiquimode*, discutido no Capítulo 37, pode atuar como agonista dos TLR.

Imunidade adaptativa

As principais características do sistema imune adaptativo, a especificidade para antígenos estranhos e a tolerância a autoantígenos, baseiam-se em dois princípios: (1) deve haver algum mecanismo para produzir resposta específica a antígeno estranho; e (2) células imunes adaptativas devem ser capazes de distinguir células e fatores solúveis nativos (próprios) das células e fatores solúveis estranhos (não próprios). A primeira propriedade é fornecida pelas proteínas do *complexo principal de histocompatibilidade* (MHC, do inglês *major histocompatibility complex*), juntamente com recombinação gênica somática em células T e células B, enquanto a segunda propriedade é proporcionada por sinais oriundos de sistema imune inato, desenvolvimento de células imunes reguladas e coestimulação.

Complexo principal de histocompatibilidade

Proteínas do MHC consistem em proteínas transmembrana que se ligam a fragmentos proteicos proteoliticamente degradados e, em alguns casos, antígenos glicolipídios, exibindo-os sobre sua superfície. São duas as classes de proteínas do MHC: as da classe I e as da classe II. As proteínas MHC da classe I exibem primariamente fragmentos de proteínas citosólicas (Figura 41.2). Todas as células nucleadas expressam proteínas MHC da classe I; o repertório de fragmentos proteicos exibidos pelas proteínas MHC da classe I sobre uma célula fornece uma impressão (*fingerprint*) para todas as proteínas expressas no interior dessas células. Se determinada célula expressar um padrão reconhecível de proteínas, ela não será atacada pelo sistema imune. Todavia, se houver produção de proteínas es-

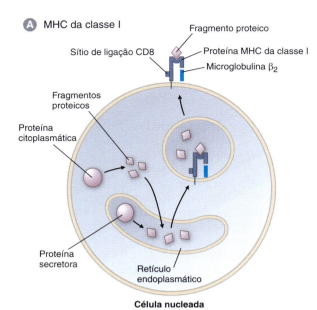

A MHC da classe I

Fragmento proteico

Sítio de ligação CD8

Proteína MHC da classe I

Microglobulina β₂

Fragmentos proteicos

Proteína citoplasmática

Proteína secretora

Retículo endoplasmático

Célula nucleada

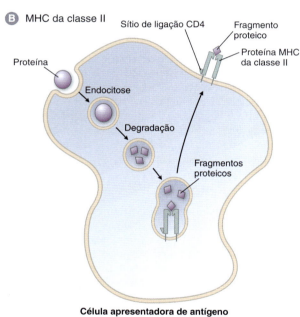

B MHC da classe II

Sítio de ligação CD4

Fragmento proteico

Proteína MHC da classe II

Proteína

Endocitose

Degradação

Fragmentos proteicos

Célula apresentadora de antígeno

FIGURA 41.2 Proteínas do complexo principal de histocompatibilidade das classes I e II. A. Uma fração representativa de proteínas citoplasmáticas são degradadas proteoliticamente no citosol, e os fragmentos proteicos são transportados até o retículo endoplasmático (RE). Uma fração de proteínas secretoras é degradada diretamente no RE. A proteína do MHC da classe I, em associação à microglobulina β₂, liga-se a um fragmento de proteína citoplasmática ou secretora degradada no RE. O complexo MHC da classe I:fragmento proteico complexo é transportado até a superfície celular, na qual atua como impressão (*fingerprint*) para a diversidade de proteínas expressas por essa célula. O sítio de ligação CD8 no MHC de classe I assegura que o complexo proteína da classe I:antígeno apenas interagirá com células T citotóxicas, que expressam CD8. Todas as células humanas nucleadas expressam proteínas MHC da classe I. **B.** Células apresentadoras de antígeno fagocitam e degradam bactérias e outros agentes estranhos, produzindo fragmentos proteicos que se ligam à proteína MHC de classe II no RE. O complexo MHC da classe II:fragmento proteico é transportado até a superfície celular, na qual serve para exibir todos os antígenos potencialmente não próprios que foram ingeridos por essa célula. O sítio de ligação CD4 no MHC da classe II assegura que o complexo proteína da classe II:antígeno apenas interagirá com células T auxiliares, que expressam CD4. As células apresentadoras de antígenos profissionais (células B, macrófagos e células dendríticas) são habitualmente os únicos tipos celulares que expressam proteínas MHC da classe II; entretanto, outras células podem ser induzidas a expressar proteínas da classe II e apresentar antígenos em algumas circunstâncias.

tranhas (p. ex., virais) na célula, os fragmentos proteolíticos dessas proteínas virais serão exibidos sobre as proteínas MHC da classe I na superfície da célula, e o sistema imune reconhecerá essa célula como infectada por vírus. Os antígenos apresentados pelas proteínas MHC da classe I são reconhecidos por células T que transportam em sua superfície celular a proteína CD8. (A designação "CD" refere-se a "*cluster* de diferenciação" ou "*cluster* de designação", e é um sistema para nomear uma lista continuamente crescente de antígenos associados a células – cujo número, no momento atual, é da ordem de centenas – presentes nos leucócitos e em outros tipos de células. Cada antígeno deve ser definido por, no mínimo, dois anticorpos monoclonais diferentes para ganhar a designação de "CD".)

As proteínas MHC da classe II exibem fragmentos proteicos derivados de vesículas endocíticas. Ao contrário das proteínas da classe I, expressas em todas as células nucleadas, as proteínas MHC da classe II são expressas principalmente em células apresentadoras de antígeno (p. ex., macrófagos e células dendríticas), embora alguns outros tipos celulares possam ser induzidos a expressar proteínas MHC da classe II. As vesículas endocíticas contêm fragmentos proteicos antigênicos derivados de agentes infecciosos, após fagocitose e processamento proteolítico desses agentes. Por conseguinte, fragmentos proteicos expressos nas proteínas MHC da classe II geralmente identificam agentes estranhos extracelulares (p. ex., bactérias). Conforme será discutido adiante, células T que expressam a proteína de superfície celular CD4 reconhecem antígenos apresentados por proteínas MHC da classe II. Nesse processo, as células T estimulam as células apresentadoras de antígeno para produzir fatores solúveis, denominados *citocinas* e *quimiocinas*, que, por sua vez, auxiliam as células T na resposta ao antígeno. Em geral, então, *os fragmentos proteicos ligados ao MHC da classe I identificam células infectadas, enquanto os fragmentos ligados ao MHC da classe II identificam agentes infecciosos*. Entretanto, dado o fenômeno de apresentação cruzada, algumas proteínas produzidas no citosol podem ser apresentadas pelo MHC da classe II a células T CD4⁺, enquanto alguns antígenos fagocitados podem ser apresentados pelo MHC da classe I a células T CD8⁺.

Diversidade imunológica

Enquanto proteínas do MHC fornecem um mecanismo para diferenciar células infectadas e agentes infecciosos de células não infectadas, *recombinação gênica somática* e outros mecanismos para causar diversidade proporcionam um meio de produzir resposta específica a determinada infecção. Por recombinação, genes de *imunoglobulinas* e *receptores de células T* produzem, de modo semialeatório, milhões de estruturas proteicas tridimensionais modulares, designadas como *regiões variáveis*. Regiões variáveis recombinadas podem sofrer hipermutação somática para criar diversidade adicional que, no agregado, são capazes de reconhecer praticamente qualquer estrutura. Esse é o mecanismo primário pelo qual o sistema imune leva a uma assombrosa diversidade de respostas imunes.

Imunidade humoral e celular

Geralmente, as imunidades adaptativas são divididas em *humoral* e *celular*. No modelo básico (simplificado) do sistema imune, as principais células a mediar esses ramos do sistema imune são denominadas *células B* e *células T*, respectivamente

(Tabela 41.1). A resposta humoral envolve a produção de *anticorpos* específicos para um antígeno. Esses anticorpos são secretados por plasmócitos (células B diferenciadas) e, portanto, são mais efetivos primariamente contra agentes infecciosos *extracelulares* (como muitas bactérias). Em contrapartida, a resposta celular envolve ativação e expansão clonal de células T, que reconhecem um antígeno específico. Algumas células T reconhecem células infectadas e, em seguida, provocam sua lise com uso de proteínas citotóxicas, denominadas *perforinas* e *granzimas*. As respostas imunes celulares são, portanto, efetivas contra numerosos agentes infecciosos *intracelulares* (como os vírus).

Além de seu papel na imunidade celular, as células T controlam a extensão das respostas imunes. Cada célula T desenvolve-se de modo a ser ativada por apenas um complexo MHC: antígeno específico. Todas as células T expressam um receptor de células T (TCR) específico para complexo MHC: antígeno. As células T são divididas em células T citotóxicas (T_C) e células T auxiliares (T_H), com base no tipo de correceptor expresso e na função conferida por esse correceptor (Figura 41.3).

Células T_C são *mediadoras* da imunidade adaptativa celular. Essas células expressam o correceptor CD8, que reconhece um domínio constante (*i. e.*, independente de antígeno) nas proteínas MHC da classe I. A função desse correceptor possibilita que o TCR antígeno-específico, presente nas células T_C, ligue-se a um complexo MHC da classe I: antígeno específico com afinidade suficientemente alta para que a célula T_C seja ativada pela célula que expressa o complexo MHC da classe I: antígeno. A ativação específica da célula T_C inicia uma cadeia de eventos, incluindo a secreção de perforinas que penetram na membrana e granzimas indutoras de apoptose, que resulta em morte da célula que exibe o antígeno estranho.

As *células T_H* são primariamente *reguladoras* da imunidade adaptativa. As células T_H são identificadas pela expressão do correceptor CD4, que reconhece um domínio independente de antígeno nas proteínas MHC da classe II. A função desse correceptor possibilita que o TCR antígeno-específico presente nas células T_H se ligue a um complexo específico MHC da classe II: antígeno com afinidade suficientemente alta para que a célula T_H seja ativada pela célula apresentadora de antígeno. Além de iniciar e reforçar a resposta imune, as células T_H controlam o tipo de resposta imune por meio da produção de um ou outro conjunto de citocinas. As células T_H podem ser divididas em subtipos T_H1 e T_H2, com base nas citocinas produzidas pelas células. Caracteristicamente, células T_H1 produzem IFN-γ e IL-2, e essas citocinas influenciam o desenvolvimento de respostas imunes mediadas por células T_C CD8$^+$ e outras células T_H CD4$^+$. Em contrapartida, células T_H2 produzem, em geral, IL-4, IL-5 e IL-10, que intensificam a produção de anticorpos pelas células B. O subtipo de células T_H2 é mais frequentemente associado à autoimunidade (ver Capítulo 45). Além de regular a imunidade adaptativa, as células T_H podem mediar a imunidade por meio da secreção de citocinas que ativam células fagocíticas para matar mais eficientemente micróbios infectantes. Foram descobertos subtipos de células T_H além de T_H1 e T_H2, e alguns desses subtipos são importantes na doença humana. A citocina IL-23, por exemplo, estimula células CD4$^+$ *naïve* a se diferenciarem em células T_H17, e essas produzem isoformas de IL-17 que recrutam neutrófilos e amplificam a resposta imune. Agentes que bloqueiam maturação ou crescimento de células T_H 17 estão se tornando disponíveis para uso clínico.

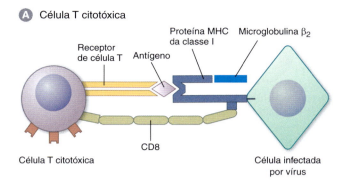

A Célula T citotóxica

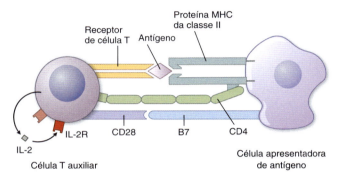

B Célula T auxiliar

FIGURA 41.3 Ativação de células T citotóxicas e auxiliares. Células T medeiam e regulam a resposta imune celular. **A.** Células T citotóxicas (T_C) constituem *mediadores* primários da imunidade celular. Essas células expressam receptores de células T (TCR) e CD8. TCR identifica antígenos não próprios ligados às proteínas do MHC, e CD8 assegura que as células T_C apenas interagirão com células que expressam proteínas MHC da classe I. No exemplo apresentado, a interação de uma célula T_C com a proteína MHC da classe I de uma célula infectada por vírus leva a ativação da célula T_C e destruição subsequente da célula infectada pelo vírus. **B.** Células T auxiliares (T_H) são *reguladoras* primárias da imunidade celular. Essas células expressam TCR e CD4. CD4 liga-se a proteínas MHC da classe I sobre células apresentadoras de antígeno (APC); essa interação assegura que as células T_H apenas interagirão com células que expressam proteínas MHC da classe II. Um grau adicional de especificidade é proporcionado pela interação de CD28 sobre células T_H com proteínas da família B7 na APC; esse "sinal coestimulador" é necessário para a ativação T_H. No exemplo apresentado, a interação de uma célula T_H com proteínas MHC da classe II e B7 de célula apresentadora de antígeno leva à ativação da célula T_H. A célula T_H ativada secreta IL-2 e expressa o receptor de IL-2 (IL-2R); essa via autócrina estimula ainda mais a proliferação e a ativação das células T_H. IL-2 e outras citocinas secretadas pela célula T_H ativam não apenas as células T_H, mas também células T_C e células B.

Tolerância e coestimulação

A diversidade em regiões variáveis de imunoglobulinas e receptores de células T cria a possibilidade de que algumas dessas moléculas possam reconhecer e atacar proteínas nativas, circunstância denominada "autoimunidade". Há dois mecanismos primários para evitar autoimunidade: (1) a *deleção clonal*, na qual células T morrem durante o desenvolvimento quando expressam receptores de alta afinidade que reconhecem autoantígenos; e (2) a *tolerância* ou *anergia*, células do sistema imune sofrem uma série de etapas cuidadosamente reguladas durante o desenvolvimento para assegurar que as células imunes maduras não reconheçam as proteínas nativas.

Coestimulação – a necessidade de múltiplos sinais simultâneos para desencadear uma resposta imune – assegura que a estimulação de um único receptor imune não ativará uma reação imune prejudicial. O sinal 1 fornece especificidade, enquanto o sinal 2 é permissivo, assegurando resposta inflamatória apropriada. Regulação de moléculas coestimuladoras é mecanismo pelo qual o sistema imune inato regula a extensão de uma resposta imune. Se determinado antígeno for apresentado sem sinal coestimulador concomitante (ou seja, sem ativação imune inata), ocorrerá anergia, situação em que a célula torna-se não reativa e não responderá a estímulo antigênico adicional. Fármacos indutores de anergia poderiam ser terapeuticamente atraentes porque possibilitariam a aceitação prolongada de um enxerto ou limitariam a evolução de uma doença autoimune.

Para as células T, o sinal 1 é mediado pela interação MHC:antígeno:TCR. O sinal 2 é mediado predominantemente pela interação de *CD28* sobre células T com B7-1 (também denominada CD80) ou B7-2 (CD86) sobre células apresentadoras de antígeno ativadas (Figura 41.4). Células T em repouso apresentam CD28, que pode ligar-se a B7-1 ou B7-2. B7-1 e B7-2 normalmente não estão presentes nas células apresentadoras de antígeno, porém sua expressão aumenta pelo sistema imune inato durante resposta imune a um patógeno. A ausência de expressão de moléculas B7 associada à inexistência de resposta imune inata pode ajudar a limitar respostas imunes adaptativas inapropriadas. Quando uma célula T recebe os sinais 1 e 2, ocorrem expressão de IL-2, ativação de células T e expansão clonal de células T_H específicas para o epítopo estranho. Células ativadas finalmente infrarregulam a expressão de CD28 e suprarregulam a expressão de CTLA-4, que, a exemplo de CD28, liga-se a B7-1 e B7-2, porém com afinidade muito maior do que CD28. Em contrapartida, com o sinal ativador de CD28, a interação de CTLA-4 com B7-1 ou B7-2 inibe a proliferação de células T, o que também pode constituir mecanismo fisiológico para autolimitação da resposta imune.

O *ligante CD40* (*CD40L*) é outro mediador da coestimulação. Células T ativadas expressam CD40L (CD154) sobre células apresentadoras de antígeno, incluindo macrófagos e células B (Figura 41.5). A interação de célula T_H CD40L com a célula B CD40 promove ativação de células B, mudança do isótipo e maturação da afinidade. A interação de célula T_H CD40L com macrófago CD40 promove a expressão de B7-1 e B7-2 pelos macrófagos. Conforme assinalado anteriormente, essas moléculas são cruciais para a coestimulação de células T. Por conseguinte, essa via fornece o mecanismo de retroalimentação positiva pelo qual células T ativadas podem promover sua maior expansão. Além disso, a expressão aumentada das moléculas B7-1 e B7-2 sobre os macrófagos é importante para promover a ativação de células T_C CD8$^+$.

Como a interação CD40-CD40L promove numerosas vias de coestimulação, foi aventada a hipótese de que o bloqueio de CD40L poderia produzir tolerância. Estudos preliminares demonstraram que o bloqueio de CD40L com anticorpo anti-CD40L pode produzir tolerância e sobrevida prolongada de enxerto em modelos animais de transplante de órgãos.

Evidências experimentais crescentes sugerem que a tolerância periférica é mantida por um subgrupo de células T, denominadas *células T reguladoras* (T_{reg}), dentre as quais as mais bem caracterizadas, CD4$^+$ e CD25$^+$, elaboram citocinas inibitórias em resposta a autoantígenos, portanto, limitam a resposta imune a esses antígenos. A indução farmacológica das células T_{reg} pode ter aplicações em transplante e muitas doenças autoimunes, incluindo diabetes tipo I.

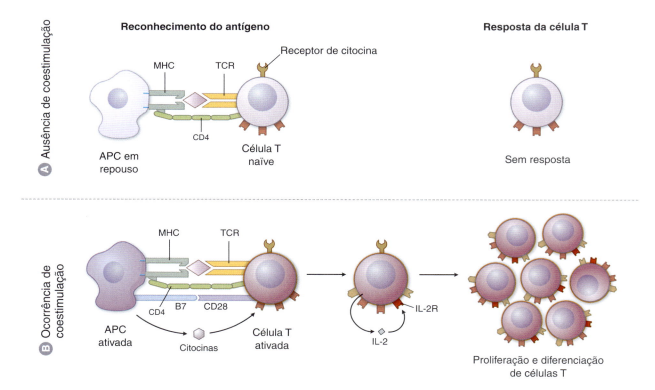

FIGURA 41.4 Coestimulação na via de ativação de células T. São necessários dois sinais para ativação de resposta de células T a determinado antígeno. **A.** Se uma célula apresentadora de antígeno (APC) apresentar um antígeno a uma célula T na ausência de sinal coestimulador apropriado, a célula T não responde e pode tornar-se anérgica. **B.** Se uma APC apresentar tanto o antígeno quanto a molécula coestimuladora, como B7, a célula T prolifera e diferencia-se em resposta ao estímulo antigênico. Citocinas secretadas pela APC ativada aumentam a ativação de células T.

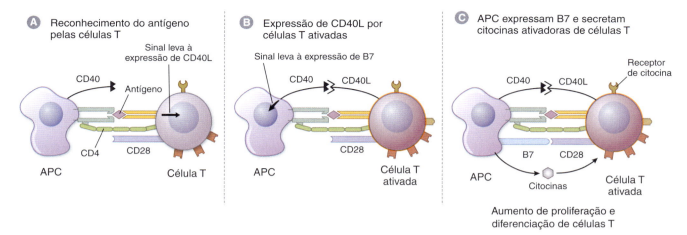

FIGURA 41.5 Coestimulação e interação CD40-CD40L. A. Uma célula apresentadora de antígeno (APC) apresenta um antígeno ligado ao MHC da classe II a uma célula T CD4$^+$. O reconhecimento do antígeno pela célula T desencadeia uma cascata de sinalização intracelular, que leva à expressão do ligante CD40 (CD40L) na superfície da célula T. **B.** CD40L sobre a célula T ativada liga-se à CD40 sobre a superfície da APC. A ativação de CD40 produz uma cascata de sinalização intracelular, que leva à expressão de B7 sobre a superfície da APC. **C.** Proliferação e diferenciação intensificadas das células T são promovidas pela coestimulação de célula T por MHC da classe II-antígeno (que se liga ao receptor de células T), CD40 (que se liga ao CD40L da célula T) e B7 (que se liga à célula T CD28). As citocinas secretadas pela APC ativada aumentam a proliferação e a diferenciação das células T.

► Mediadores químicos da inflamação

A discussão até o momento tratou de células do sistema imune e suas funções na produção de resposta imune. Mediadores moleculares da atividade de células imunes são igualmente importantes. A discussão a seguir enfatiza moléculas endógenas que regulam o processo *inflamatório*. (Observe que vias de sinalização para células *imunes* são discutidas principalmente no Capítulo 45, embora haja alguma superposição entre mediadores endógenos de inflamação e imunidade, particularmente entre citocinas.) A lista de mediadores é extensa (Tabela 41.2), e praticamente todos esses sistemas de sinalização já foram explorados como alvos farmacológicos potenciais. Somente os mediadores de maior importância para a inflamação, bem como os para os quais existem terapias são discutidos aqui de modo pormenorizado.

Histamina

Histamina, um dos iniciadores da resposta inflamatória, é constitutivamente sintetizada e armazenada em grânulos de mastócitos e basófilos. Essas células migram continuamente pelos tecidos. Qualquer lesão, de traumatismo físico a invasão microbiana, estimula mastócitos a liberar histamina no interstício. Histamina é conhecida como "amina vasoativa", uma vez que seus efeitos inflamatórios ocorrem principalmente na vasculatura: a liberação de histamina estimula dilatação de arteríolas e vênulas pós-capilares, constrição de veias e contração de células endoteliais. Esses efeitos são responsáveis por alterações precoces em hemodinâmica e permeabilidade vascular, discutidas adiante. Diversos agentes farmacológicos modificam a sinalização da histamina. Esses agentes são discutidos nos Capítulos 43 e 46.

Complemento

Complemento é um sistema de serina proteases, que constitui um dos primeiros mecanismos inatos a serem ativados em resposta a lesão. O sistema complemento pode ser ativado por interações antígeno-anticorpo (via clássica), interações diretas

com superfícies estranhas (via alternativa) ou interações com certos carboidratos complexos (via da lectina). Em cada uma dessas vias, uma série de reações proteolíticas converte uma proteína precursora do complemento, designada pela letra "C" seguida de um número (p. ex., C3), em sua forma ativa, indicada pela letra "a" ou "b" (p. ex., C3a e C3b; nesse caso, ambas são formas ativas). O esquema geral dessa via é análogo ao da cascata da coagulação (ver Capítulo 22), em que proteínas precursoras são proteoliticamente clivadas a produtos ativos, que contribuem para as ações da cascata.

TABELA 41.2 Mediadores químicos da resposta inflamatória.	
RESPOSTA	**MEDIADORES**
Vasodilatação	Prostaglandinas (PG) PGI$_2$, PGE$_1$, PGE$_2$, PGD$_2$ Óxido nítrico (NO)
Aumento de permeabilidade vascular	Histamina C3a, C5a (componentes do complemento) Bradicinina Leucotrienos (LT), particularmente LTC$_4$, LTD$_4$, LTE$_4$ Fator de ativação das plaquetas Substância P Peptídio relacionado com o gene da calcitonina (CGRP)
Quimiotaxia e ativação de leucócitos	C5a LTB$_4$, lipoxinas (LX), LXA$_4$, LXB$_4$ Produtos bacterianos
Lesão tecidual	Produtos lisossomais de neutrófilos e macrófagos Radicais de oxigênio NO
Febre	Interleucina-1 (IL-1), IL-6, fator de necrose tumoral (TNF) PGE$_2$, PGI$_2$, LTB$_4$, LXA$_4$, LXB$_4$
Dor	PGE$_2$, PGI$_2$, LTB$_4$ Bradicinina CGRP

Após ativação, o complemento desencadeia respostas inflamatórias por meio de dois mecanismos. Em primeiro lugar, vários produtos de clivagem da cascata do complemento são potentes estimuladores da inflamação. C3b é importante opsonina, e C3a e C5a medeiam a quimiotaxia de leucócitos, por exemplo. Em segundo lugar, a etapa final na ativação do complemento consiste na montagem de *complexo de ataque à membrana*. Esse complexo de proteínas do complemento produz grandes poros na membrana externa de bactérias gram-negativas, levando à lise bacteriana. Uma grande quantidade de proteínas reguladoras do complemento, tanto solúveis quanto sobre a superfície celular, governam e localizam cuidadosamente a ativação do complemento no local de inflamação. Inibidores da ativação do complemento estão sendo desenvolvidos como inibidores potenciais da lesão tecidual associada a respostas inflamatórias inapropriadas (p. ex., em hemoglobinúria paroxística noturna, degeneração macular relacionada com idade e, possivelmente, infarto do miocárdio).

Eicosanoides

Eicosanoides são metabólitos do ácido araquidônico, ácido graxo componente de fosfolipídios encontrados no folheto interno da membrana plasmática de muitos tipos de células. Mediadores inflamatórios, como citocinas e complemento, estimulam a liberação enzimática de ácido araquidônico da membrana plasmática. Ocorrem diversas reações bioquímicas, resultando na formação de prostaglandinas, leucotrienos e outros eicosanoides. Notavelmente, certos derivados do ácido araquidônico são proinflamatórios, enquanto outros limitam o processo inflamatório. Isso reforça o fato de que a inflamação aguda é um processo autolimitado, e que o processo de destruição de patógenos está intimamente ligado ao processo de reparo tecidual. O Capítulo 42 fornece discussão profunda de fisiologia, fisiopatologia e farmacologia de eicosanoides.

Citocinas

Citocinas são proteínas que atuam de modo parácrino para regular a atividade de leucócitos. *Interleucinas* são citocinas secretadas primariamente por células da linhagem hematopoética. Interleucina-1 (IL-1) e fator de necrose tumoral alfa (TNF-α) são duas citocinas elaboradas na resposta inflamatória aguda; essas citocinas foram dois dos mediadores responsáveis pela febre de Mark (no caso descrito na Introdução). *Quimiocinas* constituem subgrupo de citocinas que promovem circulação e localização de células imunes em locais de inflamação. Proteína quimioatraente de macrófagos-1 (MCP-1), por exemplo, promove transmigração e ativação de monócitos. Outras citocinas notáveis incluem fatores de crescimento hematopoéticos, fatores de estimulação de colônias de granulócitos-monócitos (GM-CSF) e fator de estimulação de colônias de granulócitos (G-CSF) (ver Capítulo 44).

Como as citocinas afetam a proliferação e a função de células que medeiam respostas imunes inatas e adaptativas, a inibição e a estimulação seletivas das ações de citocinas têm o potencial de modular respostas imunes e inflamatórias. Os usos farmacológicos de citocinas e anticitocinas como formas de terapia serão discutidos, respectivamente, nos Capítulos 44 e 45.

Outros agentes

Conforme apresentado na Tabela 41.2, várias outras moléculas de sinalização também são utilizadas para coordenar a resposta inflamatória. Elas incluem cininas, fator de ativação plaque-tária, óxido nítrico, radicais de oxigênio e outros produtos de leucócitos e bactérias liberados durante a fagocitose. Embora agentes farmacológicos tenham sido desenvolvidos para modular cada uma dessas vias, ainda não haja agentes anti-inflamatórios aprovados para interromper especificamente a ação desses mediadores.

► Resposta inflamatória

Células e mediadores solúveis do sistema imune interagem entre si para produzir a *resposta inflamatória*, que, em geral, ocorre em quatro fases. Na primeira fase, a vasculatura ao redor do local de lesão reage para recrutar células do sistema imune. Na segunda fase, células imunes circulantes migram desses vasos para os tecidos lesados, e mecanismos da imunidade inata e adaptativa (ver anteriormente) servem para neutralizar e remover o estímulo desencadeante. Em seguida, começa o processo de reparo e cicatrização do tecido, com término, por fim, do processo inflamatório agudo. Se os eventos da inflamação não forem detidos e continuarem latentes, pode ocorrer inflamação crônica.

Dilatação dos vasos

Poucas horas após o corte, o polegar de Mark começa a exibir os cinco sinais clássicos da inflamação apresentados na introdução. A princípio, esses sinais e sintomas resultam de alterações da hemodinâmica vascular no local da lesão. A lesão de um tecido provoca a liberação de mediadores inflamatórios (discutidos anteriormente) que dilatam arteríolas e vênulas pós-capilares; por sua vez, a vasodilatação resulta em aumento do fluxo sanguíneo para o local de lesão, produzindo os sinais clínicos de vermelhidão e calor. Mediadores inflamatórios também causam contração de células endoteliais vasculares, levando a aumento da permeabilidade capilar e formação de exsudato (*i. e.*, líquido intersticial com alto conteúdo de proteínas); por sua vez, o exsudato produz as manifestações clínicas de edema. A dor é consequência de aumento de pressão tecidual e ação de vários mediadores inflamatórios.

Recrutamento de células

Aumento de permeabilidade vascular também propicia passagem de células do sangue para o interstício. Migração celular para fora da circulação sanguínea não é aleatória; com efeito, o recrutamento dos leucócitos é coordenado para otimizar a eliminação da infecção e o reparo local do tecido lesado (Figura 41.6). No início da resposta inflamatória, as respostas endoteliais no local da lesão são ativadas para expressar moléculas de adesão, que se ligam a receptores específicos expressos pelos leucócitos. Por exemplo, moléculas de adesão intercelulares (ICAM, do inglês *intercellular adhesion molecules*), expressas por células endoteliais ativadas, ligam-se a integrinas expressas sobre a superfície celular de leucócitos. Como resultado dessa interação, leucócitos, que normalmente rolam ao longo da superfície do endotélio por meio de interações de ligação frouxas e transitórias, aderem firmemente ao endotélio ativado no local de lesão. Em seguida, os leucócitos aderentes ligam-se a outros receptores de células endoteliais, que promovem *transmigração* (diapedese) de leucócitos da vasculatura para o interstício. A especificidade da resposta imune é obtida de acordo com o padrão de moléculas de adesão expressas por endotélio ativado e vários tipos de leucócitos; assim, por exemplo, neutrófilos dominam a resposta inflamatória precoce, enquanto monócitos predominam depois de 24 h.

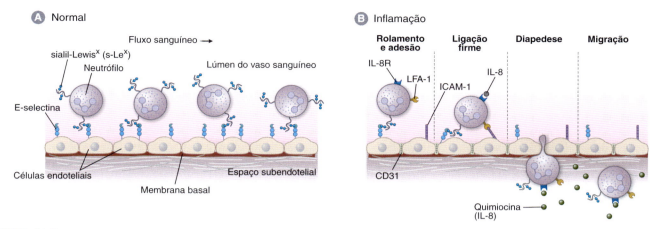

FIGURA 41.6 Visão geral da resposta inflamatória. A. Leucócitos circulantes no sangue interagem com selectinas expressas na superfície de células endoteliais vasculares. Na ausência de inflamação, a interação entre leucócitos e células endoteliais é fraca, e leucócitos fluem ou rolam ao longo do endotélio. O rolamento de neutrófilos é mediado pela interação entre E-selectina das células endoteliais e sialil-Lewis^x (s-Le^x) dos neutrófilos. **B.** Durante a resposta inflamatória, células endoteliais suprarregulam sua expressão de moléculas de adesão intercelulares (ICAM). A expressão das ICAM aumenta o potencial de interações de ligação forte entre leucócitos e células endoteliais ativadas. ICAM-1 sobre células endoteliais, por exemplo, liga-se firmemente à LFA-1 nos neutrófilos. A interação célula-célula aumentada resulta em marginação dos leucócitos nas superfícies das células endoteliais e desencadeia o processo de diapedese e transmigração dos leucócitos do espaço vascular para os tecidos extravasculares. Leucócitos migram pelo tecido lesado em resposta a quimiocinas, como IL-8, que são mediadores inflamatórios liberados por células lesadas e outras células imunes que já alcançaram o local de lesão.

Quimiotaxia

Após cruzarem a barreira endotelial, as células do sistema imune podem migrar pelo interstício até o local específico de lesão ou infecção. O direcionamento das células imunes para seu alvo é efetuado pelo processo de *quimiotaxia* ou sinalização química. Os mediadores inflamatórios liberados no local de lesão, tais como peptídios N-formil derivados de proteínas bacterianas ou de mediadores endógenos como C5a e leucotrieno B4 (LTB$_4$), criam um gradiente químico ao qual os leucócitos respondem, possibilitando seu deslocamento preferencial para o local da reação inflamatória.

Fagocitose

Com sua chegada ao sítio de lesão ou infecção, neutrófilos, macrófagos e outras células do sistema imune estão prontos para executar suas funções. Todavia, essas células necessitam de estímulo adicional para ativar seus mecanismos de destruição. As substâncias estranhas precisam ser recobertas por uma opsonina para que possam ser ingeridas (fagocitadas) pelos leucócitos. *Opsoninas* são adaptadores moleculares que revestem as superfícies estranhas e sinalizam aos leucócitos que determinada partícula deve ser atacada. As principais opsoninas consistem em complemento, imunoglobulinas (anticorpos) e *colectinas* (proteínas plasmáticas que se ligam a certos carboidratos microbianos). A interação de uma célula fagocítica com uma partícula opsonizada desencadeia o processo de fagocitose e destruição do agente agressor. Essa etapa também constitui ponto crucial de interação entre as imunidades inata e adaptativa. Células apresentadoras de antígeno processam as partículas fagocitadas e trazem seus antígenos às células B e T, que, então, reagem com os antígenos. No caso descrito na introdução, o corte de Mark presumivelmente possibilitou a penetração de bactérias pela barreira cutânea, resultando em infecção. A presença dessas bactérias desencadeou resposta inflamatória, que incluiu fagocitose das bactérias por APC, apresentação dos antígenos bacterianos às células T$_H$, ativação e expansão das

células T$_H$, ativação pelas células T$_H$ de fagocitose adicional mediada pelas APC, síntese e secreção de anticorpos específicos para as bactérias.

Resolução

Reparo do tecido e restabelecimento da homeostasia constituem os eventos finais da resposta inflamatória aguda. Os mesmos mediadores que ativam a inflamação também desencadeiam uma cascata de reparo tecidual; esse processo é mediado pela liberação de fatores de crescimento e citocinas, incluindo fator de crescimento da epiderme (EGF), fator de crescimento derivado das plaquetas (PDGF, do inglês *platelet-derived growth factor*), fator de crescimento fibroblástico básico 2 (bFGF-2, do inglês *basic fibroblast growth factor-2*), fator transformador de crescimento-β1 (TGF-β1, do inglês *transforming growth factor-β1*), IL-1 e TNF-α. Esses fatores atuam como mitógenos para células endoteliais e fibroblastos, e, em última análise, estimulam cura e cicatrização por meio de angiogênese (formação de novos vasos sanguíneos) e produção de tecido de granulação. No caso descrito na introdução, o tecido de granulação e a eventual cicatriz deverão constituir o único registro do evento inflamatório agudo de Mark. É interessante assinalar que a angiogênese pode representar um estado patológico quando associada a crescimento anormal de vasos sanguíneos ou crescimento de tumores, e, no momento atual, inibidores farmacológicos da angiogênese são utilizados para tratar degeneração macular relacionada com idade (na qual vasos sanguíneos anormais comprometem a visão) e como agentes antineoplásicos (ver Capítulo 39).

▶ Inflamação crônica

A inflamação crônica é um estado patológico caracterizado por resposta contínua e inapropriada do sistema imune a estímulo inflamatório. Inflamação crônica é responsável por sintomas de muitas doenças autoimunes e pode constituir importante causa de rejeição de transplante de órgãos. Ao contrário da resposta inflamatória aguda, dominada por neutrófilos, uma das características essenciais da inflamação crônica consiste no predomínio de macrófagos. Macrófagos ativados secretam colagenases e fatores de crescimento, além de mediadores inflamatórios, como proteases e eicosanoides. Esses produtos secretados iniciam e mantêm um ciclo de lesão e reparo teciduais, resultando em remodelagem do tecido. Com o decorrer do tempo, a inflamação crônica pode causar destruição inexorável do tecido. Áreas promissoras de tratamento para a inflamação crônica podem incluir inibidores das citocinas para neutralizar os mediadores das cascatas de sinalização, que perpetuam a inflamação crônica. Esses agentes são discutidos no Capítulo 45.

Conclusão e perspectivas

O sistema imune regula intrincadamente a resposta à lesão e à infecção teciduais. Revisão completa da imunologia está além dos propósitos desta obra; em vez disso, neste capítulo foi apresentada uma revisão geral que enfatizou elementos de imunologia que podem ser abordados farmacologicamente. Mecanismos imunes inatos respondem a elementos padronizados compartilhados por uma classe de agentes infecciosos como lipopolissacarídios bacterianos ou RNA viral. O sistema imune inato também processa esses agentes e os apresenta a linfócitos, ativando, dessa maneira, o sistema imune adaptativo, o qual desenvolve resposta específica a determinado agente infeccioso ou estímulo inflamatório. Como parte da resposta inflamatória, a resposta imune adaptativa também tem mecanismos que medeiam a tolerância para distinguir o próprio do não próprio; a desregulação desses mecanismos pode levar à inflamação crônica e desenvolvimento de doença autoimune. Muitos anti-inflamatórios depletam, parcial ou totalmente, populações de células de imunidade inata ou adaptativa. Esse conceito é comentado com mais detalhes no Capítulo 45.

Mediadores químicos da resposta inflamatória – histamina, complemento, eicosanoides e citocinas – constituem os principais alvos das atuais terapias farmacológicas. Macromoléculas estão desempenhando um papel cada vez mais importante na modulação desses mediadores químicos. Assim, por exemplo, foram desenvolvidos diversos anticorpos anticitocinas, incluindo inibidores do fator de necrose tumoral-α, para tratamento de artrite reumatoide, artrite psoriática e doença intestinal inflamatória. Uma segunda abordagem para modulação de respostas inflamatórias tem sido utilizar como alvos as cascatas de sinalização intracelulares responsáveis pelo início das respostas imunes. Um exemplo desses fármacos é ciclosporina, discutida no Capítulo 45. À medida que aumenta o número de agentes disponíveis para tratamento de distúrbios imunes, será cada vez mais importante determinar se agentes macromoleculares e inibidores da sinalização constituídos por pequenas moléculas podem ser utilizados em associação contra as múltiplas etapas que compõem as vias inflamatórias.

Esclarecimento

Lloyd B. Klickstein é funcionário e acionista da Novartis, Inc., empresa que fabrica e distribui substâncias com ações mediadas por mecanismos discutidas neste capítulo (p. ex., ranibizumabe).

Leitura sugerida

Akira S, Uematsu S, Takeuchi O. Pathogen recognition and innate immunity. *Cell* 2006;124:783-801. (*Avanços para compreensão do sistema imune inato.*)

Dinarello CA. Anti-inflammatory agents: present and future. *Cell* 2010;140:935-950. (*Revisão de alvos de sinalização para elaboração de novos agentes anti-inflamatórios.*)

Ibelgaufts H. *COPE: Cytokines & Cells Online Pathfinder Encyclopaedia.* Disponível em: http://www.copewithcytokines.de/cope.cgi. (Site *que descreve todas as ações conhecidas das citocinas.*)

Littman DR, Rudensky AY. Th17 and regulatory T cells in mediating and restraining inflammation. *Cell* 2010;140:845-858. (*Discussão dos avanços na biologia de subconjuntos de células T e células T reguladoras.*)

Murphy KM, Travers P, Walport M. *Janeway's immunobiology.* 7th ed. Nova York: Garland Publishing; 2007. (*Livro-texto sobre imunologia geral.*)

Pier GB, Lyczak JB, Wetzler L. *Immunology, infection and immunity.* Washington, DC: ASM Press; 2004. (*Livro-texto detalhado que aborda os conhecimentos atuais dos mecanismos imunológicos.*)

Zola H, Swart B, Banham A *et al.* CD molecules 2006: human cell differentiation molecules. *J Immunol Meth* 2007;319:1-5. (*Resumo da classificação de moléculas com a designação CD.*)

42

Farmacologia dos Eicosanoides

David M. Dudzinski e Charles N. Serhan

► Introdução

Os *autacoides* são substâncias rapidamente sintetizadas em resposta a estímulos específicos. Atuam com agilidade no próprio local de síntese e só permanecem ativos por curto período de tempo antes de sofrer degradação. Os *eicosanoides* representam uma família quimicamente distinta de autacoides, a qual deriva principalmente do ácido araquidônico. A pesquisa sobre eles continua elucidando funções críticas dessas substâncias na fisiologia e na fisiopatologia inflamatória, neoplásica e cardiovascular. Numerosas intervenções farmacológicas nas vias dos eicosanoides – incluindo agentes anti-inflamatórios não esteroides (AINE), inibidores da ciclo-oxigenase-2 (COX-2), inibidores dos leucotrienos e outros – mostram-se úteis no manejo clínico de inflamação, dor e febre. Tendo em vista as diversas bioatividades dos eicosanoides, futuras pesquisas sobre fisiologia e farmacologia desses agentes poderão levar ao desenvolvimento de novas terapias para tratamento de asma, doenças inflamatórias, doenças autoimunes, glomerulonefrite, câncer, doenças cardiovasculares e outras condições clínicas.

► Fisiologia do metabolismo dos eicosanoides

Os eicosanoides estão criticamente envolvidos em diversas vias metabólicas que desempenham funções distintas nos processos de inflamação e sinalização celular. A maioria dessas vias depende de reações ligadas ao metabolismo do ácido araquidônico (Figura 42.1). Na seção seguinte são analisadas as etapas bioquímicas que acarretam a síntese do ácido araquidônico e, em seguida, discutidas as vias da ciclo-oxigenase, da lipo-oxigenase, da epoxigenase e do isoprostano do metabolismo desse ácido. O termo *eicosanoide* origina-se da raiz grega

CASO

Sra. G, uma americana nativa de 49 anos de idade, procurou o médico com queixas de dores articulares e fadiga crônica. A história revelou rigidez e dores articulares generalizadas nas últimas 3 semanas, particularmente nas primeiras horas da manhã, mais intensas nas articulações metacarpofalangianas e interfalangianas proximais. O médico recomendou à Sra. G ibuprofeno quando necessário, pois esse medicamento produz alívio da dor durante algum tempo.

Seis meses depois, a Sra. G apresentou indigestão seguida de vômitos de material semelhante a "borra de café". O médico solicitou endoscopia gastrintestinal superior, que revelou erosão da mucosa gástrica e hemorragia. Com base nesse achado, ele aconselhou a Sra. G a interromper o tratamento com ibuprofeno. Também se mostrou preocupado com a progressão recente da rigidez e das dores articulares da Sra. G e resolveu encaminhá-la a uma clínica de reumatologia. Ela relatou, então, ao reumatologista que a dor progrediu, acometendo também pés, mãos, punhos, cotovelos, algumas vértebras cervicais e quadril esquerdo. Nesses últimos meses, Sra. G notou certa dificuldade em realizar as tarefas domésticas básicas, por isso tem evitado qualquer atividade física. Ao exame, as articulações metacarpofalangianas e interfalangianas proximais de ambas as mãos estavam inchadas, hipersensíveis à palpação e quentes. Sra. G também apresentou desvio ulnar característico dos dedos das mãos e deformidade em pescoço de cisne. Havia nódulos cutâneos aparentes na superfície extensora de ambos os antebraços. Os exames de laboratório revelaram elevação da velocidade de hemossedimentação (VHS), hematócrito normal

baixo e fator reumatoide positivo (imunocomplexo formado de IgM e IgG autorreativa produzida nas articulações). O aspirado de líquido sinovial mostrou leucocitose, e as radiografias das mãos, erosão e perda óssea.

Como os sintomas, o exame físico, os exames de laboratório e as radiografias foram compatíveis com o diagnóstico de artrite reumatoide, Sra. G começou um ciclo de celecoxibe (inibidor seletivo da COX-2), etanercepte (antagonista do TNF-α) e prednisona (glicocorticoide). Nos meses subsequentes, a dor, o edema e a hipersensibilidade das articulações diminuíram nitidamente. A função articular das mãos foi recuperada, possibilitando que a Sra. G reassumisse certas atividades físicas.

Questões

1. Que mediadores eicosanoides poderiam estar provocando a dor articular na Sra. G?
2. Por qual mecanismo os glicocorticoides, como prednisona, afetam os níveis de eicosanoides e/ou sua bioatividade?
3. Por qual mecanismo o ibuprofeno causou erosão gástrica e hemorragia à Sra. G?
4. Quais as potenciais preocupações com o uso prolongado do celecoxibe?
5. Por qual mecanismo o etanercepte afeta os níveis de eicosanoides e/ou sua bioatividade?

que significa vinte, e refere-se classicamente a moléculas de 20 carbonos derivadas da oxigenação do ácido araquidônico. Tal termo também é amplamente aplicado para descrever várias outras moléculas – como resolvinas, protectinas e maresinas – provenientes do ácido docosaexaenoico, precursor de 22 carbonos. Para aludir a essas estruturas de 22 carbonos, é empregado, algumas vezes, o vocábulo *docosanoides*.

Produção de ácido araquidônico e ácidos graxos ômega-3

O *ácido araquidônico* (ácido *all*-cis-5,8,11,14-eicosatetraenoico) é o precursor comum da maioria dos eicosanoides (Figura 42.1). Sua biossíntese ocorre a partir do *ácido linoleico* (ácido *all*-cis-9,12-octadecadienoico), ácido graxo essencial precursor, que os seres humanos só podem obter a partir de fontes alimentares. O *ácido eicosapentaenoico* (ácido *all*-cis-5,8,11,14,17-eicosapentaenoico; *AEP*) e o *ácido docosaexaenoico* (ácido *all*-cis-4,7,10,13,16,19-docosaexaenoico; *ADE*) são precursores de resolvinas, protectinas e maresinas. Os seres humanos podem obtê-los a partir de fontes alimentares ou da biotransformação do ácido graxo essencial precursor, o *ácido α-linolênico* (ácido *all*-cis-9,12,15-octadecatrienoico). Ácido α-linolênico, AEP e ADE são também denominados *ácidos graxos ômega-3*, visto que contêm dupla ligação entre o terceiro e o quarto carbonos a partir da extremidade terminal (ω) da molécula.

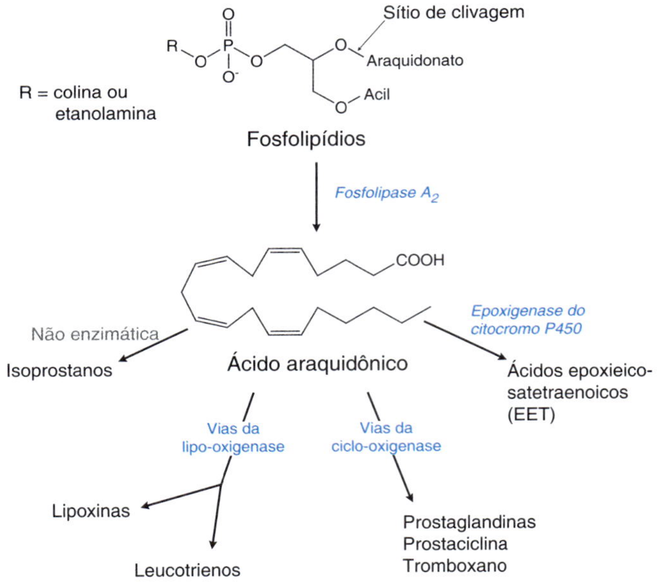

FIGURA 42.1 Visão geral das vias do ácido araquidônico. A fosfolipase A₂ atua sobre os fosfolipídios fosfatidilcolina (*PC*), fosfatidiletanolamina (*PE*) e fosfatidilinositol (*PI*), liberando ácido araquidônico. A seguir, o ácido araquidônico não esterificado é utilizado como substrato para as vias da ciclo-oxigenase, da lipo-oxigenase e da epoxigenase. As vias da ciclo-oxigenase produzem prostaglandinas, prostaciclina e tromboxano. As da lipo-oxigenase, leucotrienos e lipoxinas. A via da epoxigenase produz ácidos epoxieicosatetraenoicos (EET). A peroxidação não enzimática do ácido araquidônico produz isoprostanos. A fosfolipase A₂ cliva a ligação éster indicada pela *seta* (no "sítio de clivagem"), liberando ácido araquidônico.

No interior da célula, o ácido araquidônico não existe como ácido graxo livre; em vez disso, é esterificado na posição sn_2 dos fosfolipídios de membrana, predominantemente fosfatidilcolina e fosfatidiletanolamina. Ele é liberado dos fosfolipídios celulares pela enzima *fosfolipase A_2* (Figura 42.1), que hidrolisa a ligação acil éster. *Essa importante reação, que representa a primeira etapa na cascata do ácido araquidônico, constitui a fase que determina a velocidade global no processo de produção dos eicosanoides.*

Existem isoformas da fosfolipase A_2 ligadas à membrana e solúveis, classificadas como secretoras (FLA_2s) e citoplasmáticas (FLA_2c), respectivamente. Suas numerosas isoformas são diferenciadas com base em peso molecular, sensibilidade ao pH, características de regulação e inibição, necessidades de cálcio e especificidade de substrato. A existência de múltiplas isoformas possibilita a regulação calibrada da enzima em diferentes tecidos para produzir respostas biológicas seletivas. As isoformas da fosfolipase A_2 relevantes para a inflamação são estimuladas por citocinas (como TNF-α, GM-CSF e IFN-γ) e fatores de crescimento (como o fator de crescimento da epiderme [FCE] e a cascata da MAP quinase-proteinoquinase C [MAPK-PKC]). Embora se acreditasse a princípio que os glicocorticoides tivessem a capacidade de inibir diretamente a fosfolipase A_2, sabe-se, hoje em dia, que eles atuam ao induzir a síntese de *lipocortinas*, família de proteínas reguladoras da fosfolipase A_2. Uma delas, a anexina I, medeia algumas ações anti-inflamatórias dos glicocorticoides (ver adiante).

Via da ciclo-oxigenase

O ácido araquidônico intracelular não esterificado é convertido pelas enzimas *ciclo-oxigenase, lipo-oxigenase* ou *epoxigenase* do citocromo; a enzima envolvida é que determina a classe específica de eicosanoides locais produzidos. *A via da ciclo-oxigenase leva à formação de prostaglandinas, prostaciclina e tromboxanos; as vias da lipo-oxigenase produzem* **leucotrienos** *e* **lipoxinas***, e as da epoxigenase, ácidos epoxieicosatetraenoicos* (Figura 42.1).

As ciclo-oxigenases (também conhecidas como *prostaglandina H sintases*) são enzimas glicosiladas, homodiméricas, ligadas à membrana e que contêm heme. São ubíquas nas células animais, desde os invertebrados até os seres humanos. *Nos seres humanos, são encontradas duas isoformas da ciclo-oxigenase, designadas como* COX-1 *e* COX-2. Embora ambas compartilhem uma homologia de sequência de cerca de 60% e disponham de estruturas tridimensionais quase superpostas, os genes localizam-se em cromossomos diferentes, e as enzimas diferem quanto a seu perfil celular, genético, fisiológico, patológico e farmacológico (Tabelas 42.1 e 42.2). Cada ciclo-oxigenase catalisa duas reações sequenciais. A primeira, a etapa da ciclo-oxigenase, consiste na ciclização dependente de oxigênio do ácido araquidônico em prostaglandinas G_2 (PGG_2); a segunda, a etapa da peroxidase, é a redução da PGG_2 em PGH_2 (Figura 42.2).

Em consequência de diferenças quanto a localização celular, perfil de regulação, expressão tecidual e exigência de substrato, COX-1 *e* COX-2 *produzem, em última análise, conjuntos distintos de produtos eicosanoides, envolvidos em diferentes vias e funções.* Acredita-se que a COX-1 expressa de modo constitutivo atue em atividades fisiológicas ou de "manutenção", como homeostasia vascular, manutenção do fluxo sanguíneo renal e gastrintestinal, função renal, proliferação da mucosa intestinal, função plaquetária e antitrombogênese.

TABELA 42.1 Comparação entre COX-1 e COX-2.

PROPRIEDADE	COX-1	COX-2
Expressão	Constitutiva	Induzida; normalmente não está presente na maioria dos tecidos. Constitutiva em partes do sistema nervoso
Localização tecidual	Expressão ubíqua	Tecidos inflamados e ativados
Localização celular	Retículo endoplasmático (RE)	RE e membrana nuclear
Seletividade de substrato	Ácido araquidônico, ácidos eicosapentaenoicos	Ácido araquidônico, γ-linolenato, α-linolenato, linoleato, ácidos eicosapentaenoicos
Função	Funções de proteção e manutenção	Funções pró-inflamatórias e mitogênicas
Indução	Em geral, nenhuma indução. A hCG pode suprarregular a COX-1 no âmnio	Induzida por LPS, TNF-α, IL-1, IL-2, EGF, IFN-γ. O mRNA aumenta 20 a 80 vezes com a indução. Regulada dentro de 1 a 3 h
Inibição	Farmacológica: AINE (ácido acetilsalicílico em baixa dose)	*In vivo*: glicocorticoides anti-inflamatórios, IL-1β, IL-4, IL-10, IL-13. Farmacológica: AINE, inibidores seletivos da COX-2

TABELA 42.2 Principais efeitos adversos de inibidores não seletivos da COX e inibidores seletivos da COX-2.

EFEITO ADVERSO	INIBIDORES NÃO SELETIVOS DA COX (AINE)	INIBIDORES SELETIVOS DA COX-2
Ulceração gástrica	Sim	Sim*
Inibição da função plaquetária	Sim	Não
Inibição da indução do trabalho de parto	Sim	Sim
Comprometimento da função renal	Sim	Sim
Reação de hipersensibilidade	Sim	?

*A toxicidade gastrintestinal dos inibidores seletivos da COX-2 pode ser menor que a dos inibidores não seletivos da COX, porém ainda existe incidência de toxicidade.

Diversas funções especializadas ou ativadas "quando necessário" são atribuídas aos produtos da enzima COX-2 induzida, incluindo atividades em inflamação, febre, dor, transdução de estímulos dolorosos na medula espinal, mitogênese (particularmente no epitélio gastrintestinal), adaptação renal a estresses, deposição de osso trabecular, ovulação, placentação e contrações uterinas no trabalho de parto. O papel da expressão constitutiva da COX-2 em determinadas áreas do sistema nervoso, como hipocampo, hipotálamo e amígdala, ainda não foi elucidado.

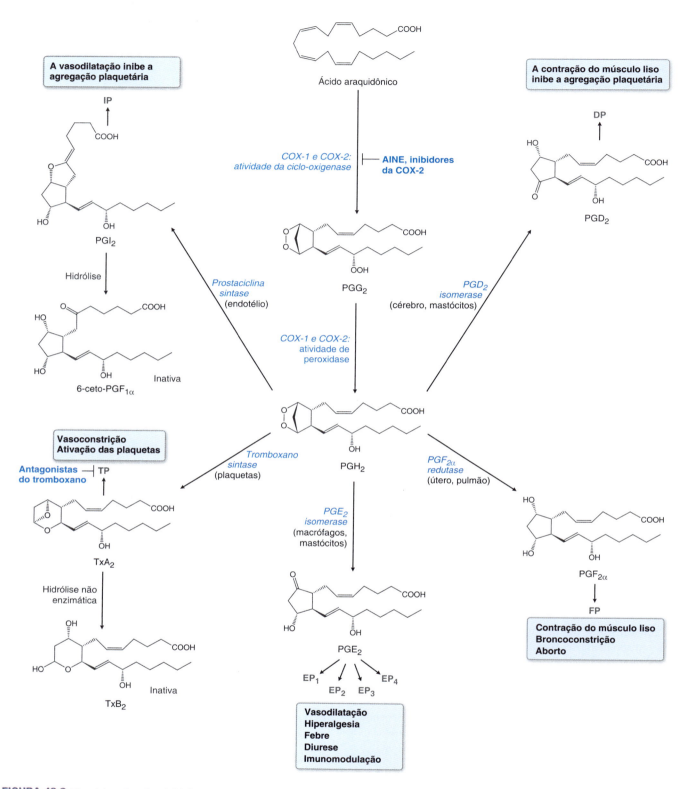

FIGURA 42.2 Biossíntese, função e inibição farmacológica das prostaglandinas. A figura mostra as vias de biossíntese de ácido araquidônico para prostaglandinas, prostaciclina e tromboxano. A expressão tecidual específica da enzima determina os tecidos onde ocorre biossíntese dos vários produtos derivados de PGH$_2$. AINE e inibidores da COX-2 constituem as classes mais importantes de fármacos que modulam a produção de prostaglandinas. Antagonistas de tromboxano e inibidores da PGE$_2$ sintase representam estratégias farmacológicas promissoras que estão em fase de desenvolvimento. AINE = anti-inflamatório não esteroide; COX = ciclo-oxigenase; DP = receptor de PGD$_2$; EP = receptor de PGE$_2$; FP = receptor de PGF$_{2\alpha}$; IP = receptor de PGI$_2$; PG = prostaglandina; Tx = tromboxano; TP = receptor de TxA$_2$;. Observe que DP, EP, FP, IP e TP são receptores acoplados à proteína G.

Estudos cinéticos de proteínas sugerem que possa existir uma terceira isoforma da ciclo-oxigenase funcional. A suposta isoforma COX-3 pode ser produto do mesmo gene da COX-1, porém com diferentes características proteicas, talvez devido a junção (*splicing*) alternativa do mRNA ou a modificação pós-translacional. Além disso, a COX-3, que parece ser expressa principalmente no sistema nervoso central, pode constituir sítio de ação potencial do *paracetamol*. Todavia, a prova definitiva da existência dessa isoforma permanece intangível.

Prostaglandinas

As prostaglandinas formam uma grande família de compostos de estrutura similar, apresentando, cada um, ações biológicas poderosas e específicas. O nome da família provém de sua identificação inicial no sistema geniturinário de machos de carneiro. Todas as prostaglandinas compartilham uma estrutura química, denominada *prostanoide*, que consiste em um ácido carboxílico de 20 carbonos caracterizado por um anel de ciclopentano e um grupo 15-hidroxila (Figura 42.3).

As prostaglandinas são divididas em três subséries principais: PG_1, PG_2 e PG_3. O algarismo subscrito indica o número de ligações duplas existentes na molécula. A série PG_2 é a que mais prevalece biologicamente, visto que essas prostaglandinas constituem derivados diretos do ácido araquidônico, o qual é eicosa*tetra*enoico. A série PG_1 deriva do precursor do ácido araquidônico, o ácido di-homo-γ-linolênico (ADHGL), eicosa*tri*enoico, enquanto a série PG_3 provém de um ácido ei-cosa*penta*enoico (EPA, C20:5). (Conforme assinalado anteriormente, protectinas, resolvinas da série D e maresinas derivam do ácido docosaexaenoico (ADH, C22:6). A prostaglandina PGH_2 representa a junção crítica da via da ciclo-oxigenase (Figura 42.2), visto que se trata do precursor imediato de PGD_2, PGE_2, $PGF_{2\alpha}$, tromboxano A_2 (TxA_2) e prostaciclina (PGI_2). A distribuição desses eicosanoides em vários tecidos é determinada pelo padrão de expressão das diferentes enzimas envolvidas na síntese das prostaglandinas (*i. e.*, PG sintases).

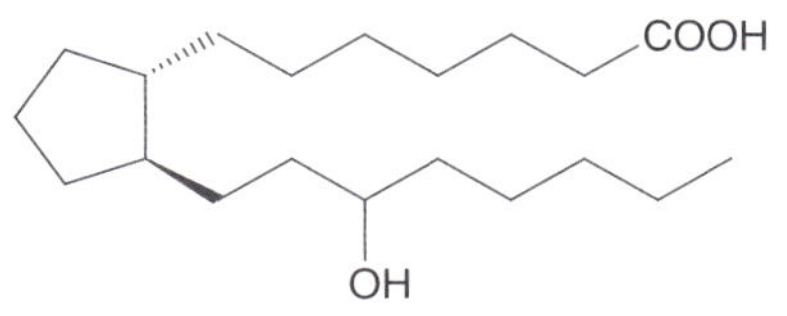

Estrutura dos prostanoides

FIGURA 42.3 **Estrutura dos prostanoides.** O protótipo da estrutura dos prostanoides é um ácido carboxílico de 20 carbonos com um anel ciclopentano e um grupo 15-hidroxila. Todas as prostaglandinas, tromboxanos e prostaciclinas derivam dessa estrutura comum.

As prostaglandinas são importantes em muitos processos fisiológicos, inclusive nos que não se relacionam diretamente com inflamação. Suas inúmeras funções estão indicadas na Tabela 42.3. Dentre elas, destacam-se as de manutenção da PGE_2, amplamente designadas como funções *citoprotetoras*, mediante as quais determinados órgãos, como mucosa gástrica, miocárdio e parênquima renal, são protegidos dos efeitos da isquemia por vasodilatação e regulação global do fluxo sanguíneo mediadas pela PGE_2. A PGE_2 também está envolvida na ativação das células inflamatórias: a biossintetizada por COX-2 e PGE_2 sintase em células situadas próximo ao hipotálamo parece atuar na febre.

Tromboxano e prostaciclina

As plaquetas expressam altos níveis da enzima tromboxano sintase, mas não contêm prostaciclina sintase. Por conseguinte, o *TxA₂ constitui seu principal produto eicosanoide*. Ele apresenta meia-vida de apenas 10 a 20 segundos antes de sofrer hidrólise não enzimática em TxB_2 inativo. O TxA_2, cuja sinalização ocorre por meio de mecanismo G_q do receptor acoplado à proteína G (RAPG) que atravessa 7 vezes a membrana, é potente vasoconstritor e também promotor de adesividade e agregação plaquetárias. Em contrapartida, o endotélio vascular

TABELA 42.3 Produtos, síntese, receptores e funções das prostaglandinas.

PROSTAGLANDINA	ENZIMA DE SÍNTESE	TECIDOS QUE EXPRESSAM A ENZIMA DE SÍNTESE	TIPO DE RECEPTOR E MECANISMO DE SINALIZAÇÃO	FUNÇÕES
PGD_2	PGD_2 isomerase	Mastócitos Neurônios	DP G_s	Broncoconstrição (asma) Funções de controle do sono Doença de Alzheimer
PGE_2	PGE_2 isomerase	Muitos tecidos, incluindo macrófagos e mastócitos	EP1 G_q EP2 G_s EP3 G_i EP4 G_s Outros	Potencialização das respostas a estímulos dolorosos Vasodilatação Broncoconstrição Citoproteção: modula a secreção de ácido, muco e fluxo sanguíneo da mucosa gástrica Vasodilatação Broncoconstrição Ativação das células inflamatórias Febre Produção de muco Possivelmente, função erétil
$PGF_{2\alpha}$	$PGF_{2\alpha}$ redutase	Músculo liso vascular Músculo liso uterino	FP G_q	Tônus vascular Fisiologia da reprodução (abortivo) Broncoconstrição

Todos os receptores de prostanoides são receptores acoplados à proteína G. DP = prostaglandina (PG) D_2; EP = receptor de PGE_2; FP = receptor de $PGF_{2\alpha}$.

carece de tromboxano sintase, porém expressa prostaciclina sintase. Logo, a *PGI2 constitui seu principal produto eicosanoide*. A PGI2, cuja sinalização ocorre por meio da Gs, atua como vasodilatador, venodilatador e inibidor da agregação plaquetária. Em outras palavras, é antagonista fisiológico do TxA2. As ações de vasodilatação da PGI2, à semelhança daquelas da PGE2, também conferem propriedades citoprotetoras.

O equilíbrio local entre níveis de TxA2 e de PGI2 é crítico na regulação da pressão arterial sistêmica e na trombogênese. Desequilíbrios podem levar a hipertensão, isquemia, trombose, coagulopatia, infarto do miocárdio e acidente vascular encefálico. Em certas populações das latitudes setentrionais (incluindo populações Inuits, da Groelândia, Irlanda e Dinamarca), a incidência de doença cardíaca, acidente vascular encefálico e distúrbios tromboembólicos é menor do que em outras populações. Sua dieta é mais rica em óleos de peixes e, em consequência, contém quantidades relativamente maiores de óleos marinhos (incluindo *AEP* e *ADE*). De modo análogo à conversão de ácido araquidônico em TxA2 e PGI2, *AEP* é convertido em TxA3 e PGI3. É importante assinalar que os efeitos de vasoconstrição e agregação plaquetária do TxA3 são fracos. Consequentemente, o equilíbrio tromboxano-prostaciclina poderia ser inclinado para vasodilatação, inibição plaquetária e antitrombogênese. Essa é uma possível explicação para a observação de que as populações setentrionais apresentam menor incidência de doença cardíaca, fornecendo fundamento lógico para aumentar o consumo alimentar de peixe. Recentemente, foram também descobertos novos mediadores derivados de óleos marinhos que exercem poderosas ações anti-inflamatórias e de pró-resolução (ver lipoxinas, resolvinas, protectinas e maresinas, adiante).

Via da lipo-oxigenase

Além da via da ciclo-oxigenase, o outro destino importante do ácido araquidônico é a via da lipo-oxigenase, que acarreta a formação de leucotrienos e lipoxinas. As lipo-oxigenases são enzimas que catalisam a inserção de oxigênio molecular (O2) no ácido araquidônico, utilizando ferro não heme para gerar hidroperóxidos específicos. Três lipo-oxigenases, 5-lipo-oxigenase, 12-lipo-oxigenase e 15-lipo-oxigenase (5-LOX etc.), constituem as principais isoformas da LOX encontradas nos seres humanos (Tabela 42.4). As lipo-oxigenases são designadas de acordo com a posição em que catalisam a inserção do oxigênio molecular no ácido araquidônico. Os produtos imediatos de suas reações são os ácidos hidroperoxieicosatetraenoicos (*HPETE*). Os HPETE podem ser reduzidos aos ácidos hidroxieicosatetraenoicos (*HETE*) correspondentes por enzimas dependentes da glutationa peroxidase (GSP). O 5-HPETE formado pela 5-LOX é o precursor direto do leucotrieno A4 (LTA4), e este é precursor de todos os leucotrienos bioativos (Figura 42.4). As lipo-oxigenases também estão envolvidas na conversão de 15-HETE e LTA4 em lipoxinas (Figura 42.5).

A 5-LOX requer translocação até a membrana nuclear para sua atividade. Sua proteína de ativação (*PALO*) auxilia nessa translocação, na formação de um complexo enzimático ativo e na aceitação do substrato ácido araquidônico a partir da fosfolipase A2.

Leucotrienos

A biossíntese de leucotrienos começa com a conversão de 5-HPETE em leucotrieno A4 (LTA4), em reação mediada pela 5-LOX. Por conseguinte, *esta catalisa as primeiras duas etapas na biossíntese* (Figura 42.4). Não se sabe se o 5-HPETE difunde-se para fora do sítio ativo enzimático da 5-LOX entre essas etapas ou se permanece ligado à mesma enzima durante ambas as reações.

A seguir, LTA4 é convertido em LTB4 ou LTC4. A enzima LTA4 hidrolase converte LTA4 em LTB4 em neutrófilos e hemácias. A conversão de LTA4 em LTC4 ocorre em mastócitos, basófilos, eosinófilos e macrófagos pela adição de um tripeptídio γ-glutamilcisteinilglicina (glutationa). LTC4, LTD4, LTE4 e LTF4, que representam os *cisteinil leucotrienos*, sofrem interconversão por meio da remoção de porções de aminoácidos do tripeptídio γ-glutamilcisteinilglicina (Figura 42.4).

O LTB4 atua por meio de dois receptores acoplados à proteína G, BLT1 e BLT2. A ligação LTB4-BLT1, principalmente expressa em tecidos envolvidos na defesa do hospedeiro e na inflamação (leucócitos, timo, baço), provoca sequelas pró-inflamatórias, como quimiotaxia de neutrófilos, agregação e transmigração através de epitélio e endotélio. O LTB4 suprarregula a função lisossômica dos neutrófilos, produz espécies

LIPO-OXIGENASE	EXPRESSÃO TECIDUAL	PRODUTOS	VIAS	OBSERVAÇÕES
5-LOX	Neutrófilos Macrófagos Mastócitos Eosinófilos	5-HPETE/5-HETE LTA4 Epoxitetraeno	Leucotrienos/lipoxinas Lipoxinas Lipoxinas/lipoxinas desencadeadas por ácido acetilsalicílico	Requer PALO para sua atividade
12-LOX Tipo plaquetário Tipo epidérmico Tipo leucocitário	Plaquetas Megacariócitos (tumores) Pele Macrófagos Sistema GI Cérebro	12-HPETE/12-HETE Epoxitetraeno	Lipoxinas	
15-LOX	Macrófagos Monócitos Epitélio das vias respiratórias	15-HPETE/15-HETE Epoxitetraeno	Lipoxinas Lipoxinas	

TABELA 42.4 Expressão tecidual das lipo-oxigenases e produtos de ação da lipo-oxigenase.

GI = gastrintestinal; LOX = lipo-oxigenase; PALO = proteína de ativação da 5-lipo-oxigenase.

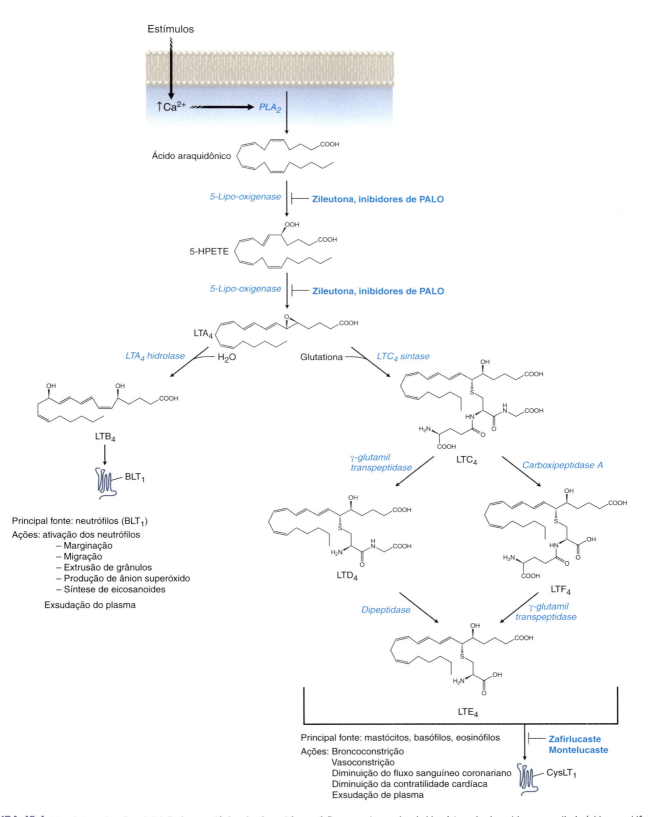

FIGURA 42.4 Biossíntese, função e inibição farmacológica dos leucotrienos. A figura mostra as vias de biossíntese dos leucotrienos a partir do ácido araquidônico. Zileutona e inibidores da proteína de ativação da 5-lipo-oxigenase (PALO) impedem a conversão de ácido araquidônico em 5-HPETE e LTA_4; zileutona tem sido utilizada no tratamento crônico da asma. Zafirlucaste e montelucaste são antagonistas do $CysLT_1$, receptor de todos os cisteinil leucotrienos (principalmente LTC_4 e LTD_4); esses fármacos são usados no manejo crônico da asma. Os cisteinil leucotrienos também interagem com o $CysLT_2$ (*não ilustrado*). BLT_1 e BLT_2 são receptores acoplados à proteína G relacionados com LTB_4; BLT_1 é o principal receptor de LTB_4. BLT_2 é o receptor acoplado à proteína G para HHT, produto da ciclo-oxigenase (ver o texto para maiores detalhes; *não ilustrado*).

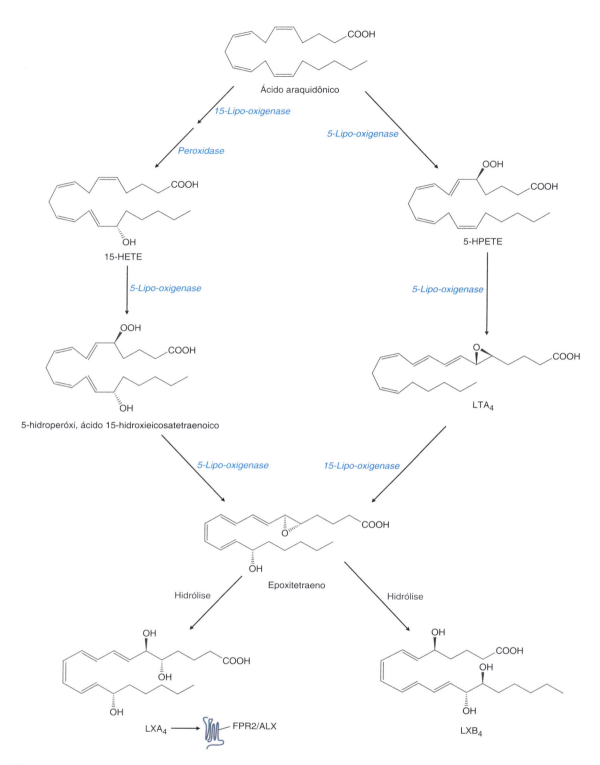

FIGURA 42.5 Biossíntese das lipoxinas. Duas vias principais levam à biossíntese das lipoxinas. Em cada uma, são necessárias reações sequenciais da lipo-oxigenase, seguidas de hidrólise. O precursor imediato das lipoxinas é o epoxitetraeno; sua hidrólise as produz. *Via da esquerda*: o ácido araquidônico é convertido em 15-HETE pela atividade sequencial de 15-lipo-oxigenase e peroxidase. O 15-HETE é convertido por 5-lipo-oxigenase em intermediário químico 5-hidroperóxi, ácido 15-hidroxieicosatetraenoico, e a 5-lipo-oxigenase atua sobre esse intermediário, formando epoxitetraeno. *Via da direita*: o ácido araquidônico é convertido em 5-HPETE pela 5-lipo-oxigenase, e o 5-HPETE é convertido em LTA₄ pela ação adicional da 5-lipo-oxigenase. O LTA₄ é convertido em epoxitetraeno pela 15-lipo-oxigenase. *Via comum*: o epoxitetraeno é hidrolisado nas lipoxinas ativas, LXA₄ e LXB₄. Estas exercem funções tanto inflamatórias quanto de pró-resolução; são contrarreguladoras da ação dos leucotrienos e regulam muitas citocinas e fatores de crescimento. A LXA₄ é agonista altamente seletivo do receptor acoplado à proteína G, FPR2/ALX. Em reação transcelular, a 12-lipo-oxigenase plaquetária também pode catalisar a formação da LXA₄ a partir do LTA₄ derivado dos neutrófilos; o mecanismo detalhado ainda precisa ser elucidado (*não ilustrado*, ver também a Figura 42.7).

reativas de oxigênio (ERO), aumenta a produção de citocinas e potencializa as ações das células *natural killer* (NK). Recentemente, foi constatado que BLT_2 liga-se ao produto da COX, o 12-HHT (ácido 12-hidróxi-5,8,10-heptadecatrienoico) e desencadeia a quimiotaxia de leucócitos.

Os cisteinil leucotrienos (LTC_4 e LTD_4) ligam-se a receptores $CysLT_1$, causando vasoconstrição, broncospasmo e aumento da permeabilidade vascular. São responsáveis pela hiper-reatividade a estímulos e à contração das vias respiratórias e do músculo liso vascular que ocorrem nos processos asmáticos, alérgicos e de hipersensibilidade. Em seu conjunto, ambos os braços das vias dos leucotrienos (i. e., LTB_4 e LTC_4/LTD_4) desempenham papéis fundamentais na psoríase, na artrite e em várias respostas inflamatórias. Além disso, são mediadores-chave na doença vascular e, provavelmente, essenciais na aterosclerose, na obesidade e na asma.

Lipoxinas, resolvinas, protectinas e maresinas

As lipoxinas (produtos de *in*teração da *lipo-oxi*genase) são derivadas do ácido araquidônico e contêm quatro ligações duplas conjugadas e três grupos hidroxila. *As duas principais lipoxinas, LXA_4 e LXB_4 (Figura 42.5), modulam as ações de leucotrienos e citocinas e são importantes na resolução da inflamação.*

Em locais de inflamação, observa-se, tipicamente, uma relação inversa entre as quantidades de lipoxinas e leucotrienos presentes. Essa observação levou à sugestão de que as lipoxinas podem atuar como sinais contrarreguladores ou reguladores negativos da ação dos leucotrienos. Existem receptores de LXA_4 nos neutrófilos, bem como nos pulmões, no baço e nos vasos sanguíneos. As lipoxinas interrompem a quimiotaxia, a adesão e a transmigração dos neutrófilos através do endotélio (ao diminuir a expressão da P-selectina), limitam o recrutamento dos eosinófilos, estimulam a vasodilatação (ao induzir a síntese de PGI_2 e PGE_2), inibem a vasoconstrição provocada por LTC_4 e LTD_4, impedem os efeitos inflamatórios do LTB_4 e, por fim, frustram a função das células NK. Elas também induzem a captação e a depuração dos neutrófilos apoptóticos pelos macrófagos, portanto medeiam a resolução da resposta inflamatória. *Como a produção de lipoxinas parece importante para o desaparecimento da inflamação, o equilíbrio na homeostasia de lipoxinas e leucotrienos pode constituir fator-chave na patogenia da doença inflamatória.* Por exemplo, é possível que a inflamação articular crônica da Sra. G envolva um desequilíbrio nas quantidades relativas de leucotrienos e lipoxinas em suas articulações acometidas.

Os exsudatos inflamatórios autolimitados foram caracterizados com o uso de abordagens metabolômicas em modelos de doença murina. Esses estudos identificaram as primeiras famílias endógenas de mediadores derivados de ácidos graxos ômega-3, que controlam tanto a magnitude quanto a duração da inflamação (Figura 42.6). Tais famílias foram designadas como resolvinas, protectinas e maresinas; com as lipoxinas, constituem um gênero químico de mediadores de pró-resolução especializados (MPE). Resolvinas, protectinas e maresinas são biossintetizadas a partir de ácidos graxos ômega-3 essenciais, particularmente AEP e ADE.

O mapeamento desses circuitos endógenos de inflamação-resolução proporciona novas vias para investigar as bases moleculares de muitas doenças inflamatórias de ocorrência frequente. Cada uma das resolvinas, protectinas e maresinas apresenta múltiplas ações poderosas e estereosseletivas nas células humanas e em modelos de doença animal. Em geral,

esses mediadores locais especializados limitam o recrutamento dos neutrófilos para os locais de inflamação e estimulam os macrófagos a captar e remover as células apoptóticas dos locais inflamatórios. Resolvinas e protectinas são produzidas não apenas em locais de inflamação, mas também na medula óssea e no cérebro, onde, semelhantemente, parecem exercer ações mediadoras locais e poderosas. *É importante assinalar que a identificação de MPE funcionais biossintetizados durante a inflamação-resolução indica que a resolução é um processo ativo,* constituindo um paradigma que se afasta da crença de que a redução da inflamação ativa é um evento passivo *in vivo*. Achados recentes sugerem que a disfunção ou a deficiência dos mecanismos de resolução podem estar na base de algumas doenças inflamatórias crônicas, revelando, assim, o potencial de uma farmacologia da resolução. No futuro, as vias de controle da inflamação poderão ser complementadas por novas terapias que estimularão os mecanismos endógenos essenciais da inflamação-resolução.

Via das epoxigenases

As epoxigenases microssômicas do citocromo P450 oxigenam o ácido araquidônico, resultando na formação de ácido epoxieicosatetraenoico (EET) e derivados hidroxiácidos (Figura 42.1). A via da epoxigenase é importante nos tecidos que não expressam COX ou LOX, como certas células do rim. A epoxigenação do ácido araquidônico produz quatro EET diferentes, dependendo da ligação dupla modificada no ácido. Derivados di-hidróxi dos EET formados por hidrólise podem regular o tônus vascular ao inibir a Na^+/K^+ ATPase nas células musculares lisas vasculares e podem afetar a função renal ao regular a absorção e a secreção de íons. Pesquisas futuras poderão revelar outras funções definitivas para os EET na fisiologia humana.

Isoprostanos

O ácido araquidônico esterificado com fosfolipídios é sensível à peroxidação mediada por radicais livres, e a liberação desses lipídios modificados a partir do fosfolipídio pela fosfolipase A_2 dá origem aos isoprostanos (Figura 42.1). Durante o estresse oxidativo, os isoprostanos aparecem no sangue em níveis muito mais elevados do que os produtos da ciclo-oxigenase. Dois isoprostanos em particular, a 8-epi-$PGF_{2\alpha}$ e a 8-epi-PGE_2, são vasoconstritores potentes. Os isoprostanos podem ativar NFκB, fosfolipase Cγ, proteinoquinase C e fluxo de cálcio. *Como sua velocidade de formação depende de condições de oxidação celular, os níveis de isoprostanos podem indicar estresse oxidativo em uma gama de condições patológicas.* Os níveis urinários de isoprostanos são utilizados como biomarcadores de estresse oxidativo em síndromes isquêmicas, lesão de reperfusão, aterosclerose e doenças hepáticas.

Inativação metabólica dos eicosanoides locais

Prostaglandinas, leucotrienos, tromboxanos e lipoxinas são inativados por hidroxilação, β-oxidação (resultando em perda de dois carbonos) ou ω-oxidação (a derivados de ácido dicarboxílico). Esses processos de degradação tornam as moléculas mais hidrofílicas e passíveis de excreção na urina.

Esquema integrado da inflamação

Conforme foi descrito, os eicosanoides são produzidos localmente por meio de numerosas reações complexas. Não há necessidade de lembrar cada mediador, mas sim de compreender

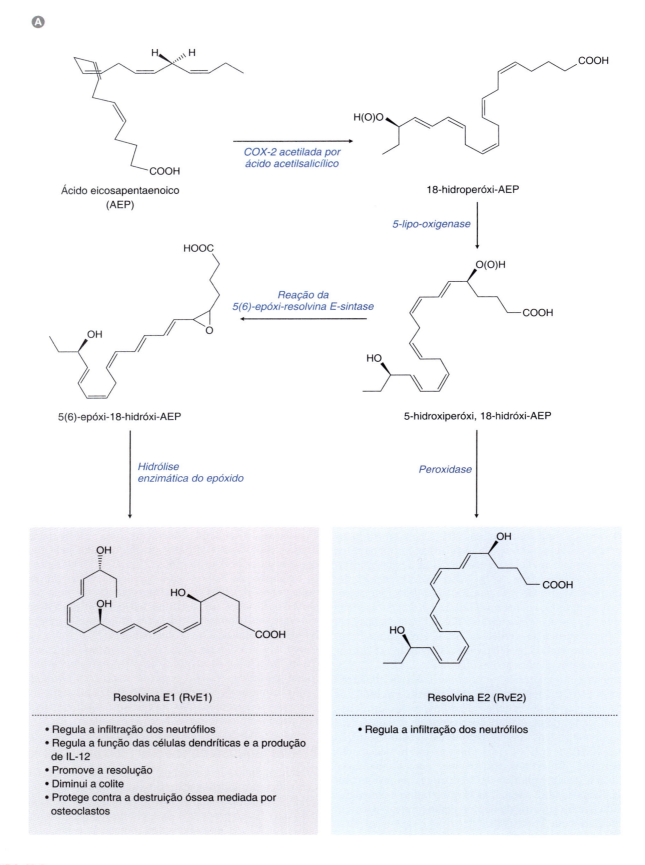

FIGURA 42.6 Resolvinas, protectinas e maresinas: biossíntese e ações de novas famílias de mediadores derivados do ácido graxo ômega-3. A. O AEP é o precursor das resolvinas de série E. **B** e **C.** O ADE é o precursor das resolvinas de série D, protectinas e maresinas. Algumas das principais funções anti-inflamatórias e de próresolução endógenas estão relacionadas abaixo de alguns dos mediadores. Além disso, a resolvina D1 regula a infiltração dos neutrófilos, enquanto a resolvina D2 aumenta a fagocitose e a depuração dos micróbios. (*continua*)

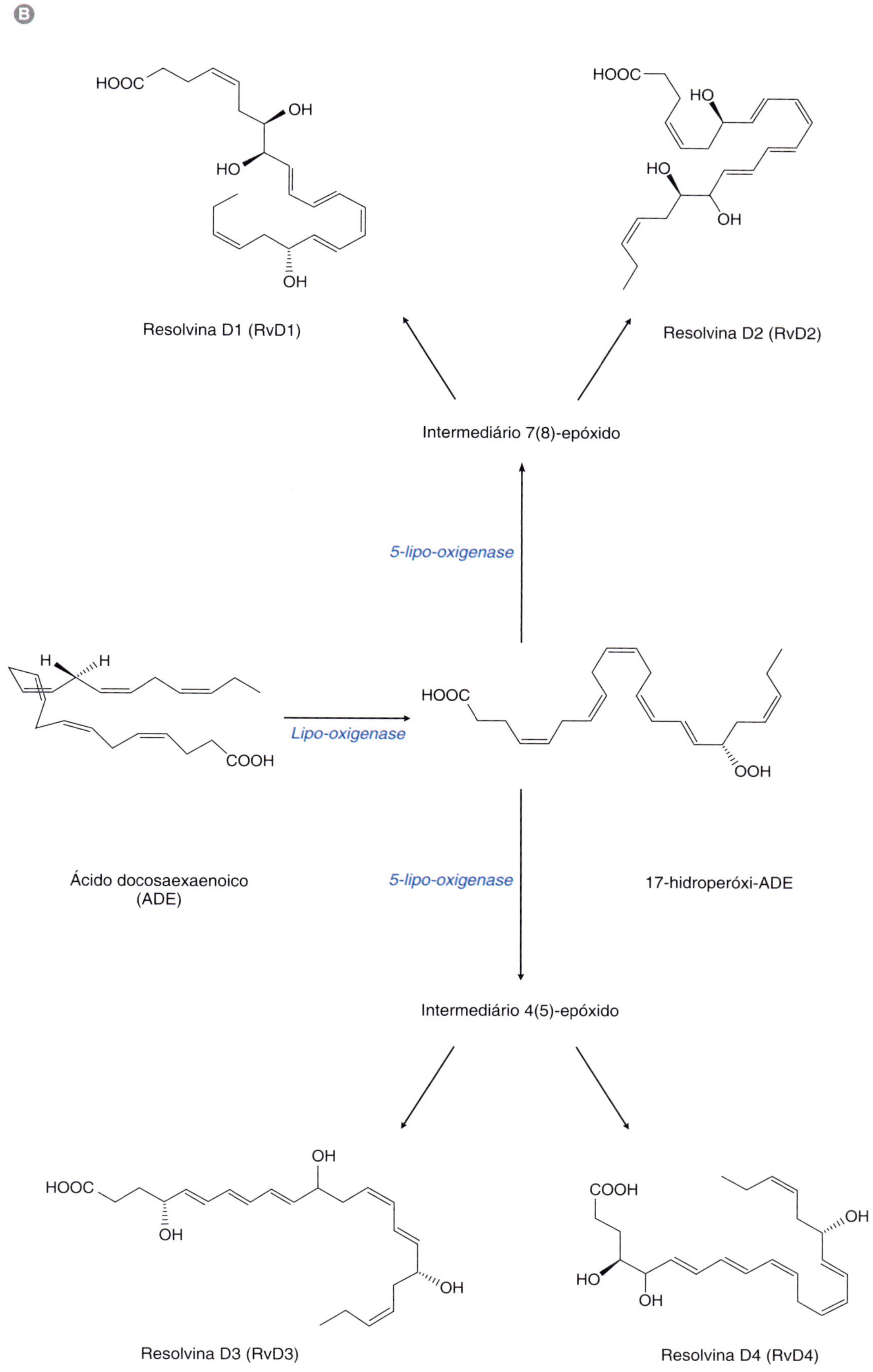

FIGURA 42.6 (*Continuação.*)

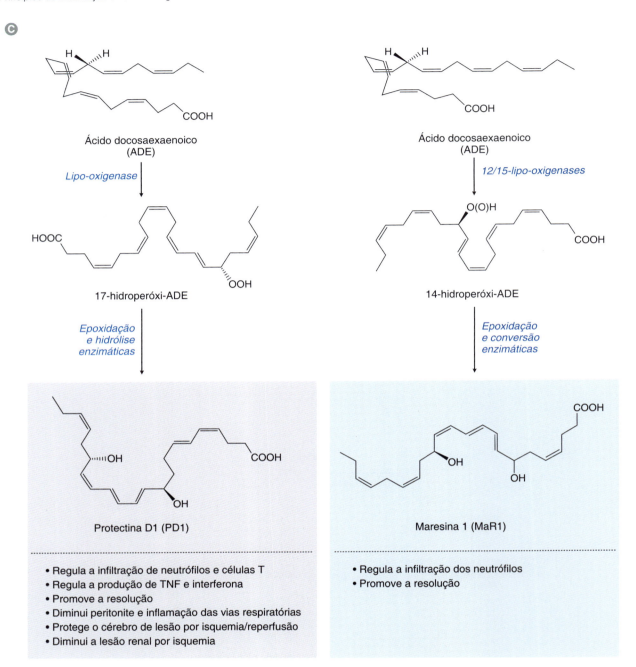

FIGURA 42.6 (*Continuação.*)

o esquema geral dessas vias de biossíntese. Esta seção, aliada à Tabela 42.5, fornece uma visão geral concisa das funções fisiológicas dos eicosanoides importantes para a inflamação e a defesa do hospedeiro.

A inflamação aguda resulta de complexa rede de interações moleculares e celulares induzidas por respostas a uma variedade de estímulos, como traumatismo, isquemia, agentes infecciosos ou reações de anticorpos. A inflamação superficial aguda produz dor local, edema, eritema e calor; a inflamação nos órgãos viscerais pode apresentar sinais e sintomas semelhantes (que, em certos casos, podem resultar em edema contra cápsula de um órgão) e causar grave comprometimento da função orgânica.

Leucotrienos e lipoxinas, bem como tromboxanos, prostaglandinas e prostaciclinas, são críticos na produção, manutenção e mediação das respostas inflamatórias. A cascata inflamatória é desencadeada quando células em determinada região são expostas a substância estranha ou lesionadas. Essa agressão estimula uma cascata local de citocinas (incluindo interleucinas ou TNF), que aumenta os níveis de mRNA da COX-2 e de enzimas. A seguir, a COX-2 facilita a produção dos eicosanoides pró-inflamatórios e vasoativos.

As concentrações localmente elevadas de PGE_2, LTB_4 e cisteinil leucotrienos promovem acúmulo e infiltração de células inflamatórias por meio de aumento do fluxo sanguíneo e da permeabilidade vascular. LTB_4 e 5-HETE também são importantes no processo de atração e ativação dos neutrófilos. O LTB$_4$, biossintetizado e liberado por neutrófilos ativados no local de inflamação, recruta e ativa neutrófilos adicionais e linfócitos, de modo que essas células aderem à superfície endotelial e transmigram para os espaços intersticiais. O aumento da permeabilidade vascular também resulta em extravasamento de líquido e infiltração celular, causando edema.

TABELA 42.5 Funções dos eicosanoides nos estágios da inflamação.

AÇÃO	EICOSANOIDES ENVOLVIDOS
Vasoconstrição	PGF$_{2\alpha}$, TxA$_2$, LTC$_4$, LTD$_4$, LTE$_4$
Vasodilatação (eritema)	PGI$_2$, PGE$_1$, PGE$_2$, PGD$_2$, LXA$_4$, LXB$_4$, LTB$_4$
Edema (intumescimento)	PGE$_2$, LTB$_4$, LTC$_4$, LTD$_4$, LTE$_4$
Quimiotaxia, adesão dos leucócitos	LTB$_4$, HETE, LXA$_4$, LXB$_4$
Aumento da permeabilidade vascular	LTC$_4$, LTD$_4$, LTE$_4$
Dor e hiperalgesia	PGE$_2$, PGE$_1$, LTB$_4$
Calor local e febre sistêmica	PGE$_2$, PGI$_2$, LXA$_4$

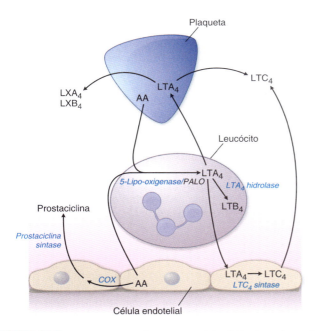

FIGURA 42.7 Exemplos de biossíntese transcelular. A biossíntese transcelular é utilizada para produção local de lipoxinas e cisteinil leucotrienos. No exemplo aqui apresentado, o leucócito (neutrófilo) obtém o ácido araquidônico (*AA*) das plaquetas e o utiliza para sintetizar leucotrienos A$_4$ (*LTA$_4$*) e B$_4$ (*LTB$_4$*). O leucotrieno A$_4$ é transferido do leucócito para plaquetas e células endoteliais, que sintetizam e secretam o leucotrieno C$_4$ (*LTC$_4$*). As plaquetas também sintetizam lipoxinas (*LXA$_4$, LXB$_4$*) a partir do leucotrieno A$_4$, enquanto as células endoteliais sintetizam prostaciclina, utilizando AA de fontes endógenas. Os eicosanoides sintetizados dentro de cada tipo celular são determinados pelo repertório enzimático do tipo celular específico: assim, por exemplo, os neutrófilos sintetizam principalmente LTA$_4$ e LTB$_4$, visto que expressam a 5-lipo-oxigenase e a LTA$_4$ hidrolase, enquanto as células endoteliais biossintetizam prostaciclina e LTC$_4$, uma vez que expressam COX-1, COX-2, prostaciclina sintase e LTC$_4$ sintase.

Com a agregação de inúmeras células inflamatórias, são desencadeadas *vias de biossíntese transcelulares* para produzir eicosanoides (Figura 42.7). *Na biossíntese transcelular, os intermediários eicosanoides são doados de um tipo de célula para outro, suscitando maior diversidade de mediadores químicos locais.* Isso demonstra a importância da adesão celular e da interação entre células nas respostas inflamatórias e imunes.

Existem mecanismos de retroalimentação para garantir que a resposta inflamatória não prossiga sem controle. As lipoxinas ajudam a resolver a inflamação e a promover o retorno de tecidos, órgãos e organismo a seu estado de homeostasia. Os eicosanoides derivados de COX-2 também podem atuar na cicatrização e resolução de feridas. Por conseguinte, a sequência cronológica dos eventos é de suma importância para uma resposta inflamatória organizada. A PGE$_2$ inibe as funções dos linfócitos B e T e das células NK, enquanto o LTB$_4$ e os cisteinil leucotrienos regulam a proliferação das células T. PGE$_2$ e PGI$_2$ são potentes sensibilizadores para dor, enquanto lipoxinas reduzem a nocicepção. Esses fatores medeiam e regulam de modo coordenado a transição da inflamação da forma aguda para a crônica (Figuras 42.2, 42.4 e 42.6).

▶ Fisiopatologia dos eicosanoides

A inflamação e a resposta imune constituem mecanismos orgânicos para combater invasores estranhos. O esquema global tem por objetivo remover o estímulo desencadeador e resolver a lesão tecidual. Em alguns casos, o próprio mecanismo de resposta provoca lesão tecidual local, como, por exemplo, quando neutrófilos ativados liberam inadvertidamente proteases e espécies de oxigênio reativo no meio. Em outras circunstâncias, se a reação inflamatória persistir por muito tempo, ou se o sistema imune identificar incorretamente parte dele mesmo como estranho, essas respostas inadequadamente dirigidas poderão provocar lesão tecidual significativa e crônica.

A seguir, são descritas doenças inflamatórias específicas nas quais os eicosanoides estão implicados, incluindo asma, doença intestinal inflamatória, artrite reumatoide, glomerulonefrite, câncer e doença cardiovascular. Outras não discutidas aqui, mas que apresentam possível base inflamatória relacionada com os eicosanoides, incluem certos distúrbios da pele, lesões por reperfusão, doença de Alzheimer e síndrome de angústia respiratória do adulto.

Asma

Asma é uma doença inflamatória das vias respiratórias caracterizada por episódios intermitentes de dispneia, tosse e sibilos. Os sintomas resultam de inflamação crônica, hiper-reatividade, constrição e obstrução das vias. Na asma, os antígenos nos pulmões estimulam cascatas de citocinas, que levam à produção de prostaglandinas (p. ex., PGD$_2$) e leucotrienos. A elaboração do LTB$_4$ atrai células inflamatórias e promove a agregação celular. O LTB$_4$ atua particularmente sobre os linfócitos B, causando ativação, proliferação e diferenciação celulares. Ele também promove a expressão dos receptores Fcε RII (i. e., receptores para a cadeia constante dos anticorpos IgE) nos mastócitos e basófilos. Esses receptores ligam-se à IgE liberada por linfócitos B estimulados por antígenos. LTC$_4$ e LTD$_4$ são compostos broncoconstritores extremamente potentes (originalmente conhecidos como substâncias de reação lenta da anafilaxia, SRS-A), mais de 1.000 vezes mais potentes do que a histamina. Esses cisteinil leucotrienos também causam secreção de muco pelo epitélio das vias respiratórias, enquanto reduzem a depuração de muco ao inibir o batimento dos cílios do epitélio das vias. A secreção de muco é exacerbada por neutrófilos e eosinófilos, que constituem parte do exsudato inflamatório que provoca obstrução das vias respiratórias. LTD_4 e LTE_4 também recrutam eosinófilos para as vias respiratórias asmáticas; os eosinófilos integram sinais provenientes dos linfócitos T e, quando ativados, liberam fatores que provocam lesão do epitélio das vias respiratórias e intensificam a inflamação local.

Em modelos murinos de asma, nos quais o gene 5-LOX ou $CysLT_1$ é nocauteado, são observadas hiper-responsividade reduzida das vias respiratórias e infiltração de leucócitos. Esses resultados reforçam o importante papel desempenhado pelos leucotrienos na patogenia da asma. A função dos inibidores dos leucotrienos no tratamento da asma é discutida adiante; para informações mais detalhadas, consulte o Capítulo 47.

Doença intestinal inflamatória

Doença de Crohn e colite ulcerativa são duas doenças inflamatórias, ulcerativas, recidivantes, idiopáticas e crônicas do trato gastrintestinal. Embora sejam distintas quanto à patologia, a produção elevada de LTB_4 na mucosa afetada acarreta, em ambas, infiltração anormal dos leucócitos no parênquima. A inflamação crônica e a infiltração dos leucócitos provocam lesão progressiva da mucosa, com alterações histológicas francas. A doença de Crohn caracteriza-se por lesão focal, úlceras com fissuras e granulomas, enquanto ocorrem inflamação da mucosa e dilatação colônica na colite ulcerativa. Ambas as doenças aumentam o risco de adenocarcinoma do cólon nas áreas acometidas. Os análogos estáveis da lipoxina A_4 constituem tratamento efetivo em modelos murinos da doença de Crohn e na inflamação intestinal, e podem representar nova abordagem farmacológica promissora para o tratamento da doença intestinal inflamatória.

Artrite reumatoide

Artrite reumatoide é uma doença inflamatória, autoimune, sistêmica e crônica que acomete principalmente as articulações, mas que também afeta pele, sistema cardiovascular, pulmões e músculos. Ela afeta até 1,5% dos norte-americanos e é três vezes mais prevalente nas mulheres do que nos homens. O ataque autoimune de proteínas articulares normais resulta em inflamação, com consequente liberação local de citocinas, TNF, fatores de crescimento e interleucinas, os quais induzem a expressão da COX-2. *Os níveis de enzimas COX-2 e PGE_2 elevam-se acentuadamente no líquido sinovial das articulações acometidas.* A PGE_2 estimula as vias de dor, e outros eicosanoides derivados da COX-2 e leucotrienos derivados da 5-LOX ativam o epitélio circundante para recrutar células inflamatórias. Os macrófagos liberam colagenase e proteases, enquanto a atividade dos linfócitos leva à formação de imunocomplexos; ambos os processos causam lesão adicional do tecido articular e fornecem substratos que aceleram a inflamação crônica. Os achados comuns incluem sinovite, leucocitose, nódulos reumatoides e fator reumatoide (anticorpo circulante dirigido contra a IgG).

A Sra. G, por ser americana nativa em sua quinta década de vida, encontra-se no grupo de maior risco para a artrite reumatoide. A destruição autoimune de suas articulações conduziu aos achados de elevação da velocidade de hemossedimentação (compatível com estado de inflamação crônica), leucocitose do líquido sinovial e perda progressiva de mobilidade e função articulares. Para informações adicionais sobre artrite reumatoide, consulte o Capítulo 45.

Glomerulonefrite

A glomerulonefrite abrange grande grupo de afecções renais inflamatórias que, por fim, ocasionam insuficiência renal em consequência da deterioração da hemodinâmica renal e da filtração glomerular. A ativação local do complemento promove a infiltração de neutrófilos e macrófagos. A infiltração do glomérulo constitui achado patológico precoce característico, que se correlaciona com níveis anormais de LTB_4, é sintetizado pela LTA_4 hidrolase no mesângio renal e facilita a adesão dos neutrófilos ao mesângio e ao epitélio glomerulares. O LTA_4 também é substrato para a biossíntese de LTC_4 e LTD_4. Todos os cisteinil leucotrienos (LTC_4, LTD_4, LTE_4 e LTF_4) promovem a proliferação endotelial e mesangial. Além disso, eles afetam diretamente a função glomerular; especificamente, LTC_4 e LTD_4 diminuem o fluxo sanguíneo renal e a taxa de filtração glomerular (TFG) por meio de vasoconstrição das arteríolas e contração dos espaços mesangiais. Estudos realizados com inibidores confirmaram o papel desempenhado pelos leucotrienos na glomerulonefrite. Os inibidores da LOX, quando administrados nos estágios precoces da glomerulonefrite, impedem a inflamação glomerular e o aparecimento de sinais de lesão estrutural, e tanto os inibidores da LOX quanto os antagonistas do receptor de LTD_4 aumentam a TFG e reduzem a proteinúria.

É interessante assinalar que o mesângio renal expressa a LTA_4 hidrolase e a 12-LOX, conferindo capacidade de síntese de LTB_4 ou LXA_4 a partir do LTA_4 derivado dos leucócitos. Em baixas concentrações, o LTA_4 é utilizado principalmente para a formação de LTB_4; essas condições correspondem ao início da inflamação ou a baixo nível de inflamação crônica. Por outro lado, quando as concentrações de LTA_4 estão relativamente altas, conforme observado na inflamação de longa duração, ele é convertido, em sua maior parte, em LXA_4, que exerce impacto contrarregulador autoinibitório sobre a resposta inflamatória. No glomérulo, a LXA_4 anula as consequências pró-inflamatórias deletérias dos leucotrienos, bem como o efeito destes sobre a TFG, em parte por meio de aumento do fluxo arteriolar aferente produzido por vasodilatação.

Câncer

Estudos epidemiológicos a longo prazo sugeriram correlação entre terapia crônica com AINE e redução na incidência do câncer colorretal. Os adenomas e carcinomas colorretais humanos expressam a COX-2 em quantidades abundantes; foram obtidos resultados semelhantes com adenocarcinomas gástricos e tumores de mama. Nesses tecidos, acredita-se que a COX-2 produza PGE_2 e outros eicosanoides que promovem o crescimento do tumor. A localização perinuclear da enzima COX-2 (Tabela 42.1) sugere potencial para função intracelular dos produtos eicosanoides na oncogênese. Alguns derivados eicosanoides podem ligar-se aos homólogos da família do receptor de ácido retinoico (RXR) de fatores da transcrição, que estão envolvidos em numerosas funções, incluindo regulação de crescimento e diferenciação celulares. A hiperexpressão da COX-2 produziria eicosanoides capazes de inundar as vias de sinalização do RXR e fornecer estímulos excessivos para o crescimento. Um inibidor da COX-2 está sendo investigado como terapia profilática para pacientes com polipose adenomatosa familiar, que correm risco de desenvolver câncer colorretal (ver adiante discussão sobre os inibidores da COX-2).

Doença cardiovascular

O tromboxano A_2 derivado das plaquetas constitui importante mediador da trombose nas síndromes coronarianas agudas (angina instável, infarto do miocárdio sem elevação do segmento ST e infarto do miocárdio com elevação do segmento ST) e em outras doenças cardiovasculares; o ácido acetilsalicílico, inibidor da COX, é um agente antiplaquetário efetivo na profilaxia e no tratamento dessas doenças (ver adiante, bem como no Capítulo 22). Acredita-se também que a produção intravascular de leucotrienos durante a ruptura de placas ateromatosas contribua para a fisiopatologia das síndromes coronarianas agudas. Estudos recentes sugeriram que 5-lipo-oxigenase, PALO e LTA_4 hidrolase estão geneticamente ligadas ao infarto do miocárdio, e inibidores da 5-lipo-oxigenase, antagonistas da PALO e inibidores da LTA_4 hidrolase podem representar novas classes de fármacos para tratamento de aterosclerose e infarto do miocárdio.

▶ Classes e agentes farmacológicos

A intervenção farmacológica na biossíntese e na ação dos eicosanoides mostra-se particularmente útil no controle da inflamação e na restauração da homeostasia. Esse tipo de intervenção pode ser dirigido para qualquer uma das diversas etapas delineadas anteriormente a fim de obter os efeitos desejados com seletividade tecidual, espacial e temporal. As estratégias incluem alteração da expressão de enzimas-chave, inibição competitiva e não competitiva da atividade de enzimas específicas (p. ex., PGE_2 sintase), ativação de receptores com agonistas exógenos dos receptores e prevenção da ativação de receptores com antagonistas exógenos dos receptores. Como em todos os aspectos da medicina, é preciso avaliar os benefícios terapêuticos em relação aos possíveis efeitos adversos.

Inibidores da fosfolipase

A inibição da fosfolipase A_2 impede a liberação de ácido araquidônico a partir dos fosfolipídios celulares, a etapa limitadora de velocidade no processo de biossíntese dos eicosanoides. Na ausência de mediadores pró-inflamatórios derivados do ácido araquidônico, a inflamação torna-se limitada.

Os *glicocorticoides* (também conhecidos como corticosteroides, incluindo *prednisona*, *prednisolona* e *dexametasona*) constituem a base do tratamento de numerosas doenças autoimunes e inflamatórias. Eles induzem uma família de proteínas secretadas dependentes de cálcio e fosfolipídio denominadas *lipocortinas*. Estas interferem na ação da fosfolipase A_2, portanto limitam a disponibilidade de ácido araquidônico. Anexinas, como anexina 1 e peptídios derivados da anexina 1, também são induzidas por glicocorticoides. Por sua vez, atuam em receptores acoplados à proteína G presentes nos leucócitos, bloqueando respostas pró-inflamatórias e intensificando os mecanismos anti-inflamatórios endógenos; um destes envolve a ativação do receptor de lipoxina A_4. Os glicocorticoides também inibem a ação da COX-2 e a formação de prostaglandinas por vários mecanismos: (1) reprimindo a expressão do gene da COX-2 e da enzima; (2) reprimindo a expressão de citocinas que ativam a COX-2; e, conforme assinalado anteriormente, (3) limitando o reservatório disponível de substrato da COX-2 (ácido araquidônico) ao bloquear indiretamente a fosfolipase A_2. Devido a essa supressão profunda e global das respostas imunes e inflamatórias, os glicocorticoides são utilizados no tratamento de diversas afecções autoimunes (ver Capítulo 45).

Estão sendo desenvolvidas pequenas moléculas inibidoras de fosfolipases específicas; esses compostos podem viabilizar a redução dos efeitos adversos em comparação com aqueles associados aos glicocorticoides. Ver o Capítulo 28 para discussão mais extensa sobre os efeitos dos glicocorticoides.

Inibidores da ciclo-oxigenase

Os inibidores da via da ciclo-oxigenase estão entre alguns dos fármacos prescritos com mais frequência. Os agentes anti-inflamatórios não esteroides (AINE) e o paracetamol constituem os medicamentos de maior utilização dessa classe.

Inibidores não seletivos tradicionais | AINE

Os AINE são importantes em virtude de suas propriedades anti-inflamatórias, antipiréticas e analgésicas combinadas. O objetivo da maioria das terapias com AINE consiste na inibição da produção de eicosanoides pró-inflamatórios mediada pela COX, bem como na limitação da extensão de inflamação, febre e dor. A atividade antipirética desses fármacos provavelmente está relacionada com sua capacidade de reduzir os níveis de PGE_2, particularmente na região do cérebro que circunda o hipotálamo. *Apesar dos benefícios obtidos com os AINE atuais, esses fármacos suprimem apenas os sinais da resposta inflamatória subjacente, mas não revertem necessariamente nem produzem resolução do processo inflamatório.*

Foram desenvolvidos inúmeros AINE no século passado, e a maioria consiste em derivados de ácido carboxílico policíclico. Com exceção do ácido acetilsalicílico, todos atuam como inibidores competitivos e reversíveis da ciclo-oxigenase (Figura 42.2). Esses fármacos bloqueiam o canal hidrofóbico dela onde se liga o substrato ácido araquidônico, impedindo, assim, a conversão deste em PGG_2. Os AINE tradicionais inibem tanto a COX-1 quanto a COX-2 em diferentes graus. Devido à inibição da COX-1, o tratamento a longo prazo com tais agentes apresenta muitos efeitos deletérios. As funções citoprotetoras dos produtos eicosanoides da COX-1 são eliminadas, levando a um espectro de *gastropatia induzida por AINE*, incluindo dispepsia, gastrotoxicidade, lesão e hemorragia subepiteliais, erosão da mucosa gástrica, ulceração franca e necrose da mucosa gástrica. Como no caso da Sra. G, os pacientes com ulceração gástrica podem sofrer sangramento no estômago, onde a reação da hemoglobina com o ácido gástrico resulta em hematêmese ou vômito de material que, quando regurgitado, apresenta a cor e a consistência da borra de café. A regulação do fluxo sanguíneo para os rins também é afetada, diminuindo a TFG e causando potencialmente isquemia renal, necrose papilar, nefrite intersticial e insuficiência renal. Os resultados de estudos sobre os efeitos dos inibidores da COX-2 (ver adiante) conduziram a uma nova investigação dos efeitos dos inibidores da COX-1 e dos AINE tradicionais, e foi constatado que essas classes de fármacos também podem estar associadas a riscos cardíacos. A Food and Drug Administration (FDA) solicitou aos fabricantes de AINE de venda sem prescrição que atualizassem as bulas informando especificamente os riscos cardiovasculares e "lembrando os pacientes da dose e da duração limitadas de tratamento com esses produtos". Os estudos epidemiológicos realizados sugerem que até 20 a 30% das internações de pacientes com mais de 60 anos de idade devem-se a complicações do uso de AINE.

A funcionalidade do ácido orgânico dos AINE confere importantes propriedades farmacocinéticas a esses agentes, incluindo absorção quase completa pelo intestino, ligação à albumina plasmática, acúmulo de células no local de inflamação e excreção renal eficiente. Os AINE podem ser divididos em classes de meia-vida curta (< 6 h) e de meia-vida longa (> 10 h). Os que apresentam meia-vida de eliminação longa incluem *naproxeno, salicilatos, piroxicam* e *fenilbutazona*.

A classificação química dos AINE baseia-se na estrutura de um componente-chave em cada subclasse de fármacos (Figura 42.8). A seguir, os AINE são divididos por classes químicas; as descrições de cada fármaco são acompanhadas de uma discussão acerca da escolha de determinado AINE para uma situação clínica específica.

Salicilatos

Os salicilatos incluem o *ácido acetilsalicílico* e seus derivados. O ácido acetilsalicílico, o mais antigo dos AINE, é amplamente utilizado no tratamento da dor leve a moderada, da cefaleia, da mialgia e da artralgia. *Diferentemente dos outros AINE, atua de modo irreversível, acetilando o resíduo de serina do sítio ativo de COX-1 e COX-2.* A acetilação da COX-1 destrói a atividade da enzima, impedindo a formação de prostaglandinas derivadas da COX-1, tromboxanos e prostaciclinas. Os salicilatos (aliados a indometacina, piroxicam e ibuprofeno) também podem inibir o surto oxidativo dos neutrófilos ao reduzir a atividade da NADPH oxidase.

O ácido acetilsalicílico em baixas doses diárias é utilizado como agente antitrombogênico para profilaxia e manejo de síndromes coronarianas agudas e acidente vascular encefálico isquêmico após a ocorrência do evento. Convém lembrar que ele é antitrombogênico devido à inibição irreversível da COX, que impede a biossíntese de TxA$_2$ pelas plaquetas. Dentro de uma hora após a administração oral de ácido acetilsalicílico, ocorre destruição irreversível da atividade da COX-1 nas plaquetas. Estas, que carecem de núcleo, são incapazes de sintetizar novas proteínas. Por conseguinte, as enzimas COX-1 irreversivelmente acetiladas não podem ser substituídas por proteínas recém-sintetizadas, e a atividade de ciclo-oxigenase dessas plaquetas é inibida de modo irreversível durante seu tempo de sobrevida na circulação (cerca de 10 dias). Embora o ácido acetilsalicílico também iniba de modo irreversível a COX-1 e a COX-2 das células endoteliais vasculares, essas células têm a capacidade de sintetizar novas enzimas COX, portanto podem rapidamente reiniciar a síntese de PGI$_2$. *Logo, a administração de dose única de ácido acetilsalicílico diminui por vários dias a quantidade de tromboxano passível de ser produzido, desviando o equilíbrio TxA$_2$-PGI$_2$ vascular para vasodilatação mediada por PGI$_2$, inibição plaquetária e antitrombogênese.*

A inibição da COX-2 mediada por ácido acetilsalicílico impede a produção de prostaglandinas. Diferentemente da COX-1, que é totalmente inativada pelo ácido acetilsalicílico, a enzima COX-2 modificada por ele conserva parte de sua atividade catalítica e pode formar um novo produto, o 15-(R)-HETE, a partir do ácido araquidônico. Por analogia com a biossíntese de lipoxinas (Figura 42.5), a 5-LOX converte, a seguir, o 15-(R)-HETE em 15-epi-lipoxinas, estereoisômeros relativamente estáveis (epímeros na posição do carbono 15) de lipoxinas, denominados de maneira coletiva de *lipoxinas desencadeadas por ácido acetilsalicílico* (*ATL, aspirin-triggered lipoxins*). As *15-epi-lipoxinas imitam as funções das lipoxinas como agentes anti-inflamatórios.* Elas podem representar outro mecanismo endógeno de anti-inflamação, e sua produção medeia, pelo menos em parte, os efeitos anti-inflamatórios do ácido acetilsalicílico. O desenvolvimento de análogos das 15-epi-lipoxinas poderia resultar em agentes anti-inflamatórios desprovidos dos efeitos adversos associados à inibição da COX-1.

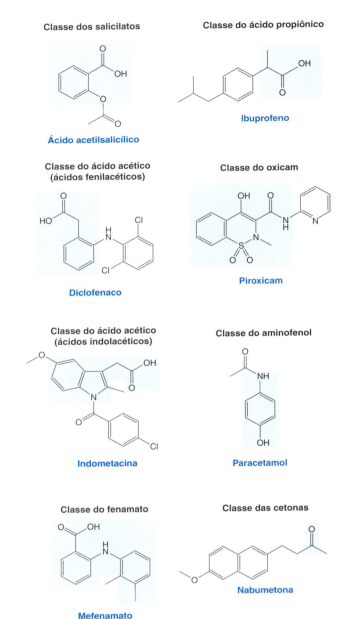

FIGURA 42.8 Classes estruturais de AINE. Em geral, os AINE são moléculas hidrofóbicas, as quais, em sua maioria, apresentam um grupo de ácido carboxílico. São divididos por classes, dependendo da presença de um ou mais dos componentes-chave em sua estrutura. O componente comum aos membros de cada classe está indicado dentro de um boxe. A estrutura ajuda a determinar as propriedades farmacocinéticas de cada AINE em particular. Cabe observar que o paracetamol não é, na realidade, um AINE, visto que apresenta apenas fracas propriedades anti-inflamatórias; esse fármaco está incluído aqui porque, à semelhança dos AINE, é comumente utilizado por seus efeitos analgésicos e antipiréticos.

O ácido acetilsalicílico é, em geral, bem tolerado. Suas principais toxicidades consistem em gastropatia e nefropatia, compartilhadas por todos os AINE. A terapia a longo prazo com esse agente pode resultar em ulceração e hemorragia gastrintestinais, nefrotoxicidade e lesão hepática. Os AINE devem ser utilizados com cautela ou não administrados a pacientes com insuficiências renal e cardíaca. Dois efeitos tóxicos singulares são a *hiper-reatividade das vias respiratórias induzida por ácido acetilsalicílico* em indivíduos asmáticos (a denominada *asma sensível ao ácido acetilsalicílico*) e a *síndrome de Reye*. A prevalência da sensibilidade ao fármaco em pacientes com asma é estimada em cerca de 10%. Neles, a exposição ao ácido acetilsalicílico resulta em congestão ocular e nasal, com obstrução grave das vias respiratórias. Os pacientes sensíveis a esse agente também se mostram reativos a outros AINE, incluindo indometacina, naproxeno, ibuprofeno, mefenamato e fenilbutazona. Nos indivíduos asmáticos, uma possível etiologia da sensibilidade ao ácido acetilsalicílico/AINE reside no fato de que a exposição a esses fármacos leva a níveis aumentados de leucotrienos, implicados na patogenia da asma (ver Figura 42.1).

A síndrome de Reye é uma afecção caracterizada por encefalopatia e esteatose hepáticas em crianças de pouca idade. A terapia com ácido acetilsalicílico durante o curso de infecção viral febril tem sido indicada como etiologia potencial da lesão hepática. Embora não se tenha estabelecido definitivamente qualquer relação causal entre o uso de ácido acetilsalicílico e a síndrome de Reye, esse fármaco geralmente não é administrado a crianças, devido ao temor de desenvolvimento da síndrome. Em vez dele, é amplamente utilizado o paracetamol.

Derivados do ácido propiônico

Os AINE derivados do ácido propiônico incluem *ibuprofeno*, *naproxeno*, *cetoprofeno* e *flurbiprofeno*. Ibuprofeno é analgésico relativamente potente, utilizado no tratamento de artrite reumatoide (como no caso da Sra. G, para alívio da dor intermitente), osteoartrite, espondilite anquilosante, gota e dismenorreia primária. Naproxeno, que apresenta meia-vida plasmática longa, é 20 vezes mais potente do que ácido acetilsalicílico, inibe diretamente a função dos leucócitos e provoca efeitos adversos gastrintestinais menos graves.

Derivados do ácido acético

Os AINE derivados do ácido acético incluem ácidos indolacéticos – *indometacina*, *sulindaco* e *etodolaco* – e ácidos fenilacéticos, *diclofenaco* e *cetorolaco* (derivado do ácido fenilacético substituído). Além de inibirem a ciclo-oxigenase, muitos AINE derivados do ácido acético promovem a incorporação do ácido araquidônico não esterificado em triglicerídios, reduzindo, assim, a disponibilidade do substrato para a ciclo-oxigenase e a lipo-oxigenase. A indometacina é inibidor direto da motilidade dos neutrófilos, porém não é tolerada pelos pacientes, assim como ibuprofeno. Diclofenaco também diminui as concentrações intracelulares de ácido araquidônico ao alterar o transporte celular dos ácidos graxos. É mais potente do que a indometacina e o naproxeno e é amplamente utilizado no tratamento da dor associada a cálculos renais. Cetorolaco é principalmente empregado por suas propriedades analgésicas fortes, particularmente em pacientes no pós-operatório. Todavia, em parte devido a sua potência e a seus efeitos adversos, não é utilizado por mais de 3 a 5 dias.

Os AINE derivados do ácido acético são principalmente utilizados para aliviar sintomas no tratamento a longo prazo de artrite reumatoide, osteoartrite, espondilite anquilosante e outros distúrbios musculoesqueléticos. O uso desse tipo de AINE provoca ulceração gastrintestinal e, raramente, hepatite e icterícia. A indometacina também apresenta aplicação específica para promover o fechamento do ducto arterioso persistente em recém-nascidos ao inibir os eicosanoides vasodilatadores PGE_2 e PGI_2.

Derivados do oxicam

Piroxicam é tão eficaz quanto ácido acetilsalicílico, naproxeno e ibuprofeno no tratamento de artrite reumatoide e osteoartrite, porém pode ser mais bem tolerado. Ele exerce efeitos adicionais na modulação da função dos neutrófilos, inibindo colagenase, proteoglicanase e surto oxidativo. Em virtude de sua meia-vida extremamente longa, pode ser administrado 1 vez/dia. A exemplo de outros AINE, o piroxicam exibe efeitos adversos gastrintestinais, como ulceração gástrica, e prolonga o tempo de sangramento, em virtude de sua ação antiplaquetária.

Derivados do fenamato

Os dois AINE derivados do fenamato são *mefenamato* e *meclofenamato*. Ambos inibem as ciclo-oxigenases, mas também antagonizam em vários graus os receptores de prostanoides. Como os fenamatos exibem menos atividade anti-inflamatória e são mais tóxicos do que o ácido acetilsalicílico, existe pouca vantagem no seu uso. O mefenamato é apenas prescrito para a dismenorreia primária, enquanto o meclofenamato é utilizado no tratamento de artrite reumatoide e osteoartrite.

AINE derivados da cetona

Nabumetona é um profármaco da cetona oxidado *in vivo* à forma ácida ativa. Em comparação com outros AINE não seletivos, apresenta atividade preferencial contra a COX-2. A incidência de efeitos adversos gastrintestinais é relativamente baixa, embora com frequência sejam relatadas cefaleia e tontura.

Paracetamol

Às vezes, *paracetamol* é classificado com os AINE, apesar de não ser tecnicamente um deles: *embora exerça efeitos analgésicos e antipiréticos semelhantes aos do ácido acetilsalicílico, o efeito anti-inflamatório do paracetamol é insignificante, em virtude da fraca inibição das ciclo-oxigenases.* Todavia, o tratamento com esse fármaco pode ser valioso em determinados pacientes, como as crianças, que correm risco devido aos efeitos adversos do ácido acetilsalicílico. A hepatotoxicidade constitui o efeito adverso mais importante do paracetamol. A modificação deste por enzimas hepáticas do citocromo P450 produz um metabólito reativo, que normalmente é detoxificado por conjugação com glutationa. Uma superdosagem de paracetamol pode sobrepujar as reservas de glutationa, resultando em lesão celular e oxidativa e, nos casos graves, em necrose hepática aguda (ver Capítulo 5).

Seleção do AINE apropriado

Os efeitos anti-inflamatórios, analgésicos e antipiréticos dos AINE parecem variar entre os numerosos agentes que compõem essa classe. Todavia, apesar das diferenças químicas, de seletividade tecidual e enzimática, farmacocinéticas e farmacodinâmicas, as diferenças quanto à eficácia podem não ser clinicamente substanciais. De modo global, o fundamento lógico e a escolha do AINE não têm muita significância no tratamento de artrite reumatoide ou osteoartrite. Entretanto, a terapia bem-sucedida com esse grupo de fármacos continua sendo considerada mais uma arte do que uma ciência, e o tratamento para cada paciente deve ser orientado para obter os efeitos anti-inflamatórios, analgésicos e antipiréticos desejados, minimizando, ao mesmo tempo, os efeitos adversos. É possível reduzir os efeitos adversos gástricos da terapia a longo prazo com AINE pela coadministração de antagonistas do receptor H_2 de histamina ou de inibidores da bomba de prótons (consultar o Capítulo 46).

Inibidores da COX-2

Conforme assinalado anteriormente, a terapia a longo prazo com AINE pode estar associada a graves efeitos adversos gastrintestinais, cuja suposta causa seria a inibição da COX-1 gastrintestinal. Foi aventada a hipótese de que a inibição seletiva da COX-2 teria a vantagem teórica de impedir os mediadores químicos responsáveis pela inflamação, mantendo, ao mesmo tempo, os efeitos citoprotetores dos produtos da atividade da COX-1.

Inibidores seletivos da COX-2

Embora a COX-2 só tenha sido identificada na década de 1990, pesquisas intensas levaram prontamente ao desenvolvimento de inibidores seletivos de COX-2 para uso clínico. *Em comparação com a COX-1, ela apresenta um canal hidrofóbico maior através do qual o substrato (ácido araquidônico) penetra no sítio ativo.* Diferenças estruturais sutis existentes entre COX-2 e COX-1 possibilitaram o desenvolvimento de fármacos que atuam preferencialmente sobre a COX-2.

Os inibidores seletivos da COX-2 – *celecoxibe, rofecoxibe, valdecoxibe* e *meloxicam* (Figura 42.9) – são derivados do ácido sulfônico, com seletividade 100 vezes maior para

Celecoxibe **Rofecoxibe**

Meloxicam **Valdecoxibe**

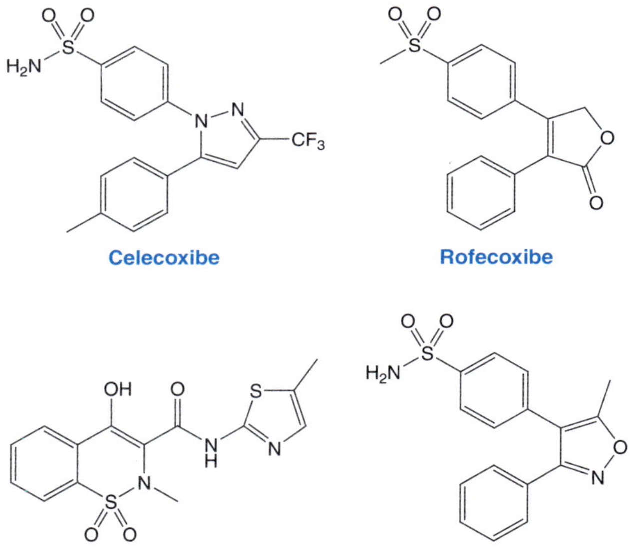

FIGURA 42.9 Inibidores seletivos da COX-2. Os inibidores seletivos da COX-2 são derivados hidrofóbicos do ácido sulfônico. À semelhança dos AINE tradicionais, eles bloqueiam o canal hidrofóbico que leva ao sítio ativo da ciclo-oxigenase, com consequente inibição da enzima. É importante observar que os inibidores seletivos da COX-2 são, em geral, moléculas maiores do que os AINE. Esses fármacos inibem preferencialmente a COX-2 em comparação com a COX-1, uma vez que o canal hidrofóbico daquela é maior que o desta. (Significa que os inibidores seletivos da COX-2 são muito volumosos para ter acesso ao canal hidrofóbico menor da enzima COX-1.) Os inibidores seletivos da COX-2 exibem seletividade aproximadamente 100 vezes maior para COX-2 do que para COX-1.

COX-2 do que para COX-1. A inibição relativa das duas isoenzimas da ciclo-oxigenase em qualquer tecido também é função de metabolismo do fármaco, farmacocinética e, possivelmente, polimorfismos da enzima. Os inibidores seletivos da COX-2 apresentam propriedades anti-inflamatórias, antipiréticas e analgésicas semelhantes àquelas dos AINE tradicionais, porém não compartilham as ações antiplaquetárias dos inibidores da COX-1. Vários coxibes foram aprovados para o tratamento de osteoartrite, artrite reumatoide, dor aguda em adultos e dismenorreia primária. Todavia, em relação a outros AINE, o perfil de segurança dos inibidores seletivos da COX-2 é incerto. No momento, apenas celecoxibe foi aprovado nos EUA. Rofecoxibe foi retirado do mercado mundial em 2004, devido a aumento da trombogenicidade com uso prolongado, manifestando-se na forma de infarto do miocárdio e acidente vascular encefálico; valdecoxibe foi retirado do mercado em 2005.

O aumento da trombogenicidade que se manifesta com uso clínico pode ser devido à inibição prolongada da COX-2 vascular no interior das células endoteliais, resultando em diminuição da formação de PGI_2. Além disso, a inibição da COX-2 pode gerar problemas em cicatrização de feridas, angiogênese e resolução da inflamação. Os inibidores seletivos da COX-2 têm custo muito mais elevado do que doses equivalentes de muitos AINE, em particular do ácido acetilsalicílico e da indometacina. Vale lembrar que o médico da Sra. G procurou tirar proveito da segurança gastrintestinal relativa dos inibidores seletivos da COX-2 quando substituiu o ibuprofeno por um inibidor da COX-2, em parte devido às evidências sintomáticas e endoscópicas de gastropatia induzida por AINE. Todavia, sabe-se cada vez mais que os inibidores da COX-2 podem não constituir vantagem tão significativa em relação aos AINE tradicionais, como se acreditava anteriormente, na redução de gastropatia e sangramento gastrintestinal. Por exemplo, em estudo realizado com rofecoxibe, foi demonstrado aumento de cinco vezes na incidência de sangramento gastrintestinal superior significativo em comparação com grupo placebo. Um possível mecanismo para essa toxicidade pode residir no efeito adverso dos inibidores da COX-2 na cicatrização das ulcerações gástricas.

Celecoxibe continua sendo o único inibidor seletivo da COX-2 aprovado pela FDA. É indicado atualmente para osteoartrite, artrite reumatoide, artrite reumatoide juvenil (> 2 anos de idade), espondilite anquilosante, dor aguda em adultos e dismenorreia primária. Também foi aprovado para reduzir a quantidade de pólipos colorretais adenomatosos em indivíduos com *polipose adenomatosa familiar.* Esse fármaco diminui a atividade do receptor ativado por proliferador peroxissômico δ (PPARδ), fator de transcrição que sofre heterodimerização com os fatores de transcrição RXR envolvidos na regulação do crescimento. Ainda não foi esclarecido se os inibidores da COX-2 ligam-se diretamente ao PPARδ, ou se levam indiretamente à produção de outras moléculas que o inibem. Em ambos os casos, essa inibição impede a sinalização pela via do PPARδ, portanto remove um poderoso estímulo mitogênico que poderia promover o desenvolvimento de câncer de cólon.

À semelhança de outros coxibes, celecoxibe tem, em seu rótulo, uma advertência sobre o aumento de eventos trombóticos cardiovasculares possivelmente fatais e dependentes de dose e duração de administração do fármaco (infarto do miocárdio e acidente vascular encefálico). O medicamento também aumenta o risco de hipertensão, edema e insuficiência cardíaca, em especial quando utilizado em doses mais altas. Celecoxibe está contraindicado para tratamento de dor associada à cirurgia de derivação de artéria coronária.

Na prescrição de terapia analgésica com coxibe, é importante considerar se o paciente tem necessidade de agente anti-inflamatório concomitante. Quando ele necessita principalmente de analgesia, o paracetamol pode ser suficiente, talvez em associação a analgésicos ou terapia adjuvantes (p. ex., para casos de artropatia, considerar a fisioterapia ou a intervenção cirúrgica). Entretanto, se houver alguma indicação estabelecida para terapia anti-inflamatória e também um fator de risco para gastropatia (p. ex., história de doença ulcerosa, paciente idoso, terapia concomitante antiplaquetária, anticoagulante ou com glicocorticoides), pode-se considerar o uso de coxibe ou de associação de AINE e inibidor da bomba de prótons. Em todos os casos, os perigos associados aos coxibes em pacientes com risco de cardiopatia isquêmica e doença vascular cerebral precisam ser considerados como parte da análise de risco/benefício global.

Esperava-se que os inibidores da COX-2 de segunda geração em desenvolvimento – como parecoxibe (profármaco hidrossolúvel de valdecoxibe), etoricoxibe e lumiracoxibe – pudessem demonstrar aumento de seletividade para a COX-2 em relação à COX-1 e não tivessem os efeitos cardiovasculares adversos dos inibidores da COX-2 disponíveis. Entretanto, é necessário maior desenvolvimento clínico dessa classe de fármacos.

Inibidores das citocinas

As citocinas pró-inflamatórias, TNF-α e IL-1, intensificam a produção de prostaglandinas e suprarregulam a COX-2. As novas tecnologias moleculares propiciaram a capacidade de inibir a ação dessas citocinas e, portanto, inibir o processo pelo qual um estímulo prejudicial ativa a COX-2 e desencadeia a resposta inflamatória. Cinco antagonistas de TNF-α baseados em anticorpos estão disponíveis: *etanercepte*, *infliximabe*, *adalimumabe*, *golimumabe* e *certolizumabe*. O etanercepte consiste no domínio extracelular do receptor de TNF-α acoplado à IgG1 humana; o infliximabe é anticorpo monoclonal murino humanizado, dirigido contra o TNF-α; e adalimumabe, golimumabe e certolizumabe são anticorpos IgG1 monoclonais humanizados ou fragmentos de anticorpo Fab dirigidos contra TNF-α.

Os antagonistas do TNF-α foram aprovados pela primeira vez para tratamento de artrite reumatoide. Com poucos efeitos adversos, eles interrompem a destruição articular e a erosão óssea, diminuem a dor, aliviam as articulações edematosas e hipersensíveis e limitam a progressão global da doença na artrite reumatoide. Os anticorpos anti-TNF também foram aprovados para tratamento de uma variedade de outras doenças autoimunes (ver Capítulo 45), como espondilite anquilosante, artrite psoríaca, psoríase em placas, artrite idiopática juvenil (> 4 anos de idade para adalimumabe e > 2 anos de idade para etanercepte), doença de Crohn (adalimumabe, certolizumabe e infliximabe) e colite ulcerativa (infliximabe). Vários anos de experiência com essa classe de fármacos mostraram risco aumentado de infecções graves, incluindo tuberculose disseminada ou extrapulmonar, infecções fúngicas invasivas (*Aspergillus* e fungos endêmicos, como *Histoplasma*), reativação do vírus da hepatite B e infecções oportunistas. Os pacientes são rotineiramente testados para tuberculose latente antes do início da terapia e precisam ser monitorados para tuberculose ativa durante o tratamento. Outros efeitos adversos incluem um risco pequeno, porém possivelmente aumentado, de linfoma, doença desmielinizante, insuficiência cardíaca e pancitopenia.

Lipoxinas, ATL e análogos estáveis de lipoxina também bloqueiam as ações do TNF-α, proporcionando nova abordagem potencial de tratamento (ver adiante).

A *anacinra* é forma recombinante do receptor de IL-1 humano produzida em *Escherichia coli*. Foi aprovada para uso em pacientes com artrite reumatoide que não conseguiram responder a um ou mais agentes antirreumáticos modificadores da doença. De modo análogo ao dos antagonistas do TNF, ela se associa a risco aumentado de infecção grave. Outros antagonistas da IL-1 estão sendo desenvolvidos para uso em doenças inflamatórias e autoimunes. Para informações mais detalhadas sobre esses agentes, consultar o Capítulo 45.

Compostos miméticos dos receptores de prostanoides

Várias aplicações de agonistas dos receptores de prostanoides estão listadas no Resumo farmacológico ao final do capítulo.

Antagonistas do tromboxano

Tanto os antagonistas do receptor de TxA$_2$ quanto os inibidores da tromboxano sintase podem, teoricamente, representar agentes poderosos e seletivos capazes de inibir a atividade plaquetária e proteger o organismo contra trombose e doença vascular. Os antagonistas do tromboxano poderiam servir como "superinibidores" plaquetários no manejo de pacientes com doença cardiovascular. Além disso, pode-se esperar que antagonistas dos receptores de TxA$_2$, diferentemente do ácido acetilsalicílico, tenham a capacidade de bloquear a ação vasoconstritora dos isoprostanos. Compostos como *dazoxibeno* e *pirmagrel* inibem a tromboxano sintase, enquanto *ridogrel* é antagonista do receptor de TxA$_2$. Todavia, esses antagonistas ainda não têm utilidade clínica, visto que seu benefício clínico não é significativamente superior ao do ácido acetilsalicílico, que é muito mais barato.

Inibição dos leucotrienos

Inibição da lipo-oxigenase

A inibição da 5-lipo-oxigenase tem potencial para representar importante modalidade terapêutica em doenças que envolvem fisiopatologia mediada por leucotrienos, incluindo asma, doença intestinal inflamatória e artrite reumatoide. A inibição da lipo-oxigenase constitui abordagem terapêutica interessante nessas doenças, visto que os leucotrienos são mediadores potentes de ação local.

Diversas estratégias são possíveis no delineamento de inibidores da lipo-oxigenase, com base em estrutura, função e mecanismo desse tipo de enzima. Foram desenvolvidos inibidores suicidas (p. ex., derivados do ácido araquidônico com ligações triplas em lugar de ligações duplas), que se ligam de modo covalente ao sítio ativo, tornando-o inativo. Todavia, esses inibidores não estão disponíveis para uso clínico. Agentes de eliminação de radicais, como catecóis, hidroxitolueno butilado (BHT) e α-tocoferol, retêm os radicais intermediários na reação da lipo-oxigenase e, dessa maneira, impedem o funcionamento da enzima; todavia, esses compostos inespecíficos não podem ser usados clinicamente para inibição da lipo-oxigenase.

Pode-se esperar que fármacos com a propriedade de comprometer ou alterar a capacidade da enzima de utilizar o ferro não heme inibam sua atividade. O único inibidor da lipo-oxigenase de uso clínico é a *zileutona* (Figura 42.10A), derivado benzotiofeno da N-hidroxiureia, que inibe a 5-LOX mediante quelação de seu ferro não heme. Na asma, zileutona induz broncodilatação, alivia os sintomas e produz melhora dura-

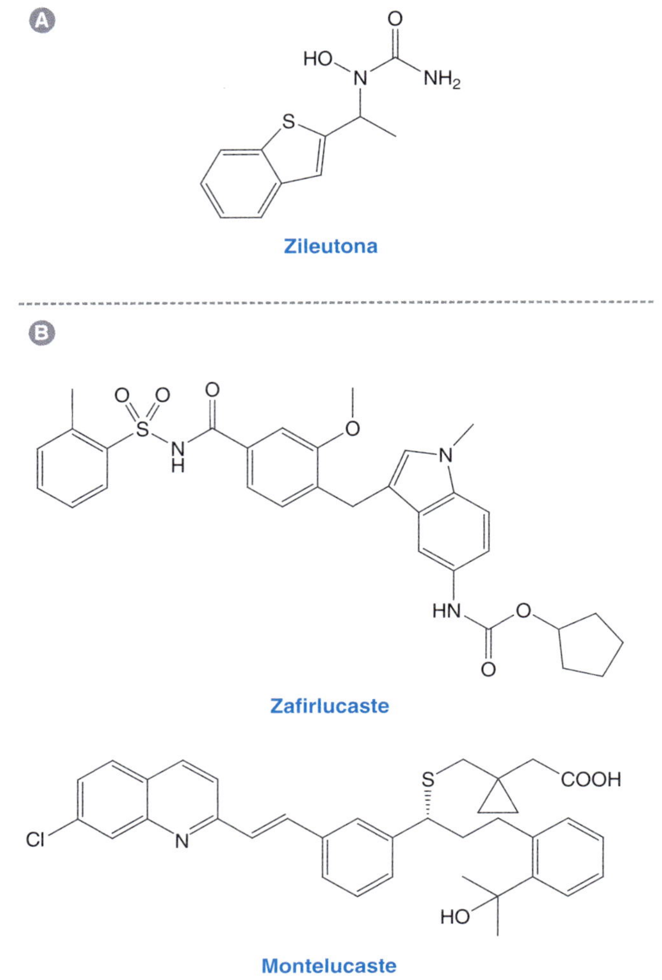

Zileutona

Zafirlucaste

Montelucaste

FIGURA 42.10 Inibidores da via dos leucotrienos. A. Zileutona é inibidor da 5-lipo-oxigenase, que bloqueia a biossíntese de leucotrienos a partir de ácido araquidônico. **B.** Zafirlucaste e montelucaste são antagonistas de receptor CysLT₁. Os três fármacos foram aprovados para profilaxia e tratamento crônico da asma, tanto em adultos quanto em crianças. Nenhum deles é efetivo contra crises agudas de asma.

doura nos testes de função pulmonar. Ela se mostra efetiva no tratamento da asma induzida por frio, fármacos e alergênios. Todavia, em virtude de sua baixa biodisponibilidade, sua baixa potência e seus efeitos adversos significativos, como hepatotoxicidade, zileutona não é tão largamente utilizada quanto outros agentes antileucotrienos para tratamento de asma (ver adiante).

Inibição da proteína de ativação da 5-lipo-oxigenase

A interferência na função da proteína de ativação da 5-lipo-oxigenase (PALO) poderia representar abordagem alternativa para a inibição seletiva de atividade da 5-LOX e função dos leucotrienos. Convém lembrar que a 5-LOX é ativada após a translocação da enzima para a membrana nuclear e a atracação com a PALO. Esta se liga ao ácido araquidônico liberado pela fosfolipase A₂ e o desloca para o sítio ativo da 5-LOX. Foram desenvolvidos inibidores de PALO que impedem e revertem a ligação da LOX à PALO e bloqueiam o sítio de ligação do ácido araquidônico; porém, no momento, não se dispõe de nenhum para uso clínico.

Inibidores da síntese de leucotrienos

Além da zileutona, não se dispõe de nenhum inibidor específico das enzimas envolvidas na síntese de leucotrienos para uso clínico. Estão sendo desenvolvidos inibidores específicos da LTA₄ hidrolase, que bloqueiam a biossíntese de LTB₄. A *adenosina*, que atua por meio de seus receptores nos neutrófilos, inibe a biossíntese de LTB₄ ao regular a liberação do ácido araquidônico e, possivelmente, ao interferir no influxo de cálcio. Além disso, acredita-se que ela limite lesão celular e tecidual durante a inflamação. A alta renovação celular que ocorre nos locais de inflamação produz concentrações locais elevadas de adenosina, que podem diminuir a biossíntese de LTB₄ e reduzir recrutamento e ativação dos leucócitos. Agonistas seletivos dos receptores de adenosina poderiam ser considerados para desenvolvimento como agentes farmacológicos no controle da inflamação.

Antagonistas dos receptores de leucotrienos

O antagonismo de receptores de leucotrienos representa um mecanismo baseado em receptores que tem por objetivo inibir broncoconstrição e outros efeitos mediados pelos leucotrienos (Figura 42.4). Os antagonistas dos receptores de cisteinil leucotrienos (CysLT₁) mostram-se efetivos contra a asma induzida por antígenos, exercício físico, exposição a frio ou ácido acetilsalicílico. Esses agentes melhoram significativamente tônus brônquico, testes de função pulmonar e sintomas da asma. *Montelucaste* e *zafirlucaste* (Figura 42.10B) constituem os antagonistas dos receptores de cisteinil leucotrienos atualmente disponíveis, cuja aplicação clínica principal consiste no tratamento da asma.

Estão em desenvolvimento antagonistas mais potentes de CysLT₁, incluindo pobilucaste, tomelucaste e verlucaste. Futuras pesquisas provavelmente revelarão subtipos de receptores de cisteinil leucotrienos e suas respectivas distribuições nos tecidos, podendo oferecer antagonismo direcionado para tecidos específicos e aplicação desses antagonistas teciduais seletivos a outras condições, como artrite reumatoide, doença intestinal inflamatória e vários distúrbios alérgicos.

Lipoxinas, lipoxinas desencadeadas por ácido acetilsalicílico, resolvinas, protectinas, maresinas e análogos estáveis de lipoxina

Lipoxinas, ATL, e resolvinas, protectinas e maresinas derivadas de ácidos graxos ômega-3 têm potencial não só para antagonizar as ações inflamatórias de leucotrienos e outros mediadores inflamatórios, mas também para eliminar a inflamação. Análogos estáveis desses compostos, de uso oral e parenteral, podem representar nova abordagem de tratamento, visto que são agonistas das vias endógenas de anti-inflamação e pró-resolução, e não inibidores enzimáticos diretos ou antagonistas de receptores. Como as lipoxinas são reguladores endógenos, espera-se que tenham ações seletivas, com poucos efeitos adversos. Estão sendo desenvolvidos análogos estáveis de lipoxinas e ATL, e análogos estáveis de lipoxina de segunda geração demonstraram eficácia em aumentar a resolução de episódios recorrentes de inflamação aguda em modelos de inflamação cutânea e gastrintestinal. Essa nova abordagem terapêutica ainda não foi estabelecida em estudos com seres humanos.

► Conclusão e perspectivas

Os eicosanoides são mediadores críticos da homeostasia e de numerosos processos fisiopatológicos, particularmente daqueles envolvidos na defesa do hospedeiro e na inflamação. O ácido araquidônico constitui o substrato importante convertido em prostaglandinas, tromboxanos, prostaciclina, leucotrienos, lipoxinas, isoprostanos e ácidos epoxieicosatetraenoicos (EET). As prostaglandinas desempenham diversos papéis na regulação do tônus vascular, gastrintestinal, da fisiologia uterina, da analgesia e da inflamação. Prostaciclinas e tromboxanos controlam de modo coordenado tônus vascular, ativação das plaquetas e trombogênese. Leucotrienos (LTC_4, LTD_4) constituem os principais mediadores de broncoconstrição e hiperatividade das vias respiratórias; LTB_4 é o ativador mais relevante de quimiotaxia e infiltração dos leucócitos. Lipoxinas antagonizam os efeitos dos leucotrienos, reduzem a extensão da inflamação e ativam as vias de resolução.

As intervenções farmacológicas em numerosos pontos críticos dessas vias mostram-se úteis para limitar as sequelas da inflamação. Os glicocorticoides inibem diversas etapas na produção de eicosanoides, incluindo a que determina a velocidade envolvendo fosfolipase A_2. Entretanto, o uso crônico desses agentes se associa a inúmeros efeitos adversos graves, tais como osteoporose, consumpção muscular e anormalidade do metabolismo dos carboidratos.

Os inibidores da ciclo-oxigenase bloqueiam a primeira etapa da síntese de prostanoides e impedem a produção de mediadores prostanoides da inflamação. Inibidores da lipo-oxigenase, inibidores da PALO, inibidores da síntese de leucotrienos e antagonistas dos receptores de leucotrienos impedem a sinalização dos leucotrienos, limitando, assim, a inflamação e seus efeitos deletérios. Os esforços empreendidos no futuro desenvolvimento de fármacos deverão possibilitar o endereçamento seletivo a vias dos eicosanoides envolvidas em condições clínicas distintas.

A biologia dos sistemas revelou mecanismos subjacentes à doença inflamatória e criou uma nova disciplina de farmacologia da resolução. Os ácidos graxos ômega-3 essenciais, em particular o ácido eicosapentaenoico e o ácido docosaexaenoico, são precursores de SPM de pró-resolução e anti-inflamatórios que desempenham um papel fisiológico, levando à resolução programada da inflamação (Figura 42.6). Esses novos mediadores bioativos são muitas vezes mais potentes do que seus respectivos precursores ômega-3, portanto podem mediar os efeitos essenciais e benéficos desses ácidos graxos. Em breve, poderão ser desenvolvidas resolvinas e protectinas como novos agentes terapêuticos para promover a resolução da inflamação.

Leitura sugerida

Brink C, Dahlen SE, Drazen J, et al. International Union of Pharmacology XXXVII. Nomenclature for leukotriene and lipoxin receptors. *Pharmacol Rev* 2003;55:195–227. (*Relatório de consenso internacional sobre receptores eicosanoides e seus antagonistas.*)

Gilroy DW, Perretti M. Aspirin and steroids: new mechanistic findings and avenues for drug discovery. *Curr Opin Pharmacol* 2005;5:1–7. (*Revisão das ações anti-inflamatórias de cipoxinas deflagradas por AAS e a descoberta da anexina e de compostos correlatos nas ações dos glicocorticoides.*)

Patrono C, Baigent C. Low-dose aspirin, coxibs, and other NSAIDS: a clinical mosaic emerges. *Mol Interv* 2009;9:31–39. (*Revisão dos dados sobre riscos cardiovasculares dos AINE e coxibes.*)

Psaty BM, Furberg CD. COX-2 inhibitors—lessons in drug safety. *N Engl J Med* 2005;352:1133–1135. (*Revisão das questões que envolvem a eliminação de inibidores seletivos de COX-2.*)

Serhan CN. Resolution phases of inflammation: novel endogenous anti-inflammatory and pro-resolving lipid mediators and pathways. *Annu Rev Immunol* 2007;25:101–137. (*Revisão das vias mediadoras da resolução da inflamação.*)

Serhan CN, Chiang N, Van Dyke TE. Resolving inflammation: dual anti-inflammatory and pro-resolution lipid mediators. *Nat Rev Immunol* 2008;8:249–261. (*Revisão dos avanços na elucidação da ação das vias eicosanoides e novos mediadores.*)

Vane JR, Bakhle YS, Botting RM. Cyclooxygenases 1 and 2. Ann Rev Pharmacol Toxicol 1998;38:97–120. (*Revisão histórica da pesquisa das prostaglandinas, inclusive discussão da manipulação framacológica dessas vias.*)

RESUMO FARMACOLÓGICO: Capítulo 42 | Farmacologia dos Eicosanoides.

FÁRMACO	APLICAÇÕES CLÍNICAS	EFEITOS ADVERSOS *GRAVES* E COMUNS	CONTRAINDICAÇÕES	CONSIDERAÇÕES TERAPÊUTICAS
Agentes anti-inflamatórios não esteroides (AINE) *Mecanismo – inibem a ciclo-oxigenase-1 (COX-1) e a ciclo-oxigenase-2 (COX-2), diminuindo a biossíntese dos eicosanoides e limitando, assim, a resposta inflamatória*				
Ácido acetilsalicílico	Dor leve a moderada Cefaleia, mialgia, artralgia Profilaxia de acidente vascular encefálico e infarto do miocárdio (efeito antiplaquetário)	*Úlcera gastrintestinal, sangramento, síndrome de Reye, exacerbação da asma, broncospasmo, angioedema* Distúrbio gastrintestinal, zumbido	Hipersensibilidade ao ácido acetilsalicílico Asma desencadeada por ácido acetilsalicílico Crianças e adolescentes com varicela ou sintomas gripais, devido ao risco de desenvolvimento da síndrome de Reye	O mais antigo dos AINE Amplamente utilizado no tratamento de dor leve a moderada, cefaleia, mialgia e artralgia Ao contrário de outros AINE, o ácido acetilsalicílico atua de modo irreversível, acetilando o resíduo de serina do sítio ativo em COX-1 e COX-2 O ácido acetilsalicílico aumenta as concentrações plasmáticas de acetazolamida, resultando em toxicidade do SNC O ibuprofeno pode inibir o efeito antiplaquetário do ácido acetilsalicílico Relatos limitados sugerem que salicilatos podem potencializar a toxicidade do metotrexato O ácido acetilsalicílico aumenta o risco de sangramento em pacientes anticoagulados
Ácidos propiônicos Ibuprofeno Naproxeno Cetoprofeno Flurbiprofeno *Ácidos acéticos* Indometacina Sulindaco Etodolaco Diclofenaco Cetorolaco *Oxicans* Piroxicam *Fenamatos* Mefenamato Meclofenamato *Cetonas* Nabumetona	Dor leve a moderada Febre Osteoartrite, artrite reumatoide Dismenorreia Gota Fechamento do ducto arterioso persistente (indometacina)	*Hemorragia, ulceração e perfuração gastrintestinais; nefrotoxicidade; síndrome de Stevens-Johnson; pseudoporfiria (naproxeno)* Distúrbio gastrintestinal, zumbido	Sangramento gastrintestinal ou intracraniano Defeitos da coagulação Asma, urticária ou reações de tipo alérgico após uso de AINE, devido ao risco de reações anafiláticas graves e até mesmo fatais Insuficiência renal significativa	Naproxeno tem meia-vida mais longa, é 20 vezes mais potente e provoca menos efeitos adversos gastrintestinais do que o ácido acetilsalicílico Cetorolaco é usado para analgesia em pacientes no pós-operatório, por não mais de 3 a 5 dias Piroxicam tem meia-vida longa; é administrado em dose única diária Nabumetona exibe a maior seletividade para a COX-2 em comparação com os outros agentes Fenamatos têm uso limitado; em comparação com ácido acetilsalicílico, exibem menos atividade anti-inflamatória e maior toxicidade
Paracetamol *Mecanismo – inibidor fraco das ciclo-oxigenases periféricas; o efeito predominante pode ser inibição da ciclo-oxigenase-3 (COX-3) no SNC*				
Paracetamol	Febre Dor leve a moderada	*Hepatotoxicidade, nefrotoxicidade (rara)* Exantema, hipotermia	Hipersensibilidade ao paracetamol	Embora exerça efeitos analgésicos e antipiréticos semelhantes aos do ácido acetilsalicílico, seu efeito anti-inflamatório é insignificante, devido à inibição fraca das ciclo-oxigenases periféricas Geralmente seguro para uso em pacientes submetidos a cirurgia e procedimentos dentários Pode inibir a isoforma COX-3 no SNC Em superdosagem, causa insuficiência hepática O antídoto para a superdosagem de é a N-acetilcisteína

Inibidores seletivos da COX-2
Mecanismo – inibição seletiva da COX-2

Fármaco	Aplicações clínicas	Efeitos adversos graves e comuns	Contraindicações	Considerações terapêuticas
Celecoxibe	Osteoartrite, artrite reumatoide em adultos e espondilite anquilosante Dismenorreia primária Dor aguda em adultos Polipose adenomatosa familiar	*Infarto do miocárdio, acidente vascular encefálico isquêmico, insuficiência cardíaca; sangramento, ulceração e perfuração gastrintestinais; necrose papilar renal; exacerbação de asma* Distúrbio gastrintestinal, edema periférico	Hipersensibilidade às sulfonamidas Hipersensibilidade ao celecoxibe Asma, urticária ou reações de tipo alérgico após uso de AINE, devido ao risco de reações anafiláticas graves e até mesmo fatais Dor associada à cirurgia de derivação de artéria coronária	Diminui a eficácia dos inibidores da ECA A incidência de gastropatia e nefropatia pode ser menor do que aquela associada aos AINE, mas ainda pode ser significativa Recentemente, valdecoxibe e rofecoxibe foram retirados do mercado nos EUA, devido a possível aumento da mortalidade cardiovascular

Glicocorticoides
Mecanismo – inibem a ação da COX-2 e a biossíntese de prostaglandinas como resultado da indução de lipocortinas, da ativação das vias anti-inflamatórias endógenas e de outros mecanismos

Prednisona **Prednisolona** **Metilprednisolona** **Dexametasona**	Ver Resumo farmacológico	Capítulo 28			

Antagonistas das citocinas
Mecanismo – etanercepte, infliximabe, adalimumabe, golimumabe e certolizumabe inibem o TNF-α; anacinra inibe a IL-1

Etanercepte **Infliximabe** **Adalimumabe** **Golimumabe** **Certolizumabe**	Ver Resumo farmacológico	Capítulo 45			
Anacinra	Ver Resumo farmacológico	Capítulo 45			

Compostos miméticos dos prostanoides
Mecanismo – agonistas dos receptores de prostanoides; ver fármaco específico

Fármaco	Aplicações clínicas	Efeitos adversos graves e comuns	Contraindicações	Considerações terapêuticas
Alprostadil	Manutenção do ducto arterioso persistente Disfunção erétil	*Insuficiência cardíaca, arritmias cardíacas e defeitos de condução, coagulação intravascular disseminada (CID), distúrbios do desenvolvimento ósseo, convulsões, priapismo, apneia no recém-nascido* Hipotensão, fibrose peniana, desconforto peniano	Traço ou anemia de células falciformes Leucemia, mieloma Síndrome de angústia respiratória neonatal Deformação anatômica do pênis, implante peniano, doença de Peyronie	Análogo da PGE_1, com propriedades vasodilatadoras Utilizado principalmente em manutenção do ducto arterioso persistente, tetralogia de Fallot, hipertensão pulmonar de Eisenmenger e atresia da valva aórtica
Misoprostol	Efeitos citoprotetores e antissecretores contra úlceras gástricas na terapia a longo prazo com AINE Abortivo com mifepristona	*Anemia rara, arritmias cardíacas raras* Distúrbio gastrintestinal	Gravidez	Análogo de PGE_1, com propriedades vasodilatadoras Utilizado também na doença ulcerosa péptica (ver Capítulo 46) Os efeitos citoprotetores são provavelmente mediados pelo aumento na produção de muco gástrico e bicarbonato; os efeitos antissecretores são mediados pela inibição da secreção de ácido gástrico basal e noturna pelas células parietais

(continua)

RESUMO FARMACOLÓGICO: Capítulo 42 | Farmacologia dos Eicosanoides. *(continuação)*

FÁRMACO	APLICAÇÕES CLÍNICAS	EFEITOS ADVERSOS *GRAVES* E COMUNS	CONTRAINDICAÇÕES	CONSIDERAÇÕES TERAPÊUTICAS
Carboprosta	Aborto no segundo trimestre Hemorragia pós-parto	*Distonia, edema pulmonar* Distúrbio gastrintestinal com diarreia prevalente, cefaleia, parestesia, febre, hipersensibilidade mamária	Doença inflamatória pélvica aguda Doença cardíaca, pulmonar, renal ou hepática	Análogo da $PGF_{2\alpha}$ que estimula a contração uterina para atividade abortiva; a atividade antiluteonizante controla a fertilidade
Latanoprosta Bimatoprosta Travoprosta	Hipertensão ocular Glaucoma de ângulo aberto	*Edema retiniano macular* Visão turva, hiperpigmentação das pálpebras, pigmentação da íris	Hipersensibilidade a latanoprosta, bimatoprosta ou travoprosta	Análogos da $PGF_{2\alpha}$ com propriedades vasodilatadoras; agentes hipotensores oculares
Epoprostenol	Hipertensão pulmonar	*Taquicardia supraventricular, hemorragia, trombocitopenia* Hipotensão, exantema, distúrbio gastrintestinal, dor musculoesquelética, parestesia, ansiedade, doença semelhante à *influenza*	Insuficiência cardíaca com disfunção ventricular esquerda grave Uso crônico em pacientes que desenvolvem edema pulmonar	Análogo da prostaciclina que estimula a vasodilatação da vasculatura arterial pulmonar e sistêmica; inibe também a agregação plaquetária

Antagonistas do tromboxano
Mecanismo – inibem a tromboxano sintase ou antagonizam o receptor de tromboxano; agentes em fase de investigação

Dazoxibeno Pirmagrel Ridogrel	Dazoxibeno e pirmagrel inibem a tromboxano sintase; ridogrel é antagonista do receptor de tromboxano A_2 As vantagens desses fármacos sobre o ácido acetilsalicílico não foram comprovadas Pouco efeito sobre a agregação plaquetária			

Inibidor da lipo-oxigenase
Mecanismo – inibe a 5-lipo-oxigenase, que catalisa a formação de leucotrienos a partir do ácido araquidônico

Zileutona	Asma	*Aumento das enzimas hepáticas* Urticária, desconforto abdominal, tontura, insônia	Doença hepática ativa Elevação das enzimas hepáticas	Evitar o uso concomitante de di-hidroergotamina, mesilatos ergoloides, ergonovina e metilergonovina, devido a risco aumentado de ergotismo (náuseas, vômitos, isquemia vasospástica)

Antagonistas dos receptores de leucotrienos
Mecanismo – antagonistas seletivos do receptor de cisteinil leucotrieno (CysLT) tipo 1

Montelucaste Zafirlucaste	Asma crônica Rinite alérgica perene (montelucaste) Rinite alérgica sazonal (montelucaste)	*Angiíte granulomatosa alérgica, hepatite* Distúrbio gastrintestinal, alucinações, agitação	Hipersensibilidade a montelucaste ou zafirlucaste	Montelucaste e zafirlucaste não estão indicados para crises agudas de asma e, em geral, não são tão apropriados quanto a monoterapia para a asma Ambos os fármacos são excretados no leite materno

43
Farmacologia da Histamina

Cindy Chambers, Joseph C. Kvedar e April W. Armstrong

▶ Introdução

Histamina é uma amina biogênica encontrada em muitos tecidos, localizada em mastócitos, basófilos, linfócitos, neurônios e células gástricas similares às enterocromafínicas. Trata-se de um autacoide – molécula secretada localmente para aumentar ou diminuir a atividade das células adjacentes. *A histamina é importante mediador dos processos alérgicos e inflamatórios: também desempenha funções significativas em regulação da secreção de ácido gástrico, neurotransmissão e imunomodulação.* O conhecimento das diversas ações dessa substância levou ao desenvolvimento de vários agentes farmacológicos largamente utilizados que regulam os efeitos da histamina nos estados patológicos. Este capítulo trata das ações farmacológicas dos anti-histamínicos H_1; os anti-histamínicos H_2 serão discutidos no Capítulo 46.

▶ Fisiologia da histamina

Síntese, armazenamento e liberação da histamina

A histamina é sintetizada a partir do aminoácido L-histidina. A enzima *histidina descarboxilase* catalisa a descarboxilação da histidina a 2-(4-imidazolil)etilamina, comumente conhecida como *histamina* (Figura 43.1). Essa síntese ocorre em mastócitos e basófilos do sistema imune, células similares às enterocromafínicas (CSE) da mucosa gástrica, e em certos neurônios do sistema nervoso central (SNC) que empregam a histamina como neurotransmissor. As vias oxidativas no fígado degradam rapidamente a histamina circulante em metabólitos inertes. Um importante metabólito da histamina, o ácido imidazolacético, pode ser medido na urina, e o nível desse metabólito é utilizado para estabelecer a quantidade de histamina liberada sistemicamente.

A síntese e o armazenamento da histamina podem ser divididos em dois "reservatórios": um de renovação lenta e outro de renovação rápida. O *reservatório de renovação lenta* localiza-se em mastócitos e basófilos. Nessas células inflamatórias, a histamina é armazenada em grandes grânulos, e sua liberação envolve a extrusão completa dos grânulos das células. Essa extrusão pode ser desencadeada por processos alérgicos, anafilaxia ou destruição celular em decorrência de traumatismo, exposição ao frio ou outras agressões. Tal reservatório é denominado *de renovação lenta* porque são necessárias várias semanas para repor as reservas de histamina após a ocorrência da extrusão dos grânulos. O *reservatório de renovação rápida* localiza-se em células CSE gástricas e neurônios histaminérgicos do SNC. Essas células sintetizam e liberam histamina quando esta se torna necessária para a secreção de ácido gástrico e neurotransmissão, respectivamente. Ao contrário de mastócitos e basófilos, as células CSE e os neurônios histaminérgicos não armazenam a histamina. Na verdade, a síntese e a liberação de histamina nessas células dependem de estímulos fisiológicos. Por exemplo, no intestino, a histidina descarboxilase é ativada após a ingestão de alimento.

Ações da histamina

A histamina apresenta amplo espectro de ações que envolvem numerosos órgãos e sistemas orgânicos. Para compreender as funções da histamina, é conveniente considerar seus efeitos

CASO

Ellen, uma avó de 76 anos de idade, com boa saúde, sofre de rinite alérgica. No início de cada primavera, ela apresenta rinorreia, prurido nos olhos e espirros. Para aliviar seus sintomas, toma um anti-histamínico de venda sem prescrição, a difenidramina. Entretanto, sente-se incomodada com os efeitos desagradáveis que acompanham o antialérgico. Toda vez que o toma, sente-se sonolenta e com a boca seca. Então, Ellen decide marcar uma consulta com seu médico, que a aconselha a tomar loratadina. Com esse novo medicamento antialérgico, os sintomas são aliviados, e ela não sente mais sonolência ou outros efeitos adversos.

 Questões

1. Por que Ellen desenvolve rinite sazonal?
2. Qual é o mecanismo de ação da difenidramina e da loratadina?
3. Por que a difenidramina causa sonolência e boca seca e a loratadina não apresenta esses efeitos?

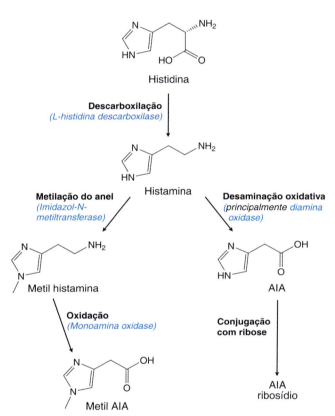

FIGURA 43.1 Síntese e degradação da histamina. A histamina é sintetizada a partir da histidina, em reação de descarboxilação catalisada por L-histidina descarboxilase. O fígado metaboliza a histamina em subprodutos inertes. Ela pode ser metilada no anel imidazol ou desaminada de modo oxidativo. A seguir, esses produtos de degradação podem sofrer oxidação adicional ou conjugação com ribose. A diamina oxidase é também conhecida como histaminase. AIA, ácido imidazolacético.

fisiológicos em cada tecido (Tabela 43.1). Esses efeitos incluem ações sobre o músculo liso, o endotélio vascular, as terminações nervosas aferentes, o coração, o trato gastrintestinal e o SNC.

No músculo liso, a histamina provoca contração de algumas fibras musculares e relaxamento de outras. Ela dilata todas as arteríolas terminais e vênulas pós-capilares. Entretanto, as veias se constringem sob exposição à histamina. *O efeito vasodilatador sobre o leito de vênulas pós-capilares constitui o efeito mais proeminente da histamina sobre a vasculatura.*

Na presença de infecção ou lesão, a dilatação das vênulas ingurgita com sangue a microvasculatura local, aumentando o acesso das células imunes que iniciam os processos de reparo na área lesionada. Esse ingurgitamento explica o *eritema* observado nos tecidos inflamados.

No sistema respiratório humano, a histamina causa *broncoconstrição* (o efeito varia em outras espécies). Todavia, a sensibilidade do músculo liso brônquico a essa substância varia entre indivíduos; pacientes com asma podem ser até 1.000 vezes mais sensíveis do que indivíduos não asmáticos. Outros músculos lisos – como os do intestino, da bexiga, da íris e do útero – também sofrem contração com a exposição à histamina, porém não se acredita que esses efeitos possam desempenhar papel fisiológico ou clínico significativo.

A histamina também provoca contração das células endoteliais vasculares. *Isso acarreta a separação dessas células, possibilitando a liberação de proteínas plasmáticas e líquido das vênulas pós-capilares, com consequente formação de edema.* Por conseguinte, a histamina é um mediador-chave das respostas locais nas áreas de lesão.

As terminações nervosas sensoriais periféricas também respondem à histamina. As sensações de *prurido* e *dor*, como, por exemplo, as que ocorrem após uma picada de inseto, resultam de *ação despolarizante direta da histamina sobre as terminações nervosas aferentes.*

As ações combinadas da histamina sobre o músculo liso vascular, as células endoteliais vasculares e as terminações nervosas periféricas são responsáveis pela resposta de *pápula* e *eritema* observada após a liberação de histamina na pele. A *contração das células endoteliais* provoca a resposta de pápula edematosa, enquanto o eritema doloroso resulta de *vasodilatação* e *estimulação dos nervos sensoriais.* A histamina também desencadeia processo semelhante na mucosa nasal. Contração de células endoteliais, aumento de permeabilidade vascular, hipersecreção glandular e estimulação de receptores irritantes contribuem para edema da mucosa e rinorreia, bem como para prurido e espirros típicos da rinite alérgica.

Os efeitos da histamina sobre o coração consistem em pequenos aumentos na força e na frequência das contrações cardíacas. Ela aumenta o influxo de Ca^{2+} nos miócitos, o que acarreta aumento do inotropismo. A elevação da frequência cardíaca é produzida pela elevação da taxa de despolarização de fase 4 nas células do nó sinoatrial.

O principal papel da histamina na mucosa gástrica é potencializar a secreção ácida induzida pela gastrina. *A histamina é uma das três moléculas que regulam a secreção de ácido*

TABELA 43.1 Principais ações fisiológicas da histamina.

TECIDO	EFEITO DA HISTAMINA	MANIFESTAÇÕES CLÍNICAS	SUBTIPO DE RECEPTOR
Pulmões	Broncoconstrição	Sintomas semelhantes aos da asma	H_1
Músculo liso vascular	Dilatação das vênulas pós-capilares Dilatação das arteríolas terminais Venoconstrição	Eritema	H_1
Endotélio vascular	Contração e separação das células endoteliais	Edema, resposta de pápula	H_1
Nervos periféricos	Sensibilização das terminações nervosas aferentes	Prurido, dor	H_1
Coração	Pequeno aumento em frequência e contratilidade cardíacas	Insignificantes	H_2
Estômago	Aumento da secreção de ácido gástrico	Doença ulcerosa péptica, pirose	H_2
SNC	Neurotransmissor	Ritmos circadianos, estado de vigília	H_3

SNC = sistema nervoso central.

no estômago, sendo as outras duas a gastrina e a acetilcolina. A ativação dos receptores de histamina no estômago produz aumento do Ca^{2+} intracelular nas células parietais e resulta em secreção aumentada de ácido clorídrico pela mucosa gástrica.

Por fim, a histamina atua como neurotransmissor no SNC. Os neurônios histaminérgicos originam-se no núcleo tuberomamilar do hipotálamo e projetam-se de modo difuso por todo o cérebro e a medula espinal. Embora as funções da histamina no SNC não estejam bem estabelecidas, acredita-se que ela seja importante na manutenção de ciclos de sono-vigília, processos cognitivos (atenção, memória e aprendizagem) e comportamentos alimentares (supressão do apetite).

Receptores da histamina

As ações da histamina são mediadas por sua ligação a um de quatro subtipos de receptores: H_1, H_2, H_3 e H_4. Todos são receptores acoplados à proteína G que atravessam sete vezes a membrana. Todos exibem atividade constitutiva, independente de ligação do agonista. As isoformas do receptor diferem quanto a seus níveis de expressão, vias de segundos mensageiros e distribuição tecidual (Tabela 43.2).

TABELA 43.2 Subtipos de receptores de histamina.

SUBTIPO DE RECEPTOR	MECANISMO DE SINALIZAÇÃO PÓS-RECEPTOR	DISTRIBUIÇÃO TECIDUAL
H_1	$G_{q/11} \rightarrow$ Aumento do IP_3, DAG e Ca^{2+} intracelular, ativação do FNκB	Músculo liso, endotélio vascular, cérebro
H_2	$G_s \rightarrow$ Aumento do AMPc	Células parietais gástricas, músculo cardíaco, mastócitos, cérebro
H_3	$G_{i/o} \rightarrow$ Diminuição do AMPc	SNC e alguns nervos periféricos
H_4	$G_{i/o} \rightarrow$ Diminuição do AMPc, aumento do Ca^{2+} intracelular	Células hematopoéticas, mucosa gástrica

G = proteína G; AMPc = adenosina monofosfato cíclico; IP_3 = inositol trifosfato; DAG = diacilglicerol; FNκB = fator nuclear *kappa* B; SNC = sistema nervoso central.

O *receptor H_1* ativa a hidrólise do fosfatidilinositol mediada pela proteína G, resultando em aumento de inositol trifosfato (IP_3) e diacilglicerol (DAG) intracelulares. O IP_3 desencadeia a liberação de Ca^{2+} das reservas intracelulares, aumentando a concentração citosólica de Ca^{2+} e ativando as vias distais. O DAG ativa a proteinoquinase C, ocasionando fosforilação de numerosas proteínas-alvo citosólicas.

Em alguns tecidos, como o músculo liso brônquico, o aumento do Ca^{2+} citosólico provoca contração do músculo liso em decorrência da fosforilação da cadeia leve de miosina mediada por Ca^{2+}/calmodulina. Em outros tecidos, particularmente nos esfíncteres arteriolares pré-capilares e vênulas pós-capilares, o aumento do Ca^{2+} citosólico produz relaxamento do músculo liso ao induzir a síntese de óxido nítrico (ver Capítulo 21). A estimulação do receptor H_1 também leva à ativação do FNκB, importante e onipresente fator de transcrição que promove a expressão de moléculas de adesão e citocinas próinflamatórias.

Os receptores H_1 são expressos principalmente em células endoteliais vasculares e musculares lisas. Eles medeiam *reações inflamatórias e alérgicas.* As respostas teciduais específicas à estimulação de receptor H_1 incluem edema, broncoconstrição e sensibilização das terminações nervosas aferentes primárias. Os receptores H_1 também são expressos em neurônios pós-sinápticos de núcleo tuberomamilar do hipotálamo, córtex cerebral e sistema límbico. Esses neurônios parecem estar envolvidos no controle de ritmos circadianos, estado de vigília e metabolismo energético.

A principal função do receptor H_2 consiste em mediar a secreção de ácido gástrico no estômago. Esse tipo de receptor é expresso nas células parietais da mucosa gástrica, onde a histamina atua de modo sinérgico com a gastrina e a acetilcolina para regular a secreção ácida (ver Capítulo 46). Receptores H_2 também são expressos em células musculares cardíacas, algumas células imunológicas e certos neurônios pós-sinápticos no sistema nervoso central. Os receptores H_2 nas células parietais ativam uma cascata de AMP cíclico dependente de proteína G, resultando em liberação aumentada de prótons mediada pela bomba de prótons no líquido gástrico.

Enquanto os subtipos de receptores H_1 e H_2 foram bem caracterizados, os subtipos H_3 e H_4 e suas ações distais constituem áreas de ativa investigação. Os *receptores H_3* estão localizados predominantemente em neurônios pré-sinápticos em regiões distintas do SNC, incluindo córtex cerebral, núcleos da base e núcleo tuberomamilar do hipotálamo. Tais receptores parecem atuar como autorreceptores e também como heterorreceptores, limitando, assim, a síntese e a liberação de histamina, bem como de outros neurotransmissores, incluindo dopamina, acetilcolina, norepinefrina, GABA e serotonina. Essa interação complexa entre a histamina e vários sistemas de neurotransmissores contribui para os efeitos disseminados da histamina nas funções do SNC, como estado de vigília, apetite e memória. Os receptores H$_3$ também foram localizados no sistema nervoso periférico e parecem limitar as ações histaminérgicas na mucosa gástrica e no músculo liso brônquico. Os efeitos distais da ativação dos receptores H$_3$ são mediados por diminuição no influxo de Ca^{2+}.

Os *receptores H$_4$* estão localizados em células de origem hematopoética, principalmente mastócitos, eosinófilos e basófilos. Eles compartilham homologia de 40% com os receptores H$_3$, ligando-se a muitos agonistas destes, embora com menor afinidade. O acoplamento do receptor H$_4$ à G$_{i/o}$ leva à diminuição do AMPc e à ativação da fosfolipase Cβ, e os eventos distais resultam em aumento do Ca^{2+} intracelular. Os receptores H$_4$ suscitam interesse particular, visto que se acredita que desempenhem importante papel na inflamação; sua ativação medeia a produção de leucotrieno B$_4$

induzida pela histamina, a suprarregulação de moléculas de adesão e a quimiotaxia de mastócitos, eosinófilos e células dendríticas.

▶ Fisiopatologia

A histamina é um mediador essencial das respostas imunes e inflamatórias. Ela desempenha papel proeminente na *reação de hipersensibilidade tipo I mediada por IgE,* também conhecida como *reação alérgica.* Em uma reação alérgica localizada, determinado alergênio (antígeno) penetra inicialmente na superfície epitelial (p. ex., pele, mucosa nasal). Também pode ser transportado sistemicamente, como no caso de resposta alérgica à penicilina. Com a ajuda das células T auxiliares (T$_A$), o alergênio estimula os linfócitos B a produzirem anticorpos IgE, específicos contra esse antígeno particular. Em seguida, IgE liga-se a receptores Fc em mastócitos e basófilos, processo conhecido como *sensibilização.* Uma vez "sensibilizadas" com anticorpos IgE, essas células imunes são capazes de detectar e responder rapidamente à exposição subsequente ao mesmo alergênio. Com essa nova exposição, o alergênio liga-se e estabelece ligação cruzada dos complexos IgE/receptor Fc, desencadeando a extrusão de grânulos da célula (Figura 43.2).

A histamina liberada por mastócitos e basófilos liga-se a receptores H$_1$ em células musculares lisas vasculares e endoteliais vasculares. A ativação desses receptores aumenta o fluxo

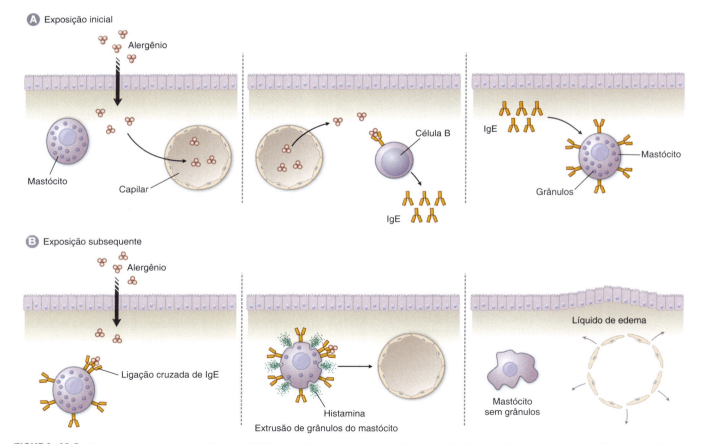

FIGURA 43.2 Fisiopatologia da reação de hipersensibilidade mediada por IgE. A extrusão de grânulos dos mastócitos induzida por alergênio requer dele duas exposições separadas. **A.** Na exposição inicial, o alergênio deve penetrar na superfície mucosa, de modo a entrar em contato com células do sistema imune. A ativação da resposta imune induz os linfócitos B a secretar anticorpos IgE específicos contra o alergênio. Essas moléculas de IgE ligam-se a receptores Fc nos mastócitos, resultando em sensibilização dessas células. **B.** Em exposição subsequente, o alergênio multivalente efetua ligação cruzada entre dois complexos IgE/receptor Fc na superfície do mastócito. A ligação cruzada do receptor provoca extrusão de grânulos do mastócito. A liberação local de histamina produz resposta inflamatória, aqui mostrada na forma de edema.

sanguíneo local e a permeabilidade vascular. Esse processo finaliza o estágio inicial da resposta inflamatória. A inflamação prolongada requer a atividade de outras células imunes. A vasodilatação local induzida por histamina propicia maior acesso dessas células imunes à área lesionada, enquanto o aumento da permeabilidade vascular facilita o movimento das células imunes para dentro do tecido.

A extrusão de grânulos dos mastócitos também pode ocorrer como resposta à lesão tecidual local, na ausência de resposta imune humoral. Por exemplo, traumatismo ou dano químico podem romper fisicamente a membrana dos mastócitos, deflagrando, assim, o processo de *extrusão de grânulos*. A liberação de histamina possibilita maior acesso de macrófagos e outras células imunes, que podem dar início ao processo de reparo da área lesionada.

Manifestações clínicas da fisiopatologia da histamina

A reação de hipersensibilidade mediada pela IgE é responsável pelo desenvolvimento de certos distúrbios inflamatórios, incluindo *rinite alérgica* e *urticária aguda.* No caso apresentado na introdução, Ellen sofria de rinite alérgica, com rinorreia, prurido dos olhos e espirros. Na rinite alérgica, um alergênio ambiental, como pólen, atravessa o epitélio nasal e penetra no tecido subjacente. Nesse local, ele entra em contato com mastócitos previamente sensibilizados e efetua uma ligação cruzada dos complexos IgE/receptor Fc na superfície dos mastócitos. Em consequência, estes perdem os grânulos e liberam histamina, que se liga aos receptores H_1 na mucosa nasal e nos tecidos locais. A estimulação desses receptores provoca dilatação dos vasos sanguíneos e aumento da permeabilidade vascular, com consequente formação de edema. Essa tumefação da mucosa nasal é responsável pela congestão nasal que ocorre na rinite alérgica. Prurido, espirros, rinorreia e lacrimejamento que acompanham o processo resultam da ação combinada de histamina e outros mediadores inflamatórios, como cininas, prostaglandinas e leucotrienos. Essas moléculas desencadeiam a hipersecreção e a irritação características da rinite alérgica.

Ocorre também ativação dos mastócitos na urticária aguda. Nessa afecção, um alergênio, como a penicilina, penetra no organismo por ingestão ou via parenteral e alcança a pele através da circulação. A liberação de histamina resulta em resposta disseminada de pápula e eritema, produzindo placas pruriginosas, eritematosas e edematosas na pele.

Histamina e anafilaxia

A extrusão de grânulos dos mastócitos sistêmicos pode causar condição potencialmente fatal conhecida como *anafilaxia.* Tipicamente, o choque anafilático é desencadeado em indivíduo previamente sensibilizado por reação de hipersensibilidade a picada de inseto, antibiótico como a penicilina ou ingestão de certos alimentos altamente alergênicos (p. ex., nozes). Um alergênio de distribuição sistêmica, por injeção intravenosa ou absorção na circulação, pode estimular mastócitos e basófilos a liberarem quantidades maciças de histamina em todo o corpo. A consequente vasodilatação sistêmica e o extravasamento de plasma no interstício provocam hipotensão grave. A liberação sistêmica de histamina também ocasiona broncoconstrição e edema da epiglote, que podem ser letais em questão de minutos se não forem tratados rapidamente com administração de epinefrina, conforme descrito adiante.

▶ Classes e agentes farmacológicos

A farmacologia da histamina emprega três abordagens, cada uma produzindo bloqueio da ação dessa substância (Tabela 43.3). A primeira abordagem, utilizada com maior frequência, consiste na administração de *anti-histamínicos*, que tipicamente são agonistas inversos ou antagonistas competitivos seletivos dos receptores H_1, H_2, H_3 ou H_4. Os anti-histamínicos H_1 serão discutidos detalhadamente adiante: seu mecanismo de ação envolve a estabilização da conformação inativa do receptor H_1 para diminuir os eventos de sinalização que levariam à resposta inflamatória. A segunda estratégia consiste em impedir a extrusão de grânulos dos mastócitos induzida pela ligação de um antígeno ao complexo IgE/receptor Fc nessas células. *Cromoglicato* e *nedocromila* usam essa estratégia para impedir as crises de asma (ver Capítulo 47). Tais compostos interrompem a corrente de cloreto através das membranas dos mastócitos, etapa essencial no processo de extrusão de grânulos. A terceira estratégia é administrar um fármaco capaz de neutralizar funcionalmente os efeitos da histamina. O uso da *epinefrina* no tratamento da anafilaxia fornece um exemplo dessa abordagem. A epinefrina, agonista adrenérgico, induz broncodilatação e vasoconstrição (ver Capítulo 10); essas ações combatem a broncoconstrição, a vasodilatação e a hipotensão causadas pela histamina no choque anafilático.

TABELA 43.3 Estratégias farmacológicas de histamina.

ESTRATÉGIA	EXEMPLO DE AGENTE FARMACOLÓGICO	EXEMPLO DE DOENÇA TRATADA
Administração de agonista inverso do receptor de histamina	Difenidramina, loratadina	Alergias
Prevenção da extrusão de grânulos dos mastócitos	Cromoglicato, nedocromila	Asma
Administração de antagonistas fisiológicos para anular os efeitos patológicos da histamina	Epinefrina	Anafilaxia

Anti-histamínicos H_1

Mecanismo de ação

Historicamente, os anti-histamínicos H_1 eram designados como antagonistas dos receptores H_1, com base em experimentos realizados no músculo liso da traqueia que mostravam um desvio paralelo na relação concentração-resposta da histamina. Todavia, recentemente, os avanços na farmacologia dessa substância mostraram que os *anti-histamínicos H_1 são agonistas inversos, mais do que antagonistas dos receptores.*

Os receptores H_1 parecem coexistir em dois estados de conformação – inativo e ativo – que estão em equilíbrio na ausência de histamina ou de anti-histamínico (Figura 43.3). No estado basal, o receptor tende à sua ativação constitutiva. A histamina atua como agonista para a conformação ativa do receptor H_1 e desvia o equilíbrio para o estado ativo do receptor. Em comparação, os anti-histamínicos são *agonistas inversos*. Estes se ligam preferencialmente à conformação inativa do receptor

H₁ e desviam o equilíbrio para o estado inativo. Por conseguinte, mesmo na ausência de histamina endógena, os agonistas inversos reduzem a atividade constitutiva do receptor.

Classificação dos anti-histamínicos H₁ de primeira e segunda gerações

O achado de que a histamina constitui importante mediador da reação de hipersensibilidade alérgica levou à descoberta dos primeiros *anti-histamínicos H₁* por Bovet e Staub, em 1937. Na década de 1940, começaram a aparecer fármacos clinicamente úteis, capazes de inibir as ações da histamina. *Na atualidade, os anti-histamínicos H₁ são divididos em duas categorias: os de primeira geração e os de segunda geração* (ver Resumo farmacológico para detalhes sobre a classificação dos anti-histamínicos H₁).

A estrutura básica dos *anti-histamínicos H₁ de primeira geração* consiste em dois anéis aromáticos ligados a um arcabouço de etilamina substituído. Esses fármacos são divididos em seis subgrupos principais, com base em suas cadeias laterais substituídas – etanolaminas, etilenodiaminas, alquilaminas, piperazinas, fenotiazinas e piperidinas (Figura 43.4). *Difenidramina, hidroxizina, clorfeniramina* e *prometazina* estão entre os

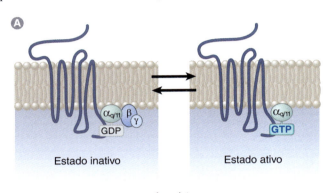
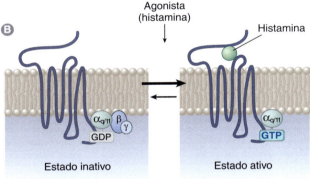
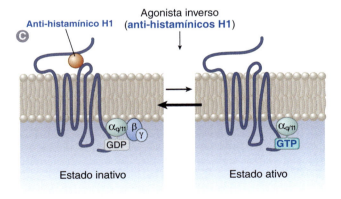

FIGURA 43.3 Modelo simplificado dos dois estados do receptor H₁. A. Os receptores H₁ coexistem em dois estados de conformação – inativo e ativo – que estão em equilíbrio de conformação entre si. **B.** A histamina atua como agonista para a conformação ativa do receptor H₁ e desvia o equilíbrio para essa conformação. **C.** Os anti-histamínicos atuam como agonistas inversos, que se ligam à conformação inativa do receptor H₁ e a estabilizam, desviando, assim, o equilíbrio para o estado inativo.

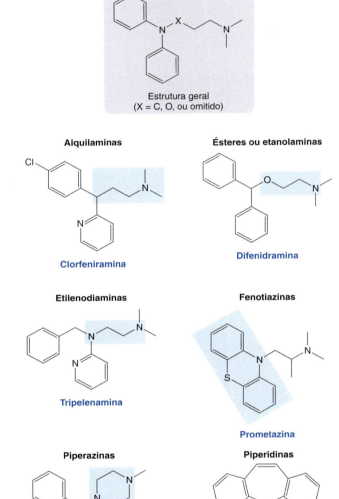

FIGURA 43.4 Estrutura dos anti-histamínicos H₁ de primeira geração. A estrutura geral dos anti-histamínicos H₁ de primeira geração consiste em um arcabouço de etilamina substituído, com dois anéis aromáticos terminais. (Observe a semelhança entre a etilamina nesses fármacos e a cadeia lateral de etilamina da histamina mostrada na Figura 43.1.) Cada uma das seis subclasses (*indicadas pelos boxes azuis*) é uma variação dessa estrutura geral. Os anti-histamínicos H₁ de primeira geração são compostos neutros em pH fisiológico que atravessam prontamente a barreira hematencefálica. Em contrapartida, os de segunda geração (p. ex., loratadina, cetirizina, fexofenadina) são ionizados em pH fisiológico e não atravessam de modo perceptível a barreira hematencefálica (*não ilustrada*). Essa diferença na penetração da barreira responde pelo grau diferencial de sedação associado ao uso dos anti-histamínicos H₁ de primeira e de segunda gerações.

anti-histamínicos H_1 de primeira geração utilizados com mais frequência. Estes são neutros em pH fisiológico e atravessam prontamente a barreira hematencefálica, onde bloqueiam as ações dos neurônios histaminérgicos no SNC. Quando comparados com os anti-histamínicos H_1 de segunda geração, mostram-se menos seletivos para o receptor H_1 e, além disso, podem ligar-se a receptores colinérgicos, α-adrenérgicos e serotoninérgicos em doses convencionais.

Os *anti-histamínicos H_1 de segunda geração* podem ser estruturalmente divididos em quatro subclasses principais – alquilaminas, piperazinas, ftalazinonas e piperidinas. Entre os amplamente utilizados estão *loratadina, cetirizina* e *fexofenadina*. Os mais recentes incluem *levocetirizina*, enantiômero ativo da cetirizina, e *desloratadina*, metabólito ativo da loratadina. Os anti-histamínicos H_1 de segunda geração são ionizados em pH fisiológico e não atravessam com precisão a barreira hematencefálica. As diferenças em lipofilia e seletividade entre anti-histamínicos H_1 de primeira e de segunda gerações respondem por seus perfis de efeitos adversos diferenciais, notavelmente a tendência a causar depressão do SNC (sonolência) e boca seca (efeito anticolinérgico).

Efeitos farmacológicos e usos clínicos

Os anti-histamínicos são utilizados em inúmeras condições clínicas, como alergia, prurido, náuseas, vômitos, cinetose e insônia. Apesar das contribuições conhecidas da histamina em broncoconstrição e anafilaxia, os anti-histamínicos atualmente disponíveis desempenham limitado papel no tratamento de asma ou reações anafiláticas.

Distúrbios alérgicos

Os anti-histamínicos H_1 são de grande utilidade no tratamento dos distúrbios alérgicos para aliviar sintomas de rinite, conjuntivite, urticária e prurido. Eles bloqueiam fortemente o aumento da permeabilidade capilar necessário para a formação de edema, portanto são mais efetivos quando usados de modo profilático do que após a ocorrência de uma reação alérgica. Suas propriedades anti-inflamatórias são atribuíveis à supressão da via do FNκB e à redução subsequente da transcrição de citocinas pró-inflamatórias, quimiotaxia e expressão de moléculas de adesão.

Os anti-histamínicos H_1 de primeira e segunda gerações são igualmente eficazes no tratamento de urticária crônica e rinite alérgica. Entretanto, devido a seus perfis favoráveis de efeitos adversos, os de segunda geração são geralmente preferidos para uso clínico prolongado. Enquanto a maioria dos anti-histamínicos H_1 administrados por via oral não produz alívio significativo dos sintomas de congestão nasal, constatou-se que anti-histamínicos nasais tópicos, como *olopatadina* e *azelastina*, são benéficos, particularmente quando associados a corticosteroides intranasais.

Prurido generalizado

Hidroxizina e *doxepina* são agentes antipruriginosos potentes cuja eficiência clínica provavelmente está relacionada com seus efeitos pronunciados sobre o SNC. Doxepina, um antidepressivo tricíclico, é mais bem utilizada em pacientes com depressão, visto que até mesmo a administração de pequenas doses pode causar confusão e desorientação em pacientes não deprimidos. Em comparação com os anti-histamínicos H_1 orais, os anti-histamínicos H_1 tópicos (incluindo preparações nasais e oftálmicas) apresentam início mais rápido de ação; entretanto, necessitam de múltiplas doses por dia. As preparações cutâneas de anti-histamínicos, administradas no tratamento de dermatoses pruriginosas, podem causar paradoxalmente dermatite alérgica.

Náuseas e cinetose

Os anti-histamínicos H_1 de primeira geração podem ser utilizados para tratar cinetose, bem como náuseas e vômitos associados à quimioterapia e à enxaqueca. Ao inibir os sinais histaminérgicos do núcleo vestibular para o centro do vômito no bulbo, os anti-histamínicos H_1 como *dimenidrinato, difenidramina, meclizina* e *prometazina* mostram-se úteis como agentes antieméticos.

Insônia

Em virtude de seus proeminentes efeitos depressivos sobre o SNC, os anti-histamínicos H_1 de primeira geração como *difenidramina, doxilamina* e *pirilamina* são também utilizados no tratamento da insônia. Embora sejam efetivos para promover o sono, a incidência aumentada de efeitos adversos, incluindo a tendência a produzir sedação no dia seguinte, limita sua utilidade na prática clínica. Foi constatado que anti-histamínicos de primeira geração em doses convencionais produzem redução de estado de alerta e desempenho psicomotor de magnitude semelhante ao consumo social de álcool. Por esse motivo, estão contraindicados para indivíduos que precisam manter estado de alerta ou precisão.

Vários medicamentos psiquiátricos comumente prescritos, incluindo trazodona (antidepressivo) e quetiapina (antipsicótico), também são utilizados com frequência no tratamento da insônia, por causa de suas propriedades anti-histaminérgicas no SNC.

Uso limitado | Asma e anafilaxia

Os anti-histamínicos H_1 apresentam eficácia limitada na asma brônquica e não devem ser utilizados como monoterapia para a doença. Enquanto parecem inibir a constrição do músculo liso brônquico de cobaias, esse efeito é muito menos pronunciado nos seres humanos, devido à contribuição de outros mediadores, como leucotrienos e serotonina.

Os anti-histamínicos H_1 isoladamente também são ineficazes para anafilaxia sistêmica ou angioedema grave com edema da laringe. Nessas condições, as contribuições de outros mediadores locais não são afetadas pelo tratamento com anti-histamínicos H_1, e a epinefrina continua sendo o tratamento de escolha.

Farmacocinética

Por via oral, os anti-histamínicos H_1 são bem absorvidos pelo trato gastrintestinal e alcançam concentrações plasmáticas máximas em 2 a 3 h. A duração do efeito varia, dependendo do anti-histamínico H_1 específico. Eles são metabolizados, em sua maioria, pelo fígado, e deve-se considerar ajuste da dose em pacientes com doença hepática grave. Como inibidores das enzimas hepáticas do citocromo P450, os anti-histamínicos H_1 podem afetar o metabolismo de outros fármacos que utilizam o mesmo sistema. A coadministração de agentes que competem pelas mesmas enzimas pode reduzir o metabolismo de um anti-histamínico H_1 e aumentar sua concentração.

Efeitos adversos

Os principais efeitos adversos dos anti-histamínicos H_1 são toxicidade do SNC, cardiotoxicidade e efeitos anticolinérgicos. O perfil de efeitos adversos dos anti-histamínicos H_1 de segunda geração foi extensamente investigado, porém não foram conduzidos estudos de segurança a longo prazo com anti-histamínicos H₁ de primeira geração, apesar de seu uso por mais de seis décadas.

Em virtude de sua alta lipofilia, os anti-histamínicos H₁ de primeira geração penetram prontamente na barreira hematencefálica. Esses fármacos antagonizam os efeitos neurotransmissores da histamina sobre os receptores H₁ no SNC (particularmente no hipotálamo) e em sua periferia. Conforme assinalado anteriormente, a alta penetração desses fármacos no sistema nervoso central é responsável por sua ação sedativa. No caso apresentado na introdução, Ellen mostrou efeito sedativo quando tomou difenidramina para a rinite alérgica. Os fatores que aumentam o risco de toxicidade do SNC incluem baixa massa corporal, disfunção hepática ou renal grave e uso concomitante de substâncias, como o álcool, que comprometem a função do sistema nervoso central.

A baixa penetração dos anti-histamínicos H₁ de segunda geração no SNC é atribuível a várias características dessas moléculas. Em primeiro lugar, conforme exposto, esses compostos são ionizados em pH fisiológico, de modo que não sofrem rápida difusão através da membrana. Em segundo lugar, ligam-se com alta afinidade à albumina, bem como à bomba de efluxo de P-glicoproteína na superfície luminal do endotélio vascular, limitando, assim, sua distribuição ao SNC. Esses anti-histamínicos são frequentemente preferidos para uso prolongado, por causa de seus limitados efeitos sedativos. Por exemplo, os anti-histamínicos H₁ de segunda geração loratadina, desloratadina e fexofenadina são os únicos anti-histamínicos H₁ orais permitidos para uso por pilotos de aeronaves.

Os anti-histamínicos H₁ que prolongam o intervalo QT podem causar cardiotoxicidade, particularmente em pacientes com disfunção cardíaca preexistente. Alguns anti-histamínicos H₁ de segunda geração mais antigos apresentaram efeitos cardiotóxicos graves em concentrações plasmáticas elevadas. Dois desses fármacos, terfenadina e astemizol, foram retirados do mercado pela Food and Drug Administration (FDA), visto que causaram prolongamento do intervalo QT que, algumas vezes, resultou em arritmias ventriculares. Acredita-se que o mecanismo pelo qual os anti-histamínicos H₁ prolongam esse intervalo envolva a inibição da corrente I_{Kr}, não o bloqueio do receptor H₁. O gene humano relacionado com *ether-a-go-go* (*HERG*) codifica a subunidade α do canal de potássio que medeia a corrente I_{Kr}, e, na atualidade, dispõe-se de um teste *in vitro* que utiliza variantes do HERG para avaliar se determinado medicamento tem o potencial de inibir a corrente I_{Kr}.

Os efeitos adversos anticolinérgicos, mais proeminentes com os anti-histamínicos H₁ de primeira geração do que com os de segunda geração, consistem em dilatação da pupila, ressecamento dos olhos, boca seca, retenção urinária e dificuldade miccional. Indivíduos idosos podem exibir sensibilidade aumentada aos efeitos anticolinérgicos e sedativos dos anti-histamínicos H₁ de primeira geração e também podem apresentar mais interações medicamentosas, devido a maior quantidade de medicamentos concomitantes. O bloqueio α-adrenérgico e a hipotensão subsequente associados a alguns anti-histamínicos de primeira geração predispõem ainda mais os indivíduos idosos às quedas.

Crianças de pouca idade também parecem mais suscetíveis aos efeitos adversos relacionados com o uso de anti-histamínicos. Em virtude do perfil de efeitos adversos desfavoráveis e das limitadas evidências de eficácia dos anti-histamínicos nesse grupo etário, a FDA não recomenda o uso de preparações para tosse e resfriado contendo anti-histamínicos para crianças com menos de 2 anos de idade.

A rara superdosagem de anti-histamínicos H₁ de primeira geração pode causar depressão grave do SNC, que se manifesta sob forma de sonolência, ataxia e coma. Em crianças pequenas e idosos, nos quais a estimulação paradoxal é mais comum, a intoxicação aguda pode causar alucinações, irritabilidade e convulsões antes de evoluir para insuficiência respiratória e colapso cardiovascular. Em geral, os efeitos no SNC são também acompanhados de sintomas anticolinérgicos pronunciados, como desidratação, dilatação da pupila e febre.

Outros anti-histamínicos

Foram também desenvolvidos antagonistas competitivos e agonistas inversos contra os receptores H₂, H₃ e H₄. O desenvolvimento de *antagonistas dos receptores H₂* seletivos que inibem a secreção de ácido gástrico induzida por histamina despertou considerável interesse. Esses antagonistas, discutidos de modo detalhado no Capítulo 46, diferem dos anti-histamínicos H₁ quanto à sua estrutura, visto que contêm um anel de cinco membros intacto e uma cadeia lateral sem carga (Figura 43.5; ver também Figura 46.5). Tais agentes atuam como antagonistas competitivos reversíveis da ligação de histamina aos receptores H₂ nas células parietais gástricas, portanto reduzem a secreção de ácido gástrico. As indicações clínicas incluem doença por refluxo ácido (pirose) e úlcera péptica. Muitos desses agentes também estão disponíveis como medicamentos de venda sem prescrição para o tratamento sintomático da pirose. *Cimetidina* e *ranitidina* são dois dos antagonistas dos receptores H₂ mais comumente utilizados. Um efeito significativo da cimetidina é a inibição do metabolismo de fármacos mediado pelo citocromo P450, que pode resultar em elevações indesejáveis dos níveis plasmáticos de alguns fármacos administrados concomitantemente. Os receptores H₂ também são expressos

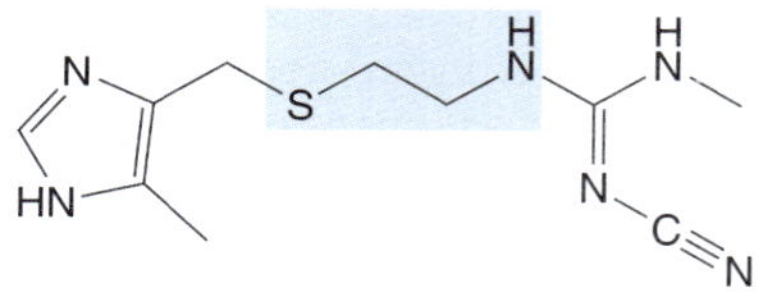

Cimetidina

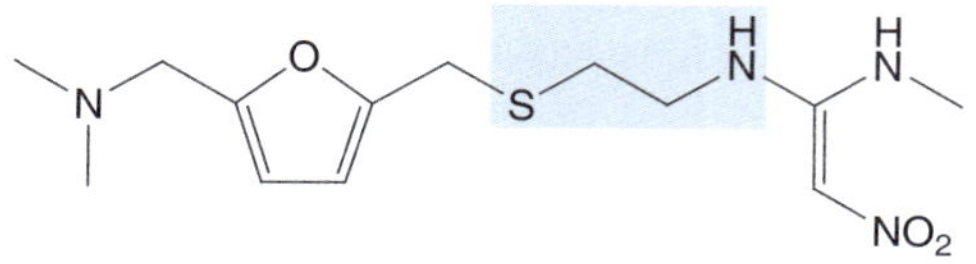

Ranitidina

FIGURA 43.5 Estrutura dos antagonistas dos receptores H₂. Os antagonistas dos receptores H₂ têm um arcabouço de tioetanolamina (*indicado no boxe azul*) que é N-substituído por uma cadeia lateral volumosa e termina em um anel de cinco membros. (Comparar a cadeia lateral N-substituída volumosa dos antagonistas H₂ com a amina terciária simples dos anti-histamínicos H₁ na Figura 43.4, e comparar o pequeno anel de imidazol ou furano de cinco membros dos antagonistas H₂ com o par de anéis aromáticos volumosos dos anti-histamínicos H₁.) Em virtude dessas diferenças estruturais, cimetidina, ranitidina e outros antagonistas H₂ ligam-se de modo seletivo aos receptores H₂ na mucosa gástrica, diminuindo, assim, a produção de ácido gástrico.

no SNC e no músculo cardíaco; entretanto, as doses terapêuticas dos antagonistas desses receptores são suficientemente baixas, de modo que os efeitos adversos cardiovasculares e do SNC são insignificantes.

A farmacologia dos receptores H_3 e H_4 constitui ativa área de investigação. Até o momento, nenhum fármaco seletivamente dirigido contra receptores H_3 e H_4 foi aprovado para uso clínico. Acredita-se que os *receptores H_3* exerçam *inibição por retroalimentação* sobre certos efeitos da histamina no SNC e nas células ECL. Em estudos com animais, os antagonistas dos receptores H_3 induzem estado de vigília e melhoram a atenção, e acredita-se que esses efeitos sejam mediados pela hiperestimulação dos receptores H_1 corticais. Foram desenvolvidos antagonistas dos receptores H_3 para uso experimental, incluindo *tioperamida*, *clobempropita*, *ciproxifano* e *proxifano*.

À semelhança dos receptores H_3, os *receptores H_4* acoplam-se à $G_{i/o}$, diminuindo as concentrações intracelulares de AMPc. Tendo em vista que são seletivamente expressos em células de origem hematopoética, particularmente mastócitos, basófilos e eosinófilos, existe considerável interesse em elucidar o papel dos receptores H_4 no processo inflamatório. Seus antagonistas representam uma área promissora de desenvolvimento de fármacos para o tratamento de condições inflamatórias que envolvem mastócitos e eosinófilos.

▶ Conclusão e perspectivas

A histamina desempenha um papel essencial em diversos processos fisiológicos, como alergia, inflamação, neurotransmissão e secreção de ácido gástrico. Os fármacos direcionados aos receptores H_1 e H_2 ampliaram substancialmente as opções farmacológicas para tratamento de alergia e doença ulcerosa péptica. Embora a maioria dos anti-histamínicos H_1 exiba semelhante eficácia no tratamento de rinite alérgica e urticária, existem diferenças significativas no perfil de efeitos adversos dos anti-histamínicos H_1 de primeira e de segunda gerações.

A elucidação mais recente sobre subtipos de receptores H_3 e H_4 renovou o interesse pela histamina e por seu papel em distúrbios relacionados com o SNC. O uso de receptores H_3 específicos como alvo pode levar ao desenvolvimento de novas terapias para vários transtornos cognitivos, distúrbios neuroendócrinos e neuropsiquiátricos. No momento, pesquisas clínicas e pré-clínicas estão avaliando protótipos dos antagonistas H_3 em determinados processos patológicos, como distúrbios de sono-vigília (narcolepsia e insônia), doenças neuropsiquiátricas (doença de Alzheimer, TDAH, demência, depressão e esquizofrenia), distúrbios neurológicos (epilepsia), processos nociceptivos (dor neuropática) e homeostasia da alimentação e energia (obesidade e diabetes). O receptor H_4 também constitui alvo molecular interessante para o desenvolvimento de fármacos, visto acreditar-se que desempenhe importante papel em condições inflamatórias que envolvem mastócitos e eosinófilos. Agentes dirigidos contra esses receptores poderão algum dia ser utilizados no tratamento de uma variedade de condições inflamatórias, como asma, rinite alérgica, doença intestinal inflamatória e artrite reumatoide.

Leitura sugerida

Leurs R, Church MK, Taglialatea M. H1-antihistamines: inverse agonism, anti-inflammatory actions and cardiac effects. *Clin Exp Allergy* 2002; 32:489-498. (*Discussão com base no mecanismo das anti-histaminas como agonistas inversos.*)

Nicolas JM. The metabolic profile of second-generation antihistamine. *Allergy* 2000; 55:46-52. (*Discussão das diferenças referentes à segunda geração de fármacos.*)

Sander K, Kottke T, Stark H. Histamine H3 receptor antagonists go to clinics. *Biol Pharm Bull* 2008; 31:2163-2181. (*Resumo esclarecedor sobre o estado atual da pesquisa dos antagonistas de receptores de H_3.*)

Simons FE. Advances in H1-antihistamines. *N Engl J Med* 2004; 351:2203-2217. (*Resumo esclarecedor sobre o mecanismo de ação e utilização de histaminas H_1.*)

Thurmond RL, Gelfand EW, Dunford PJ. The role of histamine H1 and H4 receptors in allergic inflammation: the search for new antihistamines. *Nat Rev Drug Discov* 2008; 7:41-53. (*Revisão do papel da histamina na inflamação e na modulação imune, com ênfase no papel do receptor H_4.*)

RESUMO FARMACOLÓGICO: Capítulo 43 | Farmacologia da histamina.

Anti-histamínicos H$_1$ de primeira geração

Mecanismo – agonistas inversos que se ligam preferencialmente à conformação inativa do receptor H$_1$ e deslocam o equilíbrio para o estado inativo do receptor

FÁRMACO	APLICAÇÕES CLÍNICAS	EFEITOS ADVERSOS *GRAVES* E COMUNS	CONTRAINDICAÇÕES	CONSIDERAÇÕES TERAPÊUTICAS
Etanolaminas: **Difenidramina** **Carbinoxamina** **Clemastina** **Dimenidrinato**	Rinite alérgica Anafilaxia Insônia Cinetose Parkinsonismo Urticária	Sedação, tontura, dilatação pupilar, ressecamento dos olhos, boca seca, retenção urinária e dificuldade miccional	Difenidramina: recém-nascidos ou prematuros, lactantes Carbinoxamina: crise aguda de asma, terapia com IMAO, glaucoma de ângulo estreito, úlcera péptica, doença arterial coronariana grave, hipertensão grave, retenção urinária Clemastina: lactação, sintomas das vias respiratórias inferiores, terapia com IMAO, recém-nascidos ou prematuros Dimenidrinato: hipersensibilidade ao dimenidrinato	Em geral, anti-histamínicos H$_1$ de primeira geração apresentam maiores efeitos adversos anticolinérgicos e sobre o SNC do que anti-histamínicos H$_1$ de segunda geração Difenidramina (Benadryl®) está disponível em preparações orais (sólida e líquida), intramuscular, intravenosa e tópica Difenidramina pode elevar os níveis plasmáticos de tioridazina, aumentando, assim, o risco de arritmias
Etilenodiaminas: **Pirilamina** **Tripelenamina**	Iguais às da difenidramina	Iguais aos da difenidramina	Pirilamina: hipersensibilidade à pirilamina Tripelenamina: glaucoma de ângulo estreito, úlcera péptica estenosante, hipertrofia prostática sintomática, obstrução do colo vesical, obstrução piloroduodenal, sintomas das vias respiratórias inferiores, prematuros, recém-nascidos, lactantes, terapia concomitante com inibidores da MAO	Iguais às da difenidramina
Alquilaminas: **Clorfeniramina** **Bronfeniramina**	Iguais às da difenidramina	Iguais aos da difenidramina	Clorfeniramina: hipersensibilidade à clorfeniramina Bronfeniramina: terapia concomitante com IMAO, lesões focais do SNC, hipersensibilidade à bronfeniramina ou fármacos relacionados	Iguais às da difenidramina
Piperidinas: **Cipro-heptadina** **Fenindamina**	Iguais às da difenidramina	Iguais aos da difenidramina	Cipro-heptadina: glaucoma de ângulo estreito, terapia concomitante com IMAO, recém-nascidos e prematuros, lactantes, úlcera péptica estenosante, obstrução piloroduodenal, hipertrofia prostática sintomática, obstrução do colo vesical Fenindamina: crianças com menos de 12 anos de idade	Iguais às da difenidramina
Fenotiazinas: **Prometazina**	Iguais às da difenidramina	Iguais aos da difenidramina; além disso, foi relatada ocorrência de fotossensibilidade e icterícia	Estados comatosos Sintomas das vias respiratórias inferiores, incluindo asma Pacientes pediátricos com menos de 2 anos de idade Injeção subcutânea ou intra-arterial	Prometazina é utilizada principalmente para aliviar a ansiedade no pré-operatório e para reduzir náuseas e vômitos no pós-operatório
Piperazinas: **Hidroxizina** **Ciclizina** **Meclizina**	Prurido, abstinência de álcool, ansiedade, vômitos (hidroxizina) Cinetose, vertigem (ciclizina, meclizina)	Iguais aos da difenidramina	Hidroxizina: início da gravidez Ciclizina: hipersensibilidade à ciclizina Meclizina: hipersensibilidade à meclizina	Hidroxizina é potente agente antipruriginoso

Fármaco	Aplicações clínicas	Efeitos adversos	Contraindicações	Considerações terapêuticas
Dibenzoxepinas tricíclicas: doxepina	Ansiedade Depressão Prurido	*Hipertensão, hipotensão, agranulocitose, trombocitopenia, agravamento de depressão, pensamentos suicidas* Ganho de peso, constipação intestinal, boca seca, sonolência, visão turva, retenção urinária	Glaucoma Retenção urinária	Doxepina é um antidepressivo tricíclico; é mais bem utilizada em pacientes com depressão, visto que até mesmo a administração de pequenas doses pode causar confusão e desorientação em pacientes não deprimidos

Anti-histamínicos H₁ de segunda geração
Mecanismo – agonistas inversos que se ligam preferencialmente à conformação inativa do receptor H₁ e deslocam o equilíbrio para o estado inativo do receptor

Fármaco	Aplicações clínicas	Efeitos adversos	Contraindicações	Considerações terapêuticas
Piperazinas: Cetirizina, Levocetirizina	Rinite alérgica Urticária	Sonolência, boca seca, cefaleia, fadiga (os efeitos anticolinérgicos e a sedação são menos graves do que os dos anti-histamínicos H₁ de primeira geração)	Hipersensibilidade a cetirizina ou hidroxizina	Em geral, os anti-histamínicos H₁ de segunda geração têm efeitos anticolinérgicos menos graves e são menos sedativos do que os anti-histamínicos H₁ de primeira geração, devido à sua entrada reduzida no SNC
Alquilaminas: Acrivastina	Rinite alérgica	Iguais aos da cetirizina	Terapia concomitante com IMAO Doença arterial coronária grave Hipertensão grave	Iguais às da cetirizina
Piperidinas: Loratadina, Desloratadina, Levocabastina, Ebastina, Mizolastina, Fexofenadina	Rinite alérgica Urticária	Iguais aos da cetirizina	Loratadina: hipersensibilidade à loratadina Desloratadina: hipersensibilidade à desloratadina Levocabastina: lentes de contato gelatinosas Ebastina: hipersensibilidade à ebastina Mizolastina: hipersensibilidade à mizolastina Fexofenadina: hipersensibilidade à fexofenadina	Iguais às da cetirizina
Ftalazinonas: Azelastina	Rinite alérgica e rinite vasomotora, conjuntivite alérgica	Iguais aos da cetirizina Gosto amargo, epistaxe	Uso concomitante de álcool ou outros depressores do SNC	Iguais às da cetirizina Administrada na forma de *spray* nasal ou solução oftálmica
Dibenzoxepinas tricíclicas: Olopatadina	Rinite alérgica, conjuntivite alérgica	Iguais aos da cetirizina Gosto amargo, epistaxe	Hipersensibilidade à olopatadina	Administrada na forma de *spray* nasal ou solução oftálmica

Antagonistas dos receptores H₂

Cimetidina Famotidina Nizatidina Ranitidina	Ver Resumo farmacológico	Capítulo 46		

44

Farmacologia da Hematopoese e Imunomodulação

Andrew J. Wagner, Ramy A. Arnaout e George D. Demetri

▶ Introdução

Diversas situações clínicas caracterizam-se por deficiências de hemácias, leucócitos ou plaquetas – isto é, células do sistema hematopoético. Este capítulo descreve os agentes farmacológicos que podem ser utilizados para estimular a produção dessas células. Cabe assinalar que existem alternativas não farmacológicas, como transfusão e transplante de medula óssea. A produção de células sanguíneas é controlada fisiologicamente por fatores de crescimento hematopoéticos, grupo diversificado, porém com superposição funcional, de glicoproteínas sintetizadas pelo corpo em resposta a determinados sinais. Por exemplo, hipoxia estimula a produção do fator de crescimento de linhagem eritroide, a eritropoetina, que, por sua vez, estimula a produção de hemácias na tentativa de aliviar a hipoxia. A principal estratégia farmacológica empregada para estimular

a produção de células sanguíneas consiste na administração de fatores de crescimento exógenos ou de análogos sintéticos dos fatores de crescimento. Este capítulo trata, de maneira introdutória, de células do sistema hematopoético, fatores de crescimento que estimulam sua produção e agentes farmacológicos utilizados para aumentar tal produção. Também apresenta um resumo sucinto dos agentes imunomoduladores utilizados na quimioterapia do câncer.

▶ Fisiologia da hematopoese

As células do sistema hematopoético são funcionalmente distintas (Tabela 44.1). Hemácias (ou *eritrócitos*) transportam oxigênio; muitos tipos de leucócitos, desde *granulócitos* e *macrófagos* até *linfócitos*, lutam contra infecções e ajudam a

CASO

Sra. M, de 52 anos de idade, apresentou um nódulo na mama esquerda. Mamografia, biopsia excisional e nodulectomia subsequentes levaram ao diagnóstico de carcinoma ductal infiltrativo localizado, porém com linfonodos positivos. Sra. M recebeu quimioterapia adjuvante com doxorrubicina e ciclofosfamida. Dez dias depois do primeiro ciclo, a contagem de leucócitos caiu, conforme esperado; no decorrer dos 9 dias seguintes, a contagem retornou ao valor normal. No terceiro ciclo de quimioterapia, a paciente apresentou-se moderadamente anêmica, com hematócrito de 28% (normal: 37 a 48%), sentindo-se muito cansada. Sete dias após o quarto ciclo de quimioterapia, a contagem de leucócitos caiu para 800 células por microlitro ($\mu\ell$) de sangue (normal: 4.300 a 10.800 células/$\mu\ell$), e a contagem absoluta de neutrófilos era de 300 células/$\mu\ell$. Nesse momento, Sra. M desenvolveu calafrios com tremores e febre de 38,8°C. Foi internada e recebeu antibióticos parenterais; permaneceu hospitalizada por 5 dias até haver elevação da contagem absoluta de neutrófilos para um valor aceitável. Ao término dos ciclos de quimioterapia com doxorrubicina e ciclofosfamida, a cliente manteve a quimioterapia com paclitaxel e foi submetida à radioterapia local.

A paciente permaneceu com boa saúde durante 2 anos, quando então se queixou de dor na perna esquerda. Os exames revelaram que o câncer apresentava metástases no fêmur esquerdo e no fígado. Novamente, ela se sentiu cansada, e o hematócrito foi de 27%. Ela deu início à quimioterapia com doxorrubicina e docetaxel, porém mais uma vez desenvolveu neutropenia grave e febre. Posteriormente, a quimioterapia foi suplementada com G-CSF humano recombinante peguilado (PEG-filgrastim) e um análogo de eritropoetina humana (alfadarbepoetina). A neutropenia e a febre não recidivaram; dentro de 4 semanas após iniciar a terapia hematopoética, o hematócrito da cliente aumentou para 34,5%, e ela passou a se sentir menos cansada. A quimioterapia produziu excelentes resultados paliativos. Um ano depois, Sra. M está ainda em remissão, desfrutando de uma vida ativa.

💡 Questões

1. Que tipos de fatores de crescimento são G-CSF e eritropoetina?
2. Como a eritropoetina aumenta o nível de hemácias no sangue?
3. Como os análogos dos fatores de crescimento hematopoéticos, alfadarbepoetina e PEG-filgrastim, diferem dos fatores de crescimento hematopoéticos "naturais" endógenos?
4. Quais os efeitos adversos importantes da eritropoetina?

TABELA 44.1 Células hematopoéticas, fatores de crescimento e análogos dos fatores de crescimento.

TIPO DE CÉLULA	PRINCIPAIS FUNÇÕES	FATOR DE CRESCIMENTO ESPECÍFICO DE LINHAGEM	ESTADO DE DEFICIÊNCIA	AGENTES TERAPÊUTICOS
Hemácia	Transporte de oxigênio	Eritropoetina (EPO)	Anemia	rhEPO, alfadarbepoetina
Plaqueta (trombócito)	Hemostasia	Trombopoetina (TPO)	Trombocitopenia	rhTPO, IL-11, PEG-rHuMGDF, eltrombopague olamina, romiplostim
Monócito/macrófago	Fagocitose de bactérias e restos celulares e químicos, estimulação de linfócitos T	M-CSF	–	–
Neutrófilo	Fagocitose de bactérias, estimulação imunológica	G-CSF	Neutropenia	Filgrastim, PEG-filgrastim, sargramostim
Eosinófilo	Controle de parasitos	IL-5	–	–
Linfócito B	Produção de anticorpos, estimulação de linfócitos T	Interleucinas específicas	Várias síndromes de imunodeficiência	–
Linfócito T	Destruição de células infectadas por vírus e bactérias, controle de respostas imunes	Interleucinas específicas	Várias síndromes de imunodeficiência	rhIL-2
Célula NK	Destruição de células cancerosas	–	–	–

NK = *natural killer*; M-CSF = fator de estimulação de colônias de monócitos; G-CSF = fator de estimulação de colônias de granulócitos; IL-5 = interleucina-5; PEG = polietilenoglicol; rhEPO = eritropoetina humana recombinante; rhTPO = trombopoetina humana recombinante; IL-11 = interleucina-11; rhIL-2 = interleucina-2 humana recombinante.

proteger o organismo do câncer; por fim, *plaquetas* auxiliam no controle do sangramento. Entretanto, todas compartilham da mesma característica: desenvolvem-se a partir de uma célula comum na medula óssea, denominada *célula-tronco hematopoética pluripotente* (Figura 44.1). Células-tronco hematopoéticas são induzidas a sofrer diferenciação ao longo de linhagens condicionadas em hemácias, leucócitos ou plaquetas, por meio de interações com glicoproteínas chamadas *fatores de crescimento hematopoéticos*.

Papel central dos fatores de crescimento hematopoéticos

Fatores de crescimento hematopoéticos e citocinas formam um grupo heterogêneo de moléculas que regula produção, maturação e função das células sanguíneas. Foram identificados quase 36 fatores de crescimento, cujo tamanho varia de 9 a 90 kDa. Seus receptores, associados à membrana, pertencem a pelo menos seis superfamílias de receptores, e os genes codi-

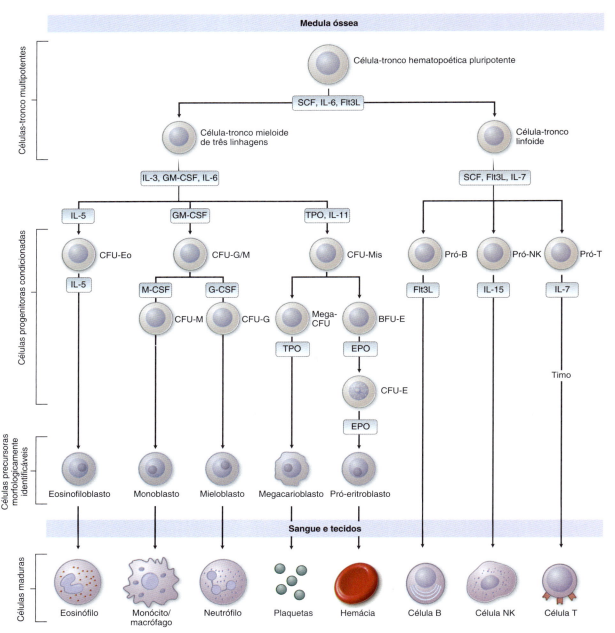

FIGURA 44.1 Desenvolvimento das células do sistema hematopoético. Todas as células maduras do sistema hematopoético desenvolvem-se a partir de células-tronco que residem na medula óssea. O tipo de célula madura que se desenvolverá depende do meio extracelular e da exposição de células-tronco e células progenitoras a fatores de crescimento específicos. A célula-tronco pluripotente diferencia-se em célula-tronco mieloide de três linhagens (CFU-S) ou em célula-tronco linfoide. Dependendo dos fatores de crescimento presentes, as células CFU-S diferenciam-se em granulócitos (eosinófilos, neutrófilos), monócitos/macrófagos, plaquetas ou hemácias. As células-tronco linfoides diferenciam-se em células B, células *natural killer* (NK) ou células T. À exceção da diferenciação terminal das células pró-T em células T maduras, que ocorre no timo, a diferenciação de todas as células-tronco hematopoéticas, células progenitoras e células precursoras ocorre na medula óssea. Entre os fatores de crescimento ilustrados aqui, G-CSF, GM-CSF, eritropoetina (*EPO*) e IL-11 são atualmente utilizados como agentes terapêuticos. BFU = *burst-forming unit* (células precursoras de hemácias); CFU = unidade formadora de colônias; CSF = fator de estimulação de colônias; IL = interleucina; SCF = fator de células-tronco; TPO = trombopoetina; Flt3L = ligante de tirosina cuinase 3 FMS-símile.

ficadores dos fatores são encontrados em 11 cromossomos diferentes. Do ponto de vista conceitual, fatores de crescimento podem ser divididos em dois grupos: fatores de crescimento de *linhagens múltiplas* (também denominados *gerais* ou de *ação precoce* ou *pleiotrópicos*), que estimulam múltiplas linhagens, e fatores de crescimento *específicos de linhagem* (também denominados de *linhagem dominante* ou *ação tardia*), que estimulam diferenciação e sobrevida de uma única linhagem. Muitos fatores de crescimento e citocinas atuam de modo sinérgico, algumas vezes com superposição dos efeitos.

Fatores de crescimento de linhagens múltiplas

Fatores de crescimento de linhagens múltiplas incluem *fator de células-tronco* (também denominado fator *steel* ou *ligante c-kit*), *interleucina-3* (IL-3), *fator de estimulação de colônias de granulócitos-monócitos* (GM-CSF), fator de crescimento insulinossímile 1, IL-9, IL-11 e outros. Muitos serão discutidos adiante, com respeito ao desenvolvimento de cada tipo de célula hematopoética. O princípio farmacológico relevante é que esses fatores de crescimento de linhagens múltiplas talvez sejam mais apropriados no tratamento de afecções como *pancitopenia*, em que múltiplas linhagens hematopoéticas são acometidas.

A capacidade dos fatores de crescimento de estimular múltiplas linhagens decorre de duas características de sua fisiologia molecular e celular. Em primeiro lugar, seus receptores são estruturalmente relacionados e modulares; esse compartilhamento os torna bastante intercambiáveis. Em segundo lugar, as cascatas de transdução de sinais ativadas pela ligação desses fatores de crescimento a seus receptores envolvem a mesma família de proteínas de sinalização, as proteínas JAK-STAT. Recentemente foi constatado que a JAK2 quinase é constitutivamente ativada por uma mutação simples, resultando na substituição de um aminoácido (V617F) no produto proteico do gene, em doenças mieloproliferativas: policitemia vera, trombocitose essencial e metaplasia mieloide com mielofibrose. Essas doenças caracterizam-se pela proliferação clonal de todas as linhagens, ressaltando o papel geral desempenhado pela via JAK-STAT na hematopoese. Farmacologistas exploraram os aspectos comuns da sinalização dos fatores de crescimento de múltiplas linhagens para projetar fatores de crescimento sintéticos com novas propriedades (ver adiante).

Fatores de crescimento específicos de linhagem

Para que um fator de crescimento seja específico de linhagem, deve preencher pelo menos uma de duas condições: a expressão de seu receptor deve limitar-se às células progenitoras e/ou precursoras de uma única linhagem; e/ou o fator de crescimento deve induzir sinais inibitórios ou apoptóticos nas células de outras linhagens. *Eritropoetina* é um exemplo de fator de crescimento específico de linhagem; do mesmo modo *trombopoetina*, cujas ações limitam-se essencialmente à linhagem plaquetária. Outros fatores designados específicos de linhagem são mais apropriadamente considerados como seletivos de linhagem, visto que exercem efeitos secundários sobre linhagens diferentes da linhagem de sua ação primária. Dentre estes, destacam-se *G-CSF*, que promove primariamente a diferenciação de neutrófilos, e diversas *interleucinas*, que apresentam ações seletivas sobre certas linhagens mieloides e linfoides (ver adiante). Em uma perspectiva farmacológica, os fatores de crescimento específicos de linhagem representam terapia seletiva passível de ser utilizada no tratamento de deficiência de

um único tipo de célula hematopoética. Alguns também podem exercer efeitos singulares contra determinados cânceres, talvez devido às suas propriedades de pró-diferenciação e pró-maturação.

Produção de hemácias I Hematopoese

As hemácias (eritrócitos) são especificamente qualificadas para sua função de transporte do oxigênio dos pulmões para os tecidos do organismo. Essas células contêm altas concentrações de *hemoglobina*, proteína que se liga a moléculas de oxigênio e as libera em resposta à pressão parcial de oxigênio no sangue e nos tecidos. Cada molécula de hemoglobina é constituída de quatro cadeias polipeptídicas semelhantes, contendo, cada uma delas, um sítio de ligação para o oxigênio molecular. A principal forma de hemoglobina do adulto, que apresenta duas cadeias alfa e duas beta ($\alpha_2\beta_2$), é denominada *hemoglobina A (HbA)*. A hemoglobina fetal, ou *hemoglobina F (HbF)*, contém cadeias gama (γ) em lugar de β ($\alpha_2\gamma_2$); essa forma de hemoglobina predomina nos últimos 6 meses de vida fetal. Após o nascimento, a metilação do DNA inativa o gene da globina γ, e cresce a expressão do gene da globina β. É importante assinalar que a expressão das cadeias de globinas α, β e γ é regulada independentemente, possibilitando a ocorrência de numerosas *hemoglobinopatias*, em que as cadeias α ou β estão anormais ou com expressão deficiente, devido a uma mutação herdada. Na *anemia falciforme*, uma mutação pontual no gene da globina β resulta na produção de hemoglobina anormal – *hemoglobina S (HbS)* –, que sofre polimerização com desoxigenação, produzindo hemácias em formato de foice (falciformes), com consequente anemia hemolítica, crises dolorosas de oclusão vascular e lesão profunda do órgão-alvo. Essa doença autossômica recessiva constitui o distúrbio hematológico hereditário mais comum nos EUA e afeta mais de 70.000 indivíduos. Outra hemoglobinopatia comum é a *β-talassemia*, em que a cadeia β está estrutural e funcionalmente normal, porém com expressão deficiente.

Após sua liberação pela medula óssea, as hemácias normais circulam no sangue, com tempo de sobrevida de aproximadamente 120 dias. O número de hemácias no sangue é determinado pelo equilíbrio entre a produção de novas hemácias na medula óssea e sua perda em decorrência de destruição celular (hemólise) ou sangramento. Esse número é medido clinicamente pelo nível de hemoglobina (concentração de hemoglobina por unidade de volume de sangue) ou pelo *hematócrito* (porcentagem de volume de sangue constituída por hemácias). O nível normal de hemoglobina varia de 14 g/dℓ a 17 g/dℓ nos homens e 12 g/dℓ a 15 g/dℓ nas mulheres. O hematócrito normal varia de 42 a 50% nos homens e de 37 a 46% nas mulheres. Essas diferenças de gênero são frequentemente atribuídas a aumento da perda de sangue em consequência de sangramento fisiológico – isto é, menstrual – nas mulheres e a eritropoese aumentada induzida por andrógenos (mediante mecanismos ainda não esclarecidos) nos homens. *Anemia* é definida por nível de hemoglobina ou hematócrito abaixo da faixa normal.

Eritropoetina

A produção de hemácias, ou *eritropoese,* ocorre sob controle de vários fatores de crescimento. O principal é a eritropoetina, proteína intensamente glicosilada, sintetizada principalmente pelo fígado no feto e pelos rins após o nascimento. A eritropoetina, fator de crescimento específico de linhagem, recebeu muita atenção clínica, visto que estimula todos os intermediários da linhagem eritroide, à exceção das fases mais precoces, enquanto não afeta significativamente outras linhagens. Sua importância fisiológica é evidenciada por experimentos realizados em camundongos e seres humanos em condições patológicas, os quais mostram que a ausência de eritropoetina resulta em anemia grave. Além disso, foram descritas raras mutações ativadoras do receptor de eritropoetina em pacientes com policitemia familiar e congênita primária, distúrbio manifesto por eritrocitose isolada e aumento da responsividade à eritropoetina. Enquadra-se nesse caso Eero Mantyranta, esquiador finlandês que ganhou várias medalhas de ouro nas Olimpíadas de 1964, mas foi acusado de *doping* de sangue (por receber transfusões de hemácias para aumentar artificialmente sua capacidade de transporte de oxigênio), devido ao hematócrito anormalmente alto. Obteve absolvição

30 anos depois, quando pesquisadores identificaram uma mutação ativadora do receptor de eritropoetina em amostras de sangue dele e de sua família.

Tendo em vista o papel das hemácias no transporte de oxigênio, não é surpreendente que a produção de eritropoetina seja desencadeada por hipoxia. A expressão da eritropoetina é fortemente induzida pelo *fator 1 alfa indutivo de hipoxia (HIF-1α)*, que se liga a elemento intensificador no gene da eritropoetina, ativando a transcrição gênica (Figura 44.2). O nível de HIF-1α no interior de uma célula é acentuadamente influenciado pela pressão local de oxigênio. Em condições de pressão normal ou alta, HIF-1α é hidroxilado pela prolil hidroxilase (PHD), por sua atividade dioxigenase dependente de Fe (II). A prolil hidroxilação do HIF-1α facilita sua ligação ao complexo von Hippel-Lindau (pVHL) E3 ubiquitina ligase, tornando HIF-1α um alvo para degradação por proteassomo. Em condições hipóxicas, não ocorre a prolil hidroxilação do HIF-1α; este não se associa ao pVHL e é transferido para o núcleo, onde inten-

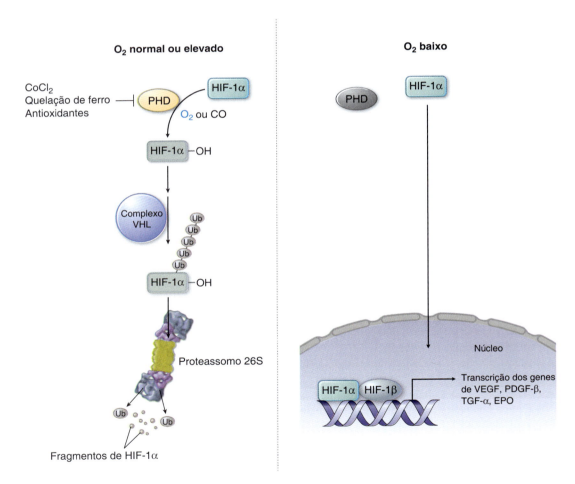

FIGURA 44.2 Regulação da síntese de eritropoetina. A síntese de eritropoetina pelo rim aumenta quando o conteúdo de oxigênio no sangue apresenta-se baixo, enquanto diminui quando ele está normal ou elevado. O sensor fisiológico do O_2 é uma dioxigenase contendo ferro, a prolil hidroxilase (PHD). (Experimentos *in vitro* utilizando $CoCl_2$, quelação do ferro, antioxidantes e CO demonstraram a identidade do sensor de O_2 como uma proteína contendo ferro.) Em condições de O_2 normal ou elevado (*à esquerda*), a PHD ativada hidroxila resíduos de prolina no fator 1α indutivo de hipoxia (HIF-1α). Essa modificação pós-translacional aumenta a ligação de HIF-1α à ubiquitina ligase pVHL (complexo VHL), levando a incorporação de ubiquitina (Ub) e degradação proteolítica de HIF-1α pelo proteassomo 26S. Em condições de baixo conteúdo de oxigênio (*à direita*), a prolil hidroxilase é inativada, possibilitando o acúmulo de HIF-1α, que é transferido para o núcleo, onde induz a expressão de vários genes, incluindo o que codifica a eritropoetina (EPO). Em condições patológicas, como doença renal crônica, as células do rim que normalmente sintetizam a EPO estão lesadas. Elas são incapazes de sintetizar quantidades adequadas de EPO, mesmo em condições de hipoxia, com consequente desenvolvimento de anemia. EPO humana recombinante pode ser administrada exogenamente para suprir o fator de crescimento ausente e, portanto, tratar a anemia. Ver texto que discute riscos e benefícios da EPO no tratamento de pacientes com anemia e doença renal crônica.

sifica a transcrição de genes induzidos por hipoxia, incluindo eritropoetina. Na eritrocitose familiar 2, doença autossômica recessiva rara (também denominada *policitemia Chuvash,* em homenagem à população étnica da região do rio Volga médio, onde foi descrita pela primeira vez), ambas as cópias de pVHL na linhagem germinativa sofrem mutação, de modo a evitar a associação ao HIF-1α, reduzindo sua taxa de degradação e elevando os níveis de eritropoetina e outros genes-alvo.

Após transcrição e translação, a proteína eritropoetina 18 kDa de 166 aminoácidos é glicosilada a 34 a 39 kDa, a arginina terminal é clivada e a proteína é secretada e transportada na circulação até a medula óssea. Ali, liga-se a receptores de eritropoetina expressos sobre a superfície de BFU-E e em todas as células progenitoras e precursoras subsequentes da linhagem eritroide, incluindo a célula precursora imediata da hemácia, o *reticulócito.* A seguir, por meio de complexa cascata de sinalização intracelular mediada por JAK-STAT, a ativação do receptor de eritropoetina intensifica a proliferação e diferenciação de células da linhagem eritroide, incluindo a diferenciação terminal de reticulócitos em hemácias. A eritropoese completa uma alça de retroalimentação negativa na produção de eritropoetina, visto que, quanto maior o número de hemácias no sangue – isto é, maior o nível de hemoglobina e o hematócrito –, maior a capacidade de transporte de oxigênio do sangue. Na ausência de doença cardiopulmonar, a capacidade aumentada de transporte de oxigênio leva à resolução da hipoxia, portanto remove o estímulo para a produção aumentada de eritropoetina.

A Tabela 44.2 relaciona os mecanismos de várias condições patológicas importantes que estimulam ou inibem a eritropoese.

TABELA 44.2 Condições patológicas que estimulam ou inibem a eritropoese.

CONDIÇÃO	MECANISMO
Estimulação da eritropoese	
Sangramento Hemólise Altitude elevada Doença pulmonar	Induzem hipoxia tecidual
Mutações ativadoras de JAK2 em distúrbios mieloproliferativos	Aumentam a cascata de sinalização JAK-STAT intracelular
Inibição da eritropoese	
Doença renal crônica	Diminui a síntese de eritropoetina nos rins
Deficiências de ferro, folato ou vitamina B_{12} Distúrbios inflamatórios crônicos Anemia sideroblástica Talassemia Infiltração maligna da medula óssea Anemia aplásica, aplasia eritroide pura Toxicidade da medula óssea induzida por fármacos	Diminuem a diferenciação de eritroblastos e a produção de hemácias

Produção de leucócitos | Mielopoese e linfopoese

Leucócitos são células essenciais do sistema imune. Existem duas categorias que se destacam, as quais correspondem a dois ramos principais do sistema imune. Células do *ramo inato* do sistema imune incluem granulócitos (*neutrófilos, eosinófilos* e *basófilos*), *monócitos/macrófagos* e variantes da linhagem de macrófagos. Neutrófilos têm bactérias como alvo, enquanto eosinófilos, parasitos. Basófilos participam em respostas de hipersensibilidade. Macrófagos também têm bactérias como alvo, porém essas células e suas variantes – *células dendríticas, células de Langerhans* e *osteoclastos*, entre outras – apresentam importantes funções adicionais. Macrófagos desempenham papel-chave na estimulação e na regulação de ambos os ramos do sistema imune durante infecção e eliminação de restos biológicos. Células dendríticas e células de Langerhans são importantes na iniciação e especificidade da resposta imune. Elas transportam antígenos do local de inoculação aos linfonodos, onde as respostas dos linfócitos são coordenadas. Osteoclastos são essenciais para a reabsorção óssea. As células do *ramo adaptativo* do sistema imune são denominadas *linfócitos*. Os dois tipos são células B, que produzem anticorpos, e células T, cujos alvos são células infectadas por vírus e células neoplásicas (entre outras funções). O termo *adaptativo* refere-se à capacidade dessas células de reconhecer e responder a agentes infecciosos específicos e outros alvos (ver Capítulo 41).

Todos os leucócitos desenvolvem-se a partir de células-tronco hematopoéticas pluripotentes (Figura 44.1). Sob a influência de fatores de crescimento, elas se diferenciam em *células-tronco mieloides* ou *linfoides*. As mieloides diferenciam-se ainda nas várias células do ramo inato do sistema imune (bem como em hemácias e plaquetas), enquanto as linfoides, nas células do ramo adaptativo. Os fatores de crescimento que regulam essas vias de diferenciação serão discutidos adiante.

Fatores de estimulação de granulócitos

A diferenciação de células-tronco pluripotentes em mieloides é promovida por determinados fatores de crescimento de linhagens múltiplas, como o fator de células-tronco e a IL-3. A diferenciação posterior das células-tronco mieloides em neutrófilos e monócitos/macrófagos é controlada pelo fator de crescimento de linhagens múltiplas, o *fator de estimulação de colônias de granulócitos-monócitos (GM-CSF)*, e por fatores de crescimento específicos de linhagem, o *fator de estimulação de colônias de granulócitos (G-CSF)* e o *fator de estimulação de colônias de monócitos (M-CSF)*. A diferenciação de células-tronco mieloides em eosinófilos é controlada pela *interleucina-5 (IL-5)*.

GM-CSF exerce efeitos relativamente amplos sobre células de linhagem mieloide. Produzida principalmente por macrófagos e células T, essa glicoproteína de 18 a 29 kDa estimula a diferenciação de células-tronco mieloides e células progenitoras em precursores morfologicamente identificáveis de eosinófilos, monócitos/macrófagos e neutrófilos. Também intensifica a atividade desses leucócitos maduros e promove a diferenciação de macrófagos em células de Langerhans. Alguns efeitos do GM-CSF são indiretos. Por exemplo, seus efeitos sobre produção e função de neutrófilos podem resultar não apenas da estimulação direta dos precursores dos neutrófilos, mas também da secreção de outras citocinas (tais como

TNF e IL-1) por outras células. A exemplo de outros fatores de crescimento, a sinalização do GM-CSF ocorre pela via JAK-STAT.

G-CSF exerce efeitos mais linhagem-seletivos do que os do GM-CSF. É glicoproteína de 18 kDa que, à semelhança do GM-CSF, emite sinais por meio da cascata de sinalização JAK-STAT. G-CSF é liberado na circulação por monócitos, macrófagos, células epiteliais e fibroblastos nos locais de infecção. Na medula óssea, estimula a produção de neutrófilos, os quais, por sua vez, aumentam a capacidade do sistema imune de lutar contra a infecção. G-CSF liberado localmente estimula a fagocitose mediada por neutrófilos.

Os efeitos do M-CSF (também conhecido como CSF1) restringem-se à diferenciação e à ativação de monócitos/macrófagos e suas várias células relacionadas (incluindo um subgrupo de osteoclastos). Em uma alça de retroalimentação positiva, essas células também produzem M-CSF, o qual existe em junção alternativa de 70 a 80 kDa e em isoformas de 40 a 50 kDa.

A IL-5 é produzida por um subgrupo de células T auxiliares. Esse fator de crescimento promove seletivamente diferenciação, aderência, perda de granulação e sobrevida de eosinófilos. Assim, acredita-se que possa desempenhar importante papel na fisiopatologia de reações alérgicas e asma.

Fatores de estimulação de linfócitos

Proteínas reguladoras denominadas *interleucinas* controlam o desenvolvimento e a ativação de linfócitos. Até o momento, mais de 30 membros dessa família foram identificados. Eles são numerados como IL-1, IL-2, e assim por diante. Interleucinas regulam não apenas a diferenciação de linfócitos, como também aspectos múltiplos e superpostos de respostas imunes inatas e adaptativas, incluindo estimulação de células T e macrófagos. Várias interleucinas foram descritas como fatores de estimulação de granulócitos; outras serão discutidas adiante, no contexto da produção de plaquetas.

As interleucinas *IL-2* e *IL-7* são de suma importância para a diferenciação de leucócitos. IL-2 é proteína de 45 kDa produzida por células T. Como impulsiona a proliferação de células T e B, outrora recebeu muita atenção como imunoestimulante potencial. Entretanto, pesquisas relativas a essa hipótese mostraram que camundongos com deficiência de IL-2 exibem doenças mais linfoproliferativas do que linfopênicas. Esse achado inesperado ressalta o princípio de que fatores de crescimento e células imunes apresentam funções distintas *in vivo,* incluindo, como nesse caso, efeitos reguladores ou supressores (de tolerância), bem como estimulantes. Tal estudo também assinala o fato de que pode ocorrer proliferação descontrolada se a diferenciação não for normalmente regulada, processo que talvez se encontre na origem de alguns tipos de câncer. IL-7, produzida por células no baço, no timo e no estroma da medula óssea, é fator de crescimento linfoestimulador de linhagens múltiplas que intensifica crescimento e diferenciação de células B e T.

Interferonas constituem uma segunda família de proteínas reguladoras que modulam crescimento e atividade de linfócitos. A exemplo das interleucinas, podem estimular a atividade de células T e macrófagos. Interferonas exercem ações antivirais proeminentes e são utilizadas no tratamento de infecções como hepatite B e hepatite C (ver Capítulo 37). Outros efeitos das interferonas compreendem promoção da diferenciação terminal dos linfócitos, supressão da divisão celular (em algumas situações) e citotoxicidade direta sobre células em condições de estresse. Os três tipos de interferonas – IFN-α, IFN-β e IFN-γ – apresentam ações biológicas diferentes. Seus efeitos celulares, semelhantemente aos dos fatores de crescimento, são mediados por receptores específicos de superfície celular e por cascatas de transdução de sinais JAK-STAT.

Produção de plaquetas | Trombopoese

Plaquetas – algumas vezes denominadas *trombócitos* – são essenciais para a formação de coágulos. Essas pequenas células, que carecem de núcleo e não sintetizam novas proteínas, têm meia-vida de cerca de 9 ou 10 dias na circulação. À semelhança de todos os elementos figurados do sistema hematopoético, sua produção é controlada por fatores de crescimento de linhagens múltiplas e específicos de linhagem (Figura 44.3). Os mais importantes fatores de crescimento de linhagens múltiplas que estimulam a produção de plaquetas são IL-11, IL-3, GM-CSF, fator de células-tronco e IL-6. De modo não surpreendente, eles também estimulam a produção de hemácias, visto que plaquetas e hemácias compartilham um progenitor comum, a célula CFU-Mis. A transformação de células CFU-Mis em hemácias ou plaquetas depende de sua exposição subsequente a fatores de crescimento específicos de linhagem. A diferenciação em BFU-E e outras células da linhagem eritroide é promovida pela eritropoetina. Por outro lado, a diferenciação em células CFU-Mega e, a seguir, em megacariócitos (que formarão plaquetas) é promovida pelo fator de crescimento específico de linhagem, a trombopoetina (Figura 44.1).

Trombopoetina

Trombopoetina (TPO) é produzida no fígado e, em menor grau, no túbulo contornado proximal dos rins. A exemplo da eritropoetina, é proteína intensamente glicosilada (35 kDa), que exerce seu principal efeito sobre uma única linhagem celular; também, à semelhança da eritropoetina, emite seus sinais por meio da cascata de transdução JAK-STAT. Entretanto, ao contrário da eritropoetina, sua atividade não é regulada em nível da expressão gênica, visto que a trombopoetina é expressa de modo constitutivo. Em vez disso, graças a interessante me-

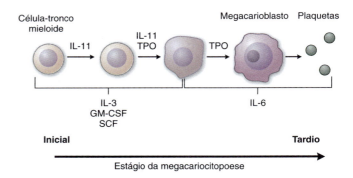

FIGURA 44.3 Fatores de crescimento envolvidos na produção de plaquetas. Diversos fatores de crescimento estão envolvidos na produção de plaquetas (megacariocitopoese). IL-11 atua nos estágios iniciais; esse fator de crescimento estimula a produção do GM-CSF e atua de modo sinérgico com IL-3 e fator de células-tronco (SCF) para aumentar a proliferação e a diferenciação dos progenitores megacariocíticos. IL-6 e trombopoetina (TPO) atuam em especial nos estágios finais da megacariocitopoese. Oprelvecina (IL-11 humana recombinante) e agonistas dos receptores de TPO (eltrombopague olamina e romiplostim) podem ser utilizados terapeuticamente para aumentar a produção de plaquetas.

canismo funcional, seus níveis circulantes são regulados pelo receptor de trombopoetina (também conhecido como *Mpl*), produto proteico do gene *c-mpl*.

Em termos estruturais e funcionais, o receptor de trombopoetina assemelha-se aos receptores de IL-3, eritropoetina e GM-CSF. É encontrado tanto nos progenitores plaquetários – CFU-S, CFU-Mis, CFU-Mega e megacariócitos – quanto nas próprias plaquetas. Todavia, trombopoetina exerce efeitos diferentes sobre esses tipos celulares. Nos progenitores das plaquetas, a ligação da trombopoetina a seu receptor promove crescimento e diferenciação das células. Em contrapartida, seus receptores nas plaquetas atuam como esponjas moleculares para ligar o excesso de trombopoetina e, portanto, evitar a produção excessiva de plaquetas se seu suprimento estiver adequado. Trombopoetina também aumenta a função plaquetária ao sensibilizar essas células para os efeitos pró-agregadores da trombina e do colágeno (ver Capítulo 22).

▶ Classes e agentes farmacológicos

Os fatores de crescimento hematopoéticos utilizados clinicamente podem ser divididos em dois grupos. O primeiro se constitui de análogos dos fatores de crescimento recombinantes ou sintéticos empregados para tratar deficiências de várias populações de células hematopoéticas. Inclui análogos de G-CSF e eritropoetina, ambos administrados à Sra. M. O segundo grupo é composto de alguns fatores de crescimento cujo uso terapêutico destina-se ao tratamento de inúmeras neoplasias malignas.

Agentes que estimulam a produção de hemácias

As ações específicas da eritropoetina sobre a linhagem eritroide tornam esse fator de crescimento um candidato óbvio para uso no tratamento de algumas formas de anemia. A anemia pode resultar de diversas condições subjacentes que interrompem o processo normal da eritropoese ou resultam em perda ou destruição prematuras de hemácias maduras (Tabela 44.2). Uma indicação comum para a terapia com eritropoetina consiste na doença renal crônica, em que a perda de tecido funcional renal ocasiona a perda de células responsáveis pela síntese de eritropoetina em condições fisiológicas. Outra indicação potencial é o câncer, que pode induzir um estado de relativa resistência à eritropoetina endógena por mecanismos capazes de envolver citocinas pró-inflamatórias, estresse oxidativo e anticorpos antieritropoetina. (Câncer também pode causar anemia em decorrência de sangramento, nutrição inadequada e infiltração da medula óssea por células tumorais; com frequência, é possível diagnosticar essas causas e tratá-las diretamente.) Em geral, a anemia relacionada ao câncer resulta da mielotoxicidade dos agentes quimioterápicos utilizados para combatê-lo. Por conseguinte, a fadiga associada a essa anemia, como aquela apresentada pela Sra. M, pode ser tratada com eritropoetina sob algumas circunstâncias.

Eritropoetina humana recombinante e alfadarbepoetina

Na atualidade, há dois agentes eritropoéticos de uso clínico na América do Norte: *eritropoetina humana recombinante* (rhEPO**,** também conhecida como *epoetina alfa*) e *alfadarbepoetina* (anteriormente conhecida como "proteína nova de estimulação da eritropoese" ou NESP). (Epoetina beta é forma diferente de rhEPO, obtida por bioengenharia e disponível

como agente terapêutico em outras partes do mundo.) A exemplo da eritropoetina endógena, epoetina alfa e alfadarbepoetina atuam por estimulação do receptor de eritropoetina, induzindo eritropoese. rhEPO aumenta o hematócrito em pelo menos 6% em 50 a 75% dos pacientes tratados com esse fármaco, dependendo da etiologia da anemia e da dose administrada.

rhEPO e alfadarbepoetina são muito semelhantes em sua estrutura; de fato, só diferem pelo número de grupos de ácido siálico (carboidrato) fixados à proteína. O desenvolvimento da alfadarbepoetina começou com a observação de que uma quantidade maior de grupos de ácido siálico conferia maior potência à eritropoetina. Os dois grupos adicionais também concederam a esse fármaco meia-vida três vezes mais longa que a da eritropoetina, possibilitando administração menos frequente. Ambos os agentes são proteínas, portanto devem ser administrados por via parenteral.

Além de sua função bem caracterizada na estimulação da eritropoese, a eritropoetina pode atuar na sobrevida das células gliais e neuronais após estímulos nocivos ou lesão isquêmica. Estudos clínicos sobre seus efeitos neuroprotetores estão sendo conduzidos.

A administração da eritropoetina a pacientes pouco ou não anêmicos pode levar a policitemia, hiperviscosidade do sangue, acidente vascular cerebral ou infarto do miocárdio. Na década de 1980, 18 jovens ciclistas morreram inesperadamente após a introdução ilegal da eritropoetina no universo do ciclismo profissional, possivelmente em consequência desses efeitos adversos. Outro grave efeito adverso de certas preparações dessa substância tornou-se evidente entre 1998 e 2003. Mais de 200 pacientes tratados com uma formulação de eritropoetina recombinante desenvolveram aplasia eritroide pura e produziram anticorpos neutralizantes contra eritropoetina. A causa exata da resposta imune ainda não está bem elucidada; uma hipótese envolve a exposição de neoantígenos da eritropoetina em consequência de desnaturação parcial da preparação proteica terapêutica. Eritropoetina e alfadarbepoetina também podem ocasionar hipertensão, e o uso desses fármacos está contraindicado para pacientes com hipertensão não controlada. O mecanismo responsável por esse processo ainda é desconhecido.

Estudos clínicos recentes constataram que pacientes com anemia e nefropatia crônica correm maior risco de morte, eventos cardiovasculares graves e acidente vascular cerebral quando tratados com agentes estimulantes da eritropoese (epoetina ou alfadarbepoetina) até alcançar nível de hemoglobina ≥ 13 g/dℓ. Os mecanismos responsáveis por esses efeitos estão sendo ativamente investigados. As diretrizes atuais da U.S. Food and Drug Administration (FDA) recomendam que a dose desses agentes estimulantes seja individualizada e monitorada para manter o nível de hemoglobina dos pacientes entre 10 g/dℓ e 12 g/dℓ.

Estudos sugerem que a eritropoetina também diminui a sobrevida e aumenta o risco de recorrência ou progressão do tumor em pacientes com cânceres de mama, não pequenas células de pulmão, cabeça e pescoço, linfoide e colo uterino, a despeito da melhora da anemia induzida por quimioterapia nesses pacientes. Mecanismos e implicações de tais achados permanecem controvertidos. Possíveis explicações talvez incluam expressão do receptor de eritropoetina em algumas células cancerosas, toxicidade sinérgica devido à combinação da eritropoetina com quimioterapia e radioterapia, e aumento do potencial de trombose em associação a níveis elevados de hemoglobina induzidos pela eritropoetina. Essas observações levaram a FDA a modificar a bula dos agentes estimulantes da eritropoese, de modo que não são mais indicados para pacientes que recebem quimioterapia mielossupressora objetivando a cura. No contexto paliativo, é importante que os médicos discutam com os pacientes os benefícios e riscos potenciais do suporte hematopoético com agentes eritropoéticos.

Agentes que induzem a hemoglobina fetal

A anemia falciforme caracteriza-se por crises agudas de dor, suscetibilidade aumentada a infecções e anemia hemolítica profunda. Hemácias que contêm hemoglobina falciforme (HbS) constituem a causa-raiz dessas manifestações clínicas da doença, que começa na infância, quando se inicia a produção da HbS. Recém-nascidos e lactentes com anemia falciforme são assintomáticos, visto que a expressão do gene da globina fetal persiste por muitos meses após o nascimento, mantendo níveis elevados de hemoglobina fetal (HbF). (Em pacientes com anemia falciforme, os níveis típicos de HbF correspondem a 15% da hemoglobina total aos 2 anos de idade, e a 1 a 5% da hemoglobina total nos adultos.) Em concordância com essa observação, adultos nos quais persiste a expressão da HbF em altos níveis apresentam crises de dor menos frequentes e anemia mais leve do que aqueles com baixa expressão. Com base nessas observações, o aumento dos níveis de HbF tornou-se meta terapêutica tantalizante.

Em princípio, há duas abordagens para aumentar a HbF: estimular sua expressão em adultos e impedir a mudança de sua expressão para a hemoglobina do adulto (HbS) em crianças. Dois fármacos de uso clínico atual, *5-azacitidina* e *hidroxiureia*, utilizam a primeira abordagem; *butiratos*, classe de fármacos ainda em fase de estudos clínicos, podem utilizar ambas. Estudos preliminares sugerem que 5-azacitidina e hidroxiureia podem ser sinérgicas com butiratos e eritropoetina, embora esta última deva ser administrada com cautela a pacientes com anemia falciforme, visto que estimula eritropoese nas células que contêm tanto HbS quanto HbF.

5-Azacitidina e decitabina

A *5-azacitidina* e seu congênere 5-aza-2′-desoxicitidina (*decitabina*) são agentes de desmetilação do DNA capazes de aumentar a produção de HbF para mais de 20% da expressão total de globina em pacientes com anemia falciforme e β-talassemia. (Estudos teóricos sugerem que a obtenção de nível de HbF de 30 a 40% tornaria o paciente assintomático.) Acredita-se que tais fármacos atuem revertendo a metilação do gene da globina γ, porém esse mecanismo ainda não foi comprovado. A preocupação relativa ao mecanismo desconhecido de ação e o temor do risco de câncer de longo prazo (ambos os agentes também interferem na síntese normal de DNA; ver Capítulo 38) dificultaram a aceitação desses fármacos como terapia profilática na anemia falciforme.

Hidroxiureia

Na década de 1990, a *hidroxiureia* foi utilizada pela primeira vez para tratar anemia falciforme. Esse agente citostático que bloqueia a divisão celular por inibição da ribonucleotídio redutase havia sido previamente empregado no tratamento de distúrbios hematológicos clonais, como leucemia mieloide crônica e policitemia vera (ver Capítulo 38). Com base nessa experiência, sabia-se que a hidroxiureia era relativamente segura para administração por longo prazo, mesmo em crianças; a supressão de leucócitos e produção de plaquetas ficou co-

nhecida como seu principal efeito adverso. A indução da HbF pela hidroxiureia é mais lenta que a da azacitidina; todavia, a hidroxiureia mostrou-se efetiva em cerca de 60% dos pacientes com anemia falciforme. Nestes, ela aumenta os níveis de HbF em 20% ou mais, diminui a frequência de crises dolorosas em 50% (de 4,5 a 2,5 por ano, em média) e reduz o número de transfusões necessárias para pacientes que apresentam três ou mais crises por ano. Entretanto, não impede lesão de órgãos-alvo nem acidente vascular cerebral. Em 1998, a hidroxiureia foi aprovada pela FDA para uso no tratamento da anemia falciforme.

A despeito de sua longa história de uso, o mecanismo de ação da hidroxiureia na anemia falciforme permanece incerto. A hipótese atual é a de que esse agente bloqueia a divisão dos precursores eritroides que expressam a HbS, o que desencadeia, de algum modo, a reversão de padrão fetal de expressão da hemoglobina, na tentativa de manter a produção de hemácias. É interessante assinalar que o mecanismo pelo qual a hidroxiureia aumenta a expressão da HbF não depende da inibição da ribonucleotídio redutase.

Butiratos

Butiratos (p. ex., butirato de arginina, fenilbutirato) são ácidos graxos de cadeia curta que inibem histona desacetilases, enzimas que modificam o DNA, tornando-o inacessível aos fatores de transcrição. Em ensaios clínicos preliminares, constatou-se que butiratos aumentam os níveis de HbF de 2% para mais de 20%, embora aparentemente não sejam efetivos em pacientes com níveis basais de HbF inferiores a 1%. Em animais de laboratório, butiratos impedem a mudança de HbF para HbS, e crianças nascidas de mães diabéticas (cujo sangue contém níveis elevados de butiratos) apresentam níveis de HbF mais altos do que o normal. Acredita-se que tais fármacos atuem sobre certos fatores de transcrição, propiciando manutenção ou recuperação de sua atividade. Embora esse mecanismo possa explicar a produção aumentada de HbF em resposta a butiratos, não explica a seletividade destes para a produção de HbF em relação à expressão da HbS em pacientes com anemia falciforme.

Agentes que estimulam a produção de leucócitos

A baixa contagem de neutrófilos, ou *neutropenia*, resulta, com mais frequência, de interferência na proliferação e maturação de células progenitoras em leucócitos maduros (*mielossupressão*). Leucemia e outras neoplasias malignas que invadem a medula óssea são frequentemente acompanhadas de neutropenia, efeito adverso comum da quimioterapia do câncer. As causas mais raras de neutropenia incluem transplante de medula óssea, neutropenia congênita e neutropenia associada a HIV ou zidovudina. Três agentes foram aprovados para tratamento de neutropenia induzida por câncer e quimioterapia: G-CSF humano recombinante (*filgrastim*); sua forma peguilada de ação longa, PEG-G-CSF (*PEG-filgrastim*); e GM-CSF humano recombinante (*sargramostim*).

G-CSF e GM-CSF humanos recombinantes

Filgrastim e sargramostim são quase idênticos aos fatores de crescimento naturais G-CSF e GM-CSF e atuam pelos mesmos mecanismos utilizados pelas proteínas endógenas. Apesar de

GM-CSF ser fator de crescimento de linhagens múltiplas, o principal efeito clínico da administração de GM-CSF ou GS-CSF consiste em aumento da contagem absoluta de neutrófilos independente da dose. (GM-CSF também produz aumento leve de eosinófilos, que depende de dose.) Conforme assinalado anteriormente, G-CSF e GM-CSF intensificam a atividade microbicida dos neutrófilos, além de estimular sua produção. No caso da Sra. M (descrito na introdução), PEG-filgrastim acelerou a recuperação dos neutrófilos após a quimioterapia e aumentou a capacidade destes de combater a infecção. G-CSF e GM-CSF também mobilizam células-tronco hematopoéticas da medula óssea para a circulação periférica; por esse motivo, são frequentemente utilizados antes da coleta de células-tronco para transplante. Os efeitos imunoestimuladores do GM-CSF incentivaram a pesquisa sobre sua capacidade de aumentar a atividade imune antitumoral.

Um análogo do filgrastim foi conjugado com polietilenoglicol (PEG). Esse análogo, PEG-filgrastim, é metabolizado mais lentamente do que a molécula nativa. Por conseguinte, pode ser administrado em injeção única, que equivale funcionalmente a múltiplas doses diárias de filgrastim.

O principal efeito adverso do G-CSF humano recombinante é dor óssea, que desaparece com a interrupção do fármaco. O risco teórico de que o G-CSF possa induzir leucemia mieloide aguda (LMA) ou síndrome mielodisplásica (SMD) permanece controvertido. Em geral, estudos observacionais não sustentam a existência de risco aumentado, porém estudo em pacientes com câncer de mama tratadas com quimioterapia demonstrou aumento de cinco vezes na incidência de LMA/SMD naquelas que receberam G-CSF. Entretanto, é preciso assinalar que essas pacientes também receberam maior dose de ciclofosfamida do que as que não desenvolveram LMA/SMD. O GM-CSF se associa a febre, artralgia, edema e derrame pleural e pericárdico. G-CSF e GM-CSF são proteínas, portanto devem ser administrados por via parenteral, tipicamente por injeção diária durante várias semanas.

Agentes que estimulam a produção de plaquetas

A baixa contagem de plaquetas ou *trombocitopenia* constitui importante efeito adverso de numerosos agentes quimioterápicos para câncer, limitando, em certas ocasiões, as doses que podem ser administradas com segurança aceitável e tolerabilidade. As complicações da trombocitopenia são aumento do risco de sangramento e necessidade de transfusão de plaquetas; por sua vez, tal transfusão está associada a risco aumentado de infecção, reação febril e, raramente, doença de enxerto-*versus*-hospedeiro.

A pesquisa no manejo farmacológico da trombocitopenia induzida por quimioterapia foi focalizada em análogos da trombopoetina (TPO): *trombopoetina humana recombinante (rhTPO)* e *fator de desenvolvimento e crescimento de megacariócitos humano recombinante peguilado (PEG-rHuMGDF)*. Todavia, até o momento, apenas a *IL-11 humana recombinante* (*rhIL-11* ou *oprelvecina*) foi aprovada pela FDA para essa indicação. Todos esses fármacos têm potencial para aumentar a megacariocitopoese (produção de plaquetas) de forma dependente de dose; apesar de estimularem algumas células precursoras multipotentes, bem como condicionadas, não aumentam significativamente hematócrito ou contagem de leucócitos. É importante assinalar que tais agentes devem ser administrados de modo profilático, porque existe demora de 1 a 2 semanas até ocorrer aumento clinicamente substancial na contagem de plaquetas.

Trombopoetina e análogos farmacológicos

A clonagem do gene da trombopoetina, em 1994, levou ao desenvolvimento de dois análogos dessa substância. O primeiro, rhTPO, é análogo glicosilado de comprimento total; o segundo, PEG-rHuMGDF, consiste nos 163 aminoácidos N-terminais da trombopoetina, conjugados com polietilenoglicol (PEG). À semelhança da trombopoetina natural, tanto rhTPO quanto PEG-rHuMGDF ligam-se a Mpl (receptor endógeno da trombopoetina, assim designado em virtude de seu papel na leucemia mieloproliferativa murina), e a ativação deste constitui a base para o efeito desses fármacos. Tanto rhTPO quanto PEG-rHuMGDF foram testados como agentes profiláticos para minimizar trombocitopenia induzida por quimioterapia, e ambos podem produzir aumento de 2 a 10 vezes na contagem de plaquetas.

É preciso cautela com respeito à estimulação na produção de plaquetas, que pode ocasionar trombose se as plaquetas produzidas também forem ativadas. Ensaio clínico de pequeno porte sobre PEG-rHuMGDF sugeriu que esse fármaco é seguro no tratamento da trombocitopenia associada à LMA, embora as células da LMA também sejam capazes de expressar o receptor de TPO. Recentemente, variantes da TPO natural produzidas por bioengenharia pesada (p. ex., PEG-rHuMGDF) tiveram seu desenvolvimento clínico abandonado, em virtude de risco excessivo de aparecimento de autoanticorpos anti-TPO, passíveis de suprimir a produção natural de plaquetas. A testagem com rhTPO de comprimento total prossegue, e, até o momento, não há relato de produção de anticorpos neutralizantes em pacientes tratados com esse agente de bioengenharia leve, que só difere da TPO humana nativa por seu padrão de glicosilação.

Há pouco tempo, a FDA aprovou dois novos agonistas de receptores de TPO para tratamento de trombocitopenia consequente à púrpura trombocitopênica imune (PTI) refratária, doença autoimune causada por autoanticorpos contra as próprias plaquetas do paciente. Esses agentes são *eltrombopague olamina*, agonista do receptor de TPO, e *romiplostim*, proteína de fusão de peptídio Fc IgG1 recombinante que também se liga ao receptor de TPO, ativando-o. Ao ativá-lo, as duas moléculas induzem aumento transitório na contagem de plaquetas. Todavia, a trombocitopenia pode piorar após a interrupção do tratamento com esses agentes. Além disso, já foram descritas mielotoxicidade, que se manifesta como fibrose da medula óssea, e outras condições.

Interleucina-11

A IL-11 recombinante humana (rhIL-11), também conhecida como *oprelvecina*, é o único agente aprovado pela FDA para prevenção de trombocitopenia grave em pacientes que estão recebendo quimioterapia mielossupressora. É produzida na *Escherichia coli* e difere da IL-11 natural pela ausência do resíduo de prolina N-terminal. A rhIL-11 promove aumento dependente de dose na contagem de plaquetas, bem como no número de megacariócitos na medula óssea. O objetivo prático do tratamento com oprelvecina é manter a contagem plaquetária acima de $20.000/\mu\ell$ (faixa normal: 150.000 a 450.000/$\mu\ell$), a fim de minimizar o risco de sangramento potencialmente fatal. Porém, seu uso está associado a efeitos adversos significativos, particularmente fadiga e retenção hídrica. Foi também observada fibrilação atrial, e rhIL-11 deve ser utilizada com cautela em qualquer paciente com cardiopatia subjacente. Suas ações indesejáveis provavelmente resultam dos efeitos pleiotrópicos desse fator sobre receptores distribuídos fora do sistema hematopoético. Não se sabe ao certo se o benefício terapêutico de tal agente supera o risco de seus efeitos adversos sistêmicos.

Agentes imunomoduladores com aplicações antineoplásicas

Interferonas

A investigação clínica levou ao uso de *interferonas* como agentes terapêuticos contra diferentes neoplasias malignas, com sucesso moderado. Todavia, em virtude dos efeitos múltiplos e superpostos dessas proteínas, é difícil estabelecer seu mecanismo de ação em qualquer situação clínica particular. Foi formulada a hipótese de que indução de imunidade antitumoral, diferenciação terminal de células tumorais e efeitos citotóxicos diretos possam desempenhar importante papel no tratamento de neoplasias malignas distintas. As interferonas também são utilizadas no tratamento de certas infecções virais, e serão discutidas de modo mais pormenorizado no Capítulo 37.

Levamisol

O *levamisol* era conhecido como agente anti-helmíntico décadas antes da descoberta de seus efeitos antineoplásicos. Em combinação com o antimetabólito 5-fluoruracila (ver Capítulo 38), esse fármaco está atualmente aprovado para uso no tratamento do câncer de cólon. Embora seu mecanismo de ação permaneça incerto, acredita-se que ele induza macrófagos e células T a secretar citocinas (como a IL-1) e outros fatores que impeçam o crescimento de tumores.

Interleucina-2

A *interleucina-2* (IL-2) foi aprovada pela FDA para tratamento de melanoma. Todavia, em doses terapêuticas, apresenta eficácia relativamente baixa e toxicidade relativamente alta. No Capítulo 45 constam informações mais detalhadas sobre esse fármaco.

Tretinoína

A *tretinoína* ou ácido todo-trans retinoico (ATRA) é ligante do receptor de ácido retinoico (RAR). O ATRA é utilizado no tratamento de leucemia pró-mielocítica aguda. Essa doença caracteriza-se por translocação t (15;17), em que parte do gene *RARα* funde-se ao gene *PML*, criando uma proteína de fusão que induz bloqueio na diferenciação, portanto propicia o desenvolvimento de leucemia. O tratamento com ATRA estimula a diferenciação dessas células em granulócitos mais normais. Em alguns pacientes, a indução de tal diferenciação pode produzir de maneira excessiva e potencialmente fatal leucócitos. O ATRA também pode induzir síndrome rapidamente progressiva de febre, angústia respiratória aguda com infiltrados pulmonares, edema, ganho ponderal e falência de múltiplos sistemas orgânicos. Com frequência, o tratamento com glicocorticoides em altas doses combate efetivamente essa síndrome.

▶ Conclusão e perspectivas

A produção de células do sistema hematopoético – hemácias, leucócitos (neutrófilos, monócitos, linfócitos e outros tipos celulares) e plaquetas – é controlada por uma variedade de proteínas, denominadas fatores de crescimento, e citocinas. A quimioterapia para o câncer, a infiltração maligna da medula óssea e outras condições podem produzir deficiências nessas populações celulares (anemia, neutropenia e/ou trombocitopenia). Os agentes atualmente utilizados no tratamento dessas deficiências consistem em análogos recombinantes de fatores de crescimento naturais ou agonistas dos receptores de fator de crescimento. Assim, os análogos da eritropoetina, rhEPO e alfadarbepoetina, são empregados no tratamento da anemia; análogos do G-CSF e do GM-CSF, filgrastim, PEG-filgrastim e sargramostim, são prescritos para corrigir a neutropenia; e a rhIL-11 e agonistas de trombopoetina rhTPO, eletrombopague olamina e romiplostim, tratam trombocitopenia. Vários fármacos que afetam o sistema hematopoético também são utilizados no tratamento da anemia falciforme, doença autossômica recessiva comum, causada por mutação pontual no gene da globina β. Esses agentes (hidroxiureia, 5-azacitidina e decitabina) aumentam a expressão da hemoglobina fetal (HbF) e, dessa maneira, restauram estrutura e função normais das hemácias. Inúmeros outros fármacos, incluindo formas recombinantes das proteínas interferonas imunoestimuladoras, levamisol e ácido retinoico, são utilizados no tratamento de certos cânceres, embora seus mecanismos precisos de ação permaneçam desconhecidos.

Outros agentes capazes de ativar a hematopoese continuam sendo identificados. Evidências pré-clínicas sugerem que injeções diárias de análogo do paratormônio (PTH 1-34) promovam o desenvolvimento das células sanguíneas, talvez ao ativar receptores estimuladores nos osteoblastos adjacentes às células-tronco hematopoéticas. Essas observações suscitaram ensaios clínicos com PTH, visando a aumento da produção de células-tronco para transplante e proteção das células-tronco hematopoéticas dos efeitos citotóxicos da quimioterapia. Os estudos planejados para identificar as complexas funcionalidades superpostas dessas proteínas reguladoras da hematopoese provavelmente proporcionarão, no futuro, fonte de intervenções farmacológicas mais seletivas.

Leitura sugerida

Demetri GD. Anaemia and its functional consequences in cancer patients: current challenges in management and prospects for improving therapy. *Br J Cancer* 2001; 84:31-37. (*Revisão do uso e da efetividade da eritropoetina humana recombinante.*)

Hankins J, Aygun B. Pharmacotherapy in sickle cell disease–state of the art and future prospects. *Br J Haematol* 2009; 145:296-308. (*Revisão do uso de hidroxiureia e decitabina.*)

Henke M, Laszig R, Rube C et al. Erythropoietin to treat head and neck cancer patients with anaemia undergoing radiotherapy: randomised, double-blind, placebo-controlled trial. *Lancet* 2003; 362 (9392):1255-1260. (*Descrição de desfecho desfavorável em pacientes com câncer de cabeça e pescoço que receberam epoetina beta.*)

Kaushansky K. Lineage-specific hematopoietic growth factors. *N Engl J Med* 2006; 354:2034-2045. (*Revisão dos fatores de crescimento hematopoéticos.*)

Kuter DJ. Thrombopoietin and thrombopoietin mimetics in the treatment of thrombocytopenia. *Annu Rev Med* 2009; 60:193-206. (*Revisão de avanços recentes no tratamento da trombocitopenia, incluindo o uso de romiplostim e eltrombopague.*)

Pfeffer MA, Burdmann EA, Chen CY et al. A trial of darbepoetina alfa in type 2 diabetes and chronic kidney disease. *N Engl J Med* 2009; 361:2019-2032. (*Ensaios clínicos dos agentes estimulantes da eritropoese em pacientes com anemia e nefropatia crônica.*)

Singh AK, Szczech L, Tang KL et al. Correction of anemia with epoetina alfa in chronic kidney disease. *N Engl J Med* 2006; 355: 2085-2098.

Smith TJ, Khatcheressian J, Lyman GH et al. Update of recommendations for the use of white blood cell growth factors: an evidence-based clinical practice guideline. *J Clin Oncol* 2006; 24: 3187-3205. (*Diretrizes da American Society of Clinical Oncology para uso de fatores de crescimento mieloides.*)

Vansteenkiste J, Pirker R, Massuti B et al. Double-blind, placebocontrolled, randomized phase III trial of darbepoetina alfa in lung cancer patients receiving chemotherapy. *J Natl Cancer Inst* 2002; 94:1211-1220. (*Evidências da efetividade clínica da darbepoetina.*)

RESUMO FARMACOLÓGICO: Capítulo 44 | Farmacologia da hematopoese e imunomodulação.

FÁRMACO	APLICAÇÕES CLÍNICAS	EFEITOS ADVERSOS *GRAVES* E COMUNS	CONTRAINDICAÇÕES	CONSIDERAÇÕES TERAPÊUTICAS
Agentes que estimulam a produção de hemácias *Mecanismo – Ativam o receptor de eritropoetina e estimulam a eritropoese*				
Eritropoetina (epoetina alfa) **Darbepoetina**	Anemia associada a câncer Anemia induzida por quimioterapia Anemia da doença renal crônica	*Arritmia cardíaca ou insuficiência cardíaca em pacientes com insuficiência renal, distúrbio trombótico, infarto do miocárdio, acidente vascular encefálico, dispneia, desidratação, febre* Hipertensão, edema, distúrbio gastrintestinal, cefaleia, fadiga	Hipertensão não controlada e encefalopatia hipertensiva	Darbepoetina apresenta maior número de grupos de ácido siálico, conferindo-lhe meia-vida mais longa Administração de eritropoetina a pacientes não anêmicos pode levar ao desenvolvimento de policitemia, hiperviscosidade do sangue e acidente vascular cerebral ou infarto do miocárdio O nível ideal de hemoglobina para pacientes com anemia e doença renal crônica é 10 a 12 g/dℓ *Não* indicadas a pacientes recebendo quimioterapia mielossupressora intencionando a cura Podem ser utilizadas de modo abusivo por atletas
Agentes que induzem a hemoglobina fetal *Mecanismo – 5-azacitidina e decitabina podem reverter a metilação do gene da gamaglobulina, levando à expressão aumentada da HbF; hidroxiureia pode bloquear a divisão dos precursores eritroides que expressam HbS, ocasionando aumento na expressão de HbF*				
5-Azacitidina	Ver Capítulo 38			
Decitabina	Síndrome mielodisplásica	*Arritmia cardíaca, insuficiência cardíaca, pancitopenia, hemorragia cerebral, pneumonia, edema pulmonar, infecções* Edema periférico, *rash*, hiperglicemia, distúrbios eletrolíticos, desconforto gastrintestinal, leucopenia, artralgia, cefaleia, febre	Hipersensibilidade a decitabina	Decitabina e 5-azacitidina interferem na síntese normal do DNA e podem desencadear risco de câncer em longo prazo
Hidroxiureia	Anemia falciforme Leucemia mieloide crônica refratária Câncer de cabeça e pescoço Melanoma maligno Carcinoma ovariano	*Mielossupressão, úlcera cutânea, leucemia secundária a uso por longo prazo*	Grave depressão de medula óssea Vacina de rotavírus vivo	O mecanismo do efeito terapêutico no tratamento do câncer parece envolver a inibição da ribonucleotídio redutase O mecanismo do efeito terapêutico na anemia falciforme permanece incerto
Agentes que estimulam a produção de leucócitos *Mecanismo – Fatores de crescimento de linhagens múltiplas (GM-CSF) ou específicos de linhagem (G-CSF) que estimulam a mielopoese. O principal efeito de GM-CSF e G-CSF é elevar as contagens de neutrófilos; GM-CSF também aumenta as contagens de eosinófilos*				
Filgrastim (rhG-CSF) **PEG-filgrastim**	Neutropenia Coleta de células-tronco do sangue periférico	*Precipitação de crise falciforme, vasculite da pele, síndrome de angústia respiratória aguda, ruptura esplênica* Dor óssea, doença semelhante à *influenza*, náuseas e vômitos	Hipersensibilidade a proteínas derivadas de *E. coli* ou a filgrastim	PEG-filgrastim é formulação peguilada com meia-vida mais longa G-CSF e GM-CSF intensificam a atividade microbicida dos neutrófilos, além de estimular sua produção

(continua)

RESUMO FARMACOLÓGICO: Capítulo 44 I Farmacologia da hematopoese e imunomodulação. (continuação)

FÁRMACO	APLICAÇÕES CLÍNICAS	EFEITOS ADVERSOS *GRAVES* E COMUNS	CONTRAINDICAÇÕES	CONSIDERAÇÕES TERAPÊUTICAS
Sargramostim (rhGM-CSF)	Neutropenia Coleta de células-tronco do sangue periférico	*Reação alérgica, hipotensão, taquicardia, dispneia* Dor óssea, febre, artralgia, edema, derrames pleural e pericárdico	Quimioterapia ou radioterapia concomitantes (ou dentro de 24 h antes ou depois) Excesso (> 10%) de blastos mieloides leucêmicos no sangue ou medula óssea Hipersensibilidade a GM-CSF ou a produtos derivados de levedura	GM-CSF também produz aumento leve e dependente de dose no número de eosinófilos
Agentes que estimulam a produção de plaquetas *Mecanismo – Ver fármaco específico*				
Análogos da trombopoetina: rhTPO PEG-rHuMGDF	Agentes em fase de investigação para prevenção de trombocitopenia grave induzida por quimioterapia	Em fase de investigação; risco teórico de trombose	Em fase de investigação	Tanto rhTPO quanto PEG-rHuMGDF ligam-se a Mpl, receptor endógeno de trombopoetina, ativando-o rhTPO é análogo glicosilado de comprimento total de trombopoetina PEG-rHuMGDF consiste nos 163 aminoácidos N-terminais da trombopoetina, conjugados com polietilenoglicol (PEG)
Eltrombopague olamina	Púrpura trombocitopênica idiopática não responsiva a corticosteroides, imunoglobulinas ou esplenectomia	*Hepatotoxicidade, sangramento, trombocitopenia* Náuseas, dor abdominal alta, xerostomia, artralgia, mialgia, depressão, fadiga, cefaleia, sintomas parecidos com resfriado, rigidez	Nenhuma	Eltrombopague olamina é pequena molécula agonista do receptor TPO Administração oral
Romiplostim	Púrpura trombocitopênica idiopática não responsiva a corticosteroides, imunoglobulinas ou esplenectomia	*Sangramento, trombocitopenia, mielofibrose* Artralgia, mialgia, cefaleia, tontura, insônia, parestesia, dispepsia	Nenhuma	Romiplostim é proteína de fusão recombinante (IgG1 Fc-peptídio), que se conecta ao receptor TPO, ativando-o Injeção subcutânea, uma vez por semana
Oprelvecina (rhIL-11)	Prevenção da trombocitopenia grave induzida por quimioterapia	*Retenção hídrica, fibrilação atrial* Candidíase oral, hiperemia da conjuntiva, fadiga	Hipersensibilidade à oprelvecina	Difere da IL-11 natural pela ausência do resíduo N-terminal de prolina rhIL-11 produz aumento dependente de dose na contagem de plaquetas e no número de megacariócitos na medula óssea
Agentes imunomoduladores com aplicações antineoplásicas *Mecanismo – Ver fármaco específico*				
Interferonas	Ver Resumo farmacológico I Capítulo 37			
Levamisol	Câncer de cólon (em associação a 5-fluoruracila)	*Leucopenia, neutropenia, trombocitopenia, convulsões, dermatite esfoliativa* Distúrbio gastrintestinal, artralgia, tontura	Hipersensibilidade a levamisol	Acredita-se que induz macrófagos e células T a secretar citocinas (como a IL-1) e outros fatores que impedem o crescimento de tumores
IL-2	Ver Resumo farmacológico I Capítulo 45			
Tretinoína	Leucemia pró-mielocítica aguda Acne vulgar Rugas finas na face (aplicação tópica)	*Síndrome do ATRA (febre, angústia respiratória aguda com infiltrados pulmonares, edema, ganho ponderal e falência de múltiplos sistemas orgânicos), leucocitose, pseudotumor cerebral, febre, dor óssea, arritmias cardíacas* Ressecamento intenso de pele e mucosas, hiperlipidemia, aumento de enzimas hepáticas, fadiga	Hipersensibilidade a tretinoína ou parabenos	Tretinoína é ácido todo-trans retinoico (ATRA) que propicia diferenciação de células pró-mielocíticas em granulócitos mais normais É utilizada amplamente para tratar acne vulgar moderada a grave

45
Farmacologia da Imunossupressão

April W. Armstrong, Ehrin J. Armstrong e Lloyd B. Klickstein

▶ Introdução

Pacientes com doença autoimune e aqueles que receberam transplantes de tecido ou órgãos geralmente necessitam de tratamento com fármacos imunossupressores. Os agentes imunossupressores têm sido utilizados há mais de 50 anos e começaram com corticosteroides, antimetabólitos e agentes alquilantes. Esses primeiros fármacos ajudavam o tratamento de afecções previamente incuráveis, porém sua falta de especificidade levou a numerosos efeitos adversos graves. No decorrer desses últimos 20 anos, o campo da imunossupressão passou a utilizar inibidores específicos da imunidade, que afetam vias imunológicas distintas. Essa mudança é importante, uma vez que propiciou maior eficácia e reduziu a toxicidade desses agentes, além de, com a descoberta dos mecanismos desses fármacos, terem sido adquiridos maiores conhecimentos sobre o modo de atuação do sistema imune.

▶ Fisiopatologia

Transplante

O primeiro transplante realizado com sucesso em seres humanos foi de rim entre gêmeos idênticos. Não foi utilizada imunossupressão, e os gêmeos tiveram boa evolução. Na atualidade, a maioria dos transplantes de órgãos se dá entre indivíduos não aparentados. Os tecidos de doador e receptor expressam diferentes moléculas MHC da classe I, portanto, as células imunes do receptor reconhecem o tecido transplantado como estranho. Esse processo é denominado *aloimunidade* e é deflagrado quando o sistema imunológico do receptor ataca um órgão transplantado. No caso de transplante de medula óssea ou de células-tronco, pode ocorrer *doença de enxerto*-versus-*hospedeiro* (GVHD, do inglês *graft-versus-host disease*) quando os linfócitos do doador desencadeiam um ataque aos tecidos do receptor.

CASO

Sra. W tinha 59 anos de idade quando se submeteu a um transplante de coração na primavera de 1990, dada uma insuficiência cardíaca decorrente de insuficiência crônica grave da valva mitral. O esquema imunossupressor inicial consistiu em ciclosporina, glicocorticoides e azatioprina. Sua evolução nos primeiros 3 meses após o transplante foi excelente; entretanto, ela desenvolveu anorexia, e um ecocardiograma revelou queda significativa da fração de ejeção cardíaca. A dose de glicocorticoide foi aumentada, houve melhora da fração de ejeção e ela recebeu alta.

Quatro meses após a cirurgia, Sra. W foi internada com dispneia e fadiga. A biopsia do ventrículo direito demonstra evidências de rejeição aguda moderada, com áreas localizadas de infiltração linfocítica e necrose. A paciente é tratada com um curso de 10 dias de OKT3 (anticorpo monoclonal dirigido contra as células T), que produz efeitos adversos, como febre, mialgias, náuseas e diarreia. A paciente também se queixa: "Esse OKT3 me deixa sonolenta." Sra. W teve alta após a melhora de seu estado cardíaco. Entretanto, poucos meses depois, ela voltou ao hospital com dispneia e fadiga. Embora a biopsia do ventrículo direito não tenha revelado evidência de rejeição, havia, entretanto, suspeita de rejeição com base em sua história e sintomas. Efetuou-se teste para a detecção de anticorpos anti-OKT3; como não havia nenhum anticorpo neutralizante, administrou-se um segundo curso de OKT3, e os sintomas desapareceram.

Em dezembro de 2000, Sra. W chegou ao hospital para se submeter a um exame anual de rotina. Apresentava boa saúde e havia feito tratamento com imunossupressor basal com ciclosporina, azatioprina e glicocorticoides. Não havia evidências de rejeição desde 1990. A angiografia coronária revelou artérias coronárias perfeitamente normais, talvez como resultado da estrita manutenção dos níveis plasmáticos de lipídios exigida pelos médicos. Todavia, os níveis sanguíneos de nitrogênio ureico (NU) e creatinina estavam elevados, indicando lesão dos rins. Por causa de sua doença renal, a dose de ciclosporina de Sra. W foi diminuída, e ela começou a fazer uso de sirolimo. No decorrer dos 2 anos seguintes, os níveis de creatinina permaneceram estáveis, permitindo que ela aproveitasse mais seu tempo com os netos.

Questões

1. De que maneira cada um dos fármacos prescritos para Sra. W diminui a probabilidade de rejeição?
2. Qual é a provável causa da doença renal da Sra. W? Por que a dose de ciclosporina foi reduzida e foi acrescentado sirolimo ao esquema imunossupressor?
3. Por que a Sra. W apresentou febre, mialgias, náuseas e diarreia após a administração de OKT3?
4. Por que foi realizado teste para anticorpos neutralizantes antes de a Sra. W receber o segundo ciclo de OKT3?

Rejeição de órgãos sólidos

A rejeição de transplantes de órgãos sólidos pode ser dividida em três fases principais, de acordo com seu momento de início. Essas fases, conhecidas como *rejeição hiperaguda*, *rejeição aguda* e *rejeição crônica*, são causadas por diferentes mecanismos e, consequentemente, devem ser tratadas de modo distinto. As três seções que se seguem examinam cada um desses processos, e a Tabela 45.1 resume suas diferenças.

Rejeição hiperaguda

A *rejeição hiperaguda* é mediada por anticorpos pré-formados do receptor dirigidos contra antígenos do doador. Na medida em que esses anticorpos estão presentes por ocasião do transplante de órgão, a rejeição hiperaguda acontece quase imediatamente após a reperfusão do órgão transplantado. Com efeito, o cirurgião pode observar as alterações no órgão poucos minutos após o restabelecimento do fluxo sanguíneo. A aparência rosada, sadia e normal do órgão transplantado torna-se rapidamente cianótica, mosqueada e flácida. Essa rápida alteração resulta da ativação do complemento pela ligação dos anticorpos às células endoteliais do órgão transplantado, causando trombose e isquemia. Com mais frequência, a rejeição hiperaguda é mediada por anticorpos do receptor que reagem com antígenos de grupo sanguíneo nos órgãos do doador (p. ex., doador de tipo AB para um receptor de tipo O). A homogeneidade sanguínea entre doador e receptor impede a rejeição hiperaguda; por conseguinte, normalmente não há necessidade de tratamento farmacológico para a rejeição hiperaguda. A rejeição hiperaguda também ocorre no xenotransplante (i. e., transplante de órgãos entre espécies, como coração de porco transplantado em receptor humano), dada a presença de anticorpos humanos pré-formados que reagem contra proteínas e carboidratos antigênicos expressos pela espécie doadora.

TABELA 45.1 Fases de rejeição imune.

	REJEIÇÃO HIPERAGUDA	REJEIÇÃO AGUDA	REJEIÇÃO CRÔNICA
Mecanismo	Os anticorpos pré-formados do receptor reagem com antígenos do doador e ativam o complemento	*Celular* – os antígenos do doador ativam as células T do receptor *Humoral* – o receptor produz anticorpos em resposta aos antígenos do doador	Desconhecida, porém parece ser causada pela inflamação crônica resultante de respostas das células T ativadas aos antígenos do doador
Tempo de evolução	Minutos a horas	Semanas a meses	Meses a anos
Fase de supressão	Homogeneidade sanguínea entre doador e receptor	Imunossupressão	No momento atual, não pode ser suprimida

Rejeição aguda

A rejeição aguda apresenta componentes celulares e humorais. A *rejeição celular aguda* é mediada por células T citotóxicas e provoca lesão intersticial, bem como vascular. Essa resposta celular é observada com mais frequência nos primeiros meses após a realização do transplante. A imunossupressão das células T é altamente efetiva para impedir ou limitar a ativação do sistema imunológico do receptor pelo órgão transplantado, evitando, assim, a rejeição celular aguda. Na *rejeição humoral aguda*, as células B do receptor tornam-se sensibilizadas aos antígenos do doador no órgão transplantado e produzem anticorpos contra esses aloantígenos após 7 a 10 dias. Em geral, a resposta dos anticorpos é dirigida contra as células endoteliais e, por esse motivo, é também conhecida como *rejeição vascular aguda*. À semelhança da rejeição celular aguda, a rejeição humoral aguda geralmente pode ser evitada pela imunossupressão do receptor após o transplante. Todavia, mesmo com imunossupressão, podem ocorrer episódios de rejeição aguda dentro de meses ou mesmo anos após a realização do transplante.

Rejeição crônica

Acredita-se que a *rejeição crônica* seja de natureza tanto humoral quanto celular. A rejeição crônica somente ocorre meses ou anos após o transplante. Como as rejeições hiperaguda e aguda são geralmente bem controladas por meio de tipagem do doador/receptor e terapia imunossupressora, a rejeição crônica constitui, hoje em dia, a patologia mais comum e potencialmente fatal associada ao transplante de órgãos.

Acredita-se que a rejeição crônica resulte de inflamação crônica causada pela resposta das células T ativadas aos antígenos do doador. As células T ativadas liberam citocinas, que recrutam macrófagos para o enxerto. Esses macrófagos induzem inflamação crônica, levando à proliferação da íntima da vasculatura e formação de cicatriz do tecido do enxerto. As alterações crônicas eventualmente levam à falência irreversível do órgão. Outros fatores contribuintes não imunes podem incluir lesão de isquemia-reperfusão e infecção.

Na atualidade, não se dispõe de nenhum tratamento efetivo para eliminar a rejeição crônica. Entretanto, acredita-se que várias terapias experimentais tenham razoável probabilidade de reduzir a rejeição crônica. A possibilidade de desenvolvimento de tolerância por meio da eliminação da coestimulação (ver adiante) é particularmente promissora.

Doença de enxerto-versus-hospedeiro

Leucemia, imunodeficiência primária e outras afecções podem ser tratadas com transplante de medula óssea ou de células-tronco periféricas. Nesse procedimento, as funções hematopoética e imunológica são restauradas após erradicação da medula óssea do paciente com quimioterapia e/ou radioterapia agressivas. A doença de enxerto-*versus*-hospedeiro (GVHD) constitui importante complicação do transplante de medula óssea ou de células-tronco alogênicas. A GVHD é uma reação inflamatória aloimune, desencadeada quando as células imunes transplantadas atacam as células do receptor. A gravidade da GVHD varia de leve a potencialmente fatal e, geralmente, acomete pele (exantema), trato gastrintestinal (diarreia), pulmões (pneumonite) e fígado (doença veno-oclusiva). Com frequência, a melhora é possível mediante remoção das células T da medula óssea do doador antes do transplante. Se de leve a moderada, também pode ser beneficiada quando as células imunes do doador atacam células tumorais do receptor que sobreviveram a quimioterapia e radioterapia agressivas. (No caso de leucemia, esse processo é denominado *efeito de enxerto*-versus-*leucemia* [GVL, de *graft-versus-leukemia effect*].) Por conseguinte, embora a remoção das células T do doador do "enxerto" reduza o risco de GVHD, essa pode não ser a melhor abordagem para transplantes de medula óssea utilizados na terapia antineoplásica.

Autoimunidade

A incidência de doenças autoimunes se dá quando o sistema imune do hospedeiro ataca seus próprios tecidos, considerando erroneamente o antígeno próprio como estranho. O resultado típico consiste em inflamação crônica no(s) tecido(s) que expressa(m) o antígeno.

As doenças autoimunes são mais comumente causadas por perda de autotolerância, tanto central quanto periférica. A *tolerância central* refere-se à deleção clonal específica de células T e B autorreativas durante seu desenvolvimento de células precursoras em timo (células T) e medula óssea (células B). A tolerância central assegura que a maioria das células T e B autorreativas imaturas não formará clones autorreativos. Todavia, o timo e a medula óssea não expressam todos os antígenos do organismo; diversas proteínas são expressas apenas em tecidos específicos. Por esse motivo, também é importante a *tolerância periférica*, que resulta da deleção de células T autorreativas por apoptose mediada por ligante Fas-Fas, ativação das células T supressoras ou indução de anergia das células T, dada a apresentação de antígeno na ausência de coestimulação.

Embora a perda da tolerância esteja na base de praticamente todas as doenças autoimunes, o estímulo que leva a essa perda frequentemente não é conhecido. Os fatores genéticos podem desempenhar alguma função, uma vez que a presença de certos subtipos de MHC pode predispor as células T à perda de autotolerância. O antígeno leucocitário humano (HLA)-B27, por exemplo, está causalmente relacionado com muitas formas de espondilite autoimune. Várias outras doenças autoimunes estão ligadas a *loci* HLA específicos, sustentando uma associação, se não um papel causal, para a predisposição genética à autoimunidade. O *mimetismo molecular*, por meio do qual epítopos de agentes infecciosos assemelham-se a antígenos próprios, também pode culminar em perda da tolerância, podendo constituir o mecanismo subjacente na glomerulonefrite pós-estreptocócica. Foram também sugeridos diversos outros processos passíveis de levar à autoimunidade, incluindo falha da apoptose das células T, ativação de linfócitos policlonais e exposição de autoantígenos crípticos. Os detalhes desses mecanismos estão além do propósito deste livro; entretanto, o resultado de cada um deles consiste em *perda da tolerância*.

Uma vez comprometida a autotolerância, a expressão específica da autoimunidade pode assumir três formas gerais (Tabela 45.2). Em algumas doenças, a produção de autoanticorpos contra um antígeno específico provoca opsonização dependente de anticorpo de células no órgão-alvo, com citotoxicidade subsequente. Um exemplo é a síndrome de Goodpasture, consequente à produção de autoanticorpos dirigidos contra o colágeno tipo IV na membrana basal dos glomérulos renais. Em algumas síndromes de vasculite autoimunes, ocorre depósito de complexos de anticorpo-antígeno circulantes nos vasos sanguíneos, causando inflamação e lesão dos vasos. Dois exemplos de doenças por imunocomplexos são a crioglobulinemia essencial mista e o lúpus eritematoso sistêmico. Por fim, as doenças mediadas por células T são causadas por células T citotóxicas que reagem com um autoantígeno específico, re-

TABELA 45.2 Exemplos representativos de doenças autoimunes, classificadas de acordo com o tipo de lesão tecidual.

Anticorpo contra autoantígenos

SÍNDROME	AUTOANTÍGENO	CONSEQUÊNCIA
Febre reumática aguda	Antígenos da parede celular dos estreptococos que apresentam reação cruzada com o músculo cardíaco	Artrite, miocardite
Anemia hemolítica autoimune	Antígenos do grupo sanguíneo Rh	Destruição dos eritrócitos
Síndrome de Goodpasture	Colágeno tipo IV da membrana basal dos glomérulos renais	Glomerulonefrite, hemorragia pulmonar
Púrpura trombocitopênica imune	GPIIb-IIIa plaquetária	Sangramento excessivo
Pênfigo vulgar	Caderina epidérmica	Formação de vesículas na pele

Doença por imunocomplexos

SÍNDROME	AUTOANTÍGENO	CONSEQUÊNCIA
Crioglobulinemia essencial mista	Complexos de fator reumatoide IgG	Vasculite sistêmica
Lúpus eritematoso sistêmico	DNA, histonas, ribossomos, snRNP, scRNP	Glomerulonefrite, vasculite, artrite

Doença mediada por células T

SÍNDROME	AUTOANTÍGENO	CONSEQUÊNCIA
Encefalite autoimune experimental, esclerose múltipla	Proteína básica da mielina, proteína proteolipídica, glicoproteína da mielina dos oligodendrócitos	Invasão do cérebro por células CD4 T, vários déficits do SNC
Artrite reumatoide	Desconhecido – possíveis antígenos sinoviais articulares	Inflamação e destruição das articulações
Diabetes melito tipo 1	Antígenos das células β do pâncreas	Destruição das células β, diabetes melito insulinodependente

DNA = ácido desoxirribonucleico; IgG = imunoglobulina G; Rh = fator Rhesus; scRNP = ribonucleoproteína citoplasmática pequena; snRNP = ribonucleoproteína nuclear pequena; SNC = sistema nervoso central.

sultando em destruição do(s) tecido(s) que expressa(m) esse antígeno. Um exemplo é fornecido pelo diabetes melito tipo 1, em que células T citotóxicas reagem contra autoantígenos nas células β do pâncreas.

A terapia farmacológica para as doenças autoimunes ainda não se contrapõe à notável especificidade do processo biológico agressor. Os agentes farmacológicos atualmente disponíveis provocam, em sua maioria, imunossupressão generalizada e não são dirigidos contra a fisiopatologia específica. A melhor compreensão das vias moleculares que levam às doenças autoimunes deverá revelar novos alvos farmacológicos que poderão ser utilizados para suprimir a resposta autoimune específica antes do desenvolvimento da doença.

▶ Classes e agentes farmacológicos

A supressão farmacológica do sistema imune utiliza oito abordagens mecanísticas (Figura 45.1):

1. Inibição da expressão gênica para modular respostas inflamatórias
2. Depleção das populações de linfócitos em expansão com agentes citotóxicos
3. Inibição da sinalização de linfócitos para bloquear ativação e expansão dessas células
4. Neutralização de citocinas e receptores de citocinas essenciais para mediar a resposta imune
5. Depleção de células imunes específicas, habitualmente por anticorpos específicos contra células

6. Bloqueio da coestimulação para induzir anergia
7. Bloqueio da adesão celular para impedir a migração e o guiamento (*homing*) das células inflamatórias
8. Inibição da imunidade inata, incluindo ativação do complemento.

Inibidores da expressão gênica

Glicocorticoides

Os *glicocorticoides* exercem efeitos anti-inflamatórios amplos. A estreita relação existente entre cortisol e sistema imune é discutida no Capítulo 28. Em resumo, os glicocorticoides são hormônios esteroides que exercem suas ações fisiológicas por meio de ligação ao receptor de glicocorticoides citosólico. O complexo glicocorticoide-receptor de glicocorticoides transloca-se para o núcleo, no qual se liga a elementos de resposta aos glicocorticoides (GRE, do inglês *glucocorticoid response elements*) na região promotora de genes específicos, com supra ou infrarregulação da expressão gênica.

Os glicocorticoides exercem efeitos metabólicos importantes sobre praticamente todas as células do organismo e, em doses farmacológicas, suprimem a ativação e a função das células imunes inatas e adaptativas. Os glicocorticoides infrarregulam a expressão de numerosos mediadores inflamatórios, incluindo citocinas essenciais, como TNF-α, interleucina-1 (IL-1) e IL-4. A função dos glicocorticoides na supressão de biossíntese e na sinalização dos eicosanoides é discutida no Capítulo 42. O efeito global da administração de glicocorticoides é profundamente anti-inflamatório e imunossupressor, explicando o uso desses fármacos no tratamento de numerosas doenças inflamatórias, como artrite reumatoide e rejeição de transplantes.

A administração a longo prazo de glicocorticoides apresenta efeitos adversos importantes. Em pacientes tratados com glicocorticoides, é necessário proceder a rigoroso monitoramento de *diabetes, redução da resistência às infecções, osteoporose, cataratas, aumento do apetite levando a ganho ponderal, hipertensão e suas sequelas e mascaramento da inflamação. A interrupção abrupta do tratamento com glicocorticoides pode resultar em insuficiência adrenal aguda,* na medida em que o hipotálamo e a hipófise necessitam de várias semanas a meses para o restabelecimento da produção adequada de ACTH. Durante esse período, a doença subjacente pode se agravar, em decorrência da desinibição do sistema imune. Para impedir essas últimas complicações, é preciso reduzir gradual e lentamente a dose de glicocorticoides no processo de interrupção do tratamento.

Agentes citotóxicos

Agentes citotóxicos são utilizados para imunossupressão, bem como para quimioterapia antineoplásica. Duas classes de agentes citotóxicos, os *antimetabólitos* e os *agentes alquilantes*, são comumente utilizadas como imunossupressores. Os antimetabólitos são análogos estruturais de metabólitos naturais, que inibem vias essenciais envolvendo esses metabólitos. Os agentes alquilantes interferem na replicação do DNA e na expressão gênica por meio de conjugação de grupos alquila no DNA. Tanto a quimioterapia antineoplásica quanto a imunossupressão têm por objetivo terapêutico a eliminação das células indesejáveis.

Antimetabólitos

Durante muitos anos, os antimetabólitos constituíram a base do tratamento imunossupressor. Seu poderoso efeito supressor sobre as células imunes é acompanhado de numerosos efeitos adversos relacionados com sua falta de seletividade. Os antimetabólitos mais antigos, como azatioprina e metotrexato, afetam todas as células que sofrem rápida divisão e podem exercer lesões sobre mucosa gastrintestinal e medula óssea. Os antimetabólitos mais recentes, como *micofenolato de mofetila* e *leflunomida*, produzem menos efeitos adversos. O micofenolato de mofetila também pode ser mais seletivo para as células imunes, reduzindo ainda mais sua toxicidade. Em geral, os antimetabólitos afetam a imunidade celular e a humoral, tornando os pacientes mais suscetíveis às infecções do que ocorreria se apenas um desses sistemas imunes estivesse envolvido.

Os antimetabólitos são amplamente empregados no tratamento do câncer, e seus mecanismos de ação são descritos detalhadamente no Capítulo 38. Aqui, serão considerados os antimetabólitos usados para imunossupressão, e será apresentada uma discussão sucinta sobre os aspectos anti-inflamatórios de seus mecanismos de ação.

Azatioprina

A *azatioprina* (AZA) foi o primeiro fármaco utilizado para supressão do sistema imune após transplante e continua sendo a base para essa indicação. AZA é um profármaco do análogo de purina, a 6-mercaptopurina (6-MP), lentamente liberado à medida que AZA reage de modo não enzimático com compostos sulfidrílicos, como a glutationa (Figura 45.2). *A liberação lenta de 6-MP a partir de AZA favorece a imunossupressão.* Apesar de AZA prolongar a sobrevida de enxertos de órgãos, esse fármaco é menos eficaz que micofenolato de mofetila para melhorar a sobrevida a longo prazo de aloenxertos renais. AZA e 6-MP são também empregadas como imunossupressores no tratamento de doença intestinal inflamatória e distúrbios autoimunes da pele.

Metotrexato

Metotrexato (MTX) é um análogo do folato, utilizado a partir da década de 1950 no tratamento de neoplasias malignas. Desde então, o metotrexato também se tornou um fármaco extremamente versátil no tratamento de ampla variedade de doenças imunologicamente mediadas, incluindo artrite reumatoide e psoríase. Além disso, o MTX é utilizado na prevenção da doença de enxerto-*versus*-hospedeiro.

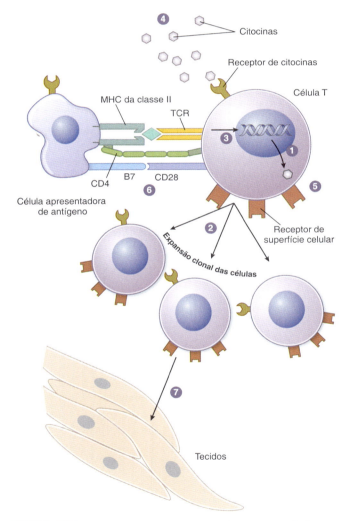

FIGURA 45.1 Visão geral dos mecanismos de imunossupressão farmacológica. Os mecanismos moleculares pelos quais as células imunes são ativadas e exercem sua função proporcionam oito pontos principais de intervenção farmacológica por agentes imunossupressores. O bloqueio da ativação das células T pode ser obtido por: (1) inibição da expressão gênica; (2) ataque seletivo em populações de linfócitos em expansão clonal; (3) inibição de sinalização intracelular; (4) neutralização das citocinas e de seus receptores necessários a estimulação das células T; (5) depleção seletiva de células T (ou outras células imunes); (6) inibição da coestimulação por células apresentadoras de antígeno; e (7) inibição de interações entre linfócitos e células-alvo. A supressão de células imunes inatas e ativação do complemento também pode bloquear a iniciação das respostas imunes (*não ilustrada*).

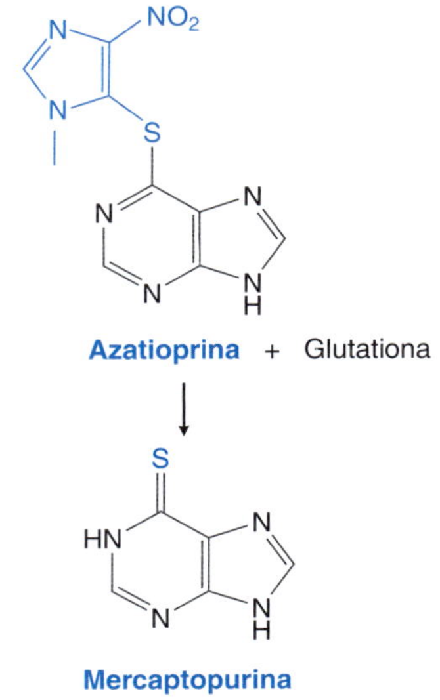

FIGURA 45.2 Formação de mercaptopurina a partir de azatioprina. A azatioprina é um profármaco do antimetabólito 6-mercaptopurina. A mercaptopurina é formada pela clivagem da azatioprina, em reação não enzimática com glutationa. Embora a mercaptopurina também possa ser utilizada diretamente como agente citotóxico, a azatioprina apresenta maior biodisponibilidade oral e maior duração de ação e é mais imunossupressora que mercaptopurina.

O mecanismo pelo qual o MTX exerce seu efeito anti-inflamatório permanece incerto, uma vez que a combinação de MTX e folato em baixas doses é tão efetiva quanto MTX isoladamente no tratamento da artrite reumatoide, embora o ácido folínico em alta dose interfira com a eficácia. O MTX pode atuar como agente anti-inflamatório mediante aumento dos níveis de adenosina. Adenosina é um poderoso mediador anti-inflamatório endógeno, que inibe adesão de neutrófilos, fagocitose e produção de superóxido. O MTX também causa apoptose de células T CD4 e CD8 ativadas, mas não de células T em repouso. Outros agentes imunossupressores, incluindo 5-fluorouracila, 6-mercaptopurina e ácido micofenólico, também promovem a apoptose de células T ativadas. O MTX pode ser um fármaco versátil, por causa de seus efeitos antineutrófilos, anticélulas B e anti-humorais combinados.

Ácido micofenólico e micofenolato de mofetila

O *ácido micofenólico* (MPA, do inglês *mycophenolic acid*) é inibidor da inosina monofosfato desidrogenase (IMPHD, do inglês *inosine monophosphate dehydrogenase*), enzima que limita a velocidade na formação de guanosina (ver Figura 38.3). Como o MPA apresenta baixa biodisponibilidade oral, é habitualmente administrado como sal sódico ou na forma de profármaco, o *micofenolato de mofetila* (MMF, do inglês *mycophenolate mofetil*), ambos com maior biodisponibilidade oral (Figura 45.3). O MMF está sendo cada vez mais utilizado no tratamento de doenças imunologicamente mediadas, por causa de sua alta seletividade e profundo efeito sobre linfócitos.

O MPA e MMF atuam principalmente sobre linfócitos. Dois fatores principais contribuem para essa seletividade. Em primeiro lugar, conforme discutido no Capítulo 38, os linfócitos dependem da via *de novo* da síntese de purinas, enquanto a maioria dos outros tecidos depende acentuadamente da via de recuperação. Como a IMPHD é necessária para a síntese *de novo* de nucleotídios de guanosina, mas não para a via de recuperação, o MPA apenas afeta células como os linfócitos,

que dependem da síntese *de novo* de purinas. Em segundo lugar, a IMPHD é expressa em duas isoformas, de tipo I e de tipo II. O MPA inibe preferencialmente a IMPHD de tipo II, isoforma expressa principalmente nos linfócitos. Em seu conjunto, esses fatores conferem seletividade a MPA e MMF contra células T e B, com toxicidade relativamente baixa para outras células.

A inibição da IMPHD pelo MPA diminui os níveis intracelulares de guanosina e aumenta os níveis intracelulares de adenosina, com numerosos efeitos distais sobre ativação e atividade dos linfócitos. O MPA exerce efeito citostático sobre os linfócitos, mas também pode induzir apoptose de células T ativadas, resultando na eliminação de clones reativos de células proliferativas. Como guanosina é necessária para algumas reações de glicosilação, a redução dos nucleotídios de guanosina leva a expressão diminuída de moléculas de adesão, necessárias para recrutamento de diversos tipos de células imunes para os locais de inflamação. Além disso, como a guanosina é precursor da tetra-hidrobiopterina (HB4), que regula a óxido nítrico sintase induzível (iNOS), a redução dos níveis de guanosina determina produção diminuída de NO pelos neutrófilos. A NOS endotelial (eNOS), que controla o tônus vascular e é regulada por Ca^{2+} e calmodulina, não é afetada por alterações nos níveis de guanosina, demonstrando, mais uma vez, a considerável seletividade do MPA.

Conforme assinalado anteriormente, os estudos clínicos que compararam MMF com AZA demonstraram que MMF é mais eficaz na prevenção da rejeição aguda de transplantes de rim. Modelos animais mostraram que a rejeição crônica também é reduzida mais efetivamente nos receptores tratados com MMF que nos que receberam tratamento com AZA ou ciclosporina. A eficácia do MMF no tratamento da rejeição crônica pode estar relacionada com a inibição da proliferação de linfócitos e células do músculo liso característica da rejeição crônica.

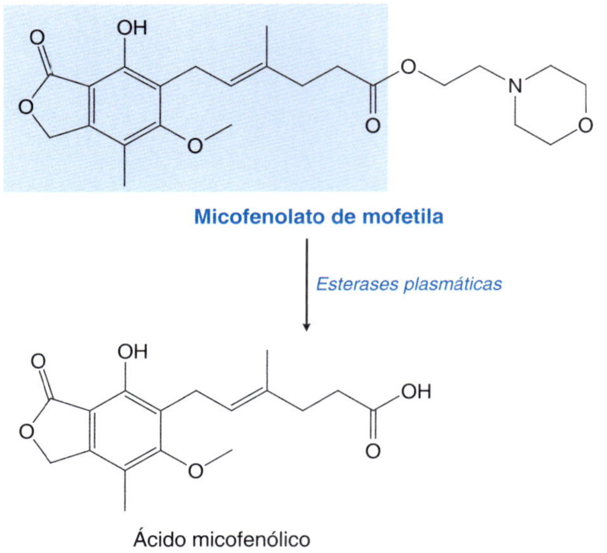

FIGURA 45.3 Ácido micofenólico e micofenolato de mofetila. O micofenolato de mofetila (MMF) apresenta maior biodisponibilidade oral que o ácido micofenólico (MPA). O micofenolato de mofetila administrado por via oral é absorvido pela circulação, na qual esterases plasmáticas rapidamente clivam a ligação éster, produzindo ácido micofenólico. Ambos os agentes inibem a inosina monofosfato desidrogenase de tipo II (IMPHD II), enzima essencial para a síntese *de novo* da guanosina. Dada sua maior biodisponibilidade oral, o MMF (ou o sal sódico do MPA) é, em geral, utilizado.

O MMF também é eficaz no tratamento de doenças autoimunes. Na artrite reumatoide, níveis de fator reumatoide, imunoglobulinas e células T são reduzidos pelo tratamento com MMF. O MMF é frequentemente utilizado no tratamento inicial da nefrite do lúpus. Existem também relatos isolados de tratamento bem-sucedido de miastenia *gravis,* psoríase, anemia hemolítica autoimune e doença intestinal inflamatória com MMF.

O efeito adverso mais comum de MMF é o desconforto gastrintestinal, de caráter dose-dependente e que inclui náuseas, diarreia, fezes de consistência mole, anorexia e vômitos.

Leflunomida

Os linfócitos ativados proliferam e sintetizam grandes quantidades de citocinas e outras moléculas efetoras, e ambos os processos necessitam da síntese aumentada de DNA e RNA. Por conseguinte, agentes que reduzem os reservatórios intracelulares de nucleotídios exercem efeitos sobre essas células ativadas. A *leflunomida* age como inibidor da síntese de pirimidinas, que especificamente bloqueia a síntese de uridilato (UMP) por meio da inibição da di-hidro-orotato desidrogenase (DHOD). A DHOD é enzima essencial na síntese de UMP (Figura 45.4), que é fundamental para a síntese de todas as pirimidinas. (No Capítulo 38 é apresentada uma revisão da síntese de pirimidinas.) Experimentalmente, foi constatado que leflunomida é mais efetiva na redução das populações de células B, porém foi também observado efeito significativo sobre células T.

Na atualidade, leflunomida está aprovada para tratamento da artrite reumatoide, mas o fármaco também apresenta eficácia significativa no tratamento de outras doenças imunes, incluindo lúpus eritematoso sistêmico e miastenia *gravis*. A leflunomida prolonga a sobrevida do transplante de enxerto e limita a GVHD em modelos animais.

Os efeitos adversos mais significativos da leflunomida consistem em diarreia e alopecia reversível. A leflunomida sofre circulação êntero-hepática significativa, resultando em efeito farmacológico prolongado. Se houver necessidade de remover rapidamente a leflunomida do sistema de um paciente, pode-se administrar colestiramina. Por meio de sua ligação aos ácidos biliares, a colestiramina interrompe a circulação êntero-hepática e produz "eliminação" da leflunomida.

Agentes alquilantes

Ciclofosfamida

A *ciclofosfamida* (CF) é um fármaco altamente tóxico que alquila o DNA. Mecanismo de ação e usos da CF são discutidos extensamente no Capítulo 38, de modo que a discussão aqui se refere à utilidade do fármaco no tratamento de doenças do sistema imune. Como a CF exerce efeito supressor importante sobre a proliferação de células B, mas pode intensificar as respostas de células T, o uso de CF em doenças imunes limita-se aos distúrbios da imunidade humoral, particularmente lúpus eritematoso sistêmico. Outra aplicação da CF consiste na supressão da produção de anticorpos contra xenotransplantes. Os efeitos adversos da CF são graves e disseminados, incluindo leucopenia, cardiotoxicidade, alopecia e risco aumentado de câncer, em decorrência de sua mutagenicidade. A possibilidade de incidência de câncer vesical é particularmente notável, uma vez que a CF produz um metabólito carcinogênico, a *acroleína*, que se concentra na urina. Quando se administra CF em altas doses por infusão intravenosa, o efeito da acroleína pode ser contraposto pela coadministração de *mesna* (composto contendo sulfidrila, que neutraliza a parte reativa da acroleína).

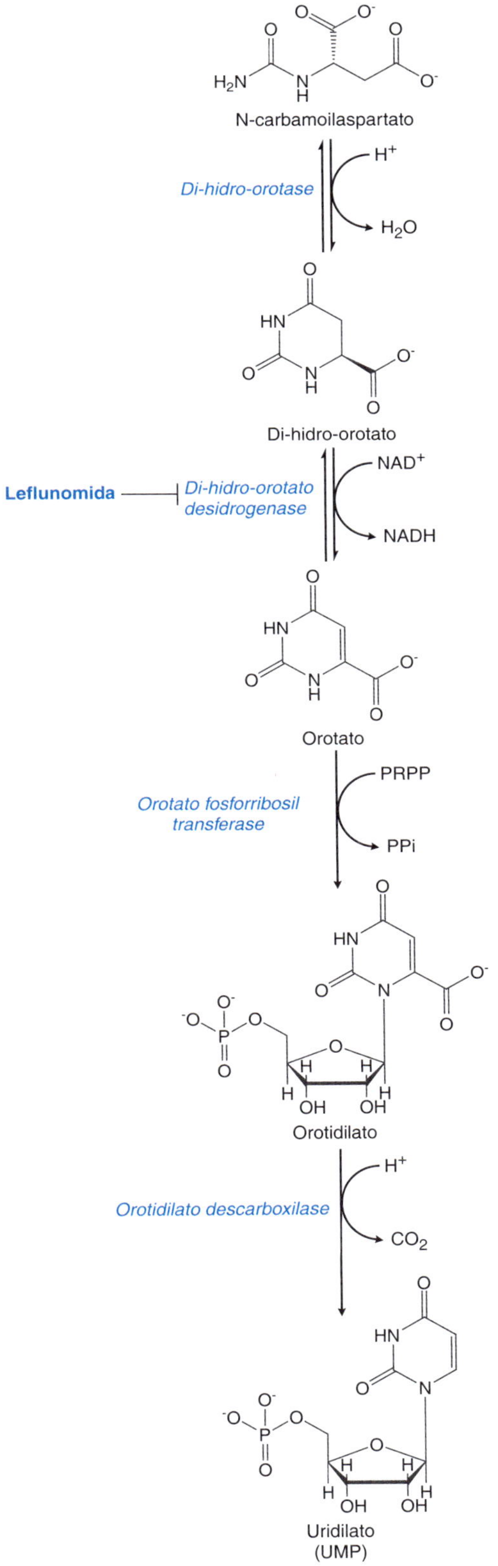

FIGURA 45.4 Inibição da síntese de pirimidinas por leflunomida. A síntese *de novo* de pirimidinas depende da oxidação do di-hidro-orotato em orotato, uma reação catalisada pela di-hidro-orotato desidrogenase. A leflunomida inibe a di-hidro-orotato desidrogenase e, por conseguinte, inibe a síntese de pirimidinas. Como os linfócitos dependem da síntese *de novo* de pirimidinas para a proliferação celular e a expansão clonal após a ativação das células imunes, a depleção do reservatório de pirimidinas inibe a expansão dos linfócitos. Experimentalmente, leflunomida parece inibir preferencialmente a proliferação de células B; o motivo dessa ação preferencial não é conhecido.

Inibidores específicos da sinalização dos linfócitos

Ciclosporina e tacrolimo

A descoberta, em 1976, de que *ciclosporina* (CsA; também designada como *ciclosporina A*) é um inibidor específico da imunidade mediada por células T possibilitou o transplante disseminado de órgãos inteiros. Com efeito, a CsA tornou o transplante de coração uma alternativa legítima no tratamento da insuficiência cardíaca em estágio terminal. A CsA é um decapeptídio cíclico isolado de um fungo do solo, *Tolypocladium inflatum*.

A CsA inibe a produção de IL-2 pelas células T ativadas. A IL-2 é uma citocina importante, que atua de modo autócrino e parácrino, causando ativação e proliferação das células T (Figura 45.5). As células T ativadas aumentam sua produção de IL-2 por uma via que começa com a desfosforilação de um fator de transcrição citoplasmático, o *FNTA* (fator nuclear de células T ativadas). O FNTA é desfosforilado pela fosfatase citoplasmática, a *calcineurina* e, após sua desfosforilação, é transferido para o núcleo, no qual aumenta a transcrição do gene da IL-2. A CsA atua por meio de sua ligação à *ciclofilina*, e o complexo CsA-ciclofilina liga-se à calcineurina, inibindo sua atividade de fosfatase. Ao inibir a desfosforilação do FNTA mediada por calcineurina, a CsA impede a translocação do FNTA para o núcleo, portanto, suprime a produção de IL-2.

A CsA foi aprovada para uso em transplante de órgãos, psoríase e artrite reumatoide. A CsA também é utilizada, em certas ocasiões, no tratamento de doenças autoimunes raras que não respondem a outros agentes imunossupressores. Uma preparação oftálmica de CsA foi aprovada para tratamento do ressecamento crônico dos olhos.

A utilidade da CsA é limitada por seus graves efeitos adversos, que consistem em *nefrotoxicidade, hipertensão, hiperlipidemia, neurotoxicidade* e *hepatotoxicidade*. A nefrotoxicidade da ciclosporina constitui a provável razão da doença renal crônica de Sra. W. O mecanismo de toxicidade da CsA é complexo, mas pode incluir a estimulação da produção do fator de crescimento transformador β (TGF-β, do inglês *transforming growth factor-β*). O TGF-β induz as células a aumentar a biossíntese de componentes da matriz extracelular, resultando em fibrose intersticial.

O *tacrolimo* (também conhecido como FK506) é agente imunossupressor mais potente que CsA; embora sua estrutura seja diferente daquela da CsA, o fármaco atua por mecanismo semelhante (Figura 45.5). Tacrolimo é um trieno macrocíclico isolado da bactéria do solo *Streptomyces tsukubaensis*. Atua por meio de sua ligação a proteínas de ligação de FK (FKBP, do inglês *FK-binding proteins*), e o complexo tacrolimo-FKBP inibe a calcineurina. Tacrolimo inibe a produção de IL-3, IL-4, IFN-γ e TNF-α *in vitro*, e parece inibir a imunidade celular sem suprimir a função das células B ou das células *natural killer* (NK). Em geral, tacrolimo é 50 a 100 vezes mais potente que CA, porém, à semelhança desta última, é também nefrotóxico.

Tacrolimo foi aprovado como agente imunossupressor para transplante. Utiliza-se uma formulação tópica para tratamento de dermatite atópica e outras doenças eczematosas.

Inibidores do mTOR

Sirolimo, também conhecido como *rapamicina,* é um trieno macrocíclico isolado da bactéria do solo *Streptomyces hygroscopicus*. Apesar de sua semelhança estrutural e de ambos serem usados em prevenção e tratamento da rejeição de órgãos, tacrolimo e sirolimo apresentam diferentes mecanismos de ação. Os dois se ligam à FKBP, porém o complexo sirolimo-FKBP não inibe a calcineurina; na verdade, bloqueia a sinalização do receptor de IL-2, necessária para a proliferação das células T (Figura 45.6). O complexo sirolimo-FKBP liga-se ao alvo molecular da rapamicina (mTOR) e o inibe. O mTOR é uma serina-treonina quinase que fosforila a p70 S6 quinase e a PHAS-1 (entre outros substratos). A p70 S6 quinase e a PHAS-1 regulam a translação, a primeira, por meio de fosforilação de proteínas (incluindo a proteína S6 ribossômica) envolvida na síntese de proteínas, e a segunda, ao inibir a atividade de um fator (eiF4E) necessário à translação. Ao inibir o mTOR, o complexo sirolimo-FKBP inibe a síntese de proteínas e interrompe a divisão celular na fase G1 (Figura 45.6).

Os principais efeitos adversos do sirolimo incluem hiperlipidemia, leucopenia e trombocitopenia. Entretanto, vale assinalar que a nefrotoxicidade associada a CsA e tacrolimo não é observada com sirolimo. Esse aspecto foi o fundamento lógico que determinou o acréscimo do sirolimo ao esquema imunossupressor de Sra. W (e a redução da dose de ciclosporina) após ter desenvolvido nefrotoxicidade em consequência da ciclosporina.

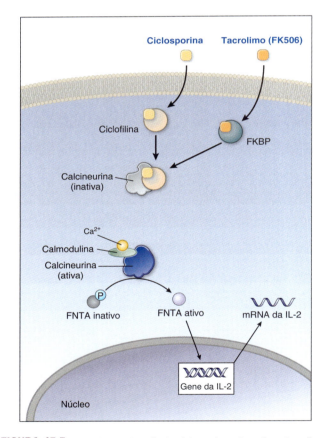

FIGURA 45.5 Mecanismos de ação de ciclosporina e tacrolimo. As ações de ciclosporina e tacrolimo (também conhecido como FK506) são mediadas pelo bloqueio da sinalização intracelular das células T. Na sinalização normal das células T (*parte inferior*), a estimulação das células T aumenta o nível de cálcio intracelular, e Ca²⁺/calmodulina ativa a desfosforilação mediada pela calcineurina do fator de transcrição citoplasmático, o FNTA, o qual é ativado é transferido para o núcleo, no qual induz a transcrição do gene da IL-2. Ciclosporina e tacrolimo atravessam a membrana plasmática e ligam-se a imunofilinas citoplasmáticas, ciclofilina e proteína de ligação de FK (FKBP), respectivamente (*parte superior*). Ambos os complexos ciclosporina-ciclofilina e tacrolimo-FKBP ligam-se à calcineurina, impedindo que a atividade fosfatase da calcineurina pelo Ca²⁺/calmodulina seja ativada.

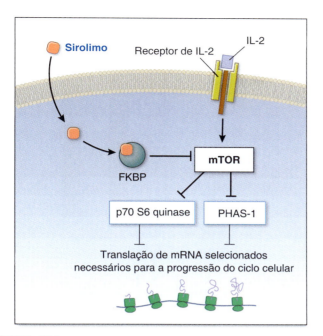

FIGURA 45.6 Mecanismo de ação do sirolimo. A transdução de sinal do receptor de IL-2 envolve um conjunto complexo de interações proteína-proteína, que levam a aumento da translação de mRNA selecionados que codificam proteínas necessárias para a proliferação das células T. Especificamente, a ativação do receptor de IL-2 desencadeia uma cascata de sinalização intracelular, que leva à fosforilação do alvo molecular da rapamicina (mTOR). O mTOR é uma quinase que fosforila e, por conseguinte, regula a atividade da PHAS-1 e da p70 S6 quinase. A PHAS-1 inibe a atividade de um fator (eIF4E) necessário para a translação, e a p70 S6 quinase fosforila proteínas envolvidas na síntese proteica (*não ilustrada*). O efeito final da ativação do mTOR consiste em aumentar a síntese de proteínas, promovendo, assim, a transição da fase G1 para a fase S do ciclo celular. Sirolimo (também conhecido como rapamicina) atravessa a membrana plasmática e liga-se à proteína de ligação de FK (FKBP) intracelular. O complexo sirolimo-FKBP inibe o mTOR, resultando em inibição da translação e provocando a interrupção das células T na fase G1. Everolimo e zotarolimo são análogos do sirolimo que atuam pelo mesmo mecanismo.

Everolimo e zotarolimo são inibidores da mTOR estruturalmente relacionados com sirolimo. Everolimo foi aprovado para prevenção da rejeição do transplante renal e carcinoma de células renais, enquanto zotarolimo é usado apenas em *stents* farmacológicos. Estudos recentes mostraram que sirolimo, everolimo e zotarolimo inibem o complexo mTOR 1, porém são inibidores relativamente fracos do complexo mTOR 2; novos fármacos estão em fase de desenvolvimento para inibir ambos os complexos.

Stents revestidos com sirolimo, everolimo e *zotarolimo* foram aprovados para uso no tratamento da doença arterial coronariana. Nesse sistema singular de liberação de fármaco, o inibidor do mTOR sofre eluição dos *stents* durante as primeiras semanas após sua colocação, inibindo localmente a proliferação das células do músculo liso da artéria coronária e consequentemente reduzindo a taxa de reestenose no *stent* que resulta da neoproliferação de células do músculo liso vasculares na íntima.

Inibição das citocinas

As citocinas são mediadores de sinalização críticos na função imune. As citocinas também são pleiotrópicas, isto é, exercem efeitos diferentes, dependendo da célula-alvo e do meio geral das citocinas. Por esse motivo, o uso farmacológico de citocinas ou de inibidores das citocinas pode ter efeitos imprevisíveis. A terapia com anticitocinas é usada clinicamente há mais de uma década para doenças imunologicamente mediadas. O primeiro agente anticitocina aprovado para uso clínico foi o *etanercepte*, fármaco anti-TNF-α desenvolvido para artrite reumatoide. Durante os estudos clínicos iniciais, alguns pacientes com artrite reumatoide grave e refratária a fármacos literalmente abandonaram suas cadeiras de rodas e voltaram a andar após serem tratados com etanercepte. Essa notável eficácia anunciou uma nova era de terapia biológica para doenças autoimunes, e a quantidade de novos fármacos que inibem as citocinas pró-inflamatórias continua aumentando rapidamente.

Inibidores do TNF-α

O *fator de necrose tumoral* α (TNF-α, do inglês *tumor necrosis factor*-α) é uma citocina de importância central em muitos aspectos da resposta inflamatória. Macrófagos, mastócitos e células T_H ativadas (particularmente as células T_H1) secretam TNF-α, o qual estimula a produção de metabólitos citotóxicos pelos macrófagos, aumentando, assim, a atividade de destruição fagocítica. O TNF-α também estimula a produção de proteínas de fase aguda, exerce efeitos pirogênicos e promove a contenção local da resposta inflamatória. Alguns desses efeitos são indiretos e mediados por outras citocinas induzidas pelo TNF-α.

O TNF-α tem sido citado em numerosas doenças autoimunes. Artrite reumatoide, psoríase e doença de Crohn são três doenças em que a inibição do TNF-α demonstrou ter eficácia terapêutica. A artrite reumatoide ilustra o papel principal do TNF-α na fisiopatologia das doenças autoimunes (Figura 45.7). Embora o estímulo inicial para a inflamação articular ainda seja controvertido, acredita-se que os macrófagos na articulação acometida secretem TNF-α, que ativa células endoteliais, outros monócitos e fibroblastos sinoviais. As células endoteliais ativadas suprarregulam a expressão de moléculas de adesão, resultando em recrutamento de células inflamatórias para a articulação. A ativação dos monócitos exerce efeito de retroalimentação positiva sobre a ativação de células T e fibroblastos sinoviais. Os fibroblastos sinoviais ativados secretam interleucinas, que recrutam outras células inflamatórias. Com o decorrer do tempo, a membrana sinovial sofre hipertrofia, e forma-se um *pannus* que leva à destruição de osso e cartilagem na articulação, causando a deformidade característica e a dor da artrite reumatoide.

Foram aprovados cinco medicamentos que interferem na atividade do TNF-α. O *etanercepte* é um dímero do receptor de TNF solúvel, que conecta o domínio de ligação de ligante extracelular do receptor de TNF humano tipo II ao domínio Fc da imunoglobulina G1 (IgG1) humana. O *infliximabe* é um anticorpo monoclonal murino parcialmente humanizado, dirigido contra o TNF-α humano. O *adalimumabe* é um anticorpo monoclonal IgG1 totalmente humano, dirigido contra o TNF-α (Figura 45.8). O *certolizumabe pegol* é um fragmento de anticorpo monoclonal anti-TNF-α peguilado, que carece da porção Fc do anticorpo; em consequência, diferentemente de infliximabe e adalimumabe, o certolizumabe não causa citotoxicidade celular dependente de anticorpo nem fixa o complemento *in vitro*. O *golimumabe* é um anticorpo monoclonal IgG1 totalmente humano, dirigido contra o TNF-α, que apresenta meia-vida mais longa que a dos outros agentes anti-TNF-α.

Embora todos esses fármacos tenham como alvo o TNF-α, o etanercepte é ligeiramente menos específico, na medida em que se liga tanto a TNF-α quanto a TNF-β. Infliximabe, adalimumabe, certolizumabe e golimumabe são específicos para

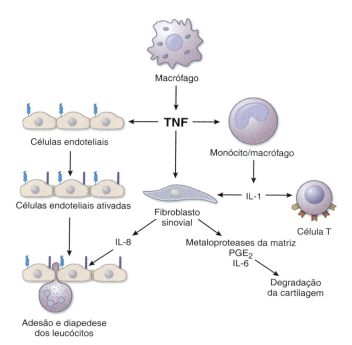

FIGURA 45.7 Funções propostas para o fator de necrose tumoral (TNF) na artrite reumatoide. O TNF é secretado por macrófagos ativados na articulação acometida, na qual essa citocina exerce múltiplos efeitos pró-inflamatórios. Em primeiro lugar, o TNF ativa as células endoteliais a suprarregular a expressão de moléculas de adesão de superfície celular (*ilustradas na forma de projeções sobre as células endoteliais*) e a sofrer outras alterações fenotípicas que promovem adesão e diapedese dos leucócitos. Em segundo lugar, o TNF exerce efeito de retroalimentação positiva sobre monócitos e macrófagos adjacentes, promovendo a secreção de citocinas, como a IL-1. Por sua vez, a IL-1 ativa as células T (entre outras funções), e a combinação de IL-1 e TNF estimula os fibroblastos sinoviais a aumentar a expressão de metaloproteases da matriz, prostaglandinas (particularmente PGE$_2$) e citocinas (como a IL-6), que degradam a cartilagem articular. Os fibroblastos sinoviais também secretam IL-8, que promove a diapedese dos neutrófilos.

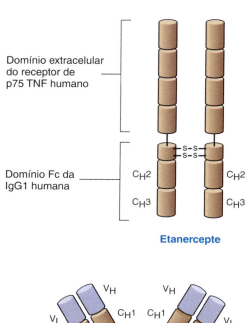

Etanercepte

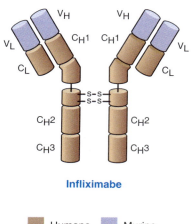

Infliximabe

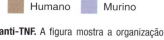

■ Humano ■ Murino

FIGURA 45.8 Agentes anti-TNF. A figura mostra a organização dos domínios moleculares de etanercepte e infliximabe. O etanercepte consiste no domínio extracelular do receptor de TNF humano fundido com o domínio Fc da IgG1 humana. Esse receptor "chamariz" liga-se a TNF-α e TNF-β na circulação, impedindo o acesso dessas citocinas aos tecidos-alvo. Infliximabe é anticorpo monoclonal parcialmente humanizado, dirigido contra TNF-α. As regiões variáveis de cadeia pesada (V_H) e cadeia leve (V_L) derivam de sequências anti-humanas murinas, enquanto o restante do anticorpo (*as regiões constantes, designadas como C_H e C_L*) é composto de sequências de anticorpo humano. Essa modificação do anticorpo monoclonal anti-TNF-α murino original diminui o desenvolvimento de anticorpos neutralizantes contra o infliximabe. Outros inibidores do TNF-α incluem adalimumabe, anticorpo monoclonal totalmente humano; certolizumabe pegol, fragmento de anticorpo monoclonal peguilado; e golimumabe, anticorpo monoclonal totalmente humano (*não ilustrado*).

TNF-α e não se ligam a TNF-β. As porções Fc de infliximabe, adalimumabe e golimumabe também podem exibir atividade específica para a fixação do complemento e ligação a receptores Fc nas células efetoras. As ações efetoras imunes desses fármacos podem ser relevantes no que diz respeito a seus mecanismos de ação, uma vez que TNF-α é expresso na superfície das células, particularmente macrófagos, e essa forma de superfície celular é clivada, produzindo a citocina solúvel. Agentes anti-TNF-α com funções efetoras podem ter efeitos biológicos diferentes de fármacos que não se ligam a receptores Fc ou fixam complemento.

Etanercepte está aprovado para uso em artrite reumatoide, artrite idiopática juvenil, psoríase em placas, artrite psoriática e espondilite anquilosante. Infliximabe está aprovado para uso no tratamento de artrite reumatoide, doença de Crohn, colite ulcerativa, psoríase em placas e espondilite anquilosante. Adalimumabe está aprovado para uso em artrite reumatoide, artrite idiopática juvenil, artrite psoriática, espondilite anquilosante, psoríase em placas e doença de Crohn. Certolizumabe está aprovado para tratamento da doença de Crohn. Por fim, golimumabe está aprovado para uso em adultos com artrite reumatoide (em associação a metotrexato), artrite psoriática e espondilite anquilosante.

É importante reconhecer que níveis elevados de TNF-α provavelmente constituem mediadores dos processos fisiopatológicos subjacentes. Entretanto, embora o tratamento com um agente anti-TNF-α frequentemente melhore os sintomas da doença, pode não reverter a fisiopatologia subjacente. Por conseguinte, após a interrupção do fármaco, a manutenção da resposta clínica obtida é incerta. Etanercepte, infliximabe, adalimumabe, certolizumabe e golimumabe são proteínas, portanto, precisam ser administrados por via parenteral. Estão sendo pesquisados inibidores ativos do TNF-α por via oral, bem como inibidores da enzima conversora de TNF-α (TACE, de *TNF-α converting enzyme*).

Diversos efeitos adversos importantes precisam ser considerados quando se administram inibidores do TNF. Todos os pacientes devem ser submetidos a triagem para tuberculose antes de iniciar de tratamento, dado o risco aumentado de reativação da tuberculose latente. Todo paciente que adquire infecção durante uso de inibidor do TNF-α deve ser submetido a avaliação e antibioticoterapia agressiva. A vigilância epidemiológica também sugeriu haverá possibilidade de risco aumentado de doença desmielinizante com tratamento anti-TNF, embora ainda não se tenha estabelecido se essa relação é causal.

Inibidores da IL-12/IL-23p40

As novas terapias biológicas para tratamento de doenças mediadas por células T incluem anticorpos dirigidos contra IL-12 e IL-23, que são citocinas envolvidas em ativação de células *natural killer* e diferenciação e ativação de células T CD4$^+$. IL-12, que é um heterodímero composto das subunidades p40 e p35, dirige a diferenciação das células T virgens em células T_H1, que secretam IL-2, IFN-γ e TNF-α. IL-23 também é heterodímero, que apresenta a mesma subunidade p40 ligada de modo covalente a uma subunidade p19. IL-23 dirige a diferenciação das células T virgens em células T_H17, que secretam IL-17 e IL-22. *Ustequinumabe* é anticorpo monoclonal humano IgG1 de alta afinidade, que se liga à subunidade p40 compartilhada por IL-12 e IL-23. Ustequinumabe foi aprovado para uso em psoríase e encontra-se em fase avançada de ensaios clínicos para tratamento de esclerose múltipla e artrite psoriática. Os efeitos adversos incluem risco aumentado de infecções.

Inibidores da IL-1

Interleucina-1 (IL-1) é citocina antiga, expressa tanto em vertebrados quanto em invertebrados, que atua como ponte entre a imunidade inata e a adaptativa. Existem duas formas de IL-1, IL-1α e IL-1β, que são codificadas em genes diferentes. Nos seres humanos, a IL-1β desempenha principalmente um papel imune, enquanto a IL-1α pode estar envolvida na manutenção da função das células epiteliais. Dados de genética e estudos com antagonistas da IL-1β em seres humanos indicam um papel não redundante para IL-1β como mediador inflamatório. Por conseguinte, o termo "IL-1" se referirá a IL-1β.

A IL-1 é produzida, em sua maior parte, por células mononucleares ativadas. A IL-1 estimula a produção de IL-6, aumenta a expressão das moléculas da adesão e incentiva a proliferação celular. A modulação da atividade de IL-1 *in vivo* é efetuada, em parte, por um antagonista do receptor de IL-1 endógeno (IL-1ra).

Anacinra, forma recombinante do IL-1ra, foi aprovada para uso no tratamento da artrite reumatoide. Anacinra apresenta efeitos modestos sobre dor e edema, porém diminui de modo significativo as erosões ósseas, possivelmente por causa de sua capacidade de reduzir a produção de osteoclastos e bloquear a liberação de metaloproteinase induzida pela IL-1 pelas células sinoviais. Diversas síndromes raras mediadas, em parte, por níveis elevados de IL-1, incluindo a síndrome de Muckle-Wells e febre hiberniana, também têm sido tratadas efetivamente com anacinra. Em conjunto, elas são denominadas síndromes de febre periódica associadas à criopirina (CAPS, do inglês *cryopyrin-associated periodic fever syndromes*). A anacinra pode causar neutropenia e aumentar a suscetibilidade à infecção. A rápida depuração desse peptídio recombinante pequeno e seu mecanismo de ligação competitiva podem explicar a necessidade de injeções diárias do fármaco para alcançar eficácia.

Rilonacepte é proteína de fusão do receptor de IL-1 solúvel e porção Fc recombinante, aprovado para uso em CAPS. O rilonacepte liga-se a ambas as formas da IL-1, bem como ao IL-1ra endógeno. Possivelmente, em decorrência de sua ligação ao antagonista do receptor endógeno, injeções de rilonacepte 1 vez/semana são suficientes para sua eficácia no tratamento de CAPS.

Canaquinumabe é anticorpo monoclonal IgG1 humano dirigido contra IL-1β, aprovado para uso em CAPS. Talvez, por causa de sua especificidade para IL-1β, o canaquinumabe pode ser administrado uma única vez por mês e, mesmo assim, exibir eficácia completa. Não foram conduzidos estudos de eficácia comparativa para cotejar as três terapias anti-IL-1β disponíveis.

Antagonistas dos receptores de citocinas

Uma abordagem alternativa para bloquear a ação das citocinas inflamatórias consiste em empregar seu receptor como alvo. Essa abordagem é utilizada com menos frequência no desenvolvimento de fármacos, uma vez que pode haver risco aumentado de efeitos adversos se o anticorpo tiver até mesmo atividade agonista mínima. *Tocilizumabe* é anticorpo monoclonal antagonista do receptor de IL-6, aprovado para uso em pacientes com artrite reumatoide que apresentarem resposta inadequada aos fármacos anti-TNF. Tocilizumabe é administrado a cada 4 semanas como infusão intravenosa.

Depleção de células imunes específicas

Anticorpos apropriadamente utilizados como alvo depletam células reativas do sistema imune e proporcionam, portanto, tratamento efetivo para doenças autoimunes e rejeição a transplante. Quando o sistema imune adaptativo reage a um antígeno, a resposta imunológica resultante inclui a expansão clonal de células especificamente reativas contra esse antígeno. O tratamento com anticorpos exógenos dirigidos contra moléculas da superfície celular, expressas seletivamente em células imunes reativas, pode depletar preferencialmente essas células reativas do sistema imune. Anticorpos dirigidos contra receptores de superfície celular e expressos seletivamente em células imunes malignas são discutidos no Capítulo 39.

Anticorpos policlonais
Globulina antitimócito

A *globulina antitimócito* (ATG, do inglês *antithymocyte globulin*) é uma preparação de anticorpos induzidos pela injeção de timócitos humanos em coelhos ou cavalos, cujos anticorpos são policlonais e dirigem-se contra muitos antígenos das células T humanas. Como a ATG é dirigida essencialmente contra todas as células T e provoca depleção profunda dos linfócitos, o tratamento com esse fármaco resulta em ampla imunossupressão, que pode predispor à infecção. A ATG foi aprovada para uso em prevenção ou tratamento da rejeição do transplante renal, e o material equino também foi aprovado para tratamento de anemia aplásica. A ATG é administrada por via intravenosa, 1 vez/dia, por período de até 28 dias.

O tratamento com ATG frequentemente apresenta complicações, como febre e cefaleia, componentes proeminentes da *síndrome de liberação de citocinas*. Essa síndrome, comum a muitos fármacos de anticorpos dirigidos contra linfócitos, resulta de ativação de células T e liberação de citocinas por essas células antes que as células T recobertas por anticorpos possam ser removidas por macrófagos. Em geral, a síndrome de liberação de citocinas surge após as primeiras doses do tratamento com ATG, e os sintomas desaparecem à medida que as células T são eliminadas. Entretanto, a administração de doses sucessivas de ATG também pode ser complicada pelo desenvolvimento de anticorpos contra epítopos específicos de coelho ou cavalo nas imunoglobulinas administradas. Em geral, a ATG é coadministrada com glicocorticoides, anti-histamínicos e antipirético para atenuar as reações da infusão.

Anticorpos monoclonais

OKT3

OKT3 (muromonabe-CD3, anti-CD3) é anticorpo monoclonal murino dirigido contra a CD3 humana, uma das moléculas de sinalização de superfície celular, que é importante na ativação do receptor de células T. A CD3 é especificamente expressa nas células T (tanto CD4 quanto CD8). O tratamento com OKT3 causa depleção do reservatório disponível de células T por meio de ativação do complemento mediada pelo anticorpo e remoção dos imunocomplexos. OKT3 foi aprovado para uso no tratamento da rejeição aguda do transplante renal e é considerado um agente de segunda linha para uso quando CA ou glicocorticoides fracassam.

Como o OKT3 é dirigido contra todas as células T, o tratamento com esse anticorpo monoclonal pode resultar em imunossupressão profunda. Entretanto, essa imunossupressão é transitória, e os níveis de células T normalizam-se dentro de 1 semana após a interrupção da terapia. Além disso, como o OKT3 liga-se à molécula CD3, e esta última é importante na ativação das células T, a terapia com OKT3 algumas vezes pode ativar amplamente as células T, resultando na síndrome de liberação de citocinas. No caso descrito na introdução, a ocorrência de febre, mialgias, náuseas e diarreia após a administração de OKT3, bem como a queixa de Sra. W de que "Esse OKT3 me deixa sonolenta" foram provavelmente manifestações da síndrome de liberação de citocinas.

Outra limitação é a de que o OKT3 é um anticorpo anti-humano murino. Como o anticorpo murino é estranho, o tratamento com o OKT3 pode induzir a produção de anticorpos contra as regiões do OKT3 específicas do camundongo. Este foi o motivo por que Sra. W realizou teste para anticorpos anti-OKT3 neutralizantes quando retornou ao hospital, no fim de 1990. A presença de anticorpos anti-OKT3 reduziria a eficácia do fármaco ao sequestrar o OKT3 antes de seu efeito desejado. Para solucionar esse problema clínico, uma abordagem consiste em *humanizar* os anticorpos terapêuticos. Nessa abordagem, as porções do anticorpo não envolvidas na ligação ao antígeno são modificadas para as sequências humanas correspondentes. Os anticorpos podem ser *parcial* ou *totalmente humanizados,* dependendo da extensão dessas modificações. A humanização limita a probabilidade de produção de anticorpos humanos contra o anticorpo terapêutico, aumentando a eficácia clínica do anticorpo e possibilitando seu uso a longo prazo (ver Capítulo 53). Uma abordagem mais recente para a preparação de anticorpos terapêuticos consiste em preparar o anticorpo em animal de laboratório apresentando um sistema imune humano ou em utilizar um sistema de anticorpos humanos *in vitro.* Essa estratégia produz *anticorpos totalmente humanos,* que não exigem qualquer manipulação subsequente para torná-los não imunogênicos.

mAB anti-CD20

Rituximabe é um anticorpo monoclonal anti-CD20 quimérico, parcialmente humanizado. A molécula CD20 é expressa sobre a superfície de todas as células B maduras, e a administração de rituximabe provoca depleção profunda das células B circulantes. Seu emprego, originalmente aprovado para tratamento do linfoma não Hodgkin CD20⁺ (ver Capítulo 39), foi estendido para a artrite reumatoide refratária a inibidores do TNF-α. Vários outros anticorpos anti-CD20 estão em fase de desenvolvimento clínico. *Ofatumumabe* é um anticorpo monoclonal anti-CD20 totalmente humano, que reconhece um epítopo distinto daquele do rituximabe. Seu uso foi aprovado para a leucemia linfocítica crônica.

mAb anti-CD25

Daclizumabe e *basiliximabe* são anticorpos monoclonais dirigidos contra a molécula CD25, o receptor de IL-2 de alta afinidade. A IL-2 medeia as etapas iniciais no processo de ativação das células T. Como a CD-25 é expressa apenas nas células T ativadas, o tratamento com anticorpos anti-CD25 é seletivamente dirigido contra as células T que foram ativadas por um estímulo MHC-antígeno.

Daclizumabe é administrado profilaticamente no transplante renal para inibir a rejeição aguda do órgão. É também utilizado como componente de esquemas imunossupressores gerais após transplante de órgãos. Em geral, é administrado em esquema de cinco doses, sendo a primeira imediatamente após o transplante, e as outras quatro doses, a intervalos de 2 semanas. Esse tipo de esquema de dosagem, em que o fármaco é administrado por período limitado imediatamente pós-transplante, é conhecido como *terapia de indução.*

mAb anti-CD52

Campath-1 (CD52) é antígeno expresso na maioria dos linfócitos maduros e em alguns precursores dos linfócitos. Um anticorpo dirigido contra esse antígeno foi originalmente testado na artrite reumatoide, constatando-se que provoca depleção prolongada e sustentada de todas as células T, frequentemente durante vários anos, e de motivo desconhecido. A terapia com mAb anti-CD52 produziu alguma melhora nos sintomas da artrite; todavia, a depleção sustentada dos linfócitos e a preocupação quanto à incidência de infecções impossibilitaram o estudo subsequente desse anticorpo em condições autoimunes. Com o nome genérico de *alentuzumabe,* o mAb anti-CD52 foi aprovado como terapia adjuvante no tratamento da leucemia linfocítica crônica de células B – doença em que a supressão sustentada das células leucêmicas é desejável.

LFA-3

O *LFA-3* (também denominado *CD58*) é um contrarreceptor de CD2, antígeno expresso em altos níveis sobre a superfície das células T efetoras de memória. A interação de CD2 nas células T com LFA-3 nas células apresentadoras de antígenos promove proliferação aumentada de células T e intensificação da citotoxicidade dependente de células T. Como a população de células T efetoras de memória apresenta-se elevada em pacientes com psoríase, foi testado um agente farmacológico capaz de romper a interação CD2-LFA-3 para uso na psoríase.

Alefacepte é uma proteína de fusão LFA-3/Fc que interrompe a sinalização de CD2-LFA-3 por meio de sua ligação a CD2 das células T, inibindo, assim, a ativação das células T. Além disso, a porção Fc do alefacepte pode ativar as células NK para depletar células T efetoras de memória do sistema imune. Na prática clínica, alefacepte diminui significativamente a gravidade de psoríase em placas crônicas. Como a CD2 é expressa em outras células imunes adaptativas, a administração de alefacepte também provoca redução dependente da dose nas populações de células T CD4 e CD8. Por conseguinte, seu uso está contraindicado em pacientes com HIV, e pacientes em uso de alefacepte correm risco aumentado de infecções graves. A terapia com alefacepte também pode estar associada a risco aumentado de neoplasia maligna, principalmente câncer de pele.

Inibição da coestimulação

Coestimulação refere-se ao paradigma de que células do sistema imune geralmente necessitam de dois sinais para ativação (ver Capítulo 41). Se o primeiro sinal for fornecido na ausência de um segundo, a célula-alvo imune pode tornar-se anérgica, em lugar de ativada. Como a indução de anergia pode levar a aceitação prolongada de enxerto de órgão ou limitar a extensão de doença autoimune, a inibição da coestimulação representa uma estratégia viável para imunossupressão. Vários agentes terapêuticos inibem a coestimulação ao bloquear o segundo sinal necessário para a ativação celular, e maior quantidade desses agentes encontra-se em fase de desenvolvimento.

Abatacepte

Abatacepte consiste em CTLA-4 fundido com uma região constante da IgG1. O abatacepte forma um complexo com moléculas B7 coestimuladoras na superfície das células apresentadoras de antígeno. Quando a célula apresentadora de antígeno interage com uma célula T, ocorre interação MHC:antígeno-TCR ("sinal 1"), porém o complexo de B7 com o abatacepte impede a liberação de um sinal coestimulador ("sinal 2"), e as células T desenvolvem anergia ou sofrem apoptose. Por meio desse mecanismo, o tratamento com abatacepte parece ser efetivo na infrarregulação de populações específicas de células T.

Abatacepte foi aprovado para tratamento de artrite reumatoide refratária a metotrexato ou inibidores de TNF-α. Na prática clínica, melhora significativamente os sintomas de artrite reumatoide em pacientes que não responderam a metotrexato ou inibidores do TNF-α. Os principais efeitos adversos desse agente consistem em exacerbações da bronquite em pacientes com doença pulmonar obstrutiva preexistente e aumento da suscetibilidade a infecções. Não deve ser administrado concomitantemente com inibidores do TNF-α ou anacinra, uma vez que essa associação traz risco inaceitavelmente alto de infecção.

Belatacepte é um congênere estrutural estreito do abatacepte, que apresenta afinidade aumentada por B7-1 e B7-2. Em um estudo clínico de grande porte, revelou-se tão efetivo quanto ciclosporina na inibição da rejeição aguda em receptores de transplante renal. Na atualidade, encontra-se em fase de pesquisa como agente imunossupressor para transplante de órgãos.

Bloqueio da adesão celular

O recrutamento e o acúmulo de células inflamatórias nos locais afetados constitui um elemento essencial da maioria das doenças autoimunes; as únicas exceções a essa regra são doenças autoimunes exclusivamente humorais, como a miastenia *gravis*. Fármacos que inibem a migração celular para locais de inflamação também podem inibir a apresentação de antígenos e a citotoxicidade, proporcionando, assim, múltiplos mecanismos potenciais de ação benéfica.

Natalizumabe

As integrinas α_4 são críticas para adesão e guiamento (*homing*) das células imunes. A integrina $\alpha_4\beta_1$ medeia interações das células imunes com células que expressam a molécula de adesão celular vascular 1 (VCAM-1, do inglês *vascular cell adhesion molecule 1*), enquanto a integrina $\alpha_4\beta_7$ medeia a ligação das células imunes a células que expressam a molécula de adesão celular de adressina da mucosa 1 (MAdCAM-1). *Natalizumabe* é um anticorpo monoclonal dirigido contra a integrina α_4, que inibe as interações das células imunes com células que expressam VCAM-1 ou MAdCAM-1.

Natalizumabe foi aprovado para tratamento da esclerose múltipla recidivante. Entretanto, durante a vigilância pós-comercialização do fármaco, vários pacientes tratados com natalizumabe desenvolveram leucoencefalopatia multifocal progressiva (LMP), um distúrbio desmielinizante raro causado por infecção com vírus JC. Esse achado determinou a retirada voluntária do fármaco do mercado. Após pesquisa subsequente da agência americana Food and Drug Administration (FDA), decidiu-se pelo reinício dos testes com natalizumabe e pela inclusão de uma advertência na bula sobre a possível associação. Subsequentemente, o natalizumabe foi reaprovado para uso no tratamento de esclerose múltipla e doença de Crohn.

Inibição da ativação do complemento

O sistema complemento medeia diversas respostas imunes inatas (ver Capítulo 41). O reconhecimento de proteínas ou carboidratos estranhos leva à ativação sequencial de proteínas do complemento e à montagem final do *complexo de ataque da membrana*, estrutura multiproteica capaz de provocar lise da célula. Pacientes com hemoglobinúria paroxística noturna (HPN) apresentam defeitos adquiridos nas proteínas reguladoras do complemento, resultando em ativação inapropriada do complemento e lise dos eritrócitos mediada pelo complemento. *Eculizumabe* é anticorpo monoclonal humanizado dirigido contra C5, proteína do complemento que medeia as etapas finais da ativação do complemento e desencadeia o processo de montagem do complexo de ataque da membrana. Aprovado para tratamento da HPN, o fármaco diminui significativamente a hemoglobinúria e a necessidade de transfusões de hemácias em pacientes com HPN. As evidências genéticas indicam que a ativação do complemento pode desempenhar papel etiológico na degeneração macular dependente da idade, sugerindo que inibidores da cascata do complemento poderiam constituir tratamento local útil para essa doença.

▶ Conclusão e perspectivas

São várias as abordagens para a supressão farmacológica da imunidade adaptativa, incluindo desde as de especificidade relativamente baixa, representadas por glicocorticoides e agentes citotóxicos, até as mais específicas, constituídas por inibidores de sinalização celular e terapias com anticorpos. Os *glicocorticoides* induzem supressão profunda da resposta inflamatória e do sistema imune, porém causam muitos efeitos adversos, em sua maioria em decorrência dos efeitos farmacológicos sobre células fora do sistema imune. Estão sendo pesquisados moduladores dos receptores de glicocorticoides que conservam seus efeitos anti-inflamatórios, mas com efeitos adversos menos graves sobre o metabolismo e a homeostasia mineral óssea. Os *agentes citotóxicos* têm como alvo a replicação do DNA; embora as células imunes sejam altamente suscetíveis a esses fármacos, outras células normais também exibem essa suscetibilidade, como as do epitélio gastrintestinal. O agente citotóxico micofenolato de mofetila é altamente seletivo, uma vez que os linfócitos dependem da síntese *de novo* de purinas e ao se observar que o ácido micofenólico é dirigido preferencialmente contra a isoenzima inosina monofosfato desidrogenase, expressa nos linfócitos. Os *inibidores da sinalização dos linfócitos* – como ciclosporina, tacrolimo, sirolimo e everolimo, cujos alvos consistem nas vias de transdução de sinais intracelulares necessárias para a ativação das células T – também são razoavelmente seletivos. Muitos inibidores novos da sinalização intracelular nos linfócitos estão em fase de pesquisa, e a inibição da família da Janus quinase parece ser particularmente promissora. Os *inibidores das citocinas* interrompem sinais solúveis que medeiam a ativação das células imunes. Inibidores do TNF-α – como etanercepte, infliximabe e adalimumabe – representam uma classe de fármacos em expansão. Novos alvos promissores incluem citocinas associadas a células T_H17 entre outras. O conceito de prevenção da ativação das células imunes também se estendeu ao *bloqueio da coestimulação*, representado pelo agente antirreumático abatacepte. A *depleção específica de células B* constitui terapia bem estabelecida para linfomas e artrite reumatoide. A *depleção específica de células T* pode ser benéfica no transplante de órgãos: globulina antitimócito, OKT3 e daclizumabe são anticorpos dirigidos contra epítopos específicos das células T. São vários os anticorpos terapêuticos e moléculas pequenas, os quais *bloqueiam a adesão e o guiamento* (homing) *das células imunes,* e quantidade maior desses agentes encontra-se em fase de desenvolvimento.

Novas pesquisas estão fornecendo novas ideias para a manipulação do sistema imune. Foi constatado, por exemplo, que os microRNA (miRNA) desempenham papéis reguladores importantes na imunidade, e as manipulações experimentais de modelos animais de doença sugeriram que a modulação seletiva de miRNA poderá proporcionar maior grau de controle da imunossupressão.

Esclarecimento

Lloyd Klickstein é funcionário e acionista da Novartis, Inc., empresa que fabrica e distribui fármacos discutidos neste capítulo, incluindo ciclosporina, micofenolato de sódio, everolimo, canaquinumabe e basiliximabe.

Leitura sugerida

Allison AC. Mechanisms of action of mycophenolate mofetil. *Lupus* 2005;14(Suppl 1):s2–8. (*Revisão sobre o micofenolato de mofetila.*)

Murphy K, Travers P, Walport M. *Janeway's immunobiology: the immune system in health and disease.* 7th ed. New York: Garland Publishing; 2007. (*Discute a autoimunidade e a imunidade em transplantes.*)

Lindsay MA. microRNAs and the immune response. *Trends Immunol* 2008;29:343–351. (*Discute o papel que os microRNA podem ter na regulação de inflamações.*)

Nucleotide biosynthesis. In: Berg JM, Tymoczko JL, Stryer L, eds. *Biochemistry.* 6th ed. New York: W. H. Freeman and Company; 2007. (*Revisão sobre a biossíntese no nucleotídio.*)

Vincenti F, Larsen C, Durrbach A, et al. Costimulation with belatacept in renal transplantation. *N Engl J Med* 2005;353:770–781. (*Ensaio clínico que mostra que o belatacept não é inferior à ciclosporina.*)

RESUMO FARMACOLÓGICO: Capítulo 45 | Farmacologia da Imunossupressão.

FÁRMACO	APLICAÇÕES CLÍNICAS	EFEITOS ADVERSOS *GRAVES* E COMUNS	CONTRAINDICAÇÕES	CONSIDERAÇÕES TERAPÊUTICAS
Inibidores da expressão gênica *Mecanismo – inibem a expressão de COX-2; induzem lipocortinas e ativam vias anti-inflamatórias endógenas*				
Prednisona **Prednisolona** **Metilprednisolona** **Dexametasona**	Ver Resumo farmacológico	Capítulo 28		
Agentes citotóxicos *Mecanismo – Ver fármaco específico*				
Ácido micofenólico **Micofenolato de mofetila** **Micofenolato de sódio**	Transplante de órgãos sólidos Nefrite lúpica Artrite reumatoide Pênfigo	*Hipertensão, edema periférico, hemorragia gastrintestinal, leucopenia, mielossupressão, neutropenia, risco aumentado de infecção, linfoma* Distúrbio gastrintestinal, cefaleia	Hipersensibilidade a micofenolato de mofetila ou ácido micofenólico Hipersensibilidade a polissorbato 80 (formulação IV)	Inibidor da inosina monofosfato desidrogenase (IMPHD), enzima que limita a velocidade na formação da guanosina Evite administração concomitante de ferro oral, uma vez que ele diminui acentuadamente a biodisponibilidade do micofenolato de mofetila
Leflunomida	Artrite reumatoide	*Hipertensão, hepatotoxicidade, doença pulmonar intersticial* Alopecia, diarreia, exantema	Gravidez	Inibe a di-hidro-orotato desidrogenase (DHOD), resultando em inibição da síntese de pirimidinas Leflunomida sofre circulação êntero-hepática significativa, resultando em efeito farmacológico prolongado
Azatioprina **Metotrexato** **Ciclofosfamida**	Ver Resumo farmacológico	Capítulos 32 e 38		
Inibidores específicos da sinalização dos linfócitos *Mecanismo – Ver fármaco específico*				
Ciclosporina	Ceratoconjuntivite seca (ciclosporina tópica)	*Nefrotoxicidade, hipertensão, neurotoxicidade, hepatotoxicidade, infecção* Hiperplasia gengival, hiperlipidemia, hirsutismo, distúrbio gastrintestinal	Infecção ocular ativa (ciclosporina tópica)	Ciclosporina liga-se à ciclofilina, e o complexo resultante inibe a atividade de fosfatase da calcineurina, uma proteína de sinalização celular que medeia a ativação das células T Ciclosporina inibe a produção de IL-2 pelas células T ativadas Danazol e outros androgênios podem aumentar os níveis séricos de ciclosporina Rifampicina e erva-de-são-joão reduzem os níveis séricos de ciclosporina
Tacrolimo	Transplante de órgãos Dermatite atópica (tacrolimo tópico)	*Nefrotoxicidade, hipertensão, prolongamento do intervalo QT, hiperglicemia, linfoma, infecção* Alopecia, distúrbio gastrintestinal, anemia, leucocitose, trombocitopenia, cefaleia, insônia, parestesias, tremor, irritação da pele (aplicação tópica)	Hipersensibilidade a óleo de rícino hidrogenado (formulação IV do tacrolimo)	Tacrolimo liga-se à proteína de ligação de FK (FKBP), e o complexo tacrolimo-FKBP inibe a calcineurina O tacrolimo tópico é amplamente utilizado no tratamento de dermatite atópica e outras dermatites eczematosas A erva-de-são-joão diminui acentuadamente os níveis séricos de tacrolimo

(continua)

RESUMO FARMACOLÓGICO: Capítulo 45 | Farmacologia da Imunossupressão. (continuação)

FÁRMACO	APLICAÇÕES CLÍNICAS	EFEITOS ADVERSOS *GRAVES* E COMUNS	CONTRAINDICAÇÕES	CONSIDERAÇÕES TERAPÊUTICAS
Sirolimo Everolimo Zotarolimo	Profilaxia de rejeição de transplante renal (sirolimo) Carcinoma de células renais (everolimo) Doença arterial coronária (*stents* cardíacos*) (sirolimo, everolimo, zotarolimo)	*Hipertensão, edema periférico, infecções, linfoma, doença pulmonar intersticial, microangiopatia trombótica* Anemia, trombocitopenia, artralgia, astenia, cefaleia, reação de hipersensibilidade, angioedema, hiperlipidemia, toxicidade renal	Hipersensibilidade a sirolimo, everolimo ou zotarolimo	Sirolimo liga-se à FKBP, e o complexo sirolimo-FKBP resultante inibe o mTOR, um regulador da translação de proteínas; everolimo e zotarolimo atuam por mecanismos semelhantes Evite a coadministração de sirolimo ou everolimo com fármacos que induzem ou inibem a CYP3A4 Evite a coadministração de everolimo com ciclosporina

Inibidores do fator de necrose tumoral α

Mecanismo – Etanercepte é um dímero do receptor de TNF solúvel, enquanto infliximabe, adalimumabe, certolizumabe e golimumabe são anticorpos anti-TNF

FÁRMACO	APLICAÇÕES CLÍNICAS	EFEITOS ADVERSOS *GRAVES* E COMUNS	CONTRAINDICAÇÕES	CONSIDERAÇÕES TERAPÊUTICAS
Etanercepte	Artrite reumatoide Artrite idiopática juvenil Psoríase em placas Artrite psoriática Espondilite anquilosante	*Mielossupressão, insuficiência cardíaca, neurite óptica, reativação de tuberculose, risco aumentado de infecção, doença desmielinizante do sistema nervoso central, risco aumentado de linfoma e leucemia* Reação no local de injeção, infecção das vias respiratórias altas, dor abdominal, vômitos	Sepse Insuficiência cardíaca	Todos os pacientes devem ser submetidos a triagem para tuberculose antes de iniciar o tratamento com um inibidor do TNF, dado o risco acentuadamente aumentado de reativação da tuberculose latente Todo paciente que adquire infecção enquanto em uso de inibidor do TNF deve ser submetido a avaliação e antibioticoterapia agressiva Etanercepte é um dímero do receptor de TNF solúvel, que se liga tanto a TNF-α quanto a TNF-β, enquanto infliximabe, adalimumabe, certolizumabe e golimumabe são anticorpos monoclonais que se ligam especificamente a TNF-α
Infliximabe Adalimumabe Certolizumabe Golimumabe	Artrite reumatoide (infliximabe, adalimumabe, golimumabe) Artrite idiopática juvenil (adalimumabe) Doença de Crohn (infliximabe, adalimumabe, certolizumabe) Colite ulcerativa (infliximabe) Espondilite anquilosante (infliximabe, adalimumabe, golimumabe) Psoríase em placas (infliximabe, adalimumabe) Artrite psoriática (adalimumabe, golimumabe)	Semelhantes aos do etanercepte	Hipersensibilidade ao infliximabe Nenhuma contraindicação até o momento para adalimumabe, certolizumabe e golimumabe	Infliximabe é anticorpo murino parcialmente imunizado e dirigido contra o TNF-α humano Adalimumabe e golimumabe são anticorpos IgG1 totalmente humanos, dirigidos contra TNF-α; golinumabe apresenta meia-vida mais longa que adalimumabe Certolizumabe é um fragmento de anticorpo anti-TNF-α peguilado

Inibidores da IL-12/IL-23p40

Mecanismo – Ustequinumabe é um anticorpo monoclonal IgG1 humano que se liga à subunidade proteica p40 compartilhada por IL-12 e IL-23. IL-12 e IL23 são citocinas envolvidas em ativação das células natural killer e diferenciação e ativação das células T CD4⁺

FÁRMACO	APLICAÇÕES CLÍNICAS	EFEITOS ADVERSOS *GRAVES* E COMUNS	CONTRAINDICAÇÕES	CONSIDERAÇÕES TERAPÊUTICAS
Ustequinumabe	Psoríase em placas	*Risco aumentado de infecção, síndrome de leucoencefalopatia posterior reversível, risco aumentado de neoplasia maligna* Nasofaringite, infecção das vias respiratórias altas, cefaleia, fadiga	Nenhuma	Após a dose de ataque inicial, ustequinumabe é administrado por via subcutânea, a cada 3 meses

Inibidores da interleucina-1

Mecanismo — Anacinra é um antagonista do receptor de IL-1 recombinante; rilonacepte é proteína de fusão do receptor de IL-1 solúvel e Fc recombinante; canaquinumabe é um anticorpo monoclonal IgG1 humano dirigido contra IL-1β

Fármaco	Aplicações clínicas	Efeitos adversos graves	Contraindicações	Considerações terapêuticas
Anacinra	Artrite reumatoide	*Neutropenia, risco aumentado de infecção*	Hipersensibilidade à anacinra ou a proteínas derivadas de *E. coli*	Diminui as erosões ósseas, possivelmente ao reduzir a liberação de metaloproteinase das células sinoviais
Rilonacepte Canaquinumabe	Síndromes febris periódicas associadas à criopirina, incluindo síndrome familiar autoinflamatória a frio e síndrome de Muckle-Wells	*Infecções graves* Reação no local de injeção e infecções das vias respiratórias altas	Nenhuma	Evite a administração em pacientes com infecções ativas, recorrentes ou crônicas Evite a administração de vacinas vivas

Antagonista dos receptores de citocinas

Mecanismo — Anticorpo monoclonal humanizado recombinante contra o receptor de IL-6

Fármaco	Aplicações clínicas	Efeitos adversos graves	Contraindicações	Considerações terapêuticas
Tocilizumabe	Artrite reumatoide	*Infecções graves, perfuração gastrintestinal, anafilaxia* Infecções das vias respiratórias altas, nasofaringite, cefaleia, hipertensão	Nenhuma	Evite a administração de vacinas vivas

Depleção de células imunes específicas

Mecanismo — Ver fármaco específico

Fármaco	Aplicações clínicas	Efeitos adversos graves	Contraindicações	Considerações terapêuticas
Globulina antitimócito	Transplante renal Anemia aplásica	*Síndrome de liberação de citocinas (febre, calafrios, mialgia, cefaleia), hipertensão, anemia, leucopenia, trombocitopenia, risco aumentado de infecção*	Doença viral aguda História de alergia ou anafilaxia às proteínas de coelho ou cavalo	Anticorpos policlonais de coelho ou cavalo dirigidos contra epítopos de células T humanas O tratamento com ATG pode resultar em imunossupressão ampla, que pode levar à ocorrência de infecção
OKT3	Transplante de órgãos	Iguais aos da globulina antitimócito	Títulos de anticorpos antimurinos superiores a 1:1.000 Insuficiência cardíaca Convulsões Gravidez ou lactação Hipertensão não controlada	Anticorpo monoclonal murino dirigido contra a CD3 humana, molécula de sinalização importante para a ativação celular mediada pelo receptor de células T O tratamento pode resultar na produção de anticorpos dirigidos contra regiões murinas específicas do OKT3
Rituximabe Ofatumumabe	Linfoma não Hodgkin de células B (rituximabe) Leucemia linfocítica crônica (rituximabe, ofatumumabe) Artrite reumatoide (rituximabe)	*Imunossupressão significativa, reação à infusão, leucoencefalopatia multifocal progressiva (rituximabe e ofatumumabe) Síndrome de lise tumoral, reações mucocutâneas graves (rituximabe) Neutropenia, trombocitopenia (ofatumumabe)* Anormalidades hematológicas, reações à infusão	Nenhuma	Rituximabe é um anticorpo anti-CD20 parcialmente humanizado, enquanto ofatumumabe é um anticorpo anti-CD20 totalmente humano
Daclizumabe Basiliximabe	Transplante de órgãos	Iguais aos da globulina antitimócito	Hipersensibilidade a daclizumabe ou basiliximabe	Anticorpos dirigidos contra CD25, um receptor de IL-2 de alta afinidade
Alentuzumabe	Leucemia linfocítica crônica de células B	Iguais aos da globulina antitimócito	Infecção sistêmica ativa Imunodeficiência subjacente	Anticorpo contra campath-1 (CD52), um antígeno expresso na maioria dos linfócitos maduros e em alguns precursores dos linfócitos

(continua)

RESUMO FARMACOLÓGICO: Capítulo 45 | Farmacologia da Imunossupressão. (continuação)

FÁRMACO	APLICAÇÕES CLÍNICAS	EFEITOS ADVERSOS *GRAVES* E COMUNS	CONTRAINDICAÇÕES	CONSIDERAÇÕES TERAPÊUTICAS
Alefacepte	Psoríase	Iguais aos da globulina antitimócito	Infecção pelo HIV Baixa contagem de células T CD4	Proteína de fusão LFA-3/Fc, que interrompe a sinalização de CD2/IFA-3 por meio de sua ligação à CD2 das células T, resultando em inibição da ativação das células T
Inibição da coestimulação				
Mecanismo – Análogos de CTLA-4 fundidos com região constante da IgG1; por meio da formação de um complexo com moléculas B7 da superfície celular, os fármacos impedem a liberação de um sinal coestimulador, e a célula T desenvolve anergia ou sofre apoptose				
Abatacepte	Artrite reumatoide refratária a metotrexato ou inibidores do TNF-α	*Exacerbação da doença pulmonar obstrutiva crônica (DPOC), suscetibilidade aumentada às infecções* Náuseas, cefaleia, infecção do trato urinário (ITU)	Hipersensibilidade ao abatacepte	O abatacepte não deve ser administrado concomitantemente com inibidores do TNF-α ou anacinra, dado o risco aumentado de infecção
Belatacepte	Em fase de pesquisas Congênere estrutural próximo do abatacepte, que apresenta afinidade aumentada para B7-1 e B7-2			
Bloqueio da adesão celular				
Mecanismo – Natalizumabe é um anticorpo monoclonal dirigido contra a integrina α4, que inibe a interação das células imunes com células que expressam VCAM-1 e MAdCAM-1				
Natalizumabe	Esclerose múltipla Doença de Crohn	*Leucoencefalopatia multifocal progressiva, imunossupressão, depressão, hepatotoxicidade, pneumonia* Cefaleia, exantema, artralgia, fadiga, infecção do trato urinário	História ou ocorrência de leucoencefalopatia multifocal progressiva (PML, de *progressive multifocal leukoencephalopathy*)	Podem ocorrer reações relacionadas com a infusão
Inibidor da ativação do complemento				
Mecanismo – Anticorpo humanizado contra C5, a proteína do complemento que medeia as etapas finais na ativação do complemento e na montagem do complexo de ataque da membrana				
Eculizumabe	Hemoglobinúria paroxística noturna	*Infecções* Cefaleia, nasofaringite, dor lombar, náuseas	Infecção por *Neisseria meningitidis* Nenhuma vacinação contra *N. meningitidis*	Todos os pacientes que suspendem o uso do eculizumabe precisam ser monitorados à procura de sinais e sintomas de hemólise intravascular, incluindo avaliação dos níveis séricos de lactato desidrogenase (LDH)

46

Farmacologia Integrativa da Inflamação | Doença Ulcerosa Péptica

Dalia S. Nagel e Helen M. Shields

▶ Introdução

A úlcera péptica corresponde à perda de integridade da mucosa do estômago (úlcera gástrica) ou do duodeno (úlcera duodenal). Nos Estados Unidos, 4,5 milhões de pessoas sofrem de doença ulcerosa péptica ativa, e, por ano, são diagnosticados 500 mil novos casos de doença ulcerosa péptica. A prevalência da doença ulcerosa péptica durante a vida é de aproximadamente 10%, e o custo anual estimado para seu tratamento ultrapassa a cifra de 1 bilhão de dólares.

São vários os mecanismos fisiopatológicos envolvidos na doença ulcerosa péptica, de modo que seu manejo clínico requer diversas estratégias farmacológicas. Este capítulo descreve a fisiologia da secreção gástrica ácida e a fisiopatologia subjacente à formação das úlceras pépticas. São discutidos, na sequência, os agentes farmacológicos utilizados no tratamento da doença ulcerosa péptica, com base na fisiopatologia suspensa por esses fármacos.

▶ Fisiologia da secreção ácida gástrica

Controle neuro-hormonal da secreção ácida gástrica

O ácido clorídrico é secretado no estômago pelas *células parietais*, que se localizam nas glândulas oxínticas de fundo e corpo gástricos. A célula parietal transporta ativamente H^+ por suas membranas canaliculares apicais pelas H^+/K^+ ATPases (bombas de prótons), responsáveis pela troca do H^+ intracelular pelo K^+ extracelular. Esse processo é regulado por três secretagogos neuro-hormonais: *histamina*, *gastrina* e *acetilcolina* (ACh). Cada um desses secretagogos se liga a receptores específicos na membrana basolateral da célula parietal e os ativa, desencadeando, assim, as mudanças bioquímicas necessárias para o transporte ativo do H^+ para fora da célula.

A histamina, liberada por células similares às *enterocromafínicas* (ECL, do inglês *enterochromaffin-like*), localizadas nas

CASO

Primeiro episódio

Tom, um pós-graduando, de 24 anos de idade, apresenta bom estado de saúde, apesar de fumar aproximadamente dois maços de cigarros e tomar cinco xícaras de café por dia. Atualmente, encontra-se estressado dada a proximidade do prazo de entrega de sua dissertação em ciência da computação. Além disso, tem ingerido dois comprimidos de ácido acetilsalicílico por dia nos últimos dois meses, em decorrência de uma lesão do joelho sofrida enquanto esquiava em suas férias de inverno.

Nessas últimas duas semanas, Tom começou a sentir dor acompanhada de queimação na parte superior do abdome, que aparece 1 a 2 h após se alimentar, além de frequentemente ser acordado pela dor por volta das 3 h da madrugada. A dor é habitualmente aliviada com a ingestão de alimento e com o uso de antiácidos vendidos sem prescrição médica.

Com o aumento da intensidade da dor, Tom decidiu consultar seu médico, Dr. Smith, no setor médico da universidade. Após examiná-lo, o médico verificou que o estado do abdome era normal, exceto por hipersensibilidade epigástrica à palpação. O profissional apresentou a Tom as opções de exames complementares, incluindo uma série de radiografias no segmento gastrintestinal superior e uma endoscopia. Tom optou por se submeter à endoscopia, durante a qual uma úlcera foi identificada, na porção proximal da parede posterior do duodeno, com 0,5 cm de diâmetro. Efetuou-se uma biopsia da mucosa do antro gástrico para detecção de *Helicobacter pylori*.

De posse do diagnóstico de úlcera duodenal. Dr. Smith prescreveu a Tom omeprazol, um inibidor da bomba de prótons. No dia seguinte, quando os resultados dos exames de patologia indicaram a presença de infecção por *H. pylori*, Dr. Smith prescreveu bismuto, claritromicina e amoxicilina, além do inibidor da bomba de prótons. O médico também aconselhou Tom a parar de fumar e de beber café, e, sobretudo, a evitar o uso de ácido acetilsalicílico.

Segundo episódio

Tom não apresentou problema clínico na década posterior à cicatrização de sua úlcera duodenal. Aos 34 anos, no entanto, começou a desenvolver a síndrome do túnel do carpo e começou a ingerir vários comprimidos de ácido acetilsalicílico ao dia para aliviar a dor. Um mês depois, surgiu dor acompanhada de queimação na parte superior do abdome. Após episódios de vômito "em borra de café" e perceber que suas fezes estavam muito escuras, Tom decidiu procurar seu médico. Após descobrir, por meio de uma endoscopia, que Tom apresentou úlcera gástrica com sangramento recente, Dr. Smith explicou que a doença ulcerosa péptica recidivou. O teste respiratório da ureia foi negativo para *H. pylori*, e o médico disse que o uso de ácido acetilsalicílico deve ser a causa mais provável da recaída. Tom foi tratado com antiácidos e ranitidina, um antagonista dos receptores H₂, e foi orientado a interromper o uso de ácido acetilsalicílico. Dr. Smith foi além e explicou a Tom quais eram os analgésicos considerados anti-inflamatórios não esteroides (AINE).

Duas semanas depois, Tom relatou ao Dr. Smith que a dor no punho se tornou insuportável e que precisava continuar com o ácido acetilsalicílico para conseguir se concentrar no trabalho. O médico respondeu que ele poderia até mesmo continuar o uso de ácido acetilsalicílico, contanto que seu tratamento antiulceroso fosse modificado, substituindo o antagonista H₂ por um inibidor da bomba de prótons.

Questões

1. Quais são os fatores de risco apresentados por Tom para o desenvolvimento de doença ulcerosa péptica? Qual é o papel do *H. pylori* e do uso de AINE nessa doença?

2. Por que Tom recebeu um inibidor da bomba de prótons para tratamento de seu primeiro episódio de doença ulcerosa péptica? Por que foram prescritos um antagonista H₂ no segundo episódio e, em seguida, um inibidor da bomba de prótons quando ele insistiu em utilizar ácido acetilsalicílico como analgésico?

3. Por que Tom recebeu claritromicina em lugar de metronidazol para tratamento da infecção por *H. pylori*?

---

glândulas oxínticas e adjacentes a estas, e pelos *mastócitos* na lâmina própria, liga-se a *receptores H₂* de histamina presentes na célula parietal. A ativação dos receptores H₂ estimula a adenilciclase e aumenta o monofosfato de adenosina cíclico intracelular (AMPc). Por sua vez, o AMPc ativa a proteinoquinase dependente de AMPc (proteinoquinase A [PKA]). A PKA fosforila e ativa proteínas responsáveis pelo tráfego de tubulovesículas citoplasmáticas contendo H⁺/K⁺ATPase até a membrana apical da célula. A H⁺/K⁺ ATPase não bombeia H⁺ nas tubulovesículas, dada a baixa permeabilidade da membrana vesicular ao K⁺. Após a fusão das tubulovesículas com a membrana apical, a disponibilidade de K⁺ extracelular faz com que a H⁺/K⁺ ATPase possa bombear H⁺ da célula parietal para o lúmen gástrico. Concomitantemente com o tráfego das tubulovesículas citoplasmáticas para a membrana apical, a ativação celular mobiliza um canal de K⁺ da membrana apical para fornecer o K⁺ extracelular necessário para esse processo (Figura 46.1).

A gastrina é secretada na corrente sanguínea pelas *células G* do antro gástrico, enquanto a ACh é liberada dos nervos pós-ganglionares cujos corpos celulares se localizam na sub-mucosa (plexo de Meissner). Esses secretagogos se ligam a seus respectivos receptores acoplados à proteína G na célula parietal e, desse modo, ativam a fosfolipase C e aumentam os níveis intracelulares de cálcio (Ca^{2+}). Além da participação da fosfolipase C e do Ca^{2+} intracelular, as vias de sinalização pelas quais a estimulação das células parietais por gastrina e ACh leva à ativação da H⁺/K⁺ ATPase ainda não estão totalmente elucidadas. A proteinoquinase C provavelmente está envolvida, porém seu papel continua controverso (Figura 46.1). Somado a seu papel relativamente menor na estimulação direta das células parietais, a gastrina desempenha importante função ao estimular a liberação de histamina pelas células ECL (ver adiante).

Enquanto histamina, gastrina e ACh elevam a secreção ácida pelas células parietais, as *células D secretoras de somatostatina* e as *prostaglandinas* limitam a extensão da secreção gástrica ácida. A somatostatina diminui a secreção ácida por meio de três mecanismos: (1) inibição da liberação de gastrina das células G por mecanismo parácrino; (2) inibição da liberação de histamina de células ECL e mastócitos; e (3) inibição direta da secreção ácida pelas células parietais. A prostaglandina E₂ (PGE₂) inten-

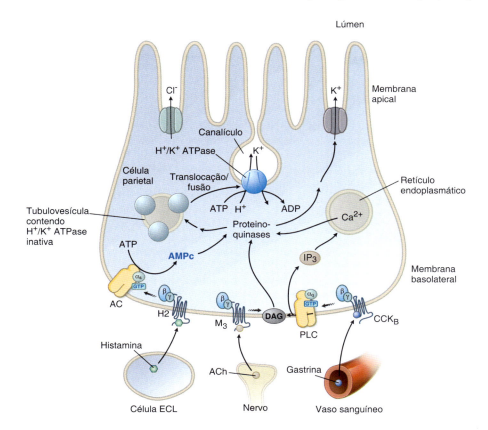

FIGURA 46.1 Controle da secreção ácida das células parietais. A estimulação da secreção ácida das células parietais é modulada por vias parácrina (histamina), neuroendócrina (acetilcolina [ACh]) e endócrina (gastrina), que ativam seus respectivos receptores (H_2, M_3 e CCK_B). A ativação dos receptores H_2 aumenta o AMPc, que ativa a proteinoquinase A. Por sua vez, a ativação dos receptores M_3 e CCK_B estimula a liberação de Ca^{2+} por via IP_3/DAG mediada pela G_q; esses sinais também podem estimular a atividade da proteinoquinase A. Essa ativação resulta em translocação das tubulovesículas citoplasmáticas que contêm H^+/K^+ ATPase ativa até a membrana apical. A fusão das tubulovesículas com a membrana apical ativa a H^+/K^+ ATPase, que bombeia íons H^+ no lúmen do estômago. Um canal de Cl^- da membrana apical acopla o efluxo de Cl^- com o efluxo de H^+, enquanto um canal de K^+ da membrana apical recicla o K^+ para fora da célula. O resultado final desse processo consiste na rápida extrusão de HCl no lúmen do estômago. Além de seu efeito direto sobre os receptores CCK_B nas células parietais, a gastrina também estimula os receptores CCK_B nas células ECL, promovendo a liberação de histamina (*não ilustrada*).

sifica a resistência da mucosa à lesão tecidual ao: (1) reduzir a secreção gástrica basal e a estimulada de ácido; e (2) aumentar a secreção de bicarbonato pelas células epiteliais, a produção muco, a renovação celular e o fluxo sanguíneo local.

Fases da secreção ácida gástrica

As secreções gástricas aumentam de modo considerável durante uma refeição. A secreção ácida gástrica tem três fases.

A *fase cefálica* inclui respostas a visão, paladar, olfato e imaginação do alimento. A "ingestão simulada de alimento", experimento em que o alimento é mastigado, mas não deglutido, desencadeia elevação da secreção ácida mediada por estimulação vagal e secreção aumentada de gastrina.

A distensão mecânica do estômago e a ingestão de aminoácidos e peptídios estimulam a *fase gástrica*. A distensão ativa receptores de estiramento na parede do estômago, que são ligados a nervos intramurais curtos e fibras vagais. Os nutrientes luminais, como aminoácidos, constituem poderosos estimulantes para liberação de gastrina. A gastrina é transportada pelo sangue circulante até a mucosa oxíntica e estimula a liberação de histamina pelas células ECL. Nessa fase, a inibição da liberação de gastrina das células G do antro gástrico mediada pelo ácido (pH < 3) constitui importante

retroalimentação negativa sobre a secreção ácida. Esta última também é inibida pela liberação de somatostatina das células D do antro.

A *fase intestinal* envolve a estimulação da secreção ácida gástrica pela proteína digerida no intestino. A gastrina também desempenha importante papel na mediação dessa fase.

Fatores protetores

Os fatores que protegem a mucosa gástrica incluem muco gástrico, prostaglandinas (discutidas anteriormente e no Capítulo 42), bicarbonato gástrico e duodenal, processo de restituição (reparo) e fluxo sanguíneo. As células epiteliais do estômago secretam *muco*, que atua como um lubrificante que protege as células da mucosa de abrasões. Composta de glicoproteínas hidrofílicas que são viscosas e detêm propriedades formadoras de gel, a camada de muco possibilita a formação de uma camada ininterrupta de água na superfície luminal do epitélio. Juntas, as camadas de muco e água atenuam o dano potencial produzido pelo ambiente ácido do lúmen gástrico. As *prostaglandinas* estimulam a secreção de muco, enquanto os AINE e os agentes anticolinérgicos inibem a produção de muco. Além disso, o *H. pylori* destrói a integridade da camada de muco (ver adiante).

O *bicarbonato* protege o epitélio gástrico ao neutralizar o ácido gástrico. O bicarbonato é secretado pelas células epiteliais na superfície luminal da mucosa gástrica, em fendas gástricas, e na superfície luminal da mucosa duodenal. A secreção de bicarbonato no duodeno serve para neutralizar o ácido que chega ao intestino proveniente do estômago.

A *restituição* refere-se à capacidade de reparo da mucosa gástrica. Ocorre reparo da lesão por meio da migração de células epiteliais intactas ao longo da membrana basal, preenchendo os defeitos criados pela descamação das células lesionadas.

O fator protetor final é o *fluxo sanguíneo*. O fluxo sanguíneo para a mucosa gástrica remove o ácido difundido pela camada de muco danificada.

► Fisiopatologia da doença ulcerosa péptica

A úlcera péptica consiste em perda da integridade do revestimento de estômago ou duodeno. A solução de continuidade pode acometer mucosa, muscular da mucosa, submucosa e, em alguns casos, camadas mais profundas da parede muscular. Esse comprometimento da integridade da mucosa pode causar dor, sangramento, obstrução, perfuração e mesmo morte. As úlceras pépticas são causadas por um desequilíbrio entre fatores protetores e fatores lesivos na mucosa gastrintestinal. Esta seção descreve os principais mecanismos fisiopatológicos envolvidos na formação ulcerosa, dos quais os dois mais comuns são infecção por *H. pylori* e uso de AINE.

Helicobacter pylori

H. pylori, uma bactéria gram-negativa espiralada que constitui a causa mais comum de doença ulcerosa péptica não associada ao uso de AINE, é comumente encontrada no antro gástrico de significativa porcentagem de pacientes com úlceras duodenais e gástricas – incluindo Tom em sua primeira consulta com Dr. Smith no Caso descrito na Introdução. A erradicação de *H. pylori* leva à redução das taxas de recorrência e recidiva em pacientes com úlceras. Este último achado e o fato de que muitos pacientes com úlceras são infectados por *H. pylori* constituem a principal evidência para o papel etiológico dessa bactéria na doença ulcerosa péptica.

H. pylori reside no ambiente ácido do estômago, e a infecção inicial é transmitida por via oral. Uma vez ingerida, a bactéria microaerofílica utiliza seus quatro a seis flagelos para se movimentar sinuosamente pela camada de muco gástrico. *H. pylori* fixa-se a moléculas de adesão na superfície das células epiteliais gástricas. No duodeno, a bactéria fixa-se apenas a áreas que contenham células epiteliais gástricas, que surgiram em decorrência de lesão ácida excessiva da mucosa duodenal (metaplasia gástrica). Sua capacidade de viver nesse ambiente hostil se deve, em parte, à produção da enzima *urease*, que converte a ureia em amônia. A amônia tampona o H^+ e forma hidróxido de amônio, criando uma nuvem alcalina ao redor da bactéria e protegendo-a do ambiente ácido do estômago.

Os fatores de virulência de *H. pylori* causam lesão no hospedeiro. A urease é um desses fatores lesivos, uma vez que se trata de um antígeno que desencadeia poderosa resposta imune. Além disso, o hidróxido de amônio produzido pela urease provoca lesão das células epiteliais gástricas. Outros fatores de virulência incluem lipopolissacarídios (endotoxinas), que são componentes da membrana externa da bactéria, bem como uma lipase e uma protease, secretadas pelas bactérias e que degradam a mucosa gástrica. A citotoxicidade produzida por *H. pylori* também foi correlacionada com duas proteínas associadas a citotoxinas de vacuolização, a saber: cagA e vacA.

A persistência de *H. pylori* pode ser atribuída, em parte, à resposta imune inapropriada que ele desencadeia. Em lugar da resposta imune T_H2 normal da mucosa, que controla as infecções luminais por meio de anticorpo secretor (IgA), o *H. pylori* deflagra uma resposta T_H1. As citocinas associadas à resposta T_H1 induzem inflamação e lesão das células epiteliais.

Vários outros mecanismos caracterizam a doença péptica induzida por *H. pylori* (Figura 46.2). A secreção ácida apresenta-se maior em pacientes com úlceras duodenais associadas ao *H. pylori*. Acredita-se que isso seja resultado de níveis elevados de gastrina circulante, que induzem a proliferação das células parietais, com mais produção de ácido. O aumento da secreção de gastrina ocorre por meio de dois mecanismos: (1) a amônia produzida pelo *H. pylori* resulta em ambiente alcalino na proximidade das células G e, dessa maneira, estimula a liberação de gastrina; e (2) a quantidade de células D do antro é inferior ao normal em pacientes infectados por *H. pylori*, resultando em menor produção de somatostatina e maior liberação

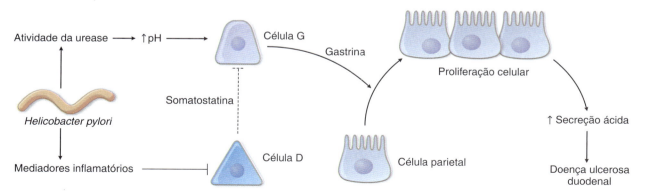

FIGURA 46.2 Papel de *H. pylori* na doença ulcerosa péptica duodenal. São ilustrados dois dos mecanismos pelos quais a infecção por *H. pylori* predispõe à doença ulcerosa péptica. No primeiro deles, os mediadores inflamatórios induzidos por *H. pylori* inibem a secreção de somatostatina pelas células D no antro gástrico. A diminuição da secreção de somatostatina pelas células D leva à desinibição da liberação de gastrina das células G. No segundo mecanismo, o hidróxido de amônio produzido pela urease derivada de *H. pylori* aumenta o pH gástrico, o que, por sua vez, estimula a secreção de gastrina. A ativação da liberação de gastrina por ambos os mecanismos leva à proliferação das células parietais, aumentando a capacidade funcional da mucosa gástrica para secretar íons H^+ e predispondo, assim, ao desenvolvimento de doença ulcerosa duodenal.

de gastrina. *H. pylori* também diminui a secreção de bicarbonato duodenal, portanto, enfraquece os mecanismos protetores da mucosa duodenal.

A presença de infecção por *H. pylori* pode ser detectada pelo *teste respiratório da ureia marcada com* ^{13}C, que se baseia na produção de urease pelo microrganismo. Nesse teste, a urease converte a ^{13}C-ureia ingerida em $^{13}CO_2$ se *H. pylori* estiver presente no estômago, e o $^{13}CO_2$ será detectado na respiração. Na atualidade, o teste respiratório de ureia marcada com ^{13}C constitui o melhor teste diagnóstico para *H. pylori*; outros métodos de detecção incluem exame histológico de biopsia da mucosa gástrica (como a inicialmente efetuada no caso de Tom), teste sorológico para anticorpos de *H. py*lori e teste do antígeno fecal.

AINE

Mais de 100 mil pacientes são hospitalizados por ano com complicações gastrintestinais associadas ao uso de AINE, e, nesses pacientes, o sangramento gastrintestinal apresenta uma taxa de mortalidade de 5 a 10%. O trato gastrintestinal constitui o alvo mais comum dos efeitos adversos dos AINE.

A lesão gastrintestinal associada aos AINE é atribuída tanto à *lesão tópica* quanto aos *efeitos sistêmicos* desses fármacos (Figura 46.3). Os AINE são, em sua maioria, ácidos orgânicos fracos. No ambiente ácido do estômago, esses agentes são compostos neutros que podem atravessar a membrana plasmática e penetrar nas células epiteliais gástricas. No ambiente intracelular neutro, os fármacos são reionizados e retidos. A consequente lesão intracelular é responsável pelo dano gastrintestinal local associado ao uso de AINE.

Os AINE também causam lesão sistêmica do revestimento gastrintestinal, em grande parte em decorrência da diminuição da síntese de prostaglandinas na mucosa. Conforme descrito detalhadamente no Capítulo 42, a formação de prostaglandinas a partir do ácido araquidônico é catalisada por duas enzimas ciclo-oxigenases. Em geral, a ciclo-oxigenase-1 (COX-1) é expressa de modo constitutivo e produz as prostaglandinas gástricas responsáveis pela integridade da mucosa, enquanto a ciclo-oxigenase-2 (COX-2) é induzida por estímulos inflamatórios. A inibição da COX-1 pelos AINE pode levar à ulceração da mucosa, uma vez que a inibição da síntese de PGE_2 remove um dos mecanismos protetores que mantêm a integridade da mucosa gástrica. Embora os *AINE seletivos da COX-2* (coxibes) possam estar associados a menor risco de formação de úlceras do que os *AINE não seletivos*, os coxibes parecem estar vinculados a aumento na taxa de infarto do miocárdio e acidente vascular encefálico. Vários dos AINE seletivos da COX-2 foram voluntariamente retirados do mercado (rofecoxibe e valdecoxibe), enquanto o uso do terceiro foi voluntariamente limitado (celecoxibe). Os efeitos cardiovasculares adversos dos inibidores seletivos da COX-2 podem resultar da supressão da produção de prostaciclinas pelas células endoteliais vasculares (catalisadas pela COX-1 e pela COX-2), possibilitando que o tromboxano produzido pelas plaquetas (catalisado pela COX-1) exerça efeito protrombótico sem qualquer oposição (ver Capítulo 42).

Embora haja muitas evidências de lesão de AINE causada pela inibição da síntese de prostaglandinas, há outros mecanismos sistêmicos pelos quais esses fármacos podem causar úlceras. Os AINE, por exemplo, elevam a expressão de moléculas de adesão intercelular no endotélio vascular da mucosa gástrica, e o aumento da aderência dos neutrófilos ao endotélio vascular provoca a liberação de radicais livres e proteases, que causam lesão da mucosa.

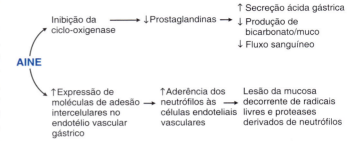

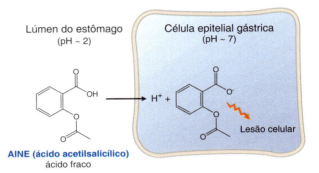

FIGURA 46.3 Papel dos AINE na doença ulcerosa péptica. A doença ulcerosa péptica associada a AINE resulta tanto de efeitos sistêmicos quanto de lesão tópica. **A.** Efeitos sistêmicos: os AINE inibem a ciclo-oxigenase, portanto, é menor a produção de prostaglandinas. Como as prostaglandinas ativam a G_i e, por conseguinte, menos AMPc são produzidos nas células parietais gástricas, a produção diminuída de prostaglandinas provoca aumento da secreção ácida gástrica. As prostaglandinas diminuídas também reduzem a produção de bicarbonato e muco, bem como o fluxo sanguíneo no estômago. Outro efeito sistêmico envolve a expressão aumentada de moléculas de adesão intercelulares (ICAM, de *intercellular adhesion molecules*) no endotélio vascular do estômago, aumentando, assim, a aderência dos neutrófilos às células endoteliais vasculares. Os neutrófilos liberam radicais livres e proteases que causam lesão da mucosa. **B.** Efeitos tópicos: os AINE induzem lesão local por meio da retenção de íons. Partindo do lúmen do estômago, o fármaco penetra nas células epiteliais gástricas em sua forma não carregada. No ambiente neutro do citoplasma, o AINE é ionizado e retido no interior da célula, provocando lesão celular.

Hipersecreção ácida

A hipersecreção ácida constitui importante fator etiológico em alguns pacientes com doença ulcerosa péptica. A *síndrome de Zollinger-Ellison* e as *úlceras de Cushing* são dois exemplos clínicos em que a hiperacidez leva ao desenvolvimento de doença ulcerosa péptica. Na síndrome de Zollinger-Ellison, um tumor secretor de gastrina de células não beta do pâncreas endócrino resulta em aumento da secreção ácida. Nas úlceras de Cushing, observadas em pacientes com traumatismo cranioencefálico grave, o aumento do tônus vagal (colinérgico) provoca hiperacidez gástrica (ver Figura 46.1).

Outros fatores

A pepsina é uma enzima digestiva secretada pelas células principais gástricas na forma de precursor inativo, o pepsinogênio. Estudos sugerem um papel para a pepsina na formação de úlceras. O tabagismo está associado à doença ulcerosa péptica, dado o comprometimento do fluxo sanguíneo e da cicatrização da mucosa e dada a inibição da produção pancreática de bicarbonato. Consumo de cafeína (aumento da secreção ácida), cirrose alcoólica, uso de glicocorticoides e influências genéticas também se correlacionam com doença ulcerosa péptica. Por fim, o estresse psicológico crônico pode, em certas ocasiões, constituir causa importante de doença ulcerosa péptica. No caso descrito na Introdução, Tom fumava cigarros, consumia grande quantidade de café, tomava ácido acetilsalicílico e se encontrava sob estresse em decorrência da conclusão de sua dissertação em ciências da computação. Esses fatores podem ter contribuído para o desenvolvimento de uma úlcera.

▶ Classes e agentes farmacológicos

Vários mecanismos fisiopatológicos podem levar ao desenvolvimento de doença ulcerosa péptica, e o manejo clínico requer a consideração de múltiplas opções farmacológicas. Os agentes disponíveis podem ser divididos em fármacos que: (1) diminuem a secreção ácida; (2) neutralizam o ácido; (3) promovem a defesa da mucosa; e (4) modificam os fatores de risco (Figura 46.4).

Agentes que diminuem a secreção ácida

Antagonistas dos receptores H_2

A descoberta dos *antagonistas dos receptores H_2* por Black *et al.*, na década de 1970, modificou consideravelmente o tratamento da doença ulcerosa péptica. Esses pesquisadores identificaram um segundo receptor de histamina (o H_1 foi o primeiro; ver Capítulo 43) e elucidaram seu papel na secreção ácida gástrica. Os antagonistas dos receptores H_2 (também denominados *bloqueadores H_2*) inibem reversível e competitivamente a ligação de histamina a receptores H_2, resultando em supressão da secreção ácida gástrica. Os antagonistas dos receptores H_2 também diminuem indiretamente a secreção ácida gástrica induzida por gastrina e acetilcolina.

Quatro antagonistas dos receptores H_2 estão disponíveis: *cimetidina, ranitidina, famotidina* e *nizatidina* (Figura 46.5). Os antagonistas dos receptores H_2 são rapidamente absorvidos pelo intestino delgado. As concentrações plasmáticas máximas são alcançadas dentro de 1 a 3 horas. A eliminação dos antagonistas dos receptores H_2 envolve tanto sua excreção renal quanto seu metabolismo hepático. Por esse motivo, é importante diminuir a dose desses fármacos em pacientes com insuficiên-

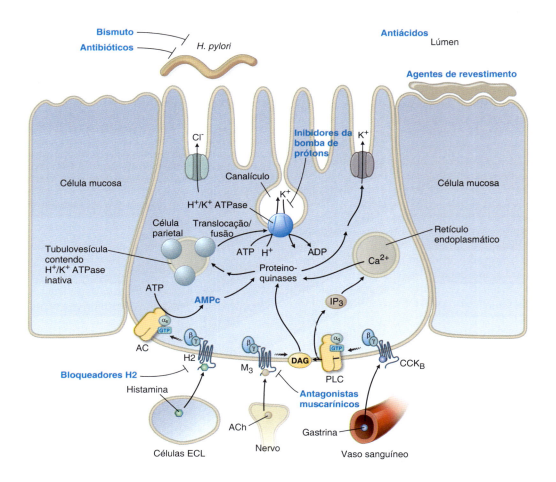

FIGURA 46.4 Sítios de ação dos fármacos utilizados no tratamento da doença ulcerosa péptica. Os antagonistas dos receptores H_2 (bloqueadores H_2) inibem a ativação do receptor H_2 de histamina pela histamina endógena. Os antagonistas muscarínicos inibem a sinalização por meio do receptor muscarínico M_3 de acetilcolina (ACh). Os inibidores da bomba de prótons diminuem a atividade da H^+/K^+ATPase na membrana canalicular da célula parietal. Os antiácidos neutralizam o ácido no lúmen gástrico. Os agentes de revestimento proporcionam uma camada protetora sobre a superfície epitelial da mucosa gástrica. Bismuto e antibióticos atuam no sentido de erradicar o *H. pylori* da camada mucosa que reveste a mucosa gástrica. A infecção pelo *H. pylori* constitui importante fator contribuinte na patogenia da doença ulcerosa péptica.

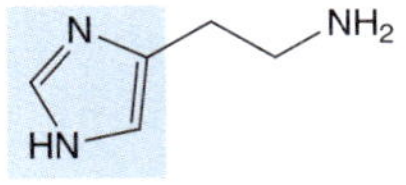

FIGURA 46.5 Antagonistas do receptor H₂ de histamina. Os antagonistas do receptor H₂ compartilham componentes relacionados com a histamina, proporcionando uma base estrutural para a inibição do receptor H₂. Para descrição mais detalhada da estrutura desses agentes, ver a legenda da Figura 43.5.

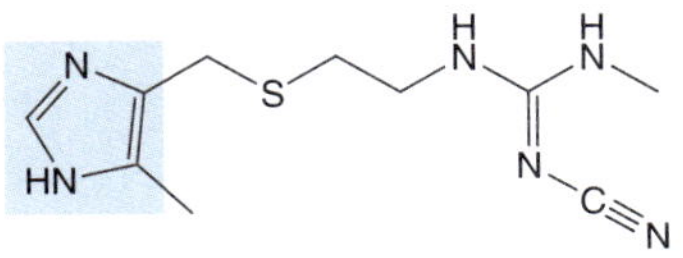

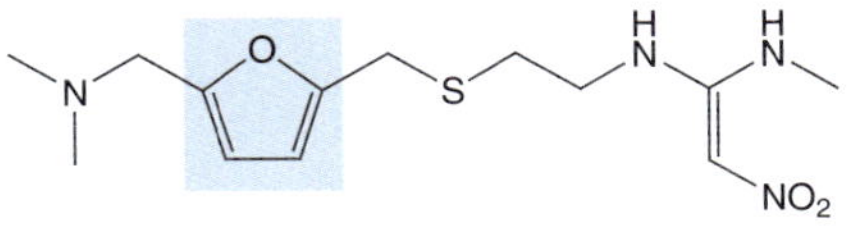

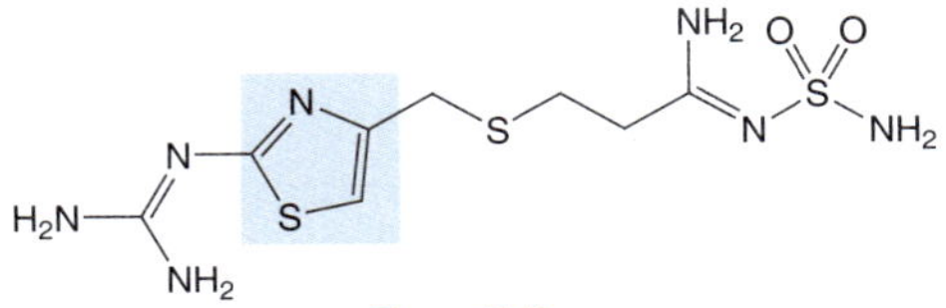

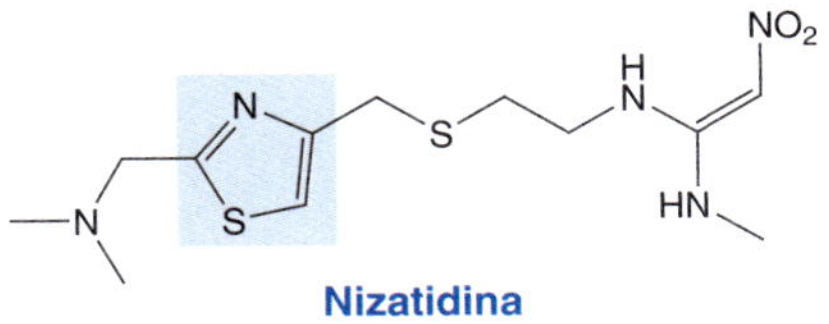

cia hepática ou renal. Uma exceção é a nizatidina, eliminada principalmente pelos rins.

Todos os quatro fármacos são, em geral, bem tolerados. Os efeitos adversos mínimos ocasionais incluem diarreia, cefaleia, dor muscular, constipação intestinal e fadiga. Os antagonistas dos receptores H₂ podem causar confusão e alucinações em alguns pacientes. Entretanto, esses efeitos adversos sobre o sistema nervoso central são incomuns e, em geral, estão associados à administração intravenosa do antagonista do receptor H₂. Outros efeitos adversos específicos da cimetidina, o primeiro antagonista do receptor H₂ a ser desenvolvido, são discutidos adiante.

Podem ocorrer diversas interações medicamentosas clinicamente significativas com os antagonistas dos receptores H₂. Por exemplo, cetoconazol, fármaco que necessita de um meio ácido para sua absorção gástrica, apresenta redução de sua captação no ambiente alcalino criado pelos antagonistas dos receptores H₂. Como segundo exemplo, os antagonistas dos receptores H₂ competem pela secreção tubular renal de procainamida e de alguns outros fármacos.

Cimetidina inibe muitas enzimas do citocromo P450, por conseguinte, pode interferir no metabolismo hepático de nume-

rosos fármacos. Pode, por exemplo, diminuir o metabolismo de lidocaína, fenitoína, quinidina, teofilina e varfarina, facilitando o acúmulo desses fármacos a níveis tóxicos. Esse agente parece inibir as enzimas do citocromo P450 em maior grau do que os outros antagonistas dos receptores H₂, e pode-se preferir utilizar um antagonista dos receptores H₂ diferente da cimetidina quando o paciente estiver fazendo uso de outros medicamentos.

A cimetidina atravessa a placenta e é secretada no leite materno, razão pela qual não é recomendada para uso durante a gravidez ou o aleitamento. A cimetidina pode exercer efeitos antiandrogênicos, em decorrência de sua ação como antagonista no receptor de androgênios, resultando em ginecomastia (aumento das mamas) nos homens e, raramente, galactorreia (secreção de leite) nas mulheres.

Inibidores da bomba de prótons

Os *inibidores da bomba de prótons* bloqueiam a H⁺/K⁺ ATPase (bomba de prótons) da célula parietal. Quando comparados a antagonistas dos receptores H₂, os inibidores da bomba de prótons são superiores na supressão da secreção ácida e na promoção da cicatrização de úlceras pépticas. *Omeprazol* é o protótipo dos inibidores da bomba de prótons. Vários outros inibidores da bomba de prótons também foram desenvolvidos, incluindo *esomeprazol* (o enantiômero [S] do omeprazol), *rabeprazol*, *lansoprazol*, *dexlanprazol* (o enantiômero [R] do lansoprazol) e *pantoprazol* (Figura 46.6).

Todos os inibidores da bomba de prótons são profármacos que exigem ativação no ambiente ácido do canalículo da célula parietal. As formulações orais desses fármacos têm revestimento entérico para evitar ativação prematura. O profármaco é convertido em sua forma ativa, a *sulfenamida*, no ambiente canalicular ácido, e a sulfenamida reage, então, com um resíduo cisteína na H⁺/K⁺ ATPase, formando uma ligação dissulfeto covalente (Figura 46.7). A ligação covalente do fármaco inibe irreversivelmente a atividade da bomba de prótons, levando à supressão prolongada e quase completa da secreção ácida. Para que esta possa recomeçar, a célula parietal precisa sintetizar novas moléculas de H⁺/K⁺ ATPase, um processo que leva aproximadamente 18 horas.

Os seis inibidores da bomba de prótons disponíveis apresentam taxas semelhantes de absorção e biodisponibilidade oral. Rabeprazol e lansoprazol parecem ter início de ação significativamente mais rápido do que omeprazol e pantoprazol. As comparações de efetividade sugerem que esomeprazol iniba a secreção ácida mais efetivamente do que outros inibidores da bomba de prótons em doses terapêuticas.

Indicações clínicas

Os inibidores da bomba de prótons são utilizados no tratamento de úlceras associadas a *H. pylori* e úlceras hemorrágicas, bem como para possibilitar o uso contínuo de AINE em paciente com úlcera péptica conhecida.

Os inibidores da bomba de prótons são preferidos para tratamento da doença ulcerosa péptica, quando há infecção concomitante por *H. pylori*, uma vez que esses fármacos contribuem para a erradicação da infecção ao inibir o crescimento de *H. pylori*.

Os inibidores da bomba de prótons também são efetivos na prevenção de úlceras hemorrágicas recorrentes. A formação de coágulo envolve processos que são afetados em ambiente ácido, e a profunda supressão da secreção ácida gástrica pelos inibidores da bomba de prótons ajuda a manter a integridade do coágulo no leito da úlcera. A infusão, por exemplo, intravenosa de omeprazol é capaz de manter o pH intragástrico acima de

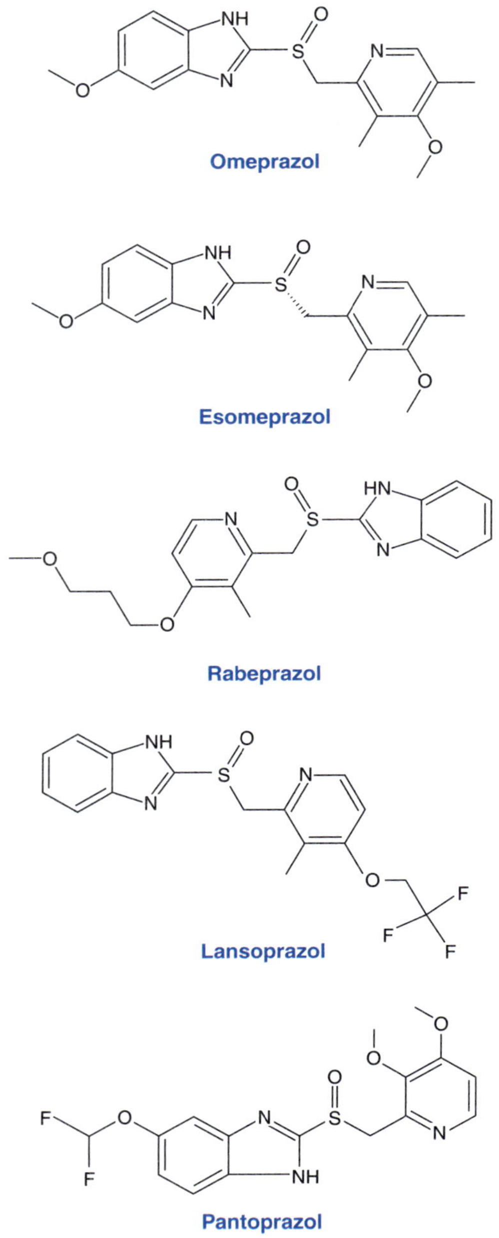

Omeprazol

Esomeprazol

Rabeprazol

Lansoprazol

Pantoprazol

FIGURA 46.6 Inibidores da bomba de prótons. Os inibidores da bomba de prótons formam uma família de profármacos estruturalmente relacionados, que são ativados pelo mecanismo ilustrado na Figura 46.7. Observe que o esomeprazol é o enantiômero (*S*) do omeprazol, formulado como mistura racêmica dos enantiômeros (*R*) e (*S*). O dexlansoprazol (*não ilustrado*) é o enantiômero (*R*) do lansoprazol.

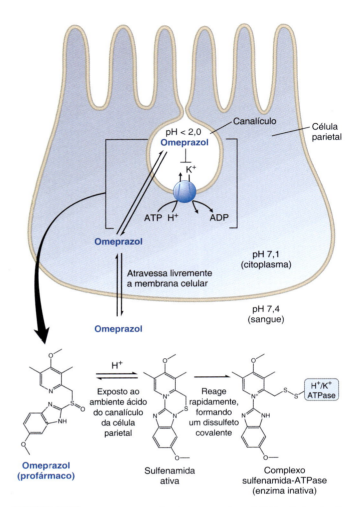

FIGURA 46.7 Mecanismo de ação do omeprazol, um inibidor da bomba de prótons. Omeprazol penetra livremente no citoplasma da célula parietal (pH de 7,1) na forma não carregada. No ambiente ácido do sistema canalicular da célula parietal (pH < 2,0), o omeprazol é convertido em sua forma sulfenamida ativa. A sulfenamida reage com um resíduo cisteína na H^+/K^+ ATPase, formando uma ligação dissulfeto covalente. A modificação covalente da H^+/K^+ ATPase inibe a atividade da bomba de prótons e impede, portanto, a secreção ácida.

6,0, sustentando, assim, a agregação plaquetária e a estabilidade do coágulo (ver adiante).

Os inibidores da bomba de prótons são superiores aos antagonistas dos receptores H_2 (ranitidina) na cicatrização de úlceras gástricas e duodenais associadas aos AINE, quando o paciente continua utilizando AINE, mais provavelmente pelo fato de os inibidores da bomba de prótons serem mais capazes de sustentar um aumento constante do pH gástrico.

Várias considerações podem favorecer o uso dos antagonistas dos receptores H_2 em relação a inibidores da bomba de prótons. Os antagonistas dos receptores H_2 vêm sendo utilizados há mais tempo que os inibidores da bomba de prótons, e seus efeitos adversos foram mais bem estudados. Isso pode representar um aspecto particularmente importante para mulheres grávidas, visto que os antagonistas dos receptores H_2 (com exceção da cimetidina) apresentam segurança comprovada durante a gravidez, enquanto a segurança dos inibidores da bomba de prótons durante a gravidez não está tão bem estabelecida. Além disso, os antagonistas dos receptores H_2 são, em geral, de menor custo do que os inibidores da bomba de prótons. A possibilidade de que os inibidores da bomba de prótons possam causar tumores carcinoides gástricos constitui, algumas vezes, uma preocupação no tratamento de longo prazo com esses fármacos, embora essa associação não tenha sido observada nos seres humanos.

No Caso descrito na Introdução do capítulo, Tom recebeu inicialmente um inibidor da bomba de prótons, por causa da presença de infecção por *H. pylori* associada. No segundo episódio, foi prescrito um antagonista dos receptores H_2, uma vez que não havia infecção associada pelo *H. pylori*, e o antagonista dos receptores H_2 era de custo mais acessível. Entretanto, quando percebeu que Tom necessitava continuar com o uso do ácido acetilsalicílico, Dr. Smith prescreveu um inibidor da bomba de prótons para possibilitar o uso concomitante do AINE.

Formulações

Quatro dos seis inibidores da bomba de prótons (omeprazol, esomeprazol, lansoprazol e pantoprazol) estão disponíveis em formas intravenosas. Essas são clinicamente úteis, uma que essa via de administração evita o ambiente ácido agressivo do estômago e da parte superior do duodeno. A via intravenosa faz com que maior quantidade do fármaco alcance o sítio de ação no canalículo da célula parietal sem sofrer degradação. Esomeprazol, por exemplo, apresenta concentração máxima duas vezes maior e área sob a curva de concentração plasmática (ASC) de 66 a 83% maior, quando a dose é administrada por via intravenosa, em lugar da via oral. A agência americana U.S. Food and Drug Administration (FDA) aprovou formulações intravenosas de lansoprazol (limite de sete dias), esomeprazol (limite de dez dias) e pantoprazol (limite de dez dias) para o tratamento da esofagite erosiva em pacientes incapazes de ingerir medicamentos orais. O pantoprazol intravenoso também foi aprovado para tratamento do estado hipersecretor induzido por gastrina associado à síndrome de Zollinger-Ellison.

A formulação intravenosa deve ser reservada para pacientes que necessitem de supressão ácida profunda ou sejam incapazes de ingerir medicamentos orais. Pacientes com esofagite erosiva ou comprometimento da absorção gastrintestinal também são candidatos a tratamento com inibidores da bomba de prótons intravenosos. Uma apropriada indicação para uso de inibidor da bomba de prótons por via intravenosa seria a hemorragia gastrintestinal alta com evidência endoscópica de vaso sanguíneo visível, na medida em que o ácido gástrico compromete a formação do coágulo (ver anteriormente). A infusão intravenosa deve ser substituída por formulação oral, uma vez cessado o sangramento.

Metabolismo e excreção

Os seis inibidores da bomba de prótons disponíveis apresentam taxas semelhantes de metabolismo. Cinco desses fármacos são metabolizados por enzimas do citocromo P450 no fígado (especificamente por CYP2C19 e CYP3A4). Rabeprazol é metabolizado, em grande parte, por uma via de redução não enzimática. O Boxe 46.1 descreve o efeito das diferenças farmacogenéticas no metabolismo mediado pelo citocromo P450 de omeprazol, lansoprazol, esomeprazol e pantoprazol.

Após o metabolismo dos inibidores da bomba de prótons pelo fígado, os metabólitos são excretados pelos rins. Em geral, os pacientes com doença renal crônica não necessitam de nenhum ajuste da dose padrão. Entretanto, os pacientes que apresentam insuficiência hepática devem ser tratados com doses mais baixas desses fármacos. Pacientes idosos geralmente não necessitam de redução da dose, mesmo com depuração plasmática reduzida, uma vez que a meia-vida plasmática é curta, e, em geral, não ocorre acúmulo do fármaco. Os pacientes idosos que apresentam disfunção renal e hepática concomitante devem receber doses mais baixas, a fim de evitar o risco aumentado de efeitos adversos.

Os inibidores da bomba de prótons atravessam a barreira placentária humana. Recente metanálise de estudos clínicos em seres humanos não indicou aumento na taxa de malformações de crianças nascidas de mães que fizeram uso de inibidores da bomba de prótons durante o primeiro trimestre de gravidez.

Efeitos adversos

Em geral, os inibidores da bomba de prótons são bem tolerados. Os efeitos adversos podem incluir cefaleia, náusea, distúrbio da função intestinal e dor abdominal. Uma preocupação potencial

---

BOXE 46.1 Metabolismo dos inibidores da bomba de prótons

A resposta de um indivíduo ao tratamento com inibidor da bomba de próton (IBP) pode variar desde acentuada redução até pouca alteração da secreção ácida. A farmacogenética do metabolismo de fármacos constitui o principal fator responsável por essa variação. Omeprazol, lansoprazol, esomeprazol, dexlansoprazol e pantoprazol são extensamente metabolizados no fígado a metabólitos menos ativos ou inativos; desses cinco IBP, omeprazol é o mais extensamente metabolizado, enquanto pantoprazol é o que apresenta metabolismo menos extenso. O metabolismo dos IBP envolve duas isoenzimas do citocromo P450, a CYP2C19 e a CYP3A4 (também denominadas P450 2C19 e P450 3A4, respectivamente). A CYP2C19 é responsável pelo metabolismo principal dos IBP, enquanto a CYP3A4 atua como via metabólica auxiliar quando a via principal da CYP2C19 encontra-se saturada. Os estudos realizados demonstraram que os indivíduos apresentam diferentes taxas de metabolismo e depuração desses fármacos, por causa de polimorfismos genéticos das isoenzimas CYP2C19.

Dois polimorfismos da CYP2C19 (CYP2C19m1 e CYP2C19m2) estão associados a diminuição da atividade enzimática. Os portadores de duas cópias dos polimorfismos são "metabolizadores fracos" dos IBP. Os portadores de uma cópia dos polimorfismos são "metabolizadores intermediários a extensos"; a taxa de metabolismo de fármacos mediados pelo CYP2C19 encontra-se reduzida, mas não tanto quanto a dos indivíduos que apresentam duas cópias dos po-

limorfismos. Esses polimorfismos são encontrados mais comumente em populações asiáticas: 20% de algumas populações asiáticas são metabolizadores fracos, enquanto apenas 2 a 6% das populações brancas são metabolizadores fracos.

Comparados a indivíduos normais (i. e., "metabolizadores extensos") que tomam a mesma dose de omeprazol, lansoprazol, esomeprasol, dexlansoprazol ou pantoprazol, os metabolizadores fracos exibem redução da depuração dos IBP, resultando em concentrações plasmáticas mais altas do fármaco, bem como em maior grau de supressão do ácido. Felizmente, as doses padrão recomendadas dos IBP levam em consideração essas diferenças, e a maioria dos pacientes consegue grau suficiente de supressão ácida, independentemente da variabilidade no metabolismo desses fármacos. Entretanto, as diferenças farmacogenéticas do metabolismo no IBP podem conduzir a interações medicamentosas potencialmente significativas. Até o momento, foi constatado que apenas omeprazol interage com outros fármacos metabolizados pela CYP2C19. Embora geralmente não haja interações clinicamente significativas, deve-se estar muito atento se o paciente estiver tomando omeprazol concomitantemente com varfarina, fenitoína, diazepam ou carbamazepina. No futuro, a triagem para a presença de polimorfismos da CYP2C19 poderá possibilitar que o médico estabeleça qual o IBP mais apropriado para cada paciente e que dosagem deve favorecer mais efetivamente a supressão ácida, evitando, ao mesmo tempo, as interações medicamentosas.

é a acentuada elevação dos níveis plasmáticos de gastrina associada ao uso dos inibidores da bomba de prótons. Como o ácido gástrico é um regulador fisiológico da secreção de gastrina pelas células G no antro gástrico, a diminuição da secreção ácida produzida pelo tratamento com inibidores da bomba de prótons leva a aumento na liberação de gastrina. Os efeitos tróficos da gastrina podem produzir hiperplasia das células ECL e parietais na mucosa gástrica. Embora ratos tratados por longos períodos com omeprazol tenham desenvolvido tumores carcinoides gástricos, esses tumores não foram observados em seres humanos. Pacientes com síndrome de Zollinger-Ellison usualmente desenvolvem hiperplasia das células ECL e parietais, e alguns desenvolvem tumores carcinoides, porém não foi observado aumento de tumores carcinoides em pacientes com síndrome de Zollinger-Ellison sob uso de inibidores da bomba de prótons. A hipergastrinemia também pode resultar em hipersecreção rebote de ácido com a interrupção do inibidor da bomba de prótons.

Vários estudos recentes sugerem que os inibidores da bomba de prótons podem diminuir a eficácia clínica do agente antiplaquetário clopidogrel. Uma explicação racional para essa interação medicamentosa potencial poderia ser a de que inibidores da bomba de prótons e clopidogrel compartilham uma via metabólica comum mediada pela isoenzima do citocromo P450 CYP2C19 no fígado: a maioria dos inibidores da bomba de prótons é metabolizada pela CYP2C19 (ver anteriormente), e o clopidogrel é convertido de profármaco em fármaco ativo pela mesma enzima. Entretanto, a importância clínica dessa interação permanece incerta. Estudos observacionais revelaram resultados conflitantes, e um ensaio clínico de grande porte não encontrou nenhuma diferença significativa em desfechos clínicos adversos (morte cardiovascular, infarto do miocárdio ou acidente vascular encefálico) entre indivíduos tratados com clopidogrel como único medicamento e aqueles tratados concomitantemente com clopidogrel e um inibidor da bomba de prótons.

Alguns estudos também sugerem risco aumentado de fratura de quadril em pacientes que fazem uso de inibidores da bomba de prótons por um longo período. As pesquisas nessa área forneceram evidências conflitantes até o momento: alguns estudos sugeriram que a terapia com inibidores da bomba de prótons pode diminuir a absorção gástrica do cálcio insolúvel ao produzir elevação do pH gástrico, enquanto outros estudos sugerem que omeprazol pode diminuir a ressorção óssea ao inibir a H^+/K^+ ATPase vacuolar osteoclástica.

Foi constatado que o uso de inibidores da bomba de prótons durante a internação hospitalar aumenta o risco de pneumonia adquirida em hospital, infecção por *C. difficile* e de infecções entéricas causadas por *Salmonella* e *Escherichia coli*. Esse risco aumentado pode estar associado ao comprometimento dos mecanismos normais de defesa (i. e., ácido gástrico) pelos inibidores da bomba de prótons, de tal modo que os microrganismos ingeridos passam a escapar da destruição mediada pelo ácido.

Agentes anticolinérgicos

Os agentes anticolinérgicos, como *diciclomina*, antagonizam os receptores muscarínicos de ACh nas células parietais e, por conseguinte, diminuem a secreção ácida gástrica. Entretanto, os agentes anticolinérgicos raramente são utilizados no tratamento da doença ulcerosa péptica, na medida em que não são tão efetivos quanto os antagonistas dos receptores H_2 ou os inibidores da bomba de prótons. Esses agentes também apresentam numerosos efeitos adversos, incluindo boca seca, visão turva, arritmias cardíacas e retenção urinária.

Agentes que neutralizam o ácido

Os *antiácidos* são utilizados quando necessário para o alívio sintomático da dispepsia. Esses agentes neutralizam o ácido clorídrico por meio de sua reação com o ácido, formando água e sais. Os antiácidos mais largamente utilizados consistem em misturas de *hidróxido de alumínio* e *hidróxido de magnésio*. O íon hidróxido reage com íons hidrogênio no estômago, formando água, enquanto magnésio e alumínio reagem com bicarbonato nas secreções pancreáticas e com fosfato da dieta, produzindo sais. Os efeitos adversos comuns associados a esses antiácidos incluem diarreia (magnésio) e constipação intestinal (alumínio). Quando antiácidos contendo alumínio e magnésio são administrados juntos, é possível evitar a ocorrência de constipação intestinal e diarreia. Os antiácidos que contêm alumínio podem ligar-se ao fosfato, e a consequente hipofosfatemia pode causar fraqueza, mal-estar e anorexia. Os pacientes com doença renal crônica devem evitar o uso de antiácidos contendo magnésio, pois podem levar ao desenvolvimento de hipermagnesemia.

O *bicarbonato de sódio* reage rapidamente com HCl, formando água, dióxido de carbono e sal. Os antiácidos que contêm bicarbonato de sódio apresentam grandes quantidades de sódio. Nos pacientes com hipertensão ou sobrecarga hídrica, os antiácidos que contêm sódio podem resultar em retenção significativa de sódio.

O *carbonato de cálcio* é menos solúvel que o bicarbonato de sódio; reage com o ácido gástrico, produzindo cloreto de cálcio e dióxido de carbono. O carbonato de cálcio não apenas é útil como antiácido, mas também pode servir como suplemento de cálcio para prevenção da osteoporose. O elevado conteúdo de cálcio dessa formulação antiácida pode causar constipação intestinal.

Agentes que promovem a defesa da mucosa

Os agentes que promovem a defesa da mucosa são utilizados para alívio sintomático da doença ulcerosa péptica. Esses fármacos incluem agentes de revestimento e prostaglandinas.

Agentes de revestimento

Sucralfato, sal complexo de sulfato de sacarose e hidróxido de alumínio, é um agente de revestimento utilizado para aliviar os sintomas da doença ulcerosa péptica. O sucralfato tem pouca capacidade de modificar o pH gástrico. Na verdade, no ambiente ácido do estômago, esse complexo forma um gel viscoso, que se liga às proteínas de carga positiva, aderindo, assim, às células epiteliais gástricas (incluindo as áreas de ulceração). O gel protege a superfície luminal do estômago da degradação por ácido e pepsina. Como o sucralfato é pouco solúvel, ocorre baixa absorção sistêmica, com ausência de toxicidade sistêmica. A constipação intestinal constitui um dos poucos efeitos adversos do sucralfato. Além disso, sucralfato pode ligar-se a determinados fármacos, como antibióticos fluorquinolonas, fenitoína e varfarina, limitando sua absorção.

Bismuto coloidal é um segundo agente de revestimento utilizado na doença ulcerosa péptica. Os sais de bismuto se combinam com glicoproteínas do muco, formando uma barreira que protege a úlcera contra lesão adicional por ácido e pepsina. Os agentes que contêm bismuto podem estimular a secreção de bicarbonato e prostaglandina E_2 da mucosa, portanto, também protegem a mucosa da degradação por ácido e pepsina. Foi constatado que o bismuto coloidal impede o crescimento de *H. pylori*; com frequência, esse fármaco é usado como parte de um esquema de múltiplos fármacos para a erradicação das úlceras pépticas associadas a *H. pylori* (ver adiante).

Prostaglandinas

Prostaglandinas podem ser utilizadas no tratamento da doença ulcerosa péptica (ver Capítulo 42), especificamente em úlceras induzidas por AINE. Os AINE são ulcerogênicos porque inibem a síntese de prostaglandinas, portanto, interrompem as funções "gastroprotetoras" da PGE_2, que incluem redução da secreção ácida gástrica e aumento de secreção de bicarbonato, produção de muco e fluxo sanguíneo.

Misoprostol é um análogo de prostaglandina utilizado na prevenção de úlceras pépticas induzidas por AINE. Seus efeitos adversos mais frequentes consistem em desconforto abdominal e diarreia, os quais, na prática clínica, frequentemente interferem na adesão do paciente a tratamento. Misoprostol é contraindicado em mulheres que estejam (ou possam estar) grávidas, dada a possibilidade de provocar contrações uterinas passíveis de resultar em aborto (ver Capítulo 29).

Agentes que modificam os fatores de risco

Dieta, tabagismo e álcool

Conforme observado no Caso descrito na Introdução, o tratamento dietético geralmente envolve recomendações no sentido de evitar consumo de produtos contendo cafeína, por causa de sua capacidade de aumentar a secreção ácida. Aconselha-se, também, a evitar consumo de álcool e fumo. A ingestão excessiva de álcool é diretamente tóxica para a mucosa e está associada a gastrite erosiva e incidência aumentada de úlceras pépticas. Acredita-se que o tabagismo diminui a produção de bicarbonato duodenal e reduz o fluxo sanguíneo da mucosa, levando a demora na cicatrização das úlceras.

Tratamento da infecção por H. pylori

A eliminação de *H. pylori* pode levar à cura das úlceras pépticas associadas a *H. pylori*. O tratamento da infecção por *H. pylori* utiliza antibióticos de amplo espectro, como *amoxicilina* ou *tetraciclina* combinada com *metronidazol* ou *claritromicina*, juntamente com citrato de bismuto e um inibidor da bomba de prótons ou ranitidina. Os esquemas comuns envolvem *terapia tríplice* com amoxicilina, claritromicina e um inibidor da bomba de prótons ou *terapia quádrupla* com tetraciclina, metronidazol, um inibidor da bomba de prótons e bismuto.

H. pylori pode desenvolver resistência a antibioticoterapia. Nos EUA, foi relatado o desenvolvimento de resistência a metronidazol em pacientes com infecção por *H. pylori*. A resistência a claritromicina é menos comum. Três mutações pontuais no sítio de ligação de claritromicina no rRNA 23S de *H. pylori* (A2143G, A2142G e A2142C) parecem ser responsáveis pela resistência a claritromicina, e a mutação A2143G foi associada à taxa muito baixa de erradicação da bactéria. Recentemente, levofloxacino foi sugerido como fármaco alternativo nos esquemas terapêuticos de segunda linha para pacientes com resistência a claritromicina. No caso descrito na introdução, Tom foi tratado com claritromicina em lugar de metronidazol, uma vez que é menos comum associar claritromicina a desenvolvimento de resistência.

Os efeitos adversos do tratamento para a infecção por *H. pylori* consistem em reações de hipersensibilidade a análogos da penicilina, náusea, cefaleia e diarreia induzida por antibióticos causada pela superinfecção com *Clostridium difficile*. Esses efeitos, juntamente com os complicados esquemas de dosagem correlacionados a terapias tríplice e quádrupla, podem levar à não adesão do paciente a tratamento. A resistência a *H. pylori* representa uma preocupação cada vez maior, e será necessário desenvolver esquemas de antibióticos para enfrentar esse desafio.

▶ Conclusão e perspectivas

A doença ulcerosa péptica é responsável por significativa morbidade e mortalidade. Como mais de um mecanismo fisiopatológico está frequentemente envolvido na doença, podem ser necessários múltiplos agentes farmacológicos para sua profilaxia e tratamento (Figura 46.4). Os agentes farmacológicos ativos contra a doença ulcerosa péptica diminuem a secreção ácida, promovem a defesa da mucosa e modificam os fatores de risco. O uso de inibidores da bomba de prótons por via intravenosa e a triagem por polimorfismos do citocromo P450 poderão ampliar e propiciar individualização do tratamento farmacológico para pacientes de risco. Os avanços no tratamento da infecção por *H. pylori* têm o potencial de diminuir a incidência global da doença ulcerosa péptica. Os inibidores da COX-2 não corresponderam às expectativas, dados seus efeitos cardiovasculares adversos. Resta a possibilidade de verificar se poderão ser desenvolvidos novos AINE que não promoverão a formação de úlceras pépticas e apresentarão perfil aceitável de efeitos cardiovasculares.

As investigações futuras se concentrarão em desvendar e compreender os efeitos adversos potenciais que recentemente foram atribuídos aos inibidores da bomba de prótons. Tendo em vista a importância dessa classe de fármacos na prática clínica atual, será necessário investigar cuidadosamente as interações com os agentes antiplaquetários tienopiridínicos (clopidogrel e prasugrel), os efeitos sobre a formação e a reabsorção óssea, o risco de infecções hospitalares e de infecções entéricas.

Leitura sugerida

Bhatt DL, Cryer BL, Contant CF, et al. Clopidogrel with or without omeprazole in coronary artery disease. *N Engl J Med* 2010;363:1909–1917. (*Discute a potencial interação entre omeprazol e clopidogrel.*)

Chan FKL, Lau JYW. Treatment of peptic ulcer disease. In: Feldman M, Friedman LS, Brandt LJ, eds. *Sleisenger and Fordtran's gastrointestinal and liver disease.* 8th ed. Philadelphia: WB Saunders; 2006:1111–1137. (*Revisão clínica do manejo da úlcera péptica.*)

de Argila CM. Safety of potent gastric acid inhibition. *Drugs* 2005;65(Suppl 1):97–104. (*Revisão sobre o metabolismo dos inibidores da bomba de prótons e interações farmacológicas.*)

De Francesco V, Margiotta M, Zullo A, et al. Clarithromycin-resistant genotypes and eradication of *Helicobacter pylori. Ann Intern Med* 2006; 144:94–100. (*Discute os genótipos resistentes a claritromicina em* H. pylori.)

Forte JG, Zhu L. Apical recycling of the gastric parietal cell H,K-ATPase. *Annu Rev Physiol* 2010;72:273–296. (*Revisão detalhada sobre o caminho de reciclagem da membrana responsável pela translocação tubulovesicular citoplasmática e a fusão desta com a membrana de células parietais gástricas.*)

Herzig SJ, Howell MD, Ngo LH, Marcantonio ER. Acid-suppressive medication use and the risk for hospital-acquired pneumonia. *JAMA* 2009;301:2120–2128. (*Dados epidemiológicos que sugerem uma associação entre inibidores da bomba de prótons e o desenvolvimento da pneumonia.*)

Kopic S, Murek M, Geibel JP. Revisiting the parietal cell. *Am J Physiol Cell Physiol* 2010;298:C1–C10. (*Revisão detalhada da fisiologia da célula parietal e do transporte de íons, com foco nos transportadores de íons das membranas apical e basolateral.*)

McColl KEL. Effect of proton pump inhibitors on vitamins and iron. *Am J Gastroenterol* 2009;104:S5–S9. (*Fisiologia dos inibidores da bomba de prótons e da absorção de nutrientes.*)

Yang Y-X, Lewis JD, Epstein S, et al. Long-term proton pump inhibitor therapy and risk of hip fracture. *JAMA* 2006;296:2947–2953. (*Dados epidemiológicos que sugerem uma associação entre inibidores da bomba de prótons e fratura de quadril.*)

RESUMO FARMACOLÓGICO: Capítulo 46 | Farmacologia Integrativa da Inflamação | Doença Ulcerosa Péptica.

FÁRMACO	APLICAÇÕES CLÍNICAS	EFEITOS ADVERSOS *GRAVES* E COMUNS	CONTRAINDICAÇÕES	CONSIDERAÇÕES TERAPÊUTICAS
Antagonistas dos receptores H₂ *Mecanismo — Diminuem a secreção ácida ao inibirem a ligação da histamina aos receptores H₂ nas células parietais*				
Cimetidina	Doença ulcerosa péptica Doença do refluxo gastroesofágico (DRGE) Esofagite erosiva Hipersecreção ácida gástrica	*Enterocolite necrosante no feto ou no recém-nascido, agranulocitose, transtorno psicótico* Cefaleia, tontura, artralgia, mialgia, constipação intestinal, diarreia, ginecomastia, galactorreia, perda da libido	Hipersensibilidade a cimetidina	Cimetidina inibe o metabolismo de certos fármacos mediado pelo citocromo P450, incluindo teofilina, varfarina, fenitoína, lidocaína e quinidina, retardando a depuração e aumentando os níveis plasmáticos desses agentes e de outros fármacos
Ranitidina Famotidina Nizatidina	Doença ulcerosa péptica Doença do refluxo gastroesofágico (DRGE) Esofagite erosiva Hipersecreção ácida gástrica	*Enterocolite necrosante no feto ou no recém-nascido, pancreatite* Cefaleia, tontura, artralgia, mialgia, constipação intestinal, diarreia	Hipersensibilidade a ranitidina, famotidina ou nizatidina	A ranitidina pode ser administrada por via IV para tratamento de distúrbios hipersecretores ou em pacientes que não conseguem tolerar a formulação oral A biodisponibilidade da nizatidina é maior que a dos outros antagonistas dos receptores H₂
Inibidores da bomba de prótons *Mecanismo — Diminuem a secreção ácida ao inibir de modo irreversível a H⁺/K⁺ ATPase nas células parietais*				
Omeprazol Esomeprazol Lansoprazol Dexlansoprazol Pantoprazol Rabeprazol	Doença ulcerosa péptica Doença do refluxo gastroesofágico (DRGE) Esofagite erosiva Hipersecreção ácida gástrica Infecção do trato gastrintestinal por *H. pylori*	*Pancreatite, hepatotoxicidade, nefrite intersticial, possível interferência nos efeitos antiplaquetários do clopidogrel, possível risco aumentado de fratura de quadril, punho e coluna, pneumonia hospitalar e infecções entéricas por* Clostridium difficile, Salmonella e Escherichia coli Cefaleia, diarreia, exantema, desconforto gastrintestinal, anorexia, astenia, dor lombar	Hipersensibilidade a omeprazol, esomeprazol, lansoprazol, dexlansoprazol, pantoprazol ou rabeprazol	Os inibidores da bomba de prótons são metabolizados no fígado por CYP2C19 e CYP3A4 Pantoprazol pode ser administrado por via IV como tratamento alternativo para pacientes que não conseguem tolerar o pantoprazol oral Interação medicamentosa com cetonazol ou itraconazol, dado o ambiente ácido necessário para a absorção desses fármacos azólicos
Antiácidos *Mecanismo — Neutralizam o ácido gástrico*				
Hidróxido de alumínio	Alívio sintomático da dispepsia associada a doença ulcerosa péptica, gastrite, DRGE ou hérnia de hiato	*Depleção de fosfato (fraqueza intensa, mal-estar, anorexia)* Constipação intestinal, osteomalacia em pacientes com insuficiência renal	Hipersensibilidade a hidróxido de alumínio	Todos os antiácidos podem aumentar ou diminuir potencialmente a taxa ou a extensão de absorção de fármacos orais administrados concomitantemente, modificando o tempo de trânsito ou ligando-se ao fármaco
Hidróxido de magnésio	Alívio sintomático da dispepsia associada a doença ulcerosa péptica, gastrite, DRGE ou hérnia de hiato	Diarreia, hipermagnesemia (em pacientes em insuficiência renal)	Hipersensibilidade a hidróxido de magnésio	Iguais às do hidróxido de alumínio
Bicarbonato de sódio	Alívio sintomático da dispepsia Acidose metabólica Alcalinização da urina Cálculos renais de ácido úrico Diarreia	Cólicas abdominais, flatulência, alcalose, vômitos	Alcalose respiratória Hipocalcemia Hipocloremia	Iguais as do hidróxido de alumínio Além disso, retenção significativa de sódio em pacientes com hipertensão ou sobrecarga hídrica

Fármaco	Aplicações clínicas	Efeitos adversos graves e comuns	Contraindicações	Considerações terapêuticas
Carbonato de cálcio	Alívio sintomático da dispepsia Osteoporose	Hipercalcemia, náusea, vômitos, anorexia	Insuficiência renal grave	Iguais às do hidróxido de alumínio Além disso, pode ocorrer hipercalcemia em pacientes com comprometimento da função renal

Agentes de revestimento
Mecanismo — Revestimento da mucosa gástrica com uma camada protetora

Fármaco	Aplicações clínicas	Efeitos adversos graves e comuns	Contraindicações	Considerações terapêuticas
Sucralfato	Doença ulcerosa péptica Doença ulcerosa gástrica DRGE	Acúmulo e toxicidade do alumínio (particularmente em pacientes com comprometimento renal) Constipação intestinal	Hipersensibilidade a sucralfato	Diminuição da eficiência das fluorquinolonas (p. ex., ciprofloxacino), em decorrência de absorção diminuída
Bismuto coloidal	Doença ulcerosa péptica Doença ulcerosa gástrica DRGE Diarreia com cólicas abdominais associadas Infecção por *H. pylori*	Escurecimento da língua e/ou fezes, náusea, vômitos	Alergia conhecida ao ácido acetilsalicílico ou outros salicilatos distintos do ácido acetilsalicílico	Frequentemente usado como componente de esquema de múltiplos fármacos para erradicação de *H. pylori*, na medida em que o bismuto impede o crescimento do microrganismo Diminui a absorção das tetraciclinas, provavelmente por meio de quelação ou redução da solubilidade em consequência do aumento do pH gástrico A intoxicação aguda pelo bismuto manifesta-se na forma de distúrbio gastrintestinal, estomatite, pigmentação das mucosas e lesão potencial dos rins e do fígado

Prostaglandinas
Mecanismo — Reduzem a secreção ácida gástrica basal e estimulada; aumentam secreção de bicarbonato, produção de muco e fluxo sanguíneo

Misoprostol	Ver Resumo farmacológico	Capítulo 42		

Agentes anticolinérgicos
Mecanismo — Diminuem a secreção ácida ao inibir a ligação da acetilcolina a receptores muscarínicos de ACh nas células parietais

Fármaco	Aplicações clínicas	Efeitos adversos graves e comuns	Contraindicações	Considerações terapêuticas
Diciclomina	Síndrome do intestino irritável Doença ulcerosa péptica	Boca seca, visão turva, taquicardia, retenção urinária, constipação intestinal	Idade abaixo de seis meses Aleitamento Obstrução gastrintestinal Glaucoma Miastenia *gravis* Uropatia obstrutiva Esofagite de refluxo Colite ulcerativa grave ou megacólon tóxico	Não é tão efetiva quanto antagonistas dos receptores H$_2$ ou inibidores da bomba de prótons para o tratamento da doença ulcerosa péptica

47
Farmacologia Integrativa da Inflamação | Asma

Joshua M. Galanter e Stephen Lazarus

▶ Introdução

Asma é doença crônica das vias respiratórias, caracterizada por acentuada inflamação e variabilidade exagerada no calibre dessas vias, em decorrência da hiper-responsividade do músculo liso brônquico. Os sintomas da asma consistem em dispneia e sibilância, bem como na produção de muco e tosse, principalmente à noite. A asma é uma doença pulmonar obstrutiva e inflamatória. O componente obstrutivo caracteriza-se por broncoconstrição, enquanto o componente inflamatório, por edema das vias respiratórias, hiperplasia das células caliciformes, secreção de muco e infiltração por células imunes e inflamatórias que liberam citocinas. Embora a obstrução das vias respiratórias seja, em geral, reversível, a asma, com o passar do tempo, pode causar remodelagem das vias respiratórias e deterioração permanente da função pulmonar.

Os medicamentos utilizados no tratamento da asma atuam de duas maneiras: relaxamento do músculo liso brônquico ou prevenção e tratamento da inflamação. Esse capítulo considera a asma uma doença tanto broncoconstritiva quanto inflamatória. Após discussão sobre o controle fisiológico do tônus brônquico e a função das vias imunes nas vias respiratórias,

será descrita a fisiopatologia da asma. A seguir, são abordados os tratamentos atuais, incluindo a farmacologia dos broncodilatadores e dos agentes anti-inflamatórios das vias respiratórias.

▶ Fisiologia do tônus do músculo liso das vias respiratórias e função imune

A asma envolve disfunção nas vias que regulam tanto o tônus do músculo liso quanto a função imune nas vias respiratórias. Por conseguinte, é importante proceder à revisão da fisiologia normal desses sistemas antes de considerar a fisiopatologia da asma.

Fisiologia da contração do músculo liso das vias respiratórias

Como discutido no Capítulo 8, as respostas involuntárias do músculo liso são reguladas pelo sistema nervoso autônomo. Nas vias respiratórias, o tônus *simpático* (adrenérgico) provoca broncodilatação, enquanto o tônus *parassimpático* (colinérgi-

CASO

WY, um homem de 51 anos, tem longa história de asma e alergia, cujo diagnóstico foi estabelecido pela primeira vez aos 6 anos de idade. A asma foi tratada com sucesso durante muitos anos com fluticasona inalada (corticosteroide inalado), 2 vezes/dia, e uso ocasional de salbutamol (agonista β-adrenérgico) toda vez em que sentia falta de ar e apresentava sibilância. No último ano, Sr. Y percebeu agravamento dos sintomas e maior frequência das crises de asma. Tem apresentado dispneia, sibilância e sensação de constrição no tórax ao correr para pegar o ônibus. Além disso, passou a ter tosse significativa, particularmente à noite, e começou a usar salbutamol várias vezes ao dia.

Em um dia quente e nublado de verão, Sr. Y desenvolveu tosse significativa, sibilos e dispneia em repouso. Fez duas aplicações do inalador de salbutamol, porém o alívio percebido foi mínimo. Chamou o médico, porém teve dificuldade até mesmo para completar as frases. O médico o aconselhou a ir imediatamente ao serviço de emergência.

Ao chegar lá, Sr. Y recebeu imediatamente salbutamol por nebulizador e grande dose de metilprednisolona (corticosteroide) por via intravenosa. Embora, em seguida, tenha se sentido mais confortável, ele continuou "sentindo uma constrição" e apresentou sons respiratórios normais ao exame. Felizmente, com a nebulização contínua de salbutamol e o tratamento com ipratrópio inalado (agente anticolinérgico), Sr. Y começou a se sentir bem melhor nas horas seguintes. Permaneceu internado por dois dias e recebeu alta com redução gradual da dose oral de prednisona.

Na consulta de acompanhamento com seu pneumologista, Sr. Y estava preocupado com o fato de sua asma estar se agravando. Embora o episódio agudo tenha sido controlado, ele continuou apresentando sintomas asmáticos frequentes, e tanto o exame clínico quanto as provas de função pulmonar sugeriram que ele teve redução significativa da função pulmonar. O pneumologista conversou com Sr. Y sobre a adesão ao tratamento e a maneira apropriada de utilizar os inaladores, inclusive o uso de espaçador com o inalador de fluticasona, bem como a necessidade de enxaguar a boca após seu uso. O pneumologista também aumentou a intensidade do esquema farmacológico, acrescentando salmeterol, um agonista β de ação longa, e montelucaste, antagonista do receptor de cisteinil leucotrienos.

Três meses depois, o Sr. Y relatou que os sintomas melhoraram, mas que apresentou exacerbação da asma que exigiu tratamento com prednisona. Como sua asma ainda não estava sob controle adequado, e os exames de laboratório revelaram níveis elevados de IgE, o médico recomendou ao paciente o uso do omalizumabe, um anticorpo monoclonal anti-IgE. Atualmente, Sr. Y recebe duas injeções mensais de omalizumabe e apresenta redução da frequência das exacerbações da asma.

Questões

1. Por que Sr. Y desenvolveu asma?
2. Por que Sr. Y foi inicialmente tratado com corticosteroide inalado (fluticasona), aplicado 2 vezes/dia, e agonista β-adrenérgico (salbutamol), usado apenas quando necessário?
3. Por que foi preferível deixar Sr. Y em esquema de manutenção com corticosteroide inalado (fluticasona) em lugar de corticosteroide sistêmico? Por que foi necessário administrar corticosteroides sistêmicos (metilprednisolona por via intravenosa e prednisona por via oral) para tratar as exacerbações da asma?
4. Como o omalizumabe, anticorpo monoclonal anti-IgE, impede as exacerbações da asma?

---

co) causa broncoconstrição. O tônus do músculo liso brônquico também é regulado por fibras *não adrenérgicas não colinérgicas* (NANC), que inervam a árvore respiratória.

A inervação adrenérgica do pulmão concentra-se principalmente em vasos sanguíneos pulmonares e glândulas submucosas. O músculo liso brônquico tem pouca inervação adrenérgica direta. Entretanto, as células do músculo liso das vias respiratórias expressam *receptores β$_2$-adrenérgicos* (e, em menor grau, receptores β$_1$-adrenérgicos), que respondem às catecolaminas circulantes. Os receptores β$_2$-adrenérgicos são ativados pela *epinefrina*, secretada pela medula adrenal e que causa broncodilatação. A epinefrina exógena foi uma das primeiras farmacoterapias para a asma e ainda se encontra disponível em algumas formulações de venda sem prescrição. Novos agonistas adrenérgicos β$_2$-seletivos, como o *salbutamol* (também conhecido como *albuterol*) usado por Sr. Y, são considerados, hoje em dia, como broncodilatadores de primeira linha para tratamento de sintomas asmáticos agudos.

O nervo vago fornece a inervação parassimpática dos pulmões. As células do músculo liso das vias respiratórias expressam *receptores muscarínicos*, particularmente o subtipo M$_3$ excitatório do receptor muscarínico. Os neurônios pós-ganglionares parassimpáticos liberam acetilcolina, que estimula esses receptores muscarínicos e induz broncoconstrição. Os neurônios parassimpáticos são dominantes na manutenção do tônus do músculo liso das vias respiratórias, e os *agentes anti-*

colinérgicos podem causar broncorrelaxamento. Esses agentes são utilizados principalmente no tratamento da doença pulmonar obstrutiva crônica (ver Boxe 47.1), mas também podem ser prescritos para as exacerbações da asma aguda (como foi o caso de Sr. Y), ou quando agonistas β-adrenérgicos estão contraindicados.

As fibras NANC das vias respiratórias estão primariamente sob controle parassimpático e fibras podem ser estimuladoras (causando broncoconstrição) ou inibitórias (produzindo broncodilatação). Elas não liberam norepinefrina nem acetilcolina, mas neuropeptídios. *Neurocinina A, peptídio relacionado com o gene da calcitonina, substância P, bradicinina, taquicinina* e *neuropeptídio Y* são broncoconstritores liberados pelas fibras NANC, enquanto *óxido nítrico* (NO) e *polipeptídio intestinal vasoativo* (VIP) são liberados para causar broncorrelaxamento. Embora ainda não tenha sido desenvolvido um agente farmacológico capaz de utilizar com proveito o sistema NANC, o óxido nítrico é um marcador da intensidade da inflamação das vias respiratórias, e sua determinação tem sido empregada para avaliar a gravidade da asma e, consequentemente, titular o tratamento.

Função imune na via respiratória

Como descrito no Capítulo 41, os *linfócitos T* desempenham papel essencial no controle da resposta imune. Os linfócitos T são classificados em *células T$_C$* (citotóxicas) CD8$^+$, que atuam

BOXE 47-1 Farmacologia da doença pulmonar obstrutiva crônica

A *doença pulmonar obstrutiva crônica* (DPOC) descreve um espectro de distúrbios que resultam em doença pulmonar obstrutiva. Diferentemente da asma, a DPOC em geral não é reversível. A DPOC é causada por resposta inflamatória anormal a uma agressão ambiental inalada. Em 90% dos casos, essa agressão para os pulmões consiste em fumaça de tabaco. Do ponto de vista clínico, a DPOC é dividida em duas doenças que frequentemente se superpõem: *enfisema* e *bronquite crônica*. O enfisema pulmonar refere-se a aumento dos alvéolos causado por destruição das paredes alveolares e perda da retração elástica pulmonar, enquanto a bronquite crônica é diagnóstico clínico estabelecido com base na ocorrência de tosse crônica durante 3 meses ou mais, por 2 anos consecutivos, que não pode ser atribuída a outra causa.

Como assinalado, a DPOC é causada por resposta anormal à inalação de fumaça de tabaco ou outros agentes tóxicos. Ao contrário da asma, em que linfócitos T CD4+, linfócitos B, mastócitos e eosinófilos representam as principais células inflamatórias, a resposta inflamatória à fumaça de tabaco é primariamente neutrofílica e monocítica. A fumaça de tabaco estimula os macrófagos alveolares residentes a produzir quimiocinas que atraem os neutrófilos. Esses neutrófilos e macrófagos residentes liberam proteinase, particularmente *metaloproteinases da matriz*. As proteinases degradam a elastina, responsável pela retração elástica dos alvéolos, bem como outras proteínas que compõem a matriz que sustenta o parênquima pulmonar. Em consequência, ocorre morte celular decorrente da fixação prejudicada das células alveolares à matriz degradada e às ações tóxicas das células inflamatórias e da agressão ambiental. O resultado consiste em degradação dos alvéolos que coalescem, formando o aumento característico dos espaços aéreos típico do enfisema. Ocorrem também aumentos na produção de muco e fibrose, embora os mecanismos subjacentes a esses fenômenos patológicos não tenham sido bem caracterizados.

Embora seja tentador supor que a inflamação na DPOC poderia ser controlada pelo uso de corticosteroides inalados, os esteroides são, infelizmente, de benefício limitado nessa doença. A falta de eficácia dos esteroides provavelmente resulta do fato de que as células inflamatórias responsáveis pela DPOC consistem em macrófagos e neutrófilos, que são menos responsivos que linfócitos e eosinófilos às ações dos corticosteroides. Além disso, a atividade da histona desacetilase encontra-se afetada na DPOC, de modo que a inibição dos fatores de transcrição pró-inflamatórios é limitada. Diversos estudos examinaram os efeitos dos corticosteroides inalados sobre a função pulmonar DPOC, porém nenhum deles observou benefício estatisticamente significativo. Entretanto, foi constatado que corticosteroides inalados reduzem tanto a frequência quanto a gravidade das exacerbações agudas da DPOC. Por conseguinte, embora corticosteroides não sejam rotineiramente recomendados para tratamento da DPOC, eles podem estar indicados para pacientes que apresentam exacerbações graves e frequentes.

Como cisteinil leucotrienos, mastócitos e IgE não desempenham nenhum papel na fisiopatologia da DPOC, os tratamentos específicos direcionados para essas vias na asma não são úteis na DPOC. É interessante assinalar que, apesar de o *leucotrieno B₄* (LTB_4) ser potente fator quimiotático de neutrófilos, os estudos clínicos conduzidos até o momento sobre antagonismo ao LTB_4 não demonstraram nenhum benefício.

Os broncodilatadores produzem apenas modesta melhora no fluxo aéreo em pacientes com DPOC. Todavia, até mesmo essa pequena melhora pode aliviar significativamente os sintomas em pacientes com DPOC, particularmente naqueles cujos pulmões se tornaram hiperinflados. A asma caracteriza-se por crises agudas, enquanto a maioria dos pacientes com DPOC apresenta dispneia crônica, que se agrava aos esforços. Por conseguinte, os medicamentos "de alívio" de ação curta são menos benéficos que os fármacos de ação longa na DPOC. Tanto os agonistas β-adrenérgicos quanto os agentes anticolinérgicos inalados provocam broncodilatação na DPOC. Entretanto, muitos pacientes com DPOC apresentam doença arterial coronariana concomitante, de modo que os agentes anticolinérgicos podem ser preferidos nesse subgrupo de pacientes. Há evidências de que os efeitos broncodilatadores dos agonistas β e agentes anticolinérgicos (e teofilina) sejam aditivos; por conseguinte, pacientes com DPOC grave podem beneficiar-se da terapia de combinação, como formoterol e tiotrópio.

---

como mediadores da imunidade adaptativa celular, e *células T_H* (auxiliares) CD4+, que regulam as respostas imunes adaptativas. As células T_H são ainda subclassificadas em células T_H1 e T_H2, com base nas citocinas que produzem. As células T_H1, que produzem predominantemente *interferona-γ, IL-2* e *TNF-α*, favorecem a resposta imune celular, envolvendo os linfócitos T. Por outro lado, as células T_H2 produzem *IL-4, IL-5, IL-6, IL-9, IL-10* e *IL-13* e favorecem resposta imune humoral, envolvendo a produção de anticorpos pelas células B. Como as citocinas produzidas por células T_H1 e T_H2 ativadas são mutuamente inibitórias, qualquer estímulo imune induz predominantemente uma ou outra resposta (Figura 47.1).

Todos os indivíduos inalam continuamente aeroalergênios ambientais, como pelos de gato, pólen, ácaros da poeira e inúmeros outros antígenos. Esses alergênios são fagocitados por células apresentadoras de antígenos que revestem as vias respiratórias. Os antígenos são tidos como estranhos pelas células

T_H e levam à produção de baixo nível de anticorpos IgG e baixo nível de resposta T_H1 mediada principalmente por interferona-γ. Todavia, na asma, frequentemente predomina resposta exagerada das células T_H2, causando inflamação das vias respiratórias e hiper-responsividade brônquica (Figura 47.1).

▶ Fisiopatologia da asma

A asma é doença complexa, caracterizada por inflamação das vias respiratórias, hiper-responsividade do músculo liso das vias respiratórias e broncoconstrição sintomática. Como a manifestação clínica mais proeminente da asma consiste em broncoconstrição, uma abordagem mais simples para compreender a doença deve destacar a contração do músculo liso das vias respiratórias. Todavia, em seu nível mais fundamental, a asma é doença inflamatória das vias respiratórias, e o tratamento da inflamação subjacente é de suma importância para

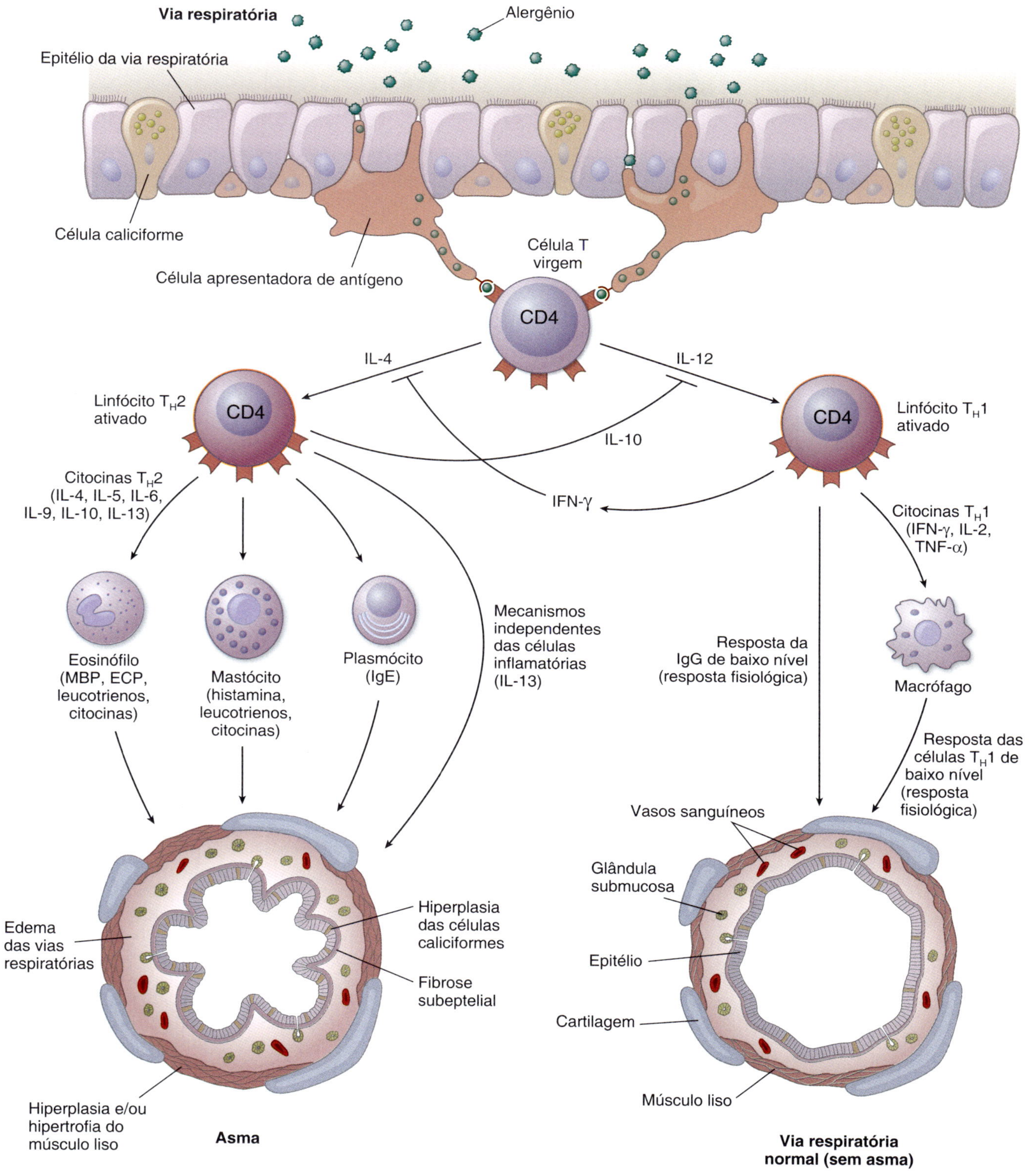

FIGURA 47.1 Origens da resposta imune asmática. Nos indivíduos não atópicos, os antígenos derivados de alergênios são englobados por células dendríticas apresentadoras de antígeno, desencadeando resposta fisiológica de baixo nível das células T$_H$1. Essa resposta não provoca inflamação nem broncoconstrição das vias respiratórias (*à direita*). A interferona-γ, produzida pelos linfócitos T$_H$1 ativados, inibe a ocorrência de resposta das células T$_H$2. Nos indivíduos suscetíveis à asma, os antígenos derivados de alergênios que são apresentados a células T CD4$^+$ imaturas induzem a diferenciação dessas células em linfócitos T$_H$2 ativados. Em seguida, os linfócitos T$_H$2 liberam citocinas, que recrutam outras células inflamatórias, incluindo eosinófilos, mastócitos e células B produtoras de IgE. Juntas, essas células desencadeiam resposta inflamatória nas vias respiratórias. As células T$_H$2 ativadas também induzem diretamente uma resposta asmática, em parte por meio da liberação de IL-13. O resultado final – hiper-responsividade das vias respiratórias, produção de muco pelas células caliciformes, edema das vias respiratórias, fibrose subepitelial e broncoconstrição – constitui a resposta asmática (*à esquerda*).

manter a função normal das vias respiratórias. Por conseguinte, como será descrito detalhadamente mais adiante, o tratamento da asma emprega tanto broncodilatadores quanto agentes anti-inflamatórios.

Asma como doença broncoconstritiva

A propensão das vias respiratórias asmáticas a sofrer constrição em resposta a ampla variedade de estímulos, incluindo alergênios, irritantes ambientais, exercício físico, ar frio e infecções, é denominada *hiper-responsividade*. Dois aspectos da hiper-responsividade das vias respiratórias separam a resposta asmática a estímulos da resposta não asmática: *hipersensibilidade* e *hiper-reatividade*. A hipersensibilidade descreve uma resposta normal a estímulos com níveis anormalmente baixos, isto é, as vias respiratórias dos asmáticos sofrem constrição na presença de estímulos que não provocam resposta nos indivíduos normais. A hiper-reatividade descreve resposta exagerada a níveis normais de estímulos, isto é, as vias respiratórias dos asmáticos respondem com demasiada intensidade. Na Figura 47.2, a hipersensibilidade descreve um deslocamento da curva de estímulo-resposta para a esquerda, enquanto a hiper-reatividade descreve um deslocamento para cima. A resposta asmática global representa a combinação de hipersensibilidade e hiper-reatividade.

As causas da hiper-responsividade das vias respiratórias na asma ainda não foram totalmente elucidadas. A resposta hiper-reativa pode ser explicada por alterações na massa do músculo liso das vias respiratórias decorrentes do aumento em tamanho (hipertrofia) e quantidade (hiperplasia) dos miócitos, que ocorre em resposta à inflamação (Figura 47.1). A resposta de hipersensibilidade se deve a alterações no acoplamento de excitação-contração do músculo liso. Os possíveis mecanismos na alteração do acoplamento que ocorre na asma incluem maior responsividade dos canais de liberação de cálcio intracelular, aumento da sensibilidade ao cálcio e alterações na expressão de canais iônicos, receptores e segundos mensageiros.

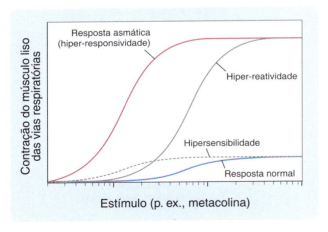

FIGURA 47.2 Hiper-responsividade das vias respiratórias na asma. Os indivíduos não asmáticos apresentam resposta de baixo nível a um estímulo que produz contração leve do músculo liso na presença de alta exposição (resposta normal). O paciente asmático apresenta vias respiratórias que demonstram contração exagerada do músculo liso (broncoconstrição) a baixas doses de estímulo (hiper-responsividade). Os dois componentes da hiper-responsividade são hipersensibilidade (resposta normal a doses anormalmente baixas de estímulo) e hiper-reatividade (resposta exagerada a doses normais de estímulos).

Asma como doença inflamatória

Embora os sintomas primários (sibilância e dispneia) da maioria dos pacientes asmáticos se devam à broncoconstrição, a causa subjacente da asma consiste em inflamação alérgica das vias respiratórias. O processo inflamatório é visível histologicamente na forma de edema das vias respiratórias, hiperplasia das células caliciformes, fibrose subeptelial, hipersecreção de muco e infiltração por uma variedade de células inflamatórias, incluindo linfócitos T_H2, células apresentadoras de antígeno, plasmócitos, mastócitos, neutrófilos e eosinófilos (Figura 47.1). A inflamação das vias respiratórias pode resultar em tosse crônica no asmático, mesmo naqueles que não desenvolvem broncoconstrição sintomática (esse diagnóstico é conhecido como *asma variante com tosse*). Muitos mediadores inflamatórios e citocinas governam a inter-relação das várias células imunes. Os medicamentos anti-inflamatórios, particularmente os corticosteroides, constituem a base do tratamento farmacológico da asma. Após uma elucidação mais detalhada da fisiopatologia complexa da asma, serão desenvolvidos tratamentos mais específicos.

Células T_H2 e origem da asma

Embora as causas exatas da asma não estejam totalmente esclarecidas, uma das teorias sugere que a asma (bem como outras doenças alérgicas) resulte de um desequilíbrio imune, que favorece os linfócitos T_H2 em relação aos linfócitos T_H1. Os linfócitos T_H2 contribuem para a asma por meio de três mecanismos. Em primeiro lugar, em pacientes com predisposição à *atopia* (do grego, que significa "fora do lugar"), um alergênio pode desencadear uma resposta *de hipersensibilidade de tipo 1*. Nos indivíduos normais (não atópicos), o alergênio é fagocitado por células apresentadoras de antígeno, estimulando resposta de baixo nível das células T_H1 e produção de quantidades apropriadas de anticorpos IgG dirigidos contra o alergênio. Todavia, nos indivíduos atópicos, o mesmo alergênio induz intensa resposta das células T_H2 mediada pela liberação de IL-4, que leva as células B a produzirem quantidades exageradas de anticorpos IgE dirigidos contra o alergênio (Figura 47.1). Os anticorpos IgE ligam-se a receptores de IgE de alta afinidade nos mastócitos, e a ligação cruzada subsequente dos receptores de IgE após nova exposição ao alergênio provoca a extrusão de grânulos dos mastócitos e desencadeia reação alérgica (Figura 47.2, ver adiante). No segundo mecanismo, células T_H2 podem induzir diretamente uma reação de *hipersensibilidade de tipo IV* por meio da produção de IL-13 (e, em menor grau, de IL-4). Nas vias respiratórias, a IL-13 provoca hiperplasia das células caliciformes, produção aumentada de muco e hiperplasia e/ou hipertrofia do músculo liso (Figura 47.1). No terceiro mecanismo, os linfócitos T_H2 recrutam eosinófilos por meio da produção de IL-5, bem como de GM-CSF e IL-4. Essas citocinas (particularmente a IL-5) induzem a proliferação de eosinófilos e sua liberação da medula óssea e também promovem a sobrevida dessas células na circulação e nos tecidos. Como ocorre em muitos pacientes com asma, Sr. Y apresentava altos níveis circulantes de eosinófilos e níveis séricos elevados de IgE.

O que provoca o desequilíbrio entre linfócitos T_H1 e T_H2 nos pacientes com asma? Embora os motivos exatos ainda não estejam totalmente esclarecidos, provavelmente envolvem efeitos ambientais nos indivíduos geneticamente suscetíveis. Estudos epidemiológicos constataram que exposições a tuberculose e vírus, como os de sarampo e hepatite A, são protetoras contra o desenvolvimento da asma. Indivíduos que tenham irmãos mais velhos e/ou que tenham contato com outras crianças em creches (ambas as situações associadas à exposição aumentada a agentes infecciosos) também apresentam incidência diminuída de asma. A vida em ambiente rural (no qual existe contato considerável com endotoxinas bacterianas) também é protetora. Importante teoria sugere que "o estilo de vida ocidental", incluindo exposição diminuída no início da vida a micróbios que desencadeiam respostas dos linfócitos T_H1, contribui para desenvolvimento de asma e outras doenças alérgicas em indivíduos suscetíveis. Embora essa "hipótese de higiene" provavelmente seja demasiado simplista para explicar as origens de uma doença complexa como a asma, ela proporciona um modelo útil para analisar a doença, bem como possível explicação para a elevação acentuada na incidência da asma no Ocidente. É impossível saber exatamente o que provocou a asma de Sr. Y; entretanto, o fato de ter rinite alérgica e níveis elevados de IgE sugere que ele apresentava predisposição atópica deflagrada por alergênios ambientais.

Plasmócitos, IgE, mastócitos e leucotrienos

Como assinalado, um dos mecanismos pelos quais os alergênios causam as manifestações patológicas e clínicas da asma consiste em resposta de hipersensibilidade de tipo I mediada por IgE (Figura 47.3). A resposta alérgica é desencadeada quando uma célula dendrítica fagocita um alergênio inalado. A célula dendrítica apresenta o alergênio processado às células T_H2 e as ativa. Em seguida, as células T_H2 ativadas ligam-se aos linfócitos B por meio de CD40 em sua superfície, ativando-os. As células T_H2 ativadas também produzem IL-4 e IL-13, que induzem a transformação das células B em plasmócitos produtores de IgE.

IgE circula por breve período na corrente sanguínea antes de ligar-se a receptores de IgE (*FCεRI*) de alta afinidade nos mastócitos. Por ocasião de nova exposição, o alergênio liga-se à IgE fixada aos mastócitos e estabelece ligações cruzadas entre os receptores de FCεRI, ativando, assim, os mastócitos. O mastócito ativado sofre extrusão de grânulos, liberando seus mediadores inflamatórios pré-formados. Essas moléculas incluem *histamina*, enzimas proteolíticas e certas citocinas (como o *fator de ativação das plaquetas*). O mastócito ativado também libera *ácido araquidônico* de sua membrana plasmática e produz *leucotrienos* e *prostaglandina D₂* (Figura 47.4).

Agudamente, a extrusão de grânulos dos mastócitos provoca broncoconstrição e inflamação das vias respiratórias. A histamina liberada pelos mastócitos promove extravasamento capilar, resultando em edema das vias respiratórias. Os mastócitos também liberam *leucotrieno C₄* (LTC₄), que subsequentemente é convertido em *LTD₄* e *LTE₄* (ver Capítulo 42). Esses três leucotrienos, denominados *cisteinil leucotrienos*, são fundamentais na fisiopatologia da asma, na medida em que induzem broncoconstrição acentuada. *Leucotrieno D₄ é 1.000 vezes mais potente que histamina na produção de broncoconstrição.* Leucotrienos também provocam hipersecreção de muco, extravasamento capilar e edema vasogênico e recrutam células inflamatórias adicionais. O efeito dos leucotrienos, apesar de mais lento no início, é mais poderoso e duradouro que o dos mediadores pré-formados. Dado seu efeito inflamatório tardio, porém potente, os leucotrienos eram antigamente designados *substância de reação lenta da anafilaxia* (SRS-A) antes da identificação de suas verdadeiras estruturas.

Os mastócitos recrutam outras células inflamatórias por meio da liberação de citocinas. Isso produz reação tardia, que se desenvolve dentro de 4 a 6 h após a exposição ao alergênio

(Figura 47.3). Os mastócitos também liberam *triptase*, uma protease que ativa os receptores presentes nas células epiteliais e endoteliais, induzindo a expressão de moléculas de adesão que atraem eosinófilos e basófilos. A triptase também é mitógeno do músculo liso, que provoca hiperplasia das células do músculo liso das vias respiratórias, contribuindo para a hiper-responsividade das vias respiratórias. A produção de IL-1, IL-2, IL-3, IL-4, IL-5, GM-CSF, interferona-γ e TNF-α pelos mastócitos contribui para a inflamação crônica e a reação asmática crônica. Por fim, os mastócitos liberam proteases e proteoglicanos, que atuam sobre as estruturas de sustentação das vias respiratórias, produzindo alterações crônicas nas vias respiratórias (processo também denominado *remodelagem das vias respiratórias*). Diferentemente do componente reversível da broncoconstrição, que caracteriza a reação asmática aguda, a remodelagem das vias respiratórias induzidas pela inflamação crônica pode causar comprometimento irreversível da função pulmonar.

Eosinófilos

O principal papel fisiológico dos eosinófilos consiste em defender o organismo contra infecções parasitárias. Os eosinófilos que se originam na medula óssea são estimulados por IL-4, IL-5 e GM-CSF produzidos por linfócitos T_H2 e mastócitos. Os eosinófilos migram da corrente sanguínea para as vias respiratórias, ligando-se a moléculas de adesão específica, particularmente VCAM-1, e seguindo um trajeto ao longo de gradientes de quimiocinas para os locais de inflamação. Uma vez recrutados nas vias respiratórias, os eosinófilos desempenham complexo papel multifuncional na asma. Os eosinófilos ativados secretam grânulos citotóxicos, que provocam lesão tecidual local e induzem remodelagem das vias respiratórias, mediadores lipídicos e neuromoduladores que afetam o tônus das vias respiratórias, bem como citocinas e quimiocinas que recrutam outras células inflamatórias.

Os grânulos tóxicos dos eosinófilos contêm diversas proteínas catiônicas – incluindo *proteína básica principal* (PBP), *proteína catiônica eosinofílica* (PCE), *peroxidase dos eosinófilos e neurotoxina derivada dos eosinófilos* – que provocam lesão direta do epitélio brônquico. A PCE, por exemplo, pode romper a integridade das membranas das células-alvo, formando poros seletivos para íons e insensíveis à voltagem, enquanto a peroxidase dos eosinófilos catalisa a produção de espécies de oxigênio altamente reativas, que oxidam as proteínas das células-alvo e induzem apoptose. Os eosinófilos também produzem *metaloproteinases da matriz*, que contribuem para a remodelagem das vias respiratórias.

Os eosinófilos contribuem tanto direta quanto indiretamente para a hiper-responsividade das vias respiratórias. A PBP e a PCE afetam o tônus do músculo liso e induzem hiper-responsividade, aumentando as concentrações intracelulares de cálcio e danificando receptores muscarínicos M2 inibitórios, com consequente aumento do tônus vagal. Cisteinil leucotrienos derivados de eosinófilos e neuropeptídios (como a substância P) aumentam vasodilatação, permeabilidade vascular, hipersecreção de muco e contração do músculo liso das vias respiratórias.

Por fim, os eosinófilos são células imunomoduladoras capazes de amplificar a resposta imune na asma. Os eosinófilos suprarregulam as moléculas de adesão endoteliais e, por conseguinte, recrutam outras células inflamatórias. Os eosinófilos também são células apresentadoras de antígenos, capazes de ativar os linfócitos T.

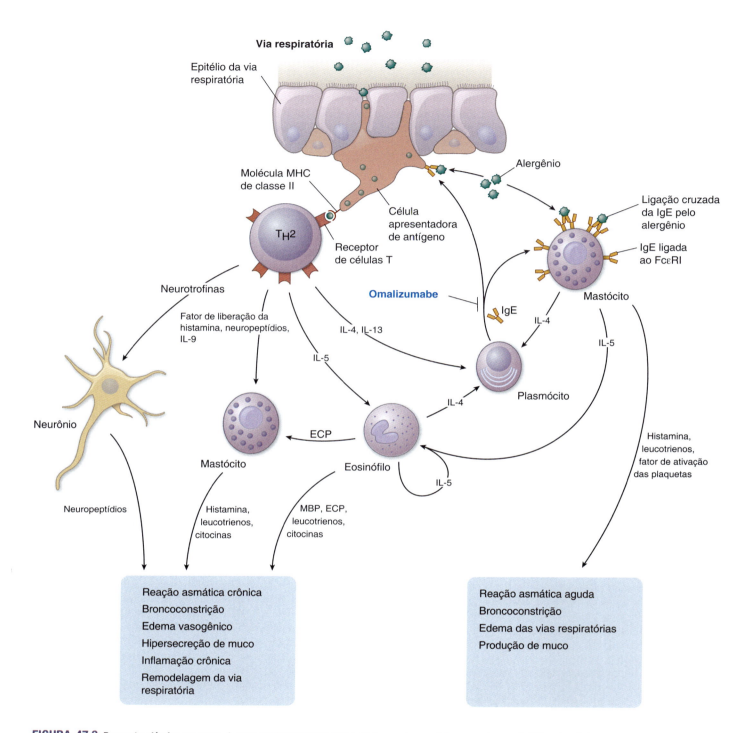

FIGURA 47.3 Resposta alérgica na asma. A asma produz respostas inflamatórias agudas e crônicas nas vias respiratórias. As células apresentadoras de antígeno fagocitam e processam os alergênios, apresentando os antígenos às células T CD4+. Essas células diferenciam-se em linfócitos T$_H$2 produtores de citocinas. As células T$_H$2 ativadas liberam IL-4, IL-13 e IL-5, que recrutam células B e eosinófilos. As células B diferenciam-se em plasmócitos produtores da IgE, a qual se liga aos receptores FcεRI presentes em mastócitos e células apresentadoras de antígeno. Após nova exposição ao alergênio, ocorre ligação cruzada do FcεRI ligado à IgE, induzindo extrusão de grânulos do mastócito e liberação de mediadores inflamatórios pré-formados e recém-produzidos, incluindo histamina, cisteinil leucotrienos, fator de ativação das plaquetas e outras citocinas. Essas citocinas provocam inflamação aguda das vias respiratórias e produzem sintomas asmáticos agudos ("crise" de asma ou exacerbação). Cronicamente, as células T$_H$2 ativadas e os mastócitos produzem IL-5 circulante, que recruta eosinófilos, e as células T$_H$2 liberam produtos que estimulam mastócitos e neurônios locais. Em seu conjunto, os mediadores inflamatórios e as enzimas catabólicas produzidos por eosinófilos, mastócitos e neurônios provocam inflamação crônica das vias respiratórias e levam à sua remodelagem.

Omalizumabe é anticorpo monoclonal humanizado dirigido contra o domínio de ligação do FcεRI da IgE. Ao impedir a ligação da IgE ao receptor de IgE (FcεRI) nos mastócitos, omalizumabe inibe a extrusão de grânulos dos mastócitos após nova exposição ao alergênio e, por conseguinte, modula a reação asmática aguda. Omalizumabe também infrarregula o FcεRI nas células apresentadoras de antígeno, diminuindo, assim, o processamento do antígeno e sua apresentação aos linfócitos CD4+. Como o alergênio induz a diferenciação de menor quantidade de células T imaturas em linfócitos T$_H$2, a reação asmática crônica também é atenuada.

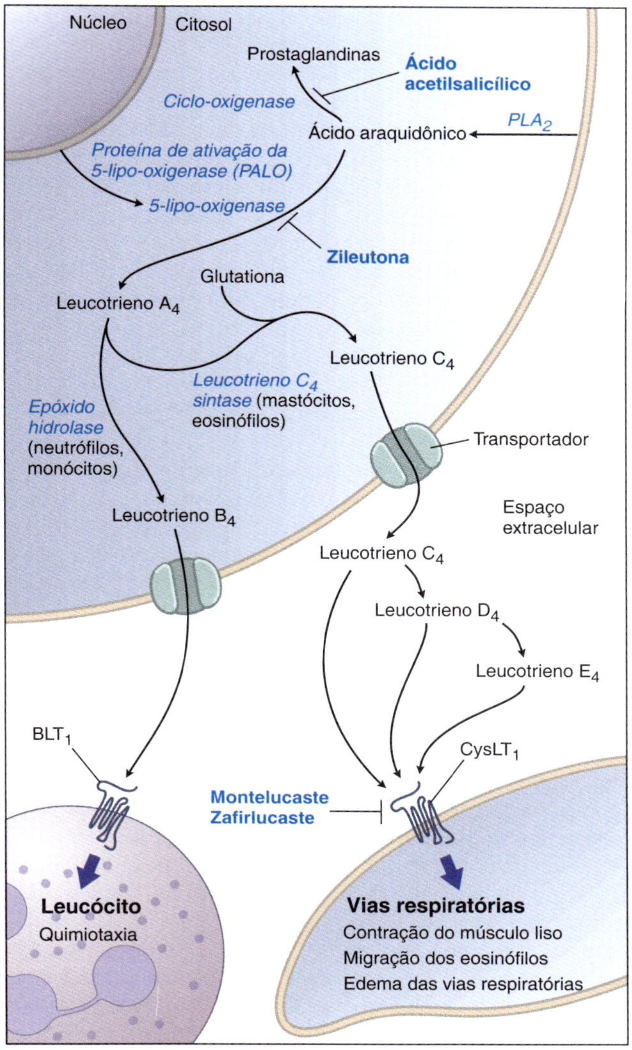

FIGURA 47.4 A via dos leucotrienos na asma. Leucotrienos são alguns dos mais potentes broncoconstritores conhecidos e constituem mediadores importantes da inflamação nas vias respiratórias. Fármacos que inibem a produção de leucotrienos ou sua ligação a receptores desempenham um papel no tratamento da asma. Ocorre formação de leucotrienos quando o ácido araquidônico é liberado do folheto interno da membrana plasmática por ação da fosfolipase A_2 (PLA_2). O ácido araquidônico é convertido em leucotrieno A_4 por ação da 5-lipo-oxigenase. A 5-lipo-oxigenase é ativada pela enzima ligada à membrana, a proteína de ativação da 5-lipo-oxigenase (PALO). O leucotrieno A_4 é convertido em leucotrieno C_4 por ação da leucotrieno C_4 sintase em mastócitos e eosinófilos, e o leucotrieno C_4 é transportado para fora da célula. O leucotrieno C_4 é convertido em leucotrieno D_4 e, a seguir, em leucotrieno E_4; todos esses três cisteinil leucotrienos ligam-se a receptores CysLT1 expressos nas células do músculo liso das vias respiratórias, resultando em broncoconstrição e em edema. O leucotrieno A_4 é convertido em leucotrieno B_4 por epóxido hidrolase nos neutrófilos e monócitos. O leucotrieno B_4 é transportado para fora da célula e liga-se a receptores BLT1 expressos nos leucócitos, resultando em quimiotaxia e recrutamento dos leucócitos. A via dos leucotrienos pode ser inibida pelo inibidor da 5-lipo-oxigenase, zileutona, ou pelos antagonistas do receptor CysLT1, montelucaste e zafirlucaste.

▶ Classes e agentes farmacológicos

Os agentes farmacológicos utilizados no tratamento da asma são divididos em duas grandes categorias: agentes *de alívio* e agentes *de controle* (também denominados agentes *de prevenção*). Essa distinção ressalta os usos clínicos desses fármacos e

ajuda os pacientes a compreender e aderir ao esquema prescrito. Esse esquema de classificação também se relaciona com os mecanismos de ação dos fármacos antiasmáticos. *Em geral, os broncodilatadores, que aliviam a broncoconstrição do músculo liso, são utilizados como agentes de alívio, enquanto medicamentos anti-inflamatórios, que diminuem a inflamação das vias respiratórias, são utilizados como agentes de controle.* Há também evidências de que alguns medicamentos – por exemplo, *metilxantinas* – exerçam efeitos tanto broncodilatadores quanto anti-inflamatórios. No caso descrito na introdução, Sr. Y utilizou um corticosteroide inalado (fluticasona) como agente de controle, bem como salbutamol (agonista β_2 de ação curta) como agente de alívio.

Broncodilatadores

Os broncodilatadores afetam o tônus do músculo liso das vias respiratórias por meio de sua ação sobre receptores do sistema nervoso autônomo e vias de sinalização. A ativação simpática (mediada principalmente por receptores β_2-adrenérgicos) resulta em broncodilatação, enquanto a estimulação parassimpática (mediada por receptores muscarínicos de acetilcolina) resulta em broncoconstrição. Como os simpaticomiméticos provocam rápido relaxamento do músculo liso das vias respiratórias, os agonistas β_2-adrenérgicos mostram-se particularmente efetivos no alívio dos sintomas da asma aguda.

Anticolinérgicos

Os agentes anticolinérgicos foram os primeiros medicamentos utilizados no tratamento da asma pela medicina ocidental. Já em 1896, o livro de Stedman, *Twentieh Century Practice of Modern Medical Science*, sugeria que as crises de asma poderiam ser tratadas pelo fumo de "cigarros da asma" contendo *estramônio* extraído da planta *Datura stramonium*. Os ingredientes ativos no estramônio eram alcaloides anticolinérgicos da beladona. Até hoje, as exacerbações da asma que não respondem a agonistas β_2-adrenérgicos inalados ou quando agonistas β inalados estão contraindicados (como em pacientes que apresentam isquemia ou arritmias cardíacas) podem ser tratados com *brometo de ipratrópio* inalado.

O brometo de ipratrópio é um sal de amônio quaternário derivado da *atropina*. Como a atropina inalada é altamente absorvida pelo epitélio respiratório, produz muitos efeitos anticolinérgicos sistêmicos, incluindo taquicardia, náuseas, boca seca, constipação intestinal e retenção urinária. Diferentemente da atropina, o ipratrópio não é absorvido significativamente, e esses efeitos adversos sistêmicos são minimizados. Entretanto, o ipratrópio inalado pode causar boca seca e desconforto gastrintestinal decorrente de sua deposição na boca e absorção oral inadvertida; se o ipratrópio nebulizado entrar inadvertidamente em contato com olho, pode produzir midríase (dilatação da pupila) e elevação da pressão intraocular, resultando em glaucoma de ângulo fechado.

Tiotrópio é agente anticolinérgico de longa ação, comumente utilizado no tratamento da *doença pulmonar obstrutiva crônica* (DPOC; Boxe 47.1). À semelhança de ipratrópio, tiotrópio é um sal de amônio quaternário que produz poucos efeitos sistêmicos, uma vez que não sofre absorção sistêmica após inalação.

Atropina, ipratrópio e tiotrópio são antagonistas competitivos nos receptores muscarínicos de acetilcolina. Nos quatro subtipos de receptores muscarínicos expressos nos pulmões (M_1, M_2, M_3 e M_4), o receptor M_3 excitatório é o mais importante no processo de mediar contração do músculo liso e secreção glandular de muco nas vias respiratórias. Ipratrópio e tiotrópio antagonizam o efeito da acetilcolina endógena nos receptores M_3, com consequente broncorrelaxamento e diminuição da secreção de muco. Tiotrópio apresenta duração de ação longa, com meia-vida de 5 a 6 dias, decorrente, em grande parte, de sua dissociação lenta dos receptores M_1 e M_3.

Ipratrópio e tiotrópio são empregados principalmente no tratamento da DPOC, em que o principal componente broncoconstritivo reversível é mediado pelo tônus neural colinérgico. Na asma crônica, a estimulação colinérgica desempenha apenas papel secundário na produção de broncoconstrição, embora o aumento da estimulação vagal à noite possa representar importante fator contribuinte para os sintomas noturnos. Nenhum agente anticolinérgico foi aprovado pela agência americana Food and Drug Administration (FDA) para a asma, porém os estudos realizados sugeriram o uso terapêutico do ipratrópio no tratamento das exacerbações da asma aguda e como terapia de recuperação no subgrupo de pacientes que não consegue tolerar agonistas β-adrenérgicos e para os quais a terapia com simpaticomiméticos está contraindicada, dada a presença de cardiopatia isquêmica ou taquiarritmias.

Agonistas β-adrenérgicos

Como a estimulação β_2-adrenérgica do músculo liso das vias respiratórias leva ao relaxamento, pode-se deduzir que a administração sistêmica ou por aerossol de agentes que estimulem os receptores β_2-adrenérgicos deve ser efetiva no tratamento da asma. Um dos primeiros tratamentos para a asma envolveu a administração subcutânea de *epinefrina*, a qual, em meados do século 20, foi apresentada em formulação inalada, que continua sendo disponível até hoje. O agonista adrenérgico não seletivo *efedrina* (*Ma-Huang*) vem sendo utilizado, há séculos, como remédio para a asma pela medicina tradicional chinesa.

Epinefrina é agonista adrenérgico não seletivo que se liga a receptores α, β_1 e β_2-adrenérgicos (ver Capítulo 10). A epinefrina produz estimulação cardíaca por meio dos receptores β_1, resultando em taquicardia, palpitações e, potencialmente, arritmias, bem como em vasoconstrição periférica por meio dos receptores α, levando ao desenvolvimento de hipertensão.

Isoproterenol é estruturalmente relacionado com epinefrina. Enquanto a epinefrina estimula os receptores α e β-adrenérgicos, o isoproterenol estimula apenas os receptores β-adrenérgicos. O isoproterenol estimula os receptores β_1 e β_2, e, por conseguinte, provoca broncodilatação e estimulação cardíaca; todavia, como não estimula receptores α, não causa vasoconstrição periférica. Isoproterenol não é usado com frequência na prática atual, dada a disponibilidade de agentes mais seletivos para receptores β_2.

Os primeiros agentes a oferecerem relativa seletividade β_2 foram *isoetarina* e *metaproterenol*, embora ambos os fármacos tivessem moderados efeitos β_1. Os fármacos mais recentes, *terbutalina*, *salbutamol*, *pirbuterol* e *bitolterol*, ligam-se a receptores β_2-adrenérgicos com intensidade 200 a 400 vezes maior que a receptores β_1, produzindo efeitos cardíacos significativamente menores que os agonistas adrenérgicos menos seletivos. Salbutamol foi o primeiro desses agentes fortemente β_2-seletivos a tornar-se disponível na forma inalada, reduzindo ainda mais os efeitos sistêmicos. Os modernos agonistas β_2-seletivos inalados foram os primeiros fármacos a proporcionar tratamento regular da asma, com perfil aceitável de efeitos adversos. Todavia, quando administrados em altas doses, particularmente se tomados por via oral, até mesmo esses fárma-

cos podem causar estimulação cardíaca. Além disso, como os receptores β_2-adrenérgicos são expressos no músculo esquelético periférico, a ativação desses receptores por agentes β_2-seletivos pode resultar em tremor.

Salbutamol é mistura racêmica de dois estereoisômeros, *R*-salbutamol (ou *levalbuterol*) e o *S*-salbutamol. Levalbuterol, atualmente disponível como enantiômero puro, liga-se mais firmemente a receptores β_2 e é mais β_2-seletivo. Em contrapartida, o isômero S induz hiper-responsividade das vias respiratórias em modelos animais, embora esse efeito não tenha sido significativo na prática clínica. Embora salbutamol racêmico e levalbuterol produzam semelhantes perfis de resposta e efeitos adversos na maioria dos pacientes, um subgrupo de pacientes pode ser mais sensível aos efeitos β_1 do *S*-salbutamol e apresentar redução de taquicardia e palpitações com uso do levalbuterol.

Os receptores β-adrenérgicos estão acoplados à proteína G estimuladora G_S (ver Capítulo 10). A subunidade α da G_S ativa a adenililciclase, que catalisa a produção de monofosfato de adenosina cíclico (AMPc). No pulmão, o AMPc provoca redução da concentração intracelular de cálcio e, por meio da ativação da proteinoquinase A, inativa a quinase da cadeia leve de miosina e ativa a fosforilase da cadeia leve de miosina (Figura 47.5). Além disso, os agonistas β_2 abrem os canais de potássio ativados pelo cálcio (K_{Ca}) de grande condutância e, por conseguinte, hiperpolarizam as células do músculo liso das vias respiratórias. A combinação de redução do cálcio intracelular, aumento da condutância do potássio da membrana e diminuição da fosforilação da cadeia leve de miosina leva ao relaxamento do músculo liso e à broncodilatação.

Parece haver variabilidade na resposta clínica entre pacientes em uso de agonistas β_2. Parte dessa variabilidade pode ser mediada por variantes no gene do receptor β_2-adrenérgico. Pesquisadores que estudaram o efeito de *polimorfismos em nucleotídio único* (PNU) no gene verificaram a existência de uma variante genética comum associada à suscetibilidade aumentada à asma noturna. Indivíduos homozigotos para essa

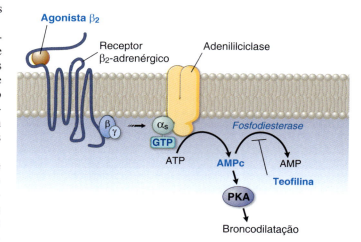

FIGURA 47.5 Mecanismo de agonistas β_2 e teofilina. Nas células do músculo liso das vias respiratórias, a ativação da proteinoquinase A pelo AMPc leva à fosforilação de várias proteínas intracelulares e, por conseguinte, ao relaxamento do músculo liso e broncodilatação. Pode-se esperar que qualquer tratamento capaz de aumentar os níveis intracelulares de AMPc resulte em broncodilatação. Na prática, isso pode ocorrer de duas maneiras: por aumento da produção de AMPc ou inibição de sua degradação. A produção de AMPc é estimulada pela ativação mediada por agonistas β_2 dos receptores β_2-adrenérgicos, que são acoplados à proteína G. A degradação do AMPc é inibida pela inibição da fosfodiesterase mediada pela teofilina.

variante genética que recebem doses regulares de salbutamol apresentam declínio do fluxo expiratório máximo (uma medida de broncoconstrição), enquanto indivíduos sem o polimorfismo desenvolvem aumento do fluxo máximo com uso programado de salbutamol. Embora a farmacogenética do receptor β_2-adrenérgico seja complicada e tenha mostrado associações inconsistentes, é provável que parte da variabilidade observada na resposta aos fármacos resulte de influências genéticas.

Os agonistas β_2-adrenérgicos apresentam, em sua maioria, rápido início de ação (15 a 30 min), pico de efeito aos 30 a 60 min e duração de ação de aproximadamente 4 a 6 h. Essa duração de ação do fármaco torna os agonistas β_2 bons candidatos para uso como agentes de alívio da asma (ou inaladores de recuperação) durante as crises agudas. Todavia, dado esse perfil, os agonistas β_2 também não são candidatos apropriados para controle da asma noturna e prevenção das crises, embora possa ser usado de modo profilático antes da exposição a fator desencadeante conhecido, como exercício físico. Vários agentes mais novos, *formoterol* (e a sua forma enantiomérica pura, *arformoterol*, aprovada apenas para DPOC) e *salmeterol*, são conhecidos como *agonistas β de ação longa* (LABA). Os LABA foram desenvolvidos por engenharia com cadeias laterais lipofílicas que resistem à degradação. Consequentemente, esses agentes apresentam duração de ação de 12 a 24 h, de modo que são bons candidatos para a prevenção da broncoconstrição. Embora formoterol e salmeterol sejam agentes de controle razoáveis para a asma, esses fármacos não tratam a inflamação subjacente. Com efeito, o uso regular de formoterol ou salmeterol pode estar associado a aumento de mortalidade pela asma. Embora o mecanismo exato dessa observação não seja conhecido, é possível que ocorra uma vez que os agonistas β de ação longa podem melhorar os sintomas crônicos da asma, sem afetar o risco subjacente de exacerbação grave da asma. Como os pacientes podem sentir-se melhor com uso de agonistas β de ação longa, podem receber doses menores de corticosteroides inalados ou nenhum corticosteroide inalado. Na medida em que os corticosteroides inalados diminuem o risco de exacerbação da asma (ver adiante), a redução ou a suspensão dos corticosteroides inalados pode fazer com que os pacientes corram riscos aumentados de hospitalização e crise de asma fatal. Por esse motivo, um comitê consultivo da FDA recomendou que formoterol e salmeterol fossem usados apenas em associação ao corticosteroide inalado.

Como salmeterol apresenta início de ação mais lento que o do salbutamol, não deve ser utilizado para exacerbações da asma aguda. Formoterol apresenta rápido início de ação e pode ser utilizado como inalador de recuperação, embora ainda não tenha sido aprovado para essa indicação nos Estados Unidos. Uma estratégia tem sido a associação de formoterol com corticosteroide inalado (budesonida) para uso quando necessário em quadros de asma leve. Toda vez que o paciente faz uso dessa associação, formoterol fica disponível para proporcionar alívio agudo dos sintomas, porém é também administrada uma dose de corticosteroide inalado para ajudar a combater a inflamação subjacente.

Metilxantinas

Duas metilxantinas, *teofilina* e *aminofilina*, são utilizadas ocasionalmente no tratamento da asma. O mecanismo de ação desses fármacos é complexo, porém seu principal efeito broncodilatador parece dever-se à inibição inespecífica de isoenzimas da fosfodiesterase. A inibição da fosfodiesterase dos tipos III e IV impede a degradação do AMPc nas células do músculo liso das vias respiratórias, resultando em relaxamento do músculo liso por mecanismos celulares e moleculares descritos anteriormente (*i. e.*, diminuição do cálcio intracelular, aumento da condutância de potássio da membrana e redução da fosforilação da cadeia leve de miosina). Como ilustrado na Figura 47.5, o efeito broncodilatador das metilxantinas resulta da alteração da mesma via iniciada pelos agonistas β_2, embora as metilxantinas atuem distalmente à estimulação dos receptores β_2-adrenérgicos.

Metilxantinas também inibem isoenzimas da fosfodiesterase das células inflamatórias. A inibição da fosfodiesterase do tipo IV em linfócitos T e eosinófilos exerce efeito imunomodulador e anti-inflamatório. Por meio desse mecanismo, a teofilina pode controlar a asma crônica mais efetivamente que seria esperado com base apenas em seu efeito broncodilatador. Alguns dos efeitos adversos das metilxantinas, incluindo arritmias cardíacas, náuseas e vômitos, também são mediados pela inibição da fosfodiesterase, embora as isoenzimas responsáveis ainda não tenham sido elucidadas.

Teofilina relaciona-se estruturalmente com *cafeína*, da qual difere apenas por um único grupo metila, e tanto cafeína quanto teofilina são antagonistas dos receptores de adenosina. Os receptores de adenosina são expressos em células do músculo liso das vias respiratórias e mastócitos, e o antagonismo desses receptores poderia desempenhar um papel na prevenção de broncoconstrição e inflamação. Com efeito, o café tem sido usado no tratamento da asma. Entretanto, experimentos com antagonistas específicos dos receptores de adenosina que não inibem a fosfodiesterase demonstraram pouca broncodilatação, sugerindo que a inibição da fosfodiesterase constitua o principal mecanismo de ação das metilxantinas. Todavia, o antagonismo dos receptores de adenosina é responsável por muitos dos efeitos secundários de teofilina, incluindo aumento da ventilação durante a hipoxia, maior resistência dos músculos diafragmáticos e diminuição da liberação de mediadores estimulados pela adenosina dos mastócitos. Além disso, alguns dos efeitos adversos da teofilina, como taquicardia, agitação psicomotora, secreção gástrica de ácido e diurese, são mediados por meio do antagonismo dos receptores de adenosina.

Como metilxantinas não são seletivas e apresentam múltiplos mecanismos de ação, provocam múltiplos efeitos adversos e apresentam índice terapêutico relativamente estreito. Além disso, existe significativa variação interpessoal no metabolismo da teofilina pela isoenzima CYP3A do citocromo P450, e seu uso está sujeito a interações medicamentosas com inibidores da CYP3A, como cimetidina e antifúngicos azólicos. Em níveis supraterapêuticos, teofilina causa náuseas, diarreia, vômitos, cefaleia, irritabilidade e insônia. Em doses ainda mais altas, podem ocorrer convulsões, encefalopatia tóxica, hipertermia, lesão cerebral, hiperglicemia, hipopotassemia, hipotensão, arritmias cardíacas e morte. Por esse motivo, diminuiu o papel desempenhado por teofilina no tratamento da asma crônica. Teofilina ainda é usada ocasionalmente, com monitoramento de rotina dos níveis plasmáticos, quando agonistas β-adrenérgicos e corticosteroides são ineficazes ou contraindicados.

Magnésio

Os íons magnésio inibem o transporte de cálcio nas células do músculo liso e podem interferir nas reações de fosforilação intracelulares que induzem a contração do músculo liso. Por esse motivo, o *sulfato de magnésio* é comumente usado como agente tocolítico para produzir relaxamento uterino e retardar o trabalho de parto prematuro. O magnésio tem efeitos semelhantes sobre o músculo liso das vias respiratórias e tem sido usado experimentalmente nas exacerbações da asma aguda. Embora os resultados dos estudos clínicos tenham sido variáveis, duas metanálises sugeriram benefício com uso de sulfato de magnésio em pacientes com exacerbações graves da asma que procuram um serviço de emergência. O magnésio não foi utilizado no caso descrito na introdução, porém teria sido opção terapêutica razoável quando Sr. Y chegou ao serviço de emergência.

Agentes anti-inflamatórios

Como descrito, a inflamação alérgica das vias respiratórias constitui a base fisiopatológica da asma. Para controlar a asma persistente e evitar a ocorrência de exacerbações da asma aguda, o tratamento de todas as formas da doença, exceto os casos mais leves, geralmente deve incluir agentes anti-inflamatórios. Corticosteroides têm sido, há muito tempo, a base do tratamento da asma, embora seus efeitos adversos profundos ao serem administrados por via sistêmica tenham permanecidos problemáticos até o desenvolvimento de formulações inaladas. Três outras classes de fármacos com mecanismos de ação anti-inflamatória são utilizadas no tratamento da asma: cromoglicatos, modificadores da via dos leucotrienos e anticorpo monoclonal humanizado anti-IgE.

Corticosteroides

Corticosteroides inalados constituem o principal tratamento preventivo para a grande maioria dos pacientes com asma. Como corticosteroides inalados produzem concentrações locais mais altas nas vias respiratórias que as produzidas por dose equivalente de corticosteroides administrados sistemicamente, pode-se administrar dose total mais baixa, reduzindo, assim, a probabilidade de efeitos sistêmicos significativos.

Corticosteroides alteram a transcrição de muitos genes. Em geral, aumentam a transcrição de genes que codificam o receptor β_2-adrenérgico e diversas proteínas anti-inflamatórias como IL-10, IL-12 e antagonista do receptor de IL-1 (IL-1Ra). Corticosteroides diminuem a transcrição de genes que codificam numerosas proteínas pró-inflamatórias (e outras proteínas); os exemplos incluem IL-2, IL-3, IL-4, IL-5, IL-6, IL-11, IL-13, IL-15, TNF-α, GM-CSF, SCF, moléculas de adesão endoteliais, quimiocinas, sintase de óxido nítrico induzível (iNOS), ciclo-oxigenase (COX), fosfolipase A_2, endotelina-1 e receptor de NK$_1$-2. Como mencionado, a IL-4 é importante na indução da produção de IgE pelas células B, enquanto a IL-5 constitui importante fator de recrutamento de eosinófilos (Figura 47.3). *Por conseguinte, a inibição de IL-4 e IL-5 diminui acentuadamente a resposta inflamatória na asma.* Além disso, os corticosteroides induzem apoptose em diversas células inflamatórias, particularmente eosinófilos e linfócitos T_H2. Não afetam diretamente os mastócitos, provavelmente pelo fato de que mediadores de mastócitos são, em sua maioria, pré-formados. Todavia, os mastócitos são indiretamente inibidos com o passar do tempo, quando toda a resposta inflamatória é contida.

Corticosteroides diminuem a quantidade de células inflamatórias nas vias respiratórias, bem como reduzem a lesão do epitélio dessas vias. A permeabilidade vascular também é reduzida, com consequente resolução do edema das vias respiratórias. Além disso, embora os esteroides não afetem diretamente a função contrátil do músculo liso das vias respiratórias, a inflamação reduzida leva, com o passar do tempo, a diminuição da hiper-responsividade das vias respiratórias. O resultado final consiste na reversão de muitas das características da asma pelos corticosteroides. Infelizmente, os esteroides são apenas supressores da cascata inflamatória e não curam a asma, de modo que precisam ser administrados cronicamente. Além disso, esses fármacos são incapazes de reverter a remodelagem das vias respiratórias causada pela asma de longa duração e inadequadamente controlada. Todavia, como os efeitos desses fármacos são de longo alcance, os corticosteroides inalados constituem a classe mais importante de fármacos na maioria dos casos de asma.

Em sua maior parte, os efeitos sistêmicos podem ser aliviados, ou até mesmo eliminados, quando corticosteroides são liberados diretamente nas vias respiratórias, isto é, quando administrados por inalação. Embora todos os corticosteroides sejam ativos na asma quando administrados por via sistêmica, a substituição na posição 17α aumenta sua absorção tópica e possibilita sua atividade quando administrados por inalação (ver Figura 28.7). Os esteroides inalados atualmente disponíveis incluem *beclometasona, triancinolona, fluticasona, budesonida, flunisolida, mometasona* e *ciclesonida*. Embora apenas 10 a 20% da dose administrada por inalação sejam liberados nas vias respiratórias (o restante fica depositado na orofaringe e é deglutido, a não ser que a boca seja lavada após o uso do inalador), isso produz concentração muito mais elevada do fármaco nas vias respiratórias que a obtida com dose semelhante administrada por via sistêmica. Em comparação com as doses sistêmicas, a liberação por inalação possibilita redução de 100 vezes na dose necessária para obter efeito anti-inflamatório semelhante. Além disso, esteroides mais recentes (todos, à exceção de beclometasona e triancinolona) estão sujeitos a metabolismo de primeira passagem no fígado, de modo que grande parte da dose deglutida inadvertidamente não alcança a circulação sistêmica. Ciclesonida, o corticosteroide inalado mais recentemente aprovado, é um éster profármaco que é convertido em seu composto ativo, a desisobutiril ciclesonida, por carboxiesterases e colinesterases expressas no epitélio das vias respiratórias altas e inferiores, limitando ainda mais os efeitos adversos locais orofaríngeos e sistêmicos.

A combinação de dose mais baixa e metabolismo de primeira passagem no fígado limita a incidência dos efeitos adversos de corticosteroides inalados. Porém, administrados em doses suficientemente altas e por tempo prolongado, ocorre absorção de suficiente quantidade do fármaco por trato gastrintestinal e epitélio pulmonar para produzir efeitos sistêmicos, incluindo osteopenia ou osteoporose no adulto e atraso do crescimento em crianças. Além disso, esteroides inalados podem causar efeitos adversos locais, incluindo candidíase orofaríngea e rouquidão, decorrente de depósito em orofaringe e laringe, respectivamente. É possível evitar esses efeitos com uso de espaçador de grande volume, que retém as grandes gotículas de esteroide que se depositariam na orofaringe e ao lavar a boca após uso do fármaco.

Algumas vezes, entretanto, corticosteroides inalados são inadequados, e é necessário utilizar corticosteroides sistêmicos, como prednisona, na forma de "reforço" curto para as exacerbações agudas ou como terapia a longo prazo, quando a asma não consegue ser controlada com outros medicamentos. Por exemplo, houve necessidade de esteroides sistêmicos para controlar os sintomas de Sr. Y durante as crises agudas de asma. Os corticosteroides sistêmicos exercem efeito anti-inflamatório mais disseminado que os corticosteroides inalados. Entretanto, também exibem perfil de efeitos adversos muito mais substancial, como discutido no Capítulo 28. Por esse motivo, o uso dos corticosteroides sistêmicos, em geral, limita-se a pacientes asmáticos com doença aguda ou crônica grave, que não consegue ser controlada por outros meios.

Cromoglicatos

Roger Altounyan foi um médico que apresentava uma resposta asmática previsível ao pelo de cobaia. Na década de 1960, Dr. Altounyan testou uma série de compostos sintéticos com base em tradicional remédio popular egípcio por sua capacidade de diminuir a resposta a extratos de pelos de cobaia. Esses testes levaram à descoberta de nova classe compostos, entre os quais dois – *cromoglicato* (também conhecido como *cromoglicato dissódico*) e *nedocromila* – passaram a ser utilizados na prática clínica.

Os estudos mostraram que o cromoglicato inibe a resposta alérgica imediata a um estímulo antigênico, porém não alivia a resposta alérgica uma vez desencadeada. Estudos subsequentes demonstraram que cromoglicato diminui a atividade dos mastócitos, impedindo a liberação de seus mediadores inflamatórios após estímulo antigênico. Por esse motivo, cromoglicato é comumente considerado como "agente estabilizador dos mastócitos". Todavia, esse conceito é um tanto simplista, uma vez que a liberação de mediadores de eosinófilos, neutrófilos, monócitos, macrófagos e linfócitos também é inibida. O mecanismo molecular subjacente dessa ação ainda não foi totalmente elucidado, mas pode envolver a inibição do transporte de íons cloreto, que, por sua vez, afeta a regulação do cálcio e impede a liberação de mediadores dos grânulos intracelulares.

Dada sua capacidade de impedir a resposta alérgica aguda em pacientes suscetíveis, cromoglicato desempenha um papel na terapia profilática de pacientes com asma alérgica associada a fatores desencadeantes específicos. Ele também tem sido útil em pacientes com asma induzida por exercício físico, quando administrado imediatamente antes da atividade física. A experiência clínica mostrou que cromoglicato é mais efetivo em crianças e adultos jovens que em pacientes de mais idade.

Cromoglicato apresenta melhor perfil de segurança que qualquer outro medicamento para asma, em decorrência, em grande parte, de sua baixa absorção sistêmica. É administrado por inalação; menos de 10% do fármaco que alcança as vias respiratórias inferiores sofrem absorção sistêmica, e menos de 1% do fármaco que alcança o trato gastrintestinal é absorvido. Infelizmente, sua utilidade clínica é limitada, na medida em que cromoglicato é menos efetivo que corticosteroides inalados, particularmente nos casos de asma moderada e grave, e deve ser tomado 4 vezes/dia.

Agentes modificadores da via dos leucotrienos

O papel central desempenhado pelos leucotrienos na patogenia da asma sugere que as etapas de inibição na via dos leucotrienos podem servir como tratamento para a doença. Até o momento, essa estratégia foi utilizada de duas maneiras, e uma terceira encontra-se em fase de desenvolvimento. A via dos leucotrienos começa quando o ácido araquidônico é convertido em leucotrieno A_4 pela enzima 5-lipo-oxigenase. A inibição da 5-lipo-oxigenase por *zileutona* diminui a síntese de LTA_4 e seus derivados ativos, os cisteinil leucotrienos (Figura 47.4). Distalmente, os fármacos *montelucaste* e *zafirlucaste* inibem

a ligação de LTC_4, LTD_4 e LTE_4 ao receptor de cisteinil leucotrienos ($CysLT_1$) (Figura 47.4). Por fim, a inibição da proteína que ativa a 5-lipo-oxigenase (*proteína de ativação da 5-lipo-oxigenase* ou *PALO*) está sendo ativamente explorada, embora nenhum agente aprovado até o momento atue por meio desse mecanismo.

Os inibidores da via dos leucotrienos exercem dois efeitos clínicos principais. Em pacientes com asma moderada ou grave, que apresentam comprometimento da função pulmonar em condições basais, zileutona, montelucaste e zafirlucaste produzem melhora imediata, ainda que pequena, da função pulmonar. Esse efeito deve-se, provavelmente, ao antagonismo da constrição anormal do tônus brônquico, que resulta da estimulação dos receptores $CysLT_1$ pelos cisteinil leucotrienos em condições basais. Com sua administração crônica, os agentes modificadores dos leucotrienos reduzem a frequência das exacerbações e melhoram o controle da asma – conforme evidenciado pela ocorrência de menos sintomas e pelo uso com menor frequência de agonistas β inalados –, até mesmo em pacientes que apresentam asma leve ou apenas sintomas episódicos. Todavia, em comparação com o efeito dos corticosteroides inalados, o efeito dos modificadores da via dos leucotrienos sobre função pulmonar e controle dos sintomas é limitado. Como a via dos leucotrienos constitui apenas um dois vários processos responsáveis pela resposta inflamatória na asma, não é surpreendente que a eficácia dos modificadores da via dos leucotrienos seja menor que a dos corticosteroides inalados, cujos efeitos anti-inflamatórios são muito mais amplos.

Os agentes modificadores dos leucotrienos mostram-se particularmente úteis para tratar efeitos da *doença respiratória exacerbada por ácido acetilsalicílico* (ou asma sensível ao ácido acetilsalicílico). Acredita-se que essa condição decorra da estimulação da via dos leucotrienos quando a síntese de prostaglandina E_2 (PGE_2), que infrarregula a via da 5-lipo-oxigenase, é reduzida. Ácido acetilsalicílico e outros AINE inibem a via da ciclo-oxigenase e diminuem a síntese de prostaglandinas, incluindo a PGE_2. Pacientes com asma sensível a ácido acetilsalicílico apresentam resposta exagerada de leucotrienos a ácido acetilsalicílico, e a inibição da via dos leucotrienos por agentes modificadores dos leucotrienos constitui tratamento efetivo.

Diferentemente de muitos fármacos utilizados no tratamento da asma, os agentes modificadores de leucotrienos são todos disponíveis como comprimidos orais, em vez de formulações inaladas. Embora as formulações inaladas geralmente reduzam os efeitos adversos ao liberar diretamente o fármaco no órgão-alvo, a administração oral de leucotrienos tem várias vantagens. Em primeiro lugar, muitos pacientes, particularmente crianças, têm mais facilidade em ingerir um comprimido que em utilizar um inalador, de modo que a adesão ao tratamento geralmente é melhor. Em segundo lugar, como os inaladores são, com frequência, empregados de modo incorreto, existe maior probabilidade de fornecimento da dose necessária com o uso de comprimidos. Por fim, como os fármacos administrados por via oral sofrem absorção sistêmica, podem ser utilizados no tratamento de outras doenças alérgicas coexistentes, como rinite alérgica.

Todos os três agentes modificadores de leucotrienos são bem tolerados e exercem poucos efeitos extrapulmonares, particularmente quando comparados a corticosteroides orais. Zileutona tem incidência de 4% de hepatotoxicidade, tornando necessária a realização periódica de provas de função hepática. Antagonistas dos receptores de leucotrienos são geralmente considerados seguros, porém têm sido associados, em raras ocasiões, à síndrome de Churg-Strauss, uma vasculite granulomatosa grave que acomete pequenas artérias e veias de pulmões, coração, rins, pâncreas, baço e pele. Como ela está independentemente associada a asma e eosinofilia, não foi ainda esclarecido se as reações relatadas representam efeito distinto do fármaco ou manifestação da síndrome preexistente, dada a redução de uso de corticosteroides em decorrência da adição de um agonista dos receptores de leucotrienos ao esquema terapêutico.

Anticorpos anti-IgE

Tendo em vista a proeminência das respostas alérgicas mediadas por IgE na asma, pode-se deduzir que a inativação ou a remoção dos anticorpos anti-IgE da circulação pode atenuar a resposta aguda a um alergênio inalado. *Omalizumabe* é anticorpo monoclonal murino humanizado, que se liga ao domínio de ligação de alta afinidade do receptor de IgE (FcεRI) na IgE humana. Omalizumabe diminui a quantidade de IgE circulante e também impede a remoção da IgE remanescente ao FcεRI dos mastócitos (Figura 47.3). Como não efetua ligação cruzada da IgE ligada ao FcεRI, omalizumabe geralmente não induz anafilaxia. Além disso, omalizumabe afeta as respostas asmáticas tanto da fase inicial quanto da fase tardia ao estímulo por alergênio inalado. Em resposta a níveis circulantes mais baixos de IgE, ocorre infrarregulação do receptor FcεRI em mastócitos, basófilos e células dendríticas. A infrarregulação dos receptores diminui a estimulação dos linfócitos T_H2 e a resposta asmática de fase tardia, além da redução esperada com a simples remoção da IgE circulante. Esses mecanismos diminuem a frequência das exacerbações da asma em pacientes tratados com omalizumabe.

Como se trata de um anticorpo, o omalizumabe precisa ser administrado por via subcutânea, a cada 2 a 4 semanas. Apesar de seu alto custo e da inconveniência da administração parenteral, o que limitou o uso de omalizumabe a casos graves de asma, o fármaco também possibilita redução de dose de esteroides necessária para controlar a doença e frequência de exacerbações de asma moderada (como no caso de Sr. Y). Apesar do fato de ser anticorpo humanizado, em que 95% da sequência original de aminoácidos murinos foram substituídos pela sequência humana correspondente, omalizumabe é, em várias ocasiões, reconhecido como antígeno e deflagra resposta imune, de modo que os pacientes precisam ser monitorados rigorosamente por várias horas após sua administração.

Liberação de fármacos

Muitos dos efeitos adversos dos fármacos empregados no tratamento da asma, particularmente de corticosteroides e agonistas β, podem ser minimizados pela liberação direta do fármaco nas vias respiratórias. Há três sistemas principais de liberação dos fármacos inalados: *inaladores dosimetrados*, *inaladores de pó seco* e *nebulizadores*. No inalador dosimetrado, um gás comprimido propele dose fixa do fármaco fora do dispositivo com a ativação do aplicador. No passado, o propelente utilizado era clorofluorocarbono (CFC), como o Freon®. Entretanto, em decorrência dos efeitos ambientais dos CFC sobre o nível de ozônio, esses gases foram substituídos por propelentes de hidroxifluoroalcano (HFA). Embora o uso dos aplicadores seja fácil, eles exigem coordenação entre a inalação e o aciona-

mento do dispositivo. Isso não ocorre com inaladores de pó seco, em que o ato da inspiração cria fluxo turbulento dentro do dispositivo, que aerossoliza e dispersa o pó seco. Alguns pacientes têm mais facilidade em utilizar inaladores de pó seco que inaladores dosimetrados, enquanto outros consideram o pó irritante ou verificam que não conseguem produzir força suficiente para ativar o dispositivo. Os nebulizadores fazem passar um gás comprimido, como oxigênio, por meio de formulação líquida do medicamento, convertendo-a em névoa, que é, então, inalada. Embora os nebulizadores não sejam tão portáteis quanto outros dispositivos de liberação de fármacos, podem ser utilizados em hospital ou domicílio para tratamento das exacerbações asmáticas agudas e são mais fáceis de usar para liberação do medicamento inalado. Por esse motivo, os lactentes que não podem usar inaladores dosimetrados podem ser tratados com nebulizadores.

Tratamento clínico da asma

O tratamento da asma deve basear-se na gravidade da doença. De acordo com as diretrizes gerais, deve-se utilizar a menor dose de medicamento necessária para obter adequado controle dos sintomas. Na prática, isso significa ajustar a dose do medicamento para obter controle adequado, e em seguida, reduzi-la até a menor dose efetiva. Foi recomendada uma abordagem de cuidados sequenciais para facilitar o tratamento ambulatorial da asma. Essa abordagem divide a asma em dois domínios: (1) comprometimento, medida dos sintomas de asma; e (2) risco, medida de frequência e gravidade das exacerbações. Os pacientes são classificados em uma de quatro categorias clínicas, com base em comprometimento e risco (Tabela 47.1). Pacientes com asma intermitente leve, por exemplo, não apresentam comprometimento da função pulmonar, têm sintomas que não ocorrem mais que 2 vezes/semana e frequência de despertares noturnos em decorrência da asma não mais do que 2 vezes/mês, raramente fazem uso de medicamento de recuperação e apresentam uma ou nenhuma exacerbação da asma por ano que exija uso de corticosteroides sistêmicos. Com frequência, esses pacientes podem ser tratados satisfatoriamente com agonistas β inalados, quando necessário, para alívio dos sintomas, ou antes da exposição a fatores desencadeantes conhecidos, e necessitem de pouco ou nenhum medicamento de controle. Pacientes com sintomas mais frequentes ou graves, ou que apresentam comprometimento da função pulmonar, devem ser tratados com terapia preventiva regular, como corticosteroides inalados em doses escalonadas, dependendo da gravidade dos sintomas. Outros fármacos, como agonistas β de ação longa ou agentes modificadores dos leucotrienos, podem ser acrescentados para melhorar o controle. Os agentes de combinação, que incluem corticosteroide inalado e agonista β inalado de ação longa (como a formulação de fluticasona/salmeterol finalmente administrada a Sr. Y), podem melhorar a adesão do paciente a tratamento por reduzir a quantidade de inalações necessárias.

Como no caso de Sr. Y, o manejo da asma também envolve evitar exposições ambientais que comprovadamente provoquem inflamação das vias respiratórias. Foi constatado, por exemplo, que a eliminação da fumaça de tabaco no ambiente reduz sintomas e frequência das crises de asma em crianças cujos pais ou cuidadores sejam fumantes, e a redução de alergênios constitui importante parte da educação do paciente para manter o controle dos sintomas da asma.

TABELA 47.1 Tratamento clínico da asma.			
GRAVIDADE DA ASMA	**CARACTERÍSTICAS CLÍNICAS**	**ALÍVIO A CURTO PRAZO**	**CONTROLE A LONGO PRAZO**
Intermitente leve (etapa 1)	Sintomas ≤ 2 vezes/semana. Despertares noturnos ≤ 2 vezes/mês Exacerbações de curta duração Função pulmonar normal entre as exacerbações Variabilidade limitada do fluxo máximo	Agonista β de ação curta, quando necessário, para sintomas ou antes de exposição esperada	Nenhum medicamento necessário
Persistente leve (etapa 2)	Sintomas > 2 vezes/semana Despertares noturnos > 2 vezes/mês Exacerbações de curta duração, passíveis de afetar a atividade Função pulmonar normal quando assintomática Diminuição do fluxo máximo em 20 a 30% quando sintomática	Agonista β de ação curta, quando necessário, para os sintomas	Preferido: corticosteroide inalado em baixa dose Alternativa: modificador da via dos leucotrienos, estabilizador dos mastócitos ou teofilina
Persistente moderada (etapa 3)	Sintomas diários Despertares noturnos > 1 vez/semana Exacerbações frequentes de vários dias de duração, afetando a atividade Função pulmonar de 60 a 80% do previsto Variabilidade do fluxo máximo > 30%	Agonista β de ação curta, quando necessário, para os sintomas	Preferido: esteroide inalado em dose baixa a média e agonista β inalado de ação longa Alternativas: esteroide inalado em dose média apenas; ou esteroide inalado em dose baixa a média, mais teofilina de liberação prolongada; ou esteroide inalado em dose baixa a média, mais um modificador da via dos leucotrienos
Persistente grave (etapa 4)	Sintomas contínuos Atividade limitada Despertares noturnos frequentes Exacerbações graves e frequentes Função pulmonar < 60% do previsto Variabilidade do fluxo máximo > 30%	Agonista β de ação curta, quando necessário, para os sintomas	Preferido: corticosteroide inalado em altas doses e agonista β inalado de ação longa Corticosteroides orais, se necessário A adição de mais agentes de controle não foi adequadamente estudada

► Conclusão e perspectivas

Embora a incidência crescente da asma esteja associada a ônus significativo de incapacidade, custo econômico e morte, as pesquisas descobriram características essenciais da fisiopatologia da asma que são úteis para o manejo farmacológico da doença. Em sua essência, a asma é doença causada por resposta inflamatória aberrante nas vias respiratórias, levando a hiperresponsividade das vias respiratórias e broncoconstrição. Não existe cura para a asma; entretanto, uma abordagem terapêutica que trata ambos os aspectos da asma, com uso de anti-inflamatórios e broncodilatadores, e evita, ao mesmo tempo, fatores desencadeantes conhecidos, pode ter sucesso em obter controle clínico a longo prazo e manejo bem-sucedido da doença na maioria dos pacientes.

Com o aprimoramento da compreensão da fisiopatologia da asma, foram identificados novos alvos de intervenção terapêutica. Em geral, a pesquisa tem-se concentrado em três áreas: melhora das terapias existentes, alterando a relação entre benefício e efeitos adversos, planejando novos tratamentos específicos e tentando evitar ou reverter a remodelagem permanente das vias respiratórias na asma de longa duração. Um exemplo da primeira abordagem é o desenvolvimento de novos corticosteroides inalados com efeitos sistêmicos reduzidos. As pesquisas prosseguem, por exemplo, para desenvolvimento de moduladores seletivos de receptores de glicocorticoides capazes de conservar sua atividade anti-inflamatória, com redução ao mínimo dos efeitos adversos.

Diversos inibidores das citocinas inflamatórias estão em fase de desenvolvimento como novos tratamentos potenciais específicos para a asma. Entretanto, a natureza complexa da asma significa que a inibição de uma única via pode não afetar significativamente a doença. O anticorpo monoclonal anti-IL-5, *mepolizumabe*, por exemplo, foi explorado como tratamento potencial para a asma. Infelizmente, esse fármaco não demonstrou eficácia em múltiplos ensaios clínicos, apesar de reduzir com sucesso a quantidade de eosinófilos circulantes e nas vias respiratórias. Em ensaio clínico recente, mepolizumabe conseguiu reduzir a frequência de exacerbações da asma em subgrupo raro de pacientes com asma dependente de prednisona e eosinofilia no escarro. Outros estudos estão em andamento com inibidores de IL-13 e IL-4 e citocina inibitória, a IL-10. Por exemplo, a *pitraquinra*, variante da IL-4 que bloqueia a ligação de IL-4 e IL-13 ao receptor α de IL-4, demonstrou ser promissora em estudos clínicos preliminares. TNF-α (ver Capítulo 45) é citocina que está suprarregulada na asma e recruta neutrófilos e eosinófilos nas vias respiratórias. Etanercepte (proteína de fusão recombinante que inibe TNF-α) e infliximabe (anticorpo monoclonal TNF-α) também demonstraram resultados promissores em estudos clínicos preliminares.

A inibição da fosfodiesterase de tipo IV (FDE IV) constitui nova abordagem farmacológica para reduzir a inflamação na asma. FDE IV hidrolisa AMPc em vários tipos de células inflamatórias envolvidos na fisiopatologia da asma, e os estudos demonstraram que a concentração intracelular aumentada de AMPc inibe a liberação de TNF-α e outras citocinas desses tipos celulares. Dois inibidores da FDE IV, *roflumilaste* e *cilomilaste*, foram avaliados em ensaios clínicos de fase avançada para asma e DPOC. Infelizmente, a utilidade desses dois compostos tem sido restringida pelo desenvolvimento de náuseas e vômitos que limitam a dose e que se acredita serem decorrentes de inibição da FDE IV no cérebro. Por conseguinte, as pesquisas atuais estão se concentrando em descoberta de inibidores da FDE IV não emetogênicos e desenvolvimento de formulação inalada.

Leitura sugerida

Barnes PJ. The cytokine network in asthma and chronic obstructive pulmonary disease. *J Clin Invest* 2008 ;118:3546-3556. (*Revisão do papel das citocinas na reação asmática crónica e sugere alvos para o desenvolvimento de novos fármacos.*)

Chu EK, Drazen JM. Asthma: one hundred years of treatment and onward. *Am J Respir Crit Care Med* 2005;171:1203-1208. (*Visão histórica da evolução do tratamento da asma nos últimos 100 anos.*)

Fanta CH. Asthma. *N Engl J Med* 2009; 360:1002-1014. (*Discussão sobre o manejo clínico da asma, com ênfase nas terapias comumente prescritas.*)

Guidelines for the Diagnosis and Management of Asthma (EPR-3). Disponível em: http://www.nhlbi.nih.gov/guidelines/asthma/ (*Mais recente guia para diagnóstico e tratamento da asma, produzido da reunião de* experts *a convite do National Heart Lung and Blood Institute of the National Institutes of Health.*)

Hanania NA. Targeting airway inflammation in asthma: current and future therapies. *Chest* 2008; 133:989-998. (*Revisão de terapias anti-inflamatórias para a asma, incluindo corticosteroides inalados, terapia anti-IgE e novos tratamentos com ênfase na imunomodulação.*)

Lemanske RG. Asthma therapies revisited: what have we learned. *Proc Am Thorac Soc* 2009; 6:312-315. (*Discussão sobre o tratamento da asma, com foco em quem e quando tratar, identificando a terapia adequada.*)

Locksley RM. Asthma and allergic inflammation. *Cell* 2010;140:777-783. (*Revisão das interações não reguladas entre a passagem epitelial e células imunes inatas que dão início e mantêm a asma.*)

Rhen T, Cidlowski JA. Anti-inflammatory action of glucocorticoids–new mechanisms for old drugs. *N Engl J Med* 2005; 353:1711-1723. (*Discussão do uso do omalizumabe para a asma, inclusive seu mecanismo, estudos clínicos, uso clínico e efeitos adversos potenciais, juntamente com as recomendações para seu uso.*)

RESUMO FARMACOLÓGICO: Capítulo 47 | Farmacologia Integrativa da Inflamação | Asma.

FÁRMACO	APLICAÇÕES CLÍNICAS	EFEITOS ADVERSOS *GRAVES* E COMUNS	CONTRAINDICAÇÕES	CONSIDERAÇÕES TERAPÊUTICAS
Anticolinérgicos *Mecanismo – Antagonistas em receptores muscarínicos de músculo liso e glândulas das vias respiratórias, resultando em diminuição de broncoconstrição e secreção de muco*				
Ipratrópio **Tiotrópio**	Asma DPOC Rinite	*Íleo paralítico, angioedema, broncospasmo* Paladar anormal, boca seca, muco nasal seco, constipação intestinal, taquicardia, retenção urinária	Hipersensibilidade a ipratrópio ou tiotrópio Hipersensibilidade a lecitina de soja ou a produtos alimentares relacionados (aerossol para inalação)	Tiotrópio apresenta longa duração de ação, devido à cinética de dissociação lenta dos receptores M_1 e M_3
Agonistas β-adrenérgicos *Mecanismo – Agonistas em receptores β-adrenérgicos do músculo liso das vias respiratórias; atuam por meio de uma proteína G estimuladora (G_s), produzindo relaxamento do músculo liso e broncodilatação*				
Epinefrina	Asma Anafilaxia Parada cardíaca Glaucoma de ângulo aberto	*Arritmias cardíacas, crise hipertensiva, edema pulmonar* Taquicardia, palpitações, sudorese, náuseas, vômitos, tremor, nervosismo, dispneia	Glaucoma de ângulo estreito (forma oftálmica) Uso de IMAO durante 2 semanas (forma de inalação)	Epinefrina é agonista adrenérgico não seletivo, que se liga a receptores α, $β_1$ e $β_2$-adrenérgicos Produz estimulação cardíaca por meio dos receptores $β_1$ e hipertensão por meio dos receptores α
Isoproterenol	Asma Parada cardíaca Diminuição do fluxo vascular Bloqueio cardíaco Choque Síndrome de Stokes-Adams	*Taquiarritmia, palpitações, tontura, cefaleia, tremor, inquietação*	Taquiarritmias Angina de peito Taquicardia ou bloqueio cardíaco induzidos por digitálicos	Estimula receptores $β_1$ e $β_2$, e, por conseguinte, produz broncodilatação e estimulação cardíaca
Isoetarina **Metaproterenol** **Terbutalina** **Salbutamol (Albuterol)** **Levalbuterol** **Pirbuterol** **Bitolterol**	Asma DPOC	Semelhantes aos do isoproterenol, exceto por quantidade significativamente menor de efeitos cardíacos, dada a seletividade de receptores $β_2$	Hipersensibilidade a isoetarina, metaproterenol, terbutalina, salbutamol, pirbuterol ou bitolterol	Esses agentes são agonistas seletivos em receptores $β_2$ Agentes mais novos – terbutalina, albutamol, pirbuterol e bitolterol – ligam-se a receptores $β_2$-adrenérgicos com intensidade 200 a 400 vezes maior que a receptores $β_1$ e provocam menos efeitos cardíacos que os agonistas adrenérgicos menos seletivos Levalbuterol apresenta maior afinidade de ligação ao receptor $β_2$ e é mais $β_2$-seletivo que salbutamol racêmico
Formoterol **Salmeterol** **Arfomoterol**	DPOC (formoterol, salmeterol, arfometerol) Asma (formoterol, salmeterol)	Semelhantes aos de isoproterenol, exceto por quantidade significativamente menor de efeitos cardíacos, dada a seletividade dos receptores $β_1$	Hipersensibilidade a formoterol ou salmeterol	Em decorrência dede suas cadeias laterais lipofílicas que resistem à degradação, esses fármacos são agonistas $β_2$ de ação longa (LABA) com duração de ação de 12 a 24 h Salmeterol não deve ser utilizado para exacerbações de asma aguda, por causa de seu início de ação lento Esses fármacos não devem ser usados como monoterapia para asma, dado o risco aumentado de mortalidade por asma

(continua)

RESUMO FARMACOLÓGICO: Capítulo 47 | Farmacologia Integrativa da Inflamação | Asma. *(continuação)*

FÁRMACO	APLICAÇÕES CLÍNICAS	EFEITOS ADVERSOS *GRAVES* E COMUNS	CONTRAINDICAÇÕES	CONSIDERAÇÕES TERAPÊUTICAS
Metilxantinas *Mecanismo – Inibidores não seletivos da fosfodiesterase que impedem a degradação de AMPc; atuam também como antagonistas dos receptores de adenosina. O efeito combinado consiste em relaxamento do músculo liso e broncodilatação*				
Teofilina **Aminofilina**	Asma DPOC	*Arritmias ventriculares, convulsões* Taquiarritmias, vômitos, insônia, tremor, inquietação	Hipersensibilidade a teofilina ou aminofilina	Inibidores inespecíficos das fosfodiesterases, que inibem a enzima tanto em células do músculo liso das vias respiratórias quanto em células inflamatórias A inibição das fosfodiesterases tipos III e IV nas células do músculo liso resulta em broncodilatação, enquanto a inibição da fosfodiesterase tipo IV em células T e eosinófilos produz efeitos imunomoduladores e anti-inflamatórios Os níveis plasmáticos devem ser monitorados para evitar níveis tóxicos desses agentes Evite a coadministração com fluvoxamina, enoxacino, mexiletina, propranolol ou troleandomicina, dado o risco aumentado de toxicidade da teofilina Evite a coadministração com zafirlucaste, uma vez que teofilina pode diminuir a concentração plasmática de zafirlucaste
Magnésio *Mecanismo – Inibe o transporte de cálcio em células do músculo liso, induzindo, assim, relaxamento do músculo liso*				
Sulfato de magnésio	Taquicardia atrial paroxística Intoxicação por bário Edema cerebral Eclâmpsia Hipomagnesemia Convulsões	*Bloqueio cardíaco, hipotensão, prolongamento do tempo de sangramento, hiporreflexia, depressão do SNC, paralisia do trato respiratório*	Bloqueio cardíaco, lesão do miocárdio	Agente tocolítico comumente utilizado para produzir relaxamento uterino e retardar trabalho de parto prematuro Pode beneficiar pacientes com exacerbação da asma aguda
Corticosteroides inalados *Mecanismo – Inibem a ação da COX-2 e a biossíntese de prostaglandinas ao induzirem lipocortinas; ativam as vias anti-inflamatórias endógenas; e outros mecanismos*				
Beclometasona **Triancinolona** **Fluticasona** **Budesonida** **Flunisolida** **Mometasona** **Ciclesonida**	Ver Resumo farmacológico	Capítulo 28			

Cromoglicatos
Mecanismo – Inibem o transporte de íons cloreto, o que, por sua vez, afeta a regulação do cálcio ao impedir a liberação de grânulos, diminuindo, possivelmente, a resposta dos mastócitos a estímulos inflamatórios

Cromoglicato **Nedocromila**	Asma Rinite alérgica Queratite Ceratoconjuntivite Distúrbio dos mastócitos Conjuntivite vernal	Gosto anormal, sensação de ardência nos olhos, tosse, irritação da garganta	Hipersensibilidade a cromoglicato ou nedocromila	Usados principalmente como terapia profilática para pacientes com asma alérgica associada a fatores desencadeantes específicos Úteis para pacientes com asma induzida por exercício físico; podem ser administrados imediatamente antes da atividade física Mais efetivos em crianças e adultos jovens que em pacientes de mais idade Perfil de segurança excelente, porém menos eficazes que outros medicamentos para asma

Agentes modificadores da via dos leucotrienos
Mecanismo – Zileutona inibe a 5-lipo-oxigenase, diminuindo, assim, a síntese de leucotrienos; montelucaste e zafirlucaste são antagonistas dos receptores de cisteinil leucotrienos

Zileutona **Montelucaste** **Zafirlucaste**	Ver Resumo farmacológico	Capítulo 42

Anticorpos anti-imunoglobulina E
Mecanismo – Anticorpo monoclonal murino humanizado dirigido contra o domínio de ligação do receptor de IgE (FcεRI) de alta afinidade na IgE humana. Impede a ligação da IgE ao FcεRI em mastócitos e células apresentadoras de antígeno; além disso, diminuem a quantidade de IgE circulante. O efeito combinado consiste em diminuição da resposta alérgica na asma

Omalizumabe	Asma	*Reações anafiláticas extremamente raras* *Reação no local de injeção, exantema, cefaleia*	Hipersensibilidade a omalizumabe	Afeta as respostas asmáticas das fases precoce e tardia a estímulo por alergênio inalado Administrado por via subcutânea a cada 2 a 4 semanas O elevado custo limita seu uso a casos graves de asma

48
Farmacologia Integrativa da Inflamação | Gota

Ehrin J. Armstrong e Lloyd B. Klickstein

▶ Introdução

A gota é uma doença que acomete exclusivamente os seres humanos. Os mamíferos têm, em sua maioria, a uricase, uma enzima que metaboliza os produtos de degradação das purinas a uma substância livremente hidrossolúvel, a alantoína. Em contrapartida, os seres humanos excretam a maioria das purinas na forma de ácido úrico pouco solúvel. A presença de níveis plasmáticos elevados de ácido úrico pode levar ao depósito de cristais de ácido úrico nas articulações, mais frequentemente na primeira articulação metatarsofalangiana (do hálux). As crises agudas de gota causam dor intensa, porém, geralmente ocorrem com pouca frequência. Dispõe-se de diversas terapias racionais para o tratamento da gota, as quais são amplamente divididas em dois grupos: as que tratam as crises agudas de gota e as que evitam as crises recorrentes. Os fármacos que suprimem a resposta imune aos depósitos de cristais ou limitam a extensão da inflamação podem ser utilizados para ambas as indicações, embora sejam mais comumente prescritos para tratar crises agudas. Os agentes que reduzem a síntese de ácido úrico ou aumentam sua excreção renal impedem a formação de cristais de urato monossódico e mostram-se úteis na prevenção de crises recorrentes. Essas intervenções farmacológicas proporcionam tratamento efetivo para a maioria dos casos de gota.

▶ Fisiologia do metabolismo das purinas

A gota é uma doença causada por desequilíbrios no metabolismo das purinas. Para compreender a causa e o tratamento da gota, é necessário recordar os princípios da bioquímica dos nucleotídios. Embora as pirimidinas, como citosina, timidina e uracila, sejam metabolizadas e excretadas diretamente pelo corpo, o metabolismo das purinas representa um desafio (mais notavelmente, os nucleotídios guanina e adenina). Os intermediários do metabolismo das purinas são tóxicos para algumas células, exigindo regulação rigorosa de síntese e degradação das purinas. Além disso, o produto de degradação final do metabolismo das purinas é o ácido úrico, pouco solúvel em sangue ou urina. A presença de níveis plasmáticos elevados de ácido úrico constitui o maior fator de risco para o desenvolvimento da gota, embora, por motivos ainda não bem elucidados, nem toda pessoa que apresenta níveis plasmáticos elevados de ácido úrico desenvolva gota.

As purinas são sintetizadas por duas vias gerais: a *síntese de novo* e a *via de recuperação* (Figura 48.1). A primeira etapa na via *de novo* consiste na reação de fosforribosil pirofosfato (*PRPP* [do inglês *phosphoribosyl pyrophosphate*], um açúcar ribose com dois pirofosfatos ligados) com glutamina. O PRPP fornece o açúcar ribose como um dos precursores do nucleotídio nascente. A hidrólise do pirofosfato em etapa subsequente torna a via *de novo* irreversível. A glutamina é o precursor do monofosfato de inosina (IMP, do inglês *inosine monophosphate*), um precursor comum à biossíntese de adenina e guanina. A reação do PRPP com a glutamina é catalisada pela enzima amidofosforribosil transferase (*amidoPRT,* do inglês *amidophosphoribosyltransferase*). A amidoPRT é ativada alostericamente pela presença de altos níveis de PRPP. Por conseguinte, o PRPP é tanto um substrato quanto um ativador da amido-PRT. Em geral, *os níveis celulares de* PRPP *constituem o de-*

CASO

Sr. J, 53 anos, acordou certa manhã com muita dor no hálux. Até mesmo o peso do lençol era suficiente para fazê-lo gritar; era incapaz de calçar a meia ou o sapato. Preocupado, Sr. J correu para o médico, que, com base na anamnese e nos achados físicos, estabeleceu o diagnóstico de crise aguda de gota e prescreveu um ciclo de ibuprofeno em alta dose, que aliviaria os sintomas no primeiro dia e a dor depois de 3 dias. Sr. J passou, então, muito bem os 5 anos seguintes, quando os sintomas recidivaram, e obteve sucesso ao se automedicar com ibuprofeno. Subsequentemente, Sr. J aprendeu a antecipar as crises, cuja frequência aumentou lentamente nos 10 anos seguintes, passando a ocorrer 1 vez/semana. Ele passou a tomar ibuprofeno ao primeiro sinal de dor.

Na manhã seguinte a uma das crises, Sr. J procurou o médico porque a dor não foi adequadamente aliviada com ibuprofeno. O exame minucioso revelou que o joelho esquerdo, o pé direito e a primeira articulação metatarsofalangiana direita estavam tumefeitos, vermelhos e quentes. Foram detectados nódulos móveis de 0,5 cm próximos ao olécrano, de distribuição bilateral, bem como outro nódulo no polo inferior da patela direita. O restante do exame não revelou outras anormalidades. O médico procedeu a uma aspiração do joelho do paciente, e a amostra revelou um líquido amarelo turvo, que, ao exame microscópico, continha numerosos leucócitos. Abundantes cristais microscópicos azuis e amarelos em forma de agulha foram observados com uso de filtro polarizador com compensador vermelho, alguns dos quais intracelulares. A radiografia do joelho esquerdo apresentou resultado normal, exceto pela ocorrência de derrame; a do pé direito revelou erosão óssea na parte distal do primeiro metatarso. A cultura do líquido articular foi negativa.

Sr. J foi tratado com prednisona em alta dose no primeiro dia, seguida de redução gradual no decorrer dos 10 dias seguintes. O estado do paciente melhorou rapidamente. Três semanas depois, ele voltou ao médico sentindo-se bem. O médico prescreveu alopurinol para uso prolongado e colchicina para uso durante os primeiros 6 meses de tratamento com alopurinol.

Questões

1. Por que o ibuprofeno foi efetivo no alívio da maioria das crises agudas de dor do Sr. J?

2. Como a prednisona reduz a resposta inflamatória durante uma crise aguda de gota?

3. Como o alopurinol atua? Esse fármaco alterará a frequência das crises dolorosas de Sr. J?

4. Por que a colchicina foi prescrita durante os primeiros 6 meses de tratamento com alopurinol?

---

terminante mais importante na síntese de novo *das purinas*. Os níveis elevados de PRPP resultam em aumento da síntese *de novo* das purinas, enquanto a ocorrência de baixos níveis diminui a taxa de síntese.

A via de recuperação constitui o segundo modo importante de síntese de purinas. A primeira etapa na via de recuperação é catalisada pela enzima-chave reguladora, a hipoxantina-guanina fosforribosil transferase (*HGPRT*, do inglês *hypoxanthineguanine phosphoribosyltransferase*), a qual transfere o PRPP para a hipoxantina ou a guanina, resultando, respectivamente, na formação de IMP ou de guanosina monofosfato (GMP, do inglês *guanosine monophosphate*). Em seguida, as interconversões de nucleotídios podem produzir adenosina trifosfato (ATP, do inglês *adenosine triphosphate*) e guanosina 5'-trifosfato (GTP, do inglês *guanosine 5'-triphosphate*).

O aumento de atividade da via de recuperação tem duas consequências importantes. Em primeiro lugar, a atividade aumentada da via de recuperação causa depleção de PRPP, diminuindo, assim, a taxa de síntese *de novo* de purinas. Em segundo lugar, a via de recuperação leva à produção de maiores quantidades de ATP e GTP. Os níveis elevados desses nucleotídios inibem a amidoPRT por um mecanismo de retroalimentação, resultando, também, em diminuição da síntese *de novo* de purinas.

Embora as purinas possam ser sintetizadas por essas duas vias inter-relacionadas, sua *degradação ocorre por um mecanismo convergente* (Figura 48.1). O monofosfato de adenosina (AMP, do inglês *adenosine monophosphate*) é desaminado, desfosforilado e desribosilado, resultando a formação de hipoxantina. O GMP também é desaminado, desfosforilado e desribosilado, formando hipoxantina. A hipoxantina, que é moderadamente solúvel, é oxidada a xantina. Por conseguinte,

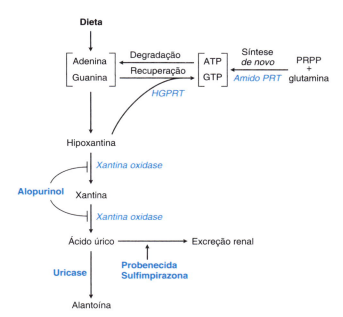

FIGURA 48.1 **Metabolismo das purinas.** As purinas são sintetizadas por via de síntese *de novo* ou via de recuperação. A via *de novo* utiliza o aminoácido glutamina e o fosforribosil pirofosfato (PRPP), em reação catalisada pela amidofosforribosil transferase (amidoPRT). Na via de recuperação, a hipoxantina-guanina fosforribosil transferase (HGPRT) fosforila e ribosila a adenina e a guanina da dieta, formando os nucleotídios de purina (ATP e GTP) utilizados na síntese de DNA e RNA. A degradação converte as purinas e os nucleotídios de purina em hipoxantina, e a xantina oxidase converte a hipoxantina em xantina e, por fim, em ácido úrico, que é excretado pelos rins ou pelo trato gastrintestinal (*não ilustrado*). As intervenções farmacológicas que reduzem os níveis plasmáticos de urato consistem em redução da síntese de urato (alopurinol e seu metabólito, oxipurinol), aumento da excreção de urato (probenecida e sulfimpirazona) ou conversão do urato em alantoína, que é mais solúvel (uricase).

a xantina é um produto comum do metabolismo das purinas. Uma etapa subsequente de oxidação converte a xantina em ácido úrico. A enzima *xantina oxidase* catalisa a oxidação de hipoxantina em xantina e de xantina em ácido úrico.

A comunicação cruzada entre as vias *de novo* e de recuperação é importante para a regulação global do metabolismo das purinas. A via de novo constitui o gerador mais importante de produtos de degradação das purinas. *A alta atividade da via* de novo *aumenta a renovação das purinas, resultando em concentrações plasmáticas mais elevadas de ácido úrico.* Por outro lado, a atividade aumentada da via de recuperação leva a diminuição da síntese *de novo* e redução dos níveis plasmáticos de ácido úrico.

A importância da comunicação cruzada no metabolismo das purinas é demonstrada por diversos distúrbios enzimáticos hereditários. Certos polimorfismos genéticos que aumentam a atividade da PRPP sintase aumentam os níveis intracelulares de PRPP; como o PRPP ativa a amidoPRT, a presença de níveis elevados de PRPP determina aumento na síntese *de novo* das purinas, resultando em aumento da renovação de degradação das purinas e em níveis plasmáticos elevados de ácido úrico. De modo semelhante, as deficiências genéticas de HGPRT (a enzima crítica na via de recuperação) levam à diminuição de atividade da via de recuperação e ao aumento na síntese *de novo* e na degradação das purinas, com consequente elevação dos níveis de ácido úrico. A ausência hereditária de HGPRT resulta na *síndrome Lesch-Nyhan*, um distúrbio devastador caracterizado por automutilação, retardo mental e hiperuricemia. Acredita-se que defeitos parciais da HGPRT (p. ex., polimorfismos no gene da HGPRT, que levam à redução em síntese ou atividade da HGPRT) possam explicar alguns casos de gota hereditária.

O ácido úrico é eliminado pelos rins (65%) e pelo trato gastrintestinal (35%). O ácido úrico é filtrado e secretado pelos rins pelos mesmos mecanismos que processam outros ânions orgânicos. Cerca de 90% do ácido úrico filtrado são reabsorvidos. O principal mediador da reabsorção de ácido úrico é o transportador de urato 1 (URAT1), membro da família de transportadores de ânions orgânicos (SLC22A12) expressos no túbulo renal proximal. Estudos recentes de associação genética sugeriram que os polimorfismos do URAT1 podem predispor ao desenvolvimento da gota. A excreção renal é importante para a manutenção dos níveis plasmáticos normais de ácido úrico, e a presença de insuficiência renal frequentemente resulta em níveis plasmáticos elevados de urato.

▶ Fisiopatologia da gota

A probabilidade de desenvolvimento de gota correlaciona-se fortemente com níveis plasmáticos aumentados de ácido úrico. O ácido úrico é um ácido fraco ($pK_a = 5,6$); em pH fisiológico, 99% do ácido úrico no plasma encontram-se na forma ionizada de urato. A concentração normal de urato no plasma humano é de 4 a 6 mg/dℓ, refletindo equilíbrio entre síntese, degradação e excreção de urato. O urato é pouco solúvel: o plasma torna-se saturado quando os níveis de urato ultrapassam 6,8 mg/dℓ. Níveis plasmáticos acima de 7,0 mg/dℓ nos homens ou acima de 6,0 mg/dℓ nas mulheres são clinicamente classificados como hiperuricemia. A divergência entre os sexos pode ser atribuível a diferenças na excreção de urato entre homens e mulheres.

Qualquer variável capaz de diminuir a solubilidade do urato pode promover o depósito de cristais de urato. A gota ocorre mais comumente nas articulações periféricas. O urato é menos solúvel em temperaturas mais baixas, o que pode explicar a distribuição periférica dos depósitos de cristais do urato. Além disso, o líquido sinovial das articulações é mais ácido que o sangue, favorecendo a formação de cristais. Todavia, ainda não foi obtida uma explicação definida e completa para o padrão de comprometimento articular na gota.

Acredita-se que a patogenia da gota reflita o depósito de cristais de urato no tecido fibroso periarticular das articulações sinoviais após vários anos de hiperuricemia. Entretanto, é também possível haver desenvolvimento de gota na ausência de hiperuricemia (*i. e.*, em decorrência de resposta imune ao urato ou ao depósito preferencial de urato no líquido sinovial).

A história natural da gota caracteriza-se por quatro estágios (Tabela 48.1). Em primeiro lugar, ocorre desenvolvimento de hiperuricemia assintomática, decorrente da degradação aumentada de purinas ou da excreção diminuída de urato. Como a maioria dos casos de hiperuricemia nunca evolui para a gota, não há indicação para tratamento de hiperuricemia na ausência de gota. Entretanto, é importante estabelecer a causa da hiperuricemia acentuada: essas causas podem incluir linfoma (aumento da renovação das purinas) e insuficiência renal (excreção diminuída de urato).

Para pacientes com gota sintomática, a segunda fase envolve um episódio agudo de artrite ou, com menos frequência, cólica renal dada a presença de cálculo de urato monossódico. Em geral, a artrite manifesta-se por rápido início de dor aguda em articulação única, conforme observado no caso de Sr. J. Mais de 50% dos pacientes com gota sofrem a crise inicial na primeira articulação metatarsofalangiana (a dor nesse local é conhecida como *podagra*), e a maioria dos pacientes com gota sintomática recorrente apresenta podagra em algum momento. Na ausência de tratamento, a crise aguda de gota pode estender-se por vários dias a semanas; todavia, em geral, desaparece espontaneamente. Não se sabe ao certo o que provoca o início periódico das crises de gota, nem por que esses episódios sofrem resolução espontânea.

TABELA 48.1 História natural da gota.		
ESTÁGIO	**CARACTERÍSTICAS**	**INTERVENÇÃO FARMACOLÓGICA**
1. Hiperuricemia assintomática	Urato plasmático > 6,0 mg/dℓ nas mulheres, > 7,0 mg/dℓ nos homens	Nenhuma
2. Gota aguda	Artrite aguda Em geral, a primeira articulação metatarsofalangiana Dor excruciante	AINE Colchicina Glicocorticoides
3. Fase intercrítica	Hiperuricemia assintomática 10% podem nunca mais ter outra crise aguda	Nenhuma
4. Gota crônica	Hiperuricemia Desenvolvimento de tofos Crises agudas recorrentes de gota	Alopurinol Probenecida Sulfimpirazona

O grau de hiperuricemia correlaciona-se com a probabilidade de desenvolvimento de gota; entretanto, é possível ocorrer gota na ausência de hiperuricemia. Nenhuma intervenção farmacológica está indicada para a hiperuricemia assintomática, porém deve-se investigar a causa.

O final de uma crise leva à terceira fase, a fase intercrítica, caracterizada por hiperuricemia sem gota sintomática aguda. Alguns indivíduos apresentam apenas uma crise aguda de gota e permanecem na fase intercrítica por longos períodos ou até mesmo pelo restante da vida. Cinco anos após sua primeira crise, Sr. J apresentou ataques recorrentes e crônicos de gota, que constituem a quarta fase. Geralmente, esses episódios tornam-se poliarticulares e mais graves. Os níveis plasmáticos cronicamente elevados de ácido úrico também podem levar ao depósito de cristais de urato ao redor das articulações sinoviais ou em locais de lesão tecidual, denominados *tofos*. Os nódulos móveis apresentados por Sr. J no olécrano e na patela são tofos. Tofos justarticulares podem destruir finalmente o revestimento sinovial e a cartilagem.

Pesquisas recentes começaram a elucidar os mecanismos celulares e moleculares responsáveis pelos eventos inflamatórios que são desencadeados pelo depósito de cristais de urato (Figura 48.2). É interessante ressaltar que esses mecanismos

podem representar uma versão patológica de uma via fisiológica normal, em que o ácido úrico liberado das células lesionadas e que estão morrendo atua como "sinal de perigo", desencadeando uma resposta inflamatória que leva ao reparo dos tecidos e às defesas do hospedeiro. Nesse modelo, os cristais de urato patológicos ativam os monócitos e os sinoviócitos por meio de sua ligação a receptores semelhantes a *toll* (TLR), que consistem em proteínas de sinalização transmembrana que deflagram uma resposta imune inata. Nos monócitos, a ligação dos cristais de urato e sua fagocitose iniciam a montagem de um complexo proteico intracelular, designado como inflamassomo NALP-3. A montagem do inflamassomo ativa a caspase-1, enzima proteolítica que cliva a pró-IL-1β inativa em IL-1β ativa. A IL-1β é uma citocina potente, que desencadeia uma cascata de respostas imunes, incluindo ativação das células endoteliais e aumento da transmigração dos neutrófilos para o local de inflamação. É importante ressaltar que a IL-1β suprarregula sua própria transcrição e pode proporcionar retroalimentação positiva para amplificar a resposta imune inata inicial. Existem estudos clínicos em andamento para determinar a eficácia de antagonistas da IL-1β e antagonistas do receptor de IL-1 para o tratamento da gota aguda.

▶ Classes e agentes farmacológicos

Existem duas estratégias principais para o tratamento da gota: (1) manejo das crises agudas de artrite gotosa; e (2) manejo a longo prazo da gota crônica. Embora alguns dos mesmos fármacos sejam utilizados no tratamento da gota tanto aguda quanto crônica, os objetivos do tratamento diferem nos dois casos. O tratamento da artrite gotosa aguda tem como objetivo controlar a dor e utiliza fármacos que limitam a inflamação articular. Por outro lado, o tratamento da doença crônica tem por objetivo modificar o metabolismo das purinas para obter concentrações plasmáticas normais de urato. Por conseguinte, os agentes farmacológicos utilizados no tratamento da gota crônica diminuem a produção de urato ou aumentam sua depuração renal.

Tratamento da gota aguda | Supressores de recrutamento e da ativação dos leucócitos

Agentes anti-inflamatórios não esteroides

Os metabólitos do ácido araquidônico desempenham importante papel na resposta inflamatória aos cristais de urato na articulação. Os agentes anti-inflamatórios não esteroides (AINE) inibem a ciclo-oxigenase (COX) e, portanto, inibem a síntese de prostaglandinas e tromboxano (ver Capítulo 42). Esses fármacos foram efetivos para a maioria das crises agudas de gota do Sr. J; com efeito, sua dor respondeu de modo satisfatório ao ibuprofeno. Clinicamente, a *indometacina* é um dos AINE utilizados com mais frequência no tratamento das crises agudas de gota. A escolha de um AINE ou da colchicina (ver discussão adiante) para tratamento da gota aguda baseia-se, em geral, no perfil de efeitos adversos. Os efeitos adversos graves dos AINE consistem em sangramento, retenção de sal e água e insuficiência renal. Os inibidores seletivos da COX-2 são potencialmente úteis para o controle das crises agudas de gota, uma vez que podem diminuir o risco de sangramento gastrintestinal, embora a preocupação acerca de seus efeitos adversos cardiovasculares limite seu uso a longo prazo.

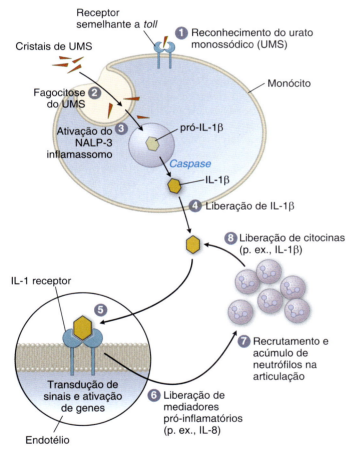

FIGURA 48.2 Mecanismos da resposta inflamatória aos cristais de urato. Durante uma crise aguda de gota, o urato monossódico (UMS) liga-se a receptores semelhantes a *toll* (TLR) nos monócitos (1). A ativação dos TLR inicia a fagocitose de cristais de UMS (2), com montagem subsequente de enzimas de resposta inflamatória intracelular designadas como inflamassomo (3). A montagem do NALP-3 inflamassomo ativa a caspase 1, uma enzima que cliva a pró-IL-1β inativa na citocina ativa, a IL-1β (4). A IL-1β é liberada no espaço extracelular, no qual se liga a receptores expressos nas células endoteliais. A ativação subsequente das células endoteliais (5) leva à liberação de fatores quimiotáticos, como a IL-8 (6), que recrutam neutrófilos (7). Os mediadores pró-inflamatórios liberados pelas células endoteliais ativadas e neutrófilos completam uma alça de retroalimentação positiva de liberação adicional de IL-1β, ativação endotelial e recrutamento de neutrófilos (8).

Colchicina

A *colchicina* liga-se à tubulina, inibindo sua polimerização e impedindo a formação de microtúbulos. A colchicina inibe a divisão celular, uma vez que os microtúbulos são essenciais para o alinhamento e a separação dos cromossomos durante a mitose (ver Capítulo 38). Os microtúbulos também são essenciais no tráfego intracelular. Na articulação agudamente inflamada, a colchicina limita a resposta inflamatória ao inibir a ativação dos neutrófilos. Os mecanismos de inibição dos neutrófilos pela colchicina incluem: (1) diminuição do tráfego de partículas fagocitadas para os lisossomos; (2) liberação diminuída de fatores quimiotáticos; (3) diminuição de motilidade e adesão dos neutrófilos; e (4) diminuição da fosforilação da tirosina das proteínas dos neutrófilos, com consequente diminuição na síntese de leucotrieno B$_4$. A colchicina também pode ser administrada em baixas doses como tratamento profilático da gota crônica, a fim de inibir a ocorrência de crises agudas. Com frequência, fármacos que alteram a homeostasia do urato são inicialmente coadministrados com a colchicina para evitar a precipitação de crise aguda de artrite gotosa (ver discussão adiante).

A colchicina provoca vários efeitos adversos importantes. Esse fármaco inibe a renovação das células epiteliais no trato gastrintestinal (GI), e a diarreia constitui complicação comum da administração de doses moderadas ou altas. A colchicina é um agente mielossupressor, particularmente quando administrada em altas doses ou em associação com outros agentes mielossupressores, como ganciclovir ou azatioprina. A colchicina sofre extensa recirculação êntero-hepática, e sua secreção na bile é mediada pela proteína hepática de resistência a múltiplos fármacos (RMF). A liberação repetida da colchicina do fígado para o trato GI (*i. e.*, recirculação êntero-hepática) provavelmente explica a ocorrência de diarreia como efeito adverso comum desse fármaco. Os fármacos que inibem a proteína hepática RMF, como ciclosporina e verapamil, podem aumentar significativamente a fração de uma dose de colchicina liberada na circulação sistêmica (na qual permanece) (Figura 48.3). Por meio desse mecanismo, esses fármacos podem causar toxicidade sistêmica de colchicina, que pode não ser acompanhada de diarreia, em decorrência da exposição diminuída do trato GI à colchicina. Por conseguinte, a dose de colchicina deve ser reduzida quando administrada concomitantemente com qualquer outro fármaco capaz de inibir a atividade da proteína RMF.

Glicocorticoides

Os glicocorticoides exercem efeitos anti-inflamatórios e imunossupressores poderosos (ver Capítulo 28). Inibem numerosas etapas da resposta inflamatória do ataque agudo de gota. Dados seus efeitos adversos disseminados quando administrados sistemicamente, os glicocorticoides são reservados principalmente para tratamento de gota poliarticular aguda, como o ataque mais recente descrito no caso do Sr. J, ou quando há contraindicações para outras terapias efetivas, como a presença de insuficiência renal. Quando ocorre crise aguda de gota em articulação única, que não responde aos AINE nem à colchicina, preparações de depósito de prednisolona ou de outro glicocorticoide podem ser injetadas diretamente na articulação, produzindo níveis locais elevados do fármaco na área de inflamação.

Tratamento da gota crônica | Agentes que reduzem a concentração plasmática de urato

Agentes que diminuem a síntese de ácido úrico

Alopurinol é exemplo de fármaco planejado para inibir uma via bioquímica bem conhecida. Alopurinol é análogo estrutural da xantina. Ao inibir a xantina oxidase, alopurinol diminui a concentração de ácido úrico no sangue (Figura 48.4). Em decorrência de sua estreita semelhança estrutural com xantina, alopurinol também atua como substrato da xantina oxidase. A forma oxidada do alopurinol, conhecida como *oxipurinol*, inibe a xantina oxidase, impedindo a interconversão do molibdênio no sítio ativo da enzima entre os estados de oxidação +4 e +6, "congelando" essencialmente a enzima. Convém lembrar que a xantina oxidase é importante em duas etapas sequenciais

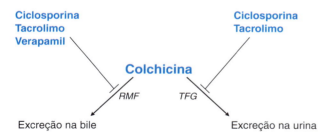

FIGURA 48.3 **Interações medicamentosas importantes envolvendo colchicina.** Ciclosporina e tacrolimo (agentes imunossupressores frequentemente prescritos após transplantes de órgãos) e verapamil (bloqueador dos canais de Ca^{2+} utilizado no tratamento de hipertensão e algumas arritmias cardíacas) inibem a atividade da proteína de resistência a múltiplos fármacos (RMF) responsável pela excreção hepática de colchicina. Ciclosporina e tacrolimo também são nefrotóxicos e atuam reduzindo a taxa de filtração glomerular (TFG); esse efeito adverso pode comprometer a excreção renal da colchicina. Por conseguinte, a coadministração de colchicina com ciclosporina, tacrolimo, verapamil ou outros inibidores da proteína hepática RMF pode resultar em toxicidade sistêmica de colchicina com doses terapêuticas habituais; essa toxicidade sistêmica não é acompanhada do efeito tóxico habitual de diarreia que limita a dose, uma vez que o fármaco não retorna ao trato GI pela circulação êntero-hepática.

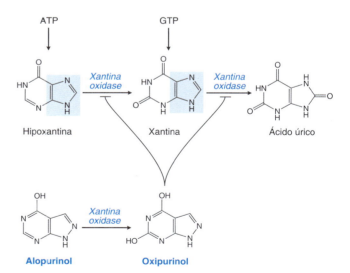

FIGURA 48.4 **Mecanismo de ação do alopurinol.** Alopurinol é análogo estrutural da hipoxantina (*cuja semelhança está indicada em azul*). A oxidação do alopurinol produz o oxipurinol, inibidor não competitivo da xantina oxidase. (Embora o alopurinol seja inibidor competitivo da xantina oxidase, o oxipurinol é o inibidor mais importante, dada sua meia-vida de eliminação muito mais longa.) A inibição da xantina oxidase diminui a produção de ácido úrico ao inibir duas etapas na sua síntese. Os níveis plasmáticos elevados de xantina e hipoxantina são tolerados, uma vez que esses metabólitos são mais solúveis do que o ácido úrico.

na degradação das purinas – a oxidação da hipoxantina em xantina e a oxidação da xantina em ácido úrico. Por conseguinte, a inibição da xantina oxidase resulta em aumento dos níveis plasmáticos de hipoxantina e xantina (ver Figura 48.1). Diferentemente do ácido úrico, hipoxantina e xantina são moderadamente solúveis no sangue e podem ser filtradas pelo rim, sem deposição cristais.

Alopurinol é utilizado no tratamento da gota crônica, particularmente nos casos provocados pela degradação aumentada de purinas. Não deve ser administrado durante episódio agudo de gota, pois a interrupção da homeostasia do urato pode agravar ou precipitar crises agudas de artrite gotosa. Por conseguinte, *um AINE ou colchicina são frequentemente coadministrados durante os primeiros 4 a 6 meses de tratamento com alopurinol para reduzir a probabilidade de precipitar ataque agudo de gota.* Esta foi a preocupação que levou o médico do Sr. J a coadministrar colchicina durante os primeiros 6 meses de tratamento com alopurinol. Como o alopurinol inibe a degradação das purinas, é preciso ter cautela quando o paciente está fazendo uso de outros análogos das purinas. Por exemplo, azatioprina e sua forma ativa, a 6-mercaptopurina (ver Capítulo 38) são agentes antineoplásicos e imunossupressores que contêm uma estrutura de purina, e a 6-mercaptopurina é metabolizada pela xantina oxidase (Figura 48.5). A inibição da xantina oxidase pelo alopurinol pode resultar em níveis tóxicos de mercaptopurina ou azatioprina coadministradas, dada a degradação diminuída destes dois últimos fármacos. Por conseguinte, é necessário reduzir a dose de mercaptopurina ou azatioprina em cerca de 75% quando o alopurinol é coadministrado. Em alguns casos, outra opção é substituir a azatioprina por um agente imunossupressor não purínico, como ácido micofenólico (ver Capítulo 45).

Embora o alopurinol geralmente seja bem tolerado, deve-se considerar a possibilidade de vários efeitos adversos importantes quando esse fármaco é prescrito. Em uma pequena porcentagem de pacientes em uso de alopurinol, pode-se observar o desenvolvimento de uma reação de hipersensibilidade caracterizada por exantema, que, em casos raros, pode evoluir para a síndrome de Stevens-Johnson. Por esse motivo, todos os pacientes que apresentam reação cutânea ao alopurinol devem interromper o uso desse fármaco. Raramente, o alopurinol também pode causar leucopenia, eosinofilia e/ou necrose hepática.

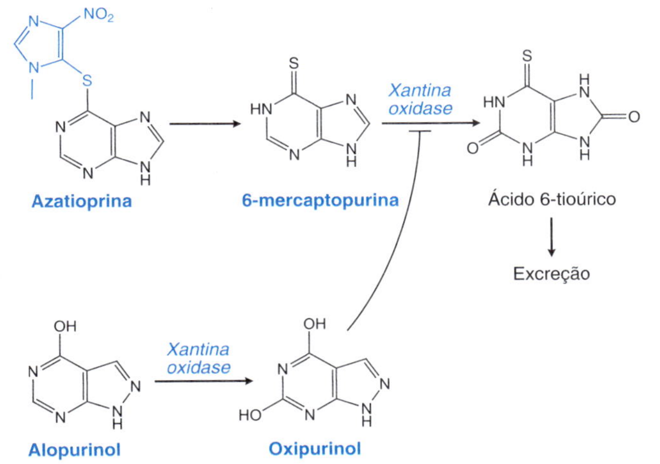

Febuxostate é uma pequena molécula não purínica, que atua como inibidor da xantina oxidase e que, recentemente, foi aprovado para tratamento da gota crônica. Em um estudo clínico de grande porte, o febuxostate demonstrou ser tão efetivo quanto o alopurinol na prevenção de crises recorrentes de gota. Diferentemente do alopurinol, o febuxostate sofre extenso metabolismo hepático, e pode não haver necessidade de efetuar ajuste da dose na presença de insuficiência renal. Dada sua estrutura não purínica, o uso do febuxostate pode não estar associado ao desenvolvimento de reações cutâneas. À semelhança do alopurinol, a instituição da terapia com febuxostate deve ser acompanhada de medicamento supressor, como a colchicina, a fim de reduzir o risco de crises de gota nos primeiros meses após iniciar o tratamento para redução do urato.

Agentes que aumentam a excreção de ácido úrico

Como o rim reabsorve uma quantidade considerável do ácido úrico filtrado, o uso de um agente farmacológico capaz de bloquear a reabsorção tubular aumentará a excreção de ácido úrico. Esses fármacos são denominados *agentes uricosúricos*.

Probenecida foi dos primeiros fármacos utilizados para aumentar a excreção de urato. Os indivíduos que carecem da proteína transportadora de aníons URAT1 apresentam níveis séricos muito baixos de ácido úrico e não respondem aos agentes uricosúricos, inclusive a probenecida, indicando que *URAT1 constitui o alvo molecular dessa classe de fármacos.* A probenecida não é específica para URAT1; também inibe outros transportadores, incluindo alguns dos transportadores de aníons orgânicos (TAO) renais, responsáveis pela secreção da penicilina. Há várias décadas, quando seu suprimento era limitado, a penicilina era coadministrada com probenecida para prolongar a meia-vida do antibiótico e diminuir a dose necessária de penicilina para alcançar níveis terapêuticos no fármaco.

Nos pacientes com gota, a probenecida mostra-se útil no tratamento de hiperuricemia crônica. Ela desloca o equilíbrio entre a excreção renal e a produção endógena de urato, com consequente redução dos níveis plasmáticos de urato. A presença de níveis de ácido úrico abaixo de 6,0 a 6,5 mg/dℓ possibilita a dissolução dos cristais de urato, revertendo, assim, o processo de depósito de cristais nas articulações sinoviais. Todavia, o aumento da excreção renal de urato pode predispor à formação de cálculos de urato em rim ou ureter. A probabilidade dessa complicação pode ser reduzida com a recomendação de que o paciente aumente a ingestão de líquidos, tornando a urina menos ácida, geralmente pela coadministração de citrato de cálcio ou bicarbonato de sódio por via oral: o ácido úrico apresenta um valor de pK_a de 5,6 e permanece predominantemente na forma neutra mais solúvel se o pH da urina estiver acima de 6,0. Como a probenecida inibe a secreção de muitos aníons orgânicos, é necessário reduzir a dose de outros fármacos excretados por essa via quando se coadministra probenecida. O ácido acetilsalicílico em baixas doses pode antagonizar a ação da probenecida, porém o mecanismo desse antagonismo permanece desconhecido.

Sulfimpirazona é um agente uricosúrico que atua pelo mesmo mecanismo da probenecida. É mais potente que a probenecida e mostra-se efetiva na insuficiência renal leve a moderada. Além de atuar como agente uricosúrico, a sulfimpirazona

FIGURA 48.5 Interação entre 6-mercaptopurina e alopurinol. 6-mercaptopurina e azatioprina (um profármaco) são metabolizadas e eliminadas do organismo pelas mesmas vias empregadas por outras purinas. Alopurinol e seu metabólito, o oxipurinol, inibem a xantina oxidase, e, por conseguinte, a degradação de 6-mercaptopurina. A degradação diminuída produz elevação dos níveis plasmáticos de 6-mercaptopurina. Quando 6-mercaptopurina e alopurinol são coadministrados (p. ex., na quimioterapia do câncer), é necessário reduzir consideravelmente a dose de 6-mercaptopurina.

apresenta efeitos antiplaquetários; por conseguinte, deve ser utilizada com cautela em pacientes em uso de outros agentes antiplaquetários ou anticoagulantes.

Benzbromarona é um agente uricosúrico, cujo mecanismo de ação se assemelha ao da probenecida e sulfimpirazona, e que pode ter eficácia uricosúrica maior que probenecida e sulfimpirazona, particularmente em pacientes com comprometimento da função renal. Todavia, a incidência frequente de hepatotoxicidade tem limitado o uso disseminado desse fármaco, que, na atualidade, não está disponível nos Estados Unidos.

Losartana é um antagonista do receptor de angiotensina II (ver Capítulo 21) que apresenta efeito uricosúrico modesto. Losartana pode constituir uma escolha terapêutica lógica para pacientes com hipertensão e gota concomitantes, embora nenhum estudo controlado tenha sido conduzido para comprovar que losartana diminua a incidência de crises agudas de gota.

Agentes que intensificam o metabolismo do ácido úrico

A maioria dos mamíferos, à exceção dos seres humanos, expressa a enzima uricase. Essa enzima oxida o ácido úrico a alantoína, composto facilmente excretado pelos rins. Na quimioterapia do câncer, a rápida lise das células tumorais pode liberar nucleotídios livres, aumentando acentuadamente os níveis plasmáticos de urato. Por meio desse mecanismo, a *síndrome de lise tumoral* pode resultar em lesão renal maciça. A *uricase* exógena pode ser coadministrada com a quimioterapia do câncer para rápida redução dos níveis plasmáticos de urato, evitando, assim, a ocorrência de lesão renal. O alopurinol também pode ser usado para impedir esse componente da síndrome de lise tumoral.

Na atualidade, a uricase está disponível na Europa como uma proteína purificada do fungo *Aspergillus flavus*. Nos Estados Unidos, dispõe-se da versão recombinante da uricase de *Aspergillus flavus*, a *rasburicase*. Pequena porcentagem de pacientes apresenta reações alérgicas à proteína estranha, sendo comum a produção de anticorpos dirigidos contra o fármaco. Recentemente, a *pegloticase*, uma formulação peguilada da uricase porcina recombinante, foi aprovada para tratamento de gota refratária a terapia convencional.

▶ Conclusão e perspectivas

A gota pode ser considerada um distúrbio do metabolismo e da excreção das purinas. A ocorrência de desequilíbrio entre a síntese e a excreção de urato leva ao desenvolvimento de hiperuricemia. Em alguns indivíduos, a hiperuricemia evolui para a gota. As intervenções terapêuticas agudas visam ao tratamento sintomático das crises de gota; esses tratamentos interrompem as vias inflamatórias ao inibirem a ativação de neutrófilos e monócitos. Os tratamentos para a gota crônica diminuem os níveis plasmáticos de urato ao restabelecerem o equilíbrio entre síntese e excreção de urato. Alopurinol e febuxostate inibem a síntese de urato; probenecida aumenta sua excreção renal. A uricase recombinante diminui rapidamente os níveis plasmáticos de urato por meio da conversão de ácido úrico em alantoína, impedindo, assim, as consequências renais adversas da síndrome de lise tumoral. Novos tratamentos estão em fase de desenvolvimento; por exemplo, antagonistas da IL-1, como anacinra, canaquinumabe e rilonacepte, estão sendo estudados para tratamento das crises agudas de gota não responsivas a terapias convencionais ou para pacientes nos quais os tratamentos padrão estejam contraindicados.

Leitura sugerida

Chohan S, Becker MA. Update on emerging urate-lowering therapies. *Curr Opin Rheumatol* 2009;21:143–149. (*Apresenta detalhes clínicos do febuxostate e das uricases.*)

Eggebeen AT. Gout: an update. *Am Fam Physician* 2007;76:801–808. (*Excelente resumo clínico sobre gota, incluindo critérios para diagnóstico e diretrizes clínicas.*)

Martinon F. Mechanisms of uric acid crystal-mediated autoinflammation. *Immunol Rev* 2010;233:218–232. (*Revisão detalhada da inflamação induzida por ácido úrico e a biologia do inflamassoma.*)

Neogi T. Gout. *N Engl J Med* 2011;364:443–452. (*Revisão das práticas clínicas recentes da gota.*)

So A, Busso N. A magic bullet for gout? *Ann Rheum Dis* 2009;68:1517–1519. (*Revisão dos avanços na fisiopatologia da gota, incluindo o papel do IL-1 e o desenvolvimento de antagonistas do IL-1.*)

RESUMO FARMACOLÓGICO: Capítulo 48 | Farmacologia Integrativa da Inflamação | Gota.

FÁRMACO	APLICAÇÕES CLÍNICAS	EFEITOS ADVERSOS *GRAVES E COMUNS*	CONTRAINDICAÇÕES	CONSIDERAÇÕES TERAPÊUTICAS
Supressores de recrutamento e ativação dos leucócitos *Mecanismo – Interrompem as vias inflamatórias que provocam inflamação na articulação gotosa; ver fármaco específico*				
Colchicina	Gota aguda Prevenção de crises recorrentes de gota	*Mielossupressão, neuromiopatia* Diarreia, náuseas, dor abdominal	Doença cardíaca, gastrintestinal ou renal grave Insuficiência hepática Discrasias sanguíneas	Colchicina inibe a formação dos microtúbulos por meio de sua ligação a heterodímeros de tubulina; a inibição da montagem dos microtúbulos interrompe a motilidade celular e outros processos necessários para a resposta inflamatória mediada pelos neutrófilos A administração concomitante de ciclosporina, tacrolimo ou verapamil pode aumentar os níveis plasmáticos de colchicina
Ibuprofeno Indometacina	Ver Resumo farmacológico: Capítulo 42			
Prednisona Metilprednisolona	Ver Resumo farmacológico: Capítulo 28			Metilprednisolona pode ser injetada em uma articulação inflamada para tratamento da gota aguda
Agentes que diminuem a síntese do ácido úrico *Mecanismo – Inibem a xantina oxidase, enzima que converte a hipoxantina em xantina e a xantina em ácido úrico; os níveis diminuídos de ácido úrico resultam em menor formação de cristais de urato*				
Alopurinol Oxipurinol	Prevenção de crises recorrentes de gota Hiperuricemia relacionada com o câncer Cálculo renal de cálcio e ácido úrico	*Agranulocitose, anemia aplásica, insuficiência renal, necrose hepática, síndrome de Stevens-Johnson, necrólise epidérmica tóxica* Prurido, exantema, distúrbio gastrintestinal	Hemocromatose idiopática	Alopurinol é inibidor e substrato de xantina oxidase; o produto de oxidação de alopurinol (oxipurinol) também inibe xantina oxidase Oxipurinol está disponível para uso compassivo Ambos os fármacos aumentam os níveis de azatioprina e 6-mercaptopurina Amoxicilina, ampicilina e diuréticos tiazídicos podem aumentar o risco de exantema grave
Febuxostate	Prevenção de crises recorrentes de gota	*Infarto do miocárdio, acidente vascular encefálico* Anormalidades das enzimas hepáticas	Uso concomitante de azatioprina, mercaptopurina, teofilina	Molécula pequena não purínica, que atua como inibidor da xantina oxidase A instituição do tratamento com febuxostate deve ser acompanhada de medicamento supressor, como colchicina, para reduzir o risco de crises de gota nos primeiros meses
Agentes que aumentam a excreção do ácido úrico *Mecanismo – Ver fármaco específico*				
Sulfimpirazona Probenecida	Prevenção de crises recorrentes de gota	*Leucopenia, trombocitopenia, broncoconstrição em pacientes com asma, anemia aplásica (probenecida), necrose hepática (probenecida), anafilaxia (probenecida)* Distúrbio gastrintestinal	Crise aguda de gota Discrasias sanguíneas Crianças com menos de 2 anos de idade Coadministração de salicilatos Cálculos renais ácido úrico	Sulfimpirazona e probenecida inibem o trocador basolateral de ânions URAT1 dos túbulos renais, resultando em aumento da excreção de ácido úrico Sulfimpirazona e probenecida aumentam os níveis de penicilina e de outros ânions orgânicos; além disso, podem aumentar os níveis de nitrofurantoína Probenecida aumenta os níveis séricos de metotrexato
Losartana	Hipertensão Prevenção de crises recorrentes de gota	*Angioedema, rabdomiólise, trombocitopenia* Anemia, fadiga, dor lombar, hipoglicemia	Gravidez	Losartana é antagonista dos receptores de angiotensina II, com efeito uricosúrico modesto
Agentes que intensificam o metabolismo do ácido úrico *Mecanismo – Enzima que converte o urato pouco solúvel em alantoína mais solúvel*				
Rasburicase Pegloticase	Síndrome de lise tumoral (rasburicase) Tratamento de gota que não responde a terapias convencionais (pegloticase)	*Hemólise, metemoglobinemia, neutropenia, angústia respiratória, sepse* Exantema, distúrbio gastrintestinal, febre	Deficiência de glicose 6-fosfato desidrogenase (G6PD) Sensibilidade conhecida a *Aspergillus*	Rasburicase é a forma recombinante da uricase de *Aspergillus*, que converte urato pouco solúvel em alantoína mais solúvel Pegloticase é a formulação peguilada, com meia-vida mais longa

Parte 7

Fundamentos do Desenvolvimento e da Regulamentação de Fármacos

49

Descoberta e Desenvolvimento Pré-clínico de Fármacos

John L. Vahle, David L. Hutto, Daniel M. Scott e Armen H. Tashjian Jr.

▶ Introdução

Na última década, a Food and Drug Administration (FDA) dos EUA aprovou cerca de 240 novos fármacos e biológicos para uso terapêutico. Muitos desses fármacos viabilizaram o tratamento de doenças antes intratáveis. Outros ampliaram as opções de tratamento porque são mais eficazes e/ou menos tóxicos do que os previamente disponíveis. Na luta contra doenças infecciosas, por exemplo, indústrias farmacêuticas e de biotecnologia, laboratórios de universidades e outros continuam a desenvolver novos agentes para tratar doenças que se tornaram resistentes aos tratamentos já estabelecidos. Com a disponibilidade de novas tecnologias, modelos animais bem-sucedidos e informações do projeto do genoma humano, prevê-se que importantes classes de fármacos continuarão a ser descobertas e desenvolvidas nas próximas décadas.

O desenvolvimento de um novo fármaco é difícil e dispendioso. Pouquíssimas moléculas que chegam à fase de desenvolvimento são finalmente aprovadas como fármacos: de 10.000 compostos considerados promissores a partir de resultados de testes de rastreamento iniciais, menos de 10 repetem a ação em ensaios clínicos, e apenas dois são, por fim, aprovados. Além disso, os custos associados a descoberta e desenvolvimento de novo fármaco são, em média, de aproximadamente US$ 800 milhões. Embora seja um empreendimento arrisca-

do, fármacos bem-sucedidos podem se tornar muito lucrativos para os que estiverem dispostos a correr riscos. Medicamentos de excelente êxito comercial, como *atorvastatina*, têm vendas anuais superiores a 12 bilhões de dólares cada.

Recentemente, a incapacidade da comunidade pesquisadora biomédica de produzir terapias inovadoras tem sido bastante focada. Desafios associados a descoberta e desenvolvimento de fármacos foram destacados (aliados a possíveis soluções) no relatório *Critical Path Initiatives* de 2004 da FDA (ver Leitura sugerida). Esse relatório apontou que o orçamento do National Institutes of Health (NIH) e os gastos com pesquisa e desenvolvimento das indústrias farmacêuticas quase duplicaram no período de 10 anos contado a partir de 1993. No entanto, o investimento feito não aumentou a velocidade de desenvolvimento de novos medicamentos, como evidenciado pelo declínio de fármacos e princípios biológicos submetidos à FDA. Embora tenham sido oferecidas várias soluções possíveis para resolver essa questão, é importante notar que um relatório conjunto da FDA e da Association of American Medical Colleges enfatizou o papel fundamental dos cientistas médicos em melhorar a efetividade da descoberta e do desenvolvimento de fármacos.

Este capítulo descreve as fases de descoberta e desenvolvimento de fármacos e as especialidades científicas envolvidas nelas. A *descoberta de um fármaco* parte da identificação de

CASO

Em 1987, pesquisadores do Laboratório Abbott decidiram usar a protease do vírus da imunodeficiência humana (HIV) como alvo na busca de novo tratamento antiviral. Ela foi escolhida porque é essencial para a replicação do HIV e porque tem especificidade incomum para o substrato (ver Capítulo 37). Como o substrato natural da enzima contém uma ligação fenilalanina-prolina, sítio de clivagem raro nas proteases de mamíferos, os pesquisadores ponderaram que um fármaco que inibisse a protease do HIV teria relativamente poucos efeitos adversos.

Em 1989, cristalógrafos do Laboratório Merck anunciaram que haviam desvendado a estrutura cristalina da protease do HIV. Com base na estrutura recém-descoberta, os pesquisadores então sabiam que a protease viral era um dímero simétrico com duas subunidades idênticas (Figura 49.1; ver também Figura 37.10 e Boxe 37.3). Usando um modelo molecular, pesquisadores do Laboratório Abbott produziram um análogo do substrato natural da enzima, substituindo a prolina da sequência natural por fenilalanina – esse análogo era molécula simétrica com aminoácidos idênticos em cada extremidade da estrutura. Também substituíram a ligação peptídica no centro da molécula por um grupo funcional que simulava o estado de transição da reação enzimática, mas era resistente à clivagem pela protease. Essa primeira molécula era inibidor fraco da protease viral, mas os pesquisadores usaram o conhecimento sobre a estrutura da enzima para acrescentar à molécula outros grupos funcionais que provavelmente aumentariam sua potência. O resultado foi um candidato a fármaco que se ligava

à enzima com afinidade 10.000 vezes maior do que a primeira estrutura; no entanto, esse candidato mostrava propriedades farmacocinéticas insatisfatórias.

Os químicos continuaram a alterar grupos funcionais no composto candidato até ser criado *ritonavir*, molécula altamente potente com propriedades farmacocinéticas aceitáveis. Por acaso, estudos feitos com ritonavir em cultura de tecido mostraram que ele inibia uma enzima do citocromo P450 envolvida no metabolismo de outros candidatos a inibidores da protease.

Em 1996, cerca de 9 anos após o início das pesquisas, a FDA aprovou a comercialização do ritonavir. Em 2000, com base em estudos farmacocinéticos e clínicos que mostravam que ritonavir aumenta a biodisponibilidade de um segundo inibidor da protease, *lopinavir*, a FDA aprovou a comercialização da combinação de ambos.

💡 Questões

1. Quais são as vantagens potenciais de usar a abordagem centrada no alvo para "descobrir" novos medicamentos, como o ritonavir?

2. Como as informações estruturais sobre um alvo molecular, como a protease do HIV, auxiliam no processo de descoberta de um fármaco?

3. Quais são os fatores contribuintes para o fracasso de um fármaco candidato apesar da grande afinidade dele pela molécula-alvo?

4. Quais são os componentes essenciais de uma síntese química bem-sucedida?

um potencial alvo terapêutico para a seleção de uma molécula única a ser testada em seres humanos. O *desenvolvimento de um fármaco* geralmente é definido como o período desde os estudos pré-clínicos que respaldam os ensaios clínicos iniciais até a aprovação do fármaco pelo órgão regulador. Esse processo de descoberta e desenvolvimento é complexo e requer a colaboração de muitas especialidades científicas diferentes.

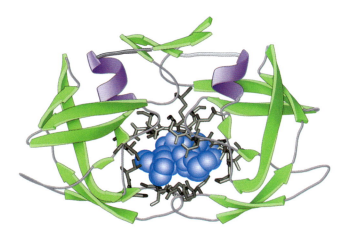

FIGURA 49.1 Estrutura cristalina da protease do HIV-1 ligada ao ritonavir. A estrutura da protease do HIV é mostrada como uma fita, e o ritonavir (*modelo espacial preenchido em azul*) ocupa o sítio ativo. O eixo rotacional de simetria da enzima é evidente; isso foi a base para o delineamento do fármaco. Utilizando a estrutura cristalina da protease do HIV, pesquisadores puderam aperfeiçoar a estrutura do inibidor para atingir um K_i inferior a 5 nM (ver também Figura 37.10).

▶ Processo de descoberta do fármaco

O termo *descoberta de um fármaco* refere-se ao processo pelo qual laboratórios farmacêuticos, de biotecnologia, acadêmicos e governamentais identificam ou analisam substâncias para encontrar agentes terapêuticos potencialmente ativos. A triagem consiste em testar muitas substâncias em ensaios relevantes para a doença em questão: um composto aprovado nessa triagem é chamado de *composto ativo* (*hit*). Se a substância ou seus derivados estruturais ainda se mostrarem promissores após caracterização biológica e química adicional, passa a ser um *protótipo* (*lead*). A situação ideal é que a descoberta de fármacos tenha excelente relação custo-benefício, produzindo candidatos a compostos ativos com alta probabilidade de conversão em protótipos e, por fim, em fármacos bem-sucedidos (Figura 49.2).

Duas estratégias básicas são usadas para identificar compostos ativos *in vitro* (*hits*). Na abordagem *centrada no composto*, um composto é identificado por um de vários métodos (descritos adiante), e seu perfil biológico é explorado. Se o composto exibir atividade farmacológica desejável, será aperfeiçoado e desenvolvido ainda mais. Na abordagem *centrada no alvo*, a mais comum atualmente, identifica-se primeiro o alvo conjecturado do fármaco. Ele poderia ser, em potencial, receptor supostamente envolvido no processo de doença, enzima estratégica ou outra molécula que tenha importância biológica no curso da doença. Uma vez identificado o alvo, os pesquisadores buscam compostos que interajam com ele, como agonistas, antagonistas ou moduladores. A busca pode ser sistemática, usando como ponto de partida informações sobre a estrutura do alvo, ou pode ter *abordagem aleatória* (*shotgun*

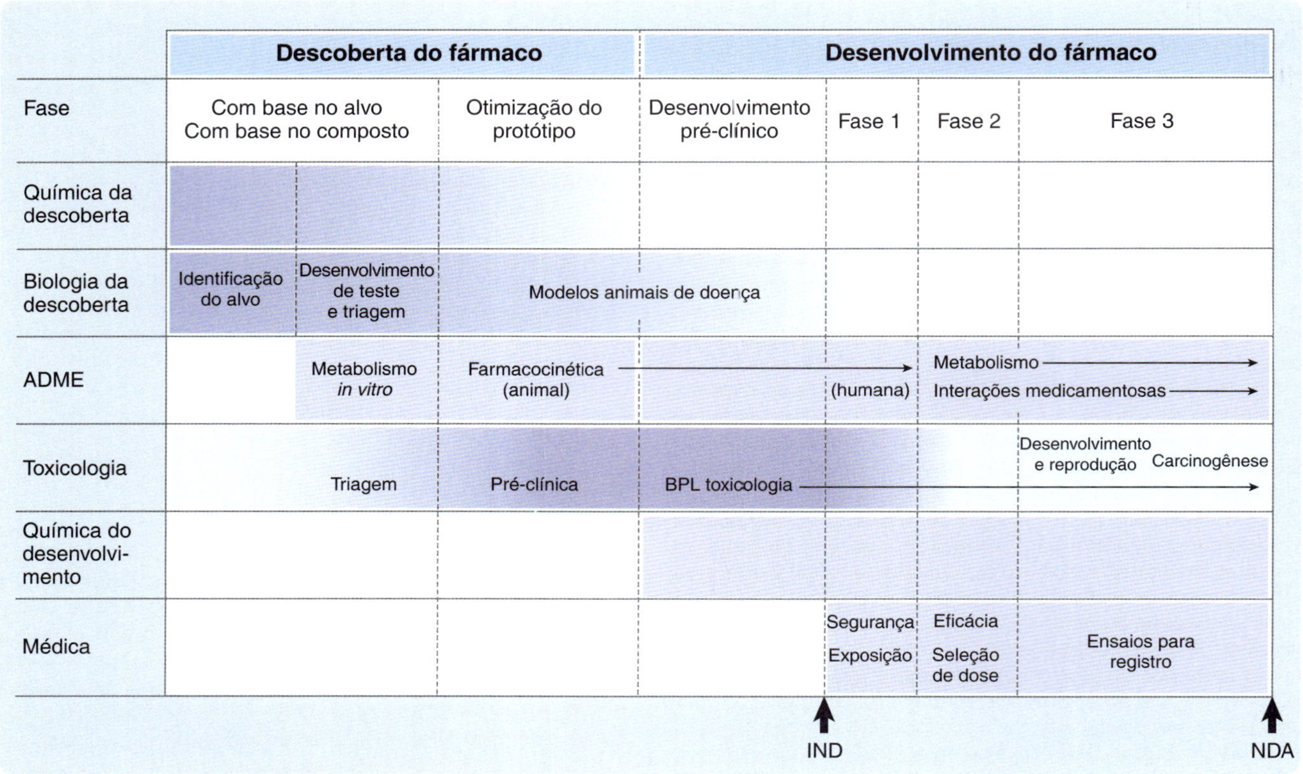

	Descoberta do fármaco			**Desenvolvimento do fármaco**		
Fase	Com base no alvo Com base no composto	Otimização do protótipo	Desenvolvimento pré-clínico	Fase 1	Fase 2	Fase 3
Química da descoberta						
Biologia da descoberta	Identificação do alvo	Desenvolvimento de teste e triagem	Modelos animais de doença			
ADME		Metabolismo *in vitro*	Farmacocinética (animal) →	(humana)	Metabolismo → Interações medicamentosas →	
Toxicologia	Triagem	Pré-clínica	BPL toxicologia →		Desenvolvimento e reprodução	Carcinogênese
Química do desenvolvimento						
Médica				Segurança Exposição	Eficácia Seleção de dose	Ensaios para registro

↑ IND   ↑ NDA

FIGURA 49.2 Sequência de fases de descoberta e desenvolvimento de fármacos. Pontos importantes a notar são a sequência geral de atividades e a considerável superposição de funções com tempo. O processo é altamente interativo entre várias disciplinas na tentativa de obter a molécula com maior eficácia, menos efeitos adversos e maior segurança. Ensaios clínicos e fases de aprovação pelo órgão regulador são descritos no Capítulo 50. Todo o processo, desde o análogo ativo até a aprovação do fármaco, pode demorar 8 a 12 anos e custar mais de 1 bilhão de dólares. IND = *investigational new drug application* (pedido de registro de novo fármaco em investigação); NDA = *new drug application* (pedido de registro de novo fármaco); ADME = absorção, distribuição, metabolismo, excreção; BPL = boas práticas de laboratório.

approach), pela qual todos os compostos de uma grande coleção de substâncias, sintetizadas por *química combinatória*, são submetidos a um teste automatizado de alta velocidade. Após ser identificado por uma dessas estratégias, o composto ativo (*hit*) é frequentemente modificado com a ajuda do conhecimento específico sobre seu alvo. Por exemplo, esse conhecimento pode ser usado para delinear a triagem de alto desempenho que testará a atividade biológica dos compostos gerados por modificações químicas do composto ativo original.

Delineamento de fármacos centrado no composto

Compostos naturais e sintéticos

Tradicionalmente, os fármacos eram descobertos por meio de abordagem centrada no composto. Muitos dos primeiros fármacos descobertos eram *produtos naturais* isolados de plantas, fungos ou outros organismos. Muitas vezes, as descobertas aconteciam acidentalmente. Por exemplo, a *penicilina* (ver Capítulo 34) foi descoberta quando Alexander Fleming observou que esporos do fungo contaminante *Penicillium notatum* inibiram o crescimento bacteriano em placa de Petri. Outros produtos naturais que se transformaram em fármacos bem-sucedidos incluem *paclitaxel,* quimioterápico derivado da árvore teixo-do-pacífico; *morfina*, analgésico opioide extraído da papoula; *estreptoquinase*, agente trombolítico obtido de bactérias estreptocócicas; e *ciclosporina*, imunossupressor proveniente de um fungo. A Tabela 49.1 lista diversos fármacos originários de produtos naturais.

Há inúmeras vantagens em avaliar produtos naturais como fontes de possíveis fármacos. Em primeiro lugar, a probabilidade de atividade biológica dos produtos naturais é razoável. Em segundo lugar, pode ser mais fácil isolar um composto de sua fonte natural do que sintetizar um composto *de novo*, sobretudo se a estrutura for complexa ou exigir manipulações sintéticas difíceis. *Paclitaxel*, por exemplo, tem estrutura complexa contendo quatro anéis fundidos, um dos quais tem oito átomos de carbono. A síntese química do composto passou por mais de 50 etapas até a conclusão e alcançou rendimento total inferior a 1%. Em terceiro lugar, pode ser viável usar o composto natural como ponto de partida para aperfeiçoamento sintético, isto é, para originar produto *semissintético*. É claro que os produtos naturais também têm desvantagens: muitas vezes é necessário grande esforço para isolá-los, sem garantia de sucesso. Embora seja mais provável encontrar atividade biológica neles do que em produtos sintéticos, pode ser difícil prever qual seria o sistema de teste ideal para avaliar a função dessas moléculas. Mesmo que se constate atividade farmacológica, existe a probabilidade de alto custo para isolar e modificar um produto natural.

Atualmente, *compostos sintéticos* são usados com frequência para pesquisa de novos fármacos. Pesquisadores podem construir uma quimioteca contendo milhares de compostos com diferentes características estruturais, sob medida para um tipo específico de investigação: uma quimioteca pode, por exemplo, ser formada por numerosos compostos que tenham uma ligação fenilalanina-prolina ou que sejam prováveis agonistas ou antagonistas de uma classe específica de receptores.

TABELA 49.1 Exemplos de produtos naturais usados como fármacos, suas fontes e usos.

FÁRMACO	USO CLÍNICO E CAPÍTULO DE REFERÊNCIA	FONTE
Ciclosporina	Imunossupressor (Capítulo 45)	*Beauveria nivea* (fungo)
Digoxina	Antiarrítmico, inotrópico cardíaco (Capítulos 23 e 34)	*Digitalis lanata* (dedaleira-branca), *Digitalis purpurea* (dedaleira-púrpura), muitas outras plantas
Morfina	Analgésico (Capítulo 17)	*Papaver somniferum* (papoula)
Paclitaxel	Quimioterápico contra o câncer (Capítulo 38)	*Taxus brevifolia* (teixo-do-pacífico)
Penicilina G	Antibacteriano (Capítulo 34)	*Penicillium chrysogenum* (fungo)
Reserpina	Anti-hipertensivo (Capítulo 25)	*Rauwolfia serpentina* (planta)
Estreptoquinase	Trombolítico (Capítulo 22)	Estreptococos β-hemolíticos (bactérias)

As estruturas da estreptoquinase e da ciclosporina são complexas demais para serem incluídas nesta tabela.

Análogos de ligantes naturais

Outra abordagem centrada no composto usa o ligante natural (frequentemente agonista) de um receptor como ponto de partida para o desenvolvimento do fármaco. Por exemplo, como a doença de Parkinson está associada à deficiência de *dopamina* (ver Capítulo 13), um dos primeiros tratamentos efetivos foi a administração de *levodopa (L-DOPA)*, precursor metabólico da dopamina. *Insulina* foi desenvolvida do mesmo modo; após se descobrir que sinais e sintomas de diabetes eram causados por baixos níveis de insulina, foi administrada insulina exógena como tratamento efetivo.

O agonista natural de um receptor também pode funcionar como arcabouço, no qual é possível realizar modificações químicas. Essas mudanças podem alterar afinidade de ligação, efeito fisiológico (como conversão de agonista em antagonista; ver Capítulo 1), distribuição, metabolismo ou farmacocinética. Abordagem desse tipo foi empregada no desenvolvimento de *cimetidina* (ver Capítulo 43), antagonista do receptor H_2. Pesquisadores fizeram sucessivas modificações no arcabouço estrutural da histamina para sintetizar antagonista com alta afinidade pelo receptor e toxicidade reduzida. Semelhantemente, agora se usam insulinas modificadas com propriedades farmacocinéticas diferentes para tratar pacientes com diabetes.

A probabilidade de sucesso da modificação de um agonista de molécula pequena é relativamente alta. Como o agonista natural tem atividade biológica, os derivados químicos do composto também tendem a apresentá-la. Obviamente também pode haver problemas. Dopamina formada a partir da L-DOPA exógena pode ligar-se a receptores situados em áreas indesejáveis do encéfalo e causar alucinações. Além disso, muitas doenças não são mediadas pela interação de agonista de molécula pequena e seu receptor. Vários alvos para moléculas de fármacos, tais como canais iônicos regulados por voltagem e proteínas de sinalização intracelular que interagem com outras proteínas, não têm agonistas endógenos de pequenas moléculas, portanto não são acessíveis para a abordagem do análogo.

Delineamento de fármacos centrado no alvo

Na abordagem centrada no alvo para descoberta de fármacos, pesquisadores empregam alvo molecular ou bioquímico sabidamente essencial na doença de interesse (alvo "validado") para pesquisar por compostos ativos (*hits*). Essa abordagem tem diversas vantagens. Em primeiro lugar, se o alvo foi associado a processo de doença, um composto ativo (*hit*) que interage com ele de maneira bem-sucedida tem probabilidade relativamente alta de apresentar atividade farmacológica. Em segundo lugar, como o alvo é conhecido, pode ser mais fácil criar testes capazes de isolar o efeito do agente sobre ele.

Isso é verdadeiro sobretudo em processos patológicos demasiadamente complexos para serem observados em preparações de células ou tecidos. Por exemplo, embora possa ser difícil avaliar com rapidez o efeito provável de um fármaco no processo de aterosclerose, é relativamente fácil verificar se ele inibe uma enzima que faz parte da patogenia dessa doença, como a HMG-CoA redutase (ver Capítulo 19). Com o avanço do conhecimento sobre a fisiopatologia das doenças, as abordagens centradas no alvo para a descoberta de fármacos obtiveram cada vez mais êxito, e muitos medicamentos surgiram por meio delas. Inibidores da protease do HIV, como *ritonavir*, são exemplos notáveis de uma classe de fármacos de pequenas moléculas descobertos desse modo. Na abordagem centrada no alvo complementar, a dissecção da via biológica subjacente possibilitou o desenvolvimento de macromoléculas, inclusive anticorpos, como novos fármacos para interromper a via (Boxe 49.1).

Triagem de alto desempenho

A mais simples abordagem centrada no alvo requer rápida triagem de muitas moléculas usando um teste com base no alvo do fármaco. A *triagem de alto desempenho* (*high-throughput screening*) usa esse teste e automação robótica para analisar milhares de compostos em poucos dias.

Dois aspectos são fundamentais nessa abordagem. Em primeiro lugar, grande *coleção* de compostos deve estar disponível para triagem. Em segundo lugar, deve ser desenvolvido robusto *teste* que possibilite rápida identificação de compostos ativos verdadeiros para serem desenvolvidos. O teste pode ser simples como a detecção da ligação dos candidatos a fármacos a um receptor (ver Capítulo 2) ou mais sofisticado, empregando complicadas manipulações bioquímicas ou celulares. Em seguida, a quimioteca é submetida a exame, e qualquer composto ativo com sinal positivo é examinado mais detalhadamente. Teste realizado em microplaca de 96 ou 384 microcavidades possibilita a triagem simultânea de muitos compostos.

BOXE 49.1 Biologia e terapêutica macromolecular

Indústrias farmacêuticas e biotecnológicas estão voltando-se cada vez mais para grandes moléculas, como *peptídios*, *peptidomiméticos*, *proteínas*, *oligonucleotídios* antisense e *anticorpos monoclonais*. As propriedades farmacológicas e a utilidade clínica dessas terapias são descritas no Capítulo 53.

A abordagem para descoberta e desenvolvimento dessas moléculas pode diferir significativamente daquela para moléculas pequenas. Considere, por exemplo, o desenvolvimento de agentes para tratamento de doenças relacionadas com insuficiência ou ausência de um composto endógeno, como *insulina* para diabetes, *eritropoetina* para anemia, ou fator da coagulação (*fator VIII* ou *fator IX*) para coagulopatia hereditária. Nessas situações, referidas como *terapia de reposição*, não é necessário realizar extensa triagem de grande número de moléculas para verificar se é preciso modificar a molécula endógena. Portanto, tais agentes podem passar rapidamente às fases de desenvolvimento e teste em seres humanos.

Macromoléculas naturais ou modificadas são cada vez mais usadas, não só para substituir, mas também para modular processos fisiológicos, e macromoléculas criadas por engenharia genética, como anticorpos, estão sendo empregadas no tratamento de doenças (Tabela 49.2). No caso de anticorpos, o processo de descoberta e desenvolvimento do fármaco pode incluir modificações que aumentem afinidade ou especificidade do anticorpo pelo alvo molecular desejado ou que o "humanizem" para reduzir seu potencial imunogênico. Como esses tipos de moléculas são administrados por via parenteral, a necessidade de selecionar propriedades farmacocinéticas aceitáveis é menor. Além disso, os necessários testes biológicos e de toxicidade em animais podem não ser tão extensos, porque os efeitos tóxicos dos agentes bioterapêuticos estão geralmente relacionados com "hiperfarmacologia" e há menos risco de toxicidade fora do alvo (*off-target*) com agentes biológicos (ver Capítulo 5). No entanto, a fabricação de um produto biológico pode ser mais difícil: os principais desafios são desenvolver um sistema capaz de produzir a macromolécula desejada em bactéria, fungo ou célula de mamífero e, depois, isolar o composto em forma pura de ampla mistura de produtos metabólicos que costumam resultar da síntese. A reprodução fiel dos procedimentos complexos associados a síntese e purificação de macromoléculas torna o preparo de fármacos biológicos genéricos um grande desafio.

TABELA 49.2 Exemplos de terapias macromoleculares.

NOME	INDICAÇÃO	CATEGORIA MOLECULAR	ORIGEM
Soro antiofídico	Mordida de cobra	Anticorpo	Equina ou cultura celular
Eritropoetina	Anemia	Fator de crescimento	Bactérias (recombinante humana)
Heparina	Anticoagulante	Glicosaminoglicana	Suína ou bovina
Hormônio do crescimento humano	Retardo do crescimento	Hormônio	Bactérias (recombinante humana)
Insulina	Diabetes	Hormônio	Bactérias (recombinante humana)
Hormônio paratireóideo	Osteoporose	Hormônio	Bactérias (recombinante humana)
Estreptoquinase	Trombolítico	Proteína	Estreptococos
Trastuzumabe	Câncer	Anticorpo	Cultura de células de ovário de *hamster* chinês (anticorpo monoclonal humanizado)

Além disso, após a criação de quimioteca de compostos, ela pode ser usada em inúmeras triagens diferentes. A qualidade dos resultados depende da qualidade do teste e dos compostos na quimioteca; sendo assim, teste mal elaborado ou quimioteca limitada podem resultar em falsos compostos ativos ou perda de candidatos viáveis. Na prática, como a triagem de alto desempenho incentiva análises rápidas, resultados falso-positivos e falso-negativos não são raros. Mesmo quando se encontra um composto ativo (*hit*) verdadeiro, é provável que seja necessário aperfeiçoá-lo para aumentar a afinidade de ligação ou modificar suas propriedades farmacológicas (especificidade, solubilidade, estabilidade, cinética etc.); esse processo é chamado de *desenvolvimento de composto ativo a protótipo* (*hit-to-lead development*).

Química combinatória

Aperfeiçoamento importante do processo de triagem de alto desempenho foi a introdução da *química combinatória*. Em estratégia análoga à usada pela natureza para criar grande variedade de proteínas a partir de número relativamente pequeno de aminoácidos (cerca de 20), a química combinatória usa número relativamente pequeno de moléculas precursoras para criar grande número de compostos químicos. Pesquisadores não se limitam a substâncias naturais; em vez disso, geralmente usam um conjunto de precursores com grupos funcionais comuns e cadeias laterais divergentes. Por exemplo, um pesquisador que inicia com três conjuntos de 30 moléculas precursoras pode criar 27.000 (30 × 30 × 30) diferentes compostos em duas etapas de síntese (Figura 49.3). Teoricamente, seria possível criar cada composto individual em sua própria microcavidade de reação, mas na prática é mais fácil sintetizar as moléculas sobre suporte sólido como uma esfera (*bead*) de poliestireno. Em *síntese paralela*, as esferas são divididas, de modo que milhares reajam juntas e, depois, sucessivamente recombinadas e divididas para sofrerem reações consecutivas. Essa estratégia reduz de maneira drástica o número de reações na síntese (30 em lugar de 27.000 de cada vez, no exemplo anterior). No entanto, o desafio é então separar as esferas para saber que composto foi sintetizado em cada uma. Os pesquisadores resolveram esse problema *etiquetando* cada esfera com um código químico exclusivo, como uma sequência de ribonucleotídio, durante cada reação. Para identificar uma esfera que tenha um composto ativo (*hit*) bem-sucedido, a etiqueta é clivada, amplificada por métodos que obedecem a um padrão e sequenciada. O código, então, revela a que reações a esfera foi exposta e, consequentemente, a identidade do composto que obteve êxito. Grandes quimiotecas podem ser sintetizadas desse modo e, depois, submetidas a testes de alto desempenho para análise da atividade, às vezes com os compostos ainda ligados às esferas.

O uso de química combinatória e triagem de alto desempenho é denominado *abordagem aleatória* (*shotgun approach*), porque os pesquisadores testam às cegas grande variedade de

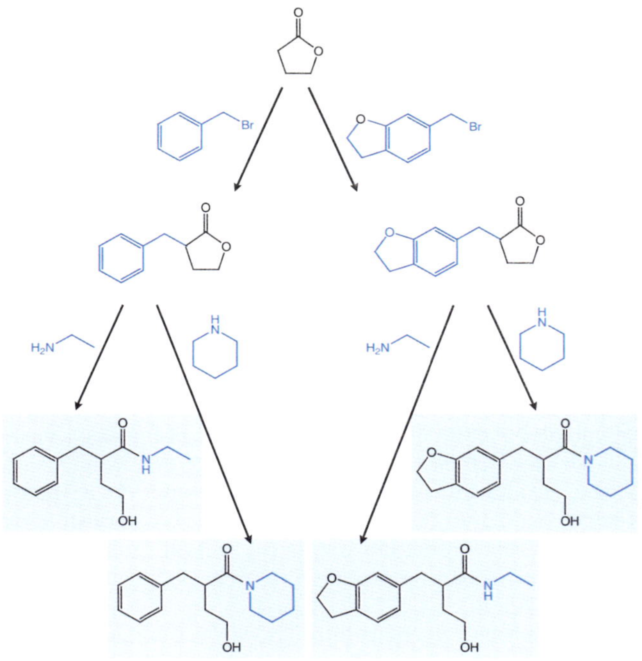

FIGURA 49.3 Diversidade mediante química combinatória. Química combinatória usa blocos de substratos simples para produzir complexa quimioteca de compostos. Neste exemplo, o esqueleto funcionalizado (*preto*) tem múltiplos sítios de fixação. Dois monômeros (*azuis*) combinam-se a ele para criar diversos produtos. Pode-se observar que dois grupos laterais diferentes para cada um dos monômeros formam quatro (2^2) produtos possíveis (*sobre fundo azul*). As quimiotecas combinatórias usam vários substratos, cada um com 20 ou mais grupos laterais distintos, e podem produzir milhares de moléculas complexas empregando a mesma química básica.

compostos contra único alvo. Essa abordagem também pode ser modificada para pesquisa de resultado específico, utilizando *bibliotecas tendenciosas* para diferentes tipos de alvos. Por exemplo, pesquisadores sintetizaram grandes quimiotecas de compostos com maior tendência a interagir com receptores acoplados à proteína G, enzimas proteolíticas, quinases ou canais iônicos, de acordo com as características estruturais de cada classe de alvo.

Delineamento de fármacos com base na estrutura

Outra conduta centrada no alvo é chamada de *delineamento de fármacos com base na estrutura* ou *delineamento racional de fármacos*. Nessa abordagem, um candidato a fármaco é descoberto mediante a estrutura tridimensional do alvo obtida por *ressonância magnética nuclear* (RMN) ou *cristalografia de raios X*. Teoricamente, os pesquisadores poderiam identificar o sítio ativo na estrutura do alvo, usar algoritmos de modelagem para estudar o formato do sítio ativo e delinear a molécula de um candidato a fármaco que se adapte a tal sítio. Na maioria das vezes, porém, o alvo é cristalizado simultaneamente com análogo do substrato ou ligante de receptor (agonista ou antagonista) para identificar a estrutura do sítio ativo. Em seguida, a estrutura do análogo é modificada para aumentar a afinidade da molécula, como foi feito no caso do ritonavir (descrito no início deste capítulo). Alternativamente, os pesquisadores podem aperfeiçoar a estrutura de novo composto que se liga ao alvo em teste de triagem. A melhora repetida da adaptação da molécula protótipo ao sítio ativo do alvo aumenta a afinidade de ligação (Figura 49.1).

A abordagem de delineamento de fármaco com base na estrutura tem diversas vantagens. Compostos ativos aperfeiçoados (também chamados *protótipos*) costumam ser extremamente potentes, com afinidades de ligação na escala nanomolar. Apenas limitado número de candidatos precisa ser testado, porque há grande probabilidade de que um ou mais dos compostos produzidos ligue-se ao alvo. Além disso, a modificação repetida do composto é relativamente direta, visto que são conhecidas as partes críticas da molécula para ligação ao sítio ativo do alvo. Assim, em comparação com abordagem em que se desconhece a estrutura, são produzidos menos análogos na abordagem com base na estrutura, mas cada análogo tem maior probabilidade de atividade. Uma desvantagem dessa conduta é que frequentemente é mais difícil sintetizar compostos modificados porque o modelo molecular requer funcionalidades próprias em locais específicos da molécula. Outra desvantagem é que pode ser difícil determinar a estrutura cristalina do alvo, sobretudo no caso de proteínas ligadas à membrana. Frequentemente, outros métodos de delineamento de fármacos produzem análogos ativos muito antes de ser possível cristalizar o alvo. No entanto, mesmo que o composto ativo (*hit*) inicial seja produzido por outro método, muitas vezes pode ser aperfeiçoado a protótipo, usando delineamento com base na estrutura.

Como ilustrado no caso introdutório, o delineamento racional de fármacos foi fundamental para desenvolver inibidores da protease do HIV como ritonavir. Métodos com base na estrutura também foram usados para desenvolver uma segunda classe de fármacos antivirais, os inibidores da neuraminidase (ver Capítulo 37). Como esse tipo de delineamento de fármacos ganha viabilidade, mais medicamentos serão produzidos utilizando informações estruturais sobre o alvo, mesmo se os análogos ativos iniciais forem descobertos por outros métodos.

Otimização do protótipo

O processo inicial de descoberta do fármaco identifica um grupo promissor de moléculas de protótipos que parecem interagir com o alvo de modo desejável. Contudo, muitas propriedades físicas, químicas, biológicas e farmacológicas dessas moléculas promissoras, que são atributos importantes de um fármaco efetivo, ainda são desconhecidas. A *otimização do protótipo* é a fase de descoberta do fármaco em que tais propriedades são caracterizadas e aperfeiçoadas, com o objetivo de selecionar uma única molécula, que será submetida a testes clínicos e ao desenvolvimento formal do fármaco.

Na prática, a maioria dos protótipos tem uma ou mais características (p. ex., baixa solubilidade, baixa biodisponibilidade oral, metabolismo complexo, alta toxicidade) que a torna candidata inadequada ao uso clínico. Usando os dados produzidos na otimização do protótipo, geralmente é possível modificar a estrutura da molécula para superar essas deficiências. Como exemplificado no caso introdutório, os precursores do ritonavir foram submetidos a várias modificações antes que se escolhesse um composto final para realizar ensaios clínicos.

Diversos fatores podem levar à exclusão de uma molécula na fase de otimização do protótipo:

- Falha na demonstração de eficácia em modelo animal rigoroso de doença humana
- Falha em alcançar exposições sistêmicas adequadas após administração oral (baixa biodisponibilidade)
- Metabolismo extenso ou complexo no organismo, resultando em surgimento de metabólitos reativos possivelmente perigosos
- Solubilidade extremamente baixa, que impede o preparo de formulação adequada para administração
- Efeitos tóxicos em estudos toxicológicos preliminares em animais
- Evidência *in vitro* de que a molécula pode lesar o DNA (genotoxicidade)
- Síntese química demasiadamente difícil, que não possibilita a produção em larga escala custo-efetiva.

▶ Fases do desenvolvimento do fármaco

O desfecho do processo de otimização do protótipo é a seleção de molécula adequada para teste em seres humanos. Nesse ponto, a molécula passa da fase de descoberta de fármaco para a de desenvolvimento de fármaco. O início dessa fase consiste em atividades pré-clínicas destinadas a dar suporte aos ensaios e desenvolvimento clínicos do fármaco. Tais atividades incluem:

- Fabricação, formulação e embalagem de quantidade suficiente de fármaco de alta qualidade para testes definitivos de segurança em animais e uso em ensaios clínicos
- Estudos toxicológicos e farmacocinéticos em animais para definir condições de uso seguro da administração inicial do fármaco a seres humanos
- Elaboração de documentos reguladores e apresentação às autoridades reguladoras; essas atividades são descritas com mais detalhes no Capítulo 50.

O planejamento inicial do desenvolvimento clínico dos fármacos ocorre simultaneamente ao desenvolvimento pré-clínico. Entre as principais atividades iniciais constam definição dos objetivos de desfecho, seleção de pesquisadores e elaboração de protocolos do ensaio clínico. A apresentação inicial de documentos para regulamentação deve incluir protocolos detalhados para possibilitar aos reguladores avaliarem a segurança da investigação clínica proposta. Recentemente foram empreendidos esforços para padronizar em nível internacional esse processo, a fim de racionalizar globalmente o desenvolvimento e a aprovação de fármacos (Boxe 49.2).

O desenvolvimento clínico do candidato a fármaco constitui-se de diversos estudos realizados em seres humanos. Como descrito com mais detalhes no Capítulo 50, esses estudos são mais comumente divididos em três fases, com o objetivo de submeter a molécula a teste rigoroso de segurança e eficácia. Podem ser realizados em várias populações de pacientes e em inúmeras doenças. Número, duração e complexidade dos ensaios clínicos necessários dependem da natureza da proposta de indicação do fármaco. Por exemplo, a avaliação da capacidade de um medicamento de reduzir a pressão arterial em pacientes hipertensos pode exigir apenas algumas semanas de administração, enquanto a avaliação da capacidade de uma molécula de reduzir o risco de fratura em um paciente com osteoporose pode exigir dois anos.

Embora a avaliação dos efeitos da molécula em seres humanos seja o foco primário da fase de desenvolvimento de fármacos, várias disciplinas científicas também realizam extensos procedimentos para apoiar esses ensaios clínicos e a aprovação reguladora final da medicação. Essas atividades são descritas na próxima seção e devem ser coordenadas cuidadosamente a fim de que o desenvolvimento de fármacos ocorra da maneira mais eficaz possível.

▶ Disciplinas primordiais na descoberta e no desenvolvimento de fármacos

Após análise do processo geral de descoberta e desenvolvimento de fármacos, descrevem-se agora os instrumentos decisivos – desde química e biologia básicas até fabricação e formulação – na produção de novos agentes terapêuticos.

Química da descoberta

Químicos e biólogos trabalham de mãos dadas nas fases iniciais da descoberta dos fármacos. No delineamento de fármacos centrado no composto, os químicos medicinais iniciam o processo de descoberta preparando as moléculas para serem testadas em ensaios biológicos e farmacológicos. No delineamento centrado no alvo, o processo começa com a identifica-

---

BOXE 49.2 Conferência internacional de harmonização

A International Conference on Harmonization (ICH) reuniu agências reguladoras e especialistas da indústria farmacêutica do Japão, da Europa e dos EUA. A missão desse evento era alcançar consenso sobre aspectos técnicos e científicos do desenvolvimento de fármacos. O objetivo declarado do projeto era criar:

"...um uso mais econômico de recursos humanos, animais e materiais e a eliminação de retardo desnecessário em produção global e disponibilização de novos medicamentos, enquanto mantém salvaguardas de qualidade, segurança e eficácia, além das obrigações reguladoras para proteger a saúde do público."

O projeto foi dividido em quatro áreas, a saber:

1) Qualidade – Relacionada com manutenção das características químicas do produto
2) Segurança – Relacionada com segurança dos testes em animais
3) Eficácia – Relacionada com estudos clínicos em seres humanos
4) Multidisciplinaridade – Relacionada com tópicos envolvendo múltiplos aspectos do desenvolvimento de fármacos.

Cada uma dessas áreas foi articulada por meio de um conjunto de diretrizes. Antes da existência da ICH não era incomum que diferentes jurisdições políticas (EUA, Europa, Japão) tivessem exigências reguladoras diferentes e conflitantes sobre a produção de substâncias para uso clínico e não clínico. Assim sendo, um "pacote" de desenvolvimento de fármacos que atendesse às exigências de uma jurisdição poderia não satisfazer às de outra. Como resultado, uma companhia farmacêutica poderia passar anos elaborando e completando um "pacote" para satisfazer as exigências de uma jurisdição política e depois constatar que outra jurisdição exigia atividades adicionais,

novas ou reconfiguradas para desenvolvimento de fármacos. A ICH busca unificar e elucidar as demandas reguladoras do desenvolvimento de fármacos.

Suas recomendações pré-clínicas abrangem uma gama de tópicos, tais como:

1) Carcinogenicidade – Esclarecimentos sobre o potencial de o agente provocar tumores
2) Genotoxicidade – Esclarecimentos sobre o potencial de lesão do material genético
3) Toxicocinética e farmacocinética – Esclarecimentos sobre a necessidade de caracterizar as propriedades ADME em espécies animais
4) Testes de toxicidade – Esclarecimentos sobre efeitos tóxicos agudos e crônicos em animais
5) Toxicidade sobre capacidade reprodutiva – Esclarecimentos sobre o potencial da molécula de comprometer a fertilidade ou causar defeitos de desenvolvimento
6) Produtos de biotecnologia – Esclarecimento sobre fatores específicos em estudos pré-clínicos do agente bioterapêutico
7) Farmacologia – Esclarecimento sobre estudos realizados para caracterizar efeitos agudos em sistemas de órgãos
8) Imunotoxicologia – Esclarecimento sobre estudos realizados para compreender o impacto na estrutura e na função do sistema imune.

Além disso, uma orientação multidisciplinar descreve quando os estudos mencionados anteriormente devem ser conduzidos em relação a estudos clínicos e registro do produto. Esse documento também oferece orientação sobre tópicos especializados, como, por exemplo, compreensão de efeitos tóxicos em filhotes e potencial de lesão fototóxica.

ção de possíveis alvos do fármaco, contra os quais os químicos então planejam e preparam as moléculas para teste. Assim, em ambas as condutas, há íntima interação e colaboração entre esses dois tipos de profissionais.

A princípio, a quantidade de um candidato a fármaco necessária para ensaio de rastreamento simples é pequena – em geral, menos de 1 mg. Isso é importante porque sintetizar ou isolar quantidades, ainda que pequenas, de um composto pode ter custo alto, pelo menos até que a síntese seja aperfeiçoada. Após a identificação de um protótipo, são necessários gramas para realizar estudos de caracterização biológica, toxicológica e química. Ao se iniciarem os ensaios clínicos de um fármaco, é preciso quilogramas, e, caso seja aprovado, as indústrias deverão fabricar material em escala suficiente para atender ao uso esperado. A qualidade e a documentação das especificações do processo de fabricação devem ser mantidas durante toda a transposição de escala (ver Capítulo 50).

A caracterização química refere-se às propriedades químicas do candidato a fármaco, inclusive características físicas como ponto de fusão, forma cristalina e solubilidade, bem como pureza e estabilidade. Tais características são fundamentais para determinar o melhor modo de administração e armazenamento (Tabela 49.3). A estrutura química do composto costuma ser elucidada mediante diversas técnicas. Dentre elas destacam-se a espectrometria de massa, que elucida os tipos e os padrões de conectividade dos átomos na molécula, e a cristalografia de raios X, que determina sua estrutura tridimensional. Também é importante distinguir entre vários isômeros do mesmo composto, porque muitas vezes a atividade biológica é isômero-seletiva. Por exemplo, o propranolol (ver Capítulo 10) é uma mistura de estereoisômeros L e D, mas apenas o isômero L atua como antagonista do β-adrenorreceptor.

Os químicos também descrevem as propriedades físicas da molécula, como o pK_a de um fármaco ácido ou básico, usadas no desenvolvimento da formulação (ver adiante). Além disso, avalia-se a solubilidade do fármaco em diversos solventes, principalmente na água, para fornecer informações sobre a provável biodisponibilidade oral da molécula e o possível metabolismo hepático. O coeficiente de partição descreve o modo de distribuição da molécula entre um solvente aquoso, análogo ao sangue, e um solvente hidrofóbico, análogo à membrana plasmática. Por fim, devem ser determinados os perfis de estabilidade e impureza do composto.

Biologia da descoberta | Testes bioquímicos e celulares e modelos animais

O objetivo da biologia da descoberta é determinar a probabilidade de eficácia da molécula em uma doença específica. A efetividade pode ser avaliada em níveis bioquímico, celular, tecidual, de órgãos e do organismo. Caso sejam encontradas propriedades biológicas indesejáveis, é possível modificar a estrutura da molécula para melhorar seu perfil farmacológico. Em geral, realizam-se testes bioquímicos e celulares no início do processo de descoberta do fármaco, ao passo que estudos mais complexos em órgãos e animais ocorrem na fase de otimização do protótipo para caracterizar as propriedades farmacológicas da molécula.

Testes bioquímicos avaliam o mecanismo de ação do candidato a fármaco em nível molecular. *Testes de ligação ao receptor* avaliam afinidade de ligação e seletividade da molécula pelo receptor-alvo. *Testes de atividade enzimática* medem a capacidade do fármaco de inibir a atividade de uma enzima-alvo. A seletividade pelo alvo desejado é essencial em delineamento e testagem de moléculas do protótipo. A produção desses ensaios é, com frequência, etapa dispendiosa e limitadora do processo de descoberta, visto que exige identificação e síntese de reagentes essenciais e substancial otimização e validação do ensaio.

Nos *testes celulares*, pesquisadores objetivam determinar se a(s) molécula(s) do protótipo atua(m) apropriadamente em ambiente mais semelhante a seu uso *in vivo*. Por exemplo, se o fármaco destina-se a atuar no citoplasma, é essencial verificar se ele atravessa a membrana plasmática. Avaliação inicial de potencial toxicidade pode ser feita incubando-se a molécula do protótipo com vários tecidos ou células, como hepatócitos ou extratos celulares, para investigar seus produtos metabólicos e determinar seus efeitos em enzimas hepáticas e suas potenciais interações com outras substâncias. A capacidade do ritonavir de inibir enzimas do citocromo P450 foi constatada em ensaio desse tipo. Alterações induzidas por fármacos em padrões complexos de expressão gênica podem ser avaliadas empregando-se *chips* de arranjos gênicos capazes de medir os níveis de mRNA em milhares de genes simultaneamente.

Por fim, no nível máximo de complexidade, são estabelecidos efeitos do candidato a fármaco em organismos inteiros. Em condições ideais, usam-se *modelos animais* que refletem

---

TABELA 49.3 Informações obtidas em estudos de caracterização química.		
TIPO DE TESTE	**TÉCNICA EXPERIMENTAL**	**IMPLICAÇÕES CLÍNICAS**
Caracterização, estrutura	RMN, espectroscopia de infravermelho (IR); espectrometria de massa, cristalografia de raios X	Pureza isomérica, composto ativo
Impurezas	CLAD, CG, espectrometria de massa	Possíveis reações adversas a impurezas, toxicologia
Coeficiente de partição	Partição de octanol/água	Farmacocinética, incluindo absorção, distribuição, metabolismo e excreção; distribuição tecidual
Solubilidade	Solubilidade em vários solventes	Farmacocinética, incluindo absorção, distribuição, metabolismo e excreção; formulações
Estabilidade	Medidas da estabilidade sob diferentes condições (calor, frio, umidade, luz)	Vida útil, produtos de degradação
RMN = ressonância magnética nuclear; CLAD = cromatografia líquida de alto desempenho; CG = cromatografia gasosa.		

aspectos essenciais da fisiopatologia humana para a doença-alvo. Por exemplo, agentes quimioterápicos contra o câncer podem ser testados em camundongos nude (com deficiência de células T) inoculados com células tumorais humanas. Da mesma maneira, fármacos para tratamento de osteoporose pós-menopáusica podem ser testados em ratos ooforectomizados para imitar o estado pós-menopausa. A Tabela 49.4 descreve apenas alguns dos muitos modelos animais dos quais pesquisadores farmacêuticos lançam mão.

Absorção, distribuição, metabolismo e excreção

Estudos que descrevem o destino de uma molécula após sua administração são decisivos na compreensão de potenciais efetividade e segurança relativas a ela. Juntos, detalham o perfil de absorção, distribuição, metabolismo e excreção (ADME) da molécula. Inicialmente, são realizados em animais, obtendo-se informações complementares durante o desenvolvimento clínico do fármaco. Os princípios básicos investigados no curso desses estudos são descritos nos Capítulos 3 e 4.

A exposição sistêmica de um candidato a fármaco costuma ser determinada em estudos farmacocinéticos, nos quais se mede a concentração do fármaco na circulação sistêmica em vários momentos após a administração. Importantes parâmetros incluem nível máximo ("pico") de exposição sistêmica, tempo após administração em que há exposição sistêmica máxima, exposição sistêmica global durante um intervalo de tratamento e período de permanência do fármaco na circulação. Esses parâmetros são medidos para diferentes níveis de doses administradas e também são avaliados em administrações aguda (dose única) e crônica (doses repetidas). A avaliação de tecidos onde o fármaco se distribui e suas vias de excreção em geral é feita por administração de fármaco radiomarcado, seguida por medição dos níveis de radioatividade nos diferentes órgãos e líquidos do corpo.

Como exposto no Capítulo 4, metabolismo ou biotransformação refere-se a processos pelos quais reações bioquímicas alteram fármacos no organismo. À medida que descoberta e desenvolvimento de fármacos avançam, há reunião contínua de dados para compreender esses processos em um candidato a fármaco. Estudos iniciais são habitualmente realizados *in vitro*, usando microssomos ou hepatócitos de animais ou seres humanos como fonte de enzimas que metabolizam o fármaco. Os parâmetros avaliados incluem estabilidade metabólica do fármaco e sua capacidade de inibir ou induzir importantes enzimas que o metabolizam. Estes últimos estudos ajudam a avaliar o potencial da molécula para causar interações metabólicas medicamentosas. Posteriormente, no desenvolvimento de fármacos, são realizados estudos para caracterizar o destino metabólico do candidato a fármaco em animais e seres humanos. Além disso, empreendem-se estudos formais de interação medicamentosa para determinar se o candidato a fármaco tende a afetar o metabolismo de outros fármacos já usados no tratamento da doença-alvo.

Toxicologia

Estudos de toxicidade em animais são efetuados com o intuito de precisar em quais condições é seguro iniciar ensaios clínicos com o candidato a fármaco e, por fim, comercializar o medicamento. À medida que avança o desenvolvimento clínico do fármaco, os estudos aumentam em duração e complexidade. O programa de testagem de toxicidade em animais é individualizado de acordo com o objetivo terapêutico desejado. Por exemplo, um fármaco criado para ser usado de maneira aguda em ambiente de cuidados intensivos requereria apenas estudos de curta duração em animais, ao passo que, no caso de agente destinado a uso crônico, os estudos seriam necessários durante quase toda a vida do animal. Como esses estudos de toxicidade em animais são fundamentais para a avaliação precisa dos possíveis riscos da administração do candidato a fármaco aos participantes de ensaios clínicos, eles são regulamentados por normas complexas. Para garantir a qualidade dos dados, os principais estudos toxicológicos que respaldam diretamente um ensaio clínico devem seguir um conjunto de regras chamadas Boas Práticas de Laboratório (BPL).

Muitas organizações de descoberta de fármacos fazem avaliação inicial da toxicidade da molécula durante a otimização do protótipo. Nessa fase, testes de toxicidade podem incluir possibilidade de a molécula alterar o DNA (teste de genotoxicidade), potencial de afetar o sistema cardiovascular (teste de farmacologia cardiovascular) e toxicidade em estudos de curta duração em animais. Esses estudos possibilitam conhecer natureza e mecanismos de possíveis efeitos tóxicos da molécula. Efeitos tóxicos inaceitáveis em órgão-alvo (funcionais e/ou histopatológicos) são motivo frequente de exclusão da molécula nessa fase do desenvolvimento do fármaco.

Quando a molécula chega à fase de testes para autorização do ensaio clínico, é realizado um conjunto mais amplo de estudos de toxicidade. Alguns dos dados de segurança mais importantes provêm de *estudos de toxicidade de doses repetidas*. Em geral, esses estudos são realizados em espécies de roedores (p. ex., rato ou camundongo) e não roedores (p. ex., cachorro ou macaco). Para fármacos de moléculas pequenas, as espécies são escolhidas mais frequentemente com base na semelhança (com seres humanos) de número e identidade de metabólitos

DOENÇA	MODELO ANIMAL	EXEMPLO DE FÁRMACO
TABELA 49.4 Exemplos de modelos de eficácia empregados na descoberta de fármacos.		
Câncer	Xenoenxertos tumorais em camundongos desprovidos de pelo (linhagem *nude*)	Cisplatina
Diabetes	Roedores geneticamente predispostos (rato obeso e diabético Zucker)	Insulina Metformina Tiazolidinedionas
Hipercolesterolemia	Ratos/camundongos geneticamente hipercolesterolêmicos Hipercolesterolemia induzida pela dieta	Estatinas
Obesidade	Ratos db/db e ob/ob	Orlistate Rimonabanto Sibutramina
Osteoporose pós-menopáusica	Ratas ooforectomizadas	Bisfosfonatos MSRE (raloxifeno) Teriparatida
Artrite reumatoide	Artrite induzida por colágeno	Anticorpos anti-FNT

MSRE = modulador seletivo do receptor de estrogênio; FNT = fator de necrose tumoral.

durante a exposição *ex vivo* da substância a hepatócitos de animais e seres humanos. A toxicidade de agentes bioterapêuticos por espécie é escolhida com base na demonstração da resposta farmacológica da espécie à substância. Nesses estudos, animais recebem doses variadas da molécula durante períodos (p. ex., 2 semanas a 1 ano) que dependem da duração do ensaio clínico proposto. Estudos de toxicidade de doses repetidas avaliam peso corporal, sinais e parâmetros laboratoriais clínicos (hematologia, análise bioquímica e exame de urina). Também é realizada avaliação histológica de todos os sistemas orgânicos. Estudos de segurança farmacológica são usados para avaliar possíveis efeitos indesejáveis do fármaco nos sistemas nervoso central, cardiovascular e respiratório. Genotoxicidade é avaliada por completo; são realizados estudos em animais para caracterizar os efeitos sobre fertilidade, reprodução e desenvolvimento; e é avaliada a capacidade do fármaco de induzir tumores em modelos animais. Se forem identificados metabólitos humanos que não são produzidos pela espécie selecionada para testes de toxicidade, será imprescindível avaliar a toxicidade potencial desses metabólitos em estudo toxicológico separado. Em resumo, os resultados desses amplos estudos em animais identificam as possíveis toxicidades após a administração do fármaco a seres humanos e avaliam exposições sistêmicas e durações de tratamento que poderiam provocar esses efeitos adversos. Um desfecho desejado adicional é identificar potenciais toxicidades detectadas em estudos em animais mediante monitoração precoce de pacientes, constituída por meios clinicamente transponíveis.

Química do desenvolvimento | Síntese química, transposição de escala e produção

Uma síntese química efetiva tem de atender a vários requisitos. Idealmente, deveria requerer poucas etapas. Cada etapa adicional aumenta a possibilidade de impurezas, diminui o rendimento (a quantidade de material obtido ao fim da síntese) e eleva o custo. Se a síntese pode produzir múltiplos isômeros de um composto, é preferível uma que produza apenas o isômero-alvo. Por fim, ela deve ser passível de maior escala.

Duas técnicas, *análise retrossintética* e *síntese convergente*, ajudam a estabelecer efetivo esquema de síntese. Na análise retrossintética, as principais etapas são desenvolvidas examinando-se elementos estruturais importantes no produto final e averiguando como reações específicas poderiam levar ao produto (Figura 49.4). Esse procedimento é realizado repetidamente para que uma molécula final complexa seja reduzida a intermediários mais simples. A vantagem dessa abordagem é

que simplifica muito o planejamento da síntese de um produto complexo e conduz de imediato à síntese convergente. Nesta, partes individuais de uma molécula são sintetizadas em separado e só são reunidas perto do fim da síntese (Figura 49.5). Isso aumenta o rendimento geral da síntese por reduzir o número de etapas lineares necessárias e possibilita a síntese de cada componente essencial do produto final a ser otimizado individualmente. Esses dois métodos são complementares e costumam ser empregados juntos no planejamento da síntese química de um composto.

No desenvolvimento inicial do fármaco, o objetivo da química de desenvolvimento é criar produto suficiente para atender às demandas da caracterização química e biológica, principalmente para estudos de toxicologia em animais e formulação. À medida que aumenta a necessidade, a estratégia de síntese deve evoluir. Por exemplo, a síntese química muitas vezes começa usando matérias-primas disponíveis, que podem incluir substâncias químicas especializadas de alto custo. No entanto, à medida que aumenta a escala da síntese, esses reagentes devem ser substituídos por opções mais baratas (e/ou mais seguras). Além disso, no esquema inicial de síntese, os intermediários são individualmente isolados, purificados e caracterizados para assegurar a efetividade de cada etapa sequencial. Porém, à medida que os químicos adquirem mais experiência com a síntese, várias etapas podem ser combinadas sem isolamento de intermediários ou purificação de produtos de cada reação, na denominada *síntese em um frasco* (*one-pot synthesis*).

Após pleno desenvolvimento da estratégia de síntese de um candidato a fármaco, os químicos de processo devem adaptar a síntese para a fabricação comercial em larga escala. Esse procedimento precisa ser iniciado antes da aprovação do fármaco, porque o processo de aprovação requer fabricação, formulação (ver adiante) e testes rigorosos de qualidade e estabilidade de vários lotes do medicamento. É necessário que o laboratório farmacêutico esteja preparado para atender às demandas de mercado logo após a aprovação, o que significa que o processo de fabricação deve estar estabelecido antes do lançamento comercial do fármaco.

É dever do químico de processo garantir a segurança da síntese e atender às normas ambientais de emissões e descarte da água. Isso pode impedir o uso de alguns solventes empregados com frequência na síntese em pequena escala.

Formulação

Fármacos devem ser fabricados em forma que possa ser administrada a seres humanos e animais em dose mensurável. O tipo de formulação depende da via de administração pretendida (Ta-

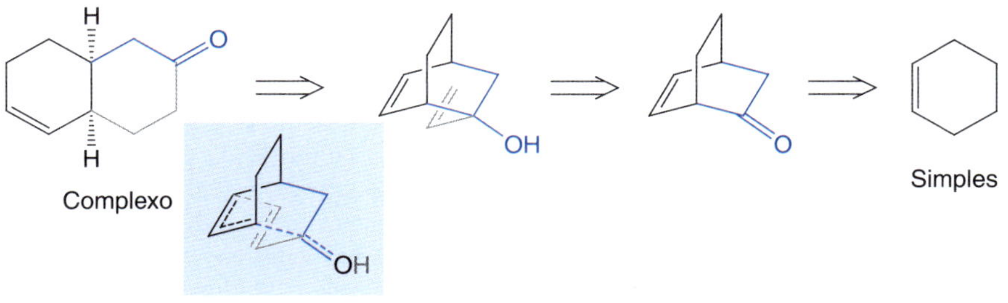

Complexo   OH   OH   O   Simples

FIGURA 49.4 Análise retrossintética de molécula complexa. A análise retrossintética de molécula complexa, como o composto bicíclico ilustrado, torna possível a identificação de materiais de partida simples como cicloexadieno. A análise do elemento estrutural (*azul*) mostra o processo criativo necessário para prever como uma estrutura complexa poderia ser desconstruída em suas partes componentes. A estrutura no quadro azul ilustra o raciocínio necessário ao desconstruir uma molécula. Esses materiais de partida simples podem então ser combinados em uma série de etapas para criar a molécula complexa. Para simplificar, não são mostrados os detalhes da síntese.

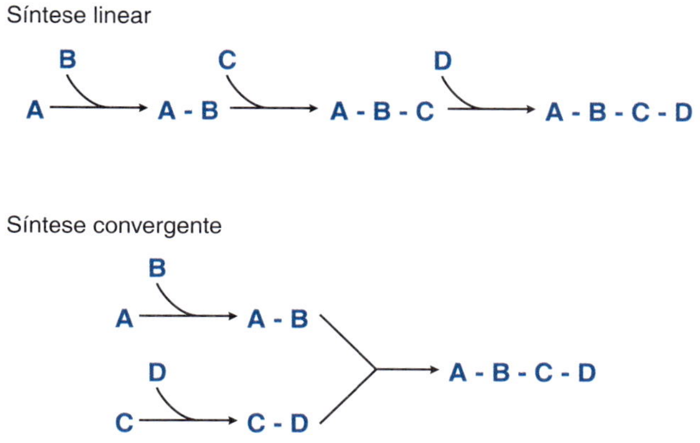

Síntese linear

Síntese convergente

FIGURA 49.5 Síntese convergente *versus* linear. Na síntese linear, cada componente é adicionado de modo sequencial. Na síntese convergente, cada componente é montado à parte e combinado na última etapa. Esta síntese geralmente tem maior rendimento. As *setas* indicam reações sequenciais de síntese.

bela 49.5). *Formulações enterais*, que incluem apresentações oral, sublingual e retal, destinam-se à absorção no tubo digestivo. *Formulações parenterais* incluem formas farmacêuticas cabíveis para administração por vias intravenosa, intramuscular, subcutânea, respiratória, cutânea, mucosa, para uso sistêmico ou tópico (por meio de métodos como injeção, inalação, aplicação, fricção e instilação tópicas, adesivos transdérmicos etc.). A via preferida de administração é determinada por muitas variáveis, inclusive estabilidade do fármaco e suas propriedades farmacocinéticas de absorção, distribuição, metabolismo (incluindo metabolismo de primeira passagem) e excreção. Formas farmacêuticas de administração oral são favorecidas nos fármacos que têm relativa estabilidade no tubo digestivo, não são metabolizados rapidamente no fígado, têm alta biodisponibilidade oral e não exigem ação imediata. Formas de administração parenteral são preferidas no caso de fármacos que devem ter ação rápida e absorção mais confiável por via não enteral. Macromoléculas, cuja biodisponibilidade oral geralmente é pequena ou nula, costumam ser administradas por vias parenterais e método de injeção (ver Capítulo 53).

A maioria dos fármacos é administrada por via oral na forma de comprimidos ou cápsulas. Além da dose medida, quase todos os comprimidos contêm *aglutinantes*, que mantêm os componentes unidos, e *estabilizantes*, que aumentam a vida útil do fármaco. Para medicamentos sensíveis a ácido, muitas vezes é possível adicionar ao comprimido um *revestimento entérico* acidorresistente, mas que se dissolve no intestino. Químicos de formulação também podem manipular a velocidade com que comprimido ou cápsula se dissolve, criando assim formulações de "liberação sustentada", nas quais o fármaco é liberado lentamente no decorrer de horas (ver Capítulo 54).

Em geral, o perfil de absorção e o metabolismo de primeira passagem não importam nos fármacos administrados por via intravenosa. No entanto, o medicamento deve ser dissolvido em um veículo, geralmente água. Além disso, a solução precisa ser tornada isotônica em relação ao plasma, mediante acréscimo de compostos osmoticamente ativos como solução salina, dextrose ou manitol, para que não cause hemólise. A solução para injeção intravenosa também tem de ser estéril. Por fim, a estabilidade de um fármaco, habitualmente, é menor em solução do que na forma sólida; por isso, é necessário que químicos de formulação avaliem a estabilidade em solução. Se o fármaco for instável, poderá ser preparado na forma de *pó liofilizado* cuja dissolução é possível em água ou tampão logo antes da administração.

TABELA 49.5 Vantagens e desvantagens de formulações comuns.

FORMULAÇÃO	VANTAGENS	DESVANTAGENS	EXEMPLOS
Enteral			
Oral	Fácil administração	Absorção lenta Metabolismo de primeira passagem Biodisponibilidade reduzida	Paracetamol Oxicodona Pravastatina
Sublingual	Ação rápida Ausência de metabolismo de primeira passagem	Poucos fármacos são absorvidos por essa via	Nitroglicerina
Retal	Ação rápida Ausência de metabolismo de primeira passagem	Desconfortável	Morfina
Parenteral			
Intravenosa	Ação rápida Alta biodisponibilidade Fácil controle de dose	Risco de infecção Desconfortável A administração deve ser feita por pessoal treinado	Lidocaína Morfina tPA
Intramuscular	Liberação prolongada possível	Desconfortável Possibilidade de reação adversa	Meperidina Hormônio do crescimento
Subcutânea	Ação lenta	Adesão insatisfatória	Insulina
Transdérmica	Liberação prolongada Ausência de metabolismo de primeira passagem	Má absorção Ação lenta	Estrógeno Nicotina (adesivo)
Respiratória	Grande área de absorção Conveniência (ausência de injeção)	Inconveniência (dispositivo)	Albuterol Glicocorticoides (asma)

▶ Conclusão e perspectivas

Descoberta e desenvolvimento de novos fármacos é um processo interdisciplinar complexo, que muitas vezes requer 10 anos ou mais e custa milhões de dólares. Pesquisadores começam buscando um composto biologicamente ativo. Pode-se adotar abordagem centrada no fármaco ou no alvo. Atualmente, novos alvos farmacológicos estão sendo identificados por sequenciamento gênico, análise de fatores genéticos que predispõem à doença, experiências de nocaute de genes em animais de laboratório e outras técnicas. Por exemplo, agora é possível ter como alvo proteínas que viabilizam a expressão de genes em vez dos produtos gênicos propriamente ditos. Além disso, informações sobre polimorfismos genéticos podem possibilitar que produtos de genes mutantes específicos sejam alvos de novos fármacos (ver Capítulo 6). Finalmente, também estão sendo criados métodos para descobrir compostos que interajam com esses alvos.

Leitura sugerida

Drews J. Drug discovery: a historical perspective. *Science* 2000; 287:1960-1964. (*Descrição histórica dos principais métodos de descoberta de substâncias.*)

International Conference on Harmonization: guidance on nonclinical safety studies for the conduct of human clinical trials and marketing authorization for pharmaceuticals 2009. http://www.ich.org/cache/compo/276-254-1.html. (*Descrição dos tipos de estudos em animais exigidos pelas agências reguladoras para apoiar testagem clínica e registro de agentes farmacológicos.*)

Levine RR. *Pharmacology, Drug Actions and Reaction.* 6th ed. Nova York: Parthenon Publishing; 2000. (*Explica como novos fármacos são descobertos e descreve o processo de desenvolvimento químico por meio de desenvolvimento clínico*)

Pritchard JF, Jurima-Romet M, Reimer ML *et al.* Making better drugs: decision gates in nonclinical drug development. *Nat Rev Drug Discov* 2003; 2: 542-553. (*Explora questões científicas cruciais relacionadas com a descoberta de fármacos e o desenvolvimento pré-clínico.*)

Rademann J, Günther J. Integrating combinatorial synthesis and bioassays. *Science* 2000;287:1947-1948. (*Novas técnicas para rastrear grandes quimiotecas.*)

Sams-Dodd F. Strategies to optimize the validity of disease models in the drug discovery process. *Drug Discov Today* 2006; 11:355-363. (*Discute como otimizar modelos animais de doenças humanas a fim de possibilitar seleção de melhores candidatos a fármaco.*)

United States Food and Drug Administration, United States Department of Health and Human Services. *Innovation or stagnation: challenge and opportunity on the critical path to new medical products.* 03/16/04. Available at http://www.fda.gov/oc/initiatives/criticalpath/whitepaper.pdf. (*Discute desafios e oportunidades atuais no desenvolvimento de novos fármacos, produtos biológicos e dispositivos para uso médico.*)

50
Avaliação Clínica e Aprovação para Regulação de Fármacos

Mark A. Goldberg, Alexander E. Kuta e John L. Vahle

▶ Introdução

Os ensaios clínicos controlados proporcionam as bases cientí-ficas e legais pelas quais as autoridades reguladoras em todo o mundo avaliam novos medicamentos e aprovam sua comercia-lização. Nos EUA, a revisão para fins de regulação de fármacos e dispositivos é responsabilidade da agência americana *Food and Drug Administration (FDA)*. Nos últimos 50 anos, métodos aprimorados de estudos clínicos de larga escala precipitaram uma mudança em direção à medicina baseada em evidências (MBE) e ajudaram a acelerar o progresso do desenvolvimento de fármacos. Essa maior ênfase nos ensaios clínicos para ava-liar apropriadamente a segurança e a eficácia de novos fárma-cos resultou em elevação significativa dos custos associados ao desenvolvimento de fármacos. Vários relatos estimaram que o custo do desenvolvimento bem-sucedido de um novo produto, desde a descoberta, passando pelo desenvolvimento pré-clíni-co e clínico até o pedido de registro nas agências reguladoras e aprovação, varia de 500 milhões a 2 bilhões de dólares. O período somente para a fase de desenvolvimento clínico é de, em média, 7 a 8 anos. Além disso, apenas um de cada dez fár-macos testados clinicamente acaba recebendo aprovação pelas agências reguladoras e é comercializado. Considerando o custo e a duração elevados do desenvolvimento clínico de fármacos, é imperativo que todo o esforço seja feito para planejar com cuidado e executar efetivamente. Os programas de desenvolvi-mento de fármacos devem ser bem delineados, não apenas para demonstrar de modo apropriado segurança e eficácia clínicas, mas também para, por meio de biomarcadores, marcadores farmacodinâmicos e monitoramento de segurança apropriados, possibilitar a interrupção precoce do desenvolvimento de fár-macos fadados ao fracasso.

Este é um momento excitante e desafiador para se estar en-volvido no desenvolvimento de fármacos. Avanços significati-vos nas ciências biológicas propiciaram maior conhecimento da base molecular de muitas doenças e oportunizaram um impac-

CASO

Durante a maior parte da segunda metade do século 20, avanços no tratamento farmacológico de doenças malignas se fundamentaram primariamente no uso de agentes citotóxicos que tinham como alvo vários aspectos de viabilidade e proliferação celulares, com apenas uma estreita janela entre as doses necessárias para a destruição das células tumorais e aquelas que destroem células normais. Nas décadas de 1970 e 1980, estudos realizados por cientistas como Michael Bishop e Harold Varmus resultaram na identificação de oncogenes retrovirais, que são formas mutantes de genes celulares normais que controlam viabilidade, diferenciação e proliferação celulares. Constatou-se que muitos desses oncogenes codificam proteinoquinases mutantes envolvidas na patogênese de doenças malignas em seres humanos. Leucemia mieloide crônica (LMC) é uma dessas neoplasias malignas que é razoavelmente bem compreendida no nível molecular. Demonstrou-se que LMC depende de uma translocação cromossômica, o assim chamado cromossomo Philadelphia, caracterizado por translocação recíproca entre os braços longos dos cromossomos 9 e 22, o que leva a rearranjo e desregulação de uma tirosinoquinase específica denominada c-abl.

Esses achados prepararam o caminho para uma colaboração extraordinariamente bem-sucedida entre Brian Druker, um oncologista da Oregon Health Sciences University, e Nick Lydon, pesquisador farmacêutico da Novartis. Druker tinha como foco de pesquisa a biologia da tirosinoquinase com ênfase no achado de tratamento efetivo para LMC pelo direcionamento para a tirosinoquinase c-abl, e Lydon tinha como foco de pesquisa a identificação de inibidores específicos dessas proteínas tirosinoquinases. Druker e Lydon identificaram uma pequena molécula, STI-571 (*imatinibe*), que efetivamente inibiu c-abl, assim como pelo menos duas outras tirosinoquinases, c-kit e receptor B do fator de crescimento derivado de plaquetas. Estudos em culturas de células demonstraram toxicidade de STI-571 em células contendo c-abl desregulada, e estudos pré-clínicos em modelos animais apropriados confirmaram esse efeito tóxico. Estudos pré-clínicos toxicológicos em ratos, cães e macacos descreveram toxicidade hematológica, renal e hepatobiliar de imatinibe. Um estudo de fase 1 em 83 pacientes com LMC mostrou que dose oral na faixa de 25 a 1.000 mg/dia não causou toxicidade limitante de dose. Além disso, o estudo demonstrou que imatinibe apresenta excelente biodisponibilidade oral e perfil farmacocinético que possibilita que a dose oral única alcance níveis plasmáticos sustentados em concentrações suficientes para inibir c-abl em modelos pré-clínicos. Três estudos abertos e sem controle de fase 2, realizados em 1.027 pacientes com LMC em vários estágios de evolução da doença, mostraram marcada atividade do imatinibe, segundo taxas elevadas de respostas citogenética e hematológica, com toxicidade menor que a normalmente observada com o tratamento padrão disponível.

Com base na marcada atividade de imatinibe em pacientes com doença avançada e naqueles que não responderam à terapia de primeira linha com alfainterferona, imatinibe recebeu aprovação acelerada da FDA em maio de 2001, depois de apenas 3 meses de revisão. Essa foi uma das revisões mais rápidas já realizadas pela FDA e também marcou a aprovação da primeira terapia antineoplásica seletivamente direcionada, ou seja, terapia direcionada a alvo que está especificamente desregulado em células de LMC em comparação com células normais. A aprovação acelerada foi concedida em vez da aprovação plena porque respostas citogenéticas e hematológicas são desfechos clínicos substitutos que se imagina que sejam preditivos de benefício clínico com probabilidade razoável, mas não são desfecho clínico primordial como sobrevida. Por causa da aprovação acelerada, o requerente (nesse caso, a empresa farmacêutica Novartis) foi obrigado a realizar estudos pós-aprovação para verificar e confirmar o benefício clínico de imatinibe. A Novartis, então, realizou e submeteu à aprovação um estudo de fase 3 randomizado que comparou imatinibe com terapia combinada de alfainterferona e citarabina em pacientes com diagnóstico recente de LCM, com desfecho primário de sobrevida global. A Novartis também se comprometeu a realizar estudos de fases 1 e 2 de imatinibe em crianças. Com base no acompanhamento prolongado de pacientes provenientes dos primeiros estudos de fase 2 e em novos dados do ensaio de fase 3 e dos estudos com crianças, imatinibe acabou recebendo aprovação plena para todos os estágios de LMC em adultos e crianças.

💡 Questões

1. Que padrões éticos governam a relação entre médicos e pacientes na pesquisa clínica?
2. Quais são os elementos críticos que precisam ser considerados na elaboração de um protocolo de ensaio clínico?
3. Quais são os dados que a FDA revisa quando considera a aprovação de um novo fármaco?

---

to sem precedentes no alívio do sofrimento humano. Todavia, a tradução desses avanços científicos em terapias mais novas e efetivas para doenças humanas provou ser desencorajadora. Entre 1993 e 2003, houve declínio constante da quantidade de novos fármacos de moléculas pequenas e agentes biológicos submetidos à aprovação por agências reguladoras em todo o mundo. Esse declínio traduziu-se em menor número de fármacos a serem aprovados e disponibilizados aos pacientes. Para fechar esse aparente hiato entre descobertas inovadoras nas ciências básicas e aprovação estagnada de novas terapias, é preciso implantar diligentes programas de desenvolvimento de fármacos que incluam ensaios rigorosos e bem controlados, planos de desenvolvimento clínico integrados, uso de novos métodos estatísticos e inclusão de novos marcadores farmacodinâmicos e outros biomarcadores nos vários estágios de desenvolvimento dos fármacos. Equipes coordenadas de especialistas precisam participar desses programas de desenvolvimento clínico com os processos correlatos de descoberta de fármacos, desenvolvimento pré-clínico, aprovação das agências reguladoras e, por fim, tratamento dos pacientes.

Descoberta e desenvolvimento de fármacos continuam sendo um processo demorado, de alto risco e complexo. De acordo com Pharmaceutical Research and Manufacturers of America, de cada 5 mil a 10 mil moléculas sintetizadas quimicamente e avaliadas como potenciais fármacos, apenas uma se torna um medicamento aprovado. O Capítulo 49 descreve a fase pré-clínica do desenvolvimento de fármacos, desde a identificação do alvo até a seleção do candidato. Aqui será descrito o processo pelo qual novas moléculas ("candidatas") são analisadas em ensaios clínicos e aprovadas para comercialização e venda nos EUA.

▶ História da legislação dos EUA sobre fármacos e alimentos

Desenvolvimento, avaliação e aprovação de fármacos constituem um processo demorado, cujos principais marcos são mostrados na Figura 50.1. Para atingir cada um desses marcos é essencial a cooperação de pesquisadores, médicos, pacientes, empresas farmacêuticas e de biotecnologia e agências reguladoras governamentais. O desenvolvimento de novo fármaco ou agente bioterapêutico é processo altamente regulado, que evoluiu substancialmente no século 20. Várias crises de saúde pública resultaram na elaboração de novas leis e regulamentações, incluindo:

1. Protestos públicos sobre condições insalubres e inseguras de abatedouros: isso resultou no *Pure Food and Drugs Act* (1906).
2. Morte de mais de 100 pessoas após o consumo de "Strep-Elixir", produto não testado contendo uma sulfonamida e um análogo químico de fluido anticongelante: isso resultou no *Food, Drug, and Cosmetic Act* (1938).
3. Descoberta de que talidomida, usada para tratar êmese da gravidez, causava defeitos congênitos em numerosos bebês nascidos na Europa: isso resultou nos *Kefauver-Harris Amendments*, que exigiam provas de segurança e eficácia antes da aprovação de um fármaco e tornou obrigatória a notificação de eventos adversos (1962).
4. Mais recentemente, em resposta a problemas de segurança amplamente noticiados pela mídia com inibidores da COX-2, assim como com outros medicamentos, o congresso norte-americano aprovou o *FDA Amendments Act* (FDAAA) de 2007. O FDAAA conferiu maior autoridade à FDA para tratar o assunto de segurança de medicamentos aprovados. A FDA, em especial, concentrou-se na implantação de *Risk Evaluation and Mitigation Strategies* (REMS) para novas substâncias, assim como para fármacos já aprovados.

Nos EUA, o CDER (Center for Drug Evaluation and Research) da FDA e o CBER (Center for Biologics Evaluation and Research) da FDA são responsáveis pela regulação de desenvolvimento e aprovação de novos medicamentos.

▶ Ética na investigação clínica de fármacos

O desenvolvimento de novos agentes terapêuticos para combater doenças humanas requer pesquisa a ser realizada em seres humanos, sejam eles voluntários normais (geralmente em alguns estudos de fase 1) ou pacientes com a doença para a qual o novo tratamento está sendo investigado. Sempre que uma pesquisa é realizada em seres humanos, é essencial que todos os esforços sejam envidados para garantir sua segurança. Agências reguladoras em todo o mundo têm padrões codificados de comportamento ético para todos os participantes da pesquisa clínica, incluindo profissionais de saúde, empresas farmacêuticas e instituições médicas. A relação ética é governada pela noção de que a pesquisa com ensaios clínicos representa uma parceria entre pesquisador (médico) e participante (voluntário ou paciente). Quatro princípios éticos principais, estabelecidos pela *International Conference on Harmonization* e pela *Declaração de Helsinki*, dão suporte a essa parceria. Esses princípios são os seguintes:

- O ensaio precisa minimizar os riscos para os participantes
- São necessárias providências para o atendimento global do paciente
- O pesquisador é responsável por interromper o estudo quando os riscos se tornarem incompatíveis com os objetivos do estudo
- Eventos adversos devem ser comunicados imediatamente à comissão de ética ou segurança.

Os pesquisadores precisam obter a assinatura dos participantes em um termo de *consentimento informado*. Este não é apenas um formulário a ser assinado, mas um processo no qual

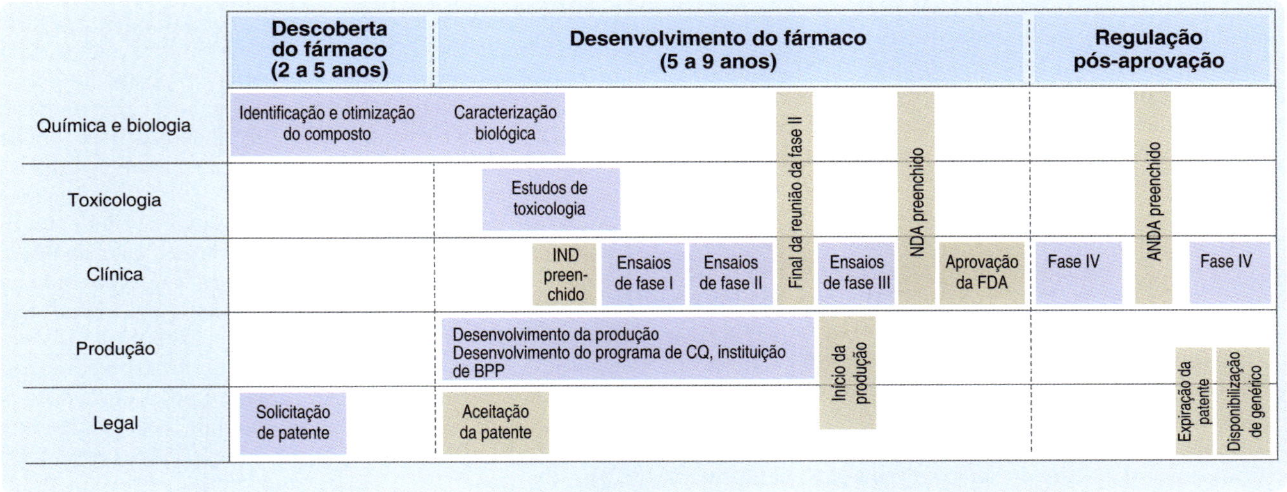

	Descoberta do fármaco (2 a 5 anos)	Desenvolvimento do fármaco (5 a 9 anos)								Regulação pós-aprovação		
Química e biologia	Identificação e otimização do composto	Caracterização biológica		Final da reunião da fase II		NDA preenchido			ANDA preenchido			
Toxicologia		Estudos de toxicologia										
Clínica			IND preenchido	Ensaios de fase I	Ensaios de fase II	Ensaios de fase III		Aprovação da FDA	Fase IV		Fase IV	
Produção		Desenvolvimento da produção Desenvolvimento do programa de CQ, instituição de BPP				Início da produção				Expiração da patente	Disponibilização de genérico	
Legal	Solicitação de patente	Aceitação da patente										

FIGURA 50.1 Ciclo de vida da aprovação de um fármaco. O ciclo de vida da aprovação de novo fármaco é complexo, demandando em média 11 anos para sua conclusão. A descoberta do fármaco, discutida no Capítulo 49, produz uma nova molécula farmacológica. De modo geral, as primeiras patentes são requeridas nesse estágio e são aceitas vários anos depois. O processo de desenvolvimento do fármaco exige que estudos de toxicologia e caracterização biológica sejam realizados em animais antes de ser preenchido um pedido de registro de novo fármaco em investigação (IND). Por sua vez, um IND é requerido para o início de ensaios clínicos. Ao final de estudos clínicos bem-sucedidos, uma empresa farmacêutica faz um pedido de registro de novo fármaco (NDA), que é revisado pela FDA. Depois de o fármaco ser aprovado, ele deve ser monitorado quanto à segurança enquanto estiver no mercado (vigilância pós-comercialização). A primeira das patentes do fármaco expira 20 anos após o pedido de registro. ANDA = Abbreviated New Drug Application; FDA = U.S. Food and Drug Administration; BPP = boas práticas de produção; CQ = controle de qualidade.

os pacientes (1) são conscientizados dos riscos e benefícios potenciais do ensaio; e (2) precisam tomar uma decisão informada sobre a participação voluntária em um estudo clínico. Para pacientes com prognósticos ruins e voluntários normais, o termo de consentimento informado deve incluir a compreensão de que a pesquisa provavelmente não os beneficiará, mas pode ser benéfica para futuros pacientes.

Em nível institucional, a FDA se baseia em *Institutional Review Boards* (IRB) ou *Independent Ethics Committees* (IEC) para assegurar direitos e bem-estar das pessoas que participam em ensaios clínicos. As normas regulamentadoras da FDA exigem que os protocolos dos estudos clínicos sejam revistos, para fins legais e éticos, por IRB/IEC. Essas normas regulamentadoras conferem aos IRB/IEC a autoridade para aprovar, exigir modificações ou desaprovar a pesquisa em seres humanos. Especificamente, os IRB/IEC precisam determinar se a pesquisa proposta:

- Minimiza o risco potencial para seres humanos participantes
- Apresenta riscos razoáveis com relação ao benefício antecipado e ao ganho científico potencial da pesquisa
- Inclui seleção equitativa de participantes
- Apresenta processo para obtenção efetiva do termo de consentimento informado
- Contém salvaguardas para populações vulneráveis, como crianças e pessoas com comprometimento mental.

Supervisão e aprovação pelos IRB/IEC começam antes de serem iniciados os ensaios em humanos e continuam durante os mesmos. Os IRB/IEC são constituídos por cinco ou mais especialistas e leigos com vários tipos de formação. As regulações federais exigem que o IRB inclua, pelo menos, um membro cuja especialização primária seja na área científica, um membro cuja especialização primária seja em área não científica e um membro que não seja filiado à instituição que supervisione o protocolo de pesquisa clínica. Além disso, as qualificações de outros membros devem ser de tal ordem que o IRB consiga avaliar as propostas de pesquisa quanto a demandas institucionais, leis aplicáveis, padrões de prática profissional e atitudes da comunidade. Assim sendo, muitos IRB incluem pessoas do clero, assistentes sociais e advogados, além de médicos, cientistas e outros profissionais de saúde.

Os ensaios clínicos devem ser delineados de modo apropriado e rigorosamente executados para otimizar a razão risco-benefício e responder de modo satisfatório às questões científicas em estudo. O delineamento do ensaio clínico precisa incluir grupos de controle ou braços de comparação apropriados, randomização e "cegamento", bem como tamanho da amostra, entre outros elementos (ver adiante). Algumas instituições têm comitê de revisão científica que precisa aprovar todos os protocolos envolvendo seres humanos para assegurar que o protocolo foi apropriadamente delineado para responder aos questionamentos levantados. Para garantir que os achados dos ensaios clínicos sejam acurados e confiáveis e que os direitos dos participantes dos estudos sejam respeitados, as agências reguladoras exigem que os ensaios clínicos para aprovação de novos fármacos sejam conduzidos de acordo com *boas práticas clínicas* (BPP). As diretrizes de BPP foram elaboradas pela International Conference on Harmonization (ICH) para prover um padrão para delineamento, conduta, registro de dados, monitoramento de dados, análise, auditoria e relato dos resultados dos ensaios clínicos.

▶ Avaliação de fármacos e desenvolvimento clínico

A investigação de uma nova substância ("candidata") é constituída por várias fases, começando com avaliação pré-clínica e evoluindo até estudos clínicos de fase 3. Ao final desse processo, a FDA considera a molécula para ser aprovada como novo fármaco.

Autorizações para iniciar ensaios clínicos

A *pesquisa pré-clínica* estabelece eficácia e segurança potenciais de um composto para uso em ensaios clínicos. Durante esse estágio, descrito no Capítulo 49, um composto é estudado para determinar suas ações biológicas, propriedades químicas e metabolismo, e um processo evolui para sua síntese e purificação. O principal foco da avaliação pré-clínica é determinar se a molécula tem aceitável perfil de segurança em animais, antes de serem iniciados testes em seres humanos. A International Conference on Harmonization estabeleceu exigências para estudos realizados em animais com o propósito de dar suporte a diferentes tipos de ensaios clínicos. Os estudos primários realizados para dar suporte ao desenvolvimento de fármacos consistem em estudos de toxicidade em animais e investigações sobre absorção, distribuição, metabolismo e excreção (ADME) do composto. Como descrito no Capítulo 49, a duração dos estudos em animais é definida pela duração dos ensaios clínicos a serem realizados. Por esse motivo, é essencial que haja uma coordenação meticulosa entre cientistas que participam nas fases pré-clínica e clínica da equipe de desenvolvimento de medicamentos. Muitos candidatos a possíveis fármacos não chegam a ser testados em seres humanos ou são retirados da avaliação clínica por causa de efeitos adversos detectados nos estudos em animais. A fase de pesquisa pré-clínica também é utilizada para explorar marcadores farmacodinâmicos potencialmente importantes, além de outros biomarcadores que poderiam facilitar o desenvolvimento clínico.

Nos EUA, o mecanismo de obtenção de aprovação para iniciar ensaios clínicos é o pedido de registro de novo fármaco em investigação (*Investigational New Drug* [IND]) à FDA. Esse pedido contém dados dos estudos pré-clínicos, dados de pesquisas clínicas anteriores (se existentes), o protocolo proposto para ensaios em seres humanos e outras informações básicas. No IND também está incluído um documento denominado *Investigator's Brochure* (IB), que é apresentado a órgãos reguladores, pesquisadores clínicos e IRB/IEC; representa um sumário de todas as informações disponíveis sobre a substância que está sendo investigada e pode ter centenas de páginas. No IND é preciso também constar informação sobre composição e estabilidade da substância, bem como evidências de que esta pode ser manufaturada de modo consistente em lotes para os ensaios clínicos. Os IND comerciais são submetidos pelos patrocinadores com o propósito final de obter aprovação para comercialização e venda do novo produto. Pedidos de registro sem fins comerciais, como *Investigator IND*, *Emergency Use IND* e *Treatment IND*, são utilizados para propósitos diferentes, como será mostrado adiante.

A FDA deve revisar o IND dentro de 30 dias e decidir se podem ser iniciados estudos em seres humanos. A Figura 50.2 mostra um fluxograma do procedimento de revisão de um IND pela FDA. As áreas a serem revisadas incluem *revisão química*, *revisão farmacológica/toxicológica* e *revisão clínica*. Se a revisão do IND não identificar problemas relacionados com segurança, ele é considerado aberto ou ativo após 30 dias de espera. Se a revisão revelar potencial de risco inaceitável para os participantes, a FDA contata o requerente, e uma *interrupção clínica* é decretada, evitando o início dos estudos em seres humanos. O requerente precisa, então, solucionar os questionamentos levantados antes de ser retomado o processo. Essa interrupção pode ocorrer a qualquer momento durante o desenvolvimento de fármacos; por exemplo, por causa de novos achados em estudos em animais, dados clínicos indicando perfil de risco inaceitável ou descoberta de que o requerente não expôs com acurácia para os investigadores, ou para os participantes, os riscos associados ao estudo.

Desenvolvimento clínico

Considerando tempo, custo e riscos associados ao desenvolvimento clínico de um fármaco, são imperativos planejamento cuidadoso e execução meticulosa. Os objetivos dessa fase incluem:

- Avaliação do perfil dose-resposta
- Avaliação do perfil de toxicidade de determinado esquema posológico
- Avaliação das relações farmacocinéticas/farmacodinâmicas
- Determinação do perfil de segurança e eficácia em estudos bem controlados em populações de pacientes bem-definidas.

Essas metas são atingidas por meio da condução de ensaios clínicos. Cada ensaio clínico deve ser projetado para responder a questionamentos específicos. Cada estudo clínico, por sua vez, deveria fazer parte de plano de desenvolvimento integrado que resulte na demonstração de segurança e eficácia em ensaios bem controlados.

Perfil do produto-alvo

O perfil do produto-alvo articula-se com o objetivo do programa de desenvolvimento clínico e seus elementos fundamentais incluem indicação primária, população-alvo de pacientes, via de administração, formulação farmacêutica, esquema posológico, avaliações de eficácia, desfecho primário esperado em estudos cruciais, perfil de segurança esperado e elementos essenciais da diferenciação do produto em comparação com os disponíveis. À medida que o plano de desenvolvimento desenrola-se e os dados dos estudos clínicos são coletados, os detalhes do perfil do produto-alvo podem mudar um pouco. Todavia, é importante compreender que o perfil do produto-alvo deve ser minimamente aceitável, além da necessidade de encerrar o desenvolvimento do modo mais rápido e responsável possível se houver a percepção de que é impossível atingir tal perfil.

Desenvolvimento de um ensaio clínico

Por definição, ensaios clínicos envolvem estudos em seres humanos, que podem ser voluntários normais ou pacientes com doenças específicas. Os estudos podem ser de intervenção (ou seja, pacientes recebem terapias e/ou são submetidos a testes ou procedimentos) ou observacionais. Seja qual for a situação, o pesquisador clínico tem responsabilidade ética para com os participantes do estudo e precisa, portanto, garantir que todos os elementos de cada ensaio sejam projetados de modo ideal para maximizar o que será aprendido como resultado do estudo. Os elementos essenciais a considerar quando se desenvolve um ensaio clínico são apresentados na Tabela 50.1.

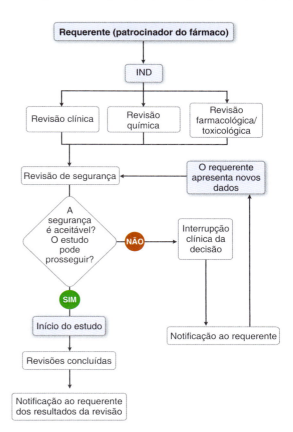

FIGURA 50.2 Processo de revisão de pedido de registro de novo fármaco em investigação (IND). Quando um IND é preenchido pelo patrocinador, a FDA tem 30 dias para revisar o pedido. O fluxograma mostra o processo de revisão interna. Os dados enviados pelo requerente passam por revisões de vários setores da FDA até culminar na tomada de decisão pela FDA quanto à adequação do protocolo clínico proposto. Se a segurança não for considerada aceitável, o requerente é notificado que o IND não foi aceito e os ensaios clínicos não podem ser feitos. O requerente pode apresentar novos dados para atestar a segurança do estudo proposto, e a FDA realiza nova revisão. Se a segurança for considerada aceitável, o estudo pode prosseguir após período de revisão de 30 dias. Em seguida, a FDA conclui suas revisões e pode emitir comentários adicionais sobre tópicos que precisem ser abordados nos estágios avançados do desenvolvimento do fármaco. *Retângulos azuis* correspondem às ações do requerente; *retângulos brancos* correspondem às ações da FDA.

Os protocolos de um ensaio clínico devem ser estruturados para proporcionar respostas fidedignas a questionamentos específicos. Cada teste e cada procedimento no estudo devem ter um propósito claramente definido que se ajuste ao plano de desenvolvimento integrado. Entre os mais importantes aspectos a considerar estão os descritos a seguir.

- Determinação de equilíbrio apropriado entre critérios de inclusão e exclusão. Frequentemente é desejável ter uma população de pacientes relativamente homogênea que possibilite melhores planejamento e interpretação dos resultados do estudo. Todavia, isso precisa ser equilibrado pela compreensão do fato de que pacientes e doenças são, com frequência, heterogêneos. Se a restrição na participação no estudo for muito rígida, corre-se o risco de não se encontrar participantes e de os resultados serem aplicáveis apenas a pequeno subgrupo de pacientes com doença específica que poderiam se beneficiar do fármaco avaliado. Além disso, após as discussões sobre bula com as agências reguladoras, a população para a qual o fármaco foi

---

TABELA 50.1 Elementos do delineamento de ensaio clínico.

1. Título do estudo

2. Hipótese(s) do estudo, incluindo métodos para testá-la(s)

3. Objetivos do estudo

4. Delineamento do estudo
   - Indique quaisquer estudos subsidiários propostos e seu detalhamento experimental
   - Indique se há análises interinas no planejamento e seus objetivos (p. ex., seleção precoce de dose, incapacidade de o ensaio alcançar seus objetivos, interrupção em caso de sucesso)

5. Fundamentos do estudo
   - Inclua como o estudo se adapta ao plano de desenvolvimento global do produto

6. População estudada
   - Especifique todos os critérios de inclusão e de exclusão
   - Considerações geográficas
     1. Considerações reguladoras regionais especiais
     2. O projeto do estudo se ajusta à prática clínica na região?

7. Tamanho da amostra
   - Tamanho calculado da amostra, número de locais necessários e número de pessoas por local
   - Parâmetros utilizados para determinar o tamanho estimado da amostra, incluindo a diferença detectável e a definição da potência desejada

8. Período de inscrição
   - Tempo total projetado para a inscrição dos participantes, inclusive a cronologia detalhada dos vários períodos (p. ex., rastreamento)
   - Existem pré-requisitos para a taxa de inscrição de local?

9. Duração do estudo
   - Especifique a duração do estudo e a do tratamento

10. Randomização (se houver)
    - Especifique o motivo ou o esquema de randomização

11. Fundamento para a seleção da dose

12. Estudo dos medicamentos (ou produtos)
    - Especifique todos os medicamentos (testado e comparador) que serão utilizados e como serão obtidos

13. Estudo da administração do fármaco
    - Especifique como e quando o medicamento será administrado (se titulação ou outra modificação de dose for permitida ou se for usada também, explique)

14. Medidas farmacocinéticas/farmacodinâmicas
    - Especifique medidas farmacocinéticas/farmacodinâmicas, inclusive quaisquer procedimentos especiais envolvidos

15. Medidas de eficácia
    - Especifique detalhes de todas as medidas primárias e secundárias de eficácia, inclusive quaisquer procedimentos especiais envolvidos
    - Se a medida for questionário ou escala detalhada, apresente-a como apêndice

16. Medidas de segurança
    - Especifique todas as medidas de segurança, inclusive exames laboratoriais específicos
    - Identifique quaisquer outros procedimentos ou aferições a serem realizados

17. Plano de análise estatística
    - Especifique métodos estatísticos essenciais programados para testar as hipóteses propostas e/ou os objetivos do estudo, os cálculos do tamanho da amostra e as pressuposições.

---

aprovado refletirá apenas os pacientes com características compatíveis com as dos participantes nos estudos clínicos nos quais foram demonstradas segurança e eficácia

- Quais desfechos prospectivamente definidos são de mensuração exequível e cientificamente válidos
- Se é possível ter grupo controle e quais tratamentos, se houver, precisam ser utilizados nas pessoas do grupo controle
- A facilidade com que se consegue manter a incógnita nos estudos cegos ou duplos-cegos entre pacientes e pesquisadores
- Quantos locais e pessoas participam do estudo.

Os pesquisadores do estudo precisam avaliar chance, viés e fatores de confusão que afetam o estudo e precisam incorporar medidas para lidar com essas eventualidades. O *viés do participante* pode, com frequência, ser contrabalançado pelo fornecimento de placebo, substância inerte com o mesmo aspecto do composto testado. O *viés do observador* pode ser contrabalançado por estudos cegos, ou seja, o composto estudado ou o placebo são codificados (sua identidade é mascarada), e os pesquisadores não sabem quais pessoas recebem medicamento e quais recebem placebo. Quando a identidade da intervenção não é conhecida nem pelo participante nem pelo observador, o estudo é denominado *duplo-cego*.

A flutuação natural e a remissão espontânea de muitas doenças também confundem os ensaios clínicos. O *delineamento crossover*, no qual cada grupo de estudo recebe alternadamente o fármaco testado e o placebo, consegue proteger contra a interpretação incorreta de resultados decorrente da variação natural na doença. A existência de fatores de risco ou comorbidades e seu tratamento, conhecidos ou desconhecidos, representa outra

importante variável que leva a confusões nos ensaios clínicos. Anamneses meticulosas e *randomização dos participantes* podem contrabalançar alguns dos efeitos desses fatores de risco. A estratificação entre os ramos do estudo com base em covariantes clinicamente importantes e/ou a definição prospectiva no plano de análise estatística de como correções serão feitas para corrigir desequilíbrios nas covariantes clinicamente importantes também podem ajudar a minimizar o impacto de potenciais variáveis causadoras de confusões. Além das estratégias mencionadas – uso de placebo, estudos cegos, delineamento *crossover* e randomização –, uma amostra grande ajuda a minimizar o efeito desses fatores. Ensaios clínicos de fase 3, os estudos-chave que formam a base para a aprovação da agência reguladora, são muitas vezes denominados *ensaios cruciais* e, habitualmente, são *estudos randomizados*, *bem controlados* e *duplos-cegos*.

Por fim, é essencial assegurar que o esquema necessário de testes seja viável nas condições reais nas quais o estudo será conduzido. Isso pode ser feito após conversas prolongadas com médicos, enfermeiros e coordenadores do estudo cogitados para conduzir o ensaio.

Uma vez que o IND esteja ativo e o IRB aprove o protocolo de estudo, os estudos clínicos prosseguem em três fases. A Tabela 50.2 resume quantidade representativa de participantes, duração de tempo exigida e o propósito de cada fase dos ensaios clínicos.

Estudos de fase 1

Estudos de fase 1 visam primariamente estabelecer segurança e tolerabilidade de um composto. Com frequência, ensaios de dose única na fase 1A precedem ensaios com doses repetidas na fase 1B. Para proteger a segurança do paciente, ensaios de fase 1, em geral, utilizam escalonamento de doses. Os participantes recebem inicialmente uma dose que se sabe antecipadamente exercer pouco efeito e, depois, lhes são administradas doses crescentes do fármaco. Parte da investigação de fase 1 inclui o estudo das propriedades farmacocinéticas e farmacodinâmicas do fármaco, inclusive a dose máxima tolerada (DMT), a dose limitada pela toxicidade (DLT) e a ADME (absorção, distribuição, metabolismo e excreção). Com frequência, estudos de fase 1 envolvem entre 20 e 100 participantes. Esses costumam ser voluntários normais saudáveis. Todavia, se forem esperados altos níveis de toxicidade, como ocorre com muitos agentes antineoplásicos, pacientes com a condição-alvo participam do estudo em vez de voluntários saudáveis.

O propósito primário dos estudos de fase 1 consiste no estabelecimento de segurança, toxicidade, farmacocinética e principais efeitos adversos. De modo geral, estudos da fase 1 *não são cegos*, ou seja, participantes e pesquisadores sabem o que está sendo administrado. Estudos de fase 1 precisam produzir informações suficientes sobre a farmacocinética do produto para ajudar na elaboração de estudos de fase 2 cientificamente validados. Conhecer, por exemplo, volume de distribuição e depuração do fármaco permite que os pesquisadores determinem dose de manutenção e frequência de administração apropriadas para os estudos de fases 2 e 3 (ver Capítulo 3).

Embora ensaios de fase 1 concentrem-se em segurança e tolerabilidade, *biomarcadores* do efeito farmacológico desejado estão sendo cada vez mais utilizados para fornecer dados precocemente no desenvolvimento de fármacos sobre a efetividade potencial da molécula. Um exemplo de marcador simples seria a fenotipagem de linfócitos no sangue periférico em estudo de um agente delineado para inibir células B. De modo mais geral, ensaios bioquímicos ou baseados em células são realizados para detectar se o fármaco efetivamente regulou enzima-alvo, tipo de célula-alvo ou tecido-alvo.

Estudos de fase 2

Estudos de fase 2 podem envolver até várias centenas de pessoas com o quadro clínico de interesse. Ensaios clínicos de fase 2 têm múltiplos objetivos, incluindo aquisição de dados preliminares sobre a efetividade do composto para tratamento de condição específica. Do mesmo modo que os ensaios de fase I, os de fase 2 continuam a monitorar a segurança. Como ensaios de fase 2 reúnem mais pacientes, eles conseguem detectar eventos adversos menos comuns. Além disso, avaliam a relação *dose-resposta* e os esquemas posológicos, que são extremamente importantes na determinação de dose ou doses ótimas e frequência de administração do fármaco.

Um delineamento típico de fase 2 pode envolver *ensaios cegos* ou *duplos-cegos* nos quais o fármaco investigado seja comparado com placebo e/ou terapia existente. De modo geral, o ensaio compara vários esquemas posológicos para obter a faixa de dose ideal e informação sobre toxicidade. Os resultados de estudos de fase 2 são criticamente importantes para estabelecer protocolo específico para estudos de fase 3. Especificamente, estudos de fase 2 deveriam ser delineados para obter razoável estimativa do tamanho do efeito terapêutico do fármaco experimental. Essas informações críticas serão, então, empregadas para determinar o tamanho apropriado da amostra para estudos de fase 3. Resultados da fase 2 também podem ser usados para indicar dados adicionais a serem coletados em estudos de fase 3, tais como monitoramento das provas de função hepática se os dados da fase 2 sugeriram possível hepatotoxicidade.

Durante o processo de desenvolvimento de fármacos, os requerentes do programa têm a oportunidade de fazer consultas às agências reguladoras em reuniões formais. Após a conclusão de estudos de fase 2 e antes do início de estudos (cruciais) de fase 3, o requerente geralmente solicitará uma reunião com a FDA para discutir os resultados obtidos até aquele ponto e para delinear os planos do programa da fase 3 com os revisores da FDA. Dados o tempo e os custos despendidos em ensaios clínicos de fase 3, é fundamental que haja concordância entre a FDA e o requerente sobre o(s) apropriado(s) delineamento(s) do estudo antes de ser(em) iniciado(s).

Estudos de fase 3

Estudos de fase 3 envolvem de centenas a milhares de pacientes e são realizados em vários locais e em situações semelhantes àquelas nas quais o fármaco será finalmente utilizado. Estudos de fase 3 utilizam *desfechos clínicos* específicos como desfechos primários do estudo. Exemplos aceitos de desfechos primordiais incluem sobrevida, melhora funcional do paciente ou melhora subjetiva do paciente (p. ex., avaliações de qualidade de vida). Ocasionalmente, são utilizados *desfechos substitutos* para determinação de benefício clínico. Exemplos desses desfechos incluem marcadores de redução da carga mórbida, como redução de níveis plasmáticos de marcadores bioquímicos (p. ex., glicose e LDL-colesterol), aumento de débito cardíaco ou diminuição de tamanho de um tumor. Desfechos substitutos já validados em ensaios clínicos anteriores (p. ex., redução do LDL-colesterol sérico como substituto para melhora clinicamente significativa em desfechos cardíacos) podem ser desfechos aceitáveis em estudos cruciais de fase 3.

Nas situações de doenças potencialmente fatais para as quais terapia aceitável não esteja disponível, desfechos substitutos razoavelmente prováveis preditivos de benefício clínico (mas ainda não validados) podem ser usados como desfechos em estudos cruciais. Nesses casos, a FDA concede uma *aprovação acelerada*, que possibilita a liberação mais rápida do fármaco para torná-lo disponível para pacientes em extrema necessidade. Muitas vezes, fármacos considerados para aprovação acelerada recebem um *status* de revisão prioritária, ou seja, o período de revisão é de 6 meses em vez do padrão de 10 meses. Essa abordagem foi empregada na aprovação de fármacos para tratamento de síndrome de imunodeficiência adquirida (AIDS) e vários tipos de câncer, entre outras indicações. Todavia, em casos de aprovação acelerada, o patrocinador do fármaco precisa realizar estudos de fase 4 pós-aprovação para verificar e confirmar o benefício clínico do fármaco. No caso apresentado

FASE	NÚMERO DE PESSOAS	DURAÇÃO DA FASE	PROPÓSITO
Fase 1	20 a 100	Vários meses	Sobretudo segurança
Fase 2	Até várias centenas	De vários meses a 2 anos	Eficácia, segurança a curto prazo
Fase 3	De várias centenas a alguns milhares	De 1 a 4 anos	Segurança, dosagem, eficácia

TABELA 50.2 Teste clínico de fármaco em seres humanos.

no início do capítulo, imatinibe recebeu aprovação acelerada com base em desfechos clínicos substitutos, recebendo, então, aprovação plena após conclusão bem-sucedida de estudos pós-aprovação.

Farmacologia clínica

Muitas empresas farmacêuticas e de biotecnologia criaram grupos dedicados a estudar a farmacologia clínica de seus produtos em fase de desenvolvimento. Esses grupos podem ser designados por nomes como Medicina Experimental, Medicina Molecular ou Farmacologia Clínica. Em geral, investigam aspectos da farmacologia clínica do fármaco, tais como: farmacocinética em jejum e pós-prandial de dose única e dose repetida; interações medicamentosas, com ênfase especial no papel de isoformas do citocromo P450 no metabolismo do fármaco; e impacto do comprometimento renal ou hepático no metabolismo do fármaco. Eles realizam amplos estudos do intervalo QT para avaliar o impacto do fármaco na função eletrofisiológica cardíaca. Os grupos fazem cuidadosas avaliações da imunogenicidade – sobretudo se o fármaco for uma proteína – e da farmacologia clínica do produto em pacientes pediátricos e grupos étnicos específicos como os asiáticos. Os grupos de farmacologia clínica também interagem estreitamente com cientistas pré-clínicos para elaborar biomarcadores apropriados para avaliar da melhor maneira o impacto do fármaco nos estágios mais precoces do desenvolvimento clínico. A avaliação de biomarcadores pode tomar várias formas, incluindo a exploração da população de pacientes que mais provavelmente será beneficiada ou mais provavelmente será suscetível a efeitos tóxicos, assim como marcadores farmacodinâmicos da atividade do fármaco. Os grupos tentam correlacionar polimorfismos gênicos ou perfis de expressão com a resposta farmacológica. Esses e outros estudos de farmacologia clínica são realizados durante o programa de desenvolvimento clínico e são incorporados aos estudos de fases 1, 2 e 3.

Desafios no desenvolvimento de fármacos para tratar doenças raras

Historicamente, empresas farmacêuticas não costumam interessar-se pela elaboração de produtos para doenças que acometem poucos pacientes, uma vez que custos de desenvolvimento de fármacos para mercados pequenos eram semelhantes aos de fármacos para maiores populações de pacientes, mas com retorno econômico menor. Como uma tentativa de incentivar o desenvolvimento de fármacos para enfermidades raras, o congresso norte-americano promulgou o *Orphan Drug Act*, em 1983. A legislação oferece incentivos financeiros para empresas farmacêuticas que desenvolverem fármacos para as chamadas *doenças órfãs*, definidas como as que acometem menos de 200 mil pessoas nos EUA. A FDA tem regulamentações específicas para desenvolvimento e aprovação de fármacos para doenças órfãs. Além disso, um fármaco órfão usufrui aprovação exclusiva para a indicação órfã nos 7 anos seguintes à aprovação. Essa legislação realmente estimulou o desenvolvimento de novos fármacos para doenças raras. Desde 1983, a FDA aprovou fármacos para tratar mais de 300 doenças órfãs. Entre os exemplos estão *imiglucerase* para doença de Gaucher do tipo 1, *alfaepoetina* para anemia associada à doença renal em estágio terminal e *cladribina* para leucemia de células pilosas.

Mesmo com uma legislação que os contempla, o desenvolvimento dos fármacos órfãos para doenças muito raras apresenta vários desafios especiais. A FDA exige o mesmo grau de rigor no desenvolvimento desses fármacos, incluindo apropriada demonstração de segurança e eficácia estatisticamente significativa em estudos clínicos bem controlados. Delinear estudos para populações que podem ser de apenas 5 mil pacientes em todo o mundo pode ser extremamente desafiador. Os testes requeridos em muitos desses estudos podem ser altamente especializados e mais bem conduzidos em pequeno número de centros de excelência no mundo. Assim sendo, pacientes e, em alguns casos, seus cuidadores podem precisar ser transportados para locais de pesquisa remotos e albergados longe de seus lares e sistemas de apoio por períodos prolongados. Sem contar que, até mesmo com um fármaco muito eficaz, se a doença em questão tiver história natural prolongada, a obtenção de número suficiente de pacientes por tempo suficiente para demonstrar diferença estatisticamente significativa em relação ao controle (placebo) pode apresentar desafios logísticos significativos. Em paralelo, se uma doença rara tiver evolução clínica heterogênea, então, o efeito terapêutico esperado do novo fármaco pode ser confundido por causa da falta de dados sólidos que propiciem um conhecimento perfeito da história natural da doença. Isso, por sua vez, dificulta a determinação do tamanho da amostra necessário para garantir que o estudo consiga discernir diferença estatisticamente significativa entre os dois ramos do estudo. Em alguns casos, os patrocinadores do fármaco realizaram estudos da história natural em paralelo com estudos de intervenção convencionais de fase inicial para conhecer melhor a história natural da doença e, assim, elaborar ensaios cruciais subsequentes.

Os desafios de desenvolvimento de fármacos para doenças raras podem chamar mais atenção nos próximos anos, à medida que avanços nas ciências básicas permitirem que essas doenças sejam mais bem compreendidas e definidas em nível molecular. O resultado desse maior conhecimento provavelmente será a categorização de doenças heterogêneas, até o momento consideradas uma entidade mórbida única, em subgrupos que se baseiem em mutações ou marcadores moleculares específicos.

Desenvolvimento bem-sucedido de fármacos | Delineamento e execução

O desenvolvimento bem-sucedido de fármacos demanda não apenas um plano de desenvolvimento estratégico, bem concebido e confiável, mas também execução rigorosa e responsável. Isso, por sua vez, requer organização forte, liderança competente, recursos adequados e equipe global multidisciplinar e altamente funcionante. Não se pode deixar de enfatizar que o desenvolvimento bem-sucedido de fármacos exige colaboração intensiva e extensiva de muitas pessoas em ampla gama de campos de atuação. A Tabela 50.3 reúne muitas das mais importantes atividades de estudo que exigem planejamento extensivo. O planejamento cuidadoso é crucial porque erros que resultem na necessidade de emendas no protocolo ou comprometam a integridade dos resultados custarão muito tempo e dinheiro, prejudicarão os resultados obtidos e, mais importante, terão o potencial de pôr os pacientes sob risco inapropriado. As operações de estudo clínico incluem início do estudo, monitoramento interino, manejo interino e medidas a serem adotadas por ocasião do término do estudo. Cada uma dessas atividades exige a realização bem-sucedida de muitas atividades de menor porte, como se observa na Tabela 50.3.

TABELA 50.3 Elementos a considerar em operações de ensaio clínico | Planejamento e execução.

Manejo do estudo

- Delineamento e impressão de formulário de relato de caso (a menos que seja utilizada captura de dados eletrônicos)
- Taxas de inscrição projetadas (ou necessárias)
- Aspectos econômicos ligados à saúde
- Utilização de DMC (Data Monitoring Committees) independentes, monitoramento especial ou comitês de adjudicação (inclusive carta-patente proposta e/ou procedimento proposto)
- São necessários laboratórios especiais?
- O estudo utilizará CRO (Contract Research Organization) para todas as partes da condução do estudo ou somente para as partes essenciais?
- Serão necessários cuidados especiais na manipulação de amostras ou no embarque de suprimentos?
- Planejamento de encontro entre pesquisadores

- Desenvolvimento de banco de dados
- Manejo dos dados
- Anotações clínicas
- Monitoramento clínico
- Monitoramento por médicos
- Solicitação em papel/eletrônica
- Escrita e análise da publicação
- Planos de farmacovigilância, incluindo avaliação de riscos e estratégias de mitigação (REMS)
- Sistema de randomização
- Laboratórios centrais de análises clínicas/diagnósticos
- Rotulação e manipulação do material do ensaio clínico

Começo do estudo

- Obtenção de acordos de confidencialidade
- Obtenção de acordos sobre o ensaio clínico
- Distribuição de documentos do estudo
- Realização de visitas de qualificação
- Obtenção de aprovações de Comissão de Ética ou IRB (Institutional Review Board)

- Coleta de documentos do estudo
- Encaminhamento de formulários de relato de caso e do fármaco
- Aguardo do encontro com requerente
- Início de visitas aos sítios de estudo

Monitoramento interino do estudo

- Revisão da inscrição
- Revisão dos formulários de consentimento informado assinados
- Revisão dos documentos necessários
- Responsabilidade sobre o fármaco avaliado
- Verificação dos dados da documentação original (formulário de relato de caso *versus* prontuário médico do participante do estudo)

- Revisão de notificações de evento adverso grave
- Avaliação de protocolo de adesão às BPC/ICH
- Avaliação de adequação de equipe e instalações
- Comunicação de achados à equipe do estudo
- Monitoramento dos sítios do estudo a intervalos de 4 a 6 semanas

Manejo interino do estudo

- Acompanhamento da inscrição do paciente
- Suporte ao estudo em andamento
- Acompanhamento e suprimento do fármaco estudado
- Revisão dos relatos de monitoramento/dados sobre frequência de erro

- Revisão do protocolo de desvios/violações
- Avaliação da necessidade de correções no protocolo
- Suporte aos auditores do CQ

Fechamento do estudo

- Apresentação final da responsabilidade do fármaco
- Encaminhamento do fármaco do estudo para destruição
- Verificação dos dados da documentação original, se necessário
- Asseguração de que a documentação do estudo esteja completa

- Obtenção de cópias dos arquivos do estudo
- Informação de local de comunicação dos auditores da FDA ao patrocinador
- Revisão da política de publicação e conservação dos registros

BPC = boas práticas clínicas; ICH = Internal Conference on Harmonization; CQ = controle de qualidade; FDA = U.S. Food and Drug Administration.

▶ Processo de aprovação de fármacos

Revisão da FDA

A aprovação de novos fármacos nos EUA é fundamentada no pedido de registro de fármaco novo (NDA, New Drug Application) no caso de substâncias com moléculas pequenas ou de registro de agente biológico (BLA, Biologics License Application) no caso de agente bioterapêutico. O NDA/BLA precisa conter todos os dados relevantes coletados pelo requerente (patrocinador do fármaco) durante a pesquisa e o desenvolvimento do novo fármaco proposto. Assim sendo, dados coletados para o IND são integrados ao NDA/BLA. A FDA exige que todos os NDA/BLA tenham as seguintes seções: índice, resumo, química, controle de produção e qualidade, amostras, validação dos métodos, embalagem e bula, farmacologia e toxicologia não clínicas, farmacocinética humana, me-

tabolismo e biodisponibilidade, microbiologia, dados clínicos, relato atualizado de segurança (em geral, apresentado 120 dias após a solicitação do NDA/BLA), informações estatísticas, tabelas de relatos de caso, formulários de relato de caso, informações de patente, certificação da patente e outras informações. A solicitação típica de um NDA/BLA é abrangente e pode ter milhares de páginas em diversos volumes. Para facilitar a apresentação desses dados às agências reguladoras em vários países, os dados são fornecidos em formato denominado *Common Technical Document* (CTD).

Após ser recebido pela FDA, um NDA/BLA é encaminhado para uma divisão de revisão específica com base na indicação proposta para o fármaco. Inicialmente, uma equipe de revisão determina se o NDA/BLA receberá revisão padrão ou prioritária. Revisão prioritária é concedida com base em necessidade médica não atendida e ausência de terapias anteriormente comercializadas com qualidades terapêuticas semelhantes. A FDA se esforça para completar revisões prioritárias no decorrer de 6 meses e todas as revisões padrão no decorrer de 10 meses. O NDA/BLA também é submetido a revisão preliminar para avaliar se as informações fornecidas estão completas.

A FDA organiza a revisão do NDA/BLA em várias categorias, que podem incluir as seguintes: *revisão médica, revisão biofarmacêutica, revisão farmacológica, revisão estatística, revisão química* e *revisão microbiológica*. Em cada um desses grupos, especialistas da FDA revisam os dados submetidos à agência e fazem avaliação inicial de segurança e eficácia do novo fármaco proposto. A Figura 50.3 é um fluxograma representando o processo usado pela FDA para avaliar um NDA/BLA.

Além das revisões internas, a FDA também solicita o parecer de *comitês consultivos externos* para obter dados sobre NDA/BLA. Esses comitês fornecem informações de outras fontes além da FDA e possibilitam a consultoria de especialistas externos em determinado campo de ação. Embora a FDA incorpore habitualmente as recomendações desses comitês consultivos às suas decisões, essas opiniões externas não são decisivas.

Durante o processo de revisão, a FDA mantém comunicação contínua com o patrocinador sobre tópicos científicos ou de outra natureza que surjam durante a revisão. São agendadas reuniões do patrocinador com representantes da agência, sobretudo se forem necessários novos dados. Com frequência, a FDA faz questionamentos por escrito ao patrocinador, e este pode submeter dados adicionais ou nova análise de dados previamente disponíveis para ajudar com relação a essas questões. Substanciais quantidades de novas informações são consideradas uma emenda ao NDA/BLA, e isso pode prolongar o tempo para aprovação.

Aprovação da FDA

A FDA pode tomar uma de duas ações possíveis após revisão de um NDA/BLA – aprovação da solicitação ou emissão de uma carta de resposta completa (*Complete Response Letter*) para o requerente. Essa carta é emitida quando a FDA determina que a solicitação apresenta deficiências de tal magnitude que não pode ser concedida. Nesse documento, a FDA deve arrolar todas as deficiências específicas na solicitação que precisam ser satisfatoriamente atendidas para que a solicitação seja reconsiderada para aprovação. Muitas vezes, representantes da FDA reúnem-se com o patrocinador para discutir os passos a serem seguidos para garantir a aprovação. Essas revisões podem exigir a realização de novos estudos, e essas solicitações costumam ser abandonadas.

Aprovação em outros países

Antes que fármacos produzidos nos EUA possam ser vendidos para outros países, eles precisam ser avaliados e aprovados por autoridades reguladoras daqueles países. Em alguns países, isso inclui revisão abrangente de todos os dados, semelhante à feita por NDA/BLA. Em outros países, é realizada uma revisão mais limitada se o fármaco já foi aprovado em um dos principais mercados estrangeiros (EUA, Europa, Japão). Durante essas revisões, uma agência reguladora pode solicitar outros tipos de estudos que não foram necessários para a aprovação nos EUA. Além disso, diferentes agências reguladoras podem ter abordagens diferentes quanto a tipo e quantidade de dados necessários para a rotulação do produto. Na Europa, muitos

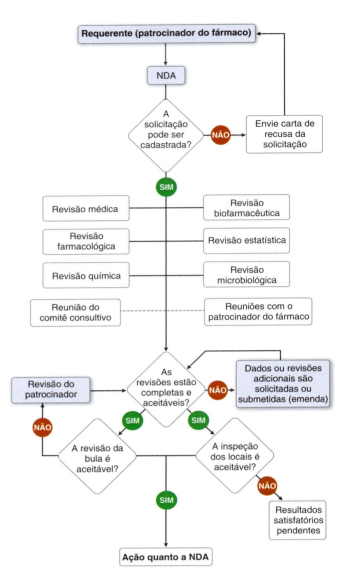

FIGURA 50.3 **Processo de revisão de pedido de registro de novo fármaco (NDA).** Quando um pedido de registro de novo fármaco é preenchido, o requerente fornece dados referentes a características clínicas, farmacológicas, químicas, biofarmacêuticas, estatísticas e microbiológicas do fármaco, os quais são revisados por comitês distintos na FDA. Um representante da FDA ou um FDA Advisory Committee (opcional) pode se encontrar com o requerente. Se a revisão estiver completa e aceitável, o pedido de registro é, então, revisto para elaboração de bula aceitável (instruções oficiais de uso). Locais de produção e locais de realização de ensaios clínicos importantes também são submetidos a inspeções e auditorias. *Retângulos azuis* correspondem às ações do requerente e *retângulos brancos* correspondem às ações da FDA.

fármacos são avaliados em primeiro lugar pela *European Medicines Evaluation Agency* e, depois, aprovados pela União Europeia. No Canadá, a *Health Canada* administra as regulações constantes do *Canadian Food and Drugs Act.* No Japão, a aprovação de novos fármacos é concedida pelo *Ministério da Saúde e Bem-estar.* É importante mencionar que as autoridades reguladoras japonesas exigem estudos étnicos a serem realizados em pacientes japoneses, a fim de demonstrar que os perfis de segurança e farmacinéticos para a população japonesa sejam semelhantes aos observados na população ocidental. Além disso, é necessário demonstrar a eficácia dos fármacos em pacientes japoneses.

Protocolos para uso compassivo

A FDA criou *protocolos para uso compassivo*, também conhecidos como pedidos de registro de novo fármaco para tratamento de investigação (*treatment IND*), para aumentar o acesso a fármacos ainda em fase de investigação. Esses protocolos possibilitam a utilização de terapias promissoras ainda em fase de investigação, antes da aprovação geral, em pacientes extremamente doentes que não sejam elegíveis para ensaio clínico em andamento. Três condições precisam ser atendidas para o fármaco em investigação ser liberado para protocolo de uso compassivo: (1) o fármaco precisa ter mostrado evidência preliminar de eficácia; (2) os pacientes muito provavelmente morrerão ou sofrerão evolução rápida da doença em alguns meses ou morrerão prematuramente sem tratamento; e (3) não deve existir terapia comparável aprovada para tratar a doença neste estágio.

Bula de fármacos

Os órgãos reguladores de cada país estabelecem um formato padrão e organização para rotular um medicamento aprovado no país. A *bula* deve conter nomes químico e comercial, fórmula e ingredientes, farmacologia clínica, indicações e modo de usar, contraindicações, advertências, precauções, reações adversas, potencial de abuso/dependência, superdosagem, dose, velocidade e via de administração e apresentação comercial do fármaco. Nos EUA, quando novo fármaco está para ser aprovado, a FDA revisa e negocia com o patrocinador a apresentação final da bula para assegurar que corresponda aos dados apresentados no NDA. Para fornecer informações mais acessíveis e informativas sobre o fármaco, a FDA instituiu uma bula estruturada que fornece informações essenciais para prescritores em formato padronizado.

As agências reguladoras norte-americanas utilizam métodos adicionais para garantir que características importantes do fármaco sejam claramente comunicadas. Nos EUA, por exemplo, nas bulas de fármacos com determinados riscos de segurança existe uma *advertência* dentro de um "retângulo preto", no qual a informação sobre segurança é apresentada em realce. Além disso, a FDA exige que os patrocinadores publiquem *Medication Guides* para distribuição obrigatória aos pacientes. Esses guias apresentam informações de segurança importantes em linguagem de fácil compreensão.

Denominação de fármacos

Outro aspecto da aprovação de um fármaco consiste na determinação do nome do mesmo. Um fármaco é conhecido por duas denominações principais, o *nome genérico* e o *nome comercial* (ou *nome de marca*). O nome genérico de um fármaco se baseia em seu nome químico e não é protegido por marca registrada. Em contrapartida, o nome comercial do fármaco descreve a denominação exclusiva de uma substância ou produto protegido por marca registrada, ou seja, pertencente a uma empresa específica. Por exemplo, mesilato de imatinibe é nome genérico, enquanto Gleevec® é o nome comercial do fármaco apresentado no caso descrito na introdução.

Outras indicações

Depois de um fármaco ser aprovado, médicos e alguns outros profissionais de saúde podem prescrevê-lo em várias doses ou esquemas posológicos. Esses profissionais também podem prescrever o fármaco para indicações clínicas não constantes da bula, o que é conhecido como uso "*off-label*". Médicos também podem realizar estudos de investigação com o fármaco, desde que sigam regras de consentimento informado e obtenham aprovação do IRB para esses estudos. Embora esses profissionais possam prescrever medicamentos para uso *off-label*, isso pode resultar em processos judiciais (erro médico), como pode ocorrer quando do uso de outros medicamentos. Todavia, a indústria farmacêutica tem a opção de apenas comercializar os fármacos para as indicações aprovadas pela FDA. Nos EUA as leis atuais proíbem o setor farmacêutico de distribuir propaganda, inclusive artigos científicos, sobre uso *off-label* de um fármaco, exceto se esse material for solicitado pelo médico. Para comercializar um fármaco para uma nova indicação, os fabricantes precisam realizar novo programa de desenvolvimento para demonstrar que o fármaco é seguro e eficaz para essa nova indicação. A seguir, esses dados são submetidos às autoridades reguladoras na forma de um *sNDA* (*supplemental NDA*) e passam por outra revisão antes de receberam aprovação para essa nova indicação.

▶ Aspectos regulamentadores de produção e controle de qualidade de fármacos

Além de demonstrar segurança e eficácia de um fármaco, os fabricantes devem cumprir as regras da FDA concernentes à produção do mesmo, como pré-requisito para aprovação do fármaco. As diretrizes de GMP (*Good Manufacturing Practice*) regulam manejo de qualidade e controle de todos os aspectos da produção de fármacos, e a FDA tem autoridade para inspecionar as instalações para produção industrial de fármacos, a fim de determinar a adesão às normas vigentes. Essa mesma agência especifica níveis de tolerância de impurezas, procedimentos de controle de qualidade e análise de amostras de lotes.

Uma empresa farmacêutica precisa obter a aprovação da FDA antes de implantar qualquer mudança na produção que, segundo essa agência reguladora, tenha potencial substancial de influenciar segurança ou efetividade de um fármaco por meio de modificações em sua identidade, concentração, qualidade, pureza ou potência. Outras modificações podem ser adotadas com ou sem solicitação de NDA suplementar. Alterações que não exigem suplemento podem ser descritas no relatório enviado anualmente à FDA ou em outra data determinada pela agência.

▶ Medicamentos genéricos

A FDA também é responsável pela aprovação dos *medicamentos genéricos*, definidos pela agência como fármacos comparáveis aos compostos inovadores quanto a dosagem, segurança, concentração, via de administração, qualidade, características de desempenho e indicação de uso. De acordo com o *Drug Price Competition and Patent Term Restoration Act*, de 1984, também conhecido como *Hatch-Waxman Act*, uma empresa pode solicitar um ANDA (*Abbreviated New Drug Application*) antes da expiração da patente original do medicamento de marca. É necessário, no entanto, esperar que a patente original do fármaco expire para poder comercializar a versão genérica. A primeira empresa a solicitar um ANDA adquire o direito de comercializar o medicamento genérico por 180 dias.

Os pedidos abreviados de registro de novo fármaco (ANDA) para medicamentos genéricos não precisam fornecer dados sobre segurança e eficácia, uma vez que foram estabelecidos na NDA para o fármaco original. Para estabelecer *bioequivalência*, que é exigida nos pedidos abreviados de registro de novo fármaco, os patrocinadores apresentam comparação de formulação, teste de dissolução comparativo (no qual existe correlação conhecida entre efeitos *in vitro* e *in vivo*), teste de bioequivalência *in vivo* (comparando taxa e magnitude da absorção do genérico com as correspondentes do produto referência) e, para produtos de absorção não clássica, uma avaliação de efetividade comparativa face a face com base em desfechos clínicos. Além disso, o solicitante de ANDA precisa fornecer evidências de que seus processos de produção e suas instalações obedecem às normas regulamentadoras federais GMP.

Versões "genéricas" de agentes biológicos, basicamente proteínas, apresentam desafios muito maiores que as versões genéricas de fármacos de moléculas pequenas. Enquanto moléculas pequenas podem ser facilmente comparadas com o fármaco original (da maneira descrita anteriormente), o mesmo não ocorre com proteínas recombinantes, que geralmente apresentam muitas modificações pós-translacionais. Alterações pequenas nas modificações pós-translacionais podem resultar em diferenças marcantes, no que se refere a segurança e eficácia, do produto original. Alterações nas linhagens celulares usadas na fabricação dessas proteínas e mudanças em cada etapa do processo de produção podem alterar as modificações pós-translacionais. Assim sendo, atualmente, a regulamentação precisa para desenvolvimento de "biossimilares" está sendo ativamente debatida no congresso norte-americano e na FDA.

► Fármacos e suplementos de venda sem prescrição

A *Durham-Humphrey Amendment*, de 1951, para o Food, Drug, and Cosmetic Act definiu medicamentos vendidos apenas com receita médica como substâncias cujo uso é inseguro a menos que seja realizado sob supervisão profissional. Para determinar quais fármacos não precisam de receita médica, a FDA examina a toxicidade do fármaco e a facilidade com que o quadro clínico pode ser autodiagnosticado. Medicamentos de venda sem prescrição (também denominados *OTC, over-the-counter*) são comercializados em doses menores que o medicamento controlado e são usados basicamente para controlar sinais e sintomas de doença. A FDA exige que nas bulas desses medicamentos estejam incluídas as seguintes informações:

- Indicações de usos do produto, assim como seus efeitos
- Orientações adequadas para uso
- Avisos contra uso inseguro
- Efeitos adversos.

Embora os produtos de venda sem prescrição apresentem risco potencial de uso incorreto ou diagnóstico incorreto sem supervisão médica, a maior disponibilidade desses produtos deu a muitos cidadãos acesso a tratamentos efetivos e relativamente baratos.

O *Dietary Supplement Health and Education Act*, de 1994, definiu como *suplemento nutricional* qualquer produto para uso oral como suplemento à dieta, incluindo vitaminas, sais minerais, fitoterápicos, outras substâncias derivadas de plantas, aminoácidos, concentrados e metabólitos, bem como constituintes e extratos dessas substâncias. A FDA supervisiona segurança, fabricação e alegações quanto à promoção de saúde desses produtos. Não obstante, não avalia a eficácia dos suplementos como faz com os fármacos. Essa agência pode restringir ou interromper a venda de suplementos considerados inseguros, mas é preciso demonstrar que esses suplementos não são seguros antes de entrar em ação. Isso ocorreu em dezembro de 2003 quando a FDA baniu suplementos nutricionais contendo alcaloides da efedrina (*éfedra*) após a revisão do substancial número de eventos adversos (inclusive mortes) associados a esses produtos.

► Conclusão e perspectivas

Foram estabelecidas leis e regulamentações específicas para o desenvolvimento de novos fármacos, garantindo ao mesmo tempo privacidade e segurança das pessoas que participam dos ensaios clínicos. A aprovação regulamentada de novos fármacos segue um processo demorado de estudos pré-clínicos e clínicos. Cada fase do desenvolvimento fornece informações críticas que definem o protocolo de estudo para as investigações posteriores. Todavia, nenhum dado em animais de laboratório ou dado clínico consegue garantir segurança plena para todos os futuros pacientes. Assim sendo, FDA e fabricantes de medicamentos continuam a monitorar efeitos adversos, processos de fabricação e segurança global de um fármaco por toda a vida (ver Capítulo 51). No futuro, o foco será ainda maior na avaliação da segurança de novos fármacos, seja durante ensaios clínicos, seja depois de o fármaco ser aprovado pela FDA e ser consumido por populações de pacientes maiores e mais diversas.

Agradecimentos

Agradecemos a Armen H. Tashjian, Jr. por sua valiosa contribuição para este capítulo na segunda edição desta obra.

Leitura sugerida

Adams CP, Brantner VV. Estimating the cost of new drug development: is it really $802 million? *Health Aff* 2006; 25:420-428. (*Achados de que o desenvolvimento de um novo fármaco custa entre 500 milhões e 2 bilhões de dólares, dependendo da indicação.*)

Center for Drug Evaluation and Research, Food and Drug Administration, United States Department of Health and Human Services. The CDER Handbook. Revisado em 16/03/98. Disponível em http://www.fda.gov/downloads/AboutFDA/CentersOffices/CDER/UCM198415.pdf. (*Descreve os processos pelos quais a FDA avalia e regula os fármacos, inclusive a avaliação final de novos fármacos e o monitoramento pós-comercialização de segurança e efetividade dos fármacos.*)

Cohen MH, Williams G, Johnson JR *et al*. Approval summary for imatinibe mesylate capsules in the treatment of chronic myelogenous leukemia. *Clin Cancer Res* 2002; 8:935-942. (*Resumo da aprovação do mesilato de imatinibe, o fármaco discutido no caso descrito na introdução*)

DiMasi JA, Grabowski HG. The cost of biopharmaceutical R&D: is biotech different? *Manag Decis Econ* 2007; 28:469-479. (*Primeiro artigo que estimou custos do desenvolvimento biofarmacêutico em comparação com o desenvolvimento de fármacos convencionais.*)

Dixon JR. The International Conference on Harmonization Good Clinical Practice guideline. *Qual Assur* 1999; 6:65-74. (*Diretrizes para delineamento padronizado de desenvolvimento de fármacos.*)

Innovation/stagnation challenge and opportunity on the critical path to new medical products. U.S. Department of Health and Human Services, Food and Drug Administration. Mar. 2004. (*Relatório da FDA que aborda o alentecimento recente no desenvolvimento de fármacos.*)

51

Detecção Sistemática de Eventos Adversos Associados a Fármacos

Jerry Avorn

▶ Introdução

Como os medicamentos atuam por interferência em um ou mais aspectos da função molecular e celular, esse processo pode causar efeitos indesejáveis por si só ou em consequência de outra ação (talvez inesperada) do fármaco. Uma vez que todos os fármacos apresentam riscos, a meta da farmacoterapia não pode ser prescrever um esquema desprovido de riscos, mas sim assegurar que os riscos do tratamento farmacológico sejam os mais baixos possíveis e aceitáveis no contexto de um benefício clínico do medicamento.

Alguns efeitos adversos de um fármaco tornam-se evidentes no início de seu desenvolvimento e, com frequência, resultam do mesmo mecanismo direcionado ao alvo específico e responsável por seu efeito terapêutico (p. ex., quimioterapia citotóxica do câncer). Entretanto, mesmo nessas situações, é preciso saber como esses efeitos adversos esperados se manifestarão quando o fármaco for utilizado de modo rotineiro — no tocante a sua frequência e gravidade. Após a aprovação de um fármaco para uso clínico, o objetivo passa a ser a detecção

e a quantificação dos riscos, com a maior rapidez e o maior rigor possíveis.

Efeitos adversos graves ou até mesmo potencialmente fatais levaram à retirada do mercado de fármacos amplamente usados. Esses fatos aumentaram o interesse de médicos e pacientes pelo campo emergente da farmacoepidemiologia — a avaliação dos efeitos dos fármacos em grandes populações no "mundo real". Os avanços em informática e técnicas de análise nesse campo prometem melhorar o conhecimento dos riscos associados aos fármacos, de modo que possam ser mais bem compreendidos e tratados, com o objetivo de contextualizar os benefícios de um fármaco e orientar a tomada de decisão clínica e as ações reguladoras.

▶ Desafios na verificação da segurança de fármacos

O ensaio clínico controlado randomizado (ECR) é o padrão-ouro para determinar a eficácia de um fármaco e o único critério usado pelos órgãos reguladores, como a Food and Drug

CASO

EC é uma mulher de 42 anos de idade com diabetes melito tipo 2 grave. Ela teve dificuldade em aderir ao esquema de insulina prescrito, e, nas últimas consultas, os níveis de hemoglobina A1c estavam inaceitavelmente elevados. Seu médico havia tomado conhecimento de uma classe de medicamentos conhecidos como tiazolidinedionas (TZD), que não influenciam a secreção de insulina, mas aumentam sua ação nos tecidos-alvo. Desejoso de tentar esses novos fármacos e tratar EC com tal abordagem, ele prescreveu o primeiro fármaco dessa classe a ser aprovado para uso clínico, a troglitazona (Rezulin®). Em pouco tempo, os níveis de glicemia e hemoglobina A1c de EC diminuíram para valores aceitáveis, e ela apresentou menos poliúria e fadiga.

Três meses após o início da troglitazona, EC queixou-se de sintomas gripais, náuseas e perda de apetite. Pouco depois, seu marido percebeu que a pele dela ficou "amarelada". Cinco dias depois, EC apresentou letargia e pele francamente ictérica. Seu nível de bilirrubina total era 10,7 mg/dℓ (normal, 0,0 a 1,0 mg/dℓ), e os níveis séricos de transaminases estavam 30 vezes acima do limite superior do normal. Em uma semana, ela entrou em estado comatoso, e os médicos estabeleceram o diagnóstico de necrose hepática aguda fulminante, provavelmente causada pela troglitazona. Após encontrar um doador compatível, EC foi submetida com sucesso a um transplante de fígado. Atualmente ela passa bem quanto ao transplante, porém necessita de uso crônico de agentes imunossupressores. O diabetes está sendo controlado com insulina e metformina.

Algumas semanas após o transplante de fígado de EC, relatos de casos semelhantes levaram os fabricantes e as autoridades reguladoras a suspender o uso da troglitazona na maioria dos países. O fármaco continuou sendo comercializado nos EUA, onde seus defensores afirmavam que os benefícios de um melhor controle do diabetes para a saúde pública superavam os casos relativamente raros de hepatotoxicidade que o novo medicamento pudesse causar. Durante esse período, foram relatados inúmeros outros casos de insuficiência hepática induzida pela troglitazona; 2 anos depois, o fármaco também foi retirado do mercado nos EUA.

Novos agentes da mesma classe (pioglitazona, rosiglitazona) foram introduzidos após a retirada da troglitazona do mercado. Embora sejam semelhantes a ela em estrutura e mecanismo de ação, não parecem apresentar o mesmo risco de lesão hepática. Entretanto, ambos aumentam o risco de insuficiência cardíaca e fraturas ósseas, e as metanálises dos ensaios clínicos de pré-aprovação associam a rosiglitazona à incidência aumentada de infarto do miocárdio.

Questões

1. Fármacos como troglitazona e rosiglitazona podem ser aprovados para uso com base em desfechos substitutos, como o efeito na redução dos níveis de hemoglobina A1c. Por que essa abordagem pode ser problemática?

2. Como médicos e pacientes tomam conhecimento da frequência e da gravidade dos efeitos adversos após a aprovação de determinado fármaco?

3. Quais as principais questões a serem consideradas quando estudos observacionais são utilizados para ajudar a identificar os possíveis riscos de um fármaco?

4. Que autoridade a FDA tem para regular determinado fármaco após sua aprovação?

Administration (FDA) norte-americana, na decisão quanto à aprovação de um novo medicamento para uso clínico. Entretanto, essa valiosa ferramenta também tem limites, e é importante compreender esses limites quando se avaliam benefícios e riscos de determinado agente.

Tamanho e generalização do estudo

Comparado à quantidade de pacientes que eventualmente usam um fármaco, o número de indivíduos recrutados nos ensaios clínicos que sustentam a aprovação desse fármaco é relativamente pequeno. Em geral, as decisões sobre a aprovação são tomadas com base em ensaios clínicos que incluem 2.000 a 4.000 participantes ou menos em condições raras. Se um evento adverso específico ocorrer apenas uma vez em cada 1.000 pacientes, poderá não ocorrer durante os ensaios clínicos, ou, se ele se manifestar, poderá ser difícil ou até mesmo impossível determinar se a taxa de ocorrência é significativamente maior nos indivíduos do estudo do que nos controles. Um em 1.000 pode parecer um evento raro, porém se 10 milhões de pessoas usarem o fármaco a cada ano, essa taxa deverá resultar em 10.000 ocorrências anuais do evento adverso. No caso de efeito adverso que acarrete risco de morte, como a hepatotoxicidade fulminante, isso pode ter consequências importantes em termos clínicos e de saúde pública.

Os participantes de ensaios clínicos de novos fármacos são quase sempre voluntários — indivíduos que se oferecem para colaborar com a pesquisa médica e que dão seu consentimento informado para inclusão no estudo. Há ampla evidência de que essas pessoas tendem a ser diferentes dos pacientes típicos que receberão o fármaco de modo rotineiro: mais jovens, mais saudáveis, mais bem educadas e de nível socioeconômico mais alto. Esse problema é frequentemente exacerbado por estritos critérios de exclusão dos protocolos de estudo pré-aprovação. Algumas dessas exclusões proíbem a participação de pacientes acima de determinada idade de corte (como 65 ou 70 anos), mesmo quando se espera que o fármaco seja usado mais frequentemente por indivíduos idosos. Outros critérios de ingresso podem excluir pacientes que apresentem comorbidades importantes, adicionalmente à doença estudada (excluindo, assim, os que usam vários outros medicamentos). Embora essa possa ser a maneira "mais clara" de testar a eficácia de um novo agente, existe a preocupação crescente de que dados assim produzidos tenham limitada capacidade de generalização para as populações que mais tarde usarão tais medicamentos. Outros tipos de pacientes podem ser excluídos por justificativas éticas inquestionáveis, como não permitir a participação de gestantes ou crianças na maioria dos ensaios clínicos de pré-aprovação. Entretanto, quando esses pacientes posteriormente passam a usar tais fármacos de modo rotineiro, existem poucas informações para orientar seu uso.

Por definição, os ensaios clínicos são conduzidos por médicos e uma equipe de apoio com experiência em pesquisa clínica e em contextos habituais para essas atividades. Suas ações são orientadas por protocolos de estudo, que frequentemente exigem monitoramento rigoroso dos efeitos adversos, bem como da eficácia. Esses protocolos também asseguram que os pacientes tomem o produto prescrito conforme a orientação. Isso também é muito diferente da rotina em situações típicas, nas quais a adesão do paciente ao tratamento e a intensidade de vigilância para a detecção precoce de eventos adversos são geralmente menores.

Desfechos substitutos e comparadores

Seria difícil adiar a aprovação de todos os novos fármacos anti-hipertensivos até que fosse demonstrada sua capacidade de reduzir as taxas de acidente vascular encefálico, ou não liberar a comercialização de uma nova estatina hipolipemiante até que tenha sido demonstrada sua capacidade de prevenir a ocorrência de infartos do miocárdio. Esse tipo de exigência poderia retardar a disponibilidade de novas terapias potencialmente úteis, bem como aumentar ainda mais seu custo. Consequentemente, novos produtos podem ser aprovados com base no seu efeito em "desfechos substitutos", como pressão arterial no caso dos anti-hipertensivos, níveis de hemoglobina A1c para fármacos usados no tratamento do diabetes melito, níveis séricos de LDL para estatinas, pressão intraocular no caso de fármacos usados no tratamento do glaucoma, ou biomarcadores de crescimento tumoral para fármacos usados em oncologia. *Embora esse critério possa ser útil para tornar a aprovação de um fármaco mais rápida e eficiente, sua utilidade depende da associação entre o marcador substituto e o desfecho clínico de interesse.* Ambos podem ter boa correlação, porém nem sempre isso ocorre. Por exemplo, os antiarrítmicos *encainida* e *flecainida* reduziram o desfecho substituto de ectopia ventricular após infarto do miocárdio. Entretanto, um estudo de maior porte (o ensaio clínico CAST) demonstrou que, na verdade, esses fármacos aumentaram a mortalidade em tais pacientes, apesar de seu sucesso no "tratamento" do marcador substituto. De modo semelhante, *rosiglitazona* (Avandia®) foi aprovada com base em sua capacidade de reduzir os níveis de hemoglobina A1c em ensaios clínicos de pré-aprovação. Contudo, após seu uso disseminado, uma metanálise desses ensaios clínicos verificou que o fármaco aumentava o risco de infarto do miocárdio.

Quando possível, placebos constituem o tratamento de comparação preferido por fabricantes e pela FDA para ensaios clínicos de pré-comercialização realizados com o intuito de determinar sua aprovação. Essas comparações fornecem os contrastes mais nítidos e a análise estatística mais direta, e não há nenhuma possibilidade de confusão ocasionada por eventos terapêuticos ou adversos produzidos por um agente ativo no grupo controle. Controles com placebo também facilitam a aprovação de novos produtos cuja eficácia seja semelhante àquela dos fármacos existentes; a realização de estudos de "equivalência" ou de "não inferioridade" contra tratamentos ativos requer maior quantidade de pacientes e é mais difícil estatisticamente. Se for impossível, do ponto de vista ético ou prático, conduzir ensaios clínicos controlados por placebo (p. ex., com novo fármaco para a AIDS ou para alívio prolongado da dor), será utilizada então uma substância ativa para comparação.

Todavia, embora a comparação de "melhor do que o placebo" possa ser suficiente para que um fabricante atenda às exigências legais da FDA para a aprovação de um fármaco, os dados produzidos frequentemente não atendem à necessidade do médico, do paciente ou do financiador de obter informações acerca de segurança ou eficiência comparativa de um novo fármaco. Um novo fármaco pode ter ação melhor que a do placebo, porém isso significa que ele seja melhor do que outro tratamento já existente que o médico poderia escolher? Ou que ele seja mesmo tão bom? O novo fármaco pode produzir determinado efeito adverso (p. ex., rabdomiólise no caso de uma estatina), porém sua incidência é maior ou menor do que aquela observada com tratamentos mais antigos? E mesmo que o novo fármaco se associe a maior risco de um efeito adverso específico, ele também proporciona maior eficácia (neste caso, prevenção de eventos cardíacos isquêmicos)? Em caso afirmativo, a troca pode ser aceitável; caso contrário, não. Porém, se não houver esses dados comparativos, não será possível sequer avaliar a questão.

Duração e estudos pós-aprovação

A duração dos ensaios clínicos de eficácia de determinados fármacos novos pode ser de apenas 8 a 16 semanas se forem usados desfechos substitutos para atender a uma definição legal de eficácia. Todavia, esses ensaios clínicos de curta duração podem fornecer poucas informações úteis sobre benefícios e riscos passíveis de ocorrer depois desse período. A FDA exige teste de segurança de no mínimo 6 meses para um novo fármaco destinado a uso crônico (sendo o termo *crônico* definido como qualquer período superior a 6 meses), embora até mesmo essa duração do teste de segurança possa ser muito curta para um medicamento de administração crônica que será usado durante vários anos.

No processo de aprovação de um novo fármaco para uso em larga escala, a FDA pode solicitar ao fabricante que realize outros estudos pós-comercialização (também denominados *estudos de fase IV*) para avaliar questões que não foram resolvidas pela evidência apresentada antes da aprovação. Algumas vezes, são obtidos novos dados úteis sobre benefícios e riscos de um fármaco dessa maneira. Todavia, até recentemente, a agência tinha pouca autoridade para obrigar o fabricante de um fármaco a concluir esses estudos, visto que seu principal poder regulador, após a aprovação de um fármaco, tem sido limitado à "opção extrema" de ameaçar retirá-lo do mercado — medida que frequentemente não é possível na ausência de outros dados.

Anualmente, a agência fornece um relatório informando como esses "compromissos pós-comercialização" estão sendo cumpridos pelos fabricantes. Um relatório apresentado pelo Government Accountability Office observou que até metade dos estudos de segurança pós-comercialização "obrigatórios" solicitados pelo órgão não havia sido iniciada, mesmo anos após o início do uso do fármaco em larga escala. A preocupação com esses problemas foi intensificada pela conscientização pública de vários problemas proeminentes de segurança de fármacos, em particular o *rofecoxibe* (Vioxx®). O fármaco foi amplamente utilizado durante 5 anos antes de ser retirado do mercado, após um estudo ter demonstrado que ele quase duplicou o risco de infarto do miocárdio ou de acidente vascular encefálico. Um relatório publicado em 2006 pelo Institute of Medicine assinalou a necessidade de mudanças radicais no modo pelo qual a FDA considera a segurança dos fármacos (ver adiante).

► Farmacoepidemiologia

A farmacoepidemiologia é o estudo dos desfechos de um fármaco em grandes populações de pacientes. Para compreender essa abordagem, é preciso pensar nos efeitos do fármaco de modo diferente da farmacologia convencional (Tabela 51.1). Essa perspectiva considera *população* o sistema experimental a ser estudado. Os medicamentos podem ser considerados variáveis introduzidas no sistema assim como poderiam ser estudados em paciente individual, cultura tecidual ou preparação de células isoladas. As diferenças são que nas populações geralmente não ocorre randomização, a tomada de decisão e o comportamento de médicos e pacientes podem modificar o efeito do fármaco, os resultados são medidos em termos de probabilidade (ou taxa) de eventos e as escalas empregadas na análise são muito maiores do que aquelas usadas na farmacologia convencional, incluindo milhões de pacientes e milhões de anos de exposição.

A importância da farmacoepidemiologia é ressaltada pela quantidade de retiradas do mercado de fármacos proeminentes nos últimos anos. Cada uma dessas retiradas foi precedida de efeitos adversos graves ou fatais, que não foram reconhecidos ou que foram subestimados por ocasião de sua aprovação (Tabela 51.2). Ferramentas de farmacoepidemiologia possibilitam identificar efeitos adversos que talvez passem despercebidos nos ensaios clínicos randomizados porque são raros, representam aumento de risco a partir de um valor basal já elevado (p. ex., aumento no risco de infarto do miocárdio ou de acidente vascular encefálico em pacientes idosos), ocorrem principalmente em grupos de pacientes sub-representados nos ensaios clínicos (p. ex., idosos, crianças, gestantes), levam muitos meses (ou anos) para se manifestar, surgem principalmente com a coadministração de outros fármacos específicos e/ou ocorrem principalmente em pacientes que apresentam comorbidade ou genótipo específicos.

Fontes de dados farmacoepidemiológicos

Quando um fármaco é usado de modo rotineiro, as informações sobre de seus efeitos adversos podem vir de uma variedade de fontes. Estas incluem (1) relatórios espontâneos apresentados à FDA ou ao fabricante por médicos, outros profissionais de saúde ou pacientes; (2) análise de grandes conjuntos de dados reunidos por organizações mantenedoras de saúde, programas de governo ou seguradoras privadas no processo de reembolso de medicamentos e serviços clínicos; (3) registros em andamento de pacientes em uso de medicamento específico ou com determinada doença; e (4) estudos *ad hoc* destinados a responder a questão específica. Cada método tem seus pontos fortes e fracos, os quais precisam ser considerados na avaliação da qualidade dos dados obtidos de determinada fonte.

Relatos espontâneos

Por falta de outra opção, relatos espontâneos têm sido uma das fontes de informações mais usadas pela FDA no acompanhamento dos efeitos adversos dos fármacos comercializados. Esses relatos são enviados por médicos ou pacientes aos fabricantes ou à FDA, descrevendo evento adverso observado em um paciente que pode ter sido relacionado com o fármaco. O poder dos relatos espontâneos é que constituem frequentemente o primeiro sinal de um efeito não suspeitado previamente (p. ex., valvopatia cardíaca em pacientes que usam supressores do apetite do tipo da fenfluramina).

Embora esses relatos possam ser úteis para produzir novas hipóteses, eles têm limitações importantes. Em primeiro lugar, a maioria (90 a 99%) das doenças induzidas por fármacos nunca é relatada; isso é verdadeiro até mesmo para efeitos adversos graves previamente desconhecidos. A taxa de relatos é extremamente influenciada pela novidade de um fármaco, por relatos na literatura médica e na mídia, além de outros fatores. Como esses relatos têm origem em populações indefinidas de usuários, é difícil obter muitos dados a partir de sua frequência — uma questão importante quando se tenta comparar a incidência de determinado efeito adverso conhecido entre um fármaco e outros membros da mesma classe. A limitada disponibilidade de dados clínicos sobre o caso relatado também pode prejudicar os esforços na avaliação dos fatores de confundimento passíveis de distorcer a relação fármaco-desfecho (ver discussão adiante).

Bancos de dados automatizados

A utilização de bancos de dados automatizados na atenção à saúde tornou-se cada vez mais importante para definir associações entre medicamentos e efeitos adversos. Quase todas as prescrições feitas para pacientes são registradas em banco de dados computadorizado, frequentemente para fins de fatu-

TABELA 51.1 Farmacologia convencional *versus* farmacoepidemiologia.

FARMACOLOGIA CONVENCIONAL	FARMACOEPIDEMIOLOGIA
Quantidade modesta de pacientes estudados	Populações de pacientes estudados
Relações doses-respostas diretas	Definição das probabilidades de benefício e risco
Foco na biologia	Foco no comportamento dos profissionais que prescrevem e dos pacientes, bem como na biologia
Resultados de curto prazo	Período mais longo de estudo
Dificuldade em estudar eventos raros	Capacidade de identificar eventos raros

TABELA 51.2 Importantes retiradas do mercado de fármacos amplamente usados.

NOME GENÉRICO	RAZÃO DA RETIRADA DO MERCADO
Bronfenaco	Hepatotoxicidade
Mibefradil	Hipotensão, bradicardia
Fenfluramina/fentermina	Hipertensão pulmonar, valvopatia cardíaca
Troglitazona	Hepatotoxicidade
Cerivastatina	Rabdomiólise
Fenilpropanolamina	Hemorragia intracerebral
Rofecoxibe	Infarto do miocárdio, acidente vascular encefálico
Valdecoxibe	Síndrome de Stevens-Johnson, infarto do miocárdio

ramento, tornando-o o único componente totalmente "a cabo" do sistema de serviços de saúde. Para muitos pacientes, os contatos clínicos individuais (p. ex., consultas médicas, hospitalizações, procedimentos, exames complementares) são registrados pelo mesmo motivo, habitualmente com um ou mais diagnósticos associados, em bancos de dados de faturamento separados. Mesmo quando esses serviços são fornecidos sem qualquer coordenação, o rastro dos dados produzido possibilita a avaliação da frequência de uso de determinado fármaco em uma população definida de pacientes, bem como a frequência de resultados específicos (desejados ou indesejados) nos usuários desses fármacos.

Se uma população é relativamente bem definida e estável (como pode ocorrer em muitos programas de seguro públicos e em algumas organizações mantenedoras de saúde), é possível avaliar as exposições e os resultados de modo sistemático. Com a disponibilidade de informações clínicas adequadas nesses conjuntos de dados (p. ex., diagnósticos, quantidade e duração das hospitalizações por motivos específicos), é possível conduzir estudos rigorosos de relações específicas entre fármacos e desfechos, conforme descrito adiante. Uma séria preocupação com o emprego desses bancos de dados com base na utilização dos fármacos tem sido a natureza limitada e frequentemente não validada da informação diagnóstica, particularmente no contexto ambulatorial. É preciso ter cuidado na avaliação dessa informação. Enquanto uma prescrição feita para suprimento de 30 dias de sinvastatina 30 mg pode ser especificada sem qualquer ambiguidade em um arquivo de dados de farmácia, a presença (ou ausência) de um código para depressão, alergia medicamentosa ou insuficiência cardíaca pode representar um espectro muito mais amplo de realidade clínica. Alguns diagnósticos podem ser estabelecidos com absoluta certeza a partir de dados computadorizados, como, por exemplo, fratura de quadril com reparo cirúrgico ou hospitalização com infarto do miocárdio. Outros podem exigir a validação de um diagnóstico computadorizado ao rever o registro médico primário. Felizmente, à medida que a quantidade e a qualidade dessas informações aumentam, particularmente com a proliferação de registros médicos eletrônicos, essa limitação diminui.

Registros de pacientes

No caso de alguns fármacos, a FDA solicita que o fabricante acompanhe todos os pacientes (ou uma amostra bem definida de todos os pacientes) que usam o fármaco. Essa solicitação pode ser feita tanto para definir quanto para evitar efeitos adversos perigosos específicos (p. ex., a agranulocitose que pode ocorrer com o uso da *clozapina*, um medicamento antipsicótico).

Estudos ad hoc

Muitas questões importantes em farmacoepidemiologia não podem ser resolvidas por esses métodos, porém precisam ser respondidas pela coleta de dados *de novo* em grupos específicos de pacientes portadores de determinada doença ou pacientes em uso de uma classe específica de medicamentos. Um exemplo é a definição de sonolência súbita incontrolável (algumas vezes denominada "crises de sono") em pacientes em uso de agonistas da dopamina para o tratamento da doença de Parkinson (DP). Esses eventos não foram documentados sistematicamente na maioria dos ensaios clínicos de grande porte com tais fármacos, tampouco foram provavelmente registrados como novo diagnóstico em uma consulta médica. Para determinar se alguns fármacos provocam esse problema mais do que outros, é necessário entrevistar uma grande amostra de pacientes com DP, utilizando diferentes classes de medicamentos.

Estratégias de estudo

Quando é identificada uma fonte de dados farmacoepidemiológicos, utilizam-se métodos estatísticos para avaliá-los e chegar a conclusões sobre as associações entre determinado fármaco e possíveis efeitos adversos. Os dois tipos mais comuns de análises empregadas nesse procedimento são estudos de coorte e estudos de caso-controle. Cada um é delineado para avaliar estatisticamente o risco de certo desfecho adverso associado à exposição a um fármaco específico.

Estudos de coorte e de caso-controle

Nos estudos de coorte, identificam-se dois grupos de pacientes: um exposto a determinado medicamento (p. ex., indivíduos com artrite tratados com um AINE específico) e outro, o mais semelhante possível, que não fez uso do fármaco (p. ex., indivíduos com artrite de gravidade comparável tratados com AINE diferente). Em seguida, ambos são acompanhados longitudinalmente para determinar quantos pacientes de cada grupo apresentarão um efeito adverso de interesse (p. ex., infarto do miocárdio; Figura 51.1). Embora isso possa ser realizado em tempo real, na situação mais comum, a exposição (ou não exposição) que ocorreu no passado é definida a partir de um banco de dados, a fim de que os eventos subsequentes possam ser analisados de modo retrospectivo. Os estudos de coorte possibilitam medir as verdadeiras taxas de incidência (*i. e.*, a probabilidade de determinado desfecho após o uso de um fármaco específico) e rastrear múltiplos desfechos.

Nos estudos de caso-controle, deve-se especificar o evento que define o caso (p. ex., infarto do miocárdio) e identificar um grupo de pacientes em uma população que já tenha apresentado esse evento. Estes são os casos. Os controles são pacientes da mesma população, o mais semelhantes possível aos casos, que não apresentaram o desfecho em questão (p. ex., pacientes com idade, sexo e fatores de risco cardíaco semelhantes, porém que não sofreram infarto do miocárdio). Em seguida, efetua-se uma análise retrospectiva, antes da ocorrência (ou não ocorrência) do evento em questão, para rever todos os medicamentos tomados pelos casos e pelos controles, a fim de determinar se o uso de um fármaco específico foi maior do que o esperado entre os casos do que entre os controles (Figura 51.1). O planejamento do estudo de caso-controle será mais eficiente do que o do estudo de coorte se o resultado de interesse for raro e se houver necessidade de entrevistar todos os participantes do estudo, visto que é possível concentrar-se em um grupo selecionado de indivíduos que comprovadamente tiveram o desfecho de interesse.

Avaliação de risco

No nível mais básico, os estudos de coorte e de caso-controle produzem dados que formam uma tabela 2 × 2, definindo presença ou ausência de exposição ao fármaco de interesse, bem como presença ou ausência de desfecho adverso. Os dados podem ser distribuídos em quatro células, como mostra a Figura 51.2: pacientes que usaram o fármaco de interesse e tiveram o desfecho (*A*); pacientes que usaram o fármaco, mas não tiveram o desfecho (*B*); pacientes que não usaram o fármaco, mas mesmo assim tiveram o desfecho (*C*); e pacientes que não usaram o fármaco e não tiveram o desfecho de interesse (*D*).

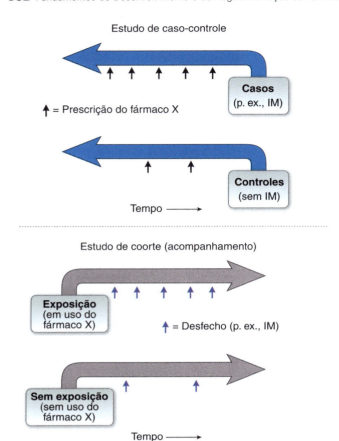

Estudo de caso-controle

↑ = Prescrição do fármaco X

Casos (p. ex., IM)

Controles (sem IM)

Tempo ⟶

Estudo de coorte (acompanhamento)

Exposição (em uso do fármaco X)

↑ = Desfecho (p. ex., IM)

Sem exposição (sem uso do fármaco X)

Tempo ⟶

FIGURA 51.1 Esquema dos estudos de caso-controle e de coorte. *Em cima.* Em um estudo de caso-controle, os casos são identificados como pacientes em uma população que apresentaram o evento definidor do caso (p. ex., infarto do miocárdio); os controles são pacientes da mesma população, o mais semelhantes possível aos casos, mas que não tiveram o desfecho de interesse. Todos os medicamentos usados pelos casos e pelos controles são revistos de modo retrospectivo para determinar se o uso de um medicamento específico foi maior entre os casos do que entre os controles. *Embaixo.* Em um estudo de coorte, são identificados dois grupos de pacientes: um que foi exposto a determinado fármaco e outro, o mais semelhante possível ao grupo exposto, que não o usou. Todos os pacientes são acompanhados longitudinalmente para determinar quantos em cada grupo desenvolvem um desfecho específico de interesse (p. ex., infarto do miocárdio).

As células *A* e *D* são concordantes para a relação fármaco-desfecho, enquanto as células *B* e *C* são discordantes. O produto $A \times D$ dividido pelo produto $B \times C$ reflete a força dessa associação. Nos estudos de coorte, isso é denominado *risco relativo*; nos de caso-controle (contanto que o resultado do caso não seja comum), *razão de chances*. Risco relativo (ou razão de chances) igual a 2 significa que os pacientes que usam o fármaco têm probabilidade duas vezes maior de apresentar o resultado do que os que não o usam; risco relativo ou razão de chances igual a 0,5 significa que os usuários do medicamento têm metade da probabilidade dos não usuários de apresentar o resultado (*i. e.*, o fármaco exerce efeito protetor para esse resultado).

Questões no delineamento e na interpretação do estudo

Os epidemiologistas e os estatísticos criaram várias estratégias para corrigir os problemas inerentes aos estudos observacionais. O mais importante deles é o *confundimento*. Refe-

	Resultado adverso	Ausência de resultado adverso
Exposição ao fármaco	A Exposição + Desfecho +	B Exposição + Desfecho –
Ausência de exposição ao fármaco	C Exposição – Desfecho +	D Exposição – Desfecho –

FIGURA 51.2 Análise básica de dados de estudos de caso-controle e coorte. A tabela 2 × 2 é definida por ocorrência ou não de exposição ao fármaco de interesse, bem como por presença ou ausência do desfecho de interesse. As células **A** a **D** incluem, respectivamente, pacientes que tomaram o fármaco e apresentaram o desfecho **(A)**, pacientes que usaram o fármaco, mas não tiveram o desfecho **(B)**, pacientes que não tomaram o fármaco, mas mesmo assim apresentaram o desfecho **(C)** e pacientes que não usaram o fármaco e não tiveram o desfecho **(D)**. Em termos simples, o produto **A** × **D** dividido pelo produto **B** × **C** reflete a força de associação entre fármaco e desfecho. Nos estudos de caso-controle (contanto que o resultado do caso não seja comum), essa razão é conhecida como *razão de chances*; nos de coorte, como *risco relativo*.

re-se à possibilidade de o fármaco não produzir o resultado de interesse, embora pareça estar associado a ele, visto que ambos estão relacionados com um terceiro fator de confundimento. Por exemplo, o câncer de pulmão é mais comum entre pessoas que consomem café; isso não significa que café cause câncer de pulmão, porém refere-se ao fato de que pessoas que consomem café têm mais probabilidade de ser fumantes. Para resolver o confundimento, os pesquisadores tentam obter a maior quantidade possível de informações sobre as características dos pacientes que usam cada fármaco estudado. Os pacientes aos quais foi prescrito um fármaco eram mais velhos do que os tratados com um fármaco comparativo? Ou estavam mais doentes? Ou havia maior probabilidade de uso (ou de não uso) de outros medicamentos passíveis de influenciar determinado resultado? Por exemplo, em um estudo que compara as taxas de infarto do miocárdio em pacientes que utilizam *rofecoxibe* (Vioxx®) e em pacientes que utilizam *celecoxibe* (Celebrex®), *ibuprofeno* (Motrin®), ou que não utilizam AINE, é desejável saber o máximo possível sobre a história de doença cardiovascular desses indivíduos, bem como de seus fatores de risco cardíacos. Se essas características estiverem uniformemente equilibradas entre os usuários de diferentes fármacos, não haverá probabilidade de que isso represente um problema. Em caso contrário (p. ex., se os usuários do rofecoxibe tiverem mais probabilidade de serem fumantes do que os usuários de celecoxibe ou tiverem menos probabilidade de tomar doses profiláticas de ácido acetilsalicílico), seria necessário ajustar isso na análise. Esse ajuste pode ser obtido por técnicas estatísticas avançadas, incluindo regressão múltipla, escores de propensão ou métodos instrumentais variáveis.

Confundimento por indicação

Em um ensaio clínico randomizado, os indivíduos são distribuídos arbitrariamente para um tratamento ou outro. Se o estudo for suficientemente grande, e se a randomização for adequada, provavelmente as diferenças observadas nos resultados entre indivíduos nos diversos braços do estudo serão resultantes dos diferentes tratamentos administrados, visto que eles eram (por definição) semelhantes nos demais aspectos. Por outro lado, em um estudo observacional, o pesquisador é obrigado a analisar os desfechos em pacientes para os quais um médico já decidiu prescrever o Fármaco A *versus* o Fármaco B *versus* nenhum fármaco. Por conseguinte, é necessário ir além da simples formulação 2 × 2 anteriormente descrita para ajustar as relações observadas, de modo a controlar as diferenças que podem ter existido antes de os pacientes usarem os fármacos estudados.

Por exemplo, pacientes em tratamento com anti-hipertensivos tendem a apresentar mais doença cardiovascular do que um grupo de indivíduos da mesma comunidade, pareados por idade e sexo, que não faz uso desses fármacos. Naturalmente, isso não se deve ao fato de que medicamentos para controle da pressão arterial causem doença cardíaca; pelo contrário, os fármacos anti-hipertensivos reduzem o risco de doença cardiovascular (incluindo insuficiência cardíaca, infarto do miocárdio e acidente vascular encefálico) nesses pacientes. Entretanto, embora tais medicamentos reduzam esse risco, eles não o eliminam por completo. Além disso, muitos pacientes com hipertensão iniciam o tratamento em idade mais avançada ou não seguem adequadamente o esquema prescrito. Consequentemente, os usuários de medicamentos anti-hipertensivos apresentam taxa mais alta de doença cardíaca do que indivíduos demograficamente idênticos que não fazem uso de medicamento para controle da pressão arterial. Esse problema é conhecido como *confundimento por indicação*.

Viés de seleção

Um segundo problema decorre do fato de que, na assistência de rotina, o uso de fármacos pelos pacientes é determinado por seus médicos, e não pelo observador. Por exemplo, quando *fluoxetina* (Prozac®) introduziu pela primeira vez os antidepressivos da classe dos inibidores seletivos da recaptação da serotonina (ISRS) no final da década de 1980, surgiram relatos de que os pacientes deprimidos tratados com o novo fármaco tinham mais tendência a cometer suicídio do que os que usavam antidepressivos mais antigos, como os tricíclicos (*amitriptilina*, *nortriptilina*, *desipramina*). Na verdade, ainda existe a preocupação (com base em ensaios clínicos randomizados controlados por placebo) de que os ISRS possam precipitar pensamentos suicidas ou tentativas de suicídio em alguns pacientes, particularmente adolescentes e crianças. Entretanto, os relatos iniciais de risco aumentado sugerem que o *viés de seleção* poderia fornecer outra explicação para o suicídio em usuários de fluoxetina. Os pacientes com resposta satisfatória aos antidepressivos mais antigos teriam menos tendência a trocar seu medicamento pelo novo fármaco quando este foi lançado no mercado. O uso do novo medicamento teria sido desproporcionalmente maior em pacientes deprimidos que não estavam apresentando boa resposta — talvez os que continuavam a considerar o suicídio. Além disso, a LD_{50} para os fármacos antigos é baixa, em virtude de sua toxicidade cardiovascular, enquanto é muito mais difícil ingerir um ISRS em quantidade suficiente para causar superdosagem fatal. Por conseguinte, o médico preferiria que um paciente potencialmente suicida tivesse em casa um suprimento de fluoxetina do que um de antidepressivos tricíclicos. Qualquer que seja o risco subjacente de suicídio causado por um desses fármacos, tais fatores isolados seriam combinados para criar um perfil de maior taxa de suicídio entre os usuários de fluoxetina, em comparação aos usuários de antidepressivos tricíclicos em um estudo observacional.

Efeito do "usuário saudável"

Vários estudos epidemiológicos de uso e desfechos de fármacos definiram relações que não foram confirmadas em ensaios clínicos controlados randomizados. Tais relações incluem diminuição das taxas de doença cardíaca, incontinência de estresse e depressão em mulheres em uso de estrogênio após a menopausa, e redução das taxas de câncer e de doença de Alzheimer em pacientes em uso de estatinas. Com frequência, esses estudos parecem ser comprometidos pelo denominado "efeito do usuário saudável". Os pacientes usuários regulares de qualquer medicamento preventivo parecem ser diferentes daqueles que não exibem esse comportamento: são mais propensos a procurar o médico em busca de tratamento preventivo, ou pelo menos estão mais abertos para recebê-lo, e seus médicos são suficientemente orientados para a prevenção para fazer esse tipo de prescrição. Provavelmente, esses pacientes também têm mais tendência a exibir outros comportamentos de promoção da saúde, como não fumar, controlar o peso, praticar exercícios físicos e seguir os esquemas dos fármacos prescritos.

Vários ensaios clínicos randomizados de grande porte comprovaram um ponto semelhante: os pacientes que usam placebo e aderem ao esquema do comprimido fictício apresentam melhores resultados (incluindo taxa de mortalidade) do que aqueles que não aderem ao "esquema" placebo. Como o conteúdo do placebo não poderia ter produzido esse efeito, os achados fornecem evidências claras de que os pacientes que têm comportamento regular de promoção da saúde são mais propensos a apresentar melhores resultados clínicos, sem considerar o efeito terapêutico de um fármaco específico em seu esquema. Para resolver essa questão nos estudos observacionais, alguns grupos de pesquisa começaram a utilizar apenas "controles ativos" como grupos de comparação — por exemplo, comparando pacientes que aderem a esquemas de estatina com pacientes que aderem a esquemas de outros fármacos profiláticos, em lugar de comparar simplesmente esses pacientes com outros que não fazem uso de estatinas.

Interpretação da significância estatística

Na avaliação dos resultados de estudos observacionais e ensaios clínicos randomizados, existe a convenção de utilizar um valor p de 0,05 como limiar ou referência de significância estatística. Esse critério é frequentemente interpretado de maneira equivocada como indicando que um achado é "real" se o valor p para a diferença entre os grupos for abaixo desse valor, e "não real" se estiver acima. Todavia, leitores mais sofisticados compreendem que esse ponto de corte é amplamente arbitrário (comparado, por exemplo, a um valor de p de 0,03 ou 0,07), e que também é preciso dispensar atenção à magnitude da diferença. Por exemplo, uma diferença de $p < 0,05$ entre um novo fármaco e o placebo pode ser clinicamente insignificante se houver apenas uma diferença de 2% na amplitude do efeito.

A situação é ainda mais crítica na avaliação da significância estatística de dados sobre eventos adversos, seja de ensaio clínico randomizado ou análise observacional. É útil lembrar que o valor de p é determinado pelo tamanho da amostra e pela magnitude de uma diferença observada. A maioria dos ensaios clínicos tem poder suficiente para detectar uma diferença entre o fármaco do estudo e seu comparador na produção de um desfecho clínico relativamente comum (p. ex., redução de pressão arterial ou de níveis de LDL). Todavia, há estudos que não tendem a apresentar poder estatístico adequado para encontrar diferença "significativa" entre os grupos quando os desfechos são muito mais raros (p. ex., redução da função renal). A adesão a um padrão de "$p < 0,05$" para efeitos adversos raros pode levar a ignorar riscos importantes que um estudo não tenha tido o poder de detectar.

A solução não é incluir todas as diferenças nas taxas de efeitos adversos, independentemente de suas propriedades estatísticas. Na verdade, devem-se considerar atentamente essas diferenças de taxas e procurar outras evidências para esclarecer relações preocupantes, mesmo que não sejam "significantes" em termos de valor de p. Por exemplo, quando a FDA estava avaliando o risco de pensamentos e ações suicidas em adolescentes e crianças em uso de antidepressivos ISRS em ensaios clínicos controlados por placebo, as taxas desses resultados relativamente raros foram, em geral, mais altas em pacientes tratados do que naqueles randomizados para o grupo placebo. Cada estudo individual não encontrou um nível de significância ($p < 0,05$) para essas diferenças. Todavia, quando a FDA agregou os dados de todos esses ensaios clínicos (em alguns casos, anos após a conclusão dos estudos), ficou claro que o risco em todos os estudos estava bem definido e consistente (e também atendia ao nível convencional de $p < 0,05$).

O problema inverso é observado quando se considera a significância estatística de dados de grandes estudos epidemiológicos populacionais. Nesse caso, o tamanho da amostra (poder) não constitui uma limitação, particularmente quando os estudos empregam dados de milhares de pacientes mediante o uso de banco de dados automatizado. Uma diferença de 4 ou 5% nas taxas de determinado efeito (seja ele terapêutico ou adverso) pode alcançar um valor de p de $< 0,001$, simplesmente devido ao enorme tamanho da população estudada. Mas aqui, mesmo que o achado pareça ter significância estatística, uma diferença de magnitude tão pequena pode ter pouca ou nenhuma importância clínica.

► Efeitos adversos de fármacos e sistema de atenção à saúde

As séries de retiradas do mercado relacionadas com a segurança de fármacos comumente usados na década de 1990 e no início da década de 2000 levaram a renovado interesse no desenvolvimento de estratégias para evitar esses problemas, ou pelo menos limitar a porcentagem de pacientes expostos a risco, identificando mais cedo os efeitos adversos. Consequentemente, o conceito de "manejo de risco" passou a ser tema importante no desenvolvimento e na regulação dos fármacos.

Avaliação de riscos e benefícios

Conforme assinalado anteriormente, novos produtos frequentemente não são comparados com as opções existentes durante sua avaliação para aprovação, e esses estudos também não costumam ser realizados após a aprovação. Por conseguinte, no caso de fármacos com riscos conhecidos, é difícil saber se determinado efeito adverso ocorre mais comumente com um novo fármaco do que com outro da mesma classe (p. ex., hemorragia gastrintestinal com AINE ou rabdomiólise com estatinas). Taxa mais alta de determinado evento adverso poderia ser aceitável para um fármaco específico se fosse acompanhada de eficácia substancialmente maior. Todavia, nesse caso, a ausência de ensaios clínicos comparativos entre fármacos ativos (*head-to-head*) dificulta esse tipo de avaliação. Assim, na maioria dos casos, o clínico precisa tomar decisões terapêuticas sem dados necessários para fazer opções com rigor. Um recente projeto

desenvolvido para remediar esse problema consiste na orientação para uma pesquisa de eficiência comparativa — um programa de estudos patrocinados pela comunidade para avaliar sistematicamente tratamentos entre si. Esse projeto foi iniciado em 2009, com investimento federal de 1,1 bilhão de dólares, e espera-se que seja importante componente dos programas de pesquisa de vários órgãos federais.

O uso clínico de medicamentos é extremamente influenciado pelos 30 bilhões de dólares gastos anualmente pela indústria farmacêutica na comercialização de seus produtos. Esses gastos concentram-se de modo acentuado na fase inicial, com grandes quantias gastas logo após o lançamento de um fármaco para maximizar as vendas durante o maior número possível de anos enquanto a patente estiver válida. Ironicamente, isso significa que a maior promoção de um medicamento ocorre durante o período em que se tem menor experiência com seu uso e seus efeitos na população como um todo. Por ocasião da aprovação, pode não haver muitas informações (ou mesmo nenhuma) na literatura revista por especialistas sobre a eficácia e a segurança de um fármaco, de modo que as fontes promocionais de informação constituem frequentemente os principais meios pelos quais os médicos tomam conhecimento dos novos produtos. Os críticos da indústria afirmaram que, com frequência, esses materiais ressaltam os benefícios de modo mais persuasivo do que alertam para os riscos. Como alternativa, surgiram vários programas inovadores que fornecem aos médicos um *marketing* não comercial de dados com base em evidência sobre benefícios, riscos e custos de fármacos.

Papel da FDA

Assim como a tragédia da talidomida no início da década de 1960 ajudou a impulsionar uma onda de reformas reguladoras, que deu à FDA nova autoridade para exigir comprovação de eficácia antes da aprovação de um fármaco, a retirada do mercado do rofecoxibe (Vioxx®), em 2004, também estimulou outra reforma reguladora, particularmente no modo de detecção e acompanhamento de eventos adversos. Questão vigorosamente debatida foi a falta de autoridade clara para exigir estudos de riscos dos fármacos após sua comercialização. Embora esse órgão tenha considerável influência sobre os fabricantes durante o processo inicial de aprovação do fármaco, tem pouco poder para exigir estudos subsequentes, quando o fármaco já se encontra no mercado. As revisões governamentais demonstraram que, mesmo quando estudos de segurança após comercialização são exigidos por ocasião da aprovação, frequentemente não são concluídos ou sequer iniciados (ver anteriormente). Isso ajuda a explicar o atraso na detecção de efeitos adversos importantes e nas medidas tomadas. A racionalização da resposta nacional a esse problema tornou-se meta primordial da política pública. Em 2007, as *emendas do estatuto da FDA* concederam ao órgão a autoridade e a responsabilidade de conduzir sua própria vigilância sistemática de eventos adversos dos fármacos comercializados, modificar a bula oficial de um fármaco para alertar sobre riscos de segurança (tal autoridade estava anteriormente nas mãos do fabricante) e compelir as empresas farmacêuticas a conduzir estudos de acompanhamento para problemas potenciais de segurança. Essa legislação também exigiu e patrocinou a criação de um "Sistema Sentinela" de âmbito mundial para usar grandes conjuntos de dados automatizados obtidos de uma variedade de sistemas de assistência à saúde a fim de conduzir vigilância contínua de segurança dos fármacos após sua comercialização.

Questões legais e éticas

As controvérsias no que concerne à segurança dos fármacos nos últimos anos (ver Tabela 51.2) fizeram com que muitos profissionais da área médica, o governo e a população em geral perguntassem como a responsabilidade deveria ser distribuída com a descoberta de importantes dados de efeitos adversos e medidas tomadas. Há crescente consenso de que, além da maior vigilância mantida pela FDA, deve-se esperar também que o fabricante de um fármaco atue como "supervisor de sua molécula", sendo responsável pela pesquisa proativa de possíveis danos além do mínimo exigido por lei. Júris e tribunais concordaram com essa ideia; as indenizações legais ultrapassaram 1 bilhão de dólares no caso da *cerivastatina* (Baycol®) e 21 bilhões de dólares no caso da *fenfluramina* e da *dexfenfluramina* (Redux®), mesmo na ausência de provas criminais.

▶ Conclusão e perspectivas

Os avanços em disponibilidade e detalhes dos dados eletrônicos sobre definição do uso de fármacos e ocorrência de eventos clínicos em populações muito grandes, aliados aos progressos nos campos da informática e do processamento de dados, possibilitaram realizar com rigor e eficiência sofisticada vigilância dos desfechos do uso rotineiro de medicamentos. Esses dados serão ainda mais úteis com as técnicas metodológicas avançadas, como escores de propensão e variáveis instrumentais, para melhorar o controle do confundimento nos estudos observacionais. As análises farmacoepidemiológicas baseadas nesses progressos podem fundamentar a tomada de decisões — tanto à cabeceira do paciente quanto em nível político — fundamentada na ciência, e não em palpites, medos ou propaganda.

Do ponto de vista biológico, a detecção sistemática de efeitos adversos será beneficiada pelo desenvolvimento de ferramentas de pesquisa para prever de modo mais acurado as toxicidades de novos compostos e sinalizá-las para vigilância intensiva uma vez comercializado o fármaco. Além disso, a farmacogenômica (ver Capítulo 6) está tratando muitas dessas questões a partir das perspectivas de diferenças hereditárias no metabolismo dos fármacos (farmacocinética) e nas respostas a eles (farmacodinâmica).

Leitura sugerida

Avorn J. *Powerful Medicines: the Benefits, Risks, and Costs of Prescription Drugs.* New York: Knopf; 2005. (*Exame das inter-relações das companhias farmacêuticas, da FDA e dos profissionais que prescrevem medicamentos.*)

Baciu A, Stratton K, Burke S, eds. *The future of drug safety: promoting and protecting the health of the public.* Washington, DC: National Academies Press; 2006. (*Influente estudo do comitê do Institute of Medicine feito a partir da abstinência de Vioxx®.*)

Schneeweiss S, Rassen JA, Glynn RJ, et al. High-dimensional propensity score adjustment in studies of treatment effects using health care claims data. *Epidemiology* 2009; 20:512–522. (*Descrição de inovadora abordagem na utilização de banco de dados eletrônicos em larga escala para estudar os lançamentos no comércio de fármacos.*)

Strom B. *Pharmacoepidemiology.* New York: John Wiley & Sons; 2005. (*Livro abrangente sobre farmacoepidemiologia.*)

U. S. Government Accountability Office. Drug safety: improvement needed in FDA's postmarket decision-making and oversight process. March 2006. (*Aborda o debate recente sobre a vigilância pós-comercialização.*)

Parte 8

Toxicologia Ambiental

52
Toxicologia Ambiental

Laura C. Green, Sarah R. Armstrong, Joshua M. Galanter e Armen H. Tashjian, Jr.

▶ Introdução

Toxicologia ambiental é o estudo dos efeitos deletérios de agentes físicos, químicos ou microbiológicos existentes em ar, água, alimentos ou outros meios. Nesse contexto, exposições veiculadas pelo ar incluem aquelas recebidas por fumantes (cigarros) e pessoas que trabalham em várias indústrias, bem como as recebidas por todos nós, quais sejam as de poluentes ambientais. Muitos dos princípios e mecanismos pertinentes à toxicidade farmacológica, discutidos no Capítulo 5, também se aplicam a intoxicantes não farmacológicos. O dogma da dose-resposta, em especial, explica por que exposições de nível baixo a substâncias químicas ubíquas são, em geral, inofensivas, enquanto níveis crescentes de exposição conferem aumentados riscos de lesão.

Nos EUA e em outros países, as ações de agências reguladoras, como a Food and Drug Administration, a Occupational Safety and Health Administration e a Environmental Protection Agency, resultam em alimentos, locais de trabalho e ambientes que são significativamente mais seguros que nos meados do século 20 e antes disso. Não obstante, intoxicações acidentais, intoxicação alimentar, tabagismo (cigarros), consumo excessivo de bebidas alcoólicas e o legado de superexposições ocupacionais a asbesto, sílica e outros carcinógenos ocupacionais ainda representam consideráveis ônus de doença. Do mesmo modo, embora a exposição excessiva de crianças e de outras pessoas ao metal tóxico chumbo seja cada vez menos frequente em grande parte do mundo (graças, primariamente, à retirada do tetraetil chumbo da gasolina e à redução do uso de pigmentos à base de chumbo), ainda existem fontes ambientais

do metal. Crianças com deficiência de ferro e cálcio correm risco ainda maior de apresentar doença neurocomportamental induzida por chumbo. Em todo o planeta, a prevalência de e as proteções contra agentes tóxicos variam muito, tanto de um país para outro como dentro de um mesmo país, de modo que a saúde de crianças, trabalhadores e outros é consideravelmente comprometida. Esse é especialmente o caso de grupos que sofrem desnutrição, infecções crônicas e outros agravos, que, *per se* e em conjunto com exposições tóxicas, são deletérios para a saúde.

▶ Toxicologia aguda e subcrônica

Numerosas substâncias podem provocar doença aguda grave e até mesmo morte. Nesta seção são descritas algumas causas comuns de intoxicação aguda e subcrônica, seus mecanismos de ação e, quando apropriado, seus tratamentos.

Monóxido de carbono

A combustão de qualquer material orgânico produz gás *monóxido de carbono* (*CO*) e outros produtos de combustão incompleta. Fornalhas para aquecimento domiciliar com ventilação insatisfatória, fornos a lenha e outras fontes de combustão podem resultar em acúmulo de monóxido de carbono em ambientes fechados até serem atingidos níveis tóxicos e mesmo letais. O gerador de propano no caso da família W não tinha sistema de ventilação satisfatório, causando níveis letais de monóxido de carbono dentro da casa. Nos EUA, aproximadamente 15 mil consultas nas emergências e 500 mortes anuais

CASO

A família W estava com problemas financeiros. Sr. W perdeu o emprego, e o trabalho como diarista de Sra. W também diminuiu. Após meses tentando equilibrar as finanças, Sr. W decidiu parar de pagar as contas do serviço de energia elétrica. Pediu emprestado um gerador de propano de um amigo, colocou-o na garagem e fez conexão com a casa. Naquela noite, Sr. W, sua esposa e seu filho adolescente jantaram em casa. Sra. W achou que estava ficando resfriada, Sr. W teve cefaleia e o filho estava irritado. Todos foram dormir cedo.

Na manhã seguinte, o filho deles faltou à escola, e Sra. W não foi para o trabalho. Os amigos telefonaram, mas ninguém respondia. A polícia foi chamada. Os policiais invadiram a casa e encontraram todos os três mortos em suas camas.

💡 Questões

1. Qual(is) agente(s) tóxico(s) poderia(m) ter causado a morte dessas pessoas?
2. Qual(is) é(são) o(s) exame(s) laboratorial(is) que poderia(m) confirmar a causa provável da morte?

---

são causadas por exposição excessiva a monóxido de carbono. Essas mortes são exclusivamente relacionadas com incêndios, muitas das quais também são parcialmente causadas por monóxido de carbono.

O monóxido de carbono provoca hipoxia tecidual por ligar-se fortemente ao ferro heme da hemoglobina, 200 vezes mais do que o oxigênio (O_2) o faz, reduzindo, assim, o transporte de oxigênio no sangue (Figura 52.1). Além disso, a *carboxi-hemoglobina* (*COHb*) desvia a curva de dissociação da oxi-hemoglobina (OHb) para a esquerda, impedindo a dissociação de O_2. O CO também se liga a citocromos e mioglobina em músculos cardíaco e esquelético; esse CO ligado pode funcionar como reservatório interno quando as concentrações sanguíneas de COHb diminuem. A ligação de CO à mioglobina no miocárdio interfere na fosforilação oxidativa, privando, assim, o músculo cardíaco de energia. Pacientes com distúrbios cardíacos são especialmente suscetíveis à intoxicação aguda por CO, e os sobreviventes de intoxicação de moderada a grave parecem correr risco maior de morte cardíaca anos após o incidente.

Como os sintomas iniciais de intoxicação por monóxido de carbono são inespecíficos, incluindo cefaleia, tontura e irritabilidade, o diagnóstico acurado é algumas vezes difícil. A família W não reagiu à presença de monóxido de carbono porque esse gás é inodoro e não irritativo, e os sintomas apresentados pouco antes de adormecerem não causaram alarme. Se a residência deles fosse equipada com detector de monóxido de carbono, suas mortes quase certamente teriam sido evitadas. A determinação da concentração de COHb é acurada, e concentrações superiores a aproximadamente 3% em não tabagistas e 5 a 10% em tabagistas indicam exposição incomum. (Observe-se que a P_{O_2} é provavelmente normal em paciente intoxicado por monóxido de carbono.) Sinais e sintomas de intoxicação aguda acompanham aproximadamente as concentrações de COHb, com cefaleia intensa, vômitos e alterações visuais, colapso e convulsões, quando as concentrações de COHb atingem 30 a 40% e 50 a 60%, respectivamente. A morte é provável em concentração de 70% de COHb e é possível em concentrações mais baixas.

Sobreviventes de formas graves de intoxicação por monóxido de carbono correm risco de lesão cerebral; áreas do cérebro com elevada demanda de oxigênio são provavelmente as mais comprometidas, embora mecanismos e desfechos da intoxicação por monóxido de carbono sejam diferentes daqueles de simples hipoxia. A neuropatia induzida por monóxido de car-

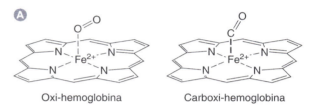

Oxi-hemoglobina   Carboxi-hemoglobina

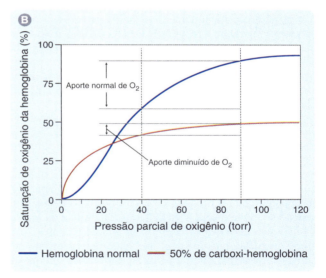

FIGURA 52.1 Mecanismo de intoxicação por monóxido de carbono. A. O sítio de ligação da hemoglobina é o heme ferroso que pode se ligar reversivelmente ao oxigênio. O monóxido de carbono impede a ligação ao oxigênio ao formar uma conexão com heme ferroso, a qual é significativamente mais forte que a ligação heme-oxigênio (*linha interrompida em negrito mais curta*). **B.** O monóxido de carbono interfere intensamente no transporte de oxigênio porque impede tanto a ligação do oxigênio quanto o aumento da afinidade do heme por oxigênio. Sob condições normais (*linha azul*), a hemoglobina está 85% saturada com oxigênio nos alvéolos (nos quais a pressão parcial de oxigênio é de aproximadamente 90 torr). Em pressões parciais teciduais (40 torr), a hemoglobina normal está 60% saturada com O_2. Portanto, em condições normais, 25% dos sítios da hemoglobina liberam oxigênio para os tecidos. Quando 50% dos sítios de ligação de oxigênio estão ocupados por monóxido de carbono (*linha vermelha*), a saturação de oxigênio da hemoglobina não consegue ser superior a 50% em uma pressão parcial de 90 torr. Em pressões parciais teciduais (40 torr), a saturação de oxigênio da hemoglobina não pode ser maior do que 50% à pressão parcial de 90 torr. Com pressão parcial tecidual (40 torr), a saturação de oxigênio da hemoglobina está ainda superior a 35%, indicando que menos de 15% dos sítios do heme conseguem liberar seu oxigênio para os tecidos.

bono é consequente a intensa vasodilatação cerebral, disfunção mitocondrial, morte celular por apoptose e, após a reoxigenação, lesão por reperfusão.

A meia-vida da carboxi-hemoglobina (COHb) é de aproximadamente 5 h no ar ambiente e diminui para aproximadamente 90 min em ambiente com 100% de O_2 em pressão normal. A terapia com oxigênio hiperbárico (3 atmosferas, 100% de O_2) consegue reduzir a meia-vida para aproximadamente 20 min e parece proteger contra lesão cerebral a longo prazo ao melhorar o metabolismo energético, minimizando peroxidação de lipídios e reduzindo aderência de neutrófilos. Uma regra prática é que vítimas com concentrações de COHb superiores a 25% (ou superiores a 15% em gestantes) deveriam receber terapia com oxigênio hiperbárico. Todavia, as concentrações de COHb são apenas indicadores aproximados de risco, e a oxigenoterapia hiperbárica é a opção preferida, sempre que disponível.

Cianeto

O íon cianeto ($C\equiv N^-$) é extremamente tóxico e, com frequência, é veneno letal. Pode ser inalado, ingerido ou absorvido pela pele de origens tão diversas quanto gás de cianeto de hidrogênio (ácido prússico ou ácido cianídrico), sais de cianeto, caroços de damasco, caroços de pêssego, caroços de cereja, mandioca, fumaça de incêndio e vapores de operações industriais de produção de placas de metal. Cianeto também é metabólito de nitrilos e nitroprussiato. Cianeto liga-se a íon férrico no centro heme binuclear a_3/Cu_B da citocromo c oxidase, bloqueando, assim, a respiração aeróbica e impedindo o uso celular de oxigênio. Isso provoca mudança para metabolismo anaeróbico e consequente acidose metabólica. Como na intoxicação por monóxido de carbono, a intoxicação por cianeto lesiona os tecidos com demanda elevada de oxigênio, como cérebro e coração.

Sinais e sintomas de intoxicação por cianeto dependem de dose e via de exposição e são de certo modo inespecíficos: cefaleia, confusão mental, alteração do estado mental, hipertensão arterial (em fase precoce) ou hipotensão (em fase tardia), náuseas e outros sintomas também são possíveis. Palidez ou cianose não estão presentes (pressupondo que não haja exposição concomitante a monóxido de carbono). A menos que a exposição ao cianeto seja notificada ou testemunhada, ou seja previsível por causa de profissão ou atividades recentes do paciente, o diagnóstico pode ser difícil. Algumas vezes, um odor de amêndoas amargas pode ser notado. Na medida em que cianeto é eliminado rapidamente do sangue e existem dificuldades técnicas, as determinações dos níveis sanguíneos de cianeto são demoradas, e os resultados não são confiáveis. Além disso, existe alguma produção endógena de cianeto em indivíduos saudáveis, e os tabagistas apresentam concentrações sanguíneas elevadas de cianeto. Existe alguma controvérsia sobre as concentrações sanguíneas de cianeto consideradas tóxicas ou potencialmente letais, contudo, 1 mg/ℓ (39 μmol/ℓ) é geralmente considerado um nível potencialmente letal.

O tratamento para intoxicação aguda por cianeto pode incluir descontaminação, medidas de suporte e administração de antídoto. A descontaminação implica simplesmente a remoção das roupas contaminadas, e deve-se tomar cuidado para evitar a exposição inadvertida dos socorristas ao material contendo cianeto. Medidas de suporte, incluindo suplementação de oxigênio, devem ter como meta prevenir falência de órgãos e controlar efeitos tóxicos, como coma, acidose láctica, hipotensão e insuficiência respiratória.

Nos EUA, o tratamento tradicional com antídoto para intoxicação aguda por cianeto consiste em um "*kit*" (CAK) composto por *nitrito de amila*, *nitrito de sódio* e *tiossulfato de sódio*. Os nitritos oxidam hemoglobina a metemoglobina para proporcionar um substrato que consiga competir com heme a_3 na citocromo a oxidase pelas moléculas de cianeto. De modo geral, nitrito de amila é administrado por inalação e atua rapidamente (eliminação rápida da corrente sanguínea), enquanto nitrito de sódio é administrado por via intravenosa, e sua ação é mais prolongada. O cianeto ligado a metemoglobina é oxidado ao relativamente atóxico tiocianato pela enzima *rhodanese* (também conhecida como *sulfotransferase*) e eliminado na urina. Tiossulfato de sódio fornece rápida fonte de enxofre para a reação de "detoxificação" e acelera o metabolismo do cianeto.

É importante mencionar que o uso do *kit* CAK implica risco considerável para o paciente, uma vez que uma fração substancial da hemoglobina deve ser convertida a metemoglobina para que possa competir efetivamente pelo íon cianeto. Algumas vezes, pressupõe-se que vítimas de inalação de fumaça (com níveis elevados de exposição a monóxido de carbono) tenham sido intoxicadas por gás cianeto. Esses pacientes já apresentam hipoxia antes de ser instituído o tratamento com CAK. A exacerbação da hipoxia pela conversão forçada de hemoglobina em metemoglobina pode ser deletéria para esses pacientes. A administração de CAK também deve ser evitada em gestantes e lactentes, que têm hemoglobina fetal e imaturidade da enzima metemoglobina redutase. Além disso, o antídoto CAK pode provocar hipotensão intensa que evolui para colapso cardiovascular.

Preocupações recentes com possível uso terrorista de cianeto resultaram na aprovação (2006) de um antídoto alternativo, a hidroxocobalamina (Cyanokit®), pela agência americana Food and Drug Administration (FDA). Esse membro da família da vitamina B_{12} é um composto endógeno que já era utilizado em doses mais baixas para tratamento de deficiência de vitamina B_{12}. Seu mecanismo de ação difere daquele dos componentes do CAK: o componente cobalto na hidroxocobalamina apresenta forte afinidade pelo cianeto e compete diretamente com o ferro férrico na citocromo c oxidase pelo cianeto, formando cianocobalamina atóxica, que é excretada na urina. De modo geral, hidroxocobalamina é bem tolerada, mas existe a possibilidade de reações anafiláticas. O composto também confere coloração vermelha intensa à urina durante aproximadamente 1 semana e pode manchar a pele no local da injeção. Além disso, pode ocorrer interferência em testes espectrofotométricos e análises para oxi-hemoglobina, carboxi-hemoglobina e metemoglobina.

Chumbo

Chumbo é onipresente no meio ambiente dada a sua persistência, seu antigo uso desnecessário e disseminado como aditivo de gasolina (isso não ocorre mais) e sua utilização em pigmentos, tintas, material de canalização, material de solda e outros produtos. Chumbo é tóxico para o sistema nervoso central e isso torna a exposição especialmente preocupante para fetos e crianças até 7 anos de idade. Crianças pequenas também correm risco porque é mais provável que ingiram fragmentos de tinta e outros materiais contaminados com chumbo em comparação a adultos. Apesar da redução de cinco vezes na exposição ao chumbo nos EUA e em outros locais desde meados do século 20, crianças ainda hoje correm risco de desenvolver déficits neurocognitivos induzidos por chumbo. Isso se aplica especialmente às crianças que moram próximo a fundições ou minas de chumbo ativas e mal controladas ou em países onde ainda são usados combustíveis com aditivos de chumbo ou que ainda os utilizavam até recentemente. (Gasolina com chumbo só foi banida na China em 2000, por exemplo.) Panelas de barro vitrificadas e solda de chumbo ainda são muito usadas em algumas áreas, e parte desse chumbo contamina alimentos e água. Exposições ao chumbo que não provocam sintomas podem, ainda assim, ser tóxicas, pelo que é essencial verificar níveis sanguíneos de chumbo em crianças pequenas. Embora a meia-vida do chumbo nas partes moles seja relativamente curta, sua meia-vida nos ossos é superior a 20 anos. Portanto, exposição substancial de uma criança nos primeiros anos de vida pode resultar em níveis elevados de chumbo nos ossos durante décadas.

Chumbo compromete a barreira hematencefálica, possibilitando a penetração no sistema nervoso central (SNC) de chumbo e outras neurotoxinas potenciais. Ali, o chumbo consegue bloquear os canais de cálcio dependentes de voltagem, influenciar a função de neurotransmissores e, mais importante, interferir com interações intercelulares no cérebro. Esse último efeito provoca alterações permanentes no circuito neuronal. A encefalopatia por chumbo, atualmente rara nos EUA, consiste em letargia, vômitos, irritabilidade e tontura, e pode evoluir para alteração do estado mental, coma e morte. Acredita-se que crianças pequenas vítimas de exposições em níveis de leve a moderado apresentem déficits de QI de 2 a 4 pontos para cada aumento de 10 μg/dℓ na concentração sanguínea de chumbo. Ainda é motivo de controvérsia e pesquisa em andamento se alguns níveis sanguíneos de chumbo são tão baixos que não apresentam essencialmente risco de déficit neurocomportamental.

O chumbo influencia múltiplas etapas da síntese de hemoglobina, resultando em anemia hipocrômica microcítica. Especificamente, o chumbo inibe a ação da enzima *desidratase do ácido delta-aminolevulínico* (ALA-D), que catalisa a síntese de porfobilinogênio, precursor do heme. O chumbo também inibe a incorporação de ferro no anel porfirínico.

Nos rins, chumbo provoca efeitos tóxicos reversíveis e irreversíveis. Consegue interferir, de modo reversível, na produção de energia em células dos túbulos proximais ao influenciar negativamente a função mitocondrial, resultando em redução da reabsorção de íons energia-dependente, glicose e aminoácidos. Exposição crônica a chumbo resulta em nefrite intersticial, com subsequente evolução para fibrose e nefropatia crônica.

Quando indicado clinicamente, a carga corporal de metais como chumbo, mercúrio ou cádmio pode ser reduzida por doadores de elétrons, como amina, hidróxido, carboxilato ou mercaptano, para formar *complexos ligantes de metal*. Um *quelante* (do grego, "garra") é estrutura multidenteada com múltiplos sítios de ligação (Figura 52.2). A ligação do metal em múltiplos sítios desvia a constante de equilíbrio a favor da ligação do metal. A ligação de alta afinidade a ligante de metal é fundamental porque o quelante precisa competir com macromoléculas teciduais pela ligação. Além disso, o quelante deve ser atóxico e hidrossolúvel, e o complexo deve ser rapidamente eliminado. Por fim, um quelante ideal deve ter baixa afinidade de ligação pelos íons endógenos, tais como cálcio. Para evitar a depleção de cálcio tecidual, muitos quelantes são administrados na forma de seus complexos de cálcio. A seguir, o metal-alvo é trocado por cálcio e, assim, as reservas de cálcio do corpo não são depletadas.

Os mais importantes quelantes de metais pesados são *edetato dissódico* (complexo dissódico de cálcio do EDTA), que pode ser utilizado para quelar chumbo; *dimercaprol* (também

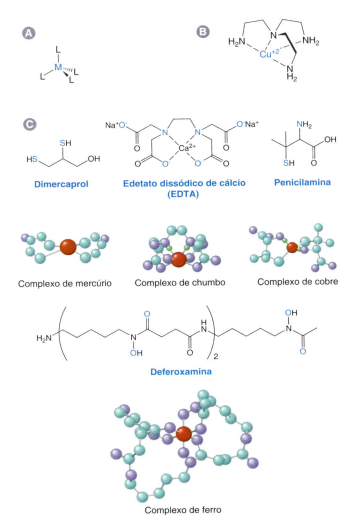

FIGURA 52.2 Quelantes de metais pesados. A. Ligante (*L*) é um composto que contém uma base de Lewis (como grupamentos amina, tiol, hidroxila ou carboxilato) que consegue formar complexo com um metal (*M*). **B.** Quelante é ligante multidenteado, ou seja, ligante que consegue se conectar a um metal por meio de múltiplos átomos, como nesse exemplo de um ligante tetra-amino conectado a cobre (*Cu²⁺*) por meio de seus quatro grupamentos amina. **C.** As estruturas de dimercaprol, EDTA cálcio, penicilamina e deferoxamina são mostradas; os átomos que formam ligações com o metal são mostrados em *azul*. As estruturas tridimensionais de complexos mercúrio com dimercaprol, chumbo com EDTA, cobre com penicilamina e ferro com deferoxamina também são mostradas. Aqui o metal pesado é realçado em vermelho. Para simplificar, átomos de hidrogênio não são mostrados.

conhecido como *British anti-Lewisite* ou BAL), que liga ouro, arsênico, chumbo e mercúrio a seus dois grupamentos tiol; e *succímero* (ácido 2,3-dimercaptossuccínico), que suplantou o dimercaprol para a remoção de chumbo, cádmio, mercúrio e arsênico. *Deferoxamina* é usada para a retirada de níveis tóxicos de ferro, como poderia ocorrer em superdosagens acidentais de suplementos contendo ferro ou em pacientes com anemias dependentes de transfusão. *Deferasirox* é quelante de ferro disponível por via oral e recentemente aprovado pela FDA nos EUA. Esse agente pode suplantar deferoxamina para muitas condições associadas à sobrecarga crônica de ferro. A retirada de cobre, tipicamente em pacientes com doença de Wilson, é realizada com *penicilamina* ou com *trientina* (dicloridrato de trietilenotetramina) para pacientes que não toleram penicilamina.

Contaminantes alimentares

Estima-se que 25% dos norte-americanos sejam vítimas de *doenças veiculadas por alimentos* a cada ano. Os mecanismos da intoxicação alimentar envolvem infecção, que, em geral, manifesta-se de um a vários dias após a exposição, ou intoxicação por toxina pré-formada de alga ou micróbio, com sintomas que ocorrem algumas horas após a exposição. Normalmente, a intoxicação alimentar infecciosa é causada por espécies de *Salmonella*, *Listeria*, *Cryptosporidium* ou *Campylobacter*. Menos frequentes, porém muito virulentas, são intoxicações por *Escherichia coli* enteropatogênicas, que podem provocar colite hemorrágica fatal e síndrome hemolítico-urêmica (SHU), provavelmente por captação de proteínas bacterianas patológicas pelas células hospedeiras.

A intoxicação alimentar é, com frequência, causada por toxinas produzidas por *Staphylococcus aureus* ou *Bacillus cereus*, ou toxinas de algas marinhas ingeridas em frutos do mar. *S. aureus* produz vários tipos de toxinas; enterotoxinas estafilocócicas (ES) provocam vômito por estimulação de receptores nas vísceras abdominais. A manipulação inadequada de alimentos após o cozimento, seguida por refrigeração insatisfatória, contamina alimentos ricos em proteínas, como carnes, salsichas, ovos e laticínios.

B. cereus é contaminante comum de arroz cozido, produzindo várias toxinas que provocam vômito e diarreia. É especialmente preocupante a produção de *cereulide*, pequeno peptídio cíclico que estimula receptores 5-HT$_3$ intestinais e, assim, provoca vômitos. Esse peptídio é termoestável a 126°C por até 90 min; portanto, reaquecimento do arroz cozido contaminado não evita intoxicação.

A maioria das toxinas de algas é neurotóxica e termoestável, portanto, mais uma vez, o cozimento deixa as toxinas intactas. Toxinas de algas, como *saxitoxinas*, constituem um grupo de aproximadamente 20 derivados heterocíclicos de guanidina que se liga com alta afinidade ao canal de sódio regulado por voltagem, assim inibindo a atividade neuronal e provocando formigamento e dormência, perda de controle motor, sonolência, incoerência e, quando em doses suficientes (superiores a 1 mg, aproximadamente), paralisia respiratória.

Muitas doenças veiculadas por alimentos parecem ser causadas por patógenos ainda não caracterizados. Além disso, novos patógenos podem surgir por causa de modificações ecológicas ou tecnológicas, ou em decorrência da transferência de fatores de virulência móveis, tais como bacteriófagos.

Plantas e fungos tóxicos

Quadro agudo de doença também pode ser causado por ingestão acidental de material não alimentar, como plantas venenosas ou cogumelos venenosos colhidos por micologistas amadores. O cogumelo extremamente tóxico *Amanita phalloides* produz numerosas toxinas ciclopeptídicas que não são destruídas por cozimento ou desidratação, não apresentam sabor característico e são captadas pelos hepatócitos. As *amatoxinas* se ligam fortemente à RNA polimerase II, alentecendo substancialmente a síntese de RNA e proteínas e resultando em necrose dos hepatócitos. As discretamente menos tóxicas falotoxinas e virotoxinas interferem nas actinas F e G no citoesqueleto. O consumo de espécies de *Amanita* ou correlatos pode, portanto, provocar disfunção hepática grave e, até mesmo, insuficiência hepática (e renal) e morte. Os sintomas iniciais de intoxicação, tais como dor abdominal, náuseas, vômitos e diarreia abundantes, febre e taquicardia, ocorrem entre 6 e 24 h após o consumo

dos cogumelos. As funções hepática e renal deterioram mesmo quando as manifestações iniciais melhoram, resultando em icterícia, encefalopatia hepática e insuficiência hepática fulminante. A morte pode ocorrer 4 a 9 dias depois do consumo dos cogumelos. Não existe antídoto específico.

Uma síndrome anticolinérgica pode ser causada pela ingestão premeditada ou acidental de estramônio, planta que pertence ao gênero *Datura*. Todas as partes dessa planta são tóxicas, porém sementes e folhas, em particular, contêm atropina, escopolamina e hiosciamina. Esses compostos são rapidamente absorvidos e provocam manifestações anticolinérgicas como midríase, pele seca e ruborizada, agitação psicomotora, taquicardia, hipertermia e alucinações. O dispositivo mnemônico para os efeitos anticolinérgicos "cego como um morcego, seco como um osso, vermelho como uma beterraba, louco como um chapeleiro e quente como uma lebre" é aplicável à intoxicação por estramônio.

Algumas plantas das famílias Umbelliferae (tais como salsa, endro, funcho, aipo e *Heracleum mantegazzianum*), Rutaceae (tais como limas e limões) e Moraceae (tais como figos) contêm *isômeros de psoraleno* (*furocumarinas*) em folhas, caules ou exsudatos, que podem ser absorvidas pela pele após contato. Exposição subsequente à radiação ultravioleta (UV) A de comprimento de onda > 320 nm (geralmente via luz solar) excita as furocumarinas, resultando em lesão do tecido epidérmico. No decorrer de 2 dias, ardência, vermelhidão e bolhas ocorrem nas áreas de contato com a planta e a luz. Após cicatrização, a pigmentação pode persistir durante meses. A resposta é mais intensa com aumento de contato com a planta, umidade e duração, e intensidade da exposição à radiação. Esse mecanismo *fitofototóxico* não alérgico é a base da terapia com psoraleno + UV-A (PUVA) para eczema e outros distúrbios dermatológicos.

Ácidos e bases

Ácidos fortes, álcalis (agentes cáusticos), oxidantes e agentes redutores lesionam os tecidos por modificarem tão profundamente a estrutura de proteínas, lipídios, carboidratos e ácidos nucleicos que a integridade celular é perdida. Substâncias como *hidróxido de potássio* (em produtos de limpeza de ralos) e *ácido sulfúrico* (em baterias de automóveis) provocam *queimaduras químicas* por hidrolisar, oxidar ou reduzir macromoléculas biológicas ou desnaturar proteínas. Concentrações elevadas de *detergentes* também podem provocar lesão tecidual inespecífica ao romper e dissolver as membranas plasmáticas das células.

Embora alguns desses agentes possam ter como alvos macromoléculas específicas, os que provocam lesão tecidual direta tendem a ser relativamente inespecíficos. Assim sendo, os sistemas mais frequentemente acometidos são os mais expostos ao meio ambiente. Pele e olhos são constantemente afetados por esguichos ou derramamento de líquido. O sistema respiratório é comprometido quando vapores ou gases tóxicos são inalados, e o sistema digestório é afetado pela ingestão deliberada ou acidental de substâncias tóxicas.

Muitos agentes podem lesionar tecidos profundos após romperem a barreira formada pela pele. Outros agentes conseguem atravessar a pele causando relativamente pouca lesão local, mas destroem tecidos mais profundos como músculos ou ossos. *Ácido fluorídrico* (HF, encontrado, dentre outros produtos, como limpador de rejunte), por exemplo, provoca queimaduras cutâneas mais leves que quantidade equivalente de *ácido clorídrico* (HCl). Entretanto, depois que ácido fluorídrico atinge os tecidos mais profundos, destrói a matriz calcificada dos ossos.

Além dos efeitos diretos do ácido, a liberação do cálcio armazenado nos ossos pode causar arritmias cardíacas potencialmente fatais. Por esse motivo, ácido fluorídrico pode ser mais perigoso que quantidade equivalente de ácido clorídrico.

Três características determinam a extensão da lesão tecidual: identidade do composto, sua concentração/potência e sua *capacidade de tamponamento*, ou seja, sua habilidade de resistir a alterações do pH ou do potencial redox. Como mencionado, ácido fluorídrico é mais deletério que quantidade equivalente de ácido clorídrico. De modo geral, base ou ácido mais forte (determinado pelo pH), oxidante ou redutor (medido pelo potencial redox) provocarão maior dano que composto equivalente em pH ou potencial redox mais fisiológico. Uma solução de hidróxido de sódio a 10^{-2} M em água apresenta pH de 12, mas tem baixa capacidade de causar lesão tecidual porque tem pequena capacidade de tamponamento e é rapidamente neutralizado pelo tecido corporal. Em contrapartida, uma solução tamponada de pH 12, como a encontrada em concreto pré-misturado molhado [feito com $Ca(OH)_2$ tamponado], pode causar queimaduras mais graves por álcalis, porque os tecidos não conseguem neutralizar prontamente o extremo pH do material.

Pesticidas

Pesticidas englobam inseticidas, herbicidas, rodenticidas e outros compostos criados para eliminar organismos indesejáveis no ambiente. Por sua natureza, centenas de pesticidas (mais naturais que sintéticos) são biologicamente ativos; entretanto, seu grau de especificidade em relação a organismos-alvo é variável, e muitos desses compostos são tóxicos para seres humanos e outros organismos. Alguns dos tipos mais comuns de intoxicações agudas envolvem inseticidas e rodenticidas organofosforados e piretroides.

Inseticidas organofosforados, derivados de ácidos fosfórico e tiofosfórico, incluem *paration*, *malation*, *diazinon*, *fention*, *clorpirifós* e muitas outras substâncias químicas. Esses compostos amplamente utilizados são inibidores da acetilcolinesterase (AChE) dada a sua capacidade de fosforilar AChE em seu sítio ativo esterásico (Figura 52.3). A inibição da acetilcolinesterase e o consequente acúmulo de acetilcolina nas junções colinérgicas em tecido nervoso e órgãos efetores provocam efeitos agudos muscarínicos, nicotínicos e de sistema nervoso central (SNC), tais como broncoconstrição, aumento da secreção brônquica, salivação, lacrimejamento, sudorese, náuseas, vômitos, diarreia e miose (sinais muscarínicos), assim como espasmos musculares, fasciculações, fraqueza muscular, cianose e elevação da pressão arterial (sinais nicotínicos). Os efeitos sobre o sistema nervoso central podem incluir ansiedade, inquietação, confusão e cefaleia. Os sinais e sintomas geralmente surgem minutos ou horas após a exposição e desaparecem em alguns dias quando a intoxicação não é letal.

Exposições tóxicas podem ocorrer por inalação, ingestão ou contato dérmico, dependendo da formulação do produto e da maneira como é usado (ou mal usado). Já ocorreram ocasionalmente exposições secundárias tóxicas em pessoas que entraram em contato próximo com a vítima de uma exposição direta; por exemplo, pessoas que trabalham em atendimentos de emergência apresentaram efeitos tóxicos de organofosforados após contato direto ou próximo com vestimentas, pele, secreções ou conteúdo gástrico contaminados.

Uma vez que os inseticidas organofosforados comuns são metabolizados e excretados de modo relativamente rápido, as toxinas não se acumulam no corpo. Não obstante, o efeito tóxico pode aumentar após exposições repetidas porque a recuperação da atividade da acetilcolinesterase, seja por dissociação da acetilcolinesterase fosforilada ou síntese *de novo* da enzima, é lenta se não for instituído tratamento. Como os inseticidas organofosforados são "toxificados" preferencialmente por colinesterases de artrópodes e/ou "detoxificados" por carboxiesterases de mamíferos, esses compostos são mais tóxicos para artrópodes que para seres humanos. Esse é um exemplo de *toxicidade seletiva*, embora também exista toxicidade para seres humanos.

Tratamento agudo da intoxicação por organofosforado envolve a restauração do sítio ativo da enzima. Embora a administração de agentes anticolinérgicos (como atropina) consiga bloquear o efeito do excesso de acetilcolina nos receptores muscarínicos, não pode restaurar a função enzimática da acetilcolinesterase. Como mencionado no Capítulo 9, *pralidoxima* consegue facilitar a hidrólise da ligação serina-fosfato entre o organofosforado e a acetilcolinesterase, mas precisa ser administrada antes que o "envelhecimento" da enzima, tornando essencialmente irreversíveis as ligações mais duradouras, impeça a liberação de AChE do organofosforado (Figura 52.3).

Inseticidas piretroides, como *permetrina*, *deltametrina*, *cipermetrina* e *ciflutrina*, são substâncias químicas semissintéticas estruturalmente relacionadas com piretrinas de ocorrência natural encontradas nas flores dos crisântemos. Piretroides (e piretrinas) apresentam alta afinidade por canais de sódio regulados por voltagem e, embora não modifiquem a ativação das correntes de sódio pela despolarização da membrana, retardam significativamente o término do potencial de ação. Piretroides são pesticidas comumente empregados na agricultura e também são encontrados em alguns produtos de uso residencial, incluindo xampus contra piolhos.

Foram definidas duas classes de piretroides com base na atividade determinada amplamente em experimentos laboratoriais. Piretroides do tipo I não contêm o grupamento ciano, provocam correntes de sódio finais de duração mais curta e descargas repetitivas e causam uma *síndrome de tremor* (T) em mamíferos, manifesta por tremores finos, aumento da reação a estímulos e hipertermia. De modo geral, piretroides do tipo II contêm grupamento ciano e produzem correntes de sódio finais de maior duração e bloqueio e despolarização de nervos dependentes de estímulo. Além disso, provocam uma *síndrome de coreoatetose com salivação* (CS) que inclui coreoatetose associada a salivação, tremores grosseiros, crises convulsivas clônicas e hipotermia. Alguns piretroides induzem síndromes intermediárias. Como nos animais de laboratório, os sinais das síndromes de tremor e de coreoatetose com salivação são observados em pessoas que sofreram exposições agudas significativas, como ocorre durante o uso agrícola de inseticidas piretroides. Com frequência, piretroides são formulados com substância *sinergista*, como butóxido de piperonila, que inibe enzimas do citocromo P450 de insetos (portanto, seu metabolismo) e exacerba a toxicidade dos piretroides.

Piretroides são relativamente pouco tóxicos para seres humanos, mas uma pequena quantidade de casos relata mortes em pessoas asmáticas expostas a xampus de cachorro contendo piretroides. Isso sugere seu potencial para agravar asma. A exposição ocupacional a piretroides envolve, com frequência, inalação e exposição dérmica, uma vez que os inseticidas são geralmente espargidos, e os trabalhadores são atingidos pela corrente de ar. A absorção pulmonar é rápida, embora seja lenta através da pele. Sintomas usuais incluem parestesias (mais frequentemente na pele da face), tontura, cefaleia, borramento visual, irritação laríngea e nasal e dispneia. Ainda não se sabe

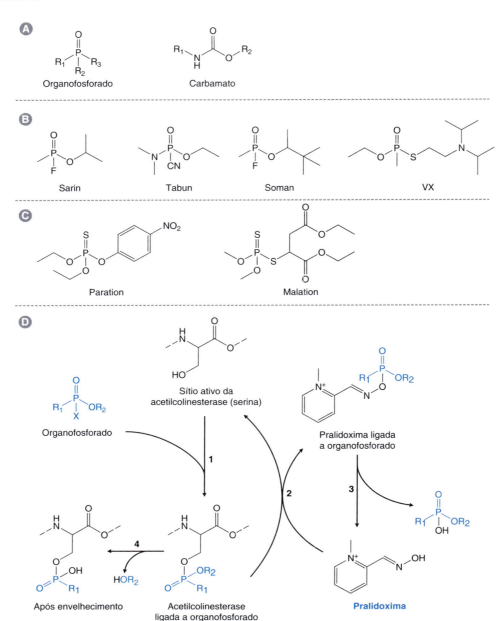

FIGURA 52.3 Estruturas e mecanismos de inibidores da acetilcolinesterase. A. Estruturas de típicos inibidores de acetilcolinesterase, organofosforado à esquerda e carbamato à direita. **B.** Estruturas dos principais gases dos nervos (sarin, tabun, soman e VX), que são potentes inibidores da acetilcolinesterase humana. **C.** Estruturas dos inseticidas organofosforados paration e malation. Ligações tiofosfato entre enxofre e fósforo são oxidadas mais eficientemente por oxigenases de artrópodes que por oxigenases de mamíferos, por isso esses compostos são menos tóxicos para seres humanos que os gases de nervos estruturalmente correlatos. **D.** Organofosforados atacam o sítio ativo serina na acetilcolinesterase, formando ligação fósforo-oxigênio estável (*1*). Pralidoxima retira o organofosforado da serina, restaurando a acetilcolinesterase ativa (*2*). Pralidoxima ligada a organofosforado é instável e regenera espontaneamente a pralidoxima (*3*). Acetilcolinesterase ligada a organofosforado pode perder um grupamento alcóxi, em processo denominado envelhecimento (*aging*). O produto final desse processo é mais estável e não pode ser "detoxificado" pela pralidoxima (*não ilustrado*).

o quanto outras substâncias químicas existentes na formulação do inseticida, como hidrocarbonetos derivados do petróleo, contribuem para essas manifestações clínicas.

▶ Carcinogenicidade e toxicologia crônica

Exposições ambientais são causas importantes de câncer. Consistente com o importante papel de fatores ambientais, filhos de imigrantes tendem a desenvolver cânceres típicos do novo ambiente, em vez do seu lugar de origem. Fatores dietéticos variam de acordo com regiões e culturas, de modo que exposições a

pró-carcinógenos e anticarcinógenos nos alimentos são, com frequência, diferentes nos imigrantes adultos em comparação com sua prole. Alguns desses fatores ambientais são (ou interagem com) vírus e outros microrganismos carcinogênicos, cuja prevalência e cujos tipos variam substancialmente de uma região para outra. Então, a prevalência de muitos tipos de câncer varia substancialmente entre países (e mesmo dentro de um país).

Exposições carcinogênicas (Tabela 52.1) incluem tabaco, bebidas alcoólicas, nutrientes, infecções crônicas, radiação (ionizante e não ionizante) e exposições ocupacionais a específicos pós, fibras e substâncias químicas. A carcinogênese,

TABELA 52.1 Algumas exposições ambientais sabidamente causadoras de câncer.

EXPOSIÇÃO	TIPOS DE CÂNCER
Síndrome de imunodeficiência adquirida (AIDS) causada pelo vírus da imunodeficiência humana (HIV)	Sarcoma de Kaposi, linfoma não Hodgkin, doença de Hodgkin, câncer de colo uterino invasivo
Aflatoxinas (na dieta)	Câncer hepático
Bebidas alcoólicas	Cânceres oral, faríngeo, laríngeo, esofágico, hepático, colorretal e mamário (este último em mulheres)
Arsênico (em água e ar do ambiente de trabalho)	Cânceres de pulmão, pele e bexiga
Asbesto	Câncer de pulmão, mesotelioma
Helicobacter pylori	Câncer gástrico
Vírus das hepatites B e C	Câncer hepático
Vírus linfotrópico T humano do tipo I	Leucemia de célula T, linfoma de célula T
Radiação ionizante	Leucemia, câncer de pele, câncer de órgãos internos
Tabaco (formas não fumadas)	Câncer oral
Tabaco (fumado)	Cânceres de pulmão, orofaringe, nasofaringe, hipofaringe, cavidade nasal, seios paranasais, laringe, cavidade oral, esôfago (adenocarcinoma e carcinoma espinocelular), estômago, colorretal, fígado, pâncreas, colo uterino, ovário (mucinoso), bexiga, rins (corpo e pelve) e ureter; leucemia mieloide
Radiação ultravioleta	Câncer de pele

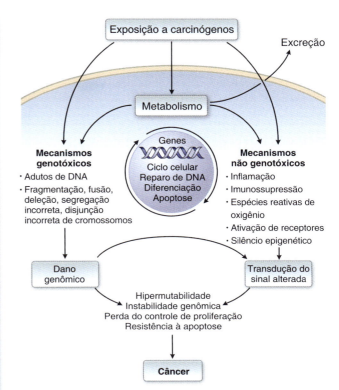

FIGURA 52.4 Visão geral dos efeitos genotóxicos e não genotóxicos de carcinógenos. Quando carcinógenos químicos são internalizados pelas células, eles são frequentemente metabolizados, e os metabólitos são excretados ou retidos. Carcinógenos retidos ou seus metabólitos afetam direta ou indiretamente a regulação e a expressão de genes envolvidos no controle de ciclo celular, reparo de DNA, diferenciação celular e apoptose. Alguns carcinógenos atuam por mecanismos genotóxicos, como formação de adutos de DNA ou indução de fragmentação, fusão, deleção, segregação incorreta e não disjunção de cromossomos. Outros agem por mecanismos não genotóxicos, como indução de inflamação, imunossupressão, formação de espécies reativas de oxigênio, ativação de receptores (receptores de aril hidrocarboneto [AhR] e estrógeno [ER]) e silêncio epigenético. Em conjunto, esses mecanismos podem alterar vias de transdução de sinais, levando a hipermutabilidade, instabilidade genômica, perda do controle de proliferação e resistência à apoptose – algumas das características das células cancerosas.

consequente a subprodutos tóxicos do oxigênio e outras causas endógenas ou inevitáveis (tais como erros espontâneos em replicação e reparo de DNA), também é responsável por presumível grande compartilhamento dos cânceres que surgem em seres humanos e todos os outros animais. Todos os organismos aeróbios, inclusive bactérias, desenvolveram defesas contra a lesão oxidativa e outros tipos de dano no DNA, e essas defesas contrabalançam pelo menos as exposições de baixo grau a muitos mutágenos e carcinógenos exógenos e endógenos.

Como mostrado na Figura 52.4, carcinógenos variam muito em seus modos de ação. Diversos carcinógenos químicos orgânicos não são genotóxicos *per se*, mas apenas via um ou mais metabólitos eletrofílicos que formam *adutos* (produtos de adição) com uma ou mais bases de DNA. Esses adutos podem causar mutações, algumas das quais levam a tumores. Interessantemente alguns dos metabólitos eletrofílicos têm meias-vidas muito curtas, e assim são mutagênicos em apenas um órgão, como rim ou fígado, onde são formados. Outros são suficientemente estáveis para migrar a outros tecidos ou órgãos, aumentando o risco de câncer em sítios distais. Metais carcinogênicos podem ser diretamente tóxicos ou tóxicos por meio de reações metabólicas, como metilação, e podem alterar a estrutura cromossômica por hipermetilação de DNA ou desacetilação de histona. Vírus e bactérias (*Helicobacter pylori*) carcinogênicos podem atuar por

muitos mecanismos, incluindo indução de inflamação, por si só um risco para câncer. Globalmente, infecções crônicas contribuem em estimados 15% para todos os cânceres.

Carcinogênese ocorre via progressivos estágios que são caracterizados, de modo amplo, como iniciação, promoção e progressão tumorais (Figura 52.5). A sequência envolve múltiplas rodadas de mutações estocásticas e seleção, notavelmente em proto-oncogenes e genes supressores de tumor. Mutações infrequentes em outros genes e vias de câncer são também envolvidos. A determinação de quais mutações são "condutoras de câncer" e quais são meras "passageiras" é objeto de investigação em curso.

Em geral, a evolução de uma célula normal para tumor clinicamente evidente ocorre ao longo de décadas, de modo que o risco de câncer aumenta com a idade na maioria das neoplasias malignas. Fumantes de cigarros, por exemplo, desenvolvem câncer de pulmão em média 30 anos após as primeiras exposições. Isso explica por que pessoas que conseguiram parar de fumar (um feito sabidamente difícil) reduzem, mas não eliminam, seus riscos aumentados de câncer em comparação a pessoas que nunca fumaram. As mortes por câncer de cães,

Ⓐ Iniciação tumoral

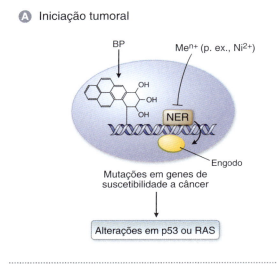

Ⓑ Promoção tumoral

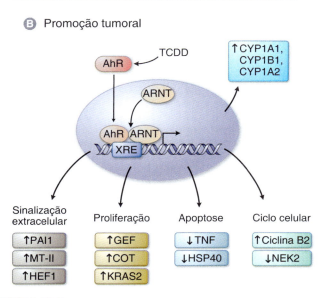

FIGURA 52.5 Iniciação e promoção de tumores. Carcinógenos genotóxicos conseguem induzir dano em genes supressores de tumor ou oncogenes de vários modos, alguns dos quais contribuem para a transformação de células normais em células tumorais: isso é conhecido como iniciação tumoral. Alguns carcinógenos químicos também podem promover desenvolvimento de clones de células transformadas: isso é intitulado promoção tumoral. **A.** Iniciação tumoral geralmente ocorre por meio de mutações. Por exemplo, o composto benzo(a)pireno (PB)-DNA pode causar mutações em genes de suscetibilidade tumoral, como p53 ou RAS. A potência desses compostos pode ser aumentada pela inibição do reparo de excisão de nucleotídios (NER) efetuada por metais, como níquel (Ni²⁺), ou como resultado da imobilização do fator NER em sítios de compostos de DNA resistentes a reparo, também conhecidos como compostos "engodos". **B.** Compostos químicos, como 2,3,7,8-tetraclorodibenzo-p-dioxina (TCDD), podem servir como promotores tumorais por meio de sinal de transdução mediado por receptor aril hidrocarboneto (AhR). A ligação de TCDD a AhR leva à ativação e à translocação do complexo para o núcleo. Após heterodimerização com o translocador nuclear de AhR (ARNT), o complexo liga-se a elementos responsivos a xenobióticos (XRE) e induz a expressão de uma variedade de genes diferentes envolvidos no metabolismo carcinogênico, incluindo as isoformas 1A1, 1B1 e 1A2 do citocromo P450 (CYP). Ele também modifica o padrão de expressão de fatores envolvidos com crescimento e diferenciação celulares, como inibidor tipo 1 do ativador de plasminogênio (PAI1), metalotioneína II (MT-II), aumentador humano da filamentação (HEF1), fator de troca de nucleotídio guanina (GEF), COT (proteína serina/treoninoquinase) e gene K-RAS (KRAS2). Fatores pró-apoptose, como fator de necrose tumoral (FNT) e proteína do choque térmico 40 (HSP40) são infrarregulados, e os genes do ciclo celular podem ser tanto super-regulados (ciclina B2) como infrarregulados (NEK2, outra serina/treonina proteinoquinase).

gatos e roedores de laboratório também ocorrem predominantemente em idade avançada. As mortes desses animais também ocorreram apesar da ausência deliberada de exposição a carcinógenos químicos exógenos. Exceções às latências prolongadas incluem cânceres da infância e leucemias mieloides agudas que ocorrem secundariamente ao tratamento de outro câncer com agentes alquilantes – essas leucemias surgem até mesmo 2 a 5 anos após a quimioterapia.

Tabaco

É difícil não reconhecer os efeitos tóxicos do *tabaco*. Em nível mundial, tabaco mata cinco milhões de pessoas ao ano. A *fumaça de cigarro* é a mais significativa causa de câncer conhecida: 30% das mortes por câncer em países desenvolvidos são causadas por cigarros; e estima-se que o ônus das mortes por cigarro nos países em desenvolvimento cresça proporcionalmente ao aumento da prevalência do tabagismo. O tabagismo também causa doença pulmonar não maligna (como DPOC) e aumenta riscos de doença cardiovascular e morte em tabagistas, de tal forma que aproximadamente 50% dos tabagistas morrem de enfermidades relacionadas com tabaco.

A carcinogenicidade da fumaça de cigarro provavelmente decorre das ações combinadas de pelo menos 60 carcinógenos e incontáveis radicais livres. Entre os carcinógenos existem duas nitrosaminas "tabaco-específicas" (ou seja, derivadas da nicotina): 4-(metil-nitrosamino)-1-(3-piridil)-1-butanona (NNK) e N'-nitrosonornicotina (NNN). Outros componentes carcinogênicos da fumaça de cigarro incluem hidrocarbonetos aromáticos policíclicos (PAH), aminas aromáticas, benzeno, aldeídos e outros compostos orgânicos voláteis e vários metais. Benzopireno (Figura 52.6) é um dos PAH carcinogênicos na fumaça de cigarro e, além disso, acredita-se que contribua parcialmente para a carcinogenicidade de alcatrão e fuligem. Importantes carcinógenos e outras toxinas na fumaça de cigarro parecem estar tanto na fase sólida ("alcatrão") da fumaça quanto em gases e vapores. Portanto, cigarros com "baixos teores de alcatrão" são aparentemente tão carcinogênicos quanto cigarros com "teores habituais de alcatrão" e provocam doença cardiovascular na mesma intensidade.

Tabaco sem fumaça, como rapé ou tabaco mascado (sozinho ou associado a outra substância), contém concentrações significativas de nitrosaminas carcinogênicas (e nicotina) e causa câncer oral, assim como doença gengival. A parcela de câncer oral atribuída ao tabaco sem fumaça em determinada população depende de prevalência do hábito, potência dos produtos comercializados (como tabaco em fumo para mascar e outras misturas) e causas concomitantes de câncer oral. Assim sendo, nos EUA, o tabaco sem fumaça é responsável por 7% dos casos de câncer oral, enquanto na Índia, mais de 50% dos cânceres orais (tanto em homens como em mulheres) é atribuído ao tabaco sem fumaça.

Etanol

Consumo exagerado de *álcool etílico* é problema comum e complexo. Episódios de consumo excessivo de bebidas alcoólicas ocorrem em minoria de adolescentes e adultos jovens, ao menos em algumas culturas. Em adultos com doença arterial coronariana, esses episódios podem provocar angina e isquemia miocárdicas. Agudamente, álcool é sedativo e causa retardo psicomotor. Significativa fração de morbidade e mortalidade da intoxicação alcoólica resulta de lesões sofridas (e infligidas) enquanto a pessoa está com o sensório prejudicado.

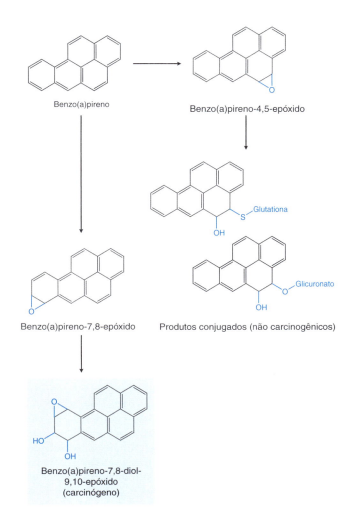

FIGURA 52.6 **Metabolismo de benzo(a)pireno.** Benzopireno é metabolizado em vários produtos (*nem todos são ilustrados*). A epoxidação nos carbonos 4 e 5, seguida por conjugação com glutationa ou glicuronato, leva a derivados atóxicos que são prontamente excretados. Em contrapartida, a oxidação em "região da baía" produz o aproximado carcinógeno benzo(a)pireno-7,8-diol-9,10-epóxido, que forma composto resistente a reparo com guanina. Replicação subsequente de DNA, na presença desse grande composto policíclico aromático, leva a transversões de par de bases G para T, incluindo cânceres de genes p53 e RAS.

O etilismo crônico resulta em esteatose hepática em quase 100% dos consumidores. Cerca de 30% dessas pessoas apresentam fibrose; 10 a 20% progridem para cirrose hepática; e parcela significativa destas desenvolve e morre de câncer hepático (carcinoma hepatocelular). Como esperado, o risco de comprometimento hepático eleva-se com o crescimento das doses de etanol: na média, etilistas crônicos aumentam seu risco de carcinoma hepatocelular em duas vezes, e esse risco é seis vezes multiplicado quando a pessoa ingere cinco drinques ou mais por dia.

O metabolismo do etanol produz várias espécies reativas, inclusive acetaldeído, radicais hidroxila, ânions superóxido e peróxido de hidrogênio. Acetaldeído, em especial, é genotóxico, e acredita-se que seja o carcinógeno próximo em alguns casos de câncer associado a etanol. O etilismo crônico suprarregula a produção de CYP2E1, que origina não apenas acetaldeído a partir do etanol, mas também transforma várias nitrosaminas e hidrocarbonetos aromáticos policíclicos em seus metabólitos genotóxicos. Embora acetaldeído possa ser metabolizado

a acetato atóxico, pode haver inativação ou comprometimento inato das enzimas necessárias (aldeído desidrogenases) em determinados grupos de pessoas (sobretudo pessoas do Leste Asiático), resultando em aumento substancial do risco de câncer pela ingestão de bebidas alcoólicas.

Etanol também é agente teratogênico e provoca a *síndrome alcoólica fetal* (SAF), caracterizada por retardo do crescimento craniofacial, tanto no período pré-natal como no período pós-natal, e comprometimento neurocognitivo. O crescimento físico geral também é retardado nas crianças com a síndrome alcoólica fetal, meninos sendo mais gravemente acometidos que meninas. Crianças com a síndrome alcoólica fetal apresentam uma gama de incapacidades, presumivelmente consequentes ao volume de bebida alcoólica ingerida pela mãe e a cronologia dessa ingestão. Com relação a esse último aspecto, muitas mulheres ingerem bebidas alcoólicas de forma exagerada nos estágios iniciais da gestação, quando ainda não se sabem grávidas. Assim sendo, a mais simples estratégia preventiva (eliminação da exposição) nem sempre é prática. A síndrome alcoólica fetal pode ser induzida em ratos e camundongos de laboratório, e os estudos mecanicistas usando modelos animais resultaram em várias hipóteses de trabalho. Acredita-se que as anormalidades faciais da síndrome alcoólica fetal sejam consequentes à apoptose de células da crista neural durante gastrulação ou neurulação. A exposição do embrião ao etanol pode resultar em redução da produção de ácido retinoico, sendo este essencial à morfogênese normal. Outros mecanismos postulados envolvem formação de radicais livres induzida por etanol, alteração da expressão gênica, rompimento das camadas lipídicas duplas da membrana celular e interferência na atividade dos fatores de crescimento.

O consumo excessivo de etanol também aumenta o risco de pancreatite, acidente vascular encefálico (AVE) hemorrágico e insuficiência cardíaca. A fisiopatologia da miocardiopatia alcoólica é complexa e parece envolver morte celular e alterações patológicas na função dos miócitos.

Por outro lado, ingestão de leve a moderada de etanol parece proteger contra doença cardiovascular. Alguns especialistas acreditam que vinho tinto exerça efeitos especialmente protetores, talvez porque além do etanol contém resveratrol e outros polifenóis. Já foram aventados vários mecanismos cardioprotetores, inclusive melhora da função endotelial e efeitos na homeostasia. Não obstante, como as evidências dos benefícios do etilismo moderado provêm de estudos observacionais e não de estudos experimentais, é preciso cogitar a possibilidade de os etilistas moderados serem, por fatores genéticos ou hábitos ou outros fatores, menos suscetíveis à doença cardiovascular em geral. Assim sendo, a associação de etilismo moderado e proteção para a saúde pode ser acidental e não causal. De qualquer maneira, não é uma boa ideia incentivar pessoas abstêmias a começar a ingerir bebidas alcoólicas.

Aflatoxinas

Em 1960 uma moléstia misteriosa matou mais de 100 mil perus na Inglaterra; outras aves e animais criados em fazendas também morreram. As mortes foram correlacionadas com determinados lotes de ração com amendoim em sua composição e, por fim, com metabólitos secundários do mofo *Aspergillus flavus*. Esses compostos são denominados aflatoxinas. A forma mais importante, aflatoxina B_1 (AFB_1, sendo que "B" denota a fluorescência azul sob luz ultravioleta), provoca hepatotoxicidade aguda e câncer hepático (carcinoma hepatocelular) em mamíferos e inúmeras outras espécies. O metabólito próximo é um epóxido exocíclico instável que reage com o DNA, formando um potente aduto mutagênico na posição N-7 da guanina. Concentrações minúsculas de AFB_1 na ração de roedores de laboratório induzem tumores hepáticos. Coadministração de fármacos que induzem glutationa S-transferases, como o anti-helmíntico oltipraz [5-(2-pirazinil)-4-metil-1,2-ditiol-3-tiona], torna os roedores resistentes à tumorigênese por AFB_1. Estão em andamento estudos para determinar se essa quimioprevenção atua em seres humanos.

Como sugerido anteriormente, vários metabólitos de aflatoxinas não são tóxicos, incluindo conjugado de glutationa e um produto de hidrólise que se liga a resíduos de lisina em proteínas como a albumina sérica. Adutos de aflatoxina e outros biomarcadores em urina e sangue refletem a exposição de uma pessoa a aflatoxinas alimentares no período de 2 a 3 meses anteriores e, em regiões tropicais, onde a contaminação por aflatoxinas é endêmica e as dietas rurais têm poucos alimentos, durante muitos anos. Estudos epidemiológicos usando esses marcadores em populações de África e China demonstraram que aflatoxina provoca carcinoma hepatocelular, tanto de forma direta como de modo sinérgico com lesão hepática decorrente de vírus da hepatite B (HBV). Tanto a vacinação contra HBV como a redução da exposição às aflatoxinas reduziram o risco de câncer hepático, que provoca aproximadamente 500 mil mortes ao ano em todo o planeta.

Arsênico

Em várias regiões do mundo, como em partes de Bangladesh, Taiwan, Bengala Ocidental, Chile, Argentina e EUA, lençóis de água subterrânea contêm naturalmente concentrações elevadas de arsênico inorgânico (até milhares de microgramas por litro, $\mu g/\ell$). Parte dessa água chega à superfície por meio de poços, não é apropriadamente tratada e acaba sendo consumida como água potável. Algumas vezes, suprimentos de água mais seguros são encontrados e utilizados, contudo existem centenas de milhares de pessoas que desenvolvem intoxicação crônica por arsênico e milhões correm risco de apresentar cânceres induzidos por arsênico.

A intoxicação crônica se caracteriza por lesões cutâneas, doença vascular periférica, doença vascular cerebral, doença cardiovascular e outras condições crônicas. As lesões cutâneas e as doenças vasculares periféricas induzidas por arsênico são bem conhecidas e incluem pigmentação anormal, queratoses, doença do "pé preto" e síndrome de Raynaud em dedos de pés e mãos. Hiper e hipopigmentação podem, em geral, ocorrer em regiões plantares e palmares e no dorso. Hiperqueratose também ocorre em regiões plantares e palmares. Estudo epidemiológico sugere que lesões cutâneas surgem em concentrações de arsênico menores (dezenas de $\mu g/\ell$) que as indutoras de outros efeitos tóxicos atribuídos a arsênico. A doença do pé preto costumava ser endêmica na região sudoeste de Taiwan, onde o arsênico era encontrado em concentrações elevadas nos poços artesianos. A incidência mais elevada da doença ocorreu no final da década de 1950, antes do advento de água encanada de fontes mais seguras. Essa doença apresenta uma evolução típica: os primeiros sinais englobam doença vascular periférica pré-clínica seguida por alteração progressiva da coloração da pele desde os dedos dos pés até os tornozelos. Há sensações de dormência ou frio nas pernas, seguidas por claudicação intermitente e, por fim, gangrena, ulceração e amputação cirúrgica ou espontânea. Ainda não se sabe o motivo de a doença do pé preto não ser observada em outras regiões com alta exposição oral crônica ao arsênico.

Estudos epidemiológicos têm indicado associações entre exposição a concentrações elevadas de arsênico (centenas de $\mu g/\ell$) e várias doenças cardiovasculares, como hipertensão arterial e cardiopatia isquêmica, e entre níveis urinários de arsênico e níveis de marcadores circulantes de inflamação e lesão endotelial, tais como molécula de adesão intercelular solúvel 1 (sICAM-1) e molécula de adesão vascular solúvel 1 (sVCAM-1). Essas duas moléculas correlacionam-se com risco de doença cardiovascular. Além disso, estudos recentes realizados em camundongos nocaute ApoE (vulneráveis ao desenvolvimento de aterosclerose) expostos a arsênico inorgânico apoiam a existência de associação entre esse contaminante ambiental e doença cardiovascular. Não obstante, os mecanismos ainda não foram elucidados, como o grau de risco cardiovascular representado pelo consumo de água potável contendo concentrações menores de arsênico.

Arsênico inorgânico é carcinógeno humano reconhecido, associado causalmente a cânceres de pele, bexiga e pulmão. Associações a outros tipos de câncer (p. ex., fígado, próstata) são menos precisas. Os vínculos com o câncer foram estabelecidos em comunidades com exposição significativa ao arsênico na água potável, sobretudo em Taiwan e Chile, com evidentes padrões de dose-resposta. Já cânceres de pele surgem, mas nem sempre, em locais de lesões ceratóticas não malignas e tendem a não ser melanomas. Fato interessante é que ainda não foram identificados modelos animais adequados para cânceres induzidos por arsênico. Todavia, modelos experimentais já foram empregados (e coortes de seres humanos já foram observadas) para elucidar potenciais mecanismos carcinogênicos: o arsênico exerce genotoxicidade indireta, efeitos no controle do ciclo celular e capacidade de causar lesão oxidativa e interferir em metilação ou reparo do DNA. Outros fatores, como estado nutricional, polimorfismos genéticos e coexposição a outras toxinas, também influenciam o risco de câncer induzido por arsênico.

Exposições ocupacionais

Várias exposições ocupacionais aumentam o risco dos trabalhadores de desenvolver câncer e outras doenças. Como regra geral, os níveis de exposição na indústria são muito mais elevados que os do ambiente em geral. É preciso mencionar que o ônus da carcinogênese ocupacional diminuiu depois que foram caracterizadas e minimizadas as exposições ocupacionais deletérias. Desnecessário dizer que a observância de leis ou mesmo existência de limites de exposição ocupacional não é garantida, e grupos de trabalhadores em determinadas indústrias ou nações continuam a correr risco excessivo de desenvolver uma ou mais formas de câncer.

Percival Pott, cirurgião inglês do século 18, foi um dos primeiros a reconhecer a carcinogênese ocupacional, deduzindo que a "deposição de fuligem nas rugas do escroto" causava câncer escrotal em homens jovens que limpavam chaminés (que geralmente trabalhavam nus para não sujar suas roupas). Nos séculos 19 e 20, foi constatado que trabalhadores de indústrias que sofreram exposição excessiva (1) a benzeno apresentaram doença da medula óssea, inclusive anemia aplásica e leucemia mieloide aguda; (2) a 2-naftilamina na confecção de corantes tiveram risco elevado de câncer de bexiga; (3) a vários metais eram suscetíveis a câncer de pulmão; e (4) a asbesto desenvolveram câncer de pulmão e mesotelioma. Outros carcinógenos ocupacionais (incluindo processos específicos químicos e industriais) foram também identificados.

Asbesto, sílica, pós e metais

Numerosos casos de lesão pulmonar ocupacional são (ou foram) causados pela inalação de fibras ou pós, tais como asbesto, sílica cristalina, talco, pó de carvão e vários metais. *Asbesto* é carcinogênico para pulmões e mesotélio após exposição prolongada a fibras de dimensões específicas. O uso previamente disseminado de produtos contendo asbesto em construção de embarcações, construção civil, indústria têxtil e outros tipos de indústria provocou talvez 200 mil mortes nos países industrializados. Por causa do período de latência, essas mortes continuam a ocorrer. Atualmente a exposição ocupacional a asbesto é problemática em regiões da Índia e em outros locais da Ásia. Asbesto e fumaça de cigarro atuam de maneira sinérgica, de modo que o risco de câncer de pulmão consequente a coexposição é muito maior que o risco de cada fator isoladamente. É interessante observar que o tabagismo não influencia o risco de mesotelioma. A potência tóxica e carcinogênica de fibras de asbesto e de outros tipos de fibra varia de acordo com dimensões, química de superfície e biopersistência dessas fibras. Os mecanismos de lesão pulmonar ou pleural induzida por fibras de asbesto envolvem a produção de espécies reativas de oxigênio e nitrogênio por macrófagos que tentam destruir as fibras. Asbesto também causa doença respiratória não maligna grave (*asbestose*), caracterizada por lesões fibróticas no parênquima pulmonar que limitam a troca gasosa.

Pneumoconiose dos trabalhadores de carvão (PTC) ou *pulmão negro* é outra pneumopatia fibrótica não maligna (mas potencialmente fatal) induzida por exposição excessiva a pó de carvão. A forma simples de PTC pode limitar não marcadamente a respiração e afetar apenas pequenas áreas dos pulmões, enquanto a PTC progressiva pode evoluir e piorar mesmo na ausência de exposição continuada, resultando em enfisema grave. É interessante mencionar que o pó de carvão não parece aumentar o risco de câncer de pulmão. Embora nas últimas décadas as regulamentações norte-americanas tenham restringido a exposição dos trabalhadores a pó de carvão, e as minas subterrâneas sejam menos comuns que no passado, milhares de mineiros de carvão em outros países, especialmente na China, correm risco de PTC e enfermidades correlatas.

Exposição ocupacional a *metais*, como arsênico, cádmio, cromo (VI) e níquel, aumenta o risco dos trabalhadores de apresentar câncer de pulmão e, em alguns casos, de cavidade nasal e seios paranasais. Muitos mecanismos já foram identificados, tanto genéticos como epigenéticos.

Exposição excessiva a determinados metais também pode causar doença não maligna. Exposição crônica a cádmio, por exemplo, provoca doença renal. Anormalidade da função renal, caracterizada por proteinúria e redução da taxa de filtração glomerular (TFG), foi descrita pela primeira vez em trabalhadores de cádmio em 1950 e confirmada em numerosas pesquisas. A proteinúria consiste em proteínas de baixo peso molecular como β_2-microglobulina, proteína que liga retinol, lisozima e cadeias leves de imunoglobulinas. Normalmente essas proteínas são filtradas nos glomérulos e reabsorvidas nos túbulos proximais. Trabalhadores expostos a cádmio também apresentam taxa mais elevada de formação de cálculos renais, causada talvez por comprometimento do metabolismo do cálcio consequente a lesão renal. A disfunção tubular renal apenas ocorre após ser atingido um limiar de concentração de cádmio no córtex renal. O limiar varia de um indivíduo para outro, mas foi estimado ser aproximadamente 200 µg/g de peso úmido. Vários estudos de prevalência de proteinúria em populações de trabalhadores sugerem que exposição à inalação em excesso de aproximadamente 0,03 mg/m³ por 30 anos associa-se a maior risco de disfunção tubular. Infelizmente, o afastamento da exposição não interrompe necessariamente a evolução da doença em trabalhadores com lesão renal induzida por cádmio, e podem ocorrer queda progressiva da TFG e doença renal em estágio terminal. A progressão da doença depende de carga corporal de cádmio e intensidade da proteinúria na última exposição. A menos que a lesão renal seja significativa, as concentrações urinárias de cádmio refletem a carga corporal do metal.

Embora a lesão renal seja evidentemente decorrente do acúmulo de cádmio nos rins, o mecanismo molecular dessa lesão não está esclarecido. A metalotioneína pode estar envolvida. Essa proteína ligada a cádmio é sintetizada em fígado e rins e parece facilitar o transporte de cádmio para os rins e também promover a retenção de cádmio nos rins.

Hidrocarbonetos clorados

Hidrocarbonetos clorados de baixo peso molecular são largamente utilizados em ambientes industriais e outros locais. Cloreto de vinila, por exemplo, é gás usado para fazer o plástico policloreto de polivinila (PVC). Esse gás não é irritante, nem agudamente tóxico (exceto em concentrações extremamente elevadas, narcotizantes), mas, inicialmente, trabalhadores eram expostos a concentrações muito altas de PVC. Na década de 1970, constatou-se que exposição a cloreto de vinila provocava angiossarcoma, forma rara de câncer hepático, tanto em ratos de laboratório como em trabalhadores. Desde então foram impostas restrições estritas à exposição ocupacional. A carcinogênese é consequente ao metabólito epóxido do cloreto de vinila. Aproximadamente 98% dos adutos de DNA formados do epóxido cloreto de vinila são benignos, mas os outros 2% são eteno-adutos com guanina e citosina extremamente mutagênicos. Interessantemente, esses adutos são os mesmos formados a partir de estresse oxidativo cotidiano e peroxidação de lipídios. Normalmente esses eteno-adutos são eliminados por reparo de excisão de bases, mas com taxas suficientemente altas de dano do DNA o reparo não consegue ser 100% efetivo. Assim sendo, exposições de alto nível a cloreto de vinila e genotoxinas semelhantes são comprovadamente carcinogênicas, enquanto exposições de nível baixo não o são. Ratos de laboratório expostos a doses baixas de cloreto de vinila, por exemplo, desenvolvem alterações pré-cancerosas (focos de alteração hepática) em taxas indistinguíveis daquelas encontradas em controles de laboratório não expostos.

Tricloroetileno (TCE) e tetracloroetileno (percloroetileno) são solventes empregados em processos de desengorduramento e limpeza a seco. Todos os indivíduos são expostos a concentrações mínimas de tricloroetileno e percloroetileno no ar ambiente. Exposições a concentrações elevadas de tricloroetileno provocam tumores renais, embora exposições em níveis de leve a moderado aparentemente não o façam. O motivo é que, em baixas doses, tricloroetileno é convertido a metabólitos não tóxicos que são eliminados facilmente, enquanto em doses elevadas, a via de "detoxificação" é sobrepujada, e uma segunda via passa a operar. Essa segunda via forma um metabólito nefrotóxico, S-(1, 2-diclorovinil)-L-cisteína (DCVC), e a lesão renal subsequente parece ser um precursor necessário para tumores renais induzidos por tricloroetileno. As exposições não tóxicas ao tricloroetileno suprarregulam genes associados a estresse, metabolismo da DCVC, reparo e proliferação celulares e apoptose, fornecendo proteção contra lesão de células tubulares renais. Aparentemente, o percloroetileno não causa tumores em seres humanos, provavelmente porque é quase todo eliminado sem ativação metabólica.

Poluição atmosférica

Os efeitos tóxicos consequentes à poluição atmosférica ambiente dependem de tipos e concentrações dos poluentes. Como outros tipos de exposição ambiental, a poluição atmosférica é especialmente deletéria em regiões sem recursos ou proteção ambiental. A queima de combustíveis é fonte importante de poluição atmosférica, e, na maioria das cidades e regiões urbanas, o produto expelido por veículos movidos a gasolina e a diesel é a maior fonte de poluentes. Veículos automotivos novos e recém-fabricados apresentam combustão muito "mais limpa" que os veículos montados antes da década de 1970, contudo o número de veículos em uso continua crescendo, e os produtos da combustão são eliminados pelo tubo de escapamento mais próximo ao chão, dificultando sua diluição no ar mais limpo.

A combustão de combustíveis de baixa qualidade em ambientes fechados não é incomum em determinadas circunstâncias. Hulha, carvão ou fezes de vaca ressecadas, por exemplo, são queimados para a preparação de alimentos e aquecimento em residências mal ventiladas na China, no Nepal, no México e em outros locais do mundo. As mensurações indicam níveis de poluentes em ambientes fechados que ultrapassam os níveis ao ar livre em até duas ordens de magnitude. Como resultado dessas exposições residenciais, mulheres e crianças correm maior risco de desenvolver bronquite crônica, dispneia e, por fim, doença pulmonar intersticial. Além disso, a potência carcinogênica da fumaça da hulha é mil vezes maior que a da fumaça de cigarro (em ensaio de tumor de pele em camundongos). Na China, mulheres que utilizam hulha em locais fechados apresentam cargas corporais extremamente elevadas de adutos de guanina e benzopireno, e suas taxas de morte por câncer de pulmão são oito vezes mais elevadas que a média nacional para mulheres,

A combustão produz milhares de substâncias químicas, sendo que algumas delas dependem do material queimado e outras são inerentes à combustão. Elas incluem monóxido de carbono, irritantes orgânicos como formaldeído e acroleína, óxidos de nitrogênio, dióxido de enxofre, amônia, cianeto de hidrogênio e fluoreto de hidrogênio, entre outras substâncias potencialmente tóxicas. Substâncias químicas semivoláteis e não voláteis também são formadas em grande quantidade e se adsorvem à fase particulada da fumaça. Metais existentes no material em combustão não são, obviamente, destruídos e se somam aos efeitos tóxicos agudos e crônicos da fumaça inalada.

Sob determinadas condições meteorológicas e químicas, o ar poluído se torna incomumente ácido, e a inalação de aerossóis ácidos pode induzir broncoconstrição e reduzir a eficácia da depuração mucociliar. A ação da radiação ultravioleta (luz solar) nos hidrocarbonetos reativos e óxidos de nitrogênio resulta na formação de *smog*, que contém concentrações significativas de substâncias químicas oxidativas como ozônio, peróxidos e nitrato de peroxiacetila. Exposições agudas e subagudas aos efeitos tóxicos desses oxidantes podem provocar inflamação e irritação, descamação do epitélio e perda dos cílios. Exposições crônicas e excessivas podem resultar em fibrose ou doença pulmonar obstrutiva crônica (DPOC), talvez em decorrência de alteração do metabolismo de colágeno e elastina.

Os efeitos pulmonares de poluentes atmosféricos dependem, em parte, de sua hidrossolubilidade. Dióxido de enxofre, por exemplo, dissolve-se rapidamente nas mucosas das vias respiratórias superiores, portanto, não alcança tipicamente os pulmões. Não obstante, a dissolução do gás não é instantânea, de modo que a prática de exercícios físicos ou outra hiperventilação possibilita que parte do dióxido de enxofre chegue às vias respiratórias inferiores onde, em concentrações suficientes, pode induzir broncoconstrição. Asmáticos são especialmente sensíveis a esse efeito.

▶ Conclusões e perspectivas

Boa parte do tratamento da exposição a substâncias tóxicas é focalizada no paciente com formas agudas de intoxicação. Uma parcela significativa da morbidade associada a fatores ambientais, entretanto, é causada por exposições crônicas e apenas se manifesta clinicamente anos ou décadas após o agravo inicial. Na verdade, geralmente não existe tratamento específico para o agravo resultante de exposições tóxicas crônicas, e as modalidades terapêuticas para os cânceres não são dependentes das causas subjacentes.

Teoricamente, cânceres e outras enfermidades crônicas causadas por hábitos como tabagismo e etilismo inveterado são plenamente passíveis de prevenção. Embora tenham ocorrido avanços nesse tocante, ainda há muito a ser feito, e a erradicação completa dessas ameaças não parece ser meta realista. Exposições ocupacionais são bem controladas na maioria dos países desenvolvidos, mas ainda constituem imenso problema nas nações em processo de industrialização. Evidências epidemiológicas indicam que alimentos específicos – como peixe salgado à moda chinesa (que contém concentrações elevadas do carcinógeno dimetilnitrosamina) e alimentos contaminados por aflatoxinas – aumentam o risco de câncer, e que o consumo de frutas e vegetais em geral reduz o risco de câncer. Todavia, componentes dietéticos específicos ou características específicas desses componentes que modificam o risco permanecem como áreas de pesquisa ativa. A obesidade (e, talvez, o sedentarismo) é um fator de risco de câncer cada vez mais importante, presumivelmente em combinação com exposições ambientais ou outros fatores.

Exposições ambientais envolvem, em geral, misturas complexas de substâncias químicas apenas parcialmente caracterizadas. Testes toxicológicos padronizados de substâncias químicas ou de misturas simples podem apresentar resultados de relevância incompleta ou indeterminada. Outras informações podem ser obtidas por meio de tecnologias de microarranjos e outras ferramentas de genômica, proteômica e metabolômica aplicadas à investigação toxicológica. "Microbiomas" – ou seja, microrganismos existentes no organismo, que *in toto*, superam as células normais (aproximadamente 10:1) – presumivelmente influenciam as respostas às exposições ambientais de muitas maneiras que ainda precisam ser elucidadas. De forma mais ampla, espera-se que pesquisas básicas, mecanicistas e aplicadas continuem a revelar as interconexões entre fatores genéticos, ambientais e aleatórios envolvidos na indução de enfermidades, com a expectativa de que ambientes mais seguros resultarão em vidas mais saudáveis.

Leitura sugerida

Busl KM, Greer DM. Hypoxic-ischemic brain injury: pathophysiology, neuropathology and mechanisms. *NeuroRehabilitation* 2010;26:5-13. (*Revisão das bases fisiopatológicas e moleculares das lesões hipóxicas e citotóxicas do cérebro.*)

Hall AH, Saiers J, Baud F. Which cyanide antidote? *Crit Rev Toxicol* 2009;39:541-552. (*Revisão de mecanismos, eficácia clínica, segurança, tolerabilidade e dados toxicológicos que apoiam o uso de antídotos para intoxicação por cianeto em uso nos EUA e em outros locais do mundo.*)

Hecht SS. Progress and challenges in selected areas of tobacco carcinogenesis. *Chem Res Toxicol* 2008;21:160-171. (*Revisão sobre carcinogenicidade do tabaco.*)

International Agency for Cancer Research (IARC). Continuing series of monographs. Disponível em: http://monographs.iarc.fr/. (*Como parte dos esforços continuados desde 1971, a IARC realiza painéis de especialistas com o propósito de avaliar as evidências publicadas que sejam relevantes para a determinação dos efeitos carcinogênicos comprovados, prováveis ou possíveis de vários agentes químicos, biológicos e físicos e de vários tipos de exposição. Até o momento, aproximadamente 107 substâncias e exposições foram caracterizadas pela IARC como carcinogênicas para os seres humanos.*)

Klaassen CD, ed. *Casarett & Doull's toxicology: the basic science of poisons.* 7th ed. New York: McGraw-Hill; 2007. (*Obra com seções sobre princípios gerais, toxicocinética, efeitos tóxicos inespecíficos, efeitos tóxicos específicos para os órgãos, agentes tóxicos, toxicologia ambiental e aplicações da toxicologia, inclusive um capítulo sobre toxicologia clínica.*)

Lang CH, Frost RA, Summer AD *et al.* Molecular mechanisms responsible for alcohol-induced myopathy in skeletal muscle and heart. *Int J Biochem Cell Biol* 2005;37:2180-2195. (*Revisão dos mecanismos celulares e moleculares por meio dos quais o álcool etílico compromete a função de músculos esqueléticos e músculo cardíaco. É dada ênfase às alterações nas vias de sinalização que regulam a síntese proteica.*)

Luch A. Nature and nurture–lessons from chemical carcinogenesis. *Nat Rev Cancer* 2005;5:113-125. (*Revisão dos mecanismos de carcinogênese química.*)

Sant'Anna LB, Tosello DO. Fetal alcohol syndrome and developing craniofacial and dental structures–a review. *Orthod Craniofacial Res* 2006;9:172-185. (*Revisão de estudos clínicos e experimentais, discussão de estratégias terapêuticas e sugestão de pesquisa.*)

Schumacher-Wolz U, Dieter HH, Klein D, Schneider K. Oral exposure to inorganic arsenic: evaluation of its carcinogenic and non-carcinogenic effects. *Crit Rev Toxicol* 2009;39:271-298. (*Enfatiza achados referentes ao risco de doença após exposição relativamente baixa ao arsênico.*)

Seitz HK, Stickel F. Risk factors and mechanisms of hepatocarcinogenesis with special emphasis on alcohol and oxidative stress. *Biol Chem* 2006; 387:349-360. (*Revisão realizada por importantes pesquisadores do assunto.*)

States JC, Srivastava S, Chen Y, Barchowsky A. Arsenic and cardiovascular disease. *Toxicol Sci* 2009;107:312-323. (*Revisão de dados epidemiológicos e experimentais do comprometimento cardiovascular causado por arsênico.*)

Tauxe RV. Emerging foodborne pathogens. *Int J Food Microbiol* 2002; 78:31-41. (*Visão geral das fontes frequentes de intoxicação alimentar.*)

Tseng C-H. Blackfoot disease and arsenic: a never-ending story. *J Environ Sci Health* 2005;23:55-74. (*Revisão realizada por um importante pesquisador da área.*)

Toxnet. Disponível em http://toxnet.nlm.nih.gov/. (*Essa fonte governamental, patrocinada pela National Library of Medicine, tem imenso banco de dados sobre substâncias tóxicas e artigos da área de toxicologia.*)

Tzipori S, Sheoran A, Akiyoshi D *et al.* Antibody therapy in the management of Shiga toxin-induced hemolytic uremic syndrome. *Clin Microbiol Rev* 2004;17:926-941. (*Revisão de estrutura e mecanismo de ação das toxinas Shiga, produzidas por E. coli O157:H7 e outras bactérias enteropáticas; manifestações e tratamento da síndrome hemolítico-urêmica e utilidade potencial da terapia com anticorpos.*)

Weaver LK, Hopkins RO, Chan KJ *et al.* Hyperbaric oxygen for acute carbon monoxide poisoning. *N Engl J Med* 2002;347:1057-1067. (*Embora a terapia com oxigênio hiperbárico tenha sido postulada para casos de intoxicação por monóxido de carbono e seja aplicada desde 1960, esse estudo confirmou sua eficácia clínica na redução de déficits cognitivos em 6 semanas e em 12 meses.*)

Wogan GN, Hecht SS, Felton JS *et al.* Environmental and chemical carcinogenesis. *Semin Cancer Biol* 2004;14:473-486. (*Revisão realizada por importantes pesquisadores do assunto.*)

Parte 9

Fronteiras da Farmacologia

53
Proteínas Terapêuticas

Quentin J. Baca, Benjamin Leader e David E. Golan

▶ Introdução

Entre todas as macromoléculas que compõem o organismo, as proteínas são as que desempenham as funções mais dinâmicas e diversificadas, catalisando reações bioquímicas, constituindo receptores e canais em membranas, proporcionando suporte estrutural intracelular e extracelular, e transportando moléculas no interior das células ou de um órgão para outro. Na atualidade, estima-se que haja aproximadamente 25 mil genes que codifiquem proteínas no genoma humano, e, com a junção alternativa de genes e a modificação pós-translacional de proteínas (p. ex., por clivagem, fosforilação, acilação e glicosilação), é provável que a quantidade de proteínas funcionalmente distintas seja muito maior. Quando analisadas da perspectiva dos mecanismos das doenças, essas estimativas representam um imenso desafio para a medicina moderna, uma vez que pode resultar em doença, se qualquer uma dessas proteínas sofrer mutações ou outras anormalidades, ou encontrar-se em concentrações anormalmente altas ou baixas. Entretanto, analisadas da perspectiva da terapêutica, essas mesmas estimativas representam uma enorme oportunidade no que se refere ao aproveitamento de proteínas terapêuticas para aliviar doença. No momento, mais de 145 proteínas ou peptídios diferentes estão aprovados para uso clínico pela agência americana Food and Drug Administration (FDA), e muitos mais se encontram em fase de desenvolvimento.

As proteínas terapêuticas têm várias vantagens sobre os fármacos constituídos por pequenas moléculas. Em primeiro lugar, as proteínas desempenham, com frequência, um conjunto de funções altamente específicas e complexas, que não podem ser imitadas por compostos químicos simples. Em segundo lugar, como a ação de proteínas é altamente específica, as proteínas terapêuticas têm, em geral, menor potencial para interferir em processos biológicos normais e causar efeitos adversos. Em terceiro lugar, como o organismo naturalmente produz muitas das proteínas utilizadas como terapia, esses agentes frequentemente são bem tolerados e têm menos tendência a desencadear

respostas imunes. Em quarto lugar, para as doenças com mutação ou deleção de um gene, as proteínas terapêuticas podem proporcionar tratamento de reposição efetivo, sem necessidade de terapia gênica, que, no momento atual, ainda não está disponível para a maioria dos distúrbios genéticos. Em quinto lugar, o tempo necessário para o desenvolvimento clínico e a aprovação pela FDA de proteínas terapêuticas pode ser mais rápido que o dos fármacos constituídos de pequenas moléculas. Um estudo publicado em 2003 reportou que o tempo médio para desenvolvimento clínico e aprovação foi acelerado em mais de 1 ano para 33 proteínas terapêuticas aprovadas entre 1980 e 2002, em comparação com 294 fármacos constituídos de pequenas moléculas aprovados durante o mesmo período. Por fim, como as proteínas são singulares em forma e função, as empresas farmacêuticas conseguem proteção de patente de longo alcance para as proteínas terapêuticas. Essas últimas duas vantagens tornam as proteínas interessantes do ponto de vista financeiro, em comparação com as pequenas moléculas usadas como fármacos.

Uma quantidade relativamente pequena de proteínas terapêuticas é purificada de sua fonte nativa, como *enzimas pancreáticas* do pâncreas de suínos e o *inibidor da α-1-proteinase* de um *pool* de plasma humano. Em vez disso, hoje em dia, as proteínas terapêuticas são produzidas, em sua maior parte, por tecnologia de DNA recombinante e purificadas de uma ampla variedade de organismos. Os sistemas de produção para proteínas recombinantes incluem bactérias, leveduras, células de insetos e de mamíferos, e animais e plantas transgênicos. O sistema de escolha pode ser determinado pelo custo da produção ou por modificações da proteína (p. ex., glicosilação, fosforilação ou clivagem proteolítica) necessárias para a atividade biológica. As bactérias, por exemplo, não efetuam reações de glicosilação, e cada um dos outros sistemas biológicos citados produz um tipo ou padrão diferente de glicosilação. Os padrões de glicosilação das proteínas podem exercer efeitos notáveis sobre atividade, meia-vida e imunogenicidade da proteína recombinante no corpo. Por exemplo, a meia-vida da

CASO

MR, um comerciante de 55 anos de idade, chega ao serviço de emergência de um pequeno hospital rural com dor à esquerda no tórax e tontura. A dor começou de repente, há 1 h, quando carregava uma caixa grande. A princípio, ele achou que fosse desmaiar, porém a dor e a tontura melhoraram com repouso e, por fim, desapareceram depois de 20 min. MR nega qualquer outro sintoma e não tem nenhuma história de problemas clínicos. Não toma remédios, não fuma, e seu pai faleceu inesperadamente em um acidente de carro aos 53 anos. Ao exame físico, MR está apirético, com frequência cardíaca de 100 bpm, pressão arterial de 150/90 mmHg e frequência respiratória de 16 movimentos/min. O oxímetro de pulso indica 96%, com fluxo de oxigênio de 2 ℓ por minuto por meio de cânula nasal. MR parece estar confortável, e o exame físico restante só revela quarta bulha cardíaca audível. Não há evidências de sangue oculto nas fezes. O eletrocardiograma (ECG) revela taquicardia sinusal sem elevação do segmento ST. A radiografia de tórax apresenta-se normal. A análise bioquímica do sangue revela níveis normais de sódio, potássio, cloreto, bicarbonato, nitrogênio ureico (NU) e creatinina. Os resultados de biomarcadores cardíacos e testes de coagulação estão sendo aguardados. No momento de chegada de MR ao serviço de emergência, são administrados ácido acetilsalicílico, metoprolol e nitroglicerina sublingual.

Por ocasião da internação hospitalar, a troponina T do paciente retorna a valor de 1,34 ng/mℓ (normal, 0 a 0,1 ng/mℓ), e ocorre depressão do segmento ST de 2 mm nas derivações V1-V3 quando apresenta dor torácica. Nessa ocasião, MR também é medicado com heparina, abciximabe e clopidogrel, e a dor torácica desaparece. A evolução clínica é estável durante a noite.

Todavia, no dia seguinte, MR apresenta dor torácica subesternal constritiva e diaforese, e seu ECG revela elevação do segmento ST de 4 mm nas derivações V2-V4. Como o cateterismo cardíaco não estará disponível no centro cardíaco regional em menos de, no mínimo, 4 h, MR é medicado com tenecteplase na unidade coronariana, e são mantidos ácido acetilsalicílico, metoprolol, nitroglicerina, heparina e clopidogrel. Esse esquema estabiliza o paciente.

Após 5 dias de internação sem outros incidentes, MR é transferido ao centro cardíaco regional para realização de cateterismo, com diagnóstico de angina instável, que evoluiu para infarto do miocárdio com elevação do segmento ST. O planejamento após a alta inclui reabilitação cardíaca e tratamento com ácido acetilsalicílico, metoprolol, enalapril, espironolactona e nitroglicerina sublingual quando necessário.

Questões

1. Qual é o mecanismo de ação de tenecteplase?
2. Como a ação de tenecteplase difere da de heparina?
3. Por meio de qual mecanismo atua o abciximabe?
4. Como abciximabe pode aumentar a função de clopidogrel e ácido acetilsalicílico neste caso?

---

eritropoetina nativa, importante fator de crescimento na produção de hemácias, pode ser prolongada pelo aumento da glicosilação da proteína. A *darbepoetina-α* é um análogo da eritropoetina desenvolvido por engenharia para conter dois aminoácidos adicionais, que são substratos para reações de glicosilação com ligação N. Quando expresso em células de ovário de fêmea de hamster chinês, o análogo é sintetizado com cinco cadeias de carboidrato com ligação N em lugar de três; essa modificação determina que a meia-vida da darbepoetina é três vezes mais longa que a da eritropoetina.

Talvez o melhor exemplo de tendências em produção e uso de proteínas terapêuticas seja o da história de insulina no tratamento de *diabetes melito do tipo 1* e *do tipo 2*. Quando não tratado, o diabetes melito do tipo 1 é uma doença que resulta em grave debilidade e morte, decorrente da falta do hormônio proteico, a insulina, que sinaliza as células a desempenhar numerosas funções relacionadas com homeostasia da glicose e metabolismo intermediário. Em 1922, a insulina foi purificada pela primeira vez do pâncreas bovino e suíno e utilizada na forma de injeção diária para salvar a vida de pacientes com diabetes melito do tipo 1. Três problemas, no mínimo, impediram o uso disseminado dessa terapia proteica: primeiro, a disponibilidade de pâncreas de animais para purificação da insulina; segundo, o custo da purificação da insulina de pâncreas animal; e, por fim, a reação imunológica de alguns pacientes à insulina de origem animal. Esses problemas foram solucionados com o isolamento do gene da insulina humana e o processo de engenharia de *Escherichia coli* para expressar a insulina humana, utilizando a tecnologia do DNA recombinante. Mediante cultura de enormes quantidades dessas bactérias, obtve-se produção em grande escala de insulina humana. A insulina assim produzida era abundante, barata, de baixa imunogenicidade e desprovida de outras substâncias pancreáticas animais. A *insulina recombinante*, aprovada pela FDA em 1982, foi a primeira proteína terapêutica recombinante comercialmente disponível e, desde então, constitui a principal terapia para o diabetes melito do tipo 1 (e uma importante terapia para o diabetes melito do tipo 2).

As proteínas produzidas por tecnologia recombinante podem apresentar vários outros benefícios em comparação com as proteínas não recombinantes. Primeiramente, a transcrição e a translação de um gene humano exato podem levar a maior atividade específica da proteína e menor probabilidade de rejeição imunológica. Além disso, as proteínas recombinantes são frequentemente produzidas de modo mais eficiente e econômico, e em quantidades potencialmente ilimitadas. Um exemplo notável é encontrado na terapia baseada em proteínas para a doença de Gaucher, distúrbio congênito crônico do metabolismo dos lipídios, causado pela deficiência da enzima *β-glicocerebrosidase* (também conhecida como glicosilceramidase) e caracterizado por hepatoesplenomegalia, aumento de pigmentação cutânea e lesões ósseas dolorosas. A princípio, a β-glicocerebrosidase purificada da placenta humana foi empregada para tratar essa doença, isso, porém, exigia a purificação da proteína de 50 mil placentas por paciente por ano, o que obviamente impõe um limite prático para a quantidade de proteína purificada disponível. Subsequentemente, foi desenvolvida e introduzida uma forma recombinante da β-glicocerebrosidase, que não apenas está disponível em quantidades suficientes para tratar muito mais pacientes com a doença, mas também elimina o risco de doenças transmissíveis (p. ex., virais ou por príons) associadas à purificação da proteína derivada das placentas humanas. Isso também ilustra um terceiro benefício das proteínas recombinantes em comparação com as proteínas não recombinantes – a redução da exposição a doenças animais ou humanas.

Uma quarta vantagem é que a tecnologia recombinante possibilita a modificação de uma proteína ou a seleção de determinada variante gênica para melhorar a função ou a especificidade. Nesse caso também, a β-glicocerebrosidase recombinante oferece um exemplo interessante. Quando essa proteína foi produzida por tecnologia recombinante, a substituição do aminoácido arginina-495 pela histidina possibilitou a adição de resíduos de manose à proteína. A manose é reconhecida pelos receptores de carboidratos endocíticos nos macrófagos e em muitos outros tipos de células; em consequência, a enzima pode penetrar mais eficientemente nessas células e clivar o lipídio intracelular que se acumulou em quantidades patológicas, resultando em melhora do desfecho terapêutico. Por fim, a tecnologia recombinante possibilita a produção de proteínas que proporcionam nova função ou atividade, conforme será discutido mais adiante.

Os quase 30 anos que se seguiram desde a aprovação da insulina recombinante pela FDA testemunharam notável expansão na quantidade de aplicações terapêuticas das proteínas. Mais de 145 proteínas (das quais mais de 105 são produzidas pela tecnologia recombinante) estão atualmente aprovadas para uso clínico pela FDA, e muitas outras mais estão em desenvolvimento.

► Emprego das proteínas na medicina

Uma apreciação dos numerosos usos terapêuticos das proteínas pode ser facilitada pela classificação dessas terapias de acordo com seu mecanismo de ação. Neste capítulo, será fornecido um resumo das proteínas terapêuticas atualmente aprovadas, usando um sistema de classificação que se baseia em sua ação farmacológica (Boxe 53.1). Exemplos de proteínas terapêuticas em cada categoria e condições clínicas nas quais são utilizadas são discutidos no texto, e as Tabelas 53.1 a 53.5 oferecem uma lista de proteínas terapêuticas aprovadas pela FDA, com suas funções e usos clínicos. As Tabelas 53.6 e 53.7 fornecem exemplos de vacinas e agentes diagnósticos baseados em proteínas, os quais também ressaltam a importância crescente das proteínas em medicina.

Grupo I | Enzimas e proteínas reguladoras

As proteínas terapêuticas incluídas nesse grupo atuam por um paradigma clássico, em que uma proteína endógena específica encontra-se deficiente, e o déficit é, então, corrigido mediante tratamento com proteína exógena. As proteínas terapêuticas classificadas no Grupo Ia são utilizadas para repor determinada atividade em casos de deficiência ou produção anormal de proteína. Essas proteínas são utilizadas em uma variedade de afecções, desde o uso de lactase em pacientes que carecem dessa enzima gastrintestinal até a reposição de fatores vitais da coagulação sanguínea, como o *fator VIII* e o *fator IX* em hemofílicos. Conforme assinalado, um exemplo clássico é fornecido pela *insulina* usada no tratamento do diabetes. Outro exemplo importante é o tratamento da *fibrose cística*, um distúrbio genético letal comum. Nessa doença, defeitos no canal de cloreto codificado pelo gene CFTR levam à produção de secreções anormalmente espessas, que podem (entre outros efeitos) obstruir a passagem das enzimas pancreáticas do ducto pancreático para o duodeno. Isso impede a digestão apropriada do alimento, resultando em desnutrição. Os pacientes com fibrose cística são frequentemente tratados com uma combinação de enzimas pancreáticas isoladas de suínos – incluindo lipases, amilases e proteases –, que possibilita a digestão de lipídios, açúcares e proteínas. Os pacientes que tiveram o pâncreas removido ou padecem de pancreatite crônica também podem beneficiar-se desse tratamento. Outros exemplos notáveis incluem várias doenças causadas por deficiências de enzimas metabólicas, como a mencionada doença de Gaucher, as mucopolissacaridoses, a *doença de Fabry* e outras. A Tabela 53.1 reúne outras terapias com proteínas que substituem determinada atividade.

Algumas vezes pode ser conveniente aumentar a magnitude ou o tempo de atividade de determinada proteína normal, e as proteínas terapêuticas classificadas no Grupo Ib são administradas com essa finalidade. Essas proteínas terapêuticas têm sido bem-sucedidas no tratamento de defeitos hematopoéticos. O exemplo mais proeminente é a *eritropoetina* recombinante, hormônio proteico secretado pelo rim, que estimula a produção de hemácias na medula óssea. Em pacientes com anemia induzida por quimioterapia ou síndrome mielodisplásica, utiliza-se a eritropoetina recombinante para aumentar a produção de hemácias e, assim, tratar a anemia. Em pacientes com insuficiência renal, cujos níveis de eritropoetina endógena estão abaixo do normal, administra-se a proteína recombinante para corrigir essa deficiência. Outro exemplo é fornecido pelo tratamento de pacientes neutropênicos com o fator de estimulação de colônias de granulócitos ou fator de estimulação de colônias de granulócitos-monócitos (*G-CSF* ou *GM-CSF*, respectivamente), que estimulam a medula óssea a aumentar a quantidade de neutrófilos produzidos, a fim permitir que esses pacientes combatam com mais eficácia as infecções microbianas. De modo semelhante, pacientes com trombocitopenia podem ser tratados com *interleucina-11* (IL-11), que aumenta a produção de plaquetas, impedindo, assim, complicações hemorrágicas.

A fertilização *in vitro* (FIV) constitui outra área em que são aplicadas proteínas do grupo Ib. A adeno-hipófise normalmente produz níveis aumentados de *hormônio foliculoestimulante* (FSH) imediatamente antes da ovulação. Esses níveis elevados de FSH podem ser potencializados mediante tratamento com FSH recombinante, resultando em maturação de quantidade aumentada de folículos e em aumento da quantidade de ovócitos disponíveis para FIV. Similarmente, a *gonadotropina coriônica humana* (HCG) recombinante é utilizada na tecnologia de reprodução assistida para promover a ruptura dos folículos, processo que precisa ocorrer antes do transporte dos ovócitos nas tubas uterinas para fertilização.

As proteínas do grupo Ib também podem ter efeitos sobre trombose e hemostasia, salvando pacientes. *Alteplase* (ativador recombinante do plasminogênio tecidual [tPA]) é utilizada no tratamento de coágulos sanguíneos potencialmente fatais em determinadas condições, como oclusão das artérias coronárias, acidente vascular encefálico isquêmico agudo e embolia pulmonar. O tPA endógeno é secretado pelas células endoteliais que revestem os vasos sanguíneos. O tPA secretado normalmente cliva o plasminogênio a plasmina que, em seguida, degrada a fibrina e, por conseguinte, provoca lise dos coágulos com base de fibrina. Embora o tPA endógeno possa estar presente em níveis normais ou até mesmo aumentados proximamente ao local de um coágulo sanguíneo, pode ser necessária a administração de quantidades relativamente grandes de tPA exógeno para dissolver esses coágulos. *Reteplase*, forma geneticamente modificada do tPA recombinante, é empregada no

BOXE 53.1 Classificação funcional das proteínas terapêuticas

As proteínas terapêuticas estão organizadas nas tabelas por função e aplicação terapêutica. A quantidade de proteínas terapêuticas por grupo reflete a dificuldade relativa associada ao desenvolvimento de fármacos entre as várias classes de proteínas terapêuticas. Todos os esforços foram envidados para incluir nas tabelas todas as terapias baseadas em proteínas dos Grupos I e II aprovadas pela FDA. Os Grupos III e IV fornecem exemplos selecionados que ressaltam o uso das proteínas em vacinas e agentes diagnósticos.

Grupo I: Enzimas e proteínas reguladoras
- Ia: reposição de uma proteína deficiente ou anormal (Tabela 53.1)
- Ib: aumento de uma via existente (Tabela 53.2)
- Ic: provimento de nova função ou atividade (Tabela 53.3)

Distúrbios endócrinos e metabólicos com etiologias moleculares definidas são maioria no Grupo Ia. À medida que mais doenças forem ligadas a deficiências de proteínas específicas, essa classe continuará a crescer. O Grupo Ib é dominado por terapias que aumentam vias hematológicas e endócrinas, bem como respostas imunes. As numerosas terapias com interferona e fator de crescimento no Grupo Ib proporcionam tratamento efetivo de doenças, mesmo quando os mecanismos farmacológicos precisos de ação são desconhecidos. O Grupo Ic demonstra o uso racional de proteínas de ocorrência natural para modificar a fisiopatologia de doenças humanas. O futuro crescimento dessa classe depende da elucidação da função das proteínas na fisiologia humana, bem como da função das proteínas em outros organismos.

Grupo II: Proteínas com alvo específico
- IIa: interferência em uma molécula ou organismo (Tabela 53.4)
- IIb: liberação de outros compostos ou proteínas (Tabela 53.5)

As proteínas terapêuticas do Grupo IIa utilizam sua atividade com alvo específico para interferir em moléculas ou organismos mediante ligação específica a eles e bloqueio de sua função, marcando-os para destruição ou estimulando uma via de sinalização. Esse grupo cresceu com o desenvolvimento da tecnologia dos anticorpos monoclonais e deverá se expandir ainda mais com a identificação mais clara das vias de sinalização e etiologias das doenças. As proteínas terapêuticas do Grupo IIb liberam outros compostos ou proteínas em locais específicos. Essa classe tem grande potencial de crescimento, conforme demonstrado pela amplitude das terapias com alvo específico do Grupo IIa.

Grupo III: Vacinas com proteínas
- IIIa: proteção contra agente estranho deletério (Tabela 53.6)
- IIIb: tratamento de doença autoimune (Tabela 53.6)
- IIIc: tratamento do câncer (Tabela 53.6)

Embora atualmente consista em uma pequena classe de terapias, é grande seu potencial para a produção de vacinas recombinantes capazes de proporcionar ampla proteção contra agentes infecciosos. De forma semelhante, vacinas individualizadas contra vários tipos de câncer provavelmente terão grande demanda. Os exemplos selecionados entre as mais de 70 vacinas aprovadas pela FDA na Tabela 53.6 ressaltam o uso da tecnologia das proteínas recombinantes na produção de vacinas. Muitas das vacinas aprovadas pela FDA protegem contra múltiplos agentes infecciosos e incluem componentes proteicos sintéticos, recombinantes e purificados. Uma lista completa das vacinas aprovadas pela FDA pode ser encontrada em: http://www.fda.gov/BiologicsBloodVaccines/Vaccines/ApprovedProducts.

Grupo IV: Proteínas para diagnóstico
As proteínas para diagnóstico do Grupo IV, das quais alguns exemplos selecionados são apresentados na Tabela 53.7, formam uma classe que afeta profundamente a tomada de decisão clínica. Esses agentes diagnósticos utilizam tecnologia e terapia desenvolvidas em outras classes para responder a questões clínicas. A Tabela 53.7 apresenta principalmente proteínas para diagnóstico *in vivo*; todavia, as proteínas para diagnóstico *in vitro* também são cruciais na tomada de decisão clínica e apresentam-se em quantidade demasiada para serem consideradas aqui de modo abrangente.

---

tratamento de infarto agudo do miocárdio, enquanto *tenecteplase*, outro derivado do tPA obtido por engenharia genética, exibe mais especificidade que o tPA para a ligação ao plasminogênio e produz, portanto, lise mais eficaz da fibrina existente nos coágulos sanguíneos. O *fator VIIa* da coagulação em níveis suprafisiológicos pode catalisar a trombose e, consequentemente, interromper o sangramento potencialmente fatal em pacientes com *hemofilia A* ou *B*. Ademais, estudos recentes sugeriram que a *proteína C ativada* recombinante possa melhorar a imunorregulação e impedir a ocorrência de reações de coagulação excessivas em pacientes com sepse grave potencialmente fatal e disfunção orgânica. Muitas outras proteínas terapêuticas do Grupo Ib também são utilizadas para imunorregulação – *hepatites B* e *C* crônicas, *sarcoma de Kaposi*, melanoma e alguns tipos de leucemia e linfoma têm sido tratados com várias formas de *interferona*, conforme resumido na Tabela 53.2 junto a outras doenças tratadas com proteínas do Grupo Ib.

Ocasionalmente, a atividade de determinada proteína é desejável, apesar de o corpo normalmente não expressar essa atividade. As proteínas terapêuticas classificadas no Grupo Ic incluem proteínas estranhas com novas funções e proteínas endógenas que atuam em novo tempo ou local no organismo. A *papaína*, por exemplo, é uma protease purificada da fruta *Carica papaya*. Essa proteína é utilizada terapeuticamente para degradar bridas fibrosas em feridas. A *colagenase*, obtida da fermentação pelo *Clostridium histolyticum*, pode ser usada para digerir o colágeno na base necrótica das feridas. O desbridamento ou a remoção de tecido necrótico mediados pela protease são úteis no tratamento de queimaduras, úlceras de decúbito, feridas pós-operatórias, carbúnculos e outros tipos de feridas. A *desoxirribonuclease-I* (DNAse-I) humana recombinante também apresenta nova aplicação interessante. Normalmente encontrada no interior das células humanas, essa enzima recombinante pode ser utilizada para degradar o DNA que persiste de neutrófilos mortos no trato respiratório de pacientes

TABELA 53.1 Proteínas terapêuticas para repor proteína deficiente ou anormal (Grupo Ia).

PROTEÍNA	NOME COMERCIAL	FUNÇÃO	EXEMPLOS DE USO CLÍNICO
Distúrbios endócrinos (deficiências hormonais)			
‡Insulina	Humulin Novolin	Regula a glicemia, desvia o potássio para o interior das células	Diabetes melito, cetoacidose diabética, hiperpotassemia
‡Insulina humana, inalação	Exubera	Insulina formulada para inalação com início de ação mais rápido	Diabetes melito
‡Insulina asparte ‡Insulina glulisina ‡Insulina lispro	Novolog (asparte) Apidra (glulisina) Humalog (lispro)	Análogos de insulina com início de ação mais rápido e duração de ação mais curta	Diabetes melito
‡Insulina isófana	NPH	Formulação de insulina protamina cristalina com início de ação ligeiramente mais lento e maior duração de ação	Diabetes melito
‡Insulina detemir ‡Insulina glargina	Levemir (detemir) Lantus (glargina)	Análogos da insulina com início mais lento de ação e duração de ação mais longa	Diabetes melito
‡Insulina zíncica prolongada	Lenta Ultralenta	Complexo hexamérico de insulina zíncica com início de ação mais lento e maior duração de ação	Diabetes melito
Pranlintida	Symlin	Mecanismo de ação desconhecido; peptídio sintético recombinante análogo da amilina humana (hormônio neuroendócrino de ocorrência natural, que regula o controle pós-prandial da glicose)	Diabetes melito, em associação a insulina
‡Hormônio do crescimento (HC), somatotropina, somatropina, somatrem	Genotropin Humatrope Norditropin NorlVitropin Nutropin Omnitrope Protropin Siazen Serostim Valtropin Zorbtive	Efetor anabólico e anticatabólico	Parada do crescimento em decorrência de deficiência de HC ou insuficiência renal crônica, síndrome de Prader-Willi, síndrome de Turner
‡Mecasermina	Increlex	O fator de crescimento recombinante semelhante à insulina 1 (FCI-1) induz mitogênese, crescimento de condrócitos e crescimento de órgãos, que se combinam para restaurar o crescimento estatural apropriado	Parada de crescimento em crianças com deleção do gene do HC ou com deficiência primária grave de FCI-1
‡Rinfabato de mecasermina	IPlex	Semelhante à mecasermina; acredita-se que o FCI-1 ligado à proteína de ligação de FCI-3 (FCI LP-3) mantém o hormônio inativo até alcançar os tecidos-alvo, diminuindo, assim, os efeitos adversos semelhantes à hipoglicemia	Parada de crescimento em crianças com deleção do gene do HC ou com deficiência primária grave de FCI-1
Hemostasia e trombose			
Fator VIII	Bioclate Helixate Kogenate Recombinate ReFacto XYNTHA	Fator da coagulação	Hemofilia A
Fator IX	Benefix	Fator da coagulação	Hemofilia B
*Fibrinogênio	RiaSTAP	Fator da coagulação purificado de *pool* de plasma humano	Controle de sangramento agudo em pacientes com deficiência congênita de fibrinogênio
Antitrombina III *Antitrombina III	ATryn (antitrombina humana recombinante III [AT-III]) Thrombate III (AT-III humana purificada de *pool* de plasma)	Em reação catalisada por heparina endógena ou exógena, AT-III inativa a trombina por meio da formação de ligação covalente entre resíduo catalítico de serina da trombina e sítio reativo a arginina na AT-III; a terapia de reposição com AT-III impede a formação inapropriada de coágulos sanguíneos	Tratamento de tromboembolia e prevenção de eventos tromboembólicos perioperatórios e pós-parto em pacientes com deficiência hereditária de antitrombina III
*Concentrado de proteína C	Ceprotin	Após ativação pelo complexo trombina-trombomodulina, a proteína C inibe os fatores da coagulação Va e VIIIa	Tratamento e prevenção da trombose venosa e púrpura fulminante em pacientes com grave deficiência hereditária de proteína C

(continua)

TABELA 53.1 Proteínas terapêuticas para repor proteína deficiente ou anormal (Grupo Ia) (*continuação*).

PROTEÍNA	NOME COMERCIAL	FUNÇÃO	EXEMPLOS DE USO CLÍNICO
Hemostasia e trombose			
*Inibidor de C1	Cinryze	Inibidor de serina protease purificado do plasma humano; restaura os níveis séricos do inibidor de C1 e impede a ativação inapropriada do complemento e das vias da coagulação que podem levar à produção de bradicinina e aumento da permeabilidade vascular	Profilaxia contra crises de angioedema em pacientes com angioedema hereditário (AEH)
Deficiências de enzimas metabólicas			
β-glicocerebrosidase *β-glicocerebrosidase	Cerezyme (rla) Ceredase (rla) (purificada de *pool* de placenta humana)	Hidrolisa o glicocerebrosídio a glicose e ceramida	Doença de Gaucher
Alglicosidase alfa	Myozyme	Degrada o glicogênio ao catalisar a hidrólise das ligações glicosídicas α-1,4 e α-1,6 do glicogênio lisossômico	Doença de Pompe (doença de armazenamento do glicogênio tipo II)
Laronidase	Aldurazyme	A α-L-iduronidase é enzima que digere glicosaminoglicanos (GAG) endógenos no interior dos lisossomos, impedindo, assim, o acúmulo de GAG que pode causar disfunção celular, tecidual e orgânica	Síndromes de Hurler e Hurler-Scheie, formas de mucopolissacaridose I (MPS I)
Idursulfase	Elaprase	A iduronato-2-sulfatase cliva componentes 2-0-sulfato terminais dos GAG, dermatan sulfato e heparan sulfato, possibilitando, assim, sua digestão e impedindo o acúmulo de GAG	Mucopolissacaridose II (síndrome de Hunter)
Galsulfase	Naglazyme	N-acetilgalactosamina-4-sulfatase cliva o terminal sulfato do GAG, dermatan sulfato, possibilitando, assim, sua digestão e impedindo o acúmulo de GAG	Mucopolissacaridose VI
α-galactosidase A humana, agalsidase β	Fabrazyme	Enzima que hidrolisa a globotriaosilceramida (GL-3) e outros glicoesfingolipídios, reduzindo o depósito desses lipídios no endotélio capilar do rim e em alguns outros tipos de células	Doença de Fabry; impede o acúmulo de lipídios que poderia resultar em complicações renais e cardiovasculares
Distúrbios pulmonares e do trato gastrintestinal			
*Inibidor da α-1-proteinase	Aralast Prolastin	Inibe a destruição do tecido pulmonar mediada pela elastase; purificado de *pool* de plasma humano	Deficiência congênita de α-1-antitripsina
*Lactase	Lactaid	Digere a lactose; purificada do fungo *Aspergillus oryzae*	Gases, distensão, cólicas, diarreia dada a incapacidade de digerir lactose
*Enzimas pancreáticas (lipase, amilase, protease)	Arco-Lase Cotazym Creon Donnazyme Pancrease Viokase Zymase	Digerem o alimento (proteínas, gorduras e carboidratos); purificadas de suínos	Fibrose cística, pancreatite crônica, insuficiência pancreática, após cirurgia de derivação gástrica Billroth II, obstrução do ducto pancreático, esteatorreia, má digestão, gases, distensão
Imunodeficiências			
*Desaminase de adenosina	Adagen (pegademase bovina, PEG-ADA)	Metaboliza a adenosina, impedindo seu acúmulo; purificada de vacas	Doença por imunodeficiência combinada grave (DICG), resultante da deficiência de desaminase de adenosina (DDA)
*Pool de imunoglobulinas	Octagam Privigen Vivaglobin	Preparação de imunoglobulina intravenosa	Imunodeficiências primárias e púrpura trombocitopênica imune (PTI) crônica
Outras			
*Albumina humana	Albumarc Albumina (Human) Albuminar AlbuRx Albutein Flexbumin Buminate Plasbumin	Aumenta a osmolaridade plasmática circulante, restaurando e mantendo o volume sanguíneo circulante	Produção diminuída de albumina (hipoproteinemia), perda aumentada de albumina (síndrome nefrótica), hipovolemia, hiperbilirrubinemia

As terapias baseadas em proteínas devem sua especificidade e função à sua estrutura. As moléculas, que variam desde grandes enzimas complexas até sequências peptídicas curtas, apresentam atividade biológica específica, em decorrência de suas estruturas secundária e terciária que se baseiam em seus aminoácidos. A somatostatina, por exemplo, é ativa como cadeia de 14 ou 28 aminoácidos, até mesmo seus análogos sintéticos mais curtos compartilham uma estrutura em alça de grampo característica, que define sua especificidade e atividade biológica. Alguns peptídios terapêuticos muito curtos são mais bem considerados como fármacos de pequenas moléculas, uma vez que carecem das estruturas secundária e terciária que definem sua atividade biológica. Por esse motivo, modalidades terapêuticas como o acetato de glatirâmer (peptídio de quatro aminoácidos que consiste em acetato com L-Glu, L-Ala, L-Tir, L-Lis) não são consideradas neste capítulo. As proteínas terapêuticas são recombinantes, salvo indicação em contrário. *Não recombinante. ‡Também classificado(a) no Grupo Ib.

TABELA 53.2 Proteínas terapêuticas que aumentam uma via existente (Grupo Ib).

PROTEÍNA	NOME COMERCIAL	FUNÇÃO	EXEMPLOS DE USO CLÍNICO
Hematopoese			
Eritropoetina, Alfaepoetina	Epogen Procrit	Estimula a eritropoese	Anemia de doenças crônicas, mielodisplasia, anemia decorrente de doença renal crônica ou quimioterapia, preparação pré-operatória
Alfadarbepoetina	Aranesp	Eritropoetina modificada com meia-vida mais longa; estimula a produção de hemácias na medula óssea	Tratamento de anemia em pacientes com doença renal crônica (± diálise)
Metoxipolietilenoglicol-epoetina beta	Mircera	Eritropoetina conjugada com metoxipolietilenoglicol (PEG) ácido butanoico; estimula a eritropoese	Anemia associada à doença renal crônica
Fator de estimulação de colônias de granulócitos (FEC-G), Filgrastim	Neupogen	Estimula proliferação, diferenciação e migração de neutrófilos	Neutropenia em AIDS ou após quimioterapia ou transplante de medula óssea, neutropenia crônica grave
Peg-FEC-G, Pegfilgrastim	Neulasta	Estimula proliferação, diferenciação e migração de neutrófilos	Neutropenia em AIDS ou após quimioterapia ou transplante de medula óssea, neutropenia crônica grave
Fator de estimulação de colônias de granulócitos-macrófagos (FEC-GM), Sargramostim	Leukine	Estimula proliferação e diferenciação de neutrófilos, eosinófilos e monócitos	Leucopenia, reconstituição mieloide após transplante de medula óssea, HIV/AIDS
Interleucina-11 (IL-11), Oprelvecina	Neumega	Estimula a megacariocitopoese e a trombopoese	Prevenção da trombocitopenia, particularmente após quimioterapia mielossupressiva
Romiplostim	Nplate	Proteína de fusão de Fc-peptídio (pepticorpo) que atua como agonista do receptor de trombopoetina; estimula a produção de plaquetas	Tratamento da trombocitopenia em pacientes com púrpura trombocitopênica imune (idiopática) (PTI) crônica
Fertilidade			
Hormônio foliculoestimulante (FSH) humano	Gonal-F/Follistim	Estimula a ovulação	Tecnologia de reprodução assistida para infertilidade
Gonadotropina coriônica humana (HCG)	Ovidrel	Estimula o rompimento do folículo ovariano e a ovulação	Tecnologia de reprodução assistida para infertilidade
Lutropina alfa	Luveris	Hormônio luteinizante (LH) humano recombinante que aumenta a secreção de estradiol, sustentando, assim, o desenvolvimento folicular induzido pelo hormônio foliculoestimulante (FSH)	Infertilidade com deficiência de LH
Imunorregulação			
Interferona alfa tipo I, interferona-1 alfacona, interferona de consenso	Infergen	Mecanismo desconhecido; imunorreguladora	Hepatite C crônica
Interferona alfa-2a (IFNα-2a)	Roferon-A	Mecanismo desconhecido; imunorreguladora	Leucemia de células pilosas, leucemia mieloide crônica, sarcoma de Kaposi, hepatite C crônica
Peginterferona alfa-2a	Pegasys	Mecanismo desconhecido; imunorreguladora	Adultos com hepatite C crônica que apresentam doença hepática compensada e não foram anteriormente tratados com interferona alfa; usada isoladamente ou em associação a ribavirina (Copegus)
Interferona alfa-2b (IFNα-2b)	Intron A	Mecanismo desconhecido; imunorreguladora	Hepatite B, melanoma, sarcoma de Kaposi, linfoma folicular, leucemia de células pilosas, condiloma acuminado, hepatite C
Peginterferona alfa-2b	Peg-Intron	Interferona alfa-2b recombinante conjugada com polietilenoglicol (PEG) para aumentar a meia-vida	Adultos com hepatite C crônica que apresentam doença hepática compensada e não foram anteriormente tratados com interferona alfa

(continua)

TABELA 53.2 Proteínas terapêuticas que aumentam uma via existente (Grupo Ib) (*continuação*).

PROTEÍNA	NOME COMERCIAL	FUNÇÃO	EXEMPLOS DE USO CLÍNICO
Imunorregulação			
*Interferona-alfa-n3 (IFNα-n3)	Alferon N	Mecanismo desconhecido; interferona alfa-n3 humana não recombinante, purificada de *pool* de leucócitos humanos	Condiloma acuminado (verrugas genitais causadas por papilomavírus humano)
Interferona beta-1a (rIFN-β)	Avonex Rebif	Mecanismo desconhecido; antiviral e imunorreguladora	Esclerose múltipla
Interferona beta-1b (rIFN-β)	Betaseron Extavia	Mecanismo desconhecido; antiviral e imunorreguladora	Esclerose múltipla
Interferona gama-1b (IFN-γ)	Actimmune	Aumenta respostas inflamatória e antimicrobiana	Doença granulomatosa crônica (DGC), osteopetrose grave
Interleucina-2 (IL-2), fator de ativação dos timócitos da epiderme (FATE), aldesleucina	Proleukin	Estimula células T e B, células *natural killer* e células *killer* ativadas por linfocinas (KAL)	Câncer de células renais metastático, melanoma
Hemostasia e trombose			
Ativador do plasminogênio tecidual (tPA), alteplase	Activase	Promove fibrinólise por meio de sua ligação à fibrina e conversão do plasminogênio em plasmina	Embolia pulmonar, infarto do miocárdio, acidente vascular encefálico isquêmico agudo, oclusão de dispositivos de acesso venoso central
Reteplase (muteína de deleção do ativador do plasminogênio [tPA])	Retavase	Contém domínios *kringle 2* não glicosilados e protease do tPA humano; funções similares às do tPA	Manejo do infarto agudo do miocárdio, melhora da função ventricular
‡Tenecteplase	TNKase	Ativador do plasminogênio tecidual com maior especificidade para a conversão do plasminogênio; apresenta substituições de aminoácidos Asp por Thr103, Gln por Asp117 e aminoácidos 296 a 299 por Ala	Infarto agudo do miocárdio
*Uroquinase	Abboquinase	Ativador do plasminogênio não recombinante derivado de células renais neonatais humanas	Embolia pulmonar
Fator VIIa	NovoSeven	Pró-trombótico (fator VII ativado; inicia a cascata da coagulação)	Hemorragia em pacientes com hemofilia A ou B e inibidores dos fatores VIII ou IX
Proteína C ativada, drotrecogina alfa	Xigris	Antitrombótico (inibe os fatores da coagulação Va e VIIIa), anti-inflamatório	Sepse grave com alto risco de morte
Trombina (recombinante humana) *Trombina (*pool* de plasma humano)	Recothrom Evithrom	Cliva o fibrinogênio a fibrina e ativa a cascata da coagulação	Auxilia na hemostasia em situações cirúrgicas; aplicada topicamente para acelerar a coagulação
*Selante de fibrina (mistura de fibrinogênio e trombina)	Artiss	Selante de fibrina de dois componentes, purificado de *pool* de plasma humano. Quando associados, fibrinogênio e trombina reproduzem o estágio final da coagulação sanguínea. Contém também aprotinina sintética, um inibidor da fibrinólise, para retardar a fibrinólise	Adere a enxertos cutâneos autólogos e a leitos de feridas cirúrgicas preparados de queimaduras
Distúrbios endócrinos			
Calcitonina de salmão	Fortical (recombinante) Miacalcin (sintética)	Mecanismo desconhecido; inibe a função de osteoclastos	Osteoporose pós-menopausa
Resíduos 1-34 de paratormônio humano, teriparatida	Forteo	Aumenta acentuadamente a formação óssea; administrado como injeção 1 vez/dia	Osteoporose grave
‡§Exenatida	Byetta	Composto mimético da incretina com ações similares às do peptídio semelhante ao glucagon 1 (GLP-1); aumenta a secreção de insulina dependente de glicose, suprime a secreção de glucagon, retarda o esvaziamento gástrico, diminui o apetite (identificada pela primeira vez na saliva do monstro Gila *Heloderma suspectum*)	Diabetes melito do tipo 2 resistente ao tratamento com metformina e uma sulfonilureia

(*continua*)

TABELA 53.2 Proteínas terapêuticas que aumentam uma via existente (Grupo Ib) (*continuação*).

PROTEÍNA	NOME COMERCIAL	FUNÇÃO	EXEMPLOS DE USO CLÍNICO
Regulação do crescimento			
§Octreotida	Sandostatin	Poderoso análogo da somatostatina; inibe hormônio do crescimento, glucagon e insulina	Acromegalia, alívio sintomático de adenoma secretor de VIP e tumores carcinoides metastáticos
§Lanreotida	Somatuline Depot	Análogo cíclico da somatostatina, formulado para liberação prolongada	Tratamento a longo prazo de acromegalia
Proteína morfogênica óssea humana recombinante 2 (rhPMO-2), dibotermina alfa	Infuse	Mecanismo desconhecido	Cirurgia de fusão espinal, reparo de lesão óssea
Proteína morfogênica óssea humana recombinante 7 (rhPMO-7)	Proteína osteogênica-1	Mecanismo desconhecido	Fratura tibial sem união, fusão espinal lombar
†§Hormônio de liberação de gonadotrofinas (GnRH): Gosserrelina Histrelina Leuprolida Nafarrelina	Eligard Lupron Supprelin LA Synarel Vantas Viadur Zoladex	Análogo sintético do GnRH humano; atua como potente inibidor da secreção de gonadotrofinas quando administrado continuamente, uma vez que provoca infrarregulação reversível dos receptores de GnRH na hipófise e dessensibilização de gonadotropos hipofisários	Puberdade precoce Endometriose Câncer de mama Câncer de próstata
Fator de crescimento de queratinócitos (FCQ), palifermina	Kepivance	Análogo recombinante do FCQ; estimula o crescimento de queratinócitos em pele, boca, estômago e cólon	Mucosite oral grave em pacientes submetidos à quimioterapia
Fator de crescimento derivado das plaquetas (FCDP), becaplermina	Regranex	Promove a cicatrização de feridas, aumentando a formação de tecido de granulação e a proliferação e diferenciação de fibroblastos	Adjuvante do desbridamento em úlceras diabéticas
Outras			
*Tripsina	Granulex	Proteólise	Úlceras de decúbito, úlcera varicosa, desbridamento de escaras, ferida deiscente, queimadura solar
Nesiritida	Natrecor	Peptídio natriurético tipo B recombinante	Insuficiência cardíaca descompensada aguda

As proteínas são recombinantes, salvo indicação em contrário. *Não recombinante. §Sintético(a). ‡Também classificado(a) no Grupo Ic. †Também classificado(a) no Grupo IIa.

com fibrose cística. Sob outras circunstâncias, esse DNA poderia formar tampões de muco que obstruem as vias respiratórias e levam a fibrose pulmonar, bronquiectasia e pneumonias recorrentes. Assim, a tecnologia das proteínas recombinantes possibilitou a aplicação terapêutica de enzima normalmente intracelular em novo ambiente extracelular.

Existem muitos outros exemplos bem-sucedidos desse método de terapia com proteínas. Certas formas de leucemia linfoblástica aguda, por exemplo, são incapazes de sintetizar asparagina e necessitam, portanto, da presença desse aminoácido para sua sobrevida. *L-asparaginase*, purificada de *E. coli*, pode ser utilizada para reduzir os níveis séricos de asparagina nesses pacientes, com consequente inibição do crescimento das células cancerosas. Estudos da sanguessuga medicinal, *Hirudo medicinalis*, revelaram que suas glândulas salivares produzem hirudina, potente inibidor da trombina. O gene dessa proteína foi, então, identificado, clonado e utilizado na tecnologia recombinante para produzir nova proteína terapêutica, a *lepirudina*, que impede a formação de coágulos em pacientes com trombocitopenia induzida por heparina. Outros organismos

também podem ser usados para produzir proteínas capazes de degradar coágulos já formados; por exemplo, a *estreptoquinase* é uma proteína ativadora do plasminogênio, produzida por estreptococos beta-hemolíticos do grupo C. A Tabela 53.3 apresenta uma quantidade muito maior de proteínas terapêuticas que proporcionam nova função ou atividade.

Grupo II | Proteínas com alvo específico

A excelente especificidade de ligação de anticorpos monoclonais e imunoadesinas pode ser explorada de diversas maneiras com o uso da tecnologia do DNA recombinante. Muitas proteínas terapêuticas no Grupo IIa utilizam os sítios de reconhecimento de antígeno das moléculas de imunoglobulina (Ig) ou os domínios de ligação de receptores de proteínas ligantes nativas para orientar o sistema imune a destruir especificamente alvos moleculares ou celulares. Outros anticorpos monoclonais e imunoadesinas neutralizam moléculas por meio de simples obstrução física de uma região funcionalmente importante da molécula. As imunoadesinas combinam os domínios de liga-

TABELA 53.3 Proteínas terapêuticas que proporcionam nova função ou atividade (Grupo Ic).

PROTEÍNA	NOME COMERCIAL	FUNÇÃO	EXEMPLOS DE USO CLÍNICO
Degradação enzimática de macromoléculas			
*Toxina botulínica tipo A	Botox Dysport	Cliva a SNAP-25 na junção neuromuscular para romper o complexo SNARE e impedir a liberação de acetilcolina, causando paralisia flácida	Muitos tipos de distonia, particularmente cervical; uso cosmético
*Toxina botulínica tipo B	Myoblock	Cliva a sinaptobrevina na junção neuromuscular, rompendo o complexo SNARE e impedindo a liberação de acetilcolina, causando paralisia flácida	Muitos tipos de distonia, particularmente cervical; uso cosmético
*Colagenase	Collagenase Santyl	Colagenase obtida da fermentação pelo *Clostridium histolyticum*; digere o colágeno na base necrótica de feridas	Desbridamento de úlceras dérmicas crônicas e áreas com graves queimaduras
Desoxirribonuclease I humana, dornase alfa	Pulmozyme	Degrada o DNA em secreções pulmonares purulentas	Fibrose cística; diminui as infecções do trato respiratório em pacientes selecionados com CVP superior a 40% do previsto
*Hialuronidase Hialuronidase	Amphadase (bovina) Hydase (bovina) Vitrase (ovina) Hylenex (humana recombinante)	Catalisa a hidrólise do ácido hialurônico para aumentar a permeabilidade do tecido e possibilitar absorção mais rápida do fármaco	Utilizada como adjuvante para aumentar absorção e dispersão de fármacos injetados, particularmente anestésicos na cirurgia oftálmica e certos agentes para exames de imagem
*Papaína	Accuzyme Panafil	Protease da fruta *Carica papaya*	Desbridamento de tecido necrótico ou liquefação da descamação em lesões agudas e crônicas, como úlceras de decúbito, úlceras varicosas e diabéticas, queimaduras, feridas pós-operatórias, feridas de cisto pilonidal, carbúnculos e outras feridas
Degradação enzimática de metabólitos de pequenas moléculas			
*L-asparaginase	ELSPAR	Proporciona atividade de asparaginase exógena, removendo a asparagina disponível do soro; purificada de *E. coli*	Leucemia linfoblástica aguda (LLA), que requer asparagina exógena para proliferação
*Peg-asparaginase	Oncaspar	Proporciona atividade de asparaginase exógena, removendo a asparagina disponível do soro; purificada de *E. coli*	Leucemia linfoblástica aguda (LLA), que requer asparagina exógena para proliferação
Rasburicase	Elitek	Catalisa a oxidação enzimática do ácido úrico em metabólito solúvel inativo (alantoína); originalmente isolada de *Aspergillus flavus*	Pacientes pediátricos com leucemia, linfoma e tumores sólidos submetidos à terapia antineoplásica, que pode causar síndrome de lise tumoral
Hemostasia e trombose			
Lepirudina Desirudina	Refludan Iprivask	Hirudina recombinante, inibidor de trombina da glândula salivar da sanguessuga medicinal *Hirudo medicinalis*	Trombocitopenia induzida por heparina (TIH) Profilaxia contra a trombose venosa profunda em pacientes submetidos à cirurgia eletiva de substituição de quadril
§Bivalirudina	Angiomax	Análogo sintético da hirudina; liga-se especificamente a sítio catalítico e exossítio de ligação de ânions da trombina circulante e trombina ligada a coágulo	Diminui o risco de coagulação sanguínea em angioplastia coronariana e trombocitopenia induzida por heparina (TIH)
*Estreptoquinase	Streptase	Converte plasminogênio em plasmina; produzida por estreptococos beta-hemolíticos do grupo C	Infarto agudo do miocárdio evoluindo para elevação do segmento ST, embolia pulmonar, trombose venosa profunda, trombose ou embolia arterial, oclusão de cânula arteriovenosa
*Anistreplase, complexo ativador de estreptoquinase plasminogênio anisoilado (APSAC)	Eminase	Converte o plasminogênio em plasmina; o grupo p-anisoil protege o centro catalítico do complexo plasminogênio-estreptoquinase e impede a desativação prematura, proporcionando, assim, duração de ação mais longa que a da estreptoquinase	Trombólise em pacientes com angina instável
Protamina	Protamine sulfate	Inativa a heparina, por formar um complexo protamina:heparina estável 1:1	Superdosagem de heparina

As proteínas são recombinantes, salvo indicação em contrário. *Não recombinante. §Sintética.

ção de receptores de proteínas ligantes com a região Fc de uma Ig. A região Fc pode ter uma molécula solúvel como alvo para destruição, na medida em que as células do sistema imune são capazes de reconhecer a região Fc, efetuar a endocitose da molécula fixada e proceder à sua decomposição química e enzimaticamente. Quando ligada a moléculas especificamente reconhecidas sobre a superfície de uma célula, a região Fc pode ter como alvo a célula para sua destruição pelo sistema imune. A destruição celular pode ser mediada por macrófagos, outras células imunes ou fixação do complemento.

Várias proteínas terapêuticas do Grupo IIa foram aprovadas para tratamento de doenças inflamatórias, como a imunoadesina *etanercepte*, que consiste na fusão de duas proteínas humanas: o receptor do fator de necrose tumoral (FNT) e a região Fc da proteína do anticorpo humano, IgG1. A porção da molécula constituída pelo receptor de FNT liga-se ao FNT em excesso no plasma, enquanto a porção Fc da molécula tem como alvo o complexo ligado para destruição. Ao combinar essas duas funções, o etanercepte neutraliza os efeitos deletérios do FNT (citocina que estimula a atividade aumentada do sistema imune) e proporciona, por conseguinte, um tratamento efetivo para a artrite inflamatória e a *psoríase*. Outra proteína do Grupo IIa cujo alvo é o TNF é o *infliximabe*. Esse anticorpo monoclonal produzido pela tecnologia recombinante liga-se ao FNT-α e é utilizado para neutralizar a ação do TNF-α em condições inflamatórias, como *artrite reumatoide* e *doença inflamatória intestinal*.

Algumas proteínas do Grupo IIa são empregadas no tratamento de doenças infecciosas. Pacientes com alto risco de infecção grave pelo vírus sincicial respiratório (VSR), uma das principais causas de internações por doença respiratória pediátrica, recebem um anticorpo monoclonal recombinante, o *palivizumabe*, que se liga à proteína F do VSR, dirigindo, assim, a eliminação imunologicamente mediada do vírus do corpo. *Enfuvirtida* é um exemplo de proteína terapêutica do Grupo II, que não é um anticorpo monoclonal nem uma imunoadesina. Por meio de sua ligação à gp120/gp41 – a proteína do envelope do HIV responsável pela fusão do vírus com as células do hospedeiro –, esse peptídio de 36 aminoácidos impede a modificação de conformação da gp41 que é necessária para a fusão do vírus, inibindo, assim, sua entrada na célula.

A oncologia é outro campo em que anticorpos do Grupo IIa tiveram sucesso. O *rituximabe*, por exemplo, é um anticorpo monoclonal quimérico humano/murino, que se liga à CD20, proteína transmembrana expressa em > 90% das células B nos linfomas não Hodgkin, e adota como alvo essas células para sua destruição pelo sistema imune do hospedeiro. Embora o rituximabe seja mais frequentemente utilizado em associação à quimioterapia à base de antraciclina, trata-se de uma das poucas terapias antineoplásicas com anticorpos monoclonais que foi aprovada como monoterapia. *Cetuximabe*, anticorpo monoclonal utilizado no tratamento do câncer colorretal e de cabeça e pescoço, liga-se ao receptor do fator de crescimento epidérmico (FCER) e compromete o crescimento e a proliferação das células cancerosas. Outras proteínas terapêuticas recém-desenvolvidas do Grupo IIa estão reunidas na Tabela 53.4, e quantidade muito maior de proteínas terapêuticas que utilizam a peculiar especificidade dos anticorpos monoclonais encontra-se em fase de desenvolvimento, particularmente para tratamento de câncer e doenças inflamatórias.

Muitos processos importantes são modulados por receptores de superfície celular, ativados pela ligação a seus ligantes cognatos. Com a ligação a esses receptores, as proteínas terapêuticas com alvo específico podem ativar vias de sinalização celular e afetar profundamente a função da célula. Os desfechos podem abranger desde morte celular (por indução de apoptose) até infrarregulação da divisão celular e aumento da proliferação celular. Embora tenha sido difícil provar que determinada proteína de ligação a alvo específico medeie um efeito *in vivo* por meio da modulação de uma via de sinalização específica, as evidências *in vitro* sugerem que esse tipo de modulação está envolvido no mecanismo de ação de certas proteínas terapêuticas. Por exemplo, o tratamento de certos cânceres de mama, em que as células malignas expressam o receptor de superfície celular Her2/Neu (também conhecido como ERBB2), é potencializado pela adição do *trastuzumabe* (anticorpo monoclonal anti-Her-2/Neu) ao esquema terapêutico. Embora o trastuzumabe contenha uma região Fc que facilita a citotoxicidade celular dependente de anticorpos mediada por células *natural killer*, é improvável que isso constitua o único mecanismo de ação do trastuzumabe. Outros anticorpos monoclonais, com regiões Fc e capacidades semelhantes de ter como alvo as células cancerosas de mama, não conseguiram demonstrar qualquer eficácia *in vivo*. Todavia, foi constatado que trastuzumabe *in vitro* induz eventos de sinalização intracelulares que controlam o crescimento das células do câncer de mama. Por conseguinte, é possível que uma combinação de mecanismos responda pela atividade terapêutica do trastuzumabe, incluindo inibição da via da fosfatidilinositol 3-quinase (PI3K), inibição da angiogênese e inibição da clivagem do receptor Her2. A ação complexa do trastuzumabe ressalta o fato de que, embora a modulação da fisiologia celular mediante simples ligação de receptores possa desempenhar um papel na atividade de algumas terapias com alvo específico, pode ser difícil analisar a contribuição relativa da ligação dos receptores na eficácia global da terapia.

Um dos grandes desafios da terapia farmacológica consiste na liberação seletiva de fármacos de pequenas moléculas e proteínas direcionados ao alvo terapêutico pretendido. Normalmente, o organismo utiliza proteínas para efetuar o transporte especializado e a liberação de moléculas. Na atualidade, uma área ativa de pesquisa visa compreender os princípios baseados em proteínas da liberação com alvo específico de moléculas, de modo que esses princípios podem ser aplicados à farmacoterapia moderna. Essa estratégia é explorada com as proteínas terapêuticas do Grupo IIb (Tabela 53.5), como *gentuzumabe ozogamicina*, que se liga à região de ligação de um anticorpo monoclonal dirigido contra CD33 com calicheamicina, agente quimioterápico de pequena molécula. Com o emprego dessa terapia, o composto tóxico é seletivamente liberado em células da leucemia mieloide aguda que expressam CD33, resultando em destruição seletiva dessas células. De modo semelhante, as células de linfoma não Hodgkin refratário que expressam CD20 podem ser destruídas seletivamente por *ibritumomabe tiuxetana*, anticorpo monoclonal dirigido contra CD20 e ligado a isótopo de ítrio radioativo (Y-90). Outro exemplo é fornecido pela *denileucina diftitox*, que utiliza um anticorpo monoclonal dirigido contra o componente CD25 do receptor de IL-2 para liberar a toxina diftérica destrutiva de células do linfoma de células T que expressam esse receptor.

Além desses exemplos atuais, interessantes desenvolvimentos estão em progresso, ilustrando até onde esse campo de pesquisa poderá ir para alcançar o topo. O herpes-vírus simples, por exemplo, produz uma proteína, a VP22, que penetra nas células humanas e tem sido utilizada *in vitro* para liberar proteínas ou outros compostos no núcleo. Em uma aplicação, a VP22 foi empregada tendo como alvo a proteína supressora tumoral p53 para ser cultivada com células de osteossarcoma que careciam do gene p53 (portanto, da proteína). A reintrodução da p53 levou à apoptose das células. Acredita-se que uma

TABELA 53.4 Proteínas terapêuticas que interferem com uma molécula ou organismo (Grupo IIa).

PROTEÍNA	NOME COMERCIAL	FUNÇÃO	EXEMPLOS DE USO CLÍNICO
Câncer			
Bevacizumabe	Avastin	Anticorpo monoclonal humanizado que se liga a todas as isoformas do fator de crescimento endotelial vascular A (FCEV-A)	Câncer colorretal
Cetuximabe	Erbitux	Anticorpo monoclonal que se liga ao receptor do fator de crescimento da epiderme (RFCE)	Câncer colorretal
Panitumumabe	Vectibix	Anticorpo monoclonal que inibe competitivamente as interações de ligantes com o receptor do fator de crescimento da epiderme (FCER)	Câncer colorretal metastático
Degarrelix (antagonista de HLGn, por ligação a seu receptor – RHLGn)	Firmagon	Decapeptídio linear sintético que contém sete aminoácidos não naturais; antagonista competitivo do hormônio liberador de gonadotrofina (HLGn) por ligação ao receptor hipofisário desse hormônio, bloqueando sua interação com o receptor e, consequentemente, diminuindo a produção de testosterona	Câncer avançado de próstata
Alentuzumabe	Campath	Anticorpo monoclonal humanizado dirigido contra o antígeno CD52 nas células T e B	Leucemia linfocítica crônica de células B (LLC-B) em pacientes que foram tratados com agentes alquilantes e não responderam ao tratamento com fludarabina
Rituximabe	Rituxan	Anticorpo monoclonal quimérico (humano/murino) que se liga a CD20, proteína transmembrana encontrada em mais de 90% dos linfomas não Hodgkin de células B; foi demonstrado efeito sinérgico com alguns agentes quimioterápicos de pequenas moléculas em linhagens celulares de linfoma	Tratamento de linfoma não Hodgkin de células B CD20-positivo folicular ou de baixo grau, refratário ou recidivante; tratamento de linfoma não Hodgkin de células B CD20-positivo folicular ou de baixo grau primário, em associação a quimioterapia CVP; tratamento de primeira linha de linfoma não Hodgkin CD20-positivo de grandes células B difuso em associação a CHOP ou outra quimioterapia à base de antraciclina; tratamento de artrite reumatoide em combinação com metotrexato
Trastuzumabe	Herceptin	Anticorpo monoclonal que se liga ao receptor de superfície celular Her2/Neu e controla o crescimento de células cancerosas	Câncer de mama
Imunorregulação			
Abatacepte	Orencia	Modulador seletivo de coestimulação; inibe a resposta das células T aos antígenos, por meio de ligação às moléculas CD80 e CD86, bloqueando, assim, suas interações com a molécula CD28 e impedindo a liberação do coestímulo de CD28	Artrite reumatoide (particularmente quando refratária à inibição pelo TNF-α)
Adalimumabe	Humira	Liga-se especificamente ao TNF-α e bloqueia sua interação com os receptores de TNF de superfície celular p55 e p75, resultando em níveis diminuídos de marcadores da inflamação, incluindo CRP, ESR e IL-6	Artrite reumatoide, doença de Crohn
Golimumabe	Simponi	Anticorpo IgG/κ humano que se liga especificamente ao TNF-α, neutralizando-o	Artrite reumatoide, artrite psoriática, espondilite anquilosante
Certolizumabe	Cimzia	Fragmento de anticorpo Fab humanizado recombinante, conjugado com polietilenoglicol (PEG); liga-se ao TNF-α, neutralizando-o	Tratamento e terapia de manutenção da doença de Crohn
Etanercepte	Enbrel	Proteína de fusão dimérica entre o receptor do fator de necrose tumoral solúvel recombinante (TNFr) e a porção Fc da IgG1 humana	Artrite reumatoide (AR) ativa de moderada a grave após fracasso de outras terapias AR juvenil poliarticular ativa de moderada a grave
Infliximabe	Remicade	Anticorpo monoclonal que se liga ao TNF-α e o neutraliza, impedindo indução de citocinas pró-inflamatórias, alterações na permeabilidade endotelial, ativação de eosinófilos e neutrófilos, indução de reagentes de fase aguda e elaboração de enzimas por sinoviócitos e/ou condrócitos	Artrite reumatoide, doença de Crohn

(continua)

TABELA 53.4 Proteínas terapêuticas que interferem com uma molécula ou organismo (Grupo IIa) (*continuação*).			
PROTEÍNA	**NOME COMERCIAL**	**FUNÇÃO**	**EXEMPLOS DE USO CLÍNICO**
Imunorregulação			
Tocilizumabe	Actemra	Anticorpo monoclonal humanizado recombinante dirigido contra o receptor de interleucina-6 (IL-6) humano	Artrite reumatoide ativa de moderada a grave em adultos que não responderam a um ou mais tratamentos com anti-TNF
Anacinra	Antril Kineret Synergen	Antagonista do receptor de interleucina-1 recombinante	Artrite reumatoide ativa de moderada a grave em adultos que não responderam a um ou mais fármacos antirreumáticos modificadores da doença
Canaquinumabe	Ilaris	Anticorpo IgG1/κ monoclonal humano recombinante, que se liga especificamente à IL-1β e a sequestra	Síndromes periódicas associadas a criopirina (SPAC), incluindo a síndrome autoinflamatória a frio familiar (SAFF) e a síndrome de Muckle-Wells (SMW)
Rilonacepte	Arcalyst	Receptor chamariz de interleucina-1β; proteína de fusão dimérica que consiste nos domínios de ligação de ligante das porções extracelulares do componente do receptor de interleucina-1 (IL-1RI) humano e da proteína acessória do receptor de IL-1 (IL-1RAcP) ligada em linha à porção Fc da IgG1 humana	Síndromes periódicas associadas a criopirina (SPAC), incluindo a síndrome autoinflamatória a frio familiar (SAFF) e a síndrome de Muckle-Wells (SMW)
Alefacepte	Amevive	Anticorpo monoclonal que se liga à CD2 na superfície dos linfócitos e inibe a interação com o antígeno 3 associado à função dos leucócitos (AFL-3); essa associação é importante para a ativação de linfócitos T na psoríase	Psoríase crônica em placas, de moderada a grave, em adultos que são candidatos a tratamento sistêmico ou fototerapia
Efalizumabe	Raptiva	Anticorpo monoclonal humanizado dirigido contra CD11a	Psoríase crônica em placas, de moderada a grave, em adultos que são candidatos a tratamento sistêmico
Ustequinumabe	Stelera	Anticorpo IgG/κ humano que interrompe a sinalização de IL-12 e IL-23 por meio de ligação à sua subunidade p40 comum	Psoríase em placas
Natalizumabe	Tysabri	Mecanismo desconhecido: liga-se à subunidade α4 das integrinas α4β1 e α4β7, bloqueando suas interações com a molécula de adesão celular e vascular 1 (MACV-1) e com a molécula de adesão celular adressina da mucosa 1 (MadCAM-1), respectivamente	Esclerose múltipla recidivante
Eculizumabe	Soliris	Anticorpo monoclonal humanizado que se liga à proteína C5 do complemento e inibe sua clivagem em C5a e C5b, impedindo a formação do complexo do complemento terminal C5b-9	Hemoglobinúria paroxística noturna (HPN)
Transplante			
*Globulina antitimócito (de coelho)	Thymoglobulin	Depleção seletiva das células T; mecanismo exato desconhecido	Rejeição aguda de transplante renal, anemia aplásica
Basiliximabe	Simulect	IgG1 quimérica (humana/murina) que bloqueia a resposta imune celular na rejeição de enxertos por meio de sua ligação à cadeia alfa de CD25 (receptor de IL-2), inibindo, assim, a ativação dos linfócitos mediada por IL-2	Profilaxia contra a rejeição de aloenxerto em pacientes submetidos a transplante renal, recebendo esquema imunossupressor que inclui ciclosporina e corticosteroides
Daclizumabe	Zenapax	Anticorpo monoclonal IgG1 humanizado, que bloqueia a resposta imune celular na rejeição a enxerto, por meio de sua ligação à cadeia alfa de CD25 (receptor de IL-2), inibindo, assim, a ativação dos linfócitos mediada por IL-2	Profilaxia contra rejeição aguda a aloenxerto em pacientes submetidos a transplantes renais
Muromonabe-CD3	Orthoclone/OKT3	Anticorpo monoclonal que se liga à CD3 e bloqueia a função das células T	Rejeição aguda a aloenxerto renal ou rejeição a aloenxerto cardíaco ou hepático resistente a esteroides
*Imunoglobulina anti-hepatite B	HepaGam B	Preparada de gamaglobulinas purificadas do plasma humano; liga-se a componentes de superfície do vírus da hepatite B e proporciona imunização passiva; o mecanismo completo não está elucidado	Prevenção da recidiva da hepatite B após transplante hepático em pacientes com hepatite B; profilaxia pós-exposição contra a infecção pelo vírus da hepatite B
Distúrbios pulmonares			
Omalizumabe	Xolair	Anticorpo monoclonal IgG que inibe a ligação de IgE ao receptor de IgE de alta afinidade em mastócitos e basófilos, diminuindo a ativação dessas células e a liberação de mediadores inflamatórios	Adultos e adolescentes (a partir de 12 anos de idade) com asma persistente de moderada a grave, que apresentam teste cutâneo positivo ou reatividade *in vitro* a aeroalergênio perene, e cujos sintomas são inadequadamente controlados com corticosteroides inalados
Palivizumabe	Synagis	Anticorpo monoclonal IgG1 humanizado que se liga ao sítio antigênico A da proteína F do vírus sincicial respiratório	Prevenção da infecção pelo vírus sincicial respiratório em pacientes pediátricos de alto risco

(continua)

TABELA 53.4 Proteínas terapêuticas que interferem com uma molécula ou organismo (Grupo IIa) (*continuação*).

PROTEÍNA	NOME COMERCIAL	FUNÇÃO	EXEMPLOS DE USO CLÍNICO
Doenças infecciosas†			
Enfuvirtida	Fuzeon	Peptídio de 36 aminoácidos, que inibe a entrada do HIV nas células do hospedeiro por meio de sua ligação à proteína do envelope do HIV, gp120/gp41	Adultos e crianças (a partir de 6 anos de idade) com infecção avançada pelo HIV
Hemostasia e trombose			
Abciximabe	ReoPro	Fragmento Fab do anticorpo monoclonal quimérico (humano/murino) 7E3 que inibe a agregação plaquetária por ligar-se ao receptor de integrina glicoproteína IIb/IIIa	Adjuvante de ácido acetilsalicílico e heparina na prevenção de isquemia cardíaca em pacientes submetidos a intervenção coronariana percutânea ou pacientes com angina instável não responsiva a tratamento clínico que se submeterão a intervenção coronariana percutânea
Distúrbios endócrinos			
‡Antagonistas do receptor do hormônio de liberação das gonadotrofinas (RHLGn): Cetrorrelix Ganirrelix	Antagon Cetrotide Orgalutran	Suprimem os surtos prematuros da fase folicular inicial até a fase folicular média do ciclo menstrual	Tecnologia da reprodução assistida (hiperestimulação ovariana controlada) para infertilidade
Pegvisomanto	Somavert	Hormônio do crescimento humano recombinante conjugado com PEG; bloqueia o receptor de hormônio do crescimento	Acromegalia
Outras§			
*Fab imune polivalente de Crotalidae (de ovino)	Crofab	Mistura de fragmentos Fab de IgG que se ligam a toxinas venenosas de 10 serpentes Crotalidae clinicamente importantes da América do Norte, neutralizando-as	Envenenamento por serpentes da família Crotalidae: cascavel *Western diamondback* (*Crotalus atrox*), cascavel *Eastern diamondback* (*Crotalus adamanteus*), cascavel Mojave (*Crotalus scutulatus*) e cascavel tropical *rattlesnake* (*Crotalus durissus*) Envenenamento por serpentes do gênero Agkistrodon: *water moccasins* (*Agkistrodon piscivorus*)
*Soro imune antidigoxina, Fab (de ovino)	Digifab	Fragmento monovalente de imunoglobulina de ligação a antígeno (Fab), obtido de carneiro imunizado com derivado de digoxina	Toxicidade à digoxina
Ranibizumabe	Lucentis	Liga-se a isoformas do fator de crescimento endotelial vascular A (FCEV-A)	Degeneração macular neovascular relacionada com idade

As proteínas são recombinantes, salvo indicação em contrário. *Não recombinante. ‡Também classificados(as) no Grupo Ib. †Imunoglobulinas purificadas também podem ser usadas para diminuir os efeitos agudos da exposição a um agente infeccioso. Imunoglobulinas humanas direcionadas contra botulismo, citomegalovírus, hepatite B, raiva, tétano e vaccínia foram aprovadas pela FDA. §Dois antivenenos adicionais foram aprovados pela FDA: imunoglobulina antiveneno (equina) – *Latrodectus mactans* (aranha viúva-negra) e imunoglobulina antiveneno (equina) – *Micrurus fulvius* (cobra-coral norte-americana). CHOP, ciclofosfamida, hidroxidaunorrubicina (doxorrubicina), Oncovin (vincristina), prednisona/prednisolona; CTLA4 = antígeno associado aos linfócitos T citotóxicos 4; CVP = ciclofosfamida, vincristina, prednisona; RFCE = receptor do fator de crescimento da epiderme; AFL3 = antígeno associado à função dos leucócitos 3; MadCAM-1 = molécula de adesão celular adressina da mucosa 1; TNF = fator de necrose tumoral; MACV-1 = molécula de adesão celular vascular 1; FCEV-A = fator de crescimento endotelial vascular A.

terapia nova e efetiva para certas formas de câncer poderá utilizar o endereçamento do gene p53 por meio de proteínas. Outra área de pesquisa envolve a liberação de proteínas e outras macromoléculas no SNC, o que representa um desafio resultante da barreira hematencefálica (BHE) altamente seletiva. Entretanto, experimentos realizados em animais demonstraram que proteínas de fusão, que combinam uma proteína terapêutica com uma proteína que naturalmente tem penetração específica através da BHE, podem possibilitar a liberação bem-sucedida da proteína terapêutica no SNC. Em experimentos realizados em animais, por exemplo, foi constatado que um fragmento de proteína da toxina tetânica, que atravessa naturalmente a BHE, libera a enzima superóxido dismutase (SOD) no SNC. Esse tipo de terapia pode ser potencialmente utilizado no tratamento de determinados distúrbios neurológicos, como a *esclerose lateral amiotrófica*, em que os níveis de SOD do SNC estão baixos. Há ainda uma perspectiva alentadora para o tratamento de outros distúrbios do SNC, em que os níveis de determinada proteína estão anormais.

Grupo III | Vacinas com proteínas

À medida que a tecnologia do DNA recombinante estava sendo desenvolvida, grandes avanços também estavam sendo realizados na elucidação dos mecanismos moleculares que permitem ao sistema imune proteger o organismo contra doenças infecciosas e câncer. Com esse novo conhecimento, as proteínas do Grupo III foram aplicadas com sucesso na forma de vacinas profiláticas ou terapêuticas. A Tabela 53.6 fornece alguns exemplos selecionados.

TABELA 53.5 Proteínas terapêuticas que liberam outros compostos ou proteínas (Grupo IIb).

PROTEÍNA	NOME COMERCIAL	FUNÇÃO	EXEMPLOS DE USO CLÍNICO
Denileucina diftitox	Ontak	Dirige a ação destrutiva da toxina diftérica para células que expressam o receptor de IL-2	Linfoma cutâneo de células T persistente ou recorrente que expressa o componente CD25 do receptor de IL-2
‡Ibritumomabe tiuxetana	Zevalin	Porção de anticorpo monoclonal que reconhece as células B que expressam CD20 e induz apoptose, enquanto o sítio de quelação possibilita a obtenção de imagem (In-111) ou lesão celular por emissão beta (Y-90)	Linfoma não Hodgkin (LNH) folicular ou de células B transformadas de baixo grau, recidivante ou refratário, incluindo LNH folicular refratário a rituximabe
Gentuzumabe oxogamicina	Mylotarg	Anticorpo monoclonal *kappa* IgG4 anti-CD33 humanizado, conjugado com calicheamicina, agente quimioterápico de pequena molécula	Recidiva da leucemia mieloide aguda que expressa CD33 em pacientes com mais de 60 anos de idade e que não são candidatos à quimioterapia citotóxica
‡Tositumomabe I-131 tositumomabe	Bexxar Bexxar I-131	Anticorpo monoclonal que se liga ao antígeno de superfície CD20 e estimula a apoptose. Anticorpo monoclonal acoplado a iodo-131 radioativo; liga-se ao antígeno de superfície CD20 e libera radiação citotóxica (utilizado após tositumomabe sem I-131)	Linfoma não Hodgkin folicular que expressa CD20, com e sem transformação, em pacientes cuja doença é refratária a rituximabe e recidiva após quimioterapia; tositumomabe e, em seguida, tositumomabe I-131 são usados de modo sequencial no esquema de tratamento

Todas as proteínas são recombinantes. ‡Também classificadas no Grupo IIa.

TABELA 53.6 Vacinas com proteínas (Grupo III).

PROTEÍNA	NOME COMERCIAL	FUNÇÃO	EXEMPLOS DE USO CLÍNICO
Proteção contra agente estranho deletério (Grupo IIIa)			
HBsAg	Engerix Recombivax HB	Proteína não infecciosa encontrada na superfície do vírus da hepatite B	Vacinação contra a hepatite B
Vacina contra HPV	Gardasil	Vacina recombinante quadrivalente contra HPV (cepas 6, 11, 16, 18); contém as proteínas principais de capsídio de quatro cepas do HPV	Prevenção da infecção pelo HPV
OspA	LYMErix	Lipoproteína não infecciosa encontrada na superfície externa de *Borrelia burgdorferi*	Vacinação contra doença de Lyme
Tratamento de doença autoimune (Grupo IIIb)			
IgG anti-Rh	Rhophylac	Neutraliza os antígenos Rh que, de outro modo, poderiam induzir a produção de anticorpos anti-Rh em mulher Rh-negativa	Imunização Rh(D) preventiva de rotina em pré e pós-parto de mulheres Rh(D)-negativas; profilaxia Rh em caso de complicações obstétricas ou procedimentos invasivos durante a gravidez; supressão da imunização Rh em indivíduos Rh(D)-negativos que receberam transfusões com hemácias Rh(D)-positivas
Tratamento do câncer (Grupo IIIc)			
Atualmente em fase de ensaios clínicos			

As vacinas selecionadas ressaltam o uso da tecnologia das proteínas recombinantes na produção de vacinas. As vacinas para os seguintes agentes ou doenças estão atualmente aprovadas pela FDA: antraz, coqueluche acelular, BCG (para proteção contra TB infantil), difteria, hepatites A e B, papilomavírus humanos dos tipos 6, 11, 16 e 18, *influenza* dos tipos A, B e H5N1, encefalite japonesa, doença de Lyme, sarampo, meningococo, caxumba, peste, pneumococo, poliomielite, raiva, rotavírus, rubéola, varíola, tétano, febre tifoide, varicela-zóster e febre amarela (acesse http://www.fda.gov/cber/vaccine/licvacc.htm).

Para que o ser humano desenvolva imunidade efetiva contra organismos estranhos ou células cancerosas, é preciso que ocorra ativação de células imunes, como as células T auxiliares. A ativação das células imunes é mediada por células apresentadoras de antígeno, que exibem em sua superfície oligopeptídios específicos, derivados de proteínas encontradas em organismos estranhos ou células cancerosas. A vacinação contra determinados organismos, como poliovírus ou vírus do sarampo, tem sido mais frequentemente efetuada pela injeção de formas mortas pelo calor ou atenuadas desses patógenos. Infelizmente, esses métodos envolveram certo grau de risco inevitável de infecção ou reações adversas. Com a injeção específica de componentes proteicos imunogênicos (mas não patogênicos) apropriados de um microrganismo, espera-se que possam ser criadas vacinas que proporcionem imunidade ao indivíduo sem expô-lo aos riscos de infecção ou reações tóxicas.

As proteínas do Grupo IIIa são utilizadas para proporcionar proteção contra doenças infecciosas ou toxinas. Um exemplo bem-sucedido é a *vacina contra a hepatite B*. Essa vacina foi criada pela produção recombinante do antígeno de superfície da hepatite B (HBsAg), proteína não infecciosa do vírus da hepatite B. Quando seres humanos imunocompetentes são expostos e novamente expostos a essa proteína, surge imunidade significativa na grande maioria dos indivíduos. De modo semelhante, a lipoproteína não infecciosa existente na superfície externa de *Borrelia burgdorferi* foi desenvolvida por engenharia como vacina para a *doença de Lyme* (OspA). Uma vacina recém-aprovada contra o papilomavírus humano (HPV) combina as proteínas principais de capsídio de quatro cepas do HPV que causam comumente *verrugas genitais* (cepas 6 e 11) e *câncer cervical* (cepas 16 e 18).

Além de proporcionar proteção contra invasores estranhos, as proteínas recombinantes também podem induzir proteção contra um sistema imune hiperativo que ataca seu próprio corpo ou "a si próprio". Uma das teorias formuladas é a de que a administração de grandes quantidades de proteína própria faz com que o sistema imune desenvolva tolerância a essa proteína, eliminando ou desativando as células que reagem contra a proteína própria. As proteínas do Grupo IIIb são utilizadas no tratamento de pacientes com distúrbios que se originam desse tipo de fenômeno autoimune. A aceitação imunológica de um feto durante a gravidez representa uma situação especial com relação ao uso de vacinas. Em certas ocasiões, uma mulher grávida pode rejeitar o feto após ter sido imunizada contra certos antígenos apresentados por feto de gestação anterior. A administração de um *antígeno Ig anti-rhesus D* impede a sensibilização de uma mãe Rh-negativa por ocasião do parto de um neonato Rh-positivo. Como a mulher não produz anticorpos dirigidos contra os antígenos Rh fetais, não ocorrem reações imunes nem perda da gravidez em gestações subsequentes, mesmo quando o novo feto apresenta antígenos Rh.

As proteínas do Grupo IIIc poderiam ser usadas como vacinas terapêuticas contra o câncer. Embora no momento atual não haja nenhuma vacina anticâncer recombinante aprovada pela FDA, estudos clínicos promissores estão empregando vacinas contra o câncer específicas para determinado paciente. Por exemplo, vacina contra o *linfoma não Hodgkin de células B* utiliza plantas de tabaco transgênicas (*Nicotiana benthamiana*). Cada paciente com esse tipo de linfoma apresenta uma proliferação maligna de célula B produtora de anticorpos, que exibe um anticorpo singular em sua superfície. Por meio de subclonagem da região peculiar desse anticorpo tumoral específico e da expressão da região de modo recombinante em plantas de tabaco, um antígeno tumoral específico é produzido e pode ser usado para vacinar um paciente. Esse processo leva apenas 6 a 8 semanas desde o momento da biopsia do linfoma até a obtenção de vacina específica para o paciente. À medida que os genomas dos microrganismos infecciosos e a natureza das doenças autoimunes e do câncer estão sendo elucidados de modo mais pormenorizado, não há dúvida de que serão desenvolvidas mais proteínas recombinantes para emprego como vacinas.

Grupo IV | Proteínas para diagnóstico

As proteínas do Grupo IV não são utilizadas no tratamento de doenças, porém as proteínas purificadas e recombinantes empregadas para diagnóstico clínico (tanto *in vivo* quanto *in vitro*) são aqui mencionadas, dado seu inestimável valor no processo de tomada de decisão que precede o tratamento e o manejo de muitas doenças. A Tabela 53.7 fornece alguns exemplos selecionados.

Um exemplo clássico de um diagnóstico *in vivo* é o *teste com derivado proteico purificado (PPD)*, que determina se um indivíduo foi exposto a antígenos do *Mycobacterium tuberculosis*. Nesse exemplo, um componente proteico não infeccioso do microrganismo é injetado por via subcutânea em um indivíduo imunocompetente. Uma reação imune ativa é interpretada como evidência de que o paciente foi anteriormente infectado pelo *M. tuberculosis* ou exposto aos antígenos desse microrganismo.

Vários hormônios proteicos de estimulação são usados para diagnóstico de distúrbios endócrinos. O *hormônio de liberação do hormônio do crescimento* (GHRH) estimula as células somatotróficas da adeno-hipófise a secretar o hormônio do crescimento. Quando utilizado para diagnóstico, o hormônio pode ajudar a determinar se a secreção hipofisária de hormônio do crescimento encontra-se deficiente em pacientes com sinais clínicos de deficiência do hormônio do crescimento. De forma semelhante, a proteína humana recombinante *secretina* é empregada para estimular as secreções pancreáticas e a liberação de gastrina, auxiliando, dessa maneira, no diagnóstico de disfunção pancreática exócrina ou gastrinoma. Em pacientes com história de câncer da tireoide, o *hormônio tireoestimulante* (TSH) recombinante constitui importante componente dos métodos de vigilância usados para detecção de células residuais de câncer da tireoide. Antes do advento do TSH recombinante, os pacientes com história de câncer da tireoide precisavam interromper sua reposição de hormônio tireoidiano para desenvolver um estado hipotireóideo ao qual a adeno-hipófise responderia com a liberação de TSH endógeno. A seguir, as células cancerosas estimuladas pelo TSH podiam ser detectadas pela captação de iodo radioativo. Infelizmente, esse método exigia que os pacientes sofressem as consequências adversas do hipotireoidismo. O uso do TSH recombinante, em lugar do TSH endógeno, não apenas permite que os pacientes continuem a reposição de hormônio tireoidiano, como também resulta em melhor detecção de células residuais de câncer da tireoide.

Os agentes empregados nos exames de imagem formam um grande grupo de proteínas para diagnóstico, que podem ser usadas para ajudar a identificar a presença ou a localização de determinada patologia. A *apcitida*, por exemplo, é um peptídio sintético marcado com tecnécio, que se liga aos receptores de glicoproteína IIb/IIIa nas plaquetas ativadas e é utilizado para exames de imagem de trombose venosa aguda. O *capromabe pendetida* é um anticorpo anti-PSA (antígeno prostático específico) marcado com índio-111, que pode ser empregado para a detecção do *câncer de próstata*. Os agentes à base de proteínas para exames de imagem são frequentemente usados para detectar uma doença oculta, de modo que possa ser tratada precocemente, quando o tratamento tem mais probabilidade de ser bem-sucedido. Os agentes para exames de imagem são atualmente utilizados para a detecção de câncer, lesão miocárdica ou identificação de locais de infecção oculta; esses agentes são apresentados mais detalhadamente na Tabela 53.7.

São muitas as proteínas para diagnóstico *in vitro*, e duas delas são apresentadas aqui como exemplos de uma classe muito maior. Os antígenos do HIV naturais e recombinantes constituem componentes essenciais de testes de triagem (imunoensaio enzimático) e confirmatórios (*Western blot*) comuns para a infecção pelo HIV. Nesses testes, os antígenos servem de "chamariz" para anticorpos específicos contra os produtos dos genes *gag*, *pol* e *env* do HIV, produzidos durante a infecção. A infecção pelo vírus da hepatite C é diagnosticada com o uso de antígenos recombinantes da hepatite C para detectar a presença de anticorpos dirigidos contra esse vírus no soro de pacientes potencialmente infectados.

TABELA 53.7 Proteínas para diagnóstico (Grupo IV).

PROTEÍNA	NOME COMERCIAL	FUNÇÃO	EXEMPLOS DE USO CLÍNICO
Diagnósticos de doença infecciosa _in vivo_			
DPPD	Derivado proteico purificado (DPPD) recombinante	Proteína não infecciosa de _Mycobacterium tuberculosis_	Diagnóstico de exposição à tuberculose
Hormônios			
§Cosintropina (ACTH 1-24)	Cortrosyn	Fragmento de ACTH que estimula a liberação de cortisol pelo córtex adrenal	Diagnóstico de insuficiência adrenal primária _vs._ secundária
*Glucagon	GlucaGen	Hormônio pancreático que aumenta o nível de glicemia ao estimular o fígado a converter glicogênio em glicose	Auxilia no diagnóstico diminuindo a motilidade gastrintestinal em exames radiográficos; reversão de hipoglicemia
‡Hormônio de liberação do hormônio do crescimento (GHRH)	Geref	Fragmento recombinante do GHRH que estimula a liberação do hormônio do crescimento (GH) pelas células somatotróficas da hipófise	Diagnóstico de secreção deficiente de hormônio do crescimento
§Secretina	ChiRhoStim (peptídio humano sintético) SecreFlo (peptídio suíno sintético)	Estimulação de secreções pancreáticas e gastrina	Auxilia no diagnóstico de disfunção pancreática exócrina ou gastrinoma; facilita a identificação da ampola de Vater e papilas acessórias durante a colangiopancreatografia retrógrada endoscópica
Hormônio tireoestimulante (TSH) tireotrofina	Thyrogen	Estimula as células epiteliais da tireoide ou o tecido do câncer de tireoide bem diferenciado a captar iodo e produzir e secretar tireoglobulina, triiodotironina e tiroxina	Adjuvante do diagnóstico para o teste da tireoglobulina sérica no acompanhamento de pacientes com câncer bem diferenciado da tireoide
Agentes para exame de imagem, câncer			
Capromabe pendetida	ProstaScint	Agente para exame de imagem; anticorpo anti-PSA marcado com índio-111; reconhece o PSA intracelular	Detecção do câncer de próstata
§Octreotida índio-111	OctreoScan	Agente para exame de imagem; octreotida marcada com índio-111	Detecção de tumor neuroendócrino e linfoma
Satumomabe pendetida	OncoScint	Agente para exame de imagem; mAb marcado com índio-111 específico para glicoproteína associada a tumor (TAG-72)	Detecção de câncer de cólon e ovário
Arcitumomabe	CEA-scan	Agente para exame de imagem; anticorpo anti-CEA marcado com tecnécio	Detecção de câncer de cólon e de mama
Nofetumomabe	Verluma	Agente para exame de imagem; anticorpo marcado com tecnécio específico para o câncer de pulmão de pequenas células	Detecção e estadiamento do câncer de pulmão de pequenas células
Agentes para exames de imagem, outros			
§Apcitida	Acutect	Agente para exames de imagem; peptídio sintético marcado com tecnécio; liga-se a receptores de GPIIb/IIIa nas plaquetas ativadas	Exame de imagem de trombose venosa aguda
Inciromabe pentetato	Myoscint	Agente para exames de imagem; anticorpo marcado com índio-111 específico para a miosina cardíaca humana	Detecta presença e localização de lesão miocárdica em pacientes com suspeita de infarto do miocárdio
Fanolesomabe tecnécio	NeutroSpec	Agente para exames de imagem; anticorpo anti-CD15 marcado com tecnécio; liga-se aos neutrófilos que infiltram locais de infecção	Agente diagnóstico (utilizado em pacientes com sinais e sintomas sugestivos de apendicite)
Exemplos de proteínas para diagnóstico _in vitro_			
Antígenos HIV	Imunoensaio enzimático (EIA) _Western blot_ OraQuick Uni-Gold	Detecta anticorpos humanos contra o HIV	Diagnóstico de infecção pelo HIV
Antígenos da hepatite C	Ensaio _immunoblot_ recombinante (RIBA)	Detecta anticorpos humanos contra o vírus da hepatite C	Diagnóstico de exposição à hepatite C

As proteínas para diagnóstico são recombinantes, salvo indicação em contrário. *Também classificado(a) no Grupo Ib. ‡Também classificado(a) no Grupo Ia. §Sintético(a). CEA = antígeno carcinoembrionário; mAb = anticorpo monoclonal; PSA = antígeno prostático específico.

▶ Desafios para proteínas terapêuticas

Na atualidade, há muitos exemplos de uso terapêutico bem-sucedido das proteínas. Entretanto, os fracassos associados às proteínas terapêuticas têm sido muito maiores que os casos de sucesso, em parte por causa de vários desafios enfrentados no processo de desenvolvimento e uso das proteínas terapêuticas.

Em primeiro lugar, a solubilidade, via de administração, distribuição e estabilidade constituem fatores que podem dificultar a aplicação bem-sucedida de uma terapia com proteínas. As proteínas são grandes moléculas com propriedades tanto hidrofílicas quanto hidrofóbicas, o que pode dificultar sua entrada em células e outros compartimentos do corpo. Além disso, a meia-vida de uma proteína terapêutica pode ser significativamente afetada por proteases, substâncias químicas modificadoras de proteínas ou outros mecanismos de depuração. Um exemplo de como esses desafios estão sendo superados é fornecido pela produção de versões PEGuiladas de proteínas terapêuticas. Por exemplo, a *PEG-interferona*, forma modificada de interferona, na qual foi acrescentado o polímero polietilenoglicol (PEG) para prolongar absorção, diminuir depuração renal, retardar degradação enzimática, aumentar meia-vida de eliminação e reduzir imunogenicidade da interferona.

Um segundo desafio importante é o fato de o organismo poder desencadear uma resposta imune contra a proteína terapêutica. Em alguns casos, essa resposta imune pode neutralizar a proteína e até mesmo causar reação prejudicial no paciente. Por exemplo, respostas imunes podem ser desencadeadas contra as proteínas terapêuticas do Grupo Ia, utilizadas para repor um fator ausente desde o nascimento, conforme ilustrado pelo desenvolvimento de *anticorpos antifator VIII* (inibitórios) em pacientes com hemofilia A grave, tratados com fator VIII humano recombinante. Todavia, mais comumente, as respostas imunes são produzidas contra proteínas de origem não humana. Até recentemente, a aplicação clínica disseminada de anticorpos monoclonais tem sido limitada pela rápida indução de respostas imunes contra essa classe de proteínas terapêuticas. A necessidade de anticorpos terapêuticos capazes de escapar de vigilância e resposta imunes tem sido a força propulsora no desenvolvimento da tecnologia da produção de anticorpos. A tecnologia recombinante e outros avanços possibilitaram o desenvolvimento de vários produtos de anticorpos que têm menor tendência a provocar resposta imune do que os anticorpos murinos não modificados. Em anticorpos humanizados, partes do anticorpo que não são críticas para a especificidade de ligação ao antígeno são substituídas por sequências de Ig humanas, que conferem estabilidade e atividade biológica à proteína, mas que não desencadeiam uma resposta antianticorpo. É possível produzir anticorpos totalmente humanos, utilizando animais transgênicos ou tecnologia de apresentação de fagos.

O campo da terapia do câncer ilustra o ritmo dos avanços no desenvolvimento de anticorpos monoclonais. Na década de 1980, a maioria dos anticorpos monoclonais para tratamento do câncer era murina, embora houvesse alguns exemplos de anticorpos quiméricos e casos isolados de anticorpos humanizados e humanos em desenvolvimento clínico. Durante a década de 1990, anticorpos humanizados e totalmente humanos tornaram-se os tipos mais comuns de anticorpos introduzidos nos ensaios clínicos. Desde 2000, tem havido um aumento adicional na proporção de anticorpos totalmente humanos, e houve redução correspondente na proporção de anticorpos murinos e quiméricos usada em ensaios clínicos.

No decorrer dos últimos 10 a 15 anos, foram também desenvolvidas terapias com proteínas por engenharia mais intensa, baseadas em anticorpos humanos. Um exemplo é fornecido pelo "minicorpo" *romiplostim*, aprovado para tratamento de púrpura trombocitopênica imune. Esse constructo consiste em uma região Fc de um anticorpo humano com duas cópias de sequência peptídica, cada uma ligada a suas cadeias pesadas de IgG1. A sequência peptídica foi selecionada para estimular o receptor de trombopoetina, ainda que a sequência não tenha nenhuma semelhança com a trombopoetina, seu análogo endógeno. A porção Fc prolonga a meia-vida de romiplostim na circulação, e a ausência de homologia de sequência com a trombopoetina idealmente impede o desenvolvimento de anticorpos antitrombopoetina de reação cruzada – um efeito adverso grave observado com uma versão PEGuilada de trombopoetina.

Uma terceira questão é que, para uma proteína ser fisiologicamente ativa, são frequentemente necessárias modificações pós-translacionais, como glicosilação, fosforilação e clivagem proteolítica. Essas exigências podem determinar o uso de tipos específicos de células, capazes de expressar e modificar apropriadamente a proteína. Além disso, as proteínas recombinantes precisam ser sintetizadas em um tipo de célula obtido por engenharia genética para produção em larga escala. O sistema do hospedeiro deve produzir não apenas a proteína biologicamente ativa, como também quantidade suficiente dessa proteína para atender às demandas clínicas. Também o sistema deve possibilitar purificação e armazenamento da proteína em forma terapeuticamente ativa por extensos períodos. Estabilidade, dobramento e tendência a agregação da proteína nos sistemas de produção em grande escala e armazenamento podem ser diferentes dos usados para produzir proteína para testes em animais e ensaios clínicos. Alguns propuseram a produção por engenharia de sistemas de hospedeiros que coexpressem uma chaperona ou foldase com proteína terapêutica de interesse, porém essas abordagens tiveram sucesso limitado.

Outras soluções possíveis podem incluir o desenvolvimento de sistemas em que cascatas inteiras de genes envolvidos no dobramento das proteínas são induzidas juntamente com a proteína terapêutica; a motivação para esse trabalho foi a observação de que plasmócitos, que são "facilitadores" da produção natural de proteínas, utilizam essas cascatas de genes para produzir grandes quantidades de anticorpos monoclonais. Embora a cultura de bactérias e leveduras seja geralmente considerada fácil, a cultura de determinados tipos de células de mamíferos pode ser mais difícil e de maior custo. Outros métodos de produção – como animais e plantas manipulados geneticamente – poderiam ser vantajosos quanto à produção. Foram produzidas vacas, cabras e ovelhas transgênicas para secretar proteína em seu leite, e, no futuro, existe a previsão de que galinhas transgênicas poderão pôr ovos repletos de proteína recombinante. As plantas transgênicas podem produzir com baixo custo enormes quantidades de proteína sem desperdício ou biorreatores, e batatas podem ser manipuladas para expressar proteínas recombinantes e, por conseguinte, produzir vacinas comestíveis. Por fim, com o uso de biorreatores com agitação de meio líquido, sistemas de cultura da ordem de microlitros podem ser capazes de prever o sucesso de sistemas de culturas em grande escala, portanto, proporcionar considerável economia quanto a custo no investimento de sistemas que terão mais probabilidade de sucesso.

Um quarto desafio importante é representado pelos custos envolvidos no desenvolvimento de proteínas terapêuticas. Por exemplo, a substituição da purificação trabalhosa de proteína derivada da placenta pela metodologia recombinante possibilitou a produção de β-glicocerebrosidase em quantidades suficientes para o tratamento da doença de Gaucher em muitos pacientes. Mesmo assim, o custo da proteína recombinante pode ultrapassar 100 mil dólares por paciente por ano.

O exemplo da doença de Gaucher também ilustra aspectos de um quinto problema associado às proteínas terapêuticas: a ética (embora questões éticas não sejam exclusivas das proteínas terapêuticas). A possibilidade de tratamento com proteínas terapêuticas eficazes, porém de alto custo, para pequenas populações de pacientes gravemente enfermos, como aqueles com doença de Gaucher, pode, por exemplo, representar um dilema no que se refere à distribuição dos recursos financeiros dos sistemas de assistência à saúde. Além disso, a definição de enfermidade ou doença pode ser desafiada pelas proteínas terapêuticas, que podem "melhorar" condições anteriormente consideradas variantes do normal. A definição de baixa estatura, por exemplo, pode começar a mudar com a possibilidade de utilizar hormônio do crescimento para aumentar a estatura de uma criança.

Por fim, o quadro regulamentar que governa as terapias com proteínas provavelmente continuará a ter significativo impacto no desenvolvimento de novas terapias e seus custos. À medida que o campo das proteínas terapêuticas se estabelece, e certas terapias perdem a proteção de suas patentes, o papel das terapias com proteínas *follow-on* ou genéricas em medicina será decidido. Até 2010, não havia nenhuma via regulamentar bem definida nos EUA para tratar do desenvolvimento de versões genéricas de proteínas terapêuticas (os denominados *biossimilares*). Por causa da complexidade da produção de proteínas e dos custos e riscos associados a seu desenvolvimento e à realização de testes, mudanças relativamente pequenas no quadro regulamentar das proteínas terapêuticas poderão ter forte impacto no investimento e desenvolvimento de proteínas terapêuticas.

▶ Conclusão e perspectivas

A medicina está entrando em uma nova era, em que abordagens para manejo de doenças estão sendo usadas em nível de informação genética e proteica subjacente a toda a biologia, e, nesse contexto, as proteínas terapêuticas estão desempenhando um papel crescentemente importante. Com efeito, as proteínas humanas recombinantes constituem a maioria dos fármacos desenvolvidos por biotecnologia aprovados pela FDA, incluindo anticorpos monoclonais, interferonas naturais, vacinas, hormônios, enzimas naturais modificadas e várias terapias celulares. O futuro potencial dessas terapias é incomensurável, tendo em vista os milhares de proteínas produzidas pelo corpo humano e os muitos milhares de proteínas produzidas por outros organismos.

Além disso, as proteínas recombinantes não apenas proporcionam tratamentos alternativos (ou os únicos tratamentos) para determinadas doenças, mas também podem ser utilizadas em associação a fármacos que consistem em pequenas moléculas, proporcionando benefício aditivo ou sinérgico. O trata-

mento do câncer de cólon FCER-positivo ilustra esse aspecto: a terapia de combinação com *irinotecana* – pequena molécula que impede o reparo do DNA por meio da inibição da DNA topoisomerase – e *cetuximabe* – anticorpo monoclonal recombinante que se liga ao domínio extracelular do FCER e o inibe – resulta em aumento da sobrevida dos pacientes com câncer colorretal. O sinergismo terapêutico entre irinotecana e cetuximabe pode ser consequência do fato de que ambos os fármacos inibem a mesma via de sinalização do FCER: cetuximabe inibe a iniciação da via, enquanto irinotecana inibe um alvo distal na via.

O sucesso inicial da produção de insulina recombinante na década de 1970 criou uma atmosfera de entusiasmo e esperança que, infelizmente, foi seguida de um período de decepção, quando as tentativas de produção de vacinas, os anticorpos monoclonais não humanizados e os ensaios clínicos de câncer na década de 1980 não tiveram, em sua maior parte, sucesso. A despeito desses contratempos, houve, recentemente, progressos significativos. À semelhança dos importantes sucessos obtidos com as proteínas terapêuticas descritas neste capítulo, novos métodos de produção estão modificando escala, custo e até mesmo via de administração das proteínas recombinantes terapêuticas. Com a grande quantidade de proteínas terapêuticas em uso clínico atual e em ensaios clínicos para ampla variedade de distúrbios, pode-se prever com segurança que as proteínas terapêuticas desempenharão um papel cada vez mais amplo na medicina nos próximos anos.

Agradecimentos

Os autores agradecem a Armen H. Tashjian, Jr. por muitas discussões úteis. Partes deste capítulo foram publicadas em um artigo (Leader B, Baca QJ, Golan DE. Protein therapeutics: a summary and pharmacological classification. *Nat Rev Drug Discov* 2008; 7:21-39) e foram adaptadas com autorização.

Leitura sugerida

Hansel TT, Kropshofer H, Singer T et al. The safety and side effects of monoclonal antibodies. *Nat Rev Drug Discov* 2010; 9:325–338. (*Revisão dos mecanismos, da segurança e dos efeitos adversos dos anticorpos monoclonais terapêuticos.*)

Keen H, Glynne A, Pickup JC et al. Human insulin produced by recombinant DNA technology: safety and hypoglycaemic potency in healthy men. *Lancet* 1980; 2:398–401. (*Um marco na utilização terapêutica de uma proteína produzida por tecnologia recombinante.*)

Mascelli MA, Zhou H, Sweet R et al. Molecular, biologic, and pharmacokinetic properties of monoclonal antibodies: impact of these parameters on early clinical development. *J Clin Pharmacol* 2007; 47:553–565. (*Discussão das tendências de formulação de anticorpos e como as propriedades específicas deles orientam a pesquisa clínica.*)

Walsh CT. *Posttranslational modification of proteins: expanding nature's inventory*. Greenwood Village, CO: *Roberts & Company*; 2005. (*Revisão dos mecanismos e funções biológicas de modificações covalentes de proteínas.*)

Woodcock J, Griffin J, Behrman R et al. The FDA's assessment of follow-on protein products: a historical perspective. *Nat Rev Drug Discov* 2007; 6:437–442. (*Discussão dos desafios do desenvolvimento de produtos terapêuticos à base de proteínas, inclusive a dificuldade na demonstração de bioequivalência no acompanhamento.*)

54

Modalidades de Administração de Fármacos

Joshua D. Moss e Robert S. Langer

▶ Introdução

Fármacos são tipicamente administrados na forma de pílula ou injeção, com limitado controle sobre velocidade de liberação e localização. No entanto, recentemente foram desenvolvidos sistemas mais avançados de administração de medicamentos, cujo objetivo é modificar quatro propriedades farmacocinéticas: (1) absorção do fármaco, incluindo o período de tempo que transcorre desde a administração até a liberação na circulação sistêmica ou até seu sítio de ação final; (2) distribuição do fármaco, seja para todo o corpo ou para um tecido específico ou um sistema orgânico; (3) metabolismo do fármaco, tanto para evitá-lo por completo como para usá-lo a fim de converter um profármaco em uma forma ativa; e (4) eliminação do fármaco.

Este capítulo descreve várias modalidades de administração já existentes e novas. Também analisa a influência delas sobre uma ou mais das quatro propriedades farmacocinéticas. O campo da administração de fármacos é amplo e compreende muitas disciplinas. Essa análise enfoca determinadas técnicas ilustrativas das propriedades em questão, mas não descreve de modo exaustivo todas as práticas e pesquisas em andamento. As modalidades destacadas incluem o novo uso de vias de administração existentes, os sistemas de administração baseados em polímeros e os sistemas de administração baseados em lipossomos.

▶ Novo uso de vias de administração existentes

Administração oral

Atualmente, a administração oral de pequenas moléculas é o método mais comum de administração de um fármaco. Suas principais vantagens são facilidade de uso e custo relativamente baixo, ambas contribuindo para melhorar a adesão do paciente a um tratamento. No entanto, absorção incompleta e metabolismo do fármaco na primeira passagem pelo fígado podem reduzir sua biodisponibilidade. A variabilidade desses fatores e as limitações na frequência de administração também afetam a capacidade de manter concentração sanguínea terapêutica do fármaco. Além disso, somente moléculas pequenas podem ser usadas em pílulas convencionais: em geral, o intestino não absorve grandes moléculas intactas. Fármacos contendo peptídios e proteínas intactas, como insulina, são mal absorvidos oralmente, em razão da proteólise no tubo digestivo. Avanços recentes e pesquisas em andamento sobre a administração oral de fármacos começam a tratar dessas questões.

Formulações de liberação prolongada ou sustentada podem expandir as concentrações plasmáticas do fármaco, propiciando administrações menos frequentes. Nos primeiros sistemas de liberação sustentada, modificou-se a solubilidade de comprimido ou cápsula com uma ou mais substâncias iner-

CASO

Março de 1988: F é um menino de 13 anos. Seus pais começaram a notar que ele estava quase sempre cansado, apesar de dormir bastante. Não conseguia mais participar da equipe de atletismo da escola porque se sentia exausto no meio das corridas – as mesmas que ele costumava vencer um ano antes. Além disso, F se queixava de sede constante e, consequentemente, ingeria grande quantidade de água. Ele foi ao médico da família, que constatou glicemia de 650 mg/dℓ (cerca de seis vezes acima do normal) e diagnosticou inicialmente diabetes melito tipo I. O diagnóstico foi confirmado no hospital, onde os médicos estabilizaram a glicemia e elaboraram um programa de insulinoterapia. F aprendeu a colher uma gota de sangue da ponta do dedo para medir a glicemia e a autoadministrar injeções subcutâneas de insulina. Todos os dias, passou a aplicar em si mesmo a injeção de insulina humana recombinante antes do café da manhã e do jantar.

Janeiro de 1997: durante todo o ensino médio e a maior parte da universidade, F raramente monitorou a glicemia e, intencionalmente, manteve o nível acima do recomendado. Ele queria ser o mais "normal" possível, o que para ele significava nunca deixar que a glicemia diminuísse a ponto de precisar comer no meio de uma aula ou em outros momentos incomuns. Com o tempo, F percebeu que evitar as consequências a longo prazo do controle inadequado do diabetes – aterosclerose, retinopatia, nefropatia e neuropatia periférica, entre outras – compensaria a inconveniência do controle mais rigoroso. Então, adotou um esquema de quatro injeções diárias e começou a avaliar a glicemia 4 a 5 vezes/dia. Por fim, substituiu as múltiplas injeções subcutâneas (MIS) por infusão subcutânea contínua de insulina (ISCI) mediante uso de bomba. Esta liberava um nível basal constante de insulina que poderia ser suplementado com liberações em bolo antes das refeições, assim se assemelhando mais ao controle fisiológico dos níveis sanguíneos de glicose pelo corpo.

Setembro de 2018: voltando a 1997, F usou a bomba de insulina apenas durante cerca de 3 meses, decidindo que o pequeno aparelho, que deveria estar sempre preso ao corpo, não era compatível com seu estilo de vida ativo ou sua autoimagem. Retomou o tratamento com MIS durante mais alguns anos, até que começou a participar de ensaios clínicos com novo sistema implantável para administração de insulina. Agora, um suprimento de insulina para 2 anos é incorporado a uma matriz de polímero que pode ser implantada na gordura subcutânea do abdome. Um dispositivo no relógio de pulso de F mede constantemente seus níveis glicêmicos de modo transdérmico e transmite instruções para um oscilador magnético implantado perto do sistema de liberação do polímero. Assim, obtêm-se as mesmas vantagens de administração da bomba de insulina sem que F se sinta limitado ou preso a uma máquina. Ele apenas substitui o sistema de polímero a cada 2 anos e faz pequenos ajustes diários dos parâmetros de liberação programados no aparelho de pulso. F receberá um transplante de células beta pancreáticas, desenvolvidas a partir de suas próprias células-tronco, o que curará seu diabetes.

💡 Questões

1. Por que a administração oral de insulina não é viável?
2. Que outras vias de administração de insulina podem ser cogitadas?
3. Que tecnologias podem possibilitar o monitoramento dos níveis de glicose transdermicamente?
4. Como os polímeros podem ser usados para otimizar e simplificar a administração de alguns fármacos?

---

tes conhecidas como *excipientes*. Formulando o fármaco como emulsão ou suspensão, ambas as formas farmacêuticas de digestão relativamente difícil, prolongou-se o período de dissolução e absorção. Resultados semelhantes foram alcançados pelo revestimento do fármaco com substâncias como derivados da celulose ou cera. Esse método é usado em grande variedade de medicamentos vendidos com e sem prescrição. Outro recurso bem-sucedido e mais recente para obter formulações orais de liberação prolongada adota cápsula que contém uma bomba osmótica (ver adiante).

Também estão sendo desenvolvidas técnicas para administração de moléculas maiores, como proteínas e DNA, em formulações orais. Vários modelos usam veículos para transportar o fármaco, inclusive lipossomos e microesferas. *Lipossomos* são pequenas vesículas, cujas membranas têm dupla camada lipídica. Têm caráter lipofílico e podem ser absorvidos pelas placas de Peyer intestinais quando direcionados para células M (células epiteliais especializadas) com ligantes apropriados. Alguns tipos de lipossomos têm êxito moderado na administração experimental de vacinas orais; seu uso em sistemas de administração intravenosa é discutido adiante. Demonstrou-se a penetração no epitélio intestinal de *microesferas* de polianidrido, com forte adesão à superfície da mucosa intestinal. Após sua absorção, supostamente em razão do contato prolongado com o epitélio intestinal, as moléculas complexas associadas a elas podem ser liberadas na corrente sanguínea.

Outra possível conduta para a administração oral de proteínas emprega o direcionamento do fármaco para o cólon, que tem menores níveis de atividade de protease do que o trato gastrintestinal superior. Por exemplo, veículos liberados em microesferas podem ser sintetizados a partir de polímeros que têm ligações cruzadas azoaromáticas degradáveis enzimaticamente. O cólon tem concentração relativamente alta de azorredutases, o que facilita a degradação das microesferas e a liberação das proteínas. Substâncias que provocam o aumento transitório da permeabilidade do epitélio colônico, talvez coincorporadas às microesferas, podem aumentar a absorção das proteínas que chegam ao cólon. Outro método emprega moléculas transportadoras capazes de fazer circuitos de ida e volta conduzindo grandes moléculas através do revestimento epitelial do intestino.

Administração pulmonar

Há muito tempo, pacientes que sofrem de asma e outras doenças respiratórias são tratados com aerossóis inalados que levam os fármacos diretamente aos pulmões: agonistas β_2-adrenérgicos, como albuterol (salbutamol), e análogos de glicocorticoides são exemplos muito usados. Nos primeiros modelos de inaladores dosimetrados, muitos dos quais ainda em uso, o fármaco é administrado em forma líquida, usando um propelente clorofluorocarbono (CFC) de alta velocidade. Mediante essa técnica, pouquíssimo fármaco chega ao pulmão – com frequência, menos de 10%. Em geral, as partículas acumulam-se na boca e na faringe, e muitas são imediatamente exaladas. Componentes do sistema imune e macrófagos no pulmão também podem eliminar parte do fármaco antes que ele aja. Além disso, vários pacientes usam os inaladores de modo incorreto; erros comuns incluem não agitá-los bem, pressioná-los cedo ou tarde demais durante a inalação ou usá-los quando vazios. O uso incorreto reduz ainda mais a eficiência da administração.

O *design* de inaladores continua a ser aperfeiçoado. Avanços recentes incluem doses mais uniformes, maior facilidade de uso por meio de acionamento eletrônico pela respiração e uso de outros propelentes que não CFC. As preparações em aerossol também foram melhoradas, ajustando-se várias propriedades das partículas em si. Por exemplo, a otimização da química de partícula e a morfologia de superfície podem reduzir a indesejável agregação de partículas. Da mesma maneira, a solubilidade da partícula pode ser modificada para influenciar a taxa de liberação terapêutica após a administração. Nuvens de aerossol em pó, que alcançam áreas profundas do pulmão, podem ser produzidas lançando ar comprimido sobre fármaco em pó, o que causa sua fragmentação em partículas muito pequenas (1 a 5 μm) dentro do inalador. Aparelhos que se beneficiam desses avanços reduziram frequência e custo das aplicações locais de administração pulmonar de fármacos em pacientes com asma e fibrose cística.

O pulmão também oferece diversas vantagens possíveis para a administração sistêmica e não invasiva de moléculas. Grande área de superfície alveolar, revestimento tecidual fino e número limitado de enzimas proteolíticas o tornam o local ideal para a entrada de proteínas e peptídios na corrente sanguínea. Um dispositivo de aerossol em pó para administração pulmonar de insulina foi aprovado; contudo, não foi fabricado nem comercializado devido à baixa aceitação por pacientes e médicos. A insulina, porém, permanece como candidato atraente para a terapia de inalação, assim como outros agentes terapêuticos hoje administrados por via subcutânea – como hormônio do crescimento, glucagon e α_1-antitripsina.

Um modo de obter maior eficiência na liberação é o modelo de partículas de aerossol grandes e muito porosas, com baixíssimas densidades. Essas partículas tendem a menor agregação do que partículas menores e mais densas, otimizando a eficiência da aerossolização. Além disso, têm "diâmetro aerodinâmico", parâmetro baseado em densidade e dimensões reais da partícula, semelhante às partículas de aerossol convencionais; assim, podem alcançar partes profundas do pulmão com um jato de ar, apesar do tamanho relativamente grande (5 a 20 μm). Uma vez depositadas, são capazes de escapar da eliminação por macrófagos alveolares, porque a fagocitose de partículas pelos macrófagos diminui quando o tamanho da partícula é maior que 2 a 3 μm. Assim, fármacos podem ser liberados com mais eficiência por maiores períodos de tempo. Em um estudo, insulina foi encapsulada em microesferas de polímero biodegradável. Algumas eram pequenas e não porosas, e outras eram grandes e porosas (baixa densidade), mas os dois tipos tinham diâmetros aerodinâmicos semelhantes. Após a administração pulmonar das microesferas, a biodisponibilidade relativa das partículas de insulina grandes e porosas era cerca de sete vezes maior, e o tempo total de liberação de insulina para a circulação sistêmica era aproximadamente 24 vezes maior do que após o uso de partículas convencionais.

Administração transdérmica

O estrato córneo, formado por lipídios e queratinócitos, é a camada mais externa da pele e a principal barreira ao transporte transdérmico. Fármacos pequenos e lipofílicos são liberados com sucesso através da pele para a circulação sistêmica, por meio de difusão passiva com baixas velocidades de fluxo, evitando, assim, o metabolismo de primeira passagem pelo fígado. Hoje, adesivos transdérmicos passivos estão disponíveis para reposição hormonal e tratamento farmacológico de cinetose, angina, abstinência de nicotina, hipertensão, dor e outros distúrbios.

Além de proporcionarem maior biodisponibilidade e não serem invasivos, os sistemas de administração transdérmica muitas vezes estão associados a menos efeitos adversos do que as formas convencionais de administração oral. Por exemplo, a administração de um fármaco por via transdérmica evita potencial lesão hepática durante o metabolismo de primeira passagem. Assim, estão sendo desenvolvidos sistemas transdérmicos mais sofisticados para tentar proporcionar essas vantagens a moléculas de fármacos que normalmente não atravessam a pele. *Iontoforese* é abordagem que melhora o transporte de moléculas carregadas de baixa massa molecular através da pele. Envolve aplicação de pulsos elétricos de baixa voltagem durante longos períodos; essa tecnologia já é usada clinicamente para aplicações locais, como tratamento da hiperidrose (transpiração excessiva), e está em desenvolvimento para administração sistêmica de analgésicos de pequenas moléculas. O uso de pulsos de alta voltagem durante curto período – da ordem de milissegundos – também está sendo explorado. Em pele humana de cadáver, geralmente usada como modelo de transporte cutâneo, foi demonstrado que esses pulsos induzem o surgimento de poros temporários. Tal fenômeno, conhecido como *eletroporação*, poderá possibilitar a administração sistêmica de grandes moléculas carregadas, como heparina e oligonucleotídios.

Também está sendo investigada a potencialização da administração transdérmica de fármacos com ultrassom, chamada *sonoforese*, para moléculas como insulina, interferona e eritropoetina. A aplicação de ultrassom à pele provoca cavitação, isto é, formação de pequenos espaços cheios de ar nas duplas camadas lipídicas do estrato córneo. O resultado efetivo desse processo é a desordenação da dupla camada lipídica, promovendo a difusividade do fármaco através da pele em até 1.000 vezes. Sonoforese não causa danos à pele, que costuma recuperar sua estrutura normal em 2 h, e não foram observados efeitos indesejáveis em ensaios clínicos iniciais.

Sonoforese também pode ser usada para retirar amostras do espaço extracelular sob o estrato córneo para fins diagnósticos. Foram planejados experimentos em que se colocou um reservatório entre um transdutor de ultrassom e a pele de um rato e extraiu-se líquido intersticial. Seria possível medir níveis de teofilina, glicose, colesterol, ureia e cálcio na amostra; as dosagens de glicose foram suficientemente precisas para substituir o monitoramento da glicemia em diabéticos. Com um transdutor de ultrassom portátil, essa técnica poderia ser incorporada ao aparelho futurista usado por F em 2018.

▶ Sistemas de administração com base em polímeros

Mecanismos gerais

Os sistemas de administração de fármacos baseados em polímeros gradualmente liberam fármacos no tecido adjacente. Mecanismos de administração por polímeros são muito usados em diversas aplicações, como controle de natalidade, quimioterapia e terapia antiarrítmica. Esses sistemas oferecem vantagens de liberação controlada e uso de alvos por fármacos, por isso são o foco de muita pesquisa. A administração de fármacos por um sistema baseado em polímeros pode ocorrer mediante três mecanismos gerais: difusão, reação química e ativação de solvente (Figura 54.1).

Difusão

Difusão a partir de reservatório ou matriz é o mecanismo de liberação mais comum. Em um sistema de reservatório, o fármaco está contido por uma membrana de polímero através da qual se difunde com o passar do tempo (Figura 54.1A). Norplant®, sistema contraceptivo de uso prolongado (não mais comercializado nos EUA), atua por esse princípio. *Levonorgestrel*, progestágeno sintético, é armazenado em pequenos tubos de silicone implantados no braço. O fármaco difunde-se devagar através da cápsula do polímero no decorrer de 5 anos,

provendo contracepção efetiva e prolongada. (Ver Capítulo 29 para discussão mais detalhada da ação de progestágeno no ciclo menstrual.) No entanto, esses sistemas de reservatório são limitados pelo tamanho das moléculas do fármaco liberadas. Moléculas acima de 300 dáltons (Da) aproximadamente não se difundem através do revestimento do polímero.

Em modelo comum de sistema de matriz, o fármaco está contido em uma série de poros interconectados dentro do polímero, e não em um grande reservatório (Figura 54.1B). Esse sistema é menos limitado pelo tamanho das moléculas do fármaco porque cada poro pode acomodar moléculas com pesos moleculares de vários milhões de dáltons. A velocidade de difusão entre os poros – e, portanto, através da matriz e para fora do sistema – é controlada pela arquitetura; constrições firmes e conexões tortuosas entre os poros impedem a liberação rápida do fármaco armazenado. Um sistema desse tipo é usado clinicamente para administrar *análogos do hormônio de liberação da gonadotropina (GnRH)*. Esses análogos são hormônios peptídicos que, quando administrados continuamente, inibem a produção de gonadotrofinas (LH e FSH) pela hipófise anterior e são úteis no tratamento de doenças dependentes de hormônios sexuais, como câncer de próstata. Importante limitação prévia dessa conduta terapêutica era a curta meia-vida *in vivo* dos análogos do GnRH após injeção intramuscular. Quando o fármaco é incorporado a microcápsulas do polímero, e as cápsulas são injetadas por via

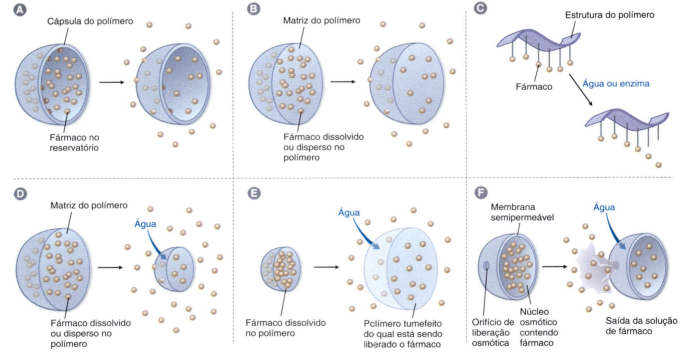

FIGURA 54.1 Mecanismos de liberação de polímeros. Em todos os quadros, exceto em C, os diagramas simplificados representam sistemas poliméricos em corte transversal. O mecanismo de liberação mais comum é a difusão, na qual o fármaco migra de sua localização inicial no sistema de polímeros para a superfície externa do polímero e, depois, para o corpo. **A, B.** A difusão pode ocorrer a partir de um reservatório, no qual o núcleo que contém o fármaco é circundado por uma película de polímero, ou de uma matriz, onde o fármaco está uniformemente distribuído no sistema de polímero. **C, D.** Fármacos também podem ser liberados por mecanismos químicos, como clivagem do fármaco de um arcabouço polimérico ou degradação hidrolítica do polímero. **E.** Exposição a um solvente também pode ativar a liberação do fármaco. Por exemplo, o fármaco pode ser mantido no lugar por cadeias de polímeros; quando expostas ao fluido ambiental, as regiões externas do polímero sofrem tumefação, possibilitando a saída do fármaco por difusão. **F.** Sistema osmótico na forma de comprimido, com um orifício aberto com *laser* na superfície do polímero, pode prover taxas constantes de liberação do fármaco. A água difunde-se através da membrana semipermeável para o comprimido, a favor de gradiente osmótico, edemacia o centro osmótico do comprimido e força a saída da solução de fármaco pelo orifício. É possível combinar as técnicas descritas. As taxas de liberação podem ser controladas pela natureza do material do polímero e pelo modelo do sistema.

intramuscular, a meia-vida do GnRH é bastante ampliada, de modo que são mantidas concentrações terapêuticas durante período de 1 a 4 meses. A administração de fármaco pelo sistema de microcápsula emprega dois mecanismos: primeiro, o fármaco difunde-se para fora das microcápsulas; depois, a própria matriz do polímero degrada-se devagar. O segundo mecanismo de administração de fármaco baseado em polímeros está associado a reação química entre polímero e água (ver adiante).

Reação química

Em *sistemas baseados em reação química*, parte do sistema é projetada para se decompor com o passar do tempo. A degradação pode ser causada por reação química ou enzimática. Em alguns modelos, ligações covalentes que unem o fármaco ao polímero são clivadas no corpo por enzimas endógenas (Figura 54.1C). Esses complexos polímero-fármaco costumam ser administrados por via intravenosa, e o uso de polímeros hidrossolúveis como polietilenoglicol (PEG) aumenta muito a meia-vida biológica do fármaco. Por exemplo, PEG-Intron®, forma peguilada de *interferona-α2b*, foi aprovado pela U.S. Food and Drug Administration (FDA) para administração semanal; antes, esse tratamento da hepatite C exigia injeções três vezes mais frequentes. No caso das microcápsulas intramusculares de GnRH já discutidas, o próprio polímero se decompõe em reação com água (Figura 54.1D).

A maioria dos polímeros insolúveis cogitados para essas aplicações exibe erosão em massa (*i. e.*, toda a matriz se dissolve na mesma velocidade), o que produz poros maiores e estrutura mais esponjosa e instável. Esse padrão de decomposição dificulta a obtenção de velocidades constantes de liberação e causa o risco indesejável de liberação inesperada de alta quantidade do fármaco (*dose-dumping*). Novos polímeros foram criados para superar esse problema, mediante otimização da decomposição para liberação controlada do fármaco (*i. e.*, por erosão de superfície). Por exemplo, um polímero com propriedades desejáveis de erosão pode ser modificado pelo uso de monômeros hidrofóbicos unidos por pontes anidrido. Os monômeros hidrofóbicos excluem água do interior da matriz do polímero, eliminando a erosão em massa. Por outro lado, as pontes anidrido reagem fortemente com a água, possibilitando erosão superficial no meio aquoso do corpo. Esse modelo viabiliza a decomposição do polímero apenas de fora para dentro (Figura 54.2). A velocidade de decomposição pode ser controlada por uma associação de monômeros, um mais hidrofóbico do que o outro. O tempo de persistência do polímero é especificado pela proporção de monômeros usados, e um fármaco uniformemente distribuído dentro da matriz do polímero será liberado constantemente no tempo. Com base nesses princípios, Gliadel® tornou-se o primeiro sistema local de liberação controlada de anticancerígeno a ser aprovado pela FDA. Após a retirada do glioblastoma multiforme, forma agressiva de câncer encefálico, os cirurgiões colocam até oito pequenos discos do polímero-fármaco no local do tumor. Como a superfície do polímero erode durante 1 mês, o fármaco *carmustina* (agente alquilante; ver Capítulo 38) é lentamente liberado. A concentração de carmustina no local do tumor é mantida em nível suficientemente alto para destruir muitas células tumorais remanescentes, ao mesmo tempo que são evitados os efeitos adversos da administração sistêmica. Tal tratamento prolonga bastante a vida de pacientes que têm esse tipo de câncer.

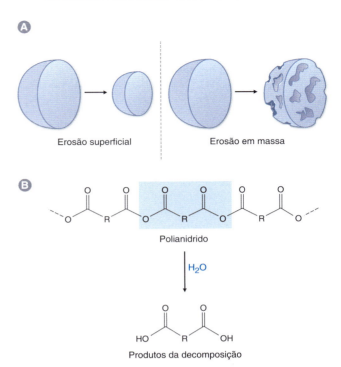

Erosão superficial   Erosão em massa

Polianidrido

H_2O

Produtos da decomposição

FIGURA 54.2 **Erosão da superfície usando polímeros polianidridos. A.** A erosão superficial de dispositivos de administração de polímero biodegradáveis possibilita o controle mais preciso das taxas de liberação, portanto é preferível à erosão em massa. **B.** Polianidridos são usados para promover a erosão superficial. Eles têm monômeros hidrofóbicos que excluem a água do interior da matriz do polímero e evitam a erosão em massa. No entanto, os monômeros são unidos por ligações anidrido hidrossolúveis, tornando possível a decomposição nas superfícies expostas.

Ativação de solvente

O terceiro mecanismo da administração de fármacos baseada em polímeros é a *ativação de solvente*, na qual o solvente não reage quimicamente com o polímero, mas inicia a liberação do fármaco por tumefação (Figura 54.1E) ou *osmose* (Figura 54.1F) do sistema. Exemplo muito usado desse sistema é uma formulação oral de liberação prolongada de *nifedipino*, bloqueador dos canais de cálcio (ver Capítulo 21). O fármaco é misturado a um agente osmoticamente ativo, como sal, e revestido por membrana permeável à água, mas não ao fármaco. Em seguida, abre-se um pequeno orifício na membrana da cápsula com *laser*. Após a ingestão, o influxo osmótico constante de água através da membrana força a saída do fármaco pelo orifício, controlando, assim, a liberação. Essa técnica, quando comparada às formulações orais convencionais (de liberação imediata), proporciona aos pacientes maior alívio dos eventos isquêmicos com menos efeitos adversos. Concerta®, formulação de liberação prolongada de *metilfenidato*, emprega sistema semelhante para o tratamento de crianças com transtorno de déficit de atenção e hiperatividade (TDAH).

Administração inteligente

Existem situações em que a administração pulsátil é desejável para imitar o padrão natural do corpo de produção de substâncias químicas. No caso de F, a bomba de insulina usada liberava taxa basal constante de insulina para manter a glicemia entre as refeições. Ao comer, F podia programar a bomba para administrar *bolus* de insulina e assim evitar aumento súbito e excessivo da concentração sanguínea de glicose. Várias condutas inovadoras foram usadas para incorporar essa versatilidade aos sistemas de administração baseados em polímeros, tradicionalmente projetados para administrar fármacos com velocidade de liberação constante ou decrescente.

Em um modelo inicial, foram incorporadas esferas magnéticas à matriz do polímero com suprimento de insulina para 2 anos. Então, o sistema foi implantado no tecido subcutâneo de ratos, no qual insulina era liberada lentamente da matriz por difusão, como exposto antes. Quando se aplicava externamente um campo magnético oscilante, o movimento das esferas magnéticas na matriz causava expansão e contração alternadas dos poros que continham o fármaco. Assim, a insulina pôde ser efetivamente eliminada da matriz, resultando em administração de dose maior durante a aplicação do campo magnético oscilante. Esse sistema reduziu significativamente os níveis sanguíneos de glicose nos ratos tratados em comparação com os ratos controle e pode tornar-se um método viável de administração de insulina. No futuro hipotético de F, o oscilador magnético implantado possibilitará que ele administre um rápido *bolus* de insulina por meio da simples seleção do programa apropriado no controlador de pulso, que enviará instruções para o aparelho implantado por sinal de radiofrequência.

Outros métodos para aumentar a velocidade de difusão do fármaco de uma matriz de polímero incluem aplicação de ultrassom ou corrente elétrica. Ultrassom administrado em frequência adequada pode ter efeito semelhante ao do sistema de esferas magnéticas. Ele causa cavitação (formação de pequenas bolsas de ar) no polímero, rompendo a arquitetura porosa para facilitar a liberação mais rápida do fármaco. A aplicação de corrente elétrica a determinados polímeros pode induzir eletrólise da água na superfície do polímero, reduzindo o pH local e rompendo a ligação de hidrogênio no complexo. Em seguida, o polímero é decomposto mais rapidamente do que o normal, possibilitando a liberação transitória de maiores doses do fármaco. A administração pulsátil também pode ser obtida por estímulos ambientais locais. Por exemplo, podem ser projetados hidrogéis (materiais formados por polímeros e água) para perceber alterações na temperatura, no pH e até mesmo em moléculas específicas em razão de sua estrutura.

Um sistema de administração com *microchip* de silício que possibilita maior controle das taxas de liberação também foi desenvolvido. O *microchip* contém até 1.000 pequenos reservatórios de fármacos recobertos por fina camada de ouro. A aplicação de pequena voltagem externa ao reservatório implantado causa a dissolução eletroquímica da película de ouro, liberando o fármaco armazenado naquele reservatório. Como os reservatórios podem ser abastecidos e abertos individualmente, existem possibilidades quase ilimitadas tanto para administração de fármacos isolados quanto para a associação de múltiplos fármacos.

Ação em alvos

A ação em alvos contribui para que doses maiores e mais eficazes alcancem os tecidos de interesse sem o risco de efeitos tóxicos associados à administração sistêmica. A primeira variável a ser controlada é a posição anatômica do sistema de administração baseado em polímeros; o disco de administração de carmustina já citado usa esse princípio básico. Outros exemplos notáveis incluem: Estring®, anel que libera *estradiol* para tratar ressecamento vaginal; Vitrasert®, implante ocular que libera *ganciclovir* para tratamento de retinite por citomegalovírus em pacientes com AIDS (ver Capítulo 37); e endopróteses (*stents*) farmacológicas que liberam *sirolimo*,

evorolimo, *zotarolimo* ou *paclitaxel* para prevenção de reestenose da endoprótese na angioplastia coronariana (ver Capítulo 45). No entanto, na prática, o acesso a muitos tecidos só é possível pela corrente sanguínea, dificultando a administração com destino ao alvo. Foram desenvolvidas técnicas de direcionamento passivo e ativo para orientar sistemas com base em polímeros para tecidos específicos após a administração intravenosa.

O *direcionamento passivo* explora diferenças vasculares entre o tecido-alvo e outros tecidos para a liberação seletiva de fármacos. Por exemplo, complexos polímero-fármaco com alta massa molecular se acumulam mais em alguns tecidos tumorais do que em tecidos normais, porque o tumor tem mais leitos capilares permeáveis. Portanto, em vez de usar menores doses de fármacos anticâncer de baixa massa molecular, que atravessam rapidamente todas as membranas celulares e distribuem-se por todo o corpo, podem-se usar doses maiores e mais eficazes de conjugados polímero-fármaco de alta massa molecular para atingir os tumores. Além disso, os conjugados polímero-fármaco podem ser construídos de modo a possibilitar a clivagem enzimática do fármaco após o complexo deixar a corrente sanguínea e ser captado pelas células tumorais (Figura 54.1F). Em um exemplo desse sistema, o anticancerígeno *doxorrubicina* (ver Capítulo 38) é conjugado a polímero hidrossolúvel não imunogênico mediante um ligante peptidil. O complexo polímero-fármaco atinge concentrações até 70 vezes maiores em melanomas de camundongos do que no tecido normal por causa da rede microvascular relativamente permeável do tumor. Dentro das células tumorais, o ligante peptidil é clivado por proteases lisossômicas, liberando o fármaco citotóxico. As partes do complexo formadas de polímero decompõem-se ou são eliminadas pelos rins.

No *direcionamento ativo*, o conjugado polímero-fármaco é associado à molécula reconhecida especificamente por receptores da superfície celular no tecido de interesse. Por exemplo, anticorpo IgM humano contra antígeno associado a tumor pode ser usado para direcionar um complexo polímero-doxorrubicina para tecidos malignos. Associada ao polímero por uma ponte acidolábil, doxorrubicina é seletivamente liberada no ambiente ácido do tumor. Em outro sistema, usa-se galactose para direcionar um complexo polímero-fármaco para o fígado, por meio do receptor da asialoglicoproteína na superfície do hepatócito.

▶ Sistemas de administração com base em lipossomos

Fármacos associados a uma única cadeia de polímero são estruturas estáveis que podem permanecer na circulação durante longos períodos; os complexos fármaco-polímero, discutidos anteriormente no contexto da ação em alvo tecidual, são exemplos desses sistemas. No entanto, tais cadeias de polímeros só podem acomodar pequenas quantidades do fármaco, limitando, assim, a dose por unidade de volume administrada. A capacidade potencialmente alta de transporte de fármacos de *lipossomos*, pequenas vesículas com membranas formadas por dupla camada lipídica, transforma-os em opção atraente para sistema circulante de liberação de fármacos.

Importantes considerações no delineamento de sistemas de administração baseados em lipossomos incluem direcionamento tecidual e proteção contra o sistema imune. Anticorpos muito específicos, análogos daqueles para direcionamento ativo de complexos polímero-fármaco, podem ser usados para melhorar a ação contra o alvo tecidual. Por exemplo, anticorpos contra o proto-oncogene *Her2*, envolvido no avanço do câncer de mama e de outros cânceres, estão sendo explorados no direcionamento tumoral. Da mesma maneira, anticorpos contra E-selectina, molécula de superfície específica do endotélio, podem ser usados para tentar atingir células endoteliais vasculares. A proteção dos lipossomos do sistema imune pode ser obtida pelo acréscimo de polímeros hidrossolúveis à superfície do lipossomo. Como foi discutido, grupos como PEG aumentam a hidrofilia das estruturas às quais se fixam; nesse caso, lipossomos tornam-se mais hidrófilos no sangue, portanto são menos propensos à captura pelo sistema reticuloendotelial. Como lipossomos com grupo PEG ("lipossomos furtivos") têm prolongado tempo de circulação (dias), é possível administrar doses maiores sem risco de toxicidade. Esses princípios foram usados para criar lipossomos abastecidos com *daunorrubicina* e *doxorrubicina* para tratamento de diversos tumores, inclusive sarcoma de Kaposi associado ao HIV. *Anfotericina B* lipossômica, administrada no tratamento de micoses sistêmicas, foi aprovada para uso clínico em pacientes com câncer (ver Capítulo 35). *Ciclosporina* lipossômica está sendo estudada para uso em imunossupressão direcionada após transplantes (ver Capítulo 45).

▶ Conclusão e perspectivas

As modalidades de administração descritas neste capítulo representam novas condutas selecionadas para otimizar absorção, distribuição, metabolismo e excreção de fármacos. O aperfeiçoamento da administração de medicamentos tem diversas vantagens:

- Níveis do fármaco podem ser mantidos sempre na faixa terapêutica almejada. Formulações orais de liberação prolongada, partículas grandes que podem ser inaladas e muitos modelos baseados em polímeros têm essa propriedade desejável
- Efeitos adversos prejudiciais podem ser reduzidos, evitando-se picos transitórios dos níveis sanguíneos do fármaco. Modelos que alteram a cinética de absorção, sistemas de administração direcionada (p. ex., complexos polímero-fármaco marcados com anticorpos) e sistemas que evitam o metabolismo hepático de primeira passagem (p. ex., administração transdérmica de fármacos normalmente administrados por via oral) alcançam esse objetivo
- Quantidade total de fármaco necessária pode ser reduzida, como nos modelos avançados de inalador. Diminuição do número de doses necessárias e via de administração me-

nos invasiva contribuem para maior adesão do paciente. O caso de F ilustra a influência do estilo de vida na adesão do paciente
- Fármacos com meias-vidas curtas, como peptídios e proteínas, podem ser administrados com êxito por sistemas de administração baseados em polímeros com liberação controlada.

Tecnologias avançadas de administração de fármacos também introduzem novas preocupações que devem ser analisadas em seu planejamento. Por exemplo, devem ser avaliados os efeitos tóxicos de todo material introduzido no corpo, bem como dos produtos da sua degradação; esse fator é particularmente importante no caso de materiais sintéticos como polímeros. Devem ser evitados outros possíveis riscos, como a liberação rápida indesejada do fármaco por sistema destinado à liberação prolongada. O desconforto causado pelo sistema de administração ou por sua inserção é outra desvantagem possível: a bomba de insulina de F, embora proporcionasse melhor controle do diabetes, era desconfortável para ele. Por fim, a tecnologia avançada costuma estar associada a aumento do custo, o que pode ser problema para pacientes, seguradoras e hospitais.

Apesar desses obstáculos, as tecnologias avançadas de administração de fármacos são cada vez mais importantes para tornar a farmacoterapia mais segura, mais efetiva e mais agradável para os pacientes.

Leitura sugerida

Edwards DA, Ben-Jabria A, Langer R. Recent advances in pulmonary drug delivery using large, porous inhaled particles. *J Appl Physiol* 1998; 84:379-385. (*Revisão dos princípios de diâmetro aerodinâmico e das potenciais vantagens e aplicações de partículas inaladas grandes e porosas.*)

Langer R. Drug delivery and targeting. *Nature* 1998; 392:5-10. (*Revisão das técnicas de administração de medicamentos, dando ênfase aos sistemas baseados em polímeros e lipossomos, assim como ao emprego de novas vias de administração.*)

Langer R. Where a pill won't reach. *Sci Am* 2003; April: 50-57. (*Sumário dos conceitos de administração de medicamentos.*)

Leong KW, Brott BC, Langer R. Bioerodible polyanhydrides as drug-carrier matrices: I. Characterization, degradation, and release characteristics. *J Biomed Mater Res* 1985; 24:1463-1481. (*Ótimo ponto de partida para aprender mais sobre a matriz de polímeros.*)

Prausnitz M, Langer R. Transdermal drug delivery. *Nat Biotech* 2008; 26:1261-1268. (*Revisão dos avanços da administração transdérmica de fármacos.*)

Santini JT Jr, Cima MJ, Langer R. A controlled-release microchip. *Nature* 1999; 397:335-338. (*Mais informações detalhadas sobre a administração "inteligente" de medicamentos por meio de microchips de silício com fileiras de reservatórios com medicamentos.*)

Créditos

Figura 1.1: Adaptada de uma ilustração (www. genome.gov/Glossary/resources/protein.pdf) do *site* National Human Genome Research Institute: www. nhgri.nih.gov.

Figura 1.2: Dados usados para elaborar a imagem do painel A estão no RCSB Protein Data Bank (www.rcsb.org/pdb; PDB ID: IFPU) por Schindler T, Bornmann W, Pellicena P *et al.* Structural mechanism for STI-571 inhibition of Abelson tyrosine kinase. *Science.* 2000;289:1938-1942, Figura 1. Painéis B e C foram adaptados com permissão de Schindler *et al.* (*ibid.*, Figuras 1 e 2)

Figura 2.7A: Adaptada com permissão de Stephenson RP. A modification of receptor theory. *Brit J Pharmacol.* 1956;11:379-393, Figura 10.

Figura 2.7B: Dados usados para gerar a curva de dose-resposta para morfina e buprenorfina foram publicados em Cowan A, Lewis JW, Macfarlane IR. Agonist and antagonist properties of buprenorphine, a new antinociceptive agent. *Brit J Pharmacol.* 1977; 60:537-545.

Figura 3.1: Adaptada com permissão de Hardman JG, Limbird LE, eds. *Goodman & Gilman's the pharmacological basis of therapeutics* (10th ed.). New York: The McGraw-Hill Companies; 2001:3, Figura 1-1.

Figura 3.7: Adaptada com permissão de Katzung BG, ed. *Basic & clinical pharmacology* (7th ed.). New York: Lange Medical Books/The McGraw-Hill Companies, Inc.; 1998:38, Figura 3-2.

Figura 4.2A: Adaptada com permissão de Katzung BG, ed. *Basic & clinical pharmacology* (7th ed.). New York: Lange Medical Books/The McGraw-Hill Companies, Inc.; 1998:52, Figura 4-3.

Figura 5.3A: Adaptada com permissão de Grattagliano I, Bonfrate L, Diogo CV *et al.* Biochemical mechanism in drug-induced liver injury: certainties and doubts. *World J Gastroenterol.* 2009;15:4865-4876, Figura 1.

Figura 5.3B: Adaptada com permissão de Grattagliano I, Bonfrate L, Diogo CV *et al.* Biochemical mechanisms in drug-induced liver injury: certainties and doubts. *World J Gastroenterol.* 2009;15:4865-4876, Figura 2.

Figura 6.1A: Adaptada com permissão de Bertilsson L, Lou YQ, Du YL *et al.* Pronounced differences between native Chinese and Swedish populations in the polymorphic hydroxylations of debrisoquin and S-mephenytoin. *Clin Pharmacol Ther.* 1992; 51:388-397 [Erratum, *Clin Pharmacol Ther.* 1994;55:648].

Figura 6.1B: Foto do arranjo AmpliChip CYP450 cedida por Roche Diagnostics.

Figura 6.2A: Adaptada com permissão de Jin Y, Desta Z, Stearns V *et al.* CYP2D6 genotype, antidepressant use, and tamoxifen metabolism during adjuvant breast cancer treatment. *J Natl Cancer Inst.* 2005;97:30-39.

Figura 6.2B: Adaptada com permissão de Goetz MP, Knox SK, Suman VJ *et al.* The impact of cytochrome P450 2D6 metabolism in woman receiving adjuvant tamoxifen. *Breast Cancer Res Treat.* 2007;101:113-121.

Figura 6.3: Adaptada com permissão de Weinshilboum RM, Sladek SL. Mercaptopurine pharmacogenetics: monogenic inheritance of erythrocyte thiopurine methyltransferase activity. *Am J Human Genet.* 1980;32:651-662, e Weinshiboum R, Wang L. Pharmacogenomics: Bench to bedside. *Nature Rev Drug Discovery.* 2004;3:739-748.

Figura 6.5: Adaptada com permissão de The SEARCH Collaborative Group, Lin E, Parish S *et al.* SLCO1B1 variants and statin-induced myopathy – a genomewide study. *N Engl J Med.* 2008;359:789-799.

Figura 7.9: Adaptada com permissão de Rizo J, Rosemund C. Synaptic vesicle fusion. *Nat Struct Mol Biol.* 2008;15:665-674.

Figura 8.14: Adaptada com permissão de Goldstein GW, Laterra J. Appendix B: Ventricular organization of cerebrospinal fluid: blood-brain barrier, brain edema, and hydrocephalus. In: Kandel ER, Schwartz JH, Jessel TM, eds. *Principles of neural science* (4th ed.). New York: The McGraw-Hill Companies; 2000:1291, Figura B-4.

Figura 9.2: Adaptada com permissão de Changeux JP. Chemical signaling in the brain. *Sci Am.* 1993; 269:58-62.

Figura 9.4: Adaptada com permissão de Kandel ER, Schwartz JH, Jessel TM, eds. *Principles of neural science* (4th ed.). New York: The McGraw-Hill Companies; 2000:188, Figura 11-1.

Tabela 9.5: Adaptada com permissão de Hardman JG, Limbird LE, eds. *Goodman & Gilman's the pharmacological basis of therapeutics* (10th ed.). New York: The McGraw-Hill Companies; 2001:159, Tabela 7-1.

Tabela 10.1: Adaptada com permissão de Hardman JG, Limbird LE, eds. *Goodman & Gilman's the pharmacological basis of therapeutics* (10th ed.). New York: The McGraw-Hill Companies; 2001:137, Tabela 6-3.

Tabela 11.1: Adaptada com permissão de Carpenter RL, Mackey DC. Local anesthetics. In: Barash PG, Cullen BF, Stoelting RK, eds. *Clinical anesthesia* (2nd ed.). Philadelphia: Lippincott; 1992:509-541.

Figura 12.2B: Adaptada com permissão de Cooper JR, Bloom FE, Roth RN. *Biochemical basis of neuropharmacology* (7th ed.). New York: Oxford University Press; 1996: Figuras 6-1 e 6-11.

Figura 12.4: Adaptada com permissão de Neelands TR, Greenfield J, Zhang J *et al.* GABA$_A$ receptor pharmacology and subtype mRNA expression in human neuronal NT2-N cells. *J Neurosci.* 1998; 18:4993-5007, Figura 1a.

Boxe 13.1: Com permissão da American Psychiatric Association: *Diagnostic and Statistical Manual of mental Disorders*, Fourth Edition. Washington, DC, American Psychiatric Association, 1994.

Figura 13.4: Adaptada com permissão de Hardman JG, Limbird LE, eds. *Goodman & Gilman's the pharmacological basis of therapeutics* (10th ed.). New York: The McGraw-Hill Companies; 2001:554, Figura 22-5.

Figura 13.5: Adaptada com permissão de Seeman P. Dopamine receptor sequences. Therapeutic levels of neuroleptics occupy D2 receptor, clozapine occupies D4. *Neuropsychopharmacology.* 1992;7:261-284, Figura 2.

Figura 13.9: Adaptada com permissão de Seeman P. Dopamine receptors and the dopamine hypothesis of schizophrenia. *Synapse.* 1987;1:133-152.

Boxe 14.1: Com permissão de American Psychiatric Association: *Diagnostic and Statistical Manual of Mental Disorders*, Fourth Edition. Washington, DC, American Psychiatric Association, 1994.

Boxe 14.2: Com permissão da American Psychiatric Association: *Diagnostic and Statistical Manual of Mental Disorders*, Fourth Edition, Washington, DC, American Psychiatric Association, 1994.

Figura 15.3: Adaptada com permissão de Lothman EW. Pathophysiology of seizures and epilepsy in the mature and immature brain: cells, synapses and circuits. In: Dodson WE, Pellock JM, eds. *Pediatric epilepsy: diagnosis and therapy.* New York: Demos Publications; 1993:1-15.

Figura 15.4: Adaptada com permissão de Lothman EW. The neurobiology of epileptiform discharges. *Am J EEG Technol.* 1993;33:93-112.

Figura 15.5A: Adaptada com permissão de Kandel ER, Schwartz JH. Jessel TM, eds. *Principles of Neural Science* (4th ed.). New York: The McGraw-Hill Companies; 2000:899, Figura 45-9.

Figura 16.2: Adaptada de Miller KW. General anesthetics. In: Wolff ME, ed. *Burger's medicinal chemistry and drug discovery, Volume 3: therapeutic agents* (5th ed.). Hoboken NJ: John Wiley & Sons; 1996: Figura 36-2. Este material foi usado com permissão de John Wiley & Sons, Inc.

Figura 16.6: Adaptada com permissão de Eger EI. *Anesthetic uptake and action.* Baltimore: Williams & Wilkins; 1974: Figura 4-7.

Figura 16.7: Adaptada de Eger EI. Uptake and distribution. In: Miller RD, ed. *Anesthesia* (5th ed.). Philadelphia: Churchill Livingstone; 2000: Figura 4-2. Com permissão de Elsevier.

Figura 16.9: Adaptada com permissão de Eger EI. *Anesthetic uptake and action.* Baltimore: Williams & Wilkins; 1974: Figuras 7-1 e 7-8.

Figura 16.10: Adaptada de Eger EI. Uptake and distribution. In: Miller RD, ed. *Anesthesia* (5th ed.). Philadelphia: Churchill Livingstone; 2000: Figura 4-10. Com permissão da Elsevier.

Figura 16.12: Adaptada com permissão de Eger EI. *Anesthesic uptake and action.* Baltimore: Williams & Wilkins; 1974: Figura 14-8.

Figura 16.13: Adaptada com permissão de Trevor AJ, Miller RD. General anesthetics. In: Katzung BG, ed. *Basic & clinical pharmacology* (7th ed.). New York: Lange Medical Books/The McGraw-Hill Companies, Inc.; 1998:421, Figura 25-6.

Boxe 18.1: Com permissão da American Psychiatric Association: *Diagnostic and Statistical Manual of Mental Disorders*, Fourth Edition. Washington, DC, American Psychiatric Association, 1994.

Figura 18.6: Adaptada de Jones RT. The pharmacology of cocaine smoking in humans. In: Chiang CN, Hawks RL, eds. *NIDA research monograph 99 (research findings on smoking of abused substances)*. Washington, DC: U.S. Department of Health and Human Services; 1990:30-41.

Figura 19.1: Adaptada de Larsen PR, Kronenberg HM, Melmed S *et al.*, eds. *Williams textbook of endocrinology* (10th ed.). Philadelphia: WB Saunders; 2003: Figura 34-5. Com permissão de Elsevier.

Figura 19.2: Adaptada com permissão de Scapa EF, Kanno K, Cohen DE. Lipoprotein metabolism. In: Benhamou JP, Rizzetto M, Reichen J *et al.*, eds. *The textbook of hepatology: from basic science to clinical practice* (3rd ed.). Oxford, UK: Blackwell; 2007: Figura 2.

Figura 19.6B: Adaptada com permissão de Mahley RW, Ji ZS. Remnant lipoprotein metabolism: Key pathways involving cell-surface heparan sulfate proteoglycans and apolipoprotein E. *J Lipid Res.* 1999; 40:1-16.

Figura 19.8: Adaptada com permissão de Quinn MT, Parthsarathy S, Fong LG, Steinberg D. Oxidatively modified low density lipoproteins: a potential role in recruitment and retention of monocyte/macrophages during atherogenesis. *Proc Natl Acad Sci USA.* 1987; 84:2995-2998, Figura 1.

Figura 19.9B: Adaptada com permissão de Scapa EF, Kanno K, Cohen DE. Lipoprotein metabolism. In: Benhamou JP, Rizzeto M, Reichen J *et al.*, eds. *The textbook of hepatology: from basic science to clinical practice* (3rd ed.). Oxford, UK: Blackwell; 2007: Figura 6B.

Figura 19.11: Adaptada de Vaughan CJ, Gotto AM Jr, Basson CT. The evolving role of statins in the management of atherosclerosis. *J Am Coll Cardiol.* 2000;35:1-10. Com permissão de Elsevier.

Tabela 19.1: Adaptada de Jonas A. Lipoprotein structure. In: Vance DE, Vance JE, eds. *Biochemistry of lipids, lipoproteins and membranes* (4th ed.) Amsterdam: Elsevier; 2002:483-504. Com permissão de Elsevier.

Tabela 19.3: Adaptada de Grundy SM, Cleeman JI, Merz CN *et al.* Implications of recent clinical trials for the National Cholesterol Education Program Adult Treatment Panel III Guidelines. *J Am Coll Cardiol.* 2004;44:720-732. Com permissão de Elsevier.

Figura 20.10: Adaptada de Skorecki KL, Brenner BM. Body fluid homeostasis in congestive heart failure and cirrhosis with ascites. *Am J Med.* 1982;72:323-338, Figura 1. Com permissão de Elsevier.

Figura 20.11: Adaptada com permissão de Seldin DW, Giebisch G, eds. *The kidney: physiology and pathophysiology* (3rd ed.). Philadelphia: Lippincott Williams & Wilkins; 2000:1494, Figura 54-8.

Figura 20.12: Adaptada com permissão de Katzung BG, ed. *Basic & clinical pharmacology* (8th ed.). New York: Lange Medical Books/The McGraw-Hill Companies, Inc.; 2001:173, Figura 11-6.

Figura 21.1: Adaptada com permissão de Greineder K, Strichartz GR, Lilly LS. Basic cardiac structure and function. In: Lilly LS, ed. *Pathophysiology of heart disease* (2nd ed.). Baltimore: Williams & Wilkins; 1998:9, Figura 1.7, e adaptada de Berne RM, Levy MN. Control of cardiac output: coupling of heart and blood vessels. In: *Cardiovascular physiology*. St. Louis: Mosby Year Book; 1997: Figura 9.2. Com permissão de Elsevier.

Figura 21.10: Adaptada com permissão de Benowitz NL. Antihypertensive agents. In: Katzung BG, ed. *Basic & clinical pharmacology* (7th ed.). New York: Lange Medical Books/The McGraw-Hill Companies, Inc.; 1998:168, e Kalkanis S, Sloane D, Strichartz GR, Lilly LS. Cardiovascular drugs. In: Lilly LS, ed. *Pathophysiology of heart disease* (2nd ed.). Baltimore: Williams & Wilkins; 1998:360, Figura 17.7.

Figura 22.1A-D: Adaptada de Cotran RS, Kumar V, Collins T, eds. *Robbins pathologic basis of disease* (6th ed.). Philadelphia: WB Saunders Company; 1999: Figura 5-5. Com permissão de Elsevier.

Figura 22.1E: Cortesia de James G. White.

Figura 22.2: Adaptada de Cotran RS, Kumar V, Collins T, eds. *Robbins pathologic basis of disease* (6th ed.). Philadelphia: WB Saunders Company; 1999: Figura 5-7. Com permissão da Elsevier.

Figura 22.3: Adaptada de Cotran RS, Kumar V, Collins T, eds. *Robbins pathologic basis of disease* (6th ed.). Philadelphia: WB Saunders Company; 1999: Figura 5-7. Com permissão de Elsevier.

Figura 22.11: Adaptada de Cotran RS, Kumar V, Collins T, eds. *Robbins pathologic basis of disease* (6th ed.). Philadelphia: WB Saunders Company; 1999: Figura 5-12. Com permissão de Elsevier.

Figura 22.15: Adaptada de Lefkovits J, Topol EJ. Direct thrombin inhibitors in cardiovascular medicine. *Circulation.* 1994;90:1522-1536. Figura 1.

Figura 23.1: Adaptada de Ackerman M, Clapham DE. Normal cardiac electrophysiology. In: Chien KR, Breslow JL, Leiden JM *et al.*, eds. *Molecular basis of cardiovascular disease: a companion to Braunwald's heart disease*. Philadelphia: WB Saunders; 1999:282, Figura 12-1. Com permissão da Elsevier.

Figura 23.2: Adaptada de Ackerman M, Clapham DE. Normal cardiac electrophysiology. In: Chien KR, Breslow JL, Leiden JM *et al.*, eds. *Molecular basis of cardiovascular disease: a companion to Braunwald's heart disease*. Philadelphia: WB Saunders; 1999: 284, Figura 12-2. Com permissão de Elsevier.

Figura 23.3: Adaptada de Ackerman M, Clapham DE. Normal cardiac electrophysiology. In: Chien KR, Breslow JL, Leiden JM *et al.*, eds. *Molecular basis of cardiovascular disease: a companion to Braunwald's heart disease*. Philadelphia: WB Saunders; 1999:282,284, Figuras 12-1 e 12-2. Com permissão de Elsevier.

Figura 23.5: Adaptada com permissão de Lilly LS, ed. *Pathophysiology of heart disease* (2nd ed.). Baltimore: Williams & Wilkins; 1998:241, Figura 11.7.

Figura 23.6: Adaptada com permissão de Lilly LS, ed. *Pathophysiology of heart disease* (2nd ed.). Baltimore: Williams & Wilkins; 1998:241, Figura 11.8.

Figura 23.7: Adaptada com permissão de Lilly LS, ed. *Pathophysiology of heart disease* (2nd ed.). Baltimore: Williams & Wilkins; 1998:243, Figura 11.9.

Figura 23.9A: Adaptada com permissão de Lilly LS, ed. *Pathophysiology of heart disease* (2nd ed.). Baltimore: Williams & Wilkins; 1998:371, Figura 17.11B.

Figura 23.10: Adaptada com permissão de Lilly LS, ed. *Pathophysiology of heart disease* (2nd ed.). Baltimore: Williams & Wilkins; 1998:371, Figura 17.11A.

Figura 23.11: Adaptada com permissão de Lilly LS, ed. *Pathophysiology of heart disease* (2nd ed.). Baltimore: Williams & Wilkins; 1998:376, Figura 17.12.

Figura 23.12: Adaptada com permissão de Lilly LS, ed. *Pathophysiology of heart disease* (2nd ed.). Baltimore: Williams & Wilkins; 1998:377, Figura 17.13.

Figura 23.13: Adaptada com permissão de Lilly LS, ed. *Pathophysiology of heart disease* (2nd ed.). Baltimore: Williams & Wilkins; 1998:380, Figura 17.14.

Figura 24.1: Adaptada com permissão de Kaltz AM. Congestive heart failure: role of altered myocardial cellular control. *N Engl J Med.* 1975;293:1184-1191, e Lilly LS, ed. Reserve and resistance. *Am J Cardiol.* 1974;34:48-55, Figura 2. Com permissão de Elsevier.

Figura 25.7: Adaptada com permissão de Libby P. Current concepts of the pathogenesis of acute coronary syndromes. *Circulation.* 2001;104:365-372.

Figura 25.8: Adaptada com permissão de Libby P. Current concepts of the pathogenesis of acute coronary syndromes. *Circulation.* 2001;104:365-372.

Figura 25.10: Adaptada com permissão de Frankel SK, Fifer MA. Heart failure. In: Lilly LS, ed. *Pathophysiology of heart disease* (2nd ed.). Baltimore: Williams & Wilkins; 1998:199, Figura 9.5.

Figura 25.11: Adaptada com permissão de Harvey RA, Champe PC, eds. *Lippincott's illustrated reviews: pharmacology*. Philadelphia:Lippincott Williams & Wilkins; 1992:157, Figura 16-6.

Tabela 25.1: Dados (disponíveis em hin.nhlbi.nih. gov/Nhbpep_slds/jnc/jncp2_2.htm) do National Heart Lung and Blood Institute. *The Seventh Report of the Joint National Committee on Prevention, Detection, Evaluation, and Treatment of High Blood Pressure*. Washington, DC: National Institutes of health; 2003 (see Chobanian AV, Bakris GL, Black HR, *et al.* The seventh report of the joint national committee on prevention, detection, evaluation, and treatment of high blood pressure. *JAMA.* 2003; 289:2560-2571, Tabela 1).

Tabela 25.4: Adaptada de Kaplan NM. Systemic hypertension: therapy. In: Zipes DP, Libby P, Bonow RO, Braunwald E, eds. *Braunwald's heart disease* (7th ed.). Philadelphia: Elsevier Saunders; 2005: Tabela 38-4. Com permissão de Elsevier.

Figura 28.2: Adaptada de Cotran RS, Kumar V, Collins T, eds. *Robbins pathologic basis of disease* (6th ed.). Philadelphia:WB Saunders Company; 1999: Figura 26-27. Com permissão de Elsevier.

Figura 28.8: Adaptada de Cotran RS, Kumar V, Collins T, eds. *Robbins pathologic basis of disease* (6th ed.). Philadelphia:WB Saunders Company; 1999: Figura 26-27. Com permissão de Elsevier.

Figura 29.5: Adaptada com permissão de Thorneycroft IH, Mishell DR Jr, Stone SC *et al.* The relation of serum 17-hydroxyprogesterone and estradiol-17β levels during the human menstrual cycle. *Am J Obstet Gynecol.* 1971;111:947-951.

Figura 29.8: Estruturas foram colocadas no Protein Data Bank [www.rcsb.org/pdb/; structures 1ERE and 1ERR] por Brzozowski AM, Pike ACW, Dauter Z *et al.* Molecular basis of agonism and antagonism in the oestrogen receptor. *Nature.* 1997; 389:753-758, reproduzidas com permissão.

Figura 30.4: Adaptada com permissão de Braunwald E, Fauci AS *et al*, eds. *Harrison's principles of internal medicine* (15th ed.). New York: The McGraw-Hill Companies; 2001: Figura 33-34.

Figura 32.5: Adaptada de Haskell CM, ed. *Cancer treatment* (3rd ed.). Philadelphia: WB Saunders Company; 1990:5, Figura 1.2. Com permissão da Elsevier.

Figura 33.2C: Dados usados para fazer a ilustração que está em RCSB Protein Data Bank (www.rcsb.org/pdb; PDB ID: 1AFZ) de Zegar IS, Stone MP. Solution structure of an oligodeoxynucleotide containing the human N-Ras codon 12 sequence refined from 1H NMR using molecular dynamics restrained by nuclear overhauser effect. *Chem Res Toxicol*. 1996;9:114-125.

Figura 33.3: Adaptada com permissão de Dekker NH, Rybenkov VV *et al*. The mechanism of type IA topoisomerases. *Proc Natl Acad Sci USA*. 2002; 99:12126-12131. Figura 1.

Figura 33.4: Adaptada com permissão de Berger JM, Gamblin SJ, Harrison SC, Wang JC. Structure and mechanism of DNA topoisomerase II. *Nature*. 1996;379:225-232, Figura 5.

Figura 33.7: Adaptada com permissão de PharmAid. Copyright 2003, Jefrey T. Joseph e David E. Golan.

Figura 33.12A: Adaptada com permissão de Schlunzen F, Zarivach R, Harms J *et al*. Structural basis for the interaction of antibiotics with the peptidyl transferase centre in eubacteria. *Nature*. 2001;413:814-821, Figura 5.

Figura 33.12B: Adaptada com permissão de Schlunzen F, Zarivach R, Harms J *et al*. Structural basis for the interaction of antibiotics with the peptidyl transferase centre in eubacteria. *Nature*. 2001;413:814-821, Figura 4.

Figura 36.1: Adaptada com permissão de Miller LH, Baruch DI, Marsh K, Doumbo OK. The pathogenic basis of malaria. *Nature*. 2002;415:674-679, Figura 2.

Figura 36.4: Adaptada de www.cdc.gov/ncidod/emergplan/box23.htm.

Figura 36.6: Adaptada com permissão de Huston CD, Haque R, Petri WA. Molecular-based diagnosis of Entamoeba histolyca infection. *Expert Rev Mol Med*. 1999:1-11, Figura 1.

Figura 37.3: Adaptada de ilustração gentilmente cedida pelo professor Stephen Harrison, do Department of Biological Chemistry and Molecular Pharmacology, Harvard Medical School.

Figura 37.4: Adaptada de Hay AJ. The action of adamantanamines against influenza A viruses: inhibition of the M2 ion channel protein. *Sem Virol*. 1992; 3:21-30, Figura 3. Com permissão da Elsevier.

Figura 37.8A: Adaptada com permissão de Knipe DM, Howley PM, eds. *Fields virology* (5th ed.). Philadelphia: Lippincott Williams & Wilkins; 2007: Figura 57-18.

Figura 37.8B: Adaptada com permissão de Knipe DM, Howley PM, eds. *Fields virology* (5th ed.). Philadelphia: Lippincott Williams & Wilkins; 2007: Figura 57-19.

Figura 37.11A: Dados usados para fazer a ilustração estão em RCSB Protein Data Bank (www.rcsb.org/pdb; PDB ID: 2BAT) de Varghese JN, McKimm-Breschkin JL, Caldwell JB et al. The structure of the complex between influenza vírus neuraminidase and sialic acid, the viral receptor. *Proteins*. 1992; 14:327-332.

Figura 37.11C: Adaptada com permissão de Lave WG, Bischofberger N, Webster RG. Disarming flu viroses. *Sci Amer*. 1999;280:78-87.

Figura 38.8: Adaptada com permissão de Shiloh Y. ATM and related proteins kinases: safeguarding genome integrity. *Nat Rev Cancer*. 2003;3:155-168, Boxe 2.

Figura 38.9: Adaptada com permissão de Lange T. Sheltering: the protein complex that shapes and safeguards human telomerases. *Genes Dev*. 2005; 19:2010-2110, Figura 2.

Figura 38.11: Adaptada com permissão de Lodish H, Berk A, Zipursky SL *et al*., eds. *Molecular cell biology* (4th ed.). New York: W.H. Freeman and Company/Worth Publishers; 2000:797, Figura 19-2.

Figura 38.12: Adaptada com permissão de Lodish H, Berk A, Zipursky SL *et al*., eds. *Molecular cell biology* (4th ed.). New York: W. H. Freeman and Company/Worth Publishers; 2000:806, Figura 19-15.

Figura 38.21A: Dados usados para fazer a ilustração estão em RCSB Protein Data Bank (www.rcsb.org/pdb; PDB ID: 1AO1) de Caceres-Cortes J, Sugiyama H, Ikudome K *et al*. Interactions of cobalt (III) pepleomycin (green form) with DNA based on NMR structural studies. *Biochemistry*. 1997; 36:9995-10005.

Figura 38.21B: Dados usados para fazer a ilustração estão em RCSB Protein Data Bank (www.rcsb.org/pdb; PDB ID: 1AIO) de Takahara PM, Rosenzweig AC, Frederick CA, Lippard SJ. Crystal structure of double-stranded DNA containing the major adduct of the anticancer drug cisplatin. *Nature*. 1995;377: 649-652.

Figura 38.21C: Dados usados para fazer a ilustração estão em RCSB Protein Data Bank (www.rcsb.org/pdb; PDB ID: 1D10) de Frederick CA, Williams LD, Ughetto G *et al*. Structural comparison of anticancer drug/DNA complexes adriamycin and daunomycin. *Biochemistry*. 1990; 29:2538-2549.

Figura 38.22: Adaptada com permissão de Downing KH. Structural basis for the interaction of tubulin with proteins and drugs that affect microtubule dynamics. *Annu Rev Cell Dev Biol*. 2000;16:89-111.

Figura 39.4A: Adaptada com permissão de Mani A, Gelmann EP. The ubiquitin-proteasome pathway and its role in cancer. *J Clin Oncol*. 2005;23:4776-4789, Figura 1.

Figura 41.1: Adaptada com permissão de Janeway CA, Travers P, Walport M, eds. *Immunobiology: the imune system in health and disease* (4th ed.). New York: Garland Publishing, Inc.; 1999:4, Figura 1.3.

Figura 41.4: Adaptada de Abbas AK, Lichtman AH, Pober JS. *Cellular and molecular immunology* (4th ed.). Philadelphia: WB Saunders; 2000:169, Figura 8.3. Com permissão de Elsevier.

Figura 41.5: Adaptada de Abbas AK, Lichtman AH, Pober JS. *Cellular and Molecular Immunology* (4th ed.). Philadelphia: WB Saunders; 2000:173, Figura 8-5. Com permissão de Elsevier.

Figura 41.6: Adaptada com permissão de Janeway CA, Travers P, Walport M, eds. *Immunobiology: the imune system in health and disease* (4th ed.). New York: Garland Publishing, Inc.; 1999:378, Figura 10.11.

Tabela 41.2: Adaptada de Cotran RS, Kumar V, Collins T, eds. *Robbins pathologic basis of disease* (6th ed.). Philadelphia: WB Saunders Company; 1999: Tabela 3-7. Com permissão de Elsevier.

Figura 42.2: Adaptada com permissão de Serhan CS. Eicosanoids. In: Kooperman WJ, ed. *Arthritis and allied conditions: a textbook of rheumatology* (14th ed.). Philadelphia: Lippincott Williams & Wilkins; 1999:516, Figura 24.2.

Figura 42.4: Adaptada com permissão de Serhan CS. Eicosanoids. In: Kooperman WJ, ed. *Arthritis and allied conditions: a textbook of rheumatology* (14th ed.). Philadelphia: Lippincott Williams & Wilkins; 1999:524, Figura 24.6.

Figura 43.2: Adaptada com permissão de Janeway CA, Travers P, Walport M, eds. *Immunobiology: the imune system in health and disease* (4th ed.). New York: Garland Publishing, Inc.; 1999:474, Figura 12.12.

Figura 43.3: Adaptada com permissão de Leurs R, Church MK, Tagliatela M. H1 antihistamines: inverse agonism, anti-inflammatory actions and cardiac effects. *Clin Exp All*. 2002;32:489-498, Figura 1.

Figura 44.1: Adaptada de Cotran RS, Kumar V, Collins T, eds. *Robbins pathologic basis of disease* (6th ed.). Philadelphia:WB Saunders Company; 1999. Figura 14-1. Com permissão de Elsevier.

Figura 45.7: Adaptada com permissão de Fox DA. Cytokine blockade as a new strategy to treat rheumatoid arthritis: inhibition of tumor necrosis factor. *Arch Intern Med*. 2000;160:437-444, Figura 1.

Figura 45.8: Adaptada com permissão de Fox DA. Cytokine blockade as a new strategy to treat rheumatoid arthritis: inhibition of tumor necrosis factor. *Arch Intern Med*. 2000;160:437-444, Figura 2.

Figura 47.1: Adaptada de Mason RJ, Broaddus VC, Murray JF, Nadel J, eds. *Murray and Nadel's textbook of respiratory medicine* (4th ed.). Philadelphia: WB Saunders Company; 2005. Com permissão de Elsevier.

Figura 47.3: Adaptada de Mason RJ, Broaddus VC, Murray JF, Nadel J, eds. *Murray and Nadel's textbook of respiratory medicine* (4th ed.). Philadelphia: WB Saunders Company; 2005. Com permissão de Elsevier.

Figura 47.4: Adaptada com permissão de Drazen JM. Treatment of asthma with drugs modifying the leukotriene pathway. *N Engl J Med*. 1999;340: 197-206, Figura 1.

Figura 48.2: Adaptada com permissão de So A, Busso N. A magic bullet for gout? *Ann Rhem Dis*. 2009;68:1517-1519, Figura 2.

Figura 49.1: Dados usados para fazer a ilustração estão em RCSB Protein Data Bank (www.rcsb.org/pdb; PDB ID: 1HXW) por Kempf DJ, Marsh KC, Denissen JF et al. ABT-538 is a potente inhibitor of human immunodeficiency virus protease and has high oral biovailability in humans. *Proc Natl Acad Sci USA*. 1995;92:2484-2488.

Figura 49.4: Adaptada com permissão de Schreiber SL. Target-oriented and diversity-oriented organic synthesis in drug Discovery. *Science*. 2000;287:1964-1969.

Figura 50.2: Adaptada do CDER pela U. S. Food and Drug Administration, disponível em http://www.fda.gov/.

Figura 50.3: Adaptada do CDER pela U. S. Food and Drug Administration, disponível em http://www.fda.gov/.

Tabela 50.2: Adaptada de http://fda.gov/fdac/special/newdrug/testtabl.html.

Figura 52.4: Adaptada com permissão de Luch A. Nature and nurture–lessons from chemical carcinogenesis. *Nat Rev Cancer*. 2005;5:113-125, Figura 3.

Figura 52.5: Adaptada com permissão de Luch A. Nature and nurture–lessons from the chemical carcinogenesis. *Nat Rev Cancer*. 2005;5:113-125, Figura 4.

Índice Alfabético